Krück

Pathophysiologie
Pathobiochemie

Mit Beiträgen von

K. v. Bergmann
R. Düsing
H. Egge
H. Esser
G. Fricke
K. Glänzer
I. Heck
U.-R. Juergens
F. Jerusalem
G. Kanzow
J. Kipnowski

D. Klingmüller
K. Kraft
H. J. Kramer
F. Krück
O. Leiß
A. Löffler
H. Magnussen
M. Martin
H. Mattern
H. Meyer-Lehnert
U. Murawski

N. Niederle
R. E. Schmidt
H. U. Schweikert
G. E. Sonnenberg
M. Sorger
K. O. Stumpe
G. Trübestein
H. Vetter
W. Zidek

Pathophysiologie Pathobiochemie

Physiologische und pathophysiologische Grundlagen Innerer Erkrankungen und der Erkrankungen des Nervensystems

Herausgegeben von
Friedrich Krück

Mit 318 überwiegend zweifarbigen Abbildungen
und 163 Tabellen

2., überarbeitete Auflage

Urban & Schwarzenberg · München · Wien · Baltimore

Herausgeber

Prof. Dr. med. F. Krück
Med. Universitäts-Poliklinik
Wilhelmstr. 35–37
53111 Bonn

CIP-Titelaufnahme der Deutschen Bibliothek

Pathophysiologie, Pathobiochemie: physiologische und pathophysiologische
Grundlagen Innerer Erkrankungen / hrsg. von
Friedrich Krück. [Mit Beitr. von K. v. Bergmann ...
Zeichn.: Otto Nehren]. 2., überarb. Auflage – München; Wien; Baltimore:
Urban u. Schwarzenberg, 1994
    ISBN 3-541-12552-7
NE: Krück, Friedrich [Hrsg.]

Lektorat: Dr. med. D. Schneiderbanger
Redaktion: I. Fritz
Herstellung: P. Laurer
Umschlag: D. Vollendorf
Zeichnungen: O. Nehren

Satz und Grafik: Typodata, München
Druck und Bindung: Neue Stalling, Oldenburg
Printed in Germany
© Urban & Schwarzenberg 1994
ISBN 3-541-12552-7

Vorwort des Herausgebers

In den Jahren seit Erscheinen der ersten Auflage der „Pathophysiologie" hat die biologische Grundlagenforschung auf vielen Gebieten erhebliche Fortschritte erzielt. Gleichzeitig wurden für manche Krankheitsbilder neue pathophysiologische Zusammenhänge aufgedeckt. Dies war der Anlaß, das Buch in einer 2., überarbeiteten und aktualisierten Auflage erscheinen zu lassen, die diese neuen Gesichtspunkte mit einbezieht.

So hat z. B. die erweiterte Analyse der Ionentransportvorgänge ein besseres Verständnis der Störungen des Säure-Basen-Haushaltes ermöglicht; es konnte die metabolische Basis einiger angeborener Erkrankungen genau definiert werden; für die Entwicklung der Insulinresistenz beim Diabetes mellitus Typ II ließen sich zusätzliche Aspekte mit einbeziehen. Bedeutsam war auch der Nachweis, daß das Syndrom der inadäquaten ADH-Sekretion (SIADH) bei opportunistischen Infekten im Zuge einer Immunschwäche (AIDS) besonders häufig auftritt. Schließlich führten die Ergebnisse neuerer Studien zur Verbesserung der Erklärungsmöglichkeiten des Insulinmangeldiabetes als Autoimmunerkrankung – um nur einige der Erweiterungen und Ergänzungen herauszugreifen.

Neu aufgenommen wurde der Beitrag „Pathophysiologie der Infektion" (Dr. U. R. Juergens, Medizinische Universitäts-Poliklinik Bonn). Wie aus dem Titel hervorgeht, konnte die 2. Auflage, über das internistische Fachgebiet hinausgreifend, durch das Kapitel „Pathophysiologie des Nervensystems" ergänzt werden, das in dankenswerter Weise von Professor Dr. F. Jerusalem, dem Direktor der Neurologischen Universitätsklinik Bonn, bearbeitet wurde.

Der generelle Aufbau des Buches ist unverändert geblieben: ausgehend von ausführlichen Darstellungen der physiologischen Grundlagen werden die allgemeinen und speziellen pathophysiologischen und pathobiochemischen Vorgänge in Ursachen und Auswirkungen im einzelnen beschrieben. Es werden diagnostische Hinweise aufgezeigt und therapeutische Grundsätze angeführt. Zahlreiche Abbildungen und Schemata sind zur Erläuterung des Textes eingefügt.

Das Buch richtet sich in erster Linie an den Studenten im Klinischen Semester, der in die Lage versetzt werden soll, die vielfältige Symptomatik der krankhaften Veränderungen auf pathophysiologische Zusammenhänge zurückzuführen und somit rational zu verarbeiten. Es ist damit gleichzeitig auch als Hilfe für den praktizierenden Internisten und Neurologen konzipiert.

Der Dank des Verfassers gilt allen Autoren, die sich der Mühe unterzogen haben, ihre Kapitel auf den neuesten Stand zu bringen.

Der Dank gilt ferner Herrn Dr. Michael Urban, Frau Dr. Dorothea Schneiderbanger, Frau Eva Zielonka und Frau Ingrid Fritz vom Verlag Urban & Schwarzenberg, die bei der Bearbeitung stets behilflich waren und das Erscheinen der 2. Auflage des Buches ermöglicht haben.

Bonn, im April 1994   *F. Krück*

Inhalt

Autorenverzeichnis

Herausgeber:

Prof. Dr. med. F. Krück
Med. Universitäts-Poliklinik
Wilhelmstr. 35–37
53111 Bonn

Autoren:

Prof. Dr. med. K. von Bergmann
Direktor der Abt. für
Klinische Pharmakologie
Med. Universitätsklinik
Sigmund-Freud-Str. 25
53127 Bonn

Prof. Dr. med. R. Düsing
Med. Universitäts-Poliklinik
Wilhelmstr. 35–37
53111 Bonn

Prof. Dr. rer. nat. H. Egge
Physiologisch-Chemisches Institut
der Universität
Nußallee 11
53115 Bonn

Prof. Dr. med. H. Esser
Chefarzt der Med. Abteilung
St. Marienhospital
Robert-Koch-Str. 1
53115 Bonn

Prof. Dr. med. G. Fricke
Arzt für Innere Medizin –
Kardiologie
Theaterplatz 3
53177 Bonn

PD Dr. med. K. Glänzer
Kardiolog. Funktionseinheit
Med. Universitäts-Poliklinik
Wilhelmstr. 35–37
53111 Bonn

Dr. med I. Heck
Ärztlicher Direktor
des Lukas-Krankenhauses
Leuzbacher Weg 21
57610 Altenkirchen Ww.

Prof. Dr. med. F. Jerusalem
Direktor der Neurologischen
Universitätsklinik und Poliklinik
Sigmund-Freud-Str. 25
53127 Bonn

Dr. med. U.-R. Juergens
Med. Universitäts-Poliklinik
Wilhelmstr. 35–37
53111 Bonn

Dr. med. G. Kanzow
Krankenhaus Großhansdorf
Zentrum für Pneumologie
und Thoraxchirurgie
LVA Freie und Hansestadt
Hamburg
Wöhrendamm 80
22927 Großhansdorf

PD Dr. med. J. Kipnowski
Medizinische Abteilung
Sankt-Petrus-Krankenhaus
Bonner Talweg 4–6
53113 Bonn

PD Dr. med. D. Klingmüller
Inst. für Klin. Biochemie
Abt. für Endokrinologie
Sigmund-Freud-Str. 25
53127 Bonn

Frau Dr. med. K. Kraft
Med. Universitäts-Poliklinik
Wilhelmstr. 35–37
53111 Bonn

Prof. Dr. med. H. J. Kramer
Med. Universitäts-Poliklinik
Wilhelmstr. 35–37
53111 Bonn

Prof. Dr. med. F. Krück
Med. Universitäts-Poliklinik
Wilhelmstr. 35–37
53111 Bonn

Prof. Dr. med. O. Leiß
Stiftung Deutsche Klinik f.
Diagnostik GmbH
Aukammallee 33
65191 Wiesbaden

Prof. Dr. med. A. Löffler
Chefarzt der Inneren Abt.
Malteser-Krankenhaus
Von-Hompesch-Str. 1
53123 Bonn

Prof. Dr. med. H. Magnussen
Krankenhaus Großhansdorf
Zentrum für Pneumologie
und Thoraxchirurgie
LVA Freie und Hansestadt
Hamburg
Wöhrendamm 80
22927 Großhansdorf

Prof. Dr. med. M. Martin
Ltd. Arzt der Geriatrischen
Klinik
Klinikum Kalkweg
Zu den Rehwiesen 9
47055 Duisburg

Prof. Dr. med. H. Mattern
Chefarzt der Geriatrischen
Klinik St.-Marien-Hospital
Altstadtstr. 23
44534 Lünen

Priv.-Doz. Dr. med.
H. Meyer-Lehnert
Med. Universitäts-Poliklinik
Wilhelmstr. 35–37
53111 Bonn

Prof. Dr. rer. nat.
U. Murawski
Physiologisch-Chemisches
Institut
der Universität
Nußallee 11
53115 Bonn

Prof. Dr. med. N. Niederle
Chefarzt der Med. Klinik III
Klinikum Leverkusen
Dhünnberg 60
51307 Leverkusen

Prof. Dr. med. R. E. Schmidt
Abt. Klinische Immunologie
Zentrum Innere Medizin
und Dermatologie
Medizinische Hochschule
Hannover
Konstanty-Gutschow-Str. 8
30625 Hannover

Prof. Dr. med.
H. U. Schweikert
Med. Universitäts-Poliklinik
Wilhelmstr. 35–37
53111 Bonn

Frau Dr. med. G. E. Sonnenberg
Associate Professor of Medicine
Director, Diabetes Care Center
Division of Endocrinology, Me-
tabolism, and Clinical Nutrition
Medical College of Wisconsin
9200 W. Wisconsin Avenue
Milwaukee, Wisconsin 53226
USA

Frau Dr. med. M. Sorger
Diabetesambulanz
Med. Universitäts-Poliklinik
Wilhelmstr. 35–37
53111 Bonn

Prof. Dr. med. K. O. Stumpe
Med. Universitäts-Poliklinik
Wilhelmstr. 35–37
53111 Bonn

Prof. Dr. med. G. Trübestein
Spessart-Klinik Bad Orb
Klinik für Herz-Kreislauf-
erkrankungen
Würzburger Str. 7–11
63619 Bad Orb

Prof. Dr. med. H. Vetter
Direktor der
Med. Universitäts-Poliklinik
Wilhelmstr. 35–37
53111 Bonn

Prof. Dr. med. W. Zidek
Med. Universitäts-Poliklinik
Innere Medizin D
Albert-Schweitzer-Str. 33
48129 Münster

A Herz-Kreislaufsystem

A1 Herz

G. FRICKE

1 Physiologische Grundlagen

Das Herz arbeitet als Doppelpumpe.

> Die Hauptaufgabe des **linken Herzens** ist es, die Gewebe und Organe des Körpers genügend mit Sauerstoff-angereichertem Blut zu perfundieren, damit der im Metabolismus verbrauchte Sauerstoff ersetzt werden kann (Hochdrucksystem, Körperkreislauf).
> Das **rechte Herz** fördert das von den Körperorganen und -geweben zurückfließende Blut in den Lungenkreislauf, um es dort dem Gasaustausch zuzuführen (Niederdrucksystem, Lungenkreislauf).

Die Bewegungsrichtung des Blutes innerhalb des Herzens und der angeschlossenen großen Gefäße wird durch die ventilartig funktionierenden Herzklappen bestimmt. Das normale **Herzzeitvolumen** des Erwachsenen beträgt 5 l/min und kann unter körperlicher Belastung auf das Drei- bis Fünffache gesteigert werden. Im Normalfall vollzieht sich die Arbeit der Herzpumpe in Anpassung an die Gefäßimpedanzen von Lungen- und Körperkreislauf ohne wesentliche Änderungen im intrakardialen Druckverhalten. Die Arbeitsweise des Ganzherzens als integriertes Pumpsystem läßt sich weitgehend aus Struktur und Funktion der **fundamentalen kontraktilen Einheit,** des **Sarkomers,** herleiten.

1.1 Aufbau des Myokards

1.1.1 Struktur und Funktion des Sarkomers

> Das Sarkomer ist die kleinste kontraktile Untereinheit eines Muskels, die aus parallel angeordneten Aktin- und Myosinfilamenten besteht.

Die dünnen Aktinfilamente inserieren beim synzytialen Herzmuskel in einer Grenzmembran (**Z-Streifen**). Sie überlappen sich fingerförmig mit den dickeren Myosinfilamenten, die zentral im Sarkomer angeordnet sind. Tritt Kontraktion ein, gleiten die dünnen Aktinfilamente zwischen den Myosinfilamenten und bringen die Z-Streifen näher zueinander. Beide Filamenttypen sind durch **Brücken** miteinander verbunden, an denen die für die Gleitbewegung (Kontraktion) verantwortlichen Kräfte angreifen.

> Je größer die Zahl der Brücken zwischen Myosin- und Aktinfilamenten ist, um so kräftiger ist die Kontraktion.

Eine **maximale Interaktion** der Filamente (d. h. maximale Kontraktion) ist bei einer Ausgangslänge des Sarkomers zwischen 1,9 und 2,2 µm gegeben. Bei Überstreckung des Sarkomers auf 3,65 µm sind Brückenbildungen nicht mehr möglich, damit auch keine Kontraktion. Umgekehrt schränkt Stauchung unterhalb von 1,65 µm die Kontraktionsfähigkeit des Sarkomers ein (Abb. A1-1).

> Die **Kontraktionskraft** des Herzens nimmt innerhalb physiologischer Grenzen **mit dem Füllungsvolumen** zu. Bei **Überstreckung der Sarkomereinheiten** als den mikroskopischen Bausteinen des Herzmuskels nimmt die Kontraktionskraft wieder ab und kann bei **akuter Dilatation** nahezu null werden.

Bei der Exzitation des Muskels werden Kalziumionen von extrazellulär nach intrazellulär über die Barriere des Sarkolemms durch das transversale tubuläre oder T-System eingeschleust und erreichen über das sarkotubuläre Netzwerk des sarkoplasmatischen Retikulums die kontraktilen Proteine. Unter Mitwirkung von ATP wird die Kontraktion ausgelöst. Die Wechselwirkung zwischen Aktin und Myosin wird durch das Tropomyosin-Troponin-System vermittelt. Troponin wirkt hemmend, Tropomyosin aktivierend auf den Gleitmechanismus *(Sliding-Filament-Theorie)*. Die sich bei der Kontraktion ausbildenden Querbrücken zwischen Aktin und Myosin werden durch die bei der elektrischen Erregung in das Zellinnere einströmenden Kalziumionen und deren Bindung an das **Troponin-Tropomyosin-System** aktiviert. Die elektromechanische Latenzzeit beträgt einige Millisekunden. Nach der Kontraktion kehrt sich dieser Prozeß um. Die **Speicherkapazität** des Herzmuskels für **Kalzium** ist um eine Größenordnung niedriger als die des Skelettmuskels. Daher ist die Kontraktionseigenschaft des Herzmuskels stark von der extrazellulären Kalziumkonzentration abhängig. Der Aufbau der Querbrücken ist vom **ATP** abhängig, welches durch die Kalzium-aktivierte ATPase gespalten wird. Die Kraftentwicklung des

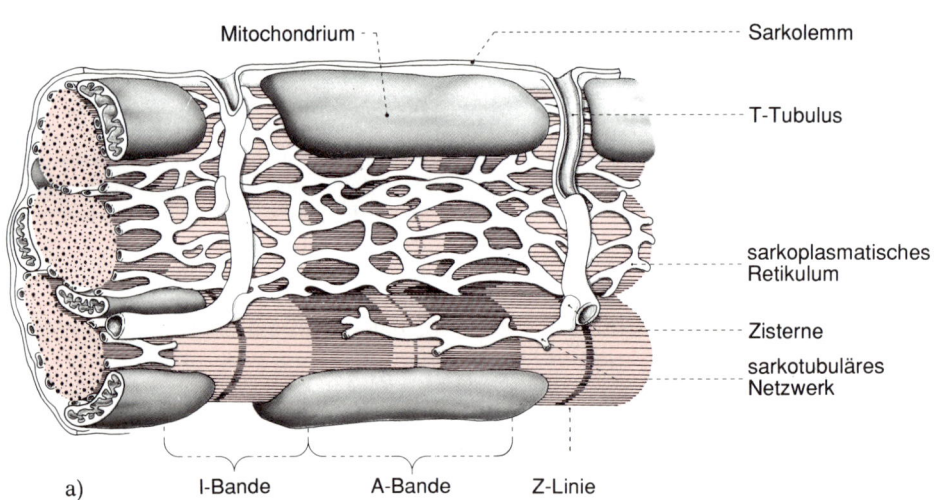

Mitochondrium

Sarkolemm

T-Tubulus

sarkoplasmatisches Retikulum

Zisterne

sarkotubuläres Netzwerk

a) I-Bande A-Bande Z-Linie

Abb. A1-1:
a) Struktur der Arbeitsmuskulatur des Herzens. Das Sarkomer wird durch die Z-Linien begrenzt, in die die Aktinfilamente inserieren. Das I-Band ist frei von Myosinfilamenten, die die Länge des A-Bandes bestimmen. Aktin- und Myosinfilamente gleiten bei der Kontraktion des Sarkomers ineinander (nach Katz, A.: Physiology of the heart, Raven Press, New York 1977).
b) Muskellänge, Sarkomerlänge und Spannungsentwicklung beim quergestreiften Muskel. Die Kraftentwicklung ist bei optimaler Überlappung von Aktin- und Myosinfilamenten maximal (bei Sarkomerlänge zwischen 1,9 und 2,2 µm). Der Gleitvorgang wird durch Brückenbildung zwischen Aktin- und Myosinfäden unter Vermittlung von Troponin und Kalziumionen ermöglicht. Das maximal gestauchte Sarkomer (1,65 µm) und das überdehnte Sarkomer (3,65 µm) sind nicht mehr verkürzungsfähig (modifiziert nach Trautwein, W., D. H. Gauer, H. P. Koepchen: Herz und Kreislauf, Urban & Schwarzenberg, München–Berlin–Wien 1972).

Muskels ist proportional zur Zahl der gebildeten Querbrücken. Die Verkürzungsgeschwindigkeit des Muskels hängt von der Schnelligkeit des Brückenaufbaus ab.

1.1.2 Elektrische Erregung

Das **Ruhepotential** des Herzmuskels beträgt gegenüber dem Extrazellulärraum ca. – 90 mV. Es ist im wesentlichen ein **Kaliumdiffusionspotential,** bedingt durch eine ca. 30mal höhere Kaliumkonzentration im Zellinneren gegenüber dem Extrazellulärraum.

Das Membranpotential Δ_U ist durch die **Nernst-Gleichung** als Kaliumkonzentrationspotential (intrazellulär gegen extrazellulär gemessen) gegeben:

$$\Delta_U = \frac{R\,T}{F} \ln \frac{[K^+]_i}{[K^+]_e}$$

R = allgemeine Gaskonstante
T = absolute Temperatur (° Kelvin)
F = Faraday-Konstante

Ein depolarisierender Reiz muß Überschwellenstärke erreichen, um eine Erregung auszulösen.

Normalerweise liegt die Schwelle bei – 60 mV. Die bisher für Natriumionen **nicht durchlässige Zellmembran** wird durch den überschwelligen Reiz **permeabel** und führt zu einem **schnellen Natriumeinstrom** in das Zellinnere. Die negative Membranspannung bricht zusammen, erreicht sogar für eine kurze Zeit positive Werte *(overshoot).* Schnelle Reversibilität der Permeabilität für Natrium und Ausstrom von Kaliumionen führen zur Repolarisation der Zellmembranen. Das Aktionspotential wird durch drei Vorgänge geprägt:

▷ schneller Natriumeinstrom
▷ langsamer Kalziumeinstrom
▷ sehr langsamer Kaliumausstrom

Das Aktionspotential dauert ca. 300 msec an und zeigt ein Plateau bei transmembranärem Spannungsausgleich. Nach Überschreiten der Schwellenspannung gehorcht die Ausbildung des Aktionspotentials dem sog. **Alles-oder-Nichts-Gesetz** (Abb. A1-2).

Die Erregungsvorgänge des Herzens folgen dem Diktat des periodisch feuernden primären Reizzentrums, das normalerweise im **Sinusknoten** liegt. Eine überschwellige Erregung wird über die **Glanzstreifen** (interkalare Zellmembranen) von Zelle zu Zelle weitergeleitet und erreicht somit den ganzen Herzmuskel. Die Geschwindigkeit der Erregungsausbreitung ist am höchsten im **Purkinje[1]-Faser-System,** am niedrigsten im Atrioventrikularknoten und beträgt in der Arbeitsmuskulatur ca. 300 cm/sec.

1.1.3 Herzzyklus

Anspannungsphase: Mit dem Beginn der Ventrikelsystole schließt sich im linken Herzen die Mitralklappe, und der Ventrikeldruck steigt rapide an. Das Ventrikelvolumen bleibt bis zur Öffnung der Aortenklappe unverändert (**isovolumetrische Phase der Kontraktion**). Sobald sich die Aortenklappe öffnet, wirft der linke Ventrikel das Schlagvolumen zunächst in einer schnellen Phase (**Austreibungsphase**), später relativ langsamer gegen die Eingangsimpedanz des Systemkreislaufs in die Aorta aus (**auxotone Phase** der Kontraktion).

Unmittelbar im Anschluß an die Auswurfphase schließt sich die Aortenklappe. Während der **Erschlaffungsphase** des Ventrikels fällt der intraventrikuläre Druck so lange unter Beibehaltung des endsystolischen Volumens isovolumetrisch ab, bis der linke Vorhofdruck erreicht ist. Wird dieser unterschritten, öffnet sich die Mitralklappe wieder. Die schnelle **Füllungsphase** beginnt. Ihr folgt eine langsamere Phase, die mit einer Dehnung der kontraktilen Elemente einhergeht und die am Ende der Diastole durch die Vorhofkontraktion weiter akzentuiert wird. Letztere spiegelt sich in der Ven-

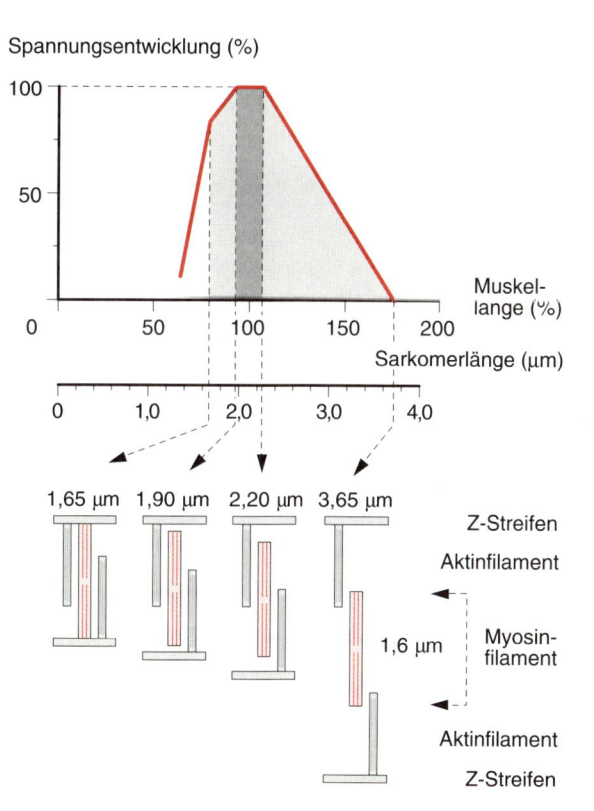

Spannungsentwicklung (%)

Muskellänge (%)

Sarkomerlänge (µm)

1,65 µm   1,90 µm   2,20 µm   3,65 µm

Z-Streifen
Aktinfilament
1,6 µm   Myosinfilament
Aktinfilament
Z-Streifen

---

[1] J. E. Purkinje (1787–1869), Physiologe in Breslau und Prag.

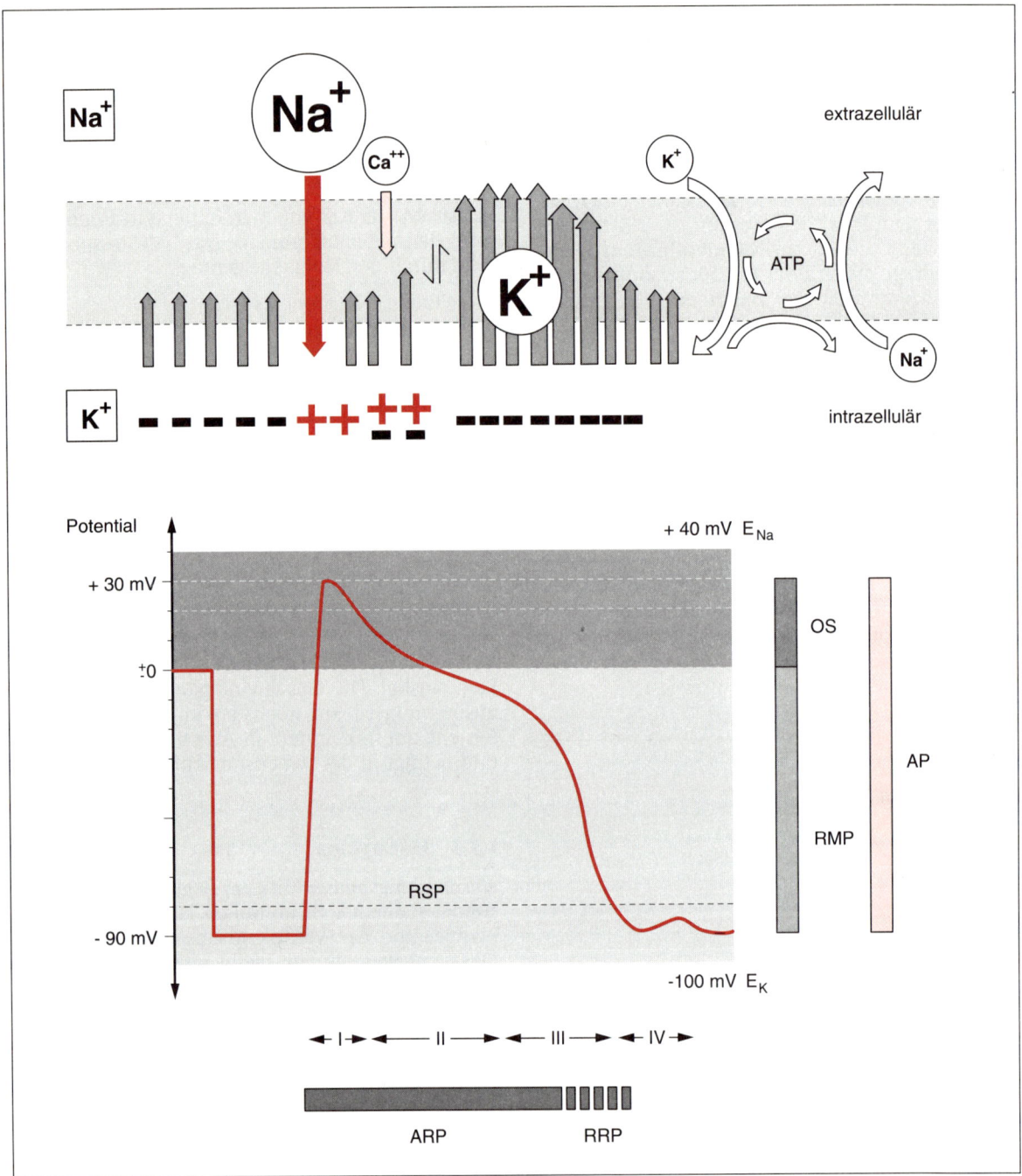

Abb. A1-2: Extrazellulär-intrazellulärer Ionenaustausch, der nach elektrischer Erregung der Herzmuskelzelle zur Ausbildung des Aktionspotentials führt. AP = Aktionspotential; OS = overshoot; RMP = Ruhe-Membranpotential; ARP = absolute, RRP = relative Refraktärperiode; RSP = Reizschwellenpotential. Die ATP-abhängige Natriumpumpe ist angedeutet. I Depolarisation; II, III, IV langsame, schnelle und Nachpotential-Phase der Repolarisation.

trikeldruckkurve als a-Welle unmittelbar vor Einsetzen der nächsten Ventrikelsystole wider.

In der linken Vorhofdruckkurve sind drei charakteristische Wellen während des Herzzyklus zu unterscheiden, deren Gipfel mit den Buchstaben a, c und v und deren Täler mit x, y und z bezeichnet werden (Abb. A1-3).

▷ Die **a-Welle** ist Folge der Vorhofkontraktion, **z** entspricht der Vorhoferschlaffung.
▷ Die **c-Welle** korreliert mit der Aufwärtsbewegung der Mitralklappen. Ihr folgt das **x-Tal,** das mit der Tieferbewegung der Ventrikelebene bei der Ventrikelkontraktion einhergeht.
▷ Gegen Ende der Systole wird der Druck im Vor-

hof wieder aufgebaut, und es kommt zur Ausbildung einer **v-Welle,** die mit dem zunehmenden Einstrom aus den Lungenvenen einhergeht und deren Gipfel erreicht ist, sobald sich die Mitralklappe wieder öffnet. Mit dem Einstrom des Blutes in den Ventrikel bildet sich das **y-Tal** aus. Während der weiteren Diastole besteht Druckausgleich im Vorhof und Ventrikel.

Muskelmechanisch entspricht die Ventrikelkontraktion einer Unterstützungszuckung, d. h., sie ist nur im Anfangsteil isometrisch und im späteren Verlauf nie streng isoton.

Am rechten Herzen sind ähnliche Verhältnisse zu erkennen, jedoch bei herabgesetzten Druckverhältnissen entsprechend dem geringen Widerstand der Lungenstrombahn. Sämtliche Ereignisse treten hier etwas später ein, so daß der Trikuspidalklappenschluß dem Mitralklappenschluß etwas nachhinkt und der Pulmonalklappenschluß gegenüber dem Aortenklappenschluß zeitlich verzögert ist. Der Pulmonalklappenschluß variiert mit der Atmung: Bei Inspiration steigt infolge der negativeren intrathorakalen Druckverhältnisse der venöse Rückfluß an und führt zu einer verlängerten rechtsventrikulären Systole und damit zu einem späteren Pulmonalklappenschluß gegenüber der Exspiration.

Die Synopsis von Elektrokardiogramm und mechanischen Ereignissen ist für normale intrakardiale Druckverhältnisse aus Abbildung A1-3 ersichtlich *(Wiggers-Diagramm).*

Die Normwerte für die Drucke in den Herzhöhlen und den großen Gefäßen sind in Tabelle A1-1 angegeben.

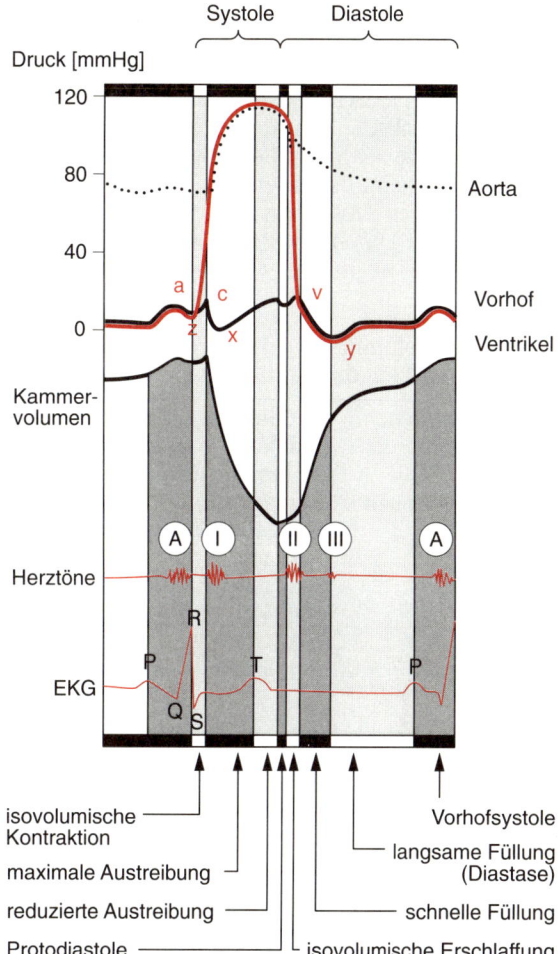

Abb. A1-3: Wiggers-Diagramm des Herzzyklus. Die zeitgerechte Simultandarstellung umfaßt (von oben nach unten) Aortendruck, Ventrikeldruck, rechten Vorhofdruck, Kammervolumen, Herzschall und Elektrokardiogramm.

Tabelle A1-1 Normale Drucke im Herzen und in den großen Gefäßen

Herz und große Gefäße		Druck (mmHg)
rechter Vorhof	a	3– 6
	v	1– 4
	m	1– 6
rechter Ventrikel	s	20–30
	d	2– 7
Arteria pulmonalis	s	20–30
	d	6–12
pulmonaler Kapillardruck	m	5–12
linker Vorhof	a	4–14
	v	6–16
	m	6–11
linker Ventrikel	s	90–140
	d	6–12
Aorta ascendens	s	90–140
	d	70– 90
	m	80–110

a = Vorhof-Welle, v = Ventrikel-Welle, m = Mitteldruck,
s = systolischer Druck, d = diastolischer Druck.

1.1.4 Kenngrößen der Motorfunktion des Herzens

Für die Beschreibung der Pumpfunktion des Herzens werden folgende Begriffe definiert:

▷ **Kammerleistung** oder **Herzleistung:** Ein bestimmtes Blutvolumen wird gegen einen Widerstand unter Druckentwicklung transportiert. Sie ist durch die variablen Parameter Kontraktilität, Vorlast *(preload),* Nachlast *(afterload)* und Herzfrequenz bestimmt.

▷ **Kontraktilität** des Ventrikelmyokards: Das inotrope Niveau des Ventrikels hängt von der Höhe des Sympathikotonus, vom Zustand des Myokards, auch vom Afterload ab.

▷ **Vorlast:** Hängt von der Vordehnung der Sarkomere, d. h. von der Kammerfüllung ab.

▷ **Nachlast:** Das Afterload ist eine kompliziert zusammengesetzte Größe. Sie entspricht der Wandspannung im linken Ventrikel während der Auswurfphase. Diese ist proportional zum momentanen Aortendruck und zum momentanen linksventrikulären Radius. Der Aortendruck wird durch die Eingangsimpedanz des Systemkreislaufs, d.h. durch Dehnbarkeit und Widerstände des arteriellen Kreislaufs bestimmt. Der Ventrikelradius ist eine Funktion des linksventrikulären Volumens. Als enddiastolisches Volumen (EDV) bezeichnet man das Ventrikelvolumen zu Beginn der Kammerdepolarisation.

Die Ventrikelfunktion wird durch folgende abgeleitete Größen definiert:

Schlagvolumen (SV) = enddiastolisches Volumen (EDV) – endsystolisches Volumen (ESV)

Herzzeitvolumen (HZV) = Schlagvolumen mal Herzfrequenz (SV × Fr)

Schlagarbeit (SW) = Schlagvolumen mal mittlerem Ventrikeldruck während der Systole (SV × MAP)

Minutenarbeit (SW/min) = Schlagarbeit mal Herzfrequenz (SW × Fr)

Diese Größen, bezogen auf die Körperoberfläche in m^2, sind beim Erwachsenen relativ konstant und werden in dieser Normierung als Indices bezeichnet.

Die Austreibungsfraktion (Auswurffraktion, Ejektionsfraktion, SV/EDV) ist als brauchbarer Kontraktilitätsindex mit echokardiographischen, ventrikulographischen und Binnenraum-szintigraphischen Methoden der Bestimmung relativ leicht zugänglich. Sie korreliert gut mit anderen, z.T. schwieriger zu berechnenden Kontraktilitätsindices (v_{max}; v_{CE-max}; dp/dt_{max} etc.), ist aber sowohl vom Preload wie auch vom Afterload abhängig (siehe unten).

1.1.5 Kontraktilität und inotroper Status – die Kraft-Geschwindigkeits-Relation

Während die myokardiale Kontraktilität begrifflich schwer zu fassen ist, ist die **Änderung der Kontraktilität** vergleichsweise leicht zu erkennen. Die Veränderlichkeit der myokardialen Kontraktilität in Relation zu den Erfordernissen des Kreislaufsystems ist eine grundlegende Eigenschaft des Herzmuskels. So folgt die Kraftentwicklung des Herzens nicht einer Starling[1]-Funktion mit festen Konstanten. Es ist dem Herzmuskel vielmehr möglich, die Bestimmungsgrößen durch veränderliche Kon-

[1] Ernest H. Starling (1866–1927), Physiologe in London. Starling-Funktion: graphische Darstellung der Beziehung zwischen Druck-Volumen-Arbeit und enddiastolischer Ventrikelfüllung; wichtig zur Beurteilung der Arbeitskapazität des Herzens.

traktilität abzuwandeln, so daß eine Reihe von Starling-Kurven resultiert (Abb. A1-4). Zu einer Steigerung der Kraftentwicklung durch Summation von Aktivitäten einzelner motorischer Einheiten wie beim Skelettmuskel ist der synzytiale Herzmuskel nicht befähigt. Jeder Reiz erreicht sämtliche Provinzen des Ventrikelmyokards. Nur bei pathologischer Erregungsausbreitung werden inhomogene Kontraktionsmuster beobachtet. Die positive Rückkopplung der Längen-Spannungs-Beziehung bzw. Volumen-Druck-Beziehung ermöglicht dem Herzen, bei ansteigendem Preload mit einer zunehmenden Förderleistung zu antworten (**heterometrische Autoregulation**). Eine ähnliche positive Rückkopplung liegt vor, wenn der Widerstand, gegen den das Blut vom Herzen ausgeworfen wird, ansteigt. Initial kommt es dabei zu einer Erhöhung des Restvolumens in der Herzkammer, das sich in der darauffolgenden Diastole um den venösen Zustrom vermehrt. Daraus resultiert eine zusätzliche Ventrikeldehnung und, sofern der Ventrikel im ansteigenden Schenkel der Längendehnungskurve arbeitet, wird eine verstärkte Kontraktionskraft erzeugt (**homometrische Autoregulation**). Die Wahrscheinlichkeit, daß die Sarkomere durch diese Regulationsvorgänge überstreckt werden, wird durch die Eigensteifigkeit des Myokards und Perikards verhindert. Über die eben beschriebenen Regulationsmechanismen sind das linke und das rechte Herz in ihrer Auswurfleistung miteinander verknüpft. Die Längen-Spannungs-Relation spielt eine hervorragende Rolle bei der Anpassung der Herzarbeit von Schlag zu Schlag. Diese geht in erster Näherung von einem unveränderten Kontraktilitätsniveau aus. Hingegen ist die Langzeitanpassung der Herzarbeit, etwa im Zustand der körperlichen Arbeit oder bei pathologischen Zuständen, die mit Druck- oder Volumenbelastung einhergehen, von einer Änderung der Kontraktilität bestimmt. Der Begriff der **Inotropie** wird allgemein bei der Diskussion von Kontraktilitätsänderungen gebraucht.

Positiv inotrop heißt, daß die Kontraktilität erhöht wird, **negativ inotrop**, daß diese reduziert wird.

Eine **Kontraktilitätsänderung** kann als Zunahme bzw. Abnahme der Herzarbeit pro Schlag bei festgehaltenem enddiastolischem Volumen beschrieben werden. In der Kraft-Geschwindigkeits-Kurve stellt sich eine Kontraktilitätsänderung durch Verschiebung zu höherer maximaler Verkürzungsgeschwindigkeit bzw. höherer Last oder beides zusammen dar. Der kontraktile Status des Myokards ist also definiert als Kraftentfaltung bzw. als Kontraktionsgeschwindigkeit des Herzmuskels bei konstantem enddiastolischem Volumen (*preload*) und konstantem Auswurfwiderstand (*afterload*). Für ein vorgegebenes enddiastolisches Volumen äußert sich daher eine Kontraktilitätsänderung in einer Änderung der Kraftentwicklung des Ventrikels.

> Die myokardiale Kontraktilität ist weitgehend abhängig vom **Sympathikotonus,** kann jedoch auch moduliert werden durch zirkulierende **Katecholamine, Frequenzänderungen, Herzglykoside** und **sympathikomimetische Substanzen.** Die myokardiale Kontraktilität wird vermindert im Zustand der **Hypoxie** und durch fast alle **Antiarrhythmika.**

Eine Steigerung der Kontraktilität ist in aller Regel mit Steigerung des myokardialen Sauerstoffverbrauchs verknüpft, d.h., die verstärkte Kraftentfaltung ist nicht notwendig verbunden mit einem Anstieg des kardialen Wirkungsgrades. Im allgemeinen steigt der myokardiale Sauerstoffverbrauch im Vergleich zur Kontraktilitätszunahme überproportional an. Aus diesem Grunde wird heute den Afterload- bzw. Preload-senkenden Interventionen **(Vasodilatatorentherapie)** besondere Bedeutung bei der **Steigerung der kardialen Förderleistung** beigemessen (Abb. A1-5).

Die myokardiale Kontraktilität ist unabhängig von der Intensität des stimulierenden elektrischen Reizes, nicht jedoch von der **Stimulationsfrequenz.** Das von Bowditch beschriebene **Treppenphänomen** beschreibt den diskontinuierlichen Zuwachs von Kraftentwicklung bei Erhöhung der Stimulationsfrequenz *(positive Treppe).* Ein umgekehrtes Verhalten wird bei Frequenzverminderung beobachtet *(negative Treppe).* Die positive Treppe ist bedingt durch eine Akkumulation von Kalzium in den intrazellulären Kalziumspeichern.

Unter postextrasystolischer **Potentiation** wird die augmentierte Kraftentwicklung nach einer frühzeitigen Systole verstanden. Die Verstärkung der

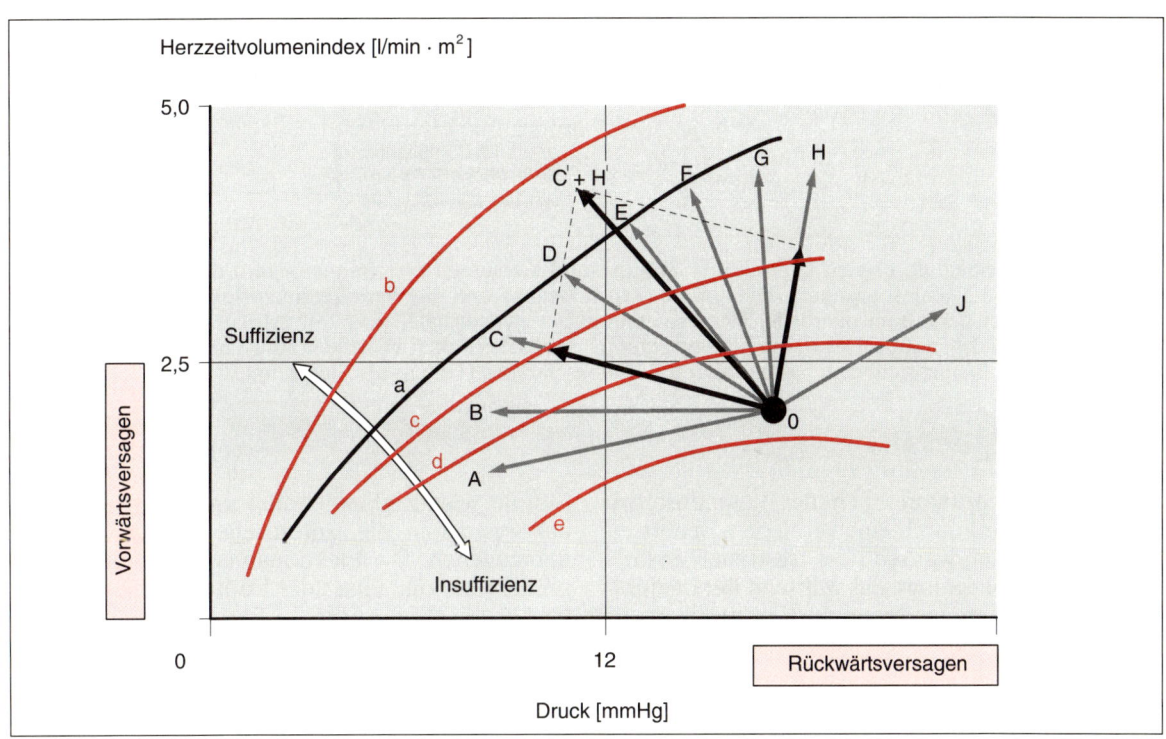

Abb. A1-4: Herzfunktionsdiagramm. Abgebildet ist eine Reihe von Frank-Starling-Kurven, die unterschiedlichen kontraktilen Zuständen des Myokards zuzuordnen sind:
a = normales Herz in körperlicher Ruhe;   b = unter körperlicher (auch Inotropie-steigernder pharmakologischer) Belastung;   c = gestörte Druck-Fluß-Beziehung in Ruhe mit eingeschränktem HZV unter Belastung;   d = eingeschränktes HZV in Ruhe;   e = kardiogener Schock.
Klinisch ist das Rückwärtsversagen (Preload-Erhöhung) durch das Symptom Dyspnoe, das Vorwärtsversagen (Afterload-Erhöhung) durch das Symptom der raschen Ermüdbarkeit bis zur körperlichen Erschöpfung gekennzeichnet. Der hier gewählte Arbeitspunkt „O" liegt im pathologischen Bereich und entspricht einem kombinierten Vorwärts- und Rückwärtsversagen. Durch eine Last- bzw. Inotropie-wirksame Pharmakotherapie (Vasodilatatoren, Katecholamine, Digitalis, Plasmaexpander) wird der Arbeitspunkt zu höheren Starling-Kurven hin verschoben. Dabei setzen sich die Wirkungen verschiedener Substanzen quasi vektoriell zusammen. In das Diagramm sind Interventionen mit folgenden Substanzen eingetragen: A: Diuretika, B: Nitrate, C: Natriumnitropussid, D: Prazosin, E: Phentolamin, F: ACE-Hemmer, G: Hydralazin, H: Dopamin, I: Plasmaexpander. Digitalis- und Dobutaminwirkung sind zwischen G und F einzuordnen (nach Fricke und Mattern, 1982).

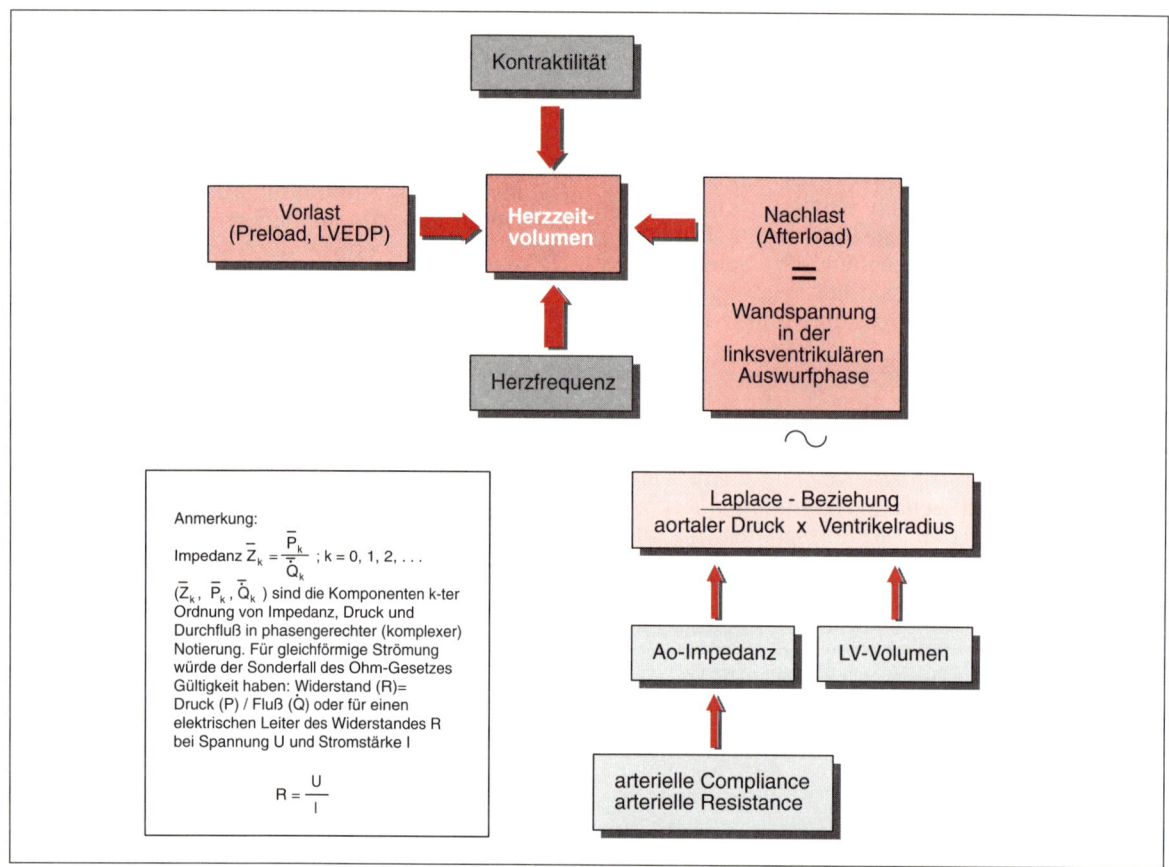

Abb. A1-5: Bei einem gegebenen kontraktilen Zustand und konstanter Herzfrequenz wird das Herzzeitvolumen durch Vorlast und Nachlast bestimmt. Die aortale (Ao) Impedanz und die Ventrikeldimension (LV-Volumen) sind die Determinanten der intramyokardialen Wandspannung. Der myokardiale Sauerstoffverbrauch ist annähernd proportional zur Wandspannung. Das Verhältnis von externer Arbeit des linken Ventrikels zum Sauerstoffverbrauch des Ventrikelmyokards entspricht dem mechanischen Wirkungsgrad des Herzens als Blutpumpe.

mechanischen Antwort nach der kompensatorischen Pause wird durch eine vermehrte Bereitstellung von Kalzium während der frustranen Systole im Kalziumpool bedingt, das während der nachfolgenden Systole an das Troponin C gebunden werden kann. Die postextrasystolische Potentiation wird bei der Stimulation mit gepaarten Impulsen und in der Diagnostik der obstruktiven Kardiomyopathien ausgenutzt (s. Abb. A1-9).

1.1.6 Arbeitsweise des Herzens als Blutpumpe

Während der isovolumetrischen Kontraktion spannt sich der Herzmuskel um das enddiastolische Füllungsvolumen, ohne jedoch Blut auszuwerfen. Während der nachfolgenden Kontraktionsphase wird das Schlagvolumen unter Verkürzung des Herzmuskels, d.h. unter gleichzeitiger Änderung der Geometrie des Ventrikels, ausgeworfen. Diese Phase geschieht nicht nach streng isotonischen Bedingungen, da anfangs eine weitere Druckentwicklung erfolgt, um gegen Ende der

Systole wieder abzunehmen und nach Abschluß der Systole in die isotonische Relaxationsphase überzugehen. Die Ejektionsphase wird daher besser als auxotone Phase der Kontraktion bezeichnet (s. Abb. A1-3 und Abb. A1-6).

1.1.7 Das Laplace-Gesetz

Die Beziehung des Ventrikelradius zur myokardialen Wandspannung wird durch das **Laplace-Gesetz** beschrieben *(Kugelkesselformel der Mechanik)*. Dieses beinhaltet, daß die Wandspannung proportional zum Radius ist. Die Form des Ventrikels läßt sich durch verschiedene geometrische Modelle approximieren. Häufig gebraucht werden geometrische Idealisierungen als Kugel oder Rotationsellipsoid für den linken Ventrikel, als Kugelkappe für den rechten Ventrikel (Dodge, Teicholz).
Lokale Wandspannungen lassen sich aufgrund der annähernd homogenen Druckverteilung innerhalb des Ventrikels aus den örtlichen Radien berechnen, vereinfacht als

$$\sigma = \frac{P\,r}{2\delta} \quad \text{(Gesetz von Laplace)}$$

σ = Wandspannung
P = intraventrikulärer Druck
r = Ventrikelradius (Kugelmodell)
δ = Wanddicke ($\delta \ll r$)

Die Spannung der kontraktilen Elemente des Hohlmuskels kann unter bestimmten vereinfachten Annahmen aus dem Amplituden- und Phasen-registrierten Ventrikeldruck und dessen Druckanstiegsgeschwindigkeiten nach der Laplace-Beziehung berechnet werden. Die auf die Ruhemuskellänge bezogene Verkürzungsgeschwindigkeit ist proportional zur momentanen Druckanstiegsgeschwindigkeit und ungefähr proportional zum entwickelten Druck. Der Größe v_{CE} kommt die Bedeutung des kardinalen Kontraktilitätsparameters

zu. Die maximale Druckanstiegsgeschwindigkeit allein ist strenggenommen nur dann als Kontraktilitätsparameter verläßlich, wenn Herzfrequenz, enddiastolisches Volumen und Aortendruck konstant gehalten werden. Die Division von dp/dt_{max} durch den zur gleichen Zeit entwickelten Druck ergibt einen weitgehend von der Vorlast unabhängigen Parameter. Das allerdings nur unter der Prämisse, daß alle Teile des Ventrikels unter den gleichen Bedingungen der Starling-Beziehung (gleiche diastolische Dehnbarkeit) arbeiten.

1.1.8 Die Ventrikelfunktionskurve

Um sich die Arbeitsweise des Herzens zu veranschaulichen, bedient man sich der Aufzeichnung von Ventrikelfunktionskurven (s. Abb. A1-4). Diese bezeichnen die Abhängigkeit der Schlagarbeit bzw. des Herzzeitvolumens (engl.: *cardiac index*) vom enddiastolischen Volumen. Beide Darstellun-

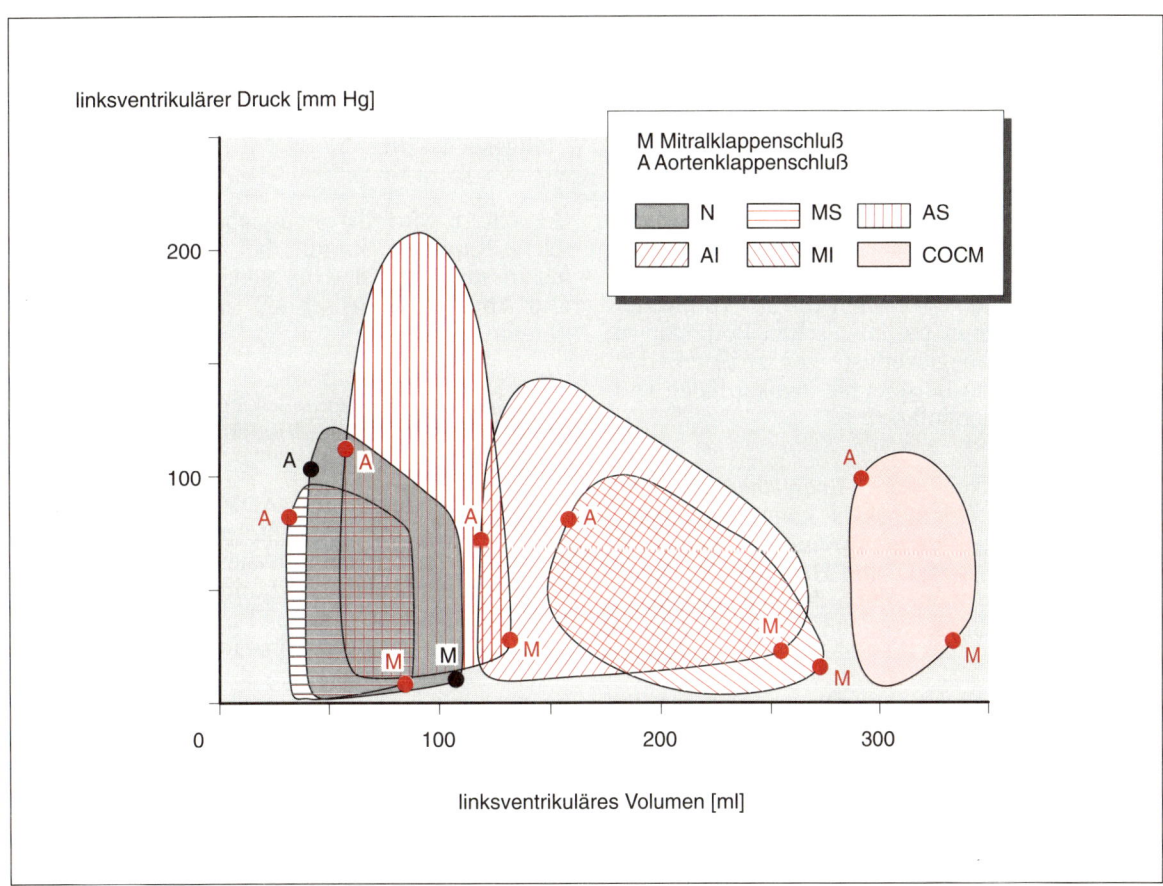

Abb. A1-6: Druck-Volumen-Diagramm des linken Ventrikels des normalen Herzens (N), bei Mitralstenose (MS), Aortenstenose (AS), Aorteninsuffizienz (AI), Mitralinsuffizienz (MI) und dilatativer Kardiomyopathie (COCM). Die Höhe der Schleifen ist durch den systolischen Druck, die Weite durch das Schlagvolumen des linken Ventrikels bestimmt. Die effektive systolische Arbeit des Ventrikels entspricht der von der Druck-Volumen-Schleife eingeschlossenen Fläche, die diastolische Arbeit der Fläche zwischen Druck-Volumen-Schleife und Abszisse. Kleine Flächen sind durch verminderte diastolische Füllung (Mitralstenose) oder hohes Restvolumen (dilatative Kardiomyopathie) bei verminderter Kraftentwicklung bedingt; große Flächen durch Druckbelastung (Aortenstenose) oder Volumenbelastung (Aorten- und Mitralinsuffizienz) (modifiziert nach Fishman, 1978).

gen sind gebräuchlich. Geeigneter erscheint die den Ventrikeldruck einbeziehende Darstellung der Schlagarbeit in Abhängigkeit vom Füllungsdruck. Der Funktionszustand des menschlichen Herzens kann in der Nähe des Arbeitspunktes hinlänglich diagrammatisch wiedergegeben werden.

> Bei Verabreichung **positiv inotroper** Substanzen, z.B. von Isoproterenol, werden Schlagarbeit bzw. Herzzeitvolumen erhöht: Die Funktionskurve verläuft **links verschoben.** Eine **Rechtsverschiebung** gegenüber der Normalkurve bedeutet stets eine **Beeinträchtigung der Motorfunktion** des Herzens, d.h. herabgesetzte Kontraktilität.

Charakteristisch für das geschädigte Myokard ist, daß die Ventrikelfunktionskurve keine monoton wachsende Funktion ist, sondern nach Erreichen eines kritischen Füllungsdrucks wieder absinkt. Eine Verschiebung des Arbeitspunktes in den abfallenden Teil der Funktionskurve kann bei Kardiomyopathien und Herzinfarkt beobachtet werden. Die Ventrikelfunktionskurve gibt nur eine ungefähre Beschreibung der Kontraktionsfähigkeit des Herzens wieder, da die Größe der Ventrikelcompliance in die Beziehung nicht eingeht. Auch werden die zeitlichen Beziehungen, d.h. die die Geschwindigkeit der Kontraktion bestimmenden Faktoren, nicht einbezogen. Die Ventrikelfunktionskurven sagen nichts aus über die innere Herzarbeit. Diese wird zum großen Teil als Wärmeenergie dissipiert. Unter pathologischen Bedingungen können diese Energieverluste von großer Bedeutung werden, zum Beispiel bei myokardialen Dyskinesien nach Herzinfarkt.

> Eine Abschätzung des **Energiebedarfs** des menschlichen Herzmuskels kann durch das **Produkt aus mittlerem Aortendruck** während der Austreibungsphase und **Herzfrequenz** (sog. Doppelprodukt) oder durch den **Tension-Time-Index (TTI)** erfolgen.

Der TTI ist durch das Produkt von Aortenmitteldruck in der Auswurfphase und Austreibungszeit definiert. Beide Indices korrelieren gut mit dem myokardialen Sauerstoffverbrauch **(Sauerstoffkonsumption).** Das Gesetz von Laplace bleibt hierbei unberücksichtigt, so daß diese Parameter nur Approximationen darstellen.

Zusammenfassend beschreiben das **Frank-Straub[1]-Starling-Gesetz** und die **Kontraktilitätsänderungen** die Herzdynamik in befriedigender

---

[1] Otto Frank (1865–1944), Physiologe in München. Hermann Straub (geb. 1882), Internist in München, Halle, Greifswald und Göttingen.

Weise. Beiden Mechanismen kommt eine verschiedene physiologische Rolle zu. Die Starling-Beziehung ist in erster Linie wichtig für die Schlag-zu-Schlag-Anpassung an Kreislaufveränderungen, z.B. die Anpassung des rechten an das linke Herz, und die Reaktion auf geringfügige Änderungen des Venendrucks. Stärkere Veränderungen der Herzkreislaufdynamik werden dagegen vermittelt durch Änderungen der myokardialen Kontraktilität. Während akuter körperlicher Belastung wird das Herz eher kleiner, was dem Starling-Mechanismus widerspricht. Damit wird aber über eine Steigerung der Kontraktilität eine unnötige Energieverschwendung aufgrund der Laplace-Beziehung bei Herzdilatation vermieden.

1.2 Stoffwechsel des Myokards

1.2.1 Chemische Energie und elektrische Aktivität

> Ionentransport und elektrische Aktivität erfordern Energie, die aus der Produktion energiereicher Phosphate über die oxidative Phosphorylierung und Glykolyse (aerob) oder über die Metabolisierung von Laktat (anaerob) bereitgestellt wird.

Erleichtert wird die Energiebereitstellung durch reiche Kapillarversorgung bei minimalisierter Diffusionsstrecke, so daß die metabolischen Substrate und Abfallprodukte schnell transportiert werden können.

> ATP ist die Energiequelle der Zelle. Die Herzmuskelkontraktion verbraucht ATP.

Reaktionsprodukte sind **ADP** (Adenosindiphosphat) und anorganische Phosphate. ADP reagiert umkehrbar mit **Kreatinphosphat.** Ungefähr 99% des Kreatinphosphats wird unmittelbar resynthetisiert, so daß unter normalen Bedingungen die ATP-Konzentration nahezu konstant bleibt. Der Stoffwechselprozeß wird durch direkte und indirekte Kontrollmechanismen moduliert. Wichtig sind hierbei die **Katecholamine,** besonders der Neurotransmitter Noradrenalin und das Hormon Adrenalin. Die Freisetzung von Noradrenalin aus den sympathischen Nervenendigungen erhöht den Abbau von **Glykogen** und **Triglyzeriden** innerhalb der Myokardzelle und sorgt so dafür, daß Substrat für die Energiebildung zur Verfügung gestellt wird. Das Noradrenalin wirkt sowohl an den Rezeptoren der Zelloberfläche als auch im sarkoplasmatischen Retikulum und aktiviert die **Adenylzyklase.** Dieses Enzym katalysiert die Bildung von 3′-5′-AMP aus ATP mit nachfolgender Aktivierung der zyklischen AMP-abhängigen Proteinkinase. Als Resultat dieser Reaktion wird Glykogen-Phosphorylase aktiviert und Glykogen in Glukose-1-Phosphat abgebaut. Durch das Enzym Isomerase wird Glukose-1-Phosphat in Glukose-6-Phosphat umgewandelt. Dieses wird durch das Enzym Hexokinase in die Glykolyse eingeschleust. In der Bilanz werden unter aeroben Bedingungen durch Glykolyse, Pyruvat- und Acetatoxidation über Substratphosphorylierung, und vermittelt über die Atmungskette, insgesamt 36 Moleküle ATP aus einem Molekül Glukose gebildet (die anaerobe Glykolyse durch Abbau der Glukose zu Laktat liefert nur 2 Moleküle ATP!). Davon werden 2 Moleküle ATP intermediär zur Energieversorgung der Zelle benötigt. Anoxie bzw. Ischämie ziehen ca. 95% Verlust der ATP-Produktion nach sich; darüber hinaus wird die Fettsäureoxidation lahmgelegt. Letztere stellt die wichtigste Energiequelle für den Herzmuskel dar. Die **Fette** werden **hydrolysiert** in Glyzerin und Fettsäure. Diese werden über die β-Oxidation abgebaut. Extrazelluläre Fettsäuren gleichen sich mit dem endogenen Fettsäurepool aus. Jedes Fettsäuremolekül wird in einen Acyl-CoA-Fettsäureester transformiert. Dieser wird in den Mitochondrien durch β-Oxidation in C_2-Bruchstücke zerlegt (**Acetyl-CoA).** Diese werden im **Zitronensäurezyklus** unter Sauerstoffverbrauch und Bildung von Kohlensäure energetisch in zwölf Moleküle ATP umgewandelt. So können aus einem Molekül Stearinsäure, das nur mit einem Molekül ATP aus den Speichern aktiviert wird, 40 Moleküle ATP durch β-Oxidation und 108 Moleküle ATP über den Trikarbonsäurezyklus produziert werden (147 Moleküle ATP). Dagegen können aus Glykogen netto nur 37 Moleküle ATP pro Glukosemolekül entstehen.

Ungefähr zwei Drittel des gesamten **Sauerstoffverbrauchs** werden für den **Fettsäurestoffwechsel** aufgewendet, dessen Quelle Plasma-Albumin-gebundene, nichtveresterte Fettsäuren sind. Das verbleibende Drittel wird für den **Kohlenhydratstoffwechsel** benötigt. Der überwältigende Anteil der Kohlenhydrate wird als Glukose, Laktat oder Pyruvat metabolisiert.

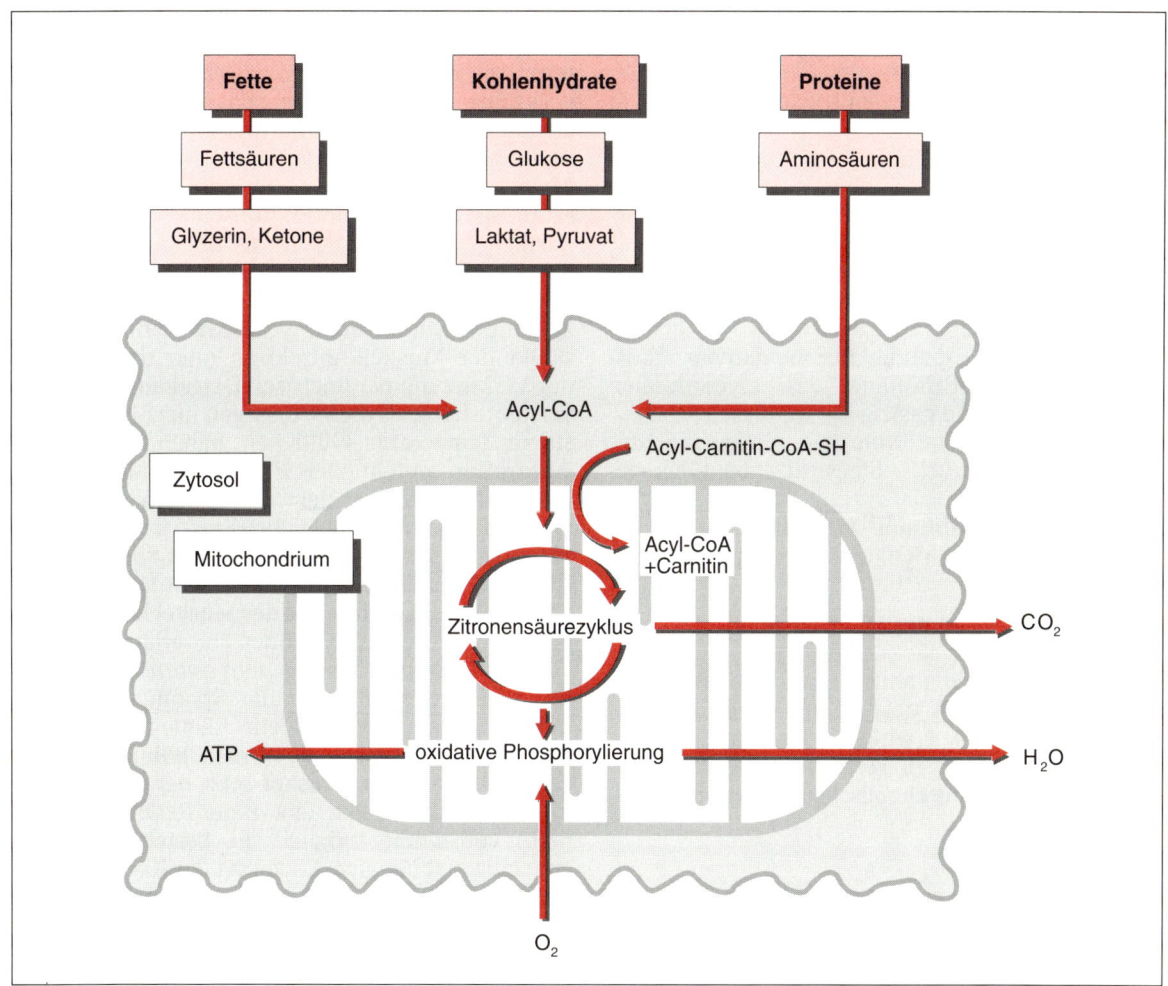

Abb. A1-7: Energiesubstrate und Energiebildung im Herzstoffwechsel. L-Carnitin ist für den Transfer des Acyl-Coenzyms A aus dem Zytosol und die Mitochondrien verantwortlich. Das durch die oxidative Phosphorylierung bereitgestellte ATP liefert die chemische Energie für die Kontraktion des Herzmuskels (modifiziert nach A. M. Katz, 1977).

Aminosäuren werden normalerweise im Herzen kaum verstoffwechselt.

Die ATP-Bildungsgeschwindigkeit wird bestimmt durch die Geschwindigkeit der ATP-Utilisierung. Wegen der großen Vielfalt verfügbarer metabolischer Substrate ist es unwahrscheinlich, daß eine Herzinsuffizienz wegen Substratmangels bei sonst normaler Muskelfunktion auftritt. Die **Carnitin-mangel-Kardiomyopathie** sei hier als seltenes Beispiel für einen solchen Substratmangel, der enzymatisch bedingt ist, genannt. Durch Anoxie bzw. **Ischämie** wird die β-Oxidation der Fettsäuren gehemmt und die Kohlenhydratmetabolisierung geringfügig eingeschränkt. Unter **anaeroben** Bedingungen kann das Herz **Laktat nicht** verbrauchen, hingegen fällt dieses im Stoffwechsel an. Bei Verbrauch einer gegebenen Sauerstoffmenge ist die freigesetzte Energie substratunabhängig. Die Oxidation der Fette erzeugt mehr Wärme, dafür ist der Sauerstoffverbrauch höher, so daß im Mittel die freigesetzte Wärmeenergie pro Liter verbrauchten Sauerstoffs für alle drei Substrate, Fette, Kohlenhydrate und Protein, bei $4,8 \pm 0,02$ kcal liegt (s. Abb. A1-7).

Eine Reihe von Hormonen spielen eine Rolle im Myokardstoffwechsel:

▷ **Katecholamine:** Stimulierung von Glykogenolyse, Glykolyse und Lipolyse; dadurch Beeinflussung des freien Fettsäurespiegels und Erhöhung des myokardialen Durchflusses.

▷ **Insulin:** Wichtig für die Bereitstellung der Glukose in der Muskelzelle und für die Synthese der Muskelproteine.

▷ **Thyroxin:** Entkopplung der oxidativen Phosphorylierung. Erhöhung des myokardialen Durchflusses und gesteigerte Lipolyse.

▷ **Glukagon:** Positive Inotropie. Steigerung des Sauerstoffverbrauchs. Steigerung der Glykogenolyse.

▷ **Somatotropes Hormon:** Voraussetzung für die Ausbildung einer Myokardhypertrophie.

1.2.2 Wirkungsgrad des Herzmuskels

In streng thermodynamischem Sinne ist unter dem **Wirkungsgrad** des Herzmuskels der als mechanische Arbeit wirksam werdende Anteil der **freien Energie** zu verstehen, die während des Herzzyklus aus **chemischen Reaktionen** gebildet wird.

Die freie Energie ist einer exakten Messung schwer zugänglich. An ihre Stelle kann der thermodynamische Wärmeinhalt, die **Enthalpie,** der für die ATP-Produktion verantwortlichen Stoffwechselreaktion gesetzt werden. Diese ist proportional zum Sauerstoffverbrauch. Danach liegt der Wirkungsgrad des Herzens bei ca. 20 bis 25%. Er erhöht sich auf ca.

50%, wenn zusätzlich die für den Kalziumtransport aufgewendete Energie berücksichtigt wird. Wahrscheinlich ist die thermodynamische Effizienz des kontraktilen Prozesses noch höher. Im Vergleich zur Verbrennungsmaschine mit einem Wirkungsgrad von ca. 30% ist die Energieausbeute des Herzens beachtlich.

1.2.3 Kontraktiler Prozeß

Der englische Physiologe Hill gab 1938 für den Skelettmuskel ein Modell des Sarkomers an, das aus einem **kontraktilen Element** (CE) und einem in Serie dazu liegenden **elastischen Element** (SE) besteht; parallel zu beiden Elementen ist ein parallelelastisches Element (PE) geschaltet. Dieses Modell läßt sich analog auf den Herzmuskel übertragen. Der Dehnungsvorgang wird nach dem Hook-Gesetz der Mechanik beschrieben und ist aus der Physiologie als Ruhedehnungskurve des Herzmuskels bekannt.* Anhand des linear ausgedehnten Muskelstreifenpräparates können experimentell Einsichten in den Starling-Mechanismus und die Kraftentwicklung des Herzmuskels unter verschiedenen Lastformen gewonnen werden. Weiterhin ist es möglich, durch Beimengung inotrop wirksamer Substanzen in das Bad (z.B. Noradrenalin, Digitalis, Antiarrhythmika) deren Wirkung auf die Verkürzungsgeschwindigkeit des Muskels zu studieren. Eine erschöpfende Charakterisierung der **Kontraktionsfähigkeit** des Herzmuskels ist nur bei Kenntnis der drei Variablen **Kraft, Verkürzung** und **Verkürzungsgeschwindigkeit** möglich. Daher sind Kraft-Geschwindigkeits-Beziehungen nur dann vergleichbar, wenn der Zeitpunkt der Muskelkontraktion oder das Ausmaß der Verkürzung parametrisch festgehalten wird. Es versteht sich, daß diese Aussagen nur für eine konstante **Temperatur** Gültigkeit haben. Wegen der Absorption potentieller Energie in der seriellen Elastizität kann aus dem mechanischen Vorgang einer Muskelzuckung nicht direkt auf den Aktivitätszustand im kontraktilen Element des Muskels rückgeschlossen werden. Das Spannungsniveau, gemessen als die Kraft, die der Muskel halten kann, ohne sich zu verkürzen oder zu verlängern, wird auch als Intensität des sog. *active state* bezeichnet, mit anderen Worten als die Spannung, die bei ungedämpftem kontraktilem Element und konstanter Länge entwickelt werden könnte. Im Gegensatz zum Skelettmuskel setzt der *active state* im Myokard langsam ein. Eine Tetanisierung ist nicht vollständig möglich. Es besteht weiterhin eine längenabhängige Änderung der Kontraktilität. Die Beobachtung, daß v_{max} (maximale Verkürzungsgeschwindigkeit) unabhängig von der Faser-

---

* In Ruhe ist das CE frei dehnbar. Der Ruhespannung des CE wird durch PE, z.T. durch SE entgegengewirkt. Auch visköse Kräfte spielen eine zusätzliche Rolle.

Tabelle A1-2 Klinisch gebräuchliche Kontraktilitätsparameter. v_{max} könnte als idealer Parameter gelten, ist aber der Bestimmung schwer zugänglich

Parameter	Dimension	
Schlagvolumen (SV)	ml	
Austreibungsfraktion (EF)	%	
Austreibungszeit (VET)	sec	
Austreibungsgeschwindigkeit (SV/VET)	ml/sec	abhängig von Vorlast und Nachlast
maximale linksventrikuläre Druckanstiegsgeschwindigkeit (dp/dt_{max})	mmHg/sec	
zirkumferentielle Faserverkürzungsgeschwindigkeit (v_{CF})	circ/sec	
maximale Verkürzungsgeschwindigkeit des CE (auf Druck Null extrapoliert) (v_{max})	mm/sec	nachlastunabhängig, modellspezifisch variabel
maximal erreichte Verkürzungsgeschwindigkeit des kontraktilen Elements CE (max. v_{CE})	mm/sec	

länge ist, läßt sich nach neueren Untersuchungen nicht mehr voll aufrechterhalten. Insofern kommt der Ermittlung von v_{max}, die überdies methodisch aufwendig ist, nicht mehr die Bedeutung als Kontraktilitätsparameter zu, wie es bis vor wenigen Jahren noch Gültigkeit hatte. Man begnügt sich heute mit der Bestimmung der auch mit einfacheren (nicht-invasiven) Methoden zugänglichen Parameter *zirkumferentielle Verkürzungsgeschwindigkeit* als Maß der (normierten) Umfangsverkürzung des sich kontrahierenden Ventrikels oder mit der Angabe der *prozentualen Faserverkürzung*. Diese Kontraktilitätsparameter sind, wie auch die Auswurffraktion, mehr oder weniger lastabhängig (preload oder afterload). In dem Bewußtsein, keinen idealen Parameter zur Verfügung zu haben, sind diese Größen jedoch zur Beurteilung des kontraktilen Status wenigstens für homogene Patienten- bzw. Diagnosegruppen brauchbar (Tab. A1-2).

1.2.4 Exzitations-Kontraktions-Kopplung

Die Rolle des Kalziumions

> Die elektrische Erregung des Herzmuskels wird durch die Aktivierung von Kalziumionen und deren Bindung an das Troponin C in mechanische Energie umgesetzt.

Alleinige Diffusion des Kalziums vom Extra- in den Intrazellulärraum würde zuviel Zeit beanspruchen, um eine rhythmische Kontraktion zu ermöglichen. Die Freisetzung von Kalzium wird wesentlich dadurch beschleunigt, daß das Aktionspotential in die Zelle über die T-Tubuli durchgreift und dort die Kalziumfreisetzung aus den Kalziumspeichern (Zisternen) des sarkoplasmatischen Retikulums

auslöst. Von hier aus diffundieren die Ionen zu den benachbarten Myofibrillen und katalysieren den chemischen Kontraktionsprozeß, d.h. das Ineinandergleiten von Aktin- und Myosinmolekülen. Der **langsame Kalziumeinstrom** während der **mechanischen Systole** des Herzens wird in der Elektrophysiologie als *slow inward current* bezeichnet. Dieser bewirkt nicht die Kontraktion, sondern **füllt die intrazellulären Speicher,** von denen Kalzium bei der nächsten Kontraktion freigesetzt wird. Der Kalziumeinstrom in die Zelle fördert das Vorhandensein eines **Natriumausstromes,** um das Ionengleichgewicht zu gewährleisten. Es besteht eine direkte Beziehung zwischen der myokardialen Kontraktilität und dem Verhältnis von Kalziumionen zu Natriumionen außerhalb der Zelle. Während der **Relaxationsphase** wird intrazelluläres Kalzium **(langsamer Kalziumausstrom)** gegen extrazelluläres Natrium ausgetauscht. Der Herzmuskel ist im Gegensatz zum Skelettmuskel in hohem Grade von der Kalziumversorgung aus dem Außenmilieu abhängig, da die Speicherkapazität des Herzmuskels für Kalzium gering ist.

> Der Skelettmuskel ist kalziumautark, der Herzmuskel kalziumlabil.

Diese Tatsache hat große Bedeutung für pharmakotherapeutische Einflußnahme auf die Kontraktionskraft des Herzmuskels. Die intrazelluläre Kalziumkonzentration steigt durch Glykoside über eine Hemmung der Na^+-K^+-ATPase: Die erhöhte intrazelluläre Natriumkonzentration führt zu einem verminderten Kalziumausstrom über die Zellmembranen. Die Kalziumkonzentration innerhalb gegenüber außerhalb der Herzmuskelzelle verhält sich wie das Quadrat der Natriumkonzentrationen innen gegenüber außen.

Kalziumantagonisten wirken **intrazellulär** inhibierend auf die Kalziumfreisetzung und verhindern den übermäßigen Einstrom von Kalzium in die Zelle. Unmittelbare Folge ist eine Minderung der myokardialen Kontraktilität.

1.3 Kardiologische Funktionsdiagnostik

Die klinischen Methoden der Herzuntersuchung bestehen in Inspektion, Palpation, Perkussion und Auskultation des Patienten und haben nichts an Bedeutung eingebüßt. Die heute in der Kardiologie außerordentlich verfeinerte instrumentelle Diagnostik erlaubt eine quantitative Diagnosefindung und steht der deduktiv-synthetischen Technik des Klinikers als induktiv-analytische Methode präzisierend zur Seite. Es wird in diesem Zusammenhang auf die Lehrbücher der kardiologischen Funktionsdiagnostik verwiesen, da eine umfassende Behandlung der einzelnen Methoden hier nicht möglich ist.

1.3.1 Nicht-invasive Techniken

Neben den klassischen klinischen Methoden, die nicht an Bedeutung verlieren sollten, zählen zu ihnen die Blutdruckmessung mit Hilfe der Manschettenmethode (Riva-Rocci), die mechanokardiographischen Methoden im engeren Sinne (Registrierung von Karotispuls, Venenpuls und Apexkardiogramm), die Phonokardiographie, die Echokardiographie und die Röntgendiagnostik der Thoraxorgane mit Ausnahme angiographischer Techniken. Neuerdings kommt in der Diagnose von intrakardialen Massen und Herzaneurysmen der Computertomographie, in allerneuester Zeit auch der Kernspintomographie besondere Bedeutung zu. Die Computertomographie wird häufig mit der Einbringung von Röntgenkontrastmittel in die Blutbahn kombiniert. Die Indikatormethoden, insbesondere die periphere Farbstoffkurve und die Radionuklidszintigraphie (Myokardszintigraphie und Binnenraumszintigraphie) werden den nicht-invasiven Verfahren im allgemeinen zugerechnet. Auch Belastungstests und die die Kreislaufdynamik verändernden Manöver wie der Valsalva-Preßdruckversuch, der hepato-juguläre Reflux-Test sowie das Auslösen von Extrasystolen durch extrathorakale mechanische Impulse sind Untersuchungstechniken, auf die nicht-invasive Meßverfahren angewendet werden können, die jedoch auch bei der invasiven Diagnostik eine Rolle spielen. Die Venendruckmessung von einer Armvene aus sei hier noch angeführt. Sie hat aber seit der Einführung der Einschwemmkathetertechnik nach Swan-Ganz in die Patientenüberwachung an Bedeutung verloren.

1.3.2 Invasive Techniken

Herzkatheteruntersuchungen, Angiokardiographie, digitale Subtraktionsangiokardiographie (DSA), Kontrastmittel-Computertomographie:

Die eingreifenden Untersuchungsverfahren stehen am Ende der Reihe diagnostischer Techniken in der Kardiologie. Sie dienen der Präzisierung und Quantifizierung der hämodynamisch morphologischen Diagnose. Ihre Anwendung muß streng indiziert sein, wegen des grundsätzlich nicht vernachlässigbaren Risikos für den Patienten. Sie dienen folgenden Zwecken:

▷ der Druckregistrierung innerhalb des Herzens und der großen Gefäße,
▷ der Gewinnung von Blutproben zur Messung des Herzzeitvolumens und dem Nachweis möglicher Shuntverbindungen,
▷ der Darstellung der Anatomie des kardiovaskulären Systems und der myokardialen Funktion, mit Einschränkung auch Gewebsbeurteilung (Biopsie) und Analyse von Störungen des Erregungsablaufs im Herzen (intrakavitäre Elektrographie).

Die Druckmessung erfolgt im Normalfall über flüssigkeitsgefüllte Katheter, die mit einem mechano-elektrischen Wandler verbunden werden. Dort werden die mechanischen Druckschwankungen in analoge elektrische Spannungsänderungen umgewandelt. Die Rechtsherzkatheterisierung erlaubt die Austastung der rechten Herzhöhlen und die Messung der rechtsventrikulären Hämodynamik. Darüber hinaus läßt sich über die Messung des diastolischen Pulmonalisdruckes und die Messung des pulmonalen Kapillardruckes (PCP) über die Funktion des linken Ventrikels und die Höhe des pulmonalen Widerstandes Aufschluß gewinnen. Mit Hilfe der **Swan-Ganz-Ballonkathetertechnik** ist heute die Rechtsherzkatheterisierung zu einer bettseitigen Methode ausgereift, die besonders auf jeder Herzintensivstation ihren festen Platz hat. Mit Hilfe von Thermistoren, die an der Katheterspitze und stromaufwärts montiert sind, kann simultan das Herzzeitvolumen nach der Thermodilutionsmethode gemessen werden, so daß der Arbeitspunkt des linken Ventrikels im Herzfunktionsdiagramm ermittelt werden kann. Von besonderer Bedeutung ist die Swan-Ganz-Methode bei der Verlaufsbeobachtung des Herzinfarktes und bei der Beurteilung der therapeutischen Intervention, z.B. der Behandlung mit Vasodilatatoren. Mit Hilfe der Original-Cournand-Methode können das rechte Herz und die pulmonale Strombahn untersucht, Defekte passiert und Blut in allen erreichten rechten Herzabschnitten und großen Gefäßen entnommen werden.

Die **Linksherzsondierung** ist immer dann notwendig, wenn es gilt, Veränderungen an Klappen und Myokard des linken Ventrikels direkt zu messen oder angiographisch sichtbar zu machen. Die linke Herzkammer kann retrograd über die Aortenklappe und transseptal durch Punktion des Vorhofseptums über die Mitralklappe erreicht werden. Durch Einführen zweier Katheter wird der Druckunterschied über einer verengten Klappe durch simultane Druckregistrierung vor und hinter der Klappe direkt meßbar. Nach der Gorlin-Formel kann bei Kenntnis des die Klappe passierenden Zeitvolumens auch deren Öffnungsfläche berechnet werden. Die Öffnungsfläche ist proportional zum Durchfluß und umgekehrt proportional zur Wurzel aus dem mittleren Druckgradienten. Das Herzzeitvolumen kann zumeist nach der Original-Fick-Methode aus der arteriovenösen Sauerstoffsättigungsdifferenz oder durch Einbringung von Fremdindikatoren (Grünfarbstoff, kalte Kochsalzlösungen) gemessen werden. Mit Hilfe der Indikatormethoden ist auch die Berechnung der Ventrikelvolumina und der Regurgitationsgrößen über undichten Klappen durchführbar. Die Shuntberechnung ist am exaktesten mit der Farbstoffverdünnungsmethode möglich, da hier eine intensive Mischung des Farbstoffs mit dem Blut angenommen werden darf. Die Berechnung nach Fick durch punktuelle Sauerstoffsättigungsbestimmungen ist weniger zuverlässig. Die Berechnungsgrundlagen zu den angegebenen Verfahren sind in Tabelle A1-3 zusammengestellt. Bei Kenntnis der wirksamen Druckdifferenz

Tabelle A1-3 Einige in der invasiven Herzdiagnostik gebräuchliche Beziehungen

Herzzeitvolumen (HZV)

▶ Für normale Kreislauf-
verhältnisse:

$$HZV = \dot{Q}_K = \dot{Q}_L$$

▶ Sauerstoffmethode (Fick):

$$HZV = \frac{O_2\text{-Aufnahme / Zeit}}{S_{ART} - S_{\bar{v}}}$$

▶ Indikatordilutionstechnik:

$$HZV = \frac{I}{_c\int^{\infty} c(t)\, dt}$$

$\dot{Q}_K$ = Körperdurchfluß, $\dot{Q}_L$ = Lungendurchfluß, S_{ART} = arterielle Sauerstoffsättigung, $S_{\bar{v}}$ = gemischtvenöse Sauerstoffsättigung, I = Indikatormenge, c(t) = Konzentrationsablauf

Shuntberechnung

$$\frac{\text{LiRe-Shunt}}{(\% \text{ des } \dot{Q}_L)} = \frac{S_{AP} - S_{\bar{v}}}{S_{ART} - S_{\bar{v}}}\ 100\ (\%) = 141\frac{C_2}{C_1} - 46 \qquad \text{(Nach Carter-Laurencet)}$$

$$\frac{\text{ReLi-Shunt}}{(\% \text{ des } \dot{Q}_K)} = \frac{S_{VP} - S_{ART}}{S_{VP} - S_{\bar{v}}}\ 100\ (\%) = \frac{F_1}{F_1 + F_2}\ 100\ (\%) \qquad \text{(Forward-Triangle-Methode)}$$

AP = Arteria pulmonalis; $\bar{v}$ = zentralvenös; VP = Vena pulmonalis; C_1 = Konzentrationsmaximum zum Zeitpunkt KZ (Konzentrations-zeit); C_2 = Konzentration bei Zeitabszisse 2 KZ der Farbstoff-(Indikator)kurve. F_1 = Fläche unter der Primärkurve des ReLi-Shunts; F_2 = Fläche unter der Primärkurve der Hauptzirkulation durch die Lungenstrombahn.

Regurgitationsfraktion (RF)

$$RF = \frac{RV}{TSV}$$

Bestimmbar sind VSV, EDV und ESV mittels Sauerstoff-, Indikatormethode, nuklearmedizini-schen Techniken und Kontrastmitteldarstellung des linken Ventrikels (Verfahren nach Dodge, Rackley, Simpson-Regel); echokardiographisch nur bedingt (Volumina werden überschätzt); CW-Doppler-Technik: semiquantitative Bestimmung der RF möglich; qualitative Abschätzung der RF mit dem Farb-Doppler (Vorteil der bildlichen Darstellung des Regurgitationsstroms).

Es gelten die Beziehungen:

$$TSV = EDV - ESV = RV + VSV$$

Daraus folgt:

$$RF = SV\ \frac{RF}{1 - RF}$$

Für die Regurgitationsfraktion über zwei hintereinandergeschalteten Klappen gilt (Mitral- und Aortenklappe):

$$RF_{ges} = RF_{mitr} \cdot RF_{aorta}$$

VSV = effektives (Vorwärts-)Schlagvolumen; TSV = totales SV; EDV, ESV = enddiastolisches, endsystolisches Volumen; RV = Regurgitationsvolumen.

Druckgradient (Δ_P) und Klappenöffnungsfläche (KÖF)

Gorlin-Formel:

$$KÖF \sim \frac{\dot{Q}_{Klappe}}{\sqrt{\Delta_P}}$$

Die KÖF kann in Spezialfällen auch im B-Bild echokardiographisch mittels Planimetrie bestimmt werden ($\dot{Q}$ = Volumen pro Zeiteinheit).

Doppler-echokardiographische (CW-Technik) Bestimmung des Druckgradienten über stenosierten Klappen nach der modifizierten Bernoulli-Gleichung:

$$p_1 - p_2 = 4\,(v_2^2 - v_1^2)$$

da bei wirksamen Stenosen $v_1 \ll v_2$ folgt: $\Delta P \approx 4v^2$, wobei v die Maximalgeschwindigkeit über der Klappe ist.

ΔP = transvalvulärer Druckgradient; p_1, p_2 = Druck vor bzw. hinter der stenosierten Klappe; v_1, v_2 = korrespondierende Blut-strömungsgeschwindigkeiten.

und der Perfusionsgrößen werden Lungen- und Körperwiderstand berechnet. Der Lungenwiderstand liegt normalerweise bei 50–100, der Körperwiderstand bei 1000–1500 dyn × sec × cm^{-5}.

1.3.3 Röntgentechniken und Angiokardiographie

Die angiokardiographische Darstellung der Herzhöhlen erfolgt mit jodhaltigen Röntgenkontrastmitteln, die zumeist von hoher Osmolalität sind. Ist für die hämodynamische Beurteilung einer Stenose die Messung des Druckgradienten bestimmend, so ist für die Beurteilung einer Insuffizienz die Bestimmung der Regurgitationsgröße ausschlaggebend. Eine wichtige Determinante der Ventrikelfunktion stellt die Auswurffraktion dar (SV/EDV). Das Schlagvolumen kann bei einem regelmäßigen Rhythmus leicht aus Herzfrequenz und Herzzeitvolumen berechnet werden. Für die Berechnung des enddiastolischen Volumens aus dem zumeist in RAO-Position (rechts schräge Einstellung) aufgenommenen Ventrikulogramm sind Näherungsformeln angegeben worden. Bei monoplaner Technik ist die sog. Flächen-Längen-Methode anzuwenden, bei biplaner Technik können alle drei Achsen eines Ellipsoids ausgemessen werden. Bei Wanddyskinesien ergibt allein die biplane Technik verläßliche Werte für die Ventrikelvolumina.

Für die Beurteilung der myokardialen Kontraktilität aus den Urdaten der Herzkatheterisierung sind Druck- und Flußmessungen und über die Angiokardiographie zu gewinnende morphometrische Angaben notwendig. Die Verläßlichkeit der sehr zusammengesetzten und mit den Fehlermöglichkeiten der Druck- und Volumenmessung behafteten Kontraktilitätsparameter wird häufig überschätzt.

Die digitale Subtraktionsangiographie wurde ursprünglich allein durch venöse Injektion von Kontrastmittel durchgeführt. Wegen der besseren Kontrastgebung wird jedoch häufig von Kathetermethoden Gebrauch gemacht. Es genügt wegen des Subtraktionsverfahrens die Einbringung eines geringen Kontrastmittelvolumens. Die Auflösung der Bilder ist hinreichend für die Beurteilung der großen Gefäße, der Herzhöhlen, bei den Geräten jüngster Generation (Digitron II) auch von Bypässen und mit Einschränkung auch der Koronargefäße.

Die Kernspintomographie (KST) arbeitet mit starken Magnetfeldern, nicht mit Röntgenstrahlen. In dem starken Magnetfeld werden die magnetischen Momente (Spin) der Moleküle parallelisiert. Nach Abschalten des äußeren Magnetfeldes gewinnen die Moleküle ihren Spin zurück. Die elektromagnetische Emission wird gemessen. Gewebsdifferenzierungen und Aufschluß über Stoffwechselvorgänge sind u.a. möglich. Für die Darstellung des Herzens ist wegen der Langsamkeit des Verfahrens eine EKG-Triggerung unter Voraussetzung eines regelmäßigen Herzrhythmus notwendig. Die KST (NMR, MR) ist eine Technik praktisch ohne Nebenwirkungen (allenfalls Wärmeentwicklung), von neuartiger, differenzierter Aussagefähigkeit, aber noch sehr teuer. Zur Technik der Koronarographie, Laserendoskopie und Myokardszintigraphie sei auf das Kapitel A2 verwiesen.

Vergleicht man invasive und nicht-invasive Techniken in ihrer Wertigkeit, so ist festzustellen, daß mit der Entwicklung echokardiographischer und nuklearmedizinischer Methoden große Fortschritte gemacht worden sind. Morphologie und Kinetik des Herzens können auf nichtinvasive Weise beurteilt werden. Es seien hier Techniken wie Herzbinnenraumszintigraphie, die single pho-

ton emission tomographie (SPECT), die farbcodierte Doppler-Echokardiographie, transthorakal (TTE) und transoesophageal (TEE), sowie die Belastungsechokardiographie als Beispiele genannt. Besonders auf dem Gebiet der pädiatrischen Kardiologie ist es gelungen, die Indikation zur Herzkatheterisierung durch nicht-invasive Untersuchungen einzuschränken. Bei Herzklappenfehlern kann auf eine invasive Beurteilung mit Druck- und Kontraktilitätsmessungen nicht verzichtet werden, jedoch ist bereits heute eine wesentlich verfeinerte und unblutige Diagnostik möglich, die besonders bei Verlaufsbeobachtungen sehr weitgehende Aussagen erlaubt.

2 Allgemeine und spezielle Pathophysiologie

2.1 Herzinsuffizienz

Definition: Herzinsuffizienz ist ein pathophysiologischer Zustand, bei dem eine **anomale Myokardfunktion** verantwortlich ist für die Unfähigkeit des Herzens, genügend Blut zur Deckung des Sauerstoffbedarfs der stoffwechselaktiven Gewebe zu fördern. Von **myokardialer Insuffizienz** wird dann gesprochen, wenn die Herzinsuffizienz durch einen Defekt im myokardialen Kontraktionsprozeß bedingt ist. Die Aufrechterhaltung der Pumpfunktion im Zustand der Herzinsuffizienz wird durch drei völlig verschiedene Mechanismen gewährleistet:

▷ den Frank-Starling-Straub-Mechanismus
▷ die myokardiale Hypertrophie
▷ die vermehrte Sekretion von Katecholaminen an den adrenergen Nervenendigungen des Herzens und im Bereich der Medulla oblongata, die eine Erhöhung der myokardialen Kontraktilität nach sich zieht.

Das Kompensationspotential der genannten Mechanismen ist nicht unbeschränkt. Bei unzureichender Kompensation bestimmen **Stauungssymptome** und **verminderte Organdurchblutung** das klinische Erscheinungsbild der Herzinsuffizienz. Sind die Kompensationsmechanismen **Dilatation, Hypertrophie** und **Erhöhung** der **sympathischen Aktivität** überfordert, wird die Herzinsuffizienz manifest. Die kardiale Reserve als Ausdruck der über den Ruhezustand hinaus zu erbringenden myokardialen Förderleistung ist vermindert. Nach der klinischen Ausprägung sind Ruheinsuffizienz und Belastungsinsuffizienz zu unterscheiden. Beide Formen gehen mit einer eingeschränkten Leistungsreserve (kardiale Reserve) einher.

Bei der **Ruheinsuffizienz** ist die arteriovenöse Sauerstoffdifferenz erhöht; das Herzzeitvolumen ist erniedrigt. Bei der **Belastungsinsuffizienz** äußert sich die Einschränkung der Leistungsreserve erst bei einem erhöhten Sauerstoffbedarf der Peripherie. Das Ruheherzzeitvolumen ist normal oder erhöht.

Begriffe wie kompensierte, dekompensierte, Prä- und latente Insuffizienz sind entbehrlich. Das rechte wie auch das linke Herz können isoliert insuffizient werden.

Bei einer **Rechtsherzinsuffizienz** sind Stauungssymptome im großen Kreislauf die Folge. Das sich vor dem rechten Ventrikel stauende Blutvolumen wird vom großen Kreislauf passiv aufgenommen. Bei der **Linksinsuffizienz** erfolgt der Rückstau in den dem linken Herzen vorgeschalteten Lungenkreislauf mit Ausbildung einer pulmonal-venösen (postkapillären) pulmonalen Hypertonie.

Im akuten Stadium der Links- bzw. Rechtsherzinsuffizienz ist ein isoliertes Auftreten der Stauungssymptome die Regel. Chronische Überlastung der einen Herzhälfte zieht jedoch allmählich die der anderen nach sich: **Globalinsuffizienz.** Infolge der sehr großen Kapazität der Gefäße des Lungenkreislaufs ist eine Drucksteigerung, die der rechte Ventrikel aufbringen muß, im Akutstadium erst bei größeren Mengen zurückgestauten Blutes, im Fall chronischer Rückstauung bei Entwicklung einer postkapillären pulmonalen Hypertonie höheren Grades zu erwarten (pulmonaler Kapillardruck über 25 mmHg).

Ursachen: Das Herz versagt, weil es entweder mit einer übermäßigen Belastung konfrontiert ist (z.B. Herzklappenvitien, pulmonale oder systemische Hypertonie) oder weil der Herzmuskel geschädigt ist (Hypoxie, entzündlich oder toxisch). Beide Ursachen können kombiniert sein. Die erhöhte Belastung kann in Volumen- oder Druckbelastung bestehen.

Volumenbelastung heißt, daß der Ventrikel mehr Blut pro Minute gegenüber dem Normalzustand auswerfen muß (Thyreotoxikose, Anämie, Regurgitationsvitien). **Druckbelastung** heißt, daß der Ventrikel gegen einen vermehrten Auswurfwiderstand (Impedanz) arbeiten muß (Hypertonie, Klappenstenose).

Eine Beeinträchtigung der Myokardfunktion liegt nicht allein bei verminderter Kontraktilität vor, sondern auch bei Verlust kontraktilen Gewebes (Myokardinfarkt), dabei spielt auch die **paradoxe Bewegung des infarzierten Herzmuskels,** die in einer zusätzlichen Belastung des Restmyokards resultiert, eine Rolle. Bei der **rheumatischen Herzerkrankung** kombinieren sich diese Mechanismen, da neben der Myokarditis Klappenverengungen und Klappenregurgitationen beteiligt sein können.

2.1.1 Akute Herz-Kreislauf-Insuffizienz

Alle Störungen, die mit einem Versagen der Kreislaufperipherie im Zusammenhang stehen, wie orthostatischer Kollaps, hämorrhagischer Schock (Entblutungsschock), septischer (toxischer) Schock, können zu einer akuten Herzinsuffizienz führen. Der Mechanismus des mit peripherer Vasodilatation einhergehenden Kreislaufschocks ist eng mit der Aktivierung des sog. Kininsystems verknüpft (Bradykinin, Kallidin und Kallikrein). Bradykinin wirkt in einer protrahiert vor sich gehenden Erschlaffung der glatten Gefäßmuskulatur, d.h. vasodilatierend. Außerdem wird die Kapillarpermeabilität erhöht. Dem **Bradykinin** wird, obwohl der Mechanismus keineswegs voll verstanden ist, eine entscheidende Rolle im Zustandekommen des Schocks zugeschrieben. Bedingt durch die im Schockzustand schnell einsetzende **Gewebsazidose** sind Störungen der Transportvorgänge zwischen Kapillarzellen, Blutzellen und Blutplasma, gekennzeichnet vor allem durch Veränderungen der intra- und extrazellulären Kalium-Natrium-Relation, die Folge. Diese Störungen der **Mikrozirkulation** werden von der Aktivierung des **Gerinnungssystems** durch die Gewebshormone (Bradykinin) begleitet. Auftretende **Mikrothrombosen** kennzeichnen die Irreversibilität des Schockzustandes.

Eine **akute Herzinsuffizienz** ist in den meisten Fällen mit einem Absinken des Herzzeitvolumens verbunden. Eine Kompensation ist nur über kurze Zeit oder gar nicht mehr möglich. Es besteht unmittelbare Lebensgefahr. Solche Ereignisse werden durch Perikardtamponade, elektrisches Herzversagen (Kammerflimmern, Asystolie), Vorhoftumor oder als Folge einer koronaren Herzkrankheit (Myokardinfarkt) hervorgerufen. Bei Ausbleiben oder ungenügender Gegenregulation kann der **akute Myokardinfarkt** zu einem unmittelbaren Absinken des Minutenvolumens führen, d.h. zum **kardiogenen Schock.** Eine akute Herzinsuffizienz kann auch unmittelbar manifest werden durch das Auftreten von **Arrhythmien,** als Folge unphysiologischer Schrittmacherstimulation, z.B. bei ventrikulärer Stimulation, durch Infektionen, Lungenembolien, in der Gravidität, bei Anämien, bei physischer Überlastung und bei abnormer Aufnahme von Kochsalz.

2.1.2 Chronische Herzinsuffizienz

Als Ursachen für die Entwicklung einer chronischen Herzinsuffizienz sind drei Funktionsstörungen voneinander abzugrenzen:
▷ die primäre Kontraktilitätsschwäche (z.B. Zustand nach Herzinfarkt, Kardiomyopathien)
▷ die diastolische Einstrombehinderung (z.B. Perikarderguß, Perikardtamponade, Mitralstenose, Herztumoren)
▷ die systolische Überlastung (essentielle Hypertonie, Aortenklappenstenosen sowie Volumenüberlastung bei Herzklappeninsuffizienz oder Rezirkulationsvitien).

Bei einem vorgegebenen kontraktilen Zustand des Myokards wird das Herzzeitvolumen wesentlich determiniert durch die enddiastolische Kammerfüllung (Vorlast, venöser Rückfluß) und durch den Austreibungswiderstand (Nachlast, aortale Eingangsimpedanz).

Die Wandspannung des linksventrikulären Myokards in der auxotonen Kontraktionsphase bestimmt die Sauerstoffkonsumption des Herzens weitgehend, sofern keine vorbestehende chronische Rechtsherzbelastung vorliegt. Die Wandspannung ihrerseits muß während der Ejektionsphase den Austreibungswiderstand überwinden und ist somit auf das engste mit den Widerstandsverhältnissen im Systemkreislauf, der **Impedanz,** verknüpft (s. Abb. A1-5). Die mittlere systolische Wandspannung wird halbquantitativ durch die Kesselformel von **Laplace** beschrieben (s. S. 8). Danach ist die zirkumferentielle Wandspannung in einem Kugelkessel direkt proportional zum Kesselinnendruck und zum Radius. Die Formel gilt nur approximativ, da sie nur auf dünnwandige Ventrikel mit hinreichender Exaktheit anwendbar ist. Die Ventrikelgeometrie und die aortale Eingangsimpedanz sind die Determinanten der **intramyokardialen Wandspannungen,** welche für den myokardialen Sauerstoffverbrauch ausschlaggebend sind.

Im Zustand der schweren Pumpinsuffizienz besteht eine Fehlanpassung des Herzens an den nachgeschalteten arteriellen Gefäßbaum. Das Herzzeitvolumen ist primär herabgesetzt; das Schlagvolumen ist infolge des erhöhten Sympathikotonus klein. Die arterielle Impedanz ist inadäquat gesteigert. Dem erhöhten Auswurfhindernis begegnet der linke Ventrikel mit dilatativer Anpassung (**heterometrische Autoregulation,** s. S. 6), die eine weitere Verschiebung des Arbeitspunktes zu höheren enddiastolischen Drucken und niedrigeren Herzzeitvolumina zur Folge hat. Der **myokardiale Sauerstoffverbrauch** steigt dadurch an. Falls sich ein passageres Gleichgewicht einstellt, liegt der periphere Gesamtwiderstand weit über der Norm. Der Zweifel ist berechtigt, inwieweit Widerstände, die zwei- bis dreifach über der Norm liegen, einem biologischen Optimierungsprozeß entsprechen. Die Kreislaufregulation bei der schweren chronischen Herzinsuffizienz entspricht weitgehend den Verhältnissen, wie sie beim hypovolämischen bzw. Blutungsschock angetroffen werden. Hier scheint eine solche Regulation sinnvoll, da durch periphere Vasokonstriktion die Minimaldurchblutung vitaler Organe aufrechterhalten werden soll. Bei der Kreislaufinsuffizienz aus primär kardialer Ursache ist die Vasokonstriktion als ein ungeeigneter Kompensationsmechanismus anzusehen, da kein Volumenmangel herrscht und das schon insuffiziente Herz gegen einen erhöhten Afterload angehen muß. Die stereotype Hochregelung des Systemwiderstandes wie beim Blutungsschock führt daher hier in einen Circulus vitiosus.

Die klinischen Ursachen der chronischen Herzinsuffizienz sind nicht einheitlich. Formal können klappenbedingte Störungen von denen der Myokardfunktion abgetrennt werden. Weiter sind Störungen der Motorfunktion verantwortlich. In der Klinik sind diese genannten Störungen häufig kombiniert. Hinzuzurechnen sind auch die Erkrankungen des Perikards und des Endokards.

2.1.3 Pathophysiologische Auswirkungen und Folgen der Herzinsuffizienz

Bei der **akuten Herzinsuffizienz** sind allein Anpassungsvorgänge an akute Kreislaufstörungen wirksam, wie Tachykardie, Zentralisation, erhöhte Sauerstoffausschöpfung des Hämoglobins.

Bei der **chronischen Herzinsuffizienz** treten zusätzlich protrahiert in Gang kommende humorale Mechanismen hinzu, die zu Salz- und Wasserretention führen und über eine Steigerung des Blutvolumens den **Frank-Straub-Starling-Mechanismus** zur Generation eines erhöhten Schlagvolumens ausnutzen. Es kommt dann zu einer Umverteilung der Organdurchblutung, ähnlich wie während der körperlichen Arbeit. Diese Redistribution wird duch Vasokonstriktionen in bestimmten Gefäßprovinzen vermittelt, namentlich in den Nierenarteriolen. Damit fällt der renale Blutfluß dysproportioniert ab und kann bis zu einem Viertel des normalen reduziert sein. Hingegen ist die Koronar- und Gehirnperfusion nur wenig verändert. Haut- und Splanchnikusgefäße sind jedoch vasokonstriktorisch minderdurchblutet.

Hypo- und Hyperfunktion *(low* und *high output failure):* In der Regel geht die Herzinsuffizienz mit einem **erniedrigten Herzzeitvolumen** einher **(Hypofunktion).** Darunter fallen alle Formen der Herzinsuffizienz, die durch koronare Herzkrankheit, essentielle Hypertonie, primäre Myokarderkrankungen, Herzklappenfehler und Perikarderkrankungen bedingt sind. Ist die Nachlast reduziert, wie bei Hypermetabolismus infolge einer Hyperthyreose, bei Anämie, bei arteriovenösen Fisteln, bei Beriberi[1], bei Morbus Paget[2] oder bei Leberzirrhose (Eiweißmangel), liegt eine Hyperfunktion vor. Auch bei der beginnenden essentiellen Hypertonie ist nicht selten eine hyperzirkulatorische Kreislaufregulation zu beobachten. Der zu einer Erhöhung des Herzzeitvolumens führende Mechanismus ist nicht einheitlich und hängt von dem zur Herzinsuffizienz führenden Krankheitsprozeß und seinem Effekt auf das Myokard ab. In den meisten Fällen handelt es sich um einen abnorm hohen Blutvolumenbedarf der Peripherie, damit eine adäquate Sauerstoffversorgung der stoffwechselaktiven Gewebe gewährleistet ist. Zunahme der Volumenlast übt auf das Myokard einen Effekt aus, der etwa mit dem der Volumenbelastung durch Klappeninsuffizienzen vergleichbar ist.

Beim *low output failure* spiegelt sich die ungenügende Sauerstoffversorgung der Gewebe in einer

---

[1] Beriberi (singalesisch) = große Schwäche.
[2] Sir James Paget (1814–1899), Chirurg in London.

verstärkten Sauerstoffausschöpfung des Hämoglobins wider. Im Zustand der Kompensation wird die relative Erhöhung der arteriovenösen Sauerstoffdifferenz erst unter Belastung evident. Die Grundlage für eine erhöhte Sauerstoffausschöpfung des Hämoglobins beruht auf der unter der Hypoxie induzierten **Gewebsazidose** und auf einem Anstieg von 2,3-Diphosphoglycerat. Die Folge ist eine Verschiebung der **Sauerstoff-Hämoglobin-Dissoziationskurve** nach **rechts.**

Die Ausnutzung des **Frank-Straub-Starling-Mechanismus** zur Kompensation der Herzinsuffizienz ist nur durch eine Erhöhung der enddiastolischen Volumina in den Herzkammern möglich, d.h. durch eine Volumenretention innerhalb des kleinen sowie des großen Kreislaufs. Solange das Herz im aufsteigenden Schenkel der Herzfunktionskurve arbeitet, ist dadurch eine Kompensation gegeben, die allerdings mit Stauungssymptomen im Lungen- bzw. Körperkreislauf verbunden ist (s. Abb. A1-4). Erst bei hochgradiger Herzinsuffizienz wird die Volumenanpassung wirkungslos.

Die Umverteilung des Herzzeitvolumens auf die lebenswichtigen Organe, der Anstieg der Herzfrequenz und der myokardialen Kontraktilität unter der Ausschüttung von Katecholaminen sind weitere wesentliche Kompensationsmechanismen.

Kontraktilität des hypertrophierten und insuffizienten Myokards: Die Kontraktilität des hypertrophierten Herzmuskels ist erniedrigt. Es handelt sich um eine jedem Muskel eigene Reaktion, bei Hypertrophie einen Verlust an maximaler Verkürzungsgeschwindigkeit zu erleiden. Die Verminderung der Kraftentfaltung wird kompensiert durch den **Starling-Mechanismus** und durch die **Zunahme an Muskelmasse.** Bei Volumenüberlastung entwickelt sich eine **exzentrische Ventrikelhypertrophie,** zunächst durch numerischen Zuwachs von Sarkomereinheiten. Die Zunahme der Wanddicke und die sphärische Adaptation des Ventrikels führen zu einer relativ homogenen Verteilung der Wandspannung und maximaler Ausnutzung der Sarkomerdehnung, d.h., der Ventrikel kompensiert eine Volumenlast sowohl durch Änderung seiner Geometrie als auch durch numerische Zunahme der Sarkomere.

Bei Drucküberlastung ist in erster Linie eine konzentrische Ventrikelhypertrophie zu beobachten. Diese drückt sich in einer Zunahme der Wanddicke und der ventrikulären Muskelmasse aus.

Während bei der **exzentrischen Hypertrophie** neue Sarkomere in Reihe angelegt werden, geht die **konzentrische Hypertrophie** vor allem mit einer Vermehrung paralleler Sarkomere einher.

Der Vorgang der Hypertrophie geht so lange vor sich, bis in jedem einzelnen Sarkomer wieder eine normale Spannung (Streß) herrscht.

Myokardiale Energieproduktion und -utilisation in der Insuffizienz: Nach neueren Untersuchungen sinkt der myokardiale Sauerstoffverbrauch bei der Herzinsuffizienz mit erniedrigtem Herzzeitvolumen. Das trifft sowohl für die akute als auch die chronische Beeinträchtigung der ventrikulären Kraftentfaltung zu. In der Regel ist eine durch Hypertrophie bedingte Minderung der Kontraktilität nicht auf eine Erschöpfung der myokardialen Energiespeicher zurückzuführen. Die Konzentrationen von Adenosintriphosphat (ATP) und Kreatinphosphat (KP) sind normal. ATP wird in den zahlreichen Mitochondrien des Herzmuskels produziert. Diese nehmen fast die Hälfte des Zellvolumens ein. Bei der Ischämie (Toleranz 2 Minuten!) wird Kreatinphosphat mobilisiert, um ATP zu regenerieren. Auch Glykogen wird abgebaut.

Einen Hinweis auf eine verminderte Energieverwertung findet man darin, daß die ATPase in den Myofibrillen in ihrer Aktivität erniedrigt ist.

Möglicherweise sind die funktionellen Veränderungen des insuffizienten Herzmuskels, die z.B. ihren Ausdruck in der Depression der Kraft-Geschwindigkeits-Kurve (s. Abschnitt 1.1.5) finden, durch die Synthese eines Myosins mit abnorm erniedrigter ATPase-Aktivität bedingt.

Störungen der Exzitations-Kontraktions-Kopplung: Im Zustand der Herzinsuffizienz kommt es zur **strukturellen Schädigung** der Zellorganellen oder zur **Veränderung intrazellulärer Konzentrationen** der Kationen, der Adeninnukleotide oder der freien Fettsäuren, die mit den Regulationsmechanismen der myoplasmatischen Kalziumkonzentration zusammenhängen. Die Kalziumaufnahme durch diese Strukturen ist abhängig von der Kalzium-aktivierbaren ATPase, deren Aktivitätsherabsetzung eine Rolle bei der Entwicklung der myokardialen Insuffizienz spielt. Eine herabgesetzte Aktivität der Kalziumpumpe führt zu einer Reduktion der Kalziumbindung an das sarkoplasmatische Retikulum und damit des für den kontraktilen Prozeß zur Verfügung stehenden Kalziums. Tierversuche haben ergeben, daß die Herabsetzung der Kontraktilität mit einer Reduktion des Ruhepotentials, der maximalen Anstiegsgeschwindigkeit des Overshoots und der Dauer des Aktionspotentials verbunden ist. Obwohl der genaue Mechanismus der Veränderungen elektrischer Eigenschaften unbekannt ist, dürften diese eng mit der Erhöhung des intrazellulären Natriums und der Verminderung des intrazellulären Kaliums zusammenhängen. Diese Ionenverschiebung wiederum hat einen **verminderten Kalziumeintritt** in die Myokardzelle zur Folge und damit eine **Herabsetzung der myokardialen Kontraktilität.** Obwohl Störungen des Kalziumtransports bei der Herzinsuffizienz häufig zu finden sind, ist deren Natur offensichtlich verschieden bei verschiedenen Formen der Herzinsuffizienz.

Die vom ATP abhängigen Ionenpumpen werden im Sauerstoffmangel stillgelegt.

Kalzium, Natrium und Kalium werden nicht mehr gegen ihre Konzentrationsgradienten bewegt. Natrium und Kalzium strömen in die Zelle, Kalium aus der Zelle heraus. Die **Kalziumantagonisten** blockieren den Eintritt von Kalzium in die Muskelzelle direkt. **β-Blocker** erreichen indirekt einen ähnlichen Effekt. Die Kalziumantagonisten dringen in die Lipid-Doppelschicht der Myokardzellmembranen ein, verzerren die Struktur des Kalziumkanals und blockieren ihn. Weiterhin wird die Phosphorylierung von **Calciductin,** eines im Sarkolemm lokalisierten Eiweißes, durch Kalziumantagonisten gehemmt. Die Phosphorylierung aber hält den Kalziumkanal offen. Auch β-Stimulation öffnet den Kalziumkanal. Kalziumantagonisten blockieren nicht nur den Eintritt von Kalzium in die Zelle, sondern regulieren auch den intrazellulären Bestand. Hypothetisch ist noch, inwieweit ein den Kalziumbestand modulierendes Protein, das **Calmodulin,** durch Antagonisten beeinflußt werden kann. Calmodulin findet sich besonders in der glatten Muskulatur der kleinen Gefäße. Kalziumantagonisten wirken auch in den Mitochondrienmembranen.

Wirkung der Kalziumantagonisten

▷ Blockierung des Kalziumeinstroms in die Zelle
▷ Hemmung der Phosphorylierung von Calciductin
▷ Regulation des intrazellulären Kalziumbestandes
▷ Beeinflussung der Wirkung von Calmodulin (?)
▷ Wirkungen in den Mitochondrienmembranen

Funktion des autonomen Nervensystems: Die Noradrenalinkonzentration im Blutplasma ist ein grobes Maß für die Aktivität des adrenergen Systems.

Während sich unter körperlicher Arbeit bei Normalpersonen diese Aktivität kaum ändert, können bei der Herzinsuffizienz wesentlich höhere Aktivitäten als im Ruhezustand gemessen werden.

Auch im 24-Stunden-Urin sind deutlich erhöhte Konzentrationen meßbar. Selbst im Ruhezustand ist eine Stimulation des adrenergen Systems nachzuweisen. Demgegenüber finden sich stark erniedrigte Noradrenalinkonzentrationen im Herzgewebe. Der insuffiziente Herzmuskel verfügt über eine deutlich verringerte Speicherfähigkeit für Noradrenalin. Nach Behebung der Myokardinsuffizienz kommt es zur Restitution der Speicherfähigkeit mit normalen Noradrenalinkonzentrationen im Herzmuskel. Es ist anzunehmen, daß bei der

Herzinsuffizienz ein Defekt in der Neurotransmittersynthese auftritt, der jedoch reversibel ist.

Noradrenalin übt eine stark **positiv-inotrope** Wirkung auch auf das insuffiziente Herz aus. Ist jedoch die Noradrenalinaktivität bereits in Ruhe maximal stimuliert, kann eine weitere Kontraktilitätssteigerung durch Adrenalinausschüttung nicht mehr erfolgen. Das Noradrenalin-verarmte insuffiziente Herz ist zur Aufrechterhaltung der basalen hämodynamischen Funktionen in steigendem Maße von zirkulierenden Katecholaminen abhängig.

Selbst geringe Dosen von **Propranolol** oder **Ganglienblockern,** die den arteriellen Druck nicht beeinflussen, können häufig zur Wasser- und Natriumretention und damit zur **Intensivierung der Herzinsuffizienz** führen, da bei Herzinsuffizienz die Maximalstimulierung der Katecholaminausschüttung zu einer Noradrenalinverarmung im Herzmuskel führt.

Frequenzregulation: Die durch den Barorezeptorenreflex vermittelte adrenerge Steuerung der Herzfrequenz ist bei der Herzinsuffizienz gestört und nimmt mit Einschränkung der kardialen Reserve zu, ohne daß die β-Rezeptoren in ihrer Ansprechbarkeit alteriert sind. Es ist daher naheliegend, daß die adrenerg vermittelte **Frequenzsteigerung** eher durch die **Erschöpfung der Noradrenalinspeicher** im Herzmuskel bedingt ist als durch einen Defekt des β-adrenergen Rezeptormechanismus im Sinusknoten. Weiterhin ist die maximale Belastungsfrequenz bei der Herzinsuffizienz reduziert. Dies deutet wiederum darauf hin, daß das adrenerge System nicht in der Lage ist, die Motorfunktion des Herzens adäquat zu beschleunigen.

Gegenüber den Störungen des Sympathikus treten die des **Parasympathikus** eher in den Hintergrund, sind jedoch auch vorhanden. Obwohl eine genaue Kenntnis der parasympathischen Funktionsstörungen bei der Herzinsuffizienz noch fehlt, kann diese von erheblicher Bedeutung sein. Die Fähigkeit des Herzens, mit einer Frequenzadaptation zu reagieren und damit das Herzzeitvolumen den jeweiligen Bedürfnissen anzupassen, ist funktionell von äußerster Wichtigkeit. Patienten mit Herzinsuffizienz sind nicht in der Lage, ihr Schlagvolumen unter Belastung adäquat zu steigern. Wenn eine gestörte humorale Steuerung der Herzfrequenz durch Störungen des autonomen Nervensystems hinzutritt, liegt es auf der Hand, daß diese Patienten nicht mehr imstande sind, ihr Herzzeitvolumen adäquat anzupassen.

Ventrikelfunktionskurve bei Herzinsuffizienz: Die fundamentale Störung bei der Herzinsuffizienz liegt in der Herabsetzung (*Depression*) der Kraft-Geschwindigkeits- und der Längen-Spannungs-Beziehung, d.h. in einer Beeinträchtigung des myokardialen kontraktilen Status (s. Abb. A1-4). Wie dargestellt, sind **Herzzeitvolumen** und **äußere Herzarbeit in Ruhe** auch im Zustand der Herzinsuffizienz **normal.** Da das insuffiziente Herz gegenüber dem gesunden Herzmuskel auf einer nach rechts verschobenen Starling-Kurve arbeitet, ist die Aufrechterhaltung des Herzzeitvolumens in Ruhe nur über eine **Vergrößerung der enddiastolischen Faserlänge** bzw. **Erhöhung des enddiastolischen Volumens** möglich *(Starling-Effekt).* Parallel dazu steigt der pulmonal-venöse Druck an, was zu einem **erhöhten Lymphabfluß** in der Lunge führt.

Die ventrikuläre Kraftentfaltung kann infolge der Beeinträchtigung der Inotropiewirkung des adrenergen Nervensystems auf das Herz nicht auf das normale Niveau gesteigert werden. Die Anpassung der myokardialen Kontraktilität bei körperlicher Arbeit ist eingeschränkt. Der Arbeitspunkt wandert auf der abgeflachten Ventrikelfunktionskurve weiter nach rechts. Dabei wird das Herzzeitvolumen nur gering erhöht, jedoch zu Lasten einer massiven enddiastolischen Druck- und Volumenüberhöhung, die sich auf das pulmonalvenöse Kapillarsystem überträgt. Daraus folgt, daß die Linksinsuffizienz dann zu einem nicht mehr mit dem Leben vereinbaren Zustand führt, sobald die Ventrikelfunktionskurve ihr Maximum nach rechts unterschreitet und ein Punkt erreicht ist, an dem ein schweres **Lungenödem** auftritt oder die Bedürfnisse der Peripherie nicht mehr erfüllt werden können.

Metabolische Folgen der Herzinsuffizienz: Substrate für die Ernährung des Herzmuskels sind Fettsäuren, Laktat und Glukose. Bei körperlicher Anstrengung werden durch Adrenalinfreisetzung **Glukose** aus dem Leberglykogen und **freie Fettsäuren** aus dem Fettgewebe mobilisiert. Weiterhin können **Aminosäuren** metabolisiert werden, die durch Transaminierung in Pyruvat umgesetzt und im Zitronensäurezyklus oxidiert werden. Im Gegensatz zur LDH des Skelettmuskels ist sie im Herzmuskel hemmbar, so daß das im Stoffwechsel entstehende **Pyruvat** bei der Herzarbeit vollständig im Zitratzyklus oxidiert werden kann.

> Bei Muskelarbeit wird so viel **Laktat** gebildet, daß dieses hauptsächlich als Energiespender des Herzmuskels verwendet wird.

Durch die Inhibierbarkeit der Laktatdehydrogenase bei Pyruvatüberschuß ist die Laktataufnahme durch einen negativen Feedback-Mechanismus geregelt.

Die Sauerstoffutilisation ist schon im Ruhezustand nahezu maximal. Die Ausschöpfung des Koronarvenenblutes bei einer normalen arteriell-venösen Sauerstoffdifferenz im großen Kreislauf

[1] Louis Pasteur (1822–1895), französischer Chemiker und Biologe. Pasteur-Effekt: Unterdrückung der anaeroben Milchsäure- oder Äthanolbildung in Gegenwart von Sauerstoff.

liegt bei ca. 14%. Daraus folgt, daß der Sauerstoffbedarf des Herzens fast ausschließlich durch einen **erhöhten Koronarfluß** gedeckt werden muß. Im Zustand der Hypoxie können freie Fettsäuren nicht mehr metabolisiert werden. Damit entfällt die Wirkung des *Pasteur*[1]*-Effekts* auf die Hemmung der Glykolyse, die dann bis auf das 20fache des Normalen gesteigert wird. Das Substrat wird aus dem Glykogenabbau zur Verfügung gestellt. Phosphorylase b aktiviert sich selbst und kann mit Hilfe von Phosphorylase-Kinase unter Mitwirkung von cAMP in die aktive Phosphorylase a umgewandelt werden. Der Energiegewinn durch die Glykolyse ist nicht sehr bedeutend und beträgt nur ca. ein Achtel bis ein Zehntel der ATP-Bildung bei Sauerstoffbetrieb. Aus der Glykolyse resultiert Laktatanhäufung, die eine Gewebsazidose nach sich zieht.

> Laktat kann vom insuffizienten Herzen nicht verarbeitet werden. Verbunden mit dem Abfall der energiereichen Phosphate ist dieses die metabolische Ursache der Herzinsuffizienz.

Bei der akuten Ischämie erreicht die Azidose sehr schnell Werte, die die Stoffwechselreaktionen blockieren; die Kohlenhydratreserven können nicht mehr verwertet werden.

Ein brauchbares Maß für die Sauerstoffausnützung ist der **Utilisationsquotient,** der als das Verhältnis von Sauerstoffverbrauch zu Sauerstoffangebot definiert ist. Der in Prozenten ausgedrückte Wert liegt normalerweise bei 25%. Übersteigt der Quotient 30% in Ruhe, ist das Herz unterperfundiert; fällt er unter 20% ab, so besteht eine *Luxusdurchblutung* des Herzens. Diese Zustände herrschen bei erethischer Dysregulation oder nach Injektion von Katecholaminen. **Salz- und Wasserhaushalt bei Herzinsuffizienz:** Fast immer kommt es bei der Herzinsuffizienz zur Retention von Natrium und Wasser, die in den diagnostisch wichtigen Zeichen des Lungen- und peripheren Ödems resultiert. Wahrscheinlich ist die Wasserretention gegenüber der des Natriums sekundär. Das **kardiale Ödem** ist **eiweißreicher** als das renale Ödem, es ist straffer und enthält zwei bis drei Gramm Eiweiß pro Liter Flüssigkeit. Über eine verminderte glomeruläre Filtration erfolgt eine erhöhte tubuläre Reabsorption von Natrium, die in fortgeschrittenen Fällen durch die Stimulation der **Aldosteronsekretion** noch verstärkt werden kann. Es kommt dann auch zu einem vermehrten Kalium- und Wasserstoffionenverlust. Bei einigen Patienten mit fortgeschrittener Herzinsuffizienz kommt es durch gesteigerte ADH-Aktivität zu einer disproportionierten Retention von Wasser mit dem Ergebnis einer **Verdünnungshyponatriämie.** Bei der **isolierten Linksinsuffizienz** erfolgt die Stauung im Bereich des pulmonal-venösen Gefäßgebietes; die unmittelbare Folge ist **Dyspnoe,** die mit Hyperventilation einhergeht.

Dadurch werden Gasaustausch, Volumen und visköse Atemwiderstände und somit auch die Atemarbeit erhöht. Die Tachypnoe ist durch Stimulation der Dehnungsrezeptoren in der Lunge bedingt. Wie von der schweren Mitralstenose bekannt, können sehr **hohe pulmonal-venöse Drücke** bestehen, die den kolloidosmotischen Druck von 25 mmHg im Blutplasma weit übersteigen, ohne daß ein Lungenödem die Folge ist. Neuere Untersuchungen haben erklären können, daß die Flüssigkeitsansammlung im perialveolären, perivenösen und peribronchialen Raum durch eine mit Drucksteigerung im pulmonal-venösen Schenkel einhergehende Beschleunigung des Lymphabstroms bedingt ist.

Die Vermehrung der extrazellulären Flüssigkeit kann sowohl bei der Links- als auch bei der Rechtsinsuffizienz zur Entwicklung von **Pleuraergüssen** führen. Es handelt sich um Transsudate mit einem spezifischen Gewicht unter 1018 g/l.

Bei aufrechter Körperhaltung sind die **kardialen Ödeme,** der Gravitation gehorchend, am ehesten an den **unteren Extremitäten** zu suchen. Sind die Patienten bettlägerig, tritt die Flüssigkeit an dem tiefsten Punkt, d.h. über dem Kreuzbein, ins Gewebe aus **(Anasarka).** In den fortgeschrittenen Stadien der Rechts- bzw. Globalinsuffizienz kommt es zur **Aszitesbildung.**

D Diagnostische Hinweise

Die Einteilung der **Herzinsuffizienz** nach dem klinischen Schweregrad erfolgt nach den Kriterien der New York Heart Association (NYHA) bzw. der Weltgesundheitsorganisation. Es werden vier Schweregrade unterschieden:
Grad 1: Keine Einschränkung der Belastbarkeit.
Grad 2: Anstrengungsdyspnoe bei schwerer körperlicher Arbeit.
Grad 3: Anstrengungsdyspnoe und Herzschmerzen bei leichter körperlicher Arbeit.
Grad 4: Anstrengungsdyspnoe oder Herzschmerzen, verbunden mit Zyanose in Ruhe.

Die klinische Einteilung des Schweregrades myokardialer Störungen beim **akuten Myokardinfarkt** (nach **Killip** 1967) geht von objektiv klinisch faßbaren Symptomen aus.
Auch hier werden vier Schweregrade unterschieden:
Grad 1: Keine Herzinsuffizienz. Keine klinischen Zeichen einer kardialen Dekompensation.
Grad 2: Herzinsuffizienz. Diagnostische Kriterien umfassen feuchte Rasselgeräusche über den Lungen, diastolischen Galopp und erhöhten Venendruck.
Grad 3: Schwere Herzinsuffizienz. Manifestes Lungenödem.
Grad 4: Kardiogener Schock, systolischer Druck kleiner als 90 mmHg. Periphere Vasokonstriktion (Oligurie, Zyanose, Hyperhidrosis), häufig auch kombiniert mit Lungenödem.

Eine weitere Stadieneinteilung der **Funktionsbeeinträchtigung** des Herzens wurde von **Roskamm** und **Reindell** vorgeschlagen:
Stadium 1: Gestörte Fluß-Druck- oder Fluß-Volumen-Beziehung nur bei Belastung. Herzzeitvolumen in Ruhe und bei Belastung normal.
Stadium 2: Gestörte Fluß-Druck- oder Fluß-Volumen-Beziehung in Ruhe. Herzzeitvolumen in Ruhe und bei Belastung normal.
Stadium 3: Herzzeitvolumen bei Belastung eingeschränkt.
Stadium 4: Herzzeitvolumen in Ruhe eingeschränkt.
Mit dieser Einteilung kann sowohl eine funktionelle als auch eine prognostische Beurteilung von Herzerkrankungen vorgenommen werden.

Die neue Klassifikation des Schweregrades einer Herzerkrankung nach dem Kriterienkomitee der NYHA (1973) unterscheidet folgende Stadien des **kardialen Status:**
Stadium 1: Unbeeinträchtigt.
Stadium 2: Leicht beeinträchtigt.
Stadium 3: Mäßig beeinträchtigt.
Stadium 4: Schwer beeinträchtigt.

Im Hinblick auf die **Therapie** werden ebenfalls vier Stadien unterschieden:
Stadium 1: Gut.
Stadium 2: Gut unter Therapie.
Stadium 3: Befriedigend unter Therapie.
Stadium 4: Gefährdet trotz Therapie.

Letztere Einteilungen gehen von der Erkenntnis aus, daß eine Klassifikation, die allein auf der Wertung von Symptomen beruht, irreführend sein kann. Symptome können fehlen, obwohl schwerwiegende anatomische oder physiologische Abweichungen von der Norm bestehen. Eine Bewertung, die sich allein auf Symptome stützt, braucht nicht die Notwendigkeit medizinischer oder internistischer Intervention anzuzeigen. Die genannte Einteilung ist universell und bezieht sich auf alle Herzkrankheiten, nicht allein auf die Herzinsuffizienz.

Allgemeine klinische Zeichen der Herzinsuffizienz: Müdigkeit, „kardiale Kachexie", zerebrale Symptome, venöse Thrombose und Lungenembolien treten gehäuft auf. Leichter Ikterus, häufiger bei Rechtsherzinsuffizienz. Stauungsbedingte Albuminurie.

Linksherzinsuffizienz: Anstrengungsdyspnoe, Orthopnoe, paroxysmale Dyspnoe, akutes Lungenödem. Tachypnoe, Rasselgeräusche über den basalen Lungenabschnitten, Pleuraerguß. Pulsus alternans, dritter Herzton, Ausschöpfungszyanose, kalte Akren; radiologisch deutliche Lungenstauung bis zum Ödem. Elektrokardiographisch z.B. Zeichen der Linksbelastung, der Koronarinsuffizienz.

Differentialdiagnostisch zur Linksherzinsuffizienz ist **Dyspnoe** bei Lungenerkrankungen auszuschließen. (**Cave:** Morphintherapie bei pulmonaler Dyspnoe.)

Rechtsherzinsuffizienz: Rechtsseitige Stauungssymptome wie positiver hepatojugulärer Reflux, Jugularvenenstauung, Ödeme, Aszites. Tachykardie und diastolischer Galopp sind häufig vorhanden.

Therapeutische Hinweise

Allgemeine Behandlungsprinzipien: Selbst im Idealfall, wenn eine Korrektur der zugrundeliegenden Erkrankung (etwa auf chirurgische Weise) möglich ist, muß die Herzinsuffizienz zunächst mit medizinischen Mitteln behandelt werden. Es können für die Behandlung der Herzinsuffizienz folgende allgemeine Maximen aufgestellt werden:
▷ Korrektur oder Besserung der zugrundeliegenden Erkrankung.
▷ Kontrolle komplizierender Faktoren.
▷ Reduktion der Anforderung an das Herz durch Einschränkung der körperlichen Aktivität und durch Gewichtsabnahme.
▷ Korrektur des Natrium- und Wasserhaushaltes.
▷ Medikamentöse Therapie: Diuretika, Vasodilatantien, Digitalis, pressorische Substanzen (Katecholamine). Die Verabreichung von Magnesium wird diskutiert.
▷ Antiarrhythmische Therapie.

Cave: Die meisten **Antiarrhythmika** wirken **negativ-inotrop.** Auch die **Schrittmachertherapie** kann kardiodepressive Folgen haben (Schrittmachersyndrom, retrograde Leitung, ventrikulo-atrialer Reflux).

Komplette Bettruhe ist nur bei schwerster Herzinsuffizienz angezeigt. Bei massiver Ventrikeldilatation und Arrhythmien ist Antikoagulation zu erwägen. Bei milderen Formen der Herzinsuffizienz sollte stärkere, insbesondere isometrische Muskelarbeit vermieden werden. Passive physikalische Therapien und Atemgymnastik sind in schweren Fällen von Wert.
Digitalis: Wirkt **kontraktilitätssteigernd** (vermehrter Sauerstoffverbrauch!) und **antiarrhythmisch.** Senkung des enddiastolischen Ventrikeldrucks, damit der myokardialen Wandspannung. Verringerung der Herzfrequenz durch Hebung der Reflextachykardie, Vagusstimulation und Verzögerung der atrio-ventrikulären Überleitung. Verlängerung der Refraktärzeit im Vorhof- und Ventrikelmyokard, dadurch indirekte Erhöhung der Ektopieneigung. Schwacher diuretischer Effekt. Venenkonstriktion. Weitere extrakardiale Wirkungen: Anorexie, Schwindel, Erbrechen und Durchfall.

Digitalis ist unwirksam bzw. kontraindiziert bei Hypokaliämie, AV-Block II. Grades, Myokarditis, Kardiomyopathie, Thyreotoxikose, Anämie, Beriberi, konstriktiver Perikarditis, obstruktiver Kardiomyopathie.

Behandlung der **Wasser- und Natriumretention:**
1. Salzarme Kost; Wasserrestriktion selten nötig.
2. Saluretika (beachte Kaliumverarmung);
3. Aldosteronantagonisten.
Vasodilatatoren: Venöse und arterioläre Vasodilatanzien, z. B. ACE-Inhibitoren (Captopril, z. B. Lopirin®, tensobon®, Enalapril, z. B. Pres®, Xanef®, Folgesubstanzen wie Lisinopril, Quinapril, Trandolapril, Perindopril, Ramipril etc.), Hydralazin, Prazosin (z. B. Minipress®), Phentolamin (z. B. Regitin®), anorganische und organische Nitrate.

Kontraindiziert sind Vasodilatanzien bei Hypotonie (systolischer Blutdruck unter 90 mmHg) und Klappenstenosen.

Gute Resultate erzielen Vasodilatatoren insbesondere bei (akuten) Klappeninsuffizienzen, bei mittelschwerer bis schwerer chronischer Herzinsuffizienz.

Einige Vasodilatatoren (Hydralazin, Prazosin, Nitrate) zeigen **Toleranzeffekte** und sollten daher intermittierend verabreicht werden.

2.2 Mechanische Störungen an Endokard, Myokard und Perikard

2.2.1 Endokarditiden

2.2.1.1 Bakterielle Endokarditis

Definition: Eine Entzündung der Innenhäute des Herzens, die überwiegend die Klappenstrukturen betrifft. Man unterscheidet die infektiöse von der nicht-infektiösen, durch immunologische Prozesse wie das rheumatische Fieber oder den disseminierten Lupus erythematodes hervorgerufene Endokarditis. Bei der bakteriellen Endokarditis werden je nach Verlauf die akute bakterielle von der subakuten (E. lenta) Endokarditis abgegrenzt.
Ursachen: Grundsätzlich befällt die infektiöse Endokarditis nur selten ein normales Herz. Der Krankheitsprozeß entwickelt sich am häufigsten bei vorbestehendem Mitral- oder Aortenklappenvitium, bei Ventrikelseptumdefekt oder bei persistierendem Ductus arteriosus Botalli apertus oder bei implantierten Herzklappenprothesen. Häufigster Erreger ist der grampositive Streptococcus viridans. Pneumokokken, Hämophilus influenzae und gramnegative Erreger, z. B. Enterokokken, sind in den letzten Jahren jedoch zunehmend beobachtet worden. Pilze (Candida albicans) oder Bakterien

(Coxiella burneti) können ebenfalls eine Endokarditis auslösen, die akut und subakut verläuft.

Folgen: Pathologisch-anatomisch führt die Infektion, vornehmlich an den Herzklappen, zur Ausbildung von Vegetationen bzw. Ulzerationen mit der Möglichkeit der Perforation (Klappen, Sinus valsalvae). Bei vorbestehender Mitralinsuffizienz ist meist die dem linken Vorhof zugewandte Fläche der Klappe betroffen, bei Aorteninsuffizienz die ventrikelwärtige Seite der Klappe. Beim Ventrikelseptumdefekt liegen die Vegetationen im Bereich des Defektes oder greifen auf die Trikuspidalklappe über. Eine häufige Folge der kardialen Infektion ist die Embolisation von infektiösem Material in die arterielle Kreislaufperipherie. Während sich Mikroembolien in nahezu allen Teilen des Organismus ausbreiten können (Osler[1]-Knötchen, Löhlein[2]-Nephritis), bevorzugen die großen Embolien die Hirn-, Nieren- und Splanchnikusgefäße. Der Befall der Koronararterien liegt bei weniger als 5%. Bei Befall der Trikuspidalklappe oder bei Lokalisation an einem Ventrikelseptumdefekt oder einem offenen Ductus Botalli können auch Lungenembolien auftreten.

D **Diagnostische Hinweise**

Anamnese (Infekt mit Eitererregern, insbesondere dentale Infektionen, chirurgischer Eingriff im Urogenitalbereich, bei allgemeiner Abwehrschwäche, erworbener Immunschwäche und bei sog. Fixern).

Die Erkrankung beginnt meist schleichend (subakut) mit allgemeiner Abgeschlagenheit und Febrilität. Sie wird deswegen oft als grippaler Infekt verkannt.

Das voll entwickelte Krankheitsbild geht mit Anämie, petechialen Hautblutungen, Fieber, Splenomegalie, Mikrohämaturie und einem sehr früh auftretenden weichen, mittellauten systolischen Herzgeräusch einher. Neurologische Symptome können sich bei Absiedlung von Embolien oder bei mykotischen Aneurysmen im Gehirn ausbilden.

Die Diagnose sollte daher bei Patienten mit bekanntem Herzvitium dann vermutet werden, wenn ein ungeklärter Fieberzustand auftritt. Erregernachweis aus mehreren Blutkulturen, die möglichst aus arteriellem Blut aerob und anaerob angelegt werden sollen. Spezialkulturen für Pilze, Komplementfixationstest für Coxiella burneti. Nachweis endokarditischer Auflagerungen, Sehnenfädenabrisse, Klappenfenestrierungen etc. durch TTE oder TEE.

V **Therapeutische Hinweise**

Langdauernde, hochdosierte, parenterale antibiotische Therapie mit bakteriziden Antibiotika bei unbekanntem Erreger. Verwendung von Breitbandantibiotika bzw. Antimykotika, ggf. operative Bereinigung des Infektionsgebietes mit Beseitigung eines etwa vorbestehenden Klappenvitiums oder -defektes.

Für die Prophylaxe der infektiösen Endokarditis gelten die Empfehlungen der American Heart Association von 1977. Bei Instrumentierung oder chirurgischen Eingriffen im Bereich der oberen Luftwege, auch bei Gastroduodenoskopie sollte eine Endokarditisprophylaxe bei gefährdeten Patienten mit Penicillin und Streptomycin erfolgen.

2.2.1.2 Bakterielle thrombotische Endokarditis

Definition: Die bakterielle thrombotische Endokarditis (auch **marantische Endokarditis**) ist vorwiegend im Aorten-Mitralklappenbereich lokalisiert. Eine Trikuspidalklappenendokarditis wird nicht allzu selten bei Drogensüchtigen (Drogenendokarditis), den sog. *Fixern*, gesehen. Meist sind jüngere Menschen aus der sog. *Scene* betroffen. Es ist vor allem wichtig, an das mögliche Vorliegen dieser Erkrankung zu denken.

Ursachen: Abwehrschwäche bei schweren malignen Erkrankungen, AIDS, im Senium, bei schwerer Herzinsuffizienz, Pneumonien, Lungenembolien und anderen Akuterkrankungen.

D **Diagnostische Hinweise**

Deutlich reduzierter Allgemeinzustand; Drogenanamnese; in ca. 30% Herzgeräusche.

Bei Herzgeräuschen und gleichzeitig vorhandenem Fieber ist immer an eine klassische bakterielle Endokarditis zu denken.

V **Therapeutische Hinweise**

Wegen der Emboliegefahr ist bei größeren Auflagerungen, zumal auf den Klappen des linken Herzens, bzw. bei abgelaufenen Embolien eine Klappensanierung (Klappenersatz) erforderlich. Intensive antibiotische Therapie und antibiotische Rezidivprophylaxe.

2.2.1.3 Rheumatische Endokarditis (rheumatisches Fieber)

Definition: Die Karditis bei Streptokokkenrheumatismus ist bedingt durch eine Infektion mit β-hämolysierenden Streptokokken der Gruppe A. Das rheumatische Fieber betrifft neben dem Herzen Gelenke, Haut und ZNS. Am Herzen sind Endokard, Myokard und Perikard beteiligt. Eine isolierte rheumatische Endokarditis ist nur ausnahmsweise vorhanden. Die Herzbeteiligung bei Streptokokkenrheumatismus bestimmt den weiteren Verlauf und die Prognose der Erkrankung. Die rheumatischen Symptome klingen nach zwei Wochen bis ei-

---

[1] Sir William Osler (1849–1919), kanadischer Internist, Baltimore, Oxford.
[2] Max Löhlein (1877–1921), Pathologe in Marburg.

nigen Monaten ab. Typisch ist ihr rekurrierendes Auftreten. Die primäre Letalität ist gering, bedeutend hingegen die Morbidität in Form der chronischen rheumatischen Herzerkrankung. Erkrankungsgipfel im Kindesalter und in der Adoleszenz. Die Häufigkeit von Neuerkrankungen an Streptokokkenrheumatismus ist in den letzten Jahrzehnten kontinuierlich zurückgegangen. Neuerdings wird aus den USA allerdings wieder über eine Zunahme berichtet.

Ursachen: In weniger als einem Prozent entwickelt sich nach einer durch Streptokokken der Gruppe A ausgelösten Pharyngitis ein rheumatisches Fieber. Der Antikörperanstieg gegen Streptokokken ist Bedingung für die rheumatische Reaktion nach Streptokokkeninfekt, die als Immunreaktion aufzufassen ist. Es scheint eine Reaktion zwischen dem M-Protein der Streptokokkenmembran und dem Sarkolemm des Herzmuskels stattzufinden, die auslösend für die Erkrankung ist. Die häufig bei rheumatischer Karditis nachzuweisenden zirkulierenden Antikörper gegen Herzmuskelproteine sind auch bei Postkardiotomiesyndrom und bei Myokarditis anderer Ursachen gefunden worden, ohne daß die Bedeutung dieses Befundes geklärt ist. Familiäres Auftreten des Streptokokkenrheumatismus deutet auf eine genetische Disposition hin, es scheinen auch Assoziationen mit dem HLA-Haupthistokompatibilitätssystem zu bestehen.

Folgen: Besonders befallen sind die Endothelien der Blutgefäße, des Endokards, des Perikards und der Synovialmembranen. Typisch sind perivaskulär lokalisierte Aschoff[1]-Geipel-Rheumagranulome. Auf den Herzklappen entwickeln sich verruköse Vegetationen, besonders an den Schlußrändern der Klappen. Am häufigsten sind Mitral- und Aortenklappe, seltener Trikuspidal- und Pulmonalklappe betroffen. Bei Befall des Perikards verdickt sich dieses, und es kann sich ein Perikarderguß entwickeln. Bei der chronischen Form der rheumatischen Karditis überwiegen die Fibroseschädigungen an den Herzklappen, die zur Klappenstenose oder Klappeninsuffizienz führen können. Zur Entwicklung einer Klappeninsuffizienz kann es innerhalb von Tagen kommen, während eine Klappenstenose oft Jahre braucht, um einen klinisch bedeutsamen Schweregrad zu erreichen. Ist die Primärerkrankung häufig durch rekurrierende Symptome bestimmt, so folgen die Herzklappenveränderungen eher einem monotonen Verlauf, sofern sich nicht bakterielle Endokarditiden auf die rheumatische Endokarditis aufpfropfen, was bei fehlender Endokarditisprophylaxe leicht eintreten kann. Während die rheumatische Perikarditis völlig abheilt, bleiben meist an den Klappen, weniger häufig auch im Myokard, Läsionen, die die Stabilität insbesondere der Herzklappen herabsetzen. Der entzündliche Prozeß geht weiter, die Klappen verdicken sich und deformieren. Die Klappenblätter

---

[1] Ludwig Aschoff (1866–1942), Pathologe in Freiburg.

verkleben und fusionieren im Bereich der Kommissuren miteinander. Der subvalvuläre Halteapparat der Chordae tendineae verdickt sich und verkalkt. Zwischen Absolvierung eines rheumatischen Fiebers und Manifestation der Herzklappenerkrankung können Jahrzehnte liegen. Mit der Rezidivhäufigkeit des rheumatischen Schubs wächst die Wahrscheinlichkeit, an einer rheumatischen Karditis zu erkranken.

D **Diagnostische Hinweise**

Wertvoll sind die Jones-Stollermann-Kriterien (Tab. A1-4): Anamnese einer akuten Pharyngitis, meist jugendliche Patienten, Appetitlosigkeit, Gelenkschmerzen, in der Regel subfebrile Temperaturen. Klinische Zeichen der Herzbeteiligung (Endomyoperikarditis). Leises, niederfrequentes systolisches bzw. diastolisches Geräusch (Carey-Coombs-Geräusch). Die Myokarditis ist schwierig zu diagnostizieren (Tachykardie, Linksherzinsuffizienz und Rechtsherzinsuffizienz, Galopprhythmus, Dyspnoe, Rhythmusstörungen). Bei zusätzlichem Vorhandensein einer Perikarditis, die durch ein typisches präkordiales Reibegeräusch, verbunden mit retrosternalen Schmerzen oder durch das Vorhandensein eines Perikardergusses diagnostiziert wird, ist der Krankheitsverlauf meist schwer. Nach Verschwinden der akuten Krankheitssymptome verbleiben meist Restzustände mit mehr oder weniger schweren Klappenschädigungen.

> Die Diagnose des rheumatischen Fiebers ist durch die Polyarthritis, Karditis, das Auftreten von subkutanen, schmerzlosen Knötchen, das eventuelle Vorhandensein eines Erythema marginatum und – im Kindesalter – einer Chorea minor (Chorea Sydenham, Veitstanz) gekennzeichnet.

Tabelle A1-4 Jones-Stollermann-Kriterien (1965) zur Diagnose des Streptokokkenrheumatismus.
Ein rheumatisches Fieber ist dann als wahrscheinlich anzunehmen, wenn 2 Primärkriterien oder 1 Primärkriterium und 2 Sekundärkriterien erfüllt sind. Weitere Primärkriterien sind: eine kurz zurückliegende Scharlacherkrankung, ein positiver Rachenabstrich auf Streptokokken der Gruppe A, ein erhöhter AST-O-Titer oder erhöhte Titer gegen andere Streptokokkenbestandteile.

Primärkriterien	Sekundärkriterien
Karditis	Fieber
Polyarthritis	Arthralgie
Chorea	durchgemachtes rheumatisches Fieber oder rheumatische Karditis
Erythema marginatum	
subkutane Knötchen	BSR erhöht C-reaktives Protein erhöht PQ-Intervall verlängert

Laborbefunde: Leichte Leukozytose, erhöhte Blutsenkung, Antistreptolysin-O-Titer (über 250 Todd-Einheiten beweisend). Im EKG verlängertes PQ-Intervall (höhere AV-Blockierungen seltener), Tachykardie. Bei Diagnosestellung sind die Jones-Stollermann-Kriterien hilfreich (Tab. A1-4).

Die Prognose des rheumatischen Fiebers hängt vom Ausmaß der Klappenläsionen und bleibenden Schädigungen am Myokard ab. Über die Hälfte der am rheumatischen Fieber erkrankten Patienten entwickelt später eine Herzklappenerkrankung, besonders Kinder neigen zu bleibenden Beeinträchtigungen der Pumpfunktion des Herzens.

▼ Therapeutische Hinweise

In der akuten Phase **Bettruhe,** insbesondere solange noch Zeichen einer aktiven Karditis vorliegen. Behandlung der Gelenkbeschwerden mit **nichtsteroidalen Antiphlogistika,** z.B. Indometacin oder Salizylaten. Bei Vorhandensein einer Karditis sollen Kortikosteroide in einer Dosis von 0,5–1,0 mg Prednison/kg/d gegeben werden. Bei Zeichen der Herzinsuffizienz **Digitalis** und **Diuretika.** Zur Verhinderung eines weiteren Schubes ist eine Prophylaxe mit Penicillin über mehrere Jahre durchzuführen.

2.2.2 Myokarderkrankungen

Definition: Der Herzmuskel ist nahezu bei allen Herzerkrankungen in irgendeiner Weise beteiligt. Die Begriffe Myokarditis und Kardiomyopathie umfassen daher Krankheitsbilder, die durch eine koronare oder hypertensive Herzkrankheit, durch angeborene oder erworbene Herzfehler oder durch Thyreotoxikose nicht erklärt werden können.

> Die **Myokarditis** ist eine auf den Herzmuskel beschränkte Entzündung oder toxische Schädigung desselben.
> Die **Kardiomyopathie** ist eine Herzmuskeldegeneration, die nicht unter den Begriff Myokarditis oder ischämische Herzkrankheit eingeordnet werden kann.

2.2.2.1 Myokarditis

Definition: Weitaus am häufigsten ist sie myokarditische Begleitmanifestation einer allgemeinen Virusinfektion. Ein isolierter Befall des Myokards ist allerdings sehr selten; meist sind auch Zeichen einer Perikarditis vorhanden. Die Coxsackieviren A und B befallen auch das Endokard. Virale Myokarditiden treten bei der Diphtherie, bei der Chagas[1]-Erkrankung, bei der Trichinose und der

Toxoplasmose auf. Eine Septikämie kann zum herdförmigen Befall des Myokards führen. Wie erwähnt, ist die Myokarditis Bestandteil eines rheumatischen Fiebers. Die häufigsten Viren als Erreger einer Perimyokarditis sind die Coxsackieviren, Influenza- und Adenoviren, Herpes-, Echo- und Poliomyelitisviren. Während beim Mumps und der infektiösen Mononukleose, falls eine Herzbeteiligung vorhanden ist, die Perikarditis dominiert, wirken sich Zytomegalie, Röteln, Gelbfieber und Varizellen und die Choriomeningitis eher isoliert am Myokard aus. Eine Herzbeteiligung bei infektiöser Hepatitis ist ausgesprochen selten. Echoviren befallen Perikard und Myokard. Weiter durch Zoonosen verursachte Karditiden sind die Trichinose, die Onchozerkose (Filariasis) und Protozoenerkrankungen. Eine parasitologische Diagnose sollte veranlassen, nach einer Herzbeteiligung zu fahnden.

Ursachen: Am häufigsten ist die **Coxsackie-B-Myokarditis,** die, wenn sie im Verlauf eines rheumatischen Fiebers hinzutritt, eine prädisponierende Rolle bei der Entwicklung einer rheumatischen Myokarditis spielen kann. Die Proteinhülle des Virus (Kapsid) hat antigene Eigenschaften. Sie ermöglicht das Eindringen des Virus in die Wirtszelle. Das Haften der Myxoviren wird durch die Neuraminidase ermöglicht.

Folgen: Bei vielen Viruskarditiden ist zunächst das Perikard befallen. Die Infiltrate sind vornehmlich an der Dorsalwand der Vorhöfe, den Vorhof- und Kammerscheidewänden sowie im Bereich des Apex cordis lokalisiert. Mikroskopisch erscheint ein monotones Bild von Rundzelleninfiltrationen und Einzelfasernekrosen. Die fokalen Läsionen führen zur Ausbildung von ektopischen elektrischen Aktivitäten sowie zu Überleitungsstörungen, sofern sie sich im Bereich des Erregungsleitungssystems befinden.

Bei milden Verläufen ist das Elektrokardiogramm oft unspezifisch verändert (**Sinustachykardie**). Als relativ benigne sind das Auftreten von Vorhofflimmern und ektope atriale Reizbildung zu beurteilen. In schweren Fällen, besonders bei Diphtherie, können sich AV-Blockierungen bis hin zu einem kompletten Herzblock ausbilden. Eine maligne Extrasystolie kann zu Kammerflattern und Kammerflimmern, d.h. zum Sekundenherztod führen. Bei schweren Verläufen fallen Herzvergrößerung und Stauungsinsuffizienz diagnostisch ins Gewicht. Das Sinusknotensyndrom ist häufig Ausdruck einer ischämischen Herzerkrankung. Bei Auftreten im mittleren Alter ist anamnestisch häufig eine in der Jugend durchgemachte Diphtherie zu eruieren.

D Diagnostische Hinweise

Eine klassische Symptomatik bei der Myokarditis gibt es nicht. Neben elektrokardiographischen Veränderungen (Vorhof- und Kammerextrasystolien, ST-Strecken- und T-Wellen-Veränderungen und

---

[1] Carlos Chagas (1879–1934), Bakteriologe in Rio de Janeiro.

AV-Blockierungen) können oftmals echokardiographische Zeichen einer **ventrikulären Dilatation** und eines **verminderten Schlagvolumens** nachgewiesen werden. Die immunologischen Befunde sind sehr häufig negativ. Eine Virusisolierung gelingt äußerst selten. Begleitinfekte bzw. unmittelbar vorangegangene Infekte, allergische Erkrankungen, rheumatisches Fieber und Kardiotomie sowie Herzinfarkt sind diagnostisch von großer Bedeutung. Auch eine Sarkoidose kann unter dem Bild einer Myokarditis einhergehen. Eine plötzliche Herabsetzung der Myokardfunktion ohne andere erkennbare Ursache deutet auf eine Myokarditis hin. Ein elektronenmikroskopischer Befund aus dem Herzmuskelbiopsat kann für die Diagnose beweisend sein.

Differentialdiagnostisch kommen Perikarditis, Perikarderguß, dilatative Kardiomyopathie und alle die Herzfunktion beeinträchtigenden Erkrankungen in Betracht.

Die Holter-Langzeitaufzeichnung des Elektrokardiogramms erlaubt die quantitative Analyse auftretender Rhythmusstörungen und damit die Bewertung antiarrhythmischer Interventionen (Näheres dazu im Kapitel A3 Herzrhythmusstörungen).

▼ Therapeutische Hinweise

Ruhigstellung des Patienten und Behandlung der Grunderkrankung. Je nach Art der Grunderkrankung ist eine Begleitmyokarditis eher als Symptom zu bewerten, als daß hier der Versuch einer intensiven Therapie gemacht werden sollte. Kortikoide sind kaum indiziert. Herzglykoside sind oft wenig wirksam. Breitbandantibiotika können bei gesicherter Virusmyokarditis gegeben werden, um einer bakteriellen Superinfektion zu begegnen. Antiarrhythmische Therapie.

2.2.2.2 Herzbeteiligung bei Kollagenosen und Immunkardiopathien

Der **Lupus erythematodes** führt in einem hohen Prozentsatz zu kardialen Begleitmanifestationen, meist in Form einer mehr oder weniger chronisch verlaufenden Perikarditis. Die kardialen Symptome bestimmen selten das klinische Bild. Die gelegentlich auftretende Myokarditis ist am ehesten durch Beteiligung der *small vessels* der Koronargefäße bedingt. Eine Beteiligung des Endokards ist als Myokarditis *Libman-Sacks*[1] bekannt. Begünstigt durch die herabgesetzte Immunitätslage pfropft sich hierbei häufig eine infektiöse Endokarditis auf.

Bei der **Panarteriitis nodosa,** ähnlich wie bei der allergischen Angiopathie, sind Myokardläsio-

nen, die auch unter dem Bild des Myokardinfarkts verlaufen können, häufig. Das klinische Bild ist durch Herzvergrößerung, evtl. Perikarderguß (Ultraschalldiagnostik) und Perikarditis gekennzeichnet.

Bei der **chronischen Polyarthritis** kommt es selten zu hämodynamisch wirksamen Veränderungen an den Herzklappen. Dagegen tritt bei der **Spondylarthritis ankylopoetica** gehäuft eine Aorteninsuffizienz auf. Bei der **rheumatischen Arthritis** tritt in seltenen Fällen eine Koronariitis mit pektanginöser Symptomatik auf. Die **Sklerodermie** kann zu einer Herzinsuffizienz führen, meist auf dem Wege über eine konstriktive Kardiomyopathie oder als Folge einer pulmonalen Hypertonie, die sekundär bei pulmonaler Fibrose gesehen wird.

Bei der **Dermatomyositis** wird in ca. einem Drittel der Fälle eine myositische Beteiligung des Herzmuskels beobachtet, die sich klinisch in Tachykardie mit polytoper Extrasystolie und Herzvergrößerung äußert. In der Regel ist die Tachykardie wenig digitalisempfindlich.

2.2.2.3 Postkardiotomie- und Postmyokard-infarktsyndrom (Dressler[2]-Syndrom)

Definition: Wenige Tage bis maximal zwei bis drei Wochen nach operativem Eingriff am Herzen oder nach Herzinfarkt auftretendes Syndrom mit präkordialen Schmerzen, erhöhter Blutsenkung, Fieber, Leukozytose und Pleuroperikarditis. Ausgesprochene Rezidivneigung.

Ursachen: Möglicherweise klinische Folge einer Antigen-Antikörper-Reaktion gegen Herzmuskulatur. Zirkulierende Antikörper im Serum können nachgewiesen werden.

Folgen: Rezidivneigung möglich. Therapieabhängigkeit.

D Diagnostische Hinweise

Definitionsgemäß bestehen neben den präkordialen Schmerzen zumeist Pleuraergüsse, Perikarderguß und Entzündungszeichen.

▼ Therapeutische Hinweise

Gutes Ansprechen auf Kortikosteroide. Einsatz von nicht-steroidalen Analgetika.

2.2.3 Kardiomyopathien

Vorbemerkung: Der Begriff „Kardiomyopathie" wird auf alle Funktionsstörungen bzw. Erkrankungen des Herzmuskels angewendet, die nicht durch eine koronare Herzkrankheit oder eine mechanische Überlastung des Herzens (Hypertension, Vitium) erklärt werden können. Zu unterscheiden sind die **primären** (idiopathischen) von den **sekundären** Kardiomyopathien. Eine intermediäre Gruppe sind die **restriktiven** und **obliterativen** Kardiomyopathien. Die myokardiale Restriktion ist

---

[1] Emanuel Libman (1872–1946), Internist in New York. Benjamin Sacks (geb. 1896), Arzt in New York.
[2] William Dressler (geb. 1900), amerikanischer Arzt.

häufig ätiologisch unklar; sie kann durch Hypereosinophilie oder Amyloidose bedingt sein. Die Pumpfunktion ist selten höhergradig beeinträchtigt. Die obliterative Kardiomyopathie ist als tropische Endomyokardfibrose in Uganda verbreitet. Im Rahmen des Hypereosinophiliesyndroms wird sie als Endokarditis Loeffler bezeichnet. Hämodynamisch ähnelt sie der konstriktiven Perikarditis mit häufig massiver Herabsetzung der Pumpfunktion. Ventrikelthrombenbildungen mit der Folge von Systemembolien sind nicht selten. Die Prognose ist nahezu infaust (Abb. A1-8).

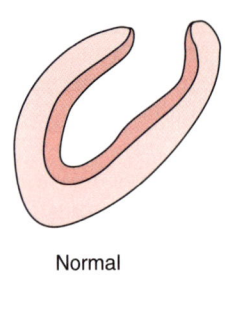

Normal

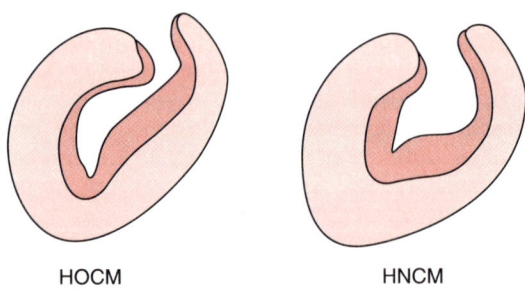

HOCM HNCM

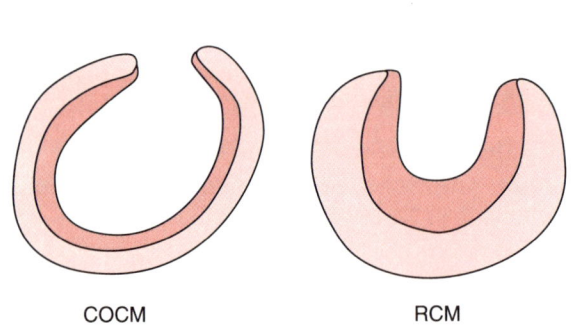

COCM RCM

Abb. A1-8: Primäre Kardiomyopathien im Schema:
HOCM = hypertrophische obstruktive Kardiomyopathie (IHSS)
HNCM = hypertrophische nicht-obstruktive Kardiomyopathie
COCM = kongestive (dilatative) Kardiomyopathie
RCM = restriktive (obliterative) Kardiomyopathie, die nicht streng zu den primären Kardiomyopathien zu rechnen ist (in Anlehnung an Hurst, 1978).

2.2.3.1 Primäre Kardiomyopathien

Definition: Myokarderkrankungen unbekannter Pathogenese. Funktionell gliedern sich diese in folgende Gruppen:
▷ Dilatative (kongestive) Kardiomyopathie (COCM)
▷ Hypertrophische obstruktive Kardiomyopathie (HOCM)
▷ Hypertrophische nicht-obstruktive Kardiomyopathie (HNCM)

Kongestive Kardiomyopathie

Definition: Der hauptsächliche pathophysiologische Defekt liegt in einer reduzierten Kontraktilität des linken Ventrikels mit deutlich verlangsamtem und inadäquatem systolischem Entleerungsvermögen. Die Ventrikeldilatation ist meist progredient. Der enddiastolische Druck im linken Ventrikel ist erhöht, konkomitierend auch der linke Vorhofdruck.

> Es entwickelt sich bei der kongestiven Kardiomyopathie eine postkapilläre pulmonale Hypertonie mit Zeichen der Rechtsherzinsuffizienz (Kongestion).

Ursachen: Ätiologisch nicht geklärt.
Folgen: Infolge der pathologisch-anatomischen Veränderungen des Myokards in Form einer interstitiellen Fibrose mit degenerativen Veränderungen, Auflösung der Myofibrillen und Fehlanordnung der Myokardfasern kommt es zu Kontraktionsschwäche, durch Dilatation des Klappenrings zur Ausbildung einer Mitral- und Trikuspidalinsuffizienz.

D **Diagnostische Hinweise**
Echokardiographisch massive Vergrößerung der Herzdurchmesser bei verminderter Wandbewegung. Radiologisch Kardiomegalie. Auftreten eines dritten und vierten Herztones. Herzkatheterisierung und Angiographie tragen relativ wenig zur Diagnose bei. Die Myokardbiopsie erlaubt eine histologische, immunfluoreszenz- und elektronenmikroskopische Diagnosestellung. Hinsichtlich der Prognose sind die hämodynamischen Befunde ausschlaggebend.

▼ **Therapeutische Hinweise**
Ruhigstellung des Patienten und Vermeiden der physischen Überlastung. Vasodilatatorentherapie mit Hydralazin oder ACE-Hemmern. Diuretika, evtl. Digitalis. Im Spätstadium Einsatz von Sympathikomimetika (Dopamin, Dobutamin). Antikoagulation mit Marcumar wegen der gefürchteten thromboembolischen Komplikationen. Antiarrhythmische Therapie bei malignen Herzrhythmusstörungen. Transplantation.

Hypertrophische obstruktive Kardiomyopathie (IHSS, HOCM)

Definition: Massive Hypertrophie, meist beider Ventrikel, deren diastolische Füllung wegen der eingeschränkten Dehnbarkeit der Kammern behindert ist. Das Ventrikelseptum ist meist der Ort der massivsten Hypertrophie. Linksventrikuläre Ausflußbahnobstruktion durch das septale Mitralsegel und den hypertrophierten Septumwulst. Die Obstruktion kann auch den rechten Ventrikel betreffen und nicht nur subaortal, sondern auch im Ventrikelzentrum und im apikalen Bereich lokalisiert sein. Prädilektionsalter: drittes bis viertes Dezennium. Familiär gehäufte und sporadische Formen (hier deutliches Überwiegen der Männer). 10% der diagnostizierten Erkrankungen finden sich bereits im Kindesalter.

Ursachen: Weitgehend unbekannt. Die Hypertrophie wird durch Fehlanordnung der Muskelfasern, besonders im Septumbereich, ausgelöst. Zudem werden Störungen der Katecholaminfreisetzung im Herzmuskel diskutiert.

Folgen: Der diastolische Bluteinstrom in die Herzkammern wird durch die erhöhte Wandsteifigkeit (herabgesetzte Compliance) behindert; der Auswurf des Blutes aus dem Ventrikel ist durch oftmals sehr hohe Druckgradienten zwischen linkem Ventrikel und Aorta massiv behindert. Es besteht eine relative Koronarinsuffizienz. Klinische Folgen sind daher Anstrengungsdyspnoe, präkordiale Schmerzen, schnelle Ermüdbarkeit, Schwindel und Synkopen. Hohe Inzidenz maligner ventrikulärer Arrhythmien.

D Diagnostische Hinweise
Echokardiographischer Nachweis der Ventrikelhypertrophie und einer systolischen Vorwärtsbewegung des Mitralsegels (SAM), vermehrte Muskelmasse bei gestörtem Kontraktionsablauf. Kleines Ventrikelvolumen. Im EKG positiver Sokolow[1]-Index, Q-Zacken über dem Präkordium, aortaler Druckgradient in Ruhe, akzentuiert unter Belastung und im postextrasystolischen Schlag. Unter pharmakologischer Provokation mit Amylnitrit oder Katecholaminen Entwicklung oder Vergrößerung eines transaortalen Druckgradienten (Abb. A1-9, S. 30/31; s.a. A1-10c).

V Therapeutische Hinweise
Rückläufigkeit der Muskelhypertrophie unter Langzeitbehandlung mit Kalziumantagonisten (Verapamil), Kontraktilitätsverminderung durch Disopyramid*, rechtsventrikuläre Schrittmacherstimulation. Medikamentöse Prophylaxe maligner Arrhythmien. Bewährt hat sich die Verabreichung von Amiodaron (Cordarex®). Operation nur bei hochgradiger Obstruktion und bei schnellem Fortschreiten der Erkrankung. Inzision und teilweise Entfernung des subvalvulären Muskelwulstes (Myotomie – Myektomie), evtl. kombiniert mit Mitralklappenersatz.

Digitalis und nachlastsenkende Vasodilatantien sind bei der obstruktiven Kardiomyopathie kontraindiziert.

Hypertrophische nicht-obstruktive Kardiomyopathie (HNCM)

Definition: Hypertrophie der Ventrikelmuskulatur bei normalem oder verkleinertem Kammervolumen und normaler oder erhöhter Austreibungsfraktion. Es besteht keine intraventrikuläre Obstruktion. Der häufig angewendete Begriff asymmetrische Septumhypertrophie (ASH) ist nicht klar definiert, aber im wesentlichen synonym mit dem einer HNCM.

Ursachen: Unbekannt. Die Fehlanordnung der Muskelfasern soll sich nicht wie bei der HOCM auf den Septumwulst allein, sondern auch auf die freie Wand des Ventrikels erstrecken. Die Ätiologie ist ähnlich wie bei der HOCM. **Genetische** Faktoren scheinen eine Rolle zu spielen, da familiäres Auftreten beobachtet wurde. Endokrinologisch könnte das **Wachstumshormon** im Sinne einer Akromegalie des Herzens eine Rolle spielen.

Folgen: Der klinische Verlauf ist in der Regel benigne. Ein plötzlicher Arrhythmietod ist allerdings möglich.

D Diagnostische Hinweise
Abnorme Q-Zacken im EKG, Linkshypertrophie sind häufigere Beobachtungen. Echokardiographisch auffallendster Befund ist die asymmetrische Septumhypertrophie mit geringen systolischen Vorwärtsbewegungen der Mitralklappe. Während der Herzsondierung ist auch unter Provokation mit Isoproterenol oder Amylnitrit ein transaortaler Druckgradient nicht nachweisbar. Die Ventrikelvolumina sind normal bis verringert. Sorgfältige Aufdeckung potentiell maligner Arrhythmien mit dem Langzeit-EKG bzw. programmierter Ventrikelstimulation.

V Therapeutische Hinweise
Die HNCM sollte im Hinblick auf Herzrhythmusstörungen langzeitelektrokardiographisch überwacht werden. Erforderlichenfalls antiarrhythmische Dauertherapie bei Nachweis maligner ventrikulärer Ektopien, z.B. mit Antiarrhythmika der Klasse III nach Vaughan Williams.

EKG-Kontrollen unter Therapie!

---

[1] Sokolow-Lyon-Index: EKG-Index für die Hypertrophie. Bei Linkshypertrophie beträgt die Summe aus $S_{V_1} + R_{V_5}$ mindestens 3,5 mV, bei Rechtshypertrophie ist $R_{V_1} + S_{V_6}$ größer als 1,05 mV.

* Das Klasse-I-Antiarrhythmikum Disopyramid hat sich wegen seiner stark negativ-inotropen Wirkung in der Behandlung der obstruktiven Kardiomyopathie bewährt.

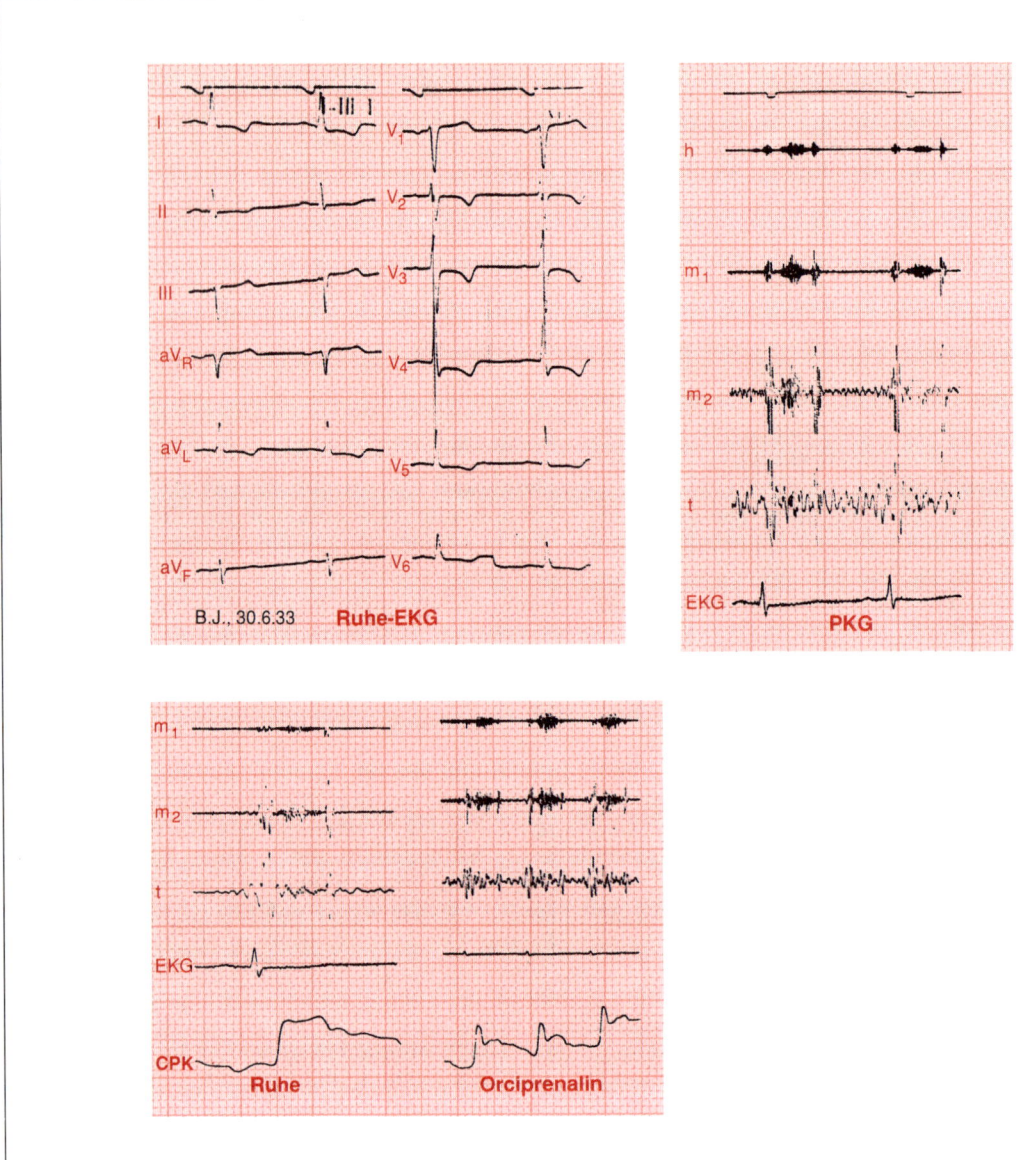

2.2.3.2 Sekundäre Kardiomyopathien

Definition: Die sekundären Kardiomyopathien sind als Herzmuskelerkrankungen auf dem Boden einer Allgemein- oder Systemerkrankung (internistisch, neurologisch, toxisch-nutritiv, physikalisch) zusammenzufassen. Eine strenge Trennung von Endo-, Myo- und Perikarditiden ist bei der Besprechung nicht sinnvoll, da je nach Grunderkrankung Perikard, Myokard, Herzklappen, Koronararterien, Lungenzirkulation und rechtes Herz beteiligt sein können. Die Speicherkrankheiten, wie die isolierte Amyloidose des Herzens, führen neben mechanischen Störungen mit eingeschränkter diastolischer Dehnbarkeit des Myokards und Kontraktilitätsminderung häufig zu Störungen der Erregungsbil-

dung und Erregungsleitung. Die Besprechung einzelner Krankheitsbilder erfolgt im Abschnitt 2.2.8 (Herzbeteiligung bei internistischen Grunderkrankungen).

2.2.4 Perikarderkrankungen

2.2.4.1 Perikarditiden

Akute Perikarditis

Definition: Akute bis subakute Entzündung des Epi- und Perikards, meist im Rahmen einer generalisierten Erkrankung oder übergreifend bei Mediastinitis oder Pneumonie.
Ursachen: Idiopathisch; infektiös (Tuberkelbakterien, Eitererreger, Viren, Rickettsien, Pilze, Parasi-

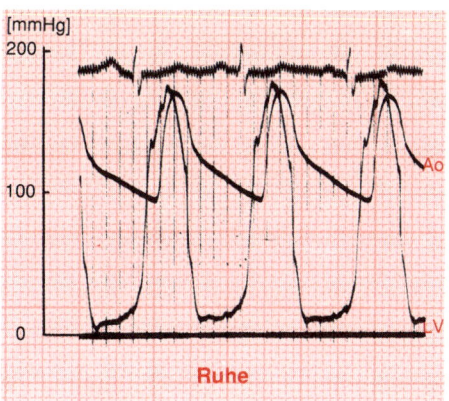

Ruhe

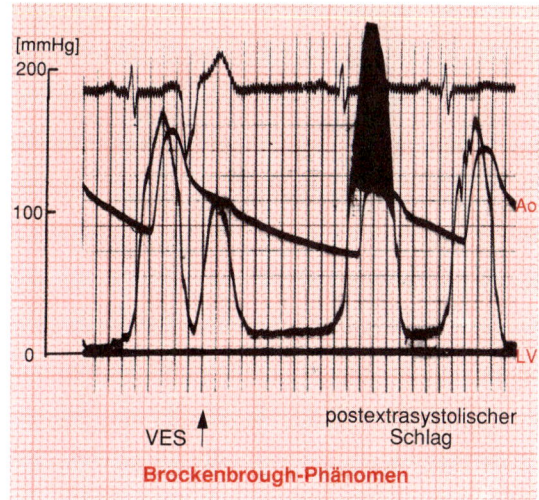

VES ↑   postextrasystolischer
Schlag

Brockenbrough-Phänomen

Abb. A1-9: Idiopathische hypertrophische Subaortenstenose (IHSS): Originalregistrierungen von Elektrokardiogramm (EKG), Phonokardiogramm (PKG), Karotispuls (CPK) und Simultanschreibung von Aorten- (Ao) und linksventrikulärem (LV) Druck. In Ruhe kein Druckgradient; VES = ventrikuläre Extrasystole; Disproportionierung von Ventrikel- und Aortendruck im postextrasystolischen Schlag mit Ausbildung eines Druckgradienten *(Brockenbrough-Phänomen);* Entwicklung eines deutlichen Gradienten unter Isoproterenol-Stimulation, der durch das Valsalva-Manöver noch überhöht wird (rechts unten). Die CPK zeigt unter Orciprenalin-Stimulation (Alupent®) das typische Bild der subvalvulären Obstruktion an; im PKG spätsystolisches Geräusch als Ausdruck der Ausflußbahnobstruktion am Ende der Kammersystole.

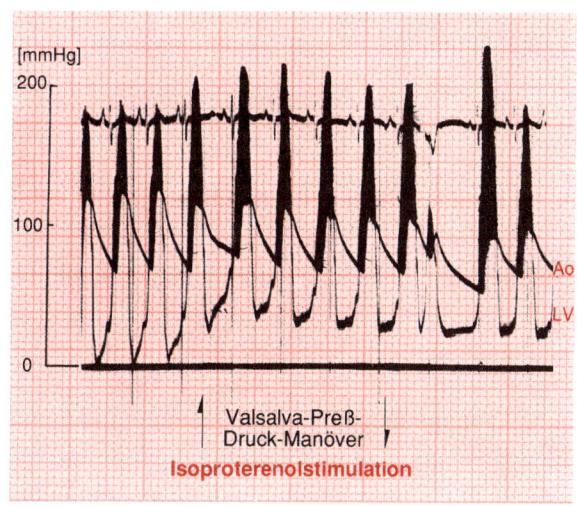

↑ Valsalva-Preß-
Druck-Manöver ↑

Isoproterenolstimulation

ten, Spirochäten u. a.); im Rahmen eines Herzinfarktes; allergisch; rheumatisch; bei Kollagenosen; bei Stoffwechselstörungen (Niereninsuffizienz, Addison-Krise; im diabetischen Koma; Cholesterinperikarditis); traumatisch und postoperativ; tumorös; bei Aortenresektion.

Virusperikarditiden bei Infektionen mit Coxsackie-B-Infektionen, Influenza, Masern, Mumps, Windpocken. Ventrikelperikarditiden häufig durch Übergreifen einer Lobärpneumonie. Tuberkulöse Perikarditis häufig mit mediastinalem Lymphknotenbefall.
Folgen: Brustschmerz, der bei Inspiration akzentuiert wird und sich bei Lagewechsel verstärkt. Perikarderguß und perikardiale Konstriktion. Stärkere Flüssigkeitsansammlungen im Herzbeutel

führen zu einer Behinderung der Herzfüllung und verursachen Dyspnoe, Kompressionsgefühle und Tachykardie.

Bedrohlichste Folge ist die **Herztamponade**.

D   **Diagnostische Hinweise**

Klassisches Zeichen ist das **Perikardreiben,** das diastolisch und systolisch nachweisbar und respiratorisch veränderlich sein kann, bedingt durch die fibrinösen Auflagerungen zwischen den Perikardblättern oder an der Außenschicht des parietalen Herzbeutels.

Elektrokardiographische Zeichen sind dann ausgeprägt, wenn das Myokard im subepikardialen Bereich mitbetroffen ist (Außenschichtschädigung). Echokardiographisch Nachweis einer echofreien Zone. Das Herz schwingt in einem flüssigkeitsgefüllten Herzbeutel (*swinging heart*). Radiologisch ist bei großen Perikardergüssen eine **Bocksbeutelform** der Herzsilhouette zu erkennen. **Pulsus paradoxus,** Tachykardie, Zeichen der Zentralisation, Tachypnoe, Angstgefühle, Angor und Zyanose, Stauung der Jugularvenen.

T Therapeutische Hinweise

Die Therapie der akuten Perikarditis ist abhängig von der auslösenden Grunderkrankung. Ruhigstellung des Patienten ist grundsätzlich zu beachten, ggf. intensivmedizinische Maßnahmen und Perikardpunktion bzw. -drainage, bei idiopathischer Perikarditis antiphlogistische Therapie. Bei Virusperikarditiden Virostatika. Antibiotika bei eitrigen Perikarditiden. Bei Tuberkulose tuberkulostatische Dreierkombination. Bei rheumatischen und allergischen Perikarditiden Kortikosteroide. Die urämische Perikarditis ist im wesentlichen von der Grundkrankheit abhängig. Die Infarktperikarditis verläuft transitorisch und bedarf keiner speziellen Therapie.

Chronische Perikarditis und Pericarditis constrictiva

Definition: Chronifizierung einer akuten Perikarditis mit chronischen Ergüssen. Zunehmende Verschwielung und in etwa einem Drittel partielle oder universelle Verkalkung des Perikardsackes. Bei Tuberkulose Invasion der Verkalkung bis in das subepikardiale Myokardgewebe.
Ursachen: Chronisch-idiopathisch, tuberkulös, chylös, urämisch, neoplastisch, Cholesterinperikarditis und bei Kollagenosen. Perikardkonstriktionen sind häufig bei Tuberkulose, werden aber auch bei bakteriellen und Virusinfektionen gesehen, bei Thoraxtraumen, Milzinfektionen, parasitären Erkrankungen, bei Strahleneinwirkung, Cholesterinperikarditiden, bei rezidivierendem Hämoperikard und aus neoplastischer Ursache.
Folgen: Je nach Ausmaß der Perikardkonstriktion kommt es zur Perikardkompression. Die Dehnungsfähigkeit der Perikardblätter ist eingeschränkt mit der Folge verminderter Ventrikelexkursionen und konsekutiver Einflußstauung vor dem rechten Herzen (**Jugularvenenstauung, Stauungsleber**).

D Diagnostische Hinweise

Typischer Venenpuls, Perikardton, radiologische Zeichen der Perikardverkalkung (Platten und Spangen), kymographisch Plateaubildung der pulsatorischen Randbewegungen des Herzens; die Druckkurven im Ventrikel zeigen eine typische Dip-Plateau-Bildung. Druckgleichheit zwischen enddiastolischem Kammerdruck, diastolischem Pulmonalarteriendruck sowie links- und rechtsseitigem mittlerem Vorhofdruck.

T Therapeutische Hinweise

Diuretika, evtl. Digitalisierung. Chirurgisch: Nur bei starker Venendruckerhöhung über 150 cm H_2O. Partielle Perikardektomie bzw. Lösen von Kalkspangen und Schwielen im Bereich der Ventrikel, erforderlichenfalls auch im Bereich der Hohlvenen und der Arteria pulmonalis. Bei neoplastischer Ursache: Instillation von Zytostatika (z. B. Doxorubicin, Adriblastin®).

2.2.4.2 Perikardzysten und -divertikel

Definition: Zysten sind flüssigkeitsgefüllte Gebilde im Herzbeutel oder in dessen unmittelbarer Nachbarschaft. Divertikel kommunizieren mit dem Perikardraum und stellen eine Ausstülpung der Perikardblätter dar.
Ursachen: Angeboren: Zölomzysten, zystische Lymphangiome, Bronchialzysten, Teratome; erworbene Zysten: Tumoren, Echinokokkuszysten, Hämatomfolgen. Bei den Divertikeln unterscheidet man **Pressions-** und **Traktionsdivertikel.**
Folgen: Maligne Entartung der Perikardzysten möglich.

D Diagnostische Hinweise

Meist Zufallsbefunde bei der Thorax-Röntgenuntersuchung. Computertomographie und Kernspintomographie. Echokardiographie. Invasive Techniken erübrigen sich dadurch meistens.

T Therapeutische Hinweise

Unter dem Aspekt maligner Entartung ist die operative Entfernung der Perikardzysten notwendig. Divertikel können meist belassen werden.

2.2.5 Endomyokardfibrosen

Definition: Zu unterscheiden ist die **akute** Endocarditis parietalis fibroplastica Löffler von der **chronischen** Endomyokardfibrose. Sie stellen die **primären** Formen der Endokardfibrosen dar. Die **sekundären** Endokardfibrosen entstehen auf dem Boden von Herzklappenfehlern, besonders bei Aortenvitien. Es sind bindegewebige Beläge des linksventrikulären und rechtsventrikulären Einflußtraktes, die häufig auch auf Papillarmuskeln und Chordae tendineae übergreifen. Bei der akuten Form handelt es sich um elastisches und kollagenes Bindegewebe, eine Vaskulitis ist nachzuweisen. Bei der chronischen Form überwiegt das kollagene Bindegewebe. Bei der **Löffler**[1]**-Endo-**

---

[1] Karl Wilhelm Löffler (1887–1972), Internist in Zürich.

karditis sind überwiegend Männer, bei der **tropischen Endomyokardfibrose** überwiegend Frauen betroffen. Beide Erkrankungen sind äußerst selten. Die **endokardiale Fibroelastose** ist eine seltene Erkrankung des Kindesalters mit Auskleidung des Endokards des linken Ventrikels und Vorhofs durch überschießendes elastisches Gewebe und Kollagen. Häufig besteht eine kongenitale Mißbildung des Herzens mit Mitralinsuffizienz.

Ursachen: Unbekannt. Bei der Löffler-Endokarditis spielt die (maligne) **Eosinophilie** eine Rolle, die möglicherweise auch bei der chronischen Form von Bedeutung ist (parasitäre Durchseuchung in den Tropen: Askaridiasis, Larva migrans).

Folgen: Füllungsbehinderung der Kammern mit deutlichem Anstieg des Füllungsdrucks. Stauung im Lungen- und Systemkreislauf. Pleuraergüsse, Aszites und Unterschenkelödeme. Mitral- und Trikuspidalinsuffizienz, Systemembolien.

🔲 **Diagnostische Hinweise**

Stauungssymptome, Erhöhung der BSG, Bluteosinophilie, Hepatosplenomegalie. Im Röntgenbild nur wenig vergrößertes Herz bei massiven Stauungssymptomen. Das Elektrokardiogramm zeigt häufig AV-Überleitungsstörungen und ST-T-Veränderungen. Im Echokardiogramm evtl. Nachweis von Auflagerungen auf Klappen und Endokard, wenig eingeschränkte Wandbewegungen. Bei der Herzsondierung typisches **Dip-Plateau-Muster** in den Ventrikeldruckkurven bei erhöhten enddiastolischen Drucken. Differentialdiagnostisch sind eine Pericarditis constrictiva, ein Karzinoidsyndrom, Mitralklappenfehler und Thesaurismosen auszuschließen.

🔻 **Therapeutische Hinweise**

Immunsuppressiva (Ciclosporin A) und Glukokortikoide. Chirurgische Ausschälung der überschießenden Endokardmassen nach Senning[1]; prothetischer Herzklappenersatz.

2.2.6 Herztumoren

Definition: Neoplasien im Bereich des Herzens.

> **Primäre** Neubildungen sind äußerst **selten** (<2‰); **sekundäre**, metastatische Tumoren weit **häufiger** (ca. 5%).

Ursachen: Primäre Herztumoren sind Myxome (55%), Rhabdomyome (selten; bei Kindern), sehr selten Fibrome, Lipome, Angiome, Teratome, Leiomyome, Xanthome sowie Papillome. Maligne primäre Herztumoren sind vor allem das Rhabdomyosarkom, das Fibrosarkom und das Angiosarkom, sehr selten das Hämangioblastom und das Perikardmesotheliom. Sekundäre Herztumoren sind das **maligne Melanom** (50%), Karzinome mit Übergreifen per continuitatem (Pleuramesotheliom, Mammakarzinom und Bronchialkarzinom). Äußerst selten sind Fernmetastasen. **Maligne Lymphome** befallen in ca. 30% das Herz. Sarkome sind selten.

Folgen: Geringe (häufig) bis dramatische hämodynamische Symptomatik. Häufig Perikarderguß. Ein Mitralfehler kann beim linken Vorhofmyxom imitiert werden. Bei perikardnahen Tumoren ist Perikardtamponade möglich. Bei endokardialen Tumoren häufig embolische Komplikationen. Insgesamt bizarre, irreführende klinische Symptomatik. Beim Myxom häufiger Anämien und erhöhte Temperaturen, beschleunigte Blutsenkungsgeschwindigkeiten und Gewichtsverlust.

🔲 **Diagnostische Hinweise**

Hervorragende Rolle der Echokardiographie. Eindrucksvolle Bilder bei endokardialen Tumoren (Pendelbewegung).

CT, MR und DSA sind geeignete Techniken zum Nachweis von Herztumoren. Herzsondierungen häufig unergiebig und entbehrlich. Differentialdiagnostisch sind Endokarditiden, Lupus erythematodes und rheumatische Herzvitien auszuschließen. Bei intraluminären Herztumoren ist die Symptomatik häufig von der Körperlage abhängig.

2.2.7 Verletzungen des Herzens

Definition und Ursachen: Meist stumpfe Thoraxtraumen (Verkehrsunfälle). Häufiger werden auch Bagatelltraumen beobachtet. Penetrierende Verletzungen sind seltener. Ihrer Ursache nach sind diese äußerst vielfältig. Neben Schuß-, Stich- und Schnittverletzungen sind Penetrationen vom Ösophagus her und im Rahmen der Einführung von Kathetersonden möglich.

🔲 **Diagnostische Hinweise**

Die Klinik ist durch Art, Ausmaß und Lokalisation bestimmt. Zeichen der Perikarditis oder des Myokardinfarktes, in schweren Fällen Perikardtamponade mit Kreislaufschock oder Verbluten können die Folge sein.

Diagnostisch findet die gesamte Palette der kardiologischen Untersuchungstechniken Anwendung, bei Verletzung der Koronararterien insbesondere die Koronarographie. Häufig ist der vorbestehende Herzzustand mitbestimmend für das klinische Ausmaß der Läsionen.

Spätsymptome: Rhythmusstörungen, elektrische Leitungsstörungen, Herzinsuffizienz, bakterielle Endokarditiden, thromboembolische Komplikationen und Myokardabszesse. Traumatisch verursachte Shuntverbindungen.

---

[1] Åke Senning (geb. 1915), Kardiochirurg in Zürich.

2.2.8 Herzbeteiligung als Symptom innerer Erkrankungen

Definition: Zahlreiche Systemerkrankungen, endokrine Störungen, muskuläre Erkrankungen, nutritiv-toxische Schäden, Thesaurismosen* können zur Herzschädigung führen, die das Krankheitsbild mehr oder weniger dominieren.

Ursachen: Das bindegewebige Herzskelett und der kontraktile Apparat können in verschiedener Weise vom Krankheitsprozeß betroffen sein. Es überwiegt bei den Kollagenosen die bindegewebige Degeneration, bei Myopathien und toxischen Einflüssen die Degeneration der Muskelsubstanz selbst.

Folgen: Bei der bindegewebigen Degeneration des Herzmuskels: Compliance-Störungen und Kontraktionsbehinderung. Die Klappenschlußfähigkeit kann eingeschränkt sein. Thromboembolische Komplikationen treten gehäuft auf. Bei Speicherkrankheiten (z.B. Glykogenose Typ II) massive Verdickung des intraventrikulären Septums und der Kammerwände. Entzündliche und toxische Schädigungen sowie granulomatöse Veränderungen führen primär zur Schädigung der Muskelsubstanz und des spezifischen Leitungsgewebes. Wegen des integrierten Aufbaus des Herzmuskels und der engen Nachbarschaft zu Endokard und Epi- bzw. Perikard ist eine strenge Trennung nach pathologisch-anatomischen Strukturen nicht möglich.

2.2.8.1 Kollagenosen

Rheumatoide Arthritis

Diskrete kardiale Störungen sind keine Ausnahme. Rheumagranulome im bindegewebigen Herzskelett. Infolge von Bindegewebsdegenerationen Kalkeinlagerungen in den Klappen und im Anulus fibrosus, selten auch Herzamyloidose. Perikardergüsse bei der sog. *mixed connective tissue disease* (**Sharp**[1]**-Syndrom**). Hier ist Kortikosteroidtherapie angezeigt.

Spondylarthrosis ankylopoetica (Morbus Bechterew[2])

Gewöhnlich leichtere, benigne Aorteninsuffizienz ist nicht selten. AV-Überleitungsstörungen durch Fibrosierung des Anulus fibrosus und des kranialen Kammerseptums.

---

* Thesaurismosen: durch Stoffwechselstörungen bedingte Speicherkrankheiten mit Anhäufung von Stoffwechselprodukten in Körpersäften, Organen, Zellen; z.B. Amyloidose, Glykogenose, Hämosiderose u.a.
[1] Samuel Sharp (1700–1778), Chirurg in London.
[2] Wladimir M. Bechterew (1857–1927), Neurologe in Leningrad.
[3] Caesar Petrus Moeller Boeck (1845–1917), Dermatologe in Oslo.
[4] Friedrich Wegener (geb. 1907), Pathologe in Berlin, Breslau, Lübeck.

Lupus erythematodes disseminatus (LED)

Atypische verruköse Endokarditis (Libman-Sacks) in ca. 50% der Autopsien. Meist sind mehrere Klappen befallen, häufig sind auch fibrinöse Perikarditis und Myokarditis. Gelegentlich AV-Überleitungsstörungen.

Sklerodermie

Herzbeteiligung klinisch in 40% nachweisbar. Über eine Gefäßschädigung im arteriolo-kapillären Bereich kommt es zur Rarefizierung bei gleichzeitiger Bindegewebsvermehrung als diffuser Prozeß. Die großen Koronargefäße sind ausgespart (*small vessel disease*). Häufig Störung der Erregungsbildung und Erregungsleitung. Ein Sklerodermieherz ist Folge des primären Herzbefalls im Rahmen der Sklerodermie. Ein Cor pulmonale ist Folge des im fortgeschrittenen Stadium der Sklerodermie erhöhten vaskulären Lungenwiderstandes. Häufig sind Herzrhythmusstörungen und EKG-Veränderungen.

Panarteriitis nodosa

Sowohl im Bereich der großen als auch der kleinen Koronararterien sind arteriitische Veränderungen nachweisbar. Ausgeprägte Herzhypertrophien mit klinisch stummen infarzierten Zonen sind häufig. Perikardergüsse können auftreten.

Dermatomyositis (Polymyositis)

Charakteristischerweise wird hierbei eher die proximale Skelettmuskulatur befallen; unspezifische EKG-Veränderungen und Herzinsuffizienz können hinzutreten, sind aber selten.

2.2.8.2 Granulomatosen

Sarkoidose

Infiltrationen des Myokards mit Sarkoidose-Granulomen in ca. 50% der Erkrankungen. Niemals isolierter myokardialer Befall. Der klinische Befund variiert außerordentlich. Häufiger sind intraventrikuläre Erregungsleitungsstörungen, AV-Überleitungsstörungen und ventrikuläre Extrasystolien. Unspezifische Repolarisationsstörungen kommen vor. Eine Herzinsuffizienz kann Folge einer kardialen Sarkoidose sein. Bei unklarem Herzbefund sollte an die Möglichkeit eines M. Boeck[3] des Herzens gedacht werden.

Wegener[4]-Granulomatose

Verwandtschaft mit Panarteriitis nodosa. Koronargefäßbeteiligung führt zum klinischen Bild der Angina pectoris. Herzbelastung durch Entwicklung einer arteriellen Hypertonie.

2.2.8.3 Neuromuskuläre Erkrankungen

Progressive Muskeldystrophie

Sowohl der Typ Duchenne[1] (**Beckengürteltyp**) als auch der Typ Déjerine[2] (**fazio-skapulo-humeraler Typ**) zeigen im fortgeschrittenen Stadium Herzbeteiligungen. Bei der schnell verlaufenden infantilen Dystrophie führt eine atrophisch-hypertrophische Myokarddegeneration mit *small vessel disease* einerseits zum Bild der Herzinsuffizienz, andererseits zum Bild eines Myokardinfarktes. Echokardiographisch sind regionale und globale Funktionsbeeinträchtigungen des linken Ventrikels nachweisbar. Frühzeitig kommt es zu Störungen der diastolischen Relaxation, während die echokardiographisch faßbaren Kontraktilitätsparameter erst im Terminalstadium pathologisch ausfallen.

Myotonie

Die **angeborene** Form (Thomsen) verläuft benigne, während die **adulte** Dystrophia myotonica (Steinert) zur Skelett- und Herzmuskeldegeneration führt. Diese ist häufig nur elektronenmikroskopisch faßbar. Folgen sind AV-Überleitungsstörungen bis zum totalen Herzblock, Herzinsuffizienz, Sinusbradykardie-Sinustachykardie-Syndrom. Keine Koronarveränderungen.

Friedreich[3]-Ataxie

Progressive Degeneration der Hinterstränge mit Bevorzugung des Zervikalmarks. Am Herzen *small vessel disease,* Vermehrung des intermyofibrillären Bindegewebes. Überwiegend Vorhof-, auch ventrikuläre Rhythmusstörungen, z.T. mit Bradykardie. Störungen der Repolarisation. In der Hälfte der Erkrankungen ist Herzbeteiligung die Todesursache, meist auf dem Boden einer Herzinsuffizienz.

Myasthenia gravis pseudoparalytica

Herzbeteiligung äußerst selten, dann meist Nachweis von zirkulierenden antimyokardialen Antikörpern. EKG-Alterationen treten auf und lassen eine Miterkrankung des Herzens vermuten.

2.2.8.4 Störungen des Endokriniums

Hypothyreose

Bradykardie, AV-Blockierungen, im EKG Niedervoltagen, T-Wellen-Veränderungen. Häufig beim Myxödem sind benigne Perikardergüsse. Häufung der koronaren Herzkrankheit bei gleichzeitig bestehender Hypertonie.

Hyperthyreose

Herz-Kreislauf-Manifestationen sind häufig Leitsymptome der Erkrankung. Pathophysiologisch vermutlich direkte Wirkung der Schilddrüsenhormone auf Inotropie und Chronotropie, das Adenylzyklasesystem scheint gegenüber den Hormonen nicht sensibilisiert zu sein.

Klinisch überwiegen Tachykardien und schnelle Vorhofrhythmusstörungen. Seltener treten AV-Überleitungsstörungen auf. Die Koronarreserve ist eingeschränkt, so daß Koronarinsuffizienz und Infarktsymptome auch bei normalen Koronargefäßen auftreten können. Die Herzinsuffizienz bei Hyperthyreose wird gelegentlich durch die hyperkinetische Stoffwechsellage maskiert. Im Gegensatz zum Myxödem ist das hyperthyreote Herz weniger digitalisempfindlich, so daß höhere Herzglykosiddosen als üblich eingesetzt werden können.

Diabetes mellitus

Die diabetische Mikroangiopathie führt zum Bild der *small vessel disease.* Die Existenz einer sekundären, diabetischen Kardiomyopathie ist umstritten. Häufiger sind sog. *stumme* Infarkte aus dem EKG zu diagnostizieren. Der erhöhte Blutzuckerspiegel ist ein primärer Risikofaktor des Myokardinfarktes. Die Infarkthäufigkeit bei Diabetikern ist deutlich höher als bei Nichtdiabetikern.

Karzinoidsyndrom

Erst im Spätstadium, nach erfolgter Fernmetastasierung, führt das Karzinoidsyndrom zur Endokardfibrose. Bei Lebermetastasen im Bereich der Pulmonalklappe (meist Stenose) und der Trikuspidalklappe (meist Insuffizienz); bei Lungenmetastasen oder bei Rechts-links-Shunt wird auch das linke Herz beteiligt.

Im Elektrokardiogramm gelegentlich Niedervoltage, sonst unspezifische Veränderungen. Die Diagnose wird gestellt durch die Katheterangiographie bzw. die Endokardbiopsie. Therapie der Herzinsuffizienz, ggf. Klappenersatz.

2.2.8.5 Nutritiv-toxische Störungen

Alimentationsstörungen

Hochgradige **Fettsucht** führt zur Herzhypertrophie, teilweise bedingt durch die sich sekundär zur Adipositas entwickelnde Hypertonie. Die konkomitante Hyperlipidämie und diabetische Stoffwechsellage begünstigen die Entwicklung einer koronaren Herzkrankheit. Eine pulmonale Hypertonie

---

[1] Guillaume B. A. Duchenne (1806–1875), Nervenarzt in Paris.
[2] Joseph J. Déjerine (1849–1917), Nervenarzt in Paris.
[3] Nicolaus Friedreich (1825–1882), Internist in Würzburg und Heidelberg.

kann sich durch erschwerte Atemarbeit mit der Folge der alveolären Hyperventilation und der arteriolären Vasokonstriktion (v. Euler[1]-Liljestrand[2]-Reflex) ausbilden. Bei beträchtlicher Adipositas sind Morbidität und Mortalität eindeutig erhöht. **Unterernährung** (Nahrungsmangel, Anorexie) ist bei hochgradiger Abmagerung mit Hypertrophie und vakuolärer Degeneration der Myofibrillen verbunden. Langsamer Puls und vermindertes Herzzeitvolumen, Dysorthostase sind die Folgen. Im EKG Niedervoltage. Bei Eiweißmangel (Kwashiorkor[3]) überdeckt oft ein allgemeiner Hydrops die Gewebsatrophie. Wiederernährung soll äußerst vorsichtig erfolgen, um kardiovaskuläre Symptome im Sinne einer kongestiven Kardiomyopathie zu vermeiden.

Auch isolierter **Vitaminmangel** kann Symptome einer sekundären Kardiomyopathie nach sich ziehen. **Vitamin-C-Mangel** (sehr selten) führt zu hämorrhagischen Perikardergüssen und Verkalkungen im Arterien- und Gefäßsystem. Beim **Vitamin-E-Mangel** kann Herzinsuffizienz infolge einer Kardiomyopathie auftreten. **Thiaminmangel** (Beriberi) führt zur Ausbildung peripherer arteriovenöser Shunts, wodurch der periphere Gesamtwiderstand erniedrigt wird. Folge ist ein gesteigertes Herzzeitvolumen. Dennoch kann eine akrale Zyanose bestehen. Zusätzliche Zeichen der **Pellagra**[4] sind oft vorhanden. Übergang in globale Herzinsuffizienz.

Chronischer **Folsäuremangel** bei Malnutrition führt zu schwerer Anämie und sekundär zur Myokarddegeneration. Der **Mangel an Spurenelementen** (z. B. Mg^{++} und Zn^{++}) kann zur Myokarddegeneration führen. Kaum je tritt dieser Mangel isoliert in Erscheinung. Die viel diskutierte Kobaltmyokardiopathie durch chronischen exzessiven Biergenuß ist in erster Linie eine Proteinmangel-Kardiopathie. Die Kombination einer sich schnell entwickelnden Herzinsuffizienz mit Polyzythämie, Perikarderguß und Laktatazidose ist typisch für die Kobaltintoxikation.

Carnitinmangel-Kardiomyopathie

Bei der myopathischen Form des **Carnitinmangels,** die meist sporadisch auftritt, kann es zu einer dilatativen Kardiomyopathie kommen. Der Erbgang ist **autosomal-rezessiv.** Manifestation bereits in der Kindheit. Substitutionsbehandlung mit Carnitin bei frühem Beginn erfolgversprechend.

2.2.8.6 Speicherkrankheiten (Thesaurismosen)

Amyloidose

Bei **primärer Amyloidose** ist das Herz fast immer betroffen. Bei **sekundärer Amyloidose** (auf dem Boden einer Kollagenose, Tuberkulose, Plasmozytom, chronischen Eiterungen) bleibt das Herz in der Hälfte der Fälle ausgespart. Die durch die Amyloideinlagerungen hervorgerufene Gefügeänderung des Herzmuskels führt zu ausgeprägter Verminderung der Compliance. Bei der Herzsondierung können Ventrikeldruckkurven vom Dip-Plateau-Aussehen wie bei der konstriktiven Perikarditis registriert werden. Befall des spezifischen Leitungssystems führt zu teilweise bedrohlichen **Leitungsstörungen. Infarktbilder** können beim massiven Befall im EKG nachweisbar sein. **Perikarderguß** und **Dilatation** der Vorhöfe führen zu einer Vergrößerung der Herzsilhouette im Röntgenbild. Echokardiographisch sind Bewegungsanomalien des Myokards nachweisbar. Insbesondere besteht eine systolische Bewegungseinschränkung. Die Mitralklappensegel sind verdickt.

Kongenitale Thesaurismosen

Unter den vererbbaren Speicherkrankheiten weisen vornehmlich die **Pompe-Krankheit** (Glykogenose Typ II), die Polysaccharid-Stoffwechselstörungen, der Hexosaminidasemangel, die Mukopolysaccharidose I (Gargoylismus), die Fabry[5]-Erkrankung und die Hämochromatose eine Herzbeteiligung auf. Bei Auftreten von Leitungsstörungen, Hypertrophiezeichen und ST-T-Anomalien ist an eine Thesaurismose zu denken. Außerdem kommt es bei Auftreten eines Rückströmungsgeräusches über der Mitralklappe zu einer Herzvergrößerung bzw. Herzinsuffizienz.

2.2.8.7 Kardiotoxische Pharmaka-Effekte

Zahlreiche Substanzen, insbesondere die trizyklischen Antidepressiva, Lithium und Zytostatika führen zu z.T. schwerwiegenden Nebenwirkungen an Herz und Kreislauf. Als Beispiel sei das Doxorubicin (Adriamycin®) erwähnt. Die Nebenwirkung am Herzen äußert sich besonders in der Präzipitation ventrikulärer Arrhythmien mit bösartigem Charakter. Therapie: Dosisreduktion oder Absetzen, falls möglich. Andernfalls protektive antiarrhythmische Therapie.

2.3 Erworbene Herzklappenfehler

Vorbemerkung: In der überwiegenden Zahl liegt den erworbenen Klappenfehlern eine rheumatische Endokarditis zugrunde.

---

[1] Hans von Euler-Chelpin (1873–1964), deutscher Biochemiker in Stockholm, Nobelpreisträger 1929.
[2] Göran Liljestrand (1886–1968), Pharmakologe in Stockholm.
[3] Kwashiorkor (westafrikanisch) = „roter Knabe".
[4] Pellagra (ital.) = „rauhe Haut", Nikotinsäure- und Nikotinamidmangel-Erkrankung.
[5] Johannes Fabry (1860–1930), Dermatologe in Dortmund. Fabry-Syndrom: eine rezessiv erbliche Speicherkrankheit mit Mangel an Ceramidtrihexosidase, dadurch Ablagerung von Ceramidtrihexosid in Gefäßwänden, glatter Muskulatur, inneren Organen.

Bakterielle Endokarditiden, wie die durch Streptococcus viridans am häufigsten hervorgerufene Endocarditis lenta, können zu bleibenden Klappendefekten führen, meist in Form einer Klappeninsuffizienz. Neuerdings werden auch **Virusinfekte** für die Entwicklung von Herzklappenerkrankungen ursächlich verantwortlich gemacht.

Die **Arteriosklerose** kann ausgedehnte Fibrosierungen im Bereich des Anulus fibrosus und des Klappengrundes zur Folge haben. Je nach mechanischer Auswirkung der Fibrosierung bzw. der kalkigen Durchsetzung der Klappenlager und der Klappen selbst, können Insuffizienzen oder auch Stenosen resultieren. Während der akuten Erkrankung ist häufiger die Mitralklappe, seltener auch die Trikuspidalklappe befallen, so daß ein weiches **systolisches Regurgitationsgeräusch** auskultierbar ist. **Angeborene** Klappenanomalien, wie z.B. monokuspide oder bikuspide Klappenanlagen, Bindegewebsschwäche bei Marfan[1]-Syndrom oder Ehlers[2]-Danlos-Syndrom, können die Wirkung sekundärer Noxen verstärken bzw. selbst zu einer gestörten Hämodynamik Anlaß geben. Generell führen Klappeninsuffizienzen zu einer vermehrten Volumenbelastung, Klappenstenosen zu einer Druckbelastung der nach- bzw. vorgeschalteten Herzhöhle.

Ein übermäßiger Volumentransport wirkt auf eine anatomisch normal ausgebildete Klappe funktionell wie eine relative Klappenstenose; eine übermäßige Dilatation des Ventrikels, etwa bei Aorteninsuffizienz oder bei dekompensierter Aortenstenose, resultiert in einer Erweiterung des Mitralklappenrings und führt damit zu einer relativen Mitralinsuffizienz mit konsekutiver Regurgitation von Blut während der Systole in den linken Vorhof. Sinngemäß gelten ähnliche Reaktionen auch für die Klappenvitien des rechten Herzens, insbesondere für die Entwicklung einer Trikuspidalinsuffizienz bei pulmonaler Hypertonie oder bei Pulmonalstenosen.

Während der rechte Ventrikel in weiten Grenzen hypertrophieren kann, sind die Reserven des linken Ventrikels wegen einer primär schon kräftig entwickelten Muskulatur bereits bei anteilmäßig geringerer Hypertrophie erschöpft. Erreichen des sog. **kritischen Herzgewichtes** (500 g Feuchtgewicht) führt zur kritischen Verminderung der Perfusion, besonders im Bereich der Innenschichten

des Myokards. Herzfehler wie die Aortenstenose, die eine Beeinträchtigung der Koronardurchblutung per se bedingen, führen bereits früher zu Symptomen der Myokardischämie. Im Zuge der Massenzunahme des Herzens können Stoffwechselstörungen und Schädigungen am Reizleitungssystem hinzutreten. Bewegungsanomalien des Herzmuskels und eingeschränkte Kontraktilität bedingen neben den mechanischen Hindernissen der Klappendysfunktion eine Verminderung des Herzzeitvolumens.

Beim Erwachsenen sind Herzklappenfehler in überwiegender Zahl erworben, während im Kindesalter besonders die Aortenfehler häufig kongenitaler Genese sind. **Mitralklappenfehler** sind nur **selten angeboren,** falls man von dem häufigen Mitralklappenprolaps-Syndrom absieht. Dieses wird von einigen Autoren zur Gruppe der Kardiomyopathien im weiteren Sinne gerechnet. Diagnosti-

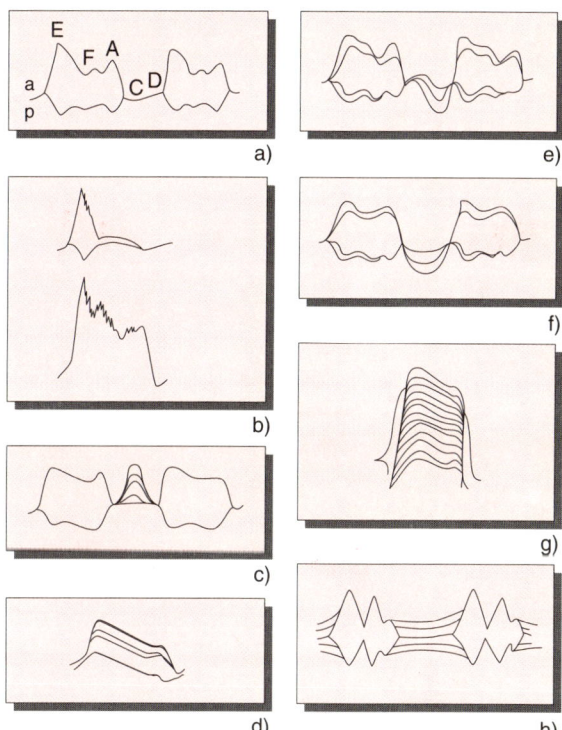

Abb. A1-10: Erscheinungsbild der Mitralklappe im M-Mode-Echokardiogramm. a) normale Mitralklappe; b) schwere Aorteninsuffizienz mit vorzeitigem Mitralklappenschluß und flatterndes vorderes Mitralsegel bei mittelgradiger aortaler Regurgitation; c) systolische Vorwärtsbewegung (SAM) des Mitralklappenschlußechos bei obstruktiver Kardiomyopathie; d) Parallelisierung des Mitralklappenechos bei Mitralstenose; e) spätsystolischer und f) holosystolischer Mitralklappenprolaps (MKP); g) Tumor im linken Vorhof, der diastolisch in das Mitralostium prolabiert; h) linksventrikuläre Kontraktionsbeeinträchtigung bei myogener Dilatation und erniedrigtem Herzzeitvolumen (modifiziert nach Roelandt, in: Krayenbühl und Kübler, 1981).

---

[1] Bernard J. A. Marfan (1858–1941), Internist in Paris. Marfan-Syndrom (= Arachnodaktylie-Syndrom): autosomal-dominant erbliche meso-ektodermale Dysplasie mit dem Leitsymptom „Lang-, Schmal- oder Spinnengliedrigkeit" (Dolichostenomelie).

[2] Edward Ehlers (1863–1937), dänischer Dermatologe. Henri A. Danlos (1844–1912) französischer Arzt. Ehlers-Danlos-Syndrom = Fibrodysplasia elastica generalisata.

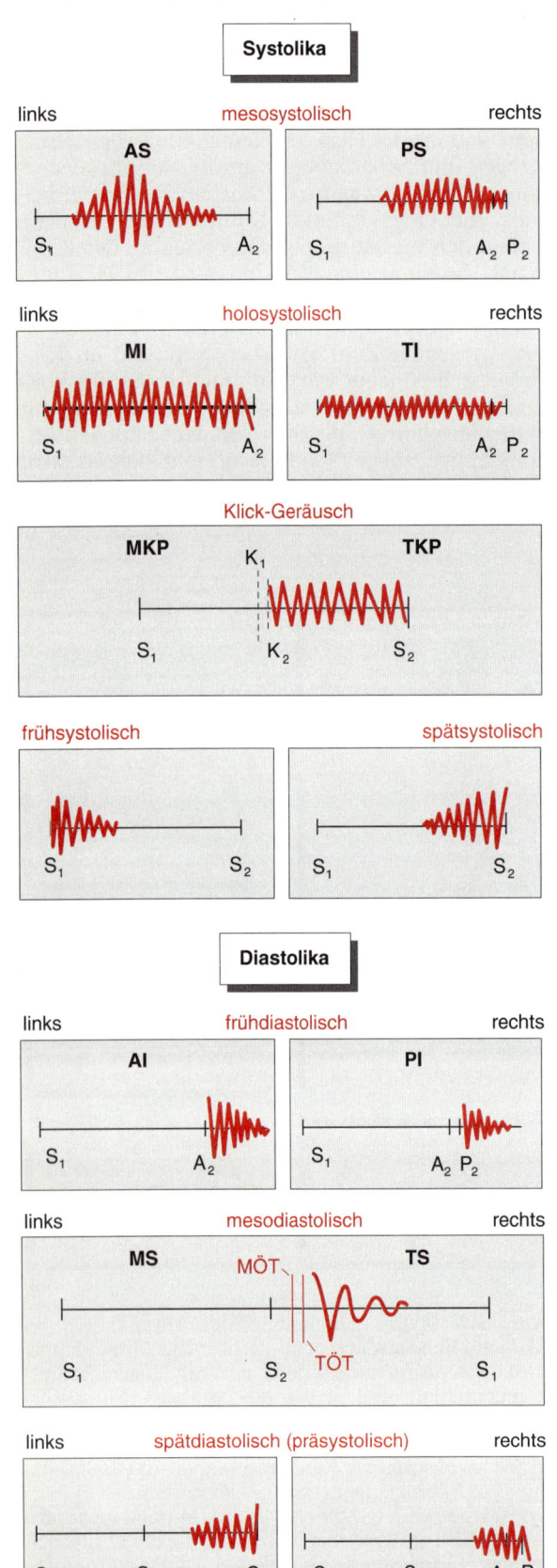

Systolika

links   mesosystolisch   rechts

AS   **PS**

S_1 A_2 S_1 A_2 P_2

links   holosystolisch   rechts

MI   **TI**

S_1 A_2 S_1 A_2 P_2

Klick-Geräusch

MKP K_1 **TKP**

S_1 K_2 S_2

frühsystolisch   spätsystolisch

S_1 S_2 S_1 S_2

Diastolika

links   frühdiastolisch   rechts

AI   **PI**

S_1 A_2 S_1 A_2 P_2

links   mesodiastolisch   rechts

MS   MÖT   **TS**

S_1 S_2 TÖT S_1

links   spätdiastolisch (präsystolisch)   rechts

S_1 S_2 S_1 S_1 S_2 A_2 P_2

S_1, $S_2 \triangleq$ I. und II. HT; A_2, $P_2 \triangleq$ II. Aorten-/Pulmonalton

---

sche Bilder des Mitralklappenechos im TM-Display finden sich in Abbildung A1-10. Die diagnostischen Auskultationsphänomene für die wichtigsten erworbenen und kongenitalen Herzklappenvitien sind in Abbildung A1-11 zusammengestellt.

2.3.1 Mitralklappenfehler

2.3.1.1 Mitralstenose (MS)

Definition: Verengung der bikuspidalen Mitralklappe durch Fusionieren der Klappenkommissuren. Die Chordae tendineae sind häufig verdickt und verkürzt, so daß die Mitralklappe in Richtung des linken Ventrikelkavums trichterförmig verzogen ist.

Ursachen: Meist rheumatische Genese, seltener Virusinfekte oder unklare Kardiomyopathie. Selten auch bei linksatrialen Myxomen oder Tumoren anderer Ursache.

Pathologisch-anatomische Ursachen der Klappenverengung sind das Verlöten der beiden Mitralsegel an den Kommissuren sowie die Schrumpfung der Sehnenfäden. Häufig ist auch das Myokard, vornehmlich das Vorhofmyokard, in den entzündlichen Prozeß einbezogen.

Folgen: Akutes Lungenödem häufig als Frühkomplikation, da sich das Lungengefäßbett noch nicht an erhöhte pulmonal-venöse Drucke adaptiert hat. Eine **Hämoptoe** als Frühsymptom ist häufig.

Infolge der Mitralklappenstenosierung staut sich das Blut im linken Vorhof. Die pulmonal-venöse Strombahn ist daher druckbelastet. Eingeschränkte kardiale Reserve wegen unzureichender Füllung des linken Ventrikels bei verminderter Restblutmenge (s. Abb. A1-6), vermindertes Schlagvolumen, niedriger Blutdruck, häufig Vorhofflimmern mit absoluter Arrhythmie, Strömungsverlangsamung im vergrößerten linken Vorhof, Neigung zur Ablagerung von Vorhofthromben mit der Möglichkeit arterieller Embolien. Lungenstauung mit Ausbildung von **Kerley-B-Linien** und klinische Zeichen des **Lungenödems.** Erhöhung des pulmonalvenösen Widerstandes; mit wachsendem pulmonalvenösem Druck auch Erhöhung des arteriolären Lungenwiderstandes infolge alveolärer Hypoxie, die zur Arteriolenkonstriktion führt. Der pulmonale Lymphabfluß kann sich um ein Mehrfaches steigern. Daher steigt der Druck bei protrahierter pulmonal-venöser Druckerhöhung nicht selten weit über den kolloid-osmotischen Druck des Blut-

◁

Abb. A1-11: Auskultationsphänomene bei Klappenvitien des rechten und linken Herzens. AS = Aortenstenose; MI = Mitralinsuffizienz; MKP = Mitralklappenprolaps; AI = Aorteninsuffizienz; MS = Mitralstenose; PS = Pulmonalstenose; TI = Trikuspidalinsuffizienz; TKP = Trikuspidalklappenprolaps; PI = Pulmonalklappeninsuffizienz; TS = Trikuspidalklappenstenose; MÖT = Mitralöffnungston; TÖT = Trikuspidalöffnungston.

plasmas (25 mmHg) hinaus. Die **Rechtsdekompen-sation** tritt relativ früh ein. Je nach Schweregrad bei körperlichen Belastungen schnelle Entwicklung einer **Dyspnoe**. Entwicklung einer Trikuspidalinsuffizienz mit positivem Venenpuls und Leberpuls. Fortfall der Vorhofsystole wirkt sich zusätzlich hämodynamisch ungünstig aus und kann zur drastischen Verminderung des Herzzeitvolumens führen.

Entwicklung der geschilderten Symptome häufig über zehn bis 20 Jahre. Dyspnoe als erstes Symptom häufig erst 20 bis 30 Jahre nach Krankheitsbeginn.

Eine Rechtsherzinsuffizienz trübt die Prognose beträchtlich.

Im Elektrokardiogramm kann der Sinusrhythmus lange erhalten bleiben. Dann sind häufig Zeichen der Vorhofbelastung links oder beidseitig zu diagnostizieren.

Ein Umschlag in Vorhofflimmern wird durch das Auftreten supraventrikulärer Extrasystolen signalisiert. Schließlich bildet sich ein permanentes Vorhofflimmern aus. Zeichen der Rechtsherzbelastung.

D Diagnostische Hinweise

Bei der **Auskultation** geht bei erhaltenem Sinusrhythmus ein lautes präsystolisches Geräusch einem **paukenden 1. Herzton** voran; dieses fehlt in der Regel bei Vorhofflimmern. Die Systole ist leer, d.h. geräuschfrei; der **2. Pulmonalton** ist wegen der pulmonalen Hypertonie häufig **betont**. Nach einem kurzen, leeren Intervall folgt der Mitralöffnungston, der vom 2. Ton scharf abgesetzt ist. Der hochfrequente **Mitralöffnungston** (MÖT) liegt ca. 0,03 bis 0,012 sec hinter dem Aortenklappenschlußton und ist bedingt durch die abrupte Beendigung der Klappenöffnungsbewegung bei herabgesetzter Geschmeidigkeit des Klappenapparates. Bei sehr starren, verkalkten Klappen kann der Mitralöffnungston fehlen. Er ist abgeschwächt bei gleichzeitig vorhandener Aorteninsuffizienz oder bei deutlich herabgesetztem Herzzeitvolumen.

Im Anschluß an den Öffnungston folgt ein verzögertes **diastolisches Decrescendogeräusch** als Ausdruck der Ventrikelfüllung über die verengte Mitralklappe. Das meist tieferfrequente Geräusch wird auch als *diastolisches Rollen* beschrieben. Bei hochgradiger Starre des Klappenapparates und kleinem Schlagvolumen können paukender 1. Ton und MÖT fehlen, und der Geräuschbefund kann minimal bis atypisch sein.

Das **Röntgenbild** zeigt eine selektive Vergrößerung des linken Vorhofes, die sich in der posteroanterioren Position subpulmonal als Vorwölbung und rechts als randbildende Ausbuchtung zeigt. Im Seitenbild Verlagerung des Ösophagus durch den vergrößerten Vorhof. Oft kalkdichte Mitralklappe. Der Ventrikel ist normalgroß oder klein, die Aorta häufig schmal. Die Pulmonalarterie, der rechte Ventrikel und gelegentlich auch der rechte Vorhof

können vergrößert sein, wenn eine pulmonale Hypertonie besteht. Eine pulmonal-venöse Stauung ist die Regel, kenntlich an Kerley-B-Linien im Bereich der Zwerchfellrippenwinkel, bei fortgeschrittener Herzinsuffizienz an Pleuraergüssen. Gelegentlich ist eine Hämosiderose in Gestalt kleiner Herdschatten zu erkennen. Gespreizte Karina infolge Vorhofvergrößerung links.

Bei der **Herzkatheterisierung** (s. Abb. A1-12) ist der auffallendste Befund der erhöhte Druckgradient zwischen linkem Vorhof und linkem Ventrikel. Die mitrale Klappenöffnungsfläche wird aus dem Druckgefälle während der diastolischen Öffnungszeit über der Klappe und aus dem Stromvolumen (d.h. dem Schlagvolumen) nach der *Gorlin-Formel* (s. Tab. A1-3, S. 15) berechnet. Erhöhung des linken Vorhofdruckes, bei Sinusrhythmus besonders der a-Welle, und des Pulmonalarteriendruckes bei niedrigen Drucken im linken Ventrikel. Das Herzzeitvolumen ist niedrig-normal oder erniedrigt und adaptiert sich mangelhaft an den Belastungszustand. Liegt eine pulmonale Hypertonie vor, kommt es allmählich auch zur Entwicklung einer Rechtsherzbelastung, die je nach Schwere eine Trikuspidalinsuffizienz nach sich ziehen kann. Dann ist im rechten Vorhof eine überhöhte v-Welle zu messen.

Im **echokardiographischen Sektorbild** Darstellung der vermindert beweglichen, sich eingeschränkt öffnenden, fibrosierten bzw. verkalkten Mitralklappe. Vergrößerung des linken Vorhofes und Dilatation der rechtsventrikulären Ausflußbahn. Normalgroßer oder verkleinerter linker Ventrikel. Im zeitabgelenkten Bild (M-Mode) paralleler Verlauf des vorderen und des hinteren Mitralsegels (s. Abb. A1-10). Die diastolische Schließgeschwindigkeit *(EF-slope)* ist vermindert. Infolge der erweiterten rechtsventrikulären Ausflußbahn ist das septale Trikuspidalsegel häufig sichtbar. Typischer Strömungsablauf bei Registrierung der transmitralen Strömungsgeschwindigkeit mit der gepulsten Doppler-Sonographie (s. Abb. A1-13). Eine Schweregradbeurteilung ist möglich. Schätzungen des Druckgradienten über der Mitralklappe sind mit der CW-Doppler-Technik möglich. Im B-Bild ist bei Einstellung der kurzen Achse die Mitralklappenöffnung direkt einsehbar und kann planimetriert werden. Bei verkalkten Mitralklappen ist die Ausmessung der Öffnungsfläche jedoch nicht zuverlässig. Typisches M-Mode-Echo bei Vorhoftumor (s. Abb. A1-10).

Die a-Welle im **Apexkardiogramm** (ACG) ist meist sehr klein, der tiefste Punkt des ACG ist verstrichen und fällt in der Regel mit dem Mitralklappenöffnungston zusammen. Die Füllungswelle wird mit zunehmender Schwere der Mitralstenose abgeflacht.

▼ Therapeutische Hinweise

Vermeidung körperlicher Überlastung. Gewichtsnormalisierung. Rauchverbot und salzarme Kost.

Antibiotische Endokarditisprophylaxe. Antikoagulative Maßnahmen, besonders bei bestehendem Vorhofflimmern, massiver Vorhofvergrößerung, abgelaufenen Venenthrombosen, Pulmonal- oder Systemembolien. Sorgfältige Überwachung bei Schwangerschaften. Digitalistherapie ist von fraglichem Nutzen bei der nicht-flimmernden schwe-

ren Mitralstenose, jedoch im allgemeinen notwendig bei Rechtsdekompensationen.

Bei der schweren Mitralstenose sind **operative Verfahren** im allgemeinen erforderlich. Eine klappenerhaltende Maßnahme (**Sprengung** bzw. **Kommissurotomie**) ist dann indiziert, wenn lediglich eine Fibrosierung, nicht aber eine massive Verkal-

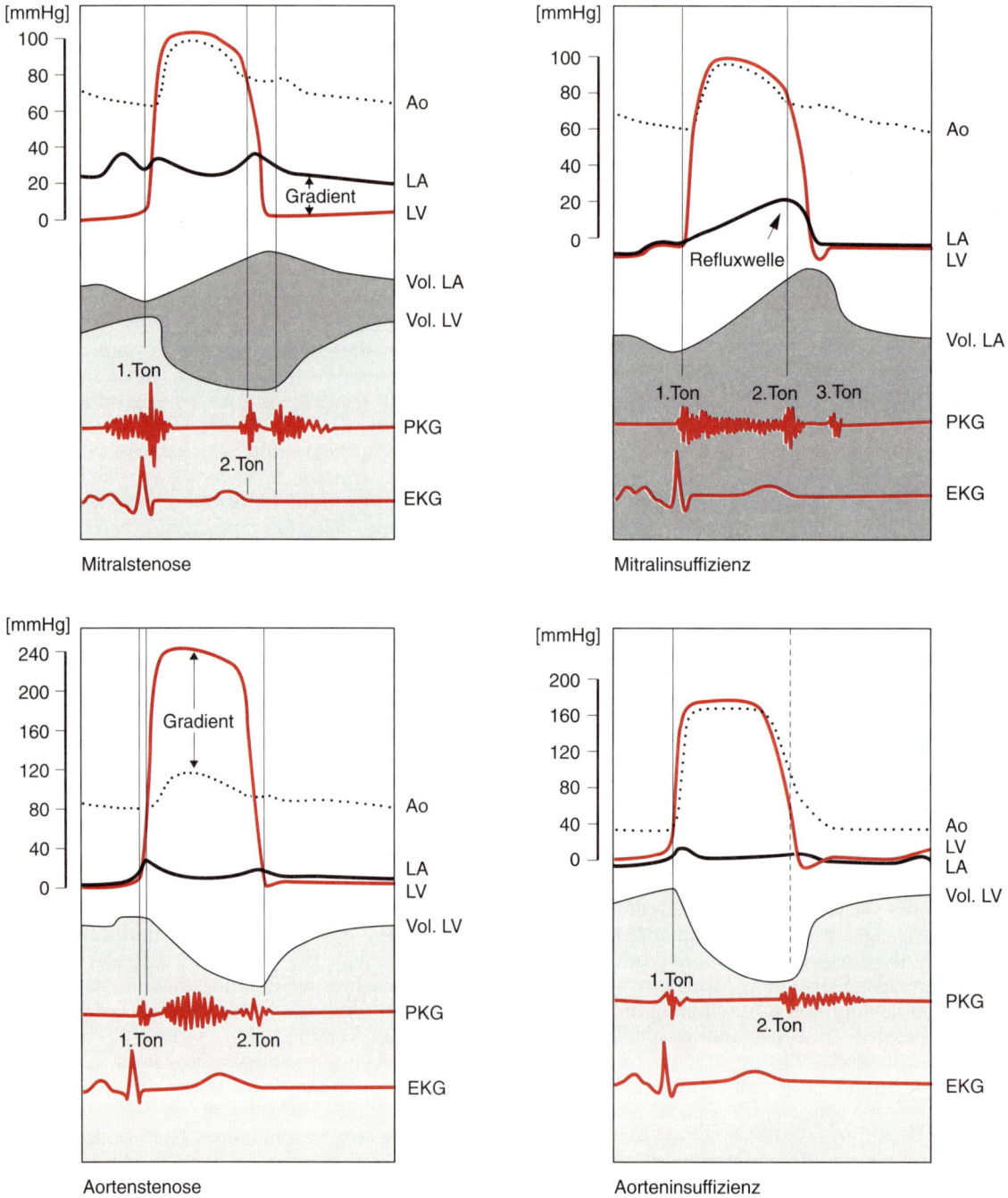

Abb. A1-12: Charakteristisches Druckverhalten (Herzkatheter) bei den klassischen rheumatischen Herzvitien. Der Druckablauf in der Aorta (Ao), im linken Vorhof (LA) und im linken Ventrikel (LV) ist über den Volumenveränderungen in linkem Vorhof bzw. linker Kammer (Vol. LA bzw. Vol. LV), dem Phonokardiogramm (PKG) und dem Elektrokardiogramm (EKG) aufgetragen (modifiziert nach Bock, 1972).

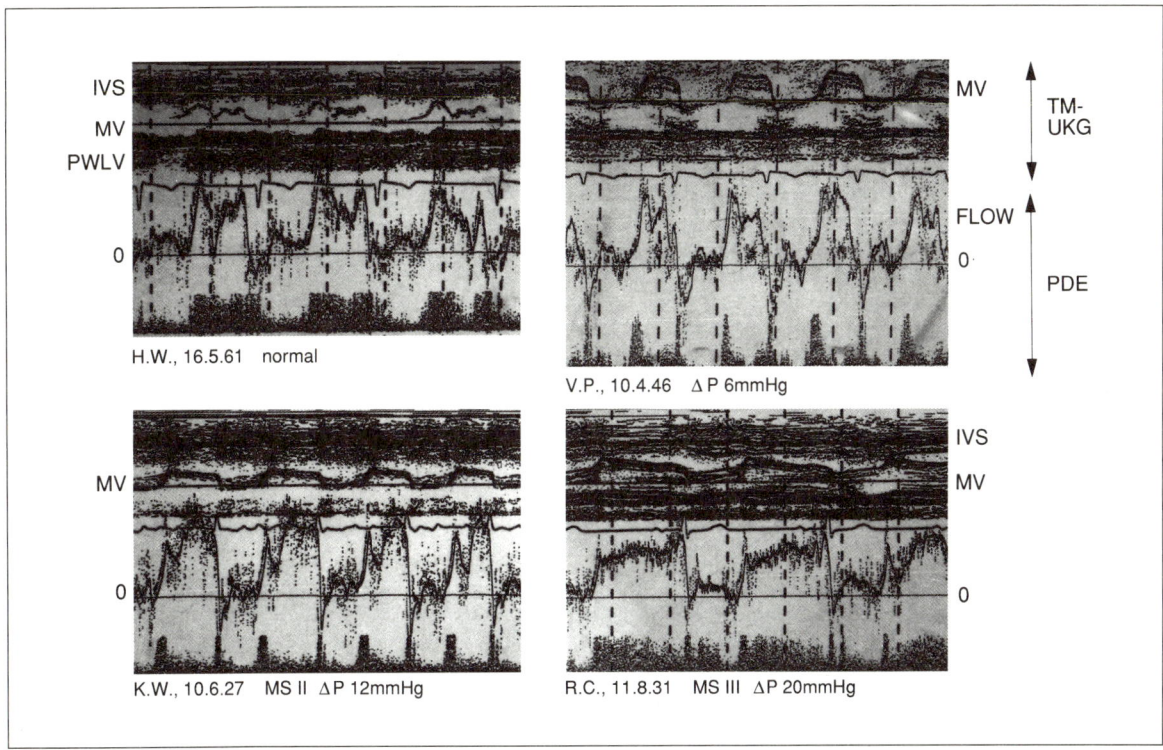

Abb. A1-13: Nicht-flimmernde Mitralstenose unterschiedlicher hämodynamischer Schweregrade im gepulsten Doppler-Echokardiogramm (PDE). Im Vergleich zum normalen PDE-Bild der Mitralklappe entwickelt sich mit zunehmenden Druckgradienten ΔP ein monophasisches Profil der transmitralen Blutströmung mit breitem, kuppelförmigem diastolischem Gipfel und Akzentuierung der Perturbationen. Jeweils im oberen Teil der Abbildungen sind die TM-Echokardiogramme mit Lage des Meßvolumens (MV) angegeben. IVS = interventrikuläres Septum; PWLV = posteriore Wand des linken Ventrikels. Die Registrierungen wurden von links-parasternal her vorgenommen (nach Fricke und Mattern, in: Erbel et al., 1985).

kung vorliegt. In letzter Zeit auch Kommissuren-aufdehnung bzw. -sprengung mittels transseptal vorgeführtem Ballon. Verfahrensweise wie bei der Herzkatheterisierung, daher auch bei wegen ihres Allgemeinzustandes sonst inoperablen Patienten noch durchführbar.

Beim **Klappenersatz,** der mit Hilfe von Alloprothesen oder Bioprothesen erfolgen kann, werden Klappe und Papillarmuskel entfernt. Mitralkommissurotomien restenosieren binnen acht bis zehn Jahren. Die Indikation zum Klappenersatz hat zu beachten, daß die Implantation einer Kunstklappe eine Klappenstenose um 2,2–2,8 cm² mit sich bringt. Die Letalität des Klappenersatzes beträgt ca. 5% und ist von der präoperativen Hämodynamik abhängig. Postoperativ häufig zunächst Vorhofflimmern, das sich nach Ablauf von Wochen spontan in Sinusrhythmus konvertiert. Erst bei Ausbleiben der Rhythmisierung Elektrokardioversion zur Herstellung des Sinusrhythmus.

Die Prognose der mit Insuffizienz kombinierten Mitralstenose ist deutlich schlechter als die der reinen Stenose. Bei etwa ausgeglichener Schwere von Stenose und Insuffizienz ist die Mitralkommissurotomie nicht sinnvoll: Mitralklappenersatz. Die

Kenntnis des Ausmaßes myokardialer Funktionsstörungen ist für die Operationsindikation überaus wichtig. Operation in den Stadien III bis IV optimal.

Bei Auftreten eines **Postkardiotomiesyndroms** sind **Kortikosteroide** angezeigt.

> Nur bei Klappenersatz mittels Bioprothese kann eine Dauerantikoagulation unter strengen Voraussetzungen (Vorhofgröße, Rhythmus, pulmonale Hypertonie) unterbleiben. Einschränkungen (Embolieanamnese, massiv dilatierter linker Vorhof, besonders bei persistierendem Vorhofflimmern) sind zu beachten.

2.3.1.2 Mitralinsuffizienz (MI)

Definition: Die Klappe ist systolisch undicht, so daß das Blut systolisch vom Ventrikel in den Vorhof zurückfließen, d.h. regurgitieren kann.

Ursachen: Selten kongenital, sehr häufig rheumatisch, häufig auch bei Papillarmuskeldysfunktion, bei bakterieller Endokarditis, gelegentlich nach Schrittmacherimplantation bei rechtsventrikulärem Stimulationsmodus. Mitralklappenprolaps bei min-

derwertiger Anlage des Bindegewebes. Bei konge-
stiver Kardiomyopathie und Endomyokardfibrosen.
Folgen: Vorhofflimmern (seltener als bei Mitral-
stenosen), arterielle Embolien, Lungenödem bei in-
adäquater körperlicher Belastung oder bei akuter
Mitralinsuffizienz. Die Erhöhung des vaskulären
Lungenwiderstandes resultiert in einer pulmonalen
Hypertonie mit Rechtsherzbelastung. Die schwere
Mitralinsuffizienz führt früh zum Herzversagen
durch Volumenüberlastung (s. Abb. A1-6).
Der Verlauf ist im allgemeinen durch ein Spätauf-
treten von Symptomen, etwa im vierten bis sechsten Lebensjahrzehnt, gekennzeichnet. Wie bei der
Mitralstenose wird vom Patienten das Einsetzen
des Vorhofflimmerns als erstes Symptom (Palpitation) wahrgenommen. Foudroyante Verschlimme-
rungen können durch Sehnenfadenabriß oder im
Rahmen einer sich aufpfropfenden bakteriellen
Endokarditis gesehen werden. Hinzutreten einer
arteriellen Hypertonie führt zur Zunahme der
transmitralen Regurgitation. Mit zunehmender
Anwendung des Herzklappenersatzes wurden akute Mitralinsuffizienzen durch Prothesendehiszenz
bzw. Kunstklappenthrombosen (mit erhöhter Emboliegefahr) gesehen. Embolische Ereignisse bei
der rheumatischen Mitralinsuffizienz sind im allgemeinen sehr viel seltener als bei der Mitralstenose.

D Diagnostische Hinweise

Der **Auskultationsbefund** (s. Abb. A1-11) zeigt
einen abgeschwächten 1. Herzton, ein holosystolisches Bandgeräusch von blasendem Charakter
über der Herzspitze, ausstrahlend in die linke
Axilla. Deutlicher diastolischer Füllungston. Bei
großen Volumenbewegungen über der Mitralklappe ist auch ein diastolisches Einströmungsgeräusch
wahrzunehmen. Beim Mitralklappenprolapssyndrom spannen sich die schlaffen, großflächigen
Segel systolisch wie ein Fallschirm auf, was zu
einem oder mehreren **Klickphänomenen** führen
kann. Führt das Syndrom zur Mitralinsuffizienz, so
ist im Anschluß an den Klick ein spätsystolisches
Geräusch zu hören.
Bei Mitralklappendysfunktion infolge eines Pa-
pillarmuskelinfarktes kann das systolische Rück-
strömungsgeräusch außerordentlich scharf und
laut werden.
Im **Elektrokardiogramm** bleibt der Sinusrhythmus häufig konserviert. Zeichen der Vorhofüberlastung links und linksventrikulärer Belastung.
Zeichen der Rechtsherzbelastung sind selten.
Die **Karotispulskurve** zeigt einen steilen systolischen Anstieg und einen verfrühten systolischen
Druckabfall. Zuweilen Inzisur auf dem Gipfel der
Kurve, koinzidierend mit der maximalen systolischen Regurgitation.
Im **Apexkardiogramm** deutliche Frühfüllungs-
welle, die mit dem maximalen Füllungston zusam-
menfällt.
Großer linker Ventrikel im **Röntgenbild**, der im
Kymogramm deutliche Exkursionen zeigt. Herz-

spitze auswärts der Medioklavikularlinie verlagert,
Vorhof inkonstant, meist aber vergrößert. Herztail-
le verstrichen. Karina stumpfwinklig.
Im **Echokardiogramm** Vergrößerung des linken
Ventrikels, häufig auch des linken Vorhofes.
Hyperkinesie der Mitralklappenbewegung. Bei
Mitralklappenprolaps systolisches Prolabieren der
Mitralsegel in den Vorhof, im Sektorbild mehr als
3 mm, im M-Mode mehr als 5 mm. Bezüglich direkter diagnostischer Zeichen versagt das Echokardiogramm bei der Mitralinsuffizienz. Nachweis der
mitralen Regurgitation auf elegante Weise mit Hilfe
der CW-Doppler-Technik und der modernen Farb-
Doppler-Technik, die den Regurgitationsstrom und
seine Ausbreitung im linken Vorhof direkt erkennen läßt. Eine exakte Quantifizierung läßt die
Doppler-Technik allerdings nicht zu.
Die **Herzkatheteruntersuchung** (s. Abb. A1-12)
dient oft dem Nachweis einer überhöhten v-Welle
in der linken Vorhofdruckkurve. Eine Schweregradbeurteilung der Insuffizienz aus der v-Welle
ist wegen der großen Variabilität der Vorhof-
compliance und der vorgeschalteten Lungengefäße
nicht möglich. Häufig besteht eine mäßige pulmonale Hypertonie. Das effektive Herzzeitvolumen ist
wie bei der Mitralstenose bereits in Ruhe im unteren Normbereich gelegen. Bei körperlicher Arbeit
wird es nur wenig gesteigert. Angiokardiographisch
erfolgt der Nachweis der Regurgitation durch Kontrastmittelinjektion in den linken Ventrikel, am besten in RAO-Projektion. Eine quantitative Messung kann mit Indikatordilutionsmethoden, Video-
densitometrie oder nuklearmedizinischer Sequenz-
szintigraphie erfolgen.
Das enddiastolische Ventrikelvolumen kann
massiv erhöht sein. Die Regurgitation kann bereits
vor Aortenklappenöffnung nachgewiesen werden,
so daß sich der linke Vorhof eher als der Aorten-
bulbus kontrastiert. Bei hochgradiger Regurgitation kann trotz beeinträchtigtem Myokard die Austreibungsfraktion normal gemessen werden. Regionale linksventrikuläre Kontraktionsstörungen liegen bei der reinen Mitralinsuffizienz außerordentlich selten vor.

T Therapeutische Hinweise

Eine hochgradig undichte Klappe muß letztlich
chirurgisch behandelt werden, entweder rekon-
struktiv oder durch Klappenersatz. Die konservative Therapie besteht in der **antibiotischen Endokarditisprophylaxe,** bei drohender oder manife-
ster Linksdekompensation in pharmakologischer
Nachlastsenkung (z.B. mit ACE-Hemmern oder
Hydralazin) sowie in der Behandlung mit Digitalis
und Diuretika. **Antiarrhythmische Behandlung** mit
Chinidin, Amiodaron, Digitalis-Glykosiden bzw.
Elektrokardioversion. Die Langzeitergebnisse hinsichtlich einer Reversion von Vorhofflimmern in
Sinusrhythmus sind umgekehrt proportional zur
Dauer des Vorhofflimmerns. Bei intendierter Ope-
ration ist diese abzuwarten, ehe antiarrhythmisch

therapiert wird. Vor dem Versuch einer Konversion des Vorhofflimmerns ist, wie bei der Mitralstenose, der Patient mit Antikoagulantien zu behandeln. Besonders bei akuter Mitralinsuffizienz hat sich die Nachlastsenkung als überbrückende Maßnahme bis zur Durchführung einer operativen Korrektur bewährt.

In der chirurgischen Therapie tendiert man heute zur Frühoperation und zu rekonstruktiven Maßnahmen (z.B. operative Adaptation der Klappen, Chordae und Papillarmuskeln, Kay-Wooler-Plastik, Duran-Ring etc.). Nur dann ist mit einem guten postoperativen Ergebnis zu rechnen, wenn eine unumkehrbare Herzmuskelschädigung noch nicht eingetreten ist. Patienten mit einem präoperativen Schweregrad II bis III zeigen die besten Langzeitresultate.

Besondere, nicht-rheumatische Formen der Mitralinsuffizienz

▷ **Sehnenfadenabriß** (bei bakterieller Endokarditis, Bindegewebsminderwertigkeit, Papillarmuskelinfarkt, Thoraxtrauma): Häufig schwere Regurgitation mit Lungenödem oder Schock. Im akuten Stadium können oft extrem hohe v-Wellen (40–60 mmHg!) im linken Vorhof gemessen werden. Beachte auch sog. *parachute deformity* der Mitralklappe mit Insuffizienz und die *myxomatöse Transformation* mit Klick-systolischem-Geräusch-Syndrom bzw. *floppy valve syndrome.*

▷ Eine chronische Mitralinsuffizienz nicht-traumatischer Genese kann beim **Mitralklappenprolapssyndrom** (MKP-Syndrom) vorliegen.
Das weibliche Geschlecht ist bevorzugt betroffen. Familiäres Auftreten mit autosomal-dominantem Erbgang ist beschrieben. Häufig liegen Erkrankungen mit Bindegewebsschwäche zugrunde (Ehlers-Danlos[1]-Syndrom, Klinefelter[2]-Syndrom, Marfan-Syndrom). Beim MKP stehen die Rhythmusstörungen ganz im Vordergrund; die Regurgitation ist meist nur geringfügig. Die Auswurffraktion ist meist normal. Ein Rhythmustod wird sehr selten beobachtet, obwohl nach den Befunden des Langzeit-Elektrokardiogramms häufig maligne Arrhythmien registriert werden können.
Ätiologie und Pathogenese des MKP sind nicht geklärt. Es scheinen Beziehungen zu den Kardiomyopathien zu bestehen.

▷ Bei der **Papillarmuskeldysfunktion** liegt meist eine Koronarsklerose vor, aber auch Herzmuskeldegenerationen aus anderer Ursache müssen in Betracht gezogen werden. Häufig bei Zustand nach Hinterwandinfarkt. Selten ist die mitrale Regurgitation massiv.

---

[1] Henri A.D. Danlos (1844–1912), französischer Arzt.
[2] Harry F. Klinefelter (geb. 1912), amerikanischer Endokrinologe.

▷ Die **Anulusverkalkung,** die besonders bei älteren Frauen häufiger anzutreffen ist, kann Regurgitationen zur Folge haben. Die Kalkmassen sind im Bereich des hinteren Segelansatzes zu finden und können auf die Aortenwand übergreifen. In mehr als der Hälfte der Patienten mit hypertropher Aortenstenose ist jenseits des 55. Lebensjahres eine solche Mitralanulusverkalkung nachweisbar. Auskultatorisch ist ein holosystolisches Geräusch über der Herzspitze mit Ausstrahlung in die Axilla nachweisbar. Ursache der – meist geringen – Regurgitation ist die mangelnde Adaptationsmöglichkeit des verkalkten Mitralanulus in der Systole. Diese Vorgänge können echokardiographisch dargestellt werden.

▷ Die **relative Mitralinsuffizienz** kommt durch massive Dilatation des linken Ventrikels, z.B. bei kongestiver Herzinsuffizienz oder bei Aorteninsuffizienz, zustande und führt nur gelegentlich zu höhergradiger Mitralinsuffizienz. Adaptationsstörungen der Mitralklappensegel mit partieller Schlußunfähigkeit sind auch bei atypischer Kontraktion des Myokards, z.B. Kontraktionsstörungen der Hinterwand, oder bei rechtsventrikulärer Schrittmacherstimulation möglich.

▷ Bei den **Kollagenosen** werden häufiger Mitralinsuffizienzen beobachtet; sie erreichen beim Lupus erythematodes, bei der Spondylarthritis ankylopoetica und bei der chronischen Polyarthritis selten höhere Schweregrade.
Beim Karzinoidsyndrom ist ein Befall der Mitralklappensegel beschrieben. Bei der Endomyokardfibrose kommt die oftmals beobachtete Mitralinsuffizienz durch einen fibrotischen Befall der Papillarmuskeln zustande.
Funktionelle Mitralinsuffizienz im Rahmen der schweren Aorteninsuffizienz und des totalen AV-Blocks ist möglich, spielt aber hämodynamisch eine untergeordnete Rolle.

▷ Bei **Anuluserweiterungen** und Überdehnungen des Klappengewebes bei Bindegewebsschwäche (Marfan-Syndrom, Ehlers-Danlos-Syndrom) liegt eine genetische Störung des Kollagenmoleküls vor. Die Sulfhydrylgruppen können sich nicht zu Schwefelbrücken schließen, da sie durch Interposition einer Aminosäurenkette im Kollagenmolekül versetzt zueinander stehen. Dadurch wird das Bindegewebe extrem locker und dehnbar.

▷ **Angeborene MI** bei Endokardkissendefekt mit rudimentärer Ausbildung des septalen Mitralsegels siehe Abschnitt 2.4 Angeborene Vitien: kompletter AV-Kanal.

2.3.2 Aortenklappenfehler

Vorbemerkung: Die normale Aortenklappe besteht aus drei Semilunarklappen, die an einem bindegewebigen Ring befestigt sind. Über jeder dieser Klappen liegt ein Sinus valsalvae. Aus dem rechten entspringt die rechte, aus dem linken die linke Koronararterie; vom dorsalen geht kein Gefäß ab. In ungefähr 1% ist die Aortenklappe nur bikuspidal ausgebildet. Auch mono- und tetrakuspide Klappenanlagen kommen vor. Aortenklappe und zugehörige Strukturen können bei kongenitalen, rheumatischen, bakteriellen, luischen und arteriosklerotischen Erkrankungen beteiligt sein. Stenose und Insuffizienz können sowohl isoliert als auch kombiniert auftreten. Häufig verkalkt die Klappe bis zum Klappengrund und bis in den Anulus fibrosus.

2.3.2.1 Aortenstenose (AS)

Definition: Das Aortenostium ist verengt. Der linke Ventrikel arbeitet gegen einen erhöhten Austreibungswiderstand (s. Abb. A1-11). Bei der reinen Aortenstenose ist das Krankheitsbild durch niedrigen Blutdruck, synkopale Anfälle, Anstrengungsangor, und im Spätstadium durch Herzinsuffizienz gekennzeichnet.
Ursachen: Überwiegend rheumatisch, in ca. 20% kongenital. Pathologisch-anatomisch sind die Klappen verdickt; die Kommissuren können miteinander verlötet sein und nur ein schlitzförmiges Restlumen hinterlassen. In fortgeschrittenen Fällen ist eine Unterscheidung zwischen bikuspider und trikuspider Klappenanlage nicht mehr möglich. Im Unterschied zur verkalkten bikuspidalen Klappe ist bei Aortenstenose nach rheumatischer Endokarditis der freie Klappenrand deutlich verdickt und deformiert.
Folgen: Das Myokard kompensiert das systolische Hindernis durch Hypertrophie. Allmählich verzögert sich die Austreibungszeit des Ventrikels, meist besteht Bradykardie, solange das Herz im kompensierten Zustand arbeitet. Die Pulsamplitude ist klein, der Puls klein und träge **(Pulsus parvus et tardus).**

Zwischen supraaortalem Raum und Ventrikel besteht während der Systole im fortgeschritteneren Stadium ein erheblicher Druckgradient (s. Abb. A1-12), da der linke Ventrikel das Auswurfhindernis zu überwinden trachtet. Eine Steigerung der Ventrikeldrucke unter Belastung ist nur bedingt möglich. Dies führt zu einer erheblichen Einschränkung der Arbeitskapazität, die mit fortschreitender Degeneration des Herzmuskels zunimmt. Der zunächst druckbelastete Ventrikel dilatiert, und die Restblutmenge nimmt zu (s. Abb. A1-6). Als Folge der Verringerung der Klappenöffnungsfläche treten Angina pectoris, Schwindelerscheinungen und synkopale Anfälle sowie Dyspnoe klinisch in den Vordergrund.

Die Angina ist Ausdruck einer Minderdurchblutung des Myokards infolge Massenzunahme des Herzmuskels bei zurückbleibender Vaskularisation. Die Diffusionsstrecke zwischen den Kapillaren und den hypertrophierten Myokardfasern vergrößert sich. Die synkopalen Anfälle treten insbesondere bei plötzlicher körperlicher Belastung auf.

Dabei Öffnung der Körperperipherie ohne gleichzeitige adäquate Steigerung des Herzzeitvolumens. Ursache der Synkopen können auch ventrikuläre Rhythmusstörungen sein.

Infolge der Drucksteigerung im linken Vorhof bei eingeschränkter Ventrikelcompliance entwickelt sich eine pulmonal-venöse Stauung, die zur Dyspnoe führt.

Bei der Beurteilung der Schwere einer Aortenstenose ist zu berücksichtigen, daß ein klassischer Auskultationsbefund häufig bei der nicht-dekompensierten Stenose zu erheben ist. Die Abnahme des ausgeworfenen Schlagvolumens bei hinzutretender Herzinsuffizienz führt zu einem Rückgang der Geräuschphänomene.

Das EKG zeigt meist Sinusrhythmus, Linkstyp und Linkshypertrophie; in fortgeschrittenen Stadien ST-T-Wellenveränderungen, die einer myokardialen Ischämie ähneln. Das Auftreten deutlicher T-Negativitäten und eines AV-Blocks I. Grades sind Zeichen der Progredienz des Vitiums. Das Auftreten einer absoluten Arrhythmie ist prognostisch ungünstig.

D **Diagnostische Hinweise**

Auffallende **Blässe** des Patienten, manchmal Subikterus. **Auskultation** (s. Abb. A1-11): **Systolisches Austreibungsgeräusch** mit Punctum maximum über dem Erb[1]-Punkt und rechts-parasternal mit **Fortleitung in die Karotiden** gemäß der systolischen Strömungsrichtung des Blutes. Das Geräusch ist rauh und spindelförmig, kann bei Aortensklerose einen musikalischen Beiklang haben. Außerdem ein deutliches **Schwirren im Jugulum** bei typischen Auskultationsbefunden. Triade: Dyspnoe, Angina mit Anstrengungssynkopen, Fortleitung des Austreibungsgeräusches in die Karotiden. Träger Anstieg des Karotispulses mit *Hahnenkammphänomen.* Typische Herzkonfiguration infolge Ventrikelhypertrophie und poststenotischer Dilatation der Aorta. Im Echokardiogramm eingeschränkte Aortenklappenexkursionen, Klappenfibrose bzw. Verkalkung und Fibrose des Anulus. Das Aortenklappenschlußecho liegt mittelständig bei trikuspider, exzentrisch bei bikuspider Klappe. In fortgeschrittenen Stadien sind linker Ventrikel und linker Vorhof vergrößert (beachte: relative Mitralinsuffizienz). Hypertrophie des Kammerseptums und der freien Ventrikelwand*. Bei gleichzeitig vorhandener Aorteninsuffizienz echokardiographischer Nachweis eines flatternden vorderen Mitralsegels.

T **Therapeutische Hinweise**

Beschränkung der körperlichen Aktivität. Konven-

---

[1] Wilhelm H. Erb (1840–1921), Neurologe in Heidelberg.
* Die Doppler-Strömungsmessung in der Aorta ascendens weist Jet-Strömungen mit erhöhtem Turbulenzgehalt nach. Mit der CW *(continuous wave)*-Doppler-Technik kann der transvalvuläre Druckgradient hinreichend genau abgeschätzt werden (s. Tab. A1-3).

tionelle Behandlung der Herzinsuffizienz und der Angina pectoris.

Eine Vasodilatatorentherapie ist bei der Aortenstenose kontraindiziert.

Die Indikation zur chirurgischen Therapie (**Klappenersatz**) ist rechtzeitig, d. h. meist im Stadium II bis III vor Eintreten eines irreversiblen Myokardschadens zu treffen. Die **Kommissurotomie** spielt als Palliativmaßnahme im Kindesalter noch eine gewisse Rolle, führt aber meist zu höhergradiger Klappeninsuffizienz, die zu späterem Klappenersatz zwingt. Neuerdings **Ballonsprengung** bei spezieller Indikation (s. Mitralstenose). Die Erfolge sind diskutierbar. Zum Teil hohe Restgradienten und nicht vernachlässigbare Insuffizienzen.

2.3.2.2 Aorteninsuffizienz (AI)

Definition: Schlußunfähigkeit der Aortenklappe mit typischem Auskultationsbefund (s. Abb. A1-11). Unmittelbar nach Abschluß der Systole blasendes bis gießendes Diastolikum, das bei höherem Schweregrad schon vor Abschluß der Diastole verstummt.

Ursachen: Im Kindesalter häufig bei bikuspiden oder rudimentär angelegten Klappen (s. Abschnitt 2.4 Angeborene Vitien). Seltener durch bakterielle Endokarditis oder Streptokokkenrheumatismus hervorgerufen. Beim Erwachsenen sind die Verhältnisse annähernd umgekehrt. Häufig tritt die Aorteninsuffizienz begleitend bei Aortenaneurysmen auf.

Folgen: Der linke Ventrikel ist befähigt, große Volumenbelastungen aufzufangen, so daß auch bei sehr großen Regurgitationsmengen Beschwerdefreiheit bestehen kann. Die vermehrte Volumenarbeit durch Pendelblut wird durch die linksventrikulär verstärkte systolische und diastolische Aktion ermöglicht. Zunächst ist die Auswurffraktion erhöht. Bei schwerster Aorteninsuffizienz kann das Blut, das bereits die Extremitätenarterien erreicht hat, wieder in den Ventrikel zurückfließen. Das Arteriensystem füllt sich abrupt und entleert sich nach distal (der Puls schlägt hart an und ist von der Qualität her **celer et altus**). Der Kliniker spricht auch vom **Kollapspuls** bzw. vom **Homo pulsans**. Durch Mitteilung der Exkursion des Aortenbogens an den Kehlkopf wird dieser pulssynchron angestoßen (**Oliver[1]-Cardarelli-Zeichen**).

Der Blutdruck ist systolisch erhöht, diastolisch erniedrigt. Drucke um 220/30 mmHg sind keine Seltenheit. In der Peripherie ist ein Kapillarpuls zu erkennen. Mit zunehmender Herzschwäche steigt die Herzfrequenz an, ohne daß dadurch eine Verminderung des Rückwärtsvolumens nachgewiesen werden kann. Kommt es zur Dekompensation, schreitet diese schnell voran mit Zeichen der akuten Lungenstauung und – wegen der enormen Hy-

pertrophie des großen dilatierten Ventrikels – mit relativer Koronarinsuffizienz. Die Leistungsbreite des volumenbelasteten Herzens ist dann erheblich eingeschränkt (s. a. Abb. A1-6).

D **Diagnostische Hinweise**

Vergrößerung des linken Ventrikels mit hebendem Herzspitzenstoß außerhalb der Medioklavikularlinie links. Vergrößerte Blutdruckamplitude. Meist bestehen im **EKG** Sinusrhythmus, Linkstyp und Linkshypertrophie. Bei Auftreten von Vorhofflimmern deutliche Beeinträchtigung der Hämodynamik. Der Auskultationsbefund ist diagnostisch richtungweisend.

Wegen des erhöhten Volumentransportes ist die Aortenklappe relativ zu englumig, so daß in aller Regel ein systolisches Geräusch zu auskultieren ist. Dieses wird wie bei der Aortenstenose auch in die Karotiden fortgeleitet. Massive Regurgitation führt zur Motilitätsbehinderung des aortalen Mitralsegels. Dadurch wird der linksventrikuläre Einstrom behindert. Es kommt zu einer relativen Mitralstenose, die an einem diastolischen Einstromgeräusch zu erkennen ist: **Austin-Flint[2]-Geräusch**.

Bei reiner Aorteninsuffizienz ist der Anstieg der **Karotispulskurve** übersteil. Häufig Doppelgipfligkeit. Verzögerte Inzisur *(Pseudoinzisur)*, die tief im abfallenden Schenkel liegt oder gar nicht vorhanden ist.

Das Röntgenbild zeigt ein deutlich verbreitertes Herz, sowohl in der frontalen als auch der sagittalen Dimension. Herzrand und Aorta pulsieren gegensinnig *(signe de sonnette)*.

Echokardiographisch sind die Aortenklappen meist unauffällig, können aber bei schwerer Aorteninsuffizienz in den linken Ventrikel prolabieren. Die systolischen und diastolischen Durchmesser des linken Ventrikels sind vergrößert. Meist ist eine Hyperkinesie der Wandbewegungen nachweisbar und ein Flattern des vorderen Mitralsegels, das durch den Regurgitationsstrom angerissen und in hochfrequente Schwingungen versetzt wird (s. Abb. A1-10). Ein vorzeitiger Mitralklappenschluß ist bei sorgfältiger Untersuchung häufig nachweisbar. Doppler-velocitometrisch ist die regurgitierende Blutmenge und damit die Regurgitationsfraktion abschätzbar (s. Abb. A1-12).

Die **Herzsondierung** ergibt erhöhte enddiastolische linksventrikuläre Drucke (bis ca. 25 mmHg im kompensierten Zustand). Es besteht eine deutliche Vorhofwelle, häufig vorzeitiger linksventrikulärer Druckanstieg. Hohe systolische Druckwerte. Mit Erhöhung des linksventrikulären enddiastolischen Druckes kommt es zur retrograden Übertragung dieser Druckerhöhung auf den linken Vorhof und das Lungengefäßsystem. Damit droht Gefahr eines

---

[1] William S. Oliver (1836–1908), Militärchirurg in Farnborough. Antonio Cardarelli (1832–1927), Internist in Neapel.
[2] Austin Flint (1812–1886), Internist in New York.

Lungenödems. Messung der **Regurgitationsvolumina** mit Indikatoren (s. Tab. A1-3) bzw. Bestimmung der Regurgitationsstrecke (ungenau!).

> Am häufigsten betrifft die klinisch-symptomatische **Aorteninsuffizienz** die vierte oder fünfte Lebensdekade. Zunehmende **Atemnot** unter Belastung ist ein Warnsymptom. Bei klinisch manifesten Beschwerden ist die Häufigkeit des Sekundenherztodes erhöht.

▼ Therapeutische Hinweise

Einschränkung der körperlichen Aktivität, Digitalis und Diuretika. Neuerdings **Vasodilatantien** (Hydralazin, Captopril). Durch Öffnung der arteriolären Peripherie wird das linksventrikuläre Volumen teilweise nach dem arteriellen Schenkel hin verschoben. Die Regurgitationsfraktion nimmt ab, das linke Herz wird kleiner. Sobald klinische Symptome auftreten, sollte Klappenersatz erfolgen. **Bioprothesen** haben den Vorteil, daß eine Dauerantikoagulation nicht notwendig ist. Das gilt, wie bei allen Formen des Klappenersatzes, besonders für das höhere Lebensalter und für Frauen mit Kinderwunsch. Die primäre Operationsletalität liegt unterhalb 5%.

2.3.2.3 Kombinierte Aortenvitien (AS und AI)

Stenose oder Insuffizienz können so überwiegen, daß das Krankheitsbild dadurch bestimmt wird. Jedoch sind Aortenstenosen mit erheblicher Begleitinsuffizienz und umgekehrt nicht selten. Der linke Ventrikel ist kombiniert druck- und volumenbelastet, meist besteht physisch eine gute Belastungstoleranz bis zu höheren Schweregraden.

2.3.3 Trikuspidalklappenfehler

Physiologische Grundlagen: Abgesehen vom Vorhandensein dreier Zipfelklappen ist die Trikuspidalklappe ähnlich aufgebaut wie die Mitralklappe. Sie separiert den rechten Vorhof und rechten Ventrikel. Die Klappe kann stenotisch oder insuffizient werden. Erworbene Trikuspidalklappenfehler sind sehr viel seltener als die Mitral- und Aortenklappenfehler, da die an der Trikuspidalklappe wirksamen hämodynamischen Kräfte geringer sind.

2.3.3.1 Trikuspidalstenose (TS)

Definition: Die verengte Klappe behindert den Einstrom in den rechten Ventrikel.
Häufigkeit: Etwa 3% der rheumatischen Herzvitien.
Ursachen: Die Trikuspidalstenose ist nahezu ausschließlich rheumatischer Genese und selten die dominierende Klappenläsion.

Als Folge der rheumatischen Affektion verdicken sich die Klappensegel. Die Kommissuren verlöten miteinander und führen zu einer trichterförmigen Transformation des Klappenapparates. Weitaus am häufigsten ist die Trikuspidalstenose mit der Mitralstenose kombiniert. Besonders Frauen sind betroffen. Eine hämodynamisch schwere Trikuspidalstenose liegt bei einer Klappenöffnungsfläche von weniger als 1 cm^2 vor.

Folgen: Da das Blut unter erhöhtem Druck durch die verengte Klappe transportiert werden muß, kommt es zur Einflußstauung, die zu sichtbar gestauten **Halsvenen,** peripheren **Ödemen** und **Aszites** führt. Der rechte Vorhof kann massiv erweitert sein. Bei gleichzeitig vorhandener Mitralstenose kann diese durch Fortschreiten der Trikuspidalstenose, allerdings unter den klinischen Zeichen einer Rechtsherzinsuffizienz, in ihrer hämodynamischen Auswirkung auf den Lungenkreislauf, gekennzeichnet durch **Atemnot,** klinisch weniger in Erscheinung treten.

🇩 Diagnostische Hinweise

Ähnlich wie bei der Mitralstenose findet sich bei der Auskultation (s. Abb. A1-11) ein **mitteldiastolisches** und **präsystolisches Geräusch** mit Punctum maximum über dem unteren Sternum links. Das Geräusch ist von mehr **kratzender,** rauher Qualität. Es ist während der Inspiration als Folge vermehrten Blutrückflusses zum Herzen akzentuiert wahrnehmbar. Die Unterscheidung gegenüber einem Diastolikum bei Mitralstenose kann schwierig sein.

Bei der **Herzkatheteruntersuchung:** Hohe a-Welle im Jugularvenenpuls bei massiv erhöhtem Venendruck. Häufig führt dieser auch in aufrechter Körperhaltung zu Prallfüllung der Halsvenen. Die a-Welle verschwindet bei Auftreten von Vorhofflimmern. Das y-Tal des Venenpulses ist wegen des verzögerten Bluteinstroms in den rechten Ventrikel verlängert. Die Leber ist vergrößert und kann im Rhythmus der a-Welle systolisch pulsieren.

Die **Rechtsherzsondierung** weist den diastolischen Druckgradienten zwischen rechtem Vorhof und rechtem Ventrikel nach, der wegen des niedrigen Druckniveaus im Niederdrucksystem selten mehr als 5 mmHg beträgt. Angiokardiographisch stellt sich der deformierte und stenosierte Klappenapparat bei vergrößertem rechten Vorhof dar.

Typischer Halsvenenpuls mit Zunahme der Pulsationen während der Inspiration. Bei bereits eingetretenem Vorhofflimmern meist massive, weitgehend invariante Halsvenenstauung, Lebervergrößerung und periphere Ödeme. Aszites.

Elektrokardiographisch Vorhofüberlastung rechts bei erhaltenem Sinusrhythmus. Häufig Vorhofflimmern. Radiologisch auffallend kleine Arteria pulmonalis, nur gelegentlich **Trikuspidalklappenkalk.** Vergrößerung des linken Vorhofes bei begleitender Mitralstenose.

Im Echokardiogramm Verdickung des vorderen und hinteren Trikuspidalsegels und deutliche Verzögerung der EF-Bewegung.

Die Trikuspidalstenose entgeht nicht selten der Diagnose, besonders bei gleichzeitig vorhandener Mitralstenose. Differentialdiagnostisch muß an ein Myxom im rechten Vorhof und an eine Pericarditis constrictiva gedacht werden.

▼ Therapeutische Hinweise

Keine konservative Therapie. Die Indikation zur operativen Therapie ist rechtzeitig zu stellen; je nach pathologisch-anatomischem Befund ist eine Klappenrekonstruktion, eine Klappenplastik (nach DeVega oder Carpentier) oder ein Trikuspidalklappenersatz, vorzugsweise mittels Bioprothese, zu erwägen.

2.3.3.2 Trikuspidalinsuffizienz (TI)

Definition: Eine verminderte Schlußfähigkeit der Trikuspidalklappe kann organisch oder relativ bedingt sein. Bei der organischen Schädigung liegen pathologisch-anatomische Veränderungen zumeist unterschiedlichen Ausmaßes am gesamten Klappenapparat (Klappensegel, Chordae tendineae, Papillarmuskeln) vor. Die **relative** Trikuspidalinsuffizienz ist durch eine Diastase der Klappenblätter infolge einer Erweiterung des Klappenringes, z. B. bei Ventrikeldilatation infolge einer Druckbelastung, bedingt.

Bei der **Auskultation** (s. Abb. A1-11) ist ein systolisches Insuffizienzgeräusch nicht immer zu hören, am ehesten in der Inspirationsphase über dem unteren Sternum. Die Abgrenzung von anderen Klappengeräuschen ist oftmals schwierig.

Ursachen: Die organische Trikuspidalinsuffizienz ist am häufigsten durch **bakterielle Endokarditis** bei Drogenabhängigen (*Fixer-Endokarditis),* bei Alkoholikern und bei AIDS anzutreffen. Auch **Thoraxtraumen** können durch stumpfe Verletzungen des Trikuspidalklappenapparates zu einer Schlußunfähigkeit der Klappe führen. Als Rarität ist eine Trikuspidalinsuffizienz bei den seltenen **Karzinoidsyndromen** und bei der **Endomyokardfibrose** anzusehen. Leichtere Trikuspidalinsuffizienzen kommen bei Trikuspidalklappenprolapssyndromen und gelegentlich bei rechtsventrikulärer **Schrittmacherstimulation** vor.

Die relative Trikuspidalinsuffizienz ist gewöhnlich Spätfolge einer **Rechtsherzinsuffizienz** oder einer **pulmonalen Hypertonie** bei Linksherzklappenvitien oder beim **Cor pulmonale.**

Folgen: Die Unterscheidung zwischen relativer oder organischer Trikuspidalinsuffizienz ist oft schwierig. Klinisch ist ein organisches Trikuspidalvitium in der Regel dann anzunehmen, wenn die Therapie eines Mitralvitiums mit Digitalis und Diuretika ohne Erfolg bleibt, bzw. eine spezifische Anamnese die Diagnose wahrscheinlich macht.

Das subjektive Befinden der Patienten ist oft auch bei schwerer isolierter Trikuspidalinsuffizienz wenig beeinträchtigt.

D Diagnostische Hinweise

Hohe v-Welle des Jugularvenenpulses während der **Herzkatheteruntersuchung,** systolische Pulsationen der Leber, typischer Auskultationsbefund, besonders bei der organischen Trikuspidalinsuffizienz mit bandförmigem Systolikum im Bereich des unteren Sternums und protodiastolischem Füllungston.

Echokardiographisch kann die Trikuspidalinsuffizienz elegant durch Kontrastmittelechokardiographie nachgewiesen werden: Die Verweildauer des Kontrastmittels im vergrößerten rechten Ventrikel ist verlängert. Die indirekten Zeichen der rechtsventrikulären Dilatation und der paradoxen Auslenkung des Ventrikelseptums sind typische Befunde. Bei Hinweis auf bakterielle Endokarditis muß nach endokarditischen Auflagerungen auf den Klappen gefahndet werden. Das **Trikuspidalklappenprolapssyndrom** ist eine echokardiographische Diagnose. Die **Doppler-Strömungsmessung** kann zudem eine transtrikuspidale Regurgitation sichern helfen.

Die **invasive Diagnostik** stützt sich auf das charakteristische Druckverhalten im rechten Vorhof während der Einatmung. Bei Trikuspidalinsuffizienz kommt es inspiratorisch nicht zu einem Abfall des rechten Vorhofdruckes; bei organischer Trikuspidalinsuffizienz ist der rechtsventrikuläre Druck normal, während bei relativer Trikuspidalinsuffizienz fast immer eine Druckerhöhung im rechten Ventrikel gefunden wird.

Der quantitative Nachweis des Regurgitationsvolumens erfolgt mit der **Indikatorverdünnungsmethode** (Thermodilution, Farbstoffverdünnungsmethode). Beweisend ebenfalls die angiographischen Methoden bei Injektion von Kontrastmittel in den rechten Ventrikel.

> Differentialdiagnostisch ist das charakteristische atmungsabhängige Systolikum bei der Trikuspidalinsuffizienz gegenüber Ventrikelseptumdefekt und Mitralinsuffizienz von Bedeutung.

▼ Therapeutische Hinweise

Eine organische Trikuspidalinsuffizienz, sofern isoliert vorhanden, wird gut toleriert und kann, falls überhaupt notwendig, mit **Digitalis** und **Diuretika** über lange Zeit konservativ behandelt werden. **Operativ** kommen rekonstruktive Maßnahmen, z. B. DeVega-, Wooler- oder Carpentier-Plastik in Frage.

Bei der relativen Trikuspidalinsuffizienz, die stets Folge einer Drucksteigerung im kleinen Kreislauf ist, hängt der Therapieerfolg wesentlich von der Beeinflussung der zugrundeliegenden Störung ab. Ein **Trikuspidalklappenersatz** wird nur ausnahmsweise durchgeführt.

2.3.4 Pulmonalklappenfehler

Physiologische Grundlagen: Der tubuläre bis trichterförmige Ausflußtrakt des rechten Ventrikels wird stromabwärts von der Pulmonalklappe begrenzt. Daran anschließend setzt das Stammgefäß der Arteria pulmonalis an, das keine Windkesselfunktion besitzt. Eine Pulmonalstenose kann valvulär und subvalvulär lokalisiert sein. Beide Formen sind meist angeboren. Eine erworbene Pulmonalstenose ist eine Rarität. Die Pulmonalinsuffizienz ist überwiegend relativ bedingt.

2.3.4.1 Pulmonalstenose (PS)

Definition: Meist angeborene Verengung des Truncus bzw. der Arteria pulmonalis, entweder im Bereich der Semilunarklappen (valvulär) oder oberhalb davon (supravalvulär) oder in der Ausflußbahn der rechten Kammer (infundibulär). Häufig ist die PS mit anderen kardiovaskulären Mißbildungen verbunden.

Ursachen: Die erworbene valvuläre Pulmonalstenose ist entweder **rheumatischen** Ursprungs oder die Folge eines **Dünndarmkarzinoids**. Eine Stenose des rechtsventrikulären Ausflußtraktes ist bei massiver Septumhypertrophie als Folge einer Linksherzerkrankung unter dem Namen **Bernheim-Syndrom** beschrieben.

Folgen: Druckbelastung des rechten Ventrikels. Diese kann beträchtliche hämodynamische Grade annehmen, bis sie klinisch wirksam wird, da der rechte Ventrikel außerordentlich zur Hypertrophie befähigt ist.

D **Diagnostische Hinweise**

Auskultationsbefund: Bei valvulärer Stenose lautes, nicht in die Karotiden fortgeleitetes systolisches Geräusch mit frühsystolischem Maximum, bei subvalvulärer Stenose eher bandförmiges Systolikum (s. Abb. A1-11).

Echokardiographisch eingeschränkte Beweglichkeit der Pulmonalklappe, evtl. poststenotische Dilatation des Pulmonalisstammgefäßes. Bewegungsparadoxie des interventrikulären Septums, Rechtshypertrophie. Elektrokardiographisch Rechtsbelastung. Rechtsschenkelblock.

▼ **Therapeutische Hinweise**

Digitalisierung. Diuretische Therapie. Bei hypertrophisch obstruktiver Myokarderkrankung Kalziumantagonisten. Ein operatives Vorgehen ist bei den erworbenen Pulmonalstenosen in der Regel nicht erforderlich.

2.3.4.2 Pulmonalinsuffizienz (PI)

Definition: Eine angeborene Schlußunfähigkeit der Pulmonalklappe ist ausgesprochen selten, häufiger nach Endokarditis, Lues oder funktionell infolge Überdehnung des Klappenringes, durch Druck-

erhöhung im kleinen Kreislauf. Der Verlauf ist meist benigne.

Ursachen: An eine organische Pulmonalinsuffizienz muß bei schweren bakteriellen Endokarditiden (*Fixer*-Endokarditiden) gedacht werden. Eine relative Pulmonalinsuffizienz tritt immer erst im Spätstadium einer Druckbelastung der Lungenstrombahn auf (Mitralvitien, primäre pulmonale Hypertonie, rezidivierende Lungenembolien). Häufig ist eine Pulmonalinsuffizienz Folge einer operativen Sprengung einer Pulmonalklappenstenose oder einer angeborenen Anomalie.

Folgen: Bei organischer Pulmonalinsuffizienz wird die vermehrte Volumenbelastung des rechten Ventrikels meist spielend kompensiert. Hingegen ist die relative Pulmonalinsuffizienz ein prognostisch ungünstiges Zeichen.

D **Diagnostische Hinweise**

Bei organischer Pulmonalinsuffizienz meist keine elektrokardiographischen Zeichen der Rechtsbelastung. Bei der relativen Pulmonalinsuffizienz meist vorbestehende Zeichen der **Rechtsherzbelastung** im **Elektrokardiogramm**. **Echokardiographisch** Erweiterung des Ausflußtraktes des rechten Ventrikels. Vermehrte Pulsation der rechtsventrikulären Vorderwand. Typischer **Auskultationsbefund:** Das **Herzgeräusch** ist vom 2. Pulmonalton abgesetzt, niederfrequent und von Decrescendocharakter. Die relative Pulmonalinsuffizienz ist immer die Folge einer Drucksteigerung in der Lungenstrombahn. Das diastolische Sofortgeräusch, das zum Auskultationsbefund bei schweren Mitralvitien hinzutritt, ist ein Pulmonalinsuffizienzgeräusch (*Graham-Steell*[1]-*Geräusch*). Das Geräusch der relativen Pulmonalinsuffizienz ist auskultatorisch hochfrequent, von Decrescendocharakter und unterscheidet sich qualitativ nicht von dem einer Aorteninsuffizienz (s. Abb. A1-11). Allerdings fehlt das häufig bei der Aorteninsuffizienz (s. S. 45) gleichzeitig vorhandene systolische Geräusch über den Karotiden.

Nachweis der Pulmonalinsuffizienz durch **Herzkatheteruntersuchung** und **Indikatormethoden**, Kontrastmittel-Echokardiographie.

▼ **Therapeutische Hinweise**

Eine organische Pulmonalinsuffizienz bedarf nur selten einer operativen Behandlung. Die relative Pulmonalklappeninsuffizienz ist Symptom einer schweren pulmonalen Hypertonie. Hier ist die Grunderkrankung vorrangig zu behandeln.

2.4 Angeborene Vitien

Vorbemerkungen zur Embryologie: Im Frühstadium besteht das Herz aus einem einfachen Gefäßschlauch. Während der Entwicklung torquiert sich dieser schrau-

---

[1] Graham Steell (1851–1942), Internist in Manchester.

benförmig. In der vierten bis fünften Schwangerschaftswoche unterteilt er sich in fünf Segmente: den Sinus venosus, in den die Systemvenen münden, das gemeinsame Atrium, den gemeinsamen Ventrikel, den Bulbus cordis, den Truncus arteriosus.

Etwa bis zur achten Woche erfolgen Transformationen, in denen sich die Septen innerhalb der Vorhöfe und Ventrikel ausbilden und damit die Voraussetzung für die Formierung eines rechten und eines linken Herzens schaffen. Gleichzeitig werden Vorhöfe von Ventrikeln getrennt, indem – von den Endokardkissen aus – Mitral- und Trikuspidalklappe gebildet werden. Der Bulbus cordis einerseits und der Truncus arteriosus andererseits werden durch spiralig vorwachsende Septen in rechts- und linksventrikulären Ausflußtrakt bzw. Arteria pulmonalis und Aorta unterteilt. Von der Nahtstelle der Septen miteinander hängt es ab, inwieweit die Kontinuität der entsprechenden Herzhöhlen mit ihren zugehörigen großen Gefäßen verwirklicht wird. Gegen Ende der achten Woche ist dieser Prozeß abgeschlossen. Im Fetalkreislauf gelangt der überwiegende Teil des Blutes aus der Vena cava superior in den rechten Ventrikel und von dort über die Lungenschlagader und den offenen Ductus Botalli in den Systemkreislauf. Nur ungefähr 5% des Zeitvolumens durchlaufen die Lunge.

Das Blut aus der Vena cava inferior umgeht die Lunge durch Übertritt in den linken Vorhof via offenes Foramen ovale und gelangt in den linken Ventrikel, von dort in die Aorta ascendens. Innerhalb der ersten Lebensstunden nach der Geburt schließt sich das Foramen ovale durch die relative Druckerhöhung im linken Vorhof; der Ductus Botalli konstringiert sich zunächst muskulär unter dem Einfluß von Prostaglandin E_1 und verödet dann zum Ligamentum Botalli.

Für die meisten angeborenen Herzfehler kann jedoch ein genetischer Faktor nicht verantwortlich gemacht werden. Nur in einer kleinen Minderheit besteht ein direkter Hinweis auf eine **genetische** Abnormität (Noonan-Syndrom, Bonnevie-Ullrich-Syndrom, Turner-Syndrom, Down-Syndrom, Holt-Oram-Syndrom und Gardner-Syndrom). Die Herzveränderungen beim Marfan-Syndrom (Mutation eines Fibrillen-Gens auf Chromosom 15) sind in der Regel Verschleißerscheinungen bei minderwertiger Kollagenmatrix. Die Röteln-Embryopathie kommt nur äußerst selten zweimal innerhalb einer Familie vor. Unter den Medikamenten-induzierten Embryopathien ist besonders die Thalidomid-Embryopathie bedeutsam geworden.

Erscheinungsbild: Bei den Kurzschlußverbindungen (z.B. Vorhofseptumdefekt – ASD, Ventrikelseptumdefekt – VSD, Ductus Botalli apertus – DAB) kommt es infolge des normalerweise geringeren Strömungswiderstandes im Pulmonalkreislauf zum Übertritt von Blut über die Shuntverbindung in den kleinen Kreislauf auf der jeweiligen Ebene des Defektes. Dabei erhöht sich der pulmonal-arterielle Druck nur geringfügig. Nur in seltenen Fällen kommt es bereits frühzeitig zu einer signifikanten **Vasokonstriktion,** verbunden mit irreversiblen Veränderungen im Arteriolenbereich der Lunge (**Eisenmenger**[1]**-Komplex**). Unter **Shuntumkehr** versteht man die Strömungsumkehr in einem Nebenschluß, der bei Druckangleichung

von kleinem und großem Kreislauf vorliegt. So etwa primär bei großem Ventrikelseptumdefekt oder Ductus arteriosus Botalli apertus, sekundär beim Vorliegen einer sog. **Eisenmenger-Reaktion,** d.h. Zunahme des Lungenwiderstandes sukzessiv mit der Abnahme des Links-rechts-Shunts und zunehmender Möglichkeit eines Übertritts von venösem Blut in die Systemzirkulation. Folglich ist dann die Lungenperfusion vermindert. Anatomische Fehlmündungen wie die Transposition der großen Gefäße, der Truncus arteriosus communis oder die komplette Lungenvenentransposition mit oder ohne Kommunikation zwischen beiden Vorhöfen sind an eine beträchtliche zentrale Zyanose (d.h. großer Rechts-links-Shunt) mit einem vermehrten Lungendurchfluß gekoppelt.

Nomenklatur: Im Unterschied zu den früheren Bemühungen einer formalen Nomenklatur angeborener Anomalien wird heute von den pädiatrischen Kardiologen eine Einteilung vorgezogen, die die Reihenfolge der Herzhöhlen (**Sequenzanalyse**) vorrangig berücksichtigt. Diese Nomenklatur wird am besten dem Zusammenhang zwischen Herzhöhlen und großen Arterien und ihren räumlichen Beziehungen zueinander gerecht. Zunächst ist der **Vorhofsitus** zu definieren, der ein **Situs solitus** oder **ambiguus** sein kann. Weiterhin sind die **atrioventrikulären Verbindungen** festzustellen, die konkordant, diskordant, unbestimmt oder entsprechend eines Doppeleinflußbahn-Ventrikels oder eines Fehlens einer der beiden Verbindungen beschaffen sein können. Schließlich sind die **ventrikulo-arteriellen Verbindungen** zu beschreiben, die konkordant, diskordant, entsprechend einer Doppelausflußbahn oder einer nur singulären Ausflußbahn beschaffen sein können. Hinsichtlich der **Ventrikelmorphologie** und der atrioventrikulären Verbindungen sind zu unterscheiden: Zwei Ventrikel (konkordant, diskordant, unbestimmt), das univentrikuläre Herz vom linksventrikulären Typ, vom rechtsventrikulären Typ oder vom unbestimmten Typ, wobei jeweils ein Doppeleinfluß oder das Fehlen einer der beiden atrioventrikulären Verbindungen vorliegen kann. Um dieses Gerüst ranken sich die Begleitanomalien, z.B. Abweichungen im Verlauf des venösen Rückstroms, Anomalien der Vorhöfe, Besonderheiten in den atrioventrikulären Verbindungen, Mißbildungen der Kammern und Anomalien des Infundibulums, der Aortenbögen und ihrer Abgänge.

Nach dieser Festlegung der Zuordnung innerhalb des Herzens ist die Lage des Herzens im Thorax bestimmend, die nicht notwendig über die vorgenannten Verbindungen und Mißbildungen informiert. Hierunter fallen Rechts-, Links- oder zentrale Lage des Herzens, aber auch die sog. **Dextrokardie, Lävokardie** und **Mesokardie,** Bezeichnungen, die sich von der Lage der Herzspitze im Thorax

---

[1] Victor Eisenmenger (1864–1932), Arzt in Wien.

herleiten. Weiterhin gibt es eine Rotation des Herzens um seine Längsachse. Eine interne Herzmißbildung ist mit dieser Beschreibung nicht präjudiziert. Die Begriffe Dextrokardie, Dextroversion oder Dextrorotation tragen wenig zum Verständnis der Anatomie bei und sind restriktiv zu werten.

2.4.1 Kurzschlußverbindungen (Shuntvitien)

2.4.1.1 Vorhofseptumdefekte (ASD)

Definition: Angeborene interatriale Kommunikation im Bereich des Ostium secundum (ASD II),

des Ostium primum (ASD I) oder des Sinus venosus (s. Abb. A1-14).

Ursachen: Häufig Organisatordefekte wie bei Röteln-Embryopathie oder durch teratogene Einflüsse, z. B. Thalidomid. Die Häufigkeit von ASD II : ASD I : Sinus venosus-Defekt entspricht etwa 8 : 1,5 : 0,5.

Folgen: Der Vorhofseptumdefekt geht mit einer Erhöhung des Lungendurchflusses einher. Diese wird in der Regel über Jahre gut toleriert. Dennoch ist die kardiale Leistungsreserve eingeschränkt, da das Herzzeitvolumen des rechten Ventrikels nicht beliebig steigerungsfähig ist, und bereits in Ruhe das

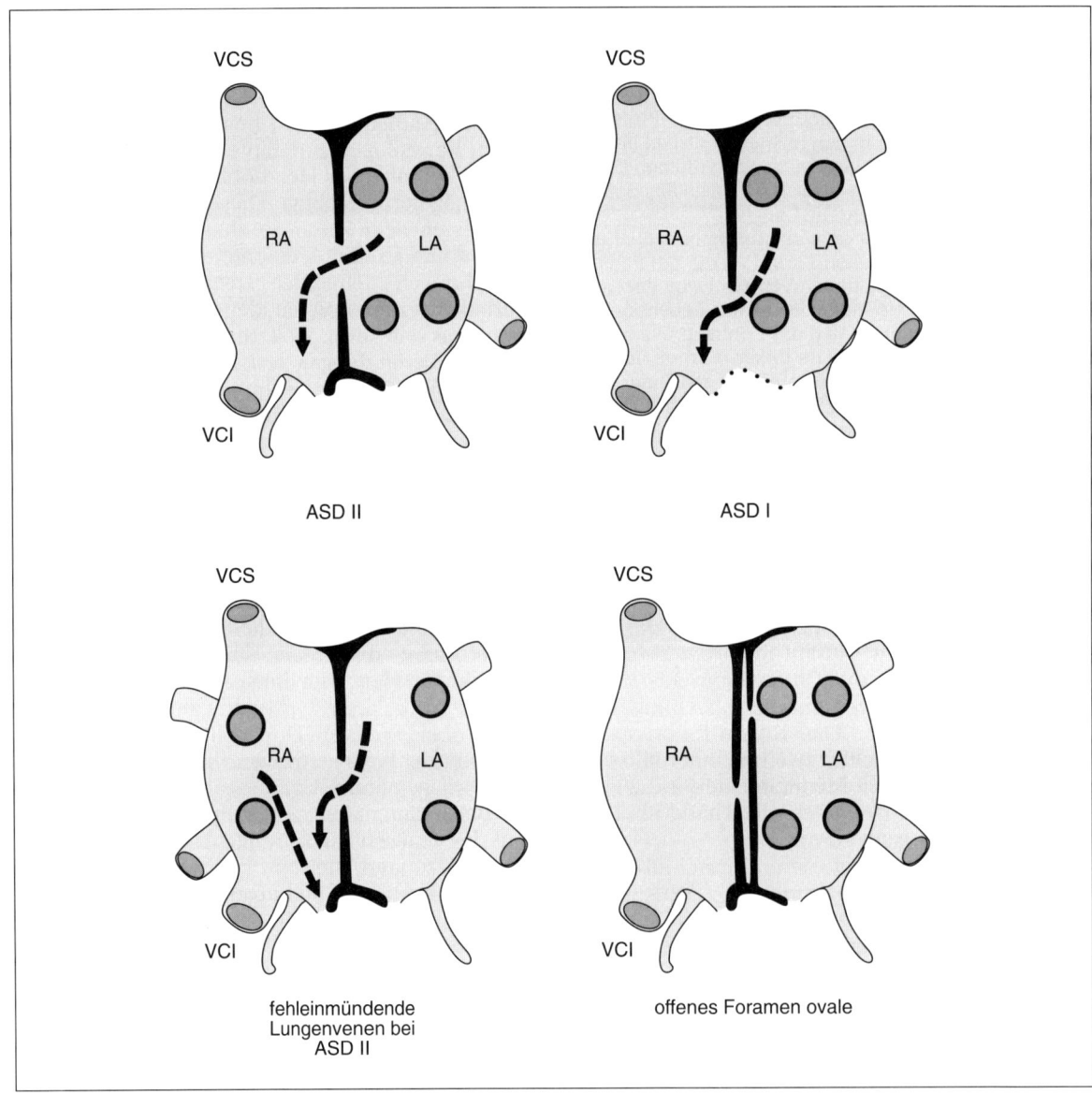

Abb. A1-14: Anatomie der Vorhofseptumdefekte: Beim Sekundumtyp (ASD II) sind die septalen Segel von Mitral- und Trikuspidalklappe nicht in den Defekt einbezogen, wie das beim Ostium primum-Defekt (ASD I) der Fall ist, bis hin zum Bild des AV-Kanals. Hingegen ist beim ASD II häufig eine abnorme Drainage der Lungenvenen in den rechten Vorhof zu beobachten. Beim offenen Foramen ovale wird ein Links-rechts-Shunt durch die klappenähnliche Konstruktion verhindert (nach Julian, 1978). VCS = Vena cava superior, VCI = Vena cava inferior, RA = rechter Vorhof, LA = linker Vorhof.

Drei- bis Vierfache des Ruhe-Herzzeitvolumens betragen kann.

D **Diagnostische Hinweise**

Relativ kleiner arterieller Puls. Normaler Venendruck. Verstärkter rechtsventrikulärer Impuls. Einschränkung der kardialen Reserve im Belastungstest. Charakteristischer **Auskultationsbefund:** Bei normalen Lungenwiderstandsverhältnissen besteht auskultatorisch ein Links-rechts-Shunt, der zu einer Überflutung der Lungenstrombahn führt, mit dem hämodynamischen Effekt einer relativen Pulmonalstenose.

Daher resultiert ein **systolisches Austreibungsgeräusch.** Wegen des vermehrten Blutangebots an den rechten Ventrikel während Inspiration (von der Körperperipherie) und während Exspiration (vom linken Vorhof her) schließt sich die Pulmonalarterienklappe später als beim intakten Herzen. Die weite Tonspaltung ist Respirations-invariant. Bei großen Shuntvolumina kann ein leises **mesodiastolisches Trikuspidal-Strömungsgeräusch** wahrnehmbar sein. Bei Druckangleichung in Lungen- und Systemkreislauf können die Geräuschphänomene vollständig verschwinden.

Bei ASD I ist fakultativ ein **mitrales Regurgitationsgeräusch** zu hören.

Die Unterscheidung von Septum secundum- und Septum primum-Defekt gelingt durch das **EKG.** Beim ASD II liegt in aller Regel ein kompletter oder inkompletter Rechtsschenkelblock bei Normal- oder Rechtstyp vor; beim ASD I findet sich regelmäßig ein linksanteriorer Hemiblock, d.h. mit überdrehter linker Achsenabweichung des Hauptvektors im EKG.

Die Shuntvolumina sind mit Hilfe der **Farbstoffkurve,** quantitativ am besten mit Hilfe der **Pulmonalissondierung** von zentral her zu bestimmen (s. Tab. A1-3). Die Herzsondierung erlaubt die Passage des Defektes mit entsprechender Dokumentation im Röntgenbild, außerdem den Nachweis von in den rechten Vorhof fehleinmündenden Lungenvenen. Lungenvenenfehlmündungen sind beim Sinus venosus-Defekt obligat.

Beim Ostium primum-Defekt sollte eine linksventrikuläre **Kontrastmittelinjektion** zum Ausschluß bzw. Nachweis einer Mitralinsuffizienz oder eines zusätzlichen Ventrikelseptumdefektes erfolgen. Anomale Lungenveneneinmündungen müssen nicht nur im Bereich des rechten Vorhofes, sondern auch im Einströmungsgebiet der Vena cava aufgesucht werden. Das **Thorax-Röntgenbild** gibt Auskunft über den Grad der Lungenüberflutung, die Herzgröße und die Prominenz des Pulmonalissegmentes. Das **Echokardiogramm** kann die Volumenbelastung des rechten Ventrikels belegen. Bei sorgsamer Untersuchung ist häufig der Defekt direkt sichtbar zu machen. Die Kontrastmittel-Echokardiographie (Injektion von z.B. physiologischer Kochsalzlösung, Gelifundol®, Echovist®-300 in die Vena cubitalis) läßt bei einem großen Rechts-links-

Shunt ein *Auswaschphänomen* im rechten Vorhof erkennen. Shuntabschätzung auch mit **Radionuklidmethoden** *(Binnenraumszintigraphie).*

V **Therapeutische Hinweise**

Der Verschluß eines Septum secundum-Defektes ist **chirurgisch** im allgemeinen leicht möglich. Die Operation sollte bei einer Shuntgröße von ca. 40% des Lungendurchflusses erfolgen. Im höheren Alter ist besonders die Lungenfunktion mitzuberücksichtigen.

Ein **Ostium primum-Defekt** sollte nur bei strenger Indikation operiert werden, da die **Letalität** des Eingriffs relativ hoch ist. Hohe Shuntvolumina und mitrale Regurgitation zwingen jedoch zum operativen Vorgehen. Komplikationen: Rhythmusstörungen, Postkardiotomiesyndrom.

2.4.1.2 Ventrikelseptumdefekte (VSD)

Anatomische Vorbemerkungen: Das Ventrikelseptum besteht aus drei Komponenten:
▷ dem muskulären Septum, das sich von den Ventrikelwänden her aufbaut,
▷ dem membranösen Septum, welches aus dem atrio-ventrikulären Endokardkissen aussprießt und dem muskulären Septum entgegenwächst,
▷ dem Bulbusseptum, das den Bulbus cordis in die Ausflußbahnen des rechten und linken Ventrikels auftrennt.

Definition: Ventrikelseptumdefekte (s. Abb. A1-15a) können in jeder dieser drei anatomischen Komponenten auftreten, am häufigsten jedoch im Bereich des membranösen Septums.

Ursachen: Es handelt sich in aller Regel um angeborene Defekte. Muskuläre Defekte können aber auch Folge einer myokardialen Nekrose im Septumbereich oder eines Herztraumas sein.

Folgen: Defekte mit einem Durchmesser unter 5 mm sind hämodynamisch weitgehend unwirksam. Größere Defekte führen zu einer Druck- und Volumenbelastung des Pulmonalkreislaufs und können eine sekundäre pulmonale Hypertonie nach sich ziehen. Bei primär hohem pulmonalem Widerstand kommt es zum Druckausgleich zwischen beiden Kammern **(Eisenmenger-Reaktion).** Kleine Defekte sind hämodynamisch ohne Bedeutung, obwohl sie mit einem **lauten systolischen Geräusch** einhergehen *(„viel Lärm um nichts")*. Größere Defekte führen häufig schon in den ersten Lebensmonaten zu einer Herzinsuffizienz. Andererseits können große Shuntvolumina zunächst ohne Beschwerdesymptomatik einhergehen. Innerhalb der frühen Kindheit vermögen sich große Ventrikelseptumdefekte zu verschließen.

D **Diagnostische Hinweise**

Typischer **Auskultationsbefund,** meist über dem mittleren Sternum in Strömungsrichtung fortgelei-

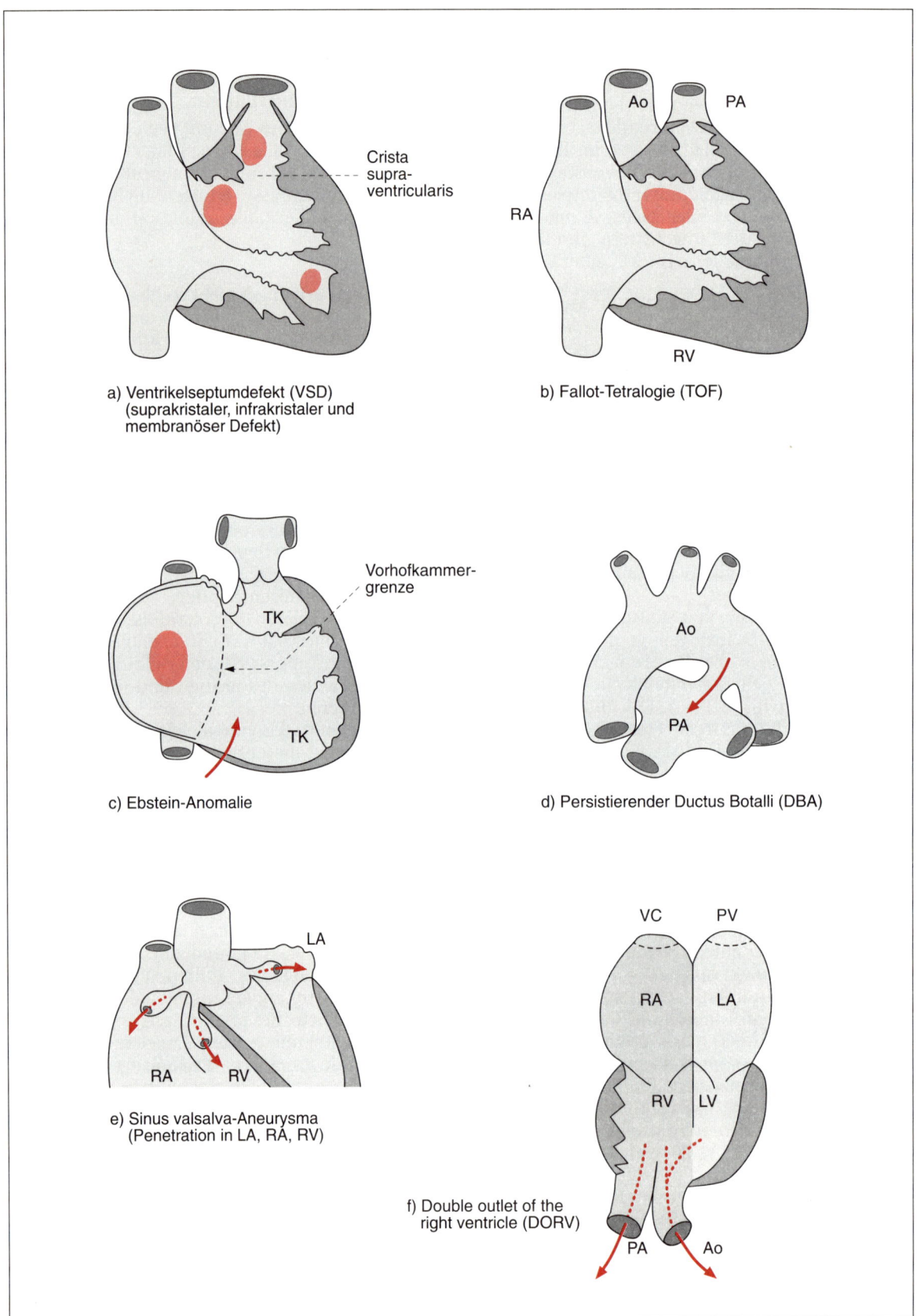

a) Ventrikelseptumdefekt (VSD)
   (suprakristaler, infrakristaler und
   membranöser Defekt)

b) Fallot-Tetralogie (TOF)

c) Ebstein-Anomalie

d) Persistierender Ductus Botalli (DBA)

e) Sinus valsalva-Aneurysma
   (Penetration in LA, RA, RV)

f) Double outlet of the
   right ventricle (DORV)

Abb. A1-15: Pathologische Anatomie einiger angeborener Herzfehler (nach Fleming und Braimbridges, 1967).

tetes holosystolisches Geräusch. Der Auskultationsbefund ist jedoch abhängig von der Größe des Defektes. Bei kleinen Defekten ist ein deutliches, über das rechte Parasternum ausstrahlendes systolisches Geräusch zu hören, das 6/6 Lautstärke annehmen kann. Größere Defekte gehen im Kindesalter mit Herzinsuffizienz einher und sind dann geräuscharm. Hyperdynamie des rechten und des linken Ventrikels. Verspätung des 2. Pulmonaltones. Die **elektrokardiographischen** Veränderungen hängen vom Typ der Belastung ab. Gewöhnlich Zeichen der biventrikulären Hypertrophie. Bei überwiegender pulmonaler Hypertonie Prävalenz der Zeichen der rechtsventrikulären Hypertrophie. Gewöhnlich folgt dem normalen PQ-Intervall ein mittelständiger QRS-Komplex. Hohe P-Wellen in Ableitung II sind ein Hinweis auf Rechts- oder Linkshypertrophie. Eine sorgfältige Bewertung dieser Befunde führt im allgemeinen zur gesicherten Diagnose. Die **Herzkatheteruntersuchung** gibt aufgrund der Sauerstoffsättigungswerte und des linksventrikulären Angiogramms Aufschluß über anatomische Lage und Ausmaß des Defektes. In der unblutigen Diagnostik ist heute besonders die (farbkodierte) **Doppler-Echokardiographie** bei der Lokalisierung der Defekte hilfreich. Die M-Mode-Echokardiographie liefert im allgemeinen nur indirekte Zeichen. Besonders bei der Erweiterung der rechtsventrikulären Ausflußbahn können die Klappen des rechten Herzens sichtbar gemacht werden. Bei der Diagnostik des Ventrikelseptumdefektes ist ein gleichzeitig vorhandener offener Ductus arteriosus Botalli auszuschließen.

▼ Therapeutische Hinweise

> Große Ventrikelseptumdefekte können eine häufige Todesursache im frühen Kindesalter darstellen. Nach Ablauf des ersten Lebensjahres ist die Letalität nur noch gering.

Der Defekt, der multipel ausgebildet sein kann, verkleinert sich sukzessive. Die mittlere Lebenserwartung bei größeren Defekten beträgt dann ca. 20 bis 40 Jahre. Grundsätzlich besteht eine erhöhte Anfälligkeit gegenüber der bakteriellen Endokarditis. Die Indikation zur **Operation** hängt von der generellen Prognose und von der Durchführbarkeit einer konsequenten Endokarditisprophylaxe ab. Bei größeren Shuntvolumina ist ein operativer Verschluß notwendig. Dabei ist zu bedenken, daß bei einem Pulmonalarteriendruck zwischen der Hälfte und zwei Dritteln des systemischen Druckes (beim Kind) immer noch gute Aussicht auf einen Spontanverschluß des Septumdefektes besteht. Bei Druckausgleich verbietet sich eine chirurgische Intervention.

Entscheidend für die Operationsindikation kann die Reaktion des Lungenwiderstandes unter reiner Sauerstoffbeatmung sein. Die **Bändelung der Pulmonalarterie** ist besonders im Kindesalter ein Mittel, um die Entwicklung einer pulmonalen Hypertonie zu verzögern. Bei Prolabieren der rechtskoronaren Semilunartasche der Aortenklappe ist eine Frühoperation angezeigt. Die Operationsletalität beträgt 0–5%; bei **Eisenmenger-Syndrom** kann unter Umständen die **Langzeit-O$_2$-Therapie** den erhöhten Pulmonalisdruck senken und die klinische Symptomatik bessern helfen.

2.4.1.3 Ductus arteriosus Botalli apertus persistens (DAB)

Definition: Während des Fetalstadiums erlaubt der offene Ductus arteriosus, daß das Blut überwiegend von der oberen Hohlvene über den rechten Ventrikel und die Arteria pulmonalis direkt in die Aorta drainiert wird. Der Pulmonalkreislauf wird damit umgangen. Der Ductus schließt sich unter dem Einfluß von Prostaglandinen innerhalb weniger Stunden nach der Geburt. Bei Offenbleiben der Verbindung ergibt sich unter der Voraussetzung eines annähernd normalen Lungenwiderstandes ein systolisch-diastolisches Druckgefälle zwischen Aorta und Arteria pulmonalis (s. Abb. A1-15d).

Ursachen: Die Persistenz eines offenen Ductus Botalli ist häufig auf eine **Rötelnembryopathie** im ersten Trimenon der Gravidität zurückzuführen. **Genetische Faktoren** können ebenfalls eine Rolle spielen. Bei **niedrigen Sauerstoffdrucken** in großen Höhenlagen (z.B. Peru, Ecuador) kommt ein offener Ductus Botalli wesentlich häufiger vor.

Folgen: Nur bei wenigen Kindern bleibt der Ductus Botalli offen. Über das kurze offene Verbindungsgefäß zwischen Aorta und Arteria pulmonalis können immense Shuntvolumina transportiert werden, was besonders im Neugeborenenalter schnell zur **Herzinsuffizienz** führen kann. Andererseits kann sich durch die Persistenz der fetalen Mediahypertrophie der Lungengefäße vorschnell eine **pulmonale Hypertonie** entwickeln, die dem Links-rechts-Shunt entgegenarbeitet und frühzeitig zu einer **Shuntumkehr** und damit einer Druckbelastung des rechten Ventrikels führt.

Bei Persistieren des Ductus drohen komplizierende Erkrankungen, wie **infektiöse Endarteriitis** bzw. **Endokarditis** und Mangelperfusion des Systemkreislaufs bei linksventrikulärer Volumenbelastung. Schließlich kommt es zur Entwicklung einer **pulmonalen Hypertonie**.

D Diagnostische Hinweise

Der **Auskultationsbefund** ist charakteristisch. Der volumenbelastete linke Ventrikel pumpt Blut sowohl während der Systole als auch während der Diastole in die Lungenstrombahn hinein. Es entsteht das sog. *Maschinengeräusch* des offenen Ductus Botalli, welches sich über die ganze Herzperiode erstreckt.

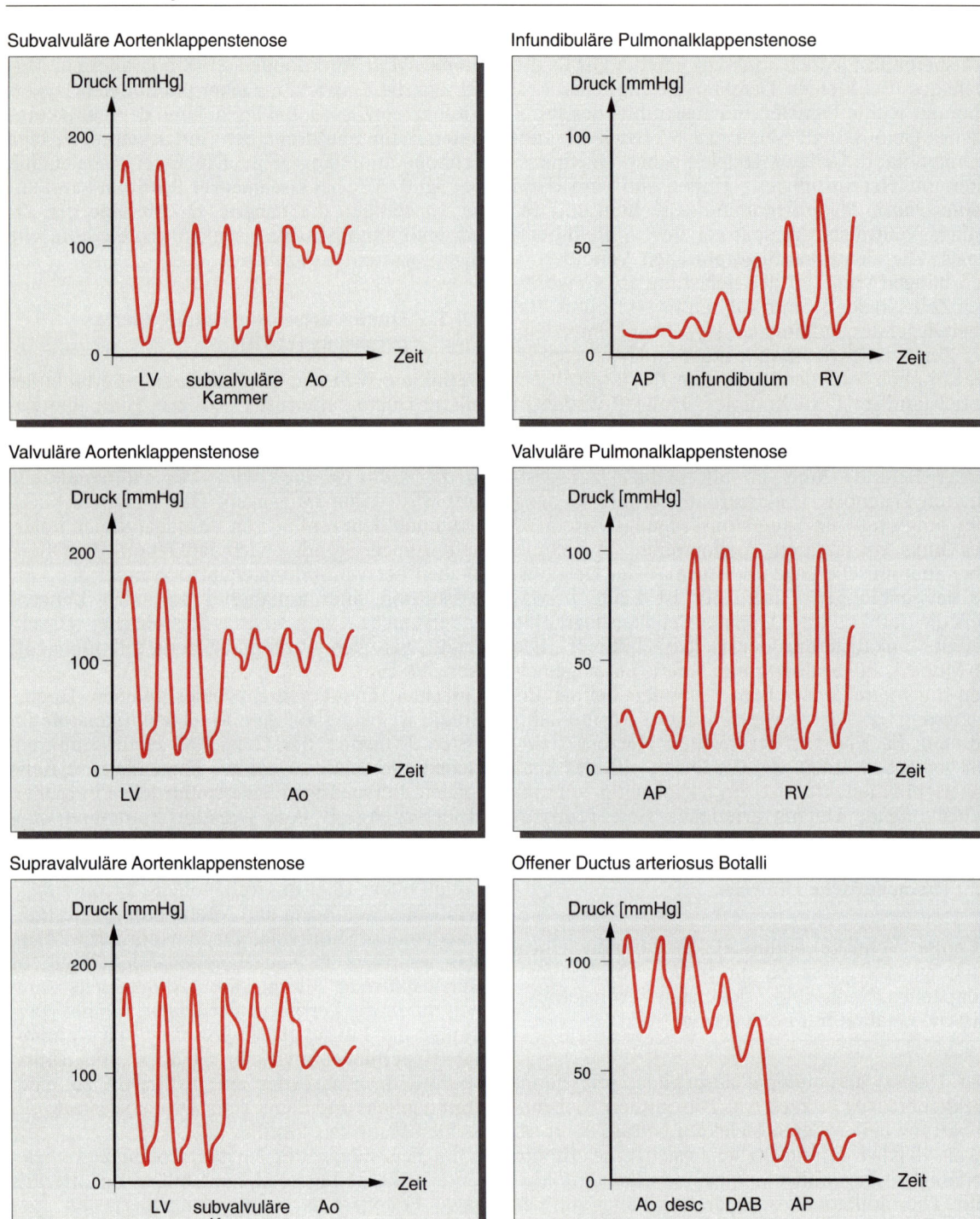

Subvalvuläre Aortenklappenstenose

Infundibuläre Pulmonalklappenstenose

Valvuläre Aortenklappenstenose

Valvuläre Pulmonalklappenstenose

Supravalvuläre Aortenklappenstenose

Offener Ductus arteriosus Botalli

Abb. A1-16: Katheterrückzugskurven bei subvalvulärer, valvulärer und supravalvulärer Aortenstenose, infundibulärer und valvulärer Pulmonalstenose und beim offenen Ductus arteriosus Botalli (DAB) (schematische Darstellung). LV = linker Ventrikel, Ao = Aorta, AP = Arteria pulmonalis, RV = rechter Ventrikel, Ao desc = Aorta descendens.

> Das Ductus-Geräusch kann besonders im Kindesalter mit physiologischen Venengeräuschen verwechselt werden.

Bei großlumigem Ductus, d. h. bei großem Shunt, kollabiert der **Aortenpuls** schnell wegen des großen diastolischen Lecks. Daher wird der diastolische Blutdruck meist tiefer gemessen als beim Gesunden. Häufig ist der linke Ventrikel hypertrophiert.

Das **Elektrokardiogramm** ist normal, zeigt allenfalls Hypertrophiezeichen links. Im **Röntgenbild** des Thorax findet sich eine Vergrößerung des linken Ventrikels und eine Erweiterung der Aorta sowie der Pulmonalarterie. Im **Kymogramm** treten in der Ductusregion Zwischenzacken auf. Im **Echokardiogramm** Hyperkinesie des linken Ventrikels. Doppler-echokardiographisch kann beim Kind der Fluß im Ductus gemessen und damit dessen Persistenz nachgewiesen werden.

Bei der invasiven Katheteruntersuchung ergibt sich eine charakteristische, violinschlüsselartige Katheterposition, wenn diese über Arteria pulmonalis, Ductus Botalli und Aorta geführt wird; ein φ-ähnlicher Verlauf bei Sondierung vom rechten Arm aus. Rückzug des Katheters zeigt einen systolisch-diastolischen Gradienten auf Gefäßebene an (s. Abb. A1-16).

▼ Therapeutische Hinweise

Obwohl Patienten mit offenem Ductus Botalli häufig beschwerdefrei sind, empfiehlt sich in jedem Falle die **operative** Unterbindung, um das Risiko einer Endokarditis möglichst klein zu halten. Operation bevorzugt im Vorschulalter. Beim Neugeborenen kann ein Versuch eines medikamentösen Verschlusses durch **Indometacin** gemacht werden. Katheteruntersuchungen zum diagnostischen Ausschluß eines offenen Ductus Botalli sind indiziert (Porstmann). Sie haben sich jedoch als Behandlungsmethode nicht allgemein durchgesetzt.

2.4.1.4 Aorto-pulmonales Fenster

Hämodynamisch ähnlich wie ein großer offener Ductus Botalli einzuordnen, ist die Mißbildung jedoch wesentlich seltener. Für die Behandlung gelten die gleichen Grundsätze. Die operative Therapie ist risikoreicher. Bei Katheterisierung ist der Sättigungssprung zwischen Arteria pulmonalis distal des Ductus und dem Stamm der Arteria pulmonalis bzw. der rechten Ventrikelausflußbahn diagnostisch bedeutsam. Kombinationen eines Ductus mit Aortenisthmusstenose, Ventrikelseptumdefekt, Vorhofseptumdefekt sind nicht selten und sollten beim diagnostischen Vorgehen beachtet werden.

2.4.2 Mißbildungen mit Obstruktion

Vorbemerkung: Es handelt sich in erster Linie um die Koarktation der Aorta, die kongenitale Aorten- und Pulmonalstenose. Treten diese Mißbildungen isoliert auf, bedeuten sie eine zusätzliche Last für den vorgeschalteten Ventrikel und können zur Insuffizienz führen. Die Mißbildungen können aber auch kombiniert mit abnormen Kommunikationen zwischen den Herzkammern (z. B. die Fallot-Tetralogie, s. Abb. A1-15b) auftreten.

2.4.2.1 Koarktation der Aorta (ISTA)

Definition: Es handelt sich um eine Verengung des Aortenlumens, meist unmittelbar jenseits des Ursprungs der linken Arteria subclavia. Meist ist die Verengung schwer und geht oft mit einer bikuspiden Aortenklappe einher. Diese kann stenosiert oder auch insuffizient sein. Ebenso kann ein Ductus arteriosus Botalli persistieren. Dies ist besonders beim sogenannten infantilen Typ mit proximal zum Ductus gelegener Koarktation der Fall.
Ursachen: Schädigung während der frühkindlichen Entwicklungsperiode bis zur sechsten Schwangerschaftswoche oder Chromosomenanomalien. Häufig ist die Mißbildung ätiologisch ungeklärt.
Folgen: Proximal der Stenose, zumeist in der oberen Körperhälfte, ist der systolische Druck in der Aorta und ihren Ästen deutlich erhöht. Eine etwa vorhandene **diastolische Blutdruckerhöhung** erreicht selten das Ausmaß einer schweren diastolischen arteriellen Hypertonie. Das die untere Körperhälfte perfundierende Blut erreicht diese über Kollateralkreisläufe mit retrograd durchströmten Interkostalarterien und Arteriae mammariae internae. Bei Durchlaufen der Kollateralen wird die Blutdruckamplitude gedämpft. Die Pulse sind daher sehr schwer tastbar. Der Blutdruck liegt in der unteren Körperhälfte niedriger als an den oberen Extremitäten. Häufig besteht eine **Blutdruckdifferenz** links gegenüber rechts, da die linke Arteria subclavia aus dem Stenosebereich entspringen kann. Bei der **infantilen Form** der Aortenisthmusstenose (ISTA) gelangt venöses Blut vom rechten Ventrikel über den Ductus direkt in die Aorta, stromab von der Koarktation. In ausgeprägten Fällen liegt dann eine **Hemizyanose** der unteren Körperhälfte vor.

> Bei Kindern mit abnormem Körperbau mit zarten unteren Extremitäten bei stark entwickeltem Schultergürtel und gleichzeitiger diastolischer Blutdruckerhöhung ist diagnostisch eine Koarktation der Aorta abzuklären.

Es besteht eine Linkshypertrophie. Vom Patienten werden anamnestisch entweder gar keine Beschwerden oder aber **schnelle Ermüdbarkeit der Beine** und häufig auch kühle untere Extremitäten angegeben. Der **Verlauf** bei der ISTA ist äußerst variabel und abhängig vom Schweregrad der Stenose. Bei hochgradiger Druckbelastung des linken Ventrikels und der prästenotisch gelegenen Gefäße kommt es zu einer Dilatation des Aortenbogens und der proximalen Halsgefäße. Eine **Herzinsuffizienz** kann sich bereits im frühen Kindesalter anbahnen. Dann ist eine operative Korrektur dringlich. Die **Prognose** der Erkrankung ist durch zahlreiche mögliche Komplikationen (bakterielle Endokarditis, Aneurysmen, zerebrale Blutungen, Rückenmarkskompression durch Kollateralgefäße im Spinalkanal) belastet. Unkorrigiert erreichen nur etwa 20% der Patienten das 40. Lebensjahr. Nahezu die Hälfte der Patienten verstirbt innerhalb des ersten Lebensjahres.

Entzündliche Veränderungen der thorakalen Gefäße, durch hereditäre Bindegewebsschwäche verursachte Ausweitungen der Aorta, die häufig mit Aortenklappeninsuffizienz einhergehen, Sinus valsalvae-Aneurysmen werden in Abschnitt 2.4.4 abgehandelt; eine Elongation der Aorta (Kinking) wird häufig beobachtet und ist selten von Krankheitswert. Der Abgang der rechten Arteria subclavia aus dem Aortenbogenbereich (A. lusoria) kann durch ihren typischen Verlauf hinter dem Ösophagus diesen komprimieren. Gelegentlich können Schluckstörungen auftreten. Eine rechts deszendierende Aorta oder die Persistenz beider Aortenbögen sind selten. Zusammen mit dem Ductus arteriosus Botalli kann das Bild eines Aortenringes ausgeprägt sein.

D **Diagnostische Hinweise**

Auskultatorisch ein systolisches Geräusch, das etwas verzögert nach dem ersten Herzton einsetzt und über den zweiten Herzton hinausgehen kann. Punctum maximum über der Herzbasis meist auch posterior in Höhe des 4. Interkostalraumes links mit Fortleitung in die Karotiden.

Blutdruckerhöhung im Bereich der oberen Extremitäten und des Kopfes. Verzögerte **Pulswelle** bzw. Auslöschung des Pulses in den unteren Extremitäten. Im **Röntgenbild** Verbreiterung des Mediastinums im oberen Anteil. **Rippenusuren,** die jedoch nicht obligat sind und auch bei schweren Aortenisthmusstenosen fehlen können. Im **Ösophagogramm** aortale Impression des oberen Anteils. Im **Elektrokardiogramm** Linkshypertrophie. Die **Katheteruntersuchung** gibt Aufschluß über die Ausdehnung und die anatomische Lage der Koarktation. Der Druckgradient über der Stenose ist von Länge und lichter Weite der Stenose und vom Grad der Kollateralisation abhängig. Er wird durch Katheterrückzug ermittelt.

Differentialdiagnostisch sind erworbene Iliakalverschlüsse, das **Takayasu-Syndrom**[1] und weiter stromab des Aortenisthmus gelegene Stenosen in Betracht zu ziehen. Rippenusuren finden sich auch bei Neurofibromatose und bei Fallot-Tetralogie.

▼ **Therapeutische Hinweise**

Chirurgische Therapie, möglichst vor Erreichen der Pubertät. Ist ein Interponat erforderlich, sollte die Operation nicht wesentlich vor Abschluß der

Wachstumsphase erfolgen. In einem Drittel normalisiert sich der Blutdruck in der oberen Körperhälfte nach Operation nicht.

2.4.2.2 Kongenitale Aortenstenose

Vorbemerkung: Da es sich meist um eine valvuläre Stenose auf dem Boden einer bikuspidalen Klappenanlage, aber auch um eine sub- oder supravalvulär gelegene Aortenstenose oder um eine Tunnelstenose handelt, sind die hämodynamischen Eigenheiten vergleichbar mit der erworbenen Aortenstenose und dort (s. Abschnitt 2.3.2) ausführlich besprochen.

Definition: Angeborene linksventrikuläre Ausflußbahnverengung. Eine angeborene Aorteninsuffizienz ist häufig Begleiterscheinung einer kongenitalen AS und führt nur selten zu hochgradiger Regurgitation.

Ursachen: Meist auf dem Boden einer kongenitalen Malformation der Klappe (monokuspid, bikuspid). Bei subvalvulärer Aortenstenose findet sich meist ein muskulärer Konstriktionsring im Bereich des Septums. Kombinationen mit fallschirmartiger Mitralklappe und Aortenisthmusstenose sind beschrieben. Bei supravalvulärer Aortenstenose liegt eine gleichzeitige Dilatation der Sinus valsalvae (s. Abb. A1-15e) vor.

Folgen: Infolge des Druckabfalls (Gradient) über der Ausflußbahnstenose Druckbelastung des linken Ventrikels und Minderperfusion der Körperperipherie. Bei supravalvulärer Aortenstenose frühzeitige Entwicklung der dilatativen Form einer Koronarsklerose.

D **Diagnostische Hinweise**

Typischer Druckverlauf bei Katheterrückzug aus dem linken Ventrikel je nach Lokalisation der Stenose (s. Abb. A1-16). Bei supravalvulärer Aortenstenose Hyperkalzämiesyndrom und charakteristischer Gesichtsausdruck: das sog. *Zwergengesicht* (Beuren-Williams[2]-Syndrom). **Auskultationsbefund:** Austreibungssystolikum, mit Punctum maximum im 2. Interkostalraum rechts mit Fortleitung in die Karotiden, Austreibungsklick. In schweren Fällen umgekehrte Spaltung des 2. Tones, häufig Frühdiastolikum als Ausdruck einer begleitenden Aorteninsuffizienz. Weitere Diagnostik siehe auch Abschnitt 2.3.2 Aortenstenose.

▼ **Therapeutische Hinweise**

Endokarditisprophylaxe mit **Penicillin** und operative Beseitigung des Ausflußbahnhindernisses durch **Kommissurotomie** bei valvulärer, nicht-verkalkter Stenose und bei Klappenverkalkungen durch **Klappenersatz.** Eine subvalvuläre Stenose kann durch

---

[1] Michishige Takayasu (geb. 1872), jap. Arzt.
[2] Alois J. Beuren (1919–1984), Kardiologe in Göttingen.
J. C. Williams, neuseeländischer Kardiologe.

operative Entfernung des subvalvulären Ringes direkt angegangen werden. Bei Tunnelstenose ist unter Umständen eine Ausflußbahnerweiterung (Rastan-Operation) oder die Anlegung eines **Conduits** (künstliche Gefäßverbindung zwischen Ventrikelspitze und Aorta ascendens mit interponierter Bioprothese) notwendig. Die einfache **Valvotomie** im Kindesalter ist mit einer Letalität von nur 0,5% belastet. Eine gewisse Klappeninsuffizienz muß dabei in Kauf genommen werden. Neuerdings wird in elektiven Fällen eine Klappensprengung mit Hilfe eines perkutan eingeführten und transvalvulär plazierten Ballons vorgenommen.

Operative Verfahren sind bei der kongenitalen Aortenstenose nur bei schwererer klinischer Symptomatik indiziert.

2.4.2.3 Hypoplastisches linkes Herz

Sammelbegriff für alle Erkrankungen, die ohne oder mit nur geringem linksventrikulärem Fördervolumen einhergehen, z.B. Mitralklappenatresie, Aortenklappenatresie. Eine Operation dieser Anomalien ist bis heute nicht möglich. Spontan kann das Leben des Individuums erhalten bleiben, wenn ein sehr großer Rechts-links-Shunt über einen offenen Ductus arteriosus Botalli vorhanden ist.

2.4.2.4 Kongenitale Pulmonalstenose

Definition: Meist valvulär. Selten infundibulär. Typisch als Bestandteil der Fallot-Tetralogie. Bei der valvulären Form ist die Pulmonalklappe meist domförmig konfiguriert und zeigt zentral eine spaltförmige Öffnung. Die Kommissuren sind miteinander verwachsen. Supravalvuläre Pulmonalstenosen sind sehr selten.
Ursachen: Meist unbekannt. Periphere Pulmonalstenosen können Folgen einer Rötelninfektion oder einer Thalidomid-Embryopathie sein.
Folgen: Poststenotisch ist der Pulmonalisstamm dilatiert. Der rechte Ventrikel ist druckbelastet und hypertrophiert. In der Regel ist der Druckgradient über der Pulmonalklappe hoch. Wegen der enormen Adaptationsfähigkeit des rechten Ventrikelmyokards kommt es erst bei schwereren und schwersten Fällen zur Rechtsherzinsuffizienz. Dann kann sich bei offenem Foramen ovale ein Rechts-links-Shunt unter dem Bild einer zentralen Zyanose entwickeln (s. Abb. A1-14).

D **Diagnostische Hinweise**

Auskultatorisch (s. Abb. A1-11) ein lautes Austreibungssystolikum mit Punctum maximum im 2. oder 3. Interkostalraum parasternal mit maximaler Lautheit mittsystolisch. Der 2. Pulmonalton ist leise und oft verspätet.

Das Vitium wird häufig erst bei einer Routineuntersuchung entdeckt. Der Arterienpuls ist ein Pulsus normalis oder parvus. In schweren Fällen ist der Jugularvenenpuls durch eine große **Vorhofwelle** charakterisiert. Das systolische Stenosegeräusch kann als **systolisches Schwirren** über der Herzbasis getastet werden. Differentialdiagnostisch zur Aortenstenose besteht keine Fortleitung des systolischen Geräusches in die Karotiden. Im **EKG** relativ gute Korrelation zwischen dem Grad der Hypertrophie und der Enge der Stenose. Das **Röntgenbild** zeigt poststenotische Erweiterung der Pulmonalarterie. Die **Lungenperfusion** ist normal oder vermindert. Die **Herzkatheteruntersuchung** (s. Abb. A1-16) hat in der Regel nur eine bestätigende Aufgabe. Der Pulmonalarteriendruck ist normal oder niedrig-normal. Bei Gradienten von mehr als 50 mmHg ist die Indikation zur Operation gegeben.

▼ **Therapeutische Hinweise**
Valvulotomie (Kommissurotomie). Ein Klappenersatz ist nur äußerst selten notwendig. Bei infundibulärer Stenose kann die Exzision des infundibulären Muskels in Betracht gezogen werden. Neuerdings mit guten Erfolgen Ballondilatation.

2.4.2.5 Pulmonalatresie

Angeborene Undurchgängigkeit der Pulmonalklappe.

Bei intaktem interventrikulärem Septum besteht meist eine Rechtshypertrophie. Das Blut vermag beim lebensfähigen Individuum über eine insuffiziente Trikuspidalklappe, die häufig in Form einer Ebstein-Fehlbildung verändert ist, über ein offenes Foramen ovale in das linke Herz einzutreten. Die Lunge wird über einen offenen Ductus arteriosus Botalli drainiert.

Bei gleichzeitig vorhandenem Ventrikelseptumdefekt ist die Pulmonalisatresie dem Zustand einer extremen Fallot-Tetralogie gleichzusetzen. Die Lunge wird über einen offenen Ductus Botalli und/oder Bronchialarterien perfundiert.

Bei beiden Formen herrscht eine **zentrale Zyanose.**

Diagnostische Hinweise

Auskultatorisch ist der 2. Herzton nicht gespalten. Herzgeräusche sind ohne Ventrikelseptumdefekt nur selten, mit Ventrikelseptumdefekt meist als kontinuierliches Systolo-Diastolikum auskultierbar.

Bei Trikuspidalinsuffizienz kann die **Angiographie** allein die Diagnose absolut sichern.

Bei gleichzeitigem Ventrikelseptumdefekt ist ein Rechts-links- oder Kreuzshunt nachweisbar. Im **Thorax-Röntgenbild** ist die Lungenperfusion vermindert. **Elektrokardiographisch** überwiegt der linke Ventrikel bei intaktem Ventrikelseptum, der rechte Ventrikel bei einem Septumdefekt. Die **Aortographie** oder die digitale Subtraktionsangiographie **(DSA)** vermag die Größe des Links-rechts-Shunts über den Ductus Botalli zu bemessen.

▼ Therapeutische Hinweise

Bei intaktem Ventrikelseptum kann der Lungendurchfluß durch Anlegen einer **Anastomose nach Blalock-Taussig** erhöht werden.

Durch Infusion von **Prostaglandin** (E$_1$, E$_2$) kann palliativ der Ductus arteriosus erweitert werden. Eine **Valvulotomie** ist meist nicht möglich.

Die zweite Form der Pulmonalatresie mit Ventrikelseptumdefekt ist durchaus mit einem höheren Lebensalter vereinbar. Eine **systemisch-pulmonale Anastomose** kann palliativ zunächst angelegt werden. Später kann die Malformation wie die Fallot-Tetralogie total korrigiert werden. Allerdings ist in der Regel die Interposition eines klappenbewährten Conduits zwischen rechtem Ventrikel und der Pulmonalarterie notwendig. **Hohe Letalität** des Eingriffs.

2.4.2.6 Trikuspidalatresie

Sehr selten. Meist assoziiert mit Ventrikelseptumdefekt. Das Blut erreicht die Arteria pulmonalis über das offengebliebene Foramen ovale, die Mitralklappe und den VSD. Folglich besteht eine Zyanose seit Geburt. Im EKG meist Linkstyp und Linkshypertrophie. Operative Behandlung durch Anlegen eines aortopulmonalen Fensters (Waterston-Cooley-Anastomose) oder Verbindung des rechten Vorhofs mit der Pulmonalarterie.

2.4.3 Kombination von Anomalien mit Obstruktion und Kurzschlußverbindungen

2.4.3.1 Tetralogie von Fallot (TOF)
(s. Abb. A1-15)

Definition: Fallot beschrieb 1888 die Kombination einer Pulmonalstenose mit hochsitzendem Ventrikelseptumdefekt, Dextroposition der Aorta (sog. *reitende Aorta*) und Hypertrophie des rechten Ventrikels (s. Abb. A1-15).

In seltenen Fällen ist die Kombination einer Pulmonalstenose mit einem Ventrikelseptumdefekt akzidentell; sie geht dann meist mit einem ausschließlichen Links-rechts-Shunt einher. Häufiger liegt das Bild einer Fallot-Tetralogie mit schwerer Pulmonalstenose und großem Ventrikelseptumdefekt vor. Die Pulmonalstenose ist infundibulär.

Die seinerzeit von Fallot beschriebene reitende Aorta ist heute nicht mehr zu den Kriterien der Fallot-Tetralogie zu rechnen. Eine extreme Vorverlagerung der Aorta bedingt eine Pulmonalatresie mit Ventrikelseptumdefekt. Bei extremer Rechtsverlagerung kann ein sog. *double outlet right ventricle* (DORV) resultieren (s. Abb. A1-15f). Die anatomische Beschaffenheit des Infundibulums der Pulmonalarterie ist von wesentlicher Bedeutung für die Definition der Fallot-Tetralogie.

Ursachen: Häufig Rötelnembryopathie oder Organisatordefekte durch Medikamente in der frühen Schwangerschaft. Alkoholismus der Mutter.

Folgen: Ein Rechts-links-Shunt über dem Ventrikelseptumdefekt und die die Ausflußbahn des rechten Ventrikels überreitende Aorta führen zu einem Übertritt von venösem Blut aus dem rechten Ventrikel in die Systemzirkulation mit obligater zentraler Zyanose. Die Pulmonalstenose ist kombiniert infundibulär-valvulär. Mit fortschreitender Entwicklung des Kindes hypertrophiert die stenotische Ausflußbahn weiter, so daß der Rechts-links-Shunt zunimmt. In schwersten Fällen ist die Zyanose unmittelbar bei Geburt vorhanden, häufiger jedoch erst nach dem sechsten Lebensmonat entwickelt **(Morbus coeruleus).** Mit zunehmender **Zyanose** nimmt auch die Atemnot zu. Sog. hypoxische Anfälle, die mit **paroxysmaler Blausucht** und synkopalen Anfällen einhergehen, werden auf einen Spasmus des rechtsventrikulären Ausflußtraktes zurückgeführt. Charakteristisch ist die **Hockstellung** der Fallot-Patienten *(squatting)*. In dieser Körperstellung wird der periphere Widerstand durch Kompression der abdominalen Aorta und der Femoralarterie erhöht, und auf diese Weise der Rechts-links-Shunt auf Ventrikelebene vermindert.

D Diagnostische Hinweise

Bei der Fallot-Tetralogie bestimmt die Schwere der pulmonalen Ausflußbahnobstruktion das klinische Bild, das in den Extremfällen eine Pulmonalisatresie mit Ventrikelseptumdefekt (tiefe zentrale Zyanose) bzw. einen Ventrikelseptumdefekt mit sehr großem Links-rechts-Shunt (Herzinsuffizienz) bietet. Der **Auskultationsbefund** ist sehr variabel. Er wird durch den Grad der Pulmonalstenose bestimmt und ist oft als lautes systolisches Schwirren im 2. und 3. Interkostalraum auch palpatorisch wahrnehmbar. Der erste Herzton ist normal, der zweite kaum gespalten. Es besteht ein lautes systolisches Austreibungsgeräusch mit Punctum maximum über dem linken Sternalrand gegenüber dem Erb-Punkt. Selten aortaler Ejektionsklick. Die Blausucht geht mit der Entwicklung von *Trommelschlegelfingern* einher. Im **Elektrokardiogramm** Zeichen der Rechtsherzhypertrophie bzw. Rechtsschenkelblockbild. Das **Röntgenbild** zeigt eine typische Anhebung der Apex cordis *(Holzschuhform der Herzkontur)*. Die Pulmonalarterie zeigt nicht das Ausmaß ihrer normalen Prominenz, die Lungengefäße sind unterperfundiert. Eine sekundäre Polyglobulie kann zu sehr hohen Hämatokritwerten und Gerinnungsstörungen (Verbrauchskoagulopathie) führen.

Im **Echokardiogramm** Nachweis der Druckbelastung rechts und der Pulmonalstenose. Dopplerechokardiographisch kann der Links-rechts-Shunt auf Ventrikelebene direkt lokalisiert werden. Turbulenzformationen poststenotisch im Pulmonalisstamm.

Elektrokardiographisch besteht meist Sinusrhythmus, ein unauffälliges PQ-Intervall, Zeichen der Vorhofüberlastung rechts und der rechtsventrikulären Hypertrophie. Achsenabweichung im Sinne eines Steil- bis Rechtstyps.

Die **Herzkatheterisierung** liefert in der Regel identische Drucke im linken und rechten Ventrikel und einen Druckgradienten zwischen dem Cavum des rechten Ventrikels und der Infundibulum-Kammer. Die Sauerstoffsättigung in der Aorta ist erniedrigt. Meist kann der Katheter von rechts her bis in die Aorta vorgeführt werden. Die Injektion von Kontrastmittel in den rechten Ventrikel kann bei septumparallelem Strahlengang in LAO-Position den Shunt direkt darstellen. Aorta und Arteria pulmonalis färben sich gleichzeitig an. Auf eine zusätzlich vorhandene valvuläre Pulmonalisstenose ist zu achten.

> Kinder mit ausgeprägter Fallot-Tetralogie sind in der Entwicklung retardiert.

▼ Therapeutische Hinweise

Palliativoperation im frühen Kindesalter nach **Waterston** (Anlegen eines aortopulmonalen Fensters) oder nach **Blalock-Taussig** (Anastomose zwischen rechter Arteria subclavia und rechtem Pulmonalishauptast). Falls irgend möglich, soll die Totalkorrektur, selbst bei Kleinkindern, primär durchgeführt werden. Die **Brock-Operation** besteht in der Sprengung der subpulmonalen Stenose und ist als Palliativeingriff anzusehen. Die Palliativmaßnahmen bringen einen Gewinn von einigen Jahren. Dann spätestens aber ist eine Totalkorrektur notwendig. Die Brock-Operation hat den Vorteil, daß hypoplastische Pulmonalgefäße durch vorläufiges Belassen des VSD noch wachsen können.

Operationsletalität bei Säuglingen bis 15%, bei Kleinkindern bei 5%.

Hypoxische Anfälle werden durch **Sauerstoffverabreichung** und **Morphingabe** kupiert. Dabei sollte das Kind in eine Hockstellung gebracht werden. Azidosekorrektur mit Bikarbonat.

2.4.3.2 Eisenmenger-Syndrom

Definition: Pulmonale Hypertonie mit Rechts-links-Shunt über einen Vorhof- oder Ventrikelseptumdefekt oder einen Ductus arteriosus Botalli. Eine zentrale Zyanose ist nicht obligat.
Ursachen: Unbekannt. Sie liegen vermutlich in einer fehlenden oder unvollständigen Rückbildung der fetalen Lungengefäßstruktur bei über längere Zeit persistierender vermehrter Lungendurchblutung und primär hohen Drucken in der Lungenarterie. Genetische Faktoren können eine Rolle spielen.

Der Zeitpunkt in der Entwicklung irreversibler Arterienwandveränderungen der Lunge steht nicht ganz fest, kann jedoch bereits in frühester Kindheit liegen oder erst in der späteren Wachstumsphase auftreten.
Folgen: Müdigkeit, Atemnot, seltener synkopale Anfälle, Pektangina, Hämoptyse und Auftreten peripherer Ödeme, besonders bei Entwicklung einer relativen Trikuspidalinsuffizienz.

🄳 Diagnostische Hinweise

Meistens Zyanose, bei offenem Ductus Botalli nur der unteren Körperhälfte. Kleiner **Arterienpuls** infolge niedrigen Schlagvolumens. Im **Elektrokardiogramm** Vorhofüberlastung rechts und Ventrikelhypertrophiezeichen.

In der **Röntgenaufnahme** bedeutende Prominenz der Pulmonalarterien, hingegen kleine periphere Arterien. Vergrößerung der rechten Herzhöhlen. Diese Zeichen können auch echokardiographisch nachgewiesen werden.
Auskultationsbefund:

Lauter 2. Herzton als Folge der pulmonalen Hypertonie, pulmonaler Austreibungsklick und 4. Herzton, gelegentlich diastolisches Geräusch bei relativer Pulmonalinsuffizienz. Dann auch häufig Trikuspidalinsuffizienz. Bei Vorhofseptumdefekt fixierte Spaltung des 2. Tons, bei Ventrikelseptumdefekt Fusionierung von Pulmonal- und Aortenton wegen Druckausgleich. Bei offenem Ductus arteriosus normale atemvariable Spaltung des 2. Tons.

Die Diagnose kann bei Vorliegen der Kombination einer zentralen Zyanose mit pulmonaler Hypertonie bei jugendlichen Patienten vermutet werden. Differentialdiagnostisch zum Fallot- ist beim Eisenmenger-Komplex kein systolisches Schwirren über der Pulmonalarterie zu hören. Bei Herzkatheterisierung sind Pulmonalarteriendruck und Aortendruck identisch.

▼ Therapeutische Hinweise

Chirurgische Maßnahmen sind nicht möglich. Medikamentöse Behandlung der Herzinsuffizienz. Die Patienten erreichen im Durchschnitt ein Alter zwischen 20 und 40 Jahren. Neuerdings wird versucht, mit Hilfe einer Langzeit-Sauerstofftherapie den Pulmonalarterienwiderstand und damit den Rechts-links-Shunt zu vermindern. Todesursache sind Rhythmusstörungen, Rechtsherzinsuffizienz, gelegentlich auch Endokarditis. Von einer Schwangerschaft ist unbedingt abzuraten.

2.4.3.3 „Single"-Ventrikel

Definition: Die rudimentäre Kammer hängt der Ausstromkammer, aus der definitionsgemäß mehr als eine große Arterie abgehen muß, als trabekulärer Beutel an und reicht nie bis zur Crux cordis hinauf. In den Single-Ventrikel muß mehr als eine atrioventrikuläre Klappe führen. Zahlreiche Variationen, die sequenzanalytisch (nach Anderson 1979) eingeordnet werden können. Entsprechend bunt sind die klinischen Erscheinungsformen. So sind Ventrikel mit doppelter Einstrombahn, Trikuspidalatresie mit fehlender rechts-atrioventrikulärer Verbindung und schließlich ein Fehlen der links-atrioventrikulären Verbindung beschrieben worden.

Die Häufigkeit der Mißbildung ist mit etwa 10% der Mißbildungen mit Zyanose im ersten Lebensjahr anzusetzen.

Folgen: Eine schwere Zyanose ist obligat. Primäre Trinkschwäche, Entwicklungsretardation.

D Diagnostische Hinweise

Die physikalischen Befunde sind häufig uncharakteristisch und lassen die Diagnose Single-Ventrikel nicht mit Eindeutigkeit stellen. Im **Röntgenbild** meist Herzvergrößerung.

Auskultatorisch ist häufig ein systolisches Austreibungsgeräusch über der Pulmonalis zu hören. Bei erhöhtem Lungendurchfluß ist der zweite Ton gespalten. Bei Pulmonalisatresie fehlt ein Geräusch.

Aus dem **Elektrokardiogramm** ist ein Doppeleinstromventrikel dann zu vermuten, wenn große S-Zacken in den Brustwandableitungen zu finden sind (linksventrikulärer Typ), eine zusätzliche Trikuspidalatresie liegt vor, wenn die Frontalachse nach kranial abweicht und Vorhofüberlastungszeichen rechts vorhanden sind. Der rechtsventrikuläre Typ ist äußerst selten und zeichnet sich durch Rechtshypertrophie und eine Achsenabweichung nach kranial in der Frontalachse aus.

Die **Echokardiographie** vermag die Diagnose zu sichern. Das Septum interventriculare fehlt. Der Nachweis zweier Atrioventrikularklappen in einer Herzhöhle ist beweisend für das Vorliegen der Anomalie. Dadurch wird die Indikation zur Herzkatheterisierung eingeschränkt. Diese ist geeignet, eine rudimentäre Kammer aufzufinden und Aufschluß über die Lage der Arterien zu erbringen (Angiographie).

T Therapeutische Hinweise

Bändelung der Pulmonalarterie; Anastomose des rechten Vorhofes mit der Pulmonalarterie unter gleichzeitigem Verschluß der rechten AV-Klappe. Intraoperative Verletzungen der spezifischen Leitungsstrukturen kommen bei diesen gewagten Eingriffen häufiger vor.

2.4.4 Dislokation der Kammern, großer Gefäße und Klappen

2.4.4.1 Transposition der großen Arterien (TGA)

Definition: Je nach Lage der großen Arterien zur Ventilebene werden acht verschiedene Formen der Transposition der großen Gefäße unterschieden (s. Abb. A1-17). Am häufigsten ist der Ursprung der Aorta aus dem rechten und der der Pulmonalarterie aus dem linken Ventrikel. In den **rechten** Vorhof (RA) drainieren die Venae cavae (VC), in den **linken** Vorhof (LA) die Venae pulmonales (PV). Der

rechte Ventrikel (RV) ist trabekuliert, der linke Ventrikel (LV) ist glatt. Zu rechtem bzw. linkem Ventrikel sind AV-Ventile als Trikuspidal- bzw. Bikuspidalklappe zugeordnet. Alle acht möglichen Kombinationen dieser Elemente kommen vor. Ohne zusätzliche Kurzschlußverbindungen würden Pulmonal- und Systemkreislauf völlig voneinander getrennt funktionieren. Dies ist mit dem Leben nicht vereinbar. Meist besteht ein offenes Foramen ovale, ein Vorhofseptumdefekt oder ein offener Ductus arteriosus Botalli. Kombinationen mit Pulmonalstenose bzw. -atresie oder Aortenisthmusstenose sind nicht selten.

Die komplette Transposition ist kein seltener Herzfehler. Sie ist bei ca. 30% aller zyanotischen Vitien im Neugeborenenalter anzutreffen.

Ursachen: Die diskordante Zuordnung der Ventrikel zu den großen Arterien ist in ihrer Ursache **nicht** geklärt. Wahrscheinlich ist das Zusammenwirken von Fehlbildungen im Bereich des Infundibulums und des Truncus für diese Fehlentwicklung verantwortlich.

Folgen: Die unkomplizierte Transposition ist nur durch ein offenes Foramen ovale mit dem Überleben vereinbar. Sauerstoffgabe vermag die Körperzyanose nicht zu beseitigen. Die bis zur Geburt normal entwickelten Säuglinge sterben innerhalb der ersten Lebenstage unter den Zeichen einer tiefen Zyanose, Herzinsuffizienz und metabolischer Azidose. Bei großem Septumdefekt überleben sie etwas länger, sterben dann aber an einer Stauungsinsuffizienz.

D Diagnostische Hinweise

Diagnostisch wichtig zur Unterscheidung von anderen zyanotischen Vitien ist der auf Seite 53 beschriebene Test mit **reiner Sauerstoffbeatmung.**

Der **Auskultationsbefund** ist normal oder deutet auf Begleitläsionen hin. Bei offenem Ductus Botalli prävaliert ein systolisch-diastolisches Maschinengeräusch im 2. ICR links.

Der **Röntgenbefund** zeigt ein quergestelltes Herz. Bei großem Ductus Botalli und bei Ventrikelseptumdefekt ist dieses volumenbelastet und dilatiert. Die Lunge ist überflutet.

Elektrokardiographisch oft keine Abweichungen von der Norm. Später Rechtshypertrophiezeichen. Häufig Rechtstyp. Die normabweichende Anatomie kann echokardiographisch im Sektorbild nachgewiesen werden. Mit Hilfe der Doppler-Echokardiographie können abnorme Strömungsmuster in der Lokalisation der großen Gefäße und Shuntverbindungen aufgefunden werden. Frühzeitige Herzkatheterisierung und Festlegung der Lage der großen Gefäße zueinander ist für die exakte Diagnosefindung und das weitere Vorgehen dringlich. Bei der unkomplizierten Transposition ist der Druck im linken Ventrikel (anatomisch rechter V.) niedriger als im rechten (anatomisch linker V.). Meist entspringt die Aorta ventral aus dem rechten Ventrikel und die Pulmonalarterie dorsal aus dem linken Ventrikel, also gerade umgekehrt wie im normalen Situs.

▼ Therapeutische Hinweise

Palliativ: Anlegen eines großen Vorhofseptumdefektes mittels Ballonkatheter, der in den linken Vorhof über das offene Foramen ovale eingeführt und nach Anfüllen mit Kochsalzlösung in den rechten Vorhof zurückgezogen wird (Rashkind-Verfahren).

Korrekturoperationen

▷ Mustard-Operation: Operatives Vertauschen beider Vorhöfe.

▷ Bei großem Ventrikelseptumdefekt Pulmonalarterienbändelung oder Rastelli-Eingriff (Trennung beider Ventrikel durch sich kreuzende Anastomosen mit den homologen Arterien).

▷ Umschaltung im Bereich der großen Gefäße durch Vertauschung und Anastomosierung mit den zugehörigen Ventrikeln.

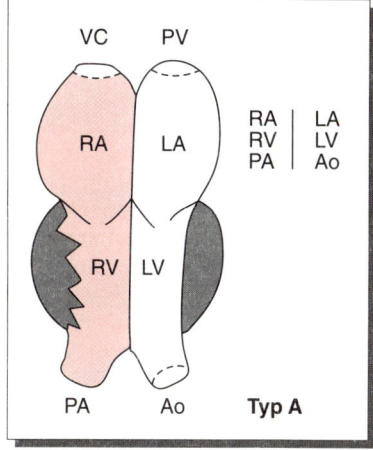
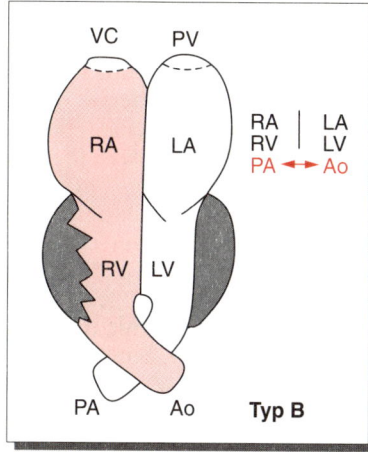
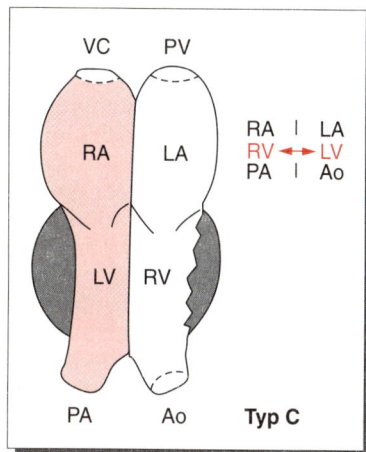
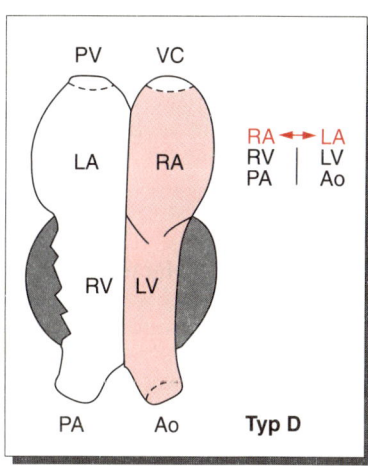
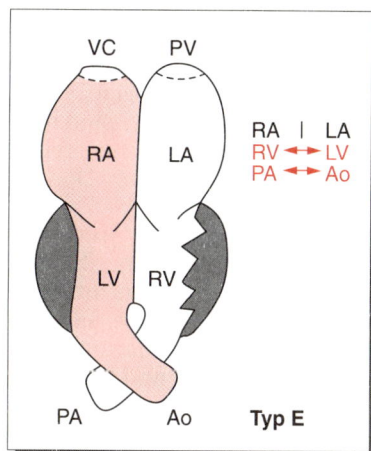
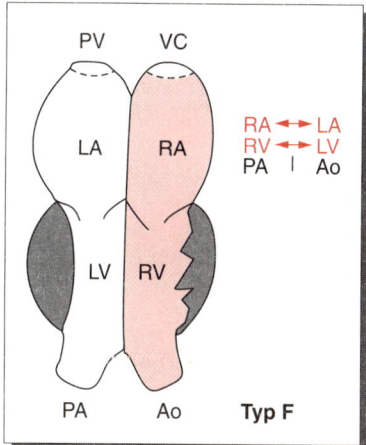
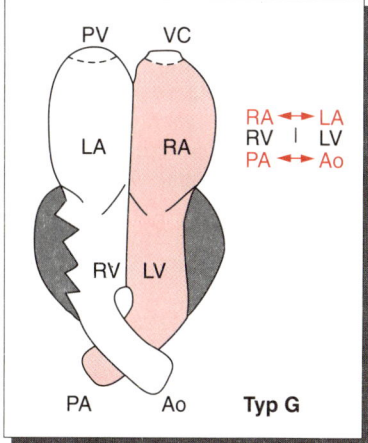
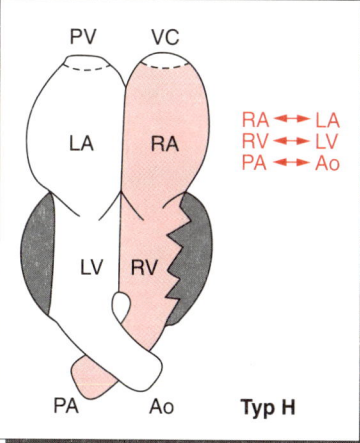

Abb. A1-17: Transposition der großen Gefäße. In allen dargestellten Fällen liegt die Aorta (Ao) vor der Pulmonalarterie (PA). Keine Zyanose bei Typ A, C, G, H. Zyanose bei Typ B, D, E, F. Ein genügend großer zusätzlicher Defekt des Vorhof- oder des Ventrikelseptums oder auf der Ebene der großen Gefäße ist lebensnotwendig. Am häufigsten sind Typ B (einfache Transposition) und Typ C (korrigierte Transposition).

▷ Senning-Korrektur: Interatriale Umkehrung der atrialen Zuflüsse und Verwendung der Aortenhinterwand als Leitschiene.

Die Letalität bei Rastelli-, Mustard- und Senning-Korrektur liegt bei 10–20%.

2.4.4.2 Korrigierte Transposition der großen Arterien

Definition: Es handelt sich um eine physiologisch korrigierte Transposition, d.h. Diskordanz der atrioventrikulären und ventrikulo-atrialen Konnektionen bei normalem thorakalen Situs oder analog bei Situs inversus. An der Stelle der Mitralklappe liegt die Trikuspidalklappe und umgekehrt. An der Stelle des rechten Ventrikels liegt der linke Ventrikel, an der Stelle des linken der rechte. Ohne zusätzliche Mißbildungen sind die Patienten beschwerdefrei und die Diagnose wird zufällig gestellt. Meistens aber sind Begleitmißbildungen vorhanden (VSD, PS, Reizleitungsstörungen und Klappenmißbildungen).

Ursachen: Weitgehend unbekannt.

Folgen: Die hämodynamischen Auswirkungen bei korrigierter Transposition hängen von den Begleitanomalien ab. Eine Pulmonalstenose mit VSD kann einem Fallot sehr ähneln, ohne daß hypoxische Anfälle auftreten. Gelegentlich ist eine linksseitige Ebstein-Anomalie zu beobachten.

🔲 **Diagnostische Hinweise**

Akzentuierter 2. Aortenton im 2. ICR links bei der **Auskultation.** Das **Röntgenbild** kann sowohl einer Dextrokardie wie einer Lävokardie entsprechen. Häufig ist die linksaszendierende Aorta ein typisches Zeichen.

Im **EKG** tiefe Q-Zacken in den rechtspräkordialen Ableitungen bei fehlenden Q-Zacken linkspräkordial. Häufig Überleitungsstörungen. Die Diagnose wird durch die **Angiokardiographie** gesichert. Nachweis der Begleitmißbildungen durch **Herzsondierung** und **Echokardiographie,** auch mit Hilfe der Doppler-Technik.

🔻 **Therapeutische Hinweise**

Weitestgehende Korrektur der Begleitanomalien, insbesondere der Septumdefekte. Bei Korrektur einer Pulmonalstenose sollte die dicht benachbarte Lage zum Reizleitungssystem beachtet werden, um einen iatrogenen Herzblock zu vermeiden (evtl. Rastelli-Eingriff).

2.4.4.3 Partielle Transposition der großen Gefäße

Die partielle Transposition (s. Abb. A1-17) der großen Gefäße bietet das anatomische Bild einer aus dem rechten Ventrikel entspringenden Aorta mit über einem großen Ventrikelseptumdefekt reitender Aorta. Man unterscheidet zwei Formen:

▷ Typ Beuren: hier liegt die Aorta vor der Pulmonalarterie;

▷ Typ Taussig-Bing: die Pulmonalarterie liegt vor der Aorta.

Klinisch entspricht diese Anomalie einer Transposition mit Ventrikelseptumdefekt und pulmonaler Hypertonie. Zyanose, lautes systolisches Geräusch, akzentuierter Pulmonalton und Volumenbelastung der Lungenstrombahn sind obligat. Die Therapie besteht allenfalls in Herz-Lungen-Transplantation.

2.4.4.4 Truncus arteriosus communis

Definition: Der Hauptstamm der Aorta und der Arteria pulmonalis bilden ein einziges großes Gefäß, das über einem Ventrikelseptumdefekt reitet. Je nach Ursprung der Pulmonalarterien sind in Abhängigkeit von der Bildung des Anfangsteiles der pulmonal-arteriellen Strombahn vier Typen zu unterscheiden. Im Extremfall (Typ IV) fehlen die Lungenarterien ganz; die Lungenperfusion erfolgt über Bronchialarterien. Fehlt das Ventrikelseptum vollkommen, liegt ein „Single"-Ventrikel (s. S. 59) vor. Der Grad der Zyanose verhält sich umgekehrt zur Lungendurchblutung.

Ursachen: Weitgehend ungeklärt. Die embryologische Entwicklung ist durch Fehlen der Trunkusleisten, von denen die Septierung ihren Ausgang nimmt, zu erklären.

Folgen: Entwicklungsstörungen im Kleinkindesalter sind häufig. Eine Zyanose ist nicht obligat. Es kommt relativ früh zu kongestiver Herzinsuffizienz. Die Prognose ist schlecht.

🔲 **Diagnostische Hinweise**

Ganz im Vordergrund steht die Herzinsuffizienz. Stets arterielle Untersättigung (nachweisbar durch **reine Sauerstoffatmung**). Biventrikuläre Hypertrophie im **EKG.** Im **Röntgenbild** Herzvergrößerung und häufig überperfundierte Lunge. Häufig rechtsseitiger Aortenbogen.

Auskultatorisch pansystolisches Geräusch linksparasternal. Gelegentlich auch diastolisches Geräusch bei Insuffizienz der Trunkusklappe.

Kontrastechokardiographischer Nachweis eines Kreuzshunts, der ebenso durch eine zentrale Farbstoffkurve bewiesen werden kann.

Bei der **Herzsondierung** Druckausgleich in beiden Ventrikeln. **Angiographischer** Nachweis zweier Ventrikel, die in eine gemeinsame Ausflußbahn drainieren.

Doppler-echokardiographisch können sowohl Shunts als auch die Trunkusströmungen sichtbar gemacht werden.

Differentialdiagnostisch sind Pseudotrunkus, Fallot-Tetralogie und aortopulmonales Fenster abzugrenzen; wegen des ähnlichen Geräuschbefundes ein Ductus arteriosus Botalli, ein VSD und die Aorteninsuffizienz.

Der Pseudotrunkus ist funktionell eine Fallot-Tetralogie mit Pulmonalisatresie. Der Hemitruncus arteriosus entspricht einer einseitigen Agenesie der Arteria pulmonalis.

▼ Therapeutische Hinweise

Behandlung der Herzinsuffizienz, **Bändelung** der Pulmonalarterien innerhalb des ersten Lebensjahres mit nachfolgender **Totalkorrektur** im Kindergartenalter. Die **primäre Totalkorrektur** ist mit einer hohen Letalität belastet, wird aber von einigen Kliniken vorgezogen.

2.4.4.5 Canalis atrioventricularis communis (Endokardkissendefekt)

Definition: Von den Endokardkissen wachsen entwicklungsgeschichtlich die Mitral- und die Trikuspidalklappe sowie Teile des Vorhof- und des Ventrikelseptums aus. Unterbleibt die Kommunikation im Bereich der Nahtstelle der Herzhöhlen und der angrenzenden Herzbasisklappen, bilden sich sog. Endokardkissendefekte aus. Beim kompletten AV-Kanal besteht ein Septum primum-Defekt, ein hochsitzender Ventrikelseptumdefekt und Mißbildungen im Bereich der septalen Mitral- und Trikuspidalsegel. Konkomitierend treten häufiger Aortenanomalien mit Milzagenesie auf, während zusätzliche Herzanomalien eher als akzidentell zu werten sind. Unter dem partiellen AV-Kanal wird die Kombination eines großen Vorhofseptumdefektes mit einer Spaltbildung im vorderen Mitralsegel *(cleft mitral valve)* verstanden. Viele Spielarten sind denkbar. Beim kompletten AV-Kanal kommt es zu einem kompletten Kreuzshunt, der vom linken Ventrikel zum rechten Vorhof gerichtet ist.
Ursachen: Hemmungsmißbildung, die besonders häufig beim Langdon-Down-Syndrom anzutreffen ist (ca. 50%).
Folgen: Links-rechts-Shunt auf Ventrikel- und Vorhofebene. Mitralinsuffizienz. AV-Block 1.Grades.

D Diagnostische Hinweise

Auskultatorisch ein systolisches Geräusch eines Ventrikelseptumdefektes; oft zusätzliches Holosystolikum über die Herzspitze infolge des Rückstroms über die AV-Klappenebene hinaus.

Im Unterschied zum großen Ventrikelseptumdefekt besteht **elektrokardiographisch** in aller Regel eine Achsenabweichung nach überdreht links (linksanteriorer Hemiblock) und ein AV-Block I. Grades. **Echokardiographisch** läßt sich eine Kontinuität zwischen den AV-Klappen nachweisen. Die Farbstoffkurve läuft verzögert im Sinne eines großen Links-rechts-Shunts ab. Die **Herzsondierung** ergibt bei komplettem AV-Kanal Druckausgleich in beiden Ventrikeln und Sauerstoffsprünge auf Vorhof- wie auf Ventrikelebene. Nachweis der atrioventrikulären Kommunikation und Shuntverbindungen in der linksventrikulären **Angiographie.**

▼ Therapeutische Hinweise

Behandlung der Herzinsuffizienz. Eine Bändelung der Arteria pulmonalis ist wegen des überwiegend linksventrikulär-rechtsatrialen Shunts nicht erforderlich. Der rekonstruktive Korrektureingriff sollte möglichst hinausgezögert werden. Relativ hohe Operationsletalität.

2.4.4.6 Ebstein[1]-Anomalie

Definition: Tiefverlagerung, insbesondere des septalen und posterioren Trikuspidalsegels und teilweise Verklebung mit der rechtsventrikulären Kammerwand, dadurch Einbeziehung von Teilen des rechten Ventrikels in den rechten Vorhof. Häufige Kombination mit ASD oder offenem Foramen ovale (s. Abb. A1-15c). Vorkommen: selten.
Ursachen: Weitgehend ungeklärt.
Folgen: Häufig Präexzitationssyndrom mit Tachykardien und schwerwiegenden ventrikulären Ektopien (Kammerflimmern!).

D Diagnostische Hinweise

Atemnot, leichte Ermüdbarkeit und Herzrhythmusstörungen sind häufig. In Gegenwart eines Vorhofseptumdefektes, besonders bei gleichzeitig vorhandener Trikuspidalstenose, kann Zyanose auftreten. Hier ist gelegentlich auch ein mesodiastolisches oder präsystolisches Geräusch zu auskultieren. Sonst **auskultatorisch** stummes Herz, evtl. Phänomene einer Trikuspidalinsuffizienz.

Im **EKG** abnorm große P-Wellen, verlängerte PQ-Strecke, Niedervoltage und Rechtsschenkelblock, häufig Antesystolie. Das PQ-Intervall ist oftmals verlängert. Bei der intrakardialen Elektrokardiographie können im Vorhof Kammerpotentiale abgeleitet werden. **Echokardiographisch** kommt es zu einem verspäteten Trikuspidalklappenschluß. Mit der **Farbstoffkurve** kann bereits nicht-invasiv häufig ein Rechts-links-Shunt nachgewiesen werden, den die **Herzkatheterisierung** bestätigt. **Angiographisch** läßt sich die Verlagerung der Trikuspidalklappe darstellen. Differentialdiagnostisch ist die Uhl-Anomalie (myokardiopriver rechter Ventrikel mit Dysplasie der Trikuspidalklappe) in Betracht zu ziehen. Die Uhl-Anomalie ist die häufigere oft nicht erkannter rechtsventrikulärer Dys- bzw. Hypoplasien. Diese können Ursache schwerwiegender ventrikulärer Arrhythmien bei Kindern und Jugendlichen sein. Die Diagnose wird echokardiographisch (TEE) gestellt und angiographisch verifiziert. Im EKG sind AV-Block I. Grades, Rechtsschenkelblock und rechtspräkordiale Repolarisationsstörungen charakteristisch.

▼ Therapeutische Hinweise

Medikamentöse oder elektrotherapeutische antiarrhythmische Therapie. Ziel einer operativen The-

---

[1] Wilhelm Ebstein (1836–1912), Professor für Innere Medizin in Göttingen.

rapie ist es, die Schlußfähigkeit der Trikuspidalklappe durch **Rekonstruktion** oder durch **Implantation einer Bioprothese** zu erreichen. Die Operation sollte nur im Falle des Versagens konservativer Maßnahmen durchgeführt werden, da die primäre Letalität immer noch hoch ist. Unter Umständen Insertion eines implantablen Elektro-converter-Defibrillators (AICD).

2.4.4.7 Kongenitales Aneurysma der Sinus valsalvae

Wegen ihrer klinischen Bedeutung sei diese Mißbildung erwähnt (s. Abb. A1-15e). Es handelt sich um Ausstülpungen der Wand der Sinus valsalvae, die auf dem Boden einer kongenitalen Mediaschwäche beruhen. Diese Aneurysmen penetrieren in die benachbarten Herzhöhlen (rechte Koronarsinus-Aneurysmen in den rechten Ventrikel; nicht-koronare Sinus-Aneurysmen in den rechten Vorhof; linke Koronarsinus-Aneurysmen in den linken Vorhof oder ins Perikard). Bei Ruptur Ausbildung eines Links-rechts- oder Links-links-Shunts oder einer Perikardtamponade. Das akute Ereignis ist von einem neu auftretenden Herzgeräusch (lautes systolisches Bandgeräusch) begleitet. Herzvergrößerung mit konsekutiver Insuffizienz. Bei Tamponade schnelles Sistieren der Pumpfunktion. Therapeutisch ausschließlich Herzchirurgie mit ECC.

Literatur

Beuren, A. J.: Die angiokardiographische Darstellung kongenitaler Herzfehler. De Gruyter, Berlin 1966.

Bock, H. E., W. Kaufmann, G. W. Löhr: Pathophysiologie. Thieme, Stuttgart–New York 1981.

Braunwald, E.: Heart Disease. A Textbook of Cardiovascular Medicine, 2. ed. Saunders, Philadelphia 1984.

Braunwald, E., E. A. Sonnenblick, J. Bross: Mechanisms of Contraction of the Normal and the Failing Heart. Little, Brown & Company, Boston 1968.

Burton, A. C.: Physiologie und Biophysik des Kreislaufs. Schattauer, Stuttgart–New York 1969.

Duboucher, E.: Physique cardiovasculaire. Masson & Cie, Paris 1974.

Fehske, W.: Praxis der konventionellen und farbcodierten Doppler-Echokardiographie. 2. Aufl. Hans Huber, Bern 1993.

Fishman, A. P.: Heart Failure. Hemisphere Publishing Corporation, Washington–London 1978.

Fleming, J. S., M. V. Braimbridge: Lecture Notes on Cardiology. Blackwell Scientific Publications, Oxford-Edinburgh 1967.

Hamilton, W. F., Ph. Dow (eds.): Handbook of Physiology, Section II: Circulation, Vol. II. Williams & Wilkins, Baltimore 1963.

Hornbostel, H., W. Kaufmann, W. Siegenthaler: Innere Medizin in Praxis und Klinik. Band I: Herz, Gefäße, Atmungsorgane, Endokrines System. Thieme, Stuttgart 1978.

Hurst, J. W.: The Heart, 4. ed. Blakiston, New York 1978.

Julian, D. G.: Cardiology. Baillière Tindall, London 1979.

Katz, A. M.: Physiology of the Heart. Raven Press, New York 1977.

Krayenbühl, H. P., W. Kübler: Kardiologie in Klinik und Praxis, Band I. Thieme, Stuttgart–New York 1981.

Krück, F., W. Kaufmann, H. Bünte, E. Gladtke, R. Tölle: Therapie-Handbuch, 2. Aufl. Urban & Schwarzenberg, München–Wien–Baltimore 1987.

Mason, D. T.: Advances in Heart Disease, Vol. II. Grune & Stratton, New York–San Francisco–London 1978.

Reindell, H., H. Roskamm: Herzkrankheiten. Pathophysiologie, Diagnostik, Therapie. Springer, Berlin–Heidelberg 1977.

Simon, H., W. Schoop: Kardiologische Funktionsdiagnostik. Thieme, Stuttgart 1986.

Trautwein, W., D. H. Gauer, H. P. Koepchen: Herz und Kreislauf. Urban & Schwarzenberg, München–Berlin–Wien 1972.

Wilson, J., E. Braunwald, K. J. Isselbacher, R. G. Petersdorf, J. B. Martin, A. S. Fanci, R. K. Root (eds.): Harrison's Principles of Internal Medicine, 12. ed. McGraw-Hill, New York 1991.

A2 Koronarkreislauf

I. HECK

1 Anatomie und Physiologie der Koronarzirkulation

1.1 Anatomie der Herzkranzarterien

Die Hauptstämme der rechten und linken Kranzarterie gehen oberhalb des Taschenklappenrandes der Aortenklappe ab und verlaufen im epikardialen Fettgewebe.

Die linke Kranzarterie (A. coronaria sinistra) entspringt im linken Aortensinus und teilt sich nach ca. 1 cm in den Ramus interventricularis anterior (Riva) und in den Ramus circumflexus. Die weitere Aufteilung des Ramus interventricularis anterior erfolgt in die Diagonal- und kleineren Septaläste. Der Ramus circumflexus teilt sich auf in posterolaterale, laterale und atrioventrikuläre Äste.

Die rechte Kranzarterie gibt zuerst die Sinusknotenarterie, dann die beiden Marginaläste und zuletzt einen Ramus interventricularis posterior ab. Normalerweise versorgt die linke Kranzarterie den linken, die rechte den rechten Ventrikel und zusätzlich Anteile des linken Ventrikels.

Bei etwa 75% der Menschen erfolgt die Blutversorgung ausgeglichen über die rechte und linke Kranzarterie ((**Normalversorgungstyp**). Rechte und linke Kranzarterie sind etwa von gleichem Kaliber. Über den Posterolateralast der rechten Kranzarterie wird die diaphragmale Wand des linken Ventrikels mitversorgt.

Die Blutzufuhr zur posterioren Hinterwand erfolgt über den Ramus circumflexus der linken Kranzarterie.

Ein **Rechtsversorgungstyp** (13%) liegt dann vor, wenn die rechte Kranzarterie sowie der von ihr abgehende posterolaterale Ast stark entwickelt sind und die Hinterwand des linken Ventrikels versorgen, d.h. wenn keine Äste des Ramus circumflexus zur diaphragmalen Hinterwand ziehen.

Ein **Linksversorgungstyp** (12%) ist charakterisiert durch ein kräftiges Gefäß mit einem Ramus interventricularis posterior, so daß die gesamte Blutversorgung des linken Ventrikels einschließlich des Septums über die linke Kranzarterie erfolgt.

Der größte Teil (ca. 75%) des koronarvenösen Blutes fließt über die Vena cordis magna, die Venae posteriores ventriculi sinistri und die Vena cordis media über den Sinus coronarius in den rechten Vorhof. Der überwiegende Rückfluß des rechtsventrikulären Koronarvenenblutes erfolgt über Venae cordis anteriores und Venae cordis minimae (Thebesii) direkt in den rechten Vorhof. Ein geringer Teil fließt in den linken Vorhof und die linke Kammer und stellt einen venös-arteriellen Shunt dar.

1.2 Physiologie der Koronarzirkulation

Der Blutfluß in den Koronargefäßen beträgt in Ruhe ca. 4–5% des Herzzeitvolumens, entsprechend etwa 225 ml/min oder 0,8 ml/g Herzmuskel. Unter maximaler körperlicher Belastung steigt er um etwa das 4- bis 5fache an. Dies sind etwa 10% weniger als dem Anstieg der Herzarbeit unter diesen Bedingungen entspricht. Der Abfall des Verhältnisses Koronarfluß zu Energieverbrauch wird jedoch durch den höheren Wirkungsgrad der Herzkontraktion unter maximalen Arbeitsbedingungen ausgeglichen. Während des Herzzyklus kommt es zu phasischen Veränderungen der Koronardurchblutung als Auswirkung der systolischen Kompression und diastolischen Dekompression. Während der Systole fällt die Koronardurchblutung von ca. 200 ml/min auf unter 100 ml/min ab. In der Diastole steigt die Durchblutung der Kranzarterien wieder auf etwa 280 ml/min an, um zum Ende der Diastole hin wieder auf Werte um 200 ml/min abzufallen. Diese phasischen Durchblutungsänderungen gelten für den linken, nicht aber für den rechten Ventrikel, da hier die systolisch-diastolischen Druckschwankungen, d.h. der intramyokardiale Druck ist wesentlich geringer als linksventrikulär.

Die O_2-Speicherkapazität des Myoglobins (0,5 Vol%) und die physikalisch gelöste Menge (0,3 Vol%) sind so gering, daß eine Zunahme des O_2-Bedarfs nur durch Zunahme der Myokarddurchblutung gedeckt werden kann.

Die Sauerstoffausnutzung des Koronarblutes ist sehr groß. Sie beträgt bei einer durchschnittlichen koronarvenösen Sättigung von ca. 30% und einer arteriellen Sättigung von 96% nahezu 70% (Normalwerte für den großen Kreislauf sind ca. 15–20%).

> Bei körperlicher Belastung kann die venöse Sättigung bis auf 10% abfallen. Dies reicht jedoch nicht aus, um den zusätzlichen O_2-Bedarf während Belastung auch nur annähernd zu decken.

Der Sauerstoffpartialdruck im venösen Koronarblut liegt bei ca. 16 mmHg. Die kritische Grenze liegt bei 7 mmHg, unterhalb dieses Wertes kommt es zum dynamischen Versagen des Herzens.

1.2.1 Einflußgrößen des Sauerstoffbedarfs

Der Sauerstoffbedarf (Tab. A2-1a) des schlagenden Herzens beträgt 8–15 ml O_2/min, der des nicht-schlagenden Herzens 1,5 ml O_2/min/100 g. Der Bedarf für elektrische Vorgänge ist mit 0,5% sehr gering. Der myokardiale Sauerstoffbedarf hängt nicht allein von der äußeren **Herzarbeit,** d.h. dem Produkt aus Blutdruck und

Tabelle A2-1a Determinanten des myokardialen Sauerstoffbedarfs

▷ myokardiale Wandspannung ($P \times r/h$)
▷ kontraktiler Status
▷ Herzfrequenz
▷ myokardialer Grundumsatz
▷ Energiebedarf der elektrischen Vorgänge

Schlagvolumen, ab. Von großer Bedeutung für den O_2-Verbrauch ist der **Wirkungsgrad** der Kontraktion (O_2/Arbeit). Dieser ist stark von der hämodynamischen Situation beeinflußt, unter der der linke Ventrikel arbeitet, und wird am besten durch das Laplace-Gesetz beschrieben ($\sigma = P \times r/h$), nach dem die Wandspannung (σ) dem Druck (P) und dem Innendurchmesser (r) des Ventrikels direkt und der Wanddicke (h) indirekt proportional ist.

Eine weitere Größe, die den myokardialen Sauerstoffbedarf bestimmt, ist die Geschwindigkeit der Kontraktion bzw. der Spannungsentwicklung (kontraktiler Status des Myokards). Dieser ist im wesentlichen von der sympathischen Innervation des Herzens abhängig. Hiervon werden drei wichtige Größen des Sauerstoffbedarfs wie Herzfrequenz, Kontraktilität und Blutdruck bestimmt. Für klinische Belange ist das **Druck-Frequenz-Produkt** ein genügend genaues Maß, um den myokardialen Sauerstoffbedarf zu beschreiben. Zusammengefaßt sind die wichtigsten Determinanten des myokardialen Sauerstoffbedarfs:

1. die Spannungsentwicklung (Wandspannung)
2. der kontraktile Status,
3. die Herzfrequenz,
4. die Nachlast (Blutdruck),
5. der Basalstoffwechsel,
6. die elektrischen Phänomene,
7. die metabolischen Effekte (Tab. A2-1a).

Normalerweise ist die koronare Durchblutung eng an den myokardialen Sauerstoffverbrauch angepaßt. Die Herzarbeit ist jedoch nur bedingt die alleinige Determinante des Sauerstoffbedarfs, so daß beispielsweise eine Verdoppelung der arteriellen Impedanz einen zweifachen O_2-Bedarf bedeutet. Eine vergleichbare Zunahme des Herzzeitvolumens führt jedoch zu einer vergleichsweise geringeren Erhöhung des Sauerstoffverbrauchs.

> Am besten wird der **Sauerstoffbedarf** durch das Produkt aus myokardialer Spannungsentwicklung und Dauer der Kontraktion beschrieben. Eine Erhöhung der Wandspannung kann sowohl aus einer Vergrößerung des linken Ventrikels (Laplace) als auch durch Blutdruckerhöhung, d.h. Zunahme der Nachlast, zustande kommen.

Auch andere Ursachen, wie Thyroxin, Digitalis und Kalzium, vermehren den myokardialen Sauerstoffverbrauch, ohne unbedingt in gleichem Maße die Herzarbeit zu steigern (kontraktiler Status).

1.2.2 Einflußgrößen des Sauerstoffangebots (Regulation des koronaren Blutflusses)

Da das Herz ein nahezu vollständig aerobes Organ ist, ist es erforderlich, daß die koronare Durchblutung jederzeit den Stoffwechselbedürfnissen (Sauerstoffbedarf) angepaßt wird (Tab. A2-1b).

Physikalische Gesetzmäßigkeiten der Koronardurchblutung: Der Koronarfluß (Q) folgt den Gesetzmäßigkeiten einer laminaren Strömung und ist nach dem Ohm-Gesetz direkt proportional dem Perfusionsdruck (Dp) und umgekehrt proportional dem Widerstand (R) **(Q = Dp/R).** Der Perfusionsdruck (Dp) ist durch den diastolischen aortalen Druck abzüglich des rechten Vorhofdrucks bestimmt. Beim schlagenden Herzen ist die Beziehung zwischen Perfusionsdruck und Koronarfluß nicht kontinuierlich, da mit dem ständigen systolisch-diastolischen Wechsel des Drucks sich auch der Widerstand ändert. Fällt der Perfusionsdruck unter 70–80 mmHg, so kommt es zu einem deutlichen Abfall der Koronardurchblutung, d.h. die koronare Autoregulation wird durchbrochen. Bei einem Perfusionsdruck unter 30 mmHg **(kritischer Verschlußdruck)** sistiert die Koronardurchblutung. Der koronare Gefäßwiderstand ist außerdem eine Funktion der Blutviskosität (η) und des Gefäßquerschnitts.

Der Gefäßquerschnitt der Koronargefäße wird durch Kräfte bestimmt, die am Gefäß selbst (intravasal) oder durch Druck auf das Gefäß von außen zustande kommen (extravasal). Der Koronarfluß wird von intravasal her hauptsächlich durch metabolische Effekte reguliert, d.h. der Blutfluß durch das Koronarsystem wird nahezu ausschließlich durch eine intrinsische Gefäßantwort auf die Stoffwechselbedürfnisse des Herzmuskels bestimmt. Eine Zunahme der myokardialen Kontraktilität erhöht durch die Zunahme des Sauerstoffbedarfs die Koronardurchblutung und umgekehrt. Diese Regulation ist weitgehend unabhängig von nervösen Einflüssen auf die Herzkranzgefäße. Der Sauerstoffbedarf ist Ausdruck der metabolischen Bedürfnisse des Herzmuskels, so daß der Blutfluß direkt in Proportion zu deren Höhe reguliert wird.

Unter den Faktoren, die die metabolisch bedingte Koronardilatation regulieren, werden neben dem Sauerstoffmangel auch der Anstieg des P_{CO_2}, der Abfall des pH-Wertes, der Anstieg des Kaliums sowie der Prostaglandine und des Adenosins postuliert. Unter den genannten Faktoren ist jedoch **Adenosin** der einzige, der in vasoaktiven Konzentrationen vom ischämischen Myokard freigesetzt wird. Das Nukleosid wirkt dann über spezifische membranständige Rezeptoren auf das cAMP-System der glatten Muskelzelle. Die Verbindung zum Sauerstoffmangel kommt dadurch zustande, daß

Tabelle A2-1b Determinanten der myokardialen Sauerstoffversorgung

▷ koronarer Perfusionsdruck
▷ koronarer Gefäßwiderstand

Hypoxie der stärkste bekannte Stimulus für eine vermehrte Adenosinbildung ist.

Der genaue Mechanismus, über den das Ungleichgewicht zwischen Sauerstoffbedarf und -angebot in eine Vasodilatation umgesetzt wird, ist jedoch letztlich noch nicht geklärt. Weiterhin spielen Gefäßwandhormone und die Hormonproduktion der Thrombozyten (Serotonin, Prostaglandin und Thromboxan A_2), insbesondere unter den Bedingungen einer Endothelläsion, eine wichtige Rolle. So ist das Gefäßwandhormon Endothelin die stärkste bekannte vasokonstringierende Substanz mit ihrem physiologischen Antagonisten EDRF (Endothel-relaxierender Faktor). Pharmaka wie z.B. Nitrate können Endothelin hochwirksam hemmen.

Weitere Faktoren, die den Gefäßtonus bestimmen, sind **nervale Einflüsse** auf die Gefäßwand und das Phänomen der **Autoregulation.**

Die nervale oder autonome Kontrolle des Koronargefäßtonus erfolgt im wesentlichen über **α- und β-Rezeptoren** des Sympathikus und über Vagusfasern.

Die parasympathische Innervation der Koronargefäße spielt wahrscheinlich für die Regulation des Gefäßtonus eine nur untergeordnete Rolle, obwohl Acetylcholin im gesunden Gefäß eine meßbare Vasodilatation, im arteriosklerotisch veränderten Gefäß jedoch eine Vasokonstriktion bewirkt.

Die sympathische Kontrolle des Gefäßtonus wird durch **α$_2$-Rezeptoren** vermittelt. Klinische Befunde zeigen, daß eine Reflexaktivierung des Sympathikus, z.B. über **Kälterezeptoren** oder durch Streß, einen Angina pectoris-Anfall auslösen kann, der durch α-Blocker wie Phentolamin verhindert werden kann. Interessanterweise führt die Sympathikusaktivierung bei mittelgradiger Stenose zu einer Abnahme des koronaren Widerstandes, während bei schweren Stenose eine Erhöhung des Koronartonus distal der Stenose resultiert.

Die Koronargefäße sind jedoch reich mit sympathischen Nervenfasern und α-konstriktorischen und β-dilatatorischen Rezeptoren versorgt. Die anatomische Verteilung der Rezeptoren ist jedoch unterschiedlich, d.h. die epikardialen Gefäße sind überwiegend mit α-Rezeptoren, die intramuskulären Arterien mit β-Rezeptoren versorgt. Da allerdings der koronare Widerstand nahezu ausschließlich von den intramuskulär gelegenen Arterien bestimmt wird, resultiert in der Regel aus einer Sympathikusaktivierung eine Senkung des Koronarwiderstandes. Die Autoregulation der Gefäßwand bedeutet, daß unter zunehmender Vordehnung der glatten Gefäßmuskulatur sich deren Kontraktionskraft erhöht. Dies hat einen vermehrten Gefäßtonus mit entsprechender Widerstandszunahme zur Folge.

Insgesamt ist jedoch die metabolische Kontrolle, besonders der myokardiale Sauerstoffbedarf, der entscheidende Faktor, der den koronaren Blutfluß bestimmt. So wird immer, wenn es nerval zu einer Tonusvermehrung kommt, durch die metabolische

Gegenregulation innerhalb von Sekunden der ursprüngliche Koronarfluß wieder eingestellt.

Außer den genannten intravasalen Einwirkungen auf die Weite oder den Tonus des Koronargefäßes spielt auch eine extravasale Komponente eine bedeutsame Rolle. Während der Kontraktion des Herzens erhöht sich der intramyokardiale Druck und komprimiert die Koronargefäße. Da dieser Druck subepikardial kleiner ist als subendokardial, tritt bei einer Verminderung der Durchblutung subendokardial zuerst ein Ungleichgewicht zwischen Sauerstoffbedarf und -angebot auf **(subendokardiale Ischämie)**. Der Koronarwiderstand beträgt in Ruhe ca. 1,0 mmHg×min×100 g/ml. Unter maximaler, insbesondere metabolisch bedingter Dilatation fällt er auf etwa ein Fünftel, d.h. auf 0,2 mmHg×min×100 g/ml ab.

Dieser Anpassungsspielraum **(Koronarreserve)** bedeutet für das gesunde Herz, daß der Koronarfluß unter Bedingungen maximaler metabolischer Bedürfnisse auf ca. 400 ml/min×100 g gesteigert werden kann.

2 Allgemeine Pathophysiologie des Koronarkreislaufs

2.1 Koronarinsuffizienz (Ischämie)

Die Koronarinsuffizienz ist als Mißverhältnis zwischen Sauerstoffzufuhr und -bedarf meist durch Minderung der Koronardurchblutung definiert. Betroffen ist nahezu ausschließlich der linke Ventrikel. Für die Ischämie besonders anfällig sind die endokardnahen Areale, da hier die Kompression der transmuskulär verlaufenden koronaren Widerstandsgefäße am größten ist.

Ursachen der Koronarinsuffizienz: Erstens kommen Gefäßveränderungen bzw. -anomalien in Frage, die die Durchblutung des Koronargefäßes vermindern, und zweitens Funktionszustände, die einen erhöhten Sauerstoffbedarf beinhalten.

Gründe, die zu einer koronaren Minderdurchblutung bei normalem Sauerstoffbedarf führen können, sind am häufigsten die Koronarsklerose. Seltenere Ursachen sind die frühkindliche Arteriopathia calcificans infantum und die juvenile Koronarsklerose bei jungen Männern. Im Rahmen einer Lues kann es zu einer Koronarostienstenose bei Mesaortitis syphilitica kommen. Selten sind embolische Verschlüsse des Koronargefäßes bei Endokarditis bzw. Fremdkörper oder Fettembolie.

2.1.1 Koronarinsuffizienz bei normaler Koronaranatomie (relative Koronarinsuffizienz)

Ein überhöhter Sauerstoffbedarf, der durch Steigerung der Koronardurchblutung nicht mehr gedeckt werden kann, kann bei einer Hyperthyreose, Hyperzirkulation anderer Ursachen (Fieber) und auch bei Anämie auftreten. Komplexer sind die Verhältnisse bei der relativen Koronarinsuffizienz bei Hypertonie, Aortenstenose und -insuffizienz. Hier steht zum einen die gestörte Durchblutung wegen der ausgeprägten systolischen Kompression der subendokardialen Koronargefäße im Vordergrund. Zusätzlich spielt der erhöhte enddiastolische linksventrikuläre Druck bei Myokardhypertrophie eine wichtige Rolle. Bei der Aorteninsuffizienz ist zusätzlich der verminderte diastolische koronare Perfusionsdruck von Bedeutung. Sehr selten sind Gefäßanomalien der Koronargefäße wie koronarkardiale, koronarvenöse und andere Koronarfisteln (Bland-White-Garland Syndrom) für eine Koronarinsuffizienz von Bedeutung.

2.1.2 Koronare Hämodynamik bei Koronarinsuffizienz

Die Koronardurchblutung folgt dem Gesetz einer laminaren Strömung und ist dem Perfusionsdruck (Dp) direkt und dem Gefäßwiderstand (R) indirekt proportional. Der Perfusionsdruck p ist von der Differenz zwischen Aortendruck und rechtem Vorhofdruck bestimmt. Der Widerstand R in einem Gefäß ist vom Querschnitt, der Länge des Gefäßes und von der Viskosität der Flüssigkeit abhängig.

Diese Beziehung beschreibt das Hagen-Poiseuillesche Gesetz, nach dem der Durchmesser des Gefäßes in der vierten Potenz den Fluß durch das Gefäß bestimmt ($Q = D_P \times i \times r/8 \times h \times l$). Dies bedeutet, daß die Verminderung des Gefäßdurchmessers durch eine Koronarstenose den entscheidensten Einfluß auf die Koronardurchblutung hat. Die koronare Hämodynamik an einer definierten Stenose mit dem Radius r und Länge l ist durch eine direkte Abhängigkeit des Flusses vom Druckgradienten bestimmt. Der Fluß ist umgekehrt proportional zum Widerstand R_1, verursacht durch die Stenose, bei konstantem Widerstand R_2 durch das übrige Gefäß. Nimmt der Fluß durch die Stenose bei konstant gehaltenem Radius und Länge der Stenose zu, so fällt der Druck poststenotisch ab, d.h. je größer die Strömung im Bereich der Stenose, desto größer ist der Druckgradient über die Stenose oder der Druckabfall. Der Druck hinter der Stenose ist jedoch die Größe, die für die Perfusion des nachgeschalteten Myokards entscheidend ist.

Der Druckabfall über der Stenose bzw. der Fluß über die Stenose ist bestimmt durch die viskösen, Druckverluste, die sich linear zum Fluß verhalten, und durch die turbulenten Druckverluste, die vom Quadrat des Flusses abhängig sind ($Dp = AV \times Q + B \times Q$). Bei sequentiellen Stenosen führt die Interaktion zwischen den einzelnen hintereinander geschalteten Stenosen im günstigsten Fall zu einer Reduzierung des Druckabfalls über der ersten Stenose (Abb. A2-1). Mit anderen Worten bedeutet eine turbulente Strömung im Bereich einer Stenose einen unverhältnismäßig größeren Druckabfall, als dies bei einer laminaren Strömung der Fall wäre.

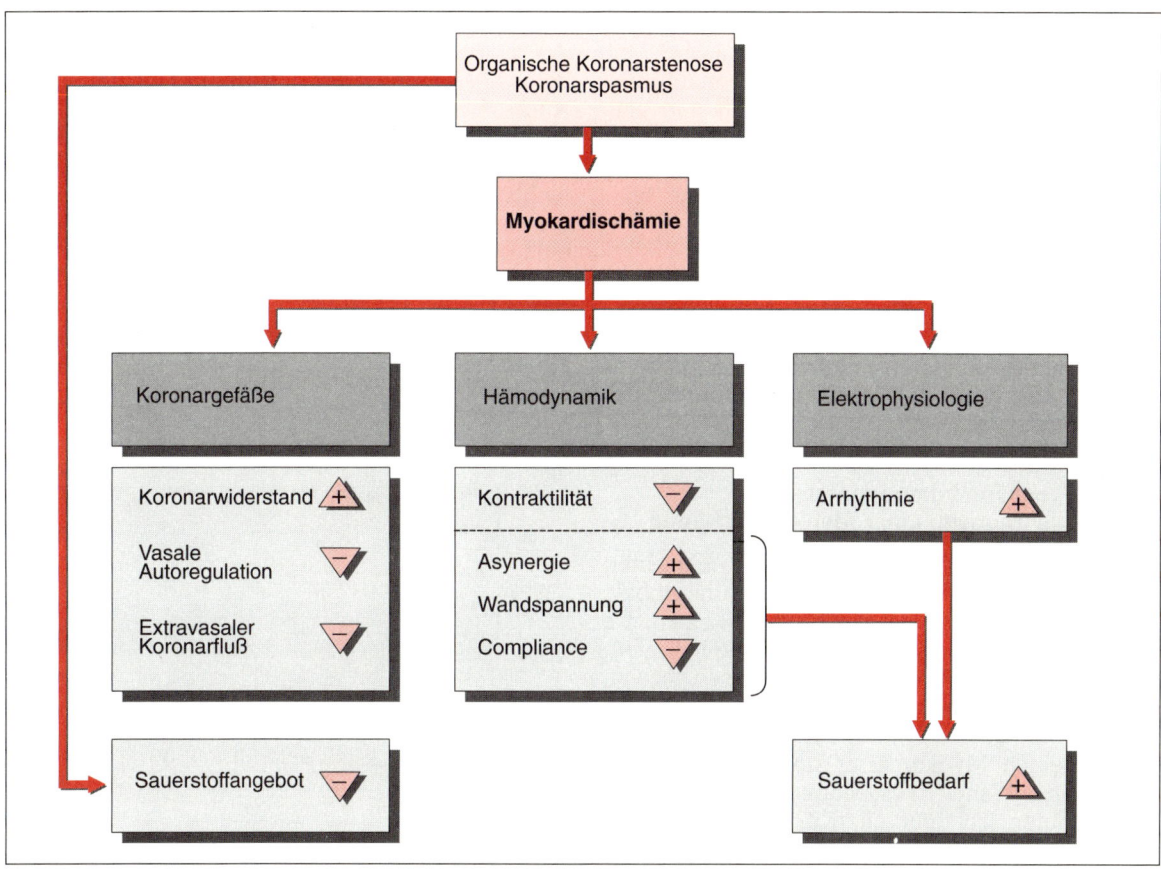

Abb. A2-1: Auswirkungen einer koronaren Minderdurchblutung auf die Koronargefäße selbst, die Hämodynamik des linken Ventrikels, auf Sauerstoffbedarf und -angebot (+ = Zunahme, – = Abnahme).

Die Flußcharakteristik an einer Stenose ist gekennzeichnet durch eine noch laminare Strömung in der Stenose und eine turbulente Strömung nach der Stenose, die wiederum im Ausmaß ihrer Turbulenz vom Druckgradienten selbst abhängt.

So führt z.B. eine Vasodilatation im Gefäßgebiet hinter einer Stenose zu einer Zunahme der Turbulenz mit entsprechender Vermehrung des Widerstandes durch die Stenose. Für die klinische Diagnostik ist es entscheidend, das Ausmaß und die Lokalisation der Koronarstenose zu kennen. Diese morphologische Information liefert die Koronarangiographie und noch im wissenschaftlichen Ansatz befindlich die Koronarangioskopie. Die Rechtsherzkatheteruntersuchung unter Belastung stellt einen globalen Test für die Ischämie des Myokards mit ihren Auswirkungen auf den linksventrikulären enddiastolischen Druck dar. Das Ausmaß einer koronaren Durchblutungsminderung wird durch die Abnahme des Gefäßdurchmessers bestimmt. Wird der Durchmesser einer Koronararterie um 40–50% vermindert, so nimmt die Maximaldurchblutung meßbar ab. Unter diesen Bedingungen bleibt die Ruhedurchblutung noch unbeeinflußt. Diese Abnahme der maximalen Belastungsdurchblutung betrifft zuerst die endokardnahen Schichten bei noch normaler subepikardialer Durchblutung. Wird der Durchmesser eines Koronargefäßes um ca. 60% reduziert, so nimmt die maximale Durchblutung sowohl in der subendokardialen als auch der subepikardialen Schicht ab, wobei die Ruhedurchblutung noch normal ist. Die Ruhedurchblutung bleibt bis zu einem Stenosegrad von **ca. 85%** noch unbeeinflußt und beginnt erst ab 93% deutlich abzunehmen. Eine Steigerung des Koronarflusses auf eine Belastung hin ist oberhalb einer Stenosierung von 90% nicht mehr möglich.

In die klinische Beurteilung der koronaren Hämodynamik gehen über diese Überlegungen hinaus zusätzliche Faktoren ein, die sich aus der Komplexität der koronaren Herzkrankheit beim Menschen ableiten. Es finden sich Koronarstenosen, die exzentrisch sind, an Gefäßabbiegungen vorkommen, hintereinandergeschaltet sind oder auch eine unterschiedliche Kollateralisierung aufweisen.

Weiterhin bestimmt die veränderte Hämodynamik des linken Ventrikels bei der koronaren Herzkrankheit durch eine erhöhte Wandspannung und Asynergien die Hämodynamik an einer Koronarstenose. Somit ist es häufig schwierig, allein aufgrund morphologischer und angiographischer Daten die tatsächliche Situation der Koronardurchblutung festzulegen. Zusätzlich hilfreich sind Verfahren wie die Bestimmung der Koronarreserve, myokardszintigraphische und hämodynamische Untersuchungen (Anstieg des LVEDP unter Belastung mittels Einschwemmkatheter).

2.2 Myokardischämie

Bedingt durch die Einengung der Gefäßlichtung bei Koronarinsuffizienz kommt es infolge unzureichender Blutzufuhr zur Minderdurchblutung des Herzmuskelgewebes.

2.2.1 Allgemeine hämodynamische Auswirkungen einer Myokardischämie

Die Sauerstoffminderversorgung der einzelnen Herzmuskelfaser (Abb. A2-1) hat für die globale Funktion des linken Ventrikels Auswirkungen, die sowohl die Systole als auch die Diastole betreffen. Tierexperimentelle Untersuchungen haben gezeigt, daß es bereits nach einer Ischämiedauer von Sekunden zu einer Verminderung der Verkürzung der einzelnen Myokardfaser und Abnahme der systolischen Wanddickenzunahme kommt. Nach 1–2 Minuten Ischämiezeit tritt zunehmend eine **paradoxe Wandbewegung,** d.h. eine systolische Wanddickenabnahme auf. Die Wanddickenzunahme oder Muskelfaserkontraktion verschiebt sich in die isovolumetrische Relaxationsphase hinein. Parallel zu dieser frühdiastolischen Kontraktion in den ischämischen Myokardbezirken kommt es in den nicht-ischämischen Bereichen kompensatorisch zu einer zeitlich vorgezogenen Auswärtsbewegung oder *Frührelaxation* und zu einer Zunahme der Kontraktilität. Zusammengenommen ergibt dies eine deutliche **Asynchronie des Kontraktionsablaufs.**

Je nach Verteilung und Lokalisation der Ischämie resultiert hämodynamisch eine **Akinesie** bei einer subendokardialen Ischämie, und eine **Dyskinesie** bei einer transmuralen Ischämie. Die nicht-ischämischen Myokardabschnitte kompensieren über den **Frank-Starling-Mechanismus** ein Abfallen der Pumpleistung des linken Ventrikels bis zu einem prozentualen Ischämieanteil von 25%. Für die Globalfunktion des linken Ventrikels in der Systole führt eine reversible Ischämie zu einem Abfall der Auswurffraktion (diastolisches Volumen). Unter einer experimentellen Ischämie ändert sich der linksventrikuläre Spitzendruck nur bei einem großen Ischämieareal (mehr als ein Eingefäßverschluß). Deutliche Veränderungen finden sich jedoch bei den intramyokardialen Spitzendrucken, die vor allem im inneren Drittel der linksventrikulären Wand um etwa die Hälfte abnehmen. Dies führt zu einem Abfall des systolischen extravaskulären Widerstandes der intramuralen Koronargefäße. Als wichtigster Kontraktilitätsparameter reagiert die **Druckanstiegsgeschwindigkeit (dp/dt)** bereits Sekunden nach Beginn der Ischämie (Abb. A2-2). Die akute ischämische Funktionsstörung des linken Ventrikels kann auch die Auswurffraktion des rechten Ventrikels durch Anstieg der rechtsventrikulären Impedanz beeinträchtigen. Für die diastolische Phase des Herzzyklus bedeutet eine Ischämie, die über 25% des Myokards betrifft, einen Anstieg des linksventrikulären enddiastolischen Drucks (Abb. A2-2).

Da die Relaxation des kontrahierten Myokards ein energieverbrauchender Prozeß ist, kommt es

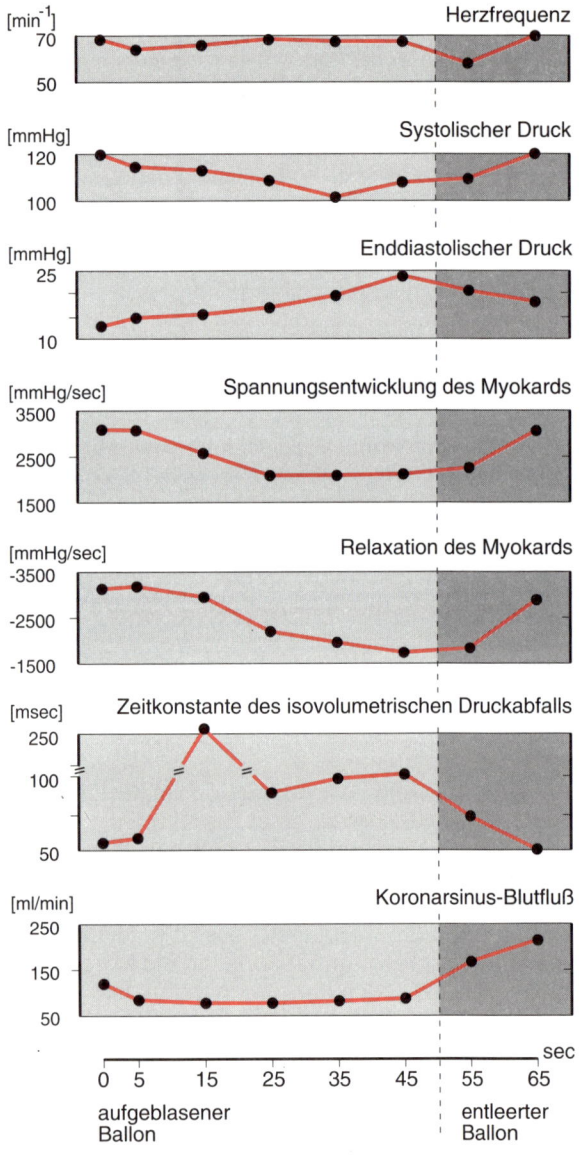

Abb. A2-2: Hämodynamische Auswirkungen einer reversiblen Koronarokklusion. Das Koronargefäß wurde durch Aufblasen eines Ballons verlegt und war nach Entleerung des Ballons wieder durchgängig (nach Amende 1984).

bereits 45 Sekunden nach Drosselung der Sauerstoffzufuhr zu einer Abnahme der Relaxationsgeschwindigkeit. Zeitlich gesehen fällt zwar die maximale Druckanstiegsgeschwindigkeit früher ab als die maximale Druckabfallsgeschwindigkeit, doch führt die Asynergie des linken Ventrikels zu einem steilen Anstieg der Zeitkonstanten des linksventrikulären Druckabfalls (Abb. A2-2).

> Die Verminderung der elastischen Eigenschaften des linken Ventrikels unter Ischämie bedeutet eine Erhöhung des enddiastolischen Drucks für ein vorgegebenes linksventrikuläres Volumen, und nach dem Laplace-Gesetz wiederum einen erhöhten myokardialen Sauerstoffbedarf.

2.2.2 Elektrophysiologische Auswirkungen einer Ischämie

Das Aktionspotential der einzelnen Herzmuskelzelle ist unter den Bedingungen einer Ischämie verkürzt, die Positivität der Phase 1 ist geringer und das Ruhemembranpotential vermindert. Im Oberflächen-EKG sind die ischämiebedingten Veränderungen des einzelnen Aktionspotentials als Negativierung des ST-Strecke und Veränderungen der T-Welle nachweisbar (Abb. A2-3). Dies kommt dadurch zustande, daß durch die Verkürzung und Negativierung des ischämischen Aktionspotentials der Strom von den nicht-ischämischen, epikardialen Arealen zu den ischämischen, endokardialen fließt und damit der Strom von der außen aufliegenden Elektrode weggerichtet ist. Dies entspricht dann im Oberflächen-EKG der **ST-Streckensenkung**. Die Veränderungen der ST-Strecke sind reversibel bei der belastungsabhängigen subendokardialen Ischämie und nicht-reversibel bei chronisch ischämischen Schädigungen oder bei relativer Koronarinsuffizienz, z.B. einer Myokardhypertrophie.

> Die elektrophysiologischen Auswirkungen einer Ischämie führen zu einer **Senkung der Arrhythmieschwelle**. Eine direkte Störung des spezifischen Erregungsbildungs- und -leitungsgewebes durch die Ischämie oder den Infarkt kann spezielle Blockbilder verursachen.

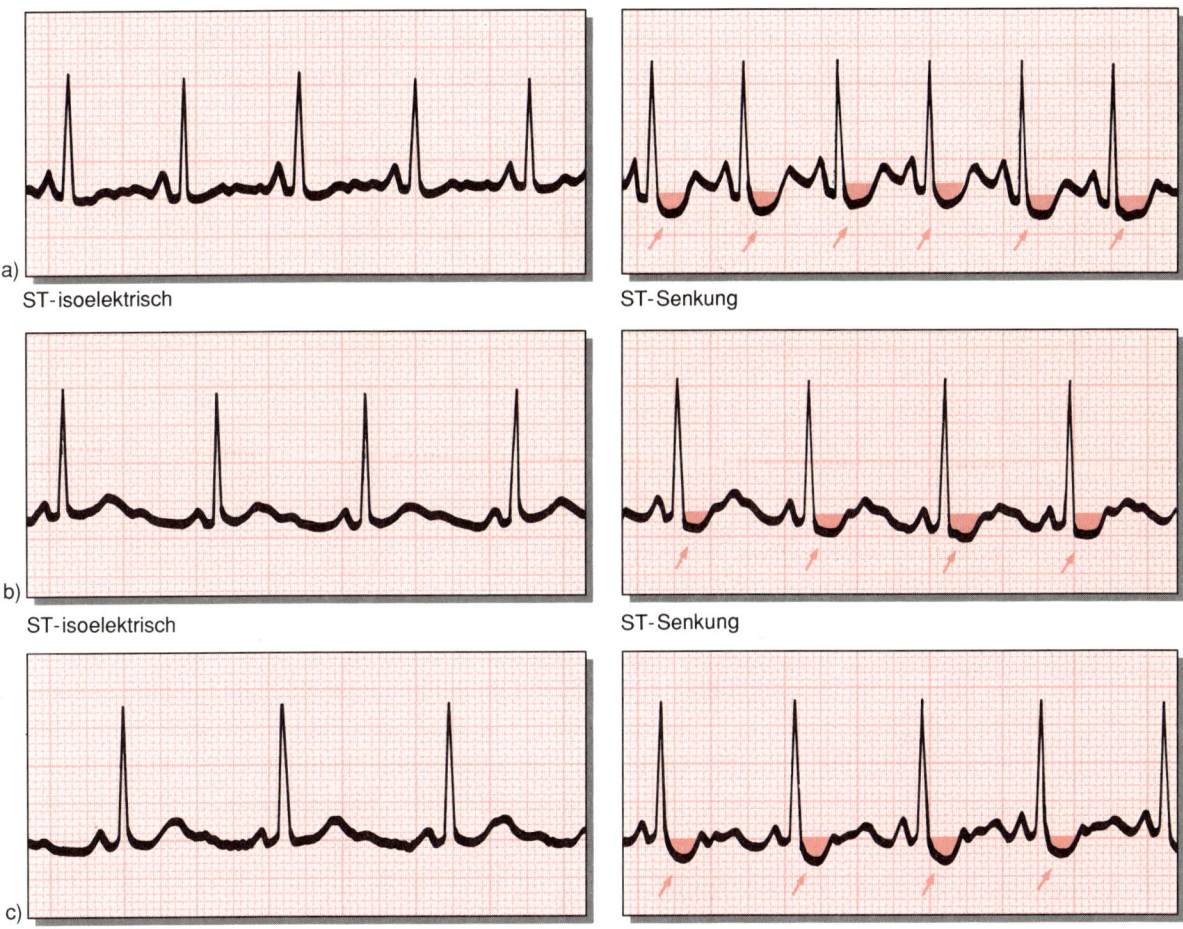

a) ST-isoelektrisch — ST-Senkung

b) ST-isoelektrisch — ST-Senkung

c) ST-isoelektrisch — ST-Senkung

Abb. A2-3: Intermittierende symptomlose Myokardischämien bei drei Patienten (a, b, c) (stumme Ischämie) – Registrierung im Langzeit-EKG.

Weitere Ursachen für Arrhythmien sind die unter Ischämie auftretende autonome Gegenregulation und metabolische Effekte.

2.2.3 Metabolische Auswirkungen der akuten Ischämie

Normalerweise verwendet die Herzmuskelzelle zu 75% Fettsäuren, um den Zellstoffwechsel aufrechtzuerhalten. Unter ischämischen Bedingungen verschiebt sich der Herzstoffwechsel hin zur **anaeroben Glykolyse**, d.h. es werden große Mengen von Glukose mit dem Ergebnis einer gesteigerten **Laktatfreisetzung** verbraucht. Diese ist auch möglicherweise die Ursache für die **Schmerzentstehung** bei Ischämie. Wie in anderen Geweben wird 95% der Energie dazu verwand, in den Mitochondrien ATP zu bilden. Unter Ischämie wird **ATP** vermehrt zu ADP, AMP und Adenosin abgebaut, welches über die Zellmembran in das Hyaloplasma und von dort in das zirkulierende Blut frei diffundiert und wahrscheinlich überwiegend für die metabolische Steuerung der Koronardurchblutung verantwortlich ist. Bereits nach ca. einer halben Stunde Ischämiezeit ist nahezu alles Adenosin aus dem Hyaloplasma herausdiffundiert. Es kann nach Rezirkulation nur mit einer Bildungsrate von 2% pro Stunde neu synthetisiert werden. Diese Veränderungen im ATP-Stoffwechsel sind für die Spätphase der Ischämie verantwortlich und führen zu einem **Rigor** der Herzmuskelzelle.

Neuere Arbeitshypothesen für die Kontraktions- und Relaxationsstörung in der Frühphase der Ischämie beschäftigen sich zentral mit der Rolle des **Kalziums** im Kontraktions- und Relaxationsablauf. Es wird angenommen, daß die durch die vermehrte Laktatproduktion anfallenden H-Ionen Kalzium aus der Bindungsstelle am Troponin verdrängen.

Eine zweite Hypothese ist, daß in der Frühphase vermehrt gebildetes **anorganisches Phosphat** eine gesteigerte Aufnahme von Kalzium und seine Speicherung im sarkoplasmatischen Retikulum bewirkt. Hiermit könnte auch die frühe Verminderung der Relaxationsgeschwindigkeit eine Erklärung finden. Durch moderne Techniken, wie die **Positronen-Emissions-Tomographie (PET)**, kann heute nichtinvasiv die Änderung des Myokardstoffwechsels unter Ischämiebedingungen abgeschätzt werden. So kann eine verminderte Oxidation von C-11-Palmitinsäure eine ischämiebedingte Störung dieser Stoffwechselleistung bereits früh anzeigen.

2.3 Spezielle Pathophysiologie der Koronarinsuffizienz

2.3.1 Chronische ischämische Herzkrankheit

2.3.1.1 Chronisch stabile Angina pectoris (AP)

Definition: Diese Form der Myokardischämie ist durch eine anfallsweise, durch körperliche und seelische Belastung auftretende Schmerzsymptomatik, ST-Streckenveränderungen im EKG und verminderte Thalliumaufnahme im Szintigramm charakterisiert.

Ursache: Ihr liegt ein Ungleichgewicht zwischen dem verringerten Sauerstoffangebot durch eine organische Stenose eines Koronargefäßes und dem gesteigerten Sauerstoffbedarf durch eine meist körperliche Belastung zugrunde. Die Symptomatik ist typischerweise bei vergleichbaren Belastungen reproduzierbar und tritt in der Regel in Ruhe nicht auf.

Pathophysiologische Auswirkungen: Durch die Myokardischämie kommt es zu einer Verminderung der Kontraktilität und der Relaxation in dem betroffenen Myokardareal. Ferner sinkt die Arrhythmieschwelle der ischämischen Myokardzelle. Klinisch im Vordergrund stehen die **Angina pectoris** und der **mangelnde Blutdruckanstieg** unter Belastung oder bei massivem Anstieg des enddiastolischen linksventrikulären Drucks die **Atemnot.**

D Diagnostische Hinweise

Entscheidende diagnostische Hinweise geben das positive **Belastungs-EKG** (ST-Streckensenkung $\geq 0{,}2$ mV), die **verminderte Thalliumaufnahme** bzw. -redistribution und klinisch die **pektanginöse Symptomatik.** In der invasiven Diagnostik sind der Anstieg des linksventrikulären enddiastolischen Drucks bzw. Pulmonalisdrucks oder angiographisch neu auftretende Asynergien im Kontraktionsablauf bedeutsam.

T Therapeutische Hinweise

Durch die Gabe von Nitraten, Kalziumantagonisten oder β-Blockern kann die ischämiefreie Belastungszeit bei organischer Koronarstenose deutlich verlängert werden.

Hierbei ist das Ansprechen der pektanginösen Symptomatik auf die **Nitratgabe** zusätzlich als diagnostischer Hinweis auf das Bestehen einer Koronarinsuffizienz zu werten.

2.3.1.2 Instabile Angina pectoris

Definition: Diese Form der Myokardischämie liegt zwischen der intensitätsstabilen Angina pectoris (AP) und dem Herzinfarkt. Typisch für die instabile AP ist die rasch progrediente Symptomatik bei entsprechend sinkender Auslöseschwelle für die AP.

Ursache: In der Regel liegt der instabilen Angina pectoris eine **Dreigefäßerkrankung** oder **Hauptstammstenose** zugrunde. Auslöser für die akute Verschlechterung der Symptomatik sind, wie neueste koronaroskopische Untersuchungen zeigen, **Plättchenthromben** und zusätzliche **Vasospasmen.** Pathologisch-anatomisch werden häufig abgelaufene Mikroinfarkte gefunden mit fleckenförmiger Fibrosierung des Myokards.

Pathophysiologische Auswirkungen: Bei der instabilen Angina pectoris liegt meist die Konstellation vor, daß Steigerung des myokardialen Sauerstoffbedarfes und Verminderung des Sauerstoffangebotes auf dem Boden eines organisch schwer befallenen Koronargefäßsystems (Dreigefäßerkrankungen, Hauptstammstenose) zusammenwirken.

D Diagnostische Hinweise

Charakteristisch ist die neu auftretende Angina pectoris, die durch kleinste körperliche Belastungen ausgelöst werden kann. Häufig treten stumme Ischämien, d.h. ausgeprägte ST-Veränderungen im **Langzeit-EKG** auf (Abb. A2-3). Abzugrenzen ist die instabile AP gegen den Myokardinfarkt durch das Fehlen von Enzymerhöhungen oder entsprechenden EKG-Veränderungen.

T Therapeutische Hinweise

Da die instabile AP häufig in einen akuten Myokardinfarkt übergeht, ist eine Intensivüberwachung angezeigt bei einer maximalen antianginösen, antiarrhythmischen und supportiven Therapie. Je nach klinischer Situation ist eine direkte Intervention, d.h. eine Gefäßdilatation oder ein aortokoronarer Bypass, indiziert.

2.3.1.3 Prinzmetal-Angina (vasospastische AP)

Definition: Diese Form der Koronarinsuffizienz ist klinisch charakterisiert durch das Auftreten von ST-Hebungen mit pektanginöser Symptomatik, d.h. Zeichen einer transmuralen Ischämie **in Ruhe**. Die Belastbarkeit ist in der Regel nicht herabgesetzt. Mischformen zwischen der rein vasospastischen Angina und organischen Veränderungen der Koronargefäße sind häufig und werden unter dem Begriff der dynamischen Koronarstenose geführt.
Ursachen: Unter experimentellen Bedingungen werden heute adrenerge, parasympathische Mechanismen, Serotonin, Histamin, Prostanoide, Leukotriene und endotheliale Faktoren genannt. Atheromatöse Gefäßveränderungen bewirken jederzeit eine verstärkte Reagibilität des Gefäßes auf vasokonstriktorische Reize.
Pathophysiologische Auswirkungen: Die akut auftretende transmurale Ischämie führt zu einer Dyskinesie des betroffenen Wandabschnitts mit kompensatorischer Hyperkinesie auf der nichtbefallenen Seite. Folge hiervon ist ein Anstieg des enddiastolischen Drucks bei Abfall des arteriellen Drucks bis hin zur Schocksymptomatik.

D Diagnostische Hinweise

Pathognomonisch für die vasospastische Angina (s. Abb. A2-1) ist die im Anfall nachweisbare ST-Streckenhebung im EKG bei fehlender Enzymerhöhung. Im anfallsfreien Intervall finden sich gelegentlich transiente ST-Hebungen im Langzeit-EKG. Eine weitere diagnostische Möglichkeit ist der **Hyperventilations-** oder **Ergonovin-Test.**

T Therapeutische Hinweise

Therapie der Wahl bei der vasospastischen AP sind die Kalziumantagonisten, wie auch, besonders bei intrakoronarer Applikation, die Nitrate. β-Sympathikolytika sind wegen der dann überwiegenden α-konstriktorischen Wirkung wenig geeignet.

2.3.1.4 Stumme Ischämie

Definition: Dieser Begriff ist in seiner klinischen Bedeutung umstritten und beschreibt Zustände myokardialer Ischämie, die symptomlos verlaufen. Die stumme Ischämie tritt insbesondere bei gleichzeitig bestehendem Diabetes mellitus und bei der vasospastischen Angina pectoris auf.
Ursachen und pathophysiologische Auswirkungen: Im Gegensatz zur stabilen Angina pectoris tritt die stumme Ischämie meist in Ruhe, d.h. ohne begleitenden Frequenzanstieg auf. Ihr liegen koronarsklerotische Gefäßveränderungen zugrunde, auf die sich Tonusschwankungen der Koronargefäße überlagern. Die hämodynamischen Auswirkungen einer stummen Ischämie entsprechen denen einer subendokardialen oder transmuralen Ischämie.

D Diagnostische Hinweise

Diagnostisch verwertbar sind ST-Veränderungen im Langzeit-EKG (Abb. A2-3) und Perfusionsausfälle mit Reperfusion im Thalliumszintigramm. Pathologisch-anatomisch lassen sich fleckförmige fibrotische Veränderungen des Myokards, insbesondere endokardnah, nachweisen.

T Therapeutische Hinweise

Die Therapie entspricht der der stabilen oder vasospastischen Angina pectoris (s. Abschnitt 2.3.1.3).

2.3.2 Akute irreversible Ischämie (Myokardinfarkt)

Definition: Der Myokardinfarkt ist als Untergang von Herzmuskelgewebe in einem bestimmten, einem Koronargefäß zugeordneten Areal definiert. Das Ausmaß des Infarktes ist abhängig von der Lokalisation des Verschlusses (proximal, distal) und vom Versorgungstyp (besonders gefährdet sind Linksversorgungstyp bzw. bei anomalem Abgang der rechten aus der linken Kranzarterien). Je nach Tiefenausdehnung des Infarktes werden subendokardiale, intramurale und transmurale Infarkte unterschieden.
Ursachen: Dem Infarkt liegt nahezu regelmäßig eine **Arteriosklerose** der Herzkranzgefäße zugrunde. Bei größeren transmuralen Infarkten findet sich pathologisch-anatomisch in 80–90% ein Thrombus, der das arteriosklerotisch veränderte Gefäß verschließt.

Eine zusätzliche ödematöse Verquellung eines arteriosklerotischen Bezirkes kann zu einer weiteren Lumeneinengung im Verlauf des Gefäßes mit

Minderperfusion des nachgeschalteten Gebietes führen. Selten sind Koronarembolien die Ursache eines Myokardinfarktes.

Pathophysiologische Auswirkungen: Nach Okklusion einer Koronararterie ist nach einer 15minütigen Verschlußzeit eine Erholung des Herzmuskels noch möglich. Es kann jedoch Tage bis Wochen dauern (*stunned myocardium* = gelähmtes Myokard), bis die hämodynamische Störung überwunden ist. Nach einer 20minütigen Ischämie treten dann die ersten Myokardnekrosen auf, und nach 3–6 Stunden hat der Myokardinfarkt seine maximale Ausdehnung erreicht. Unmittelbar nach Beginn des Infarktes sammelt sich das Blut über Kollateralen, die durch die Ischämie maximal dilatiert sind, im Infarktbereich an. Dies führt zusammen mit der maximalen Sauerstoffausschöpfung zur typischen, makroskopisch sichtbaren Blauverfärbung des Infarktareals. Weiterhin kommt es zu einer Permeabilitätssteigerung der Gefäße mit Bildung eines lokalen Ödems, Zellschwellung und schließlich Untergang der Zellen. Dies hat die Freisetzung myokardspezifischer Enzyme, wie der myokardspezifischen Fraktion der Kreatininphosphokinase (CK-MB), bereits vier Stunden nach dem Infarkt zur Folge. Andere Enzyme, wie die Serum-Glutamatoxalat-Transaminase (GOT) und Serumlaktatdehydrogenase (LDH) und insbesondere das herzspezifische Isoenzym α-HBDH, werden später freigesetzt und können nach Tagen noch im Serum gemessen werden, wenn die CK-MB und GOT bereits wieder normalisiert sind. Schematisch werden drei Infarktzonen unterschieden:

1. eine nekrotische Zone mit vollständigem Gewebsuntergang, d.h. ohne elektrische Polarisation der Herzmuskelzellen,
2. eine Verletzungszone mit nur teilweiser Polarisierung der Herzmuskelzelle und
3. eine Ischämiezone, in der lediglich die Repolarisation gestört ist.

Elektrophysiologische Auswirkungen – EKG-Veränderungen (Abb. A2-4): Der Untergang von Myokardgewebe führt zu einer Dauerdepolarisierung des betroffenen Myokardareals. Dieses ist elektronegativ im Vergleich zur positiven Außenladung der normal repolarisierenden Muskelzellen. Demzufolge fließt in der Phase der Repolarisation ein Strom von den infarzierten zu den gesunden Myokardanteilen. Im Oberflächen-EKG führt dies zu den typischen monophasisch deformierten EKG-Komplexen (Hinterwand: II, III und aVF; Vorderwand: $V_1 - V_6$). Der Zeitablauf des Infarktes läßt sich in typischer Weise im EKG in Stadien nachvollziehen:

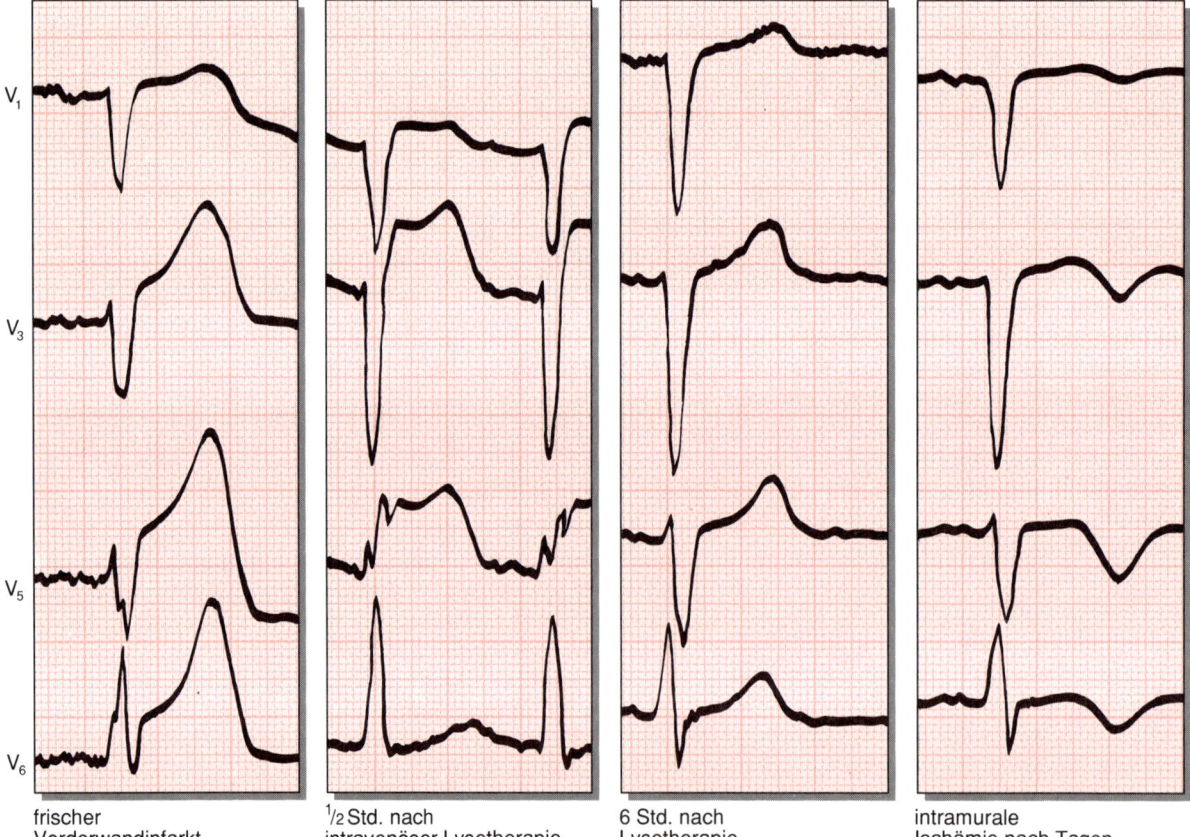

V_1			
V_3			
V_5			
V_6			
frischer Vorderwandinfarkt	¹/₂ Std. nach intravenöser Lysetherapie	6 Std. nach Lysetherapie	intramurale Ischämie nach Tagen

Abb. A2-4: EKG-Veränderungen bei frischem Vorderwandinfarkt unter einer intravenösen Lysetherapie mit 1,5 Mio. E Streptokinase. Angiographisch: 90% Riva-Stenose.

1. **akutes Stadium** (12 Stunden – 1 Tag),
2. **Zwischenstadium** (1 – 10 Tage),
3. **reaktives Folgestadium** (2. Woche bis 6 Monate),
4. **End- bzw. Narbenstadium** (ab 6 Monaten und persistierend).

Hämodynamische Auswirkungen des akuten Myokardinfarktes: Das Wesentliche beim Myokardinfarkt ist der Verlust von Herzmuskelgewebe. Die resultierende hämodynamische Störung korreliert eng mit dem Ausmaß des myokardialen Gewebeuntergangs. Die Stadien der Kontraktions- und Relaxationsstörung entsprechen denen der reversiblen Ischämie (Dyssynchronie, Hypokinesie, Akinesie und Dyskinesie). Die Stunden nach dem Infarkt auftretende Dyskinesie vermindert das Schlagvolumen des linken Ventrikels. Nach Vernarbung des Infarktareals erhöht sich jedoch die Steifigkeit der Infarktzone auf Ausgangswerte und verhindert so langfristig die paradoxe Bewegung der Ventrikelwand. Umfaßt der Infarkt ca. 8% des linken Ventrikels, läßt sich bereits eine Störung der diastolischen Dehnbarkeit nachweisen.

Sind über 10% des Herzmuskels betroffen, vermindert sich die Ejektionsfraktion des linken Ventrikels. Ab 15 – 20% steigt der enddiastolische linksventrikuläre Druck an, mit der Konsequenz der Steigerung des myokardialen Sauerstoffbedarfs durch die erhöhte Wandspannung (Laplace). Zusätzlich kommt es zu Auswirkungen auf den kleinen Kreislauf mit Anstieg des linken Vorhofdrucks, des pulmonalen Kapillardrucks und des Pulmonalarteriendrucks. Ist ein Viertel des Myokardgewebes ausgefallen, finden sich die klinischen Zeichen einer Herzinsuffizienz, die bei einem Infarktanteil über 40% zum kardiogenen Schock durch Pumpversagen führen. Diese hämodynamische Situation tritt wahrscheinlich dadurch ein, daß über die ursprüngliche Nekrosezone hinaus sich der Infarkt weiter in die Ischämiezone hinein ausdehnt. Nach einer Einteilung von Forrester ist bei einem **Cardiac Index** unter 2,2 l/min/m² und einem pulmonalen Kapillardruck über 20 mmHg mit einer Schocksymptomatik zu rechnen. Bei einem Abfall des Cardiac Index unter 1,6 l/min/m² und einem pulmonalen Kapillardruck über 27 mmHg steigt die Letalität auf über 55%.

Der rechtsventrikuläre Infarkt, der häufig zusammen mit einem inferioren Infarkt auftritt, ist hämodynamisch durch normale Füllungsdrucke des linken Ventrikels bei deutlich erhöhten enddiastolischen Drucken im rechten Ventrikel charakterisiert.

Komplikationen des Myokardinfarktes: Über den Verlust an funktionell intaktem Herzmuskelgewebe und die ischämisch bedingte Kontraktionsstörung hinaus behindern weitere Faktoren die Pumpfunktion des linken Ventrikels. Das untergegangene Myokardgewebe hält der systolischen Spannungsentwicklung des noch gesunden und kompensatorisch vermehrt kontraktilen Myokards nicht stand, so daß eine **Dyskinesie** entsteht. Dies

hat zur Folge, daß ähnlich wie bei der Mitralinsuffizienz ein Teil des totalen Schlagvolumens nicht kreislaufwirksam wird und dadurch eine Volumenüberladung des linken Ventrikels entsteht. Dies entspricht hämodynamisch der Spätkomplikation eines Aneurysmas mit der zusätzlichen Gefahr der Thrombenbildung. Eine weitere Komplikation des Infarktes mit wichtigen Auswirkungen auf die Hämodynamik ist das Auftreten von **Herzrhythmusstörungen,** die in den ersten Minuten bis Stunden nach dem Infarkt eine besondere Gefährdung beinhalten. Die Häufigkeit wird mit bis zu 100% angegeben. Die Hauptursachen sind metabolische Veränderungen wie Hypoxie, Azidose, zellulärer Kaliumverlust, Stoffwechselprodukte und autonome Gegenregulation. Ein typisches Beispiel sind die sog. Reperfusionsarrhythmien, die nach Wiedereröffnung eines verschlossenen Koronargefäßes auftreten. Die Rhythmusstörungen reichen von Vorhofrhythmusstörungen über junktionale Rhythmen bis hin zu Kammertachykardien und Kammerflimmern. Eine seltene Komplikation des Infarktes ist die **Ruptur** von infarzierten Wandanteilen oder Papillarmuskeln, die zu Shuntvitien, Mitralinsuffizienz und Perikardtamponade führen können.

D Diagnostische Hinweise

Beweisend für das Vorliegen eines Myokardinfarktes sind die **persistierende ST-Hebung** mit Ausbildung einer **Q-Zacke** im EKG einhergehend mit einer im Zeitablauf charakteristischen Freisetzung von myokardspezifischen Enzymen.
Hinweis: i.m. Spritzen bei klinischem V.a. Herzinfarkt sind desolat, da erstens die Diagnostik durch „falsche" CK-Freisetzung erschwert und zweitens eine notwendige Lysetherapie u.U. unmöglich wird.

Wichtig ist, daß die Enzyme auch anderen Organen entstammen und zu falsch-positiven Befunden führen können. So ist es wichtig, bei der CK das MB-Isomer (Myokard-Isomer) mit zu bestimmen, denn intramuskuläre Injektionen, Muskeltrauma und Kälteschaden können ebenfalls die CK ansteigen lassen.

Im **Thalliumszintigramm** läßt sich im Narbenstadium ein typischer Perfusionsausfall (Defekt) nachweisen. Auch im **Kernspintomogramm** kann der Infarkt radiomorphologisch vom vitalen Myokard unterschieden werden.

V Therapeutische Hinweise

In der Therapie des akuten Myokardinfarktes hat die systemische, in seltenen ausgewählten Fällen auch intracoronare Anwendung der Thrombolyse (Streptokinase, Urokinase und tissue type – Plasminogenaktivator, t-PA) einen gesicherten Stellenwert. Interventionelle Techniken wie Akut-PTCA und akute Bypasschirurgie bleiben besonderen

Notsituationen vorbehalten, z.B. die Notfall-Bypassoperation zur Beherrschung einer PTCA-Komplikation.

2.3.3 Bedeutung der Kollateralen für die Koronarzirkulation

Die Auswirkungen einer chronischen oder akuten Myokardischämie sind wesentlich vom Grad der **Kollateralisierung** der Herzkranzgefäße abhängig.

Entscheidend ist, ob bei bestehender ischämischer Herzerkrankung sich Anastomosen der Gefäße bereits entwickelt haben, oder mit welcher Geschwindigkeit sich nach einer Koronarokklusion Kollateralen ausbilden können. Bei normaler Koronarzirkulation ohne organische Veränderungen der Gefäße sind Herzkranzarterien funktionelle Endarterien. Die anatomisch mit einem Durchmesser von 0,02–0,2 mm angelegten Kollateralen werden funktionell erst wirksam, wenn an einer Stenose ein höhergradiger Druckgradient zu den normal perfundierten Gefäßen entsteht. In der Regel bilden sich Kollateralen nicht aus, wenn der **Stenosegrad** des Gefäßes unter 90% liegt. Ein weiterer Reiz für die Eröffnung eines Kollateralkreislaufs sind **metabolische Veränderungen** im chronisch ischämischen Myokard und unter den Bedingungen einer **Myokardhypertrophie.** Grundsätzlich werden Kollateralen innerhalb eines Hauptgefäßes **(intersegmentale)** von Kollateralen zwischen zwei Hauptgefäßen unterschieden **(interkoronare).** Insgesamt ist die Möglichkeit, die koronare Durchblutung über Anastomosen bei verschlossenen Hauptgefäßen aufrechtzuerhalten, nur sehr begrenzt. Sie beschränkt sich auf die Erhaltung der myokardialen **Ruhefunktion,** ist aber nicht in der Lage, eine Koronarreserve bereitzustellen.

Literatur

Amende, I., R. Simon, W. P. Hood, W. Daniel, P. R. Lichtlen: Hämodynamik unter Ischämie: Diastolische Phase. Z. Kardiol. 73 Suppl 2: 127–134 (1984).

Bleifeld W. H., P. Hanrath, D. Mathey, H. Buss, S. Effert: Die Bedeutung der akuten Infarktgröße für die Hämodynamik des linken Ventrikels. Dtsch. med. Wschr. 101: 1677–1681 (1976).

Bradley, A. J., J. S. Alpert: Coronary flow reserve. Am heart J 122: (1991) 1116–1128.

Braunwald, E.: Heart disease 3nd Ed. W. B. Saunders, Philadelphia 1988.

Braunwald, E.: The stunned myocardium: prolonged, postschcemic ventricular dysfunction. Circ. 66: 1146–1149 (1982).

Fitzgerald, D. J., L. Roy, F. Catella, G. A. Fitzgerald: Platelet activation in unstable coronary disease. N. Engl. J. Med. 315: 983–988 (1986).

Forman, M. B., J. A. Oates, R. M. Robertson, L. J. Roberts, R. Virmani: Increased adventitial mast cells in a patient with coronary spasm. N. Engl. J. Med. 18: 1138–141 (1985).

Gottlieb, S. W., M. L. Weisfeldt, P. Quyang, E. D. Mellits, G. Gerstenblith: Silent ischemia as a marker for early unfavourable outcomes in patients with unstable angina. N. Engl. J. Med. 19: 1214–1219 (1986).

Gottwik, M. G., M. Siebes, R. Kirkeeide, W. Schaper: Hämodynamik von Koronarstenosen. Z. Kardiol. 73 Suppl. 2: 47–54 (1984).

Grüntzig, A., H. Hirzel, R. Gattiker, MTurina, R. Myler, M. Kaltenbach: Die perkutane transluminale Dilatation chronischer Koronarstenosen. Schweiz. Med. Wschr. 108: 1721-1727 (1978).

Guyton, A. C.: Textbook of medical physiology. 7th Ed. W. B. Saunders, Philadelphia 1986.

Ludmer, P. L., A. P. Selwyn, T. L. Shook, R. R. Wayne, G. H., Mudge, R. W. Alexander, P. Ganz: Paradoxical vasoconstriction induced by acetylcholine in ahterosclerotic coronary arteries. N. Eng. J. Med. 17: 1046–1051 (1986).

Maseri, A., A. L Abbate, G. Baroldy: Coronary vasospasm as a possible cause of myocardial infarction. N. Eng. J. Med. 299: 1271–1277 (1978).

Mathey, D. G., J. Schofer, W. Bleifeld: Zeitabhängigkeit der Myokarderhaltung nach Thrombolyse. Dtsch. med. Wschr. 110: 1681–1685 (1985).

Schrader, J.: Mechanismen der koronaren Durchblutungsregulation. Z. Kardiol. 73, Suppl. 2: 41–46 (1984).

Sherman, C. T.: Coronary angioscopy in patientens with unstable angina pectoris. N. Eng. J. Med. 15: 913–919 (1986).

Silverman, K. J., W. Grossman: Angina pectoris: natural history an strategies for evaluation and management. N. Eng. J. Med. 26: 1712–1717 (1984).

Yeung, A. C., and others: The effect of artherosclerosis on the vasomotor response of coronary arteries to mental stress. N. Eng. J. Med. 325: 1551–1556 (1991).

A3 Herzrhythmus

H. ESSER

1 Anatomie des Reizbildungs- und Erregungsleitungssystems

Der Herzmuskel setzt sich zusammen aus einem spezifischen Muskelsystem und aus dem Arbeitsmyokard. Das spezifische Muskelsystem wiederum besteht aus einem Reizbildungszentrum und einem Erregungsleitungssystem. Der **Sinusknoten,** der im Bereich der Crista terminalis zwischen Mündung der oberen Hohlvene und rechtem Herzohr liegt, ist der **Schrittmacher des Herzens.** Er enthält, ebenso wie das ihn umgebende Gewebe, reichlich cholinerge und adrenerge Ganglienzellen sowie Nervengeflechte. Die spezifischen Muskelzellen des Sinusknotens werden unterteilt in:
▷ Schrittmacherzellen,
▷ Übergangszellen und
▷ in die Vorhofmuskulatur eindringende Purkinje-Zellen.
Die Erregung läuft mit etwa 1 m/sec vom Sinusknoten über drei Leitungsbahnen (Bachmann, Wenckebach, Thorel) zum rechten und linken Vorhof und erreicht den **Atrioventrikularknoten (AV-Knoten),** der in der Wand des rechten Vorhofes zwischen der Mündung des Sinus coronarius und dem Trikuspidalklappenansatz lokalisiert ist. Neben vereinzelten **Purkinje-Zellen** enthält der AV-Knoten im zentralen Abschnitt Zellgebilde, die den Pacemaker-Zellen des Sinusknotens sehr ähnlich sind. An der dorsalen Begrenzung des AV-Knotens finden sich vorwiegend Gruppen von Ganglienzellen; der Gehalt an cholinergen und adrenergen Fasern ist geringer als im Sinusknoten. Vom AV-Knoten wird die Erregung weiter kaudalwärts im Stamm des **His[1]-Bündels** fortgeleitet, das eine Länge von 1,5–2 cm und eine Breite von 0,2–0,4 cm aufweist. Nach Durchquerung des Anulus fibrosus und des hinteren unteren Randes des membranösen Kammerseptums spaltet sich das His-Bündel in den linken und rechten **Tawara[2]-Schenkel.** Der rechte Tawara-Schenkel zieht als einheitlicher Strang entlang der rechten Seite des Kammerseptums spitzenwärts zum vorderen Papillarmuskel, wo eine Aufteilung in drei Äste erfolgt, deren Endverzweigungen die rechte Kammermuskulatur versorgen. Der linke Tawara-Schenkel zieht subendokardial an der linken Seite des Kammerseptums abwärts. Seine Aufteilung in zwei Hauptäste erfolgt im Bereich des oberen Septums. Der linksanteriore Ast zieht zur linken Vorderwand und zum vorderen Papillarmuskel. Der linksposteriore Ast läuft zum hinteren Papillarmuskel. Am Ende dieser Leitungsbahnen befindet sich das feinverzweigte Netzwerk des **Purkinje-Fasersystems,** das in die Kammermuskulatur eindringt.

Abnorme Muskelbrücken im Bereich der Vorhofkammergrenze sind nicht ganz selten; dabei

---

[1] Wilhelm His jun. (1863–1934), Anatom und Internist in Berlin
[2] Sunao Tawara (1873–1952), Pathologe in Tokio und Marburg

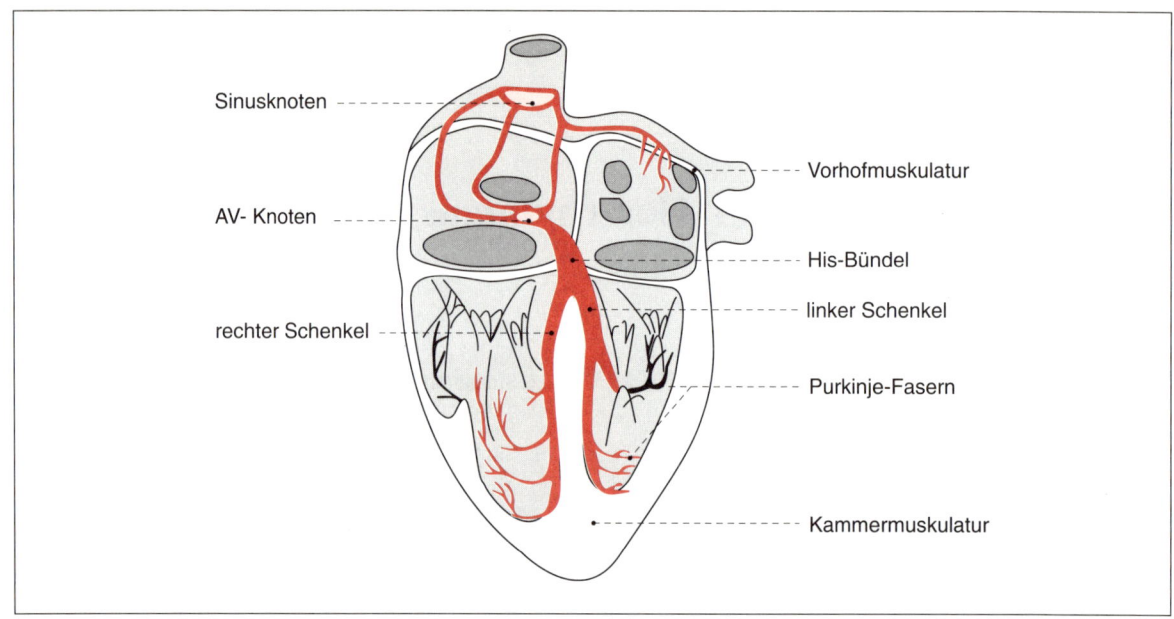

Abb. A3-1: Reizleitungssystem.

handelt es sich um muskuläre Verbindungen an der Atrioventrikulargrenze, die sich normalerweise im Verlauf der embryonalen Entwicklung zurückbilden.

Der Sinusknoten erhält in etwa 60% seine arterielle Blutversorgung von einem Ast der **rechten Koronararterie** und in 40% aus einem Versorgungsgefäß, das von der linken Koronararterie abgeht. Die arterielle Blutversorgung des AV-Knotens erfolgt aus der **Arteria atrioventricularis,** die in etwa 90% von der rechten Koronararterie abgeht. Das His-Bündel und der Anfangsteil beider Tawara-Schenkel erhalten die Blutversorgung aus der rechten Koronararterie. Die Versorgung des linksanterioren Astes des linken Schenkels und des überwiegenden Teils des rechten Schenkels erfolgt aus dem **Ramus descendens** der linken Koronararterie; der linksposteriore Ast des linken Tawara-Schenkels erhält die Blutversorgung aus dem **Ramus interventricularis posterior** der rechten Kranzarterie.

Das Reizleitungssystem erhält die nervöse Versorgung vom **Plexus cardiacus,** der seine Ausbreitung ventral und dorsal vom Aortenbogen und an der Aufteilung der Lungenarterie zeigt. Sinusknoten und AV-Knoten werden sympathisch und parasympathisch versorgt (Abb. A3-1).

2 Physiologische Grundlagen der Erregungsbildung und -leitung

Elektrische Membranpotentiale sind die Voraussetzung für die Erregbarkeit des Herzens. Die ruhende Herzmuskelzelle weist ein transmembranöses Potential von ca. 90 mV auf mit negativer Zellinnen- und positiver Zellaußenfläche. Verantwortlich für das Ruhepotential sind die Semipermeabilität der Zellmembran und die unterschiedliche Verteilung der Natrium- und Kaliumionen (s. Kap. A1). Intrazellulär findet sich eine etwa 30fach höhere Konzentration von Kaliumionen als extrazellulär. Die Natriumkonzentration ist im Extrazellulärraum etwa 15mal höher als in der Zelle (s. Kap. H6).

Mit dem Beginn der Erregung wird die Natriumpermeabilität (Natriumausstrom) kurzfristig und sprunghaft gesteigert, während der Kaliumeinstrom klein bleibt. Die negative Membranspannung bricht zusammen, es kommt zur **Depolarisation** der Herzmuskelfaser (Phase 0 des Aktionspotentials). Der überschießende Natriumeinstrom verursacht ein kurzdauerndes negatives Außenpotential, dessen rasche Rückbildung als **Phase I** des Aktionspotentials bezeichnet wird. In der **Phase II** sind Natriumein- und Kaliumausstrom fast gleich groß. Die **Phase III** des Aktionspotentials ist gekennzeichnet durch einen überwiegenden **Kaliumausstrom.** Die diastolische Ruhepause wird als Phase IV bezeichnet. Nach den geschilderten Ionendiffusionen erfolgt mit Hilfe der Membran-ATPase eine Ionenverschiebung in umgekehrter Richtung (s. Abb. A1-2).

2.1 Reizbildung

Im Gegensatz zum Arbeitsmyokard ist das spezifische Muskelsystem zur autonomen Reizbildung fähig, die durch eine langsame diastolische Spontandepolarisation der Fasermembran eingeleitet wird.

Diese **spontane Depolarisation** geht abrupt in die eigentliche Erregung über. Typisch für das spezifische Muskelsystem mit spontaner Reizbildung ist daher der Verlust des stabilen Ruhepotentials; unmittelbar nach der Repolarisationsphase kommt es zu einem langsamen Wiederanstieg mit plötzlichem Einstieg in die rasche Depolarisationsphase an der Reizschwelle. Grundsätzlich sind alle Teile des Reizleitungssystems zur **autonomen rhythmischen Reizbildung** befähigt. Allerdings nimmt die Fähigkeit zur Erregungsbildung vom Sinusknoten zur Herzspitze hin ab. Dementsprechend sind auch die diastolischen Spontandepolarisationen in den sinusfernen Regionen weniger deutlich ausgeprägt. Bei einem normalen Erregungszyklus des Herzens wirkt daher der Sinusknoten als Schrittmacher, weil hier die Spontandepolarisationen jeweils zuerst Erregungen auslösen. Alle übrigen Zellen werden von den sich ausbreitenden Erregungswellen erfaßt, bevor sie selbst Erregungen auslösen können. Die Arbeitsmuskulatur der Vorhöfe und Kammern ist normalerweise nicht zur Erregungsbildung befähigt und zeigt dementsprechend auch keine diastolischen Spontandepolarisationen.

2.2 Erregungsleitung

Die Fortleitung der Depolarisation wird als Erregungsleitung bezeichnet, deren Geschwindigkeit vom Ruhepotential und von der Depolarisationsgeschwindigkeit bestimmt wird. Etwa 0,02 Sekunden nach Erregungsbeginn tritt die Erregungswelle aus dem Sinusknoten aus und breitet sich mit einer Geschwindigkeit von 1 m/sec über das Vorhofmyokard aus. Nach Erreichen des AV-Knotens erfolgt dort eine Verringerung der Leitungsgeschwindigkeit auf etwa 20–40 cm/sec; diese Verzögerung imponiert im Elektrokardiogramm als AV-Überleitungszeit und ermöglicht die sequentielle Vorhof-Kammer-Aktivität. Im His-Bündel nimmt die Leitungsgeschwindigkeit wieder zu; sie beträgt in den Purkinje-Fasern 2–4 m/sec und fällt im Arbeitsmyokard auf 1 m/sec ab. Die Anordnung des Leitungssystems ermöglicht eine nahezu synchrone Erregung beider Herzkammern in einem Zeitraum von 0,08 bis maximal 0,11 Sekunden. Diese Kammererregung wird im EKG durch den QRS-Komplex repräsentiert.

2.3 Refraktäritätsphase

Das Herz unterliegt während der **Depolarisation** einer absoluten Unerregbarkeit. Mit zunehmender Repolarisation stellt sich seine Erregbarkeit in zunehmendem Maße wieder ein. Im Erregungsleitungssystem ist die Refraktäritätsdauer im Durchschnitt größer als im Arbeitsmyokard. Während in der absoluten Refraktärität das Herz gegenüber jedem noch so starken Reiz unerregbar ist, kann in der **relativen Refraktärität** durch stärkere Reize eine erneute Depolarisation ausgelöst werden. Während der relativen Refraktäritätsphase findet sich dicht vor dem Gipfel der **T-Welle** (im EKG) die sog. **vulnerable Phase,** die etwa 20–40 Millisekunden dauert; es handelt sich dabei um eine vorübergehende Herabsetzung der **Flimmerschwelle** innerhalb der Repolarisationsphase des Herzens infolge erheblich unterschiedlicher Leitungszeiten und Refraktäritäten.

3 Allgemeine Pathophysiologie der Herzrhythmusstörungen

3.1 Einflüsse an der Zellmembran

Bei der Entstehung von Herzrhythmusstörungen kann eine Vielzahl von Faktoren eine Rolle spielen. Besonders erwähnenswert sind Störungen im Ionenhaushalt, neurohumorale Einflüsse, koronare Durchblutungsstörungen, toxische Einflüsse und Myokardschäden. Häufig sind die Störungen, die die Zell- bzw. Membranfunktion beeinträchtigen, flüchtiger Natur. Das Reizleitungssystem hat einen geringeren Sauerstoffbedarf als das Arbeitsmyokard und reagiert bei **Hypoxie weniger empfindlich.** Bei dauerhafter Störung der Erregungsleitung liegen meist Zelluntergänge vor, die von der Mikronekrose bis zum ausgedehnten Herzinfarkt reichen. Entzündliche Veränderungen oder fibrosierende Prozesse zeigen ähnliche Auswirkungen. Flüchtige Leitungsstörungen kommen bei kollateraler Ödembildung oder reaktiver Entzündung vor.

Die im folgenden aufgeführten Einwirkungen können **generell** zum Auftreten von Herzrhythmusstörungen führen:

Vagusreizung und Acetylcholin: Zu einer Steigerung des Ruhe- und zu einer Verkürzung des Aktionspotentials führen Vagusreizung und Acetylcholin; Reizbildung und Erregungsleitung werden verlangsamt. Die Erregbarkeit wird herabgesetzt. Unter der Vaguswirkung kommt es zu einem gesteigerten Kaliumefflux, der zu einer Erhöhung des Ruhepotentials führt. Gleichzeitig wird der Natriumeinstrom behindert und führt zur Verlangsamung der diastolischen Spontandepolarisation, die zusammen mit dem größeren Abstand des Ruhepotentials von der Reizschwelle eine Abnahme der spontanen Reizbildungsfrequenz verursacht. Die Abstandsvergrößerung zwischen Ruhepotential und Reizschwelle führt zu einer verminderten Erregbarkeit mit der Möglichkeit der Leitungsblockierung überwiegend in der AV-Region. Über einen verstärkten Kaliumefflux führen Vagusreizung und Acetylcholin zu einer Beschleunigung der Repolarisation und damit zu einer Abnahme der Refraktäritätsdauer.

Vagusreizung und **Acetylcholin** wirken somit negativ bathmotrop, chronotrop und dromotrop sowie refraktäritätsverkürzend.

Sympathikusreize und Katecholamine: Eine Steigerung der Erregbarkeit und Beschleunigung der Erregungsleitung werden durch Sympathikusreize und Katecholamine ausgelöst. Die Sympathikuswirkung verstärkt den zelleinwärts gerichteten Natriumdiffusionsgradienten und begünstigt dadurch eine beschleunigte diastolische Depolarisation spontaner Reizbildner und eine Versteilung der schnellen Depolarisation. Frequenzzunahme in allen Reizbildungszentren und Leitungsbeschleunigung im AV-Knoten sind die Folgen.

> Sympathikusreize und Katecholamine wirken positiv bathmotrop, chronotrop und dromotrop.

Hyperkaliämie: Durch Veränderung des Kaliumgradienten an der Zellmembran wird das Ruhepotential reduziert; eine Hyperkaliämie vermindert Steilheit und Amplitude des Aktionspotentials.

> Eine allgemeine **Leitungsverzögerung** ist die Folge der Hyperkaliämie.

Ein verringerter Kaliumgradient verstärkt den Kaliumausstrom und führt somit zu einer Beschleunigung der Repolarisation und Verkürzung der Refraktäritätsphase. Durch Verringerung des Kaliumgradienten erhöht sich die Kaliumpermeabilität an der Membran, die der Bildung von Schrittmacherpotentialen entgegenarbeitet. Bei fortschreitender Hyperkaliämie entsteht eine **Kaliumlähmung,** die über eine verkürzte Refraktäritätsdauer und herabgesetzte Leitungsgeschwindigkeit Kammerflimmern auslösen oder durch extreme Hemmung der Reizbildung eine Asystolie verursachen kann. Therapeutisch kann dies in Form der kardioplegen Lösung nutzbar gemacht werden (Herzoperation).

Hypokaliämie: Die Steigerung des Kaliumgradienten infolge extrazellulären Kaliummangels führt zur Hyperpolarisation der Membran. Die Phase II des Aktionspotentials wird durch verfrühten Kaliumeinstrom verkürzt, während die Phase III verzögert abläuft. Dadurch verlängert sich insgesamt die Dauer des Aktionspotentials. Eine verminderte Kaliumpermeabilität der Membran begünstigt durch einen gesteigerten Natriumeinstrom die Automatie.

> Die Folgen einer Hypokaliämie mit intrazellulärer Natriumanreicherung sind eine verlangsamte Depolarisation, verzögerte Leitungsgeschwindigkeit und eine Verkürzung der absoluten Refraktäritätsphase. Diese Störungen sind als **flimmerbegünstigend** zu betrachten.

Hyperkalzämie: Die Phase II des Aktionspotentials wird durch vermehrte extrazelluläre Kalziumkon-zentration verkürzt. Der erhöhte Kalziumeinstrom behindert den Natriumeinstrom und fördert den Kaliumausstrom. Während bei mäßiggradiger Hyperkalzämie die myokardiale **Erregbarkeit** verringert sein kann, ist sie bei hochgradiger Hyperkalzämie gesteigert.

Hypokalzämie: Zu einer Verlängerung der Phase II des Aktionspotentials, bedingt durch verstärkten und verlängerten Natriumeinstrom, kommt es bei Hypokalzämie. Die **Erregbarkeit** ist hierbei **gesteigert.**

Azidose: Bei Azidose erfolgt ein verstärkter Austausch zwischen Wasserstoff- und Kaliumionen an der Zellmembran mit dem Ergebnis eines Anstieges der extrazellulären Kaliumkonzentration. Die Auswirkungen auf Reizbildung und Erregbarkeit sind die gleichen wie bei der Hyperkaliämie.

Alkalose: Bei der Alkalose werden intrazellulär Wasserstoffionen durch Kaliumionen ersetzt. Da hierdurch die extrazelluläre Kaliumkonzentration absinken kann, sind die Auswirkungen einer verringerten Wasserstoffionenkonzentration im Blut auf die Reizbildung und Erregbarkeit die gleichen wie bei der Hypokaliämie.

Hypoxie: Sauerstoffmangel der Zelle bewirkt eine Funktionsstörung der Natrium-Kalium-Pumpe. Daraus resultiert ein intrazellulärer Kaliumverlust und eine Natriumanreicherung. Es kommt zunächst zu einer Verkürzung der Phase II des Aktionspotentials. Abnahme des Ruhe- und Aktionspotentials und Steigerung der Erregbarkeit sind die weiteren Folgen. Das reduzierte Aktionspotential bedingt eine **herabgesetzte Erregungsleitung;** die **Refraktäritätsdauer** verkürzt sich. Diese Vorgänge begünstigen das Auftreten von **Extrasystolen** und **Flimmern.**

3.2 Pathogenese der Reizbildungsstörungen

Die Entstehungsmechanismen von Reizbildungsstörungen beschränken sich auf zwei Grundformen. Bei der ersten Form entstehen Rhythmusstörungen durch automatische Impulsbildung **(Automatie-Typ der Arrhythmien).** Das gemeinsame Merkmal ist die Auslösung von Erregungen durch Spontandepolarisation der Membran. Eine oder mehrere Zellen geben außerhalb des regulären Herzrhythmus Erregungen ab. Dies kann auch in den regulären Automatiezentren geschehen. Im Sonderfall ist aber auch das gewöhnliche Arbeitsmyokard zu solchen Selbstentladungen fähig. Das Spektrum der Arrhythmien vom Automatie-Typ reicht von der Sinustachykardie über supraventrikuläre und ventrikuläre Extrasystolen bis hin zum Flattern und Flimmern.

Die zweite Grundform beruht auf **Veränderungen der Erregungsleitung.** Charakteristisch ist das Wiedereintrittsphänomen: Erregungswellen kehren bei ihrer Ausbreitung im Herzen zu ihrem Ausgangspunkt zurück, finden diesen bereits wieder erregbar vor und treten erneut in dieselbe oder eine

ähnliche Bahn ein. Folgende Bedingungen begünstigen den Wiedereintritt:
▷ Verlängerung der Leitungswege,
▷ Verkürzung der Refraktärperiode,
▷ Verminderung der Leitungsgeschwindigkeit.
Von einer kreisenden Erregung spricht man, wenn die zirkulierende Erregungswelle immer der gleichen anatomisch vorgeformten Bahn folgt. Dabei finden sich fließende Übergänge zum multiplen Wiedereintritt. Auf dieser Basis können Extrasystolen, Tachykardien verschiedenen Ursprungs sowie Flattern und Flimmern entstehen.

4 Spezielle Pathophysiologie der Herzrhythmusstörungen

4.1. Allgemeine hämodynamische Folgen

> Tachykarde wie bradykarde Herzrhythmusstörungen gehen fast immer mit einer Abnahme des Herzzeitvolumens einher.

Infolge Abnahme der Herzförderleistung können sich negative Auswirkungen am Herzen selbst oder an anderen Organen manifestieren. Die Verschlechterung einer latenten oder manifesten Herzinsuffizienz sowie die Abnahme der Koronardurchblutung mit ihren Folgen (Angina pectoris, Myokardinfarkt) sind die wesentlichen Komplikationen kardialer Art. Die Abnahme des Herzzeitvolumens führt automatisch zu einer zentralen **Minderperfusion des Gehirns,** je nach Schweregrad der Mangeldurchblutung und der Vorschädigung der Hirngefäße kann die Auswirkung sehr unterschiedlich sein. Von leichten Schwindelerscheinungen bis zur Bewußtlosigkeit reicht die Beschwerdesymptomatik. Bei Patienten mit gleichzeitig bestehenden peripheren Durchblutungsstörungen kann die Abnahme des Herzzeitvolumens zu einer Verstärkung der peripheren Mangeldurchblutung führen. Besonders schwerwiegend ist das Auftreten von **Schocksymptomen** mit deutlichem Blutdruckabfall, zerebraler Eintrübung, feuchter und blasser Haut sowie von Oligurie oder Anurie. Asystolie oder Kammerflattern bzw. -flimmern führen ohne Anwendung von Reanimationsmaßnahmen in der Regel zum Tod; spontanes Sistieren dieser fatalen Rhythmusstörungen ist äußerst selten.

4.2 Normotope Reizbildungsstörungen

4.2.1 Sinustachykardie

Definition: Bei einer Sinustachykardie beträgt die Herzfrequenz mehr als 100–150/min, bei Belastungssituationen bis zu 200–250/min.
Ursachen: Vegetative Einflüsse, kardiale Erkrankungen, nicht-kardiale Erkrankungen, pharmakologische und toxische Einflüsse.

▷ **Vegetative Einflüsse**
Erhöhter Sympathikotonus oder herabgesetzter Vagustonus; meist nur flüchtig bei orthostatischer Dysregulation. Körperliche und seelische Anstrengungen und Belastungen bei untrainierten Herzen sowie zentralnervöse Prozesse führen zu Sinustachykardien.
▷ **Kardiale Erkrankungen**
Herzinsuffizienz, Pericarditis constrictiva und die akute Myokarditis verursachen eine Herabsetzung des Schlagvolumens. Über eine Frequenzsteigerung versucht das Herz ein ausreichendes Minutenvolumen zu erreichen.
▷ **Nicht-kardiale Erkrankungen**
Die Hyperthyreose führt über einen erhöhten Sauerstoffverbrauch und infolge einer direkten Hormonwirkung auf das Herz zur Sinustachykardie. Das Absinken des arteriellen Sauerstoffdruckes bei obstruktiven und restriktiven Ventilationsstörungen ist mit einer Frequenzsteigerung verbunden. Ebenso führen Fieber, Anämie und Hypovolämie zur Tachykardie.
▷ **Pharmakologische und toxische Einflüsse**
Vagolytika, Sympathikomimetika, Phenothiazin und trizyklische Antidepressiva können eine Sinustachykardie auslösen, sowie auch Nikotin, Koffein und Alkohol.
Folgen: Bei hoher Sinusfrequenz und stenosierender Koronarsklerose ist infolge der verkürzten Diastolendauer die Gefahr einer akuten koronaren Mangeldurchblutung gegeben.

D **Diagnostische Hinweise**
Die Abgrenzung von anderen Tachykardieformen ist nur mit Hilfe des EKG möglich. Der Nachweis von P-Wellen und von normalbreiten QRS-Komplexen spricht für Sinustachykardie. ST-Senkungen bis 0,1 mV finden sich häufig (Abb. A3-2).

T **Therapeutische Hinweise**
Behandlung der Grundkrankheit; Digitalis und β-Rezeptorenblocker können je nach Art der auslösenden Ursache eingesetzt werden. Reduzierung oder Absetzen von Pharmaka und Ausschaltung toxischer Einflüsse sind ggf. notwendig.

4.2.2 Sinusbradykardie

Definition: Bei einer Sinusbradykardie liegt die Frequenz des Sinusknotens unter 60/min.
Ursachen: Vegetative Einflüsse, kardiale Erkrankungen, Erkrankungen anderer Organe.
▷ **Vegetative Einflüsse**
Bei einem erhöhten Vagustonus findet sich häufig eine Sinusbradykardie. Ruhefrequenzen unter 40/min werden häufig bei Hochleistungssportlern beobachtet.
▷ **Kardiale Erkrankungen**
Entzündliche und degenerative Herzerkrankungen, die eine Mitschädigung des Sinusknotens bewirken, sind Ursachen für Sinusbradykardie;

Sinusrhythmus

Sinustachykardie

Sinusbradykardie

supraventrikuläre Extrasystolen

ventrikuläre Extrasystolen

paroxysmale supraventrikuläre Tachykardie

paroxysmale Vorhoftachykardie mit Block

ventrikuläre Tachykardie

Vorhofflattern

Vorhofflimmern

Kammerflimmern

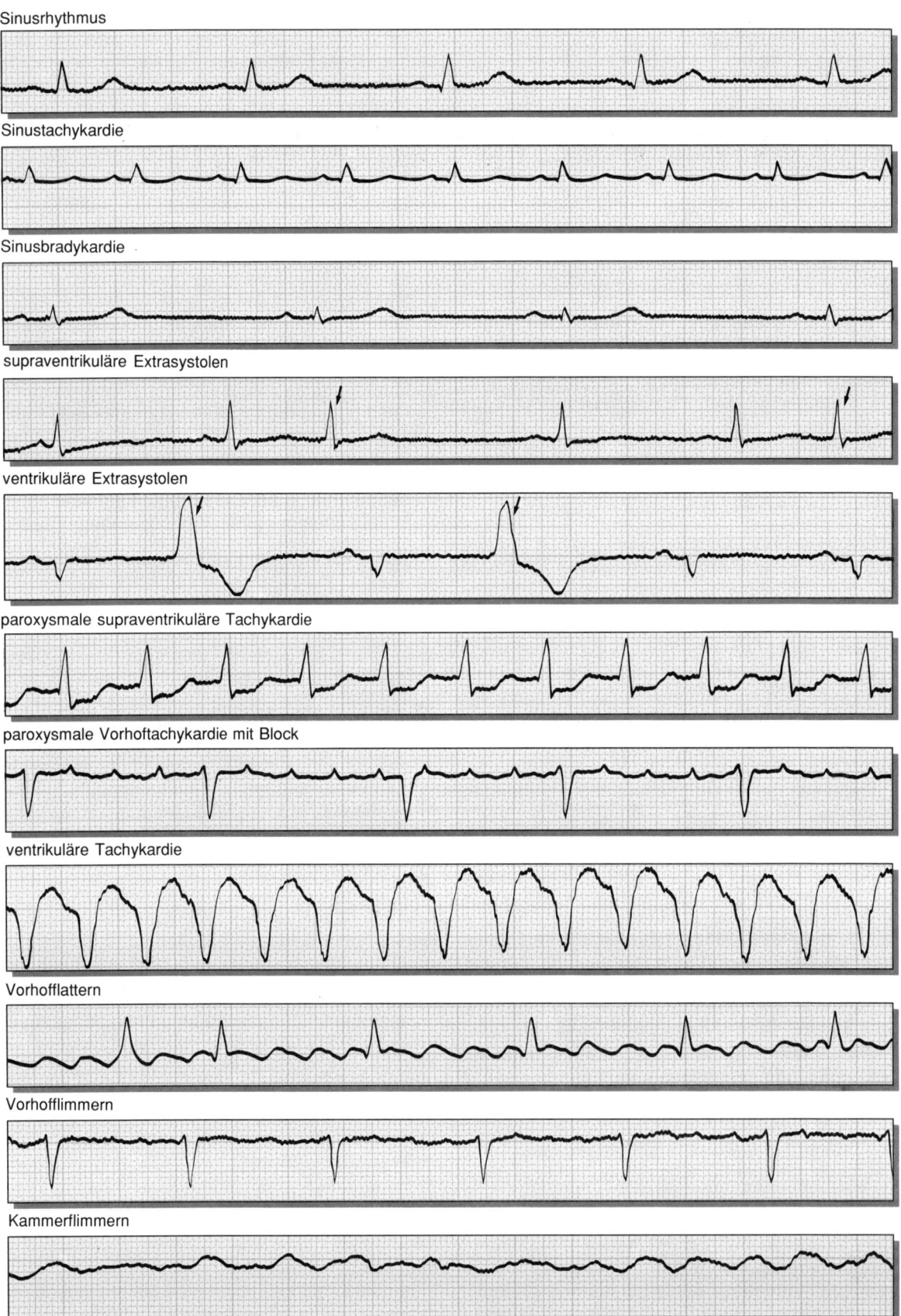

Abb. A3-2: Normotope und heterotope Reizbildungs-störungen.
◁

seltene Ursachen sind Herztumoren infolge Druckwirkung oder Zerstörung des Sinusknotens.
▷ **Erkrankungen anderer Organe**
Bei Hochdruckkrisen, in der Rekonvaleszenz, bei Hirndrucksteigerung und bei vagovasalen Reizen sind Sinusbradykardien nicht selten. Fast regelmäßig führen Hypothyreose, Typhus und Ikterus höheren Grades zur Verlangsamung der Herzfrequenz. Zu denken ist auch an eine Hypersensibilität des Karotissinus.
Folgen: Sinusbradykardien mit Frequenzen zwischen 40 und 50/min sind meist harmlos und verursachen keine Beeinträchtigung. Bei niedrigeren Frequenzen und geschädigtem Gefäßsystem werden zerebrale Durchblutungsstörungen hervorgerufen.

D Diagnostische Hinweise
Neben der niedrigen Frequenz zeigt das EKG eine Abflachung der P-Welle, normalbreite Kammerkomplexe, leicht angehobene ST-Strecken und etwas erhöhte T-Wellen (Abb. A3-2).

T Therapeutische Hinweise
Behandlung der Grunderkrankung; gelegentlich ist der Einsatz von Atropin (beim Herzinfarkt) oder von Orciprenalin angezeigt. In bedrohlichen Situationen passagere Schrittmacherstimulation.

4.2.3 Sinusarrhythmie

Definition: Die Sinusarrhythmie ist durch eine unregelmäßige Herztätigkeit gekennzeichnet; diese kann atemabhängig oder atemunabhängig sein. Die atemabhängige Sinusarrhythmie ist die häufigste Form.
Ursachen: Respiratorische Einflußnahme, Herzerkrankungen.
▷ **Respiratorische Einflußnahme**
Atemabhängige Füllungsunterschiede der Vorhöfe und Kammern, Schlagvolumenänderungen und Tonusschwankungen führen zur Sinusarrhythmie. Im Vordergrund stehen reflektorisch vagale Impulse, die bei Belastung und Atropingabe ausgeschaltet werden. Bei vegetativer Dystonie ist die Sinusarrhythmie besonders stark ausgeprägt.
▷ **Herzerkrankungen**
Eine koronare Herzerkrankung und die akute Myokarditis sind häufig Ursache einer atemunabhängigen Sinusarrhythmie. Die Sinusarrhythmie beim Syndrom des kranken Sinusknotens ist eine Sonderform, die mit anderen Rhythmusstörungen kombiniert in Erscheinung tritt; häufige Ursache ist vor allem eine Diphtherie.

Folgen: Die respiratorische Sinusarrhythmie ist klinisch weitgehend bedeutungslos; die atemunabhängige Form kann besonders beim Auftreten von anderen Rhythmusstörungen hämodynamische Auswirkungen haben.

D Diagnostische Hinweise
Die respiratorische Sinusarrhythmie zeigt bei Inspiration eine Frequenzbeschleunigung und bei Exspiration eine Frequenzverlangsamung, bei der atemunabhängigen Form ist dies nicht nachweisbar.

T Therapeutische Hinweise
In der Regel ist die Sinusarrhythmie nicht behandlungsbedürftig; beim **Sick-Sinus-Syndrom*** ist die permanente Schrittmachertherapie häufig erforderlich.

4.3 Heterotope Reizbildungsstörungen

4.3.1 Supraventrikuläre Extrasystolie

Definition: Supraventrikuläre Extrasystolie bedeutet eine vorzeitig einfallende Vorhofkammer-, Kammervorhof- oder nur Vorhofaktion. Je nach Ursprungsort unterscheidet man zwischen Sinus-, Vorhof- und AV-Extrasystolen.
Ursachen: Vegetative Einflüsse, kardiale Erkrankungen, nicht-kardiale Erkrankungen, Elektrolytstörung.
▷ **Vegetative Einflüsse**
Bei der Mehrzahl der supraventrikulären Extrasystolen lassen sich organische Veränderungen nicht nachweisen. Vegetative Reize, die durch Genußmittel wie Tee, Kaffee, Nikotin und Alkohol noch verstärkt werden können, sind meist die auslösenden Ursachen.
▷ **Kardiale Erkrankungen**
In erster Linie kommen die akute Myokarditis, Koronarsklerose und Herzinfarkt in Frage.
▷ **Nicht-kardiale Erkrankungen**
Hyperthyreose, hormonelle Einflüsse im Klimakterium, Phäochromozytom, obstruktive Ventilationsstörungen mit chronischer Hypoxie sind die wichtigsten auslösenden Ursachen.
▷ **Elektrolytstörung**
Die Hypokaliämie spielt hier die Hauptrolle.
Folgen: Vereinzelte supraventrikuläre Extrasystolen sind bedeutungslos; sie rufen allerdings vielfach subjektive Mißempfindungen hervor (Herzklopfen, Herzstolpern). Gehäufte oder salvenartige Extrasystolen führen zu Schwindelerscheinungen und allgemeiner Leistungsschwäche, besonders bei älteren Patienten.

---
* Gruppe komplizierter, nicht-ventrikulärer Herzrhythmusstörungen infolge gestörter Funktion des Sinusknotens. Klinisch sichtbar als Sinusbradykardie oder -stillstand, möglicherweise mit Anfällen von supraventrikulären Tachykardien oder Tachyarrhythmien.

D Diagnostische Hinweise

Die Abgrenzung von anderen Arrhythmieformen ist nur elektrokardiographisch möglich. Dabei finden sich frühzeitiger Einfall der P-Welle mit leichter P-Deformierung, unveränderter Kammerkomplex, fixe Kuppelung (Abb. A3-2).

T Therapeutische Hinweise

Vielfach ist eine spezifische Behandlung nicht erforderlich; bei organischen Ursachen Behandlung des Grundleidens, evtl. Behandlung mit einem Antiarrhythmikum.

4.3.2 Ventrikuläre Extrasystolie

Definition: Ventrikuläre Extrasystolen sind vorzeitig einfallende Kammeraktionen, deren Zentrum im His-Bündel, in den Schenkeln oder in den peripheren Aufzweigungen des spezifischen Systems sitzt. Deshalb wird unterschieden zwischen Bündelstamm- und Kammerextrasystolen.
Ursachen: Vegetative Einflüsse, Herzerkrankungen, nicht-kardiale Erkrankungen, Medikamente.
▷ **Vegetative Einflüsse**
  Das Auftreten von ventrikulären Extrasystolen ist bei vegetativer Dystonie nicht selten.
▷ **Herzerkrankungen**
  Der akute Myokardinfarkt, Herzinsuffizienz, Klappenvitien, Koronarsklerose sowie die akute und chronische Myokarditis sind die häufigsten Ursachen ventrikulärer Extrasystolie.
▷ **Nicht-kardiale Erkrankungen**
  Hyperthyreose, Phäochromozytom.
▷ **Medikamente**
  Von allen Medikamenten sind die **Herzglykoside** als häufigste Ursache von ventrikulären Extrasystolen bekannt; nicht selten in Kombination mit einer **Hypokaliämie** und/oder einer **Niereninsuffizienz.**
Folgen: Vereinzelte monotope Kammerextrasystolen sind bedeutungslos; bei zahlreichen, polytopen oder salvenartigen Kammerextrasystolen besteht besonders beim akuten Herzinfarkt die Gefahr des Übergangs in Kammerflimmern. Hämodynamisch unwirksame Extrasystolen begünstigen die Entstehung einer Herzinsuffizienz.

D Diagnostische Hinweise

Die Abgrenzung von anderen Arrhythmien ist nur mit dem EKG möglich, das einen vorzeitigen Einfall der Kammererregung zeigt mit schenkelblockartiger Deformierung des QRS-Komplexes bei erhaltenem Sinusrhythmus, kompensatorische Pause, fixe Kuppelung, polytope Extrasystolen (Abb. A3-2).

T Therapeutische Hinweise

Bei wenigen und monotopen Kammerextrasystolen erübrigt sich meist eine Behandlung; sonst Behandlung der Grunderkrankung; Gabe von Lidocain, Ajmalin, Propafenon, Mexiletin, Chini-

din oder β-Rezeptorenblockern; evtl. Reduzierung oder Absetzen von Digitalis, Elektrolytausgleich.

4.3.3 Paroxysmale supraventrikuläre Tachykardie

Definition: Es handelt sich um eine anfallsweise auftretende, beschleunigte Herztätigkeit mit einer Frequenz zwischen 150 und 220/min. Der ektopische Reiz wird im Vorhof oder im AV-Knoten gebildet.
Ursachen: Vegetative Einflüsse, Herzerkrankungen, WPW-Syndrom, nicht-kardiale Erkrankungen.
▷ **Vegetative Einflüsse**
  Bei vegetativer Dystonie, nach körperlicher Belastung und seelischen Erregungen sowie bei Nikotin- oder Kaffeeabusus tritt eine paroxysmale supraventrikuläre Tachykardie auf.
▷ **Herzerkrankungen**
  Bei akuter und chronischer Myokarditis sowie bei angeborenen und erworbenen Vitien; Koronarsklerose im vorgeschrittenen Alter.
▷ **WPW-Syndrom**
  Bei etwa 3% aller Personen mit rezidivierender paroxysmaler supraventrikulärer Tachykardie läßt sich ein WPW-Syndrom nachweisen (s. S. 89).
▷ **Nicht-kardiale Erkrankungen**
  Phäochromozytom, Hypertonie im großen und kleinen Kreislauf.
Folgen: Eine paroxysmale supraventrikuläre Tachykardie wird vielfach erstaunlich gut toleriert. Atemnot, Mattigkeit und rascher Leistungsabfall sind nicht selten. Bedrohliche Situationen wie Herzinsuffizienz und zerebrale Mangeldurchblutung sind besonders bei älteren Patienten möglich.

D Diagnostische Hinweise

Abgrenzung von anderen Tachykardien ist letztlich nur mit dem EKG möglich. Typisch sind eine **leichte Deformierung der P-Welle,** normale Kammerkomplexe und eine Frequenz zwischen 150 und 220/min (Abb. A3-2).

T Therapeutische Hinweise

Die Anfallsbehandlung erfolgt mit intravenöser Gabe von β-Rezeptorenblockern, anderen Antiarrhythmika oder Digitalis. Bei gehäuftem Auftreten sollte eine Anfallsprophylaxe mit einem geeigneten Antiarrhythmikum erfolgen.

4.3.4 Paroxysmale Vorhoftachykardie mit Block

Definition: Bei der paroxysmalen Vorhoftachykardie mit Block (PAT, paroxysmal atrial tachycardia) handelt es sich um eine relativ seltene, aber klinisch sehr wichtige Tachykardieform mit Vorhoffrequenzen zwischen 140 und 280/min und mit Neigung zu AV-Überleitungsstörungen.
Ursachen: Herzerkrankungen, Digitalis.

▷ **Herzerkrankungen**
Die Rhythmusstörung kann praktisch bei allen Herzerkrankungen auftreten.

▷ **Digitalis**
Am häufigsten treten Vorhoftachykardien mit Block unter Digitalistherapie auf; Digitalisüberdosierung, Digitalisgabe bei Hypokaliämie oder eine besondere Digitalisüberempfindlichkeit des Herzens sind die Hauptursachen.

Folgen: Schwere hämodynamische Auswirkungen mit Blutdruckabfall und Herzinsuffizienz sind nicht selten; es besteht generell die Gefahr des Übergangs in Kammerflimmern.

D **Diagnostische Hinweise**
Die Abgrenzung von anderen Tachykardieformen ist nur elektrokardiographisch möglich. Typisch sind voneinander abgrenzbare P-Wellen und einwandfreie isoelektrische Linien, Frequenzen zwischen 140 und 280/min, AV-Blockierung höheren Grades (Abb. A3-2).

T **Therapeutische Hinweise**
Behandlung der Grundkrankheit, Absetzen oder Reduzierung von Digitalis, Elektrolytausgleich, antiarrhythmische Therapie, z.B. mit Diphenylhydantoin.

4.3.5 Ventrikuläre Tachykardie

Definition: Bei der ventrikulären Tachykardie handelt es sich um eine plötzlich einsetzende Tachykardie, die vom His-Bündel, von den Tawara-Schenkeln, von den peripheren Aufzweigungen des Leitungssystems oder vom Arbeitsmyokard ausgeht. Die Frequenz beträgt 100–200/min.

Ursachen: Herzerkrankungen, nicht-kardiale Erkrankungen, Elektrolytstörungen, Medikamente.

▷ **Herzerkrankungen**
Der akute Myokardinfarkt, Koronarsklerose, Vitien mit Herzinsuffizienz und eine akute oder chronische Myokarditis sind auslösende Ursachen.

▷ **Nicht-kardiale Erkrankungen**
Hyperthyreote Krise, Phäochromozytom.

▷ **Elektrolytstörungen**
Sowohl Hypo- als auch Hyperkaliämie können eine Kammertachykardie auslösen.

▷ **Medikamente**
Digitalis, Adrenalin und Chinidin können besonders bei gleichzeitig bestehender Hypokaliämie eine ventrikuläre Tachykardie verursachen.

Folgen: Meist schwere hämodynamische Auswirkungen mit Herzinsuffizienz, Lungenödem, Kreislaufkollaps und Schocksymptomatik.

 Cave: Übergang in Kammerflimmern nicht selten.

D **Diagnostische Hinweise**
Abgrenzung von anderen Tachykardien exakt nur mit dem EKG möglich; Frequenz 100–200/min, schenkelblockartige Deformierung des QRS-Komplexes, nicht nachweisbare P-Wellen (Abbildung A3-2).

T **Therapeutische Hinweise**
Intravenöse Verabreichung von Lidocain, Mexiletin, Ajmalin oder Propafenon; bei Versagen der medikamentösen Therapie und Kreislaufverschlechterung Elektrokardioversion, Elektrolytausgleich.

4.3.6 Vorhofflattern

Definition: Vorhofflattern ist eine Vorhoftachykardie ohne Nachweis von P-Wellen. Statt dessen finden sich sog. Flatterwellen mit einer Frequenz zwischen 220 und 300/min. Der Kammerrhythmus ist meist regelmäßig; bei inkonstanter AV-Überleitung ist die Kammeraktion unregelmäßig.

Ursachen: Herzerkrankungen, nicht-kardiale Erkrankungen.

▷ **Herzerkrankungen**
Fast ausnahmslos sind kardiale Erkrankungen verantwortlich für das Auftreten von Vorhofflattern. Die rheumatische Herzerkrankung mit und ohne Vitium (Mitralvitium) und die koronare Herzerkrankung sind die Hauptursachen.

▷ **Nicht-kardiale Ursachen**
In seltenen Fällen können Hyperthyreose, Digitalisüberdosierung und Asthma bronchiale bei vorgeschädigtem Herzen Vorhofflattern auslösen.

Folgen: Bei Vorhofflattern mit nicht-beschleunigtem Kammerrhythmus sind meist keine Auswirkungen zu erwarten. Häufige AV-Überleitung bewirkt eine Tachykardie mit Abnahme des Schlagvolumens, Verminderung der Koronardurchblutung und Verschlechterung der Herzleistung. Schwindel, Übelkeit und Schwarzwerden vor den Augen sind durch Abfall des Aortenmitteldruckes bedingt. Übergang in Vorhofflimmern ist möglich.

D **Diagnostische Hinweise**
Die Vorhofrhythmusstörung läßt sich nur elektrokardiographisch diagnostizieren; keine normale P-Welle, dafür Flatterwellen mit gleichmäßiger Konfiguration *(Sägezahn-ähnlich)*, Frequenz der Flatterwellen 220–300/min, meist regelmäßige AV-Überleitung (Abb. A3-2).

T **Therapeutische Hinweise**
Bei häufiger Überleitung mit hoher Kammerfrequenz Digitalis, evtl. kombiniert mit Verapamil, Propafenon oder einem β-Rezeptorenblocker. Chinidin, Elektrokardioversion, schnelle Vorhofstimulation (400–800/min).

4.3.7 Vorhofflimmern

Definition: Vorhofflimmern ist eine Vorhofrhythmusstörung ohne P-Wellen. Anstelle der P-Wellen finden sich Flimmerwellen mit einer Frequenz von 350–600/min, der Kammerrhythmus ist unregelmäßig, häufig tachykard, aber auch bradykard arrhythmisch.

Ursachen: Herzerkrankungen, nicht-kardiale Erkrankungen, sonstige Noxen, unklare Genese.

▷ **Herzerkrankungen**
Koronarsklerose, rheumatische Herzerkrankungen mit Vitien (Mitralvitien durch Vorhofüberdehnung), angeborene Vitien (Vorhofseptumdefekt), akute und chronische Herzinsuffizienz und akuter Myokardinfarkt sind die wesentlichen kardialen Ursachen.

▷ **Nicht-kardiale Erkrankungen**
Die Hyperthyreose ist in etwa 10% Ursache von Vorhofflimmern; selten wird Vorhofflimmern bei Amyloidose beobachtet.

▷ **Sonstige Noxen**
Elektrischer Unfall, Herzkontusion, Kaliummangel und Digitalisüberdosierung kommen als Ursache in Frage.

▷ **Unklare Genese**
Idiopathisches Vorhofflimmern mit normaler Kammerfrequenz wird bei 3–5% der Fälle gefunden.

Folgen: Infolge Verlust der Vorhofkontraktion verursacht Vorhofflimmern bei myokardialer Leistungsschwäche eine Abnahme des Herzzeitvolumens. Vorhofflimmern mit Tachyarrhythmie kann zu Schwindelerscheinungen, Schweißausbruch oder Stenokardien führen. Bei Mitralstenose tritt häufig bei tachyarrhythmischem Vorhofflimmern ein Lungenödem auf. Vorhofflimmern mit Bradyarrhythmie kann eine Leistungsschwäche des Herzens hervorrufen oder verstärken und begünstigt besonders bei großem linkem Vorhof die Thrombenbildung mit der Gefahr arterieller Embolien.

D **Diagnostische Hinweise**
Im Elektrokardiogramm fehlen P-Wellen; statt dessen finden sich Flimmerwellen mit unterschiedlicher Konfiguration und Frequenzen zwischen 350 und 600/min; unregelmäßige Kammeraktionen mit normaler Konfiguration (Abb. A3-2).

T **Therapeutische Hinweise**
Bei Vorhofflimmern mit Tachyarrhythmie zunächst Digitalisgabe zwecks Senkung der Kammerfrequenz; evtl. zusätzlich Verapamil. Rhythmisierungsversuch mit Chinidin und Propranolol oder durch Elektrokardioversion. Bei Vorhofflimmern mit Bradyarrhythmie evtl. Schrittmachertherapie.

4.3.8 Kammerflattern und Kammerflimmern

Definition: Eine regelmäßige Folge von verbreiterten und deformierten QRS-Komplexen ohne abgrenzbare QRS- und T-Abschnitte zeigt sich bei **Kammerflattern**; die Frequenz liegt zwischen 200 und 300/min. **Kammerflimmern** ist gekennzeichnet durch völlig deformierte Ausschläge in unregelmäßiger Folge mit ständig wechselnder Amplitude.

Ursachen: Herzerkrankungen, nicht-kardiale Erkrankungen, äußere Einwirkungen, Elektrolytstörung.

▷ **Herzerkrankungen**
Häufigste Ursache von Kammerflimmern und -flattern ist der akute Myokardinfarkt. Daneben spielen die Klappenvitien im fortgeschrittenen Stadium sowie die akute und chronische Myokarditis und die obstruktive Kardiomyopathie eine wichtige Rolle.

▷ **Nicht-kardiale Erkrankungen**
Die hyperthyreote Krise, das Phäochromozytom und der anaphylaktische Schock können Kammerflimmern auslösen.

▷ **Äußere Einwirkungen**
Der elektrische Unfall und die Herzkontusion sind erwähnenswert.

▷ **Elektrolytstörung**
Eine Hypokaliämie kann Kammerflimmern auslösen.

Folgen

Kammerflattern und Kammerflimmern führen zum sofortigen Kreislaufstillstand. Innerhalb von 30–60 Sekunden tritt dann auch Atemstillstand ein.

D **Diagnostische Hinweise**
Beide Rhythmusstörungen sind nur mit Hilfe des EKG von der Asystolie zu unterscheiden (Abb. A3-2).

Kammerflattern zeigt stark verbreiterte regelmäßige QRS-Komplexe mit einer Frequenz von 200–300/min. QRS- und T-Abschnitte sind nicht abgrenzbar.
Kammerflimmern weist völlig deformierte und unregelmäßige QRS-Komplexe auf, die als solche nicht zu erkennen sind.

T **Therapeutische Hinweise**
Das Mittel der Wahl bei beiden Rhythmusstörungen ist die **Elektrodefibrillation**. Ist diese Möglichkeit nicht gegeben, dann kommt die **externe Herzmassage** zur Anwendung.

4.4 Überleitungsstörungen

4.4.1 Sinuatriale Überleitungsstörungen

Definition: Von einer sinuatrialen Überleitungsstörung (SA-Block) wird gesprochen, wenn die Erregungsleitung vom Sinusknoten auf den Vorhof verzögert erfolgt oder blockiert wird. Da die Erregung im Sinusknoten elektrokardiographisch nicht festgestellt werden kann, ist der Nachweis einer sinuatrialen Überleitungsstörung 1. Grades nicht möglich. Von klinischer Bedeutung sind der partielle (2. Grades) und der totale (3. Grades) sinuatriale Block.

Der partielle SA-Block ist gekennzeichnet durch einen mehr oder weniger flüchtigen Ausfall der Vorhof- und Kammertätigkeit. **Der totale SA-Block** führt zum pansystolischen Herzstillstand, solange kein Ersatzrhythmus einspringt.

Ursachen: Kardiale Erkrankungen, nicht-kardiale Ursachen.

▷ **Kardiale Erkrankungen**
Degenerative und entzündliche Veränderungen im Sinusknotenbereich sind die wichtigsten Substrate, die sinuatrialen Leitungsstörungen zugrunde liegen. Rheumatische Myokarditis, Diphtherie und Virusinfektionen überwiegen im jugendlichen Alter, koronarsklerotische Verän-

derungen spielen im höheren Alter die dominierende Rolle.

▷ **Nicht-kardiale Ursachen**
Vegetative Reize mit vagalen Impulsen und das Karotissinussyndrom kommen als Ursache in Frage.

Folgen: Einzelne SA-Blockierungen sind ohne erhebliche hämodynamische Auswirkungen. Bei häufigen Leitungsausfällen oder bei totalem SA-Block und ausbleibendem Ersatzrhythmus treten Schwindelerscheinungen oder gar Bewußtseinsverlust auf.

D **Diagnostische Hinweise** (Abb. A3-3)

Der **partielle SA-Block Typ I** zeigt Leitungsausfälle mit einem Pausen-PP-Intervall, das am längsten ist, aber nicht den doppelten Wert eines der übrigen PP-Intervalle erreicht.

Der **partielle SA-Block Typ II** zeigt Leitungsausfälle, wobei das Pausen-PP-Intervall den doppelten Wert des normalen PP-Abstands besitzt.

Der **totale SA-Block** ist gekennzeichnet durch einen Ausfall der P-Wellen und der QRS-Komplexe für eine bestimmte Zeit; Ersatzrhythmen können den Herzstillstand beenden.

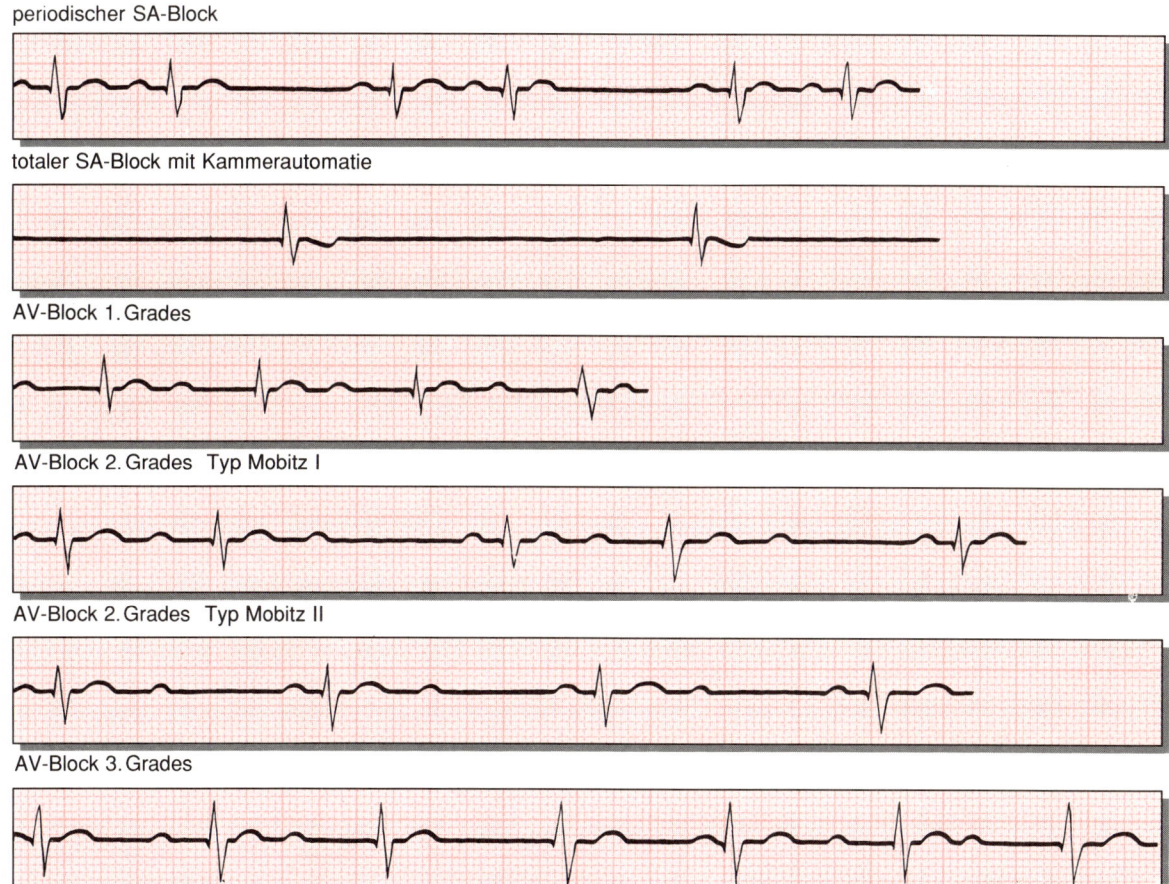

periodischer SA-Block

totaler SA-Block mit Kammerautomatie

AV-Block 1. Grades

AV-Block 2. Grades Typ Mobitz I

AV-Block 2. Grades Typ Mobitz II

AV-Block 3. Grades

Abb. A3-3: Sinuatriale und atrioventrikuläre Blockierungen.

V **Therapeutische Hinweise**

Bei sinuatrialen Überleitungsstörungen ohne hämodynamische Auswirkungen ist eine Behandlung nicht erforderlich. Bei Schwindelerscheinungen oder Leistungsabfall evtl. Atropin oder Orciprenalin; nicht selten ist die Schrittmachertherapie erforderlich.

4.4.2 Atrioventrikuläre Überleitungsstörungen

Definition: Atrioventrikuläre Überleitungsstörung heißt Verzögerung oder totale Blockierung der Erregungswelle im Bereich der AV-Ebene, des His-Bündels oder beider Tawara-Schenkel. Drei Grade von Überleitungsstörungen werden unterschieden:

▷ **Die atrioventrikuläre Überleitungsstörung 1.Grades** ist gekennzeichnet durch eine PQ-Verlängerung über den Normalwert von 0,20 sec; Leitungsausfälle treten nicht auf.

▷ Bei der **atrioventrikulären Überleitungsstörung 2. Grades** wird unterschieden zwischen Typ Mobitz I und Typ Mobitz II. Der Typ Mobitz I zeigt eine zunehmende PQ-Verlängerung bis zum Leitungsausfall, und dieser Vorgang beginnt dann wieder von neuem. Der Typ Mobitz II zeigt stets gleiche PQ-Zeiten; es kommt systematisch oder unsystematisch zu Leitungsausfällen.

▷ **Die atrioventrikuläre Überleitungsstörung 3.Grades (totaler AV-Block)** ist gekennzeichnet durch ein unabhängiges Nebeneinander von Vorhof- und Kammeraktionen, wobei der Kammereigenrhythmus regelmäßig und langsam ist. Die Kammerfrequenz liegt meist zwischen 20 und 40/min.

Ursachen: Herzerkrankungen, nicht-kardiale Ursachen.

▷ **Herzerkrankungen**

Die rheumatische Myokarditis im jugendlichen Alter und die Koronarsklerose im höheren Alter stehen an der Spitze der organischen Ursachen. Den höhergradigen AV-Blockierungen (2. und 3. Grades) gehen recht häufig zunächst Schenkelblockbilder voraus, wobei ein Rechtsschenkelblock mit linksanteriorem Hemiblock **(überdrehter Linkstyp)** überwiegt. Wesentlich seltener ist die Kombination Rechtsschenkelblock und linksposteriorer Hemiblock (Rechtstyp). Am Ende steht der totale AV-Block, der durch eine trifaszikuläre Leitungsblockierung bedingt ist.

Der **akute Herzinfarkt** ist eine häufige Ursache von AV-Überleitungsstörungen. Als seltene Ursache kommen Amyloidose, luetische Gummen, lymphogranulomatöse Infiltrate oder metastatische Tumoren des Herzens in Frage. Kongenitale AV-Leitungsstörungen treten meist zusammen mit anderen Herzmißbildungen auf (Primumdefekt, AV-Kanal, korrigierte Transposition mit und ohne Ventrikelseptumdefekt).

▷ **Nicht-kardiale Ursachen**

Ein erhöhter Vagustonus kann atrioventrikuläre Überleitungsstörungen 1. Grades bedingen. Höhergradige Blockierungen können durch Hyperkaliämie oder durch medikamentöse Einwirkung (Digitalis, β-Rezeptorenblocker, Antiarrhythmika) verursacht werden.

Folgen: Die atrioventrikuläre Überleitungsstörung 1. Grades hat keine Auswirkungen. Bei gleichzeitiger Verabreichung herzwirksamer Pharmaka (Digitalis, β-Rezeptorenblocker, Antiarrhythmika) können allerdings Zunahme der Leitungsstörung und Übergang in eine höhergradige AV-Blockierung hervorgerufen werden. AV-Blockierungen 2. Grades mit vereinzelten Leitungsausfällen sind weitgehend bedeutungslos; gelegentliche Schwindelerscheinungen sind möglich. Bei häufigen Leitungsblockierungen oder bei totaler AV-Blockierung mit niedriger Kammereigenfrequenz sind hämodynamische Auswirkungen besonders dann zu erwarten, wenn ernstere Myokardschäden hinzukommen. Eine Bradykardie-bedingte Herzinsuffizienz, Schwindel- und Schwächeanfälle sowie Adams-Stokes-Anfälle sind die Folgen.

D **Diagnostische Hinweise**

Die atrioventrikulären Überleitungsstörungen sind nur elektrokardiographisch diagnostizierbar:

▷ **Die atrioventrikuläre Überleitungsstörung 1.Grades** weist lediglich eine PQ-Verlängerung über 0,20 sec auf.

▷ **Die atrioventrikuläre Überleitungsstörung 2.Grades Typ Mobitz I** ist gekennzeichnet durch eine zunehmende PQ-Verlängerung bis zum Ausfall des Kammerkomplexes.

▷ **Die atrioventrikuläre Überleitungsstörung 2.Grades Typ Mobitz II** zeigt gleichbleibende PQ-Zeiten und wiederkehrende Leitungsausfälle.

▷ **Der totale AV-Block** hat keine sequentielle Vorhofkammertätigkeit mehr. Der Kammereigenrhythmus ist langsam; die QRS-Komplexe sind je nach Lokalisation der Blockierung entweder normal oder schenkelblockartig deformiert (Abb. A3-3).

V **Therapeutische Hinweise**

Die atrioventrikuläre Überleitungsstörung 1. Grades ist nicht behandlungsbedürftig.

Vorsicht ist bei Gabe von Digitalis, β-Rezeptorenblockern und Antiarrhythmika bei vorliegendem AV-Block 1. Grades geboten.

Bei höhergradigen Blockierungen (2. und 3. Grades) und entsprechenden Auswirkungen kommen Atropin, Orciprenalin, passagere oder permanente Schrittmachertherapie in Frage.

4.4.3 Intraventrikuläre Leitungsstörungen

Die intraventrikulären Leitungsstörungen entstehen durch vollständige Unterbrechung oder durch eine starke Verlangsamung der Erregungsleitung im spezifischen Leitungssystem. Bei einer Störung in einem der Tawara-Schenkel spricht man von Rechtsschenkelblock oder von Linksschenkelblock. Erregt ein Schenkel nur teilweise das Gebiet des anderen Schenkels wegen einer mäßigen Leitungsverzögerung, so resultiert daraus ein inkompletter Schenkelblock. Wird die ganze rechte oder linke Kammer wegen der deutlichen Leitungsstörung oder wegen einer vollständigen Leitungsblockierung im zugehörigen Schenkel durch muskuläre Leitung erregt, erscheint ein komplettes Schenkelblockbild. Eine Leitungsstörung in einem der linken Faszikel wird als Hemiblock (linksanteriorer und linksposteriorer Hemiblock) bezeichnet. Der Linksschenkelblock und die Kombination des Rechtsschenkelblocks mit einem Hemiblock sind die bifaszikulären Blöcke, eine zusätzliche Leitungsblockierung in der dritten Leitungsbahn bezeichnet man als trifaszikulären Block.

Die Ursachen von ventrikulären Leitungsstörungen sind vielfältig; klinisch am wichtigsten sind die koronare Herzkrankheit, Herzinfarkt, Kardiomyopathien, Myokarditis sowie toxische und allergische Schädigungen. Wichtig ist außerdem das Zustandekommen von Schenkelblockbildern unter der Einwirkung von Antiarrhythmika.

Linksschenkelblock

Im EKG findet sich eine Verbreiterung des QRS-Komplexes von über 0,12 sec mit einer R-Zacke ohne vorangehendes Q und ohne nachfolgendes S in Ableitung I und aVL; in den Brustwandableitungen findet sich ein sehr niedriges R oder auch ein reiner QS-Komplex. Beginn der endgültigen Negativitätsbewegung in V5 und V6 verspätet. Die T-Welle ist parasternal spitz positiv und linkspräcordial meistens tief negativ.

Rechtsschenkelblock

Es besteht eine QRS-Verbreiterung auf 0,12 sec in den Ableitungen I, aVL, V5 bis V6 infolge einer breiten, plumpen S-Zacke bei schlankem, hohem R. Die endgültige Negativitätsbewegung in V1 und V2 ist erheblich verspätet; parasternal sind die Kammerendteile negativ und linkspräkordial positiv.

Morgagni-Adams-Stokes Anfall

Als Morgagni-Adams-Stokes-Syndrom werden klinische Folgeerscheinungen einer kurzdauernden zerebralen Minderdurchblutung infolge von akuten Herzrhythmusstörungen zusammengefaßt. Die meist lebensbedrohlichen und dramatischen Symptome sind hauptsächlich von der Dauer der akuten Hirnischämie abhängig; sie gehen von kurzdauerndem Schwindel und Schwarzwerden vor den Augen über echten Bewußtseinsverlust und Krämpfe bis zum Atemstillstand und Exitus. Diese Anfälle sind meist Folge einer Kammerasystolie, in seltenen Fällen genügt schon eine plötzlich einsetzende hochgradige Bradykardie. Andererseits kann eine hochgradige Tachykardie mit erheblicher Verringerung des Herzzeitvolumens und Abfall des arteriellen Blutdrucks zur Bewußtlosigkeit führen.

Kammerautomatie

Bei proximalem oder mittlerem totalen AV-Block setzt meist eine Kammerautomatie mit einer relativ hohen Kammerfrequenz ein (40–60/min). Das Automatie-Zentrum sitzt in der distalen Verbindungszone des AV-Knotens oder im His-Bündel. Bei distalem Sitz des AV-Blocks kann der Ersatzschrittmacher nur in peripheren Anteilen des Erregungsleitungssystems einspringen. Im Arbeitsmyokard der Ventrikel ist eine Schrittmacherfunktion lediglich mit einer Frequenz von 20–25/min möglich.

4.5 Präexzitationssyndrom (Wolff[1]-Parkinson-White-Syndrom)

Definition: Das Wolff-Parkinson-White-Syndrom (WPW-Syndrom) ist durch eine vorzeitige Erregung vorhofnaher Kammerbezirke charakterisiert. Daraus resultieren eine Verkürzung der PQ-Zeit, ein träger Beginn der QRS-Gruppe und Kammerendteilveränderungen im Sinne von ST-Senkungen und präterminaler T-Negativität.

Ursachen: Die Hauptursache ist eine rasch leitende, abnormale AV-Leitungsbrücke; dabei handelt es sich um muskuläre Nebenbahnen (z.B. Kent[2]-Bündel), die den Anulus fibrosus überbrücken und den linken oder rechten Vorhof mit der jeweiligen Kammer verbinden. Daneben gibt es das sog. Mahaim-Leitungsmuster, das vom AV-Knoten abzweigt und unter Umgehung des His-Bündels ins hintere Septum gelangt, sowie zahlreiche Kurzschlußverbindungen. Das WPW-Syndrom ist meist eine kongenitale Anomalie; als erworbene Erkrankung kann es bei Koronarsklerose mit Infarkt und bei Myokarditis unterschiedlicher Genese auftreten.

Folgen: Das WPW-Syndrom als solches hat keine klinische Bedeutung. Die Tatsache, daß bei dieser Anomalie häufig paroxysmale Tachykardien auftreten, macht eine Diagnostik und evtl. Therapie erforderlich. Auch Tachyarrhythmien mit Vorhofflattern oder -flimmern sind möglich.

> Der Übergang in Kammerflimmern ist zwar relativ selten beim WPW-Syndrom, wird aber vielfach als Todesursache unterschätzt.

---

[1] Louis Wolff (geb. 1898) und Paul D. White (geb. 1886), Ärzte in Boston. Sir John Parkinson, Arzt in London.
[2] Albert F. S. Kent (1863–1958), englischer Physiologe.

D Diagnostische Hinweise

Die Diagnose läßt sich nur elektrokardiographisch stellen. Typisch sind eine abnorm kurze PQ-Dauer, träger Anstieg des QRS-Komplexes mit Ausbildung einer Deltawelle sowie ST-Senkungen oder präterminale T-Negativierung (Abb. A3-4).

▼ Therapeutische Hinweise

Das symptomlose WPW-Syndrom ist nicht behandlungsbedürftig. Die Notwendigkeit einer Behandlung wird vom Schweregrad und von der Häufigkeit der Tachykardieanfälle bestimmt. Im Tachykardieanfall werden Ajmalin, Verapamil, Propafenon oder β-Rezeptorenblocker intravenös verabreicht. Die medikamentöse Prophylaxe erfolgt mit

Präexzitationssyndrom
(Wolff-Parkinson-White-Syndrom)

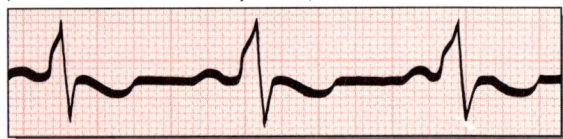

Abb. A3-4: Präexzitationssyndrom (Wolff-Parkinson-White-Syndrom).

Ajmalin, Chinidin, Verapamil oder β-Rezeptorenblockern. Bei Therapieresistenz kann die operative Durchtrennung der abnormen Leitungsbahn in Frage kommen.

Literatur

A new Approach to the Differential Diagnosis of a Regular Tachycardia With a Wide QRS Complex Circulation 1991; 83: 1649–1659.

Braunwald, E.: Heart Disease. Saunders, Philadelphia–London–Toronto 1980.

Breithardt, G., F. Loogen: New Aspects in the Medical Treatment of Tachyarrhythmias. Urban & Schwarzenberg, München–Wien–Baltimore 1983.

Clinical Characteristics of Patients with ventricular Fibrillation During Antiarrhythmic Drug Therapy. N. Engl. J. Med. 1988; 319: 257–262.

Harrison, D. C.: Cardiac Arrhythmias. G. K. Hall Medical Publishers, Boston 1981.

Hurst, J. W.: The Heart. McGraw – Hill Book Comp., New York 1979.

Kindwall, K. E., J. Brown, M. E. Josephson: Electrocardiographic criteria for ventricular tachycardia in wide complex left bundle branch block morphology tachycardias. Am. J. Cardial. 1988; 61: 1279–1283.

Krikler, D. M., J. F. Goodwin: Cardiac Arrhythmia. Saunders, Philadelphia–London–Toronto 1975.

Lüderitz, B.: Herzrhythmusstörungen. Springer, Berlin–Heidelberg–New York 1983.

Schlepper, M., B. Olsson: Cardiac Arrhythmia. Springer, Berlin–Heidelberg–New York 1983.

Treatment of torsade de pointes with magnesium sulfate. Circulation 77, Nr. 2, S. 392–397, 1988.

---

[1] Albert F. S. Kent (1863–1958), englischer Physiologe.

A4 Peripherer Kreislauf

G. TRÜBESTEIN

Der periphere Kreislauf läßt sich in drei Kompartimente einteilen:

▷ ein dickwandiges, **arterielles Hochdruck-** und **Wi-
derstandssystem** mit kleinem Gesamtquerschnitt,
▷ ein dünnwandiges, kapazitives **venöses Niederdrucksystem** und
▷ ein **kapilläres Austauschsystem** mit sehr großem
Querschnitt.

Daneben besteht das **lymphatische System,** das
dem venösen System gleichgerichtet, jedoch in seiner Kapazität wesentlich kleiner ist.

Werden die lebenswichtigen Organe durch eine
akut herabgesetzte Durchblutung nicht mehr mit
Blut perfundiert, entsteht ein Schocksyndrom, dessen Symptome aus der verminderten Blutmenge im
kapillären System resultieren.

I Arterielles System

1 Anatomische Vorbemerkungen

Entsprechend dem Aufbau der Gefäßwand werden Arterien vom **elastischen** Typ und Arterien vom **muskulären** Typ unterschieden. Die **herznahen** Arterien wie die Aorta und die abgehenden Äste des Aortenbogens entsprechen dem elastischen Typ, bei dem die Media aus einem Gerüstwerk kräftig gefensterter Lamellen in konzentrischer Schichtanordnung zusammengesetzt ist. Die als Windkessel wirkenden Arterien glätten die Druckamplitude des rhythmisch aus der linken Herzkammer ausgeworfenen Blutes. Die **Extremitätenarterien** entsprechen dem muskulären Typ, sie sind durch eine aus spindelförmigen, glatten Muskelzellen bestehende Media charakterisiert, leiten das Blut in die Peripherie und haben Verteilerfunktionen. Die **Arteriolen** sind besonders muskelkräftig und funktionell als präkapilläre Widerstandsgefäße anzusehen. Die **Kapillaren** bestehen aus einem einschichtigen Endothel, der Basalmembran, den sich außen anlagernden Gitterfasern des perivaskulären Bindegewebes und den Perizyten, die das Perithel bilden. Die Kapillaren besitzen keine Muskelzellen und somit keine eigene Vasomotorik; ihre Adaptation erfolgt druckpassiv entsprechend dem jeweiligen Blutdruck. Im Kapillarbereich findet durch Filtration, Resorption und Diffusion der Flüssigkeitsaustausch statt; außerdem werden hier die Nährstoffe und Stoffwechselprodukte ausgetauscht.

2 Physiologische Grundlagen

2.1 Funktionen des Gefäßsystems

Das arterielle System als Teil des gesamten Kreislaufsystems hat die Funktion, das von der linken Herzkammer ausgeworfene, arterialisierte Blut in die Peripherie zu leiten und zu verteilen. Diese Verteilung und damit die periphere Durchblutung werden zum einen durch höhere Regelkreise gesteuert, insbesondere durch den zentralen **arteriellen Blutdruck** und die **Kerntemperatur** des Körpers. Zum anderen richtet sich die Durchblutung nach den **nutritiven** Bedürfnissen der Gewebe. Hieraus ergibt sich die Notwendigkeit einer zweifachen Regulation. Der Kreislauf wird sowohl **zentral-neural** oder **humoral** als auch **lokal** über Metabolite, Hypoxie und thermische Einflüsse gesteuert.

Darüber hinaus haben vitalmikroskopische Untersuchungen gezeigt, daß es zu spontanen rhythmischen Kontraktionen und Dilatationen der kleinen Blutgefäße, insbesondere der Arteriolen kommt, ein Phänomen, das als **Vasomotion** bezeichnet wird. Die Vasomotion bewirkt periodische Änderungen des lokalen Druckgradienten, der Flußraten, des lokalen Hämatokrits und der Blutfluidität. Ein Ausfall der Vasomotion hat eine inhomogene Kapillardurchströmung, einen Anstieg des Strömungswiderstandes sowie infolge einer verminderten Flüssigkeitsreabsorption ein Gewebeödem zur Folge. Die Vielzahl der Einflüsse, denen die arterielle Durchblutung in der Peripherie unterliegt, führt gelegentlich dazu, daß gegensätzliche Reaktionen im gleichen Gefäßareal ablaufen können. So führt die **Thermoregulation** bei starker Hitzeeinwirkung auf den Körper zu einer Weitstellung der Arteriolen der Haut, während die zentrale Regulation den drohenden Druckabfall durch eine Vasokonstriktion zu kompensieren sucht. Bei hohen Außentemperaturen kann hierbei die Thermoregulation überwiegen, der zentrale Blutdruck unter einen kritischen Wert absinken, und es kann zu einem vorübergehenden Bewußtseinsverlust **(Synkope)** kommen. Neben den aufgeführten Regulationsmechanismen spielen die Beschaffenheit der Gefäßwand sowie biophysikalische Gesetze eine wichtige Rolle.

2.2 Biophysikalische Grundlagen der intravasalen Strömung

Die intravasale Strömung kann mit Hilfe physikalischer Gesetze erklärt werden. Wichtige Größen sind

▷ Stromstärke
▷ Strömungswiderstand
▷ Gefäßwandspannung

2.2.1 Stromstärke

Die Stromstärke i ist durch das Verhältnis des durch einen Rohrquerschnitt strömenden Flüssigkeitsvolumens V (cm^3) zu der hierfür benötigten Zeit t (sec) definiert:

$$i = \frac{V}{t} \qquad (1)$$

Die Strömungsgeschwindigkeit U (cm/sec) ist die Geschwindigkeit der einzelnen Flüssigkeitsteilchen, die in verschiedenen Entfernungen von der Rohrachse unterschiedlich groß ist. Ist U die über den Rohrquerschnitt Q (cm^2) gemittelte Geschwindigkeit, so ergibt sich für die Stromstärke (i):

$$i = U \cdot Q \text{ oder } U = \frac{i}{Q} \qquad (2)$$

Weist das Rohr in seinem Verlauf Erweiterungen oder Verengungen auf, so muß bei konstanter Stromstärke die Flüssigkeit nach der Gleichung (2) an Stellen mit einem größeren Querschnitt langsamer, an solchen mit einem kleineren Querschnitt schneller strömen. Sind Verzweigungen des Rohres vorhanden, **so ist der Gesamtquerschnitt gleich der Summe der gesamten Querschnitte der parallel geschalteten Röhren.** Diese Gesetze gelten mit gewissen Abwandlungen auch für die Strömung in den Blutgefäßen.

> Aus Gleichung (2) erklärt sich somit, daß die **Blutströmung in den Kapillaren** wegen des großen Gesamtquerschnitts deutlich **langsamer** ist als in den vorgeschalteten Arterien.

2.2.2 Strömungswiderstand

Der Flüssigkeitsströmung wirkt stets ein Strömungswiderstand entgegen. Strömt Flüssigkeit durch ein Rohr, so entsteht ein Druckgefälle zwischen Anfang und Ende des Rohres. Bleibt die Stromstärke konstant, so ist der Strömungswiderstand zum einen durch die Reibung der aneinander vorbeigleitenden Flüssigkeitsschichten bedingt, zum anderen durch die Reibung an den mehr oder weniger veränderten Wandstrukturen. Mißt man am Anfang und am Ende eines bestimmten Gefäßabschnitts den aktuellen Druck (P_1/P_2), so läßt sich die Stromstärke (i) wie folgt ausdrücken:

$$i = \frac{P_1 - P_2}{W} \qquad (3)$$

P_1 und P_2 (dyn/cm³) sind hierbei die Drücke am Anfang und Ende des Rohres, W ist der durch Reibung erzeugte Strömungswiderstand.

Im einfachsten Fall strömt die Flüssigkeit in einem Rohr **laminar,** wobei die Flüssigkeitsteilchen sich koaxial bewegen. Das Geschwindigkeitsmaximum liegt hierbei in der Nähe der Rohrachse. Bei schlichter Strömung homogener Flüssigkeiten und Benetzung der Röhrenwand gilt die **Hagen-Poiseuille-Gleichung:**

$$V = \frac{\pi \cdot r^4 \, (P_1 - P_2) \cdot t}{8 \, \eta \cdot 1} \qquad (4)$$

Hierbei ist l (cm) die Länge des Rohres, r (cm) der innere Radius des Rohres und η (dyn · sec/cm² = Poise) die Viskosität der Flüssigkeit. Nach dieser Gleichung bewirkt bereits eine kleine Änderung des Radius eine große Änderung der Durchflußmenge. Die Hagen[1]-Poiseuille-Gleichung hat nur für homogene Flüssigkeiten Gültigkeit, während Blut eine inhomogene Flüssigkeit ist, deren Viskosität von den Eigenschaften des Plasmas, der Temperatur und insbesondere den korpuskulären Elementen abhängt. In größeren Gefäßen liegt die Viskosität (η) des Blutes zwischen 0,04 und 0,06 Poise, nimmt jedoch mit steigendem Hämato-

---

[1] Gotthilf Hagen (1797–1884), Physiker. Jean Léon Marie Poiseuille (1799–1869), Physiologe in Paris.

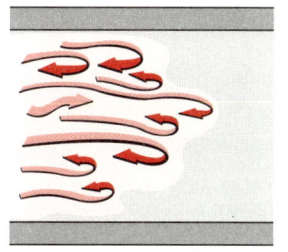 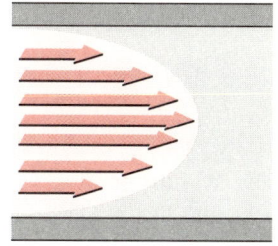

turbulente Strömung   laminare Strömung

Abb. A4-1: Laminare und turbulente Strömung.

krit, abnehmender Strömungsgeschwindigkeit und kleiner werdendem Gefäßradius zu.

Im arteriellen System herrscht normalerweise eine laminare Strömung vor. Unter bestimmten Bedingungen kann Turbulenz auftreten, die durch Wirbelbildung in allen Teilen der strömenden Flüssigkeit charakterisiert ist. Während das Geschwindigkeitsprofil bei der laminaren Strömung parabelförmig ist, erscheint es bei der turbulenten Strömung abgeflacht (Abb. A4-1).

> **Turbulenz** findet sich im arteriellen System im Bereich des **Aortenbogens,** kann aber bei **krankhaften Gefäßwandveränderungen** auch in den peripheren Arterien auftreten. Die turbulente Strömung kann **Geräusche** erzeugen, die über den Arterien auskultiert werden können.

2.2.3 Druck, Wandspannung und Gefäßdurchmesser

Die Beziehungen zwischen Druck, Wandspannung und Gefäßdurchmesser sind durch folgende Gleichung gegeben:

$$\sigma = \frac{P \cdot r}{d} \qquad (6)$$

σ = tangentiale Gefäßwandspannung (dyn/cm²)
P = intravasaler Druck (dyn/cm²)
r = Radius (cm)
d = Dicke der Gefäßwand (cm)

Da die tangentiale Gefäßwandspannung (σ) proportional dem Gefäßradius (r) zunimmt, muß auch die Dicke der Gefäßwand (d) entsprechend zunehmen, um den gleichen Innendruck (P) aushalten zu können. So ist zu erklären, daß die nur aus einer Zellschicht aufgebauten Kapillaren des Fußes Drucke aufnehmen können, die dem Aortendruck entsprechen bzw. darüber hinausgehen können. Die Gefäßweite wird durch die Druckdifferenz zwischen intra- und extravasalem Raum, den sog. **transmuralen Druck,** und die Gefäßwandspannung bestimmt. Die Beziehungen dieser Größen sind in der **Laplace-Gleichung** gegeben:

$$P_{tm} = \frac{T_W}{r} \tag{7}$$

P_{tm} = transmuraler Druck
T_W = Wandspannung
r = Radius

Die Wandspannung (T_W) setzt sich aus der aktiven, durch die glatte Gefäßmuskulatur erzeugten Spannung und einer passiven, von den elastischen Gefäßfasern unterhaltenen Spannung zusammen. Der Druck, bei welchem sich das Gefäßlumen schließt, wird als **kritischer Verschlußdruck** bezeichnet.

Der **kritische Verschlußdruck** wird einmal auf den äußeren **Gewebedruck** und die **Kontraktion** der Skelettmuskulatur, zum anderen auf den **Tonus** der glatten Gefäßmuskulatur zurückgeführt. Er liegt bei Überwiegen vasokonstriktorischer Einflüsse höher als bei Vorliegen einer peripheren Vasodilatation.

2.3 Arterieller Gefäßtonus

In den großen Arterien ist der Mitteldruck nahezu gleich, während er im arteriolären Bereich steil abfällt. Der Strömungswiderstand ist somit vorwiegend in den Arteriolen lokalisiert, die auch als Widerstandsgefäße bezeichnet werden.

Größere Änderungen der Kapillardurchblutung sind daher nur möglich, wenn zur gleichen Zeit entsprechende Änderungen des Gefäßtonus in den vorgeschalteten Arteriolen erfolgen. Der **Gefäßtonus** setzt sich aus einem myogenen Anteil und einem neurogenen Anteil zusammen. Wird die sympathische Innervierung eines Blutgefäßes ausgeschaltet, so verliert der glatte Muskel nur einen Teil seiner aktiven Wandspannung. Ein der glatten Muskulatur eigener **myogener Tonus** bleibt zurück.

Auf den **myogenen Tonus** ist auch die von Bayliss[1] 1902 beschriebene Reaktion zurückzuführen, daß, auf einen Dehnungsreiz hin, durch erhöhten Innendruck eine verstärkte Kontraktion der Arterie eintritt (Blutdruckregelung).

Der myogene Tonus ist bei den Hautgefäßen gering, bei den Gefäßen der Muskulatur und des Gehirns höher. Der neurogene Anteil des Gefäßtonus wird durch die Gefäßnerven gesteuert. Darüber hinaus wird der Gefäßtonus durch lokale Temperatureinflüsse sowie auch durch humorale Faktoren beeinflußt.

2.3.1 Lokale Temperatureinflüsse

Lokale Temperatureinwirkungen spielen in der Regulation der Hautgefäße eine wichtige Rolle. So führt die direkte **Kälteeinwirkung** über eine Beeinflussung der glatten Muskulatur zu einer **Vasokonstriktion,** die direkte **Wärmeeinwirkung** zu einer **Vasodilatation.** Die Vasodilatation der Haut bleibt nicht allein auf den unmittelbaren Einwirkungsort beschränkt, sondern breitet sich in die Umgebung aus.

Ein noch nicht hinreichend geklärtes Durchblutungsphänomen ist die Kältevasodilatation der Finger und Zehen unterhalb von +10 °C. Während die Gefäße sich bei der Abkühlung zunächst kontrahieren, erlischt die Kontraktion bei Temperaturen unterhalb von +10 °C. Offenbar handelt es sich hierbei um einen Schutzmechanismus, der auf Kosten eines Wärmeverlustes eine zu starke lokale Unterkühlung und damit eine Schädigung des Gewebes verhindert.

2.3.2 Humorale Regulation

An körpereigenen Substanzen, die gefäßaktiv wirken, sind Adrenalin, Noradrenalin, phosphorylierte Adenosinverbindungen und gefäßerweiternde Metaboliten zu nennen.

Adrenalin wirkt vor allem über die Blutbahn. An den Extremitätenarterien kann Adrenalin verschiedenartige Wirkungen entfalten. Die **Arteriolen der Haut** werden durch Adrenalin stets **konstringiert,** während sich die **Muskelgefäße** bei **kleinen** intravenösen oder intraarteriellen Gaben von Adrenalin **erweitern.** Bei **hohen** intraarteriellen Gaben von Adrenalin schlägt die Vasodilatation der Muskelgefäße in eine **Vasokonstriktion** um.

Noradrenalin tritt vor allem als Überträgerstoff an den adrenergen sympathischen Gefäßnerven auf. Auf die **Arteriolen der Muskelgefäße** und der **Hautgefäße** wirkt es gleichermaßen **konstriktorisch.**

Phosphorylierte Adenosinverbindungen, die bei Muskelkontraktionen freigesetzt werden, wirken stark **dilatierend** auf die **Muskelgefäße.** Unter einer intraarteriellen Infusion von Adenosindiphosphat oder Adenosintriphosphat kommt es zu einer maximalen Dilatation der Muskelgefäße.

Gefäßerweiternde Metabolite sind lokal gebildete vasoaktive Substanzen, die durch direkte Beeinflussung der Gefäße eine Vasodilatation hervorrufen. Die Metabolite, zu denen auch **Laktat** und **Pyruvat** gehören, fallen während Sauerstoffmangels im Gewebe an. Durch sie wird nach starker Muskelarbeit oder arterieller Drosselung die reaktive Hyperämie ausgelöst.

Bradykinin und ähnliche Kinine wirken stark tonussenkend auf die glatte Gefäßmuskulatur. **Bradykinin** spielt eine Rolle bei der **Wärmedilatation** der Hautgefäße; es wird auch eine Abhängigkeit von **psychischen Reaktionen** diskutiert.

---

[1] Sir William M. Bayliss (1860–1924), Physiologe in London.

Adrenalin	Hautgefäße	Vasokonstriktion
– in kleiner Menge	Muskelgefäße	Vasodilatation
– in großer Menge		Vasokonstriktion
Noradrenalin	Hautgefäße Muskelgefäße	Vasokonstriktion
ADP, ATP	Muskelgefäße	Vasodilatation
Laktat, Pyruvat	Blutgefäße	Vasodilatation
Bradykinin	Blutgefäße	Vasodilatation

2.3.3 Neurale Regulation

Die Gefäßmuskulatur steht unter dem Einfluß des autonomen Nervensystems. **Vasokonstriktorische** Nervenfasern gehören dem **adrenergen, vasodilatierende** dem **cholinergen** System an. Überträgersubstanzen an den Nervenendigungen sind beim adrenergen System **Noradrenalin,** beim cholinergen System **Acetylcholin.** In der Regulation der Haut- und Muskeldurchblutung spielen α-(vasokonstriktorisch) und β-(vasodilatatorisch)**Rezeptoren** eine wesentliche Rolle.

> Die **Hautgefäße** weisen ausschließlich **α-Rezeptoren** und die **Muskelgefäße** überwiegend **β-Rezeptoren** auf.

Noradrenalin und Methoxamin, die vorwiegend die α-Rezeptoren stimulieren, wirken daher pressorisch und vermindern die Hautdurchblutung, während Isoproterenol und andere β-Rezeptoren-stimulierende Substanzen die Muskeldurchblutung steigern. Adrenalin erregt gleichermaßen α- und β-Rezeptoren und nimmt somit eine Zwischenstellung ein.

Im allgemeinen steht nach Adrenalingabe die Vasokonstriktion durch α-Rezeptorenstimulation im Vordergrund, jedoch können sehr kleine Dosen Adrenalin, besonders an der arbeitenden Skelettmuskulatur, eine Vasodilatation über eine Stimulation von β-Rezeptoren zur Folge haben. Es wird ein Anstieg der systolischen Druckwerte ohne gleichzeitige Beeinflussung der diastolischen Werte beobachtet, die erst bei höheren Adrenalindosen ebenfalls ansteigen, da nun der allgemeine vasokonstriktorische Einfluß überwiegt (α-Rezeptoren). Diese Verhältnisse sind bei gleichzeitiger Gabe von α-Rezeptorenblockern von besonderem Interesse, da nun die reine Betawirkung, also die Vasodilatation durch Adrenalin, zurückbleibt. Unter solchen Bedingungen resultiert eine Blutdrucksenkung. Allgemein ist jedoch bei der pharmakologischen Stimulation oder Blockierung von α- oder β-Rezeptoren die gleichzeitige Wirkung auf

andere Organe wie z.B. Herz, Bronchien oder Uterus zu beachten. α- und β-blockierende Substanzen haben darüber hinaus oftmals ausgeprägte Nebenwirkungen. Der klassische **α-Blocker** ist das **Phentolamin,** der entsprechende **β-Blocker** das **Propranolol.**

Vasokonstriktion	Vasodilatation
adrenerges System Transmitter: Noradrenalin	cholinerges System Transmitter: Acetylcholin
α-Rezeptoren	β-Rezeptoren
α-Stimulatoren: Noradrenalin, Methoxamin	β-Stimulator: Isoproterenol
β-Blocker: Propranolol, Atenolol	α-Blocker: Phentolamin, Phenoxybenzamin

2.3.4 Besonderheiten der Haut- und Muskeldurchblutung

Haut und Muskulatur haben unterschiedliche physiologische Funktionen mit entsprechend unterschiedlicher Durchblutung. Am Skelettmuskel steht die lokale Regulation der Durchblutung während und nach Arbeit im Vordergrund. Die Ruhedurchblutung, die 2–3 ml/100 ml Gewebe in der Minute beträgt, kann unter Arbeitsbelastung auf mehr als das 10fache ansteigen. Die Hautdurchblutung unterliegt zum einen der zentralen Steuerung, zum anderen jedoch auch wesentlich der Thermoregulation (s. S. 92); die Versorgung der Haut mit Nährstoffen ist dabei von untergeordneter Bedeutung.

3 Pathophysiologie des arteriellen Systems

3.1 Funktionelle Durchblutungsstörungen

Die unmittelbaren Folgen einer arteriellen Stenose oder eines Verschlusses des arteriellen Lumens hängen von deren Lokalisation und Dauer sowie vom Ausmaß der vorhandenen Kollateralen ab. Eine arterielle Obliteration kann funktionell oder organisch bedingt sein.

> Während **funktionelle** Veränderungen der Gefäßwand im allgemeinen zu **reversiblen** Durchblutungsstörungen führen, haben **organische** Gefäßwandveränderungen mit Einengung oder Verschluß einer Arterie **bleibende** Durchblutungsstörungen zur Folge.

Definition: Unter funktionellen Durchblutungsstörungen verstehen wir Stenosen oder Verschlüsse organisch meist intakter Arterien, die zu einer

95

Minderdurchblutung in der Peripherie führen. Die Veränderungen des Gefäßlumens sind reversibel und meist nur von kurzer Dauer. Hypoxische Gewebeschäden treten bei funktionellen Durchblutungsstörungen selten und nur unter dem Einfluß zusätzlicher lokaler Faktoren auf. Es können größere und mittlere sowie auch kleine Arterien betroffen sein, wobei funktionelle Durchblutungsstörungen bevorzugt an den Finger- und Zehenarterien in Erscheinung treten (Raynaud[1]-Syndrom).

Ursachen: Ursache einer funktionellen Durchblutungsstörung ist der **Gefäßspasmus.** Der Spasmus einer großen Arterie kann durch direkte **mechanische Reizung,** z. B. bei einer Punktion oder Katheterisierung der Arterie, ausgelöst werden. Die spastische Reaktion kann so stark sein, daß ein thrombotischer Verschluß vorgetäuscht wird. Der Spasmus bildet sich gewöhnlich innerhalb von ein bis zwei Stunden spontan zurück und bleibt somit für die betreffende Extremität ohne weitere Folgen. Länger anhaltende Spasmen werden nach Traumen, insbesondere nach Knochenfrakturen beobachtet.

> Einige Gefäßareale, wie die Arteria poplitea und ihre Aufzweigungen, neigen besonders stark zu spastischen Gefäßreaktionen.

Gefäßspasmen sind auch durch **chemische Reize** auslösbar. Eine in der Nachbarschaft ablaufende Thrombophlebitis kann über die Reizung der Arterienwand zu einer spastischen Reaktion führen, der jedoch klinisch keine größere Bedeutung beizumessen ist. Von klinischer Bedeutung sind arterielle Spasmen nach längerer Einnahme von Mutterkornalkaloiden **(Ergotamintartrat).** Hierbei können auch Verschlüsse großer Arterien, wie der Extremitätenarterien, auftreten. In neuerer Zeit wurde auch vereinzelt über das Auftreten arterieller Verschlüsse im Rahmen einer Überempfindlichkeitsreaktion auf **Penicillin** berichtet.

Mehr klinische Bedeutung als der Spasmus einer einzelnen großen Arterie haben funktionelle Durchblutungsstörungen bei spastisch verengten, kleinen Arterien. Betroffen sind insbesondere die Digitalarterien. Bereits unter physiologischen Bedingungen kann die Durchblutung an den **Akren** sehr niedrige Werte erreichen. Die Ursache dieser funktionellen Durchblutungsstörungen ist in einem hohen **sympathischen Tonus** mit überschießender Vasokonstriktion zu sehen. Bei zusätzlicher **Kälteeinwirkung** oder aber durch vermehrte Wärmeabgabe des Körpers bei feuchtkühler Witterung kann die Vasokonstriktion so stark zunehmen, daß es zum vorübergehenden Verschluß der Gefäße kommt. Begünstigt werden solche Zustände durch organische Strömungshindernisse im Bereich der vorgeschalteten Arterien, die bereits zu einem Absinken des poststenotischen Druckes geführt haben. Diese akralen Durchblutungsstörungen werden ohne nähere pathogenetische Zuordnung als **Raynaud-Syndrom** bezeichnet. Durchblutungsstörungen allein aufgrund eines hohen Vasokonstriktorentonus werden als **primäres** Raynaud-Syndrom bezeichnet. Liegen organische Stenosen und Verschlüsse im Rahmen einer Systemerkrankung, z. B. bei Kollagenosen, insbesondere bei Sklerodermie, vor, so spricht man von einem **sekundären** Raynaud-Syndrom. Neben den Digitalarterienverschlüssen führen hierbei narbige Schrumpfungsprozesse zu einer Gewebekompression, die die Durchblutung zusätzlich behindert.

Gelegentlich kommt es auch beim **neurovaskulären Syndrom** des Schultergürtels, bei Reizzuständen peripherer Nerven sowie bei peripheren Nervenerkrankungen zu funktionellen Durchblutungsstörungen.

In diesem Zusammenhang ist auch die Behinderung des arteriellen Blutstroms infolge Gefäßkompression zu nennen. So kann bei bettlägerigen Patienten der Auflagedruck in der Kreuzbeingegend und an den Fersen bei fehlender Entlastung durch häufigen Lagewechsel über eine umschriebene Minderdurchblutung zum **Dekubitus** führen. Bei **Gipsverbänden** kann es infolge der Kompression durch den Verband an prominenten Stellen zu umschriebenen Durchblutungsstörungen kommen.

3.2 Organisch bedingte Durchblutungsstörungen

Definition: Unter organisch bedingten Durchblutungsstörungen verstehen wir Durchblutungsstörungen aufgrund vorgeschalteter arterieller Stenosen oder Verschlüsse. Die Veränderungen des Gefäßlumens sind im allgemeinen **irreversibel.**

Ursachen: Organisch bedingte Durchblutungsstörungen sind in der Regel auf **degenerative** Gefäßwandprozesse zurückzuführen, die zu Stenosen bzw. Verschlüssen geführt haben. In über 90 % liegt dem Gefäßwandprozeß eine **Arteriosklerose** zugrunde. **Entzündliche** Gefäßerkrankungen, wie die Thrombangiitis obliterans* oder das Takayasu[2]-Syndrom, sind in Europa und den USA wesentlich seltener. Die Entstehung der degenerativen Gefäßwanderkrankungen wird durch die sog. **Risikofaktoren** gefördert. Hierzu zählen der Nikotinabusus, die arterielle Hypertonie, der Diabetes mellitus sowie die Hyperlipoproteinämie.

---

* auch Endangiitis obliterans: bedingt durch einen entzündlichen Wandprozeß der Arterien, evtl. auch der Venen, der zu Anlagerung von Thromben und zu Gefäßverschluß führt.

[1] A. G. Maurice Raynaud (1834–1881), Internist in Paris.

[2] Michishige Takayasu (geb. 1872), japanischer Arzt. Takayasu-Syndrom oder auch Aortenbogensyndrom: die durch Syphilis, Endangiitis obliterans oder angeborene Mißbildung u. a. bedingte „Pulslose-Krankheit" durch Verschluß oder Teilverschluß eines oder mehrerer vom Arcus aortae abgehender großer Kopf- und Armgefäße.

Tabelle A4-1 Stadien der arteriellen Verschlußkrankheit nach Fontaine

Stadium	Beschwerden	Kompensation	Befund	Klinik	USD-Index (approximativ)
I	Keine	Vollständig	Partielle Einengung	Evtl. Gefäßgeräusche	> 1,0
II	Claudicatio intermittens	Teilweise	Hochgradige Stenose Verschluß	Fehlende oder abgeschwächte Pulse	0,7–1,0
III	Ruheschmerz	Schlecht	Schlecht kollateralisierter Verschluß, häufig zusätzliche Stenosen	Fehlende Pulse, trophische Störungen	0,5–0,7
IV	Nekrosen	Fehlend	Multiple Stenosen und Verschlüsse	Fehlende Pulse, trophische Störungen, Nekrosen	< 0,5

Hämodynamik okklusiver Prozesse: Störungen der Hämodynamik durch arterielle Stenosen und Verschlüsse haben in den verschiedenen peripheren Gefäßabschnitten grundsätzlich die gleichen Auswirkungen. Die Kompensationsmöglichkeiten sind aufgrund anatomischer Gegebenheiten im Bereich der oberen Extremitäten jedoch besser als im Bereich der unteren Extremitäten.

D **Diagnostische Hinweise**

Je nach Lokalisation der Stenose unterscheidet sich die Symptomatologie der einzelnen Krankheitsbilder. Anamnese mit **Claudicatio intermittens** bei hämodynamisch wirksamen Stenosen bzw. Verschlüssen der Bein- und Beckenarterien. Bei hämodynamisch wirksamen Stenosen oder Verschlüssen der vom Aortenbogen abgehenden Äste Zeichen der **intermittierenden zerebralen Ischämie (TIA = transitorisch ischämische Attacke)** oder auch Zeichen der Minderdurchblutung der oberen Extremitäten bei physischer Beanspruchung; **Sub-clavian-steal-Syndrom**[*] bei proximaler Stenose oder bei proximalem Verschluß der A. subclavia (s. S. 103 und Abb. A4-4). Bei der klinischen Untersuchung **fehlende Pulse** oder **Strömungsgeräusche** über den großen Arterien. **Verzögerte Heilungstendenz** im Bereich der Finger und Zehen bei einzelnen Verschlüssen im Bereich der Hand- und Fußarterien, Nekrosen bei multiplen Digitalarterienverschlüssen (sekundäres **Raynaud-Syndrom**).

Positiver Allen[1]**-Test** bei Verschlüssen der A. radialis oder der A. ulnaris, positiver Ausfall der **Lagerungsprobe nach Ratschow**[2] bei Verschlüssen der Bein- und Beckenarterien.

Amplitudenreduktion im Ruheoszillogramm, negative Belastungsreaktion im Belastungsoszillogramm. Bei der Ultraschall-Doppler-Untersuchung poststenotisch/postokklusiv erniedrigte systolische Druckwerte bzw. Amplitudenreduktion. Stadieneinteilung nach Fontaine: siehe Tabelle A4-1.

▼ **Therapeutische Hinweise**

Die Behandlung richtet sich nach dem Stadium der arteriellen Verschlußkrankheit.

Stadium I nach Fontaine[3]: Ausschaltung bzw. Behandlung vorhandener Risikofaktoren, jährliche Kontrolluntersuchungen.

Stadium II nach Fontaine: Physikalische Therapie, Geh- und Gefäßtraining. Vasoaktive Substanzen. In geeigneten Fällen Angioplastie, fibrinolytische Behandlung mit Streptokinase bzw. Urokinase oder operative Behandlung.

Stadium III nach Fontaine: Im Anfangsstadium konservative Behandlung mit die Mikrozirkulation verbessernden Substanzen, wenn möglich, lumeneröffnende Verfahren (Operation, Angioplastie, fibrinolytische Therapie).

Stadium IV nach Fontaine: Operative Behandlung, ggf. mit Abtragung der Nekrosen und Versuch der operativen Rekonstruktion, sonst Amputation der oft gangränösen Gliedmaßen.

Prävention im Stadium II–IV nach Fontaine: Ausschaltung bzw. Behandlung vorhandener Risikofaktoren (Nikotin, Hypertonie, Diabetes mellitus, Hyperlipoproteinämie), Thrombozytenfunktionshemmer oder Antikoagulantien.

---

[*] auch Subklavia-Anzapfsyndrom: Mangeldurchblutung des Gehirns durch Blutentzug aus den Aa. vertebrales und basilares zugunsten des Armes als Folge eines Verschlusses des Subklavia-Anfangsteils vor allem durch Arteriosklerose.

[1] E. A. Allen (1892–1943), amerikanischer Physiologe.

[2] M. Ratschow (1904–1964), Internist in Halle und Darmstadt.

[3] René Fontaine, zeitgenössischer Chirurg in Paris.

3.2.1 Arterienstenose

Zahlreiche experimentelle Untersuchungen haben gezeigt, daß erst erhebliche Arterienstenosen zu hämodynamischen Auswirkungen führen. Leichte Einengungen führen (Gleichung [2], S. 92) zu einer Beschleunigung der Blutströmung in dem verengten Gefäßabschnitt. Erst nach einer Reduktion des arteriellen Lumens auf etwa 20–30% nimmt der Ruhedurchfluß distal des Strombahnhindernisses ab. Daß die Ruhedurchblutung in der betreffenden Extremität nur selten eingeschränkt ist, ist auf die Entwicklung der Kollateralen (s. S. 100f.) zurückzuführen. Die Folgen einer zunehmenden Stenosierung der A. iliaca des Hundes zeigt Abbildung A4-2. Erst bei einer Einengung des Lumens der A. iliaca auf über 80% kam es zu einem Abfall des Mitteldrucks, Druck und Durchfluß verhielten sich hierbei linear.

Neben dem Durchmesser der Stenose spielen nach der Hagen-Poiseuille-Formel auch die Länge der Stenose, die Viskosität des Blutes und der periphere Widerstand eine Rolle. Unter experimentellen Bedingungen findet sich bei der Iliakastenose des Hundes unter Ruhebedingungen eine Reduktion des Durchflusses um 25%, wenn die Stenose von 1 cm auf 4 cm verlängert wurde. Eine 10fache Zunahme der Stenoselänge verminderte die Stromstärke bzw. den Durchfluß auf die Hälfte (Fiddian).

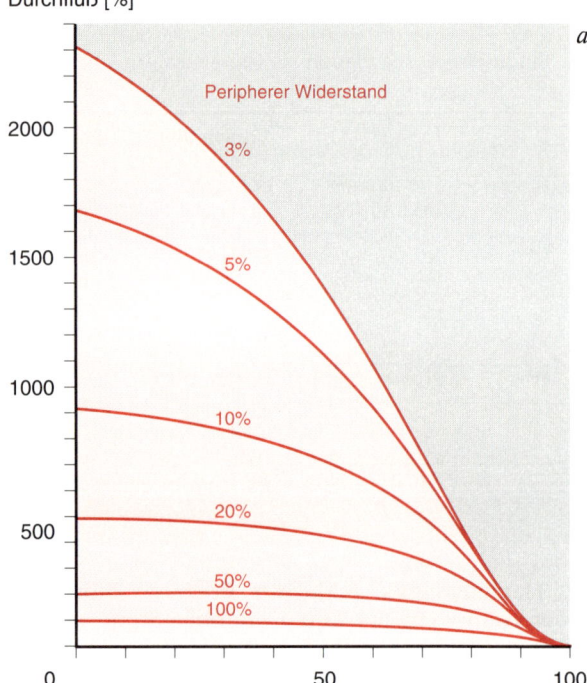

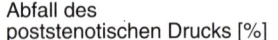

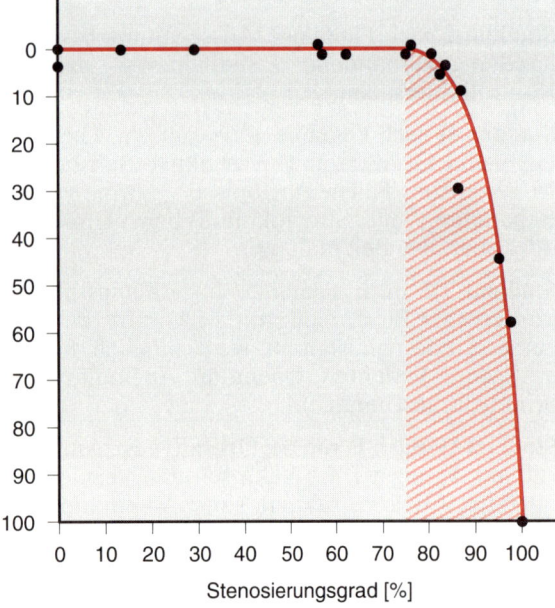

Abb. A4-2: Beziehung zwischen Druckabfall und Stenosierungsgrad bei der A. iliaca des Hundes. Druckabfall erfolgt im blau unterlegten Bereich. (Nach: May, A. G., J. A. De Weese, C. G. Rob: Surgery 53 [1960] 513.)

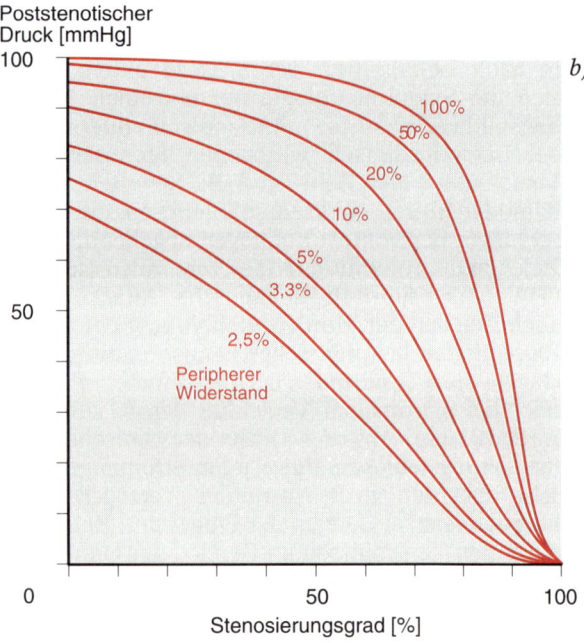

Abb. A4-3: Beziehungen zwischen (a) Durchfluß (%) und Stenosierungsgrad (%) und (b) poststenotischem Druck (mmHg) und Stenosierungsgrad in Abhängigkeit von der Höhe des peripheren Widerstandes. Peripherer Ruhewiderstand = 100%. Konstanter Perfusionsdruck. Blauer Raster: periphere Kreislaufreserve (errechnete Kurven). (Nach: W. Schoop: Pathophysiologie der Arterien und der arteriellen Durchblutung. In: Heberer, G., G. Rau, W. Schoop [Hrsg.]: Angiologie. Thieme, Stuttgart 1974.)

Der Faktor **Viskosität** spielt nur bei einem Hämatokritwert über 50%, wie er bei der **Polyglobulie** anzutreffen ist, eine Rolle.

> **Widerstandsänderungen** in der Peripherie stellen einen entscheidenden Faktor für den Durchfluß dar. Eine Abnahme des peripheren Widerstandes führt über eine Abnahme des poststenotischen Druckes zu einem entsprechenden Anstieg der Stromstärke und damit zu einer Zunahme des Durchflusses.

Die Beziehungen zwischen Durchfluß und Stenosegrad sowie poststenotischem Druck und Stenosegrad in Abhängigkeit von der Höhe des peripheren Widerstandes sind in der Abbildung A4-3 dargestellt. Praktische Bedeutung erhalten diese Beziehungen bei der arteriellen Verschlußkrankheit (s. u.).

3.2.2 Subakuter arterieller Verschluß

> Der subakute oder chronische Arterienverschluß ist dadurch charakterisiert, daß er **langsam** entsteht und bereits vor dem eintretenden Verschluß durch ausgebildete **Kollateralen** überbrückt wird.

Die den Verschluß überbrückenden Kollateralgefäße sind so leistungsfähig, daß die Ruhedurchblutung bei alleinigem Segmentverschluß in dem nachfolgenden Muskelbezirk nicht gefährdet ist, und eine ausreichende Sauerstoffversorgung des Gewebes gewährleistet ist. Kommt es jedoch in dem abhängigen Muskelbezirk zu einer gesteigerten Muskelarbeit, so stellt sich in Abhängigkeit von der Leistungsfähigkeit des Kollateralkreislaufs früher oder später eine Durchblutungsinsuffizienz ein, die sich klinisch in einem ischämischen Schmerz äußert. Handelt es sich um Verschlüsse im Bereich der Becken- oder der Extremitätenarterien, so werden die bei Belastung einsetzenden Beschwerden als **intermittierendes Hinken** oder **Claudicatio intermittens** bezeichnet. Der Patient kann hierbei nur eine bestimmte Strecke schmerzfrei gehen.

> Als **schmerzfreie Wegstrecke** gilt hierbei die Strecke, die der Patient ohne Schmerzen zurücklegen kann. Bei einer festgelegten Anzahl von Schritten pro Minute (120 Schritte/min) auf dem Flur oder auf dem elektrisch getriebenen Laufband kann die schmerzfreie Gehstrecke unter standardisierten Bedingungen festgehalten und im weiteren Verlauf der Erkrankung verglichen werden.

Die Länge der schmerzfreien Gehstrecke kann somit einen Anhaltspunkt für die Leistungsfähigkeit des Kollateralkreislaufs geben. Objektiv kann die Durchblutungsinsuffizienz global durch Durchblutungsmessungen nach definierter Arbeit oder dreiminütiger arterieller Drosselung mit der **Venenverschlußplethysmographie** erfaßt werden. Je früher nach suprasystolischer arterieller Drosselung der Spitzendurchfluß *(peak flow)* erreicht wird, je höher er liegt und je kürzer die hierfür benötigte Zeit ist *(peak flow time)*, desto geringer ist die Durchblutungsstörung und umgekehrt. Die Durchblutung nach einer definierten Arbeit oder einer dreiminütigen suprasystolischen arteriellen Drosselung kann somit als ein Maß für den Schweregrad der Durchblutungsstörung herangezogen werden. Wird 15 Sekunden nach dreiminütiger suprasystolischer arterieller Drosselung bei vorliegendem arteriellen Verschluß eine Durchblutung von 10 ml/100 ml Gewebe/min gemessen, spricht dies für einen sehr leistungsfähigen Kollateralkreislauf, eine Durchblutung von 5 ml/100 ml Gewebe/min und weniger weist auf einen schwach entwickelten, wenig leistungsfähigen Kollateralkreislauf hin, und ist ein Zeichen für eine schwere arterielle Durchblutungsstörung.

Ist bereits die Ruhedurchblutung beeinträchtigt, und genügt sie den Erfordernissen des peripheren Stoffwechsels nicht mehr, so treten **Ruheschmerzen** auf. Der eintretende Sauerstoffmangel im Gewebe führt zu einer Verminderung der Zellatmung und zu einer Steigerung der anaeroben Glykolyse, die sich in einem vermehrten Anfall von sauren Stoffwechselprodukten (Laktat, Pyruvat) zeigt.

3.2.3 Akuter Arterienverschluß

Der akute Verschluß einer großen Arterie, etwa durch eine Embolie, führt zu einer erheblichen Steigerung des lokalen Strömungswiderstandes, da das Blut nur noch über englumige, nicht entwickelte Kollateralen mit einem hohen Widerstand in die Peripherie abfließen kann. Entsprechende Druckänderungen und Veränderungen der Stromstärke sind die Folge.

3.2.3.1 Änderungen des Blutdrucks

Proximal des akut entstandenen arteriellen Verschlusses steigt der systolische und auch der diastolische Blutdruck geringfügig an. Als wesentliche Ursache der **systolischen Druckerhöhung** ist die Reflexion der Pulswelle zu sehen. Unmittelbar **nach dem Ereignis fällt der Druck** distal des Verschlusses scharf ab. Distal eines A. femoralis-Verschlusses sinkt der Druck zunächst auf ca. ein Viertel des Systemdrucks ab. Eine Druckamplitude ist nicht mehr nachweisbar. Die dann rasch einsetzende funktionelle Dilatation der Kollateralen führt zu einem schnellen, allerdings begrenzten Druckanstieg. Die anfangs extrem reduzierte Druckamplitude nimmt langsam zu, erreicht aber, wie auch der systolische Druck, im allgemeinen nicht wieder die Ausgangswerte.

3.2.3.2 Änderung der Stromstärke

Entsprechend dem Druckabfall **sinkt die Stromstärke** unmittelbar nach dem akuten Arterienverschluß **scharf ab.** Wenige Sekunden später kommt es zu einem Wiederanstieg der Stromstärke, dessen Ausmaß von der Anzahl und Weite der Kollateralen abhängt. Während es beim Hund nach Ligatur der A. femoralis superficialis bereits nach wenigen Sekunden zu einem meßbaren Durchblutungsanstieg kommt und nach drei bis neun Tagen die Ruhedurchblutung wieder ihre Ausgangswerte erreicht, erfolgt der Durchblutungsanstieg beim Menschen nach einem akuten Verschluß der A. femoralis superficialis wesentlich langsamer. Sind die Abgänge wichtiger Kollateralarterien durch Appositionsthrombosen mit verschlossen, so ist der Durchblutungsanstieg zusätzlich erheblich verzögert, und die Ruhedurchblutung erreicht erst nach Wochen oder Monaten wieder ihre Ausgangswerte.

3.2.3.3 Änderungen des peripheren Widerstandes

Der Wiederanstieg der Durchblutung nach einem akuten Arterienverschluß ist die Folge einer **Reduzierung der peripheren Widerstände.** Diese Reduzierung findet im Bereich der sog. Widerstandsgefäße, der Arteriolen des durchblutungsgestörten Gebietes statt. Folge der Herabsetzung des Tonus der Arteriolen und der kleinen Arterien ist eine **Vasodilatation,** die durch lokal anfallende vasoaktive Substanzen bei Durchblutungsmangel verstärkt wird. Diese rasch einsetzende Vasodilatation zusammen mit der funktionellen Erweiterung der Kollateralen erklärt die in den ersten Stunden und Tagen eintretende kontinuierliche Durchblutungssteigerung. Nach einigen Tagen kommen zusätzlich die ersten Auswirkungen einer organischen Kollateralenerweiterung zum Tragen. Der Wiederanstieg der Durchblutung in dem zuvor stark durchblutungsgestörten Gebiet führt zu einer zunehmenden Funktionsfähigkeit der betreffenden Extremität.

4 Kollateralenbildung

4.1 Kollateralenentwicklung

> Die Kompensation eines arteriellen Verschlusses oder einer hämodynamisch wirksamen Stenose erfolgt über Ersatzbahnen, sog. **Kollateralen.**

Es werden primäre und sekundäre Kollateralen unterschieden. Als **primäre Kollateralen** werden anatomisch unveränderte Arterienäste bezeichnet, die bei Auftreten eines Verschlusses den primären Kollateralkreislauf ermöglichen. **Sekundäre Kollateralen** sind solche Gefäße, die durch ihre Funktion als Ersatzbahnen anatomische Veränderungen erfahren haben.

4.2 Kollateraler Widerstand und seine Beeinflussung

Die Größe des kollateralen Widerstandes hängt von der Anzahl, der Länge und insbesondere der Weite der Kollateralen ab. Viele Kollateralen, vor allem, wenn sie von Hautgefäßen gebildet werden, unterliegen der **sympathischen Innervation.** Steigerung des nervalen Tonus führt zu einer Konstriktion, Ausschaltung der sympathischen Innervation zu einer Dilatation der Kollateralen. Die Höhe des Blutdrucks und die Stromstärke beim subakuten bzw. chronisch arteriellen Verschluß hängen wie bei der hämodynamisch wirksamen Stenose besonders vom Funktionszustand der Peripherie ab.

4.3 Druck und Stromstärke bei unverändertem Funktionszustand der Peripherie

Der systolische Druck distal des Verschlusses einer großen Extremitätenarterie ist stets reduziert.

> Weniger ausgeprägt oder nicht vorhanden ist der systolische Druckabfall distal eines langsam entstandenen Verschlusses einer Unterschenkelarterie, da über die verbleibenden, parallel verlaufenden **Unterschenkelarterien** eine nahezu **vollständige Kompensation** möglich ist.

Der **systolische Druck** kann mit der Ultraschall-Doppler-Technik nicht-invasiv leicht gemessen werden und somit bei bekannter Verschlußlokalisation einen Anhaltspunkt für die Kompensation durch das Kollateralsystem ergeben.

Der **diastolische Druck** erfährt durch den Arterienverschluß eine wesentlich geringere Reduktion als der systolische Druck. Die Druckamplitude verkleinert sich im wesentlichen durch die Abnahme des systolischen Druckes. Änderungen des zentralen Blutdrucks beeinflussen den poststenotischen Druck gleichsinnig.

Die **Stromstärke** wird in Abhängigkeit vom Ausmaß der Kollateralisation mehr oder weniger stark beeinträchtigt. Solange distal des Strombahnhindernisses noch ein ausreichender Mitteldruck besteht, können die peripheren Gefäßgebiete den abgesunkenen Druck durch Dilatation ausgleichen. Beim Verschluß einer Hauptarterie, etwa der A. femoralis, ist die Stromstärke gewöhnlich reduziert. Über die Hautdurchblutung distal eines Arterienverschlusses lassen sich keine einheitlichen Aussagen machen. Die Stromstärke in den Hautgefäßen wird häufig mehr vom Verhalten des vorwiegend nerval kontrollierten Gefäßtonus als von den Änderungen der Strömungswiderstände bestimmt.

4.4 Druck und Stromstärke bei Änderungen des peripheren Widerstandes

Der **systolische Druck** distal eines Arterienverschlusses wird durch eine Zu- oder Abnahme des peripheren Widerstandes im Versorgungsgebiet der verschlossenen Arterie entscheidend beeinflußt; der **periphere Widerstand** hängt überwiegend von dem Tonus der Arteriolen ab. Die stärkste Widerstandsabnahme der von der verschlossenen Arterie abhängigen Muskelpartien erfolgt bei und nach körperlicher Arbeit. Ausmaß und Dauer der Drucksenkung werden von der Anzahl der gebildeten Kollateralen bestimmt. Widerstandsänderungen nur in kleinen oder umschriebenen Arealen des durchblutungsgestörten Gebietes bleiben ohne wesentliche Rückwirkungen auf den postokklusiven Arteriendruck, solange die Stromstärke in dem Bereich der Kollateralen annähernd konstant bleibt.

Ähnlich wie der systolische Druck distal eines Arterienverschlusses wird auch die **Stromstärke** durch die hämodynamischen Auswirkungen der peripheren Widerstandsänderungen entscheidend beeinflußt. Infolge der wachsenden Energieverluste mit zunehmender Kollateraldurchblutung kann der Durchfluß nur in begrenztem Maße ansteigen. Auch bei guter Kompensation liegen daher die Maximalwerte im allgemeinen deutlich unter denen ungestörter Gefäßregionen. In schlecht versorgten Gebieten läßt sich oft keine nachweisbare Mehrdurchblutung auslösen.

4.5 Blutverteilung

Die veränderten hämodynamischen Verhältnisse haben besondere Rückwirkungen auf die Blutverteilung in der nur von Kollateralen versorgten Gefäßregion. In einer normal durchbluteten Region ändert sich die Stromstärke der einzelnen Teilkreisläufe etwa proportional zu deren Widerstandsänderungen, da der Strömungsdruck annähernd gleich bleibt. Im Gegensatz dazu ist distal eines Arterienverschlusses jede stärkere Vasodilatation mit einer beträchtlichen Drucksenkung verbunden.

> In den bereits dilatierten Gefäßarealen kann durch die Drucksenkung die Durchblutung in normalem Maß nicht mehr gesteigert werden.

In den parallel gelegenen Gefäßarealen, die nicht dilatiert sind, sinkt die Stromstärke aufgrund des niedrigen Druckes ebenfalls ab.

Die Zusammenhänge lassen auch erkennen, daß es kaum möglich sein dürfte, schlecht versorgte Gewebe durch eine – z.Z. medikamentös induzierte – Vasodilatation, die auf alle poststenotischen Gefäße gleichartig einwirkt, besser zu durchbluten. In diesen Fällen kann es sogar auf Kosten der minderdurchbluteten Areale zu einer Mehrdurchblutung der ausreichend versorgten Areale kommen („steal effect"). Günstigere Bedingungen liegen vor, wenn die Vasodilatation nur in Teilen der poststenotischen Strombahn stattfindet. In diesem Fall ist der Strömungsdruck weniger stark beeinträchtigt. Ein wesentlicher therapeutischer Effekt ist auch jetzt nur zu erwarten, wenn das selektiv dilatierte Strömungsgebiet bisher ungenügend durchblutet war. Solche Voraussetzungen liegen in den hämodynamisch ungünstig gelegenen **akralen Hautbezirken** vor. Sie werden im Dienst der Temperaturregulation durch die sympathischen gefäßverengenden Impulse besonders stark gedrosselt und geraten daher durch Arterienverschlüsse leicht in Gefahr. Durch eine Ausschaltung der sympathischen gefäßverengenden Impulse durch α-Rezeptorenblocker oder Sympathektomie werden sie gewissermaßen selektiv dilatiert, da sie bei hohem Sympathikotonus ihren Strömungswiderstand ausgiebiger reduzieren können als proximale Hautbezirke und die Skelettmuskulatur. Es ist nicht geklärt, ob auch in anderen Gefäßgebieten des Körpers noch eine derartig bevorzugte Vasodilatation hämodynamisch ungünstig gelegener Regionen möglich ist.

> In der Regel dürfte eine alleinige medikamentös induzierte **poststenotische Vasodilatation** vorwiegend den gut versorgten Gefäßgebieten zugute kommen und die Versorgung der notleidenden Areale weiter verschlechtern. Neuere vasoaktive Medikamente besitzen daher neben der vasodilatatorischen Wirkung zusätzliche therapeutische Angriffspunkte, die u.a. zu einer **Verbesserung der Fließeigenschaften** des Blutes führen.

5 Arteriovenöse Fisteln

Definition: Die arteriovenöse Fistel ist eine abnorme Verbindung zwischen Arterie und Vene unter Ausschaltung des Kapillarbetts.

Ursachen: Arteriovenöse Fisteln können angeboren oder erworben sein. Angeborene Fisteln treten meist multipel auf und kommen häufig im Rahmen einer Phakomatose vor. Sie sind kleinkalibrig und führen daher nur zu geringen Veränderungen des betroffenen Organkreislaufes. Besondere Varianten können mit einer Extremitätenvergrößerung einhergehen, wie bei dem Parkes-Weber-Syndrom. Die erworbenen arteriovenösen Fisteln entstehen am häufigsten traumatisch durch gleichzeitige Verletzung einer Arterie und Vene, z.B. durch einen Messerstich, selten auch einmal iatrogen.

Folgen: Die arteriovenöse Fistel mit großem Shunt bewirkt einen Kurzschluß im peripheren Kreislauf. Da der Strömungswiderstand in der Fistel und in der Vene geringer ist als in den distal der Fistel gelegenen Arterienabschnitten, strömt das Blut vorwiegend über die Fistel in die Vene. Dies führt bei größeren Shunts zu einer chronischen Volumenbelastung des Herzens mit Steigerung des Herzzeitvolumens; im weiteren Verlauf kann sich eine myokardiale Insuffizienz entwickeln.

Als Folge der distal von der Fistel entstehenden venösen Hypertonie kann sich eine chronisch venöse Insuffizienz entwickeln, während die distal der Fistel bestehende arterielle Hypotonie die periphere Durchblutung, zumindest jedoch die arterielle Durchblutungsreserve einschränkt; in schweren Fällen kann es zu einem akralen Ischämiesyndrom kommen.

D Diagnostische Hinweise

Klinisches Leitsymptom der mittelgroßen und großen arteriovenösen Fistel ist das kontinuierliche systolisch-diastolische Geräusch. Wegen der ausgeprägten Turbulenz im Bereich der Fistel ist oft über der Fistel ein Schwirren tastbar. Verdächtig auf einen großen Shunt sind auch verstärkt pulsierende Arterien und pulsierende Venen. Durch Kompression der zuführenden Arterie verschwinden Geräusch und Schwirren. Bei großen Fisteln kommt es dabei zu einer abrupten Pulsverlangsamung (Nicoladoni-Branham-Zeichen). Die Arteriographie erlaubt die Fistel genau zu lokalisieren und die Beschaffenheit der zuführenden Arterie und der abführenden Vene zu beurteilen.

T Therapeutische Hinweise

Die Behandlung besteht im chirurgischen Verschluß der Fistel. Sie sollte rasch nach Diagnosestellung erfolgen, um Spätfolgen zu vermeiden.

6 Spezielle Pathophysiologie des Gehirnkreislaufs

6.1 Physiologische Grundlagen

> Die Hirndurchblutung wird weitgehend vom **myogenen Gefäßtonus** gesteuert (s. S. 94).

Die glatten Gefäßmuskelzellen, insbesondere im Bereich der Arteriolen, werden durch die intravasalen Druckänderungen dahingehend beeinflußt, daß höhere Blutdruckwerte zu einer Tonussteigerung und niedrigere Druckwerte zu einer Tonusabnahme führen (Bayliss-Effekt) und dadurch die Zirkulationsgröße konstant gehalten wird. Nach Gottstein kann der **Mitteldruck** bei Gefäßgesunden bis auf 70 mmHg abfallen, ohne daß eine Mangeldurchblutung auftritt; unterhalb dieser **kritischen Schwelle** versagt die myogene Autoregulation.

Von klinischer Relevanz ist auch, daß bei Patienten mit einer durch die Gefäßsklerose verminderten Regulationsfähigkeit die **kritische Blutdruckschwelle** höher liegt, so daß ein Blutdruckabfall bereits bei höheren Blutdruckwerten zu zerebralen Ausfallerscheinungen führen kann.

6.2 Intermittierende zerebrale Ischämie

Definition: Als intermittierende zerebrale Ischämie werden rezidivierende zerebrale Zirkulationsstörungen bezeichnet, die typischerweise mit einer flüchtigen neurologischen Symptomatik einhergehen **(TIA = transitorisch ischämische Attacke).**

Ursachen: Ursachen der intermittierenden zerebralen Ischämie sind stärkere Blutdruckschwankungen, wie sie bei Herzrhythmusstörungen, akut einsetzender myokardialer Insuffizienz und bei rascher medikamentöser Blutdrucksenkung auftreten können. Häufig ist die intermittierende zerebrale Ischämie auch Erstmanifestation einer vorgeschalteten **extrakraniellen Stenose** im Verlauf der **Arteria carotis communis** oder **interna,** wobei der mit dem systemischen Blutdruckabfall einhergehende Abfall des poststenotischen Druckes zu einer Minderperfusion des abhängigen Gefäßareals und damit zu neurologischen Ausfallerscheinungen führen kann.

Folgen: Zunächst noch reversible zerebrale Störungen mit entsprechender neurologischer Symptomatik; bei länger anhaltendem Blutdruckabfall kann es zu bleibenden zerebralen Störungen kommen.

D Diagnostische Hinweise

Akut auftretende, flüchtige neurologische Symptome in Form von Sprach- und Sehstörungen, Sensibilitätsausfällen, Mono- oder Hemiparesen oder auch kurzdauernden Bewußtlosigkeiten. Die Dauer dieser Symptome liegt im allgemeinen bei Minuten bis Stunden.

T Therapeutische Hinweise

Anheben des Blutdrucks durch Behandlung der auslösenden Ursachen; niedermolekulare Dextrane oder Stärkepräparate (HAES); ggf. operative Korrektur extrakraniell gelegener, hochgradiger arterieller Stenosen.

6.3 Zerebrale Ischämie – Hirninfarkt

Definition: Als zerebrale Ischämie wird eine **akut** einsetzende zerebrale Durchblutungsstörung bezeichnet, die aufgrund des Gewebsuntergangs zu **bleibenden** neurologischen Ausfallerscheinungen führt.

Ursachen: Ursachen der zerebralen Ischämie sind intra- oder extrazerebrale arterielle Gefäßstenosen oder Verschlüsse, meist auf dem Boden einer **Arteriosklerose.** Für das Auftreten neurologischer Ausfälle haben die umschriebenen Stenosen und Verschlüsse die größte Bedeutung. **Arteriosklerotischen**

Plaques aufsitzende **Gerinnsel** können zu einem embolischen zerebralen Gefäßverschluß führen. Häufiger finden sich auch **Hirnembolien** bei Mitralvitien, insbesondere bei Mitralstenose, nach Herzinfarkten mit sich entwickelndem Aneurysma und floriden Endokarditiden. Bei vorliegendem Rechtslinks-Shunt kann es in seltenen Fällen zu einer paradoxen Hirnembolie kommen, d.h. zu einer Verschleppung von thrombotischem Material aus den tiefen Venen in den arteriellen Kreislauf.

Folgen: Neurologische Ausfallerscheinungen entsprechend der Lokalisation des ischämischen Herdes. Häufiger tritt als Folge der zerebralen Ischämie eine **Hemiplegie** ein.

D Diagnostische Hinweise

Plötzlich auftretende neurologische Ausfallerscheinungen bei bewußtseinsklaren oder somnolenten, meist älteren Patienten oder bei Patienten mit Mitralvitien, Herzwandaneurysmen, Herzrhythmusstörungen bzw. myokardialer Insuffizienz. **Differentialdiagnose:** Die **intrazerebrale Massenblutung** ist weit seltener als der Hirninfarkt und findet sich meist bei Hypertonikern. Typisch ist der akute Beginn mit rasch einsetzender tiefer Bewußtlosigkeit und schneller Entwicklung einer Hemiplegie oder anderer neurologischer Ausfallsymptome.

▼ Therapeutische Hinweise

Behandlung der auslösenden Ursachen, Behandlung des begleitenden Hirnödems mit entwässernden Substanzen. Niedermolekulare Dextrane oder Stärkepräparate (HAES).

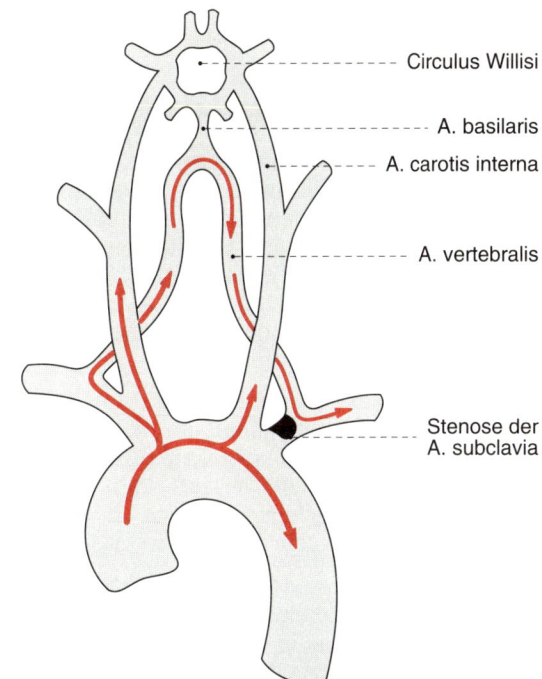

Abb. A4-4: Subclavian-steal-Syndrom. Schematische Darstellung der Flußumkehr bei proximaler Subklaviastenose bzw. Subklaviaverschluß links. (Aus: Bernsmeier, A., U. Gottstein: Erkrankungen der Hirngefäße und Störungen der zerebralen Zirkulation. In: Heberer, G., G. Rau, W. Schoop [Hrsg.]: Angiologie. Thieme, Stuttgart 1974.)

6.4 Subclavian-steal-Syndrom

Definition: Als Subclavian-steal-Syndrom (Subklavia-Anzapfsyndrom) wird ein Entzug von Blut aus dem Hirnkreislauf über eine Flußumkehr in der A. vertebralis bei bestehender proximaler hämodynamisch wirksamer Stenose oder Verschluß der A. subclavia bezeichnet (Abb. A4-4).

Ursachen: Proximal gelegene, hämodynamisch wirksame Stenose oder Verschluß der A. subclavia.

Folgen: Während vermehrter körperlicher Belastung des entsprechenden Armes kommt es zu einem Druckabfall in der distalen A. subclavia, der zu einer Flußumkehr in der A. vertebralis führt; das nachfolgende zerebrale Entzugssyndrom äußert sich meist in uncharakteristischem Schwindel, Kopfschmerzen und Sehstörungen.

D Diagnostische Hinweise

Typische Anamnese mit den subjektiven und objektiven Symptomen einer zerebralen und peripheren Durchblutungsstörung bei abgeschwächten oder fehlenden Pulsen der A. subclavia und der Armarterien. Der Beweis für das Vorliegen eines Subclavian-steal-Syndroms wird durch die bidirektionale Ultraschall-Doppleruntersuchung und durch die **Angiographie** erbracht. Unter dem **Subclaviansteal-Phänomen** verstehen wir die Flußumkehr in der A. vertebralis bei bestehender proximaler Stenose oder Verschluß der A. subclavia **ohne** klinische Symptome.

▼ Therapeutische Hinweise

Eine operative Korrektur der Stenose bzw. des Verschlusses der A. subclavia, evtl. mit Bypass, beseitigt die Symptome.

Darüber hinaus sind noch eine Anzahl anderer Syndrome bei Störungen der zerebralen Blutzufuhr beschrieben, die an dieser Stelle nicht im einzelnen abgehandelt werden können.

II Venöses System

1 Anatomische Vorbemerkungen

Das venöse System stellt im Gegensatz zum arteriellen System ein dünnwandiges Niederdrucksystem dar. Meist begleiten zwei Venen eine Arterie, soweit es sich um mittlere und kleinere Gefäße handelt. Eine den Venen eigene Einrichtung sind die **Venenklappen,** die sich – mit Ausnahme der Vena cava – als halbmondförmige Taschenklappen in allen Venenabschnitten finden.

> Die Zahl der Klappen nimmt im Verlauf der Venen von proximal nach distal zu, d. h., je weiter distal eine Beinvene verläuft und um so größerem hydrostatischem Druck sie im Stehen ausgesetzt ist, desto mehr Klappen weist sie auf.

Die oberflächlichen Venenstämme münden auf verschiedenen Ebenen in das tiefe Venensystem ein. Durch die die Faszie durchbohrenden Verbindungsvenen (Vv. perforantes) sind beide Systeme miteinander verbunden. Die Klappen in den Verbindungsvenen sind so gerichtet, daß bei regelrechter Funktion das Blut nur von dem oberflächlichen in das tiefe Venensystem fließen kann. Eine Ausnahme bilden die Vv. communicantes des Fußes, die entweder klappenlos sind oder nur eine Auswärtsströmung zulassen. Bei mechanischer Belastung weicht das Blut aus der Fußsohle in die oberflächlichen Venen aus.

2 Physiologische Grundlagen

> Die Venen dienen dem **Rücktransport** des Blutes zum Herzen. Dabei besitzen sie sowohl eine **Speicherfunktion** als auch eine **Widerstandsfunktion.**

Das venöse System ist der wichtigste Blutspeicher des Kreislaufs. Die extrathorakalen Venen enthalten etwa 50–60% des gesamten Blutvolumens, während die Arterien vergleichsweise nur 15% enthalten. Daher bewirken bereits geringe Druckanstiege eine unverhältnismäßig große Volumenzunahme. Die Widerstandsfunktion wird von den Venolen wahrgenommen, die auch postkapilläre Widerstandsgefäße genannt werden. Die **Regulation** des Venentonus erfolgt, im Gegensatz zu der Regulation des Arterientonus, nahezu ausschließlich zentral durch das **sympathische Nervensystem** bzw. durch die **Katecholamine.** Sowohl die sympathischen Nerven als auch die Katecholamine Adrenalin und Noradrenalin wirken **konstriktorisch.** Durch ihren Einfluß besitzt der Organismus die Möglichkeit, die aktiv für die zentralen Kreis-

laufgebiete zur Verfügung stehende Blutmenge zu regulieren. Auf diese Weise kann ein größerer Blutverlust durch Konstriktion der Venen zunächst kompensiert werden. Durch Mobilisation des Blutes aus den Depots wird dem zentralen Kreislauf ausreichend Blut angeboten und dadurch ein unmittelbarer Blutdruckabfall verhindert.

Das Druckgefälle, das die gerichtete Strömung des Blutes gewährleistet, ist im Venensystem gering. Es liegt zwischen Kapillaren und rechtem Vorhof in einer Größenordnung von 10–15 mmHg. Trotzdem ist die Blutströmungsgeschwindigkeit infolge des geringen Abflußwiderstandes relativ hoch und beträgt in der Vena cava etwa 20 cm/sec und somit ca. zwei Drittel der in der Aorta gemessenen Werte.

Durch Atmung und Herztätigkeit kommt es zu **periodischen Druckschwankungen.**

> In der **Inspirationsphase** nimmt der Druck in den thorakalen Venen und im rechten Vorhof ab. Der **Rückfluß** zum Herzen steigt daher intrathorakal während der Inspirationsphase an.

Der Anstieg kann mehr als 100% betragen. Zugleich kommt es während der Inspirationsphase durch Kompressionswirkung des Zwerchfells und der abdominellen Muskulatur zu einer infradiaphragmalen Druckzunahme in der V. cava und den Beckenvenen. Diese Druckerhöhung führt zum Schluß der obersten Femoralvenenklappe, der mit Einsetzen der Exspirationsphase eine intraabdominale Druckabnahme gewährleistet. Der Druck in der V. cava und den Beckenvenen sinkt unter den in der V. femoralis, die Venenklappen öffnen sich, und das Blut fließt entsprechend dem Druckgefälle aus den Oberschenkelvenen in die Beckenvenen und die untere Hohlvene **(Zweiphasen-Pumpe nach May).**

Der Lagewechsel von der horizontalen in die vertikale Position führt trotz reflektorischer Steigerung des Venentonus zu einem Versacken von 500–700 ml Blut in die unteren Extremitäten. Der Druck in den Beinen nimmt abrupt zu. Kompensatorische Mechanismen halten jedoch den Druck im Venensystem trotz des hinzukommenden hydrostatischen Drucks relativ niedrig. Der wichtigste Mechanismus für den venösen Rückstrom ist die **Muskelpumpe** in Verbindung mit dem System der **Venenklappen.** Hierbei nimmt die Muskulatur der Wadenregion eine hervorragende Stellung ein. Die von Faszien umschlossenen Muskelgruppen bilden zusammen mit der hindurchlaufenden Stammvene eine Pumpeinheit. Durch die Kontraktion der umgebenden Muskulatur **(Systole)** kommt es in der tief verlaufenden Vene zu einem starken Druckanstieg. Der intravasale Druckanstieg bewirkt den

Schluß der distal gelegenen Venenklappen sowie der Klappen der Vv. perforantes. Zugleich öffnen sich durch den Überdruck die proximal gelegenen tiefen Venenklappen, und das Blut fließt zentralwärts ab. In der auf die Kontraktionsphase folgenden Relaxationsphase der Muskulatur **(Diastole)** kommt es zu einem Druckabfall in dem entsprechenden Venensegment. Der Druckabfall bewirkt einen Verschluß der proximalen Venenklappe sowie eine Öffnung der distalen Venenklappen und der Klappen der Vv. perforantes. Da der Druck in den peripheren Venenabschnitten und den oberflächlichen Venen jetzt höher ist als in dem mehr oder weniger leergepumpten Venensegment, strömt das Blut aus diesen Venenabschnitten nach. Mit der nächsten Muskelkontraktion kommt es durch den wieder ansteigenden intravasalen Druck erneut zum Schluß der distalen Venenklappen sowie der Klappen der Vv. perforantes bei gleichzeitiger Öffnung der proximalen Venenklappen. Das Blut fließt wieder zentralwärts ab. Beim Gehen kommt es durch wiederholte Muskelkontraktionen in der Wade zu einem kontinuierlichen Abstrom des Blutes aus der Wade in den Oberschenkel und von dort auf dieselbe Art in die Beckenvenen. Da der Druckabfall in den peripheren Venenabschnitten und den oberflächlichen Venen nach der ersten Muskelkontraktion beim Gehen noch nicht wieder ausgeglichen ist, ergibt sich im Verlauf der nächsten Muskelkontraktionen trotz rhythmischer Druck- und Volumenschwankungen ein zunehmender Druckabfall in den tiefen Venen, der zwischen 30 und 70 mmHg liegen kann. Auf diesem Weg kann es durch eine zunehmende Entstauung zur Rückbildung eines statischen Ödems kommen. Nach dem Gehen steigt dann der erniedrigte Druck langsam wieder auf Normalwerte an.

3 Pathophysiologie

Während die intakten bikuspidalen Venenklappen als Ventile funktionieren, die bei höherem distalen Druck sich öffnen und bei höherem proximalen Druck sich wieder schließen und damit eine gerichtete Strömung ermöglichen, gewährleisten die insuffizienten Venenklappen eine kontinuierliche herzwärts gerichtete Strömung des Blutes nicht mehr.

Ursachen einer **Venenklappeninsuffizienz** sind abgelaufene Thrombosen oder auch eine Überdehnung des Klappenansatzringes. Sobald der Druck proximal der insuffizienten Venenklappe höher ist, kommt es durch den inkompletten Klappenschluß zu einem Rückfluß des Blutes in die Peripherie. Liegen die insuffizienten Klappen im Bereich der Venenstämme, so kommt es bereits im Liegen durch die Atmung zu einem Vor- und Rückwärtspendeln des Blutes. Die Wirksamkeit der Muskelpumpe ist durch die insuffizienten Venenklappen nicht mehr gegeben. Während bei gesunden Perso-

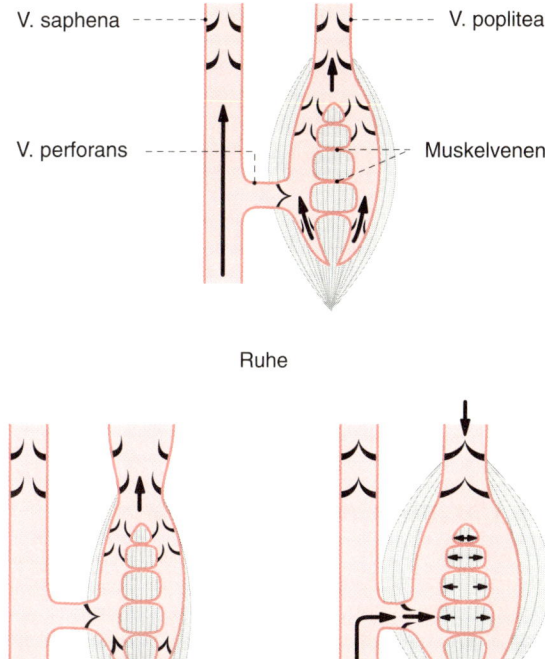

Ruhe

Kontraktion   Dilatation

Abb. A4-5: Venöse Zirkulation des normalen Unterschenkels (Muskelpumpe). (Aus: May, R., R. Nißl [Hrsg.]: Die Phlebographie der unteren Extremität. Thieme, Stuttgart 1973.)

nen durch wiederholte Wadenmuskelkontraktionen der Druck in den tiefen Unterschenkelvenen progressiv absinkt, bleibt der Druck bei Patienten mit insuffizienten tiefen Venenklappen nahezu unverändert oder nimmt sogar noch zu, da bei jeder Muskelkontraktion das Blut der tiefen Venen sowohl nach dem Herzen als auch nach der Peripherie abströmt (Abb. A4-5).

Bei gleichzeitiger Insuffizienz der Klappen der Vv. perforantes wird der durch die Muskelkontraktion erzeugte „systolische" Druck von dem tiefen Venensystem ungedämpft auf das oberflächliche Venensystem übertragen. Jede Kontraktion führt somit zu einer Druckwelle in die subkutanen Venen. Die oberflächlichen Venen im Bereich der insuffizienten Perforatorvenen werden gedehnt und erweitern sich im Laufe der Zeit **varikös.** Durch die rhythmischen Druckwellen kommt es zu einer zunehmenden Schädigung der Haut, die zur Entwicklung eines **Ulcus cruris** führen kann. Die Erweiterung der oberflächlichen Venen führt zu einer Überdehnung der Klappenringe und damit zu einer Klappeninsuffizienz, die mit zunehmender Dauer des Bestehens von distal nach proximal fortschreitet. Schließlich werden auch die Mündungsklappen der oberflächlichen Venenstämme insuffizient.

Der „diastolische" Druck sinkt in der Relaxationsphase auch bei einem insuffizienten Klappenapparat der tiefen Venen noch ab. Während bei intakten Venenklappen kein Reflux auftritt, fließt das Blut bei geschädigten Venenklappen auch zur Peripherie. Die sog. Erholungszeit, d.h. die Zeitspanne bis zum Wiedererreichen der initialen Druckwerte, ist in den Unterschenkelvenen nach Ende einer rhythmischen Arbeit deutlich verkürzt. Der niedrige Druck in den Unterschenkelvenen kann nach rhythmischer Arbeit der Wadenmuskulatur nur kurze Zeit aufrechterhalten werden. Bei der chronisch venösen Insuffizienz findet sich im Stehen ein nahezu konstant erhöhter Venendruck, der in der Nähe des hydrostatischen Druckes liegt und die Entstehung eines statischen Ödems begünstigt.

3.1 Chronisch venöse Insuffizienz

Definition: Unter dem Begriff chronisch venöse Insuffizienz werden die Störungen des venösen Rückflusses zusammengefaßt.

Ursachen: Ursachen der chronisch venösen Insuffizienz sind eine mechanische Behinderung des venösen Rückstroms, eine Insuffizienz der Klappen des tiefen Venensystems bzw. eine Insuffizienz der Vv. perforantes. Mechanische Ursachen sind Tumoren, Aneurysmen oder Baker[1]-Zysten. Das Krankheitsbild kann durch insuffiziente Klappen der oberflächlichen Venen und der Vv. communicantes verstärkt werden. Die chronisch venöse Insuffizienz kann primär auftreten oder sekundär die Folge einer durchgemachten Erkrankung der tiefen Venen sein. An Erkrankungen, die zu einer chronisch venösen Insuffizienz führen, sind an erster Stelle die tiefen Venenthrombosen zu nennen.

Folgen: Der erhöhte Venendruck infolge insuffizienter Klappen führt zu einer Schädigung der Kapillarwand. Die Filtration von Flüssigkeit in das Interstitium steigt an, es kommt zur Entstehung eines Ödems. Die Durchlässigkeit für Eiweißkörper nimmt zu, der Proteingehalt der Ödemflüssigkeit steigt an und unterhält infolge des steigenden onkotischen Drucks das Ödem.

Der Rücktransport der relativ eiweißreichen Flüssigkeit erfolgt über die Lymphgefäße, die zunehmend sekundären Veränderungen unterliegen. Als Reaktion des Gewebes auf die verbleibende eiweißreiche Flüssigkeit tritt eine Zunahme der Fibroblasten bzw. des Bindegewebes ein, die eine subkutane Sklerose induziert und die als Induration der Haut erscheint. Die gestörte Gefäßpermeabilität begünstigt auch einen Austritt von zel-

lulären Elementen in das Interstitium. Der Abbau der Erythrozyten über Hämosiderin zeigt sich in der Pigmentierung der Haut. Die zunehmenden trophischen Störungen führen zur Ausbildung von Hautulzerationen. Das typische Ulcus cruris sitzt hinter dem medialen Knöchel. Zu seiner Entstehung trägt die Insuffizienz der Perforatorvenen meist entscheidend bei.

D Diagnostische Hinweise

Bei fehlender Rekanalisation abgelaufener tiefer Venenthrombosen finden wir erweiterte oberflächliche Venen. Es kommt zu einer Konsistenzvermehrung der betreffenden Extremität mit Ödembildung und Induration. Trophische Störungen der Haut mit Verfärbung bis zum Ulcus cruris kommen vor. Bei insuffizienten Venenklappen fällt der Trendelenburg[2]-Test positiv aus. Ein pathologischer Ausfall der Perthes[3]-Tests resultiert bei abgelaufener tiefer okkludierender Venenthrombose.

T Therapeutische Hinweise

Im Vordergrund steht die physikalische Therapie und das Tragen von Kompressionsstrümpfen (Gummistrümpfe). Kriterien für einen wirksamen Kompressionsstrumpf: Der Ruhedruck muß wenigstens 20 Torr (2,7 kPa) besitzen und darf bei Lagewechsel vom Sitzen zum Stehen nicht absinken, sondern muß wenigstens um 3–5 Torr (0,4–0,7 kPa) ansteigen. Der Arbeitsdruck ist am wirksamsten, wenn seine Amplitude mindestens 10 Torr (1,3 kPa) beträgt und der mittlere Arbeitsdruck den Wert des Ruhedrucks nicht unterschreitet. Versuch mit Venenpharmaka (Bioflavonide, Roßkastanienextrakte) ist gerechtfertigt. Diuretika sind dagegen nicht indiziert.

3.2 Thrombophlebitis

Definition: Als Thrombophlebitis wird eine Entzündung der Venenwand bezeichnet, die meist zu einem thrombotischen Verschluß der Vene führt. Im klinischen Sprachgebrauch wird unter einer Thrombophlebitis nahezu ausschließlich eine Entzündung oberflächlich verlaufender Venen verstanden.

Ursachen: Ursache einer Thrombophlebitis können **bakterielle Infektionen** sein, die vom perivaskulären Gewebe oder vom Lumen her auf die Venenwand übergreifen. Die Erreger dringen in beiden Fällen in die Venenwand ein und breiten sich zunächst in den Lymphspalten der Venenwand aus. Die Lymphangitis der Venenwand ist meist als glatter, bräunlich-roter Streifen sichtbar. Durch den entzündlichen Prozeß mit zellulärer Infiltration der Venenwand werden die Muskelfasern frühzeitig, die kollagenen und elastischen Fasern der Venenwand später zerstört. Folge in dem betroffenen Venenabschnitt ist meist eine Thrombose, die das Lumen verschließt. Thrombophlebitiden können auch durch **mechanische Reizung** der

---

[1] William M. Baker (1839–1896), Chirurg in London. Baker-Zyste: Zystenbildung an der Innenseite der Kniekehle durch ein mit der Gelenkhöhle in Verbindung stehendes Hygrom.
[2] Friedrich Trendelenburg (1844–1924), Chirurg in Rostock, Bonn, Leipzig.
[3] Georg C. Perthes (1869–1927), Chirurg in Tübingen.

Venenwand wie durch intravasal liegende Katheter oder Schrittmacherkabel entstehen. Gelegentlich treten Thrombophlebitiden auch im Verlauf **maligner Erkrankungen** auf; die Ursachen sind allerdings noch nicht geklärt.

Folgen: Die Folgen einer Thrombophlebitis sind im allgemeinen gering, zumal eine Mitbeteiligung des tiefen Venensystems nur sehr selten eintritt. Die bei eitrigen Entzündungen in der Nase und an der Oberlippe auftretenden Thrombophlebitiden der V. angularis und des Sinus cavernosus sind gefährlich und können zum Hirnödem führen.

D Diagnostische Hinweise

Bei der Inspektion fällt ein schmerzhafter, geröteter Venenstrang ohne begleitendes Ödem der entsprechenden Extremität auf.

V Therapeutische Hinweise

Ein Kompressionsverband im Bereich der unteren Extremitäten ist anzulegen; auf Mobilisation ist zu achten. Medikamentös sind Antiphlogistika angezeigt.

3.3 Tiefe Venenthrombose (Phlebothrombose)

Definition: Als tiefe Venenthrombose oder Phlebothrombose wird ein thrombotischer Verschluß einer oder mehrerer Stammvenen bezeichnet.

Ursachen: Ursachen der tiefen Venenthrombose können Traumen mit **Verletzung** der Gefäßwand (Unfälle, Operationen), **verminderte Durchblutung** (Gipsverbände), **Gerinnungsstörungen** (Antithrombin III-Mangel) und längere Bettruhe nach Unfällen, Operationen und schweren allgemeinen Erkrankungen sein. Eine Verlangsamung der Blutströmung sowie Änderungen der Blutzusammensetzung können die Entstehung einer Thrombose fördern. So führt auch die Einnahme von Ovulationshemmern über eine systemische Hyperkoagulabilität zu einer verstärkten Thromboseneigung.

Folgen: Der Schweregrad des klinischen Bildes hängt von der Lokalisation und der Ausdehnung des thrombotischen Prozesses ab. Nach dem Verschluß einer Stammvene durch einen Thrombus kommt es distal zu einem deutlichen Anstieg des venösen Drucks, der auch den kapillären Abschnitt mit einbezieht und eine Schädigung der Kapillarwand zur Folge hat. Das Gleichgewicht zwischen Filtration und Resorption verschiebt sich im Kapillarbereich zugunsten der Filtration. Die weiteren Folgen entsprechen denen der chronisch venösen Insuffizienz. Das Endstadium ist in Abhängigkeit von der Lokalisation ein mehr oder weniger stark ausgeprägtes postthrombotisches Syndrom.

[1] Erwin Payr (1871–1946), Chirurg in Greifswald, Leipzig.
[2] John Homans (1877–1954), Chirurg in Boston.

D Diagnostische Hinweise

Es liegt oft eine Anamnese mit ungewohnter körperlicher Betätigung vor: Verschlüsse der V. subclavia und V. axillaris *(thrombose par effort)* nach Rucksacktragen oder Ringeturnen oder auch Verschlüsse der Bein- und Beckenvenen nach stundenlangem Sitzen in Bussen oder Flugzeugen. Kardinalsymptome sind eine akut bis subakut auftretende **blau-violette Verfärbung** des Armes oder des Beines, eine **Schwellung** der betroffenen Extremität und ein dumpfer, oft ziehender **Schmerz.** Eine vermehrte Konsistenz der betroffenen Extremität mit zunehmendem Ödem sowie verstärkte Zeichnung der Hautvenen (Kollateralvenen) tritt in Erscheinung. Bei Druck auf die charakteristischen Schmerzpunkte (Payr[1]- und Homans[2]-Zeichen) werden Schmerzen angegeben. Als apparative diagnostische Verfahren kommen die UltraschallDoppler-Untersuchung, der Radiofibrinogentest und die aszendierende Phlebographie in Betracht.

V Therapeutische Hinweise

Bei Bein- und Beckenvenenthrombosen ist Bettruhe für vier bis sechs Tage anzuordnen. Antikoagulation mit Heparin und nachfolgend Phenprocoumon (Marcumar®) ist indiziert, wenn keine aktiven Maßnahmen zur Beseitigung der Thrombose möglich sind. Aktive therapeutische Maßnahmen sind bei fehlenden Kontraindikationen entweder die thrombolytische Therapie mit Streptokinase bzw. Urokinase oder bei Beckenvenen- und V. cava-Thrombosen die Thrombektomie mit dem Fogarty-Katheter.

3.4 Phlegmasia coerulea dolens

Definition: Unter der Phlegmasia coerulea dolens verstehen wir eine schlagartig einsetzende Thrombose nahezu sämtlicher Venen einer Extremität, bei Beinvenenthrombosen oft mit Einbeziehung der Beckenvene.

Ursachen: Die Ursachen der Massenthrombose sind nicht bekannt. Mehrere, die Thrombose begünstigende Faktoren scheinen mitzuwirken.

Folgen: Die einsetzenden Resorptionsstörungen und Filtrationsstörungen mit dem Übertritt eiweißreicher Flüssigkeit in das Gewebe führen zu einer Zunahme des peripheren Gewebedrucks auf 25–50 mmHg. Die Flüssigkeitsmenge, die durch das entstehende Ödem dem Kreislauf entzogen wird, kann bis zu 5 l betragen. Daraus kann sich ein **hypovolämischer Schock** entwickeln.

Der zunehmende Gewebedruck und der abnehmende intravasale Druck infolge Abfall des systemischen Blutdrucks bei sekundärer Hypovolämie können zum Unterschreiten des kritischen arteriellen Verschlußdrucks in den Arteriolen führen. Die nun hinzukommenden arteriellen Durchblutungsstörungen bedrohen die Extremität durch eine Gangrän.

Diagnostische Hinweise

Es kommt zu einer schlagartig einsetzenden und rasch fortschreitenden venösen Thrombose einer Extremität mit ausgeprägtem **blau-roten Stauungsödem.** Sekundär setzt ein **Volumenmangelschock** ein.

V **Therapeutische Hinweise**

Die Therapie besteht in einer Thrombektomie oder einer thrombolytischen Therapie mit Streptokinase oder Urokinase.

3.5 Postthrombotisches Syndrom

Definition: Das postthrombotische Syndrom ist die Folge eines chronisch venösen Stauungszustandes mit organischen Gewebsveränderungen nach abgelaufener tiefer Venenthrombose.

Ursachen: Die Ursache ist eine abgelaufene Thrombose in einer oder mehreren Stammvenen.

Folgen: Das sich entwickelnde chronische Ödem führt in den abhängigen Partien zu organischen Gewebeveränderungen, die zur Stauungsinduration mit **Hautatrophie** führen und oft mit einem **Ulcus cruris** einhergehen.

Bei einem größeren Teil der Venenthrombosen kommt es zu einer spontanen Rekanalisation durch sinusartige, im organisierten Thrombus entstehende Hohlräume, die später konfluieren. Ein so entstandenes, durchgängiges Gefäßrohr ist jedoch starr, die Venenklappen sind irreversibel geschädigt. Der Venentonus einer solchen rekanalisierten Vene kann nicht mehr aktiv reguliert werden. Eine mehr oder weniger ausgeprägte schwere **chronisch venöse Insuffizienz** ist die Folge.

Die sich entwickelnden oberflächlichen Kollateralen dilatieren, ihre Venenklappen werden insuffizient. Eine variköse Entartung, die den venösen Abfluß zusätzlich verschlechtert, ist häufig die Folge. Eine weitere Folge der abgelaufenen Thrombose ist eine durch Überlastung auftretende, mehr oder weniger ausgeprägte **Verödung von Lymph-** bahnen, die dann als Kompensationsmöglichkeit des entstandenen Ödems entfallen.

D **Diagnostische Hinweise**

Es besteht oft eine Anamnese mit abgelaufener tiefer Venenthrombose. Klinische Zeichen sind Varikosis, Ödem, Induration mit pigmentierten Hautatrophien, Stauungsekzem und Ulcus cruris.

V **Therapeutische Hinweise**

Die Verordnung von Kompressionsstrümpfen (Gummistrümpfe), intermittierende Druckmassagen, nächtliche Hochlagerung der betreffenden Extremität sind sinnvolle therapeutische Maßnahmen, außerdem eine physiotherapeutische Maßnahmen.

3.6 Venöse Kollateralen

Ein erhöhter Widerstand im Abflußgebiet der Vene hat zur Folge, daß das Blut über Kollateralen abfließt. Die Leistungsfähigkeit venöser Kollateralen hängt von intakten Venenklappen und im Bereich der Venen in den unteren Extremitäten von einer funktionierenden Muskelpumpe ab.

So ist bei einer umschriebenen Thrombose der Vena femoralis bei suffizienten Klappen der Kollateralvenen in der Regel ein ausreichender venöser Rückstrom aus der unteren Extremität gewährleistet. Auch kommt es bei isolierter Beckenvenenthrombose infolge Ausbildung von Kollateralen auch zur kontralateralen Seite zu einem ausreichenden venösen Rückstrom und selten zur Ausbildung eines postthrombotischen Syndroms.

Ungünstig liegen die Verhältnisse bei Verschluß der Unterschenkelvenen oder bei ausgedehnten Beinvenenthrombose unter Einbeziehung der Ober- und Unterschenkeletage oder bei Mitbeteiligung der Beckenvenen. Bei diesen langstreckigen Verschlüssen entwickelt sich nahezu immer ein schweres postthrombotisches Syndrom.

III Lymphsystem

1 Anatomische Vorbemerkungen

Das System der Lymphgefäße beginnt mit den Lymphkapillaren, die sich in unmittelbarer Nähe der Kapillaren des Blutgefäßsystems befinden. Die Lymphkapillaren entspringen blindsackartig und münden in die Lymphgefäße ein, die parallel zu den Venen verlaufen. Die Lymphgefäße führen die Lymphe aus der Peripherie zunächst den regionären Lymphknoten zu. Aus den zahlreichen Vasa afferentia, die der Lymphknoten aufnimmt, werden nur einige größere Vasa efferentia abgegeben. Diese münden in große Lymphstämme ein, die – wie auch der Ductus thoracicus, der die gesamte Lymphe der unteren Extremitäten, des Beckens und der Bauchorgane führt – in den Angulus venosus dexter oder sinister einmünden. Ähnlich wie beim Venensystem kann man ein oberflächliches, präfaszial gelegenes Lymphgefäßsystem von einem tiefen, subfaszial gelegenen Lymphgefäßsystem unterscheiden.

2 Physiologische Grundlagen

Die Lymphe ist die Flüssigkeit, die durch das Lymphgefäßsystem transportiert wird. Sie besteht aus der interstitiellen Flüssigkeit, die aus den Blutkapillaren in die Interzellularräume austritt und nicht mehr rückresorbiert wird. Im Gegensatz zum Blut mit seiner nahezu konstanten Zusammensetzung ist die Lymphe von wechselndem Gehalt. So ist der Inhalt der Lymphgefäße des Darmes, die das bei der Verdauung resorbierte Fett weitertransportieren, eine trübe, milchige Emulsion **(Chylus)**, während der Inhalt der Lymphgefäße der Extremitäten dem Blutplasma ähnlich ist und normalerweise fast kein Fett enthält.

Das Lymphgefäßsystem drainiert den Überschuß an interstitieller Flüssigkeit. Die **Drainage** der Proteine aus der interstitiellen Flüssigkeit ist die wichtigste Funktion des Lymphsystems. Ungefähr 50% der Plasmaproteine befinden sich ständig im interstitiellen Raum, und mindestens 50% der im Blut zirkulierenden Proteine durchwandern die Blutgefäßwand innerhalb von 24 Stunden. Die großen Moleküle werden über das Lymphsystem wieder in den Kreislauf zurückgeführt. Da die Lymphgefäße ähnlich wie die Venen mit Klappen ausgestattet sind, fließt die Lymphe von der Peripherie zum Herzen hin.

3 Pathophysiologie

Übertrifft die Produktion interstitieller Flüssigkeit die Transportkapazität des Lymphsystems, so entsteht ein **Ödem.** Dieses Ödem kann durch Überlastung des intakten Lymphsystems bei tiefer Venenthrombose, bei myokardialer Insuffizienz oder aber durch eine Erkrankung des Lymphsystems selbst entstehen. Erkrankungen des Lymphsystems führen zu dem eigentlichen **Lymphödem.** Das proteinreiche interstitielle Ödem begünstigt die Entwicklung von Fibroblasten und führt über die Bildung kollagener Fasern zu einer fibrösen Organisation des infiltrierten Gewebes und somit zu einer **Sklerose.**

3.1 Primäres Lymphödem

Definition: Als primäres Lymphödem wird ein Ödem bezeichnet, das kongenital durch Anlagestörungen des Lymphsystems bedingt ist.
Ursachen: Ursachen eines primären Lymphödems können sowohl eine Hypoplasie oder eine Aplasie der Lymphgefäße als auch eine Hyperplasie mit Ektasie des Lymphgefäßsystems sein. Ob es sich bei der obliterierenden Lymphangiopathie um eine angeborene oder erworbene Erkrankung handelt, konnte bisher noch nicht geklärt werden.
Folgen: Als Folge der angeborenen Abflußstörung kommt es zur Ansammlung von Lymphe im sub-

kutanen Gewebe. Dabei können sackförmige Gebilde entstehen, die zu einer ausgeprägten Verdickung der entsprechenden Extremität führen und wie bei der Milroy-Erkrankung* entstellend sein können.

D **Diagnostische Hinweise**

Wenig eindrückbares, schmerzloses und blasses Ödem, das meist mit einer *würstchenförmigen* Auftreibung der Zehen und Füße beginnt und später auf die Unterschenkel übergreift. Bei subkutaner Injektion des Farbstoffes (Patentblau) verteilt sich dieser diffus in die Umgebung. Eine Lymphographie gelingt meist nicht, da keine für die Kontrastmittelinjektion geeigneten Gefäße gefunden werden können. Bei der hyperplastischen Form zeigt das Lymphogramm kleine Ektasien bis zu großen zylindrischen Lymphgefäßerweiterungen. Die Lymphpassage ist hierdurch sehr verlangsamt.

T **Therapeutische Hinweise**

Die Therapie entspricht der des sekundären Lymphödems.

3.2 Sekundäres Lymphödem

Definition: Als sekundäres Lymphödem wird ein Ödem bezeichnet, das durch Schädigung des Lymphgefäßsystems als Folge der Einwirkung verschiedener Noxen entstanden ist.
Ursachen: Ursachen eines sekundären Lymphödems sind Obliterationen der Lymphgefäße durch Bestrahlungen, entzündliche Nachbarschaftsprozesse, Tumoren oder operative Eingriffe. Weitere Ursachen sind postoperativ entstandene Lymphzysten und das postthrombotische Syndrom.
Folgen: Infolge des nicht abfließenden proteinreichen Ödems entwickelt sich eine zunehmende fibröse Umwandlung des infiltrierten Gewebes mit **Sklerosierung der Haut.** Beim postthrombotischen Syndrom kommt es zu einer Überbeanspruchung des Lymphgefäßsystems durch das bestehende venöse Ödem mit nachfolgender Dilatation der Lymphgefäße und Klappeninsuffizienz. Die sekundäre Mitbeteiligung des Lymphgefäßsystems führt zu einer Zunahme des Ödems und damit zu einem fortschreitenden postthrombotischen Syndrom.

D **Diagnostische Hinweise**

Langsam sich entwickelndes, wenig eindrückbares, blasses Ödem, vornehmlich im Bereich der Zehen und des Fußrückens, später auch der Unterschenkel. Indurationen der Haut.

T **Therapeutische Hinweise**

Physikalische Maßnahmen. Intermittierende Druckmassagen. Kompressionsstrümpfe. Nächtliches Hochlagern der Extremitäten. In der Frühbe-

---

* Nonne-Milroy-Meige-Syndrom (Milroy's disease): familiäres, schmerzloses, elephantiastisches Lymphödem der unteren, selten auch der oberen Extremitäten mit Minderwuchs, Akromikrie, Adipositas (Reithosentyp), Hypogenitalismus, Retardierung.

handlung Versuch mit der Lymphdrainage nach Vodder, im späteren Stadium Versuch der Schlauchbehandlung nach van der Molen. Bei entstellendem Lymphödem evtl. operative Entfernung des subkutanen Fettgewebes. Zur Zeit keine erfolgversprechende medikamentöse Therapie.

3.3 Lymphangitis

Definition: Als Lymphangitis wird eine bakterielle Entzündung eines oder mehrerer Lymphgefäße bezeichnet.

Ursachen: Die Ursache der Lymphangitis ist eine lokale, bakterielle Entzündung des subkutanen Gewebes (u.a. Erysipel).

Folgen: Durch eine erhöhte Kapillarpermeabilität kommt es vorübergehend zu einem lokal begrenzten Ödem im Entzündungsbereich, dessen Abtransport die Kapazität des lokalen Lymphgefäßsystems übersteigt. Nach Abklingen der Entzündung bildet sich das lokale Ödem ohne bleibende Folgen zurück.

D Diagnostische Hinweise

Subkutane Entzündung mit druckempfindlichen regionären Lymphknoten *(Bakterienfilter)*. Entzündeter subkutan verlaufender Lymphgefäßstrang.

T Therapeutische Hinweise

Behandlung der Grunderkrankung.

IV Kreislaufinsuffizienz – Schock

1 Allgemeine Pathophysiologie

Definition der Kreislaufinsuffizienz: Als Kreislaufinsuffizienz wird ein Zustand bezeichnet, in dem das Herzzeitvolumen nicht ausreicht, den gesamten Organismus entsprechend seinem Bedarf unter ausreichendem Druck zu perfundieren. Das Fortschreiten der Kreislaufinsuffizienz führt zum Schock.

Ursachen der Kreislaufinsuffizienz: Ursachen der Kreislaufinsuffizienz sind Volumenmangel, Abnahme der kardialen Förderleistung und Störungen der Gefäßregulation (s. 1.2.1).

Folgen der Kreislaufinsuffizienz: Folgen der Kreislaufinsuffizienz sind reflektorisch einsetzende Kompensationsmechanismen, die bei Blutdruckabfall über eine Sympathicus-Stimulation mit Freisetzen der Katecholamine Adrenalin und Noradrenalin zu einer Vasokonstiktion insbesondere im Bereich des Gastrointestinaltraktes, der Niere, der Muskulatur und der Haut führen (s. 1.2/1.3).

Definition des Schocks: Der Schock ist ein Syndrom, das durch eine akut herabgesetzte Durchblutung lebenswichtiger Organe charakterisiert ist und über eine zunehmende Störung der Gewebsperfusion zur Zellschädigung führt.

Die Symptome des Schocks entstehen durch eine kritische Verminderung der kapillären Durchblutung der einzelnen Organe. Daraus resultieren nutritive Störungen der Gewebszellen, Hypoxie und zunehmende Azidose, da die im Gewebe anfallenden sauren Stoffwechselprodukte nur ungenügend abtransportiert werden.

Die Folgen sind ein wachsender Funktionsverlust der Zellen und damit zunehmende Funktionsstörungen des Organs bzw. des Gewebes.

Als **irreversibler Schock** wird ein Zustand bezeichnet, der beim Hund unter ganz bestimmten Versuchsbedingungen stets unter dem gleichen pathophysiologischen und anatomischen Bild zum Tode führt.

Als **refraktärer Schock** gilt der schwere deletäre Schock beim Menschen, bei dem es trotz Einsatz der heute zur Verfügung stehenden Behandlungsmethoden nicht gelingt, den Patienten zu retten.

1.1 Funktionelle Anatomie des Kreislaufsystems

Das Kreislaufsystem besteht aus den drei Hauptkomponenten Herz, Gefäße und Blut. Jede Störung einer Einzelkomponente kann zu einem Versagen des Kreislaufsystems führen.

1.1.1 Herz

Durch die Herzaktion wird der für die Blutströmung erforderliche Druck aufgebracht. Das Herzminutenvolumen und der arterielle Blutdruck spiegeln die kardiale Pumpleistung wider. Die Größe des Herzminutenvolumens hängt von der mechanischen Pumpleistung des Herzmuskels, der Herzfrequenz, der Herzkammerfüllung und der Öffnungs- und Schlußfähigkeit der Herzklappen ab.

1.1.2 Gefäße

Die arteriellen Gefäße führen den einzelnen Organen das Blut zu. Die bedarfsgerechte Verteilung des Blutes auf die einzelnen Organkreisläufe geschieht durch Veränderung der Weite der Arteriolen. Verengung der Arteriolen bedeutet Zunahme des lokalen Widerstands, Erweiterung der Arteriolen bedeutet Abnahme des peripheren Widerstands.

Die Summe sämtlicher lokaler Gefäßwiderstände entspricht dem peripheren Gesamtgefäßwiderstand.

Der periphere Gesamtströmungswiderstand hängt von dem peripheren Gefäßtonus und von der Viskosität des Blutes ab. Während der periphere arterielle Gefäßwiderstand bestimmt werden kann, können Tonusänderungen der venösen Seite nur indirekt erfaßt werden. Bei konstantem Herzminutenvolumen steigt demnach der arterielle Druck mit zunehmendem peripheren Gefäßwiderstand an und fällt mit abnehmendem peripheren Gefäßwiderstand ab. Allerdings sind Veränderungen im peripheren Widerstand lediglich Ausdruck der gesamten Gefäßtonuslage. Sie brauchen für die einzelnen Organe nicht repräsentativ zu sein.

Der venöse Kreislauf bringt das Blut zum Herzen zurück. Er dient als Blutreservoir, in dem sich ständig etwa 80% des intravasalen Blutvolumens befinden; er wird daher als **Kapazitätssystem** bezeichnet. Das Fassungsvermögen hängt vom Tonus der venösen Gefäße ab. Steigerung des venösen Tonus bedeutet Verminderung, Abnahme des venösen Tonus Erhöhung des Blutfassungsvermögens **(venöses Pooling)**. Kommt es zu einer venösen Abflußsperre, wird Blut im Kapillarraum sequestriert **(Sequestration)**.

1.1.3 Blut

Das Blut stellt das eigentliche Transportmittel für Nährstoffe, Gase, Hormone u.a. sowie für Stoffwechselabbauprodukte dar. Zur Erfüllung dieser Funktionen ist ein den jeweiligen Bedürfnissen angepaßtes Blutvolumen erforderlich. Der **Volumenmangel** zählt zu den häufigsten schockauslösenden Ursachen. Daneben kann auch die Zusammensetzung des Blutes eine Rolle bei der Pathogenese des Schocks spielen, da von ihr die Fließeigenschaften abhängen. Mit steigendem Hämatokrit und Eiweißgehalt nimmt die **Viskosität** des Blutes zu und verschlechtert das Fließverhalten des Blutes, insbesondere im Bereich der Mikrozirkulation. Damit in der Zeiteinheit eine bestimmte Menge Blut durch das Gefäßsystem hindurchfließen kann, ist mit **steigender Viskosität** ein zunehmend **höherer Druck** erforderlich. Die Viskosität ist somit für den peripheren Strömungswiderstand mitbestimmend. Darüber hinaus ist die Viskosität des Blutes auch von dessen Fließgeschwindigkeit abhängig; sie steigt mit abnehmender Fließgeschwindigkeit an, d.h., je langsamer das Blut strömt, desto zähflüssiger wird es. Auch die physiologische sowie die pathologische **Erythrozytenaggregation** haben einen starken Einfluß auf die Viskosität des Blutes. Allerdings hängt das Ausmaß dieser Viskositätssteigerung in erster Linie von dem Volumenanteil der Erythrozyten, in zweiter Linie von der Strömungsverlangsamung und erst in dritter Linie von der Aggregation selbst ab.

Bedeutsam wird die Aggregation erst dann, wenn die Fließgeschwindigkeit abnimmt bzw. die Aggregationsneigung der Erythrozyten zunimmt. Zuerst und am ausgeprägtesten treten Erythrozytenaggregate in den postkapillären Venolen auf. Geschieht das in allen Venolen des Körpers gleichzeitig, wie beim hämorrhagischen oder toxischen Schock, so kann ein großer Teil des vorhandenen Blutvolumens in den Venolen *versacken* und so dem zirkulierenden Blut entzogen werden.

Die Veränderungen der Fließeigenschaften des Blutes können für sich allein zwar keinen Schock auslösen, spielen jedoch in der Pathogenese des Schocks eine wichtige Rolle.

1.2 Veränderungen der Makrozirkulation im Schock

Das Kreislaufsystem kann nach funktionellen Gesichtspunkten in zwei Gefäßgebiete unterteilt werden: die Makrozirkulation und die Mikrozirkulation.

Die **Makrozirkulation** umfaßt neben dem Herz die großen Gefäße, über die das Blut in die Peripherie geleitet wird. Die **Mikrozirkulation** umfaßt die Arteriolen und die Venolen sowie die dazwischenliegenden Kapillaren.

Der Stoffaustausch zwischen Zellen, Interstitium und Blut spielt sich im Bereich der Mikrozirkulation ab. Für die kapilläre Durchblutung eines Organs sind der arterielle Druck, die Weite der Arteriolen und die Fließeigenschaften des Blutes ausschlaggebend.

1.2.1 Schockauslösende Mechanismen

1.2.1.1 Volumenmangel

Störungen der Makrozirkulation können durch einen **akuten Volumenmangel** hervorgerufen werden, der über einen **verminderten venösen Rückstrom** zum Herzen den **Abfall des Herzschlagvolumens** und damit den **Abfall des arteriellen Blutdrucks** zur Folge hat.

Der Organismus reagiert auf den Blutdruckabfall mit einer zunehmenden **Erregung** des **sympathischen Nervensystems** unter Freisetzung der Katecholamine Adrenalin und Noradrenalin. Daraus resultieren **Tachykardie** und die **Vasokonstriktion** auf der arteriellen und venösen Seite. Während die Teilkreisläufe des **Splanchnikusgebietes,** der Niere, der Haut und der Muskulatur durch die Vasokonstriktion vermindert durchblutet werden, ist die Durchblutung der zentralen Organe Herz und Gehirn aufgrund der dort fehlenden oder nur gering vorhandenen Vasokonstriktion weiterhin ausreichend. Diese veränderte Kreislaufsituation mit Umverteilung der zirkulierenden Restblutmenge zugunsten zentraler Kreisläufe nennt man **Zentralisation.** Die zunehmende Erregung des sympathischen Nervensystems führt nicht nur zu einer Tonuserhöhung der Arteriolen, sondern auch der Venolen. Durch die Vasokonstriktion kommt es zu einer **Entspeicherung der venösen Kapazitätsgefäße,** so daß der venöse Rückfluß zunächst aufrechterhalten bleibt und die Kapazität des venösen Kreislaufschenkels der verminderten zirkulierenden Blutmenge angeglichen wird. Mit länger anhaltender Hypovolämie treten die Nachteile der Vasokonstriktion der betroffenen Organe, auf deren Kosten die Kreislaufzentralisation erfolgte, immer mehr in den Vordergrund und führen über organbezogene Ausfälle durch Minderperfusion in den refraktären Schock über.

1.2.1.2 Abnahme der kardialen Förderleistung (kardiogener Schock)

Eine akute Abnahme der kardialen Förderleistung und der dadurch bedingte Blutdruckabfall können durch muskuläres Pumpversagen (Myokardinfarkt), durch Herzrhythmusstörungen (Bradykardie, Tachykardie, Extrasystolie), durch Behinderung der Herzkammerfüllung (Herzbeuteltamponade) oder durch Herzklappendefekte (Thrombosierung, Ausriß künstlicher Herzklappen) verursacht werden. Die Reaktion des Organismus auf die Verminderung des Herzzeitvolumens ist die gleiche wie beim Volumenmangel: zunehmende **Erregung des sympathischen Nervensystems** mit **Anstieg der Herzfrequenz** und **Erhöhung des peripheren Widerstandes.**

Der Schock durch Hypovolämie und der Schock durch Pumpversagen des Herzens werden auch als **hypodyname** Schockformen zusammengefaßt. Sie unterscheiden sich lediglich durch den **Füllungsdruck,** der beim hypovolämischen Schock erniedrigt und beim kardiogenen Schock erhöht ist.

1.2.1.3 Störungen der Gefäßregulation (septischer bzw. anaphylaktischer Schock)

Eine primäre Störung der Gefäßregulation ist der schockauslösende Faktor beim septischen und anaphylaktischen Schock. Der Verlauf dieser Schockformen ist jedoch unterschiedlich. Beim septischen Schock liegt die primäre Störung in der Kreislaufperipherie.
Zwei Phasen können unterschieden werden:
▷ eine hyperdyname (hyperzirkulatorische) Phase
▷ eine hypodyname (hypozirkulatorische) Phase

Hyperdyname Phase: Die anfallenden bakteriellen Toxine führen offenbar zu einer **Eröffnung arteriovenöser Shunts** sowie zu einer **Beeinträchtigung der Sauerstoffverwertung** innerhalb der Zelle. Durch die Eröffnung von arteriovenösen Shunts fließt das Blut unter Umgehung des Kapillarkreislaufs vom arteriellen in den venösen Kreislaufschenkel. Die **Gesamtdurchblutung** der Kreislaufperipherie ist somit **hoch,** der Gesamtgefäßwiderstand und damit der **Blutdruck niedrig,** die Kapillaren jedoch werden minderdurchblutet. Der Organismus reagiert hierauf mit einer Steigerung des Herzminutenvolumens durch Zunahme des Schlagvolumens und der Herzfrequenz. Allerdings gibt es auch Anhaltspunkte dafür, daß es sich nicht allein um eine Eröffnung arteriovenöser Shunts handelt, sondern daß vielmehr der Sauerstofftransport von den Kapillaren zu den Zellen beeinträchtigt ist. Eine primäre Störung der oxidativen Stoffwechselvorgänge in den Zellen durch Bakterien und deren Produkte könnte dann die **erniedrigte Sauerstoffextraktion** bei normalem oder erhöhtem Stromzeitvolumen erklären.

Hypodyname Phase: Während die hyperdyname Verlaufsform des septischen Schocks durch einen Abfall des arteriellen Druckes und des peripheren Widerstandes bei einem normalen oder gesteigerten Herzminutenvolumen charakterisiert ist, liegt bei der hypodynamen Form ähnlich wie beim hypovolämischen oder kardiogenen Schock ein **erniedrigtes Herzminutenvolumen,** ein **erniedrigter arterieller Druck** und ein **erhöhter peripherer Widerstand** vor. Es handelt sich hierbei um eine Verminderung des venösen Rückflusses infolge **Sequestration** und **venösen Poolings** bei kompensatorischer arteriolärer Widerstandserhöhung.

Die **Anfangsphase** des septischen Schocks unterscheidet sich also völlig von der Anfangsphase des hypovolämischen oder kardiogenen Schocks. In der **Endphase** geht allerdings die hyperdyname Form durch zunehmenden Volumenmangel und kardiale Insuffizienz ebenfalls in die hypodyname Phase über.

Die primäre Störung beim **anaphylaktischen Schock** liegt ebenfalls in der Kreislaufperipherie. Unter dem Einfluß von **Mediatorsubstanzen** (Histamin u.a.) kommt es zu einem raschen Tonusverlust sämtlicher Gefäße mit akutem Abfall des peripheren Strömungswiderstandes und somit auch des arteriellen Blutdruckes. Der Tonusverlust betrifft sowohl den arteriellen als auch den venösen Kreislaufschenkel. Die **Dilatation der venösen Kapazitätsgefäße** mit Blutansammlung in den Kapillaren und nachfolgender Sequestration verstärkt den relativen Volumenmangel. Der **verminderte venöse Rückstrom** zum Herzen führt zu einem **Absinken des Herzschlagvolumens** und damit zu einem weiteren **Abfall des Blutdruckes.** Die Erregung des sympathischen Nervensystems kommt nicht zum Tragen, da die Reaktion auf sympathische Reize gestört ist. Das Zusammenwirken dieser kreislaufdepressorischen Einflüsse erklärt den dramatischen Verlauf des anaphylaktischen Schocks.

Neuere Untersuchungen haben zusätzliche Hinweise auf eine direkte Störung der Herzmuskelkontraktion als Mitursache der Verminderung des Herzschlagvolumens ergeben.

1.3 Veränderungen der Mikrozirkulation im Schock

Die Veränderungen der Mikrozirkulation führen bereits im Anfangsstadium des Schocks zu Rückwirkungen auf die Kapillardurchblutung. Durch den verminderten Antransport von Sauerstoff und Nährstoffen und den verzögerten Abtransport von Stoffwechselprodukten entsteht eine **metabolische Azidose,** die ihrerseits Rückwirkungen auf den Gefäßtonus und das Gerinnungs- und Fibrinolysesystem besitzt.

Die zunächst bestehende **Vasokonstriktion** der Arteriolen wird unter Einwirkung der anfallenden sauren Stoffwechselprodukte zunehmend **aufgehoben,** so daß es schließlich zu einer **Weitstellung** der **Arteriolen** kommt, während die **Venolen** unverändert **eng** gestellt bleiben. Die Folge ist eine Verlangsamung der Strömung und eine Blutansammlung in den Kapillaren mit **Anstieg des intrakapillären Druckes.** Durch das Überwiegen des hydrostatischen Druckes tritt jetzt Plasma aus den Kapillaren in das Interstitium über. Die Strömungsverlangsamung bedingt eine zunehmende **Erythrozyten- und Thrombozytenaggregation** und damit einen Anstieg der Blutviskosität.

Im Zusammenwirken damit führen die intravasale Aktivierung des Gerinnungssystems, das Auftreten von Faktoren, welche die Polymerisation und Präzipitation von löslichem Fibrin begünstigen, und die **Hemmung der Fibrinolyse** zu einer spontanen Blutgerinnung mit Entstehung von **Mikrothromben** in der Endstrombahn. Dieser Vorgang wird als **disseminierte intravasale Gerinnung** (DIG) im Schock bezeichnet. Mit fortschreitendem Schock führen alle durch unterschiedliche Faktoren ausgelösten Störungen der Makrozirkulation zu Veränderungen der Mikrozirkulation, die in einer disseminierten intravasalen Gerinnung enden. Die Störungen der Mikrozirkulation sind Ursache schwerer Zellfunktionsstörungen und schließlich des Zelltodes.

1.3.1 Störungen der Zellfunktionen im Schock

Die Beeinträchtigung der sauerstoff- und energieabhängigen Funktionen der Zellen steht im Zentrum des Schockgeschehens. So kommt es mit zunehmendem Energieverlust zu einem **Ausfall der Natrium- und Kaliumpumpe,** die für die unterschiedlichen Konzentrationen der Elektrolyte in der interstitiellen Flüssigkeit und im Zellinnern verantwortlich ist. Durch den Übergang vom aeroben zum anaeroben Stoffwechsel wird die **Synthe-**

se des energiereichen Adenosintriphosphats (ATP) gestört, so daß das anfallende Pyruvat jetzt in Laktat umgewandelt wird und die metabolische Azidose verstärkt. Ein Mangel an Adenosintriphosphat bedeutet darüber hinaus eine Beeinträchtigung der Eiweißsynthese. Durch die mangelnde Energiebereitstellung können die speziellen Funktionen der einzelnen Zellen, wie die Kontraktionen der Muskelzelle, die Reizbildung und Reizleitung der Nervenzelle, die Hormonproduktion der Drüsenzelle oder die Stoffwechselleistungen der Leberzelle, nicht mehr erbracht werden. Das Ausmaß der Zellfunktionsstörungen und damit der Organstörungen ist letztlich ausschlaggebend für die Schwere des Kreislaufschocks und seines weiteren Verlaufs.

1.3.2 Organstörungen im Schock

1.3.2.1 Herz

Unter dem eintretenden Schock mit erniedrigtem Blutdruck kommt es bei **abnehmendem Perfusionsdruck** (< 70 mmHg) zu einer verminderten Herzfunktion. Eine Ursache der verminderten Herzfunktion ist – bei einer bereits vorher hohen arterio-venösen Sauerstoffdifferenz von 11 Volumenprozent – eine nur noch geringe zusätzliche Sauerstoffausschöpfung bei Abnahme der Koronardurchblutung.

> Da das Myokard im Schock druckpassiv perfundiert wird, hängt der Zeitpunkt der kritischen Koronardurchblutung weitgehend vom Blutdruck ab.

Eine weitere Ursache der verminderten Herzfunktion ist die **metabolische Azidose,** die eine negativ-inotrope Wirkung auf das Myokard besitzt. Ausschlaggebend scheint hierbei die intrazelluläre Azidose zu sein, wobei die Veränderung des Natrium-Kalium-Gradienten an der Zellmembran mit von Bedeutung ist.

Freie Fettsäuren können – wie bisher nur in vitro nachgewiesen wurde – die myokardiale Kontraktilität unter hypoxischen Bedingungen reduzieren. Desgleichen führt ein *myocardial toxic factor* genanntes Polypeptid mit einem Molekulargewicht von 500–1000 zu einer direkten kardiodepressiven Wirkung, die häufig die Kontraktilität des Herzmuskels in vitro um bis zu 50% reduziert. Dieser Faktor scheint mit der Funktion der Kalziumionen in der Exzitations-Kontraktions-Phase zu interferieren, da deren Zunahme im Blut die Wirkung dieser Faktoren reduzieren bzw. aufheben kann (Guyton).

1.3.2.2 Lunge

Bei der Lunge führt ein Schock zunächst zu einer Störung der Sauerstoffaufnahme und damit zu einer arteriellen Hypoxie, während die CO_2-Abgabe anfangs noch normal ist. Mit zunehmender Dauer des Schockgeschehens entwickelt sich eine **Schocklunge,** die durch eine fortschreitende schwere respiratorische Insuffizienz gekennzeichnet ist. Als Zeichen der fortschreitenden respiratorischen Insuffizienz sinkt der arterielle Sauerstoffpartialdruck; später kommt es auch zu einem Ansteigen des CO_2-Partialdrucks. In dieser fortgeschrittenen Phase des Schockablaufs ist die Schocklunge offenbar nicht mehr rückbildungsfähig. Der Patient verstirbt an den Folgen der **arteriellen Hypoxie.**

1.3.2.3 Niere

Die Durchblutung der Niere ist im Schock stark herabgesetzt. Die Minderdurchblutung führt zu einer Abnahme der glomerulären Filtrationsrate sowie zu einer Störung der Konzentrationsfähigkeit. Bilden sich diese Funktionsstörungen nach Beheben des Schocks nicht rasch zurück, so ist die Entwicklung einer **Schockniere** anzunehmen, die in der Mehrzahl mit einer **Oligo-Anurie** einhergeht. Allerdings gibt es auch Verläufe von akutem Nierenversagen nach Schock, die mit einer **Polyurie** einhergehen. Das akute Nierenversagen zeigt sich in einem raschen Anstieg der harnpflichtigen Substanzen.

1.3.2.4 Leber

Die Leber spielt als zentrales Stoffwechsel- und Entgiftungsorgan im Schockverlauf eine bedeutsame Rolle. Sie ist bei der Mobilisierung von Energiereserven und bei der Bildung von Gerinnungsfaktoren am Schockgeschehen beteiligt. Als Zeichen der Verarmung an Energiereserven ist das **Absinken der Glukosekonzentration** im fortgeschrittenen Schock zu sehen. Die Störungen des Fett- und Eiweißstoffwechsels haben bisher klinisch keine nachweisbare pathogenetische Bedeutung für das Schockgeschehen erhalten. Eine Leberschädigung im Sinne der **Schockleber** ist dann anzunehmen, wenn die **Leberenzyme** nach Überwinden des Schocks stark ansteigen. Über viele Funktionsstörungen der Leber im Schock ist bisher nur wenig bekannt.

2 Spezielle Pathophysiologie

2.1 Hypovolämischer Schock

Definition: Der hypovolämische Schock ist ein durch einen akuten Volumenmangel hervorgerufener Schockzustand.
Ursachen: Er kann durch folgende Ursachen ausgelöst werden:

▷ reine oder überwiegende Blutverluste
▷ Blut- und Plasmaverluste
▷ überwiegende Plasmaverluste
▷ Wasser- und Elektrolytverluste

Der **hämorrhagische Schock** kann akut nach Blutungen infolge Gefäßverletzungen oder protrahiert nach gastrointestinalen Blutungen infolge Ulzerationen und bei Blutgerinnungsstörungen auftreten. Ein akut auftretender Verlust von ca. 30% des Blutvolumens, entsprechend einem Volumenverlust von etwa 1500 ml Blut bei einem Erwachsenen, führt zur Ausbildung eines hypovolämischen Schocks.

Der Schock infolge **Blut- und Plasmaverlusten** ist seltener anzutreffen. Durch einen Verschluß der Venae hepaticae oder der Mesenterialvenen kann es zu der akuten Form des **Budd-Chiari[1]-Syndroms** mit Lebernekrosen und Aszites bzw. zu einer hämorrhagischen Darminfarzierung mit Gangrän kommen, in deren weiterem Verlauf sich ein hypovolämischer Schock entwickeln kann. Die **Phlegmasia coerulea dolens,** die akute Massenthrombose nahezu sämtlicher Venen einer Extremität, geht bei Einbeziehung der Beckenvene fast immer mit einem Schock durch Blut- und Plasmaverluste einher.

Der Schock infolge überwiegender **Plasmaverluste** tritt vor allem bei schweren **Verbrennungen** auf, beim Erwachsenen ab 10% tief verbrannter Körperoberfläche, beim Kind unter zehn Jahren ab 5% tief verbrannter Körperoberfläche. Dabei spielen nicht allein der Flüssigkeits- bzw. Plasmaverlust **(Verbrennungsödem),** sondern auch die bei der Verbrennung entstehenden Toxine eine Rolle.

Der Schock bei **Wasser- und Elektrolytverlusten** ist Folge einer akut auftretenden Dehydratation, die als isotone, hypotone oder hypertone Dehydratation auftreten kann. Übergänge von der einen in die andere Form sind häufig.

Bei der **isotonen Dehydratation** kommt es zu einem Verlust von Wasser und Ionen in einem physiologischen Verhältnis. Sie wird meist durch enterale und/oder renale Flüssigkeitsverluste hervorgerufen. Auch Flüssigkeitsverluste in sog. dritte Räume kommen bei der Pankreatitis und der Peritonitis vor. Bei Verlusten von 5–6 l isotoner Flüssigkeit kommt es beim Erwachsenen zur Ausbildung eines hypovolämischen Schocks.

Bei der **hypotonen Dehydratation** liegt primär ein überwiegender Natriumverlust vor. Im Interesse der Volumenregulation wird bei schwerem Volumenmangel durch das antidiuretische Hormon freies Wasser im Extrazellulärraum zurückgehalten. Entsprechend dem höheren intrazellulären osmotischen Druck kommt es sekundär zum Wasserabstrom in die Zellen. Die hypotone Dehydratation kann sich bei größeren (besonders intravenösen) Gaben von Diuretika, gelegentlich auch bei Nebennierenrindeninsuffizienz einstellen und findet sich bei akuten Enteritiden. Bei Verlusten zwischen 12 und 20 mmol Natrium/kgKG

---

[1] George Budd (1808–1882), Internist in London. Hans Chiari (1851–1916), deutscher Pathologe.

kommt es zur Ausbildung eines hypovolämischen Schocks.

Bei der **hypertonen Dehydratation** wird durch überwiegende Wasserverluste primär das extrazelluläre Volumen vermindert. Die erhöhte Osmolalität im Extrazellulärraum führt sekundär zu einer Verminderung des intrazellulären Volumens. Bleibt der osmotische Gradient bestehen, ist letztlich der Intrazellulärraum von der Volumenverminderung stärker betroffen. Der auslösende Faktor einer hypertonen Dehydratation ist die mangelhafte Wasserzufuhr. Übermäßige Verluste an freiem Wasser erfolgen durch die Haut, durch die Nieren und durch den Intestinaltrakt, z.B. durch eine akute Gastroenteritis oder einen Ileus. Ein hypovolämischer Schock bildet sich erst im späteren Stadium etwa bei Flüssigkeitsverlusten von 7–8 l aus.

Folgen: Der Volumenverlust beim hypovolämischen Schock führt zu einer Verminderung des venösen Rückflusses zum Herzen, zu einem Abfall des Herzminutenvolumens und damit des Stromzeitvolumens. Dadurch kommt es in lebenswichtigen Organen zur **Hypoxie** mit entsprechenden Funktionsstörungen. Die eintretende erhöhte Kapillarpermeabilität führt zu einem zusätzlichen Plasmaabstrom in das Interstitium, der den Volumenverlust weiter verstärkt.

D Diagnostische Hinweise

Trauma, Hämatemesis bei Ösophagus- und Varizenblutung, Meläna bei Ulkus und Karzinom. Klinischer Befund: kühle, feuchte, blaß-zyanotische oder marmorierte Haut, stark verzögerte Nagelbettdurchblutung. Tachykardie, Tachypnoe. Verkleinerung der Blutdruckamplitude und Blutdruckabfall, Unruhe und Bewußtseinstrübung.

Abfall des Hämatokrits bei hämorrhagischem Schock. Erniedrigter zentralvenöser Druck. Das Abschätzen der verlorenen Blutmenge ist erfahrungsgemäß schwierig, insbesondere bei Blutungen in die Weichteile als Traumafolge. Hierbei wird die verlorene Blutmenge meist unterschätzt.

Die Zunahme des Oberarmumfangs um 2 cm soll beim Erwachsenen den Verlust von 1 l Blut, die Zunahme des Oberschenkelumfangs von 2 cm sogar einen Verlust von 2 l bedeuten.

▼ Therapeutische Hinweise

Beim **hypovolämischen** Schock durch Blutverluste und/oder Plasmaverluste hat die sofortige Infusion von **kolloidalen Volumenersatzmitteln** (Dextrane, Gelatinepräparate) zur Behebung des Volumenmangels die absolute Priorität. In den ersten beiden Stunden sollten ca. 1000–2000 ml eines Plasmaersatzmittels gegeben werden. Bei Schmerzen sind **Analgetika** indiziert. Bei **hämorrhagischem** Schock sollten so früh wie möglich **Vollblutkonserven** gegeben werden. Beim Schock infolge **Plasmaverlusten** ist die sofortige Gabe von Plasmaprotein-

lösungen **(Humanalbumin)** zu empfehlen. Bei Wasser- und Elektrolytverlusten sind bei isotoner Dehydratation isotone **Vollelektrolytlösungen** und bei hypotoner Dehydratation Vollelektrolytlösungen zu verabreichen. Liegt ein Schock infolge **hypertoner Dehydratation** vor, empfiehlt sich zunächst die Zufuhr von (Elektrolyt-)freiem Wasser, später von Natriumlösungen abgestufter Konzentration.

2.2 Kardiogener Schock

Definition: Der kardiogene Schock ist durch einen akuten oder protrahierten Abfall des Herzminutenvolumens bedingt.

Ursachen: Die Ursache des kardiogenen Schocks ist eine gestörte Förderleistung des Herzens, die durch folgende Faktoren ausgelöst werden kann (Abb. A4-6):

▷ muskuläres Pumpversagen
▷ schwere Herzrhythmusstörungen
▷ Herzbeuteltamponade
▷ Rechtsherzversagen bei massiver Lungenembolie als Sonderform des kardiogenen Schocks

Häufigste Ursache eines **muskulären Pumpversagens** ist der Ausfall von funktionstüchtigem Myokard bei Herzinfarkt. Der kardiogene Schock als Folge dieses Pumpversagens tritt meist protrahiert auf. In den ersten 24 Stunden entwickelt er sich nur bei rund 50% dieser Patienten. Daraus läßt sich auf einen progredienten hypoxischen Myokardschaden schließen. In zweiter Linie hängt die Pumpleistung von der Dehnbarkeit des infarzierten Gewebes ab. Bei bereits bestehender koronarer Herzkrankheit ist die Dehnbarkeit des Ventrikels (Compliance) verändert, beim akuten Myokardinfarkt ist sie herabgesetzt. Das Schlagvolumen ist entsprechend der Ausdehnung des Myokardinfarktes reduziert. Rund 15% aller Infarzierungen gehen mit einem Schockzustand einher. Die Mortalität liegt dabei immer noch bei 80%. Eine Einschränkung der Pumpleistung des Herzens kann auch im Verlauf einer Myokarditis auftreten, jedoch führt diese wesentlich seltener zu einem kardiogenen Schock.

Eine Abnahme des Herzminutenvolumens kann auch die Folge schwerer **Herzrhythmusstörungen** sein, die sowohl bradykarder als auch tachykarder Natur sein können. So kann eine unbehandelte persistierende **Kammertachykardie** in kurzer Zeit zu einem kardiogenen Schock führen. Andererseits kann auch eine bradykarde Herzrhythmusstörung, z.B. eine hochgradige **Sinusbradykardie** oder ein **AV-Block III. Grades,** unbehandelt zu einem kardiogenen Schock führen.

Auftretende Herzrhythmusstörungen im kardiogenen Schock nach Myokardinfarkt stellen die häufigste Todesursache dar. Kammertachykardien mit Übergang in Kammerflimmern sind meist die Ursache des Kreislaufstillstandes.

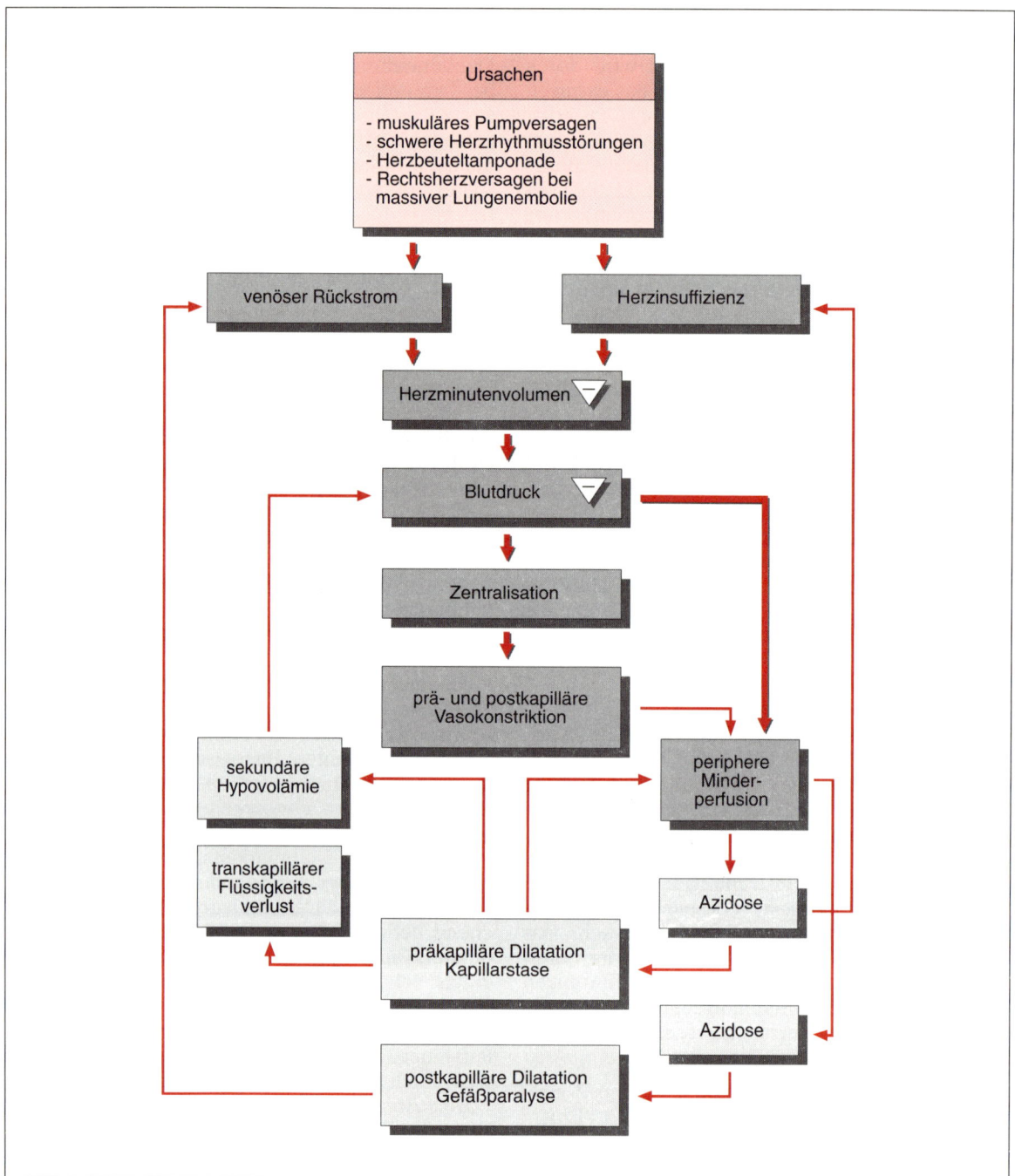

Abb. A4-6: Pathogenetische Faktoren und Folgen des kardiogenen Schocks.

Auch durch eine **Perikardtamponade,** durch **Erguß** oder **Hämoperikard bei Herzruptur** kann es zu einer Abnahme des Schlagvolumens und später auch des Herzminutenvolumens kommen. Tritt eine Aneurysmaruptur nach Myokardinfarkt auf, so entwickelt sich im allgemeinen innerhalb weniger Minuten ein kardiogener Schock mit unmittelbar nachfolgendem Herz-Kreislaufversagen. Seltenere Krankheitsbilder, die zum kardiogenen Schock führen können, sind eine Septumperfora-

tion, ein Kugelthrombus, die Perforation eines Sinus valsalvae-Aneurysmas sowie Veränderungen an den künstlichen Herzklappen wie Thrombose oder Ausriß der Klappe.

Eine Abnahme des Schlagvolumens und des Herzminutenvolumens mit nachfolgendem Schock kann durch eine massive **Lungenembolie** ausgelöst werden. Nicht jeder Schockzustand nach Lungenembolie kann allein durch die mechanische Verlegung der Strombahn erklärt werden, insbesondere dann, wenn der embolische Verschluß der Lungenstrombahn weniger als 50% beträgt. Hinzu kommt eine über die rein mechanische Verlegung hinaus reflektorisch bedingte Widerstandserhöhung im Pulmonalkreislauf mit nachfolgender vermehrter Rechtsherzbelastung.

Folgen: Der Abfall des Herzminutenvolumens beim kardiogenen Schock führt zu einer akuten Minderdurchblutung lebenswichtiger Organe, insbesondere des Gehirns, der Niere sowie des Herzens selbst. Der damit verbundene Abfall des linksventrikulären Drucks bedingt eine weitere Minderperfusion des Myokards und endet somit in einem Circulus vitiosus, der sehr bald zu einer **kritischen Mangeldurchblutung** und nachfolgendem **Herzstillstand** führt. Außer dieser hämodynamisch bedingten Verschlechterung kann es bei tachykarden Herzrhythmusstörungen noch zusätzlich zu einer metabolisch bedingten Verschlechterung des Herzmuskels selbst kommen, da die Herzfrequenz einen wichtigen Faktor für den myokardialen Sauerstoffverbrauch darstellt und durch ein ungünstiges Verhältnis zwischen Energieverbrauch und Energieversorgung bei Tachykardie ein Zustand entstehen kann, der zu einer energetischen Erschöpfung des Herzens führt.

D Diagnostische Hinweise

Periphere Vasokonstriktion mit kaltschweißiger Haut; Bewußtseinstrübung bis Bewußtseinsverlust. Hypoxämie, Azidose. Tachykardie durch Reduktion des Schlagvolumens und durch intraventrikuläres Pendelblut. Abfall des systolischen Blutdrucks auf Werte um 90 oder 80 mmHg unter das vorherige basale Niveau. Nach akutem Myokardinfarkt ist eine arterielle Hypotension jedoch nur dann einem kardiogenen Schock gleichzusetzen, wenn gleichzeitig andere Schockparameter vorhanden sind. Verminderung des Urinflusses unter 20 ml/h mit niedriger Natriumkonzentration im Urin (s. Kap. C Abschnitt 2.3.2, Akutes Nierenversagen). Anstieg des linken Vorhofdrucks und linksventrikulären enddiastolischen Drucks, indirekt meßbar auch als Anstieg des diastolischen Pulmonalarteriendrucks.

V Therapeutische Hinweise

Für eine adäquate Behandlung des kardiogenen Schocks nach hämodynamischen Gesichtspunkten ist die blutige Messung des arteriellen Druckes und des Druckes im kleinen Kreislauf Voraussetzung. Zusätzliche Bestimmung linksventrikulärer Meßgrößen wie Herzminutenvolumen und Schlagvolumen nach Myokardinfarkt ist wünschenswert.

Bei Hypovolämie als Teilfaktor des Schockgeschehens kontrollierte **Volumenzufuhr,** wobei ein enddiastolischer Pulmonalarteriendruck zwischen 15 und 20 mmHg anzustreben ist.

Bei enddiastolischen Pulmonalarteriendrucken über 20 mmHg oder zentralen Venendrucken über 25 cm H_2O muß eine **Volumenentlastung** durch Schleifendiuretika (Furosemid) erfolgen.

Bei nicht ausreichender alveolärer Ventilation (Blutgasanalyse) des bewußtseinsklaren Patienten Zufuhr von **Sauerstoff** (6–8 l/min) mittels einer Nasensonde. Bei ateminsuffizienten oder bewußtlosen Patienten Intubation und Beatmung über einen Respirator.

Bei **Rhythmusstörungen** Gabe von Antiarrhythmika. Bei Kammertachykardie Kardioversion. Bei extremer Bradykardie Implantation eines passageren Schrittmachers.

Anzustreben ist ein systolischer Blutdruck von 70–90 mmHg bei zuvor normotonen Patienten. Das Mittel der Wahl ist zur Zeit **Dopamin.**

Die Gabe von **Vasodilatantien** darf nur unter sehr strenger Überwachung der hämodynamischen Parameter erfolgen. Voraussetzung für die Gabe von Vasodilatantien ist ein normaler oder nur wenig unter der Norm liegender arterieller Druck und eine massive Erhöhung der linksventrikulären Drucke durch eine myokardiale Insuffizienz. Erfahrungen bestehen mit α_2-Rezeptorenblockern, Nitrokörpern und ACE-Hemmern z. B. Captopril.

Die **Digitalis**-Gabe bei kardiogenem Schock, insbesondere nach Myokardinfarkt, wird allgemein praktiziert, obwohl keine gesicherten Daten vorliegen.

Die **systemische Kurzzeitlyse** (1 500 000 IE Streptokinase/h, 3 000 000 IE Urokinase/90 min oder 100 mg Gewebe-Plasminogen-Aktivator (TPA)/90 min) bei akutem, ein bis sechs Stunden altem Myokardinfarkt führt in einem hohen Prozentsatz zur Auflösung des koronaren Thrombus und damit zur Reperfusion des zu diesem Zeitpunkt noch reversibel geschädigten Myokardgewebes. Die **intrakoronare Lyse** mit Streptokinase oder Urokinase führt zu einer höheren Thrombolyserate, ist jedoch personell intensiv, zeitaufwendiger und mit Komplikationen behaftet.

Bei einem durch Lungenembolie verursachten Schock ist die Therapie mit Streptokinase oder Urokinase nach der **Embolektomie** die Therapie der Wahl.

Die intraaortale **Ballongegenpulsation** hat sich bisher nicht durchsetzen können, da trotz Besserung hämodynamischer Parameter nur wenige Patienten den Schock durch alleinige Anwendung der intraaortalen Ballongegenpulsation überlebten.

Obwohl bisher noch keine statistisch signifikante Letalitätssenkung des kardiogenen Schocks (insbesondere nach Myokardinfarkt) durch die beschriebenen Maßnahmen erwiesen ist, sollte im gegebenen Fall der Versuch einer medikamentösen Beeinflussung des Verlaufs gemacht werden.

2.3 Septischer Schock

Definition: Der septische Schock ist ein durch eine massive Infektion des Gesamtorganismus hervorgerufener Schockzustand. Die Übergänge zwischen reiner Sepsis und septischem Schock sind fließend.

Ursachen: Die Ursachen des septischen Schocks

sind Infektionen mit Bakterien, Viren, Protozoen oder Pilzen. Der Nachweis des Erregers im Blut ist wünschenswert, jedoch muß die Diagnose meist klinisch gestellt werden.

> Die häufigste Ursache eines septischen Schocks ist die Infektion mit **gramnegativen** Bakterien.

In der Reihenfolge der Erregerhäufigkeit sind heute Escherichia coli, Klebsiellen, Pseudomonas und Proteus zu nennen, häufig liegen auch Mischinfektionen vor. Meist handelt es sich bei den gramnegativen Bakterien um **Endotoxinbildner***.

Grampositive Bakterien wie Pneumokokken, Staphylokokken, Streptokokken, Enterokokken und Clostridium perfringens sind an der Auslösung eines septischen Schocks wesentlich seltener beteiligt. Meist handelt es sich bei den grampositiven Bakterien um **Ektotoxinbildner****.

Ein durch **Viren** ausgelöster septischer Schock ist am häufigsten durch Arboviren und Viren verursacht, die ein sog. **hämorrhagisches Fieber** auslösen können. Selten sind Zytomegalie- und Herpesviren die Ursache. Von den **Protozoen** kann gelegentlich Plasmodium falciparum einen septischen Schock auslösen.

Ein durch **Pilze** ausgelöster septischer Schock tritt nur selten auf. Die Tendenz ist jedoch steigend, wobei eine langdauernde Antibiotikabehandlung und/oder Katheterinfektionen die Ursache sein können. Am häufigsten ist die Infektion mit Candida-Arten.

Folgen: Die Folgen der Sepsis und des nachfolgenden septischen Schocks auf den Kreislauf sind zunächst wechselnd, abhängig von der Grundkrankheit, Vorbehandlung und der Art der Erreger. Es kann im allgemeinen eine hyperdyname (hyperzirkulatorische) Phase von einer hypodynamen (hypozirkulatorischen) Phase unterschieden werden. Die hyperdyname Phase ist durch ein erhöhtes Herzminutenvolumen charakterisiert und findet sich oft in der Frühphase des Schocks. Die hypodyname Phase ist durch ein erniedrigtes Herzminutenvolumen charakterisiert und findet sich oft in der Spätphase. Bei dem durch gramnegative Erreger ausgelösten Schock finden sich Übergänge in beide Phasen; bei einem septischen Schock durch grampositive Erreger werden kaum hyperdyname Phasen beobachtet (s. Abschnitt IV/1 Allgemeine Pathophysiologie des Schocks).
> Metabolismus: Die hyperdyname Zirkulation, gesteigerte Atemarbeit, Fieber, Schüttelfrost und unkontrollierte Muskelbewegungen führen zu einem gesteigerten Energieverbrauch.

---

*Endotoxin: thermostabiles, erst bei der Zellyse freiwerdendes Toxin an der Zellwand der Bakterien.
**Ektotoxin (auch Exotoxin): hochgiftiges, meist thermolabiles, von Bakterien abgesondertes Toxin, gegen das der Körper Antitoxine bilden kann (Antigen-Antikörper-Reaktion).

> Säure-Basen-Haushalt: Im Gegensatz zum hypovolämischen und kardiogenen Schock entwickelt sich frühzeitig durch Einwirkung der Toxine auf die Atmungszentren eine respiratorische Alkalose. Im weiteren Verlauf kann eine metabolische Azidose (Laktatazidose) provoziert werden (s. Kap. H7).
> Organveränderungen

Herz: Frühzeitig kann eine myokardiale Kontraktilitätsstörung bei nahezu allen Patienten im septischen Schock nachgewiesen werden. Später entwickelt sich bei mehr als der Hälfte der Patienten eine latente oder manifeste Herzinsuffizienz, erkenntlich am Abfall des Herzminutenvolumens.

Lunge: Lungenveränderungen treten beim septischen Schock im Gegensatz zu anderen Schockformen häufig auf und sind oft für den letalen Ausgang verantwortlich. Das zentrale Blutvolumen ist in der Frühphase des septischen Schocks meist erhöht und führt zu einer oft zu beobachtenden pulmonalen Kongestion mit Ausbildung von anatomischen und funktionellen Formen arteriovenöser Shunts. Die funktionellen Shunts entstehen infolge Perfusion nicht-ventilierter Lungenbezirke. Das Shuntvolumen kann in der Frühphase 20–30%, später 60–80% des Herzminutenvolumens betragen. Die Folge ist eine zunehmende arterielle Hypoxämie, die durch eine Störung der Sauerstoffabgabe und -verwertung noch gravierender ist. Die erhöhte Permeabilität der Lungenkapillaren kann zu einem interstitiellen Lungenödem führen, das bei zunehmendem Pulmonalarteriendruck in eine Schocklunge übergehen kann.

Niere: Häufiger als bei anderen Schockformen kommt es infolge einer bilateralen Nierenrindennekrose zum Auftreten eines akuten Nierenversagens. Nephrotoxisch wirken Clostridium-Ektotoxine.

Leber: Ähnlich den hypovolämischen und kardiogenen Schockformen kommt es zum Auftreten von zentrolobulären Schäden, die bis zu Nekrosen reichen können.

Schäden in anderen Organen sind meist Spätfolgen der disseminierten intravaskulären Gerinnung.

D **Diagnostische Hinweise**

Frühphase: Fieber, Schüttelfrost, verfallenes Aussehen, Akrozyanose bei zunächst meist warmen, trockenen Extremitäten. Tachykardie, normaler bis erniedrigter Blutdruck. Hyperventilation mit respiratorischer Alkalose, später metabolische Azidose. Im weiteren Verlauf Bewußtseinstrübung bis Bewußtseinsverlust.

Leukozytose oder Leukopenie mit Linksverschiebung im Differentialblutbild; toxische Granulationen und Vakuolen bei den Neutrophilen; Abfall der Thrombozyten. Abfall des anorganischen

Phosphors unter 0,8 mmol/l. Nachweis von Sepsis-
herden.

> Sicherung der Diagnose durch Erregernachweis
> (Blutkulturen).

Spätphase: Kombinierte metabolische und respiratorische Azidose, Verbrauchskoagulopathie
und disseminierte intravasale Gerinnung (DIG),
Herzinsuffizienz, Lungenödem, Schocklunge, Or-
ganfunktionsausfälle und energetische Erschöpfung.

▼ Therapeutische Hinweise

Entfernung jedes als Sepsisherd in Frage kommenden intravasalen oder intraluminalen Fremdkör-
pers. Chirurgische Entfernung eines Sepsisherdes.
Kontrollierte Volumenzufuhr, insbesondere in der
Frühphase. Antibiotika nach Entnahme von Blutkulturen; weitere Therapie nach dem Antibio-
gramm. Therapie von Störungen der Teilfunk-
tionen (Elektrolyte, Säure-Basen-Haushalt, respiratorische Insuffizienz). Digitalis, Heparinprophy-
laxe.

2.4 Anaphylaktischer Schock

Definition: Der anaphylaktische Schock ist ein
durch eine Antigen-Antikörper-Reaktion hervorgerufener Schockzustand **(anaphylaktische Reaktion).** Eine symptomatologisch völlig gleichartige
Überempfindlichkeitsreaktion kann auch ohne
den Nachweis von Antikörpern beobachtet werden
(anaphylaktoide Reaktion).
Ursachen: Der anaphylaktische Schock kann
durch zahlreiche chemisch unterschiedliche Substanzen mit Antigencharakter ausgelöst werden.
Meist wird die lebensbedrohliche Situation durch
Insektenstiche oder diagnostische und therapeutische Maßnahmen ausgelöst.

Insektenstiche: Tierische Gifte von Bienen, Wes-
pen, Hummeln und Ameisen können gelegentlich
eine schwere anaphylaktische Reaktion mit nachfolgendem Schock auslösen.

Häufiger führen **jodhaltige Kontrastmittel** und
andere diagnostische Substanzen zu einer anaphylaktischen Reaktion.

> Auf 100 000–130 000 intravenöse Kontrastmit-
> telinjektionen ist mit einem Todesfall durch ana-
> phylaktischen Schock zu rechnen.

Bei therapeutischen Maßnahmen tritt häufiger
nach **Penicillininjektion** eine anaphylaktische Reaktion auf (1 Todesfall auf ca. 70 000 Penicillin-
behandlungen). Daneben gibt es eine Unzahl von
Pharmaka, die zu anaphylaktischen Reaktionen
führen können, so auch **kolloidale Volumenersatz-
mittel** (Dextrane, Gelatinepräparate).

Folgen: Bei der Zufuhr von Antigenen im Zustand
der Sensibilisierung kommt es durch die Bindung
an die Antikörper zu einer **Immunkomplexbildung.**
Diese löst eine Kette von biochemischen Reaktionen aus, die zu einer anaphylaktischen Reaktion
führen. Den Beginn der Reaktionskette bildet die
Freisetzung von Mediatorstoffen aus den Zellen,
an deren Oberfläche sich die Antigen-Antikörper-
Reaktion abspielt. **Mediatorstoffe** sind u. a. Histamin, Serotonin, Bradykinin sowie die *slow-reacting-substance of anaphylaxis* (SRS-A). Histamin
und Serotonin werden sehr schnell durch Enzyme
der Körperflüssigkeiten zerstört und metabolisiert.
Die *slow-reacting-substance* wird offenbar durch
Adsorption am Gewebe beseitigt.

> Die entscheidende Rolle beim anaphylakti-
> schen Schock des Menschen scheint Histamin
> zu spielen.

Die durch die Antigen-Antikörper-Reaktion freigesetzten **Mediatoren** führen zu generalisierter
Vasodilatation, zu **erhöhter Kapillarpermeabilität**
und zu einem **Bronchiolenspasmus.** Hämodynamische Messungen im anaphylaktischen Schock liegen aus verständlichen Gründen beim Menschen
nicht vor. Nach tierexperimentellen Befunden sind
jedoch Arteriolendilatation, Kapillardilatation und
Venolenspasmus typisch. Die akute Dilatation der
Arterien und Arteriolen führt zu einem raschen
Abfall des Blutdrucks, die Kapillardilatation und
der Venolenspasmus zu einem verminderten venösen Rückstrom mit Abfall des Herzminutenvolumens. Die bestehende Hypovolämie wird durch
den Plasmaverlust infolge erhöhter Kapillarpermeabilität verstärkt.

> Die erhöhte Kapillarpermeabilität beim anaphy-
> laktischen Schock kann ein lebensbedrohliches
> Glottisödem sowie ein Hirnödem auslösen.

Durch den Bronchiolenspasmus kommt es zu einer
Verengung der Lungenstrombahn mit weiterer Abnahme des Blutrückflusses zum linken Herzen. Die
Widerstandserhöhung der Lungenstrombahn kann
so extrem sein, daß ein akutes **Cor pulmonale** entsteht. Die hochgradige Bronchiolenkonstriktion,
verstärkt durch Ausbildung eines Ödems der Bronchialwand, kann eine zunehmende Diffusionsstörung der Lunge mit nachfolgender Hypoxämie
zur Folge haben.

🅳 Diagnostische Hinweise

Wichtig ist beim anaphylaktischen Schock das
sofortige Erkennen des auslösenden Allergens,
etwa durch einen Insektenstich oder eine Injektion. Klinisch besteht meist eine hochgradige
Atemnot mit Spastik und inspiratorischem Stridor.
Bei protrahierten Schockverläufen finden sich

eine Leukopenie, Thrombozytopenie und Hinweise auf eine Hypokoagulabilität (Abfall von Fibrinogen) als Zeichen einer Mikrozirkulationsstörung.

Intravenöse Gabe von Adrenalin; Volumensubstitution durch Infusionen von Plasmaersatzmitteln. Intravenöse Gabe von Kortisol oder Prednisolon, evtl. zusätzlich Antihistaminika oder Kalziumglukonat. Furosemid bei Glottis- oder Hirnödem.

Cave: Bei Herzstillstand und Apnoe haben sofortige Reanimationsmaßnahmen absoluten Vorrang vor allen Maßnahmen, die bei dem medikamentös gut beeinflußbaren allergischen Schock Aussicht auf Erfolg haben.

2.5 Neurogener Schock

Definition: Als neurogener Schock wird im allgemeinen eine periphere Kreislaufinsuffizienz bezeichnet, die nicht durch Volumenverlust oder Veränderungen der Blutzusammensetzung, sondern durch funktionelle und/oder organische Störungen des zentralen Nervensystems zustande kommt.

Dem neurogenen Schock geht in der Regel eine längere Phase von Hypotonie und erniedrigtem Herzminutenvolumen voraus.

Ursachen: Traumen des Rhombenzephalons am Boden des 4. Ventrikels, des Thalamus und Hypothalamus, des medullären Vasomotorenzentrums sowie der sympathischen Bahnen des Rückenmarkes einschließlich der Ganglien können Ursache eines neurogenen Schocks sein. Je höher die Ebene der Zerstörung oder Lähmung ist, um so ausgeprägter ist in der Regel die Kreislaufstörung.

Ein Schockzustand nach Polytrauma ist in der Regel nicht hirn- oder nervenbedingt; hier müssen zunächst alle anderen Ursachen wie Volumenverlust nach innen und außen ausgeschlossen werden, bevor die Diagnose „neurogener Schock" gestellt wird.

Insgesamt ist der neurogene Schock selten.
Toxische oder pharmakologisch wirksame Substanzen können über Störungen des zentralen Nervensystems zum neurogenen Schock führen. So kann eine nach einer **Spinalanästhesie** akut einsetzende Hypotension in einen neurogenen Schock übergehen.
Folgen: Infolge der zentralen Störung durch toxische oder pharmakologisch wirksame Substanzen kommt es über einen Tonusverlust von Arteriolen und Arterien zu einem akuten Abfall des systolischen Blutdrucks, während der diastolische Blutdruck zunächst noch erhalten bleibt. Parallel hierzu geht die Dilatation der Venolen und Venen mit entsprechender Zunahme der venösen Kapazität. Das Mißverhältnis von Gefäßkapazität und Blutvolumen und die damit verbundene Minderung des venösen Rückflusses ist der wesentliche Faktor in der weiteren Entwicklung des Schocks. Schlagvolumen und Herzminutenvolumen sinken ab. Ein fortschreitender Druckabfall mit nachfolgender peripherer Minderdurchblutung der einzelnen Organe ist die Folge.

Ähnlich kommt es bei **Sympathikuslähmung** zu einer Verminderung des Herzminutenvolumens und des zirkulierenden Blutvolumens infolge eines herabgesetzten Arterien- und Venentonus. Der periphere arterielle Gesamtwiderstand ist aber gesteigert, da die Minderung des Blutstroms gegenüber dem herabgesetzten Vasomotorentonus überwiegt. Bei **hoher Sympathikuslähmung** kommt es neben der Vasomotorenlähmung mit den genannten Folgen auch zu einer Störung der sympathischen Innervation des Herzens. Dann ist weder ein Ausgleich der Hypovolämie über eine Reflextachykardie oder Schlagvolumenvergrößerung noch eine Verkürzung der Austreibungszeit über eine Kontraktilitätssteigerung möglich.

Entscheidend ist oft die Fremdanamnese mit Angaben über Medikamenteneinnahme und mögliche Intoxikation. Bei **iatrogenen Schäden** sind die Ursachen meist bekannt. Die Feststellung des neurologischen Status und der Bewußtseinslage gibt die entscheidenden Hinweise. Im Gegensatz zu anderen Schockformen bestehen beim neurogenen Schock im Zusammenhang mit dem Grundleiden oft Bewußtseinsstörungen. Labor- und Liquoruntersuchungen sowie toxikologische Untersuchungen der Körperausscheidungen oder Spülflüssigkeiten führen meist zur Diagnose.

Die Behandlung hat sich nach dem Grundleiden und dem Schweregrad der Bewußtlosigkeit, der Atem- und Kreislaufstörungen zu richten.

Bei Patienten mit Schädel-Hirn-Trauma ist in der Regel leichte Kopftieflage angezeigt.

Bei Intoxikationen ist, nach Sicherung der Atemfunktion, schnelle Entgiftung sowie nach ausreichender Volumengabe und Beseitigung des Schocks ggf. eine forcierte Diurese neben spezifischen Gegenmaßnahmen indiziert. In Abhängigkeit von den auslösenden Ursachen kann eine Infusion von Sympathikomimetika erforderlich werden.

Literatur

Bollinger, A.: Funktionelle Angiologie. Thieme, Stuttgart 1979.

Gersmeyer, E. F., E. C. Yasargil: Schock und hypotone Kreislaufstörungen. Thieme, Stuttgart 1978.

Guyton, A. C.: Textbook of medical physiology. Saunders, Philadelphia–London–Toronto 1986.

Smith, L. H., S. O. Thier: Pathophysiology. The biological principles of disease. Saunders, Philadelphia–London–Toronto 1985.

Sodeman jr., W. A., W. A. Sodeman: Pathologic physiology. Saunders, Philadelphia–London–Toronto 1985.

Trübestein, G.: Konservative Therapie arterieller Durchblutungsstörungen. Thieme, Stuttgart 1986.

A5 Blutdruck

K. O. STUMPE

Allgemeine Vorbemerkungen: Eine dauerhafte unphysiologische Steigerung des systolischen und/oder diastolischen Blutdrucks führt auf dem Wege über Gefäßveränderungen zu **irreversiblen** Schäden an Herz, Gehirn, Augen und Nieren. Die nicht selten tödlichen Folgen sind Myokardinfarkt, Schlaganfall und Nierenversagen.

> Die arterielle Hypertension bzw. ihre Komplikationen zählen zu den häufigsten Todesursachen.

Die als Folge der chronischen Blutdrucksteigerung auftretenden Gefäßschäden lassen sich weitgehend verhindern, wenn rechtzeitig eine Blutdrucksenkung erfolgt. Dies läßt sich entweder mit Hilfe **diätetischer Maßnahmen,** wie z.B. einer kochsalzarmen und kaliumreichen Diät, oder durch eine **medikamentöse Behandlung,** z.B. mit Saluretika, β-Blockern, Angiotensin-Converting-Enzym(ACE)-Hemmern oder Kalzium-Antagonisten erreichen.

Die Faktoren und Mechanismen, die einer chronischen Blutdrucksteigerung zugrunde liegen, sind bei etwa 90% der Patienten ungeklärt. Man spricht dann von **primärer** oder **essentieller Hypertension.** Nur in einem geringen Prozentsatz (5–8%) lassen sich die kausalen Mechanismen eruieren **(sekundäre Hypertension).** So beispielsweise bei einem Phäochromozytom (Sekretion von großen Mengen Adrenalin und/oder Noradrenalin durch einen Tumor des Nebennierenmarks), bei einem reninproduzierenden Tumor der juxtaglomerulären Zellen der Niere mit hohen Konzentrationen von Angiotensin II im zirkulierenden Blut, bei einer Nierenarterienste-

nose oder bei einem Hyperaldosteronismus (Conn[1]-Syndrom). Nach chirurgischer Behandlung dieser Veränderungen kommt es in den meisten Fällen zur Blutdrucknormalisierung. Es ist darauf hinzuweisen, daß bei diesen sekundären Hochdruckformen die pathogenetischen Faktoren zwar bekannt sind, dagegen die begleitenden pathophysiologischen Veränderungen nur z.T. analysiert worden sind.

Zahlreiche Untersuchungen weisen darauf hin, daß in der multifaktoriellen Pathogenese der chronischen essentiellen Hypertension zumindest zwei Systeme von entscheidender Bedeutung sind. So scheinen das **Zentralnervensystem** auf der einen Seite und die **Niere** auf der anderen Seite zu denjenigen Organen zu gehören, die aufgrund einer veränderten Funktion für die Entwicklung und Aufrechterhaltung der chronischen Blutdrucksteigerung von Bedeutung sind.

Zur Analyse der Faktoren, die für die Entstehung der chronischen Blutdrucksteigerung und für die Aufrechterhaltung des hohen Blutdrucks in Frage kommen, ist die Kenntnis der Mechanismen, die unter physiologischen Bedingungen die Blutdruckregulation kontrollieren, erforderlich.

1 Physiologische Grundlagen der Blutdruckregulation

Der arterielle Blutdruck wird durch die Höhe des Herzzeitvolumens und des gesamtperipheren Widerstandes bestimmt:

---

[1] Jerome W. Conn (geb. 1907), Endokrinologe in Michigan.

> Blutdruck = Herzzeitvolumen × Gefäßwiderstand

Der Blutdruck und das Herzzeitvolumen werden gemessen, und der gesamtperiphere Widerstand wird errechnet, indem man den mittleren arteriellen Blutdruck durch das Herzzeitvolumen dividiert. Es muß an dieser Stelle darauf hingewiesen werden, daß diese Rechnung eigentlich nur gültig ist bei **laminarem** Fluß in starren geraden Röhren (s.a. Kap. A4). Dennoch wird diese Berechnung zur Zeit benutzt, um den komplexen totalen peripheren Widerstand beim Menschen abzuschätzen. Die vorstehende Gleichung macht deutlich, daß jede Bedingung, die entweder das Herzzeitvolumen oder den gesamtperipheren Widerstand erhöht (sofern der andere Faktor sich nicht ändert), eine Zunahme im mittleren arteriellen Blutdruck verursacht. Wie noch gezeigt wird, sind bei der Kontrolle des arteriellen Blutdrucks häufig beide Faktoren Änderungen unterworfen.

Es ist bekannt, daß jedes Gewebe seinen eigenen Blutfluß leicht durch Dilatation oder Konstriktion der lokalen Arteriolen kontrollieren kann. Voraussetzung für einen derartigen Mechanismus ist aber die Konstanz des arteriellen Blutdrucks. Der Kreislauf besitzt nun ein kompliziertes System, das die Aufrechterhaltung eines konstanten Blutdrucks in einem relativ engen Bereich gewährleistet.

1.1 Der normale arterielle Blutdruck

In Abbildung A5-1 sind der systolische, der diastolische sowie der mittlere arterielle Blutdruck in Abhängigkeit vom Lebensalter dargestellt.

Im Alter zwischen 20 und 70 Jahren kommt es nur zu einer diskreten Zunahme des mittleren Blutdrucks, im wesentlichen aufgrund eines stärkeren Anstiegs des systolischen Blutdrucks. Die Zunah-

me des systolischen Blutdrucks im höheren Lebensalter geht gewöhnlich mit der Entwicklung einer Arteriosklerose einher. Bei etwa 10% aller alten Menschen kann der systolische Blutdruck aufgrund arteriosklerotischer Gefäßveränderungen Werte bis zu 200 mmHg und höher erreichen.

Die Abbildung A5-1 zeigt auch, daß beim jungen Erwachsenen der systolische Blutdruck im Mittel bei etwa 120 mmHg liegt, während der diastolische Blutdruck etwa 80 mmHg beträgt.

Der **mittlere arterielle Blutdruck (MAP)** ist gewöhnlich geringgradig niedriger als der Mittelwert aus systolischem (Psyst) und diastolischem (P diast) Blutdruck. Er läßt sich annähernd berechnen aus folgender Formel:

$$MAP = P\,(diast) + \frac{P\,(syst) - P\,(diast)}{3}$$

Der mittlere Blutdruck ist der durchschnittliche Blutdruck in der Systole und Diastole. Er ist gleichzeitig der Blutdruck, der das Blut durch die systemische Zirkulation treibt und stellt unter dem Gesichtspunkt des Gewebsdurchflusses die entscheidende Determinante dar.

1.2 Regulation des Blutdrucks

Der arterielle Blutdruck wird durch mehrere voneinander abhängige Kontrollsysteme mit spezifischen Funktionen reguliert. Kommt es z.B. zu einer schweren Blutung mit starkem Abfall des arteriellen Blutdrucks, wird das Blutdruckkontrollsystem unmittelbar mit zwei Aufgaben konfrontiert. Die erste Aufgabe besteht darin, den arteriellen Blutdruck so schnell wie möglich auf ein ausreichend hohes Niveau zurückzubringen, so daß der Organismus die akute hämorrhagische Episode überlebt. In einem zweiten Schritt muß dafür gesorgt werden, daß das Blutvolumen auf seinen Normalwert zurückgeführt wird, so daß die normale Kreislauffunktion wiederhergestellt werden kann. Diese zwei Aufgaben charakterisieren zwei wichtige Typen der arteriellen Blutdruckkontrollsysteme des Organismus. Beim ersten System handelt es sich um schnell wirksam werdende Blutdruckkontrollmechanismen, während das zweite System für die über größere Zeiträume stattfindende Blutdruckregulation eingerichtet ist.

1.2.1 Schnell einsetzende Blutdruckkontrollmechanismen

Es gibt drei verschiedene Kontrollmechanismen, die innerhalb von Sekunden auf einen starken Blutdruckabfall reagieren:
▷ Barorezeptor-Feedbackmechanismus
▷ Chemorezeptor-Mechanismus
▷ ein durch Ischämie des Zentralnervensystems ausgelöster Mechanismus.

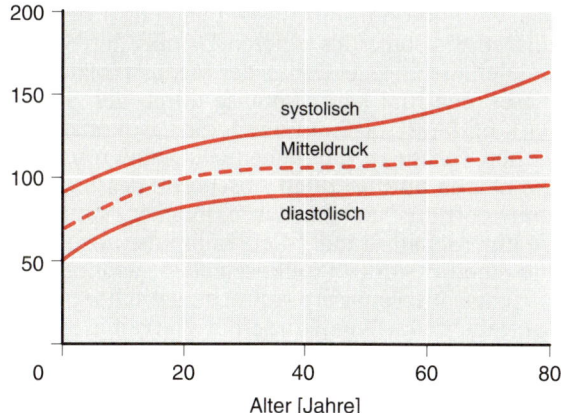

Blutdruck [mmHg]

Abb. A5-1: Änderungen des systolischen, diastolischen und mittleren arteriellen Blutdrucks in Abhängigkeit vom Alter.

Zusätzlich zu diesen unmittelbar wirksam werdenden Regulationsmöglichkeiten kommen innerhalb mehrerer Minuten weitere adjustierende Mechanismen ins Spiel. Es handelt sich um den **Renin-Angiotensin-Vasokonstriktionsmechanismus,** um Änderungen im Tonus der Gefäßmuskulatur sowie um die Möglichkeit der Verlagerung von Flüssigkeit aus dem Gewebe in den Kreislauf oder aus der Zirkulation in das Gewebe, wodurch das Blutvolumen konstant gehalten werden kann. Die Wirkung dieser drei Mechanismen tritt nach 30 Minuten bis mehreren Stunden ein.

1.2.1.1 Arterielles Barorezeptor-Kontrollsystem

Der am besten bekannte Mechanismus für die Kontrolle des arteriellen Blutdrucks ist der **Barorezeptorreflex.** Dieser Reflex wird ausgelöst durch Dehnungsrezeptoren, die in den Wänden der A. carotis interna oberhalb des Karotissinus sowie in den Wänden des Aortenbogens lokalisiert sind. Ein Anstieg im Druck dehnt diese Rezeptoren und veranlaßt sie, Signale in das Zentralnervensystem weiterzuleiten, das wiederum Signale an den Kreislauf zurücksendet, wodurch der arterielle Blutdruck auf den Normalwert zurückgeführt wird. Die Abbildung A5-2 zeigt, daß die Impulse von jedem Karotissinus über die sehr kleinen Hering-Nerven zum Nervus glossopharyngeus und von da aus an die

Medulla des Hirnstammes weitergeleitet werden. Impulse vom Aortenbogen erreichen über den N. vagus ebenfalls die Medulla.

Aufgrund tierexperimenteller Untersuchungen ist bekannt, daß die Barorezeptoren bei Drucken zwischen 0 und 60 mmHg nicht stimuliert werden, dagegen bei Drucken über 60 mmHg mit zunehmender Stimulation reagieren und bei einem Druck von 180 mmHg ihr Stimulationsmaximum erreichen. Die Reaktion der menschlichen aortalen Barorezeptoren ist ähnlich, mit der Ausnahme, daß sie gewöhnlich erst bei Drucken ansprechen, die um 30 mmHg höher liegen als die bei den Tierversuchen festgestellten. Es ist darauf hinzuweisen, daß die Barorezeptoren wesentlich stärker auf einen sich **schnell** ändernden Blutdruck reagieren als auf einen konstant bleibenden erhöhten Blutdruck. Die von den Barorezeptoren ausgehenden Impulse werden an das Vasomotorenzentrum weitergeleitet.

Ein starker Druck im Bereich der Halsregion über der Bifurkation der Karotiden kann beim Menschen die Barorezeptoren des Karotissinus stark stimulieren und bei gesunden Personen einen Blutdruckabfall bis zu 20 mmHg hervorrufen.

> Bei älteren Personen, insbesondere beim Vorliegen verkalkter arteriosklerotischer Plaques in den Karotiden, kann ein Druck auf den Karotissinus nicht selten eine so starke Reaktion der Barorezeptoren auslösen, daß es zu einem drastischen Blutdruckabfall und Herzstillstand kommen kann. Gelegentlich führt selbst ein zu enger Hemdkragen bei diesen Patienten zu einem so starken Blutdruckabfall, daß eine kurzfristige Bewußtlosigkeit eintreten kann. Die Behandlung dieses klinischen Syndroms (**hypersensitiver Karotissinus**) besteht gewöhnlich in dem Anlegen eines Herzschrittmachers.

1.2.1.2 Vasomotorenzentrum

Das Vasomotorenzentrum ist bilateral in der retikulären Substanz des unteren Drittels der Brücke und der oberen zwei Drittel der Medulla lokalisiert. Dieses Zentrum kann Impulse durch das Spinalmark und anschließend durch die vasokonstriktorischen Fasern zu sämtlichen Blutgefäßen senden. Die oberen und lateralen Abschnitte des Vasomotorenzentrums sind tonisch aktiv, d.h., sie haben die Eigenschaft, ständig Nervenimpulse abzugeben und eine Erregung in praktisch allen vasokonstriktorischen Nervenfasern aufrechtzuerhalten. Diese kontinuierliche Befeuerung der Nervenfasern bezeichnet man als **sympathischen vasokonstriktorischen Tonus.** Der hieraus resultierende Kontraktionszustand der Blutgefäße wird **vasomotorischer Tonus** genannt. Die medialen und unteren Bereiche des Vasomotorenzentrums sind nicht an der Erregung der vasokonstriktorischen Fasern beteiligt. Im

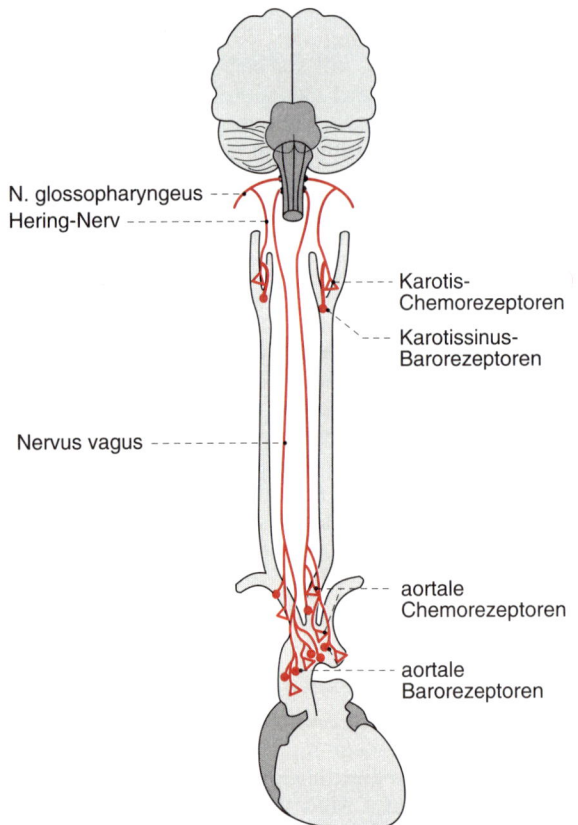

N. glossopharyngeus
Hering-Nerv

Karotis-Chemorezeptoren

Karotissinus-Barorezeptoren

Nervus vagus

aortale Chemorezeptoren

aortale Barorezeptoren

Abb. A5-2: Das Chemo- und Barorezeptorsystem.

Gegenteil gibt die Stimulation dieser Bezirke inhibitorische Impulse in die oberen lateralen Partien des Vasomotorenzentrums weiter, wodurch der sympathische Tonus herabgesetzt wird und eine Dilatation der Blutgefäße erfolgt.

Das Vasomotorenzentrum kontrolliert auch die Herzaktivität. Die lateralen Anteile des Vasomotorenzentrums geben exzitatorische Impulse durch die sympathischen Nervenfasern an das Herz weiter, um dessen Frequenz und Kontraktilität zu steigern. Der mediale Anteil des Vasomotorenzentrums, der in unmittelbarer Nähe des dorsalen motorischen Kerns des Vagusnerven liegt, übermittelt Impulse durch den Vagusnerven an das Herz, wodurch es zur Abnahme der Frequenz kommt.

Bei einem **plötzlichen Blutdruckanstieg** hemmen die von den Barorezeptoren ausgehenden Impulse das Vasokonstriktorenzentrum der Medulla und erregen das Vaguszentrum. Die Nettoeffekte sind eine allgemeine Vasodilatation im Bereich des peripheren Kreislaufsystems und eine Abnahme der Herzfrequenz sowie der myokardialen Kontraktionskraft. Eine Erregung der Barorezeptoren als Folge einer arteriellen Drucksteigerung führt daher reflektorisch zu einer Senkung des arteriellen Blutdrucks. Umgekehrt bewirkt ein **plötzlicher Abfall des Blutdrucks** den gegenteiligen Effekt, indem es reflektorisch über das Vasomotorenzentrum zu einem Wiederanstieg des Blutdrucks auf Normalwerte kommt. Aus dieser Darstellung wird auch verständlich, daß die Barorezeptoren eine wichtige Rolle für die Konstanterhaltung des Blutdrucks bei **Lagewechsel** spielen. So kommt es bei einem schnellen Wechsel aus der horizontalen in die senkrechte Körperhaltung zu einem Abfall des Blutdrucks im Bereich der Arterien des Kopfes und der oberen Körperhälfte. Aus der hierdurch unmittelbar induzierten Barorezeptorenerregung resultiert eine starke sympathische Entladung und Vasokonstriktion, wodurch der Blutdruckabfall aufgefangen wird. Aufgrund seiner Eigenschaften, sowohl einer Blutdrucksteigerung als auch einem Blutdruckabfall entgegenzuwirken, hat man das Barorezeptor-Kontrollsystem auch **Blutdruck-Puffersystem** genannt und die Nerven, die von den Barorezeptoren ausgehen, als Puffernerven bezeichnet. Zusammengefaßt kann man feststellen, daß die primäre Bedeutung des arteriellen Barorezeptorsystems darin besteht, die akuten und schnell eintretenden täglichen Schwankungen im arteriellen Blutdruck auf ein Mindestmaß zu reduzieren.

Für die langfristige Regulation des arteriellen Blutdrucks scheinen die Barorezeptoren keine wesentliche Rolle zu spielen. Innerhalb von ein bis drei Tagen können sie sich an jede beliebige Blutdruckhöhe adaptieren. Wenn z.B. der Blutdruck mit einem normalen Wert von 100 mmHg akut auf 200 mmHg ansteigt, ist die Feuerungsrate der Barorezeptoren extrem hoch. Bereits nach wenigen Sekunden kommt es zu einer Abnahme der Impulse, die sich während der nächsten Tage immer weiter reduzieren, bis sie auf Ausgangswerte zurückgekehrt sind, obwohl der Blutdruck unverändert 200 mmHg beträgt. Aufgrund dieser Adaptation ist das Barorezeptor-Kontrollsystem ungeeignet, Blutdruckänderungen, die länger als einige Tage anhalten, abzufangen. Es spielt somit für die Kontrolle der langfristigen Regulation des arteriellen Blutdrucks keine Rolle.

1.2.1.3 Kontrolle des Blutdrucks durch Chemorezeptoren

Neben den Barorezeptoren in der Aorta und den Karotiden gibt es in der Wand dieser Gefäße Chemorezeptoren, die bei starkem Blutdruckabfall stimuliert werden und Impulse über die Hering-Nerven und die Vagusnerven in das Vasomotorenzentrum abgeben. Dieses wiederum versucht durch **Induktion einer Vasokonstriktion** den Blutdruckabfall zu kompensieren.

Die Chemorezeptoren werden immer dann stimuliert, wenn aufgrund eines Blutdruckabfalls unter einen kritischen Wert zuwenig Sauerstoff zur Verfügung steht und gleichzeitig CO_2 und Wasserstoffionen vermehrt vorliegen. Im normalen Blutdruckbereich spielen die Chemorezeptoren für die Blutdruckregulation keine Rolle, da sie erst bei einem Abfall des Drucks auf unter 70–80 mmHg reagieren. Es ist darauf hinzuweisen, daß die Chemorezeptoren auch ohne Änderung des Blutdrucks allein durch **Abfall des Sauerstoffs** im arteriellen Blut und **Anstieg der CO_2-Konzentration** stimuliert werden können.

1.2.1.4 Blutdruckregulation durch Dehnungsrezeptoren im Vorhof und in der Pulmonalarterie

Sowohl die Vorhöfe als auch die Pulmonalarterien besitzen Dehnungsrezeptoren in ihren Wänden, die auch **Niederdruckrezeptoren** genannt werden. Wenn diese Niederdruckrezeptoren intakt sind, schwankt der arterielle Blutdruck bei Blutvolumenänderungen wesentlich weniger. So kann man z.B. im Tierexperiment beobachten, daß beim Hund eine Infusion von 300 ml Blut bei intakten Niederdruckrezeptoren nur zu einem Blutdruckanstieg von 15 mmHg führt, dagegen bei nicht-intakten Niederdruckrezeptoren ein Blutdruckanstieg von 50 mmHg resultiert. Diese Rezeptoren sind also in der Lage, im Niederdruckbereich des Kreislaufs Druckanstiege aufgrund von Volumenänderungen festzustellen. Dabei wirken die Rezeptoren in der Pulmonalarterie ähnlich wie die Barorezeptoren der Systemarterien. Die Rezeptoren in den Vorhöfen weichen in ihrer Funktion geringgradig von denjenigen in den Pulmonalarterien ab: Kürzlich durchgeführte Experimente haben gezeigt, daß eine Dehnung der Vorhöfe reflektorisch eine geringgradige Vasodilatation in den peripheren Arteriolen verursacht. Hierdurch kommt es zu einer Abnahme des gesamtperipheren Widerstandes und zu einem Abfall des Blutdrucks auf Normalwerte. Dies könnte durch die Freisetzung eines kürzlich entdeckten natriuretisch und vasodilatatorisch (Niere) wirksamen atrialen Peptids **(atrialer natriuretischer Faktor = ANF)** mitbedingt sein. Eine Dehnung der Vorhöfe ist weiterhin von einer Reflexdilatation der afferenten Arteriolen in der Niere begleitet. Zusätzlich werden Signale gleichzeitig zum Hypothalamus geleitet, wodurch die Sekretion des antidiuretischen Hormons abfällt und die Nierenfunktion indirekt beeinflußt wird **(Wasserdiurese)**. Der verminderte afferente arterioläre Widerstand führt zu einem Anstieg des glomerulären Kapillardrucks mit vermehrter Filtration in die Nierentubuli. Die Verminderung des antidiuretischen Hormons reduziert die Resorption von Wasser aus den Nierentubuli. Die Kombination dieser beiden Effekte führt zu einem raschen Verlust von Flüssigkeit in den Urin, wodurch das Blutvolumen auf seinen Normalwert zurückgeführt wird.

1.2.1.5 Vorhofreflexe zur Kontrolle der Herzfrequenz (Bainbridge[1]-Reflex)

Ein Anstieg des Vorhofdrucks führt auch zu einer Zunahme der Herzfrequenz. Zum Teil ist der Herzfrequenzanstieg direkte Folge des vermehrten Vorhofvolumens, das den Vorhofknoten dehnt. Im wesentlichen wird aber die Zunahme der Herzfrequenz durch den sog. **Bainbridge-Reflex** verursacht. Rezeptoren in den Vorhöfen geben ihre afferenten Signale durch die Vagusnerven zur Medulla des Gehirns weiter. Daraufhin werden efferente Signale durch die vagalen und sympathischen Nerven zurückgeleitet, um die Herzfrequenz und die Kontraktionskraft zu erhöhen. Dieser Reflex trägt somit dazu bei, eine Ansammlung (pooling) von Blut in den Venen, den Vorhöfen und der pulmonalen Zirkulation zu verhindern. Für die Kontrolle des Blutdrucks spielt der Bainbridge-Reflex, wenn überhaupt, nur eine untergeordnete Rolle.

1.2.1.6 Kontrolle des arteriellen Blutdrucks durch das Vasomotorenzentrum bei vermindertem zerebralen Blutfluß

Bei einem sehr starken Abfall des arteriellen Blutdrucks bis auf 50 mmHg und niedriger, kommt es auch zu einem Abfall des Blutflusses im Bereich des Vasomotorenzentrums und zu einer lokalen Anreicherung von CO_2 an dieser Stelle. Die Zunahme der lokalen CO_2-Konzentration stellt einen extrem potenten Stimulus für das sympathische Nervensystem dar, so daß es vorübergehend zu einem starken Blutdruckanstieg kommt. Es ist denkbar, daß auch eine Anreicherung von **Laktat**

zusätzlich als Stimulus wirkt. Die aufgrund der zerebralen Ischämie gesteigerte sympathische Vasokonstriktion kann so ausgeprägt sein, daß es zu einem fast vollständigen Verschluß aller peripheren Gefäße, einschließlich der Nierengefäße, kommen kann, und die Urinproduktion sistiert. Es ist klar, daß es sich bei diesem Reflex um ein Notfallkontrollsystem zur Regulation des arteriellen Blutdrucks handelt, das immer dann aktiviert wird, wenn der Blutfluß zum Gehirn auf lebensgefährlich niedrige Werte abfällt.

1.2.1.7 Beteiligung der Venen bei der nervösen Regulation des Herzzeitvolumens und des arteriellen Blutdrucks

Untersuchungen haben gezeigt, daß das venöse Gefäßsystem bereits auf wesentlich schwächere **sympathische Stimuli** mit einer **Konstriktion** reagiert als Arteriolen und Arterien. Der entscheidende Effekt einer sympathischen Konstriktion der Venen besteht weniger in einer signifikanten Änderung des gesamtperipheren Widerstandes als darin, daß es zu einer Verkleinerung der Kapazität bzw. des Fassungsvermögens der Venen kommt. Das bedeutet, daß bei jedem beliebigen Venendruck die Venen weniger Blut enthalten, wodurch es zur Verlagerung von Blut aus den systemischen Venen in das Herz, die Lungen und die Arterien kommt. Die hieraus resultierende Überdehnung der Herzkammer führt entsprechend dem **Frank-Starling-Gesetz** zu einer Zunahme des Herzauswurfs und des Herzzeitvolumens, wodurch wiederum der arterielle Blutdruck ansteigt.

Es ist darauf hinzuweisen, daß die Venen an sämtlichen bisher besprochenen Reflexen partizipieren, einschließlich der Barorezeptorenreflexe, der Chemoreflexe und der Vorhofreflexe.

1.2.1.8 Hormonale Mechanismen zur schnellen Kontrolle des arteriellen Blutdrucks

Zusätzlich zu den schnell wirksamen nervalen Mechanismen der Blutdruckkontrolle gibt es mindestens drei hormonale Mechanismen, die an einer verhältnismäßig raschen Kontrolle des arteriellen Blutdrucks beteiligt sind. Es handelt sich um das
▷ Noradrenalin-Adrenalin-Vasokonstriktorsystem
▷ das Renin-Angiotensin-Vasokonstriktorsystem
▷ das Vasopressin-Vasokonstriktorsystem

Noradrenalin-Adrenalin-Vasokonstriktormechanismen

Das **sympathische** Nervensystem hat nicht nur eine direkte exzitatorische Wirkung auf die Blutgefäße und das Herz, sondern induziert gleichzeitig eine Freisetzung von Noradrenalin und Adrenalin aus dem Nebennierenmark in das zirkulierende Blut.

---

[1] Francis A. Bainbridge (1876–1921), Physiologe in London.

Diese Hormone erreichen alle Teile des Organismus und haben grundsätzlich denselben Effekt wie die direkte sympathische Stimulation. Noradrenalin und Adrenalin zirkulieren im Blut für etwa ein bis drei Minuten, bevor sie zerstört werden. Insgesamt kann das Noradrenalin-Adrenalinsystem als Teil der gesamten sympathischen Blutdruckkontrolle angesehen werden.

Renin-Angiotensin-System

Angiotensin II ist eine der potentesten vasokonstriktorischen Substanzen des Organismus. Bei jedem stärkeren Druckabfall kommt es zu einer Freisetzung von Renin aus der Niere, das aus einem Substrat **(Angiotensinogen),** welches in der Leber gebildet wird, das Dekapeptid Angiotensin II katalysiert. Durch Einfluß eines **Converting-Enzyms** wird Angiotensin I, das selbst kaum vasokonstriktorische Eigenschaften besitzt, in das Oktapeptid Angiotensin II umgewandelt. Angiotensin II zirkuliert für etwa eine Minute im Blut, wird aber rasch durch eine Anzahl von Blut- und Gewebsenzymen **(Angiotensinasen)** inaktiviert. Während seiner Zirkulation durch die Blutgefäße hat Angiotensin II mehrere Effekte, die zu einer Blutdrucksteigerung führen können:

▷ Es kommt zu einer raschen Vasokonstriktion, insbesondere der Arteriolen und in einem geringen Ausmaß auch der Venen. Die arterioläre Konstriktion erhöht den peripheren Widerstand, wodurch der Blutdruck ansteigt.

Die anderen Effekte von Angiotensin II beziehen sich im wesentlichen auf die Körperflüssigkeiten:

▷ Angiotensin II hat einen direkten Effekt auf die Nieren und führt zu einer verminderten Ausscheidung von Salz und Wasser.

▷ Angiotensin II stimuliert die Sekretion von Aldosteron durch die Nebennierenrinde. Aldosteron steigert die tubuläre Resorption von Natrium und Wasser. Beide Effekte sind geeignet, das Blutvolumen zu erhöhen – ein Vorgang, der einen wichtigen Faktor bei der Langzeitregulation des arteriellen Blutdrucks darstellt.

Es ist darauf hinzuweisen, daß bei einem Blutdruckabfall, z.B. als Folge einer schweren Blutung, das Renin-Angiotensin-System etwa 20 Minuten benötigt, um voll wirksam zu werden. Es reagiert daher wesentlich langsamer als die nervösen Reflexe und das Noradrenalin-Adrenalin-System, doch hat es eine länger anhaltende Wirkung.

Bedeutung von Vasopressin für die schnelle Blutdruckregulation

Bei einem starken Abfall des Blutdrucks setzt der Hypothalamus große Mengen von Vasopressin aus dem Hypophysenhinterlappen frei. **Vasopressin** hat einen direkten Effekt auf die Blutgefäße, wodurch es zu einem Anstieg des gesamtperipheren Widerstands und des mittleren zirkulatorischen Füllungs-

drucks und damit zu einer Rückkehr des Blutdrucks auf Ausgangswerte kommt. Kürzlich durchgeführte Experimente an Tieren, bei denen die Barorezeptorkontrollmechanismen ausgeschaltet wurden, haben gezeigt, daß die nach einem starken Blutverlust im Blut zirkulierenden Vasopressinmengen ausreichend sind, um den Arterienblutdruck um 35–50 mmHg zu erhöhen. Es scheint daher klar zu sein, daß Vasopressin bei einem akuten lebensgefährlichen Blutdruckabfall eine bedeutende Rolle spielt, um den normalen Blutdruck wiederherzustellen.

Es gibt ebenfalls Hinweise dafür, daß Vasopressin über seine wasserretinierende Wirkung eine indirekte Rolle bei der Langzeitkontrolle des arteriellen Blutdrucks spielt.

1.2.2 Langzeitregulation des arteriellen Blutdrucks

Die Mechanismen, die der Langzeitregulation des arteriellen Blutdrucks zugrunde liegen, sind im einzelnen noch nicht geklärt. Im Gegensatz zu den Kurzzeitblutdruckkontrollmechanismen, die einerseits rasch wirksam werden, andererseits aber in ihrer Effektivität schnell nachlassen, setzt die Wirksamkeit der für die Langzeitregulation verantwortlichen Faktoren gewöhnlich später ein, bleibt dann aber über die nächsten Tage und Wochen erhalten. Eine zentrale Rolle bei der Langzeitregulation des Blutdrucks spielt sehr wahrscheinlich die Kontrolle der **renalen Ausscheidung von Natrium** und **Wasser** in Relation zum arteriellen Blutdruck. Dieses Kontrollsystem, das zugleich für die Regulation des arteriellen Blutdrucks und der extrazellulären Flüssigkeit von entscheidender Bedeutung ist, wird in seiner Effektivität von einer Reihe zusätzlicher Mechanismen und Faktoren unterstützt, wie z.B. vom Renin-Angiotensin-Aldosteron-System, vom Zentralnervensystem, vom Kallikrein-Kinin-Prostaglandin-System und vom Vasopressin.

1.2.2.1 Druckdiurese und Natriumdiurese als Basis der Blutdruckkontrolle

Es ist seit langem bekannt, daß ein plötzlicher Anstieg des arteriellen Blutdrucks zu einer Zunahme der Natrium- und Wasserausscheidung durch die Niere führt. Man spricht von sog. Drucknatriurese oder -diurese. Dieser Elektrolyt- und Wasserverlust ist von einer Verkleinerung des extrazellulären Flüssigkeitsvolumens einschließlich des Blutvolumens begleitet. Da das Blutvolumen eine der entscheidenden Komponenten für eine adäquate Pumpleistung des Herzens und damit für die Aufrechterhaltung des arteriellen Blutdrucks darstellt, ist es klar, daß immer dann, wenn das extrazelluläre Flüssigkeitsvolumen abnimmt, der arterielle Blutdruck dazu neigt, abzufallen. Die durch den erhöhten arteriellen Blutdruck induzierte Druckdiurese führt daher den arteriellen Blutdruck wieder auf

Renale Na$^+$- oder Wasserexkretion
[Vielfaches der Norm]

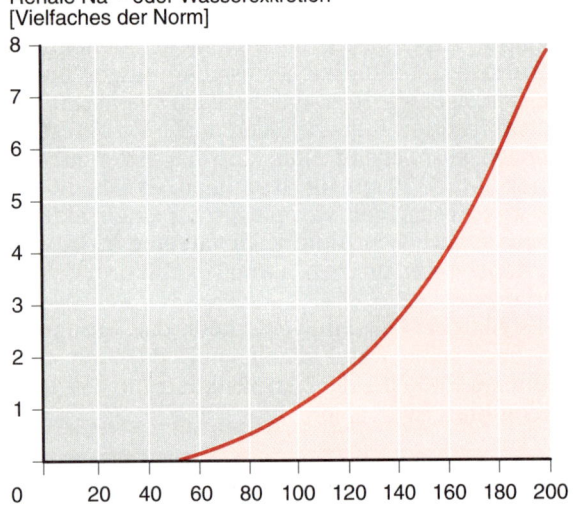

Arterieller Blutdruck [mmHg]

Abb. A5-3: Typische renale Ausscheidungskurve, die an der kurzfristig perfundierten isolierten Niere erhoben wurde. Mit zunehmendem Blutdruck steigt die Natrium- und Wasserausscheidung an.

Abb. A5-4: Synopsis der Langzeitkontrolle des arteriellen Blutdrucks unter physiologischen Bedingungen (nähere Ausführung siehe Text). ▽

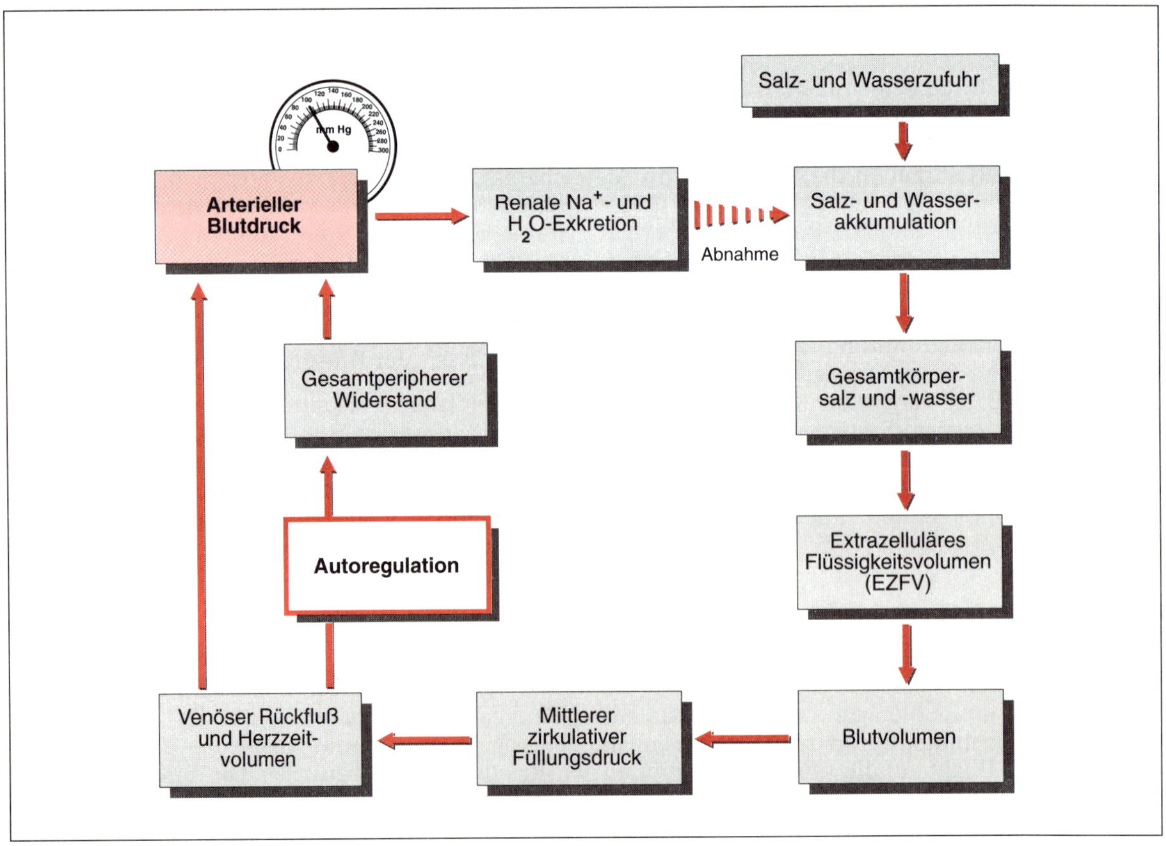

Ausgangswerte zurück. Wenn dagegen der arterielle Blutdruck auf zu niedrige Werte abfällt, retinieren die Nieren Natrium und Wasser, das Blutvolumen nimmt zu und der arterielle Blutdruck steigt an.

In der Abbildung A5-3 ist die Beziehung zwischen der Natrium- und Wasserausscheidung und dem arteriellen Blutdruck dargestellt. Die Werte wurden an der infundierten, isolierten Niere erhoben. Die Abbildung A5-3 zeigt, daß bei einem Blutdruck von 50–60 mmHg die renale Ausscheidung von Natrium und Wasser praktisch null ist. Bei einem Blutdruck von 100 mmHg ist die Ausscheidung normal, bei einem Blutdruck von 200 mmHg ist sie 6- bis 8mal so hoch wie normalerweise. Es ist darauf hinzuweisen, daß die Kurve für die In-vivo-Niere wesentlich steiler verläuft (s. Abb. A5-5), da zusätzliche Mechanismen dafür sorgen, daß die Kontrolle der Körperflüssigkeit durch die Niere noch effektiver erfolgt.

In Abbildung A5-4 sind die renalen und zirkulatorischen Mechanismen, die an der Langzeitkontrolle des Blutdrucks beteiligt sind, noch einmal zusammengefaßt:

Ein Abfall des arteriellen Blutdrucks verursacht eine Abnahme der renalen Salz- und Wasserausscheidung. Wenn die renale Ausscheidung geringer ist als die Nettoeinfuhr von Salz und Wasser, kommt es zur positiven Natrium- und Wasserbilanz und zur Zunahme des Gesamtkörpernatriums und Körperwassers. Dieses führt zu einem Anstieg des extrazellulären Flüssigkeitsvolumens sowie zu einer Zunahme des Blutvolumens. Als Folge steigt der mittlere zirkulatorische Füllungsdruck, wodurch wiederum der venöse Rückfluß und das Herzzeitvolumen ansteigen. Die Zunahme des Herzzeitvolumens induziert über zwei Wege einen Anstieg des arteriellen Blutdrucks:

▷ über den direkten Effekt des erhöhten Herzzeitvolumens auf den Blutdruck und

▷ indirekt über eine Zunahme des gesamtperipheren Widerstandes.

Der erhöhte periphere Widerstand resultiert aus der lokalen vaskulären Autoregulation, die immer dann wirksam wird, wenn das Herzzeitvolumen zu stark ansteigt und sich konsekutiv sämtliche kleineren Blutgefäße automatisch kontrahieren. Der größte Anteil am frühzeitigen Anstieg des arteriellen Blutdrucks wird durch den direkten Effekt des erhöhten Herzzeitvolumens verursacht. Nach mehreren Wochen dagegen sind 80–90% des Druckanstiegs durch den erhöhten peripheren Widerstand bedingt und nur noch 10–20% durch den Effekt des Herzzeitvolumens.

Die Effektivität dieses Blutdruckkontrollsystems, in dem die Nierenfunktion eine zentrale Rolle einnimmt, geht insbesondere aus der Tatsache hervor, daß geringgradige Änderungen in der Salz- und Flüssigkeitsbilanz zu ausgeprägten Änderungen des Blutdrucks führen können. So kann z.B. ein Anstieg des Blutvolumens von nur 2% zu einer Zunahme des mittleren Füllungsdrucks von bis zu 5% führen, wodurch wiederum der venöse Rückfluß zunimmt und das Herzzeitvolumen ebenfalls um 5% ansteigt. Eine Zunahme des Herzzeitvolumens um 5% kann aber den gesamtperipheren Widerstand um 25–50% erhöhen. Wenn dieser Wert wiederum multipliziert wird mit dem 5%igen Anstieg des Herzzeitvolumens, kann sich eine Erhöhung des arteriellen Blutdrucks von 30–50% ergeben. Es ist also verständlich, daß eine chronische Zunahme von nur wenigen 100 ml extrazellulärer Flüssigkeit zu einem dauerhaft erhöhten Blutdruck führen kann.

Die Bedeutung dieses Mechanismus geht auch aus der Beobachtung hervor, daß bei Patienten mit chronischer arterieller Hypertension der Blutdruck häufig auf Normalwerte reduziert werden kann, wenn ein Diuretikum appliziert wird, das gewöhnlich das extrazelluläre Flüssigkeitsvolumen um nicht mehr als 500 ml reduziert.

Die Beobachtung, daß die akute Infusion größerer Flüssigkeitsvolumina von keiner wesentlichen und lang anhaltenden Blutdrucksteigerung begleitet ist, erklärt sich aus der Tatsache, daß während der ersten Minuten bis Stunden nach einer solchen Infusion die besprochenen nervösen Reflexkontrollmechanismen und andere **Kurzzeitblutdruckkontrollmechanismen** wirksam werden und einen signifikanten Blutdruckanstieg verhindern.

Die entscheidende Bedeutung der langfristigen Blutdruckkontrolle durch die **Niere** liegt in der Fähigkeit dieses Systems, unter normalen Bedingungen den Blutdruck durch Anpassung der renalen Ausscheidung von Natrium und Wasser auf Normalwerte zurückzuregulieren.

Die Fähigkeit der Niere steht im Gegensatz zu den besprochenen Kurzzeit-Blutdruck-Kontrollmechanismen, wie z.B. den Barorezeptor-Kontrollmechanismen, die Änderungen des Drucks nur unvollständig wieder normalisieren können.

1.2.2.2 Die Rolle des Renin-Angiotensin-Aldosteron-Systems und des Nervensystems bei der Langzeitkontrolle

Wenn die Zufuhr von Natrium und Wasser erhöht wird, werden zusätzlich zum arteriellen Blutdruck Faktoren wirksam, die die Ausscheidung von Flüssigkeit und Salzen durch die Niere beeinflussen. So ist z.B. sowohl eine Erhöhung in der Flüssigkeitszufuhr als auch ein Anstieg im Blutdruck von einer verminderten Renin- und Aldosteronsekretion und von einer Reduktion der sympathischen Signale zur Niere begleitet. Diese drei in ihrer Aktivität herabgesetzten Faktoren steigern zusätzlich zum erhöhten Blutdruck die renale Natrium- und Wasserausscheidung. Die renale Ausscheidungskurve für Natrium und Wasser muß daher unter chronischen Bedingungen, d.h. bei Wirksamwerden der genannten Faktoren, steiler verlaufen als unter akuten Bedingungen, unter denen der Kurvenverlauf nur durch den Blutdruck beeinflußt wird. Die beiden verschiedenen Kurven sind in der Abbildung A5-5 dargestellt. Aus diesen Kurven läßt sich ableiten, daß normalerweise eine geringgradige Erhöhung des arteriellen Blutdrucks, die ausreichend lange genug anhält, um die vorstehend genannten Mechanismen zu aktivieren, einen ausgeprägten Flüssigkeitsverlust durch die Niere verursacht. Dagegen führt bereits eine geringe Abnahme des Drucks zu einer Reduktion des Flüssigkeitsverlustes auf niedrigste Werte.

Die Abbildung A5-5 zeigt weiterhin, daß eine erhöhte Zufuhr von Natrium und Wasser bei einer normal funktionierenden Niere kaum eine Änderung des arteriellen Blutdrucks bewirkt. Bei dem eingezeichneten Beispiel steigt der Blutdruck von normal 100 mmHg bei normaler Natriumzufuhr auf etwa 106 mmHg bei einer dreimal so hohen Natriumzufuhr. Andererseits wird aus der Abbildung deutlich, daß, wenn aus irgendeinem Grund der Blutdruck ansteigt, z.B. auf 110 mmHg, die renale Ausscheidung von Natrium und Wasser stark zunimmt. Dieser Flüssigkeitsverlust führt zu einer Abnahme des Blutvolumens, so daß der arterielle Druck wieder auf Normalwerte zurückkehrt. Es ist daher klar, daß dieses System automatisch die renale Ausscheidung an die Zufuhr anpaßt und auf

H$_2$O- und Na$^+$- Zufuhr und Ausscheidung
[Vielfaches der Norm]

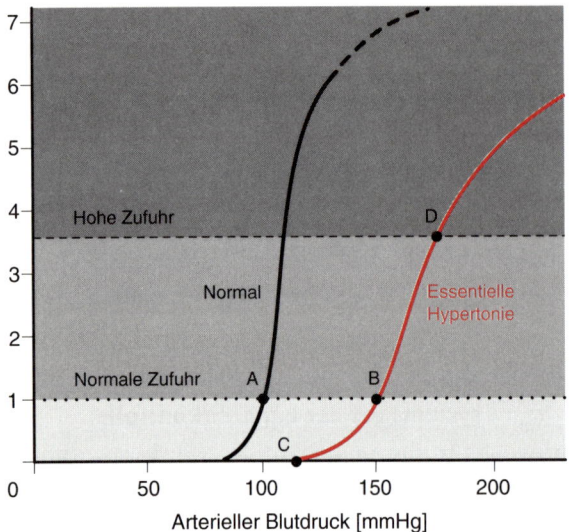

Abb. A5-5: Normale renale Ausscheidungskurve unter Langzeitbedingungen und nach rechts verschobene renale Ausscheidungskurve bei der essentiellen Hypertension (A = normale Ausscheidung, B = normale Ausscheidung bei essentieller Hypertonie, C = Urinausscheidung fällt auf Null ab bei Blutdruckabfall bei essentieller Hypertonie, D = bei hoher H$_2$O- und Na$^+$-Zufuhr größerer Blutdruckanstieg als bei Gesunden).

diesem Wege den arteriellen Blutdruck in relativ engen Grenzen konstant hält, sofern die renale Ausscheidungskurve sich nicht verändert.

2 Pathophysiologie verschiedener Erkrankungen

2.1 Pathophysiologie der essentiellen Hypertension

Definition: Von einer arteriellen Hypertension wird gesprochen, wenn festgesetzte Normwerte für den systolischen und diastolischen Blutdruck überschritten werden. Die oberen Normgrenzen des Blutdrucks sind in Tabelle A5-1 aufgeführt.

D Diagnostische Hinweise

Die Diagnose der essentiellen Hypertension wird nach Ausschluß sekundärer Hochdruckformen gestellt (s. S. 138 ff.).

V Therapeutische Hinweise

Bei der Behandlung der essentiellen Hypertension unterscheidet man allgemeine und medikamentöse Maßnahmen. Die wichtigsten Allgemeinmaßnahmen, von denen eine Blutdrucksenkung zu erwarten ist, sind eine **kochsalzarme** und **kaliumreiche Diät** sowie bei Übergewichtigen eine **Gewichtsreduktion.** Gleichzeitig sollten zusätzliche Risikofak-

Tabelle A5-1 Obere Normgrenzen für den systolischen und diastolischen Blutdruck.

bei Erwachsenen

systolischer Blutdruck
▷ 140 mmHg bis 40. Lebensjahr
▷ 150 mmHg 40. bis 60. Lebensjahr
▷ 160 mmHg ab 60. Lebensjahr

diastolischer Blutdruck
▷ 90 mmHg für alle Lebensalter

Phase V = völliges Verschwinden der Geräusche

bei Kindern

systolischer Blutdruck
▷ 105–110 mmHg   2– 6 Jahre
▷ 110–115 mmHg   7–10 Jahre
▷ 120–140 mmHg 11–16 Jahre

diastolischer Blutdruck
▷ 70–75 mmHg   2– 6 Jahre
▷ 75   mmHg   7–10 Jahre
▷ 75–85 mmHg 11–16 Jahre

Phase IV = deutliches Leiserwerden der Geräusche

toren für Herz-Kreislauf-Erkrankungen wie Nikotinkonsum und Störungen im Fett-, Zucker- und Harnsäurestoffwechsel entweder diätetisch oder medikamentös beeinflußt werden. Bei leichter oder bei Grenzwerthypertonie können diese Allgemeinmaßnahmen häufig allein zur Blutdrucknormalisierung führen. Ist mit Hilfe der Allgemeinmaßnahmen keine ausreichende Blutdrucksenkung möglich, müssen antihypertensive Medikamente eingesetzt werden. Als Mittel der ersten Wahl kommen **Diuretika,** insbesondere Thiaziddiuretika, **β-adrenerge Rezeptorenblocker, Kalzium-Antagonisten, ACE-Hemmer oder postsynaptische α-Rezeptorenblocker** in Frage. Diese Substanzen können zunächst als Monotherapie eingesetzt und bei unzureichendem Effekt kombiniert werden. Bei schweren Hypertonieformen können Sympatholytika wie Clonidin oder α-Methyldopa zum Einsatz kommen.

Die **Sympatholytika** sind von einer hohen Nebenwirkungsrate (Müdigkeit, Depression, Potenzstörungen) begleitet und sollten immer zusammen mit einem Diuretikum appliziert werden, damit sie niedriger dosiert werden können. Dadurch wird eine **Toleranzentwicklung** vermieden.

Als neues medikamentöses Prinzip sind die **Converting-Enzym-Hemmer** (Captopril, Enalapril) zu nennen, die den Blutdruck über eine verminderte Angiotensin II-Bildung und möglicherweise über eine Akkumulation endogener Kinine senken. Diese Präparate haben praktisch **keine** subjektiven

Nebenwirkungen. Der Blutdruck fällt als Folge einer Abnahme des peripheren Gefäßwiderstandes ab; das Herzzeitvolumen bleibt unverändert, und die periphere Durchblutung nimmt nicht ab, sondern eher zu.

> Die Converting-Enzym-Hemmer rücken in die Nähe von **idealen** Antihypertensiva.

Auch **Kalziumantagonisten** werden heute vermehrt als Mittel der ersten Wahl zur Therapie der Hypertonie eingesetzt.

Die Beobachtung, daß β-Blocker und Diuretika ungünstige Fettstoffwechselstörungen induzieren können, hat zu Zweifeln geführt, ob diese Substanzen auch in Zukunft uneingeschränkt als Mittel der ersten Wahl zur Therapie der Hypertonie angesehen werden können.

2.1.1 Verschiebung der renalen Ausscheidungskurve

Obwohl die Ursachen der essentiellen Hypertension im einzelnen nicht bekannt sind, kann man aufgrund zahlreicher experimenteller Daten und theoretischer Überlegungen annehmen, daß die renale Ausscheidungkurve für Natrium und Wasser bei primärer chronischer Blutdrucksteigerung nach rechts verschoben ist. Die Abbildung A5-5 zeigt, daß bei Patienten mit essentieller Hypertension die renale Ausscheidung völlig normal ist (Punkt B), solange der arterielle Blutdruck bei einem Wert von 150 mmHg liegt. Wenn es aber bei diesen Patienten aufgrund einer Blutung oder aus anderer Ursache zu einem Abfall des arteriellen Blutdrucks auf 110 mmHg kommt (d.h. fast auf den Wert einer normotensiven Person), fällt die Urinausscheidung praktisch auf Null ab (Punkt C), obwohl bei einer Normalperson bei diesem Blutdruck die Ausscheidung eher erhöht wäre.

Diese Verschiebung der renalen Ausscheidungskurve bei Patienten mit essentieller Hypertonie könnte einen entscheidenden pathogenetischen Mechanismus bei der Hochdruckkrankheit erklären. Die zugrundeliegenden Ursachen für die veränderte renale Funktion sind unklar.

Es ist wichtig, darauf hinzuweisen, daß der erhöhte Blutdruck für die Hochdruckniere erforderlich ist, um ihre normale exkretorische Funktion zu gewährleisten. Dies zeigt, daß diese Nieren nicht normal funktionieren. Die Verschiebung der renalen Ausscheidungskurve, die sich auch in tierexperimentellen Untersuchungen an der isolierten Hochdruckniere beobachten läßt, scheint der entscheidende Defekt zu sein, der bestimmten, noch unbekannten Faktoren ermöglicht, eine persistierende Blutdrucksteigerung zu induzieren. Eine Möglichkeit wäre z.B. eine über mehrere Jahre erhöhte Kochsalzzufuhr, die bei einem gleichzeitigen, genetisch bedingten Defekt in der renalen

Ausscheidungsfunktion zu einer persistierenden Drucksteigerung führen könnte.

Die Bedeutung der Niere bei der Kontrolle des arteriellen Blutdrucks wird insbesondere durch Nierentransplantationsversuche an normotensiven und hypertensiven Ratten gestützt. So kommt es bei Ratten (s. S. 132), die aufgrund einer genetischen Prädisposition auf eine vermehrte Kochsalzzufuhr mit der Entwicklung einer Hypertension reagieren, nach Transplantation einer Niere von normotensiven Tieren zu einem Blutdruckabfall. Umgekehrt steigt nach Transplantation einer *hypertensiven* Niere der Druck bei einem normotensiven Tier an. Ähnliche Befunde wurden an Ratten mit genetisch bedingter spontaner Hypertension erhoben. Bei anderen tierexperimentellen Hochdruckmodellen konnte nicht gezeigt werden, daß der arterielle Blutdruck in jedem Fall der transplantierten Niere folgt. Bei letztgenannten Tieren könnte eine gesteigerte Aktivität des sympathischen Nervensystems für die renale Dysfunktion, die zur Blutdrucksteigerung führt, verantwortlich sein. Diese Tiermodelle, einschließlich der spontan hypertensiven Okamoto-Ratte, können wertvolle Hinweise auf die Ursache der essentiellen Hypertonie beim Menschen liefern.

2.1.1.1 Effekte des autonomen Nervensystems auf den renalen Widerstand

Von Ledingham (1971) und Brown (1976) wurde die Hypothese aufgestellt, daß der initialen Blutdrucksteigerung bei der essentiellen Hypertonie eine **vermehrte Aktivität des autonomen Nervensystems** zugrunde liegt, die zu einer persistierenden Steigerung des renalen Gefäßwiderstandes führt. Für das Vorhandensein eines erhöhten renalen vaskulären Widerstandes gibt es eine Reihe von Hinweisen aus Untersuchungen an Tieren und bei Menschen. Der erhöhte renale Widerstand könnte den hydrostatischen und onkotischen Druck in den peritubulären Kapillaren dahingehend verändern, daß es zu einer gesteigerten Natriumresorption kommt, die als entscheidender Mechanismus für die Verschiebung der renalen Natriumausscheidungskurve in Frage käme. Obwohl die Mechanismen im einzelnen und im Zusammenspiel noch ungeklärt sind, kann man feststellen, daß die renale Retention von Salz und Wasser wahrscheinlich einen primären Defekt in der Pathogenese der essentiellen Hypertension darstellt. Die verschobene renale Ausscheidungskurve stellt das Gleichgewicht zwischen Natriumzufuhr und -ausscheidung wieder her, allerdings auf Kosten eines ständig erhöhten Blutdrucks. Käme es zu einem Abfall des arteriellen Blutdrucks, würde eine Natriumretention auftreten, ein Phänomen, das sich nach Anwendung von bestimmten antihypertensiven Pharmaka beobachten läßt.

Ursachen der renalen Dysfunktion: Sollte die initiale Retention von Natrium und Wasser durch die

Nieren der primäre Mechanismus für die veränderte Hämodynamik bei der essentiellen Hypertension sein, erhebt sich die Frage, welche Ursachen der renalen Dysfunktion zugrunde liegen und wie sich andere, mögliche pathogenetische Mechanismen, für deren Vorliegen Hinweise existieren, in dieses Konzept integrieren lassen.

Strukturelle Dysfunktion

Eine Sklerose der renalen Arteriolen wird in etwa 70–100% aller Patienten mit essentieller Hypertension beobachtet. Das Vorhandensein einer **arteriolären Nephrosklerose** bei normotensiven Patienten, besonders bei Patienten mit Diabetes mellitus und älteren Patienten, könnte darauf hinweisen, daß solche Veränderungen im renalen Gefäßsystem Alterungsvorgänge reflektieren und möglicherweise durch eine chronische Blutdrucksteigerung nur beschleunigt und akzentuiert werden. Zusätzlich zur arteriolären Nephrosklerose sind andere strukturelle Läsionen beschrieben worden, z.B. eine angeborene Hypoplasie der Muskeln der Media der renalen Arterie oder degenerierte Glomerula in der Nierenrinde oder Läsionen in den distalen Interlobärarterien. Insgesamt zeigen diese Befunde, daß strukturelle Läsionen häufig sind. Sie müssen aber nicht unbedingt die primäre Ursache der renalen Dysfunktion sein, insbesondere, da sie nicht bei jedem Patienten mit hohem Blutdruck beobachtet werden. Es ist auch denkbar, daß die renalen Veränderungen Folge der chronischen Blutdrucksteigerung sind.

Funktionelle renale Veränderungen

Es ist darauf hinzuweisen, daß die postulierte renale Dysfunktion – im Sinne einer Retention von Salz und Wasser – als Ursache der Auslösung und Aufrechterhaltung der chronischen Blutdrucksteigerung beim Menschen bisher nicht objektiviert werden konnte. Die Schwierigkeit besteht darin, daß die über längere Zeit anhaltende Natrium- und Wasserretention wahrscheinlich so minimal ist, daß es keine Möglichkeit gibt, die über Jahre ablaufenden Veränderungen durch Einzelmessungen nachzuweisen. Würde z.B. nur 1 mmol Natrium pro Tag zusätzlich resorbiert werden, käme es innerhalb eines Jahres zu einer Ausdehnung des extrazellulären Flüssigkeitsvolumens auf über 2 l. Es ist klar, daß dieses zusätzlich retinierte 1 mmol quantitativ nicht nachgewiesen werden kann, da die biologische Variation und die methodische Streubreite zu groß sind. Wahrscheinlich liegen die angenommenen 1 mmol Natrium viel zu hoch, da rechnerisch auch 1 mmol zusätzlich retinierten Natriums pro Monat genügen würde, um über einen Zeitraum von zehn Jahren das extrazelluläre Flüssigkeitsvolumen um etwa 1 l zu erhöhen. Dies weist darauf hin, daß der entscheidende Defekt zwar vorhanden sein kann, doch mit den zur Verfügung stehenden Methoden nicht erkennbar ist.

Eine Reihe von funktionellen renalen Veränderungen ist für Patienten mit essentieller Hypertonie beschrieben worden:
▷ eine verminderte funktionelle tubuläre Masse
▷ eine Abnahme des renalen Blutflusses
▷ eine gesteigerte Filtrationsfraktion
▷ eine Verminderung des Nierenrindenblutflusses
▷ eine gesteigerte Natriurese und Diurese nach Expansion des extrazellulären Flüssigkeitsvolumens
▷ eine Einschränkung der Urinkonzentrationsfähigkeit

Bei Ratten, die aufgrund verschiedener experimenteller Manöver einen Hochdruck entwickeln, konnte gezeigt werden, daß solche Defekte in der renalen Gefäßstruktur und Funktion für das Persistieren des erhöhten Blutdrucks erforderlich sind, nachdem der initiale hypertensive Stimulus entfernt wurde. Ob solche adaptiven Veränderungen im systematischen und renalen Gefäßsystem an der Aufrechterhaltung der essentiellen Hypertonie beteiligt sind, bleibt ungeklärt, doch gibt es zahlreiche Hinweise, die für diese Möglichkeit sprechen.

Ein experimentelles Hochdruckmodell der Ratte, welches der essentiellen Hypertonie beim Menschen sehr nahe kommt, ist die *salzsensitive Ratte von Dahl*, die einen vererbbaren Defekt in der Niere aufweist. Bei diesen Tieren besteht, selbst bei normaler Salzzufuhr und bevor sich der Hochdruck entwickelt, eine leichte, nicht uniforme, fokale Konstriktion des proximalen Anteils der afferenten Arteriolen. Diese Konstriktion läßt sich nicht in dem salzresistenten Stamm beobachten. Wenn die salzsensitive Ratte eine Blutdrucksteigerung als Antwort auf eine hohe Salzzufuhr entwickelt, kommt es zu weiteren proliferativen Läsionen innerhalb der afferenten Arteriolen, die den Widerstand zusätzlich erhöhen. Insgesamt könnten diese Veränderungen durchaus Ursache für eine zunehmende Salz- und Wasserretention sein.

2.1.2 Genetische Disposition

Die Bedeutung genetischer Faktoren für die Entwicklung der arteriellen Hypertension ist nicht eindeutig geklärt. Eine familiäre Häufung der Hypertonie in dem Sinne, daß Verwandte von Hypertonikern häufiger als erwartet erhöhte Blutdruckwerte aufweisen, ist aus der klinischen Erfahrung seit langem bekannt. (Pickering gab einen Regressionskoeffizienten von 0,2–0,3 zwischen erwachsenen Verwandten erster Ordnung an.) Es ist nicht völlig geklärt, inwieweit solche Aggregationen von Hypertonie genetische Mechanismen reflektieren, oder ob sie vielleicht nur den einer Familie gemeinsamen sozialen Hintergrund widerspiegeln. Auf die Bedeutung eines genetischen Einflusses weisen auch die Untersuchungen von Biron und Mitarbeitern hin, die sie in Familien mit adoptierten im Vergleich zu eigenen Kindern durchführten. Dabei fanden sich für die Blutdruckwerte bei den eigenen Kindern wesentlich höhere Korrelationen als bei adoptierten Kindern. Allerdings scheint auch hier der Einfluß des gemeinsamen sozialen Hintergrundes nicht völlig ausschließbar, da nur 78% der adoptierten Kinder vor ihrem ersten Geburtstag in die neue Familie aufgenommen waren. Das stärkste Argument für die Vererbbarkeit hypertensiver Regulationsstörungen kommt aus **Zwillingsstudien.** Nach einer Übersicht von Feinleib und Mitarbeitern liegt der Korrelationskoeffizient für den systolischen bzw. diastolischen Blutdruck bei homozygoten Zwillingen mit über 0,5 doppelt so hoch wie für heterozygote Zwillinge und etwa dreimal so hoch wie für einfache Geschwister. Dieser Autor kommt zu dem Schluß, daß die genetischen Einflüsse im Vergleich zum Umwelteinfluß wenigstens eine fünfmal stärkere Dominanz aufweisen. Einen Hinweis darauf, wie der **chromosomale Faktor** auf die Pathogenese einwirkt, gibt die Untersuchung von Doyle und Frazier, die gezeigt haben, daß normotensive Kinder von hypertensiven Eltern eine deutlich höhere Noradrenalinempfindlichkeit aufweisen als Kinder normotensiver Eltern.

Zusammenfassend ergibt sich, daß trotz einiger noch bestehender Unklarheiten genetische Faktoren wahrscheinlich die Ausbildung der Hypertonie entscheidend mitbestimmen und daß die Wahrscheinlichkeit, einen hohen Blutdruck zu entwickeln, für ein Kind hypertensiver Eltern wesentlich größer ist als für ein Kind normotensiver Eltern.

Da es denkbar ist, daß der genetische Einfluß erst unter der Einwirkung weiterer Risikofaktoren zum Tragen kommt, sollte man bei Kindern hypertensiver Eltern versuchen, a priori bestimmte Umweltfaktoren bzw. äußere Risikofaktoren zu vermeiden. Einer dieser möglichen Faktoren ist ein **exzessiver Kochsalzkonsum.**

2.1.3 Hohe Salzzufuhr

Für die Bedeutung des Kochsalzes als pathogenetischem Faktor gibt es eine Reihe von Hinweisen. So gibt es bei einigen primitiven, von der modernen Zivilisation weitgehend unberührten Kulturen, die kein Kochsalz mit der Nahrung aufnehmen, praktisch keine essentielle Hypertonie. Als Beispiel können die Yanomamo-Indianer aus Nordbrasilien herangezogen werden, die nur etwa 1 mmol Natrium pro Tag ausscheiden und einen mittleren arteriellen Blutdruck von 107/67 mmHg im Alter zwischen 40–49 Jahren haben (Männer), wobei der Blutdruck bei Frauen bei 98/62 mmHg liegt. Wenn diese Völker ihre Salzzufuhr steigern, kommt es zum Anstieg des Blutdrucks, und in einem bestimmten Prozentsatz entwickelt sich ein Hochdruck.

Bei großen Populationen läßt sich eine gute Korrelation zwischen der Höhe der Salzzufuhr und der Häufigkeit des hohen Blutdrucks feststellen (Abb. A5-6). Die Bedeutung des Kochsalzes für den hohen Blutdruck geht auch aus der Beobachtung hervor, daß diätetisch induzierte Salzrestriktion bei einigen hypertensiven Patienten zu einem Blutdruckabfall führt.

Ausgeprägte blutdrucksenkende Effekte lassen sich unter einer Diät von **weniger als 3 g Salz** beobachten.

Eine weniger strikte Restriktion (4–6 g/Tag) führt zu einer mäßigen Blutdrucksenkung. In den letzten Jahren ist die strikte Salzrestriktion immer mehr durch die Anwendung von Diuretika ersetzt worden. Der Mechanismus, der der antihypertensiven Wirkung der Diuretika zugrunde liegt, ist unklar. Eine Verkleinerung des Plasma- und extrazellulären Flüssigkeitsvolumens, Veränderungen, wie sie auch unter strenger salzarmer Diät gesehen werden, und eine begleitende reduzierte Ansprechbarkeit der Gefäße auf vasopressorische Substanzen spielen wahrscheinlich eine entscheidende Rolle.

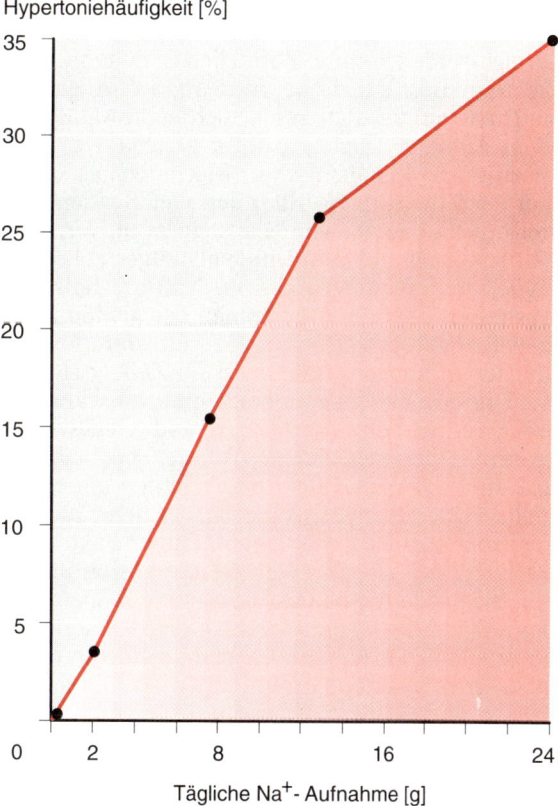

Abb. A5-6: Häufigkeit der essentiellen Hypertension in Abhängigkeit von der Größe der täglichen Kochsalzzufuhr.

Obwohl sich nicht mit letzter Sicherheit beweisen läßt, daß eine erhöhte Salzzufuhr beim Menschen eine persistierende Hypertonie verursacht, läßt sich dies gut am Tierexperiment zeigen. So kann man bei bestimmten Tieren mit einer genetischen Prädisposition für die Entwicklung der Hypertonie einen Hochdruck erzeugen, wenn ihnen vermehrt Kochsalz zugeführt wird. Salzsensitive Ratten haben wahrscheinlich den bereits erwähnten vererbbaren Defekt in der renalen Ausscheidungsfunktion. Durch eine gesteigerte Kaliumzufuhr läßt sich der hypertensive Effekt des Natriums weitgehend aufheben. Dies könnte darauf hinweisen, daß die geringe Inzidenz der Hypertonie bei „primitiven" Völkern Folge des vermehrten Konsums pflanzlicher Nahrungsmittel mit hohem Kalium- und niedrigem Natriumgehalt ist. Die Rolle des Kochsalzes für die Entwicklung einer Hypertonie geht auch aus Untersuchungen hervor, die an Patienten mit sog. Grenzwerthypertonie erhoben wurden. Eine hohe Kochsalzzufuhr (400 mmol/d über zehn Tage) ist von einer Abnahme des peripheren Blutflusses und einem gesteigerten peripheren Widerstand sowie einer Zunahme des arteriellen Drucks von 9 mmHg begleitet. Bei Normotensiven führt dieselbe hohe Kochsalzzufuhr über einen Monat zu keiner dieser hämodynamischen Veränderungen. Diese Veränderungen im Gefäßwiderstand könnten auch eine gesteigerte sympathische Nervenaktivität reflektieren, wie sie bei Ratten, denen vermehrt Kochsalz zugeführt wurde, gezeigt werden konnte. Zusätzlich ist bekannt, daß die vasokonstriktorische Antwort auf Angiotensin II sowohl bei Ratten als auch beim Menschen unter erhöhter Kochsalzzufuhr gesteigert ist. Ein spezifischer biochemischer Mechanismus, über den ein Zuviel an Natrium den Gefäßwiderstand steigern könnte, ist von Blaustein et al. vermutet worden. Aufgrund ihrer Untersuchungen sollen bei Hypertonie Veränderungen im Natrium-Kalzium-Austausch über die Membranen der glatten Muskelzellen vorliegen, so daß die Konzentration des ionisierten Kalziums innerhalb der Zelle gesteigert ist. Die erhöhte Kalziumkonzentration wäre von einer vermehrten Kontraktion und Gefäßwandspannung begleitet. Andere Autoren postulierten, daß ein humoraler Faktor bei Patienten mit essentieller Hypertonie vorhanden ist, der den Natriumausstrom aus der Zelle hemmt. Dieser Faktor soll als Folge der geringen Volumenexpansion auftreten, die wiederum bedingt ist durch den Defekt in der renalen Ausscheidung. Die hieraus resultierende zelluläre Natriumanreicherung würde ebenfalls zu einer verstärkten Gefäßkontraktion führen.

Eine gesteigerte Natriumzufuhr könnte insbesondere bei denjenigen, die genetisch prädisponiert und „kochsalzsensitiv" sind, zu einer renalen Retention von Natrium führen und dabei eine Reihe von hämodynamischen Veränderungen in Gang setzen, aus denen eine Blutdrucksteigerung resultiert. Eine primäre renale Dysfunktion (strukturell)

aufgrund der Blutdrucksteigerung könnte dazu beitragen, den Hochdruck aufrechtzuerhalten. Neuere Untersuchungen weisen darauf hin, daß nur etwa 15–20% der normotensiven Personen und 30–40% der hypertensiven Patienten als kochsalzsensitiv anzusehen sind, d.h. auf eine kochsalzreiche Kost (mehr als 15 g NaCl/Tag) mit einem Blutdruckanstieg und auf eine kochsalzarme Kost (weniger als 2 g NaCl/Tag) mit einem Blutdruckabfall reagieren. Es gibt heute keine einfach zu bestimmenden Indikatoren oder Marker, die Aussagen über das Vorliegen einer Kochsalzsensitivität erlauben würden. Jüngere Untersuchungen haben gezeigt, daß dem Kochsalz für die Entwicklung und Aufrechterhaltung einer Hypertonie geringere Bedeutung zukommt als z.B. dem Übergewicht und einem vermehrten Alkoholkonsum. Dennoch scheint es weiterhin sinnvoll, Patienten mit Hypertonie eine mäßige Kochsalzrestriktion (5–7 g NaCl/Tag) zu empfehlen, wobei eine kaliumreiche Kost einen zusätzlichen günstigen Effekt haben kann.

2.1.4 Vermehrter Natriumgehalt der Arterien

Eine andere pathogenetische Rolle für Natrium ist von Tobian und Binion 1954 vorgeschlagen worden. Diese Autoren fanden einen vermehrten Natrium- und Wassergehalt in den Wänden der Arterien von hypertensiven Patienten und Tieren. Die Untersuchungen weisen darauf hin, daß das Natrium im wesentlichen im extrazellulären Raum des Gefäßes lokalisiert ist und an eine gesteigerte Menge von Mukopolysacchariden, die in Arterien von Hochdruckkranken vorhanden sind, gebunden ist. Bei hypertensiven Ratten weisen die glatten Gefäßmuskelzellen eine **gesteigerte passive Permeabilität** auf. Eine Zunahme von Natrium in isolierten Arterien führt dazu, daß die Gefäße sich nach Applikation von verschiedenen vasokonstriktorischen Substanzen stärker kontrahieren.

Natrium ist auf verschiedenen Wegen in der Lage, die Wirkung von Angiotensin und von salzretinierenden Steroiden zu beeinflussen, wodurch sich Gefäßwiderstand und Blutdruck ändern können.

2.1.5 Gesteigerte vaskuläre Reaktivität

Aufgrund experimenteller Untersuchungen kann man annehmen, daß der erhöhte Gefäßwiderstand und die gesteigerte vaskuläre Reaktivität sowohl Folgen einer vermehrten Wanddicke als auch einer erhöhten Empfindlichkeit der glatten Gefäßmuskulatur sind. Dabei kann die Zunahme in der Gefäßwanddicke als eine adaptive Reaktion auf den gesteigerten Blutdruck angesehen werden. Die veränderte Fähigkeit des glatten Muskels, auf vasoaktive Substanzen zu reagieren, tritt auf, bevor der Blutdruck ansteigt, und könnte daher verantwortlich sein für die Zunahme im Gefäßwiderstand und für die gesteigerte Reaktivität bei experimenteller Hypertension. Diese strukturellen und funktionellen Veränderungen könnten die vaskuläre Reaktivität dahingehend beeinflussen, daß es schließlich zu einem erhöhten peripheren Widerstand sowie zu einer manifesten Hypertension kommt. Die strukturellen und funktionellen Gefäßveränderungen könnten nicht nur zu einer Zunahme des peripheren Widerstandes führen, sondern auch im Bereich der renalen Zirkulation den Anstieg der Natrium- und Wasserausscheidung in Gegenwart eines erhöhten Perfusionsdrucks verhindern – eine Veränderung, die eine Rückkehr des Blutdrucks auf Normalwerte unmöglich macht. Neuere Untersuchungen zeigen, daß bei Patienten mit essentieller Hypertonie die **Pressorreaktivität** auf Noradrenalin und Angiotensin II deutlich **gesteigert** ist. Diese erhöhte kardiovaskuläre Reaktivität läßt sich auch bereits bei Patienten mit Grenzwerthypertonie beobachten. Die gesteigerte kardiovaskuläre Pressorreaktivität könnte entweder ein primäres oder sekundäres Ereignis in der Pathogenese der essentiellen Hypertonie sein. So könnten z.B. strukturelle Gefäßveränderungen für die erhöhte vaskuläre Sensitivität von Bedeutung sein. Auch eine **verminderte Baroreflexempfindlichkeit** könnte an der gesteigerten Ansprechbarkeit der Gefäße auf Noradrenalin und Angiotensin beteiligt sein.

Die Beobachtung einer gesteigerten Pressorreaktivität auf Noradrenalin bei Personen mit einer Prähypertension, d.h. bei normotensiven Nachkommen hypertensiver Eltern, spricht für einen primären, möglicherweise hereditären Effekt. Es ist denkbar, daß die gesteigerte kardiovaskuläre Pressorreaktivität bei der Grenzwert- oder bei der manifesten Hypertension eine primäre Störung reflektiert, wie z.B. eine Zunahme in der Sensitivität bestimmter kardiovaskulärer Rezeptoren, einen Mangel an vasodepressorischen Substanzen, einen veränderten vaskulären Natrium- oder Kalziumstoffwechsel oder andere biochemische Alterationen des glatten Gefäßmuskels. Was immer auch der zugrundeliegende Mechanismus ist, und unabhängig davon, ob eine gesteigerte kardiovaskuläre Reaktivität ein primäres pathogenetisches Ereignis darstellt oder die Folge einer präexistierenden Hypertension ist, scheint klar zu sein, daß eine gesteigerte Pressorreaktion auf sympathische Stimuli oder auf Angiotensin II bei Patienten, die bereits einen erhöhten Blutdruck haben, zumindest einen zusätzlichen Faktor bei der Aufrechterhaltung der Hypertension darstellen kann.

2.1.6 Streß und Hochdruck

Personen, die wiederholten **psychogenen Streßsituationen** ausgesetzt sind, scheinen häufiger eine Hypertension zu entwickeln als Personen ohne Streßexposition. Männer, die einem hohen Lärmpegel während ihrer Arbeit ausgesetzt sind, haben höhere Blutdruckwerte und häufiger eine Hyper-

tension als Personen, die in ruhiger Umgebung arbeiten. Ebenfalls weisen Nonnen, die in einer abgeschlossenen Umgebung leben, niedrigere Blutdruckwerte auf als Frauen, die sich nicht in einer solchen Umgebung befinden. Auch Tiere können unter Streßsituationen einen Hochdruck entwickeln. So kommt es bei Ratten mit genetischer Prädisposition für Hypertension, wie z.B. bei der salzsensitiven Ratte von Dahl (s. S. 132), unter chronischen Streßbedingungen in einem wesentlich höheren Prozentsatz zur Entwicklung einer Hypertension als ohne Streß. Auch die höhere Prävalenz der Hypertension unter Schwarzen ist als Folge ihrer sozialen Unzufriedenheit und anderer sozialer Streßsituationen erklärt worden. Es ist auch darauf hinzuweisen, daß Weiße aus niedrigen sozialen Schichten und mit einer minderen Ausbildung ebenfalls häufiger einen Hochdruck entwickeln.

2.1.7 Gesteigerte sympathische Nervenaktivität

Psychogen bestimmter Streß erhöht den Blutdruck wahrscheinlich durch eine Aktivierung des sympathischen Nervensystems über eine oder mehrere neurogene Bahnen. Hinweise auf eine gesteigerte Aktivität lassen sich insbesondere bei Patienten mit sog. Grenzwerthypertonie finden, die häufig ein hohes Herzzeitvolumen, eine gesteigerte Pulsfrequenz und ein vermehrtes Schlagvolumen sowie ein vermindertes Plasmavolumen und eine gesteigerte vaskuläre Pressorreaktivität aufweisen.

Als Ausdruck des erhöhten sympathischen Tonus sind die Plasma-Katecholaminkonzentrationen bei einigen Patienten deutlich erhöht. Diese Patienten haben gleichzeitig erhöhte Plasma-Reninaktivitäten.

Werden die Plasma-Noradrenalinkonzentrationen in bezug zum Alter gesehen, sind die Unterschiede zwischen normotensiven und hypertensiven Patienten häufig nicht mehr nachweisbar. Es ist bekannt, daß die Plasma-Noradrenalinkonzentration mit dem Alter ansteigt.

Andere Autoren haben auf die Rolle einer verminderten Anreicherung von Noradrenalin im Gewebe hingewiesen, wodurch es zur Freisetzung von mehr Noradrenalin in die Zirkulation kommen soll.

> Nach **Streß** kommt es bei hypertensiven Patienten zu einer stärkeren Ausscheidung von **Katecholaminen** im Urin als bei normotensiven Personen.

Bei Tieren kann ein Hochdruck durch verschiedene Manipulationen zentralnervöser Mechanismen induziert werden. Insbesondere kommt es durch Störungen zentraler adrenerger Funktionen oder durch Veränderungen, die zu einer Imbalance des hypothalamischen exzitatorischen und inhibitorischen Systems führen, zu einem Anstieg des Blutdrucks.

Es ist gezeigt worden, daß junge Hypertoniker im Frühstadium der Hypertension häufig **erhöhte Plasma-Prolaktinkonzentrationen** aufweisen. Die erhöhten Plasma-Prolaktinkonzentrationen könnten eine verminderte zentralnervöse dopaminerge Aktivität reflektieren. Dieser Defekt in der zentralnervösen dopaminergen Regulation könnte von einem erhöhten zentralnervösen sympathischen Ausfluß begleitet sein und die initiale Drucksteigerung mit auslösen.

Bei Ratten mit spontaner Hypertonie konnte gezeigt werden, daß zu einer Zeit, in der der Blutdruck noch normal ist, psychologische Stimuli eine gesteigerte, zentralnervöse autonome Entladung bewirken, welche von einer vermehrten kardiovaskulären Reaktivität begleitet ist. Für dieses Tiermodell ist folgender Entwicklungsgang der chronischen Blutdrucksteigerung vorgeschlagen worden: Streß → genetisch bedingte autonome Hyperaktivität → intermittierender Anstieg im Blutdruck → strukturelle Veränderungen in den Widerstandsgefäßen → permanente Hypertension.

2.1.8 Gesteigerte Renin-Angiotensin-Aktivität

Die Rolle des Renin-Angiotensin-Systems bei der Pathogenese und Pathophysiologie der essentiellen Hypertonie ist nach wie vor nur unvollständig geklärt. Bei den meisten Patienten mit essentieller Hypertension ist die Plasma-Reninaktivität normal. Entwickelt sich eine akzelerierte maligne Phase der Hypertonie, steigen die Reninwerte sekundär als Folge der renalen Ischämie, bedingt durch intrarenale vaskuläre Läsionen.

In etwa 25% von essentiellen Hypertonikern ist die Plasma-Reninaktivität erniedrigt und steigt auf Stimuli, wie Natriumverarmung oder das Einnehmen einer aufrechten Körperhaltung, nicht an. Laragh und Mitarbeiter haben berichtet, daß nur 56% der Patienten mit essentieller Hypertonie normale Plasma-Reninwerte in Relation zu ihrer Natriumausscheidung haben, während 27% niedrige und 17% hohe Reninaktivitäten aufweisen. Diese Autoren haben postuliert, daß Änderungen in der Plasma-Reninaktivität bzw. im Blutvolumen eine dominierende Rolle in der Pathogenese der essentiellen Hypertonie spielen. Gestützt auf die Beobachtung, daß Diuretika bei Patienten mit niedrigem Renin einen stärkeren antihypertensiven Effekt hervorrufen als bei Patienten mit normalem oder hohem Renin, haben diese Autoren gefolgert, daß die sog. niedrig-reninämische essentielle Hypertonie wesentlich, und die normo-reninämische Hypertension z.T. durch die große Menge an effektivem Blutvolumen, das durch eine diuretische Behandlung reduziert werden kann, bedingt ist. Andererseits haben diese Autoren festgestellt, daß antihypertensive Medikamente, die die Plasma-Reninaktivität unterdrücken (wie z.B.

β-Blocker) oder die Angiotensin II-Bildung hemmen (wie z.B. Converting-Enzym-Hemmer), den größten blutdrucksenkenden Effekt bei Patienten mit hohem Plasma-Renin aufweisen. Diese Befunde zeigen nach Meinung der Autoren, daß Hypertonien, die mit hohen Reninwerten einhergehen, primär durch einen Reninexzeß bedingt sind, dagegen Drucksteigerungen in Verbindung mit normalen Reninwerten durch inadäquat hohe Reninspiegel im Verhältnis zum effektiven Blutvolumen verursacht werden.

Mehrere Argumente sprechen gegen diese *Vasokonstriktor-Volumen-These* der genannten Autoren. Zunächst ist darauf hinzuweisen, daß die Plasma-Reninaktivität mit zunehmendem Alter abfällt. Weiterhin könnte der erhöhte Blutdruck an sich zu einer Suppression der Reninaktivität führen. Hieraus könnte man allerdings schließen, daß unter diesen Bedingungen Patienten mit normalen Reninwerten im Verhältnis zum Blutdruck relativ zu hohe Werte hätten. Das zweite Argument gegen die Vasokonstriktor-Volumen-Theorie betrifft die Beziehung zwischen Renin und Hämodynamik. Sollte das Konzept zutreffen, müßte eine positive Beziehung zwischen Plasma-Reninaktivität und gesamtperipherem Widerstand zu erwarten sein. Doch findet sich gewöhnlich eine inverse Beziehung mit niedrigem Gefäßwiderstand bei Patienten mit hohem Renin und hohem Widerstand bei niedrig-reninämischen Hypertonikern. Eine mögliche Erklärung für diese Beziehung ist, daß eine Blutdrucksteigerung die Reninfreisetzung durch die renalen Vasorezeptormechanismen inhibiert.

Das dritte Argument gegen die Vasokonstriktor-Volumen-Theorie betrifft das zirkulierende Volumen. Das Blutvolumen, das extrazelluläre Flüssigkeitsvolumen und das austauschbare Natrium sind normalerweise bei Patienten mit niedrigem oder normalem Renin nicht meßbar verändert. Dies trifft allerdings nicht zu bei Patienten mit maligner Hypertonie, die eine gesteigerte Plasma-Reninaktivität im Verhältnis zum Blutvolumen oder zum austauschbaren Gesamtkörpernatrium haben. Bei diesen Patienten kann die pathogenetische Rolle des Renin-Angiotensin-Systems als weitgehend gesichert gelten.

Neuere Untersuchungen mit Converting-Enzym-Hemmern weisen erneut auf die mögliche Bedeutung von Renin als pathogenetischen Faktor hin. Insgesamt läßt sich feststellen, daß bei Patienten mit höheren Reninwerten Converting-Enzym-Hemmer wirksamer den Blutdruck senken als bei Patienten mit normalen oder niedrigen Reninwerten. Andererseits ist darauf hinzuweisen, daß das Konversionsenzym auch für den Abbau von vasodepressorischen Bradykininen verantwortlich ist und eine Applikation der Converting-Enzym-Hemmer zu einer Akkumulation endogener Kinine führen kann (Abb. A5-7). Kürzlich entwickelte Renin-Inhibitoren und Angiotensin II-Rezeptor-Antagonisten können eine quantitative Analyse der

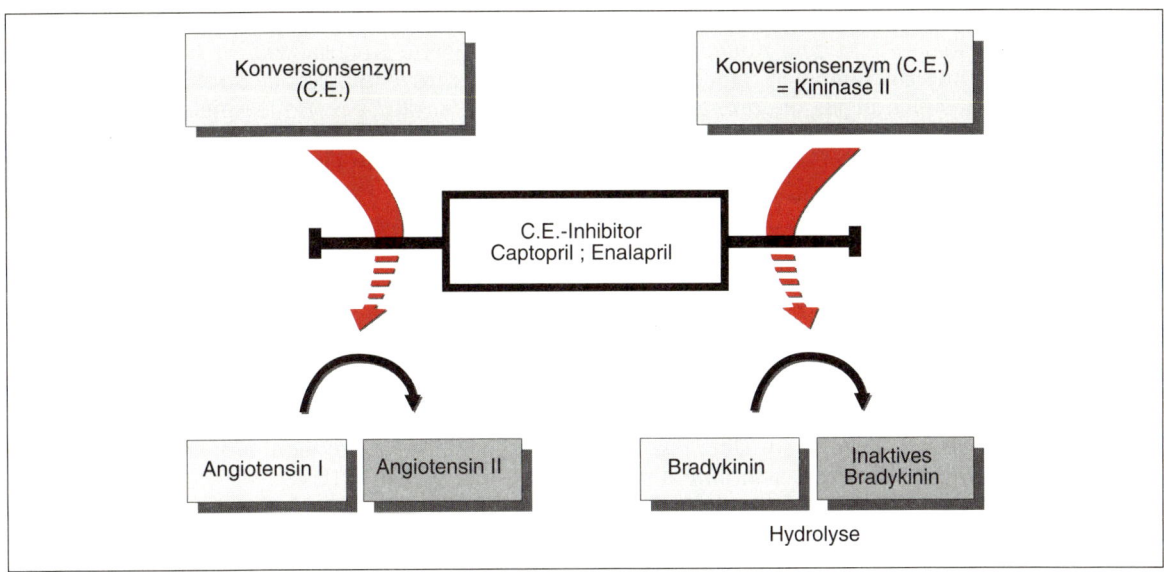

Abb. A5-7: Funktion des Angiotensin I-Converting-Enzyms.

Beteiligung von Renin bzw. Angiotensin II an der Entwicklung und Aufrechterhaltung der Hypertonie in Zukunft erlauben.

2.1.9 Mangel an vasodepressorischen Substanzen

Bei der Analyse der pathogenetischen Mechanismen und pathophysiologischen Veränderungen, die der essentiellen Hypertension zugrunde liegen könnten, darf nicht nur die Akkumulation von vasopressorischen Substanzen bzw. Mechanismen in Erwägung gezogen werden, sondern es muß auch die Möglichkeit eines Mangels an vasopressorischen Substanzen erörtert werden. Drei vasopressorische Faktoren, die von der Niere produziert werden, konnten identifiziert werden. Es handelt sich um:
▷ die Prostaglandine
▷ das Kallikrein bzw. die Kinine
▷ ein neutrales renomedulläres Lipid
Die Rolle der **Prostaglandine** ist nicht leicht zu analysieren, da diese schwer zu messen sind. Prostaglandine sind ebenso wie die durch Kallikrein freigesetzten Kinine Gewebshormone und üben sehr wahrscheinlich relevante Wirkungen ausschließlich am Ort ihrer Freisetzung aus. Daher besitzen die im Urin und Blut nachweisbaren Konzentrationen bzw. Aktivitäten nur eine fragliche funktionelle Relevanz.

Zahlreiche Untersuchungen weisen darauf hin, daß Hypertoniker weniger Kallikrein durch die Niere ausscheiden als normotensive Personen. **Kallikrein** ist ein Enzym, das in der Niere die Bildung der vasodilatatorischen Kinine (Kallidin und Bradykinin) katalysiert (Abb. A5-8). Eine verminderte Ausscheidung von Kallikrein könnte auf einen in-

trarenalen Defekt vasodilatatorischer Substanzen hinweisen. Dies könnte bei unveränderter Reninproduktion zu einem Überwiegen vasokonstriktorischer Mechanismen in der Niere führen, wodurch es zu einer Zunahme des intrarenalen Widerstandes und zu einer Druckentwicklung käme. Es ist aber noch unklar, ob die beobachteten niedrigen Kallikreinausscheidungsraten bei essentieller Hypertonie primär sind, und damit vielleicht auf einen angeborenen Defekt hindeuten, oder ob sie sekundär als Folge der Hypertension anzusehen sind.

2.1.10 Kadmium, Blei und Zink

Eine Retention von übermäßigen Mengen eines oder mehrerer Spurenmetalle ist ebenfalls als Ursa-

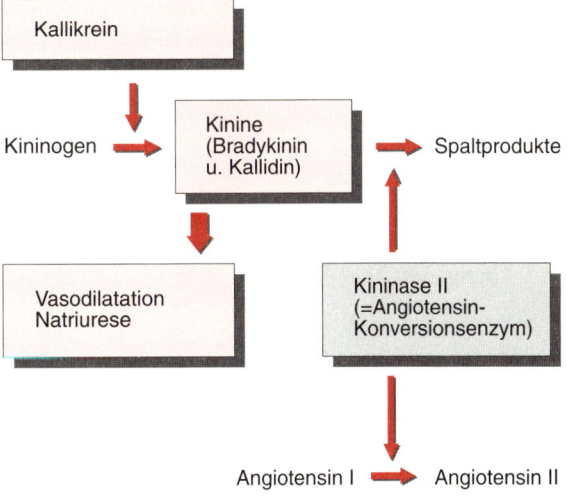

Abb. A5-8: Kallikrein-Kinin-System.

che der essentiellen Hypertonie verantwortlich gemacht worden. Dabei scheint dem **Kadmium** eine besondere Bedeutung zuzukommen. Doch gibt es eine Reihe von Untersuchungen, die gezeigt haben, daß bei Hypertensiven die Kadmiumspiegel nicht wesentlich erhöht sind.

Im Westen von Schottland sind bei essentiellen Hypertonikern gehäuft hohe Blut-Bleispiegel beobachtet worden. Von anderen Autoren wurden relativ niedrige **Zinkspiegel** bei Patienten mit essentieller Hypertonie gemessen.

2.1.11 Adipositas

Die Eßgewohnheiten moderner Gesellschaften könnten einen Hochdruck durch ein Überangebot von Kalorien erzeugen. Es findet sich eine direkte Beziehung zwischen Übergewicht und Hochdruck, die unabhängig von dem Oberarmumfang besteht, bei dem möglicherweise falsch hohe Werte gemessen werden können. So ist es wahrscheinlich, daß bei adipösen Patienten der häufig erhöhte Blutdruck den entscheidenden Risikofaktor für die Entwicklung einer koronaren Herzkrankheit darstellt. Die Adipositas scheint insbesondere bei Jugendlichen von der Entwicklung einer chronischen Blutdrucksteigerung begleitet zu sein. Der Mechanismus ist unklar. Neuere Untersuchungen haben gezeigt, daß übergewichtige Hypertoniker in etwa 60% hohe Insulinkonzentrationen im Blut aufweisen. Die Hyperinsulinämie ist Folge einer Insulinresistenz. Auch bei nichtadipösen essentiellen Hypertonikern kann die Insulinkonzentration erhöht sein. Insulin könnte über mehrere Mechanismen die Entwicklung einer Hypertonie fördern. Es steigert die renale Natriumresorption und stimuliert die sympathische Nervenaktivität. Die letztere Wirkung könnte über erhöhte Katecholaminkonzentrationen zur Hypertonie der Gefäßwandmuskulatur und dadurch zur Widerstandssteigerung beitragen. Auch ein direkter, wachstumsfördernder Effekt von Insulin auf die Gefäßmuskelzelle ist beschrieben worden. Da die Hyperinsulinämie mit hohen Triglyzerid- und niedrigen High-Density-Lipoprotein-(HDL-)Konzentrationen einhergeht, wird vom „metabolischem Syndrom" des Hypertonikers gesprochen.

Die bekannte Assoziation zwischen Adipositas und Hochdruck sollte daher Anlaß sein, ein Übergewicht in der Kindheit zu verhindern bzw. zu korrigieren.

2.1.12 Rasse, Geschlecht, Geographie

Schwarze haben häufiger eine Hypertonie als Weiße und erleiden als Folge des erhöhten Blutdrucks in höherem Prozentsatz Schlaganfälle und Nierenversagen. Es gibt mehrere Möglichkeiten, die diese Unterschiede erklären könnten. Heredität

ist die wahrscheinlichste Ursache, doch könnten eine gesteigerte Kochsalzzufuhr bei niedriger Kaliumzufuhr, psychologischer Streß und Fehlernährung eine zusätzliche Rolle spielen. Die primäre Bedeutung hereditärer Faktoren läßt sich aus Untersuchungen ableiten, die gezeigt haben, daß bei Personen mit dunkler Hautpigmentierung im Mittel höhere Blutdruckwerte vorliegen. Umweltfaktoren könnten ebenfalls beteiligt sein. So haben nigerianische schwarze Kinder höhere Blutdruckwerte als amerikanische schwarze Kinder; dagegen ist die Situation im Erwachsenenalter umgekehrt. Dies läßt vermuten, daß Umweltfaktoren im wesentlichen sowohl für die höheren Blutdruckwerte im Kindesalter bei Nigerianern als auch für die höheren Werte schwarzer amerikanischer Erwachsener verantwortlich sind.

Frauen haben bis zur Menopause weniger häufig einen hohen Blutdruck als Männer, weisen dann aber eine höhere Hypertonieinzidenz auf. Die Ursache für diese Unterschiede ist unklar. Eine einfache Erklärung könnte sein, daß durch die monatliche Blutung das Flüssigkeitsvolumen bei Frauen geringgradig niedriger gehalten wird, so daß die hämodynamische Kaskade, die zur Hochdruckentwicklung führt, verlangsamt abläuft. Eine ähnliche Erklärung ist für die geringere Inzidenz der koronaren Herzkrankheit und der Gicht, die bei Frauen später auftreten, gegeben worden. So soll die menstruelle Blutung von einem relevanten Verlust an Lipiden und Harnsäure begleitet sein.

Menschen, die in bestimmten **geographischen Bezirken** leben, haben weniger häufig einen hohen Blutdruck. Dies kann z.T. genetisch bedingt sein, andererseits kann eine verminderte Natriumaufnahme mit gleichzeitig gesteigerter Kaliumzufuhr eine Rolle spielen.

Eine Zusammenfassung der pathophysiologischen Veränderungen und der möglichen pathogenetischen Mechanismen bei der essentiellen Hypertonie ist in Abbildung A5-9 dargestellt.

2.2 Pathophysiologie sekundärer Hypertonien

Die Mechanismen, die der chronischen Blutdrucksteigerung bei sekundären Hypertonieformen zugrunde liegen, sind weitgehend ungeklärt. Sowohl renale als auch endokrine Hypertonien werden von zahlreichen biochemischen und hämodynamischen Veränderungen begleitet, über deren pathogenetische Bedeutung noch wenig bekannt ist. Mit Ausnahme des **Phäochromozytoms** sind diese Veränderungen häufig nur als Indikatoren der gestörten Blutdruckregulation anzusehen oder werden durch den erhöhten Blutdruck mit determiniert. Die Analyse der pathobiochemischen und pathophysiologischen Zusammenhänge ist von Bedeutung, da sie dazu beitragen kann, die pathogenetisch relevanten Faktoren der sekundären Hypertonien zu entschlüsseln.

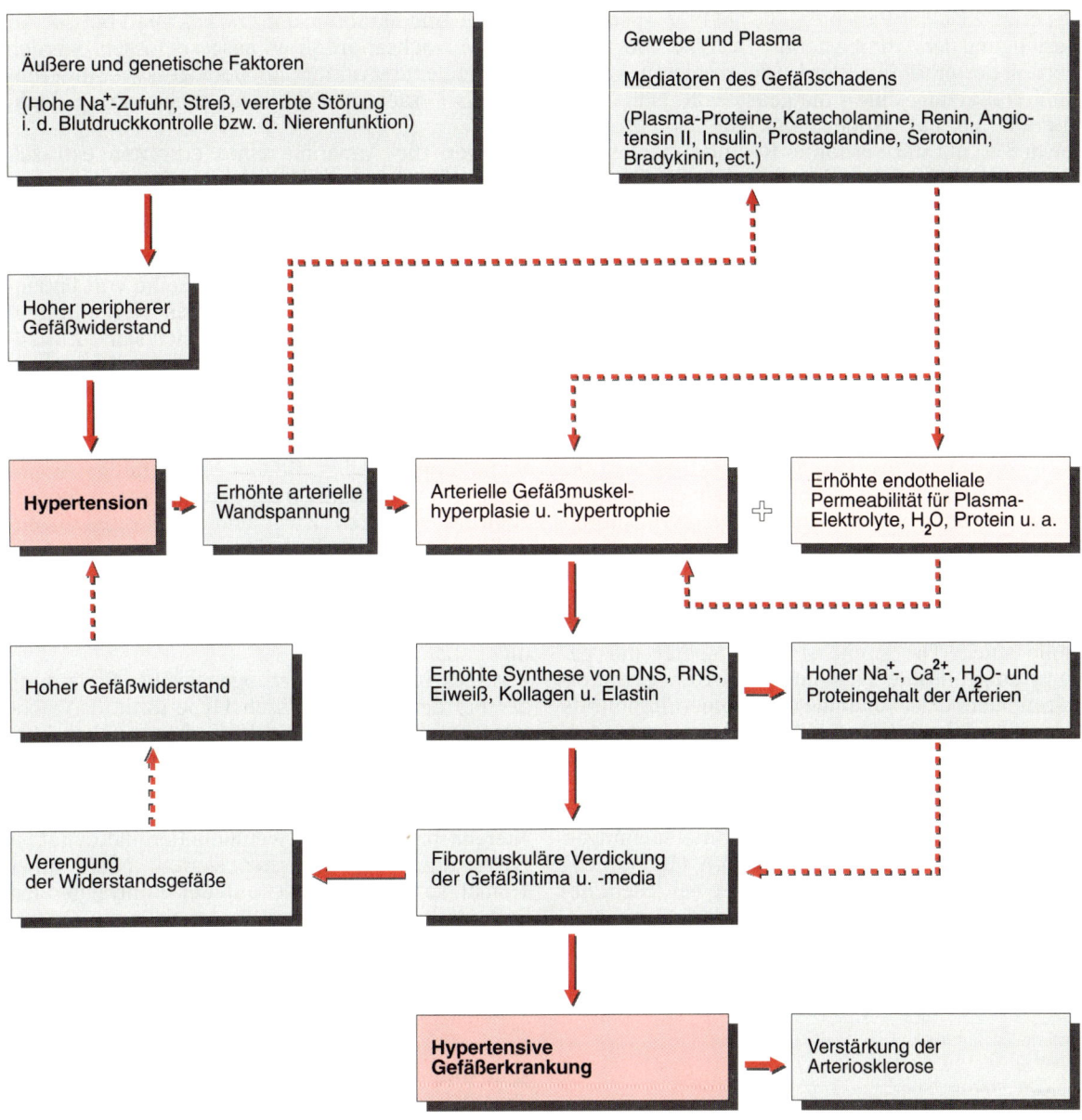

Abb. A5-9: Zusammenfassung der möglichen Ursachen und Folgen der hypertensiven Gefäßerkrankung.

2.2.1 Renale Hochdruckformen

2.2.1.1 Renovaskuläre Hypertonie

Die Pathogenese der renovaskulären Hypertension ist nach wie vor ungeklärt. Drosselt man im Tierexperiment eine Nierenarterie, produziert die minderdurchblutete Niere vermehrt Renin, und es kommt innerhalb von zwei bis drei Wochen zu einem Blutdruckanstieg. Auch im Plasma sind fünf bis acht Wochen nach dem Eingriff die Reninaktivität und die Angiotensin II-Konzentration deutlich erhöht. Angiotensin II ist die wirksamste vasokonstriktorische Substanz des Organismus. Wird während dieser Initialphase die gedrosselte Niere entfernt, normalisiert sich nicht nur die periphere Reninaktivität, sondern auch der Blutdruck. Er fällt auch ab, wenn Hemmstoffe des Renin-Angiotensin-System (RAS), wie z. B. Saralasin, infundiert werden. Aus diesen Ergebnissen ist zu schließen, daß Renin bzw. das von ihm freigesetzte Angiotensin II ursächlich für die Drucksteigerung verantwortlich ist.

Eine solche Annahme kann für die Anfangsphase der renovaskulären Hypertension zutreffen. In späteren Stadien müssen andere oder zusätzliche Mechanismen eine wichtigere Rolle spielen. Sowohl bei den meisten Tieren mit experimentellem Hochdruck als auch bei 30–40% der Patienten mit Nierenarterienstenose normalisiert sich im Verlauf der Krankheit die periphere Plasma-Reninaktivität.

Bei etwa 25% der Patienten, die auf eine operative Beseitigung der Arterienstenose mit einer Normalisierung des erhöhten Blutdrucks reagieren, ist die Reninfreisetzung durch die gedrosselte Niere präoperativ normal. Andererseits gibt es Patienten (etwa 8%) mit stark erhöhter Reninfreisetzung, bei denen die chirurgische Korrektur der Stenose den Blutdruck nicht senkt. Auch der Befund, daß eine aktive Immunisierung von Tieren mit Angiotensin II die Entwicklung und Aufrechterhaltung der renalen Hypertension nicht verhindert, spricht gegen eine wesentliche Beteiligung des Renin-Angiotensin-Systems zu einem späteren Zeitpunkt. Es müssen also zusätzliche Veränderungen von Bedeutung sein.

Bei den meisten Patienten mit Nierenarterienstenose und normalen oder geringgradig erhöhten peripheren Reninwerten führt die Infusion des Angiotensin II-Antagonisten Saralasin erst dann zu einem wesentlichen Blutdruckabfall, wenn durch ein Diuretikum das extrazelluläre Flüssigkeitsvolumen vermindert wird (Abb. A5-10). Diese Beobachtung wäre mit der Annahme vereinbar, daß zu einem späteren Zeitpunkt ein Volumenfaktor eine Rolle spielt. Die zunächst stark, später nur geringgradig erhöhte Angiotensin II-Konzentration könnte über eine Abnahme des Glomerulumfiltrats oder eine Stimulation der Aldosteronsekretion zu einer Natrium- und Wasserretention geführt haben.

Auch strukturelle Gefäßveränderungen müssen als mögliche Ursache einer verminderten renalen Ausscheidung erwogen werden. Untersuchungen an der isolierten, nicht gedrosselten Hochdruckniere haben gezeigt, daß diese Niere bei jedem beliebigen Perfusionsdruck weniger Natrium ausscheidet als eine normale Niere. Da hormonale, nervale und hämodynamische Faktoren bei der Art der Versuchsanordnung ausgeschlossen werden können, sind strukturelle Nierengefäßveränderungen als Ursache der Ausscheidungsstörung denkbar.

Gegen die Annahme eines erhöhten extrazellulären Volumens als Ursache der Drucksteigerung spricht allerdings die Tatsache, daß bei Patienten mit renovaskulärer Hypertension Plasma- und Blutvolumen normal oder sogar vermindert sind. Dagegen fällt auf, daß bei einer Reihe von Patienten mit Nierenarterienstenose das Herzminutenvolumen deutlich erhöht ist. Da sich seine Zunahme nicht auf ein vermehrtes Blutvolumen zurückführen läßt, könnte das sympathische Nervensystem eine Rolle spielen. Möglicherweise ist das Renin-Angiotensin-System an der sympathischen Stimulation beteiligt. Bereits geringgradige Angiotensin II-Dosen können das zentrale Vasomotorenzentrum aktivieren. Zwar sind die Plasmakonzentrationen von Noradrenalin und die Ausscheidung der Katecholaminmetaboliten im Harn meist normal, doch schließt ein solcher Befund lokalisierte Änderungen der sympathischen Nervenaktivität nicht aus.

Insgesamt ist die pathogenetische Bedeutung der bei der renovaskulären Hypertonie beobachteten biochemischen und hämodynamischen Veränderungen noch unklar. Praktische Relevanz hat ein pathologisch erhöhter **Nierenvenenquotient für Renin** als Index für eine funktionell relevante **Nierenarterienstenose.** Wenn die Reninaktivität im Nierenvenenblut der stenosierten Niere über 1,8mal so hoch ist wie auf der kontralateralen Seite, läßt sich in etwa 80% der Fälle ein Operationserfolg korrekt voraussagen.

2.2.1.2 Renoparenchymatöse Hypertonie

Noch weniger als bei renovaskulärer Hypertension sind die Mechanismen geklärt, die der Blutdrucksteigerung bei Parenchymerkrankungen der Niere zugrunde liegen. Das austauschbare Natrium ist bei eingeschränkter Nierenfunktion und Hypertension im Plasma höher als bei eingeschränkter Nierenfunktion ohne Blutdrucksteigerung. Plasmavolumen und -Reninaktivität sind häufig normal. Das Produkt aus Plasmavolumen, Renin und Dauer der Hypertension korreliert gut mit der Höhe des Blutdrucks. Diese Korrelation ist besser als diejenige zwischen Blutdruckhöhe und dem Produkt aus Plasmavolumen, Renin und austauschbarem Natrium. Hieraus kann man schließen, daß zusätzliche Faktoren, die sich im Verlauf der renoparenchymatösen Hypertension einstellen, von Bedeutung sein müssen. Diskutiert wird, ob der Verlust an antihypertensiven Aktivitäten des Nierengewebes, wie eine Verminderung vasodilatatorisch und natriuretisch wirksamer Kinine oder Prostaglandine, eine Rolle spielt.

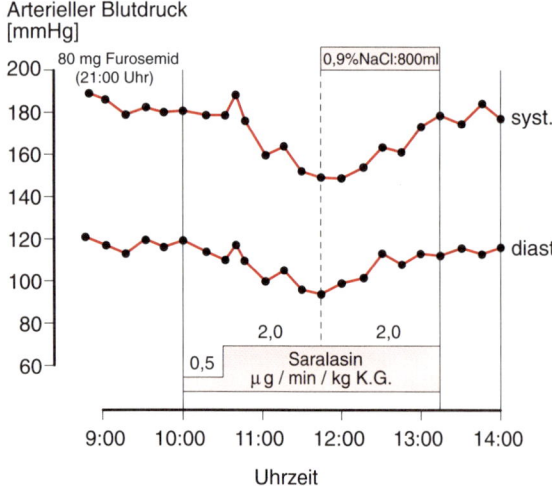

Abb. A5-10: Einfluß einer Saralasin-Infusion auf den arteriellen Blutdruck bei einer Patientin mit Nierenarterienstenose. Der durch Saralasin induzierte Blutdruckabfall konnte durch Infusion einer isotonen Kochsalzlösung aufgehoben werden.

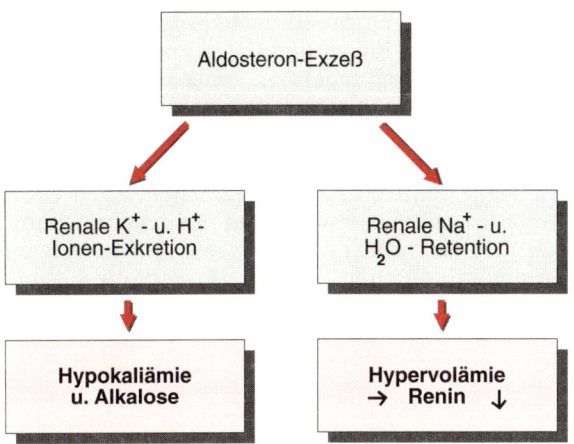

Abb. A5-11: Renale Mechanismen als Ursache der hypokaliämischen metabolischen Alkalose und Hypervolämie beim primären Aldosteronismus.

2.2.2 Endokrine Hochdruckformen

2.2.2.1 Primärer Aldosteronismus

Häufigste Ursache der endokrinen Hypertonie ist der primäre Aldosteronismus. Er wird in 60–80% der Fälle durch ein solitäres Aldosteron-produzierendes Adenom **(Conn-Syndrom)** und in 20–40% durch eine bilaterale idiopathische **Nebennierenrindenhyperplasie** hervorgerufen.

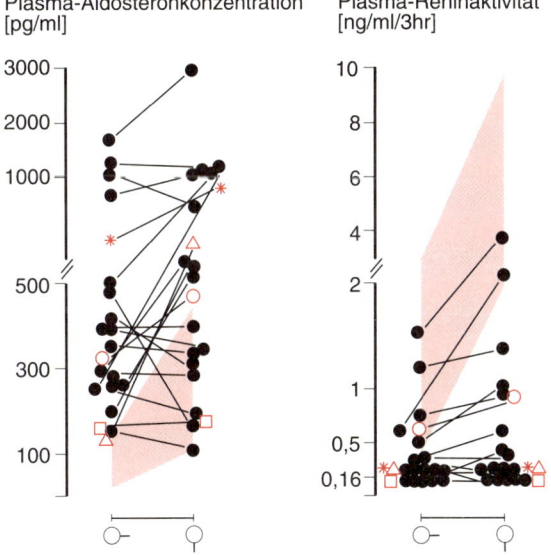

Abb. A5-12: Plasma-Aldosteron- und Plasma-Reninaktivität nach mehrstündiger Bettruhe (○-) und nach aktiver Orthostase (♀) bei Patienten mit Aldosteron-produzierendem Adenom (n = 18, geschlossene Kreise), idiopathischer Hyperplasie (n = 3, offene Symbole) und Nebennierenkarzinom (n = 1, Sternchen). Normbereiche sind durch Raster gekennzeichnet.

Die wichtigsten biochemischen und physiologischen Veränderungen sind mit der Wirkung einer hohen Aldosteronproduktion auf tubuläre Transportvorgänge in der Niere zu erklären (Abb. A5-11). Die übermäßige Aldosteronbildung führt im distalen Tubulus der Niere zu einer gesteigerten Natriumresorption und einer vermehrten Abgabe von Kalium- und Wasserstoffionen in den Primärharn. Die Folge sind Hypokaliämie und metabolische Alkalose. Zwar ist die Natriumkonzentration im Blut normal, doch führt die abnorme renale Natriumresorption zu einer Zunahme des Plasma- und Blutvolumens. So entsteht eine Hypervolämie, die wahrscheinlich für die meist erniedrigten Plasma-Reninwerte verantwortlich ist.

Die biochemischen Leitbefunde für einen primären Aldosteronismus sind neben der hypokaliämischen Alkalose eine stark erhöhte Plasma-Aldosteronkonzentration und eine erniedrigte, durch Orthostase nicht stimulierbare Plasma-Reninaktivität (Abb. A5-12). Aufgrund der veränderten Hormonkonzentrationen ist es nicht möglich, ein Adenom von einer bilateralen Hyperplasie abzugrenzen. Eine solche Differenzierung ist aber wichtig, da Adenome meist operativ entfernt werden können, während Patienten mit beidseitiger Hyperplasie gut auf eine antihypertensive Medikation (z.B. Aldactone®) ansprechen. Die Annahme, daß die Aldosteronsekretion bei Adenom ACTH-gesteuert und mit Dexamethason supprimierbar ist, hat sich nicht bestätigt. Gleiches gilt auch für die Beobachtung, daß es unter Orthostase beim Adenom zu einem Abfall, bei der Hyperplasie dagegen zu einem Anstieg der Aldosteronkonzentration kommt. Eine Differenzierung ist mit Hilfe der seitengetrennten Aldosteronbestimmung im Nebennierenvenenblut, der Venographie und der ^{131}J-Cholesterol-Szintigraphie möglich.

Die Mechanismen, die der Blutdrucksteigerung beim Mineralokortikoidexzeß zugrunde liegen, sind ebenfalls im einzelnen noch nicht bekannt. Als Folge der renalen Natrium- und Wasserretention ist das Blutvolumen erhöht, das Herzzeitvolumen steigt an. Zwischen diesen beiden Parametern besteht eine positive Korrelation. Unklar ist aber noch, ob das erhöhte Blutvolumen die alleinige Ursache für die Zunahme des Herzzeitvolumens ist. Auch die Herzfrequenz und linksventrikuläre Ejektionsfraktion sind erhöht. Inwieweit direkte Einflüsse des Aldosterons auf den Herzmuskel und/oder eine Beteiligung des sympathischen Nervensystems eine Rolle spielen, ist unklar.

Auffällig ist, daß zwischen Herzzeitvolumen und diastolischem Blutdruck eine inverse Beziehung besteht. Dies könnte darauf hinweisen, daß bei primärem Aldosteronismus in der Anfangsphase der Hypertonie das Herzzeitvolumen als Folge der Volumenretention erhöht ist. Später treten möglicherweise andere Mechanismen hinzu, die bei normalisiertem Herzzeitvolumen für die Aufrechterhaltung des erhöhten Gefäßwiderstandes verantwortlich sind.

2.2.2.2 Phäochromozytom

> Das Phäochromozytom ist ein seltener Katecholamin-sezernierender Tumor, der gewöhnlich vom Nebennierenmark, gelegentlich aber auch von anderen chromaffinen Geweben im Bereich der Neuralleiste ausgeht.

Klinisch liegt entweder eine persistierende oder episodische Hypertonie vor. Akute hypertensive Krisen können ausgelöst werden durch **Anstrengung, Verzehr von tyraminhaltigen Speisen** (Käse), **mechanischen Druck** auf den Tumor, **Narkose** oder **chirurgische Manipulationen.** Die meisten Phäochromozytome sezernieren sowohl Noradrenalin als auch Adrenalin, obwohl eine Überproduktion von Noradrenalin häufiger ist. In seltenen Fällen werden auch Dopamin, Dopa und Serotonin vermehrt freigesetzt. Die Gesamt-Plasmakatecholamine sind stark erhöht.

Die Diagnose kann meist aufgrund der erhöhten Ausscheidung von Katecholaminen oder deren Metaboliten im Urin gestellt werden. Nach Crout scheiden über 95% der Patienten mit persistierender oder intermittierender Blutdrucksteigerung vermehrt Katecholamine und deren Metaboliten im Harn aus.

> Sind die Werte für Noradrenalin und Adrenalin im Urin bei bestehendem Hochdruck normal, ist ein Phäochromozytom als Ursache der Drucksteigerung unwahrscheinlich.

Die erhöhte Katecholaminkonzentration im Blut bewirkt eine Reihe von Veränderungen (Tab. A5-2). Die wichtigsten sind:
▷ erhöhter Nüchternblutzucker (etwa zwei Drittel der Patienten mit persistierender Hypertonie sind davon betroffen)
▷ gesteigerte renale Zuckerausscheidung
Die gestörte Glukosetoleranz läßt sich z.T. mit einer verminderten peripheren Empfindlichkeit für Insulin erklären, die möglicherweise Folge der er-

höhten freien Fettsäuren im Plasma ist. Auch ein inhibitorischer Effekt der Katecholamine auf die Insulinfreisetzung scheint in Frage zu kommen.

35% der Patienten mit paroxysmaler und 64% der Kranken mit persistierender Blutdrucksteigerung scheiden mit dem Urin Eiweiß aus. Für den renalen Eiweißverlust, der nur selten 2 g/d übersteigt, ist möglicherweise das Adrenalin verantwortlich, da Infusionen, die geringe Mengen an Adrenalin enthalten, zu einer Proteinurie führen. Die Plasma-Reninaktivität kann normal, erhöht oder auch erniedrigt sein. Die Ausschüttung von Renin ist erhöht, wenn der Tumor im Nebennierenmark so groß ist, daß er auf die Nierenarterie drückt und zu einer Nierenarterienstenose führt.

Die hämodynamischen Charakteristika bei Phäochromozytom können als Folge des Zusammenwirkens der durch den Tumor produzierten Katecholamine angesehen werden. Im allgemeinen ist die Herzfrequenz beschleunigt, das Herzzeitvolumen leicht gesteigert und die linksventrikuläre Ejektionsrate erhöht.

2.2.2.3 Cushing-Syndrom

Die klinischen und metabolischen Veränderungen des Cushing-Syndroms beruhen auf der **gesteigerten Kortisolproduktion** der Nebennierenrinde. In etwa 70–80% der Fälle ist die ACTH-Produktion aufgrund einer Störung im Hypothalamus-Hypophysenvorderlappen-System gesteigert. In 20% besteht eine autonom gesteigerte Kortisolproduktion aufgrund eines Nebennierenrindenadenoms oder -karzinoms (Tab. A5-3). Gelegentlich ist die erhöhte Plasma-Kortisolkonzentration auch Folge einer autonomen Produktion ACTH-ähnlicher Peptide in Tumoren der Lunge oder des Thymus. Dieses ektope ACTH-Syndrom unterscheidet sich von den anderen Formen des Cushing[1]-Syndroms häufig dadurch, daß die biochemischen Veränderungen der pathologisch gesteigerten Kortisolproduktion stärker hervortreten als die klinischen: So ist z.B. die hypokaliämische Alkalose charakteristisch für dieses Krankheitsbild.

Tabelle A5-2 Pathobiochemische Befunde beim Phäochromozytom

Blut
Blutzucker ↑
Freie Fettsäuren ↑
Insulinfreisetzung ↓
Cholesterin ↑
Reninaktivität (↑)
Urin
Proteinurie < 3 g/d
Glukosurie

Tabelle A5-3 Ursachen des Cushing-Syndroms

1. Hypothalamisch-hypophysär → bilaterale Nebennierenrindenhyperplasie (~ 70–80%)
2. Nebennierenrindenadenom (~ 20%)
3. Nebennierenrindenkarzinom (selten)
4. Ektopes ACTH-Syndrom → bilaterale Nebennierenrindenhyperplasie (selten)
5. Iatrogen durch Nebennierenrindensteroide

---

[1] Harvey W. Cushing (1869–1939), Chirurg in Philadelphia.

Unabhängig von der Ursache der erhöhten Kortisolproduktion ist der Blutdruck fast immer gesteigert. Die zugrundeliegenden Mechanismen sind unklar. Mögliche Ursachen könnten die gleichzeitig gesteigerte Mineralokortikoidproduktion oder die geringgradige mineralokortikoide Wirkung des erhöhten Kortisols sein. Bei den meisten Patienten mit Cushing-Syndrom ist die Produktion von Aldosteron, Desoxykortikosteron und Kortikosteron aber normal. Mitunter sind die Plasma-Reninwerte und das Plasma-Reninsubstrat erhöht. Wahrscheinlich spielt das Renin aber keine Rolle, da durch Infusion von Angiotensin II-Antagonisten der Blutdruck nicht gesenkt wird. Näher liegt die Vermutung, daß es durch die erhöhte Kortisolkonzentration zu einer gesteigerten Gefäßreaktivität auf vasopressorische Substanzen kommt. Im einzelnen ist es aber noch ungeklärt, welche Bedeutung den nachgewiesenen biochemischen Veränderungen in der Pathogenese der Drucksteigerung beim Cushing-Syndrom zukommt.

2.2.2.4 Ovulationshemmer-Hypertonie

Die Einnahme oraler Kontrazeptiva ist sehr häufig von einer geringgradigen Drucksteigerung, aber nur selten (etwa 1–2%) von einer manifesten Hypertension begleitet. Die Häufigkeit der Blutdrucksteigerung nimmt zu, wenn als Folge von Risikofaktoren (wie Diabetes mellitus, erhöhte Cholesterinkonzentrationen) bereits Gefäßschäden vorliegen. Unter hormonaler Kontrazeption treten eine Reihe biochemischer Veränderungen auf, wobei insbesondere Störungen im Renin-Angiotensin-System und im Gerinnungssystem pathologische Bedeutung zugemessen worden ist. Bei Tieren lassen sich nach Zufuhr von Östrogenen Gefäßveränderungen nachweisen. Welche Störungen im einzelnen pathogenetische Bedeutung haben, ist aber völlig ungeklärt.

Auf einen interessanten neuen Aspekt sei aber kurz hingewiesen. Für die unter der Medikation auftretenden Gefäßläsionen und die Störungen im Gerinnungs- und Renin-Angiotensin-System ist bislang ein Überangebot an Östrogenen verantwortlich gemacht worden. Aufgrund neuerer tierexperimenteller Untersuchungen der Arbeitsgruppe um Stamler in Boston kann man jedoch annehmen, daß eher einem **Östrogendefizit** eine pathogenetische Bedeutung zuzuschreiben ist. In der Tat kann es bei Frauen nach Einnahme eines Kontrazeptivums zu einem Östrogenmangel kommen; die Östradiolkonzentrationen sind in der ersten Hälfte des Zyklus signifikant niedriger, als es der Norm entspricht. Derartige Erniedrigungen finden sich aber nicht nur im Laufe eines Zyklus, sondern können auch während des Tages auftreten. Nach einem initialen Anstieg ein bis zwei Stunden nach Einnahme der „Pille" sinkt der Östrogenspiegel rasch ab. Die Gesamtfläche unter dem Östradioltagesprofil kann wesentlich kleiner als normalerweise

sein. In diesem Zusammenhang ist auch die Beobachtung interessant, daß bei Frauen mit **Thromboembolien** als Folge oraler Kontrazeptiva Antiöstradiol-Immunglobuline vermehrt nachweisbar sind. Insgesamt muß man vielleicht aufgrund dieser neueren tierexperimentellen und klinischen Untersuchungen umdenken und die Annahme hormonell induzierter Gerinnungsstörungen, Gefäßläsionen und Blutdrucksteigerungen dahingehend ändern, daß der zugrundeliegende Pathomechanismus möglicherweise in einem **Östrogendefizit** besteht.

2.3 Pathophysiologie der Hypotonie

Definition: Als Hypotonie wird eine Kreislaufsituation beschrieben, die beim Erwachsenen durch einen systolischen Blutdruck im Liegen von weniger als 100 mmHg sowie durch einen Blutdruckabfall im Stehen von mehr als 10 mmHg gekennzeichnet ist. Da der Blutdruck im Liegen, mit Ausnahme schwerer hypovolämischer Zustände, praktisch immer eine adäquate Gewebsperfusion gewährleistet, ist unter klinisch-pathophysiologischen Gesichtspunkten fast ausschließlich die **orthostatische** Regulationsstörung relevant.
Ursachen: Die folgende, in Tabelle A5-4 zusammengefaßte Einteilung der Hypotension ist vorgeschlagen worden. Dabei läßt sich eine **sympathikotone** (primär und sekundär) von einer **asympathikotonen** (primär und sekundär) Form der orthostatischen Hypotension unterscheiden.

Tabelle A5-4 Einteilung der orthostatischen Hypotonie

I Sympathikotone Hypotonie

a) Primär: Funktionelle Störung
b) Sekundär: Vermindertes Blut- oder Plasmavolumen (Blutung, Morbus Addison) Varikosis, Thermodilatation
Medikamentös induziert: Nitrate, Neuroleptika
Schwangerschaft (hormonell?)
Bettruhe, Verlust der Schwerkraft
postinfektiös

II Asympathikotone Hypotonie

a) Primär-neurogen: Shy-Drager-, Bradbury-Eggleston-Syndrom
b) Sekundär-neurogen:
Metabolisch: Diabetes mellitus, Porphyrie, Amyloidose, perniziöse Anämie
Anatomisch: Syringomyelie
Iatrogen: Ganglienblocker, thorako-lumbale Sympathektomie

III Vasovagal

a) Akute Synkope beim Stehen (nach initial gesteigertem Sympathikotonus)
b) Situationsbedingt (Schreck, Angst, Schmerz)

Während die **sympathikotone** Form der orthostatischen Hypotonie durch einen Anstieg der Herzfrequenz und einen Abfall des Blutdrucks charakterisiert ist, findet man bei der **asympathikotonen** Form einen massiven Abfall des systolischen und diastolischen Blutdrucks von mehr als 20 mmHg ohne wesentliche Änderung der Pulsfrequenz.

Von diesen beiden Formen (Tab. A5-5) sollte man die vasovagale Reaktion (vasovagale Synkope, *Ohnmacht* im landläufigen Sinne) abgrenzen, die dann vorliegt, wenn der Blutdruckabfall von einer Abnahme der Herzfrequenz begleitet ist. Dabei kann es initial zu einem vorübergehenden Anstieg der Herzfrequenz kommen.

Am häufigsten sind hypotone Regulationsstörungen aus dem sympathikotonen Formenkreis, wobei die primäre (funktionelle) orthostatische Regulationsstörung, deren Ätiologie und Pathophysiologie ungeklärt sind, prozentual und absolut an der Spitze liegt. Die sekundären Formen können meist auf der Basis einer Hypovolämie mit Einschränkung des zirkulierenden Blutvolumens erklärt werden, wie z.B. bei ausgeprägten varikösen Venen und gleichzeitiger kutaner Vasodilatation nach thermischen Einflüssen oder Nitraten. Peripheres Pooling des Blutes wird auch in der **Frühschwangerschaft** beobachtet, wahrscheinlich aufgrund hormonell induzierter Venendilatation. Auch ein längerer Verlust der Schwerkraft und anhaltende Bettruhe, wodurch Fluktuationen im hydrostatischen Druck weitgehend ausgeschaltet werden, sind von Bedeutung.

Die asympathikotonen Formen der Hypotonie sind äußerst selten. Die sog. idiopathische oder primäre Hypotonie tritt meist bei Männern über 40 Jahren auf und stellt fast immer eine Manifestation **degenerativer Veränderungen im Zentralnervensystem,** insbesondere des Nucleus ruber, der Substantia nigra und des Locus coeruleus im Hirnstamm dar. Alle diese Ganglien beinhalten Kate-

cholamine als Neurotransmitter. Sekundär kann die asympathikotone Hypotonie auftreten bei verschiedenen **Neuropathien** als Folge metabolischer Störungen (Diabetes mellitus, Porphyrie, Amyloidose, perniziöse Anämie) oder anatomischer Läsionen (z.B. Syringomyelie).

D Diagnostische Hinweise

Die Differenzierung der einzelnen Hypotonieformen ist mit Hilfe der Anamnese, der körperlichen Untersuchung und der nach Durchführung eines orthostatischen Tests auftretenden Symptome und Veränderungen des Blutdrucks und der Herzfrequenz möglich. Für praktische Bedürfnisse reicht es aus, wenn Blutdruck und Herzfrequenz zunächst am liegenden und anschließend für sieben Minuten am stehenden Patienten registriert werden. Die erste Messung im Stehen sollte nach spätestens 30 Sekunden, die folgenden Messungen im Abstand von einer Minute erfolgen. Während der ersten 30 Sekunden nach dem Aufstehen kommt es beim Kreislaufgesunden zu einem deutlichen Anstieg der Pulsfrequenz von mehr als zehn Schlägen/min, der anschließend aber rückläufig ist und sich stabilisiert.

Als für die Praxis anwendbare Regel für den Orthostase-Test gilt, daß die Zunahme der Herzfrequenz im Stehen etwa zehn Schläge/min betragen, aber 20 Schläge/min nicht überschreiten sollte. Dabei sollte sich der systolische Blutdruck nicht mehr als ±10 mmHg ändern.

T Therapeutische Hinweise

Zunächst kommen **physikalische Maßnahmen** in Frage mit dem Ziel, die Kreislaufregulation im Sinne einer Korrektur der Sollwerteinstellung des Blutdrucks zu trainieren. Hierzu gehören isometrische Muskelanspannungen, Hydrotherapie mit Kneipp-Anwendungen bzw. Wechselduschen, Bürstenmassagen, Gymnastik, Atemübungen sowie eine sich steigernde sportliche Betätigung des Patienten. Im Gegensatz zum Hypertoniker kann man dem Patienten mit niedrigen Blutdruckwerten und Symptomen eher einen vermehrten Kochsalzkonsum empfehlen, um das zirkulierende Plasmavolumen zu steigern.

Wenn die erwähnten Allgemeinmaßnahmen nicht den gewünschten Erfolg zeigen, kommt eine zusätzliche **medikamentöse Therapie** in Betracht. Aufgrund pathophysiologischer Überlegungen ist eine Anhebung des erniedrigten Blutdrucks durch eine Steigerung des venösen Rückstroms mit Verbesserung der kardialen Förderleistung, durch Vermehrung der „aktiven" zirkulierenden Blutmenge und durch Erhöhung des peripheren Gefäßwiderstandes möglich. Zur Erreichung dieses therapeutischen Zieles kommen im wesentlichen folgende medikamentöse Prinzipien zur Anwendung:

Tabelle A5-5 Typische Charakteristika der beiden wichtigsten Hypotonieformen

Hypotonieform	Geschlecht weiblich	männlich	Alter (Jahre)	△ Herzfrequenz/ diastol. RR im Stehen	Ätiologie
sympathikoton	3	: 1	15–40	> 20 +	defekte Venenkonstriktion?
asympathikoton	2	: 3	< 40	< 10 –	autonome Neuropathie

▷ Die **hydrierten Mutterkornalkaloide** (z.B. Dihydroergotamin), die zu den Sympathikolytika zu rechnen sind, stellen das zur Zeit nebenwirkungsärmste und pathophysiologisch sinnvollste therapeutische Prinzip dar. Der blutdrucksteigernde Effekt der Mutterkornalkaloide erfolgt im wesentlichen über eine Konstriktion der kapazitativen (venösen) Gefäße mit nur geringer Beeinflussung der Widerstandsgefäße. Das venöse Blutangebot an das Herz wird gesteigert, das Schlagvolumen nimmt zu. Die hydrierten Mutterkornalkaloide sollen gleichzeitig eine zentralnervöse stabilisierende Wirkungskomponente besitzen und haben sich auch bei der Behandlung der senilen Hypotonie bewährt.

▷ Unter den Sympathikolytika können auch die **β-Rezeptorenblocker** einen günstigen Einfluß auf die Kreislaufregulation haben. Diese Substanzen kann man in niedriger Dosierung, z.B.

3 × 10 mg Propranolol (Dociton®), dann einsetzen, wenn der orthostatische systolische Blutdruckabfall von einer ausgeprägten Tachykardie und Zunahme des diastolischen Blutdrucks begleitet ist.

▷ Zur Langzeitbehandlung ausgeprägter hypotoner Regulationsstörungen haben sich auch **Mineralokortikoide** bewährt. Der Mechanismus, über den Mineralokortikoide den Blutdruck erhöhen, ist nicht völlig geklärt, doch kann man annehmen, daß es über eine vermehrte renale Natrium- und Wasserrückresorption zu einer Zunahme des effektiven zirkulierenden Blutvolumens kommt.

▷ Die direkt an der arteriellen Gefäßmuskulatur angreifenden **Sympathikomimetika** wie Adrenalin (Suprarenin®) und Noradrenalin (Arterenol®) führen nur nach intravenöser Applikation zu einer Zunahme des peripheren Gefäßwiderstandes mit Anstieg des Blutdrucks.

Literatur

Amery, A., R. Fagard, P. Lijnen, J. Staessen (eds.): Hypertensive cardiovascular disease: Pathophysiology and treatment. Nijhoff, Den Hague–Boston–London 1982.

Ganten, D., E. Ritz (eds.): Lehrbuch der Hypertonie. Schattauer, Stuttgart–New York 1985.

Guyton, A. C. (ed.): Textbook of medical physiology. Saunders, Philadelphia–London–Toronto 1981.

Kaplan, N. M. (ed.): Clinical hypertension. Williams & Wilkins, Baltimore 1978.

Laragh, J. H. (ed.): Topics in hypertension. Yorke Medical Books, New York 1980.

Manger, W. M., R. W. Gifford (eds.): Pheochromocytoma. Springer, New York–Heidelberg–Berlin 1977.

Rosenthal, J. (ed.): Arterial hypertension: pathogenesis, diagnosis, and therapy. Springer, New York–Heidelberg–Berlin 1982.

B Atmung

H. MAGNUSSEN

Physiologische Parameter der Atmung

P_{O_2}	=	Sauerstoffpartialdruck (mmHg)
P_{CO_2}	=	Kohlendioxidpartialdruck (mmHg)
$\dot{V}_A$	=	alveolare Belüftung (Ventilation)
V_T	=	Atemzugvolumen
V_D	=	Totraumvolumen
f	=	Atemfrequenz
STPD	=	Standardtemperatur und -druck
$\dot{V}_{CO_2}$	=	CO_2-Abgabe in ml/min
P_{aCO_2}	=	arterieller CO_2-Partialdruck (mmHg)
$\dot{Q}$	=	Perfusion der Lungen
P_{AO_2}	=	alveolarer O_2-Partialdruck
D_{LO_2}	=	Diffusionskapazität für O_2 in der Lunge
$\dot{M}_{CO}$	=	aufgenommene CO-Menge in $ml_{STPD} \times min^{-1}$
P_{IO_2}	=	inspiratorischer O_2-Druck
RQ	=	respiratorischer Quotient
FRK	=	funktionelle Residualkapazität
P_{el}	=	elastischer Retraktionsdruck
ERV	=	exspiratorisches Reservevolumen
IRV	=	inspiratorisches Reservevolumen
C	=	Compliance
P_M	=	Partialdruck gemessen im Mund
P_{pl}	=	transpulmonaler Partialdruck (= intrapleuraler Partialdruck)
$\dot{V}_I$	=	inspiratorische Ventilation

$\dot{V}_E$	=	exspiratorische Ventilation
R_t	=	totale Resistance
R_{tI}	=	inspiratorische totale Resistance
R_{tE}	=	exspiratorische totale Resistance
RB	=	respiratorischer Bronchiolus
AG	=	Alveolargang
AS	=	Alveolarsack
PEF	=	maximal erreichbare exspiratorische Stromstärke (**p**eak **e**xpiratory **f**low)
MEF_{75}	=	maximal erreichbare Stromstärke bei 75% der forciert ausgeatmeten Vitalkapazität
R_{aw}	=	Atemwegswiderstand
ITGV	=	intrathorakales Gasvolumen
SR_{aw}	=	spezifischer Atemwegswiderstand
Re	=	Reynold-Zahl
VK	=	Vitalkapazität
$FEV_{1,0}$	=	forciertes exspiratorisches Volumen
PD	=	Provokationsdosis
RV	=	Residualvolumen
TK	=	Totalkapazität
P_a	=	arterieller Partialdruck
P_A	=	alveolarer Partialdruck
P_v	=	venöser Partialdruck
P_I	=	inspiratorischer Partialdruck
$AaDO_2$	=	alveolo-arterielle O_2-Druckdifferenz

1 Physiologische Grundlagen der Atmung

1.1 Gasaustausch

> Die wesentliche Aufgabe der Lunge besteht im Austausch der Atemgase O_2 und CO_2.

Der Gasaustausch umfaßt:
▷ den Transport von Frischluft in den Alveolarraum (**Ventilation**)
▷ den Transport der Atemgase durch die anatomischen Strukturen, die den Alveolarraum vom Lungengefäßbett trennen (**Diffusion**)
▷ den An- bzw. Abtransport der Atemgase mit dem Blutstrom (**Perfusion**)
▷ die Transporteigenschaften des Blutes für O_2 und CO_2

Die Effizienz des pulmonalen Gasaustausches wird von den absoluten Größen der Ventilation, Perfusion und Diffusion bestimmt, sowie von der regionalen Verteilung dieser Größen und ihrer Verhältnisse zueinander.

Zur Messung dieser komplizierten Zusammenhänge stehen verschiedene Verfahren zur Verfügung, deren Interpretation sich auf vereinfachenden modellhaften Vorstellungen aufbaut.

1.1.1 Lungenbelüftung

> Die **Lungenbelüftung** eines gesunden Menschen beträgt während körperlicher Ruhe 8 l/min bei einer **Atemfrequenz** von 16/min und einem **Atemzugvolumen** von 0,5 l.

Die absolute Größe der Lungenbelüftung ist jedoch für den alveolaren Gasaustausch von untergeordneter Bedeutung, da nur derjenige Teil der eingeatmeten Luft O_2 abgeben und CO_2 aufnehmen kann, der den Alveolarraum erreicht. Da der Alveolarraum jedoch nur über luftleitende Atemwege erreicht wird, die nicht zum Gasaustausch befähigt sind (Totraum), setzt sich die Lungenbelüftung aus der Totraumbelüftung und der alveolaren Belüftung zusammen.

1.1.1.1 Totraum

> Der anatomische Totraum wird durch die luftleitenden Atemwege gebildet, zu denen Mund, Nase, Pharynx, Larynx, Trachea, Bronchien und Bronchiolen zählen.

Die Bezeichnung *Totraum* ist nur hinsichtlich des Gasaustausches gerechtfertigt, da hier wichtige physiologische Aufgaben erfüllt werden. Die eingeatmete Luft wird im Totraum von **Schmutzteilchen befreit**, auf **Körpertemperatur angewärmt** und mit **Wasserdampf gesättigt.** Das Volumen des anatomischen Totraumes ist von der Körpergröße abhängig und beträgt ca. 0,15 l. Dies bedeutet, daß 30% des Atemzugvolumens nicht am alveolaren Gasaustausch teilnehmen. Die klinische Bedeutung der Totraumbelüftung für den Gasaustausch ergibt sich aus einer physiologischen Betrachtung. Im Alveolarraum existieren bereits beim gesunden Menschen Alveolen, die belüftet, aber nicht durchblutet werden. Diese Alveolen verhalten sich wie der Totraum, da das eingeatmete Gas in unveränderter Zusammensetzung ausgeatmet wird. In anderen Alveolarbezirken ist die Durchblutung im Verhältnis zur Belüftung zu gering, so daß auch diese Bezirke zur funktionellen alveolaren Totraumbelüftung beitragen. Die alveolare Totraumbelüftung und die Belüftung des anatomischen Totraumes bilden nun die bedeutsame Größe der physiologischen Totraumventilation. Der physiologische Totraum wird also bei allen Lungenerkrankungen vergrößert sein, bei denen Alveolarbezirke im Verhältnis zur Durchblutung zu stark belüftet werden.

Die **Lungenembolie** führt durch die teilweise Verlegung der Lungenstrombahn zu einer relativen Hyperventilation und damit zu einer Vergrößerung der physiologischen Totraumbelüftung, während beim **Lungenemphysem** die Rarefizierung des pulmonalen Gefäßbettes und die Vergrößerung des anatomischen Totraumes durch Zerstörung des gasaustauschenden Lungengewebes den physiologischen Totraum vergrößern.

Die Folgen einer vergrößerten physiologischen Totraumbelüftung sind leicht vorstellbar, da bei konstanter Lungenbelüftung die alveolare Ventilation abnimmt.

1.1.1.2 Alveolare Belüftung

Die Größe der alveolaren Belüftung ist maßgeblich an der Effizienz des respiratorischen Gasaustausches beteiligt. Die alveolare Belüftung ist gegeben durch:

$$\dot{V}_A = (V_T - V_D) \times f \qquad (1)$$

$\dot{V}_A$ = alveolare Belüftung, V_T = Atemzugvolumen
V_D = Totraumvolumen, f = Atemfrequenz

Die Beziehung macht deutlich, daß bei gleichbleibender Lungenbelüftung und konstantem Totraumvolumen die alveolare Belüftung mit steigender Atemfrequenz abnimmt. Diese Konstellation entspricht der flachen und raschen Atmung, die häufig bei fibrosierenden Lungenerkrankungen angetroffen wird. Die Zunahme des Totraumes bei gleichbleibender Lungenbelüftung und Atemfrequenz führt ebenfalls zu einer Abnahme der alveolaren Ventilation. Da die Abnahme der alveolaren Ventilation zu einer Erniedrigung von P_{O_2} und Zunahme von P_{CO_2} im arteriellen Blut führt, wird über atemregulatorische Mechanismen (s. S. 169f.) versucht, die totale Lungenbelüftung zu steigern. Dieses Bemühen stößt jedoch häufig an die Grenzen der Leistungsfähigkeit der Atemmuskulatur von Patienten mit obstruktiven Lungenerkrankungen.

> Die Regulation der **alveolaren Ventilation** ist von Bedeutung, um die mit der O_2-Aufnahme und CO_2-Abgabe verbundenen metabolischen Bedürfnisse des Organismus zu erfüllen.

Die Menge des CO_2, die vom Körper pro Zeiteinheit produziert wird, muß daher derjenigen CO_2-Menge entsprechen, die mit der Lungenbelüftung aus dem Körper entfernt wird (CO_2-Abgabe).
Die Einfachheit von Gleichung (2) ergibt sich aus der Tatsache, daß der inspiratorische CO_2-Partialdruck vernachlässigt und der alveolare dem arteriellen P_{CO_2} gleichgesetzt werden kann.

$$\dot{V}_A = \frac{\dot{V}_{CO_2}}{P_{aCO_2}} \times k \qquad (2)$$

$\dot{V}_{CO_2}$ = CO_2-Abgabe in ml_{STPD}/min
P_{aCO_2} = arterieller CO_2-Partialdruck in Torr
k = 863, Umrechnungsfaktor für ml STPD (Standardtemperatur und -druck, trocken) in ml BTPS (Körpertemperaturdruck-Wasserdampfsättigung) und für fraktionelle Gaskonzentrationen in Partialdrucke
$\dot{V}_A$ = alveolare Ventilation in ml_{BTPS}/min

Die Zusammenhänge, die aus Gleichung (2) ersichtlich sind, sind von großer klinischer Bedeutung.

> Bei einer gegebenen CO_2-Produktion ist der arterielle P_{CO_2} ausschließlich von der alveolaren Ventilation abhängig, d.h. eine Halbierung von $\dot{V}_A$ zieht eine Verdopplung von P_{aCO_2} nach sich und eine Verdopplung von $\dot{V}_A$ halbiert den P_{aCO_2}.

Da der arterielle P_{CO_2} leicht mit Hilfe von Blutgasanalysegeräten gemessen werden kann, steht somit ein einfaches Verfahren zur Beurteilung der Effektivität der alveolaren Ventilation zur Verfügung. Die Kenntnis des arteriellen P_{CO_2}-Wertes sagt jedoch nichts über die Ursache einer eventuellen krankhaften Veränderung aus.

Gleichung (2) besagt weiterhin, daß der arterielle P_{CO_2} von dem Verhältnis der CO_2-Produktion zur alveolaren Ventilation abhängt.

> Eine alveolare **Hypoventilation** liegt daher vor, wenn die alveolare Ventilation im Verhältnis zur CO_2-Produktion erniedrigt ist, während die alveolare **Hyperventilation** durch eine inadäquate Steigerung der alveolaren Ventilation im Verhältnis zur CO_2-Produktion definiert ist.

Einige Ursachen der alveolaren Hypoventilation sind in Tabelle B-1, der alveolaren Hyperventilation in Tabelle B-2 zusammengefaßt.

1.1.1.3 Verteilung der Lungenbelüftung

Bei der bisherigen Darstellung wurde vereinfachend angenommen, daß die Belüftung in allen Lungenabschnitten gleich ist. Die Messung der regionalen Ventilation mit Hilfe nuklearmedizinischer Verfahren zeigt jedoch, daß bereits bei lungengesunden, jüngeren Individuen die **basalen Lungenabschnitte** eine **bessere** Belüftung aufweisen als die spitzennah gelegenen Lungenabschnitte (Abb. B-1a).

Die regionalen Unterschiede der Lungenbelüftung, deren Ausmaß von der Körperposition ab-

Tabelle B-1 Wichtige Ursachen der alveolaren Hypoventilation

bei normaler Lungenfunktion
funktionelle Depression
respiratorische Neurose
Schlaf
metabolische Alkalose
Narkotika, Sedativa
Schädigung des Nervensystems
bulbäre Poliomyelitis
Guillain-Barré-Syndrom
Enzephalitis
Pickwick-Syndrom
zentrales Schlafapnoe-Syndrom
Schädel-Hirn-Trauma
neuromuskuläre Krankheiten mit Befall des Brustkorbs
Poliomyelitis
Myxödem
Myasthenia gravis
Polymyositis
Obstruktion der oberen Atemwege
obstruktives Schlafapnoe-Syndrom
extrathorakale Stenose (z.B. Struma)
Skelettdeformitäten
bei krankhafter Lungenfunktion
obstruktive Lungen- und Atemwegserkrankungen
Endstadium restriktiver Lungenerkrankungen

Tabelle B-2 Wichtige Ursachen der alveolaren Hyperventilation

Zunahme peripherer Stimuli
Hypoxie (Höhe)
interstitielle Lungenkrankheiten
Lungenödem
Lungenembolie
Schmerz
Kreislaufkollaps
Zunahme zentraler Stimuli
Angst
Fieber
Hirnstammläsionen
intrakranielle Blutung
metabolische Azidose
unbekannte Stimuli
Leberzirrhose
Urämie
Schwangerschaft

hängt, sind eng mit dem topographischen Gradienten des intrapleuralen Druckes verknüpft. Beim aufrechtstehenden Menschen führt das Gewicht der Lungen dazu, daß der **intrapleurale Druck** an der **Lungenspitze negativer** als an der Lungenbasis ist. Die basalen Lungenabschnitte befinden sich daher auf dem steilen, die apikalen auf dem flachen Teil der sigmoiden Beziehung zwischen dem intrapleuralen Druck und der Lungenvolumenänderung. Eine bestimmte Änderung des intrapleuralen Druckes führt daher an der Lungenbasis zu einer größeren Zunahme des Lungenvolumens als an der Lungenspitze (Abb. B-1b).

Die regionalen Unterschiede der Ventilation sind von den elastischen Eigenschaften des Lungenparenchyms und der Verteilung der intrabronchialen Strömungswiderstände abhängig. Die inspirierte Luft wird vornehmlich in die Lungenabschnitte gelangen, deren Atemwege den geringsten Widerstand aufweisen. Die regionale Verteilung der Ventilation ist also das Resultat des örtlichen Zusammenspiels von elastischen und strömungsabhängigen Widerständen.

Die Verteilung und Mischung der eingeatmeten Luft innerhalb der Lungen kann durch die Messung der exspiratorischen N_2-Konzentration nach O_2-Atmung abgeschätzt werden. Zu Beginn der **Ausatmung** wird die Totraumluft exspiriert. Da im Totraum kein Gasaustausch stattfindet, enthält sie 100% O_2 und kein N_2 **(Phase I)**. Während der **Phase II** erfolgt eine rasche Konzentrationsänderung, die sich aus dem zunehmenden Anteil der Alveolarluft am ausgeatmeten Volumen ergibt. In **Phase III** wird Alveolarluft ausgeatmet. Ein horizontales Plateau der Phase III setzt voraus, daß sich der ausgeatmete O_2 gleichmäßig mit dem N_2 vermischt hat, welches sich in der Lunge befand. Eine Konzentrationsänderung während der Ausat-

mung deutet stets auf eine ungleichmäßige Verteilung oder Durchmischung der eingeatmeten Luft mit der Alveolarluft hin. Sie ist um so ausgeprägter, je stärker die regionalen Ungleichheiten der mechanischen Eigenschaften der Lunge und Atemwege sind. Die **Phase IV** signalisiert den Verschluß der Atemwege, die besonders der Schwerkraft ausgesetzt sind.

Die Verteilung der Lungenbelüftung wird daher bei allen Krankheiten gestört sein, bei denen die **Strömungswiderstände** der Atemwege ungleich verteilt sind (z. B. Asthma bronchiale, chronische Bronchitis), bei denen die **elastischen Widerstände** des Lungengewebes regionale Unterschiede aufweisen (z. B. Lungenemphysem, Bullae) oder bei denen eine Erkrankung der Atemmuskulatur zu einer ungleichmäßigen Übertragung der Kraft auf den Brustkorb führt (z. B. Muskeldystrophie).

1.1.2 Lungenkreislauf

Der Lungenkreislauf beginnt im Hauptstamm der Pulmonalarterien, die das gemischt-venöse Blut aus dem rechten Ventrikel erhalten. Die Lungenarterien teilen sich auf und begleiten die Atemwege bis zur Höhe der respiratorischen Bronchiolen. Die nachfolgenden Lungenkapillaren bilden ein dichtes Netzwerk, welches die Alveolen wie eine Blutschicht umgibt. Im venösen Teil des Lungenkapillarbettes sammelt sich das oxygenierte Blut, welches über kleine Lungenvenen, die zwischen den Lungenläppchen verlaufen, in die vier großen Lungenvenen geleitet wird, die in den linken Vorhof münden.

Der Vergleich des systemischen und des pulmonalen Kreislaufes offenbart, daß der Lungenkreislauf keineswegs die Miniaturausgabe des großen Kreislaufes darstellt. Der Lungenkreislauf stellt

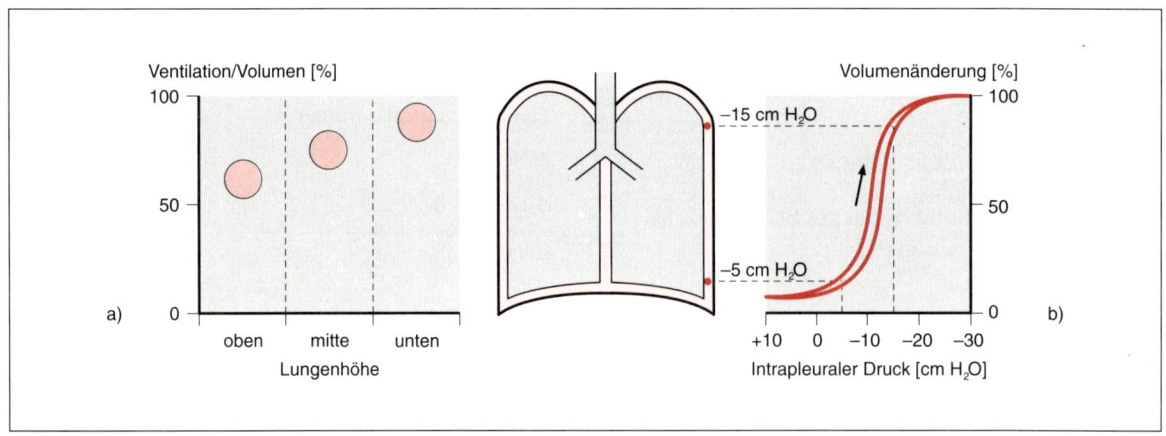

Abb. B-1a und b: Schematische Darstellung der regionalen Unterschiede der Lungenbelüftung.
Das Lungengewicht bewirkt bei aufrechtem Oberkörper, daß pro Zentimeter Lungenhöhe ein pleuraler Druckgradient von ca. 0,25 cm H_2O entsteht. Der intrapleurale Druck ist daher an der Lungenbasis weniger negativ als an der Lungenspitze (b). Aufgrund der sigmoiden Form der Druck-Volumen-Kurve der Lunge führt daher eine gegebene intrapleurale Druckänderung zu einer größeren Volumenänderung an der Lungenbasis als an der Lungenspitze, so daß die Ventilation pro Volumeneinheit in den basalen Lungenabschnitten größer ist als in den apikalen (a).

ein Niederdrucksystem dar (mittlerer Druck in der A. pulmonalis ca. 15 mmHg [1,95 kPa]; mittlerer Druck in der Aorta ca. 100 mmHg [13 kPa]). Die niedrigen Drucke im Lungengefäßbett sind vereinbar mit dünnwandigen Gefäßen, die wenig glatte Muskulatur aufweisen. Während im systemischen Kreislauf der Blutstrom zu den einzelnen Organen den metabolischen Bedürfnissen angepaßt wird, erfolgt eine derartige Verteilung des Blutstromes im Lungenkreislauf nicht. Während im systemischen Kreislauf ein Druckabfall im wesentlichen in den Arteriolen erfolgt, fällt der Druck im Lungengefäßbett weitgehend kontinuierlich ab.

Eine Besonderheit des Lungengefäßbettes ist dadurch gegeben, daß der Druck, der die verschiedenen Gefäßabschnitte umgibt, unterschiedlich ist (Abb. B-2a, b).

> Die Hauptaufgabe der Lungendurchblutung liegt im pulmonalen Gasaustausch, daher sind die Kapillaren von Luft umgeben und somit dem Alveolardruck ausgesetzt.

Da die **Wanddicke** dieser Kapillaren zur Optimierung des diffusiven Gastransportes möglichst gering sein muß, werden die Kapillaren mit dem Alveolardruck dilatiert und komprimiert. Die kleinen extraalveolaren Gefäße, die einen Durchmesser von 30–100 μm aufweisen, unterliegen hingegen dem Einfluß des **interstitiellen Druckes**, während die größeren Gefäße (>100 μm) vom **intrapleuralen Druck** umgeben sind. Bei tiefer Inspiration fällt der **Strömungswiderstand** in den extraalveolaren Gefäßen ab, während er in den alveolaren Gefäßen ansteigt. Die Summe dieser Effekte auf den gesamten Strömungswiderstand der Lungengefäße ergibt eine Zunahme bei maximaler Exspiration und Inspiration mit einem Minimum bei physiologischer Ruheatmung. Die funktionelle Unterscheidung von alveolaren und extraalveolaren Gefäßabschnitten ist besonders für das Verständnis der hämodynamischen Folgen der künstlichen Beatmung wichtig.

Der Lungenkreislauf zeichnet sich weiterhin dadurch aus, daß unter physiologischen Bedingungen selbst eine Vervielfachung des Herzzeitvolumens zu keiner wesentlichen Drucksteigerung führt.

> Der Widerstand des Lungengefäßbettes nimmt mit zunehmender Durchströmung ab (**kapazitiver Widerstand**).

Dieses Verhalten ist darauf zurückzuführen, daß durch eine Zunahme des pulmonalen Blutstromes Gefäße, die unter Ruhebedingungen nicht durchströmt werden, eröffnet *(recruitment)* und gedehnt *(distension)* werden. Fieber, Anämie, Hyperthyreose, hyperkinetisches Herzsyndrom (**hyperdyna-**

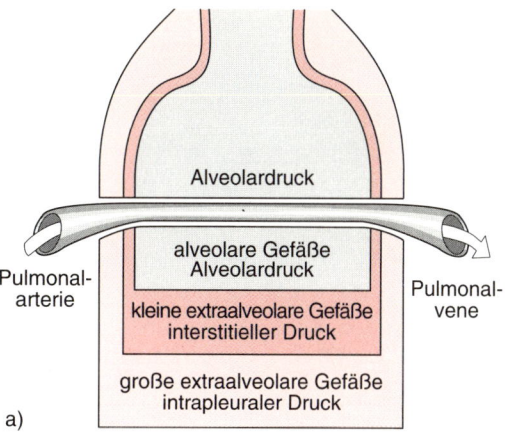

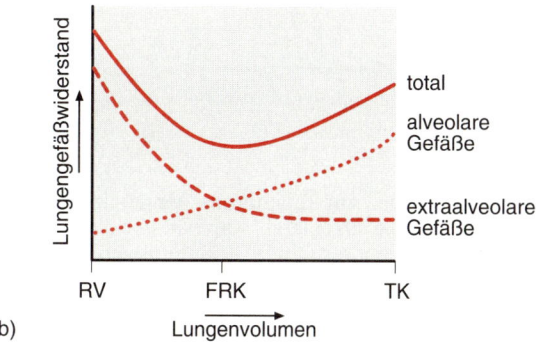

Abb. B-2a,b: Schematische Darstellung der transmuralen Drucke, die das Kaliber der Lungengefäße bestimmen (a). Einfluß des Lungenvolumens auf den Strömungswiderstand in den alveolaren und extraalveolaren Gefäßen (b). Weitere Erläuterung siehe Text.

me Kreislaufreaktionen) führen daher nicht zur pulmonalen Hypertonie.

Die Entwicklung einer **pulmonalen Hypertonie** setzt entweder eine **lange bestehende** Störung der Hämodynamik (z.B. angeborene Herz- und Gefäßmißbildungen mit Links-rechts-Shunt) oder eine funktionelle oder morphologische Veränderung des Lungengefäßbettes voraus (z.B. hypoxiebedingte **Gefäßkonstriktion** bei alveolarer Hypoventilation, thromboembolische **Gefäßobstruktion** bei Lungenembolie, morphologisch vorgegebene **Gefäßobliteration** bei Lungenfibrosen und **Gefäßrarefizierung** bei Lungenemphysem).

> Die **pulmonale Hypertonie** und das **Cor pulmonale** werden erst dann manifest, wenn erhebliche hämodynamische Veränderungen vorliegen. Die Entfernung eines Lungenflügels bei verbleibender gesunder Restlunge führt nur selten zur pulmonalen Hypertonie.

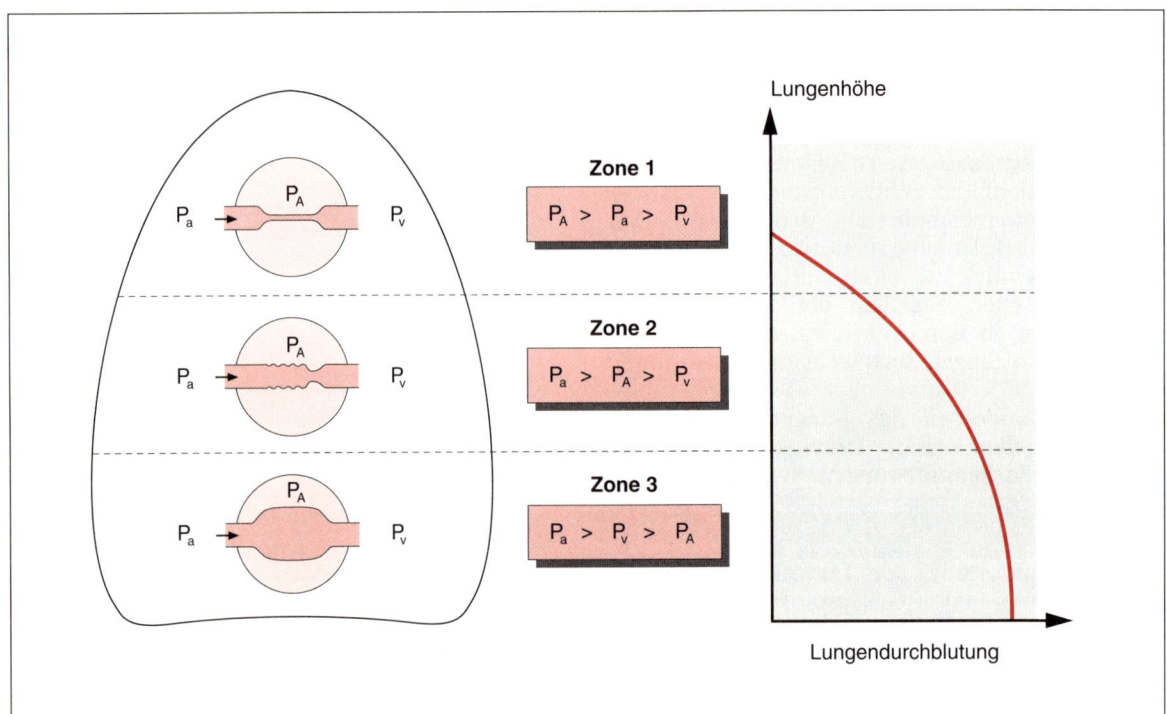

Abb. B-3: Modell zur Erläuterung der ungleichen Verteilung der Lungendurchblutung in Abhängigkeit von den Drucken, die die alveolaren Kapillaren beeinflussen. P_A = alveolarer Druck, P_a = pulmonal-arterieller Druck, P_v = pulmonal-venöser Druck. Erläuterungen siehe Text.

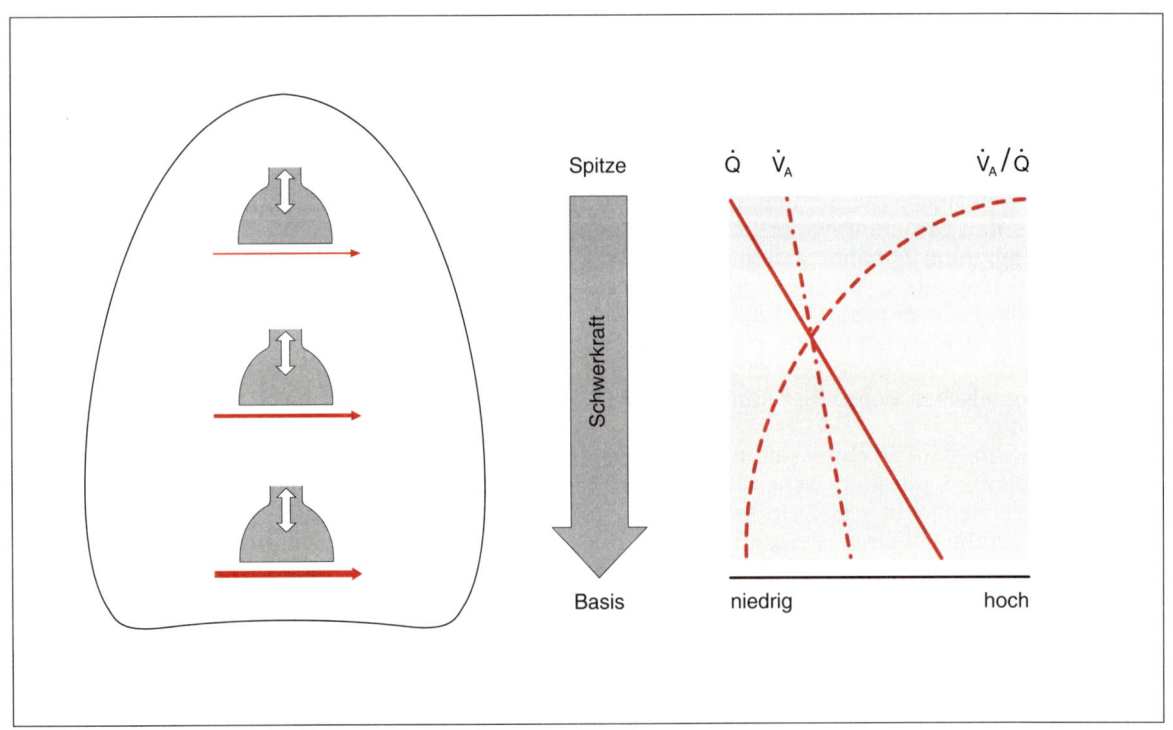

Abb. B-4: Synopsis der Auswirkung der Schwerkraft auf die Verteilung von Ventilation und Perfusion sowie auf das Ventilations-Perfusions-Verhältnis. An der Lungenspitze sind die Alveolen gedehnt, Ventilation und Perfusion sind niedrig. An der Lungenbasis sind die Alveolen relativ komprimiert, Ventilation und Perfusion sind relativ hoch. Die regionale Verteilung von Ventilation und Perfusion führt zu einer ausgeprägten Zunahme des Ventilations-Perfusions-Verhältnisses von den basalen zu den apikalen Lungenabschnitten.
$\dot{Q}$ = Lungendurchblutung $\quad \dot{V}_A$ = alveolare Belüftung

1.1.2.1 Verteilung der Lungendurchblutung

Die Lungendurchblutung weist noch größere regionale Unterschiede auf als die Lungenbelüftung. Die Lungendurchblutung nimmt aufgrund der hydrostatischen Druckdifferenzen innerhalb des pulmonalen Gefäßbettes kontinuierlich von der Lungenspitze bis zur Lungenbasis zu. Die Abhängigkeit der Lungendurchblutung vom hydrostatischen Druck ist leicht verständlich, da beim aufrechtstehenden Menschen eine Lungenhöhe von 30 cm eine hydrostatische Druckdifferenz von 30 cm H_2O [2942 kPa] zwischen Basis und Spitze bedingt, die von der Druckarbeit des rechten Ventrikels überwunden werden muß. Da überdies die regionale Durchblutung von den Drucken bestimmt wird, die das Gefäßbett umgeben, kann die **Lungendurchblutung** in bestimmte Zonen eingeteilt werden (Abb. B-3):

▷ In **Zone 1** ist der Alveolardruck höher als der pulmonal-arterielle Druck, so daß wenig Blut die Gefäße durchströmt.

▷ In **Zone 2** übersteigt der pulmonal-arterielle Druck den Alveolardruck. Der Blutstrom ist demnach von der Druckdifferenz zwischen dem pulmonal-arteriellen Druck und dem Alveolardruck gegeben. In dieser Zone würde der pulmonal-venöse Druck erst dann zur treibenden Druckdifferenz beitragen, wenn er den Alveolardruck übersteigt.

▷ **Zone 3:** In den basalen Lungenabschnitten ist der pulmonal-venöse Druck (regelhaft) größer als der Alveolardruck. Der Blutstrom wird nun in gewohnter Weise durch die Druckdifferenz bestimmt, die zwischen dem Ein- und Ausstrom des Gefäßbettes herrscht.

Dieses Modell erleichtert das Verständnis der regionalen Lungendurchblutung. Die Durchblutung und ihre Verteilung sind demnach sowohl vom arteriellen und venösen Druck der Lungenstrombahn als auch von den Druckänderungen im Alveolarraum abhängig, die sich bei zahlreichen Lungenkrankheiten in charakteristischer Weise ändern können. In der Abbildung B-4 sind die Auswirkung der Schwerkraft auf die regionale Verteilung der Belüftung und Durchblutung sowie das Verhältnis der Ventilation zur Perfusion zusammengefaßt.

1.1.3 Verhältnis der alveolaren Belüftung zur Durchblutung

Bei der bisherigen Besprechung wurden die alveolare Ventilation und die Lungendurchblutung bzw. ihre jeweilige regionale Verteilung getrennt betrachtet. Der klinisch tätige Arzt wird die Leistungsfähigkeit des pulmonalen Gasaustausches an den Partialdrucken der Gase O_2 und CO_2 im arteriellen Blut ablesen. Für die angemessene Interpretation der arteriellen P_{O_2}- und P_{CO_2}-Werte ist es daher wesentlich, die überragende Bedeutung des Verhältnisses der Ventilation zur Perfusion ($\dot{V}_A/\dot{Q}$) für den pulmonalen Gasaustausch zu kennen.

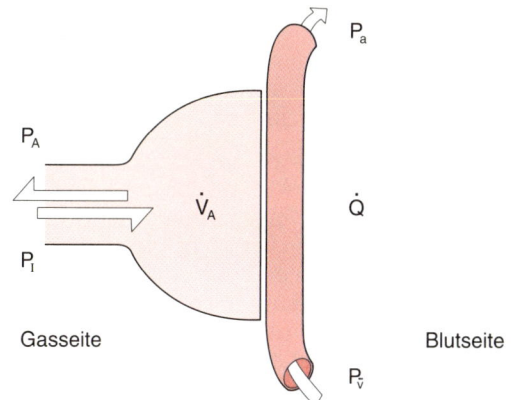

$$\dot{V}_A \, (P_I - P_A) \, k_1 = \dot{V}_{gas} = \dot{Q} \, (P_a - P_{\bar{v}}) \, k_2$$

$$\frac{\dot{V}_A}{\dot{Q}} = \frac{(P_a - P_{\bar{v}}) \cdot k_2}{(P_I - P_A) \cdot k_1}$$

Abb. B-5: Einfaches Lungenmodell (ohne Totraum und Diffusionswiderstand). Der An- und Abtransport eines Gases kann sowohl von der Gasseite (Belüftung) als auch von der Blutseite (Perfusion) angegeben und gleichgesetzt werden. Es zeigt sich, daß die Partialdrucke im arteriellen Blut von dem Verhältnis der alveolaren Belüftung (V_A) und der Durchblutung (Q) bestimmt werden. k_1 und k_2 sind Konstanten, die die Beziehung zwischen Partialdruck und Gasgehalt in der Gasphase und Blutphase berücksichtigen.
P_a = arterieller Partialdruck
P_v = venöser Partialdruck
P_A = alveolarer Partialdruck
P_I = inspiratorischer Partialdruck

In Abbildung B-5 ist ein einfaches Lungenmodell gezeigt, welches den Transport eines Gases sowohl von der Gasseite **(Belüftung)** als auch von der Blutseite **(Durchblutung)** betrachtet. Da im Zustand des *steady state* die Zufuhr gleich dem Abtransport ist, müssen die Partialdrucke innerhalb des Alveolarraumes und innerhalb der Lungenstrombahn im Verhältnis zu $\dot{V}_A/\dot{Q}$ stehen.

Ein derartiges einfaches Lungenmodell erlaubt bereits, die Extreme einer $\dot{V}_A/\dot{Q}$-Ungleichheit zu studieren. Sind Ventilation und Perfusion angepaßt, liegen perfekte Verhältnisse für den pulmonalen Gastransport vor. Die Partialdrucke im Alveolarraum entsprechen denen im arteriellen Blut. Wird die Lunge durchblutet, aber nicht belüftet, so äquilibriert sich der Alveolarraum mit den Drucken des entströmenden venösen Blutes. $\dot{V}_A/\dot{Q}$ beträgt null. Es liegt eine venöse Beimischung vor. Wird die Lunge belüftet, aber nicht durchblutet, so verläßt die eingeatmete Luft die Lunge in unveränderter Zusammensetzung. $\dot{V}_A/\dot{Q}$ geht gegen unendlich. Es liegt eine Totraumbelüftung vor.

Extremsituationen, wie ein kompletter Verschluß der Trachea durch einen Tumor oder ein Verschluß des Truncus pulmonalis, sind mit dem Leben nicht vereinbar.

Durch die Belüftung des Totraumes und die Durchströmung anatomisch vorgegebener arterio-venöser Verbindungen existieren jedoch bereits in der gesunden Lunge Kompartimente mit $\dot{V}_A/\dot{Q}$ von unendlich bis null. In Abbildung B-4 hatten wir überdies gesehen, daß in der gesunden Lunge die regionale Verteilung von Ventilation und Perfusion zu $\dot{V}_A/\dot{Q}$-Verhältnissen führt, die große Unterschiede aufweisen. $\dot{V}_A/\dot{Q}$ in der Lungenspitze nähert sich tendenziell einer Totraumbelüftung, während $\dot{V}_A/\dot{Q}$ an der Lungenbasis einer venösen Beimischung ähnelt.

Es ist leicht vorstellbar, daß in einer kranken Lunge diejenigen Abschnitte zunehmen, deren $\dot{V}_A/\dot{Q}$-Verhältnis von der Norm abweicht. Neuere, methodisch und analytisch aufwendige Verfahren gestatten es, ein kontinuierliches Spektrum der $\dot{V}_A/\dot{Q}$-Verhältnisse zu messen. Diese Daten demonstrieren eindrucksvoll, daß bestimmte Lungen- und Atemwegserkrankungen mit einem charakteristischen Muster der Verteilung der $\dot{V}_A/\dot{Q}$-Verhältnisse einhergehen.

Welche Auswirkungen hat nun ein bestimmtes $\dot{V}_A/\dot{Q}$-Verhältnis auf die arteriellen Blutgase, bzw., wie wirkt sich eine bestimmte Verteilung der $\dot{V}_A/\dot{Q}$-Verhältnisse aus? In Abbildung B-6 ist ein P_{O_2}-P_{CO_2}-Diagramm wiedergegeben. Dieses bedeutsame Diagramm, dem relativ komplexe physiologische Beziehungen zugrundeliegen, die im einzelnen allerdings nicht berücksichtigt werden, beschreibt das Muster einer P_{O_2}/P_{CO_2}-Kombination in jedem Lungenareal, welches ein $\dot{V}_A/\dot{Q}$-Verhältnis zwischen null und unendlich aufweist. Je mehr Lungenregionen ein $\dot{V}_A/\dot{Q}$-Verhältnis kleiner 0,8 aufweisen, desto mehr nähern sich die arteriellen Blutgaswerte den gemischt-venösen; je mehr Areale ein $\dot{V}_A/\dot{Q}$-Verhältnis von unendlich haben, desto mehr nähern sich P_{O_2} und P_{CO_2} den Drucken in der eingeatmeten Luft. Eine Totraumventilation liegt immer dann vor, wenn ein Lungenareal belüftet, aber nicht durchblutet wird. Ein extremes Beispiel stellt die Lungenembolie dar. Ein $\dot{V}_A/\dot{Q}$, welcher größer als 1 ist, wirkt sich bereits als funktionelle Totraumhyperventilation aus.

Das P_{O_2}-P_{CO_2}-Diagramm zeigt, welche Blutgaskonstellation in **einem** Lungenkompartiment mit **einem** bestimmten $\dot{V}_A/\dot{Q}$-Verhältnis zu erwarten ist. Das Diagramm zeigt jedoch nicht die Auswirkungen einer bestimmten Verteilung der $\dot{V}_A/\dot{Q}$-Ver-

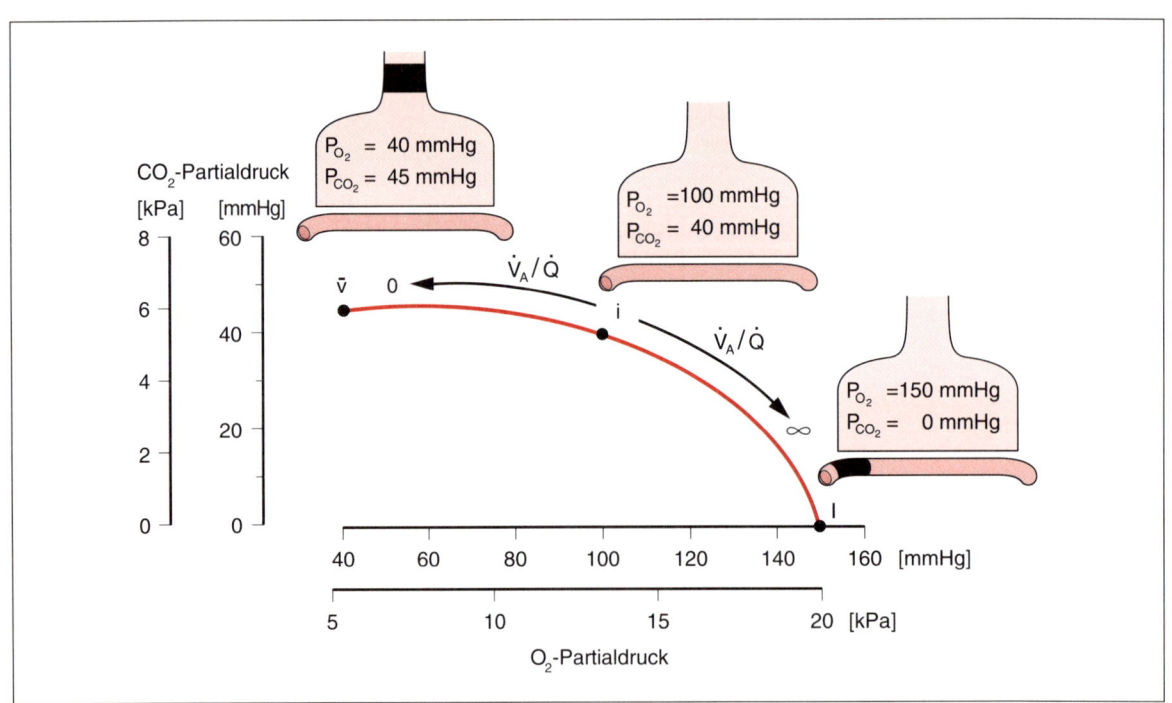

Abb. B-6: P_{O_2}-P_{CO_2}-Diagramm. In diesem Diagramm sind die P_{O_2}- und P_{CO_2}-Werte angegeben, die in **einem** Lungenkompartiment erwartet werden können. Die Kurve, die die Punkte v̄ (gemischt-venös), i (ideal-alveolar) und I (inspiratorisch) verbindet, ergibt sich aus den Schnittpunkten derjenigen Kurven, an denen der O_2- und CO_2-Transport in Blut und Alveolargas gleich ist. Am Punkt i herrschen für eine ideale Lunge perfekte Gasaustauschbedingungen vor. $\dot{V}_A/\dot{Q}$ ist 0,8, da das Verhältnis der CO_2-Abgabe zur O_2-Aufnahme ebenfalls 0,8 ist. Am Punkt v̄ entsprechen die Partialdrucke denen des gemischt-venösen Blutes, am Punkt I herrschen die Partialdrucke der Inspirationsluft vor. Die O_2- und CO_2-Partialdrucke in einem Lungenkompartiment bewegen sich entsprechend ihres $\dot{V}_A/\dot{Q}$-Wertes auf der angegebenen Linie v̄–i–I.

hältnisse auf die P_{O_2}- und P_{CO_2}-Werte des arteriellen Blutes. In Abbildung B-7 sind die Zusammenhänge für ein einfaches Zweikompartimentmodell der Lunge wiedergegeben. Durch die den einzelnen Kompartimenten zugeordnete Belüftung und Durchblutung entstehen $\dot{V}_A/\dot{Q}$-Verhältnisse, die sich um den Faktor 8 unterscheiden. Bei einer entsprechenden Verteilung der Sauerstoffaufnahme auf die Lungenkompartimente ergeben sich unterschiedliche alveolare Gaspartialdrucke, die sich aufgrund des fehlenden Diffusionswiderstandes mit dem arteriellen Blut ins Gleichgewicht setzen. Um in einem derartigen Modell die Drucke innerhalb der gemischten exspirierten Alveolarluft bzw. im gemischt-arteriellen Blut berechnen zu können, müssen zwei Dinge berücksichtigt werden:

▷ die gemischten Drucke bzw. Sättigungen sind strömungsgewichtet;
▷ vor der Berechnung der Partialdrucke im arteriellen Blut müssen die Sättigungen bzw. Gasgehalte ermittelt werden.

Sofern diese Meßdaten nicht vorhanden sind, können mit Hilfe bekannter Bindungskurven Partialdrucke in Sättigung bzw. Gasgehalt umgerechnet werden. Mit Hilfe des in Abbildung B-7 angegebenen Zahlenbeispiels finden wir in der gemischt-alveolaren Luft einen Partialdruck von 100 Torr [13,3 kPa], in dem gemischt-arteriellen Blut einen Partialdruck von 68 Torr [9,1 kPa]. Die alveolar-arterielle O_2-Druckdifferenz beträgt daher 32 Torr [4,3 kPa]. Die Messung der alveolar-arteriellen O_2-Druckdifferenz $(P_{AO_2}-P_{aO_2})$ stellt somit einen Index für das Ausmaß einer $\dot{V}_A/\dot{Q}$-Inhomogenität dar.

Der Schlüssel zum Verständnis der Auswirkungen einer $\dot{V}_A/\dot{Q}$-Verteilungsstörung auf den Gasaustausch liegt in dem Verhalten der Konzentrationen bzw. Partialdrucke beim Mischen der verschiedenen Kompartimente. Das abfließende Blut strömt zum größten Teil aus den relativ stärker durchbluteten und relativ geringer ventilierten Alveolen und hat daher höhere CO_2- und niedrigere O_2-Drucke im Vergleich zu einer normalen Alveole. Umgekehrt tragen die relativ hyperventilierten Kompartimente mehr zur Ausatmung bei, so daß jetzt höhere O_2-Drucke und niedrigere CO_2-Drucke als im Normalfall gemessen werden können. $\dot{V}_A/\dot{Q}$-Verteilungsstörungen bewirken also, daß im gemischt-arteriellen Blut der CO_2-Partialdruck höher und der O_2-Partialdruck niedriger ist als in der gemischten endexspiratorischen Alveolarluft.

Kommt es durch die Existenz einer $\dot{V}_A/\dot{Q}$-Verteilungsstörung zu einer Erniedrigung des arteriellen O_2-Partialdruckes und einer Erhöhung des CO_2-Partialdruckes, so beantwortet der Organismus diesen Reiz mit einer Steigerung des Atemantriebes. Die dadurch bedingte Zunahme der Gesamtventilation kann zwar zu einer Normalisierung des CO_2-Partialdruckes führen, sie trägt jedoch sehr viel weniger zur Normalisierung des erniedrigten

O_2-Partialdruckes bei. Dieses Verhalten beruht auf dem unterschiedlichen Verlauf der O_2- und CO_2-Bindungskurven. Eine angemessene Steigerung der Gesamtventilation als Antwort auf $\dot{V}_A/\dot{Q}$-Inhomogenitäten führt also zu einer Blutgaskonstellation, die üblicherweise als Partialinsuffizienz bezeichnet wird.

Partialinsuffizienz: Erniedrigung des arteriellen O_2-Partialdruckes, regelrechter arterieller CO_2-Partialdruck.

$$P_{\bar{A}} = \frac{(\dot{V}_{A_1} \cdot P_{A_1}) + (\dot{V}_{A_2} \cdot P_{A_2})}{\dot{V}_{A_1} + \dot{V}_{A_2}}$$

$$P_{\bar{A}} = \frac{(4 \cdot 110) + (1 \cdot 60)}{5}$$

$$P_{\bar{A}} = 100 \text{ Torr } [13,3 \text{ kPa}]$$

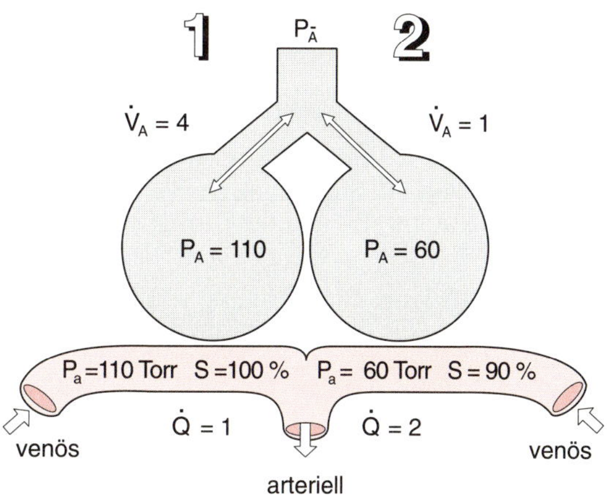

$$S_{\bar{a}} = \frac{(\dot{Q}_1 \cdot 100) + (\dot{Q}_2 \cdot 90)}{\dot{Q}_1 + \dot{Q}_2}$$

$$S_{\bar{a}} = \frac{(1 \cdot 100) + (2 \cdot 90)}{3}$$

$$S_{\bar{a}} = 93\% \approx P_{\bar{a}} = 68 \text{ Torr } [9,1 \text{ kPa}]$$

AaDO$_2$ = 32 Torr [4,3 kPa]

Abb. B-7: Beispielhafte Berechnung der alveolo-arteriellen O_2-Druckdifferenz in einer schematisierten Lunge, die eine ungleiche Verteilung von Ventilation und Perfusion aufweist. Einzelheiten siehe Text.
P_A = alveolarer Partialdruck
P_a = arterieller Partialdruck
S = Sättigung in %
$S_{\bar{a}}$ = mittlerer arterieller Sättigungsdruck
$\dot{V}_A$ = alveolare Belüftung
$\dot{Q}$ = Blutfluß
AaDO$_2$ = alveolo-arterielle O_2-Druckdifferenz

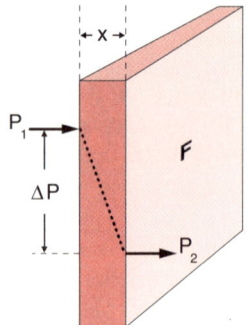

$$\dot{M} = \underbrace{d \cdot \beta \cdot \frac{F}{x}}_{D} \cdot \Delta P$$

$$D = \frac{\dot{M}}{\Delta P}$$

Abb. B-8: Faktoren, die die Diffusion eines Gases durch eine Trennschicht bestimmen. Die Trennschicht besitzt die Fläche F und die Schichtdicke x. Die Gasmenge $\dot{M}$, die pro Zeiteinheit durch die Trennschicht diffundiert, ist proportional dem Partialdruckgefälle ΔP, den geometrischen Faktoren F/x sowie den physikalischen Faktoren d (Diffusionskoeffizient) und β (Löslichkeitskoeffizient) in der Membran. Da sich unter physiologischen Bedingungen die physikalischen und geometrischen Faktoren nicht bestimmen lassen, werden sie als **Diffusionskapazität D** zusammengefaßt. Die Diffusionskapazität kennzeichnet also die Menge eines Gases (in ml oder mmol), die pro Zeiteinheit (min^{-1}) und pro Partialdruckgradient ($Torr^{-1}$) transportiert wird.

Bleibt eine adäquate Steigerung der Gesamtventilation aus, so kommt es zu einer Globalinsuffizienz.

Globalinsuffizienz: Erniedrigung des arteriellen O_2-Partialdruckes und Erhöhung des arteriellen CO_2-Partialdruckes.

1.1.4 Diffuser Gastransport

Der Alveolarraum und das Lungenkapillarblut werden durch verschiedene anatomische Barrieren getrennt, die als alveolo-kapillare Membran zusammengefaßt werden. Der Austausch von Gasen zwischen dem Alveolarraum und dem Lungenkapillarblut folgt den Gesetzen der Diffusion.

In Abbildung B-8 sind die Faktoren dargestellt, die die Diffusion eines Gases durch eine Trennschicht bestimmen (**Fick[1]-Diffusionsgesetz**). Die Lunge verfügt aufgrund der enormen Oberfläche der Alveolen (80–100 m^2) und der geringen Schichtdicke der alveolo-kapillaren Membran (0,5 µm) über ausgezeichnete Diffusionsbedingungen. Dennoch ist die Diffusionskapazität, die die Dimension einer Leitfähigkeit hat, nicht unendlich groß. In Abbildung B-8 wurde davon ausgegangen, daß die Partialdrucke beidseits der Trennschicht während der betrachteten Zeit konstant sind. Diese Vereinfachung ist leider in der Lunge nicht ge-

rechtfertigt, da sich der Partialdruck eines Gases während der Passage des Blutes vom venösen zum arteriellen Schenkel einer Lungenkapillare erheblich ändert. Das Ausmaß der Änderung des Partialdruckes im Blut hängt jedoch von dem betrachteten Gas ab (Abb. B-9a, b, c).

▷ **Lachgas** (N_2O) ist ein sog. *inertes Gas*, da es keine chemische Verbindung im Blut eingeht. Wird N_2O eingeatmet, so diffundiert eine bestimmte Menge durch die alveolo-kapillare Membran. Da N_2O keine Verbindung mit dem Hämoglobin eingeht, kommt es sofort zu einem raschen Anstieg des Partialdruckes im Blut. Die treibende Kraft der Diffusion, der Partialdruckgradient zwischen Alveolarraum und Blut, wird klein, so daß die Diffusion sistiert. Werden jedoch die N_2O-Moleküle mit dem Blutstrom abtransportiert, können weitere N_2O-Moleküle aus dem Alveolarraum in das Blut diffundieren. Die Aufnahme von N_2O wird also durch den Blutstrom begrenzt (**perfusionslimitierte Aufnahme**). Diese Zusammenhänge hat man sich zunutze gemacht, um über die N_2O-Aufnahme auf unblutige Weise die **Lungendurchblutung** zu messen.

▷ Bei dem Gas **Kohlenmonoxid** (CO) ist die Situation völlig anders. Das **Hämoglobin** hat eine sehr **große Affinität** zum CO, d.h. CO-Moleküle, die die alveolo-kapillare Membran passieren, werden sofort an das Hämoglobin gebunden. Obwohl die CO-Konzentration im Blut hoch ist, ist der Partialdruck klein. Da das Partialdruckgefälle zwischen Alveolarraum und Blut groß bleibt und nicht von der Durchblutung abhängt, wird die Aufnahme des CO ausschließlich durch die diffusiven Eigenschaften der alveolo-kapillaren Membran bestimmt (**diffusionslimitierte Aufnahme**). CO stellt daher ein ideales Gas dar, um die **Diffusionskapazität** der Lunge zu messen.

▷ **Sauerstoff** (O_2) nimmt eine Mittelstellung ein, da seine Aufnahme sowohl von der Diffusion als auch von der Perfusion bestimmt wird. Der relative Beitrag, den Diffusion und Perfusion zur O_2-Aufnahme leisten, hängt jedoch von den Bedingungen ab, unter welchen der O_2-Austausch stattfindet. Während Luftatmung (**normoxische** Bedingung) ist der O_2-Partialdruckgradient zwischen dem Alveolarraum (100 Torr [13,3 kPa]) und dem gemischt-venösen Blut (40 Torr [5,3 kPa]) groß. Unter diesen Bedingungen wird der O_2-Strom ins Blut schon am Anfang der Passage des Blutes durch eine Lungenkapillare groß sein. Der besondere Verlauf der O_2-Bindungskurve wird weiterhin dafür sorgen, daß der O_2-Konzentrationsanstieg mit einer großen Zunahme des Partialdruckes im Blut beantwortet wird. Die Situation ähnelt der des N_2O, so daß unter normoxischen Bedingungen die O_2-Aufnahme überwiegend durch die Durchblutung bestimmt wird. Das Bild än-

---

[1] Adolf Fick (1829–1901), Physiologe in Zürich und Würzburg.

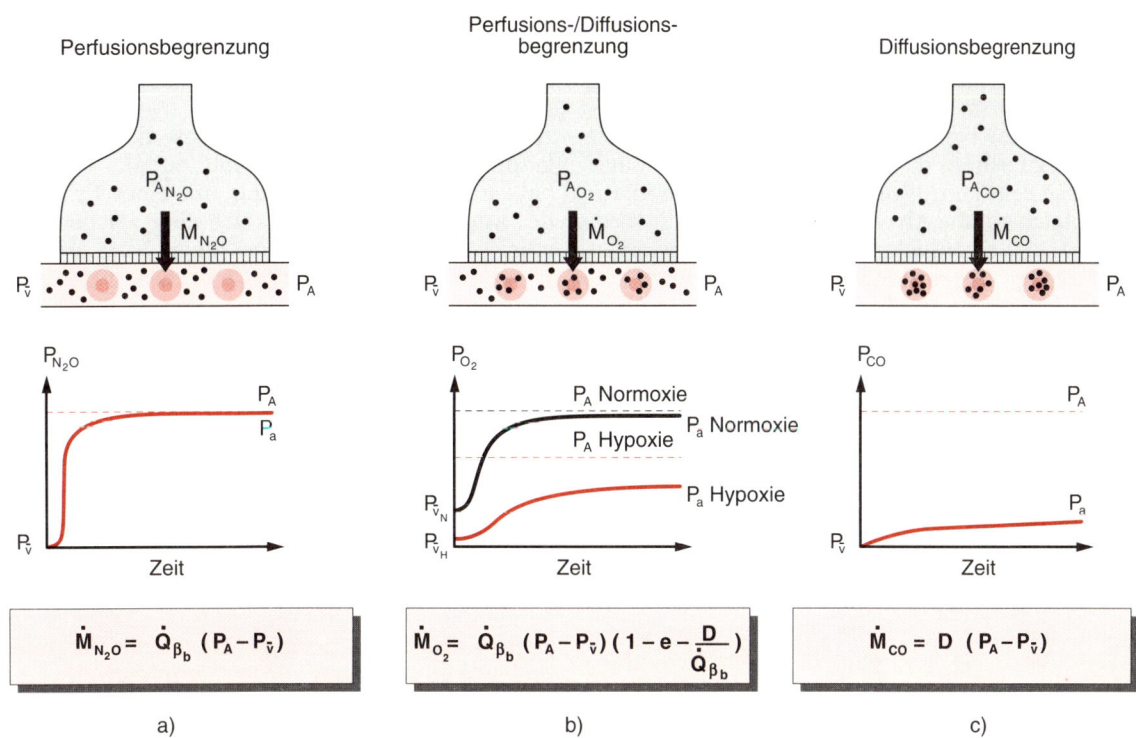

Abb. B-9a,b,c: Schematische Darstellung der Begrenzung der Gasaufnahme durch Perfusion (a), Diffusion (c) sowie Perfusion und Diffusion (b). Erläuterungen siehe Text.

dert sich jedoch unter **hypoxischen** Bedingungen. Der Partialdruckgradient im venösen Schenkel einer Lungenkapillare ist gering, so daß die Zahl der aufgenommenen O_2-Moleküle ebenfalls geringer als unter normoxischen Bedingungen ist. Da die O_2-Bindungskurve im hypoxischen Teil steil ist, führt auch eine große Zunahme der O_2-Konzentration nur zu einer kleinen Zunahme des Partialdruckes. Die Situation nähert sich jetzt der des CO, so daß unter hypoxischen Bedingungen die O_2-Aufnahme mehr von der Diffusion abhängt.

1.1.4.1 Messung der Diffusionskapazität

In der Klinik interessiert das Verhalten von O_2, da die differentialdiagnostischen und therapeutischen Probleme der Hypoxämie besondere Bedeutung haben. Die Messung der Diffusionskapazität für O_2 (D_{LO_2}) hat sich jedoch aufgrund methodischer Schwierigkeiten nicht durchgesetzt.

Anstelle der D_{LO_2} wird daher meist die Diffusionskapazität für CO bestimmt. Da der Anstieg des P_{CO} im Blut sehr klein ist, kann er für die meisten Belange vernachlässigt werden, so daß D_{LCO} sich aus der einfachen Beziehung berechnen läßt:

$$D_{LCO} = \frac{\dot{M}_{CO}}{P_{ACO}}$$

$\dot{M}_{CO}$ = aufgenommene Menge des CO in $ml_{STPD} \times min^{-1}$
P_{ACO} = alveolarer CO-Partialdruck in Torr

Die D_{LCO} wird üblicherweise mit der **Einatemzugmethode** bestimmt. Der Proband inspiriert dabei ein CO-haltiges Gasgemisch (CO-Konzentration ca. 0,2%) und hält vor der Ausatmung 10 Sekunden den Atem an. Die Messung des alveolaren P_{CO} vor und nach der Atemanhaltephase erlaubt die Berechnung der D_{LCO}. Die Bestimmung der D_{LCO} wird heute durch weitgehend automatisierte Geräte vereinfacht.

1.1.4.2 Klinische Bedeutung der D_{LCO}

Die D_{LCO} beträgt bei einem gesunden Probanden ca. 30 ml $\times min^{-1} \times Torr^{-1}$. Da die D_{LCO} alters- und geschlechtsabhängig ist, müssen die aktuellen Meßwerte mit Sollwerten verglichen werden.

Eine **Erniedrigung der D_{LCO}** wird bei verschiedenen Erkrankungen der Lungen und Atemwege angetroffen. Die rezidivierende **Lungenembolie** und die **fibrosierenden, interstitiellen Lungenerkrankungen** können ebenso wie das **Lungenemphysem** mit einer Erniedrigung der D_{LCO} einhergehen. Der Vergleich dieser Krankheiten läßt bereits erkennen, daß eine krankhafte Erniedrigung der D_{LCO} auf unterschiedlichen Mechanismen beruhen kann.

Prinzipiell wird bei der Messung der D_{LCO} der gesamte Widerstand berücksichtigt, den ein CO-Molekül auf seinem Weg vom Munde des Probanden bis zum Hämoglobinmolekül der Erythrozyten zu überwinden hat. Der Widerstand kann sowohl im

Alveolarraum **(Verlängerung der alveolaren Diffusionsstrecke)** als auch in der alveolo-kapillaren Membran **(Verdickung und Fibrosierung des Interstitiums)** oder im Hämoglobin-Erythrozyten-Komplex **(Anämie)** liegen. Eine weitere Komplikation ist darin zu sehen, daß der D_{LCO}-Wert auch dann erniedrigt sein kann, wenn die alveolare Ventilation ungleich auf die Alveolarvolumina verteilt wird, obwohl die eigentlichen Diffusionsbedingungen nicht gestört zu sein brauchen. Die Schwierigkeiten der Interpretation der D_{CO} als Maß des diffusiven Gastransportes haben dazu geführt, die Größe als *Transferfaktor* zu bezeichnen.

Obwohl die Deutung eines erniedrigten D_{LCO}-Wertes im Sinne eines pathophysiologischen Mechanismus schwierig sein kann, kann die Größe der D_{LCO} zur Differentialdiagnose verschiedener Störungen der Lungenfunktion beitragen (**D_{LCO} niedrig** bei **Emphysem, normal** bei **Asthma bronchiale**, selbst wenn ein Volumen pulmonum auctum vorliegt). Der besondere Wert der D_{LCO} liegt jedoch in der **Verlaufsbeurteilung interstitieller** Lungenerkrankungen (Alveolitis verschiedener Genese).

1.1.5 Beurteilung des alveolaren Gasaustausches

Unter klinischen Bedingungen wird die Effektivität des alveolaren Gasaustausches mit Hilfe der Messung des P_{O_2} und P_{CO_2} im arteriellen Blut beurteilt **(Blutgasanalyse).**

Während der Atmung von Raumluft bei körperlicher Ruhe können folgende Konstellationen gefunden werden:

▷ P_{O_2} und P_{CO_2} im Normbereich. Der arterielle P_{O_2} zeigt eine deutliche Abnahme mit dem Alter, der P_{CO_2} ist altersunabhängig und liegt zwischen 35 und 45 Torr.

▷ P_{O_2} erniedrigt, P_{CO_2} normal (erniedrigt). Es liegt eine arterielle Hypoxämie vor, die im deutschen Sprachgebrauch als **respiratorische Partialinsuffizienz** bezeichnet wird.

▷ P_{O_2} erniedrigt, P_{CO_2} erhöht. Diese Konstellation wird als **respiratorische Globalinsuffizienz** bezeichnet.

1.1.5.1 Arterielle Hypoxämie

Die Erniedrigung des arteriellen P_{O_2} kann vier verschiedene Ursachen haben, die einzeln oder kombiniert auftreten können:

▷ Hypoventilation
▷ Verschlechterung der Diffusionsbedingungen
▷ Shunt
▷ $\dot{V}_A/\dot{Q}$-Ungleichheiten

Da dem erniedrigten arteriellen P_{O_2} die Ursache nicht angesehen werden kann, müssen zusätzliche Informationen zur Interpretation herangezogen werden.

Hypoventilation

In den Tabellen B-1 und B-2 wurden die wichtigsten Ursachen der Hypo- bzw. Hyperventilation zusammengefaßt. Es fällt auf, daß die Hypoventilation am häufigsten extrapulmonale Ursachen hat, außerdem geht sie stets mit einer Erhöhung des arteriellen CO_2-Druckes einher, da der P_{aCO_2} vom Verhältnis $\dot{V}_{CO_2}/\dot{V}_A$ abhängt. Eine arterielle Hypoxämie ohne gleichzeitige Erhöhung des P_{ACO_2} kann daher nicht auf eine Hypoventilation zurückgeführt werden.

In der Klinik löst die Blutgaskonstellation normaler oder erhöhter P_{aO_2} und erhöhter P_{aCO_2} gelegentlich Verwunderung aus. Die alveolare Gasgleichung für O_2 lautet in einfachster Form:

$$P_{AO_2} = P_{IO_2} - (P_{aCO_2}/RQ) + K$$

P_{IO_2} = inspiratorischer O_2-Druck; RQ = respiratorischer Quotient; K = Korrekturfaktor

Dies bedeutet, daß der alveolare P_{O_2} bei gleichbleibendem P_{aCO_2} und RQ proportional zum inspiratorischen O_2-Druck ansteigt. Da zahlreiche pneumologische Patienten vor der Durchführung einer Blutgasanalyse mit einer O_2-Nasensonde versorgt werden, sollten diese Zusammenhänge berücksichtigt werden. Da eine Halbierung von $\dot{V}_A$ mit einem Anstieg des P_{ACO_2} von 40 auf 80 Torr [von 5,3 auf 10,7 kPa] einhergeht, während der alveolare P_{AO_2} von 100 auf 60 Torr [von 13,3 auf 8,0 kPa] gesenkt wird, führt eine alleinige Hypoventilation nicht zu einer schweren Hypoxämie. Eine schwere Hypoxämie ist meist auf andere Mechanismen zurückzuführen.

Verschlechterung der Diffusionsbedingungen

Jede Erkrankung, die mit einer Verbreiterung der alveolo-kapillaren Membran einhergeht, führt zu einer Behinderung der O_2-Diffusion. Die Verbreiterung der alveolo-kapillaren Membran kann durch eine Flüssigkeitsansammlung (**Lungenödem** kardialer und nicht-kardialer Ursache) und/oder eine zelluläre Infiltration des Lungeninterstitiums verursacht werden. Besteht ein vergrößertes Herzzeitvolumen, so muß das Blut sich in verkürzter Zeit mit dem O_2 des Alveolarraumes ins Gleichgewicht setzen. Mit Hilfe der Diffusionskapazität können die Diffusionseigenschaften abgeschätzt werden, sofern die genannten Einschränkungen berücksichtigt werden. Bei einer ausschließlichen Diffusionsstörung wird der arterielle O_2-Druck durch 100% O_2-Atmung normalisiert, da sich der O_2-Druckgradient normalisiert.

Shunt

Ein Shunt stellt eine extreme Situation einer $\dot{V}_A/\dot{Q}$-Ungleichheit dar. Während sich jedoch Lungenareale mit $\dot{V}_A/\dot{Q}$-Ungleichheiten normalerweise unter der Gabe von 100% O_2 in ihrem Verhalten normalisieren, ist die 100% O_2-Atmung bei Vorliegen eines anatomisch fixierten Shunts wirkungslos. Die Bestimmung des Shuntvolumens erfordert die Kenntnis der gemischt-venösen O_2-Konzentration (invasive Diagnostik). Eine größere Shunt-Komponente kann jedoch schon daran erkannt werden, daß der arterielle P_{O_2} bei 100% O_2-Atmung weit unter dem theoretisch zu erwartenden Wert bleibt. Bei 100% O_2-Atmung soll der alveolare P_{O_2} ca. 700 Torr [93,1 kPa] betragen.

> Die Messung der **alveolo-arteriellen Druckdifferenz** während O_2-Atmung hat sich in der Intensivmedizin zur funktionellen Verlaufsbeurteilung der *Schocklunge* bewährt, da bei dieser schweren Krankheit der funktionelle Shunt die wesentliche Komponente der Hypoxämie ausmacht.

Ventilations-Perfusions-Ungleichheiten

$\dot{V}_A/\dot{Q}$-Ungleichheiten sind die häufigsten Ursachen der Hypoxämie bei chronisch obstruktiven Lungenerkrankungen. Sie tragen auch sicher zur Hypoxämie der interstitiellen Lungenerkrankungen und der Lungengefäßkrankheiten bei. Die Quantifizierung von $\dot{V}_A/\dot{Q}$-Ungleichheiten ist schwierig, allerdings gibt die Bestimmung der alveolo-arteriellen O_2-Differenz, der Totraumventilation und der Größe des Shunts wichtige Hinweise.

$\dot{V}_A/\dot{Q}$-Inhomogenitäten beeinflussen auch den P_{aCO_2}. In Abbildung B-10 sind die Auswirkungen der Stadien einer $\dot{V}_A/\dot{Q}$-Ungleichheit auf die arteriellen Blutgaswerte für O_2 und CO_2 und die regulatorische Atemantwort dargestellt. Die Abbildung B-10 macht verständlich, daß prinzipiell jede $\dot{V}_A/\dot{Q}$-Verteilungsstörung auch den CO_2-Austausch stört. Die atemregulatorische Antwort vermag jedoch nur den P_{CO_2} zu normalisieren, während der P_{aCO_2} erniedrigt bleibt.

Tabelle B-3 enthält eine Synopsis, die die Interpretation möglicher Ursachen einer Störung der arteriellen P_{O_2} und P_{CO_2} erleichtern soll.

Tabelle B-3 Ursache der arteriellen Hypoxämie. In geeigneten Fällen kann aus dem Verhalten der arteriellen Blutgase O_2 und CO_2 während Ruhe, körperlicher Arbeit und O_2-Atmung auf die Ursache der arteriellen Hypoxämie geschlossen werden

Ursache der arteriellen Hypoxämie	Ruhe		Arbeit		O_2-Atmung	
	P_{O_2}	P_{CO_2}	P_{O_2}	P_{CO_2}	P_{O_2}	P_{CO_2}
Hypoventilation	↓	↑	↔↑	↑	↑	↑
Diffusionsstörung	↓	↔↓	↓↓	↔	↑	↔
Shunt	↓	↔↓	↓	↔	↓	↔
$\dot{V}_A/\dot{Q}$	↓	↔↑	↑	↓	↑	↔

↓ = Abfall; ↓↓ = starker Abfall; ↑ = Anstieg; ↔ = keine Änderung des P_{O_2}- oder P_{CO_2}-Wertes.

1.2 Atemmechanik

> Der Atemapparat setzt sich aus den Lungen, dem knöchernen Brustkorb und der Atemmuskulatur zusammen.

Die Einatmung führt zu einer Erweiterung des Brustkorbes und zu einer Auswärtsbewegung der Bauchwand. Die Volumenänderung des Abdomens wird durch eine Kontraktion des Zwerchfells eingeleitet. Da die abdominellen Organe dem Druck des Zwerchfells nicht völlig ausweichen können, erhöht sich der intraabdominelle Druck. Die intraabdominelle Druckerhöhung bewirkt die Erweiterung und Anhebung der unteren Thoraxapertur, die durch die Rotationsachse der gelenkigen Verbindung zwischen den unteren Rippen und den Wirbelkörpern vorgegeben ist. Die kontraktionsbedingte Abflachung des Zwerchfells führt zur Erniedrigung des intrapleuralen Druckes, dem die Entfaltung der Lungen folgt. Die Muskelkraft des

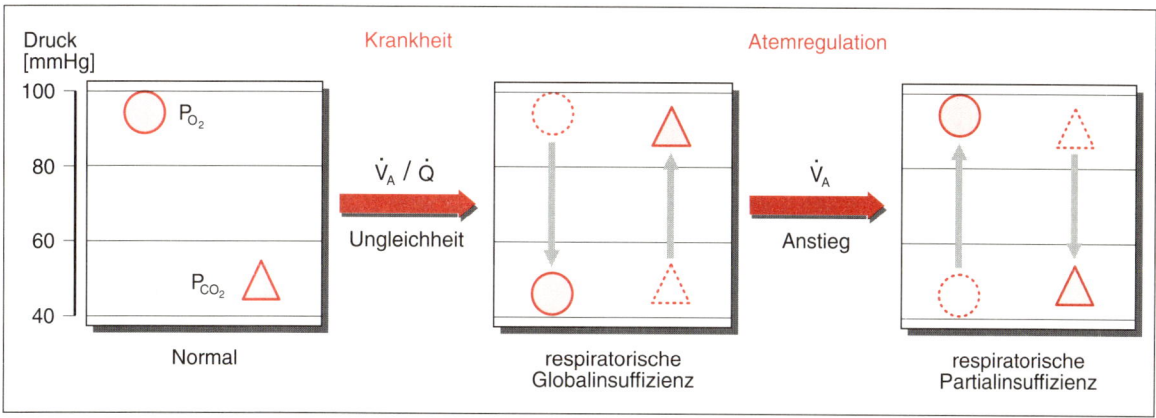

Abb. B-10: Stadien der Entwicklung einer Ventilations-Perfusions-Ungleichheit. Erläuterungen siehe Text.

Zwerchfells führt also sowohl auf der pleuralen als auch auf der abdominellen Seite zu Druckänderungen, die in Abhängigkeit von den mechanischen Eigenschaften der Brustwand (Brustkorb und Abdomen) die Belüftung der Lungen bewirken. Die Kräfte, die während der Atmung freigesetzt werden, sind erforderlich, um die **elastischen Widerstände** von Lunge und Brustkorb, die **Trägheitswiderstände** der Gewebekomponenten und die **Reibungswiderstände** innerhalb der Atemwege zu überwinden.

1.2.1 Lungenvolumina

Die Lungen und der Brustkorb besitzen elastische Eigenschaften, die die Kräfte (oder Drucke) während der Atmung bestimmen. Das Zusammenspiel der mechanischen Komponenten von Lunge und Brustkorb wird am besten im Zusammenhang mit den Lungenvolumina verstanden (Abb. B-11).

Bei der **funktionellen Residualkapazität** (Lungenvolumen am Ende einer normalen Exspiration, FRK) übt die elastische Retraktion der Lungen eine Kraft in exspiratorischer Richtung aus. Dieser Kraft steht jedoch eine gleich große, aber entgegengerichtete elastische Kraft des Brustkorbes gegenüber, so daß die algebraische Summe der Kräfte null ist. Der Atemapparat befindet sich daher bei FRK im Gleichgewicht. Die **Totalkapazität** ist dadurch charakterisiert, daß die elastischen Elemente der Lunge maximal gedehnt sind, während der Brustkorb komprimiert wird. Der Atemapparat hat

jetzt die potentielle Tendenz zur Verkleinerung. Beim **Residualvolumen** ist dagegen der Brustkorb maximal gedehnt, während die Lunge komprimiert ist, so daß die Summe der Kräfte in die inspiratorische Richtung wirkt. Eine Verminderung der elastischen Retraktionskraft der Lunge bewirkt ein relatives Überwiegen der elastischen Eigenschaften des Brustkorbs.

> Beim **Lungenemphysem** wird die **FRK** in die inspiratorische Richtung verlagert **(vergrößert)**. Bei den **fibrosierenden Lungenerkrankungen** hingegen ist die elastische Rückstellkraft der Lunge vergrößert, so daß die **FRK verkleinert** ist.

Die Zusammenhänge zwischen den Lungenvolumina und den elastischen Kräften des Brustkorbs und der Lunge können aus Abbildung B-11 abgelesen werden.

1.2.2 Elastische Eigenschaften der Lunge

> Die **Compliance** der Lungen ist die Volumenänderung der Lunge, die durch eine bestimmte Änderung des transpulmonalen Druckes bewirkt wird (Abb. B-12). Der **transpulmonale Druck** ergibt sich aus der Differenz zwischen dem Alveolardruck und dem intrapleuralen Druck.

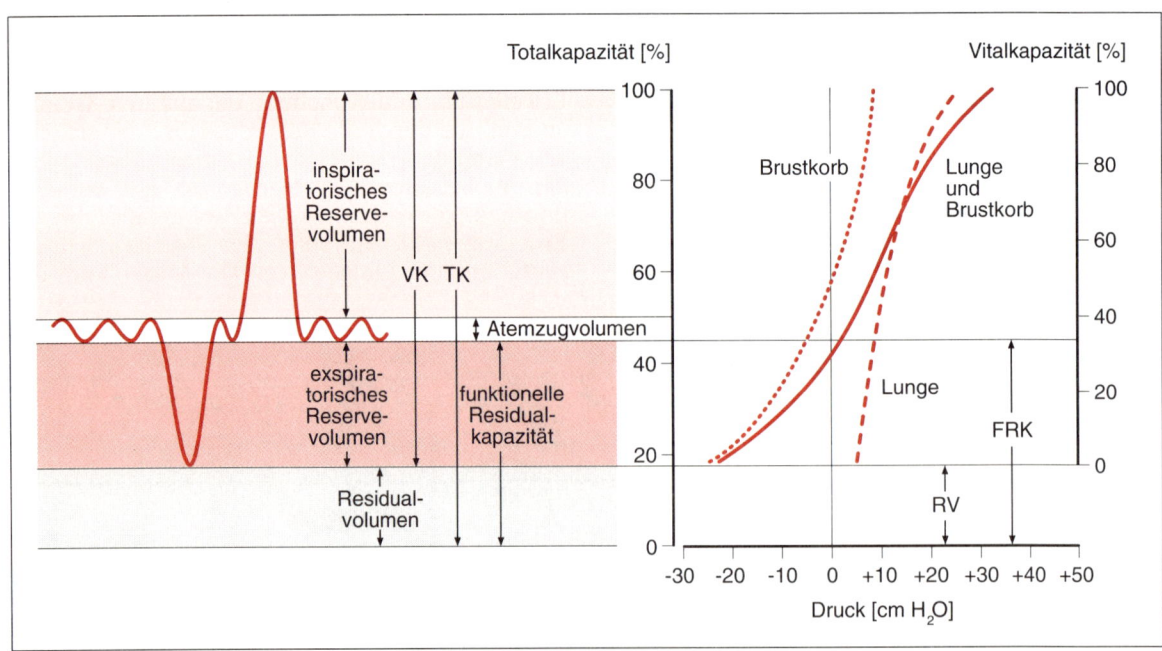

Abb. B-11: Beziehung der Lungenvolumina zu den elastischen Kräften des Brustkorbs und der Lunge. Bei der funktionellen Residualkapazität (FRK) ist die einwärts gerichtete Kraft der Lungenelastizität ebenso groß wie die auswärts gerichtete Kraft des Brustkorbs. Das System befindet sich daher im Gleichgewicht. RV = Residualvolumen. Weitere Einzelheiten siehe Text.

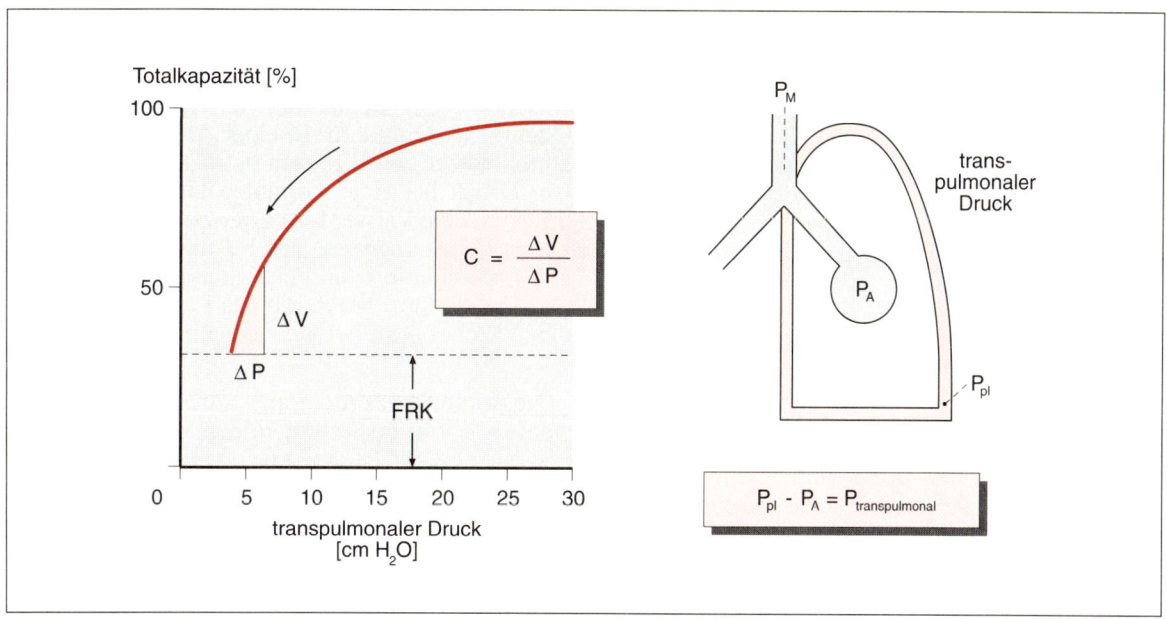

Abb. B-12: Messung des Druck-Volumen-Diagramms der Lunge, welches durch die Volumenänderung gegeben ist, die einer Änderung des transpulmonalen Druckes folgt. Da die Messung unter statischen Bedingungen erfolgt, wird während einer Ausatmung, die bei der totalen Lungenkapazität beginnt, der Atemstrom unterbrochen. P_A entspricht dann P_M, so daß der transpulmonale Druck gemessen werden kann. Die Druck-Volumen-Beziehung der Lunge ist alinear, so daß die Compliance bei Ruheatmung größer ist als am Ende einer maximalen Inspiration. P_A = Alveolardruck, P_M = Munddruck, P_{pl} = intrapleuraler Druck, FRK = funktionelle Residualkapazität

Der intrapleurale Druck kann recht genau über eine Ösophagus-Ballonsonde abgeschätzt werden. Die Bestimmung der Druck-Volumen-Beziehung der Lunge erfolgt unter statischen Bedingungen, die sich während einer mehrfach unterbrochenen, langsamen Ausatmung einstellen. Da dabei keine Luft strömt, entspricht der Alveolardruck dem Munddruck. Die Druck-Volumen-Beziehung der Lunge ist nicht linear. Die Compliance ist in der Nähe von FRK größer als am Ende einer tiefen Einatmung (Abb. B-12).

Die elastischen Eigenschaften der Lungen beruhen auf dem Gehalt an elastischen und kollagenen Fasern sowie deren anatomischer Anordnung. Während die elastischen Fasern durch Änderung ihrer Länge die Elastizität des Lungengewebes bestimmen, begrenzen die kollagenen Fasern die maximale Dehnung. Die Änderung der elastischen Eigenschaften der Lungen spielt beim Verständnis von Lungenkrankheiten eine große Rolle. Compliance und elastische Retraktion verhalten sich gegensinnig.

Beim **Lungenemphysem** sind die Alveolarwände zerstört und die Elastizität vermindert. Die **Compliance** ist **vergrößert, die elastische Retraktion verkleinert.**
Bei den **Lungengerüsterkrankungen** ist hingegen die **Compliance erniedrigt** und die **elastische Retraktion vergrößert.**

1.2.2.1 Dehnbarkeit der Lunge und Oberflächenspannung

Während in den meisten Organen und Geweben die passive Dehnbarkeit auf den Eigenschaften der Bauelemente und ihrem Gefüge beruht, nimmt die Lunge eine Sonderstellung ein, da in ihr eine große Grenzfläche zwischen Luft und Gewebe vorliegt. An derartigen Grenzflächen spielt die Wirkung von Oberflächenkräften eine bedeutende Rolle.

Die Wirksamkeit der Oberflächenkräfte wird deutlich, wenn die Druck-Volumen-Beziehung einer isolierten Lunge zum einen mit Blähung durch Luft, zum anderen mit Füllung durch Flüssigkeit untersucht wird (Abb. B-13). In einer flüssigkeitsgefüllten Lunge ist der Druck, der für eine bestimmte Volumenzunahme aufgebracht werden muß, sehr viel geringer als bei der Luftfüllung. Während in der flüssigkeitsgefüllten Lunge die Kurven für Blähung und Entblähung praktisch gleich sind, stellt sich bei Luftfüllung eine erhebliche Differenz des Druck-Volumen-Verhaltens bei Blähung und Entblähung (Hysterese) ein. Das Diagramm zeigt das Bild einer Hysterese-Schleife. Wird eine Lunge vom kollabierten Zustand aus mit Luft gefüllt, muß zunächst ein relativ großer Druck aufgebracht werden, bevor eine nennenswerte Volumenänderung meßbar wird **(Eröffnungsdruck)**. Bei der Entblähung erfolgt der Kollaps hingegen erst bei viel niedrigeren Drucken. Die **Hysterese** wird jedoch bei Volumenänderungen, die sich im Bereich der normalen Ruheatmung bewegen, nicht beobachtet. Dieses Verhalten ist durch die Oberflächenkräfte in einer kugelförmigen Gasblase mit flüssiger Grenzschicht erklärt **(Laplace-Gesetz).** Danach ist der Druck in der Blase (P) von der Oberflächenspannung der Flüssigkeit (T) und dem Radius (r) abhängig:

$$P = \frac{2\,T}{r}$$

Vergleicht man nun eine kollabierte Alveole mit einer Luftblase, die abgeflacht über eine Zylinderöffnung gespannt ist, so wird bei ihrer Dehnung der Radius zunächst abnehmen, so daß eine zunehmende Drucksteigerung erforderlich wird. Nimmt der Radius dann zu, wird der Druck abnehmen. Die Alveole würde sich also fortlaufend vergrößern, bis sie platzt. Dieser Entwicklung wird jedoch durch die elastischen Gewebekomponenten vorgebeugt.

Die Oberflächenspannung des Flüssigkeitsfilmes, der die Alveolen auskleidet, hängt vom Lungenvolumen ab. Die Oberflächenspannung ist groß im geblähten und klein im kollabierten Zustand. Dieses besondere Verhalten ist auf die molekulare Struktur des oberflächenaktiven Materials (Surfactant) zurückzuführen. Das **Surfactant** ist ein Phospholipid, das Proteine und Polysaccharide enthält und reich an Dipalmitoyl-Lecithin ist. Das Surfactant wird von den Mitochondrien der Typ II-Pneumozyten gebildet. Im Prinzip wirkt das Surfactant wie ein Detergens. Eine Verkleinerung der Ober-

fläche geht mit einem Konzentrationsanstieg der Surfactant-Moleküle einher und vermindert so die Oberflächenspannung. Das Surfactant ist von entscheidender Bedeutung, um Atelektasen und Ödeme zu verhindern. In einer Alveole mit einem Durchmesser von 0,15 mm beträgt der intraalveolare Druck bei einer normalen Oberflächenspannung für eine Wasser-Luft-Grenzschicht 0,96 kPa. Dieser Druck übersteigt den Pleuradruck (0,5 kPa). Die Transsudation von Flüssigkeit und der Kollaps der Alveolen werden durch das Surfactant vermieden, welches die Oberflächenspannung herabsetzt.

> Die Ätiologie des Atemnotsyndroms des Neugeborenen und insbesondere des Frühgeborenen ist eng mit dem Fehlen oder einem fehlerhaft gebildeten Surfactant verknüpft.

1.2.3 Strömungswiderstände der Lunge

Der Atemwiderstand der Lungen setzt sich zusammen aus dem Strömungswiderstand innerhalb der Atemwege **(Atemwegswiderstand)** und dem **Reibungswiderstand,** der auf der Verschiebung von geweblichen Komponenten beruht **(Gewebewiderstand).** Der Gewebewiderstand macht normalerweise 10–20% des Atemwiderstandes aus.

1.2.3.1 Atemwegswiderstand

Der Atemwegswiderstand, R_{aw}, ist eine der wichtigsten atemmechanischen Größen. Der Atemwegswiderstand ist definiert als die treibende Druckdifferenz, die entlang der Atemwege wirksam ist, um eine Strömung der Luft von 1 l/sec zu erzeugen.

$$R_{aw} = \frac{\Delta P}{\Delta \dot{V}}$$

Die Druckdifferenz P (in cm H_2O) ergibt sich aus dem Alveolardruck und dem Munddruck. Die Messung des Atemwegswiderstandes erfolgt heute meist im Ganzkörperplethysmographen, dessen Prinzip in Abbildung B-14 erläutert ist.

1.2.3.2 Ganzkörperplethysmograph

Der Ganzkörperplethysmograph (Abb. B-14) ist eine verschließbare Kammer, in der ein Proband sitzen kann. Die Druck- und Volumenänderungen, die durch die Atmung des Probanden erzeugt werden, führen zu gegensinnigen Änderungen in der Kammer **(Boyle-Mariotte[1]-Gesetz),** die mit geeigneten empfindlichen Meßeinrichtungen gemessen und registriert werden. Zur Messung des Atemwegswiderstandes sind zwei Atemmanöver erforderlich:

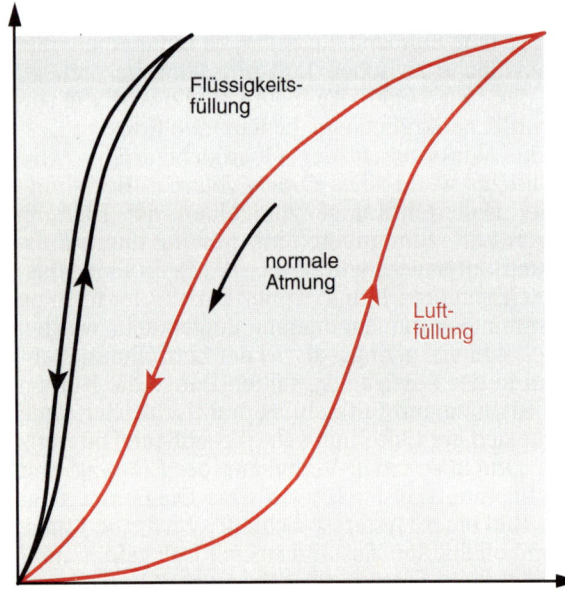

Lungenvolumen

Flüssigkeits-
füllung

normale
Atmung

Luft-
füllung

intrapulmonaler Druck

Abb. B-13: Druck-Volumen-Diagramm einer flüssigkeitsgefüllten (schwarz) und luftgefüllten (blau) Lunge. Erläuterung siehe Text.

---

[1] Sir Robert Boyle (1627–1691), englischer Physiker.
Edmonde Mariotte (1620–1684), französischer Physiker.

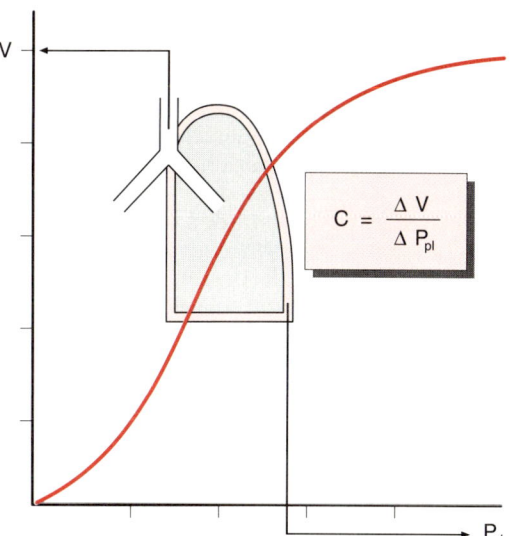

Abb. B-14: Prinzip der Ganzkörperplethysmographie. Berechnung der Compliance (C) aus Volumen (V) und intrapleuralem Druck (P_{pl}). Erläuterung siehe Text.

▷ **Ruheatmung:** Der Proband atmet Luft aus der Kammer, deren Temperatur und Feuchtigkeit den Körperbedingungen (37 °C, 100% Feuchte) entspricht. Die auftretenden Kammerdruckschwankungen werden gegen die Strömungsgeschwindigkeit aufgezeichnet, die mit einem Pneumotachographen am Munde des Probanden gemessen wird. Die Steilheit dieser Kurve **(Atemschleife)** entspricht dem **Atemwegswiderstand.**

▷ **Verschlußatmung:** Der Proband wird aufgefordert, gegen ein verschlossenes Atemrohr in- und exspiratorische Atemexkursionen durchzuführen. Da keine Luft strömt, entspricht dem Alveolardruck der Munddruck. Der Munddruck wird auf die Kammerdruckschwankungen bezogen, die das Spiegelbild der Kompression und Dekompression des Lungenvolumens darstellen. Aus der **Verschlußkurve** *(shutter curve)* und der Atemschleife kann der R_{aw} in cm $H_2O \times sec \times l^{-1}$ berechnet werden. Aus der Verschlußkurve wird zusätzlich das Lungenvolumen bestimmt, das sich zum Zeitpunkt der Messung in den Lungen befunden hat. Da das Lungenvolumen üblicherweise am Ende einer normalen Exspiration gemessen wird, entspricht es der **FRK.** Das ganzkörperplethysmographisch bestimmte Lungenvolumen ist von den komprimierbaren, intrathorakalen, lufthaltigen Räumen abhängig, daher wird es zur Unterscheidung von den Lungenvolumina, die mit einer Fremdgasmethode bestimmt werden, als **intrathorakales Gasvolumen (ITGV)** bezeichnet.

Die Fülle der Informationen, die aus einer Messung im Ganzkörperplethysmographen abzuleiten sind, macht das Gerät zum wichtigsten Instrumentarium einer detaillierten atemmechanischen Untersuchung. Folgende Daten werden gewonnen:

▷ **Atemwegswiderstand (R_{aw}):** R_{aw} wird bei Spontanatmung gemessen und ist daher unabhängig von forcierten Atemmanövern. Die Abhängigkeit des R_{aw} von Größe, Alter und Geschlecht bei erwachsenen Probanden kann für klinische Belange vernachlässigt werden. Ein R_{aw}-Wert < 3,5 cm $H_2O \times sec \times l^{-1}$ wird als normal angesehen.

Aus der Beziehung $R_{aw} = \Delta P / \dot{V}$ ergibt sich, daß R_{aw} analog einem Widerstand in einem Gleichstromkreis berechnet wird **(Ohm[1]-Gesetz).** Bei den meisten obstruktiven Lungen- und Atemwegserkrankungen weicht jedoch die Beziehung $\Delta P / \dot{V}$ von einer Geraden ab. Es sind daher zahlreiche Hilfslinien vorgeschlagen worden, um eine Atemschleife zu beschreiben. Alle Auswertungsverfahren stellen jedoch einen Kompromiß dar, so daß die quantitative Angabe als sogenannte totale Resistance (Verbindung der Druckmaxima, die während eines Atemzuges auftreten) und die Betrachtung der Kurven am sinnvollsten ist (Abb. B-15a, b).

▷ **Intrathorakales Gasvolumen (ITGV):** Das ITGV entspricht bei der gebräuchlichen Methodik der funktionellen Residualkapazität. Der Vorteil des ganzkörperplethysmographisch bestimmten Lungenvolumens ist darin zu sehen, daß seine Größe nicht von der Belüftung des Lungenvolumens abhängt. Vor Einführung der Ganzkörperplethysmographie in das klinische Lungenfunktionslabor wurden die nicht mobilisierbaren Lungenvolumina (Residualvolumen) mit Hilfe der Inhalation von Fremdgasen (z.B. Helium) gemessen. Diese Verfahren können naturgemäß nur die Lungenvolumina erfassen, die mit der fremdgashaltigen Luft belüftet werden. Liegt z.B. eine komplette tumoröse Stenose des linken Hauptbronchus vor, so wird die Fremdgasmethode nur das Lungenvolumen der rechten, belüfteten Lungenseite wiedergeben. Wird jedoch beim gleichen Patienten eine ganzkörperplethysmographische Lungenvolumenmessung durchgeführt, so wird hierbei auch das Volumen erfaßt, welches hinter der Stenose liegt. Während also die Größe des Lungenvolumens bei der Fremdgasmethode von der Belüftung der Lungenareale abhängt, gibt die ganzkörperplethysmographische Methode das Volumen der Lungenabschnitte an, die während der Verschlußatmung komprimiert bzw. dekomprimiert wurden. Die Differenz beider Volumina ist demnach ein Hinweis auf lufthaltige Lungenbezirke, die nicht belüftet werden. Die Differenz nimmt mit der Schwere der obstruktiven Ventilationsstörung zu.

---

[1] Georg Simon Ohm (1789–1854), Physiker in München und Nürnberg.

Numerische Analyse der Atemschleife

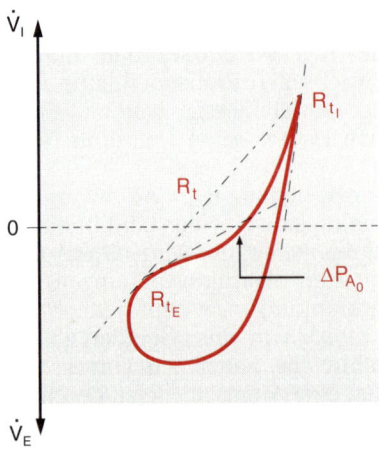

R_t = totale Resistance

R_{t_I} = inspiratorische Resistance

R_{t_E} = exspiratorische Resistance

ΔP_{A_0} = Druckdifferenz bei $\dot{V} = 0$

Charakteristische Kurvenverläufe

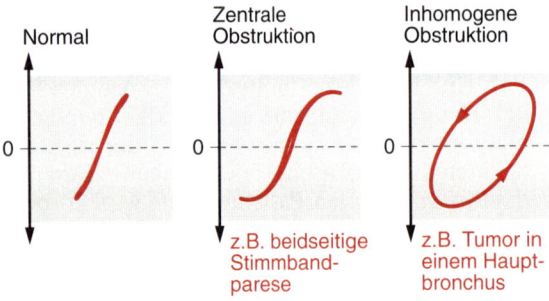

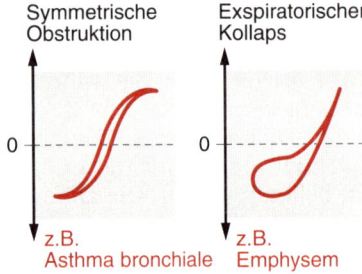

Abb. B-15a und b: Beispiele der numerischen Analyse der Atemschleife (a) sowie typische Kurvenverläufe (b), die sofort erkannt werden können.

▷ **Spezifischer Atemwegswiderstand (SR_{aw}):** Der Atemwegswiderstand ist vom Lungenvolumen abhängig. Die Atemwege, die kein eigenes knorpelhaltiges Stützgerüst aufweisen, vergrößern und verkleinern ihren Querschnitt mit der Ein- und Ausatmung. Die Beziehung zwischen R_{aw} und ITGV kann durch deren Produkt SR_{aw} berücksichtigt werden. In den angloamerikanischen Ländern wird gerne der spezifische Atemwegswiderstand durch dessen Kehrwert, die spezifische Leitfähigkeit, ausgedrückt. Die Begründung für dieses Vorgehen beruht auf dem Befund, daß R_{aw} eine weitgehend hyperbolische Beziehung zum Lungenvolumen aufweist, die durch den Kehrwert $1/R_{aw} = G_{aw}$ linearisiert wird. Die Angabe von SR_{aw} oder SG_{aw} läßt jedoch außer Betracht, daß bei einigen Erkrankungen, insbesondere beim Asthma bronchiale, R_{aw} und ITGV nicht in gleicher Weise zunehmen.

▷ **Spirometrie:** Die Messung der Atemstromstärke in einem Ganzkörperplethysmographen erfolgt über ein Staurohr, das einen konstanten Widerstand aufweist. Der Druckabfall, der über einen derartigen Widerstand auftritt, ist daher bei laminarer Strömung proportional der Atemstromstärke (das Staurohr kann als Modell eines Atemweges angesehen werden). Die Integration der Atemstromstärke über die Zeit liefert das Volumen. Der Einsatz dieses **Pneumotachographen** verbesserte die Methodik der Lungenfunktionsprüfung, da nun Atemstromstärke und Volumen simultan gemessen werden konnten.

Der Ganzkörperplethysmograph ist das Kernstück der modernen atemmechanischen Lungenfunktionsdiagnostik.

1.2.3.3 Verteilung des Atemwegswiderstandes

Bei der bisherigen Erläuterung des Atemwegswiderstandes wurde davon ausgegangen, daß die gesamten Atemwege durch ein starres Rohr repräsentiert werden können, in dem Gleichstrombedingungen herrschen. Die physiologische und besonders die pathophysiologische Wirklichkeit sieht jedoch erheblich komplizierter aus.

Die Atemwege stellen ein kompliziertes Röhrensystem dar, das sich in Generationen aufzweigt. In Abbildung B-16 sind die anatomischen und morphologischen Zusammenhänge im linken Teil dargestellt. Die Atemwege beginnen mit der unpaaren Luftröhre (Generation 0) und teilen sich irregulär dichotomisch bis zu den Alveolarsäcken auf. Die Folge dieses Teilungsmodus ist eine enorme Zunahme des Gesamtquerschnittes der Atemwegsgenerationen im Bereich der gasaustauschenden Zone der Lungenläppchen. In der Lungenperipherie erfolgt auf einer vergleichsweise gerin-

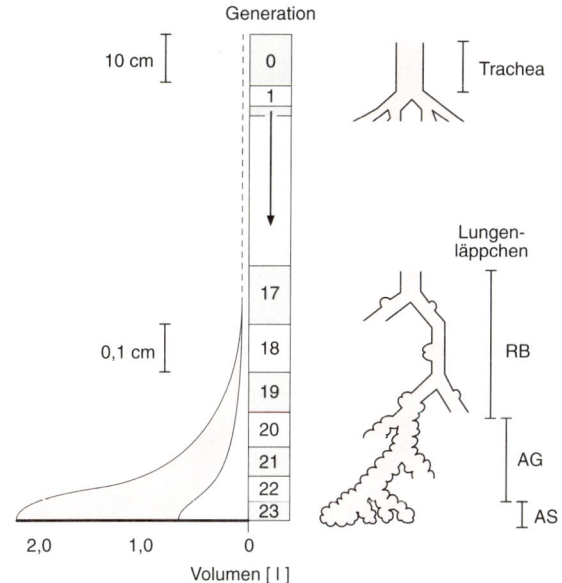

Abb. B-16: Zusammenhang zwischen den Atemwegsgenerationen, dem Volumen der Atemwege und dem Volumen des Alveolarraumes. RB = respiratorischer Bronchiolus, AG = Alveolargang, AS = Alveolarsack.

gen Länge der Atemwege von weniger als **1 cm** eine explosionsartige Zunahme des Lungenvolumens. Das Muster der Strömung innerhalb der Atemwege ist von deren Geometrie und der Stromstärke abhängig. Bei geringer Stromstärke liegt wahrscheinlich im Bereich aller Atemwege eine laminare Strömung vor. Die Druck-Fluß-Beziehung bei laminarer Strömung wurde erstmals von **Poiseuille**[1] beschrieben:

$$\frac{\Delta P}{\dot{V}} = R = \frac{8\, n\, l}{\pi\, r^4}$$

n = Viskosität des Gases, l = Länge der Röhre, r = Radius der Röhre

Nach dieser Beziehung ist der Widerstand wesentlich durch den Radius gegeben, da eine Halbierung von r mit einer 16fachen Zunahme des Widerstandes einhergeht. Mit zunehmender Stromstärke kommt es zur Entwicklung eines turbulenten Flusses. Der Druck ist jetzt nicht mehr proportional zu $\dot{V}$, sondern zu dessen Quadrat. Außerdem hängt der Druckabfall bei einer gegebenen $\dot{V}$ nicht mehr von der Viskosität, sondern von der Dichte des Gases ab.

Die Größe der Reynold-Zahl* (Re) gibt in etwa an, ob laminare (Re < 2000) oder turbulente Verhältnisse vorliegen.

---

* Re = $2r \times v \times d \times n^{-1}$, r = Radius; v = mittlere Geschwindigkeit; d = Gasdichte; n = Viskosität des Gases.
[1] Jean Léon Marie Poiseuille (1799–1869), Physiologe in Paris.
[2] Robert Tiffeneau, zeitgenössischer Arzt in Paris.

In der Trachea und den Hauptbronchien herrscht bei normaler und gesteigerter Atmung turbulente Strömung vor, während in den kleinen Atemwegen (Durchmesser < 2 cm) die Strömung laminar ist. In den dazwischen gelegenen Atemwegen bietet auch das Muster der Strömung Übergangsformen. Der Gastransport innerhalb der Alveolen folgt den Gesetzen der Diffusion und nicht der Konvektion.

Da der Widerstand bei laminarer Strömung besonders durch den Radius gegeben ist, sollte man annehmen, daß der Hauptteil des Atemwegswiderstandes innerhalb der kleinen Atemwege gelegen ist. Direkte Druckmessungen haben jedoch gezeigt, daß der Atemwegswiderstand in den kleinen Atemwegen nur 20–30% des gesamten Widerstandes ausmacht. Der wesentliche Anteil des Atemwegswiderstandes ist in den fünften bis siebten Atemwegsgenerationen **(Bronchiolen)** gelegen. Der Grund für dieses scheinbare Paradoxon ist darin zu suchen, daß die Zahl und damit der gesamte Querschnitt der kleinen Atemwege durch den Teilungsmodus eine so gewaltige Größenzunahme zeigt.

> In den frühen Stadien der meisten Erkrankungen der Atemwege finden sich die **ersten** pathologisch-anatomischen Veränderungen in den **kleinen** Atemwegen. Da die kleinen Atemwege jedoch kaum zu einer meßbaren Erhöhung des gesamten Atemwegswiderstandes beitragen, können die **Frühformen** der obstruktiven Atemwegserkrankungen mit der Ganzkörperplethysmographie **nicht** erkannt werden.

1.2.4 Spirometrie

> Die Spirometrie ist das gebräuchlichste Verfahren der Lungenfunktionsdiagnostik.

In Abbildung B-17 ist ein konventionelles **Volumen-Zeit-Diagramm** dargestellt, bei welchem das spirographisch oder elektronisch gewonnene Volumensignal gegen die Zeit registriert wird. Die Durchführung umfaßt eine Periode ruhiger Spontanatmung. Der Proband wird dann aufgefordert, langsam bis zum Residualvolumen auszuatmen, um anschließend bis zur Totalkapazität einzuatmen. Nach einer kurzen Atemanhaltezeit folgt die forcierte Ausatmung. Neben dem Atemzugvolumen und der Atemfrequenz, deren Produkt das Atemminutenvolumen ergibt, werden die inspiratorische Vitalkapazität (VK), die forciert ausgeatmete VK und das Volumen ausgewertet, welches in der **ersten Sekunde der forcierten Exspiration** ausgeatmet wurde (**FEV$_{1,0}$**). Der Bezug von FEV$_{1,0}$ auf die langsam geatmete Vitalkapazität führt zum **Tiffeneau**[2]-**Wert, FEV$_{1,0}$/VK.** Mit Hilfe dieser leicht erhältlichen Größen ist in den meisten Fällen die wichtige Unterscheidung zwischen einer obstruktiven und einer restriktiven Ventilationsstörung möglich.

Diese einfache funktionelle Differentialdiagnostik ist jedoch keineswegs immer möglich, da die VK auch als **Folge** einer obstruktiven Ventilationsstörung erniedrigt sein kann. In derartigen Fällen können ganzkörperplethysmographische Messungen weiterhelfen, die Ursache der erniedrigten Vitalkapazität zu finden.

Bei der **obstruktiven** Ventilationsstörung ist die **Vitalkapazität regelrecht,** während $FEV_{1,0}$ und $FEV_{1,0}/VK$ den Sollwert unterschreiten, bei der **restriktiven** Ventilationsstörung sind VK und $FEV_{1,0}$ zu einem gleichen Prozentsatz eingeschränkt, so daß der Wert von $\mathbf{FEV_{1,0}/VK}$ **regelrecht** ausfällt.

Es wurde bereits erwähnt, daß das Druckdifferenzsignal, welches bei der Strömung durch ein Stau-

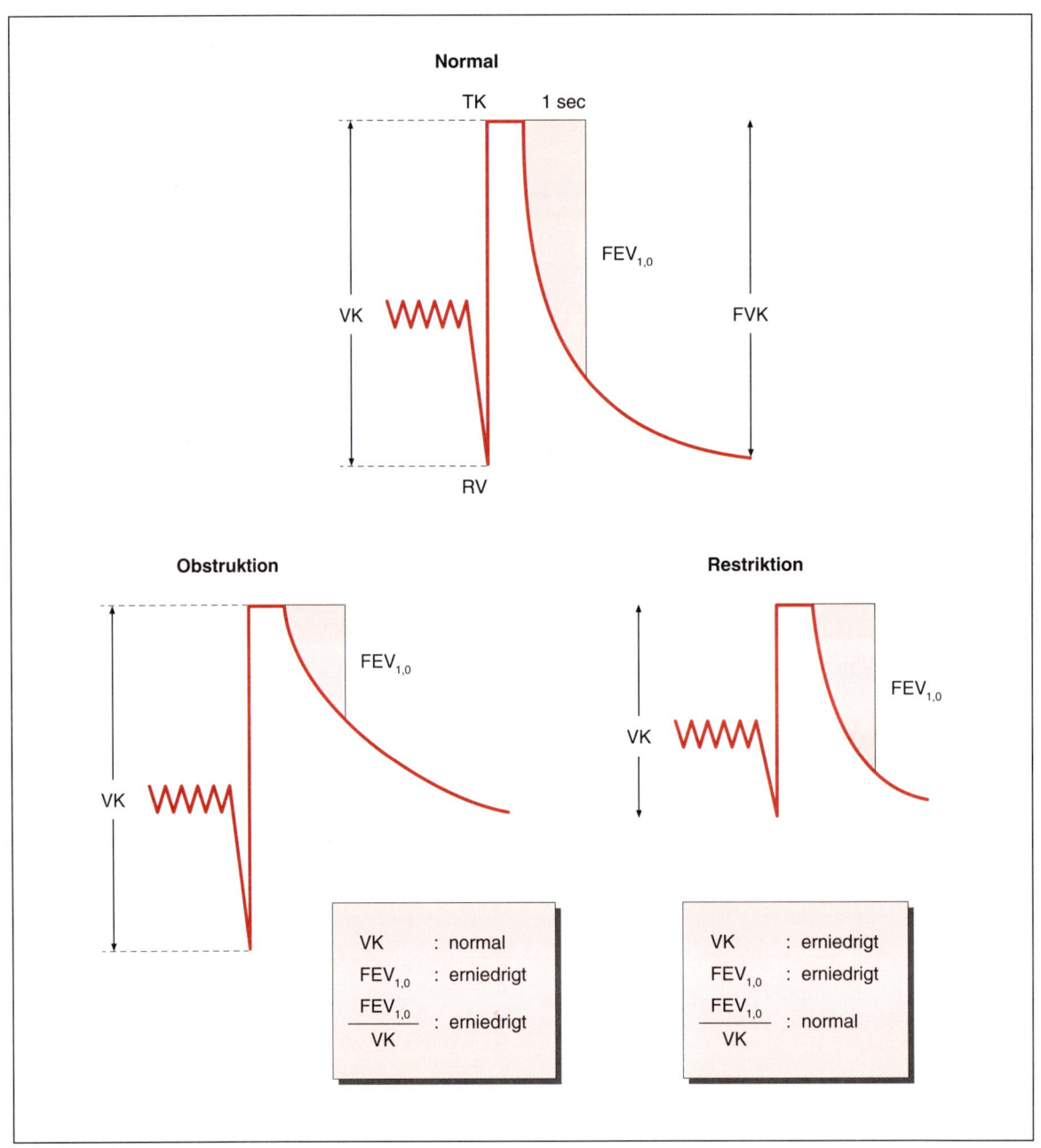

Abb. B-17: Die Spirometrie: Volumen-Zeit-Diagramm. TK = Totalkapazität, RV = Residualvolumen, VK = Vitalkapazität, $FEV_{1,0}$ = forciertes exspiratorisches Volumen. Erläuterung siehe Text.

rohr entsteht, der Stromstärke direkt proportional ist und die Vitalkapazität zum Volumen integriert werden kann. Da zahlreiche moderne Spirometer ein Staurohr als Meßwertaufnehmer verwenden, kann die Stromstärke unmittelbar auf das momentane Volumen bezogen und auf einem XY-Schreiber graphisch dargestellt werden (Abb. B-18). Es sei betont, daß dcm Stromstärke- (oder Fluß-)Volumen-Diagramm gleiche Atemmanöver zugrunde liegen wie dem Volumen-Zeit-Diagramm. Während im letzteren Fall die Abhängigkeit des Volumens von der Zeit interessiert, wird bei der Fluß-Volumen-Kurve die Abhängigkeit der Stromstärke vom Lungenvolumen untersucht. Die Konfiguration des Fluß-Volumen-Diagramms wird von den gleichen Mechanismen beeinflußt wie die des Volumen-Zeit-Diagramms. Die Stromstärken am Ende der Ausatmung gelten als ein relativ empfindliches Maß, um Störungen der Atemmechanik in den kleinen, peripher gelegenen Atemwegen zu erkennen. Volumen-Zeit-Diagramm und auch Fluß-Volumen-Diagramm können selbstverständlich auch während einer forcierten **Inspiration** aufgezeichnet werden (s. S. 169). Diese Verfahren sind besonders zur Erfassung der oberen Atemwegsobstruktion geeignet.

1.2.4.1 Faktoren, die die maximale Exspiration beeinflussen

Während die Durchführung einer spirometrischen Messung und die diagnostische Einordnung relativ einfach sind, ist deren Verständnis schwierig. Folgender Versuch soll dies zeigen (Abb. B-19): Ein Proband wird mehrfach aufgefordert, unterschiedlich tief einzuatmen, um dann mit maximaler Anstrengung auszuatmen. Bei jedem Atemmanöver

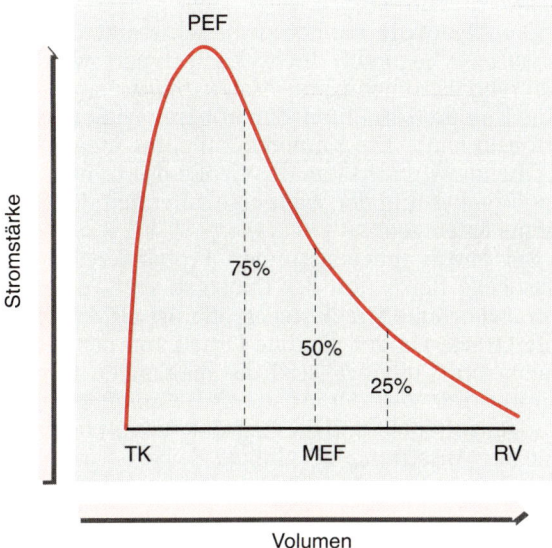

◁

Abb. B-18: Die Spirometrie: Stromstärke-Volumen-Diagramm. PEF = maximal erreichbare Stromstärke (**p**eak **e**xpiratory **f**low); MEF$_{75,\ 50,\ 25}$ = maximal erreichbare Stromstärke bei 75, 50, 25% der forciert ausgeatmeten Vitalkapazität.

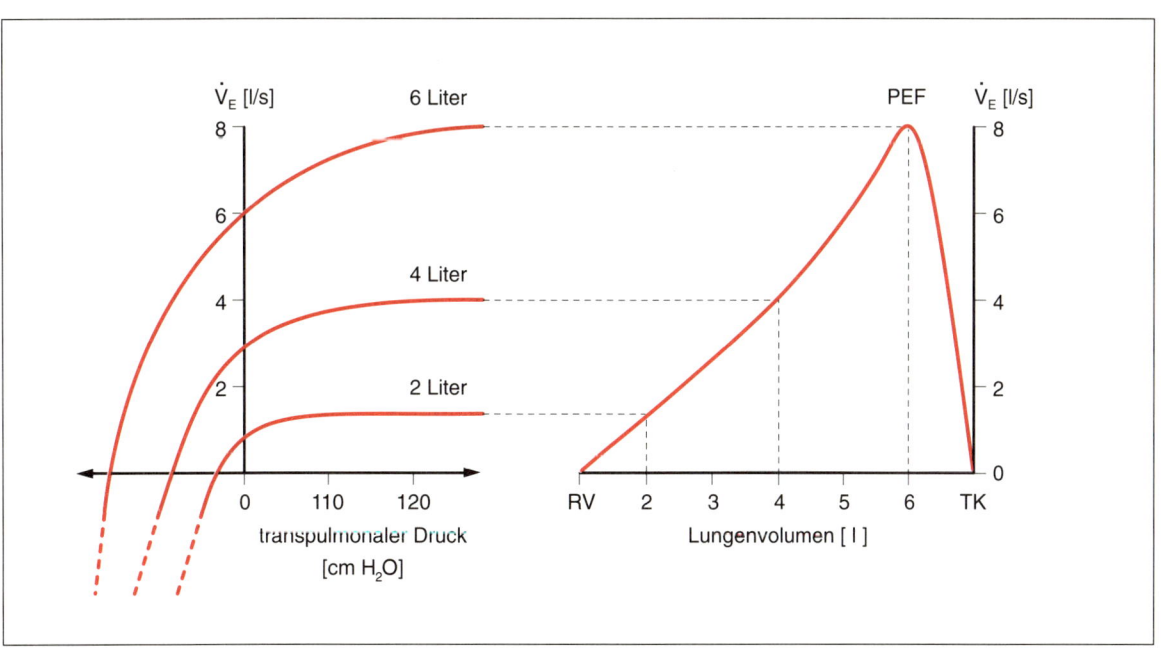

Abb. B-19: Zusammenhang zwischen Lungenvolumen, transpulmonalem Druck und exspiratorischer Stromstärke. Erläuterung siehe Text.

werden die Stromstärke, das Lungenvolumen und die intrapleuralen Drucke gemessen. Die Stromstärke und die intrapleuralen Drucke werden dann für jeweils gleiche Lungenvolumina in ein Diagramm übertragen. Man sieht, daß bei großen Lungenvolumina die exspiratorische Stromstärke mit der Anstrengung zunimmt. Bei mittleren und kleinen Lungenvolumina wird jedoch trotz zunehmender Anstrengung und der Zunahme des intrapleuralen (transpulmonalen) Druckes keine weitere Steigerung der Stromstärke erreicht, so daß sich ein Plateau ausbildet. Überträgt man diese Daten auf ein Fluß-Volumen-Diagramm, so wird offensichtlich, daß die großen Stromstärken am Anfang der Ausatmung (großes Lungenvolumen) von der Anstrengung abhängig sind *(effort dependent)*, während die Stromstärken gegen Ende der Ausatmung von der Anstrengung unabhängig sind *(effort independent)*. Die Konfiguration des Fluß-Volumen-Diagramms kann also gegen Ende der Ausatmung nicht mehr willkürlich beeinflußt werden.

Wie kann man nun erklären, daß die exspiratorische Stromstärke über so weite Bereiche nicht durch willkürliche Anstrengung gesteigert werden kann? In Abbildung B-20 sind die Atemwege schematisch als ein Bronchus dargestellt, der von Lungengewebe umgeben wird. Während einer forcier-

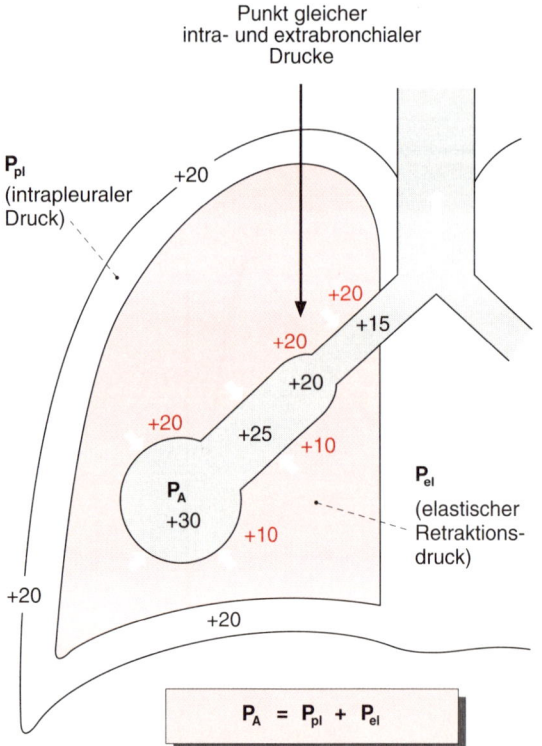

Abb. B-20: Konzept der Entwicklung eines gleichen intra- und extrabronchialen Druckes *(equal pressure point)*. Erläuterungen siehe Text.

ten Ausatmung wird aufgrund der aufgewendeten Muskelkraft ein positiver intrapleuraler Druck aufgebaut, der auch die Atemwege umgibt. Die Alveolen sind außerdem der elastischen Retraktionskraft des Lungengewebes ausgesetzt, so daß der Alveolardruck die Summe aus dem intrapleuralen Druck und dem elastischen Retraktionsdruck ist. Während der Exspiration nimmt der intrabronchiale Druck ab, da zur Überwindung der Strömungswiderstände Energie verbraucht wird. Da der Munddruck null ist und der intrapleurale Druck während der gesamten Exspiration gleichbleibt, muß an einer Stelle der Atemwege der intrabronchiale dem extrabronchialen Druck gleichen *(equal pressure point)*.

Die Atemwege können demnach stromaufwärts *(upstream segment)* nicht komprimiert werden, während stromabwärts *(downstream segment)* eine Kompression durch den höheren Außendruck erfolgen kann. Die Kompression eines Atemwegssegments wird also von der Größe des transmuralen Druckes und der Wandbeschaffenheit des Segments abhängen.

Bei einem lungengesunden Probanden ist die elastische Retraktion der Lunge so groß, daß **der intrabronchiale Druck stets größer ist als der pleurale Druck.** Da der pleurale Druck von der Atemmuskulatur abhängt, sind die maximalen Stromstärken nur von der Anstrengung abhängig. Die Lungenvolumina und die Retraktionskraft nehmen mit der Ausatmung ab. Sobald der elastische Retraktionsdruck aufgrund der intrabronchialen Reibungswiderstände aufgebraucht ist, wird der Ort gleicher intra- und extrabronchialer Drucke erreicht. Eine weitere Steigerung der Anstrengung führt daher zu keiner Zunahme der Stromstärke, sondern verstärkt nur die Kompression. Beim **Gesunden** liegt der *equal pressure point* im Bereich der **Segmentbronchien.** Die Kompression kann also nur Lappen-, Hauptbronchien und Trachea betreffen, die jedoch durch ein eigenes knorpelhaltiges Gerüst geschützt sind.

Beim **lungenkranken** Patienten wandert der *equal pressure point* in die **Lungenperipherie.** Die dort gelegenen Atemwege können komprimiert werden, da sie über kein eigenes Knorpelgerüst verfügen. Beim Lungenemphysem ist die elastische Retraktion des Lungengewebes vermindert, bei intrabronchialer Stenosierung (Asthma, Bronchitis, Bronchiolitis) ist der intrabronchiale Reibungswiderstand erhöht. In jedem Fall wird die Energie, die durch die Retraktion der Lunge zur Verfügung steht, rasch aufgebraucht sein, so daß die Orte der potentiellen Kompression Atemwegsabschnitte betreffen, die einer Kompression nicht standhalten können.

Diese komplizierten Zusammenhänge zwischen der Kraft der Atemmuskulatur, der elastischen Retraktion der Lunge, dem Lungenvolumen, dem intrabronchialen Strömungswiderstand, dem transmuralen Druck und der Wandbeschaffenheit der

Atemwege erklären die Limitierung des exspiratorischen Atemflusses bei obstruktiven Atemwegserkrankungen. Da der Atemstoß ($FEV_{1,0}$) nur das Integral der Stromstärken darstellt, die innerhalb der ersten Sekunde der Ausatmung auftreten, ist der Mechanismus der Erniedrigung von $FEV_{1,0}$ der gleiche wie der, der zur Erniedrigung der Stromstärken bei kleinen Lungenvolumina führt.

1.2.4.2 Faktoren während einer forcierten Inspiration

Während der Inspiration ist der transmurale Druck in den intrathorakalen Atemwegen stets positiv, da der intrapleurale Druck negativer ist als der Druck innerhalb der Atemwege. Eine Flußbegrenzung tritt daher nicht auf. Stenosen (z.B. Tumoren, Strikturen, Narben) in den oberen Atemwegen bewirken charakteristische Veränderungen der in- und exspiratorischen Atemmanöver (Abb. B-21). Die Muster, die eine Beziehung zwischen dem Ort (intra-, extrathorakal) und der Art (fixiert oder variabel) der Stenose aufweisen, lassen sich besonders gut mit dem in- und exspiratorischen Fluß-Volumen-Diagramm darstellen:

▷ Die fixierte intra- und extrathorakale Stenose bewirkt eine Plateaubildung im ex- und inspiratorischen Fluß-Volumen-Diagramm.

▷ Die variable extrathorakale Stenose macht sich nur während der Inspiration bemerkbar, da dann der peritracheale Druck extrathorakal größer ist als der intratracheale Druck.

▷ Liegt die variable Stenose jedoch intrathorakal, ist wiederum der intrapleurale Druck für die transmurale Druckdifferenz maßgebend, so daß die Flußbegrenzung exspiratorisch größer ist als inspiratorisch.

1.3 Regulation der Atmung

Die Regulation der Lungenbelüftung garantiert trotz der wechselnden metabolischen Bedürfnisse des Organismus eine weitgehende Konstanz der P_{O_2}- und P_{CO_2}-Werte im arteriellen Blut. Dabei werden das Atemzugvolumen und die Atemfrequenz derart reguliert, daß die erforderliche Ventilation mit einem minimalen energetischen Aufwand zur Verfügung gestellt wird.

Das Atemzentrum verarbeitet Impulse, die von der Hirnrinde, den Mechanorezeptoren der Lunge, den Atemwegen und der Brustwand, den peripheren und zentralen Chemorezeptoren und den propriozeptiven Rezeptoren der Atemmuskulatur kommen. Die Impulse, die vom Atemzentrum ausgehen, werden von entsprechenden Rezeptoren in den extra- und intrathorakalen Atemwegen, der Atemmuskulatur, der Lungenstrombahn und den peripheren Chemorezeptoren empfangen.

Für das Verständnis einiger klinischer Probleme ist die Kenntnis der hypoxischen und hyperkapnischen Atemstimulation von Bedeutung.

Fixierte intra- und extrathorakale Stenose

$\dot{V}_E$

0   TK   RV

$\dot{V}_I$

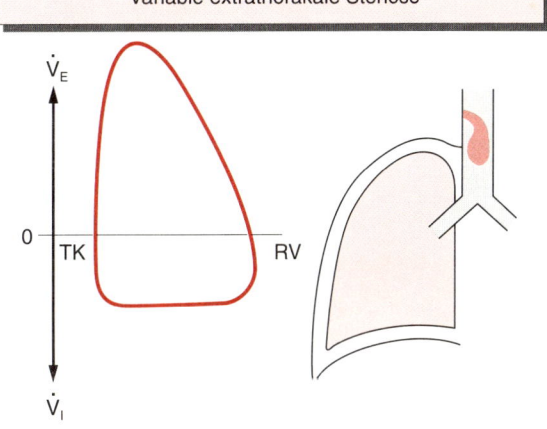

Variable extrathorakale Stenose

$\dot{V}_E$

0   TK   RV

$\dot{V}_I$

Variable intrathorakale Stenose

$\dot{V}_E$

0   TK   RV

$\dot{V}_I$

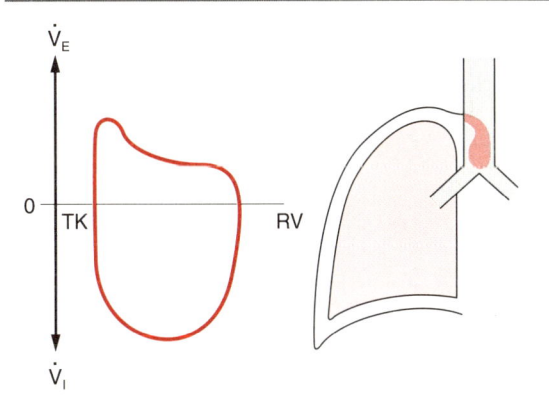

▷

Abb. B-21: Muster im in- und exspiratorischen Fluß-Volumen-Diagramm bei extra- und intrathorakal gelegenen Stenosen.

In Abbildung B-22a und b sind typische Kurven gezeigt, die die ventilatorische Antwort auf eine Erniedrigung des P_{aO_2} (**hypoxische Atemstimulation**) und einen Anstieg des P_{aCO_2} (**hyperkapnische Atem-** **stimulation**) wiedergeben. Da die hypoxisch bedingte Steigerung der Ventilation mit einem Anstieg des P_{aCO_2} zunimmt und die hyperkapnisch bedingte Ventilationszunahme durch gleichzeitige Hypoxie gesteigert wird, müssen die experimentellen Bedingungen so gewählt werden, daß stets nur ein Partialdruck variiert wird.

Die methodischen Schwierigkeiten, die Problematik der richtigen Interpretation und die großen interindividuellen Schwankungen der Ergebnisse haben dazu geführt, daß Tests zur Quantifizierung von Störungen der Atemregulation kaum im klinischen Alltag eingesetzt werden. Besteht der Verdacht auf eine Störung des Atemantriebs, da die Hypoventilation mit erniedrigtem P_{aO_2} und erhöhtem P_{aCO_2} nicht durch Störungen der Lungenfunktion erklärt werden kann, sollte ein einfacher **Hyperventilationstest** durchgeführt werden. Dabei werden die Blutgase vor und nach einer willkürlichen Hyperventilation von 2minütiger Dauer gemessen. Fällt durch dieses Manöver der P_{aCO_2} um mehr als 10 Torr ab, so ist bewiesen, daß der Patient besser atmen könnte, sofern die Hypoventilation beseitigt wäre. Es muß demnach eine Störung der Atemregulation vorliegen.

Viele Patienten mit schweren obstruktiven Atemwegserkrankungen auf dem Boden eines Lungenemphysems und einer chronischen Bronchitis zeigen ebenfalls eine Hypoventilation. Bei diesen Patienten kann jedoch der P_{aCO_2} nicht mehr in ausreichendem Maße gesenkt werden, da eine willkürliche Hyperventilation an die Grenzen der pulmonalen Leistungsfähigkeit stößt. Dieser Umstand limitiert sowohl die Aussagefähigkeit der P_{O_2}- als auch der P_{CO_2}-Antwortkurven. Die Registrierung des Druckes, der sich 100 msec nach Verschluß des inspiratorischen Atemschenkels (Verschlußdruck) einstellt, ist jedoch weitgehend unabhängig von der atemmechanischen Behinderung. Der inspiratorische Verschlußdruck am Mund ist ein gutes Maß der zentralen inspiratorischen Aktivität, da das Lungenvolumen während der Messung konstant ist, die Muskellänge der Atemmuskulatur sich nicht verändert und viskose und elastische Widerstände des Atemapparates keine Rolle spielen. Bei Patienten, die unter schweren obstruktiven Ventilationsstörungen leiden, müssen daher zur Messung der Regulation der Atmung verschiedene Verfahren eingesetzt werden.

2 Spezielle Pathophysiologie

2.1 Obstruktive Ventilationsstörungen

Die Atemtypen geben bereits einen Hinweis auf die vorliegende Krankheit und die damit verbundene pathophysiologische Besonderheit. Die langsame Atmung mit tiefen Atemzügen findet sich bei obstruktiven Atemwegs- und Lungenkrankheiten (chronische Bronchitis, Lungenemphysem),

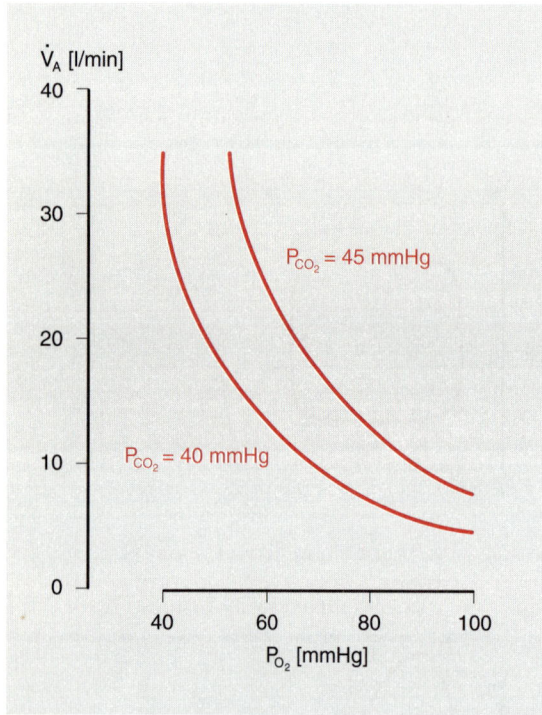

a)

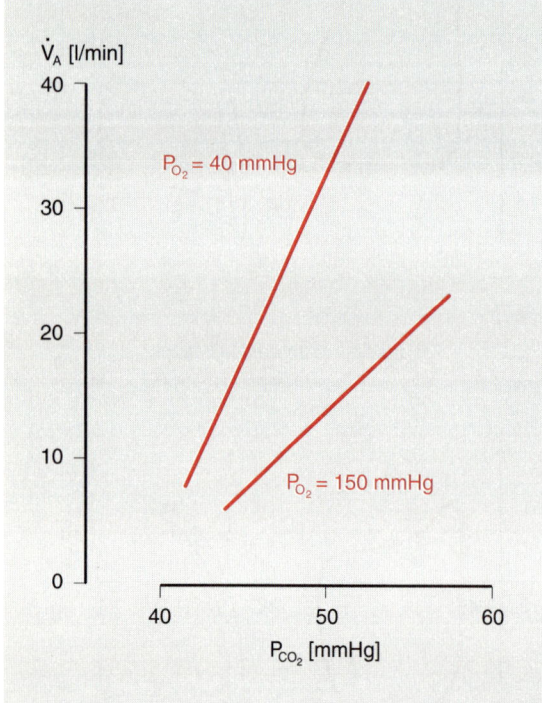

b)

Abb. B-22a und b: Hypoxische Atemantwortkurve bei konstanten P_{CO_2}-Werten (a) und hyperkapnische Atemantwortkurven bei konstanten P_{O_2}-Werten (b).

während die hochfrequente Atmung mit flachen Atemzügen bei Lungenerkrankungen mit gestörter Lungendehnbarkeit vorkommt (interstitielle Lungenerkrankungen).

Die Atmung, bei der kleine und große Atemzüge periodisch wechseln, wird Cheyne-Stokes-Atmung, und die Atmung mit zwischengeschalteten Pausen Biotsche Atmung genannt. Beide Atemtypen deuten auf Störungen der Atemregulation hin. Die schnelle Atmung mit tiefen Atemzügen (Kussmaulsche Atmung) ist der Versuch, eine metabolische Azidose (Urämie, diabetische Ketoazidose) respiratorisch zu kompensieren.

> Die häufigsten Erkrankungen der Atemwege, die mit einer obstruktiven Ventilationsstörung einhergehen, sind das **Asthma bronchiale,** die **chronische Bronchitis** und das **Lungenemphysem.**

Beim Lungenemphysem ist die obstruktive Ventilationsstörung auf eine zusätzliche Erkrankung des Lungenparenchyms zurückzuführen.

Bei zahlreichen Patienten finden sich in fortgeschrittenen Erkrankungsstadien sowohl die Zeichen der chronischen Bronchitis als auch des Lungenemphysems. Infektionen der Atemwege können dann zu einer akuten Verschlechterung führen, so daß symptomatologisch ein Asthma bronchiale hinzuzutreten scheint. Die Krankheit dieser Patienten wird gern als *asthmatische Emphysembronchitis* bezeichnet. Dieser verlockende Begriff, der den Arzt jeder differential-diagnostischen Überlegung enthebt, sollte unbedingt vermieden werden, da Ätiologie, Funktionsstörung, Prognose und Therapie des Asthma bronchiale, der chronischen Bronchitis und des Lungenemphysems verschieden sind. Die Bezeichnung *obstruktives Syndrom* ist ebenso abzulehnen, da hierbei nicht einmal die Krankheit benannt wird, sondern lediglich die funktionellen Konsequenzen unterschiedlicher Krankheiten vermengt werden. Das Niveau einer derartigen „Diagnose" entspräche einem Begriff wie *Arrhythmiesyndrom* für alle Patienten, die einen unregelmäßigen Herzschlag aufweisen.

Eine diagnostische Abklärung sollte stets zu einer Krankheitsbezeichnung führen und funktionelle Konsequenzen kennzeichnen, z. B.: chronische Bronchitis und Lungenemphysem, die mit einer mittelschweren, teilweise reversiblen obstruktiven Ventilationsstörung und Lungenüberblähung einhergehen. Der erfahrene Arzt kann aus einer derartig detaillierten Charakterisierung eines Patienten die therapeutische Konsequenz und die Prognose ableiten (analog: koronare Herzerkrankung, die mit ventrikulären Extrasystolen der Klasse Lown III einhergeht).

2.1.1 Asthma bronchiale

Definition: Das Asthma bronchiale ist eine Erkrankung und kein Symptom. Das Leitsymptom des Asthma bronchiale ist die episodisch auftretende Luftnot. Dieses Symptom kennzeichnet jedoch auch die Lungenembolie, das Lungenödem, die extrathorakale Atemwegsobstruktion u. a. m. Es können klinisch und ätiologisch abgrenzbare Formen des Asthma bronchiale – z. B. allergisches Asthma, nicht-allergisches (endogenes) Asthma, berufsbedingtes Asthma – unterschieden werden.

> Allen Formen des Asthma bronchiale ist die Überempfindlichkeit der Atemwege auf verschiedene Reize gemein.

Da die Überempfindlichkeit der Atemwege das klinische Bild und die Intensität der Behandlung bestimmt, soll sie gesondert besprochen werden.
Ursachen: Der Ausdruck „Überempfindlichkeit der Atemwege" (Hyperreaktivität) umschreibt die klinische Beobachtung, daß Patienten mit Asthma bronchiale eine Vielzahl von Stimuli mit einer obstruktiven Reaktion der Atemwege beantworten. Derartige Stimuli sind z. B. Zigarettenrauch, die Einatmung kalter Luft, körperliche Belastung, Virusinfekte, inhalative Schadstoffbelastung, Einatmung pharmakologischer Substanzen wie Histamin oder Acetylcholin, Ingestion von β-Blockern u. a. m. Da die Atemwegsreaktion, die diesen Stimuli folgt, keinem bekannten immunologischen Mechanismus unterliegt, wird sie als unspezifische Überempfindlichkeit der Atemwege bezeichnet, während die obstruktive Ventilationsstörung nach Allergenkontakt spezifische Überempfindlichkeit genannt wird.

Die **unspezifische Überempfindlichkeit der Atemwege** kann mit Hilfe eines inhalativen bronchialen Provokationstests überprüft und quantifiziert werden. In Abbildung B-23 ist das Ergebnis eines derartigen Tests vergleichend für einen asthmatischen Patienten und eine lungengesunde Kontrollperson veranschaulicht. Bei den international gebräuchlichen, weitgehend standardisierten Verfahren inhaliert der Proband steigende Konzentrationen von z. B. Histamin oder Acetylcholin. Nach jeder Inhalation wird die Lungenfunktion spirometrisch bzw. ganzkörperplethysmographisch überprüft. Die Inhalation wird beendet, wenn z. B. $FEV_{1,0}$ um 20% gegenüber dem Ausgangswert abfällt oder R_{aw} um 100% ansteigt. Dieser Punkt, der aufgrund der mehrfachen Meßdaten graphisch ermittelt wird, wird $PD_{20} FEV_{1,0}$ oder $PD_{100} R_{aw}$ (PD = Provokationsdosis) genannt. Ist die $PD_{20} FEV_{1,0} < 4-8$ mg/ml Histamin, liegt ein überempfindliches Bronchialsystem vor (die Normwerte sind abhängig von der Methodik).

Die Messung der bronchialen Überempfindlichkeit ist aus folgenden Gründen von großer klinischer Bedeutung:

▷ Der Nachweis des überempfindlichen Bronchialsystems ist auch bei regelrechter Lungenfunktion nahezu beweisend für die asthmatische Genese von Atembeschwerden.

▷ Eine normale Empfindlichkeit der Atemwege schließt ein Asthma bronchiale nicht aus. Bei einem derartigen Patienten ist aber nicht zu erwarten, daß ein behandlungsbedürftiges Asthma vorliegt.

▷ Das Ausmaß der Überempfindlichkeit charakterisiert den Schweregrad und die Intensität der medikamentösen Therapie.

▷ Die unspezifische Überempfindlichkeit geht den allergenvermittelten Symptomen parallel. Bei einem saisonal auftretenden allergischen Asthma (z.B. durch Gräserpollen) nimmt die unspezifische bronchiale Hyperreaktivität während der Sommermonate zu. Die Beschwerden, die während dieser Zeit nicht mit einem unmittelbaren Allergenkontakt zu erklären sind, beruhen auf der gesteigerten unspezifischen Überempfindlichkeit. Während der beschwerdefreien Wintermonate kann sich die unspezifische Überempfindlichkeit normalisieren.

Der sinnvolle Einsatz und die richtige Interpretation dieses wertvollen Verfahrens sind nur gegeben, wenn vor der Provokation eine weitgehend normale Lungenfunktion vorliegt. Eine schwerere obstruktive Ventilationsstörung ($R_{aw} > 5$ cm H_2O $\times$ sec $\times$ l^{-1}), die eine ausreichende Reversibilität nach Einatmung eines β_2-Sympathikomimetikums (Broncholyse-Test) zeigt (Abfall von R_{aw} um 50%, Anstieg von $FEV_{1,0}$ um mehr als 20%), weist auf ein Asthma bronchiale hin. Bei solchen Patienten ist eine inhalative Provokation nicht erforderlich, da

sie zu keiner zusätzlichen diagnostischen Aussage führt und den Patienten gefährden kann.

Eine obstruktive Ventilationsstörung, die bei Patienten mit Asthma bronchiale durch körperliche Belastung ausgelöst wird **(Anstrengungsasthma),** stellt eine besondere Form der Überempfindlichkeit der Atemwege dar. Der auslösende Mechanismus des Anstrengungsasthmas ist heute weitgehend aufgeklärt. Die Steigerung der Ventilation während körperlicher Belastung bewirkt, daß die Menge der inspirierten Luft, die nicht auf Körperbedingung angewärmt und angefeuchtet (konditioniert) ist, zunimmt. Die Anwärmung und Befeuchtung ist ein energieverbrauchender Prozeß, der den intrathorakalen Atemwegen Energie entzieht und eine Abkühlung der Schleimhäute bewirkt. Bei Patienten mit Asthma bronchiale ist das Ausmaß der Atemwegsobstruktion nach körperlicher Belastung direkt proportional der Temperaturerniedrigung in den Atemwegen. Diese Zusammenhänge erklären auch die Beobachtung, daß Schwimmen (feuchte, warme Luft) eine sehr viel geringere Atemwegsobstruktion auslöst als z.B. Laufen bei winterlichem Wetter (kalte, trockene Luft). Das Anstrengungsasthma beruht also nicht auf der körperlichen Belastung an sich, sondern auf der **Ventilationssteigerung,** die mit der körperlichen Belastung verbunden ist. Das Anstrengungsasthma tritt nicht nur bei Kindern auf; die Lebensgewohnheiten des Kindes (Spiel, Bewegung) begünstigen jedoch das Auftreten. Es ist bisher nicht eindeutig geklärt, durch welchen Mechanismus die Abkühlung der Atemwegsschleimhaut zu einer obstruktiven Ventilationsstörung führt. Neuere Untersuchungen haben gezeigt, daß die Osmolarität innerhalb der wäßrigen Schicht, welche das Epithel

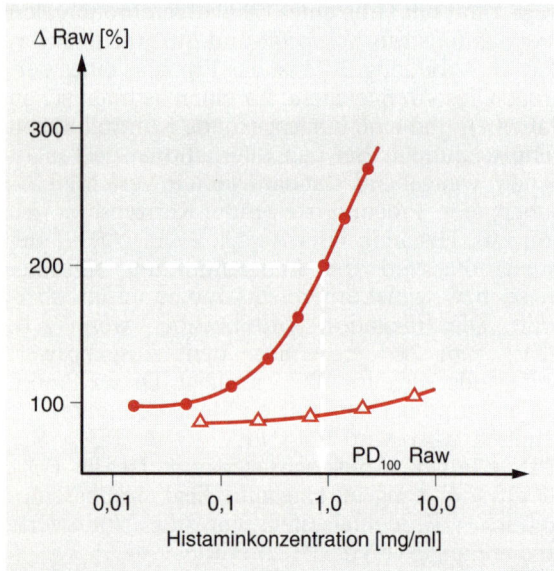

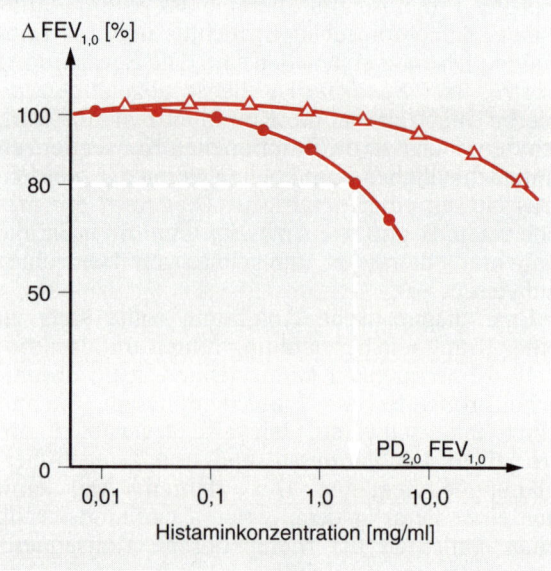

Abb. B-23: Schematische Darstellung einer inhalativen Histaminkonzentration bei einem Patienten mit Asthma bronchiale ●—● und einer gesunden Kontrollperson Δ—ΔΔ. Erläuterung siehe Text.

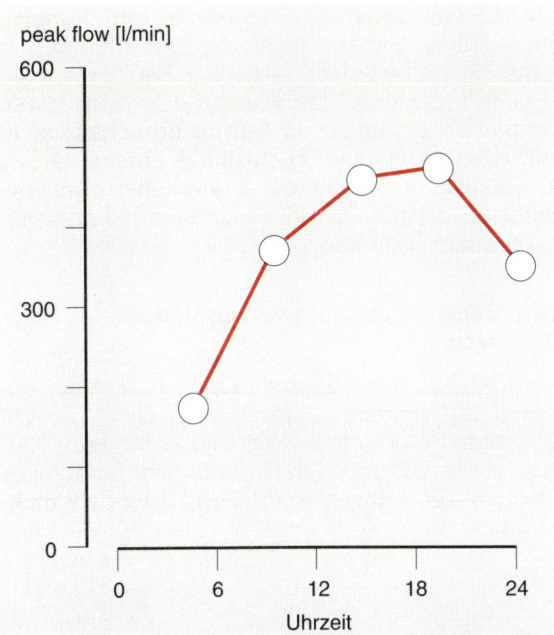

Abb. B-24: Typischer Verlauf einer Peak-flow-Messung beim Asthma bronchiale. Der Patient mißt unter häuslichen Bedingungen mit einem kleinen, tragbaren Gerät den Peak-flow (Spitzenfluß am Anfang einer forcierten Ausatmung, die bei der Totalkapazität beginnt). Patienten mit Asthma bronchiale haben nahezu obligat einen ausgeprägten zirkadianen Rhythmus dieser Werte mit einem Minimum in den frühen Morgenstunden.

der Atemwege bedeckt, eine besondere Rolle in der Pathogenese des Anstrengungsasthmas spielt.

Die Abschätzung des Schweregrades eines Asthma bronchiale kann mitunter Schwierigkeiten bereiten, da die Symptomatik und das Ausmaß der obstruktiven Ventilation erheblichen zirkadianen Schwankungen unterliegen. In Abbildung B-24 ist das typische Beispiel eines Patienten wiedergegeben, der in den frühen Morgenstunden unter Atemnot litt. Die **zirkadiane Rhythmik,** deren Ursache nicht endgültig geklärt ist (Beziehung zur zirkadianen Rhythmik des Kortisols und Histamins), führt zu einer weitgehenden Normalisierung der Beschwerden im Laufe des Vormittags. Da diese Zeit gewöhnlich auch für den Arztbesuch gewählt wird, kann sich in der Sprechstunde dann ein beschwerdefreier Patient vorstellen, obwohl ein eindeutiges, symptomatisches Asthma bronchiale vorliegt.

2.1.1.1 Schweregrad der Lungenfunktionsstörung beim Asthma bronchiale

Leichte obstruktive Ventilationsstörungen

Leichte obstruktive Ventilationsstörungen, die durch spirometrische und ganzkörperplethysmographische Messungen erfaßt werden, zeigen beim Asthma bronchiale zwei typische Konstellationen der Lungenfunktionsdaten (Abb. B-25a, b, c).

▷ Bei der **Form A** (Abb. B-25a) ist R_{aw} relativ stärker erhöht als die Einschränkung von $FEV_{1,0}$. $FEV_{1,0}$ kann sogar weitgehend normal sein. Die Resistanceschleife zeigt eine nahezu identische Erhöhung des inspiratorischen und exspiratorischen Widerstandes ohne Zeichen der Inhomogenität der Ventilation. Die Gabe eines inhalativen β_2-Sympathikomimetikums normalisiert R_{aw} ohne wesentliche Veränderung des regelrechten ITGV. Der fast normale $FEV_{1,0}$ nimmt zu, ohne daß die VK sich verändert.

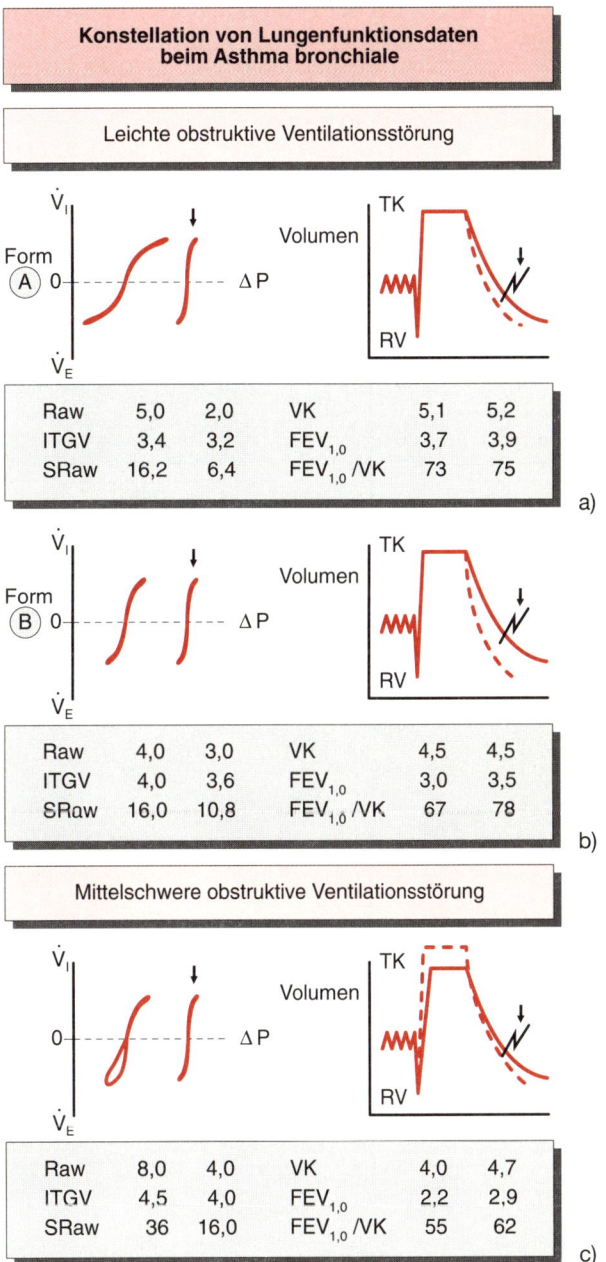

Abb. B-25a, b, c: Konstellation der Lungenfunktionsdaten beim Asthma bronchiale. Erläuterung siehe Text. ↓ Gabe eines inhalativ wirksamen Bronchodilatators (Broncholyse-Test).

▷ Bei der **Form B** (Abb. B-25b) ist ebenfalls die Resistance erhöht, die Kurvenanalyse läßt zusätzlich eine Phasenverschiebung zwischen Druck und Stromstärke erkennen (ΔP_{AO}, Abb. B-15). Der Atemstoß ist relativ stärker erniedrigt als bei der ersten Form und zeigt eine größere Reversibilität nach Bronchodilatation durch ein β_2-Sympathikomimetikum.

Die klinische Bedeutung dieser unterschiedlichen Muster der Lungenfunktionsdaten ist bisher relativ wenig beachtet worden. Bei **Form A** ist die obstruktive Reaktion der größeren Atemwege stärker ausgeprägt als bei der **Form B,** die sich mehr durch eine Einschränkung der spirometrischen Parameter offenbart. Bei den letzteren Patienten stehen klinisch meist die Hypersekretion und die Schwierigkeit der Expektoration im Vordergrund. Die Verlegung kleinerer Atemwege durch retiniertes Sekret bewirkt eine arterielle Hypoxämie und Lungenüberblähung. Die therapeutische Beeinflussung der Form B ist schwieriger als bei der Form A. Im allgemeinen gehen leichte Formen der obstruktiven Ventilationsstörung beim Asthma bronchiale nicht mit einer arteriellen Hypoxämie einher. Dieses schematisierte Muster der krankhaften atemmechanischen Parameter läßt sich auch bei schwereren Formen erkennen.

Mittelschwere obstruktive Ventilationsstörungen

Die mittelschweren Formen (Abb. B-25c) der obstruktiven Ventilationsstörungen ($R_{aw} > 5{,}0$ cm $H_2O \times sec \times l^{-1}$) gehen meist mit einer Vergrößerung des intrathorakalen Gasvolumens einher. Die Ursache der Lungenüberblähung ist noch nicht

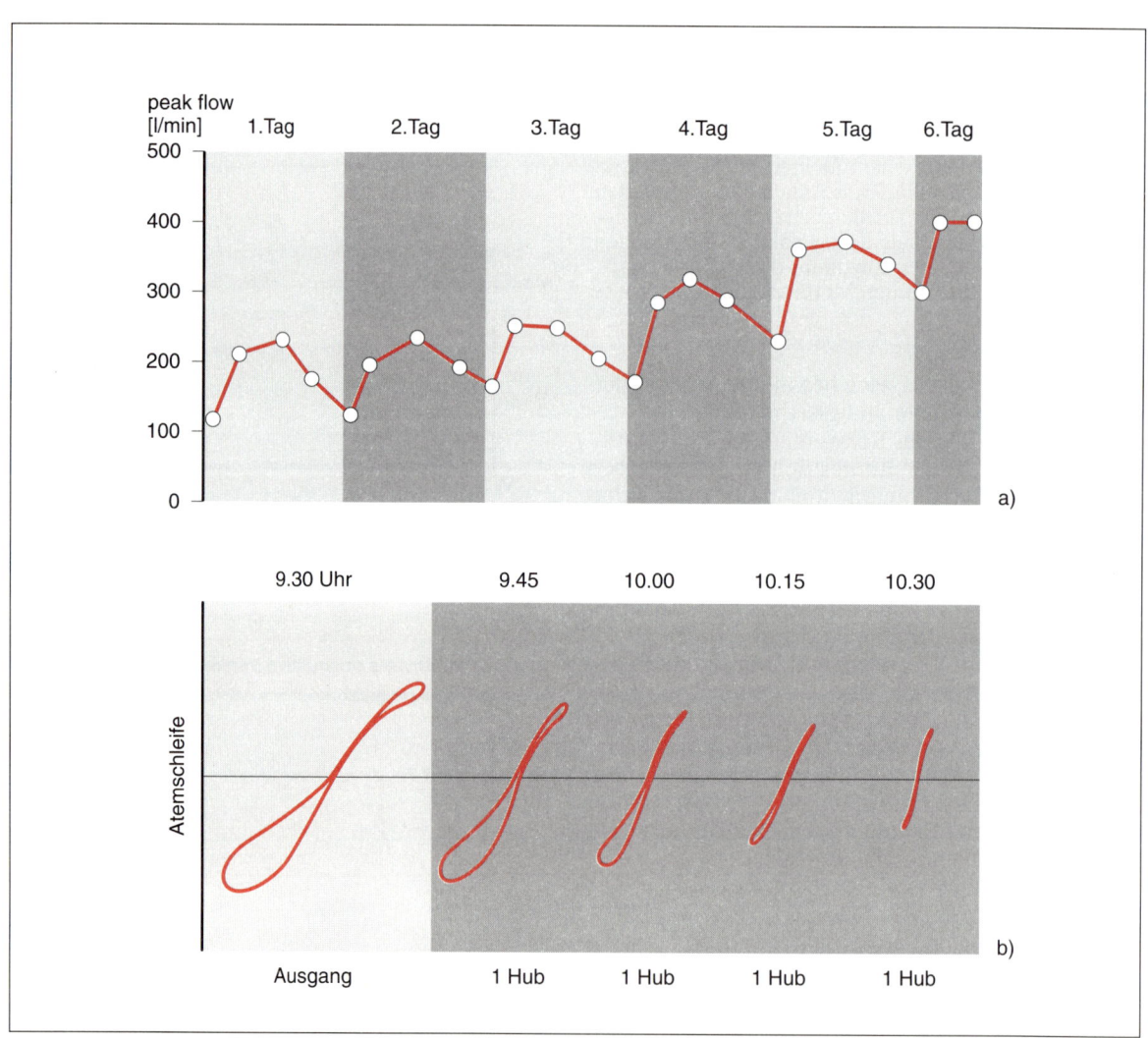

Abb. B-26: Reversibilität der Atemwegsobstruktion beim Asthma bronchiale. In a) wird ein Patient gezeigt, dessen Atemwegsobstruktion erst im Laufe einer mehrtägigen Behandlung gebessert wird. In b) sind die Atemschleifen eines Patienten gezeigt, der insgesamt vier Hübe eines handelsüblichen β_2-Sympathikomimetikums einatmen muß, bevor eine völlige Normalisierung des Atemwegswiderstandes eintritt.

endgültig geklärt. Folgende Mechanismen werden diskutiert:

▷ Verschluß kleinerer Atemwege durch Sekret (*gefesselte Luft*).
▷ Persistenz der nervalen Stimulation der Inspirationsmuskulatur während der Exspiration und
▷ Verengung der Glottis, so daß die zentrale Behinderung der Ausatmung die Exspirationszeit verlängert.

Der Thorax kann in der verfügbaren Zeit nicht in den Zustand des Gleichgewichts (FRK) zurückkehren. Bei der mittelschweren obstruktiven Ventilationsstörung ist häufig die Vitalkapazität vermindert. Die Zunahme der Vitalkapazität nach Bronchodilatation beweist, daß sie als Folge der Obstruktion erniedrigt war.

2.1.1.2 Reversibilität der Atemwegsobstruktion

Das Asthma bronchiale ist durch eine völlige oder teilweise Reversibilität der obstruktiven Ventilationsstörung gekennzeichnet. Die Reversibilität wird durch Lungenfunktionsprüfungen vor und etwa 15 Minuten nach Gabe eines β_2-Sympathikomimetikums bestimmt. Das Ausmaß der Reversibilität kann jedoch bei diesem Verfahren unterschätzt werden. Abbildung B-26 demonstriert, daß erst Messungen über mehrere Tage das volle Ausmaß der Rückbildungsfähigkeit offenbaren und daß bei einigen Patienten höhere Dosen eines β_2-Sympathikomimetikums benötigt werden, um die obstruktive Ventilationsstörung zu verringern. Tägliche **Peak-flow-Messungen,** die zirkadiane Schwankungen von mehr als 20% zeigen, sind besser geeignet, die asthmatische Natur einer obstruktiven Ventilationsstörung zu belegen, als der sog. **Broncholyse-Test** (s. Abb. B-25).

2.1.1.3 Schwerer Asthmaanfall

Im schweren Asthmaanfall, der sich zum **Status asthmaticus** steigern kann, ist die obstruktive Ventilationsstörung derart ausgeprägt, daß Messungen kaum noch zumutbar sind.

Die **Peak-flow-Messung** ist jedoch stets möglich, solange der Patient bei Bewußtsein ist. Schwerste Anfälle zeigen dann Werte von < 50 l/min (Norm bei gesunden, jungen Männern > 600 l/min). Sobald der klinische Zustand Messungen erlaubt, findet sich dann die ausgeprägte Lungenüberblähung und die erschwerte Luftströmung. Schwere Asthmaanfälle haben stets Auswirkungen auf den Gasaustausch und die Hämodynamik. Die hämodynamischen Veränderungen sind zum Teil durch die intrathorakalen Druckerhöhungen verständlich, die benötigt werden, um die Luft aus dem Thorax zu pressen. In Abbildung B-3 wurde gezeigt, daß eine Erhöhung der Alveolardrucke den relativen Anteil der Zone 1 vergrößert.

2.1.1.4 Gasaustausch beim Asthma bronchiale

In Abbildung B-27 ist die Änderung der Blutgaswerte, P_{O_2} und P_{CO_2}, in Abhängigkeit von $FEV_{1,0}$ und damit von der Schwere des Asthmaanfalles dargestellt. Der leichte Asthmaanfall ist durch einen erniedrigten arteriellen P_{O_2} und P_{CO_2} charakterisiert.

Die **arterielle Hypoxämie** und die **respiratorische Alkalose** bilden somit eine typische Konstellation der Blutgasanalyse des Asthmatikers.

Bei schwerem oder längerem Anfall kommt es zu einem Anstieg des P_{CO_2}. Im Gegensatz zu den Blutgaswerten bei Patienten mit chronisch obstruktiver Bronchitis ist die Retention von Kohlensäure ein

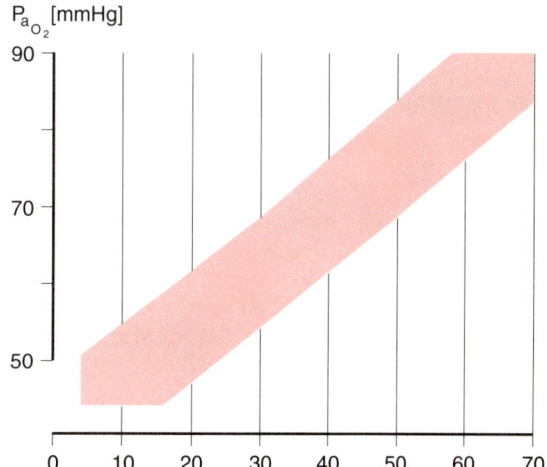

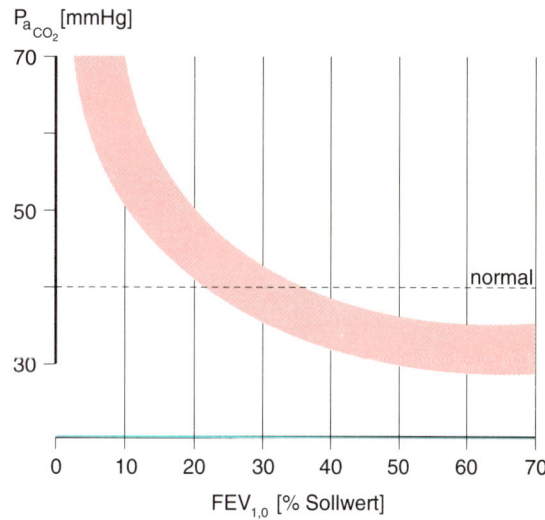

Abb. B-27: Halbschematische Darstellung der Beziehungen zwischen den arteriellen Blutgaswerten und dem Atemstoß beim Asthma bronchiale.

alarmierendes Ereignis, welches die terminale Hypoventilation anzeigt. Die **Hypoventilation** ist auf die Erschöpfung der Atemmuskulatur zurückzuführen, da lange Zeit gegen die erhebliche Behinderung des Atemstroms angekämpft werden mußte. Ursache der **arteriellen Hypoxämie** ist eine Störung der Verteilung von Ventilation und Perfusion und nicht eine Gastransportlimitierung über die alveolo-kapillare Membran. Die Diffusionskapazität für Kohlenmonoxid, D_{LCO}, ist typischerweise normal, in einzelnen Fällen sogar leicht erhöht. Die ventilatorischen Inhomogenitäten lassen sich mit Hilfe der Einatemzugtechnik sowie verschiedener Auswaschmethoden erfassen. Störungen der Perfusion können mit nuklearmedizinischen Methoden (Lungenperfusionsszintigraphie) nachgewiesen werden.

2.1.1.5 Atemregulation beim Asthma bronchiale

Durch die Verengung der Atemwege kommt es zunächst zu einer Reizung der Mechanorezeptoren *(irritant receptors)*. Die Reizung der Mechanorezeptoren führt zu einer zentral gesteuerten Veränderung der Atemmuster (Zunahme der Atemfrequenz und des Atemzugvolumens). Die resultierende Hyperventilation bewirkt eine Erniedrigung des P_{CO_2}, die über die Chemorezeptoren zu einer Verminderung des Atemantriebs führt. Trotz dieses regulativen Mechanismus findet sich typischerweise eine **Hyperventilation.** Mit zunehmender Schwere und Dauer des asthmatischen Anfalles erschöpft sich die Atemmuskulatur, so daß sich eine **Hypoventilation** entwickelt. Die Zunahme des Atemantriebs kann nun nicht mehr mit einer vermehrten Atemleistung beantwortet werden, vielmehr beschleunigt sie den Übergang in die **respiratorische Insuffizienz.**

Der Anstieg eines erniedrigten P_{CO_2} in einen „normalen" Bereich signalisiert also im Asthmaanfall die drohende Erschöpfung der Atemmuskulatur, der die respiratorische Insuffizienz folgen kann.

D Diagnostische Hinweise

Die Erkennung eines Asthma bronchiale setzt eine sorgfältige Anamnese voraus, die die Symptome **Husten** und **Luftnot** zeitlich und örtlich zuzuordnen versucht. Es soll betont werden, daß Husten ein ebensolches Zeichen des Asthma bronchiale sein kann wie Luftnot. Der Anamnese schließt sich eine **allergologische Untersuchung** an. **Positive Hauttests** müssen stets mit der Anamnese verglichen werden. Im Zweifelsfall können die Bestimmung spezifischer Antikörper der Klasse E, **IgE,** im Serum gegenüber angeschuldigten Allergenen (RAST-Verfahren) oder inhalative Provokationen nützlich sein.

Die Bedeutung der Erkennung und Quantifizierung der verschiedenen Formen der Überempfindlichkeit der Atemwege (inhalative Histamin-Provokation, Anstrengungsasthma) wurde bereits erwähnt (s. Abschnitt 2.1.1).

Im Erwachsenenalter tritt der erste Asthmaanfall häufig während eines **bronchopulmonalen Infektes** auf. Husten und Luftnot unterschiedlicher Ausprägung bleiben dann nach Abklingen des Infektes bestehen. Es handelt sich hier meist um die nicht-allergische Form des Asthma bronchiale **(endogenes Asthma** oder **Intrinsic-Asthma),** die häufig schwer verläuft.

T Therapeutische Hinweise

Die Atemwegsobstruktion und die Überempfindlichkeit der Atemwege werden erfolgreich mit inhalierbaren β_2-**Sympathikomimetika** behandelt. Häufig ist eine zusätzliche Therapie erforderlich. Neuere Untersuchungen belegen eindrucksvoll den therapeutischen Nutzen von **inhalierbaren Kortikosteroiden,** die an zweiter Stelle der therapeutischen Stufenleiter beim Asthma bronchiale stehen. **Theophyllinpräparate, Atropinderivate** und **systemische Glukokortikosteroide** werden in abgestufter Reihenfolge zur Behandlung der schwereren Formen des Asthma bronchiale benötigt.

Karenz und **Hyposensibilisierung** können beim allergischen Asthma bronchiale von großer Bedeutung sein.

2.1.2 Chronische Bronchitis

Definition: Die chronische Bronchitis ist eine Erkrankung der Atemwege, die mit Husten und Auswurf einhergeht.

Vom epidemiologischen Standpunkt aus liegt eine chronische Bronchitis vor, wenn der produktive Husten „an den meisten Tagen, mindestens aber an drei Monaten in jedem von zwei aufeinanderfolgenden Jahren vorhanden war".

Für den Kliniker ist die epidemiologische Definition von geringem Wert, da das Beschwerdebild und die Prognose davon abhängen, ob die chronisch verlaufende Bronchitis bereits mit einer nachweisbaren obstruktiven Ventilationsstörung einhergeht.

Ursachen und Folgen: Die chronische Bronchitis ist überwiegend eine Folge des **inhalativen Zigarettenrauchens. Staubbelastungen** am Arbeitsplatz können ebenfalls zur Entstehung einer chronischen Bronchitis beitragen.

Die chronische Bronchitis, die mit regelrechten spirometrischen Werten einhergeht, wird als (einfache) nicht-obstruktive chronische Bronchitis bezeichnet, während eine bereits spirometrisch nachweisbare Obstruktion zur Diagnose der chronisch obstruktiven Bronchitis führt.

Die Darstellung der pathophysiologischen Folgen der chronischen Bronchitis ist schwierig, da das Spektrum der möglichen funktionellen Schäden von minimalen Veränderungen bis zur respiratorischen Insuffizienz reicht. Die funktionelle Charakterisierung der chronisch obstruktiven Bronchitis ist dadurch erschwert, daß häufig gleichzeitig ein Lungenemphysem vorliegt. Dennoch lassen sich einige Merkmale der chronisch obstruktiven Bronchitis umreißen. $FEV_{1,0}$ ist sowohl in seiner absoluten Größe als auch in seinem Verhältnis zur Vitalkapazität **erniedrigt.** Der **Atemwegswiderstand** ist **erhöht.** Da die morphologischen Veränderungen bei der chronischen Bronchitis zu einer Verdickung der Bronchialwand führen, sind der inspiratorische und exspiratorische Anteil des **Atemwegswiderstandes** in etwa gleicher Weise von der **Erhöhung** betroffen. Das **intrathorakale Gasvolumen** ist **regelrecht** oder **leicht vergrößert.**

Die chronisch obstruktive Bronchitis weist meist eine partielle Reversibilität nach inhalativer Gabe eines β_2-Sympathikomimetikums auf.

Die Luftströmung wird in ungleichmäßiger Weise durch die erkrankten Atemwege behindert. Daher findet sich bei der chronischen Bronchitis typischerweise eine ungleichmäßige Verteilung der Lungenbelüftung auf das Lungenvolumen. Diese Art der Verteilungsstörung zieht wiederum Störungen im Verhältnis der Ventilation und Perfusion nach sich, so daß bei der chronisch obstruktiven Bronchitis häufig eine arterielle Hypoxämie bei regelrechtem arteriellen P_{CO_2} zu finden ist *(respiratorische Partialinsuffizienz)*. Körperliche Belastung führt in der Regel zu einer Normalisierung der arteriellen Hypoxämie.

Störungen der Atemregulation werden bei der alleinigen chronisch obstruktiven Bronchitis nicht beobachtet.

D Diagnostische Hinweise

Die Diagnose beruht auf der Anamnese (Husten, Auswurf) und dem Auskultationsbefund. Das Röntgenbild der Thoraxorgane gibt keine diagnostischen Hinweise. Die Lungenfunktionsprüfung zeigt den Schweregrad der funktionellen Folgen der Erkrankung an.

V Therapeutische Hinweise

An erster Stelle steht der Verzicht auf das inhalative Zigarettenrauchen.

Sofern schädigende Einflüsse des Arbeitsplatzes erkannt werden können, sind entsprechende Karenzmaßnahmen angezeigt. Die medikamentöse Therapie der chronischen Bronchitis bedient sich der Substanzen, die beim Asthma gebräuchlich sind. Häufig ist der bronchodilatatorische Effekt der Atropinderivate günstiger als der der β_2-Sympathikomimetika.

2.1.3 Lungenemphysem

Definition: Das Lungenemphysem ist eine Erkrankung, die sich durch **Destruktion** und **irreversible Erweiterung** der Lufträume auszeichnet, die distal der Bronchioli terminales gelegen sind.

Diese morphologischen Merkmale treffen für alle Formen des Lungenemphysems zu, die sich jedoch bezüglich ihres Verteilungsmusters innerhalb eines Lungenazinus oder Lungenlobulus erheblich unterscheiden können (**panlobuläres** oder **zentrolobuläres** Emphysem).

Während die morphologische Definition für den klinischen Alltag kaum brauchbar ist, fördert sie das Verständnis der pathophysiologischen Folgen des Lungenemphysems.

Ursachen: Das Lungenemphysem tritt überwiegend bei Rauchern auf. In seltenen Fällen liegt der Entwicklung des Lungenemphysems ein vererbbarer Mangel an α_1-Antitrypsin zugrunde. Weitere Einzelheiten siehe Abschnitt 2.1.4.

Folgen: Die Zerstörung des Lungengewebes bedingt eine Abnahme der elastischen Rückstellkräfte. Die Verminderung der elastischen Eigenschaften des Lungengewebes führt zur Lungenüberblähung und zur Behinderung der exspiratorischen Luftströmung. Die Destruktion des Lungengewebes zieht eine Behinderung des pulmonalen Gasaustausches nach sich, die auf eine Verminderung der alveolo-kapillaren Fläche und die Vergrößerung der Lufträume zurückzuführen ist. Beide Faktoren bewirken eine Einschränkung der Diffusionskapazität.

Die Messung der elastischen Rückstellkräfte der Lunge erfordert die Verwendung eines Ösophaguskatheters und wird daher im klinischen Alltag selten durchgeführt. Die Auswirkungen der verminderten elastischen Retraktionskraft sind jedoch auch an den Ergebnissen anderer, leicht durchführbarer Tests zu erkennen.

Das Fluß-Volumen-Diagramm zeigt besonders eindrucksvoll die Begrenzung der exspiratorischen Atemstromstärke, die vornehmlich auf die dynamische Kompression (s. Abschnitt 1.2.4) zurückzuführen ist. Die **ganzkörperplethysmographische** Messung des Atemwegswiderstandes zeigt die charakteristische Form der Resistanceschleife *(Keulenform)*, die wiederum ein Spiegel der exspiratorischen Begrenzung der Atemstromstärke ist, während der inspiratorische Anteil des Atemwegswiderstandes normal sein kann. Das **intrathorakale Gasvolumen** ist regelhaft **vergrößert.** Die Werte der **funktionellen Residualkapazität** können sich **extrem vergrößern,** so daß das intrathorakale Gasvolumen bis zu 9 (!) Liter betragen kann. (Bei derartigen Extremwerten ist aber der Einfluß der ganz-

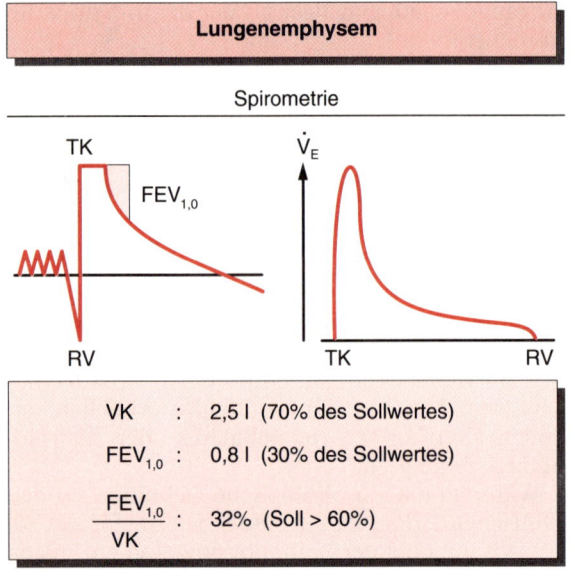

Lungenemphysem

Spirometrie

VK	:	2,5 l (70% des Sollwertes)
$FEV_{1,0}$	:	0,8 l (30% des Sollwertes)
$\dfrac{FEV_{1,0}}{VK}$	:	32% (Soll > 60%)

Ganzkörperplethysmographie

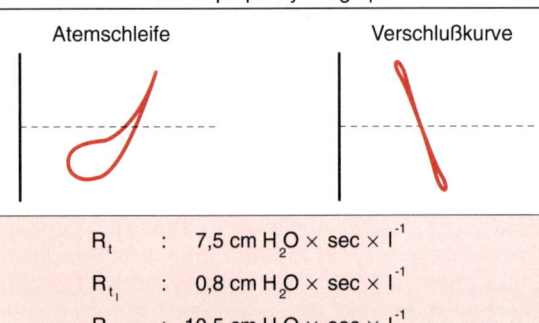

Atemschleife   Verschlußkurve

R_t	:	7,5 cm $H_2O \times sec \times l^{-1}$
R_{t_I}	:	0,8 cm $H_2O \times sec \times l^{-1}$
R_{t_E}	:	10,5 cm $H_2O \times sec \times l^{-1}$
ITGV	:	7,0 l (200% des Sollwertes)

Diffusionskapazität

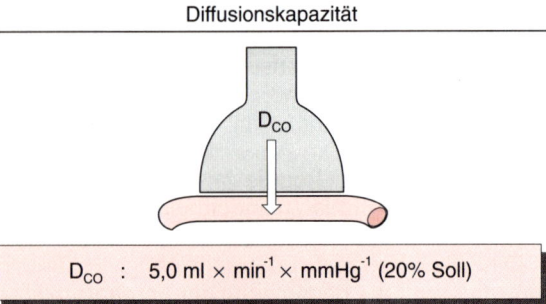

D_{CO} : 5,0 ml $\times$ min^{-1} $\times$ mmHg^{-1} (20% Soll)

Blutgasanalyse

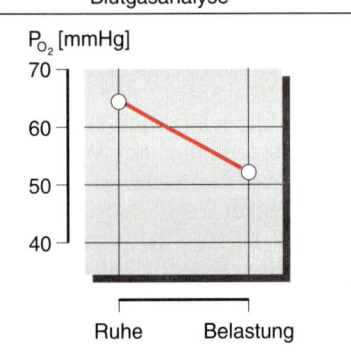

körperplethysmographischen Methodik zu berücksichtigen, welche eine Überschätzung des Lungenvolumens bei Patienten mit Lungenemphysem begünstigt.)

Der Gasaustausch ist in typischer Weise gestört. Während bei körperlicher Ruhe die Blutgaswerte noch im Bereich der Norm sind, fällt der P_{O_2} bei körperlicher Belastung ab. Dieses Verhalten des P_{O_2} wird häufig auch bei fibrosierenden Lungenerkrankungen beobachtet. Beim **Lungenemphysem** ist es wahrscheinlich auf eine intrapulmonale Störung des Gastransportes **(Stratifikation)** zurückzuführen, während bei den fibrosierenden Lungenerkrankungen der Gastransport vornehmlich durch eine Zunahme geweblicher Elemente innerhalb der gasaustauschenden Strukturen limitiert ist.

Abbildung B-28 zeigt eine Synopsis der charakteristischen Funktionsbefunde bei einem ausgeprägten Lungenemphysem.

D **Diagnostische Hinweise**

Anamnese, klinische Untersuchung, Lungenfunktionsprüfung und Röntgenbild der Thoraxorgane führen zur Diagnose des Lungenemphysems. Von besonderer Bedeutung ist die physikalische Untersuchung der Lungen. Das leise bis abgeschwächte Atemgeräusch, welches auch bei willkürlich gesteigerter Atmung nicht wesentlich an Lautstärke zunimmt, ist ein wichtiger Hinweis. Dieses Auskultationsphänomen beruht auf der Tatsache, daß der Patient mit Lungenemphysem bereits unter Ruhebedingungen seine atemmechanische Reserve aufbraucht. Die Hyperventilation führt daher kaum zur weiteren Steigerung der Strömungsgeschwindigkeit, so daß die Strömungsgeräusche im Bronchialbaum nicht besser hörbar werden.

T **Therapeutische Hinweise**

Das Lungenemphysem ist prinzipiell ein **irreversibler** Zustand. Daher sind die Erfolge medikamentöser Maßnahmen begrenzt. Bei den meisten Patienten ist aber das Lungenemphysem mit einer unterschiedlich stark ausgeprägten Bronchitis vergesellschaftet, so daß die therapeutischen Hinweise wie bei der chronischen Bronchitis gelten. Bezüglich der fortgeschrittenen Formen des Lungenemphysems und der chronischen Bronchitis siehe unten.

2.1.4 Chronische Bronchitis und Lungenemphysem

Die chronische Bronchitis und das Lungenemphysem kommen häufig gemeinsam vor. Das ist am ehesten darauf zurückzuführen, daß die Prävalenz beider Krankheiten eine enge Korrelation zur Zahl der inhalierten Zigaretten aufweist.

◁

Abb. B-28: Synopsis der Funktionsbefunde beim Lungenemphysem.

Da sie aber auch unabhängig voneinander auftreten können (Beispiel: schweres Lungenemphysem bei jungen Erwachsenen mit α_1-Antitrypsin-Mangel), ist das Lungenemphysem nicht einfach die atemmechanische Folge der obstruktiven Bronchitis.

Im Verständnis der Pathogenese des Lungenemphysems sind in den letzten Jahren derartige Fortschritte gemacht worden, daß sich heute bereits kausale therapeutische Möglichkeiten abzeichnen. Die Entdeckung von Erikson (1965), daß Patienten mit niedriger Serumkonzentration von α_1-**Antitrypsin** bereits im jugendlichen Alter ein Lungenemphysem aufweisen können, führte zu der Hypothese, daß das Lungenemphysem auf einem Ungleichgewicht zwischen proteolytischer und antiproteolytischer Enzymaktivität beruht. Da die intratracheale Gabe des Enzyms Elastase im Tierexperiment ein Lungenemphysem erzeugt, lag der Gedanke nahe, daß das Lungenemphysem auf eine ungebremste Aktivität der Elastase im Lungengewebe zurückzuführen ist. Heute wissen wir, daß bei gesunden Menschen eine geringe Zahl von neutrophilen Granulozyten im Alveolarraum vorkommt. Diese neutrophilen Granulozyten geben eine neutrophile Elastase ab, die in der broncho-alveolaren Spülflüssigkeit nachweisbar ist. Unter physiologischen Bedingungen wird die Elastase durch Inhibitoren an ihrer zerstörerischen Wirkung auf das Lungengewebe gehindert. Bei den Inhibitoren handelt es sich unter anderem um α_1-Antitrypsin, welches von den pulmonalen Makrophagen synthetisiert werden kann. Bei **Rauchern** ist die **Zahl der neutrophilen Granulozyten** und damit die Menge der freigesetzten proteolytischen Enzyme **erhöht,** so daß ein Ungleichgewicht zwischen den lokalen proteolytischen und inhibitorischen Enzymaktivitäten entsteht. Inhalatives Zigarettenrauchen führt weiterhin zur **Bildung von O_2-Radikalen.** O_2-Radikale verhindern, daß α_1-Antitrypsin die Elastase hemmt. Inhalatives Zigarettenrauchen fördert also die lokale Konzentration proteolytischer Enzyme und verringert die Fähigkeit des α_1-Antitrypsins, Elastase zu inhibieren. Neuerdings zeichnet sich die Möglichkeit ab, das lokale enzymatische Ungleichgewicht durch Gabe von α_1-Antitrypsin zu normalisieren, um so den Prozeß der Emphysembildung aufzuhalten.

Im purulenten und nicht-purulenten Sputum von Patienten mit chronischer Bronchitis wurden im Widerspruch zur oben beschriebenen Theorie die bekannten Inhibitoren der proteolytischen Enzyme gefunden.

Es ist jedoch noch nicht im einzelnen geklärt, ob die Entstehung einer chronischen Bronchitis oder eines Lungenemphysems als Antwort auf das Zigarettenrauchen ausschließlich auf die „Fähigkeit" des betroffenen Menschen zurückzuführen ist, das intrapulmonale Gleichgewicht zwischen proteolytischen und antiproteolytischen Enzymen zu erhalten.

Patienten, die das Endstadium chronisch obstruktiver Lungen- und Atemwegserkrankungen erreicht haben, bieten häufig charakteristische klinische und funktionelle Bilder, die dazu geführt haben, die chronische respiratorische Insuffizienz in einen **Typ A** (**Emphysemtyp,** *pink-puffer, pink and puffing*) und einen **Typ B** (**bronchitischer Typ,** *blue bloater, blue and bloated*) zu unterteilen.

Während der **emphysematische Typ** mit einem hohen Aufwand an Atemarbeit *(puffing)* einen ausreichend hohen P_{O_2} erreichen kann, der seine Haut rosa (pink) erscheinen läßt, zeigt der aufgedunsene (bloated) **bronchitische Typ** entsprechend seiner arteriellen Hypoxämie eine deutliche Zyanose (blue). Sehr viel häufiger als diese beschriebenen Extremformen finden sich Patienten, die die Merkmale beider Krankheiten aufweisen.

D **Diagnostische Hinweise**

Die Kenntnis der klinischen, radiologischen und funktionellen Merkmale beider Formen der chronischen respiratorischen Insuffizienz ist von praktischer Wichtigkeit, da diese Patienten die Problemgruppe der pneumologischen Intensivmedizin darstellen.

T **Therapeutische Hinweise**

Die Patienten mit dem Krankheitstyp B entwickeln aufgrund ihrer bereits tagsüber nachweisbaren arteriellen Hypoxämie und Hyperkapnie extreme Formen der nächtlichen arteriellen Hypoxämie während des REM-Schlafes. Für diese Patienten ist besonders die kontinuierliche O_2-Therapie geeignet.

2.2 Restriktive Ventilationsstörungen

Die restriktiven Ventilationsstörungen sind durch eine mangelhafte Ausdehnungsfähigkeit der Lungen bzw. des Brustkorbs gekennzeichnet.

2.2.1 Restriktive Lungenerkrankungen

> **Definition:** Die restriktiven Lungenerkrankungen weisen eine Erniedrigung der Lungenvolumina, der statischen Lungencompliance und der Diffusionskapazität auf.

Ursachen: Die häufigsten interstitiellen Lungenerkrankungen entwickeln sich nach Einatmung anorganischer Stäube (z.B. Asbestose), organischer Stäube (z.B. exogen-allergische Alveolitis wie Taubenzüchterlunge, Farmerlunge), aus unbekannter Ursache (idiopathische Lungenfibrose) oder im Rahmen von systemischen Erkrankungen unbekannter Ätiologie (z.B. Sarkoidose).

2.2.1.1 Atemmechanik

Bei der spirometrischen Untersuchung eines Patienten mit einer restriktiven Lungenerkrankung wird zunächst auffallen, daß die **Vitalkapazität** und der **Atemstoß** im Vergleich zu ihren Sollwerten **erniedrigt** sind, während der **FEV$_{1,0}$/VK regelrecht** ausfällt. Die **ganzkörperplethysmographische** Messung bestätigt in der Regel die **Verminderung des Lungenvolumens,** da auch das ITGV und das Residualvolumen verkleinert sind. **R$_{aw}$** ist meist **regelrecht,** kann jedoch bei einigen fibrosierenden Lungenerkrankungen im Terminalstadium **erhöht** sein. Die Verminderung der Lungendehnbarkeit kann prinzipiell zwei unabhängigen, jedoch meist gemeinsam auftretenden Prozessen zugeordnet werden. Einmal kann das Alveolargewebe durch granulomatöse Neubildung ersetzt werden (z.B. Sarkoidose), oder es kann sich die Zusammensetzung der dehnbaren Faserstrukturen des Lungeninterstitiums so ändern, daß die elastischen Rückstellkräfte vergrößert sind. Die Differenzierung dieser beiden Mechanismen gelingt durch die Messung des statischen exspiratorischen Druck-Volumen-Diagramms (s. S. 161). Bei der Verminderung der Lungenvolumina durch z.B. granulomatöse Prozesse ist das mechanische Verhalten des verbleibenden alveolaren Lungengewebes regelrecht. Wird die **statische Compliance** auf das vorhersagbare Lungenvolumen bezogen, so ist sie erniedrigt, während sie in bezug auf das aktuell gemessene Volumen regelrecht ausfällt. Ist dagegen die Verkleinerung der Lungenvolumina auf eine generalisierte Abnahme der Dehnbarkeit des Lungengewebes zurückzuführen, so wird die auf das aktuelle Lungenvolumen bezogene Compliance vermindert sein.

> Das charakteristische Merkmal der fibrosierenden Lungenerkrankungen ist der übernormale transpulmonale Druck, der aufgebracht werden muß, um bei der verminderten Dehnbarkeit der Lunge ein bestimmtes Lungenvolumen zu erreichen.

Dieser übergroße transpulmonale Druck bedeutet gleichzeitig eine Zunahme der elastischen Rückstellkräfte, insbesondere bei den Volumina, die nahe der totalen Lungenkapazität liegen. Vergrößerte *(supernormale)* exspiratorische Strömungsgeschwindigkeiten sind die Folge dieser Zusammenhänge.

2.2.1.2 Gasaustausch

Lungenerkrankungen, die mit einer restriktiven Ventilationsstörung einhergehen, zeigen regelhafte Störungen des pulmonalen Gasaustausches. Die **Diffusionskapazität** ist **erniedrigt.** Die Ursache der erniedrigten Diffusionskapazität ist nicht ganz eindeutig geklärt. Die Vermehrung der geweblichen Anteile im Lungeninterstitium führt zu einer Verbreiterung der anatomischen Barrieren, durch die die Atemgase auf ihrem Weg vom Alveolarraum zum Lungenkapillarblut diffundieren müssen. Dieser Umstand hat zu der Bezeichnung **alveolo-kapillarer Block** als Ursache der Gasaustauschstörung geführt. Andere Autoren sind hingegen der Meinung, daß ausgeprägte Ventilations-Perfusions-Verteilungsstörungen den wesentlichen Beitrag zur arteriellen Hypoxämie und zur erniedrigten Diffusionskapazität leisten. Wahrscheinlich sind beide Mechanismen an der Störung des Gasaustausches beteiligt, wobei der relative Anteil von der jeweiligen interstitiellen Lungenerkrankung abhängig ist.

Die Blutgasanalyse zeigt bei den interstitiellen Lungenerkrankungen bereits bei körperlicher Ruhe eine **arterielle Hypoxämie** und einen **erniedrigten CO$_2$-Partialdruck.** Diese Konstellation bedeutet, daß trotz einer erhöhten alveolaren Ventilation (**erniedrigter P$_{CO_2}$**) keine ausreichende Arterialisierung des Lungenkapillarblutes gelingt. Die Steigerung der Ventilation ist neben dem hypoxischen Stimulus auf eine Reizung der intrabronchial gelegenen Rezeptoren *(irritant receptors)* zu beziehen.

Bei **körperlicher Belastung** kommt es zu einem ebenso typischen wie ausgeprägten Abfall des P$_{aO_2}$ bei weitgehend unverändertem P$_{CO_2}$. Dieser Abfall des P$_{aO_2}$ ist am ehesten darauf zurückzuführen, daß die Diffusionskapazität nicht parallel zum Sauerstoffbedarf ansteigt.

Obwohl sich die pathologisch-anatomischen Veränderungen bei den fibrosierenden Lungenerkrankungen überwiegend im Lungeninterstitium abspielen, sind die Atemwege häufig sekundär in das Krankheitsgeschehen einbezogen. So finden sich häufig leichte obstruktive Ventilationsstörungen, die mit Zunahme der fibrosierenden Lungenprozesse erhebliche Ausmaße annehmen können. Endstadium der fibrosierenden Lungenerkrankung ist eine sog. *Wabenlunge (honeycomb lung),* die auch als **emphysematöse Lungensklerose** bezeichnet wird. Wird dieses therapeutisch kaum beeinflußbare Stadium erreicht, läßt sich oft eine **pulmonale arterielle Hypertonie** nachweisen.

> Das **Cor pulmonale** ist die unausweichliche Konsequenz einer fortschreitenden fibrosierenden Lungenerkrankung und kündigt sich durch den Anstieg des P$_{aCO_2}$ an.

Der Anstieg des P$_{aCO_2}$ im Endstadium signalisiert, daß die Hyperventilation, die eine ausreichende Arterialisierung gewährleistete, nun nicht mehr aufgebracht werden kann.

2.2.1.3 Pathogenese der interstitiellen Lungenerkrankungen

Die richtige Interpretation von Lungenfunktionstests beruht auf der Kenntnis pathophysiologischer Zusammenhänge. In der Vergangenheit wurden Aktivität und Schwere von interstitiellen Lungenerkrankungen ausschließlich mit Hilfe der klinischen Untersuchung, der Röntgenbilder und der

Lungenfunktionstestung abgeschätzt. Seit einigen Jahren ist bekannt, daß die **Alveolitis** der Schlüssel zum Verständnis der heterogenen Gruppe von Erkrankungen ist, die als interstitielle Lungenerkrankungen zusammengefaßt werden. Eine Alveolitis stellt einen chronisch entzündlichen Prozeß innerhalb der tiefen peripheren Abschnitte des Atemtraktes dar. Die Alveolitis ist durch die Zahl und Art der Zellansammlung und deren Aktivität bestimmt. Makrophagen, Lymphozyten und Granulozyten spielen bei den verschiedenen interstitiellen Lungenerkrankungen eine unterschiedliche Rolle. So wird die **Sarkoidose** durch eine lymphozytäre Alveolitis charakterisiert, während sich bei der **idiopathischen interstitiellen Lungenfibrose** eine übernormale Ansammlung von neutrophilen Granulozyten findet. Für das Verständnis der Beziehung zwischen den pathologisch-anatomischen Vorgängen und ihrem physiologischen Effekt war es entscheidend herauszufinden, daß **aktivierte Alveolarmakrophagen** z.B. in der Lage sind, vermehrt **Fibronektin** freizusetzen, welches einen **chemotaktischen Reiz** auf **Fibroblasten** ausübt.

D Diagnostische Hinweise

Mit Hilfe der broncho-alveolaren **Lavage,** die während einer Fiberbronchoskopie in örtlicher Betäubung durchgeführt wird, kann die Zusammensetzung der broncho-alveolaren Zellansammlungen leicht bestimmt werden.

2.2.2 Restriktive Brustkorberkrankungen

Der Brustkorb setzt sich aus dem knöchernen Thorax und der Atemmuskulatur zusammen.

2.2.2.1 Thoraxdeformierungen

> Deformierungen des Brustkorbs führen zu restriktiven Ventilationsstörungen, ohne daß das Lungenparenchym eine krankhafte Veränderung aufweist.

Das häufigste Beispiel ist die **Kyphoskoliose.** Die Auswirkung dieser Krankheit auf die Atemfunktion weist eine eindeutige Beziehung zu ihrem Schweregrad auf, der durch die verschiedenen Skoliosewinkel quantifiziert werden kann. Da das **Zwerchfell** der wichtigste Atemmuskel ist, führen erst ausgeprägte kyphoskoliotische Veränderungen zu einer Behinderung der Atemfunktion, die dann allerdings bis zur respiratorischen Insuffizienz führen kann.

Während bei den meisten Deformierungen des Brustkorbs die Lungenvolumina in gleicher Weise abnehmen, findet sich beim **Morbus Bechterew**[1]

[1] Wladimir Michailowitsch von Bechterew (1857–1927), Neurologe in Leningrad.

eine erniedrigte Vitalkapazität und Totalkapazität bei erhöhtem funktionellen Residualvolumen.

> Die häufigste Krankheit, die Auswirkungen auf die Konfiguration des Brustkorbs hat, ist die **Adipositas.** Die Adipositas führt zur **Verminderung** des **funktionellen Residualvolumens** bei Zunahme des Verschlußvolumens und damit zur Vergrößerung der alveolo-arteriellen O_2-Druckdifferenz. Im klinischen Alltag ist eine **erniedrigte Vitalkapazität** und eine leichte **Erniedrigung** des P_{aO_2} bei körperlicher Ruhe häufig auf die Adipositas zurückzuführen.

Aszites, Pleuraergüsse und Pleuraschwielen führen ebenfalls zu restriktiven Ventilationsstörungen extrapulmonaler Genese. Die Differentialdiagnose restriktiver Ventilationsstörungen **pulmonaler** und **extrapulmonaler** Ursache gelingt am besten durch die Bestimmung der D_{LCO} (s. S. 157f.), deren Wert auf das aktuell gemessene Alveolarvolumen (V_A) bezogen wird, D_{LCO}/V_A.

2.2.2.2 Neuromuskuläre Erkrankungen

Die neuromuskulären Erkrankungen, die den Atemtrakt in Mitleidenschaft ziehen können, sind in Tabelle B-1 angegeben, da sie auch eine Hypoventilation bewirken können.

Neben den verkleinerten Lungenvolumina findet sich bei den neuromuskulären Erkrankungen eine charakteristische Verminderung der maximalen statischen Drucke. Diese Drucke können sehr einfach gemessen werden, indem man die Patienten auffordert, bei verschlossenem Mundstück maximale in- und exspiratorische Atemmanöver auszuführen. Das Ausmaß der Erniedrigung dieser Drucke korreliert bei neuromuskulären Erkrankungen am besten mit der Atemnot.

Eine Synopsis der typischen Funktionsmuster der pulmonalen und extrapulmonalen restriktiven Ventilationsstörungen ist in Abbildung B-29 erfolgt.

D Diagnostische Hinweise

Die Erkennung der Lungen- und Brustkorberkrankungen, die mit einer restriktiven Ventilationsstörung einhergehen, stützt sich auf die Anamnese, den körperlichen Untersuchungsbefund, die Lungenfunktionsprüfung, allergologische Untersuchungen sowie serologische Untersuchungen und das Röntgenbild der Thoraxorgane. Die Anamnese ist zur Aufdeckung allergischer Ursachen notwendig.

> Bei der Auskultation der Lungen kann häufig ein **ohrnahes, inspiratorisches Knistern** gehört werden, welches nahezu beweisend für die fibrosierenden interstitiellen Lungenerkrankungen ist.

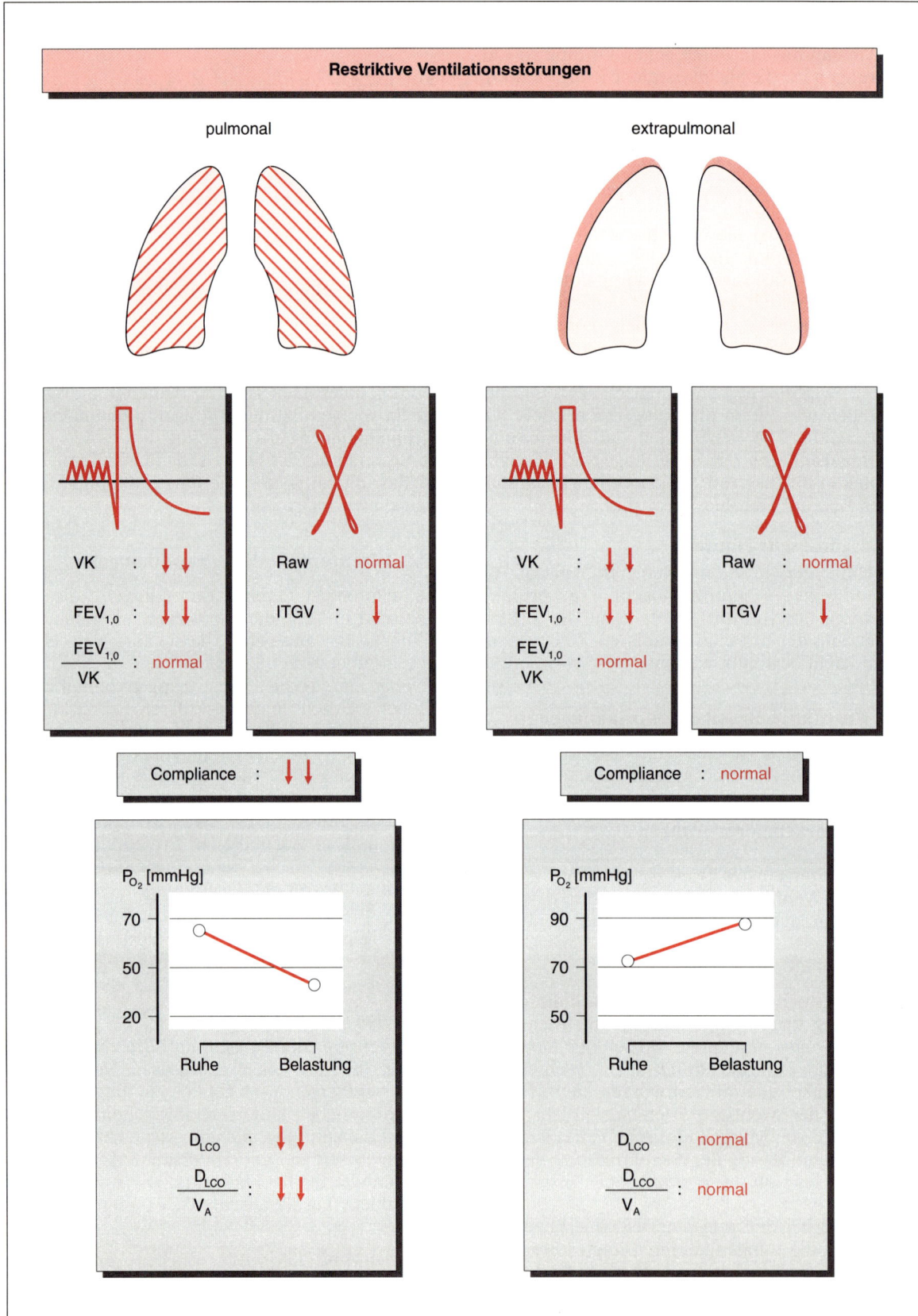

Abb. B-29: Synopsis der Funktionsstörungen bei restriktiven Ventilationsstörungen pulmonaler und extrapulmonaler Ursache.

Häufig finden sich **Uhrglasnägel.** Das Röntgenbild der Thoraxorgane zeigt **noduläre** und/oder **streifige** Veränderungen des Lungenparenchyms, die nach Art und Ausdehnung in sehr unterschiedlicher Weise vorkommen können. Die restriktive Ventilationsstörung geht bei den pulmonalen Formen mit einer **Verkleinerung des Lungengewebes** einher. Daher sind im Röntgenbild die Lungen **klein,** so daß häufig die Vermutung geäußert wird, die Aufnahme sei in Exspirationsstellung angefertigt.

Der Patient wollte jedoch einatmen, er konnte es aber aufgrund der restriktiven Ventilationsstörung nicht.

▼ Therapeutische Hinweise

Bei den interstitiellen Lungenerkrankungen entscheiden die Symptomatologie, die Lungenfunktionsprüfung, das Ergebnis der **broncho-alveolaren Lavage** und das **Röntgenbild** über die Behandlungsindikation. Sofern eine Behandlung angezeigt ist, wird bei den meisten Formen zunächst eine systemische **Kortikosteroidtherapie** durchgeführt. Führt diese Therapie, insbesondere bei den idiopathischen Lungenfibrosen, nicht zum Erfolg, so wird häufig eine zusätzliche **immunsuppressive** Therapie (z.B. mit Endoxan®) durchgeführt.

Der Nutzen dieser Therapie kann anhand der klinischen Symptome, der Lungenfunktion und des Röntgenbildes sowie über die Änderung der zellulären Zusammensetzung in der broncho-alveolaren Lavage beurteilt werden.

2.3 Pneumothorax

Der Pneumothorax ist durch eine pathologische Luftansammlung zwischen Lunge und Thoraxwand gekennzeichnet. Es wird häufig zwischen einem primär idiopathischen oder spontanen Pneumothorax (Ursache unbekannt) und einem sekundären Pneumothorax unterschieden, der bei Grundkrankheiten oder Traumen auftreten kann. Unabhängig von der Ursache des Pneumothorax bedingt die Aufhebung des subatmosphärischen Pleuradruckes, daß sich die betroffene Lunge aufgrund ihrer elastischen Retraktionskraft verkleinert. Das macht sich bei der Lungenfunktionsprüfung durch eine Verkleinerung der Vitalkapazität und des Residualvolumens bemerkbar (restriktive Ventilationsstörung). Paßt sich die Durchblutung nicht den veränderten mechanischen Verhältnissen an, so resultiert eine Erniedrigung des arteriellen O_2-Partialdruckes.

Eine Sonderform des Pneumothorax ist der Spannungspneumothorax. Dabei tritt Luft mit jeder Einatmung in den Pleuraraum,, kann aber während der Exspiration nicht entweichen. Nach wenigen Atemzügen kann ein bedrohlicher Überdruck in dem betroffenen Hemithorax auftreten,

der zur Kompression der Lunge und Gefäße sowie zur Verdrängung des Mediastinums führt. Es kommt zu schwerster Luftnot und Hypoxämie. Ohne rasche Hilfe (Öffnung des Brustkorbes zur Atmosphäre z.B. Nadel, Ventil) kann der Erkrankte versterben.

2.4 Lungengefäßerkrankungen

Definition und Ursachen: Lungengefäßerkrankungen können als Folge funktioneller oder struktureller Veränderungen in der Lungenstrombahn auftreten. Die regelhaft auftretende **pulmonal-arterielle Hypertonie** kann je nach zugrundeliegender Situation beruhen auf:
▷ einem vermehrten Lungenblutfluß **(Links-rechts-Shunt)**
▷ einer Druckerhöhung im linken Vorhof **(Mitralklappenerkrankung)**
▷ pathologisch-anatomischen Veränderungen an den Lungengefäßen

Eine primäre Lungengefäßerkrankung liegt vor, wenn dem Prozeß keine pulmonale oder kardiale Ursache zugeordnet werden kann.

Folgen: Bei primären Lungengefäßerkrankungen (rezidivierende Lungenembolie, idiopathische pulmonal-arterielle Hypertonie) ist die Diffusionskapazität stärker erniedrigt als die Lungenvolumina. Dieser Umstand ist darauf zurückzuführen, daß die Diffusionskapazität von einer *Membrankomponente* und einer *Blutkomponente* beeinflußt wird. Letztere ist stark von der Größe des Blutvolumens im Lungenkapillarbett abhängig, welches bei der rezidivierenden Lungenembolie erniedrigt ist.

Im Abschnitt 1.1.3 wurde gezeigt, daß die Lungenembolie zu Kompartimenten mit $\dot{V}_A/\dot{Q} \rightarrow \infty$ führt. Dies bedeutet gleichzeitig, daß der physiologische Totraum vergrößert ist und der P_{aO_2} und P_{aCO_2} erniedrigt sind. Eine unerklärbare Atemnot sollte stets zur Durchführung dieses Lungenfunktionstests veranlassen, da gerade die rezidivierende Lungenembolie ein häufiges Ereignis ist, welches fast immer spät oder zu spät diagnostiziert wird.

D Diagnostische Hinweise

Aufgrund der Vielfalt der Ätiologie von Lungengefäßerkrankungen kann eine entsprechende Fülle von diagnostischen Maßnahmen erforderlich sein. Diese betreffen neben der Röntgenologie und der Lungenfunktionsprüfung die angiographische Darstellung der Lungenstrombahn, die Messung der Drucke in der Lungenstrombahn, die kardiologische Untersuchung sowie die pathologisch-anatomische Untersuchung von chirurgisch entnommenem Gewebsmaterial.

▼ Therapeutische Hinweise

Die Therapie richtet sich nach der Diagnose.

Literatur

Cotes, J. E.: Lung Function. Assessment and Application in Medicine. Blackwell Scientific Publications, Oxford 1979.

Ferlinz, R. (Hrsg.): Diagnostik in der Pneumologie. Thieme, Stuttgart 1986.

Fraser, R. G., J. A. P. Paré: Diagnosis of Diseases of the Chest. Saunders, Philadelphia 1977.

Hughes, D. R. D., D. W. Empey: Lung Function for the Clinician. Academic Press, London 1981.

Löllgen, H.: Kardiopulmonale Funktionsdiagnostik. Ciba-Geigy, Wehr/Baden 1983.

Fishman, A. P. (ed.): Pulmonary Diseases and Disorders. McGraw-Hill, New York 1980.

Sackner, M. A. (ed.): Diagnostic Techniques in Pulmonary Disease, Part I and II. Lung Biology in Health and Disease, Vol. 16. Marcel Dekker Inc., New York, Basel 1980.

Ulmer, W. T., G. Reichel, D. Nolte, M. S. Islam: Die Lungenfunktion. Thieme, Stuttgart 1986.

West, J. B.: Pulmonary Pathophysiology. The Essentials. Williams & Wilkins, London 1977.

C Niere

H. J. KRAMER

1 Physiologische Grundlagen

> Die wichtigsten Aufgaben der Niere bestehen in der
> ▷ Regulation des Elektrolyt- und Wasserhaus-
>   haltes
> ▷ Regulation des Säure-Basen-Haushaltes
> ▷ Elimination harnpflichtiger Substanzen
> ▷ Funktion als endokrines Organ

1.1 Anatomische Vorbemerkungen

Die Nieren sind paarig beidseits retroperitoneal im Lendenbereich angelegt. Normalerweise liegt der obere Pol der rechten Niere in Höhe der 12. Rippe, derjenige der linken Niere in Höhe der 10. Rippe. Das Gewicht beider Nieren beträgt zusammen etwa 300 g. Eine Bindegewebskapsel umgibt die Niere und ist besonders beim Menschen fest mit dem Nierenparenchym verwachsen. Darüber ist die Niere außen von einer etwa 1 cm starken Fettkapsel umgeben. Nach Entfernen dieser Fettgewebskapsel stellt sich die Niere als elliptiformes, rotbraunes Gebilde von relativ glatter Oberfläche dar. An der medialen Längsseite der Niere befinden sich im Nierenhilus die Arteria und Vena renalis sowie der Harnleiter (Abb. C-1).

Unter der Nierenkapsel liegt die Nierenrinde. Ihre äußere Hälfte enthält etwa 70%, die innere Hälfte die restlichen 30% der Glomeruli. An die Nierenrinde schließen sich nach innen etwa acht bis zehn muschelförmige Markkegel an, die eine streifige Zeichnung aufweisen und in den Papillen enden. Sie werden durch die als Columnae renales Bertini bezeichneten Ausläufer der Rinde voneinander getrennt. Jede Papille ragt in einen Nierenkelch hinein, der den Urin aus den Sammelrohren auffängt und in die Ampulle des Nierenbeckens weiterleitet (Abb. C-1).

1.2 Nierendurchblutung

Die aus der Aorta abgehende Arteria renalis tritt am Nierenhilus in die Niere ein, kann sich allerdings auch vorher bereits in mehrere Nierenarterien aufteilen. Nach Eintritt in das Nierengewebe teilt sich die Arteria renalis in die Arteriae interlobares auf, die zunächst zwischen den Papillen bzw. Markkegeln bis zur Markgrenze führen. Dort zweigen sie sich auf in die Arteriae arcuatae, die parallel zur Nierenoberfläche zwischen Rinde und Mark (Rindenmarkgrenze) verlaufen. Von ihnen wiederum gehen die senkrecht zur Nierenoberfläche strebenden Arteriae interlobulares ab, von denen nun die zahlreichen afferenten Arteriolen zu den Glomeruli führen. Die afferente Arteriole zweigt sich zur Bildung des Glomerulus in zahlreiche Kapillarschlingen auf, die wiederum gemeinsam in der efferenten Arteriole münden. Die efferente Arteriole geht in das postglomeruläre peritubuläre Gefäßnetz und die Vasa recta über, die die Tubuli im Nierenmark begleiten. Der weitere venöse Abfluß erfolgt dann parallel zu der beschriebenen arteriellen Gefäßversorgung (Abb. C-1).

1.3 Das Nephron

> Die kleinste und für die Urinproduktion wichtigste Einheit der Niere ist das Nephron.

Jede Niere enthält etwa eine Million derartiger Nephrone, die jeweils aus einem Glomerulus und den proximalen und distalen dazugehörigen Tubuli

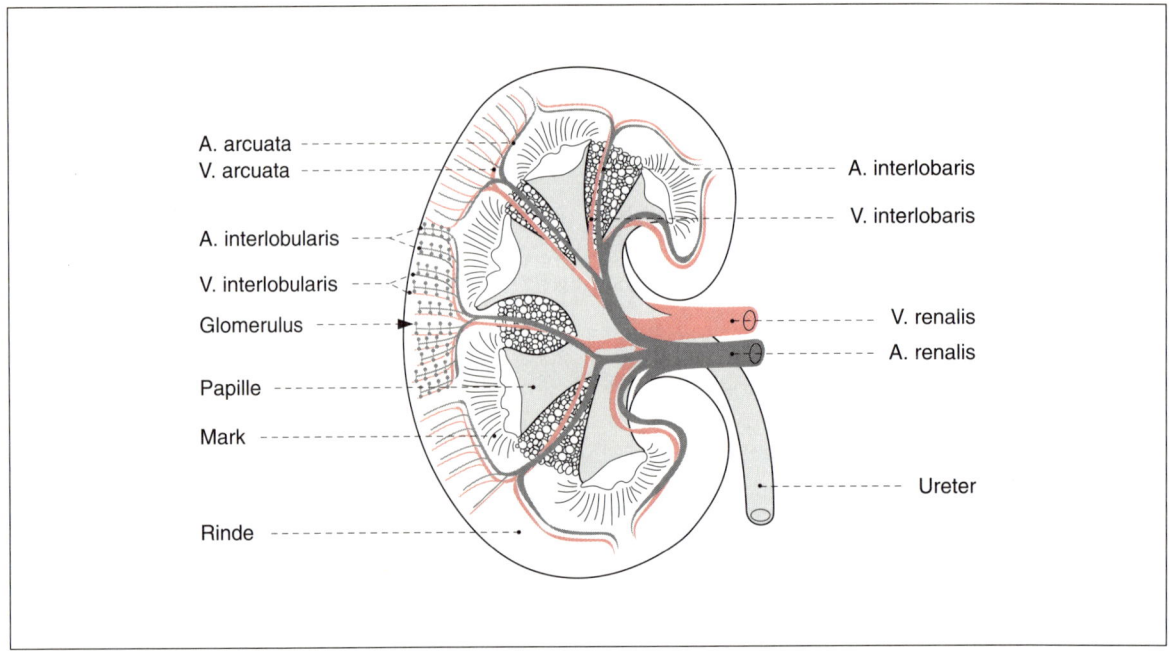

A. arcuata
V. arcuata

A. interlobularis

V. interlobularis

Glomerulus

Papille

Mark

Rinde

A. interlobaris

V. interlobaris

V. renalis

A. renalis

Ureter

Abb. C-1: Anatomie und Gefäßversorgung der Niere.

bestehen und zu mehreren in einem Sammelrohr enden (Abb. C-2).

1.3.1. Glomerulus

Der **Glomerulus** als Kapillarknäuel hängt sozusagen frei in der kugelig gestalteten Bowman[1]-Kapsel, durch deren Öffnung zu- und abführende Arteriolen passieren. Dieser Öffnung gegenüberliegend stülpt sich die Bowman-Kapsel aus, um in den proximalen Tubulus zu münden (Abb. C-2). Im Glomerulus sind jeweils etwa 20 bis 40 Kapillarschlingen in etwa fünf bis acht Läppchen zusammengefaßt, die insgesamt von dem Epithel überzogen

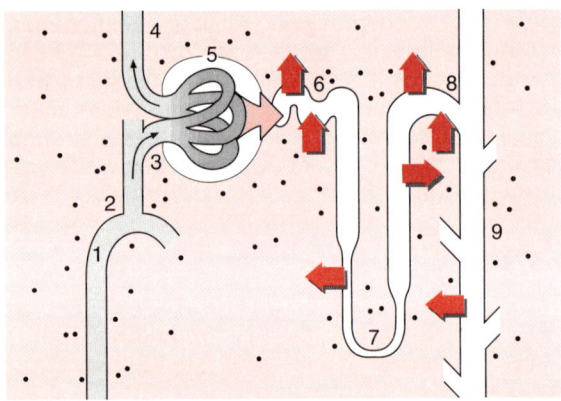

Abb. C-2: Nephroneinheit: afferente (3) und efferente (4) Arteriole, A. interlobularis (2), A. arcuata (1); Glomerulus (5), proximaler Tubulus (6), Henle-Schleife (7), distaler Tubulus (8), Sammelrohr (9).

werden, mit dem die Bowman-Kapsel ausgekleidet ist, also den sog. **Epithelzellen,** die auch als Deckzellen bzw. wegen ihrer Fußfortsätze, mit denen sie der Kapillare von außen aufsitzen, als Podozyten bezeichnet werden. Die Kapillarschlingen selbst sind innen von **Endothelzellen** ausgekleidet. Zwischen den Kapillarschlingen befinden sich die **Mesangiumzellen,** die eine funktionelle Ähnlichkeit zu Muskelzellen besitzen und sich auf Vasokonstriktoren wie Angiotensin II oder Vasopressin zu kontrahieren vermögen. Entsprechend werden krankhafte Manifestationen dieser Zelltypen als mesangiale, endokapilläre oder extrakapilläre Veränderungen bezeichnet oder als membranös beschrieben, wenn insbesondere Veränderungen der Basalmembran der Kapillaren im Vordergrund des krankhaften Geschehens stehen.

Die Basalmembran selbst besteht aus einer Lamina interna, einer Lamina densa und einer Lamina externa. Ihre gesamte Dicke beträgt etwa 160 nm. Sie besteht aus Polysaccharidmolekülen, besitzt Poren von etwa 7,5–10 nm Durchmesser und wirkt ähnlich einer semipermeablen Membran bzw. wie ein Gelfilter, das gleichzeitig eine elektrische Ladung besitzt und daher bei anionischer Ladung der Poren den Durchstrom elektrisch gleichgeladener Moleküle aufzuhalten vermag. Zwischen den Epithelzellen, die als Podozyten die Kapillaren von außen netzförmig umgeben, finden sich ebenfalls Abstände der Fußfortsätze von etwa 400–1000 Å. Kleine Poren von etwa ähnlicher

---

[1] Sir William Bowman (1816–1892), Anatom, Chirurg, Ophthalmologe in London.

Größe (400 Å) sind auch zwischen den Endothelzellen erkennbar (Abb. C-3).

Über dieses glomeruläre Filter erfolgt die Bildung des sog. **Primärharns,** der ein von korpuskulären Bestandteilen freies Ultrafiltrat des Blutplasmas darstellt, also eine ähnliche chemische Zusammensetzung wie das Plasma besitzt, allerdings nur mit einer sehr geringen Menge niedermolekularer Eiweiße, die im wesentlichen wieder im proximalen Tubulus rückresorbiert werden. Die Größe dieses Ultrafiltrats hängt im wesentlichen von physikalischen Faktoren ab, d.h. von der Filtrationsoberfläche sowie vom glomerulären Perfusionsdruck, vom kolloidosmotischen Druck des Plasmas und vom hydrostatischen Druck in der Bowman-Kapsel, dem Filtrationsdruck.

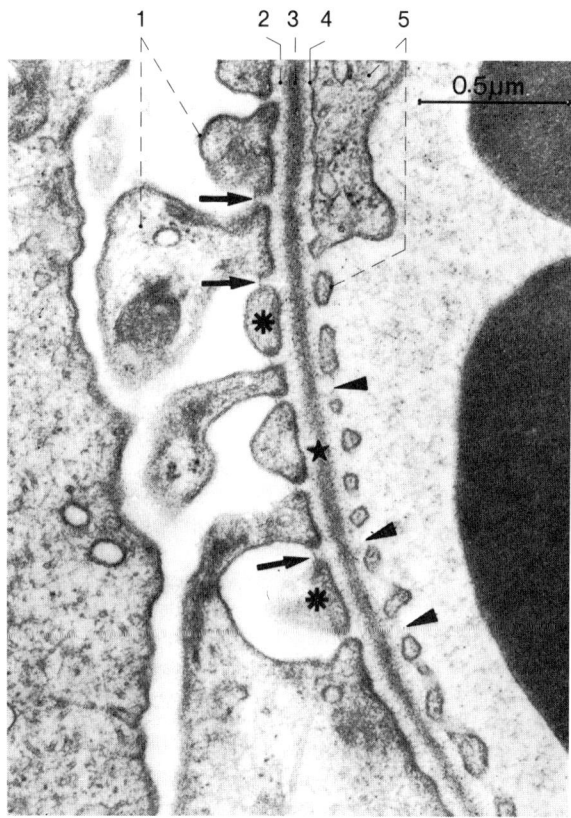

Abb. C-3: Schnitt durch die Wand einer Glomeruluskapillare. Zwischen den Endothelzellen (5) finden sich unterschiedlich große Lücken ("Poren", ▶). Die nachfolgende Lamina densa (★) der Basalmembran ist im Glomerulus auffallend dick (ca. 50–60 nm) und stellt eines der Filter für hochmolekulare Substanzen dar. Die entscheidende Barriere aber dürfte die zarte, zwischen den Fußfortsätzen (✳) der Podozyten ausgespannte Membran, die sog. slit membrane (→), darstellen. Gesamtvergr. 40000fach. 1 Epithelzelle (Podozyt), 2 Lamina externa, 3 Lamina densa, 4 Lamina interna der Basalmembran, 5 Endothelzelle, 2+3+4 Basalmembran. (Aus Hammerson, Frithjof: Histologie. Urban & Schwarzenberg 1985.)

1.3.2 Tubulus

Aus der Bowman-Kapsel gelangt dieses Ultrafiltrat in den **proximalen Tubulus** mit seiner als **Bürstensaum** erkennbaren, großen Resorptionsoberfläche sowie seinen Zellen mit zahlreichen Mitochondrien, die den hohen Energiebedarf in diesem Nephronabschnitt decken. An diesen proximalen Tubulus contortus schließt sich die Pars recta des proximalen Tubulus an, die in den absteigenden dünnen Schenkel der **Henle-Schleife** überleitet. Der Scheitelpunkt der Henle-Schleife liegt bei oberflächlichen Nephronen nahe der Rindenmarkgrenze; bei Nephronen, deren Glomeruli in tiefen Rindenschichten liegen, reicht die Schleife bis zur Papillenspitze. Der zunächst wieder aufsteigende dünne Schenkel der Henle-Schleife geht in den dicken Teil der Henle-Schleife über, dessen Ende sich dem Gefäßpol des Glomerulus annähert und anschließend in den **distalen Tubulus contortus** übergeht. Dieser ist über ein **Verbindungsstück** mit dem **Sammelrohr** verbunden (Abb. C-2).

In den dünnen Teilen der Henle-Schleife laufen im wesentlichen passive Diffusionsprozesse ab, während sich in ihrem aufsteigenden dicken Schenkel ein großer Teil des gesamten aktiven tubulären Resorptionsprozesses abspielt.

In dem Teil zwischen aufsteigendem Schenkel der Henle-Schleife und distalem Tubulus, der sich dem Gefäßpol des Glomerulus nähert, finden sich die morphologisch abgrenzbaren Macula densa-Zellen, die in direkter Nachbarschaft zu den Renin-bildenden juxtaglomerulären Zellen der afferenten Arteriole lokalisiert sind (Abb. C-4).

1.4 Der juxtaglomeruläre Apparat

Der Gefäßpol, auch Polkissen genannt, bildet zusammen mit den **juxtaglomerulären Zellen** und den **Macula densa-Zellen** den sog. **juxtaglomerulären Apparat** (Abb. C-4). In den juxtaglomerulären Zellen wird das Renin gebildet, ein Enzym, das aus Angiotensinogen (einem in der Leber gebildeten Glykoprotein) das Dekapeptid Angiotensin I abspaltet (Abb. C-5). Eine weitere Abspaltung von zwei Aminosäuren durch das Angiotensin I-Konversionsenzym bildet aus dem noch inaktiven Angiotensin I das stark vasokonstriktorisch wirkende Oktapeptid Angiotensin II, das zugleich die **Aldosteronproduktion** in der Zona glomerulosa der Nebenniere stimuliert. Das **Renin** wird in den epithelialen juxtaglomerulären Zellen gespeichert und seine Synthese bzw. Sekretion durch drei Mechanismen reguliert:

▷ Im Sinne des Barorezeptorenmechanismus führt die Abnahme des Perfusionsdrucks in der afferenten Arteriole zur gesteigerten Sekretion von Renin.

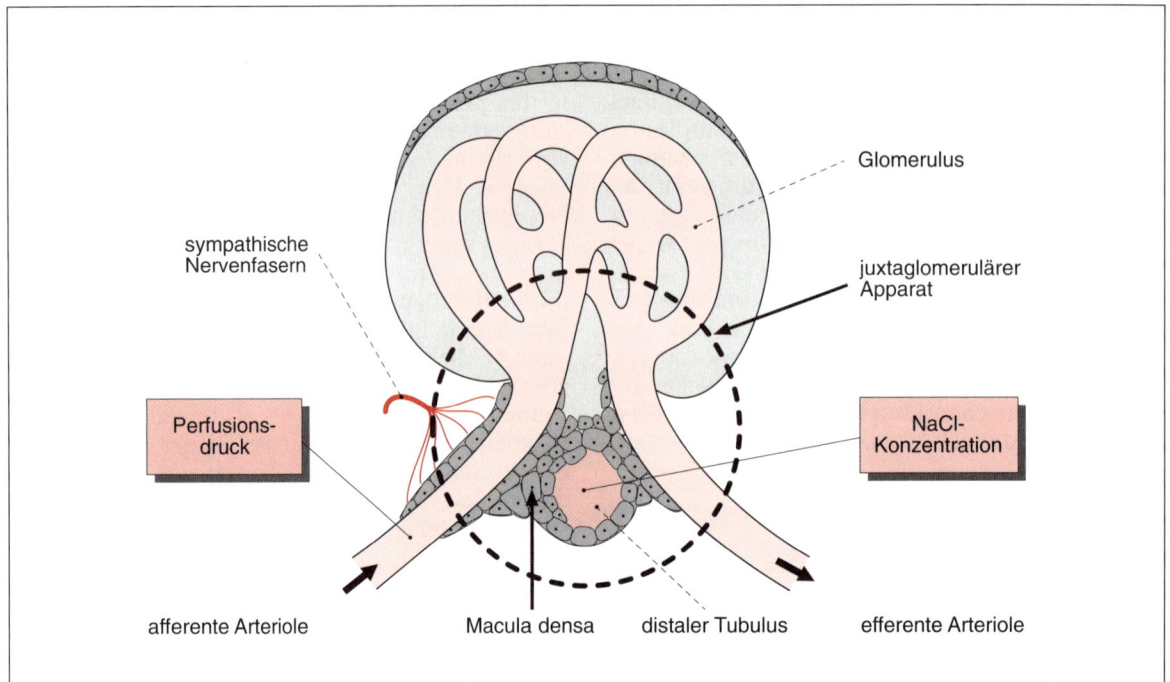

Abb. C-4: Juxtaglomerulärer Apparat.

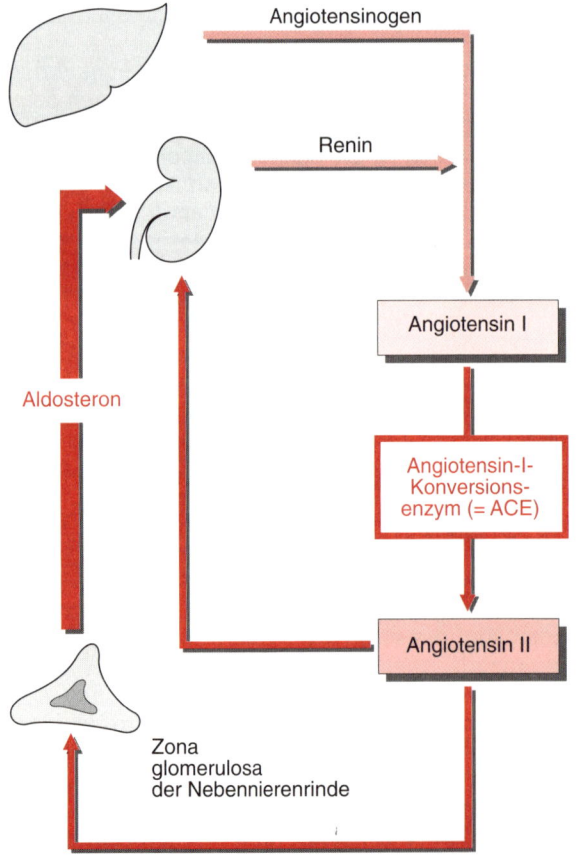

Abb. C-5: Bildung von Angiotensin II und Angiotensin-II-stimulierte Aldosteronsekretion.

▷ Ein gesteigerter Sympathikotonus bewirkt über β-Rezeptoren im Bereich des juxtaglomerulären Apparats ebenfalls eine Zunahme der Reninfreisetzung.

▷ Die Reninsekretion wird außerdem über den sog. Macula densa-Mechanismus gesteuert, der als Schutzmechanismus durch Abnahme der glomerulären Filtrationsrate potentiell gefährliche Natriumverluste verhindern soll. Dabei führt ein gesteigertes Natriumangebot im distalen Tubulus über ein bisher nicht eindeutig definiertes Signal, das von den Macula densa-Zellen in unmittelbarer Nachbarschaft der juxtaglomerulären Zellen erfaßt und an diese weitergeleitet wird, zu einer Zunahme der Reninsekretion.

Das lokal in der afferenten Arteriole gebildete **Angiotensin II** führt zu deren Konstriktion und damit zur Abnahme der glomerulären Filtration, also auch der filtrierten Natriummenge. Modulierend auf dieses System wirken **Kinine** und **Prostaglandine,** die funktionell und biochemisch eng miteinander verknüpft sind (Abb. C-6).

1.5 Tubuläre Resorption und Sekretion

Aus der Bowman-Kapsel gelangt das **Ultrafiltrat** in den **proximalen Tubulus,** in dem eine isotone Resorption von etwa 70% der filtrierten Menge an Natrium und Wasser stattfindet, und zwar ein Drittel als **aktiver** Natriumtransport mittels der Natrium-Kalium-ATPase, ein Drittel als **Co**-Transport in Abhängigkeit von der Bikarbonatresorption, und ein Drittel als **passiver** Natriumfluß *(solvent*

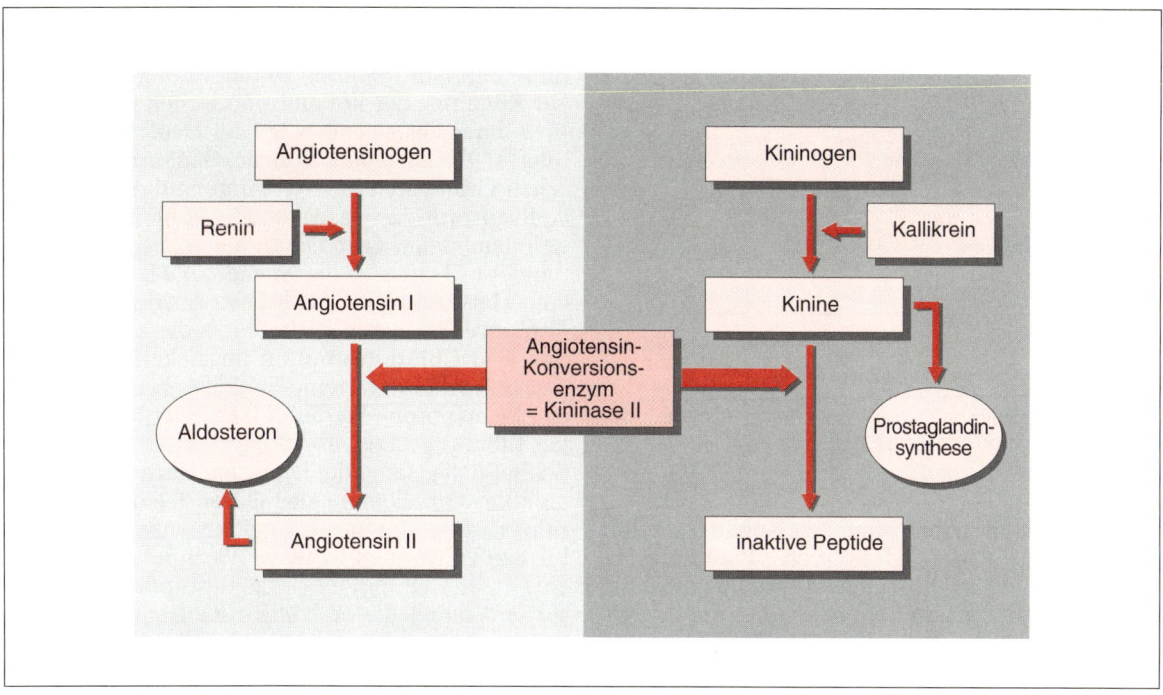

Abb. C-6: Angiotensin I-Konversionsenzym (= Kininase II) als Bindeglied zwischen dem Renin-Angiotensin-Aldosteron-System und dem Kallikrein-Kinin- und Prostaglandin-System.

drag) (Abb. C-7). Hier erfolgt auch die Resorption der übrigen Substanzen, die dem Körper erhalten bleiben müssen, wie Glukose (für die ein tubuläres Transportmaximum existiert; Abb. C-8), Amino-säuren und Proteine, praktisch vollständig, Kalium zu 90%, Kalzium zu etwa 60%, Magnesium zu etwa 30% sowie Bikarbonat, Chlorid, Phosphat und sonstige organische und anorganische Sub-

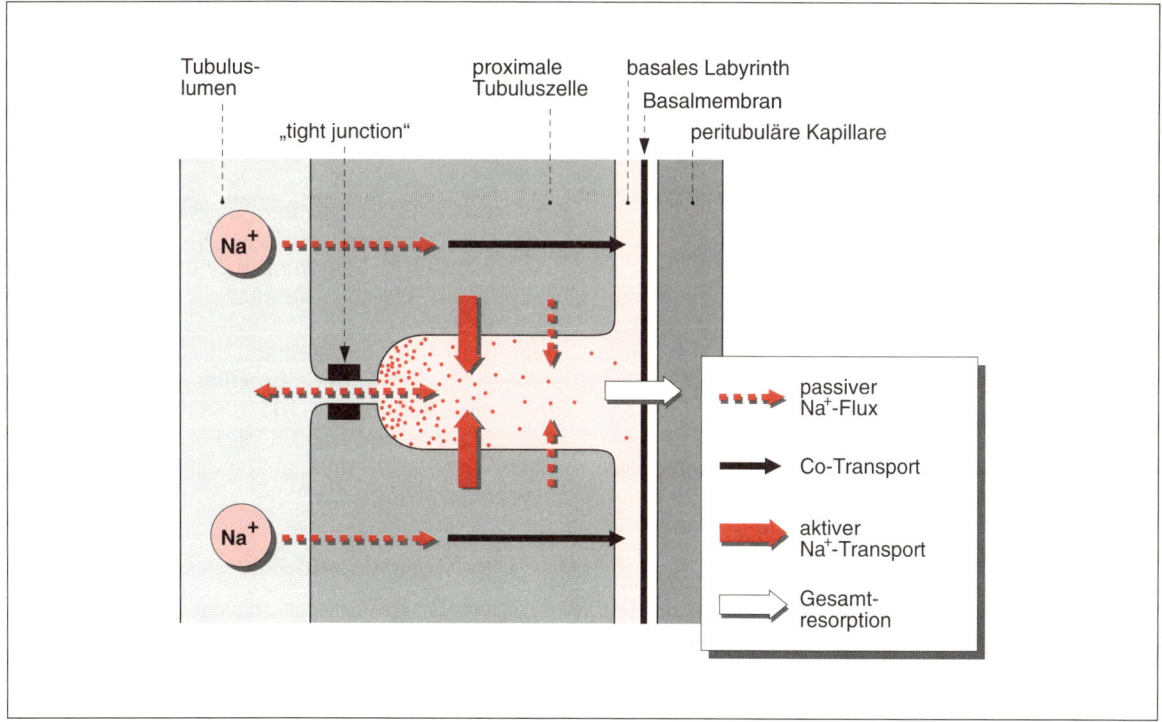

Abb. C-7: Schematische Darstellung der den proximal-tubulären Natriumtransport bestimmenden Faktoren.

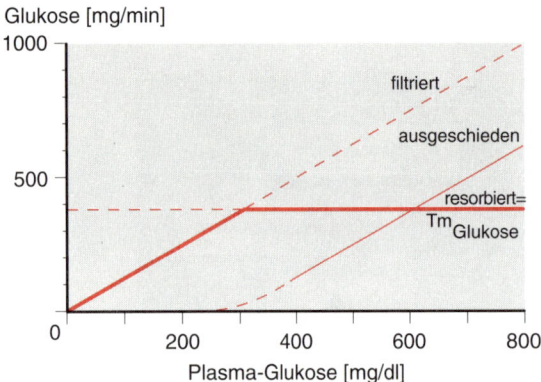

Abb. C-8: Tubuläres Transportmaximum (Tm) für die Glukoseresorption aus dem Harn.

stanzen. Die Kalzium- und Phosphatresorption steht unter dem Einfluß von **Parathormon.** **Harnsäure** wird im proximalen Tubulus zunächst rückresorbiert, danach kommt es über die organische Ionenpumpe zur Sekretion von Harnsäure, der sich wiederum eine postsekretorische Resorption anschließt, insgesamt also eine komplexe Handhabung dieser organischen Substanz. Über diese **organische Ionenpumpe** werden auch andere organische Substanzen, wie z.B. Laktat und Hippurat, sezerniert. Ebenfalls im proximalen Tubulus werden Wasserstoffionen sezerniert, deren Elimination in Zusammenhang mit der Bikarbonatresorption, also in Abhängigkeit von der Carbo-anhydrase-Aktivität, erfolgt (Abb. C-9a).

Im **distalen Tubulus (contortus)** sowie im **kortikalen Sammelrohr** kommt es zu einer weiteren Resorption von Natrium bei gleichzeitiger Sekretion von Kalium- und Wasserstoffionen unter dem Einfluß von Aldosteron. Im aufsteigenden Schenkel der Henle-Schleife sowie im distalen Konvolut werden zudem noch wesentliche Mengen an Kalzium und Magnesium resorbiert.

1.6 Verdünnungs- und Konzentrations- vermögen

Im **dicken aufsteigenden Schenkel der Henle-Schleife** werden etwa weitere 25% des filtrierten Natriums aktiv, in Abhängigkeit von Chlorid, das über einen Na-K-2Cl-Carrier transportiert wird, resorbiert. Da dieser Tubulusabschnitt für Wasser undurchlässig ist, erfolgt hier eine **Verdünnung** des Harns durch Bildung von osmotisch freiem Wasser. Die aktive Rückresorption von Natrium dient nicht nur der Natriumkonservierung, sondern vor allem zusammen mit der Reabsorption von Harnstoff dem Aufbau eines hohen osmotischen Gradienten im Niereninterstitium als Voraussetzung für ein intaktes **Konzentrationsvermögen** der Niere. Neben diesen resorptiven Mechanismen ist die Osmolarität des medullären Interstitiums aber auch von der medullären Durchblutung abhängig. Eine er-

höhte Durchblutung führt durch Auswaschen zu einer verminderten Osmolalität, und umgekehrt führt eine verminderte Durchblutung des Marks zur Zunahme des hohen osmotischen Gradienten. Im **dünnen absteigenden Teil der Henle-Schleife** erfolgt in Abhängigkeit von der Höhe des osmotischen Gradienten im Niereninterstitium die passive Reabsorption von Wasser. So kann bei maximaler interstitieller Osmolalität bereits bei Eintritt des tubulären Harns in die Spitze der Henle-Schleife eine Harnosmolalität von etwa 1200 mOsmol/kg H_2O erreicht werden, die durch die aktive Natrium- und Chloridresorption im dicken aufsteigenden Schenkel der Henle-Schleife aber wieder auf iso- bis hypotone Werte im Harn, der in den distalen Tubulus gelangt, abfällt.

Schließlich gelangt der hypotone Harn in das Sammelrohr. Vor allem im **medullären Teil des Sammelrohres** erfolgt nun in Abhängigkeit von der Wasserbilanz des Körpers bzw. der Vasopressinsekretion eine mehr oder minder starke Resorption von Wasser und damit die endgültige Konzentrierung des Harns. So werden mit der täglichen Harnmenge weniger als 1% des täglichen glomerulären Ultrafiltrats von 180 l und weniger als 1% der etwa während 24 Stunden filtrierten Natriummenge von 24 000 mmol ausgeschieden.

1.7 Regulation des Säure-Basen-Haushalts

> Für die renale Regulation des Säure-Basen-Haushalts spielt neben der proximal-tubulären **Bikarbonatresorption** und der proximal- und distal-tubulären Wasserstoffionen-Sekretion die Wasserstoffionen-Elimination in Zusammenhang mit der **Ammoniogenese** eine besondere Rolle.

Als Substrat für die Ammoniogenese dient dabei Glutaminsäure; das gebildete NH_3 tritt aus der Zelle in das Tubuluslumen über und wird in Verbindung mit Wasserstoffionen als NH_4 eliminiert (Abb. C-9b). Die tägliche Wasserstoffionen-Ausscheidung setzt sich demnach im wesentlichen zusammen aus der Ammoniumausscheidung und der **titrierbaren Azidität** im Urin, also den in Form von Säure an Phosphat (Abb. C-9c) und Sulfat gebundenen Wasserstoffionen, abzüglich der Bikarbonatausscheidung (Abb. 9a, b, c).

1.8 Die Niere als endokrines Organ

Die Niere ist außerdem auch ein endokrines Organ, in dem zahlreiche Hormone, wie Erythropoetin, Angiotensin, Prostaglandine, Kinine und durch 1α-Hydroxylierung das aktive Hormon des Vitamin D_3, das 1,25-Dihydroxycholecalciferol, gebildet werden (s. Kap. G 10).

Lumen   Blut

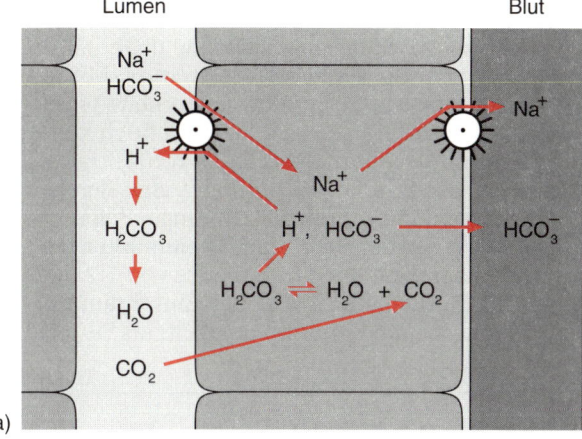

a)

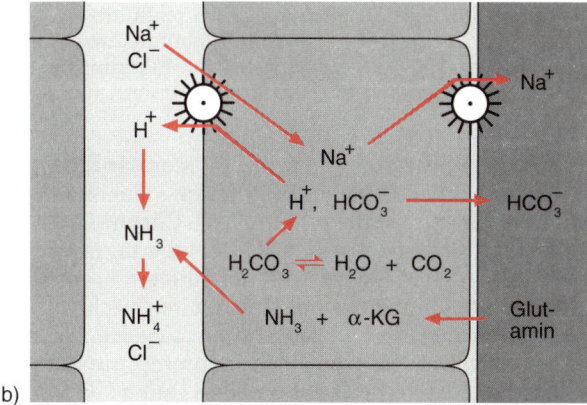

b)

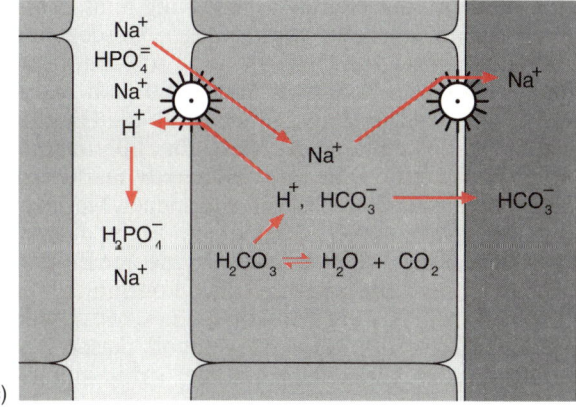

c)

Abb. C-9a,b,c: Renale Regulation des Säure-Basen-Haushalts.
a) Bicarbonatresorption,
b) Ammoniumausscheidung,
c) Ausscheidung titrierbarer Azidität im Harn.

1.9 Nierenfunktionsprüfungen

Liegt noch keine Retention harnpflichtiger Substanzen **(Azotämie)** vor, so stellt die Nierenfunktionsdiagnostik eine wertvolle Hilfe in der Beurteilung von Nierenerkrankungen dar.

Im **Konzentrationsversuch** nach Volhard (18 Stunden dursten) soll ein **spezifisches Gewicht** des Urins von mehr als **1025** erreicht werden. Durch diesen Test können frühzeitig interstitielle Störungen erkannt werden.

Der **Verdünnungsversuch** wird heute wegen der geringen zusätzlichen Information sowie wegen der Gefahr der übermäßigen Wasserbelastung nicht mehr durchgeführt.

Im Urin kann beim Menschen ein maximales spezifisches Gewicht von 1035 erreicht werden. Ein falsch hohes spezifisches Gewicht des Urins ergibt sich z.B. bei Glukosurie infolge eines Diabetes mellitus oder nach Kontrastmittelgabe, also z.B. nach Durchführung eines i.v.-Pyelogramms.

Sowohl die akute interstitielle **Nephritis** mit gesteigerter Durchblutung des Nierenmarks und einem *Auswaschen* der dort wirksamen osmotischen Substanzen als auch die chronische interstitielle Nephritis mit Vernarbung des Markgewebes und daher mangelndem Aufbau eines osmotischen Gradienten gehen frühzeitig mit einem verminderten Konzentrationsvermögen der Niere einher. Das **maximal erreichbare spezifische Gewicht** liegt bei etwa 600 mOsmol/kgH$_2$O. Ursache hierfür ist das Fehlen einer ausreichend hohen Osmolalität des Markgewebes, um eine adäquate Wasserresorption unter dem Einfluß von **antidiuretischem Hormon** zu gewährleisten.

Mit zunehmender Niereninsuffizienz und vor allem bei interstitiellen Erkrankungen kommt es früh zu immer stärkerer Einschränkung des Konzentrations- und Verdünnungsvermögens der Niere **(Hyposthenurie)**. Im Endstadium der chronischen Niereninsuffizienz ist der Urin Plasma-isoton, er kann bei der tubulären Passage weder konzentriert noch verdünnt werden; diese Phase wird als **Isosthenurie** bezeichnet (Abb. C-10).

Der Begriff **Clearance** leitet sich von dem Verb *to clear* (reinigen) ab.

Clearance ist definiert als die virtuelle Plasmamenge (ml), die bei der Passage durch die Niere pro Minute von einer Substanz vollständig befreit wird.

Der Begriff *virtuell* ist insofern bei dieser Definition erforderlich, als (vereinfacht gesehen) bei einem Diffusionsprozeß eine bestimmte Flüssigkeitsmenge während einer begrenzten Zeit nur teilweise von einer Substanz befreit wird. Zirkuliert z.B. eine Flüssigkeitsmenge von 200 ml mit einer bestimmten Harnstoffmenge durch einen Zellophanschlauch, der in ein Wasserbad gehängt ist, so könnte die Harnstoffkonzentration innerhalb einer Minute beispielsweise um 50% abnehmen; dies be-

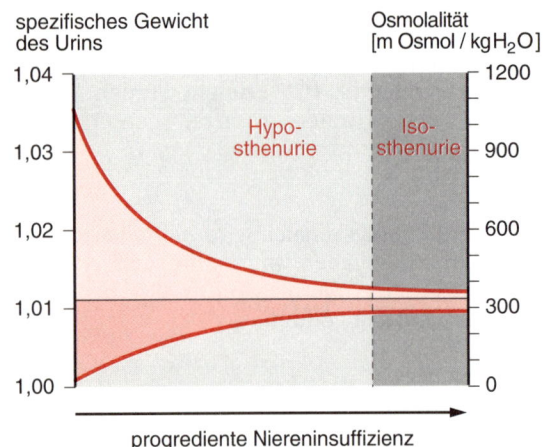

Abb. C-10: Hyposthenurie und Isosthenurie im Verlauf der progredienten Niereninsuffizienz.

deutet, daß virtuell eine Plasmamenge von 100 ml vollständig von Harnstoff befreit wurde.

> Die Clearance einer Substanz berechnet sich aus dem Verhältnis zwischen **Ausscheidung** dieser Substanz im Harn pro Minute und ihrer Plasmakonzentration.

Berechnung der Clearance (C): $C = \dfrac{U \cdot V}{P}$ (ml/min)

mit U = Urinkonzentration (z. B. mg/100 ml), V = Harnminutenvolumen (ml/min), P = Plasmakonzentration (z. B. mg/100 ml). Die Clearance C hat dann die Dimension ml/min.

Um die **glomeruläre Filtrationsrate (GFR)** zu bestimmen, wird die Clearance einer ausschließlich glomerulär filtrierten Substanz herangezogen. Diese Substanz, die außerdem nur unter bestimmten pathologischen Bedingungen auch tubulär resorbiert oder sezerniert wird, ist das **Kreatinin.**

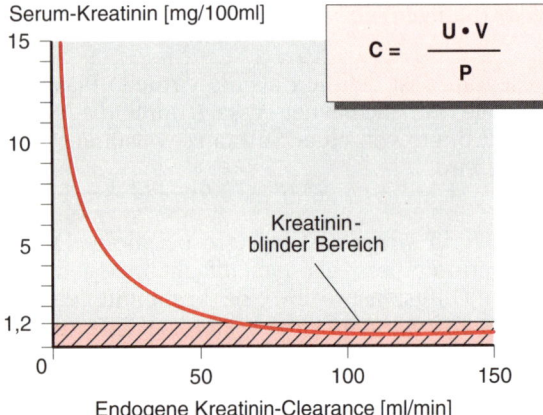

Abb. C-11: Beziehung zwischen Serum-Kreatininkonzentration und endogener Kreatinin-Clearance.
▧▧▧ = Kreatinin-blinder Bereich.

Die **endogene Kreatinin-Clearance** erlaubt eine für klinische Belange ausreichende quantitative Aussage über die glomeruläre Filtration. Mit ihr läßt sich eine **eingeschränkte glomeruläre Filtration** bereits dann nachweisen, wenn noch keine Erhöhung der Serum-Kreatininkonzentration vorliegt, also im sog. *Kreatinin-blinden* Bereich der Nierenfunktionseinschränkung. Bekanntlich ist ein Anstieg der **Serum-Kreatininkonzentration** über die obere Normgrenze von 1,2 mg/100 ml (106,1 µmol/l) erst bei Einschränkung der glomerulären Filtration um mehr als 50% zu erwarten (Abb. C-11).

Beispiel:
24-Stunden-Sammelurin: Volumen 1440 ml, d. h. Harnminutenvolumen = 1 ml/min; Urin-Kreatininkonzentration = 120 mg/100 ml; Plasma-Kreatininkonzentration = 1 mg/100 ml; die glomeruläre Filtrationsrate, geschätzt als endogene Kreatinin-Clearance, beträgt 120 ml/min.

Eine weitere Substanz, die nur glomerulär filtriert wird und eine einfache Bestimmung der **glomerulären Filtrationsrate** zuläßt, ist **51-Chrom-EDTA.** Für exakte wissenschaftliche Untersuchungen wird die **Inulin-Clearance** als Maß der **glomerulären Filtrationsrate** herangezogen. Dabei wird durch Infusion ein konstanter Plasma-Inulinspiegel erzeugt; während dieser Zeit erfolgen mehrere Urin-Sammelperioden. Aus den gewonnenen Daten läßt sich die Inulin-Clearance errechnen.

Zur Messung der **Nierendurchblutung** muß andererseits eine Substanz herangezogen werden, die sowohl **glomerulär filtriert** als auch aus dem postglomerulären Gefäßsystem **über die Tubuli sezerniert** wird. Beide Eigenschaften erfüllt die **Hippursäure.** Die Bestimmung der **Nierendurchblutung** erfolgt daher entweder mit **radioaktiv-markierter** Hippursäure oder nach konventioneller Methode mit dem Natriumsalz der Paraaminohippursäure **(PAH-Clearance).** Bei letzterer ist, wie zur Bestimmung der Inulin-Clearance, eine kontinuierliche Infusion von PAH zur Erhaltung eines konstanten Plasmaspiegels erforderlich; während dieser Zeit erfolgen ebenfalls entsprechende Urin-Sammelperioden.

Beispiel:
Harnminutenvolumen = 1 ml/min, Urin-PAH-Konzentration = 1200 mg/100 ml, Plasma-PAH-Konzentration = 2 mg/100 ml, d. h. die PAH-Clearance als Maß des renalen Plasmaflusses (RPF) beträgt 600 ml/min; bei einem Hämatokrit von 40% bedeutet dies eine Nierendurchblutung von 1000 ml/min, also etwa 25% des Herzzeitvolumens.

Die **Filtrationsfraktion** ist die prozentuale Plasmamenge, die bei der renalen Perfusion glomerulär filtriert wird (Ultrafiltrat des Plasmas), also der Quotient aus GFR und RPF; nach obiger Berechnung beträgt die Filtrationsfraktion etwa 25%.

Nebenbemerkung:
Weitere Clearance-Begriffe sind wie folgt definiert:

Osmolare Clearance (C_{osm}) $= \dfrac{V \cdot U_{osm}}{P_{osm}}$ [ml/min]

Freiwasser-Clearance (C_{H_2O}) $= V - C_{osm}$ [ml/min]

1.10 Eiweißausscheidung im Urin

Die normale Eiweißausscheidung im Urin liegt bei weniger als 150 mg/Tag. Physiologischerweise kann sie bei ausgeprägter Lordose, nach sehr starker körperlicher Anstrengung oder bei Fieber erhöht sein.

Bei einer Eiweißausscheidung im Urin von mehr als 150 mg/Tag handelt es sich um eine Proteinurie. Eine Eiweißausscheidung von mehr als 3 g/Tag wird als „große Proteinurie" (s. Nephrotisches Syndrom) bezeichnet.

Die **glomeruläre Proteinurie** läßt sich in eine selektive, unselektive und partiell selektive Proteinurie einteilen. Diese Einteilung erfolgt nach den im Urin nachweisbaren Proteinen. Bei der selektiven Proteinurie, die wir bei der sogenannten „Nephritis mit Minimalveränderungen" (= Lipoidnephrose) und evtl. bei der IgA-Nephritis finden, werden im Urin nur kleinmolekulare Eiweiße mit Molekulargewichten (MG) zwischen 40000 und 100000 Da gefunden, wie saures α_1-Glykoprotein (MG 40000 Da), Albumin (MG 67000 Da) und Transferrin (MG 88000 Da) (Abb. C-12). Bei der unselektiven Proteinurie sind im Urin klein- (Albumin, Transferrin) und großmolekulare Proteine mit MG bis zu 1000000 Da, wie z.B. IgG-, IgA-Immunglobuline (MG 350000 Da) und α_2-Makroglobulin (MG 840000 Da) nachweisbar (Abb. C-12). Sie findet sich z.B. bei membranoproliferativer Glomerulonephritis, Amyloidose oder rapid progressiver

Glomerulonephritis. Die partiell selektive Proteinurie ist am Auftreten von Albumin und Immunglobulinen im Urin zu erkennen und findet sich z.B. bei der mesangioproliferativen Glomerulonephritis.

Der sog. Selektivitätsindex (SI) errechnet sich aus IgG-Konz. i. Urin/IgG-Konz. i. Serum × Transferrin-Konz. i. Serum/Transferrin-Konz. i. Urin. Bei einem SI von weniger als 0,2 besteht eine selektive Proteinurie.

Bei der rein **tubulären Proteinurie** finden sich im Urin nur Eiweiße mit einem MG von etwa 10000 Da, wie z.B. β-2-Mikroglobulin (MG 11800 Da), bis 70000 Da. Man findet sie z.B. bei den tubulo-interstitiellen Nephritiden.

Eine **Mikroalbuminurie** liegt bei einer Albuminausscheidung im Urin zwischen 20 und 200 μg/min oder 30–300 mg/Tag vor. Die Mikroalbuminurie gilt als Frühzeichen einer erhöhten Durchlässigkeit der glomerulären Basalmembran, wahrscheinlich zunächst als Folge einer Änderung der elektrischen Ladung und/oder einer erhöhten glomerulären Kapillarwandspannung. Sie wird als Marker einer beginnenden diabetischen Nephropathie oder beginnenden Nierenschädigung im Rahmen des Bluthochdruckes oder einer sonstigen Nierenerkrankung diagnostisch gewertet und genutzt.

2 Allgemeine und spezielle Pathophysiologie

Nach den morphologischen Strukturen der Niere werden die Nierenerkrankungen unterteilt in:
▷ glomeruläre,
▷ tubulo-interstitielle und
▷ vaskuläre Erkrankungen

2.1 Glomeruläre Erkrankungen

2.1.1 Immunologisch-entzündliche Erkrankungen

2.1.1.1 Primäre Glomerulonephritis

Im wesentlichen sind pathogenetisch zwei verschiedene immunologische Vorgänge für die entzündlichen Veränderungen am Glomerulus verantwortlich zu machen, so daß unterschieden wird in:
▷ Immunkomplex-Nephritis und
▷ Anti-Glomerulus-Basalmembran-Nephritis (Anti-GBM-Nephritis).

Bei **Immunkomplex-Nephritis** bilden sich Antikörper gegen in den Körper eingedrungene Antigene (z.B. Streptokokken-Antigen nach Angina tonsillaris). Sie formieren sich zu **zirkulierenden Antigen-Antikörper-Komplexen,** die sich in den Kapillarschlingen der Glomeruli absiedeln.

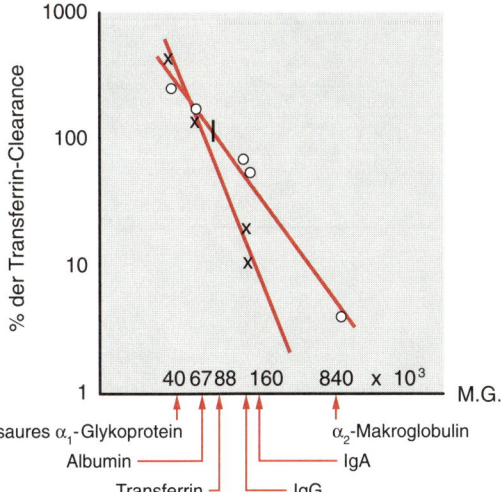

Abb. C-12: Selektive (X) und unselektive (O) Proteinurie. (aus Joachim, G. R., I. S. Cameron, M. Schwartz, E. L. Becker: J. clin. Invest. 43. [1964]

Der Prototyp dieser am häufigsten vorkommenden Form der Glomerulonephritis ist die Post-Streptokokken-Glomerulonephritis. Sie ist immunhistologisch durch die unregelmäßige granuläre Ablagerung von Immunkomplexen in den Kapillarschlingen gekennzeichnet (Abb. C-13a).

Demgegenüber ist die Anti-GBM-Nephritis sehr viel seltener.

> Bei der Anti-GBM-Nephritis bilden sich aus bisher unbekannter Ursache **Antikörper,** die unmittelbar **gegen** die **glomeruläre Basalmembran** als Antigen gerichtet sind. Die Ablagerung der Antikörper in den Glomerulusschlingen stellt sich linear dar (Abb. C-13b). Gleichzeitig können sie auch immunologisch mit alveolären Basalmembranen im Sinne der **Antigen-Antikörper-Reaktion** kreuzreagieren.

Klinisch manifestiert sich diese Erkrankung daher typischerweise durch die Symptome einer **Nephritis** und einer **hämorrhagischen Alveolitis (Hämoptoe)** in Form des sog. *Goodpasture-Syndroms,* dem Prototyp einer Anti-GBM-Nephritis.

Eine dritte Form der immunologisch induzierten Entzündung des Glomerulus erfolgt über die sog. **alternative Komplementaktivierung.** Es erfolgt eine Aktivierung der Komplementkaskade ab C3 ohne Vorhandensein von Antigen-Antikörper-Komplexen (C3-Nephritis-Faktor ist der Aktivator der C3/C5-Konvertase). Bei dieser Form finden sich Ablagerungen von C3 im Mesangium. Klinisch manifestiert sich diese Form der immunologischen Erkrankung als membranoproliferative Glomerulonephritis Typ II (s. S.199).

Schließlich kann die glomeruläre Veränderung auch auf einer **Dysfunktion von T-Lymphozyten** beruhen. Um eine solche Erkrankung handelt es sich

bei der **minimal-proliferativen Glomerulonephritis** mit nephrotischem Syndrom.

Weitere Einzelheiten sind der Tabelle C-1 zu entnehmen.

Generell können die entzündlichen (proliferativen) Erkrankungen des Glomerulus entsprechend der Beteiligung der verschiedenen Zelltypen eingeteilt werden je nach vorwiegender Proliferation der Endothelzellen **(endokapilläre Glomerulonephritis),** der Mesangiumzellen **(mesangiale Glomerulonephritis)** oder der Epithelzellen bzw. Deckzellen oder Podozyten **(extrakapilläre Glomerulonephritis).** Finden sich die histologischen Veränderungen nur in einzelnen Glomeruli, so wird dies als **fokal** bezeichnet, sind sie nur auf Teile von Glomeruli beschränkt, so sprechen wir von **segmentalen** Veränderungen.

Akute Glomerulonephritis (GN)

> Den Prototyp der akuten Glomerulonephritis stellt die akute Post-Streptokokken-Glomerulonephritis dar.

Bei der akuten GN handelt es sich um eine akute, diffuse, endokapilläre, ggf. auch mesangiale oder extrakapilläre Glomerulonephritis. Im Sinne der **Immunkomplex-Nephritis** lassen sich immunfluoreszenzmikroskopisch granuläre IgG-Ablagerungen *(humps)** in der Basalmembran nachweisen (s. Abb. C-12a). Die akute diffuse Schwellung der Glomeruli und des Interstitiums führt zur Minderdurchblutung der Niere und der Glomeruli sowie zur Abnahme der glomerulären Filtrationsrate und kann schließlich zum akuten Nierenversagen fort-

---

* ggf. auch IgM- und C3-Komplement-Ablagerung im Mesangium- und Kapillarbereich.

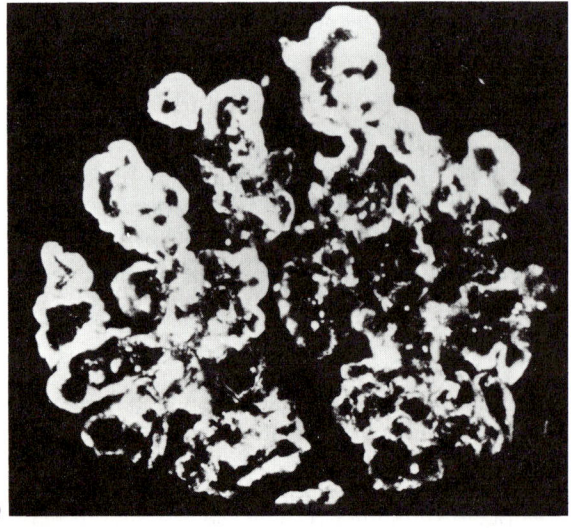
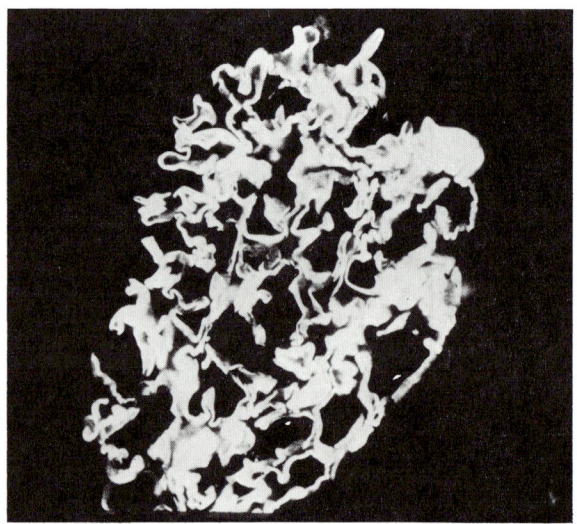

a)   b)

Abb. C-13: a) granuläre Ablagerung von Immunkomplexen bei der Immunkomplex-Nephritis, b) lineare Ablagerung von IgG bei der Anti-Glomerulus-Basalmembran-Nephritis (Anti-GBM-Nephritis).

Tabelle C-1 Immunmechanismen der Glomerulonephritis (GN)

Glomerulonephritis-Typ bzw. Immungenese	Immunmechanismus bzw. immunhistologische Manifestation
Immunkomplex-Nephritis	
▷ Post-Streptokokken-GN Hepatitis B-assoziierte GN	▷ zirkulierende Antigen-Antikörper-Komplexe lagern sich granulär ab und führen zur Komplementaktivierung; granuläre IgG-Ablagerung
▷ Lupus-Nephritis IgA-IgG-Nephritis	▷ Antigenablagerung, dann Antikörperbindung
▷ fokal-segmental sklerosierende GN	▷ Immunkomplexablagerung von IgM, Komplementaktivierung
Anti-Glomerulus-Basalmembran-Nephritis (Anti-GBM-Nephritis)	**Antikörperbildung gegen glomeruläre und alveoläre Basalmembranen**
▷ experimentell: Masugi-Nephritis ▷ klinisch: Goodpasture-Syndrom	▷ lineare IgG- und Komplement-Ablagerung
Alternative Komplementaktivierung	
▷ membranoproliferative GN Typ II	▷ Aktivierung der Komplementkaskade ab C3 ohne Anwesenheit von Antigen-Antikörper-Komplexen (C3-Nephritis-Faktor = Aktivator der C3/C5-Konvertase), Ablagerung von C3 im Mesangium
T-Lymphozyten-Dysfunktion	
▷ minimal-proliferative GN mit nephrotischem Syndrom („minimal change"-Nephritis); identisch mit der Lipoidnephrose des Kindes	

schreiten. Andere mögliche Erreger, die ursächlich einer Glomerulonephritis zugrunde liegen können, sind in Tabelle C-2 zusammengefaßt.

Tabelle C-2 Ursächliche Erreger der akuten Glomerulonephritis

Streptokokken Staphylokokken Pneumokokken	

Viren
  Mumps
  Masern
  Varizellen
  ECHO
  Coxsackie
  Hepatitis
  Epstein-Barr	

Salmonella typhi Leptospiren Toxoplasma gondii Treponema pallidum Plasmodium malariae Brucellae	selten

Da zur ausreichenden Antikörperbildung, z.B. nach Infektion mit Streptokokken, bei Angina tonsillaris, ein gewisser Zeitraum verstreichen muß, wird die **Post-Streptokokken-Glomerulonephritis** meist etwa zwei bis drei Wochen nach der Angina beobachtet. Sie manifestiert sich klinisch in Nierenschmerzen, Fieber, Natrium- und Wasserretention mit Ödembildung, Anstieg harnpflichtiger Substanzen sowie Hyperkaliämie und Azidose infolge mangelnder Ausscheidung von Kalium- und Wasserstoffionen. Im Urin findet man eine mäßige Proteinurie mit einer Eiweißausscheidung von weniger als 3 g/24 h.

Das filtrierte Eiweiß führt in den Tubuli zur Bildung von Zylindern, den sog. **hyalinen Zylindern.** Als Ausdruck der akuten Entzündung finden sich Granulozyten im Urin **(Leukozyturie).** Die erhöhte Gefäßpermeabilität erlaubt den Durchtritt von Erythrozyten, so daß es zur **Erythrozyturie** mit Mikro- oder Makrohämaturie kommt. Die Normalwerte der Erythrozyten- und Leukozytenausscheidung im Urin sind in Tabelle C-3 wiedergegeben. Weitere Ursachen für eine Hämaturie sind in der Tabelle C-4 zusammengestellt.

Die Auflagerung von Zellen (Epithelien, Erythrozyten, Leukozyten) auf den Eiweißzylinder führt zu **granulierten Zylindern,** z.B. zu Erythrozytenzylindern.

Tabelle C-3 Normale Erythrozyten- und Leukozyten-ausscheidung im Urin (aus Kramer, H. J.: Diagnose und Therapie der chronischen Pyelonephritis. Mkurse ärztl. Fortbild. 25 [1975] 1–4)

	Normalbefunde	
	Addis-Count (nach Zentrifugation)	Gadehold-Count (ohne Zentrifugation)
Erythrozyten	< 1 000 000/24 h < 50 000/h	< 1 000 000/24 h < 150 000/h
Leukozyten	< 200 000/24 h	2 500 000/24 h
	< 200 000/h	

▼ Therapeutische Hinweise

Unter antibiotischer Therapie und allgemeinen Maßnahmen, wie Eiweiß-, Natrium- und Kaliumrestriktion, Azidosekorrektur, Flüssigkeitsbilanzierung heilt die **akute Glomerulonephritis** im allgemeinen (über 95%) **folgenlos** ab.

Rapid progressive Glomerulonephritis

Eine Sonderform der Glomerulonephritis stellt die **rapid progressive Glomerulonephritis** (früher auch als **subakute** Glomerulonephritis bezeichnet) dar. Die Genese ist meist unbekannt. Histologisch typisch ist hierbei die extrakapilläre **Proliferation von Epithel-(Deck-)Zellen** der Bowman-Kapsel, die **halbmondförmig** vorantreibt und durch rasche Fibrosierung eine meist irreversible Funktionseinschränkung der Glomeruli bewirkt.

Immunfluoreszenzmikroskopisch können Formen mit linearen IgG- und C3-Ablagerungen im Sinne der **Anti-GBM-Nephritis** oder mit granulären Ablagerungen von IgG und IgM im Sinne der Immunkomplex-Nephritis oder aber auch eine vorwiegend vaskulitische Form mit Fehlen von Immunglobulinablagerungen vorliegen.

Die **Prognose** der rapid progressiven Glomerulonephritis ist in vielen Fällen **infaust;** sie führt unbehandelt meist innerhalb eines halben Jahres zur terminalen Niereninsuffizienz.

▼ Therapeutische Hinweise

Versuch mit Glukokortikoiden, Immunsuppressiva, Heparin; Plasmapherese; Dialyse; Transplantation.

Chronische Glomerulonephritis

Klinisch teilen wir die chronischen Glomerulonephritiden ein in:

Tabelle C-4 Ursachen der Hämaturie (aus Kramer, H. J.: Diagnose und Therapie der chronischen Pyelonephritis. Mkurse ärztl. Fortbild. 25 [1975] 1–4)

Niere

Nephritiden
Nephropathie bei Kollagenosen
Alport-Syndrom
Tuberkulose
Nephrokalzinose, Gichtniere, Oxalose
Zystenniere
Nierenzyste
Tumor
Hydronephrose
Nephrosklerose
Niereninfarkt
Nierenvenenthrombose
arteriovenöse Fistel
Papillennekrose
primär extrarenale Infektionskrankheiten
Allergosen
Nephroptose
Trauma
„benigne" (essentielle) isolierte Hämaturie
(auch familiär)

Ableitendes Harnsystem

Entzündung, Infektion
Steine
Fremdkörper
Tumoren

Allgemeine Ursachen

hämorrhagische Diathesen
Leukämie
Polyzythämie
Sichelzellanämie
von Nachbarorganen übergreifende Erkrankungen
Medikamente
Vergiftungen
starke physische Belastung

▷ eine hyperton-vaskuläre Verlaufsform mit frühzeitig eingeschränkter Nierenfunktion und Entwicklung eines Bluthochdrucks, sowie

▷ eine membranös-ödematöse Verlaufsform mit großer Proteinurie und Ödem, d.h. ein nephrotisches Syndrom.

Der **vaskulär-hypertonen Verlaufsform** liegt meist eine mesangio-proliferative Glomerulonephritis zugrunde. Unterschiedlich rasch kommt es im Laufe von wenigen Jahren zu zunehmender Niereninsuffizienz durch Fibrosierung und Hyalinisierung der Glomeruli, die im Endstadium schließlich nur noch ein kleines hyalines Knäuel darstellen. Die gleichzeitige interstitielle Reaktion mit Fibrose führt zur Schrumpfung des gesamten Nierengewebes, so daß am Ende beidseits kleine kontrahierte Nieren *(Schrumpfnieren)* vorliegen. Infolge der eingeschränkten Elimination von Natrium und Wasser kommt es über eine Expansion des Extrazellulärvolumens in vielen Fällen zu einer volumenabhängigen Hypertonie.

> Während die Serum-Kreatininkonzentration über längere Zeit noch im oberen Normbereich liegt, kann die glomeruläre Filtrationsrate bereits erheblich, d.h. bis zu etwa 50%, eingeschränkt sein.

Zur asymptotischen Beziehung zwischen glomerulärer Filtrationsrate und Serum-Kreatininkonzentration siehe Abbildung C-11. Im sog. Kreatinin-blinden Bereich der Nierenfunktionseinschränkung kann die noch verbliebene Nierenfunktion nur mit der Clearance-Methode abgeschätzt werden (s. Abschn. C-1.9).
Therapeutische Hinweise: Da keine gesicherte kausale Therapie existiert, erfolgt im Stadium der Niereninsuffizienz mit kompensierter Retention eine symptomatische Behandlung: Eiweißrestriktion;

Kochsalzrestriktion nur bei Ödem oder Hypertonie; antihypertensive Therapie; Korrektur von Hyperkaliämie, Azidose, Hyperphosphatämie u.a. (s. Abschn. 2.4.1).

Im Gegensatz zur hyperton-vaskulären Verlaufsform findet sich bei der **membranös-ödematösen Verlaufsform,** also beim nephrotischen Syndrom, oft über lange Zeit eine normale glomeruläre Filtrationsrate. Das nephrotische Syndrom ist gekennzeichnet durch **Ödem** (Abb. C-14) und **Proteinurie** mit einer Eiweißausscheidung von mehr als 3 g/24 h. Da die Eiweißsynthese der Leber nicht ausreicht, diese Verluste wettzumachen, resultiert eine **Hypalbuminämie** mit einer Serum-Albuminkonzentration von weniger als 3 g/100 ml. Der verminderte onkotische Druck im Plasma (Abb. C-15) hat dann die Bildung von Ödemen zur Folge. Durch gestörte Stoffwechselvorgänge kommt es zur gesteigerten Bildung von Triglyceriden und Cholesterin, so daß eine **Hyperlipidämie** mit einer Hypercholesterinämie von meist mehr als 300 mg/100 ml (7,8 mmol/l) vorliegt (Tab. C-5).

Die durch die Hypalbuminämie bedingte Abwanderung von Flüssigkeit ins Interstitium mit Ödembildung führt zur **intravasalen Hypovolämie.** Die mit ihr verbundene Abnahme der renalen Perfusion bewirkt ihrerseits eine Stimulation des Renin-Angiotensin-Systems und damit auch der

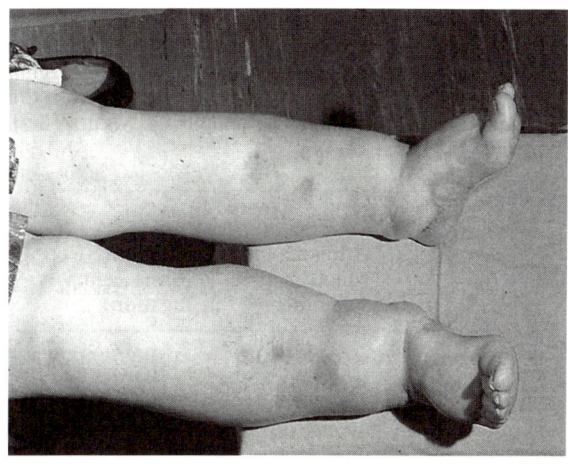

Abb. C-14: Nephrotisches Ödem.

Tabelle C-5 Diagnostische Kriterien eines nephrotischen Syndroms

Ödem	
Proteinurie	>3 g/24 h
Hypalbuminämie	<3 g/100 ml
Hyperlipidämie Cholesterin	>300 mg/100 ml

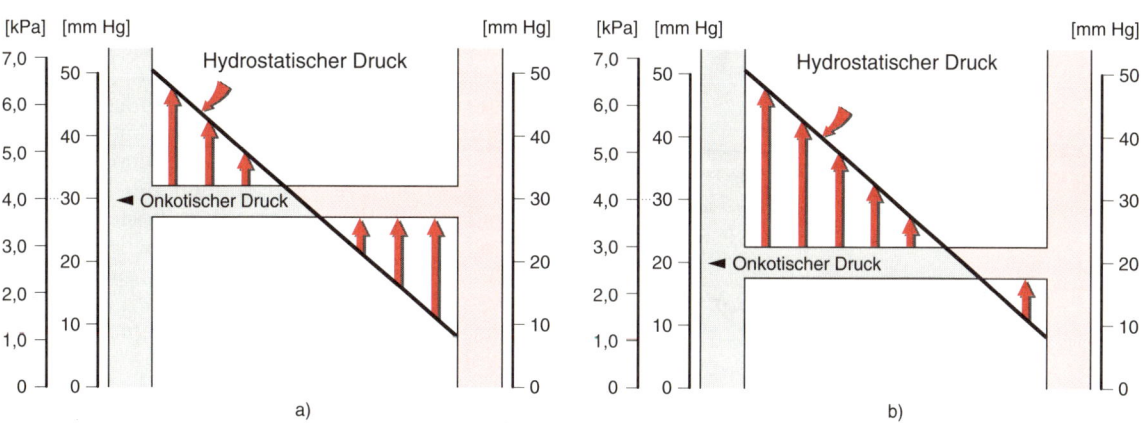

Abb. C-15a;b: Einfluß des onkotischen und hydrostatischen Druckes auf die Flüssigkeitssequestrierung ins Interstitium. a) Normalbefund, b) nephrotisches Syndrom; verstärkte Flüssigkeitssequestrierung in das Interstitium infolge reduzierten onkotischen Druckes.

Aldosteronsekretion im Bereich der Nebenniere, so daß alle renalen Mechanismen zur Retention von Natrium und Wasser in Gang gesetzt werden. Somit verschlimmert sich wiederum das **hypoproteinämische Ödem,** die Mechanismen perpetuieren im Sinne eines Circulus vitiosus (Abb. C-16).

Da beim nephrotischen Syndrom im Erwachsenenalter oft auch eine proliferative Komponente vorhanden ist, kommt es nach unterschiedlicher Krankheitsdauer meist doch zu einer zunehmenden Einschränkung der Nierenfunktion. Mit Abnahme der glomerulären Filtrationsrate nimmt dann die Proteinurie ab, so daß die ödematös-membranöse Verlaufsform schließlich in die hyperton-vaskuläre Verlaufsform übergehen kann.

Laborchemisch zeichnet sich das nephrotische Syndrom neben der Hypalbuminämie insbesondere durch die Akkumulation von Lipoproteinen durch eine **Alpha$_2$-Globulinvermehrung** und wegen der unselektiven Proteinurie mit hohen Gamma-Globulinverlusten durch eine **Hypogammaglobulinämie** aus (Abb. C-17). Als Ausdruck der herabgesetzten Immunabwehr besteht daher eine **erhöhte Infektanfälligkeit,** so daß viele Patienten in der Vor-Antibiotika-Ära beispielsweise an einer Pneumokokken-Peritonitis starben.

Die beim nephrotischen Syndrom zu beobachtende **Hyperlipidämie** kommt insbesondere durch

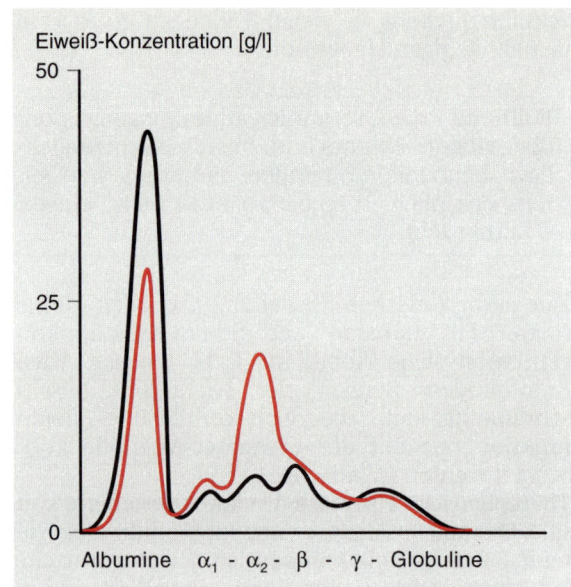

Eiweiß-Konzentration [g/l]

Abb. C-17: Typische Plasma-Eiweißelektrophorese beim nephrotischen Syndrom.

eine Zunahme von Cholesterin und Phospholipiden zustande, erst bei weiterem Fortschreiten der Erkrankung durch Erhöhung von Triglyceriden.

Die HDL sind vermindert, die LDL normal bis mäßig erhöht, VLDL stark erhöht.

Die **Thromboseneigung** wird durch eine Hyperkoagulabilität infolge der Vermehrung der Faktoren I, V, VII, VIII und X sowie eine vermehrte Aggregationsneigung der Thrombozyten hervorgerufen.

Infolge der niedrigen Eiweißkonzentration kommt es zu einem **verminderten Schilddrüsenhormonspiegel** und gelegentlich zu einer **erniedrigten Serum-Kalziumkonzentration.**

Unterschiedliche Pathomechanismen der glomerulären Schädigung bzw. der Proteinurie werden diskutiert. So scheint die erhöhte Permeabilität der glomerulären Basalmembran, z.B. bei der Lipoidnephrose des Kindesalters, auf einer thymusbedingten **T-Zell-Abnormalität** zu beruhen. Dabei soll ein abnormer T-Zell-Klon zirkulierendes Lymphokinin produzieren, das die Permeabilität für Serum-Eiweiße erhöht. Analog könnte bei den idiopathischen *minimal change*-Läsionen des Erwachsenen mit nephrotischem Syndrom ursächlich eine Störung der T-Zell-Funktion vorliegen. Als Ursache der unterschiedlichen Manifestationen einzelner Immunkomplex-Nephritiden wird auch eine spezifische Änderung der Membranpermeabilität des Glomerulus in Abhängigkeit vom Molekulargewicht und der elektrischen Ladung der beteiligten Immunproteine diskutiert. So konzentrieren sich mittelschwere Moleküle (IgG-, IgA-Antikörper) in geringen Mengen im Kapillarlumen, vermehrt im Mesangium und deutlich unter den Fußfortsätzen

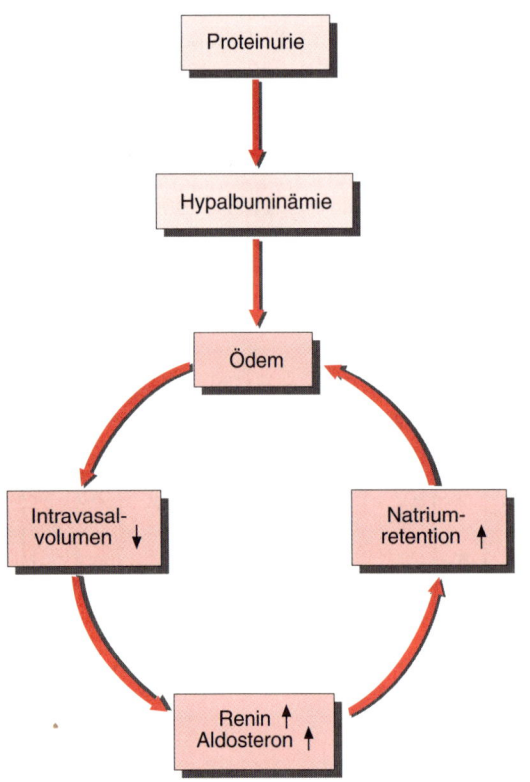

Abb. C-16: Circulus vitiosus der Flüssigkeitsretention bei hypoproteinämischem Ödem infolge sekundärem Hyperaldosteronismus.

der Epithelzellen. Hochmolekulare Verbindungen passieren dagegen die Membran in nur geringen Mengen und reichern sich vorwiegend im Mesangium an.

Histologisch können dem nephrotischen Syndrom folgende Formen der Glomerulonephritis zugrunde liegen:

▷ eine minimal proliferierende interkapilläre Glomerulonephritis mit nephrotischem Syndrom (*minimal change*-Läsionen),

▷ eine fokal-sklerosierende Glomerulonephritis *(hyalinose ségmentaire et focale)*,

▷ eine perimembranöse Glomerulonephritis,

▷ eine membranoproliferative Glomerulonephritis mit subendothelialer (Typ I) oder intramembranöser (Typ II) Ablagerung,

▷ eine lobuläre Glomerulonephritis.

Bei der **minimal proliferierenden interkapillären Glomerulonephritis mit nephrotischem Syndrom** sind lichtmikroskopisch keine spezifischen Veränderungen zu finden, elektronenmikroskopisch ist lediglich eine Verschmelzung der epithelialen Fußfortsätze zu erkennen. Immunkomplexablagerungen werden dabei in der Regel nicht gefunden. Dennoch können auch immunhistologisch *minimale* Befunde erhoben werden.

Die **fokal-sklerosierende Glomerulonephritis** zeigt dagegen lichtmikroskopisch eine Verdickung der Basalmembran einzelner Kapillarschlingen. Zudem beobachtet man häufig Verwachsungen der Kapillarschlingen mit der Bowman-Kapsel, fettige Degeneration der Endothelzellen in diesem Bereich, hyalinartige Ablagerungen in den Kapillarschlingen, Zunahme der mesangialen Matrix und eine geringe Proliferation der Epithelzellen. Durch Fluoreszenzmikroskopie sind segmentale periphere IgA-, IgG- und/oder IgM-Ablagerungen nachweisbar.

Die **perimembranöse Glomerulonephritis** (Synonyma: extra-, epimembranöse Glomerulonephritis, diffuse membranöse Glomerulonephritis) ist gekennzeichnet durch Vorwölbungen der Basalmembran, den sog. *spikes*, in denen immunfluoreszenzmikroskopisch Antigen-Antikörper-Komplexe lokalisiert werden können. Im weiteren Verlauf der Erkrankung zeigen diese *spikes* die Tendenz, die Immunkomplexe einzuschließen und durch diese Basalmembranverdickung die Kapillarlumina einzuengen. Die Immunkomplexe bestehen hauptsächlich aus feingranulären subepithelialen Ablagerungen von IgG- und β_1-C-Globulinen.

Die **membranoproliferative Glomerulonephritis** ist gelegentlich nur schwer von der perimembranösen Glomerulonephritis zu unterscheiden. Die Verdickung der Kapillarwände (Abb. C-18) ist hier durch eine Infiltration von mesangialen Zellen zwischen Basalmembran und endothelialen Zellen oder durch die Ablagerung von Serumproteinen zu erklären. Beide Vorgänge führen zu einer Aufsplitterung der Basalmembran. Schließlich kann die Verdickung der Basalmembran durch eine Erweiterung der Lamina densa, verursacht durch sog. *dense deposits*, erklärt werden.

Die **lobuläre Glomerulonephritis** geht ohne Aufsplitterung der Basalmembran einher und ähnelt der diabetischen Glomerulosklerose.

Das nephrotische Syndrom tritt nicht nur als Folge einer primären Nierenerkrankung, z.B. im Rahmen einer Post-Streptokokken-Glomerulonephritis, auf, sondern kann auch Folge exogener Noxen wie beispielsweise bestimmter Medikamente oder systemischer Erkrankungen sein, die zur glomerulären Schädigung führen. Dazu zählen z.B. der Lupus erythematodes disseminatus, ein Diabetes mellitus oder eine Amyloidose. Die möglichen sekundären Ursachen eines nephrotischen Syndroms sind in Tabelle C-6 wiedergegeben.

Therapeutische Hinweise: Die *minimal change*-Nephritis spricht im allgemeinen gut auf Glukokortikoide an, ansonsten Versuch mit Immunsuppressiva bzw. Zytostatika (Cyclophosphamid), nicht-steroidale Antiphlogistika; symptomatische Therapie mit eiweißreicher Diät, Diuretika.

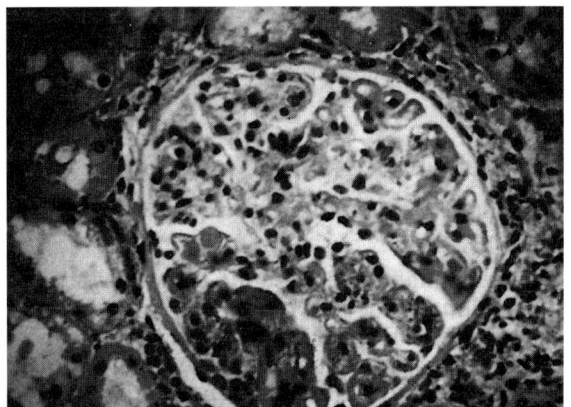

Abb. C-18: Glomeruläre Veränderungen bei perimembranöser Glomerulonephritis.

Tabelle C-6 Mögliche sekundäre Ursachen eines nephrotischen Syndroms

▷ Infektiöse Erkrankungen
Hepatitis, Malaria, Lepra, Lues, Filariasis, AIDS

▷ Toxisch-immunologische Schädigungen
Quecksilber, Gold, D-Penicillamin

▷ Entzündlich-immunologische Erkrankungen
Lupus erythematodes disseminatus, rheumatoide Arthritis, Sjögren-Syndrom, Sarkoidose

▷ Stoffwechselerkrankungen
Diabetes mellitus, Amyloidose

▷ Andere Erkrankungen
maligne Lymphome und Tumoren
Nierenvenenthrombose

2.1.1.2 Sonderformen der primären Glomerulonephritis

Herdnephritis

Bei den herdförmigen Glomerulonephritiden finden sich entzündliche Veränderungen nur in einzelnen Glomeruli *(fokal)* oder auch nur in einzelnen Glomerulusschlingen *(fokal-segmental)*. Die Herdnephritis manifestiert sich durch **Mikrohämaturie** und geringe **Proteinurie,** in seltenen Fällen kann sie zum nephrotischen Syndrom führen. Die entzündlichen Veränderungen beruhen meist auf einem immunologischen Prozeß, wie z.B. bei Lupus erythematodes disseminatus, oder sie sind direkte Folge einer bakteriellen Besiedlung, wie z.B. die Löhlein-Herdnephritis infolge bakterieller Embolisation bei subakuter bakterieller Endokarditis.

IgA-Nephritis (Morbus Berger)

Die 1968 erstmals beschriebene IgA-Nephritis manifestiert sich meist in rezidivierenden Mikro- und vor allem auch **Makrohämaturien,** die oft nach Infekten der oberen Luftwege auftreten, aber auch z.B. eine Purpura Schoenlein[1]-Henoch begleiten können. Bei fokaler Proliferation der Mesangiumzellen finden sich meist diffuse IgA-Ablagerungen, aber auch Ablagerungen von IgM werden beschrieben. Oft handelt es sich um einen benignen Verlauf mit geringer **Proteinurie** ohne Nierenfunktionseinschränkung, so daß eine Abgrenzung von der benignen rezidivierenden Hämaturie klinisch nur schwer möglich ist. Bei etwa 10% der Patienten kann die IgA-Nephritis aber Ursache einer terminalen Niereninsuffizienz sein. Das Auftreten einer stärkeren Proteinurie scheint ein prognostisch ungünstiges Zeichen zu sein.

Hereditäre Nephritis

Eine hereditäre Glomerulonephritis manifestiert sich meist durch **Mikrohämaturie** und **Proteinurie** und endet bei Männern im mittleren Lebensalter oft in einer chronischen Niereninsuffizienz. Gelegentlich sind auch tubuläre Syndrome mit der hereditären Nephritis vergesellschaftet. **Progressive Niereninsuffizienz** und **Taubheit** bei jungen Männern sind die Kardinalsymptome des sog. **Alport-Syndroms.**

2.1.1.3 Sekundäre chronisch-entzündliche Glomerulopathien

Sekundäre **immunologisch-entzündliche glomeruläre** Erkrankungen kommen insbesondere **bei Systemerkrankungen,** wie z.B. bei **Kollagenosen** u.a. vor. Prototyp einer solchen Erkrankung ist der

Lupus erythematodes disseminatus, bei dem die meisten der oben beschriebenen klinischen und histologischen Verlaufsformen von Glomerulonephritiden auftreten können. Besonders hervorzuheben ist, daß bei solchen Systemerkrankungen ein **nephrotisches Syndrom** häufig mit **Hypertonie** vergesellschaftet ist, im Gegensatz zum genuinen nephrotischen Syndrom bei primärer Nierenerkrankung. Andere generalisierte Systemerkrankungen, im Prinzip Vaskulitiden wie die **Wegener**[2]-**Granulomatose** u.a., können ebenfalls mit einem weiten Spektrum glomerulär-entzündlicher Veränderungen einhergehen (Tab. C-7).

▼ Therapeutische Hinweise

Behandlung mit Glukokortikoiden, Immunsuppressiva (Azathioprin), Zytostatika (Cyclophosphamid).

2.1.2 Nicht-entzündliche glomeruläre Erkrankungen

Glomerulopathien im Rahmen von Stoffwechselerkrankungen kommen insbesondere bei Diabetes mellitus als sog. **Kimmelstiel**[3]**-Wilson-Erkrankung,** bei der **Amyloidose** und bei der **Gicht** vor. Schließlich kommt es im Rahmen der sog. **Schwangerschaftstoxikose** zu einer Endotheliose im Bereich der Glomeruli, die auf ein bisher unbekanntes, in der Schwangerschaft auftretendes Toxin zurückgeführt wird (weitere Erkrankungen siehe Tabelle C-8).

Tabelle C-7 Systemerkrankungen, die mit Glomerulonephritiden einhergehen können

Lupus erythematodes disseminatus
hämolytisch-urämisches Syndrom
Schoenlein-Henoch-Syndrom
anaphylaktoide Purpura
Sarkoidose
Periarteriitis nodosa
Wegener-Granulomatose
Kryoglobulinämie
rheumatoide Arthritis
HBs-Antigen-positive Hepatitis
maligne Erkrankungen (Karzinom, malignes Lymphom)
Heroinabusus
AIDS
Amyloidose
hereditäres Mittelmeerfieber

---

[1] Johann L. Schoenlein (1793–1864), Internist in Würzburg, Zürich, Berlin; Eduard Heinrich Henoch (1820–1910), Pädiater in Berlin.

[2] Friedrich Wegener (geb. 1907), Pathologe in Berlin, Breslau, Lübeck.
[3] Paul Kimmelstiel (geb. 1900), Pathologe in Hamburg und Boston. Clifford Wilson (geb. 1906), Arzt in London.

Tabelle C-8 Glomeruläre Störungen bei Stoffwechsel-erkrankungen

hyperkalzämische Nephropathie
hypokaliämische Nephropathie
Harnsäure-Nephropathie
diabetische Nephropathie (Glomerulosklerose Kimmelstiel-Wilson)
Nephropathie bei Lebererkrankungen (inkl. hepato-renales Syndrom)
Schwangerschaftsnephropathie
Lipodystrophie
Fabry-Krankheit } selten
(Angiokeratoma corporis diffusum)

2.2 Interstitielle Nierenerkrankungen

2.2.1 Harnwegsinfektionen und Pyelonephritis

> Harnwegsinfektionen und die akute (bakteriel-le) Pyelonephritis gehören zu den am weitesten verbreiteten Erkrankungen der Nieren und Harnwege. Vor allem Kleinkinder, Frauen und ältere Menschen sind durch rezidivierende Harnwegsinfektionen gefährdet.

Bei der **Zystitis** (oder Urethralsyndrom) handelt es sich um einen vorwiegend bei Frauen beobachte-ten Symptomenkomplex mit **Dysurie, Pollakisurie** und **suprapubischen Schmerzen,** bei der eine **Bak-teriurie** nur bei 50% der Patienten nachweisbar ist.

Bei der **asymptomatischen Bakteriurie** liegt eine signifikante Bakteriurie vor (mehr als 10^5 Keime/ ml Urin), die meist zufällig nachgewiesen wird und ohne subjektive oder objektive Zeichen einer Harnwegserkrankung einhergeht.

Gelegentlich bei **akuten Harnwegsinfekten,** vor allem aber bei der **akuten Pyelonephritis** bzw. bei akuten Schüben einer chronischen Pyelonephritis kommt es zu **Fieber** mit starken subjektiven Be-schwerden wie **Übelkeit, Brechreiz** und **Schmerzen** im Bereich der ableitenden Harnwege sowie der Nierenlager. Es liegen dann eine **signifikante Bak-teriurie** mit Keimzahlen von mehr als 10^5 Keimen/ ml Urin sowie eine Leukozyturie im Urinsediment vor. Als Folge der akuten Schübe einer Pyelo-nephritis kommt es zu zunehmender Vernarbung des Niereninterstitiums, zunächst mit Beteiligung der tubulären Funktion, später auch der glome-rulären Funktion. Die Häufigkeit der Erreger von Harnwegsinfektionen ist in der Abbildung C-19 wiedergegeben.

Die Keimbesiedlung der Niere erfolgt meist durch **aszendierende Infektion,** gelegentlich **lym-phogen** und selten **hämatogen** (Abb. C-20). Als prä-disponierende Faktoren kommen morphologische Veränderungen im Bereich der Niere und der ab-leitenden Harnwege in Betracht, so beispielsweise **Nieren-** oder **Harnleitersteine** (Abb. C-21), **Ureter-strikturen, Prostataadenom,** und im Kindesalter vor

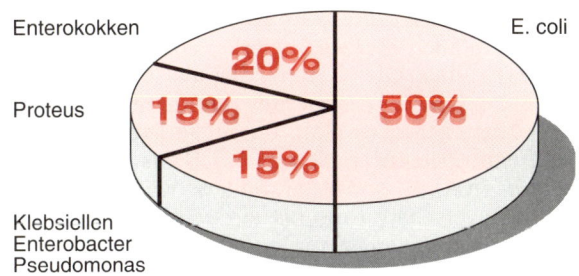

Abb. C-19: Häufigkeitsverteilung der für Harnwegs-infekte verantwortlichen Keime.

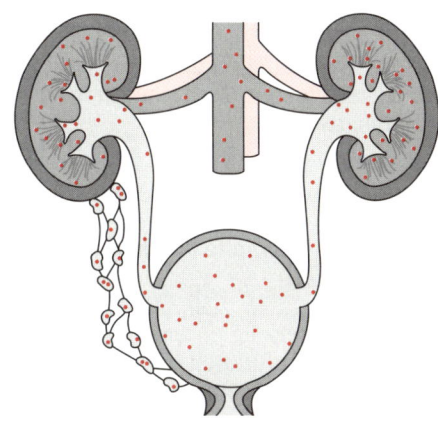

Abb. C-20: Aszendierende, lymphogene und hämatoge-ne bakterielle Besiedelung der Niere bei akuter bakteri-eller Pyelonephritis.

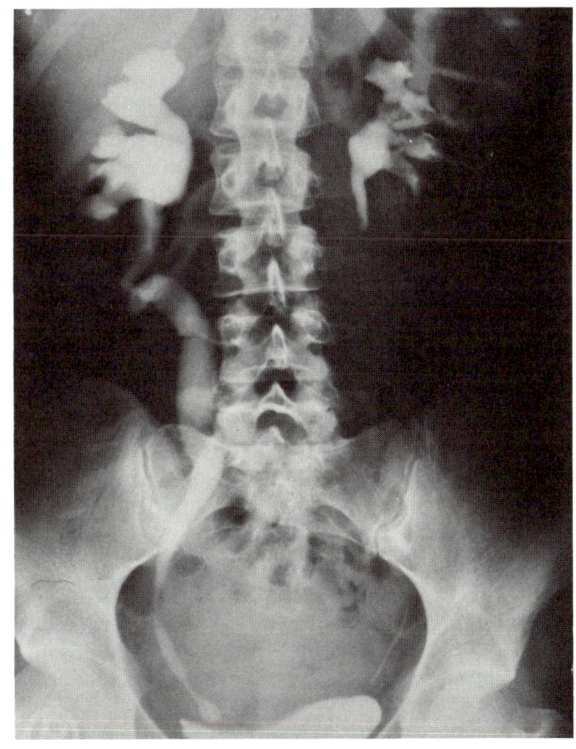

Abb. C-21: Rechtsseitige ausgeprägte Pyelonephritis bei Nierenbeckenausgußstein.

allem der **vesiko-ureterale Reflux.** Andererseits erleichtern auch **Stoffwechselerkrankungen** wie Diabetes mellitus, Gicht, Hypokaliämie sowie eine allgemeine Resistenzminderung die Keimbesiedelung des Nierengewebes (Tab. C-9). Die Pyelonephritis schreitet später oft in Schüben, z. B. als sog. *honeymoon-Pyelitis*, sowie besonders während einer Schwangerschaft fort, bis sie schließlich schleichend und unbemerkt in der chronischen Niereninsuffizienz endet.

Die **chronische Pyelonephritis** hat eine hohe Dunkelziffer, so daß nur etwa 30% der Patients anamnestische, klinische oder laborchemische Hinweise wie Dysurie, Pollakisurie, Polydipsie, Lendenschmerzen, allgemeine Abgeschlagenheit und Gewichtsverlust, Leukozytose, Leukozyturie oder Bakteriurie bieten. Der Krankheitsverlauf ist oft asymptomatisch.

2.2.2 Abakterielle interstitielle Nephritis

2.2.2.1 Akute interstitielle Nephritis
(abakteriell)

> Die akute abakterielle interstitielle Nephritis mit monozytären Infiltraten im Bereich des Niereninterstitiums wird entweder **infektiös** oder **medikamentös** ausgelöst.

Bei der **infektiös** ausgelösten interstitiellen Nephritis werden folgende pathogenetische Faktoren diskutiert: interstitielle Anhäufung von bakteriellen oder viralen Antigenen, lokale Antikörperbildung durch Plasmazellen oder Lymphozyten vom Typ der verzögerten Hypersensitivität, evtl. zusätzliche Bildung von Anti-Tubulus-Basalmembran-Antikörpern. Die infektiös ausgelöste interstitielle Nephritis kommt vor bei Streptokokken-Infektion, z. B. als Scharlach-Frühnephritis (im Gegensatz zur Scharlach-Glomerulonephritis, bei der es sich um eine Post-Streptokokken-Glomerulonephritis handelt), sowie bei Leptospirose, Lepromatose, Toxoplasmose, Mononukleose und Masern.

Bei der **medikamentös** induzierten interstitiellen Nephritis sind humorale oder zelluläre Immunmechanismen ebenso wie toxische Wirkungen von Pharmaka u. a. von pathogenetischer Bedeutung. Diese Form der interstitiellen Nephritis wird vor allem ausgelöst durch Antibiotika, Sulfonamide, nicht-steroidale Antiphlogistika u. a. Zu den Substanzen, die am häufigsten bei dieser Form der interstitiellen Nephritis als auslösend vermutet werden, gehören: Methicillin, Penicillin, Ampicillin, Rifampicin, Glafenin, Sulfonamide, Phenytoin.

▼ Therapeutische Hinweise
Absetzen des Pharmakons bzw. Elimination der Noxe; evtl. Glukokortikoide; symptomatische Therapie; unter Umständen Dialysebehandlung.

Tabelle C-9 Prädisponierende Faktoren für die Entstehung einer Pyelonephritis (aus Kramer, H. J.: Diagnose und Therapie der chronischen Pyelonephritis. Mkurse ärztl. Fortbild. 25 [1975] 1–4)

kongenitale Harnabflußstörungen	Mißbildungen im Bereich der Niere und ableitenden Harnwege vesiko-ureteraler Reflux akzessorische Gefäße
erworbene Harnabflußstörungen	Nephro-Urolithiasis entzündliche Strikturen und Stenosen Prostataerkrankungen Tumoren Strahlenfibrose Retroperitonealfibrose neurologische Blasenfunktionsstörungen Blasenkatheterismus
Stoffwechselstörungen	Diabetes mellitus Gicht Hypokaliämie (Laxanzienabusus, Diuretika- und Glukokortikoidbehandlung) Hyperkalzämie
Sonstige	Gravidität arterielle Hypertonie Nephrosklerose Phenacetinabusus Sichelzellerkrankung Vitamin A-Mangel allgemeine Resistenzminderung

2.2.2.2 Chronische interstitielle Nephritis (Analgetika-Nephropathie)

Die Pathogenese der Analgetika-Nephropathie ist bisher nicht endgültig geklärt. Der Prototyp dieser Erkrankung ist die Phenacetin-Nephritis.

> Die chronische Einnahme von Phenacetin, möglicherweise aber auch von dessen Metaboliten, dem Paracetamol, ist in der Niere mit einer fortschreitenden interstitiellen Fibrose mit lymphozytären, plasmazellulären Infiltraten vergesellschaftet. Sie kann typischerweise zur Papillennekrose führen.

Ähnliches gilt auch für die Kombination von Phenacetin mit nicht-steroidalen Antiphlogistika. Diese Form der interstitiellen Nephritis mündet meist in der terminalen Niereninsuffizienz. Die gleichzeitig bestehende toxisch bedingte Anämie, die bezogen auf den Grad der Niereninsuffizienz unverhältnismäßig stark ausgeprägt ist, resultiert aus **toxischer Knochenmarkschädigung** und **peripherer Hämolyse.** Sie wird durch die renale Schädigung mit Azotämie und oft frühzeitig eintretender metabolischer Azidose verschlimmert. Häufig

Tabelle C-10 Systemische Erkrankungen, die mit abakteriellen interstitiellen Nierenveränderungen einhergehen können

Hyperkalzämie
Hypokaliämie
Hyperurikämie, Gicht
Paraproteinämie
Polyzythämie
Sichelzellanämie
Leukämie
Hypertonie

kommt es infolge der verminderten Gewebsresistenz zur zusätzlichen bakteriellen Infektion des Nierenparenchyms in Form einer Pyelonephritis.

Sonstige Erkrankungen, die mit abakteriellen interstitiellen Nierenveränderungen einhergehen können, sind in Tabelle C-10 zusammengefaßt.

▼ **Therapeutische Hinweise**
Absetzen der Noxe; symptomatische Therapie der Komplikationen, wie Hyperkaliämie, metabolische Azidose u. a.

2.3 Tubuläre Nierenerkrankungen

2.3.1 Partialfunktionsstörungen

2.3.1.1 Primäre Tubulopathien

Proximal-tubuläre Störungen

Zu den isolierten Transportdefekten im proximalen Tubulus gehört zunächst die **Zystinurie.** Es handelt sich um eine rezessiv vererbte Störung der proximal-tubulären Resorption der dibasischen Aminosäuren Zystin, Lysin, Arginin und Ornithin. Während die erhöhte Aminosäurenausscheidung keine Stoffwechselfolgen hat, steht die Harnsteinbildung bei 3% der Patienten als Komplikation im Vordergrund.

Bei der **Hartnup-Erkrankung** liegt ein rezessiv vererbter Transportdefekt für Monocarboxy-Monoaminosäuren im Darm einschließlich einer gestörten Resorption von Tryptophan vor. Dieses wird durch Darmbakterien zu Indolkörpern umgewandelt, so daß sich die Erkrankung klinisch neben zerebralen Symptomen, wie zerebellarer Ataxie, in einer Photodermatose mit Pellagra manifestiert. Der Transportdefekt für neutrale Aminosäuren erstreckt sich auch auf den proximalen Tubulus der Niere, so daß es zur vermehrten Ausscheidung der Aminosäuren Arginin, Glycin, Lysin, Prolin und Zystin kommt.
Therapeutische Hinweise: Vermeiden von längerer Sonnenlichtexposition; reichlich Flüssigkeit zuführen; eventuell Nicotinamid.

Die hereditäre **Iminoglycinurie,** die ohne klinische Manifestation einhergeht, ist durch eine erhöhte Ausscheidung von Prolin, Hydroxyprolin und Glycin gekennzeichnet.

Bei der **renalen Glukosurie** handelt es sich um eine hereditäre Störung der tubulären Resorption mit vermindertem tubulären Transportmaximum von Glukose (Abb. C-8). Sie ist meist symptomlos, kann aber mit einer der Hypoglykämie bei Diabetes mellitus ähnlichen Symptomatik einhergehen.

Beim **Phosphat-Diabetes** handelt es sich um eine angeborene, verminderte tubuläre Phosphatresorption, die zur Hypophosphatämie und dadurch zur sog. Vitamin D-resistenten Rachitis bzw. Osteomalazie führt.
Therapeutische Hinweise: Hohe Dosen Vitamin D_3; Phosphat.

Beim Pseudohypoparathyreoidismus, der zweimal häufiger bei Frauen als bei Männern vorkommt, liegt eine tubuläre Resistenz gegenüber Parathormon infolge mangelnder cAMP-Synthese vor. Biochemisch finden sich niedrige Serum-Kalzium- und hohe Serum-Phosphatkonzentrationen, die zur Tetanie führen können. Klinisch manifestieren sich untersetzter Körperbau, geistige Retardierung, Stammganglienverkalkung und subkutane Kalziumablagerungen, Dyschondroplasie mit verkürzten Metakarpalknochen, Bradydaktylie. Ohne biochemische oder klinische Manifestationen wird dieser Defekt auch als **Pseudo-Pseudohypoparathyreoidismus** bezeichnet.
Therapeutische Hinweise: Vitamin D_3; Phosphat-Restriktion; Phosphatbinder.

Als generalisierten Transportdefekt im proximalen Tubulus kennen wir das **de Toni-Debré-Fanconi-Syndrom.** Es handelt sich um einen rezessiv-autosomal vererbten Defekt, der sich durch Proteinurie, Glukosurie und Aminoazidurie auszeichnet. Die klinische Manifestation besteht in rachitischem Kleinwuchs und Entwicklung einer Niereninsuffizienz. Das Syndrom ist häufig mit einer Zystinose vergesellschaftet. Der Transportdefekt kann auch erworben werden, z.B. durch Schwermetallvergiftungen u.a. (s. Abschn. 2.3.1.2 und Tab. C-11). Die möglichen pathogenetischen Mechanismen des angeborenen oder erworbenen Fanconi[1]-Syndroms sind in Abbildung C-22 zusammengefaßt.
Therapeutische Hinweise: Vitamin D_3; Korrektur von Hypokaliämie und Azidose.

Das rezessiv vererbte **Lowe-Syndrom** (okulo-zerebrales Syndrom) manifestiert sich durch renal-tubuläre Defekte ähnlich dem Fanconi-Syndrom, mit zusätzlicher Störung der distal-tubulären Funktion (gestörte Harnazidifizierung und herabgesetztes Konzentrationsvermögen) sowie durch geistige Re-

---
[1] Guido Fanconi (geb. 1892), Kinderarzt in Zürich.

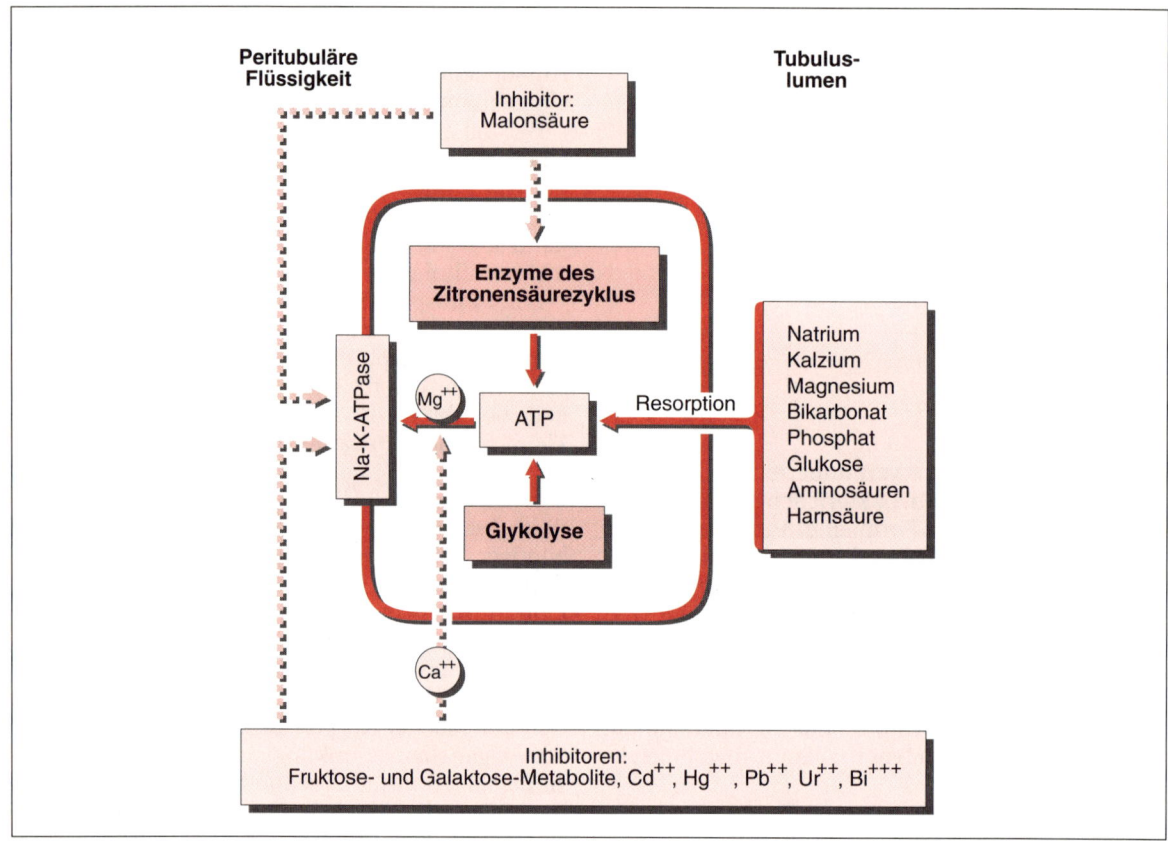

Abb. C-22: Proximal-tubulärer Transport von Natrium und Natriumtransport-abhängigen Substanzen. Rolle des aktiven Natriumtransports sowie dessen Störung durch organische Substanzen und Schwermetalle (nach: Kramer, H. J., H. C. Gonick: In: Bohle, A., G. E. Schubert [Hrsg.]: Fortschritte der Nephrologie. S. 389, Schattauer, Stuttgart 1971).

tardierung und Augenstörungen (Katarakt, Glaukom, Nystagmus, Photophobie, evtl. sogar totale Erblindung).
Therapeutische Hinweise: Siehe Fanconi-Syndrom.

Distal-tubuläre Störungen

Die renal-tubuläre Azidose (RTA): Im Gegensatz zur proximal-tubulären Azidose mit Bikarbonat- und Kalium-Verlusten aus dem proximalen Tubulus, wie z.B. beim Fanconi-Syndrom, besteht die Störung bei der klassischen distalen renal-tubulären Azidose in einer Hemmung der distal-tubulären Wasserstoffionen-Sekretion, die ebenfalls zur metabolischen Azidose und Hypokaliämie führt. Normalerweise müssen in diesem Tubulussegment Wasserstoffionen gegen einen bis zu 1000fachen Konzentrationsgradienten in das Tubuluslumen sezerniert werden. RTA manifestiert sich meist in Nephrokalzinose und Nephrolithiasis. Sie kann primär angeboren sein und dann mit einer Rachitis einhergehen, oder sie ist erworben (s. Tab. C-11) und findet sich gehäuft bei Frauen.
Therapeutische Hinweise: Korrektur der Azidose.

Diabetes insipidus renalis: Es handelt sich bei diesem Krankheitsbild um eine seltene erbliche Resistenz des Sammelrohrepithels gegenüber Vasopressin, wahrscheinlich, wie beim Pseudohypoparathyreoidismus, um eine gestörte cAMP-Synthese des Tubulusepithels. Der Diabetes insipidus renalis geht mit Polyurie, Polydipsie und Ausscheidung eines hypotonen Urins einher.
Therapeutische Hinweise: Thiazid-Diuretika.

Pseudohypoaldosteronismus: Bei diesem Syndrom handelt es sich um ein angeborenes fehlendes Ansprechen der distalen Tubuluszellen auf Aldosteron. Die Störung führt zum renalen Natriumverlust *(renales Salzverlust-Syndrom).*
Pseudohyperaldosteronismus *(Liddle-Syndrom):* Hier findet sich eine gesteigerte distal-tubuläre Natriumresorption ohne erhöhte Aldosteronaktivität, die zur Hypertonie und Hypokaliämie mit metabolischer Alkalose führt.
Bartter-Syndrom: Dem Bartter[1]-Syndrom mit Hyperplasie des juxtaglomerulären Apparats, Hyper-

---
[1] Frederic C. Bartter, Endokrinologe in Bethesda/Maryland

Tabelle C-11 Sekundäre Tubulopathien im Bereich des proximalen und distalen Tubulus

---

Proximal-tubuläre Transportdefekte

partielle oder generalisierte (Fanconi-Syndrom) Transportdefekte

bei angeborenen Stoffwechselstörungen

▷ Zystinose
▷ Wilson-Erkrankung
▷ Galaktosämie
▷ hereditäre Fruktoseintoleranz
▷ Glykogenspeicherkrankheit
▷ Tyrosinämie

bei erworbenen Störungen

▷ Intoxikationen mit Blei, Kadmium, Quecksilber, Uran, Wismut, Lysol, Oxalsäure, Succinat, 6-Mercaptopurin, überaltertes Tetrazyklin
▷ Hyperparathyreoidismus
▷ nephrotisches Syndrom
▷ multiples Myelom
▷ Amyloidose
▷ Sjögren-Syndrom
▷ Nephronophthise
▷ Nierentransplantation

Distal-tubuläre Transportdefekte

renal-tubuläre Azidose bei

▷ primärem Hyperparathyreoidismus
▷ Vitamin D-Intoxikation
▷ Vitamin D-Mangel
▷ idiopathischer Hyperkalzämie
▷ Hyperthyreose
▷ Quecksilber-Intoxikation
▷ Hyperglobulinämie (z.B. Myelom, Leberzirrhose)
▷ Pyelonephritis
▷ Nierentransplantation

---

aldosteronismus und hypokaliämischer Alkalose liegt wahrscheinlich eine primäre Störung der Natrium- und/oder Chloridresorption im aufsteigenden Schenkel der Henle-Schleife zugrunde. Klinisch sind die Kinder körperlich und gelegentlich geistig retardiert. Bei den Patienten besteht oft infolge des renalen Salzverlustes eine Hypotonie, die nicht auf Vasokonstriktoren wie Noradrenalin oder Angiotensin II anspricht. Die Ursache hierfür liegt möglicherweise in einer Rezeptorpräokkupanz durch die bereits vorliegenden hohen Angiotensin-II- und Noradrenalin-Konzentrationen. Zudem werden bei diesem Syndrom in den interstitiellen Zellen des Nierenmarks und in den Gefäßen exzessive PGE_2- und PGI_2(Prostacyclin)-Mengen synthetisiert, die natriuretisch und vasodilatierend wirken.

Therapeutische Hinweise: Nicht-steroidale Antiphlogistika; kaliumsparende Diuretika; Kaliumsubstitution.

2.3.1.2 Sekundäre Tubulopathien

Sekundäre Tubulopathien kommen im Bereich des **proximalen Tubulus** vor bei angeborenen Stoffwechselstörungen, Intoxikationen und anderen in Abb. C-22 und in Tab. C-11 aufgeführten Erkrankungen; auch nach Gabe von überaltertem Tetracylin, ebenso wie bei Hyperparathyreoidismus und beim nephrotischen Syndrom.

Therapeutische Hinweise: Therapie der Grunderkrankung; Elimination der Noxe; symptomatische Behandlung, z.B. von Hypokaliämie, Azidose u.a.

Sekundäre distal-tubuläre Transportdefekte: Ihre Ursachen sind in der Tab. C-11 zusammengestellt. Ein Diabetes insipidus renalis kann sekundär bei Kaliummangel, Hyperkalzämie und interstitieller Nephritis vorkommen.

Therapeutische Hinweise: Siehe primäre Tubulopathien.

2.3.2 Akutes Nierenversagen

Das akute Nierenversagen ist klinisch durch **Oligo-Anurie, Azotämie** sowie Störungen des Elektrolyt-, Wasser- und Säure-Basen-Haushalts, insbesondere **Hyperkaliämie** und **Ödeme,** gekennzeichnet.

Die klinischen Symptome sind Folge einer ischämischen oder toxischen Schädigung im Bereich der Nierenrinde und des äußeren Nierenmarks mit einer ausgeprägten Reduktion des Glomerulusfiltrats sowie vor allem einer gestörten Resorptionskapazität des Tubulusepithels. Typischerweise persistiert die renale Minderdurchblutung, die zwischen 30 und 50% des Normalwertes liegt, während der gesamten Dauer des akuten Nierenversagens. Die **Differentialdiagnose** der akuten Oligurie und Azotämie ist in der Tabelle C-12 zusammengefaßt. Die Einteilung des akuten Nierenver-

Tabelle C-12 Differentialdiagnose (Urin-Parameter) zwischen akuter Oligurie mit Azotämie bei Hypovolämie und echtem akuten Nierenversagen

Urin	prärenal (Hypovolämie)	renal (akutes Nierenversagen)
spezifisches Gewicht	>1016	1010
Urin/Plasma-Osmolarität	>1,8	1,0
Urin/Plasma-Harnstoffkonzentration	>20	25
Natriumkonzentration (mmol/l)	<20	>20

sagens nach prärenalen, renalen und postrenalen Ursachen findet sich in Tabelle C-13.

Ursachen: Das initiale Ereignis, das zum akuten Nierenversagen führt, ist zum überwiegenden Teil zirkulatorischer Natur. So liegt der Anteil der Patienten, bei denen als Ursache ein Kreislaufschock zum akuten Nierenversagen führt, bei etwa 70–80%. Bei den restlichen 20–30% sind toxische Substanzen oder akute Nephritiden Ursache des akuten Nierenversagens (Tab. C-13). Die nach Fachgebieten aufgeteilten häufigsten Ursachen des akuten Nierenversagens sind in Tabelle C-14 zusammengefaßt.

Stadien: Der Verlauf des akuten Nierenversagens wird in vier Stadien unterteilt:

1. Phase: Die Schädigungsphase, deren Dauer vom Initialereignis (Schock, Trauma, Intoxikation u. a.) abhängig ist.

2. Phase: Das Stadium der **Oligo-Anurie,** das durch ausgeprägte Störungen des Wasser-, Elektrolyt- und Säure-Basen-Haushalts (Flüssigkeitsretention, Hyperkaliämie, metabolische Azidose) und durch Retention harnpflichtiger Substanzen (Azotämie) charakterisiert ist. Der Urin ist gewöhnlich isosthenurisch, die Urin-Natrium-Konzentration ist größer als 20 mmol/l und erreicht oft die Plasma-Natriumkonzentration. Bei größeren klinischen Kollektiven dauerte die oligurische Phase (Urinausscheidung von weniger als 400 ml/24 h) durchschnittlich elf bis 14 Tage, die anurische Phase

Tabelle C-13 Ursachen des akuten Nierenversagens (auch akute Tubulusnekrose)

---

prärenal

▷ schwere Dehydratation
▷ Blutungsschock
▷ kardiogener Schock
▷ septischer Schock
▷ Hämolyse, Myolyse (= Crush-Niere)
▷ Intoxikation (z. B. Tetrachlorkohlenstoff-Vergiftung)

renal

▷ zirkulatorisch (z. B. prolongierter Kreislaufschock, bds. Niereninfarkt, disseminierte intravasale Gerinnung)
▷ toxisch-allergisch (z. B. Medikamente)
▷ entzündlich (z. B. akute Nephritiden)
▷ beidseitige Nierenrindennekrose

postrenal
(akute obstruktive Nephropathie)

▷ Steine
▷ Entzündung
▷ Karzinome und andere Tumoren
▷ Operationen
▷ Retroperitonealfibrose

Tabelle C-14 Häufigste Ursachen des akuten Nierenversagens (nach Fachgebieten gegliedert)

---

internistisch

▷ Kreislaufschock
▷ Nephrotoxine
▷ bakterielle Infektionen
▷ intravasale Hämolyse

chirurgisch

▷ Polytrauma, Myolyse
▷ abdominelle Operationen (z. B. bei Ikterus, Cholezystitis, Peritonitis)

gynäkologisch

▷ Abort
▷ Eklampsie
▷ Blutung

(Urinproduktion von weniger als 100 ml/24 h) durchschnittlich acht bis zehn Tage. Die oligurische Phase kann bei leichter Schädigung fehlen. So beobachtet man bei 25% oder mehr der Patienten ein sog. nicht-oligurisches Nierenversagen.

3. Phase: Die **frühe diuretische** Phase, während der das tägliche Harnvolumen 1000 ml wieder überschreitet, ist durch eine fehlende Konzentrationsfähigkeit der Niere gekennzeichnet. Es kommt zur **Polyurie** mit exzessiven Wasser- und Elektrolytverlusten bei gegenüber der 2. Phase nur geringfügig vermehrter Harnstoff- und Kreatininausscheidung. Die Dauer dieser Periode entspricht derjenigen der oligoanurischen Phase. Die Polyurie ist Folge der osmotischen Diurese, der noch bestehenden tubulären Schädigung und der fehlenden Nierenmarktonizität mit Refraktärität gegenüber ADH.

4. Phase: Die **späte diuretische** Phase beginnt mit der Restitution der renalen Konzentrationsfähigkeit. Ein rascher Abfall der erhöhten Plasma-Kreatinin- und -Harnstoffwerte sowie Normalisierung des Glomerulusfiltrats kennzeichnen diese Phase. Sie kann zwischen drei Wochen und mehreren Monaten dauern.

Pathogenese: Zur Pathogenese des akuten Nierenversagens, insbesondere zum Mechanismus, der die oligo-anurische Phase bewirkt, werden verschiedene Hypothesen diskutiert. Sie basieren auf funktionellen und morphologischen Alterationen des Tubulusepithels, die zum Sistieren des Glomerulusfiltrats bzw. des Urinflusses führen sollen. Es handelt sich um die

---

Obstruktionstheorie: Verlegung der Tubuluslichtungen durch Tubulusausgüsse (Zylinder) oder Zellschwellung, Kompression der Tubuli von außen durch interstitielles Ödem oder Infiltrate, dadurch Obstruktion der Tubuli.

Back-flow-Theorie: passive Rückdiffusion des Filtrats über das geschädigte Tubulusepithel.

Macula-densa-Theorie: Die ischämische oder nephrotoxische Schädigung des Tubulusepithels mit Reduktion der tubulären Resorptionskapazität für Natrium und Chlorid führt über eine Aktivierung des Macula-densa-Mechanismus zur gesteigerten Reninsekretion mit Abnahme des Glomerulusfiltrats.

Eine Reihe von Autoren führt das im akuten Nierenversagen verminderte Harnvolumen auf mechanische Faktoren zurück. So wurde in der Rattenniere drei bis sechs Stunden nach unilateraler 60minütiger Ischämie ein normaler glomerulärer Kapillardruck gemessen, während die hydrostatischen Drucke in den proximalen und distalen Tubuli um das Dreifache angestiegen waren. Etwa 24 Stunden später fand sich dann ein auf die Hälfte reduzierter glomerulärer Kapillardruck. Die proximalen und distalen Tubulusdrucke waren wieder auf präischämische Ausgangsdrucke zurückgegangen. Die Untersucher schlossen aus der Kombination dieser Parameter und dem histologischen Nachweis von Tubuluszylindern auf das Vorliegen einer intratubulären Obstruktion. Allerdings wurden in menschlichen Nieren mit akutem Nierenversagen Tubulusausgüsse zu selten beobachtet, als daß sie die Schwere des klinischen Verlaufes erklären könnten. Insbesondere wird das Fehlen schwerwiegender histologischer Läsionen hervorgehoben, dagegen stehen degenerative Schwellungen des Epithels der proximalen Tubuli im Vordergrund. Die sog. **Back-flow-Theorie** beruht auf einer beim experimentellen akuten Nierenversagen beobachteten Rückdiffusion von Urin und Indikatorsubstanzen, z.B. von Inulin aus dem Lumen über das geschädigte Tubulusepithel in die peritubuläre Zirkulation. Sie soll für die verminderte Harnproduktion mitverantwortlich sein.

Der Abfall des glomerulären Kapillardruckes in der späten postischämischen Phase wird von einer Reihe von Autoren mit einem über die Macula densa an die afferente Arteriole übermittelten Signal, dessen Natur bisher nicht eindeutig definiert ist, erklärt. Die während der gesamten Dauer des akuten Nierenversagens persistierende Einschränkung der renalen kortikalen Durchblutung stellt einen wichtigen Hinweis auf die hämodynamische Genese des akuten Nierenversagens dar. Die Bedeutung des **Macula-densa-Mechanismus** ist im Zusammenhang mit der ischämischen oder nephrotoxischen Schädigung des Tubulusepithels und der damit verbundenen Reduktion der tubulären Resorptionskapazität für Natrium und Chlorid zu sehen. Während bei intakter Nierenfunktion im distalen Teil der aufsteigenden Henle-Schleife, also im Bereich der Macula densa, die Natrium- und Chloridkonzen-

trationen durch selektive Resorption im Verlauf des dicken aufsteigenden Schleifenschenkels auf Plasma-hypotone Werte von etwa 25–40 mmol/l absinken, resultiert aus der Tubulusschädigung mit eingeschränkter Resorptionskapazität eine Erhöhung der tubulären Natrium- und Chloridkonzentrationen. Dieser Konzentrationsanstieg wird über die als Sensoren ausdifferenzierten Macula-densa-Zellen an die in der Wand der afferenten Arteriole gelegenen epitheloiden Zellen, also den juxtaglomerulären Apparat, weitergemeldet (s. Abb. C-4). Hierauf erfolgt eine vermehrte Reninfreisetzung. Sie wiederum bewirkt eine erhöhte intrarenale Bildung von Angiotensin II, das zu afferenter, aber auch efferenter Vasokonstriktion führt. Auch die Mesangiumzellen besitzen kontraktile Elemente und sind vermutlich Zielorgan der Angiotensin-II-Wirkung. Es kommt also insbesondere zur afferenten Vasokonstriktion und außerdem über eine Kontraktion der Mesangiumzellen zur Abnahme der Kapillaroberfläche und der Kapillarpermeabilität im Bereich des Glomerulus. Auf diese Weise führt der Macula-densa-Feedbackmechanismus zu einer Abnahme der glomerulären Durchblutung und Reduktion des Glomerulusfiltrates. Derselbe Mechanismus zur Anpassung der glomerulären Filtrationsrate an die tubuläre Resorptionskapazität (tubulo-glomeruläres Gleichgewicht) funktioniert auch in der gesunden Niere. Angiographisch kann während des akuten Nierenversagens nur eine afferente Vasokonstriktion nachgewiesen werden. Eine Reduktion der renalen Durchblutung auf die Hälfte oder ein Drittel der Norm bei relativ konstanter Filtrationsfraktion hätte aber eine Abnahme der glomerulären Filtrationsrate in dem Ausmaß, wie es beim akuten Nierenversagen gesehen wird, nicht zur Folge. Deshalb wird zusätzlich eine relative Vasodilatation der efferenten Arteriole vermutet, welche die Filtrationsfraktion reduziert und zur dysproportional starken Abnahme der GFR beitragen könnte.

🔻 **Therapeutische Hinweise**

Im Initialstadium Flüssigkeitszufuhr der Ausscheidung *anpassen,* d.h. Flüssigkeitsverluste durch Perspiratio insensibilis, Erbrechen, Durchfälle, Fisteln u.a. ersetzen; kalorienreiche, kaliumarme, eiweißarme Ernährung. Bei Oligo-Anurie bzw. Überwässerung Hämodialyse oder Ultrafiltration, Hämofiltration, Peritonealdialyse.

2.4 Chronische Niereninsuffizienz

Epidemiologie: Jährlich erreichen zwischen 50 und 75 Menschen pro Million Einwohner das Stadium der terminalen Niereninsuffizienz bzw. müssen in ein Dialyse- oder Transplantationsprogramm aufgenommen werden. Die Zahl der Patienten mit chronischer Niereninsuffizienz, die mit konservativen Maßnahmen zu behandeln sind, dürfte diese Zahlen um ein Vielfaches überschreiten.

Tabelle C-15 Häufige Ursachen der chronischen Niereninsuffizienz

▷ Glomerulopathien
  – primäre
  – bei Systemerkrankungen
▷ hereditäre Nierenerkrankungen
▷ Hypertonie
▷ obstruktive Nephropathie
▷ Infektionen
▷ interstitielle Nephritis

Ursachen: Die häufigsten Ursachen einer chronischen Niereninsuffizienz sind in Tabelle C-15 zusammengefaßt. Quantitativ stehen die Glomerulopathien, die für die chronische Niereninsuffizienz bei mehr als 50% aller Patienten verantwortlich sein dürften, an erster Stelle. Dazu gehören sowohl die primären Glomerulopathien, also die Glomerulonephritiden im eigentlichen Sinne, als auch die sekundären Glomerulopathien, z. B. bei Kollagenosen, bei Diabetes mellitus oder bei der Amyloidose. Hereditäre Nierenerkrankungen z. B. Zystennieren ebenso wie die vaskuläre Nephropathie bei Hypertonie, obstruktive Nephropathien, die Pyelonephritis und die abakterielle interstitielle Nephritis stellen weitere Ursachen einer chronischen Niereninsuffizienz dar.

2.4.1 Das Urämiesyndrom

Unter dem Begriff der Urämie verstehen wir einen infolge Niereninsuffizienz eintretenden Intoxikationszustand, dessen klinisches Bild einen vielfältigen Symptomenkomplex darstellt. Dazu gehören Symptome von seiten der Hämatopoese wie **Anämie** und **Blutgerinnungsstörungen,** des Gastrointestinaltrakts im Sinne einer urämischen **Gastroenteritis,** des Herz-Kreislaufsystems mit **Hypertonie, Myokardschädigung** und **Perikarditis.** Betroffen sind weiterhin das Skelettsystem in Form einer **Osteomalazie,** das Endokrinium, z. B. durch **Hyperparathyreoidismus** und Störungen der **Gonadenfunktion,** sowie das periphere und zentrale Nervensystem mit **peripherer Neuropathie, Somnolenz** und **Koma.**

Trotz intensiver Forschung ist es bisher nicht gelungen, **ein** ursächliches Urämiegift für diese multiplen Störungen zu finden. Alle Symptome sind jedoch Folge des Versagens der normalen Nierenfunktion, also Störungen des Wasser-Elektrolyt- und Säure-Basen-Haushalts und Retention harnpflichtiger Stoffwechselprodukte. Während Azidose und Hyperkaliämie als Folge von Störungen einzelner Partialfunktionen der Niere auftreten kön-

nen, müssen die übrigen Symptome auf die Retention harnpflichtiger Substanzen, vor allem von Metaboliten des Intermediärstoffwechsels, zurückgeführt werden. Da es sich um einen durch Hämodialyse reversiblen Intoxikationszustand handelt, müssen die verantwortlichen toxischen Metabolite dialysabel sein, also eine relativ kleine oder mittlere Molekülgröße *(middle molecules)* besitzen. Als potentielle Urämie-Gifte wurden in der Vergangenheit u. a. Phenole, Indole und Guanidine diskutiert.

Die **renale Anämie** beruht auf einer toxischen Knochenmarksuppression, einem Mangel an Erythropoetin sowie auf einer verstärkten Hämolyse. Hinzu kommt ein Eisenmangel. Die **Blutungsneigung** bei der Urämie ist auf eine Hämostasestörung zurückzuführen, deren Ursachen vor allem eine Verminderung von Plättchenfaktor 3 und eine abnorme Thrombozytenaggregation sind. Infolge der chronischen Intoxikation und der häufig vorliegenden **Hypertonie** kommt es zur Myokardschädigung. Zudem ist die **urämische Perikarditis** eine häufige Komplikation bei chronisch niereninsuffizienten Patienten.

Durch eine gestörte α-Hydroxylierung des Vitamin D_3 in der Niere kommt es zu einem Mangel an Vitamin-D-Hormon, nämlich des 1α,25-Dihydroxycholecalciferols. Daraus resultiert eine gestörte Bildung von Transportprotein für Kalzium im Darm mit verminderter intestinaler Kalziumresorption. Hypokalzämie und Phosphatstau führen zum **sekundären Hyperparathyreoidismus.** Folge des sekundären Hyperparathyreoidismus sowie der Azidose ist die **renale Osteopathie,** die sich durch starke Osteoblastenaktivität auszeichnet und sich histologisch in breiten Osteoidsäumen manifestiert (Abb. C-23).

Juckreiz, verzögerte motorische Nervenleitgeschwindigkeit sowie vermindertes Vibrationsempfinden, vor allem an den unteren Extremitäten, sind Ausdruck der **urämischen Polyneuropathie.**

Bei der chronischen Niereninsuffizienz im Stadium der kompensierten Retention ohne nephrotisches Syndrom findet sich oft auch eine sekundäre

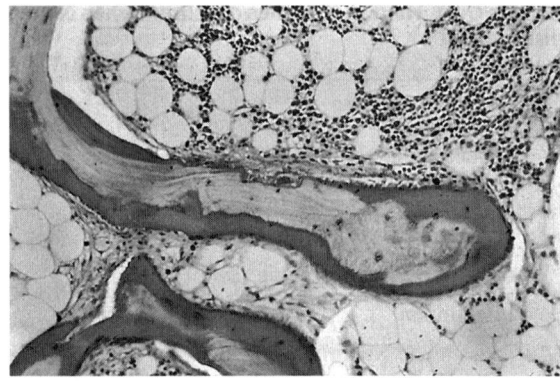

Abb. C-23: Histologisches Bild der renalen Osteopathie mit ausgeprägten Osteoidsäumen.

Hypertriglyceridämie vom Typ IV mit erhöhten VLDL und Triglyceriden (s. Kap. 4).

▼ Therapeutische Hinweise

Die Behandlung der fortgeschrittenen chronischen Niereninsuffizienz im Stadium der kompensierten Retention: eiweißarme, kaliumarme Diät mit Substitution essentieller Aminosäuren, reichliche Flüssigkeitszufuhr, Kochsalzrestriktion bei Ödem oder Hypertonie, symptomatische Therapie von Hypertonie, Hyperkaliämie, Azidose, Hyperphosphatämie u.a. Eine effektive Behandlung der renalen Anämie ist heute mit dem rekombinanten humanen Erythropoetin möglich. Durch die initiale intravenöse oder subkutane Gabe von ca 25–50 E/kg Körpergewicht 2–3 mal pro Woche soll der Hämatokrit auf wenig mehr als 30% angehoben werden; dann erfolgt entsprechende Dosisanpassung. Gleichzeitig ist eine Eisensubstitution angezeigt. Die Behandlung der terminalen Niereninsuffizienz erfolgt mit Hilfe verschiedener Dialyseverfahren bzw. durch Nierentransplantation.

2.5 Vaskuläre Nierenerkrankungen

2.5.1 Renale Durchblutungsstörungen

2.5.1.1 Primäre renale Durchblutungsstörungen

> **Primäre** renale Durchblutungsstörungen entstehen aufgrund von Stenosen im Bereich der Nierenarterie oder kleinerer Nierengefäße, von Aneurysmen und anderen Veränderungen im Bereich des **arteriellen** (z.B. Embolie, Thrombose) und **venösen** Gefäßbettes (z.B. einer Nierenvenenthrombose).
> Die Nierenvenenthrombose geht meist mit einem nephrotischen Syndrom einher (Tab. C-16).

Tabelle C-16 Vaskuläre Nierenerkrankungen

degenerativ oder metabolisch

▷ Arterio-Arteriolosklerose
▷ Nierenarterienstenose
▷ Niereninfarkt
▷ Nierenvenenthrombose
▷ arteriovenöse Aneurysmen
▷ diabetische Glomerulosklerose
▷ primär maligne Nephrosklerose

entzündlich (Vaskulitiden)

▷ Panarteriitis nodosa
▷ Lupus erythematodes disseminatus
▷ Wegener-Granulomatose
▷ Sklerodermie
▷ Schoenlein-Henoch
▷ hämolytisch-urämisches Syndrom

2.5.1.2 Sekundäre renale Durchblutungsstörungen

Die Nierendurchblutung kann **sekundär** im Rahmen von systemischen Gefäßerkrankungen beeinträchtigt sein. Einerseits handelt es sich um degenerative bzw. metabolische Gefäßerkrankungen wie Arteriosklerose oder Arteriolosklerose mit entsprechender Nephrosklerose, auch z.B. um die diabetische Nephrosklerose, andererseits kommen häufig auch immunologisch-entzündliche Gefäßprozesse in Frage, wie z.B. die Panarteriitis nodosa, die Vaskulitiden bei Wegener-Granulomatose, Sklerodermie, Lupus erythematodes disseminatus u.a., die oft mit einem arteriellen Hochdruck einhergehen. Von ihnen ist der renoparenchymatöse Hochdruck abzugrenzen (Tab. C-16).

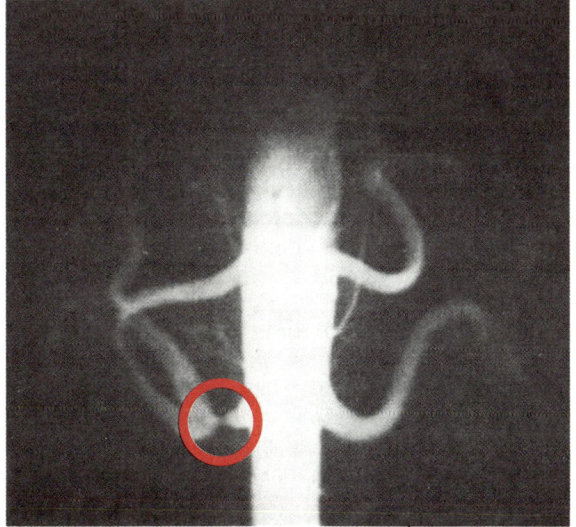

a)

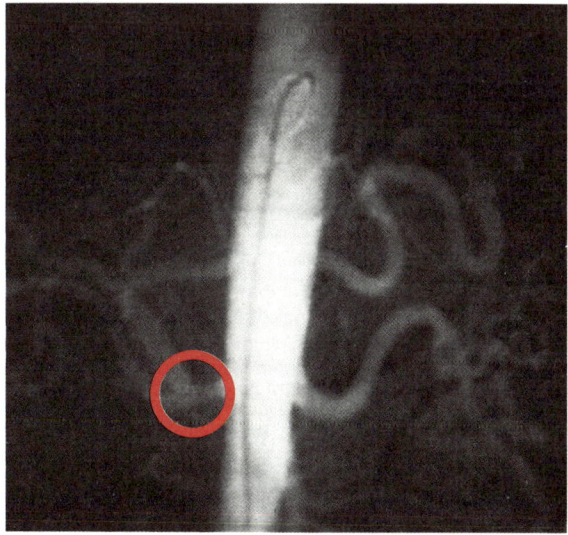

b)

Abb. C-24: Nierenarterienstenose. Digitale Subtraktionsangiographie (DSA) vor (a) und nach (b) transluminaler Katheterdilatation der rechten Nierenarterie.

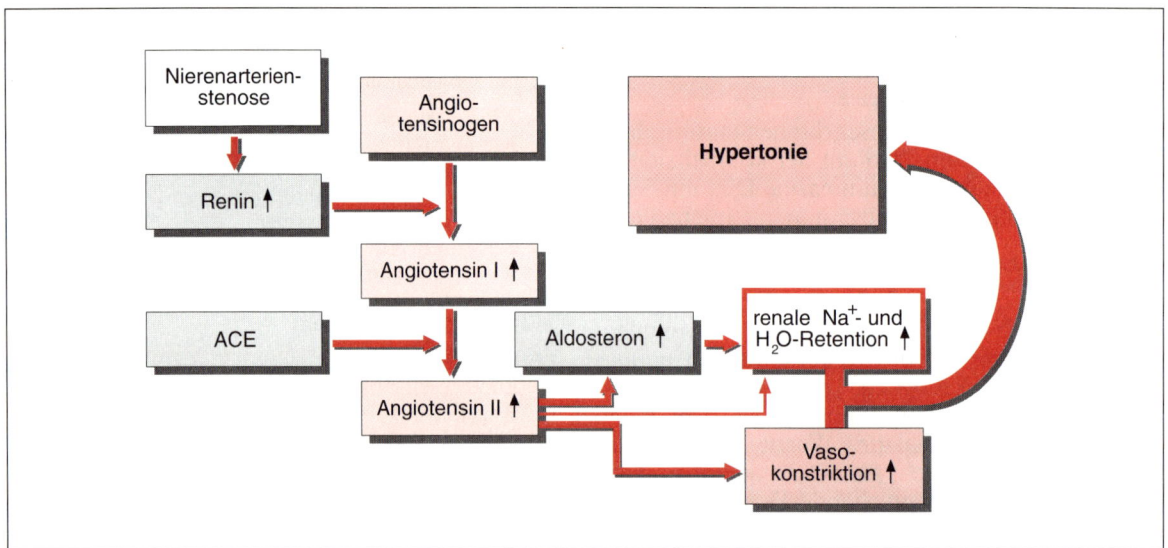

Abb. C-25: Pathophysiologie des Hochdrucks bei der Nierenarterienstenose.

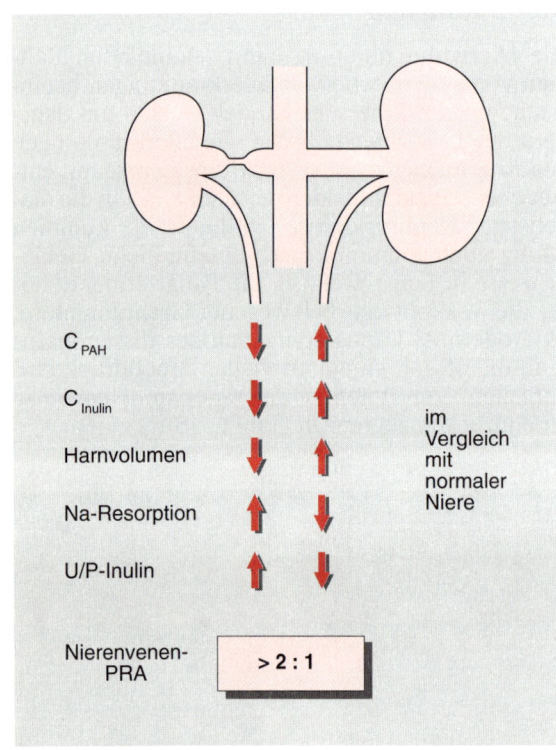

Abb. C-26: Nierenfunktionsparameter und relative Nierenvenen-Plasma-Reninaktivität (PRA) bei funktionell wirksamer Nierenarterienstenose. Die kontralaterale Niere ist kompensatorisch hypertrophiert. (C= Clearance, U= Urin, P= Plasma.)

2.5.2 Nierenarterienstenose

Das klassische Krankheitsbild des renovaskulären Hochdrucks beruht auf einer ein- oder beidseitigen Nierenarterienstenose (Abb. C-24). Sie ist in jünge-

rem Alter durch eine fibromuskuläre Dysplasie bedingt, im höheren Alter liegt ihr meist eine Arteriosklerose zugrunde. Aufgrund der Minderdurchblutung der Niere kommt es durch Aktivierung der renalen Barorezeptoren im Bereich des juxtaglomerulären Apparates zur gesteigerten Sekretion von Renin. Die daraus resultierende Bildung von Angiotensin II führt zur systemischen Vasokonstriktion, die gleichzeitige Aktivierung der Aldosteronsekretion bewirkt eine erhöhte Natrium- und Wasserretention und gesteigerte Kaliumsekretion (Abb. C-25).

> Typischerweise finden sich auf der Seite der gedrosselten Niere eine verminderte PAH- und Inulin-Clearance als Ausdruck des reduzierten Nieren-Plasmastroms und der eingeschränkten glomerulären Filtrationsrate, sowie im Urin eine extrem niedrige Natriumkonzentration.

Die funktionelle Wirksamkeit einer einseitigen Nierenarterienstenose wird heute durch die Bestimmung der Plasma-Reninaktivität im seitengetrennt entnommenen Nierenvenenblut erfaßt. Bei funktionell wirksamer Stenose ist die Plasma-Reninaktivität auf der stenosierten Seite wenigstens zweifach höher als auf der kontralateralen intakten Seite. Die periphere Plasma-Reninaktivität ist bei etwa 50% der Patienten mit einseitiger Nierenarterienstenose normal. Dagegen findet sich eine erhöhte Plasma-Reninaktivität mit sekundärem Aldosteronismus bei beidseitiger funktionell wirksamer Arterienstenose, bei der auch eine ausgeprägtere Natrium- und Wasserretention vorliegt. Die funktionellen und hormonellen Parameter bei einseitiger Nierenarterienstenose sind in der Abbildung C-26 zusammengefaßt.

D Diagnostische Hinweise

Seitengetrennte PAH-Clearance, Inulin-Clearance, Plasma-Reninaktivität, DSA, seitengetrennte PRA-Bestimmung.

T Therapeutische Hinweise

Katheterdilatation, Operation, medikamentöse Therapie.

Literatur

Brod, J.: Nephrologie. Fischer, Stuttgart 1984.

Franz, H. E., T. Risler: Klinische Nephrologie: Handbuch für Klinik und Praxis. ecomed, Landsberg/Lech 1993.

Kramer, H. J.: Ödeme, in: Klinik der Gegenwart XI,4: 1–23 (Gerok, W. et al., Hrsg.), Urban und Schwarzenberg, München–Wien–Baltimore 1993.

Kramer, H. J.: Tubulopathien, in: Therapiehandbuch E2: 1–7 (Krück, F. et al., Hrsg.), Urban und Schwarzenberg, München–Wien–Baltimore 1992.

Losse, H., E. Renner: Klinische Nephrologie. Thieme, Stuttgart 1981.

Reubi, F.: Nierenkrankheiten. Huber, Bern–Stuttgart–Wien 1982.

Sarre, H.: Nierenkrankheiten. Thieme, Stuttgart 1976.

D Magen-Darm-Trakt

J. KIPNOWSKI

I Ösophagus

1 Physiologisch-anatomische Grundlagen

Die etwa 25 cm lange Speiseröhre ist ein tubuläres Organ mit vorwiegend motorischer Funktion. Diese besteht im
▷ Transport von Speisen während des Schluckaktes aus dem Pharynx in den Magen und
▷ der Verhinderung eines Refluxes von Mageninhalt mit Hilfe der Kardia.

Das proximale Ende der Speiseröhre wird vom oberen (OÖS), das distale vom unteren Ösophagussphinkter (UÖS) begrenzt. Die Muskulatur des OÖS und der proximalen 10 cm des tubulären Speiseröhrenanteils besteht ausschließlich aus quergestreiften Muskelfasern, denen sich eine maximal 7 cm lange Übergangszone anschließt. Distal dieser Übergangszone findet sich glatte Muskulatur. Im Bereich des UÖS wird der schraubenförmige durch einen vorwiegend queren Verlauf der Muskelfasern abgelöst. Dieser Teil besitzt darüber hinaus eine größere Muskeldicke und bewirkt durch tonische Kontraktion eine Hochdruckzone, die dem Reflux von Mageninhalt in die Speiseröhre entgegenwirkt. Während die quergestreifte Muskulatur der Speiseröhre ausschließlich extrinsisch nerval gesteuert wird, findet sich für die glatte Muskulatur sowohl eine extrinsische als auch eine intrinsische Innervierung. Acetylcholin als Transmitter der Vagusfasern wirkt im Speiseröhrenkörper kontraktionsfördernd, im UÖS dagegen erschlaffend. Das intrinsische Nervengeflecht im Plexus myentericus induziert vorwiegend eine Erschlaffung der Muskulatur, der eine reaktive Nachkontraktion (ohne nervalen Impuls) folgen kann. Die Erschlaffung des UÖS wird nicht nur durch den Vagus, sondern auch durch das intrinsische Nervensystem über ein intramurales Neuron ausgelöst. Die Transmittersubstanz dieses Neurons ist bisher noch unbekannt (nicht-adrenerge und nicht-cholinerge hemmende Innervation!).

In den oberen Speiseröhrenanteilen finden sich sensorische Schmerzrezeptoren, die auf thermische und chemische Stimuli reagieren. In den distalen Anteilen kann der Schmerz über Dehnungsrezeptoren der Muskulatur oder über Chemorezeptoren der Mukosa ausgelöst werden.

> Die wichtigste Funktion des Ösophagus ist der **Transport** von Speisen aus dem Pharynx in den Magen.

Dieser aborale Transport während des Schluckaktes besteht aus zwei Phasen:
▷ bukkopharyngeale Phase
▷ ösophageale Phase

Während der **bukkopharyngealen Phase** des Schluckaktes werden Kehlkopfeingang und Nasenraum verschlossen. Mit Hilfe der Zungen- und Rachenmuskulatur wird nicht nur die hintere Mund- und Rachenhöhle verkleinert, sondern gleichzeitig auch der Speisebolus in den Ösophagusmund gepreßt. Schon zu Beginn des Schluckreflexes wird die tonische Kontraktion des OÖS aufgehoben, so daß der positive Druckgradient vom Pharynx zum Ösophagus zum Eintritt des Speisebolus in die Speiseröhre führt. Es folgt eine nach aboral bis zur Kardia verlaufende intraluminale Druckerhöhung, die eine peristaltische Kontraktion **(primäre Kontraktion)** auslöst. Bevor die primäre Kontraktionswelle den UÖS erreicht, erschlafft dieser, so daß ein Druckausgleich zwischen der Speiseröhre und dem Magen und damit ein Übertritt des Verschluckten in den Magen stattfinden kann. Eine peristaltische Kontraktion kann jedoch auch sekundär durch einen lokalen Dehnungsreiz der Speiseröhre induziert werden **(sekundäre Kontraktion)**. Sogenannte tertiäre Kontraktionen zeichnen sich im Vergleich zur primären und sekundären Kontraktion durch einen segmentalen, ungeordneten und vor allem nicht fortgeleiteten Charakter aus. Neben den bereits erwähnten primären, sekundären und tertiären gibt es darüber hinaus sogenannte repetitive Kontraktionen, die bei diffusen Ösophagusspasmen (vgl. Abschnitt I, 3.2) besonders ausgeprägt sind.

Die zweite wichtige Aufgabe des Ösophagus besteht in der Verhinderung eines Refluxes von Mageninhalt durch den **Kardiaverschlußmechanismus**.

Der aus einem intrathorakalen und einem intraabdominellen Segment bestehende UÖS ist die wesentliche anatomisch-physiologische Komponente, die eine solche Aufgabe ermöglicht.

Der Ruhedruck des UÖS liegt zwischen 15 und 25 mmHg. Er ist damit deutlich höher als der bei −6 mmHg liegende Ruhedruck des tubulären Ösophagusanteils. Darüber hinaus besteht zwischen dem UÖS und dem Magenfundus ein Druckgefälle von etwa +20 mmHg. Diese Differenz bleibt auch bei einer intraabdominellen Drucksteigerung erhalten, da ein Anstieg des intraabdominellen Drucks reflektorisch zu einem Druckanstieg im UÖS führt. Eine Erhöhung des Sphinktertonus läßt sich experimentell durch Gastrin, pankreatisches Polypeptid, Substanz P und durch Bombesin erzielen, eine Abnahme dagegen durch Cholezystokinin, Coerulein, Sekretin und Glukagon. Bisher ist die physiologische Bedeutung dieser Hormone für die Funktion des UÖS noch nicht bewiesen. Neben dem muskulären Verschluß der Speiseröhre durch den UÖS sind der sogenannte Selbstreinigungsmechanismus der Speiseröhre (durch Auslösung sekundärer Kontraktionen) sowie die zeitgerechte Magenentleerung weitere Schutzmechanismen, die die Speiseröhre vor der Einwirkung von Verdauungssäften schützen.

2 Pathophysiologie

2.1 Motilitätsstörungen

> Eine Störung der Speiseröhrenmotilität kann den aboralen Transport von Speisen in den Magen erschweren oder aufheben. Solche Veränderungen können dabei sowohl eine **Dysphagie** als auch eine **Regurgitation** von verschluckten Speisen zur Folge haben.

Zu unterscheiden sind zwei Ursachen:
▷ organisch-mechanische
▷ nerval-funktionelle

Diese können selektiv die bukkopharyngeale, die ösophageale oder aber beide Phasen des Schluckaktes behindern (Tab. D-1).

Angeborene oder erworbene Störungen des Mund- und Rachenraumes wie Mißbildungen, Verletzungen, Entzündungen oder Tumoren können die bukkopharyngeale Phase des Schluckaktes entscheidend behindern. Die ösophageale Phase kann durch Obstruktion der Speiseröhre selbst (als Folge von Entzündungen, Fremdkörpern oder Tumoren) oder aber auch durch Kompression von außen (Aneurysma, Mediastinaltumoren, Zenker[1]-Divertikel, paraösophageale Hernie etc.) gestört sein.

---
[1] Friedrich A. Ritter von Zenker (1825–1898), Pathologe in Dresden und Erlangen.

Tabelle D-1 Störungen des Schluckaktes

Organisch-mechanische Ursachen

▷ *Mit Auswirkungen auf die bukkopharyngeale Phase*

Angeborene Mißbildungen des Nasen-Rachen-Raums, Verletzungen des Gesichtsschädels, Entzündungen und Tumoren des Pharynx sowie benachbarter Regionen.

▷ *Mit Auswirkungen auf die ösophageale Phase*

Obstruktive Verlegung des tubulären Ösophaguslumens durch stenosierende Entzündungsprozesse, Fremdkörper, septenartige Ringbildungen im oberen (Plummer-Vinson-Syndrom) oder im unteren Speiseröhrenanteil (Schatzky-Ring), Tumoren. Kompression der Speiseröhre von außen durch Divertikel, ein Aneurysma oder durch Tumoren des Mediastinums.

Nerval-funktionelle Ursachen

▷ *Mit Auswirkungen auf die quergestreifte Muskulatur der Speiseröhre (bukkopharyngeale und ösophageale Phase)*

Schädigung des zentralen Nervensystems als Folge hirnorganischer Prozesse, von Vergiftungen, stoffwechselbedingten komatösen Zuständen. Primäre Muskelerkrankungen wie Dermatomyositis, muskuläre Dystrophie und metabolische Myopathie bei Thyreotoxikose. Poliomyelitis, Bulbärparalyse, Multiple Sklerose, amyotrophische Lateralsklerose.

▷ *Mit Auswirkungen auf die glatte Muskulatur der Speiseröhre (ösophageale Phase)*

Diabetische, alkoholische, urämische und Vincristin-induzierte Neuropathien. Sklerodermie, Lupus erythematodes, primär chronische Polyarthritis. Achalasie, Chagas-Krankheit, diffuser Ösophagusspasmus.

Neben diesen organisch-mechanischen finden sich nervalfunktionelle Ursachen eines gestörten Schluckaktes. Bei einer Schädigung des zentralen Nervensystems durch hirnorganische Läsionen, stoffwechselbedingte komatöse Zustände, Vergiftungen oder aber bei peripheren Erkrankungen des neuro-muskulären Systems (z.B. Poliomyelitis, Multiple Sklerose, Dermatomyositis) sind in der Regel sowohl die bukkopharyngeale als auch die ösophageale Phase des Schluckaktes gestört. Betroffen ist in diesen Fällen die Motilität der quergestreiften Muskulatur. Die alkoholisch oder diabetisch bedingten Neuropathien, Kollagenosen wie die Sklerodermie sowie in seltenen Fällen auch der Lupus erythematodes und die primär chronische Polyarthritis führen zu Funktionsstörungen der glatten Ösophagusmuskulatur und damit der ösophagealen Phase. Während bei der Sklerodermie im Frühstadium die Kontraktionen im oberen Ösophagus (quergestreifte Muskulatur) regel-

recht sind, verlaufen sie in den unteren zwei Dritteln der Speiseröhre rein simultan, die Kontraktionskraft selber ist reduziert und kann im fortgeschrittenen Krankheitsstadium aufgehoben sein. In diesen Spätstadien der Sklerodermie sind auch die proximalen Ösophagusabschnitte betroffen, die Speiseröhre kann dann völlig unbeweglich (amotil) sein.

2.2 Störungen des Kardiaverschluß-mechanismus

Die normale Funktion des unteren Ösophagussphinkters (UÖS) stellt wahrscheinlich den bedeutsamsten **Antirefluxmechanismus** dar. Da es auch beim Gesunden insbesondere postprandial zu einem gastroösophagealen Reflux kommt, kann von einem pathologischen Refluxgeschehen erst dann ausgegangen werden, wenn der Reflux abnorm häufig ist und eine **gastroösophageale Refluxkrankheit** induziert. Ein solches pathologisches Refluxgeschehen kann Folge einer ätiologisch unbekannten Schwäche des UÖS sein oder aber sekundär als Folge funktioneller und/oder organischer Störungen des UÖS auftreten. Da ein niedrigerer Ruhedruck des UÖS einen gastroösophagealen Reflux erleichtert, sind pathophysiologisch z.B. operative Folgezustände (Resektion der Kardia, totale Gastrektomie, Myotomie nach Heller[1]), Systemerkrankungen wie die **Sklerodermie** und die **diabetische Neuropathie,** die den Ruhedruck des UÖS reduzieren, besonders relevant. Aber auch mechanische Faktoren wie eine liegende **Magensonde** oder auch eine langdauernde **Immobilisation** senken ebenso wie der Genuß von **Fetten, Alkohol** und **Nikotin** den Ruhedruck des UÖS. Eine solche Senkung des Ruhedrucks ist nicht zuletzt auch durch endogene und exogene **neurohumorale Substanzen** möglich. Hierzu zählen Glukagon, Sekretin, Prostaglandin E_2, Östrogene, Progesteron, Anticholinergika, Adrenergika, Nifedipin. Es ist jedoch zu betonen, daß eine Erniedrigung des Ruhedrucks im UÖS keine notwendige Voraussetzung für die Entwicklung einer Refluxkrankheit ist. So haben bei Patienten mit einer Refluxösophagitis manometrische Untersuchungen durchaus auch normale Druckwerte ergeben.

Möglicherweise spielen bei solchen Patienten weniger die absoluten Druckwerte als vielmehr unzeitige Sphinktererschlaffungen mit Übertritt von saurem Mageninhalt eine pathogenetisch bedeutende Rolle.

Eine Störung des Kardiaverschlußmechanismus tritt auch bei einer Steigerung des Ruhetonus des unteren Ösophagussphinkters auf. Eine solche Steigerung geht meist mit einer mangelhaften Erschlaffungsfunktion einher. Sie ist typisch für die Achalasie (s. Abschnitt I, 3.1).

---

[1] Ernst Heller (1877–1964), Chirurg in Leipzig.

3 Spezielle Pathophysiologie einzelner Krankheitsbilder

3.1 Achalasie

Die Achalasie (Synonyma: Kardiospasmus, Aperistalsis, Megaösophagus, idiopathische Ösophagusdilatation) zählt zu den funktionellen Störungen der Speiseröhre, die sich durch eine unvollständige oder ausbleibende Erschlaffung des UÖS bei gleichzeitig fehlender Peristaltik im tubulären Speiseröhrenanteil auszeichnet.

Ätiologie und Pathogenese der Krankheit sind unbekannt. Wegen gewisser Gemeinsamkeiten mit der Chagas[1]-Krankheit wird u.a. eine infektiöse Genese (Masernvirus) diskutiert. Pathologisch-anatomisch findet man entzündliche Infiltrate im Bereich des Plexus myentericus der distalen Ösophagusabschnitte und eine Verminderung bzw.

einen Verlust der Ganglienzellen. Charakteristisch ist die schon erwähnte unvollständige oder ausbleibende Erschlaffung des UÖS während des Schluckaktes. Durch den Rückstau vor dem UÖS steigt der Druck im tubulären Ösophagusanteil an und liegt über dem Fundusdruck des Magens. Im Ösophaguskörper sind die Kontraktionen in der Regel abgeschwächt und verlaufen darüber hinaus simultan (Abb. D-1). Hiervon abzugrenzen ist die **hypermotile Achalasie,** bei der zwar ebenfalls simultane Kontraktionen beobachtet werden, diese sind jedoch lang andauernd und sehr kräftig. Peristaltische Kontraktionen finden sich bei der Achalasie nicht oder nur selten. Dies hat in Verbindung mit der fehlenden oder reduzierten Erschlaffung des UÖS eine Retention von Speisen mit konsekutiver Dilatation und Verlängerung der Speiseröhre zur Folge. Neben einer Verdünnung der Wandmuskulatur findet sich häufig auch eine Entzündung der Mukosa und Submukosa. Eine solche Dilatation mit Entwicklung eines Megaösophagus findet sich dagegen nicht bei der hypermotilen Achalasie, die sich vorwiegend durch starke Schmerzen, weniger jedoch durch die Symptome der **Dysphagie** und der **Regurgitation** *(Leitsymptome der Achalasie)* äußert.

---

[1] Carlos Chagas (1879–1934), Bakteriologe in Rio de Janeiro.

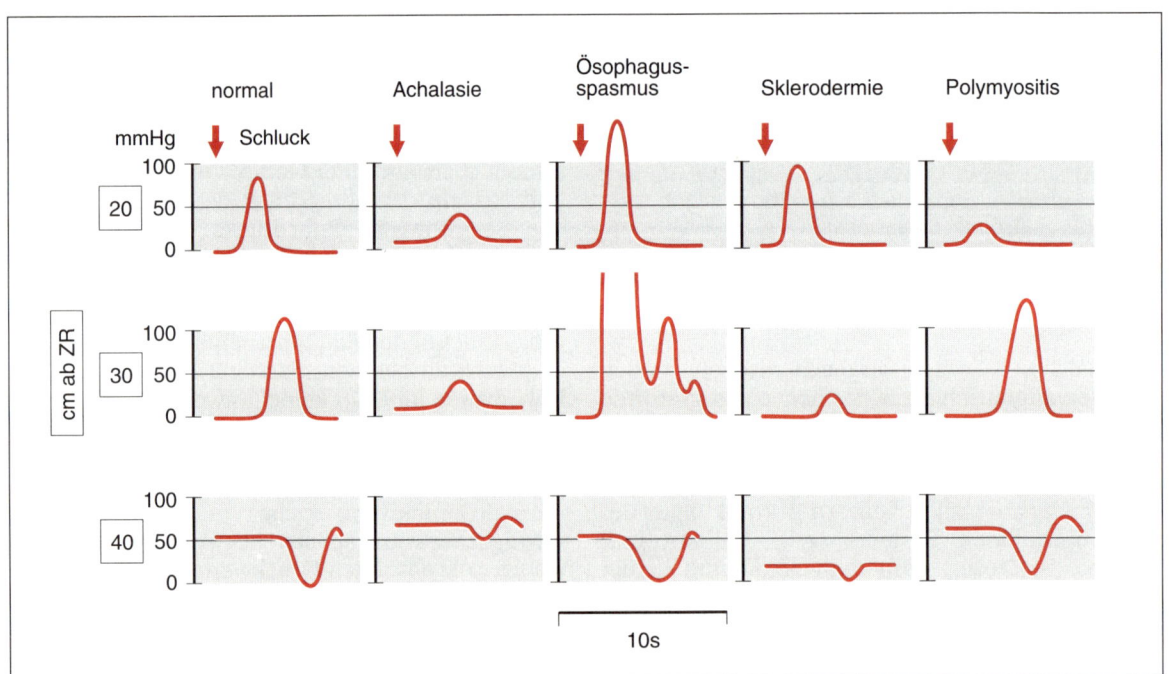

Abb. D-1: Motilitätsstörungen der Speiseröhre und ihre manometrischen Charakteristika. Die manometrischen Messungen erfolgten jeweils 20 cm (Bereich der quergestreiften Muskulatur), 30 cm (Bereich der glatten Muskulatur) und 40 cm (Bereich des unteren Ösophagussphinkters) distal der Zahnreihe (ZR). Der physiologische Zustand **(normal)** ist durch eine fortlaufende peristaltische Welle mit schluckreflektorischer Erschlaffung des unteren Ösophagussphinkters charakterisiert. Bei der **Achalasie** zeigt sich eine unvollständige oder aufgehobene Erschlaffung des UÖS sowie eine schwache oder fehlende Peristaltik. Der diffuse **Ösophagusspasmus** zeichnet sich durch simultane (frustrane) und repetitive Kontraktionen hoher Amplitude aus. Die Funktion des UÖS ist normal. Die **Sklerodermie** befällt zunächst die glatte Muskulatur einschließlich der des UÖS. Die **Myositis** dagegen imponiert zunächst durch eine Schwächung der quergestreiften Muskulatur (nach Berges und Wienbeck 1987).

3.2 Ösophagusspasmus

> Der diffuse Ösophagusspasmus zeichnet sich durch einen erhöhten Ruhetonus und simultane aperistaltische lang anhaltende kräftige Kontraktionen aus.

Es handelt sich – wie bei der Achalasie – um eine funktionelle Störung unbekannter Ätiologie. Weitere Gemeinsamkeiten sind eine gesteigerte Empfindlichkeit gegenüber Cholinergika und Pentagastrin sowie ein unphysiologischer Anstieg des Ruhedrucks im UÖS nach Cholezystokinin-Oktapeptid. Da die aperistaltischen lumenverschließenden Kontraktionen des tubulären Ösophagus oft mehrgipflig sind und wiederholt auftreten (Abb. D-1), wird der zeitgerechte Transport der verschluckten Speisen in den Magen oft erheblich verzögert. Das gleichzeitige Auftreten von tertiären und repetitiven Kontraktionen kann beim diffusen Ösophagusspasmus zu starken krampfartigen oder brennenden retrosternalen Schmerzen bzw. zum Symptom der Dysphagie führen.

3.3 Mischformen funktioneller Ösophaguserkrankungen

In den letzten Jahren sind häufig funktionelle Motilitätsstörungen der Speiseröhre beschrieben worden, die sowohl pathophysiologisch relevante Merkmale der Achalasie als auch des diffusen Ösophagusspasmus aufweisen. Diese Mischformen funktioneller Störungen der Speiseröhre zeichnen sich durch eine fehlende peristaltische Kontraktion bei normaler bis gering reduzierter Erschlaffungsfunktion des UÖS oder aber durch eine gering verminderte Peristaltik bei aufgehobener Erschlaffungsfunktion des UÖS aus. Solche Mischformen beobachtet man in zunehmendem Maße nach pneumatischer Dilatation des UÖS bei der Achalasie.

3.4 Ösophagusdivertikel

> Zu unterscheiden sind **echte** von sog. **falschen Divertikeln**. Echte Divertikel zeichnen sich durch eine Ausstülpung aller, falsche durch eine Ausstülpung nur einiger Wandschichten von Hohlorganen aus. Das paraösophageale Traktionsdivertikel ist ein echtes, das sphinkternahe Pulsionsdivertikel ein falsches Divertikel. Pharyngoösophageale und epiphrenale Divertikel der Speiseröhre werden auch wegen ihrer anatomischen Nachbarschaft zum oberen bzw. unteren Ösophagussphinkter als **juxtasphinktäre Divertikel** zusammengefaßt. Von allen Divertikeln der Speiseröhre ist das pharyngoösophageale (Zenker-Divertikel) mit über 70% das häufigste.

Juxtasphinktäre Divertikel entstehen an schwachen Muskulaturstellen (Locus minoris resistentiae). Ausschlaggebend für ihre Entstehung ist weiterhin eine Funktionsstörung des benachbarten Sphinkters. Bei Patienten mit pharyngoösophagealem Divertikel fand sich eine unvollständige Erschlaffung des OÖS während des reflektorischen Schluckablaufs oder aber eine zeitlich nicht koordinierte Erschlaffung des OÖS. Eine solche Störung der Sphinkterfunktion führt zu einem Druckaufstau im Pharynx, der den Durchtritt von Schleimhaut durch den Locus minoris resistentiae *(Killian[1]-Dreieck)* begünstigt.

Bei den **epiphrenalen Divertikeln** sind sowohl eine gestörte Funktion des UÖS als auch eine spastische Komponente des tubulären Speiseröhrenanteils von entscheidender Bedeutung. Pathophysiologisch relevant sind somit für die Entwicklung juxtasphinktärer Divertikel Motilitätsstörungen der Sphinkter sowie des tubulären Speiseröhrenanteils (epiphrenale Divertikel). Die zugrundeliegende Ätiologie dieser Störungen ist unbekannt.

Traktionsdivertikel (parabronchiale Divertikel) sind Folgen einer angeborenen Fehlbildung mit Persistieren einer Gewebsverbindung zwischen Speise- und Luftröhre.

Divertikel können zu einer mechanischen Motilitätsstörung der Speiseröhre führen (s. Abschnitt I, 2.1). In Abhängigkeit von ihrer jeweiligen Lokalisation führen sie zur **Dysphagie** mit nächtlichem **Erbrechen, Aspiration** oder zur **Entzündung, Perforation, Fistelbildung**. Divertikel können gelegentlich auch entarten.

3.5 Hiatushernie

> Hiatushernien wirken sich funktionell bzw. pathologisch-anatomisch vorwiegend auf die distalen Ösophagusabschnitte aus. Sie sind Folge einer ungenügenden Fixierung des Magens in seiner abdominellen Position bei Ausweitung des Hiatus oesophageus.

Zu unterscheiden sind:
▷ die axiale Hernie
▷ die paraösophageale Hernie
▷ Mischformen

Bei der **axialen Hiatushernie** *(Gleithernie)* findet man eine Verlagerung der Kardia und damit des unteren Ösophagussphinkters (UÖS) in den intrathorakalen Raum. Eine solche Verlagerung der Kardia kann, muß aber nicht mit einer Störung des UÖS verbunden sein.

Im Gegensatz zur axialen Hiatushernie ist die Lokalisation der Kardia bei der **paraösophagealen Hernie** normal. Somit ist grundsätzlich auch keine Funktionsstörung des UÖS zu erwarten. Diese

---

[1] Gustav Killian (1890–1921), deutscher HNO-Arzt.

Hernien neigen zur Infarzierung des eingeklemmten paraösophageal gelegenen Magenanteils.

Hiatushernien wirken sich pathophysiologisch in erster Linie auf die Speiseröhre aus. Sie können zu Motilitätsstörungen mit Beeinträchtigung des UÖS oder anderer Antirefluxmechanismen führen. Die Rolle der auxiliären Antirefluxmechanismen, die bei der axialen Hiatushernie mehr oder minder reduziert sind, ist für die Pathogenese der Refluxkrankheit jedoch umstritten (z.B. His[1]-Winkel zwischen intraabdominellem Ösophagus und Magenfundus, Kompression des Ösophagus durch Zwerchfellschenkel).

3.6 Ösophagitis

Zu unterscheiden ist die Ösophagitis im Rahmen einer **primären** oder **sekundären Refluxkrankheit** von derjenigen, die im Rahmen von Infektionen, als Folge der Einwirkungen von Laugen und Säuren oder anderer toxischer Substanzen wie Silbernitrat, Phenole, Sublimat, Formalin, Ammoniak etc. auftreten kann. Die auf die letztgenannten Faktoren zurückführbare **akute Ösophagitis** kann alle Teile der Speiseröhre betreffen.

Konsumierende Krankheiten und/oder eine immunsuppressive Behandlung können die Entstehung einer Candida- und Herpes-Ösophagitis begünstigen.

Die akute Ösophagitis kann nach entsprechender Behandlung komplett abheilen. **Chronische Ösophagitiden** entstehen häufig proximal von Stenosen als Folge der damit verbundenen Motilitätsstörungen (z.B. bei Achalasie, Narbenstrikturen nach Verätzungen, beim Tumor).

Die als Folge einer primären oder sekundären Refluxkrankheit auftretende **Refluxösophagitis** kann unabhängig von ihrer jeweiligen Ätiologie zu weiteren Komplikationen führen. Über die **erosive Ösophagitis,** die die primäre Läsion des Plattenepithels bei der Refluxösophagitis darstellt, kann es je nach Schweregrad der Läsionen (Grad I: isolierte Erosion, Grad II: konfluierend, jedoch nicht über die gesamte Zirkumferenz, Grad III: zirkulär konfluierend) zum Ersatz der Epitheldefekte durch Zylinderepithel kommen *(Zylinderzellnarbe).* Solche Zylinderzellnarben können als versprengte Inseln oder aber als Ausläufer aus dem Zylinderepithel des Magens vorkommen. Wenn eine zirkuläre Auskleidung der distalen Speiseröhrenanteile mit (heterotopem) Zylinderepithel besteht, liegt ein **Endobrachyösophagus** vor. Eine solche Veränderung im Verlauf einer Refluxkrankheit ist irreversibel und Voraussetzung weiterer Komplikationen der Refluxösophagitis. Zu diesen zählt die **ulzeröse Ösophagitis,** die als **Übergangsulkus** oder als **Barrett[2]-Ulkus** auftreten kann. Während das Übergangsulkus am proximalen Ende des Endo-

brachyösophagus liegt und somit proximal von Plattenepithel begrenzt wird, ist das Barrett-Ulkus ausschließlich von Zylinderepithel umgeben. Penetration, Perforation und Blutung können sich als weitere Folgen einstellen. Darüber hinaus kann durch narbige Schrumpfung einer ulzerösen Ösophagitis eine **peptische Stenose** entstehen, die je nach zugrundeliegendem Ulkus als **hochsitzende Stenose** *(Übergangsulkus)* oder als **tiefsitzende Stenose** *(Barrett-Ulkus)* imponiert. Zu den Komplikationen zählt letztlich auch die Entwicklung eines **Adenokarzinoms** (bei 10% der Patienten mit Endobrachyösophagus). Pathophysiologisch und pathogenetisch relevant für die Entwicklung einer Refluxkrankheit, die der Ausgangspunkt aller genannten Komplikationen ist, ist eine Insuffizienz des unteren Ösophagussphinkters mit pathologisch häufigen Refluxperioden (s. Abschnitt 2.2), die in Verbindung mit einer gestörten ösophagealen Clearance zu einer unphysiologisch verlängerten Kontaktzeit des Speiseröhrenepithels mit Mageninhalt führt. Diese verlängerte Kontaktzeit bestimmt zusammen mit der Aggressivität des Refluats (gesteigerte Magensekretion mit erhöhter Säure- und Pepsinkonzentration, Anwesenheit von Galle und Pankreasenzymen bei duodeno-gastralem Reflux) den pathologischen Charakter des Refluxes. Ob defensive Faktoren die Schädigung der Schleimhaut bei einem solchen pathologischen Refluxgeschehen verhindern können, ist bis heute unklar, da diese Faktoren bisher nur vermutet, nicht aber identifiziert werden konnten.

3.7 Ösophaguskarzinome

Karzinome der Speiseröhre können als **Adenokarzinome** im Kardiabereich und im distalen tubulären Ösophagus beim Endobrachyösophagus sowie als **Plattenepithelkarzinome** des tubulären Ösophagus vorkommen. Obwohl die ursächlichen Faktoren der Karzinominduktion unbekannt sind, scheinen chronische Reizzustände begünstigend zu wirken.

Ein gehäuftes Vorkommen von Ösophaguskarzinomen findet sich bei chronischem Alkohol- und Nikotinmißbrauch, nach Verätzungen, bei der Achalasie und beim Endobrachyösophagus.

Pathophysiologisch relevante **Motilitätsstörungen** der Speiseröhre durch Obstruktion des Ösophaguslumens (vgl. Tab. D-1) äußern sich klinisch fast immer als zunächst diskrete **Dysphagie.** Eine zunehmende Obstruktion führt zur Dilatation der Speiseröhre proximal der Stenose und zum klinischen Symptom der **Regurgitation.**

---

[1] Wilhelm His jr. (1863–1934), Anatom und Internist in Berlin.
[2] Norman R. Barrett (geb. 1903), Chirurg.

D **Diagnostische Hinweise**

Dysphagie, Sodbrennen (Pyrosis), **retrosternale Schmerzen** oder gar das Symptom der **Regurgitation** erfordern den Ausschluß von Erkrankungen der Speiseröhre. Hierzu müssen neben einer exakten Anamnese und körperlichen Untersuchung in der Regel mehrere der nachfolgend aufgeführten Untersuchungsmethoden angewandt werden: Röntgenuntersuchung, Kinematographie, Endoskopie mit Histologiegewinnung (evtl. mehrmals!), Manometrie, Langzeit-pH-Messung, gastroösophageale Szintigraphie (^{99m}Tc-Schwefel-Kolloid) sowie Säureperfusionstest nach Bernstein oder Standardsäurerefluxtest. In Abbildung D-2 ist das diagnostische Vorgehen bei der Dysphagie zusammengefaßt. Zur Objektivierung einer Refluxkrankheit stehen ebenfalls zahlreiche Verfahren zur Verfügung (Tab. D-2). Die Kombination aus Langzeit-pH-Messung, Manometrie, Röntgenuntersuchung und Endoskopie erlaubt in der Regel eine ausreichende Charakterisierung der Refluxkrankheit.

▼ Therapeutische Hinweise

Das Ziel konservativer Behandlungsmaßnahmen bei der **Achalasie** besteht in einer Verbesserung der Speiseröhrenmotilität und einer Schwächung des sich unzureichend öffnenden unteren Ösophagussphinkters.

Tabelle D-2 Diagnostische Tests zum Nachweis eines gastroösophagealen Refluxes (nach Richter und Castell 1982).

Nachweismethoden	Sensitivität (%)	Spezifität (%)
Nachweis eines potentiellen Refluxes		
manometrische Messung des UÖS (< 10 mmHg)	58	84
Nachweis einer Schleimhautschädigung		
Säureperfusionstest nach Bernstein	79	82
Endoskopie	68	96
Schleimhautbiopsie	77	91
Röntgenuntersuchung (Doppelkontrast)	60	93
Nachweis eines tatsächlichen Refluxes		
Röntgenuntersuchung	40	85
Standardsäurerefluxtest a) basal	40	99
b) nach Säurefüllung des Magens	84	83
gastroösophageale Szintigraphie	61	95
Langzeit-pH-Messung	88	98

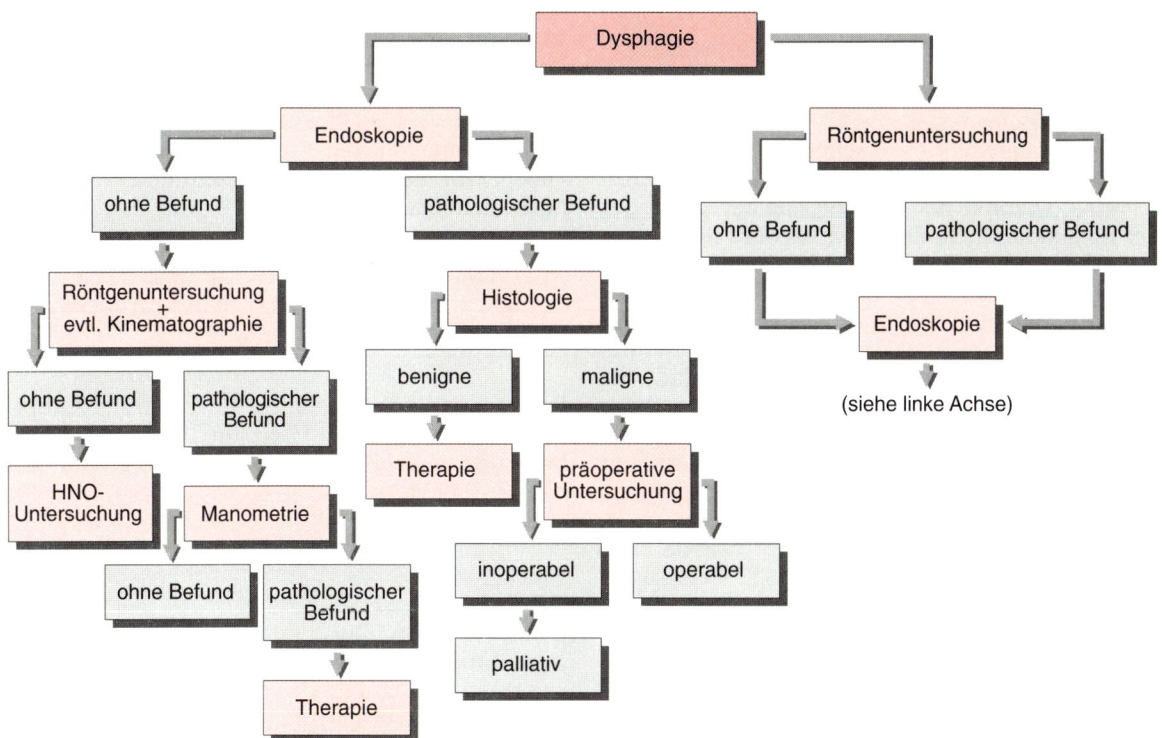

Abb. D-2: Diagnostisches Vorgehen bei Dysphagie (nach Tytgat et al. 1985).

Bei den **Allgemeinmaßnahmen** ist die individuelle Verträglichkeit der Speisen zu berücksichtigen. Mit Hilfe von **Kalziumantagonisten** (Nifedipin perlingual) und **Nitraten** (Nitroglycerin perlingual, Isosorbitdinitrat) kann akut eine Erschlaffung der glatten Ösophagusmuskulatur (einschließlich des UÖS) bei Dysphagie und Schmerzen erzielt werden. Bei allen Patienten (Ausnahmen: Kinder mit Achalasie, Karzinomverdacht) ist eine **Dehnungsbehandlung** *(pneumatischer Dilatator)* anzustreben, die bei etwa 40% der Patienten zu einer deutlichen Symptomverringerung führt. Beim Versagen konservativer Maßnahmen, bei ausgeprägtem Megaösophagus mit supradiaphragmaler Knickbildung sowie bei der Achalasie des Kleinkindes ist ein operatives Vorgehen (**Myotomie**) indiziert.

> Beim **diffusen Ösophagusspasmus** ist im Rahmen der Allgemeinmaßnahmen besonders darauf zu achten, daß bestimmte Speisen, die die Symptome auslösen können, vermieden werden (eiskalte Getränke, Fleischstückchen, Bananen etc.).

Die medikamentöse Therapie mit Hilfe von Kalziumantagonisten und Nitraten dient nicht nur zur Anfallskupierung, sondern ist auch als Langzeitbehandlung geeignet. Gleiches gilt für den **hypermotilen Ösophagusspasmus** (Nifedipin oder Isosorbitdinitrat jeweils 5–20 mg 15–30 Minuten vor jeder Mahlzeit).

> **Ösophagusdivertikel** sind in Abhängigkeit von den Beschwerden des Patienten sowie ihrer möglichen Komplikationen operationsbedürftig.

Wenn beim Ösophagusdivertikel gleichzeitig eine unzureichende Sphinktererschlaffung vorliegt, wird zusätzlich eine Myotomie durchgeführt. Die konservative Therapie der **Hiatushernie** entspricht der der Refluxkrankheit. Das Ausmaß der vom Patienten vorgetragenen Beschwerden und/oder das Versagen konservativer Maßnahmen stellen die Indikation zur **Fundoplicatio** oder **Gastropexie** der Hiatushernie. Allgemeinmaßnahmen bei der **Refluxkrankheit** sind in Tabelle D-3 zusammengefaßt, ihr therapeutischer Nutzen ist jedoch nicht gesichert. Die Gabe von Antazida führt zu einer Symptomabnahme, ihre Wirkung ist, da sie die Läsionen nicht zur Abheilung bringen, jedoch eine rein symptomatische. Demgegenüber ist in zahlreichen Studien der positive Effekt einer Langzeittherapie mit H_2-Rezeptorantagonisten nachgewiesen worden. Bei schwergradiger Refluxösophagitis ist häufig eine höhere Dosierung notwendig (z.B. 4mal 300 mg Ranitidin). Die Gabe von Sucralfat (Ulcogant®) als Zytoprotektivum und von Cisaprid (Propulsin®), einem Prokinetikum, erwies sich ebenfalls als wirksam. Die Effektivität einer Therapie der Refluxkrankheit ist von der säureinhibierenden Wirkung des Pharmakons abhängig. Omeprazol (Antra®) in einer Dosierung von 20–60 mg/Tag erwies sich daher auch als die effektivste Substanz, die selbst bei sonst therapierefraktärer Refluxösophagitis erfolgreich ist.

Tabelle D-3 Allgemeinmaßnahmen bei der Refluxkrankheit

> ▷ Kopfende des Bettes um etwa 15 cm anheben
> ▷ Potentiell schädliche Medikamente meiden
> ▷ Gewichtsreduktion bei Übergewicht
> ▷ Nikotin- und Alkoholabstinenz
> ▷ Fettarme eiweißreiche Diät
> ▷ Zwischenmahlzeiten, kein Abendessen

> Bei **peptischer Stenose** ist eine Bougierungsbehandlung unter Beachtung der Risiken notwendig.

Die konservativen Maßnahmen sind je nach Verlauf, Beschwerden und Risiko der Refluxösophagitis durch eine chirurgische Therapie zu ersetzen. Vor einer operativen Intervention (Fundoplicatio nach Nissen und Rossetti) sollte jedoch zunächst immer der Versuch einer Langzeittherapie mit H_2-Rezeptorantagonisten unternommen werden. Omeprazol ist für die Langzeittherapie derzeit noch nicht zugelassen.

> Bei **Ösophagustumoren** ist grundsätzlich die Möglichkeit eines chirurgischen Vorgehens zu prüfen.

Radiatio und Chemotherapie sowie die endoskopische Plazierung eines Celestin-Tubus zur Überbrückung einer Stenose sind beim Karzinom palliative Maßnahmen.

II Magen

1 Physiologisch-anatomische Grundlagen

Der Magen ist ein drüsig-muskuläres Hohlorgan mit

▷ motorischen und
▷ sekretorischen Funktionen.
Er besteht – wie die übrigen Darmhohlorgane – aus einer Mukosa, einer Submukosa, einer Muskularis und einer Serosa. Die in drei Lagen verlau-

fende Muskulatur bildet mit ihrer mittleren Lage durch Verdickung der Muskelfasern den **Musculus sphincter pylori,** der die untere Begrenzung des Magens zum Duodenum bildet. Zum Ösophagus hin wird er von der **Kardia** begrenzt. Zu unterscheiden sind weiterhin **Fundus, Korpus** und **Antrum** des Magens. Für die Fundusschleimhaut sind die Haupt- bzw. Fundusdrüsen charakteristisch. An der Basis dieser Drüsen finden sich die **Hauptzellen,** die Pepsinogene in Granula speichern und sezernieren. Ihnen schließen sich im Bereich des Drüsenmittelstücks die **Beleg-** oder **Parietalzellen** an, deren wichtigste Funktion die Säuresekretion und die Bildung des Intrinsicfaktors ist. Zum Drüsenhals hin finden sich die für die Epithelregeneration zuständigen **Nebenzellen.** Die Fundusdrüsen münden in den unteren Pol der Foveolae gastricae, die ebenso wie die Magenschleimhautoberfläche ein einschichtiges Zylinderepithel besitzen, das zur Schleimproduktion befähigt ist. Die Zellen der Antrumdrüsen **(G-Zellen)** gehören zum *APUD-System** und produzieren Gastrin. Darüber hinaus enthält der Antrumdrüsenkörper jeweils eine große Zahl schleimbildender Zellen. Besondere Bedeutung haben weiterhin Histamin-speichernde und -sezernierende Mastzellen der Mukosa. Die **parasympathische** Innervation des Magens verläuft über den Nervus vagus, der über einen vorderen und hinteren Ast den Magen erreicht. Seine Nervenfasern kommunizieren mit dem submukösen **Meißner[1]- (Plexus submucosusa)** und dem **Auerbach[2]-Plexus (Plexus myentericus).** Das submuköse Gefäßnetz des Magens enthält – in ihrer Bedeutung bisher noch unklare – arteriovenöse Shunts.

Bezüglich der motorischen Funktionen unterscheidet sich der proximale Magen wesentlich vom distalen. Magenkorpus und -fundus besitzen die Fähigkeit zur **adaptiven Relaxation,** die die Voraussetzung für eine gewisse Reservoirfunktion des Magens ist. Der Tonus des **proximalen Magenantcils** wird vagal, hormonell und autoregulativ gesteuert. Da bereits das Schlucken von Nahrung einen Druckabfall im proximalen Magen verursacht, führt eine Erhöhung des Magenvolumens (z.B. nach voluminösen Mahlzeiten) nur zu einem unverhältnismäßig geringen Druckanstieg und verhindert so u.a. eine beschleunigte Entleerung. Die Entleerung flüssiger Nahrungsbestandteile sowie fester Partikel mit einem Durchmesser von weniger als 1 mm wird nicht nur vom Mageninnendruck, sondern auch vom Strömungswiderstand im

Pylorus und proximalen Duodenum bestimmt. Der **Pylorus** verhindert die Entleerung von Partikeln mit einem Durchmesser von mehr als 1 mm. Der **distale Magen** ist über **peristaltische Kontraktionen** in der Lage, den Mageninhalt auf eine Partikelgröße von weniger als 1 mm zu zerkleinern.

> Der gesamte Magen hat die Funktion, für eine kontinuierliche Entleerung zu sorgen. Diese wird über Osmo- und Fettrezeptoren, die vorwiegend im Duodenum lokalisiert sind, gesteuert.

Die **Sekretion des Magens** hat eine **exokrine** und eine **endokrine** Komponente. Die anorganischen, exokrin-sezernierten Bestandteile des Magensafts setzen sich aus dem Sekret der Belegzellen (HCl, *parietal cell secretion)* und einem Sekret zusammen, dessen Ionenzusammensetzung der der interstitiellen Flüssigkeit entspricht *(non-parietal cell secretion).* Die enorme sekretorische Leistung der Belegzellen führt zu einem pH-Gradienten von 6,6 zwischen Magenlumen (pH 0,8) und extrazellulärer Flüssigkeit (pH 7,4). Dies entspricht einem Konzentrationsgradienten von 3×10^6. Die Sekretion von Wasserstoffionen ist ein aktiver (ATP-verbrauchender) Prozeß, der über eine Kalium-Wasserstoffionen-Pumpe bzw. die K^+-H^+-ATPase (Abb. D-3) vermittelt wird. Parallel hierzu ist in der luminalen Zellmembran eine ebenfalls stark ATP-abhängige Chloridpumpe lokalisiert. Der Transport von Wasser (H_2O) verläuft dagegen in beiden Richtungen passiv. Nach Dissoziation des intrazellulären Wassers in H^+- und OH^--Ionen entsteht aus CO_2 und OH^- über die ebenfalls in der luminalen Zellmembran lokalisierte Carboanhydrase intrazelluläres Bikarbonat (HCO_3^-), das die Zelle an der basolateralen Seite im Austausch gegen Chloridionen (Cl^-) verlassen kann. Von besonderer physiologischer Bedeutung ist nach diesem Modell, daß die vermehrte Sekretion von H^+-Ionen in das Magenlumen von einem vermehrten Abtransport von HCO_3^--Ionen über die basolaterale Membran zur Blutseite begleitet wird. Über diesen Mechanismus kann der intrazelluläre pH-Wert konstant gehalten werden. Ergänzend sei erwähnt, daß Natriumionen an der luminalen Seite im Austausch gegen Kaliumionen in die Zelle gelangen und diese über die ATP-abhängige Natrium-Kalium-Pumpe an der basolateralen Seite wieder verlassen können. Die H^+-sezernierende menschliche Parietalzelle besitzt Rezeptoren für Histamin, Gastrin und Acetylcholin. Die Histamin-sezernierenden Mastzellen besitzen ebenfalls Gastrin- und Acetylcholin-Rezeptoren. Histamin wird von den Mastzellen freigesetzt und gelangt durch Diffusion zur Parietalzelle an seinen Rezeptor. Gastrin wird von den G-Zellen des Antrums gebildet und erreicht seine Rezeptoren auf hormonalem Weg. Acetylcholin wird als Transmitter von den Endplatten des Nervus vagus freigesetzt. Von besonderer

---

* Das APUD (amine precursor uptake and decarboxylation)-System ist ein peripheres endokrines Zellsystem, das sich aus dem Ektoderm entwickelt hat. Die Zellen dieses Systems können auf neurokrinem, neuroendokrinem und parakrinem Sekretionsweg physiologische Abläufe modulieren.

[1] Georg Meißner (1829–1905), Anatom und Physiologe in Basel und Göttingen.

[2] Leopold Auerbach (1828–1897), Physiologe in Breslau.

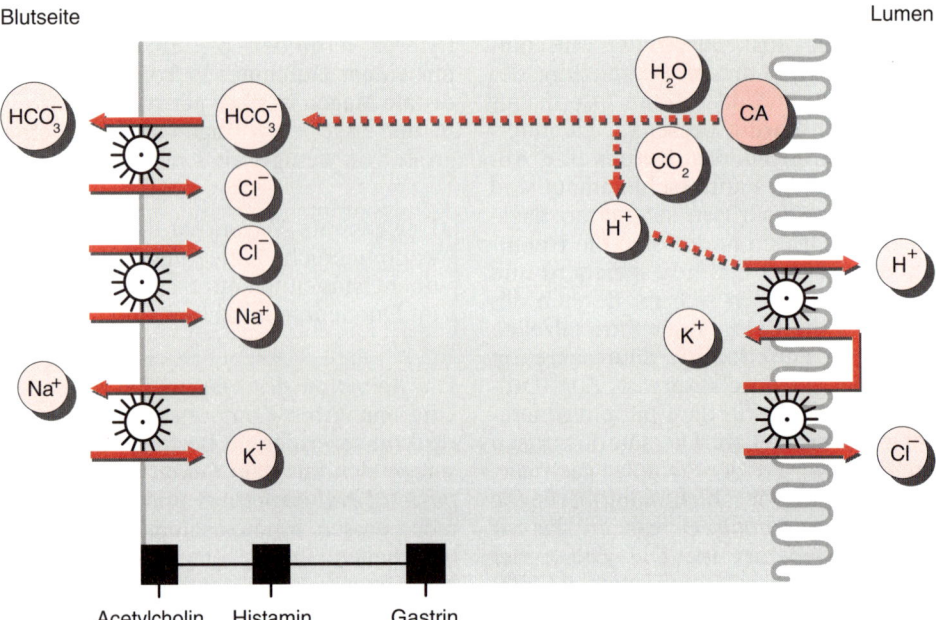

Blutseite   Lumen

Abb. D-3: Modell zur HCl-Sekretion der Parietalzelle. Die basolaterale Membran enthält einen HCO_3^-/Cl^--Austauschmechanismus, der Chloridionen in und Bikarbonationen aus der Zelle transportiert. Bikarbonat wird durch eine luminal lokalisierte Carboanhydrase (CA) aus CO_2 und OH^- (Dissoziationsprodukt des H_2O) gebildet. Darüber hinaus sind an der basolateralen Membran ein gekoppelter Natrium-Chlorid-Transportmechanismus sowie die ATP-abhängige Na^+-K^+-Pumpe eingezeichnet. Die aus der Dissoziation von H_2O entstandenen Wasserstoffionen werden über eine luminal lokalisierte ATP-abhängige H^+-K^+-Pumpe in das Magenlumen sezerniert. Parallel hierzu ist eine ebenfalls ATP-abhängige Cl^--Pumpe eingezeichnet. Die Feinregulation der Parietalzellfunktion erfolgt über Rezeptoren für Acetylcholin, Histamin und Gastrin, die offenbar als funktionelle Einheit operieren und an der basolateralen Membran lokalisiert sind.

Bedeutung für die Regulation der Säuresekretion und ihre pharmakologische Beeinflussung ist die Beobachtung, daß die Gastrin- und Acetylcholin-stimulierende Säureresektion weniger über eine direkte Bindung an den Rezeptor der Parietalzellen als vielmehr über eine Rezeptorbindung an der Mastzelle erfolgt. Histamin, Gastrin und Acetylcholin führen über second messenger letztlich zu einer Aktivierung der H^+-K^+-ATPase. Dieses sogenannte Drei-Rezeptoren-Modell der Parietalzelle sowie die obige Feststellung, daß auch die Mastzelle über Gastrin- und Acetylcholin-Rezeptoren verfügt, erklärt die medikamentös-konservative und chirurgische Beeinflussung der Säuresekretion. Gastrinantagonisten und Anticholinergika vom Muskarin-Typ können die Histamin-induzierte Säuresekretion nur unwesentlich beeinflussen. H_2-Rezeptorantagonisten führen nicht zu einer kompletten Säureinhibition. Letzteres ist jedoch durch eine direkte Hemmung der H^+-K^+-ATPase mit Hilfe von substituierten Benzimidazolen wie dem Omeprazol (Antra®) möglich. Chirurgische Maßnahmen wie die Vagotomie resultieren in einer Abnahme der freigesetzten Acetylcholine, die partielle Gastrektomie in Form der Billroth-I- bzw. Billroth-II-Resektion führt zu einer Abnahme der Gastrin-produzierenden G-Zellen und zu einer Reduktion der Parietalzellmasse.

Neben der Salzsäure sezernieren die Belegzellen den **Intrinsicfaktor,** ein Glykoprotein, das für die **Resorption von Vitamin B_{12}** im terminalen Ileum unentbehrlich ist.

Die exokrin-sekretorische Funktion von organischen Bestandteilen betrifft nicht nur den Intrinsicfaktor, sondern vor allem die **Pepsinogene.** Dabei handelt es sich um inaktive Vorstufen **proteolytischer Enzyme,** die als Granula in den Zellen gespeichert und sezerniert werden. Immunologisch lassen sich Pepsinogene der Gruppe I (Pepsinogen 1–5) von solchen der Gruppe II (Pepsinogen 6–7) unterscheiden. Offenbar werden Pepsinogene der Gruppe I nur im säurebildenden, solche der Gruppe II dagegen im gesamten Magen und im proximalen Duodenum gebildet.

Die Umwandlung der Pepsinogene in Pepsine hat ein saures Milieu des Magens als Voraussetzung. Dieser Umwandlungsprozeß beginnt ab einem pH-Wert von 6 und hat ein pH-Optimum von 1,8–3,5. Als weitere organische Bestandteile des Magensafts müssen der **Magenschleim,** geringe **Albuminmengen** sowie **sekretorische Immunglobuline** (IgA und IgG) genannt werden. Der Magenschleim enthält als wichtigste Komponente die **Glykoproteine,** wobei ein Molekül aus vier gleichen Untereinheiten, die über Disulfidbrücken verbunden sind, besteht. Diese intakten Mukusgelmoleküle sind extrem viskös und nahezu nicht wasserlöslich. Durch Pepsineinwirkung werden die vier Untereinheiten des Mukusgelmoleküls freigesetzt. Die Proteinkomponente jeder Untereinheit wird vor der weiteren proteolytischen Wirkung der Pepsine durch die umgebene Glykokomponente geschützt. Diese Untereinheiten sind im Gegensatz zum intakten Mukusgelmolekül wasserlöslich. **Mukusgel** und **Bikarbonatsekretion** der Oberflächenzellen der Magenschleimhaut zählen zu den wichtigen defensiven Mechanismen, die den Magen vor der Selbstverdauung schützen. Nach vollständiger Säurehemmung des Magens kann die Bikarbonatsekretion sowohl im Antrum als auch im Korpus nachgewiesen werden. Im Tiermodell läßt sie sich durch luminale Säure stimulieren. Auch Carbachol, Kalzium, Cholezystokinin und Dibutyryl-GMP induzieren eine vermehrte Bikarbonatsekretion, während sie beim Menschen durch Acetylsalicylsäure und Taurocholat in hohen Dosen und im Tiermodell durch Acetazolamid, Quabain, Äthanol, Cysreamin etc. gehemmt wird. Die Sekretion von HCO_3^--Ionen in das Magenlumen beträgt pro Flächeneinheit nur etwa 10% der H^+-Ionensekretion. Da das Mukusgel als Diffusionsbarriere für die Rückdiffusion von H^+-Ionen aus dem Magenlumen in die Zellen wirkt und gleichzeitig die Permeation von HCO_3^--Ionen von der Mukosa in das Magenlumen behindert, entsteht in unmittelbarer Nähe zur Mukosaoberfläche eine Zone mit hoher HCO_3^-- und niedriger H^+-Ionenkonzentration. Die Bikarbonat-Schleimhaut-Barriere, die Aufrechterhaltung der Permeabilitätseigenschaften der Membran selbst, die Fähigkeit der Oberflächenzellen zur intrazellulären Neutralisation nach Rückdiffusion von H^--Ionen in die Zellen, ein ungestörter Blutfluß, der ein ausreichendes HCO_3^--Angebot bei gleichzeitigem Abtransport von H^+-Ionen gewährleistet, sowie die Fähigkeit der Zellen zur Schleimhautreparation bilden die defensiven Schutzmechanismen des Magens (Abb. D-4).

Die Regulation der Magensekretion kann grob in eine **kephal-vagale**, eine **gastrale** und eine **intestinale Phase** unterteilt werden.

▷ **Kephal-vagale Phase:** Ausgelöst durch Sinnesempfindungen läßt sich eine vagale Stimulation der säureproduzierenden Belegzellen, der schleimsezernierenden Haupt- und Muskelzellen sowie der Gastrin-sezernierenden G-Zellen nachweisen.

▷ **Gastrale Phase:** Die säurestimulierende Wirkung von Gastrin steht im Vordergrund. Die Freisetzung von Gastrin erfolgt durch Peptide und Aminosäuren des Chymus. Als weiterer Stimulus wird die Dehnung des Magens angesehen. Hohe Säurekonzentrationen des Magens wirken inhibitorisch auf die Gastrinfreisetzung, so daß sich der Prozeß selbst limitiert.

▷ **Intestinale Phase:** Die Säuresekretion durch den säure- und fetthaltigen Chymus im Duodenum wird über lokale Reflexe inhibiert. Die hormo-

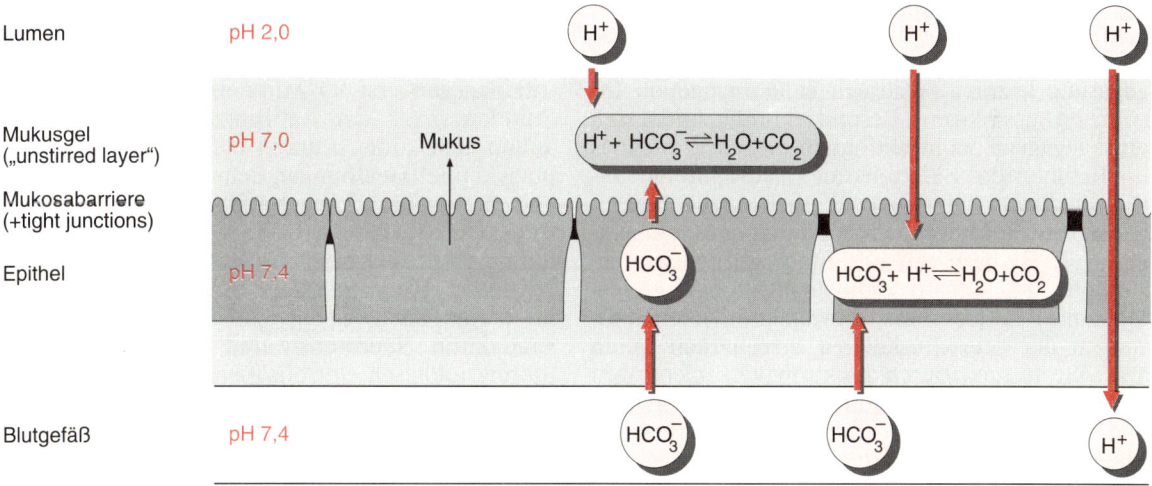

Abb. D-4: Modell zur Wirkungsweise protektiver Mechanismen des Magens (nach Schiessel 1987). Die Integrität der luminalen Zellmembran und der *tight junctions,* die qualitativ und quantitativ ausreichende Produktion von Schleim (Mukus), der eine strömungsfreie Schicht *(unstirred layer)* auf der Zelloberfläche bildet, sowie die ausreichende Bikarbonatbereitstellung zur Pufferung von luminal in den Schleim rückdiffundierten H^+-Ionen sind wesentliche Elemente der defensiven Mechanismen. Der Schleim behindert sowohl die Rückdiffusion von H^+-Ionen als auch den Abtransport von sezernierten HCO_3^--Ionen in das Magenlumen. So entsteht unmittelbar oberhalb der luminalen Zellmembran eine hohe Bikarbonatkonzentration, die als sog. *Bikarbonatbatterie* wirkt. Gelangen H^+-Ionen nach Alteration der Magenschleimhautbarriere und qualitativer bzw. quantitativer Veränderung der Mukussekretion dennoch in die Zelle, so können sie hier durch Bikarbonationen neutralisiert werden. Falls auch dieser Schutzmechanismus versagt, ist ein ausreichender Blutfluß für den Abtransport der H^+-Ionen wichtig. Dieser ist auch für die Bereitstellung von HCO_3^--Ionen von Bedeutung.

nelle Rückkoppelung über Enterogastron bleibt hypothetisch, da ein solches Hormon bisher noch nicht isoliert werden konnte. Die Säuresekretionshemmung über Sekretin (GIP, *gastric inhibitory polypeptide)* ist beim Menschen wahrscheinlich von untergeordneter Bedeutung. Da die Parietalzelle Rezeptoren für Acetylcholin, Histamin und Gastrin besitzt, wird angenommen, daß über diese Rezeptoren, die offenbar eine funktionelle Einheit bilden, eine Feinregulation der Säuresekretion möglich ist. Acetylcholin und Gastrin können einen Teil ihrer Wirkungen auf die Parietalzellen auch indirekt über eine Histaminfreisetzung der Mastzellen induzieren. Inwieweit das in den D-Zellen gebildete Somatostatin, das eine stark inhibitorische Wirkung auf die Säuresekretion hat, auf parakrinem Wege an der Feinregulation beteiligt ist, bleibt noch unklar. Dies gilt auch für die säurestimulierende Wirkung von Enkephalinen, die als nicht-adrenerge und nicht-cholinerge Neurotransmitter angesehen werden.

2 Pathophysiologie

2.1 Motilitätsstörungen

Zu den Motilitätsstörungen des Magens zählen:
▷ die verzögerte und
▷ beschleunigte Magenentleerung
▷ der duodenogastrale Reflux.
Klinisch relevante Motilitätsstörungen weichen immer erheblich von der Norm ab.

Eine **verzögerte Magenentleerung** kann bei allen Erkrankungen der glatten Muskulatur auftreten (s. Abschnitt I, 2.1). Dabei ist die Entleerungsverzögerung letztlich Ausdruck einer myogenen Insuffizienz des Magens. Besonders häufig findet sich eine **myogene Kontraktionsstörung** des Magens im Rahmen der Sklerodermie. **Neuropathien** unterschiedlicher Genese (z.B. diabetische Neuropathie) sowie **zentral bedingte Innervationsstörungen** (z.B. Bulbärparalyse) können ebenso wie bestimmte Medikamente (Opiate, Anticholinergika, Dopamin) Entleerungsstörungen induzieren. Störungen der **neuromuskulären Erregbarkeit** treten am Magen auch durch Elektrolytverschiebungen nach Diuretika, nach profusem Erbrechen oder Diarrhoen auf. Die mechanische Behinderung der Magenentleerung ist durch **organische Prozesse** des Magens selbst bedingt und findet sich bei Ulzera bzw. Tumoren im Bereich des Magenausgangs. Die **Magenausgangsstenose** führt bei längerem Bestehen zu antiperistaltischen Kontraktionen mit Erbrechen sowie zu einer Stase des Mageninhalts. Entleerungsverzögerungen treten auch unmittelbar nach **Operationen** am Magen auf, sie sind jedoch in der Regel reversibel. Wenn jedoch das Antrum denerviert wurde, können diese auch langfristig sein und müssen dann durch eine Drainageoperation normalisiert werden.

Pathophysiologisch relevant ist, daß eine Entleerungsverzögerung des Magens zu einer Volumenzunahme mit konsekutiver Stimulation der Sekretion führt. Überdehnung des Magens mit Übelkeit und Erbrechen ist die Folge. Die damit verbundenen Elektrolytstörungen können ihrerseits wiederum die Entleerungsstörung weiter unterhalten.

Eine **beschleunigte Magenentleerung** kann durch exogene oder endogene cholinerge Stimulation verursacht werden. Klinisch bedeutsam sind jedoch lediglich die operativ bedingten Formen. Nach trunkulärer, selektiv gastrischer und selektiv proximaler **Vagotomie** ist die Fähigkeit des proximalen Magens zur rezeptiven Relaxation reduziert. Die Füllung des Magens führt nach solchen Operationen somit zu einem unphysiologisch großen Druckanstieg, der wiederum eine beschleunigte Entleerung induziert. Wurde neben der Vagotomie gleichzeitig eine **Drainageoperation** durchgeführt, so ist der Strömungswiderstand im Bereich des Magenausgangs zusätzlich herabgesetzt. Daraus resultiert eine Sturzentleerung eines hyperosmolaren Mageninhalts in das Duodenum. Dies führt einerseits zu einem vermehrten Flüssigkeitseinstrom in den Dünndarm mit schmerzhafter Überdehnung der Dünndarmwand, andererseits zu den Symptomen der Hypovolämie. Dieses als **postalimentäres Früh-Dumping** bezeichnete Syndrom tritt unmittelbar oder bis zu 30 Minuten nach der Nahrungsaufnahme auf. **Herzklopfen, Schwindel, Schwitzen** sowie abdominelle Mißempfindungen wie **Völlegefühl** und **Rumoren** kennzeichnen seine klinische Symptomatik. Das **postalimentäre Spät-Dumping** tritt dagegen erst 90 Minuten (bis maximal drei Stunden) nach der Nahrungsaufnahme auf und äußert sich klinisch durch die Zeichen einer Hypoglykämie **(Heißhunger, Schwitzen, Herzklopfen, Schwächegefühl).** Ursache für das Spät-Dumping ist primär eine gesteigerte Resorption von Glukose mit reaktiv gesteigerter Insulinsekretion und nachfolgender Hypoglykämie. Unklar ist bisher, ob der im Serum nachweisbare Anstieg von Serotonin, Bradykinin, Neurotensin und Enteroglukagon pathophysiologisch eine zusätzliche Rolle spielt. Der **duodeno-gastrale Reflux,** d.h. der Übertritt von Duodenalinhalt in den Magen, ist ein physiologischer Vorgang, der nur bei abnormer Ausprägung pathophysiologisch und klinisch relevant ist. Da die Funktion des Pylorus als Antirefluxventil heute zweifelhaft ist, kann der pathologische duodenogastrale Reflux nicht auf eine Pylorusdysfunktion zurückgeführt werden. Eine Refluxsteigerung findet sich jedoch regelmäßig nach Magenteilresektionen. Inwieweit Motilitätsstörungen des Duodenums bzw. des Magens einen Reflux induzieren können, bleibt unklar, da sämtliche pathophysiologischen Vorstellungen zum duodeno-gastralen Reflux ist lediglich hypothetischen Charakter haben.

Tierexperimentell kann die Magenmukosa durch Duodenalinhalt geschädigt werden. Als verantwortliche Komponenten für die Mukosaschädigung werden Gallensalze angesehen.

> Pathophysiologisch relevant wird ein duodenogastraler Reflux immer dann, wenn gleichzeitig ein postoperatives galliges Erbrechen vorliegt, das zu einer schweren Schädigung der Ösophagusschleimhaut (sog. alkalische Refluxösophagitis) führen kann.

2.2 Sekretionsstörungen

Zu unterscheiden sind Störungen, die mit einer verminderten, und solche, die mit einer gesteigerten Sekretionsleistung einhergehen.

Die **verminderte Sekretionsleistung** kann die organischen bzw. die nichtorganischen Komponenten des Magensaftes betreffen. Bei der perniziösen Anämie (Morbus Biermer[1], Addison[2]-Anämie) ist sowohl die HCl-Sekretion (anorganische Sekretionsstörung) als auch die Bildung und Sekretion des Intrinsicfaktors (organische Sekretionsstörung) reduziert bzw. aufgehoben. Sie beruht auf einer **chronisch atrophischen Gastritis** der Fundusschleimhaut **(Typ A)**. Die chronisch atrophische Gastritis des Antrums **(Typ B)** neigt dagegen nur bei pyloro-kardialer Ausbreitung mit nachfolgender Atrophie der Korpus- und Fundusschleimhaut **(Typ AB)** zur Hypo-bzw. Achlorhydrie.

Grundsätzlich können sämtliche Erkrankungen oder Folgezustände, die die Zahl und/oder die Aktivität der HCl-produzierenden Parietalzellen reduzieren, fakultativ zur Hyposekretion führen. Dies gilt auch für operative Folgezustände. So sinkt nach Vagotomie sowohl die basale als auch die maximale HCl-Sekretionsrate. Ähnliche Reduktionen finden sich nach verschiedenen Formen der Magenresektion **(Billroth[3] I und II)**. Pathophysiologisch relevant ist bei solchen Operationsfolgen der Wegfall oder die Reduktion der antralen Gastrinfreisetzung. Die Gastrin-stimulierte HCl-Sekretion ist somit reduziert bzw. aufgehoben. Zusätzlich induziert die fast regelmäßig zu beobachtende Stumpfgastritis eine Reduktion der HCl-produzierenden Parietalzellen.

Quantitative bzw. qualitative Veränderungen der **Schleimsekretion** führen zu einem gestörten Gleichgewicht zwischen aggressiven und defensiven Faktoren.

---

[1] Anton Biermer (1827–1892), Internist in Breslau.
[2] Thomas Addison (1793–1860), Arzt in London.
[3] Christian-Theodor Billroth (1829–1894), Chirurg in Zürich und Wien.
[4] Robert M. Zollinger (geb. 1903), amerikanischer Chirurg. Edwin H. Ellison (geb. 1918), amerikanischer Chirurg.
[5] Paul Wermer, zeitgenössischer amerikanischer Humangenetiker.

> Eine Reduktion der Schleimsynthese ist durch nicht-steroidale Antiphlogistika wie Acetylsalicylsäure und Indometacin, Phenylbutazon und Kortikosteroide induzierbar.

Die **gesteigerte Sekretionsleistung** des Magens läßt sich pathophysiologisch sinnvoll in eine gesteigerte endokrine und eine gesteigerte exokrine Sekretion unterteilen. Zu den wichtigen Störungen der endokrinen Sekretion zählen die verschiedenen Formen der **Hypergastrinämie**. Diese können mit einer Steigerung der HCl-Sekretion verbunden sein (Tab. D-4). Das klassische Beispiel für eine gesteigerte HCl-Sekretion als Folge einer gesteigerten endokrinen Sekretion ist das **Zollinger[4]-Ellison-Syndrom** *(Gastrinom)* (vgl. S. 238). Die Tumoren sind vorwiegend im Pankreaskopf und im Duodenum zu finden. Während bei isolierten Hyperparathyreoidismus meist keine Erhöhung der Serum-Gastrinwerte zu objektivieren ist, finden sich beim **Wermer[5]-Syndrom** *(multiple endocrine adenopathy type I)* sowohl ein Hyperparathyreoidismus als auch ein Gastrinom. Interessant ist jedoch, daß die erhöhten Serum-Gastrinwerte nach Resektion der Nebenschilddrüsenadenome abfallen können. Eine ektopische Gastrinproduktion wurde im Rahmen eines paraneoplastischen Syndroms bei Ovarialtumoren, mesodermalen Tumoren und beim Magenkarzinom beobachtet.

Hypergastrinämie mit konsekutiv gesteigerter HCl-Sekretion führt klinisch oft zu multiplen peptischen Ulzerationen des oberen Gastrointestinaltrakts, zu Rezidiven nach Magenoperationen bzw. zur sekretorischen Diarrhoe. Die Hypergastrinämie ohne gesteigerte HCl-Sekretion ist bei Krankheitsbildern zu erwarten, bei denen zwar die Zahl bzw. die Funktion der Parietalzellen, nicht aber die der G-Zellen des Antrums reduziert bzw. gestört ist

Tabelle D-4 Ursachen der Hypergastrinämie

Hypergastrinämie mit vermehrter HCl-Sekretion des Magens
Zollinger-Ellison-Syndrom
belassene Antrumschleimhaut nach Billroth II-Operation
Pylorusstenose
antrale G-Zell-Hyperplasie
Überfunktion des Antrums
Hypergastrinämie ohne vermehrte HCl-Sekretion des Magens
perniziöse Anämie
atrophische Gastritis
Magenkarzinom im Fundus-Korpus-Bereich
Phäochromozytom
Postvagotomie-Hypergastrinämie
rheumatoide Arthritis
Leberzirrhose

(z. B. bei der Antrum-aussparenden Gastritis, Karzinom im Korpus-Fundus-Bereich des Magens). Darüber hinaus wurden erhöhte Serum-Gastrinkonzentrationen vereinzelt bei Patienten mit einem Phäochromozytom gefunden. Die Hypergastrinämie bei Leberzirrhose und rheumatoider Arthritis ist ebenfalls als eher selten einzustufen und pathogenetisch nicht eindeutig geklärt (chronisch atrophische Gastritis, gestörter Gastrinmetabolismus bei der Leberzirrhose?). Ursache der Hypergastrinämie bei chronischer Niereninsuffizienz ist dagegen in der Regel ein gestörter Metabolismus von Gastrin bzw. seiner Fragmente in der Niere, der mit dem Grad der Niereninsuffizienz zunimmt.

3 Spezielle Pathophysiologie einzelner Krankheitsbilder

3.1 Gastritis

Zu unterscheiden sind die akute und die chronische Gastritis. Unter dem Begriff der **akuten Gastritis** subsumieren wir die akute erosive, akut hämorrhagische Gastritis und das akute Streßulkus. Es wird heute allgemein akzeptiert, daß es sich hierbei um Zustände verschiedener Ausprägung einer einzigen Erkrankung handelt, die wiederum als Komplikationen anderer schwerer Krankheiten oder als Folge einer Medikamenteneinnahme auftreten. Diese **akuten gastrischen Schleimhautläsionen** finden sich nach schweren Verbrennungen (Curling[1]-Ulzera), Traumata, verschiedenen Schockzuständen, bei Azidose und Ikterus, im Rahmen intrakranieller Erkrankungen und Operationen (Cushing[2]-Ulzera) sowie nach Einnahme nicht-steroidaler Antiphlogistika und nach Äthanol. Klinisch äußern sich solche akuten Schleimhautläsionen oft erst durch das Auftreten von akuten **Blutungen** bzw. durch die Symptome einer **Ulkusperforation.**

> Als pathophysiologisch und pathogenetisch wesentlich wird eine Veränderung in der Relation von aggressiven und defensiven Mechanismen der Magenschleimhaut angesehen.

Die ursprüngliche Klassifikation der Gastritis war eine rein histologische (z. B. Whitehead et al. 1972). In diesen Klassifikationen wird der Begriff der akuten Gastritis durch den der akuten Mukosaschädigung ersetzt. Unter Gastritis wird dagegen eine chronische Infiltration der Tunica propria der Magenschleimhaut mit Lymphozyten und Plasmazellen verstanden. Fehlen zusätzlich granulozytäre Infiltrate, so liegt eine „ruhende Gastritis" vor. Bei Nachweis zusätzlicher granulozytärer Infiltrate

wird von einer „aktiven Gastritis" gesprochen. Diese rein histologische Klassifikation berücksichtigt nicht die Ätiopathogenese der Erkrankung. Aufgrund neuerer Erkenntnisse im Zusammenhang mit der Helicobacter-pylori-induzierten Gastritis sind neuere Klassifikationssysteme entstanden. So hat die Deutsche Gesellschaft für Pathologie eine Klassifikation erarbeitet, die neben deskriptiven Merkmalen auch ätiopathogenetische Aspekte berücksichtigt. Beschreibung und Graduierung der Gastritis erfolgen ebenfalls zunächst in Abhängigkeit vom zellulären entzündlichen Infiltrat. Bei der *akuten Gastritis* finden sich in der Tunica propria lediglich neutrophile Granulozyten. Die **chronische Gastritis** kennzeichnet dagegen ein rein lymphoplasmazelluläres Infiltrat. In Abhängigkeit von der Dichte dieses Infiltrats erfolgt die weitere Graduierung (*minimale, geringgradige, mittelgradige, hochgradige chronische Gastritis*). Als dritte Form findet sich die **chronisch aktive Gastritis,** die neben einem lymphoplasmazellulären Infiltrat auch neutrophile Granulozyten aufweist. Die Dichte der neutrophilen Granulozyten graduiert die Entzündung in verschiedene Aktivitätsgrade (Grad I–III). Die Art und der Grad der entzündlichen Infiltration werden ergänzt durch die Beurteilung der **Drüsenkörper** (*partielle oder komplette Atrophie*), das Fehlen oder das Vorhandensein einer intestinalen Metaplasie (*Typ I–III*), von Erosionen (*Leistenspitzenerosionen, akute, subakute, chronische Erosionen*) und von Helicobacter pylori.

Die sogenannte ABC-Klassifikation der Gastritis berücksichtigt ätiopathogenetische Aspekte. Die **Autoimmungastritis (Typ A)** ist im Fundus und Korpus des Magens lokalisiert. Sie führt zu einer partiellen oder totalen Atrophie des Drüsenkörpers. Bei dieser Form finden sich zu etwa 90% Autoantikörper gegen Parietalzellen und zu etwa 50% Autoantikörper gegen den Intrinsic-Faktor. In Abhängigkeit vom Schwund der Drüsenkörper kann es somit zur kompletten Anazidität kommen. Der Mangel an Intrinsic-Faktor wiederum führt zur Vitamin-B_{12}-Resorptionsstörung (vgl. perniziöse Anämie).

Im Gegensatz zur *Autoimmungastritis (Typ A)* ist die **erregerinduzierte Gastritis (Typ B)** zu über 90% durch Helicobacter pylori verursacht. Die Typ-B-Gastritis beginnt im Antrum und weist eine pyloro-kardiale Ausbreitung auf. In Abhängigkeit von der pyloro-kardialen Ausbreitung kann es auch hier zu einer Abnahme der Parietalzellmasse mit konsekutiver Hypoazidität kommen.

Mischformen zwischen A- und B-Gastritis werden als **Typ AB** bezeichnet.

Die dritte Form wird als **chemisch-toxisch induzierte Gastritis (Typ C)** klassifiziert. Sie soll u.a. auf einem gesteigerten Gallereflux beruhen. Neben den bereits erwähnten Gastritiden gibt es sogenannte Sonderformen (*lymphozytäre, granulomatöse, eosinophile und Crohn-Gastritis*).

---

[1] Thomas B. Curling (1811–1888), Chirurg in London.
[2] Harvey W. Cushing (1869–1939), Chirurg in Philadelphia.

Abschließend bleibt festzuhalten, daß die Klärung pathophysiologisch relevanter Fragen zu zahlreichen Aspekten der Gastritiden bisher noch nicht erfolgte.

Luminale Säure, Pepsin und Bestandteile der Galle in Form von Gallensäuren und Lysolezithin, die im Rahmen eines duodeno-gastralen Refluxes in den Magen gelangen, sind die wesentlichen **aggressiven** Komponenten (s. Abschnitt II, 2.1). Quantität und Qualität der Schleim-(Mukus)-Sekretion, eine ausreichende Bikarbonatsekretion, die Integrität der sog. Magenschleimhautbarriere, die Fähigkeit der Zelle zur intrazellulären Neutralisation von rückdiffundierten H^+Ionen sowie eine ausreichende Durchblutung, die sowohl für den Abtransport von H^+-Ionen als auch für die Bereitstellung von HCO_3^--Ionen bedeutsam ist, repräsentieren die **defensiven** Mechanismen (s. Abb. D-4). Tierexperimentell konnte gezeigt werden, daß die Rückdiffusion von H^+-Ionen in die Lamina propria der Mukosa einen Anstieg des Blutflusses induziert. Verschiedene Schockzustände bzw. Pharmaka können diese Autoregulation der Magendurchblutung blockieren und so über eine Ansäuerung der Lamina propria zu Ulzera führen (Abb. D-5). Interessant ist, daß die Fähigkeit der Zellen zur intrazellulären Neutralisation durch Prostaglandin E_2 verbessert wird. Dabei dürften die PGE_2-induzierten Effekte auf eine verbesserte Mikrozirkulation zurückzuführen sein. Da Prostaglandine gleichzeitig die Schleimsekretion und die Bikarbonatproduktion und -sekretion der Oberflächenzel-len fördern, ist ihre protektive Wirkung komplex. Sie kann darüber hinaus nur im Zusammenhang mit dem Leukotrienstoffwechsel der Oberflächenzellen des Magens hinreichend analysiert werden. Als letzte Verteidigungslinie der Magenschleimhaut muß die Fähigkeit des Oberflächenepithels zur Schleimhautreparation angesprochen werden, die bisher jedoch vorwiegend tierexperimentell untersucht wurde. Nach Zerstörung des Oberflächenepithels kommt es im Froschmagen innerhalb von vier Stunden zu einer vollständigen Funktionsnormalisierung mit primärer Wiederherstellung der Zellen zur Bikarbonatsekretion. Die Defekte im Epithel der Schleimhaut werden durch Formänderung verbliebener Zellen, die mit ihren Ausläufern über die Läsionen ziehen, *repariert.* Die erwähnten Schutzmechanismen können jedoch bei Persistieren der im einzelnen oft unbekannten primären Störung überfordert werden, so daß sich über die trophische Gewebsläsion bei gleichzeitiger Einwirkung peptisch-aggressiver Faktoren eine akute Gastritis bzw. akute gastrale Schleimhautläsion mit ihren verschiedenen pathologisch-anatomischen Varianten ausbildet. Die hier im Zusammenhang mit der akuten gastralen Schleimhautläsion analysierten pathophysiologisch-relevanten Mechanismen sind auch für die akute **Streßläsion des Duodenums** von Bedeutung. Pathophysiologisch lassen sich die im Magen und Duodenum zu beobachtenden akuten Veränderungen somit auch unter dem Begriff der **akuten gastroduodenalen Schleimhautläsion** zusammenfassen.

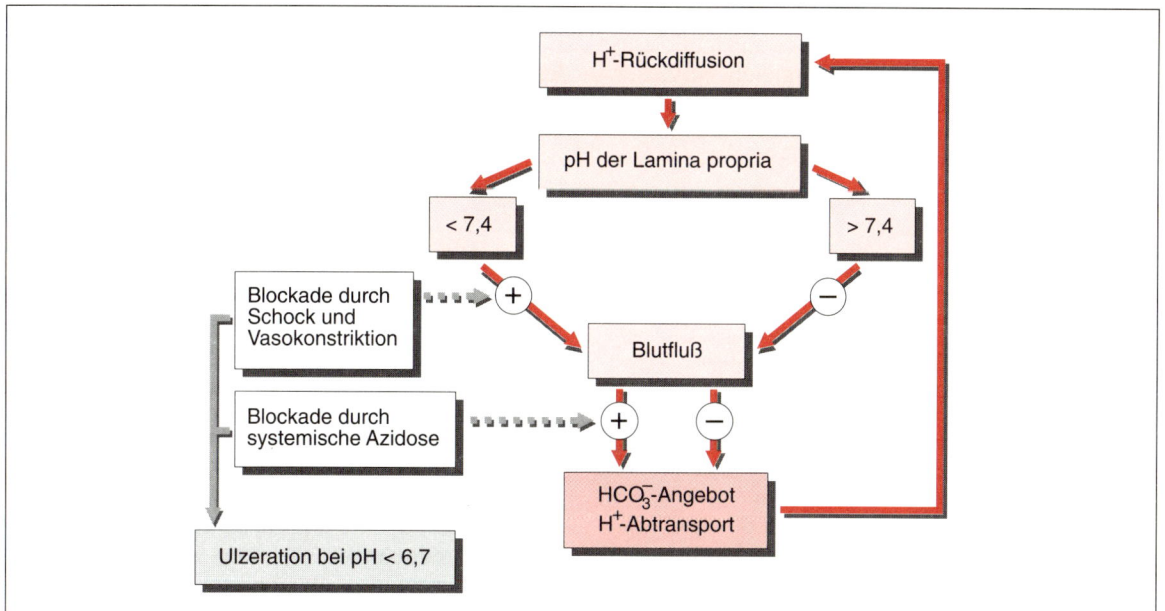

Abb. D-5: Modell zur Autoregulation der Magendurchblutung (nach Schiessel 1987). Erniedrigung des pH-Wertes in der Lamina propria (nach Rückdiffusion von H^+-Ionen) induziert einen Durchblutungsanstieg (+), der konsekutiv zu einem Anstieg des HCO_3^--Angebots (+) sowie des H^+-Abtransports führt. Diese autoregulative Durchblutungssteigerung kann bei verschiedenen Krankheitszuständen blockiert sein. Die Folge ist eine akute Schleimhautläsion, die hier als Streßulkus eingezeichnet wurde.

3.2 Ulcus ventriculi und Ulcus duodeni (Ulkuskrankheit)

> Ulcus ventriculi und Ulcus duodeni zeichnen sich durch Schleimhautläsionen, die bis in die Submukosa reichen, aus. Obwohl es sich um Krankheiten unterschiedlicher Lokalisation und Epidemiologie handelt, werden sie unter dem Begriff der **Ulkuskrankheit** oder synonym unter der Bezeichnung **peptisches Ulkus** subsumiert. Für ihre Entwicklung ist die aggressive Einwirkung von Salzsäure und Pepsinen eine notwendige Voraussetzung.

Das **Ulcus duodeni** und das **Ulcus ventriculi** zeichnen sich sowohl durch eine hohe Rezidiv- als auch Spontanheilungsrate aus. Hinsichtlich der Ätiopathogenese der **Ulkuskrankheit** ist ein Zusammenwirken von individuell unterschiedlichen Faktoren wahrscheinlich. Bezüglich möglicherweise genetisch determinierter **endogener Faktoren** besteht normalerweise ein Gleichgewicht zwischen **aggressiven** und **protektiven** Komponenten. Dieses Gleichgewicht (vgl. Tab. D-5) kann nicht nur durch eine qualitative und quantitative Veränderung der *endogenen Einzelkomponenten*, sondern auch durch **exogene** *Schadstoffe bzw. Faktoren* gestört werden.

Die aggressive Bedeutung der **Magensäure** für die Genese des Ulcus duodeni wird durch die Beobachtung unterstützt, daß bei Ulcus-duodeni-Patienten im Mittel sowohl die basale als auch die Pentagastrin-stimulierte Säuresekretion im Vergleich zu gesunden Kontrollkollektiven gesteigert ist. Bei Patienten mit einem Ulcus ventriculi ist dagegen die Säuresekretion im Vergleich zu Gesunden im Mittel reduziert. Die Tatsache jedoch, daß die basalen und die stimulierten Säuresekretionsraten bei diesen Patienten eine große Varianz aufwei-

sen, deutet darauf hin, daß es verschiedene Subpopulationen von Patienten mit einem Ulcus ventriculi gibt. Die Bedeutung der HCl-Sekretion für die Entstehung eines Ulcus ventriculi wird indirekt dadurch dokumentiert, daß bei der Achlorhydrie im Rahmen der Perniziosa keine Ulzera zu beobachten sind.

Bei einigen Patienten läßt sich im Blut radioimmunologisch Pepsinogen I und II vermehrt nachweisen. Der Anteil der nicht in das Magenlumen, sondern in das Blut sezernierten Pepsinogene (sog. leakage) ist normalerweise sehr gering. Ein hoher Pepsinogen-II/I-Quotient deutet die Disposition zur Entwicklung eines Ulkus an. Während bei Patienten mit einem Ulcus duodeni die Pepsin-I-Sekretion der gesteigerten Säuresekretion entspricht, ist die Pepsinogensekretion bei Patienten mit Ulcus ventriculi ebenso variabel wie die Säuresekretion.

Die verschiedenen Formen der **Hypergastrinämie** mit konsekutiv erhöhter Säuresekretion führen fast gesetzmäßig zu einem peptischen Ulkus. Sowohl bei Ulcus-duodeni- als auch bei Ulcusventriculi-Patienten sind die basalen Serum-Gastrinspiegel in der Regel nicht erhöht. Patienten mit einer erhöhten Säuresekretion müßten theoretisch niedrige Serum-Gastrinspiegel aufweisen. Da die Serumkonzentration bei diesen Patienten jedoch normal ist, wird ein gestörter Feedback-Mechanismus angenommen. Darüber hinaus konnte gezeigt werden, daß exogen appliziertes Gastrin bei Ulcusduodeni-Patienten im Vergleich zu Gesunden zu einer stärkeren HCl-Sekretion führt, eine Beobachtung, die im Sinne einer gesteigerten Empfindlichkeit der Parietalzellen interpretiert wird.

Ein gesteigerter **Gallereflux** bzw. **duodenogastraler Reflux** soll über eine Gastritis mit pyloro-kardialer Ausbreitung bei der Entstehung des Ulcus ventriculi wesentlich sein. Untersuchungen an Patienten mit einem Ulcus ventriculi konnten einen gesteigerten duodenogastralen Reflux jedoch nicht bestätigen.

Die **Entleerungsmotilität** des Magens soll beim Ulcus ventriculi im Sinne einer Verzögerung gestört sein. Während diese Hypothese beim unkomplizierten Ulcus ventriculi nicht bestätigt werden konnte, konnte bei Ulcus-duodeni-Patienten eine beschleunigte Magenentleerung nachgewiesen werden. Dadurch könnte es theoretisch zu einer verstärkten Säurebelastung des Duodenums kommen. Letztlich sind die zahlreichen Befunde hinsichtlich der ätiopathogenetischen Bedeutung von Motilitätsveränderungen beim Ulcus duodeni und Ulcus ventriculi jedoch weiterhin ungeklärt.

Die erwähnten **endogenen aggressiven Komponenten** werden normalerweise durch die endogenen **protektiven Faktoren** im Sinne eines **Gleichgewichts** neutralisiert (vgl. Abschnitt II, 2.2). Die unter dem Begriff der Zytoprotektion zusammengefaßten protektiven Komponenten könnten bei einer Störung einzelner oder mehrerer Komponen-

Tabelle D-5 Aggressive und protektive endogene sowie exogene Faktoren der Ulkuskrankheit (modifiziert nach Hotz 1992)

endogene Faktoren:	aggressive:	protektive:
	Säure	Mikrozirkulation
	Pepsin	Mukus- und Bikarbonatsekretion
	Gastrin	Epithelregeneration
	Gallereflux	Prostaglandinsynthese
	Motilitätsstörung	
	Gastritis	
exogene Faktoren:	Rauchen, Alkohol (?), Steroide, Antirheumatika, Koffein (?), Ernährung (?), extragastrale Erkrankungen, Infektion mit Helicobacter pylori.	

ten die Ätiopathogenese des Ulcus ventriculi und duodeni erklären.

Letztlich ist das *Gleichgewicht zwischen endogenen aggressiven und protektiven Komponenten* durch *exogene Faktoren* zu stören.

Die schädigende Wirkung von **Nikotin** im Rahmen der Ätiopathogenese des Ulcus duodeni ist gesichert, der genaue ulzerogene Effekt des Rauchens ist jedoch unbekannt. Dabei werden eine Nikotin-induzierte gestörte gastroduodenale Motilität im Sinne einer verzögerten Magenentleerung sowie eines verstärkten duodeno-gastralen Refluxes, eine verminderte Prostaglandinsynthese, ein Abfall der Bikarbonatsekretion sowie der Durchblutung von Magen und Duodenum angenommen. Die schädigende Wirkung von *Alkohol* ist bis heute dagegen nur hypothetischer Natur. Ebenso ungesichert ist ein Zusammenhang zwischen *Koffeingenuß* bzw. *sonstigen Ernährungsgewohnheiten* und der Ulkusentstehung.

Bei Patienten mit einem Ulcus duodeni findet sich zu über **95%** eine *Helicobacter-pylori*-induzierte Typ B-Gastritis. Bei Ulcus-ventriculi-Patienten beträgt diese Assoziation 70%, sie ist damit nicht höher als bei altersentsprechenden Vergleichskollektiven ohne Ulcus ventriculi. Bezüglich des Ulcus duodeni scheint die Infektion mit Helicobacter pylori eine wichtige pathogenetische Rolle zu spielen. Relativ regelmäßig findet bei diesen Patienten eine Umwandlung der Schleimhaut im Bulbus duodeni im Sinne einer gastralen Metaplasie statt. Da das Ulkus im Bereich der metaplastisch veränderten Schleimhaut entsteht, scheint die gastrale Metaplasie eine wichtige ätiopathogenetische Rolle im Rahmen der Ulkusentstehung zu spielen. Die Bedeutung der Helicobacter-pylori-Infektion für die Entstehung des Ulcus duodeni wird indirekt auch dadurch belegt, daß eine Therapie, die den Keim in der Magenschleimhaut eliminiert, die Abheilung des Ulcus beschleunigt sowie die Rezidivquote deutlich senkt.

Das Gleichgewicht zwischen *endogenen aggressiven und protektiven Faktoren* wird durch die Einnahme von *Acetylsalicylsäure bzw. von nichtsteroidalen Antirheumatika (NSAR) im Sinne der Ulkusentstehung gestört. Dabei scheint einer Hemmung der Prostaglandinsynthese die wesentliche Bedeutung zuzukommen. Auch Kortikosteroide* können in höherer Dosierung über eine Beeinflussung des Arachidonsäurestoffwechsels zu einem Ulkus führen.

3.3 Magenkarzinom

Obwohl die Ätiopathogenese des Magenkarzinoms unbekannt ist, spricht die Häufung dieses Karzinoms in bestimmten Ländern für eine Beteiligung exogener Faktoren. Tierexperimentell ließen sich Magenkarzinome durch Nitrosamine und Benzpyrene induzieren. Auf den Zusammenhang zwischen chronisch atrophischer Gastritis, intestinaler

Metaplasie und Entwicklung eines Magenkarzinoms vom intestinalen Krebstyp wurde bereits hingewiesen.

Als obligate Präkanzerosen des Magens gelten die extrem seltenen tubulären und villösen Adenome der Magenschleimhaut sowie die *borderline lesion.* Gefährdet sind darüber hinaus auch Patienten mit perniziöser Anämie, Morbus Ménétrier[1], hyperplasiogenen Magenpolypen und Patienten mit Billroth-I- und -II-Magen.

In Abhängigkeit von der Tumorlokalisation lassen sich die Symptome sowie die ihnen zugrundeliegende Pathophysiologie ableiten. Magenentleerungsstörungen mit Erbrechen etc. können beim Pylorus-nahen Karzinom überwiegen. Das Karzinom im Kardiabereich dagegen kann sich zuerst durch eine Dysphagie und/oder eine entsprechende Refluxsymptomatik bemerkbar machen.

3.4 Folgezustände nach Magenoperationen

Operationen am Magen in Form der verschiedenen Vagotomievarianten, der partiellen und totalen Gastrektomie (bei chronischer Ulkuskrankheit, Magenkarzinom) können zu pathophysiologisch ableitbaren Folgezuständen führen. Auf die nach Magenoperationen zu beobachtenden Motilitätsstörungen (s. Abschnitt II, 2.1) wurde bereits eingegangen. Zu den sog. **Postgastrektomiesyndromen,** die unmittelbar oder aber auch erst Jahre nach der Magenoperation auftreten können, zählen die **Refluxösophagitis,** die **Stumpfgastritis,** das **peptische Rezidivulkus, postalimentäres Früh- und Spät-Dumping,** das **Syndrom der zuführenden Schlinge** sowie das **Syndrom des kleinen Restmagens.** Letzteres wird wahrscheinlich durch eine Überdehnung des Magens als Folge voluminöser Mahlzeiten ausgelöst und äußert sich klinisch durch Völlegefühl und Übelkeit. Diesem Syndrom werden alle Beschwerden nach einer Magenoperation zugeordnet, für die sich pathologisch-anatomisch kein Korrelat finden läßt. Bei einigen Patienten mit einer Magenoperation nach Billroth I oder II findet sich eine Refluxösophagitis, deren Ursache ein gestörter postprandialer Druckanstieg im unteren Ösophagussphinkter sein soll. Die **Stumpfgastritis,** induziert durch den chronischen Reflux von Duodenalinhalt, führt bei über 50% der Patienten zu einer chronisch atrophischen Gastritis, die wiederum die Entwicklung eines **Stumpfkarzinoms** begünstigen soll. **Peptische Rezidivulzera** treten im Anastomosenbereich sowohl beim Billroth I- als auch beim Billroth II-resezierten Magen auf. Ursache ist oft eine unzureichende Reduktion der Belegzellzahl durch die Operation oder auch ein belassener Antrumrest im

---

[1] Pierre E. Ménétrier (1859–1935), Arzt in Partis.

Bereich des Duodenalstumpfes. Durch den Kontakt mit alkalischem Duodenalsekret werden die verbliebenen antralen G-Zellen einem dauernden Stimulus ausgesetzt, der zur Hypergastrinämie führt. Nach ante- und retrokolischen Gastroenteroanastomosen findet sich das heute nur noch selten vorkommende **Syndrom der zuführenden Schlinge.** Wenn der Abfluß aus dem Duodenalstumpf durch Narbenbildung (als Folge eines Anastomosenulkus) oder durch Fehlanlage der Anastomose selbst gestört ist, kommt es zu einem Druckanstieg mit heftigem Erbrechen. Wenn der Chymus zusätzlich in die zuführende Schlinge gelangt, ist das Erbrochene mit Galle versetzt. Eine längere Verweilzeit des Chymus in der zuführenden Schlinge kann weiterhin zur bakteriellen Fehlbesiedlung und zum sog. *Blind-loop-Syndrom* führen.

D Diagnostische Hinweise

Motilitätsstörungen im Bereich des Magens lassen sich nuklearmedizinisch (Markierung der Testmahlzeit mit Radionukliden) mit Hilfe der Gammakamera am elegantesten nachweisen. Dabei kann eine Abweichung vom Normverhalten sowohl für flüssige auch als für feste Speisen dokumentiert werden. Solche Untersuchungen sollten jedoch immer erst nach einer endoskopischen und radiologischen gastroduodenalen Diagnostik, mit deren Hilfe ein pathologisch-anatomisches Substrat in Form eines Magentumors, einer Magenausgangsstenose etc. ausgeschlossen werden kann, durchgeführt werden. Die **endoskopische Untersuchung mit Histologiegewinnung** ist in der Regel unverzichtbar. Bestimmte Erkrankungen wie die chronisch atrophische Gastritis sind histologisch definiert. Grundsätzlich gilt jedoch, daß sich **radiologische** und **endoskopische** Verfahren bei entsprechender Indikationsstellung nicht gegenseitig ausschließen, sondern ergänzen. Die **Magensekretionsanalyse** mit Bestimmung der **basalen** (BAO) und der **maximalen Säuresekretionsleistung** (PAO) nach Stimulation mit Pentagastrin oder Histamin ist auch heute noch ein Verfahren, mit dem sich z.B. die Verdachtsdiagnose eines Zollinger-Ellison-Syndroms weiter erhärten läßt. Die zusätzliche **radioimmunologische** Bestimmung des **Serum-Gastrins** ist bei einem solchen Verdacht jedoch unerläßlich. Bei Tumoren des Magens wird heute das allgemeine *staging* durch die konventionelle und evtl. die endoskopische Sonographie sowie die Computertomographie ergänzt.

▽ Therapeutische Hinweise

In kontrollierten Studien konnte nachgewiesen werden, daß eine hochdosierte Therapie mit **Antazida** die Blutungsinzidenz bei akuter gastrischer bzw. gastroduodenaler Schleimhautläsion vermindern kann. Der pH-Wert des Magens sollte bei solchen Läsionen dauernd größer als 5 sein. Im Vergleich zu Antazida sind die **H2-Rezeptorantagonisten** zur Senkung der Blutungsinzidenz weniger

effektiv. Von eminenter Bedeutung ist weiterhin die ausreichende Bereitstellung von **Bikarbonationen** über den Blutweg, d.h. die Vermeidung einer metabolischen und/oder respiratorischen Azidose. Da Blutungen im Rahmen der akuten gastroduodenalen Schleimhautläsion oft diffus sind, ist die **endoskopische Blutstillung** mit Hilfe der **Thermosonde** oder der **Laserbehandlung** nur begrenzt möglich. **Eisgekühlte NaCl-Lösung,** die über eine nasogastrale Sonde mit großem Lumen appliziert wird, reicht bisweilen aus, um kleinere Blutungen zu stoppen.

Ein Persistieren der Blutung bei einer akuten gastroduodenalen Schleimhautläsion erfordert unbedingt eine **operative Intervention.** Diese ist in der Regel auch bei erfolgloser konservativer Behandlung des **chronischen Ulkusleidens** und bei **Malignomen des Magens** unerläßlich.

Die medikamentöse Therapie des *Ulkusleidens* hat die **Schmerzbefreiung,** die **Verhütung** von **Ulkuskomplikationen** und von **Rezidiven** sowie die Wiederherstellung bzw. die Erhaltung der *Arbeitsfähigkeit* zum Ziel. Das *Ziel einer beschleunigten Heilung* ist zweitrangig. Neben Allgemeinmaßnahmen *(psychische Führung des Patienten, Elimination von ulkusförderndem Verhalten (Nikotin, unregelmäßige Lebensweise etc., Verzicht auf ulzerogene Medikamente)* steht heute eine Vielzahl von Medikamenten zur Therapie des Ulkusleidens zur Verfügung. Die Auswahl richtet sich danach, ob bei dem zu behandelnden Patienten die obigen Ziele zu erreichen sind. Grundsätzlich ist zunächst zwischen einer *Akut-* und einer *Langzeittherapie* zu unterscheiden. Darüber hinaus müssen die Kosten einer Therapie berücksichtigt werden. Bei unkomplizierten Erstulzera sind *Antazida, Antimuskarinika oder Sucralfat* oft ausreichend und kostengünstiger. *Wismutpräparate* sind bei positivem Nachweis von Helicobacter pylori indiziert, sie sind jedoch weniger schmerzstillend. *Prostaglandinanaloga* sind ebenfalls wenig schmerzstillend und führen in höherer Dosierung zur Diarrhö.

Bei starken Schmerzen, tiefen und großen Ulzera oder aber beim Rezidivulkus wird man auf den Einsatz von H2-Rezeptorantagonisten bzw. von H+-K+-ATPase-Hemmern nicht verzichten können. Diese beiden Substanzklassen erwiesen sich in kontrollierten Studien auch im Rahmen einer **Langzeittherapie** *allen anderen Substanzen als deutlich überlegen.*

Die Therapiestrategie beim **akuten Schub** eines **unkomplizierten Ulkus** beginnt mit der Gabe von **Antazida** (Aluminium/Magnesiumhydroxidgel) bzw. mit der Gabe von **Sucralfat** oder **kolloidalem Wismut.** Beim **komplizierten peptischen Ulkus** sind H2-Rezeptorantagonisten unverzichtbar.

Eine Langzeittherapie im Sinne einer Prophylaxe von erneuten Ulkusschüben hat bisher nur für H_2-Rezeptorantagonisten überzeugende Ergebnisse erbracht. Als Indikation für ein **operatives Vorgehen** gelten Obstruktion und Perforation, Versagen der medikamentösen Therapie und eine hohe Rezidivfrequenz. Bei allen medikamentösen Maßnahmen ist immer auch der natürliche Krankheitsverlauf, das Ergebnis der Kosten-Nutzen-Analyse sowie die Frage der Langzeitnebeneffekte zu bedenken.

III Dünndarm

1 Physiologisch-anatomische Grundlagen

> Die wesentliche Funktion des Dünndarms besteht in der **Assimilation** von Nahrungsstoffen.

Die früher übliche Unterteilung des Assimilationsprozesses in eine Phase der Digestion und eine Phase der Absorption ist aufgrund der wechselseitigen Beeinflussung beider Prozesse überholt. Voraussetzung für die **digestiv-absorptive Funktion** des Dünndarms ist ein spezieller anatomischer Aufbau der Dünndarmschleimhaut. Durch die Kerckring[1]-Falten wird die Dünndarmoberfläche um den Faktor 2, durch die Dünndarmzotten um den Faktor 7 vergrößert. Da jede Epithelzelle darüber hinaus an ihrer luminalen Seite Mikrovilli besitzt, wird die zur Absorption fähige Oberfläche des Dünndarmepithels zusätzlich um den Faktor 20 vergrößert. Die Zotten besitzen ein Kapillar- und ein Lymphsystem zum Abtransport der resorbierten (absorbierten) Nahrungsstoffe. Sowohl die Zottenhöhe als auch ihre absolute Zahl nehmen zum Ileum hin ab. Die reifen, zur Absorption fähigen Epithelzellen der Zotten werden nach etwa fünf Tagen an den Spitzen der Zotten abgestoßen und durch bereits funktionstüchtige Zellen der Zottenbasis ersetzt. Die Bildung dieser Zellen erfolgt in den Krypten. Die zur Absorption fähigen Epithelzellen sind polar ausgerichtet und über sog. *tight junctions*, die im Dünndarm jedoch weniger dicht als im Dickdarm sind, miteinander verbunden. Über spezifische **Enzyme der Bürstensaummembran** und des **Zytoplasmas** partizipieren diese Zellen jedoch auch direkt am Digestionsprozeß. Innerhalb der Krypten- und Zottenregion verstreut finden sich darüber hinaus **Becherzellen,** die die Dünndarmschleimhaut mit einer Mukusschicht überziehen. Der **Mukus** schützt die Schleimhaut vor dem direkten Kontakt mit Parasiten und Bakterien. Über die in den Krypten angesiedelten **Paneth[2]-Zellen,** die Lysozym sezernieren, wird das Dünndarmlumen keimarm gehalten. Die **endokrinen Zellen** des Dünndarms produzieren Peptidhormone und gehören zu dem schon erwähnten *APUD-System* (s. S. 221). Die Zellen reichen mit ihren luminalen Mikrovilli ins Darmlumen vor und sitzen mit ihrer Basis auf der Basalmembran. Die in den Zellen gespeicherten Sekretgranula können direkt in die unterhalb der Basalmembran liegenden Kapillaren abgegeben werden. Darüber hinaus sollen sie jedoch Eigenschaften von Neurotransmittern haben. Letztlich können sie auch auf parakrinem Wege, d.h. ohne Zwischenschaltung der Blutbahn, direkt benachbarte Zellen beeinflussen. In der Tabelle D-6 sind die wichtigsten gastrointestinalen Hormone und ihre Funktion zusammengestellt.

Neben den bereits erwähnten Zellen finden sich im Oberflächenepithel des Dünndarms sog. **M-Zellen,** die den Durchtritt von Antigenen und damit den Kontakt zu den in der Submukosa liegenden Lymphozyten ermöglichen. Diese Zellen bilden zusammen mit den IgA-produzierenden Plasmazellen der Lamina propria der Dünndarmschleimhaut und den Peyer[3]-Plaques die anatomische Grundlage für das **intestinale Immunsystem.**

Die bereits erwähnte absorptive Funktion der Epithelzelle des Dünndarms ist durch eine Aufnahme von Substanzen an der luminalen Zellmembran und eine Abgabe dieser Substanzen über die basolaterale Zellmembran in das Blut oder die Lymphe gekennzeichnet. Transportprozesse können über einen **Makrotransfer** von größeren Partikeln in Form der **Endo-** oder **Exozytose** oder aber über einen **Mikrotransfer** ablaufen. Die Auf- oder Abgabe von Stoffen im Sinne der Endo- bzw. Exozytose ist ein diskontinuierlicher Vorgang, der meist über membrangebundene Vesikel verläuft. Über diese Vesikel können z.B. Stoffe transportiert werden, die aufgrund ihrer chemischen Eigenschaften ursprünglich impermeabel waren. Die molekularen Transportphänomene des Mikrotransfers schließen die verschiedenen Formen der **Diffusion,** den **aktiven** und **passiven Transport** etc. ein. Obwohl die Dünndarmzelle theoretisch in der Lage wäre, auch größere Moleküle über den Mechanismus der Endozytose zu absorbieren, spielt dieser Transportweg im Vergleich zu den verschiedenen Formen des Mikrotransfers eine untergeordnete Rolle.

> Da viele Makromoleküle Proteine und damit potentielle Antigene sind, schützt die vorherige intraluminale Digestion dieser Proteine, die gleichzeitig den Antigencharakter eliminiert, den Organismus vor einer drohenden Antigenüberflutung.

---

[1] Theodorus Kerckring (1640–1693), Anatom in Amsterdam und Hamburg.
[2] Josef Paneth (1857–1890), Physiologe in Wien.
[3] Johann C. Peyer (1653–1712), Anatom in Basel.

Tabelle D-6 Gastrointestinale Hormone und ihre Wirkung.

Hormon	Funktion
Gastrin	Magensäuresekretion ↑ Wachstum Magenmukosa ↑
Cholezysto- kinin	Pankreasenzymsekretion ↑ intestinale und Gallenblasen- motilität ↑ Magenentleerung ↓ Appetit ↓
Sekretin	Pankreasvolumen ↓ Bikarbonatsekretion ↑ duktuläre Gallesekretion ↑
Somatostatin	exokrine Pankreassekretion ↓ Magensäuresekretion ↓ Gastrinfreisetzung ↓ Freisetzung zahlreicher gastro- intestinaler Hormone ↓ intestinale Motilität ↓
Gastrisches inhibitorisches Polypeptid (GIP)	Insulinfreisetzung (Inkretineffekt) ↑ intestinale Natrium- und Wasser- resorption ↓ Magensäuresekretion ↓
Motilin	interdigestive Motilität ↓
Neurotensin	Pentagastrinstimulierte Magen- säuresekretion ↓ exokrine Pankreassekretion ↑
Pankreatisches Polypeptid (PP)	exokrine Pankreassekretion ↓
Enteroglukagon	Trophik Dünndarmschleimhaut ↑
Peptid YY (PYY)	Sekretion und Motilität des oberen Gastrointestinaltrakts ↓
Substanz P	Motilität des Magen-Darm-Trakts ↑ Mediator der neurogenen Entzün- dung (T-Helfer-, B-Zellen, Histamin- freisetzung, Kapillarpermeabilität) ↑
Calcitonin gene-related peptide (CGRP)	Motilität ↓ Mediator der neurogenen Entzündung (Chemotaxis und Kapillarpermeabilität) ↑ Vasodilatation ↑
Vasoaktives intestinales Polypeptid (VIP)	Vasodilatation ↑ intestinale und pankreatische Sekre- tion von Elektrolyten und Wasser ↑ Motilität des Magens und der distalen Darmabschnitte ↓
Endorphine und Enke- phaline	Motilität und Sekretion des Gastrointestinaltrakts ↓ Substanz-P-Freisetzung ↓
Gastrin- releasing peptide (GRP)	Magensäure- und Pankreas- sekretion ↑ Sekretion von Gastrin, Cholezystokinin, PP, Somatostatin, Substanz P ↑
Neuropeptid Y (NPY)	vasokonstriktorische Wirkung von Noradrenalin ↑ Acetylcholinfreisetzung ↓

Die **Hydrolyse** der für den Menschen wichtigsten **Kohlenhydrate** in Form der Stärke und des Glykogens beginnt bereits durch die **α-Amylase des Mundspeichels. Pankreasamylase** und die **1,6-Glukosidase des Dünndarms** komplettieren die Digestion dieser Kohlenhydrate (Abb. D-6). Die als Endprodukt entstehende Maltose und Isomaltose sowie weitere Disaccharide in Form der Saccharose und der Laktose werden durch membranständige Disaccharidasen abgebaut. Glukose, Fruktose und Galaktose diffundieren über die basolaterale Zellmembran gemäß ihrem Konzentrationsgradienten in das Blut. Im Rahmen der intraluminalen Digestion der Kohlenhydrate werden in relativ großem Umfang auch Monosaccharide in Form von Glukose sowie in geringen Mengen in Form von Ribose und Desoxyribose gebildet. Der Transport von D-Glukose und D-Galaktose vom Dünndarmlumen über die luminale Zellmembran in die Zelle ist ein Carrier-vermittelter, Natrium-abhängiger Prozeß (Abb. D-7). Natriumionen könnten theoretisch aufgrund des elektrischen und des Konzentrationsgradienten an der luminalen Membran passiv in die Zelle diffundieren. Die Translokation von Natriumionen bzw. von den an das Trägerprotein gebundenen Natriumionen in die Zelle erfolgt jedoch erst, wenn gleichzeitig auch ein Glukosemolekül eine Bindung mit dem Carrier eingegangen ist. Die Voraussetzung dafür, daß D-Glukose gegen einen Konzentrationsgradienten im Rahmen des Symports mit Natriumionen in die Zelle transportiert wird, liefert die an der basolateralen Membran lokalisierte Natrium-Kalium-Pumpe, die die intrazelluläre Natriumkonzentration niedrig und das transluminale Membranpotential negativ (innen im Vergleich zu außen) hält (s. Abb. D-7). Die hohe intraluminale Natriumkonzentration des Dünndarms wird durch die hohe Natriumkonzentration des Pankreassekrets und weniger durch das Nahrungsnatrium aufrechterhalten. Dieser gekoppelte Natrium-D-Glukose-Transport zeigt sterische Spezifität. L-Glukose und L-Galaktose werden nicht über diesen Mechanismus transportiert. An der basolateralen Membran soll Glukose über einen weiteren Carrier, der jedoch Natrium-unabhängig ist, in das Blut diffundieren. Die Aufnahme der D-Glukose in die Zelle kann experimentell durch das Glykosid Phlorizin gehemmt werden.

Die **Digestion der Proteine** beginnt bereits im Magen. Sie werden durch den Einfluß von HCl denaturiert und durch **Pepsin** (pH-Optimum 2) in größere Polypeptide *(Peptone)* gespalten (Abb. D-8). Pepsin ist eine Endopeptidase (spaltet in der Kettenmitte im Gegensatz zur Exopeptidase), die bevorzugt Peptidbindungen mit Tyrosin und Phenylalanin von der Aminoseite angreift. Der Pankreassaft enthält Trypsinogen, Trypsininhibitor, Chymotrypsinogen und Procarboxypeptidasen. Trypsinogen wird durch eine Enteropeptidase des Dünndarms zu **Trypsin** aktiviert. Durch Bindung an den Trypsininhibitor wird eine zu frühe tryp-

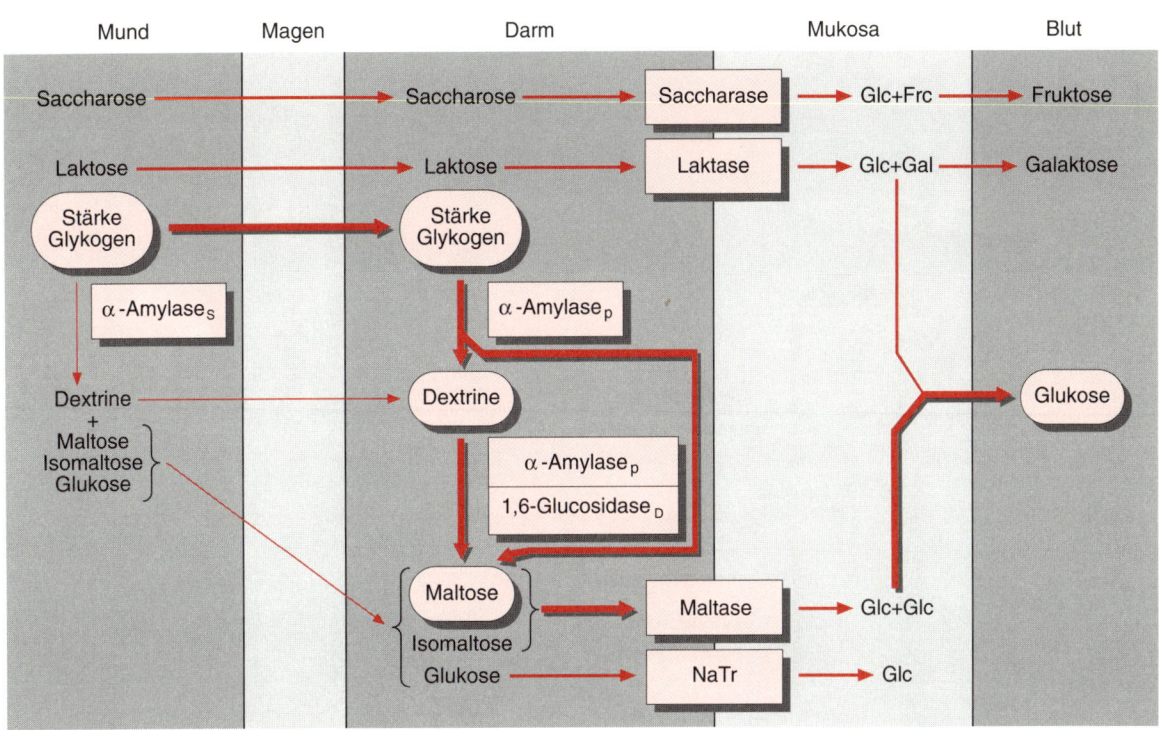

Abb. D-6: Assimilation der Kohlenhydrate (nach Jungermann und Möhler 1980). Die Hauptsubstrate, die Zwischen- und Endprodukte sind eingerahmt. Die Abkürzungen haben folgende Bedeutung: Glc = Glukose, Frc = Fruktose, Gal = Galaktose, NaTr = Natrium-abhängiges Transportsystem.

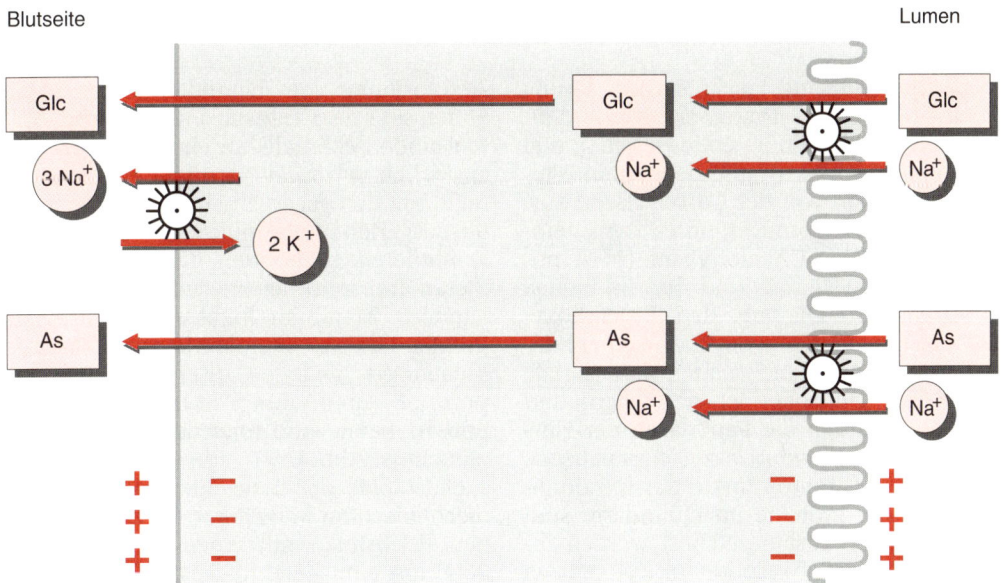

Abb. D-7: Natrium-abhängige Absorption (Resorption) von Glukose (Glc) und Aminosäuren (As) im Dünndarm. Der durch die Aktivität der Na^+-K^+-Pumpe induzierte elektrische und chemische Gradient für Na^+-Ionen ist die Grundlage für den Carrier-vermittelten Transport von D-Glukose und L-Aminosäuren vom Darmlumen in das Zellinnere. An der luminalen Zellmembran können Glukose und Aminosäuren somit im Symport mit Na^+-Ionen gegen einen chemischen Gradienten in die Zelle transportiert werden. An der basolateralen Membran diffundieren sie dagegen gemäß ihrem Konzentrationsgradienten aus dem Zellinneren in das Blut.

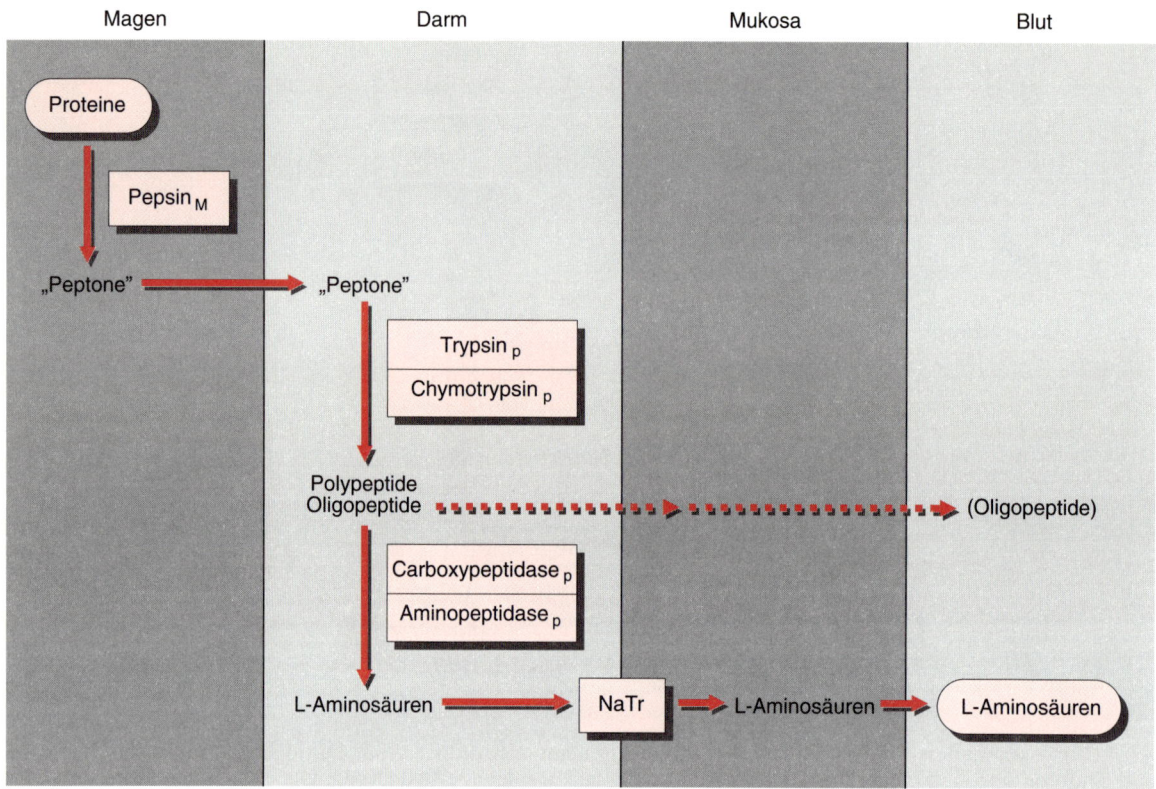

Magen	Darm	Mukosa	Blut

Abb. D-8: Assimilation der Proteine (nach Jungermann und Möhler 1980). Proteine werden durch den sauren pH des Magens denaturiert und durch die Einwirkung des Magen-Pepsins (Pepsin$_M$) in kleinere Bruchstücke in Form der sog. *Peptone* gespalten. Pankreatisches Trypsin und Chymotrypsin spalten die *Peptone* in Polypeptide und Oligopeptide auf. Letztere können resorbiert werden oder zu L-Aminosäuren durch die pankreatische Carboxypeptidase und die duodenale Aminopeptidase weiter abgebaut werden. Über einen Natrium-abhängigen, Carrier-vermittelten Transport (NaTr) werden die L-Aminosäuren gegen einen Konzentrationsgradienten in die Zelle transportiert (vgl. Abb. D-7).

tische Digestion und eine zu frühe Aktivierung der Trypsin-abhängigen Proteasen verhindert. Trypsin ist ebenfalls eine Endopeptidase, sie spaltet bevorzugt Peptidbindungen mit den Aminosäuren Arginin und Lysin von der Carboxylseite aus. Das aus dem Chymotrypsinogen unter Trypsineinwirkung entstehende α-Chymotrypsin (pH-Optimum 8) greift Phenylalanin- und Tyrosin-haltige Peptidbindungen an. Die aus den Procarboxypeptidasen entstehenden aktiven Carboxypeptidasen sind Exopeptidasen und spalten C-terminale Aminosäuren aus Oligopeptiden ab. Oligo- und Dipeptide werden durch die Peptidasen der Bürstensaummembran bzw. durch zytoplasmatische Peptidasen abgebaut. Endprodukte der intraluminalen Digestion der Proteine im Dünndarm sind Oligopeptide und Aminosäuren. Diese werden absorbiert, wobei Di- und Tripeptide im Zytoplasma der Zelle weiter abgebaut werden.

Der **Transport von Di- und Tripeptiden** über die luminale Zellmembran in die Zelle ist ein Carrier-vermittelter Prozeß. Es gibt wahrscheinlich einen Natrium-abhängigen und einen Natrium-unabhängigen Oligopeptidtransport. Der Transport von Aminosäuren vom Dünndarmlumen in die Zelle ähnelt sehr dem Transport für Glukose. Aminosäuren binden ebenfalls an einen Carrier, der jedoch zusätzlich von zwei Natriumionen besetzt werden muß, um den gegen einen Konzentrationsgradienten ausgerichteten Aminosäuretransport in die Zelle initiieren zu können. Die treibende Kraft für diesen Transport liefert wiederum die an der basolateralen Membran lokalisierte Natrium-Kalium-Pumpe. Die basolaterale Membran besitzt darüber hinaus verschiedene Carriersysteme für den Transport von Aminosäuren in das Blut. Dieser Transport ist passiv und folgt dem Konzentrationsgradienten (s. Abb. D-7).

Die **Lipide** der menschlichen Nahrung werden mechanisch im Magen und im Duodenum zu kleinen Fetttropfen mit einem Durchmesser bis zu 2000 nm emulgiert. In diesen Fetttropfen werden die Verdauungsenzyme wirksam (Abb. D-9). Die in das Darmlumen sezernierten konjugierten Gallensäuren und das Lezithin bilden zusammen mit den wasserunlöslichen langkettigen Fettsäuren, den Monoglyceriden und dem Cholesterol gemischte Mizellen.

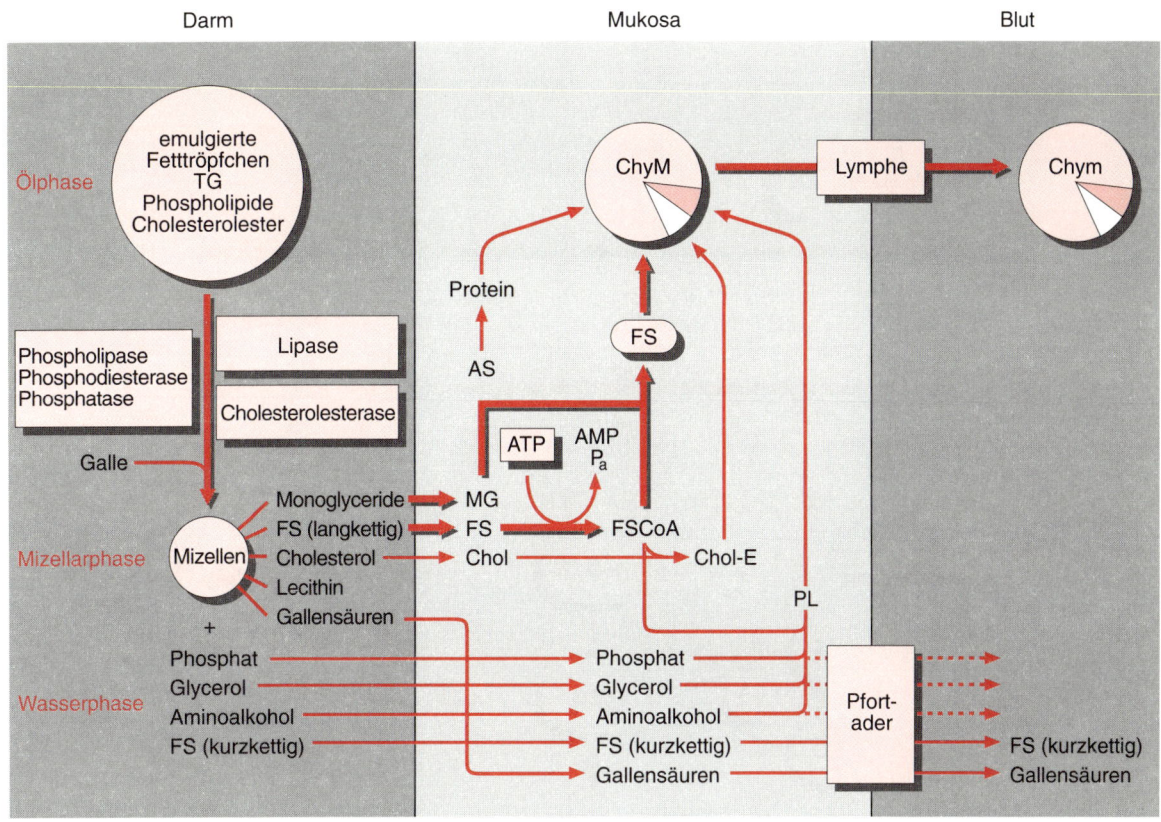

Abb. D-9: Assimilation von Fetten (nach Jungermann und Möhler 1980). Fetttropfen haben einen Durchmesser von 1000–2000 nm, Mizellen von 3–6 nm und Chylomikronen von 100–1000 nm. Die Abkürzungen bedeuten im einzelnen: TG = Triglyzeride, MG = Monoglyceride, FS = Fettsäuren, PL = Phospholipide, Chol = Cholesterol, Chol-E = Cholesterolester, AS = Aminosäuren, ChyM = Chylomikronen.

Das aus dem Abbau der Phospholipasen resultierende Glycerol-3-phosphorylcholin wird durch Einwirkung von Phosphodiesterasen und Phosphatasen zu Aminoalkoholen, Glycerol, kurzkettigen Fettsäuren und Phosphat weiter abgebaut. Sie sind im Gegensatz zu den eigentlichen Endprodukten der intraluminalen Lipiddigestion in Form der Monoglyceride, der langkettigen Fettsäuren und des Cholesterols wasserlöslich. Erst die Fähigkeit der Mizellen, in die die Mikrovilli umgebende Wasserschicht einzudringen, ermöglicht den Transport der hydrophoben (lipophilen) Endprodukte der Digestion über die luminale Membran in die Zelle. Dieser Transport folgt dabei dem Konzentrationsgradienten der Einzelkomponenten (Fettsäuren, Monoglyceride etc.). Innerhalb der Zelle erfolgt aus Fettsäuren und Monoglyceriden unter Verbrauch von Energie (ATP) eine Resynthese von Triglyceriden. Letztere werden mit Cholesterol, Cholesterolestern und Phospholipiden vereinigt und von einem Proteinmantel eingehüllt. Die so entstandenen **Chylomikronen** haben einen Durchmesser bis zu 1000 nm. Durch die umhüllende Proteinstruktur sind die Chylomikronen wasserlöslich

und können über die basolaterale Zellmembran vom Lymphsystem aufgenommen werden. Dieser Makrotransfer über die basolaterale Membran der Epithelzelle erfolgt mit Hilfe der Exozytose. Die besser wasserlöslichen kurzkettigen Fettsäuren (Fettsäuren mit weniger als 10 C-Atomen) passieren die luminale und die basolaterale Membran unverestert. Die konjugierten Gallensäuren werden im terminalen Ileum absorbiert und über die Pfortader zur Leber zurücktransportiert (sog. *enterohepatischer Kreislauf der Gallensäuren*). Von den Vitaminen wird nur **Vitamin B$_{12}$ nach Bindung an den vom Magen produzierten Intrinsicfaktor im terminalen Ileum resorbiert. Die Absorption der fettlöslichen Vitamine** ist von der Fettresorption abhängig und erfolgt im oberen Dünndarm. Die Absorption von **wasserlöslichen Vitaminen,** von Elektrolyten wie Natrium, Kalium, Chlorid, Bikarbonat, Kalzium, Magnesium und Phosphat sowie von Eisen erfolgt ebenfalls im proximalen Dünndarm und ist zumindest teilweise an Trägerproteine gebunden.

Die Absorption von **Wasser** findet mit über 85% im Dünndarm statt. Dabei folgt der Transport von

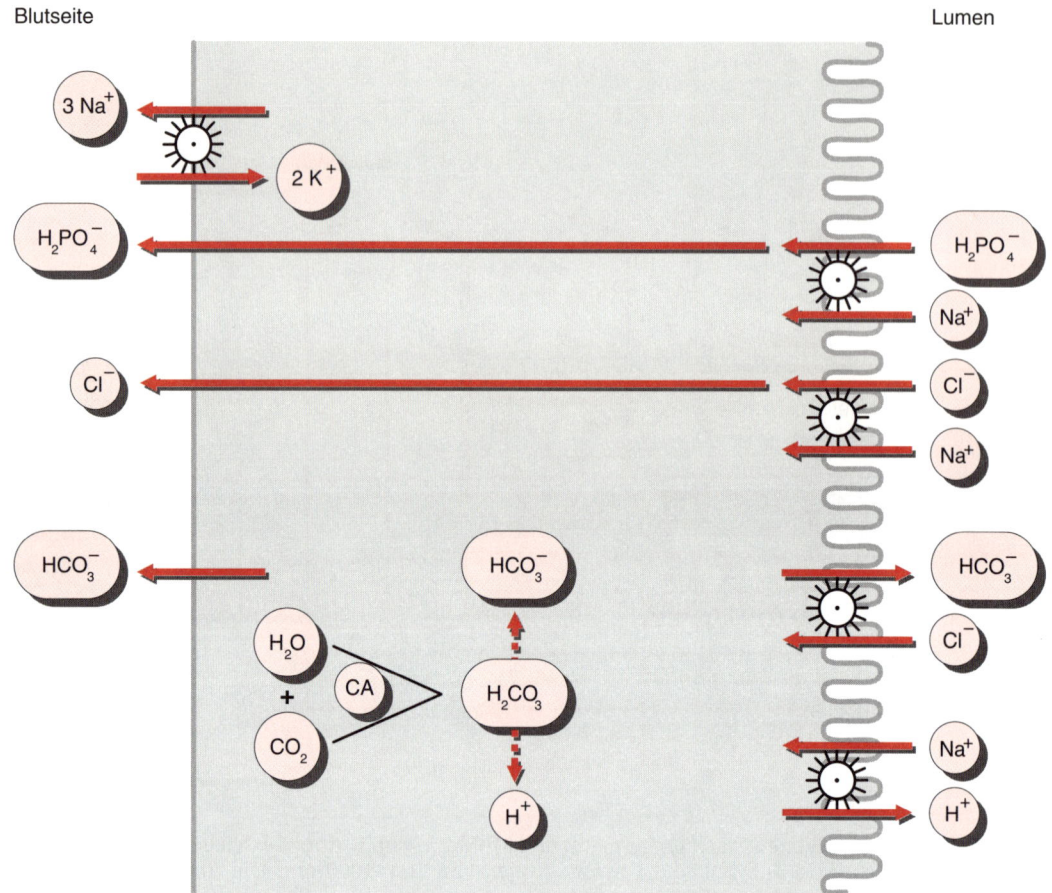

Blutseite   Lumen

Abb. D-10: Modell zur Absorption (Resorption) von Elektrolyten an der luminalen Membran des Dünndarmepithels. Über die an der basolateralen Membran lokalisierte Na⁺-K⁺-Pumpe wird die intrazelluläre Natriumkonzentration niedrig gehalten. Aufgrund der hohen luminalen Natriumkonzentration und des elektrischen Gradienten
(Zellinneres im Vergleich zum Lumen negativ) besteht ein elektrochemischer Gradient für Na⁺-Ionen. Cl⁻- und
H₂PO₄⁻-Ionen gelangen im Symport mit Na⁺-Ionen in das Zellinnere. Darüber hinaus wird an der luminalen Zellmembran weiterhin ein HCO₃⁻/Cl⁻-Gegentransportmechanismus (Antiport) sowie ein Na⁺/H⁺-Antiport postuliert.
HCO₃⁻ und H⁺ entstehen aus H₂CO₃, das durch die Carboanhydrase (CA) aus CO₂ und H₂O gebildet wird.

Wasser dem Natrium- bzw. dem osmotischen Gradienten über die gesamte Länge des Dünndarms.
Der größte Teil des so resorbierten Wassers entstammt den Verdauungssäften und nur ein kleiner
Teil der Nahrung. Die Resorption von **Natriumionen** an der luminalen Zellmembran erfolgt zu
einem großen Teil über den bereits erwähnten Symport mit Glukose, Galaktose oder Aminosäuren.
Dieser findet sich besonders im mittleren Dünndarm. Im oberen und im unteren Dünndarm, wo
die Natriumresorption am stärksten ausgeprägt ist,
werden verschiedene gekoppelte Transportmechanismen wie ein elektroneutraler Na⁺/Cl⁻- und
Na⁺/H₂PO₄⁻-Symport sowie ein Na⁺/H⁺-Gegen-
transport angenommen (Abb. D-10). Für **Chlorid**
wird an der luminalen Membran darüber hinaus
ein Cl⁻/HCO₃⁻-Gegentransportmechanismus postuliert. Bei der sogenannten elektrogenen Chloridsekretion wird über einen Na⁺/K⁺/2Cl⁻-Cotrans-
port an der basolateralen Membran Cl⁻ in die
Zelle transportiert. Dieser Transport kann durch

Bumetanid gehemmt werden. Da das elektroche-
mische Gleichgewicht für Cl⁻ überschritten wird,
diffundieren die Ionen über spezifische Cl⁻-Kanäle
an der luminalen Zellmembran aus der Zelle in das
Darmlumen. Dieses Transportsystem kann in Abhängigkeit von seiner Stimulation durch Hormone
und Neurotransmitter zu einer ausgeprägten Sekretion von Ionen und Wasser führen. Ergänzend
sei erwähnt, daß Natriumionen an der basolateralen Membran im Austausch gegen Kaliumionen
über die Natrium-Kalium-Pumpe die Zelle verlassen. Über die Absorption von Kaliumionen an der
luminalen Zellmembran ist dagegen wenig bekannt.

Betrachtet man die molekularen Transportmechanismen des Dünndarms und der Niere, so
fällt auf, daß die proximalen Abschnitte des
Nierentubulus und der Dünndarm viele Gemeinsamkeiten aufweisen.

2 Pathophysiologie

2.1 Malassimilation (Maldigestion und Malabsorption)

Störungen der Assimilation von Nahrungsstoffen können angeboren oder erworben sein. Diese unter dem Oberbegriff **Malassimilation** zusammengefaßten Veränderungen betreffen entweder die **intraluminale Digestion** oder die **Absorption** von Nahrungsstoffen. Da die Digestion teilweise membranständig ist und Defekte der Bürstensaumenzyme nicht nur zur **Maldigestion,** sondern auch zur **Malabsorption** nicht-verdauter Nahrungsbestandteile führen, ist eine klare Unterscheidung oft nicht möglich und auch nicht sinnvoll. Grundsätzlich kann eine Malassimilation von Nahrungsstoffen bei verschiedenen Erkrankungen des Gastrointestinaltrakts, des Pankreas, der Leber sowie des Gallengangsystems auftreten. Darüber hinaus können im

Tabelle D-7 Erkrankungen, die mit einer Malassimilation einhergehen können (modifiziert nach Caspary 1984)

▷ **Störungen der pankreatischen Digestionsphase:** Chronische Pankreatitis, Pankreaskarzinom, Zustand nach Pankreasresektion, zystische Pankreasfibrose, Säureinaktivierung der Lipase bei Zollinger-Ellison-Syndrom, kongenitaler Lipasemangel

▷ **Störungen der biliären Phase:** Intra- und extrahepatische Cholestase, primär biliäre Zirrhose, Ileitis terminalis (Morbus Crohn), Zustand nach Ileumresektion, bakterielle Überwucherung proximaler Dünndarmabschnitte

▷ **Angeborene Dünndarmerkrankungen mit selektivem Funktionsverlust der Enterozyten:** Laktose-, Saccharose-Isomaltose-, Trehalose-, Glukose-Galaktose-Intoleranz, Zystinurie, Hartnup-Krankheit, Tryptophan-Malabsorption, Aβ-Lipoproteinämie, Methionin-Malabsorption

▷ **Erworbene Dünndarmerkrankungen:** Einheimische Sprue (Zöliakie), tropische Sprue, Morbus Whipple, primär intestinale Lymphome, intestinale Lymphangiektasie, Tuberkulose, Amyloidose, Enteritis regionalis (Morbus Crohn), Immunopathien (Hypogammaglobulinämie, selektiver IgA-Mangel etc.), parasitäre Störungen (Giardia lamblia, Strongyloides, Hakenwürmer, Diphyllobothrium latum), Peptidhormon-bildende Tumoren (z.B. Karzinoid), endokrine Störungen (Addison-Erkrankung, Hypoparathyreoidismus, Hyper- und Hypothyreose, Diabetes mellitus)

▷ **Störungen durch Pharmaka:** Colestyramin, Colchizin, Zytostatika, Neomycin, p-Aminosalicylsäure, Biguanide, Acarbose, Herzglykoside, Abführmittel

▷ **Störungen als Folge einer Strahlentherapie:** Zellregeneration der Krypten beeinträchtigt, Endarteriitis, Phlebitis von Gefäßen in der Submukosa

---

Verlauf einer Sklerodermie, eines viszeralen Lupus erythematodes oder auch im Zusammenhang mit bestimmten Endokrinopathien Digestions- bzw. Absorptionsstörungen auftreten (Tab. D-7).

Eine **Malassimilation von Kohlenhydraten** kann Folge einer exokrinen Pankreasinsuffizienz mit Reduktion bzw. Fehlen der α-Amylase oder Folge eines angeborenen oder erworbenen (z.B. im Rahmen von Entzündungen) Disaccharidasedefekts sein. Eine echte Absorptionsstörung mit einem Defekt des Natrium-abhängigen Glukose- und Galaktosetransports ist dagegen Ursache der Glukose-Galaktose-Malabsorption. Wenn Stärke und Disaccharide nicht ausreichend abgebaut werden, gelangen sie in die distalen Dünndarmabschnitte bzw. in den Dickdarm. Hier findet dann eine bakterielle Fermentation der Kohlenhydrate unter Bildung von kurzkettigen Fettsäuren in Form von Propionat, Butyrat, Acetat und Laktat sowie von CO_2 und H_2 statt. Kurzkettige Fettsäuren können im Dickdarm resorbiert und zur Energieverwertung genutzt werden. Sie bestimmen darüber hinaus den sauren pH-Wert des Stuhls und sind Ursache der Diarrhoe, während CO_2- und H_2-Bildung Ursache von Flatulenz und Meteorismus bei Kohlenhydratmalassimilation sind. Die Konzentrationssteigerung von nicht abgebauten Kohlenhydraten im Lumen distaler Dünndarmabschnitte führt zu einem Anstieg der Osmolalität mit Einstrom von Wasser und Elektrolyten. Besonders ausgeprägt ist dieser Effekt auch im Dickdarm durch die Bildung osmotisch wirksamer kurzkettiger Fettsäuren. Die so induzierte Volumenzunahme des Darms führt zur Dehnung der Darmwand und damit zu einer Zunahme der Peristaltik, die in einem schnelleren Transport des Darminhaltes resultiert.

Eine **Kohlenhydratmalassimilation** kann durch eine generalisierte Enzymverminderung bei morphologischen Veränderungen des Zottenepithels im Rahmen verschiedener Erkrankungen oder aber auch durch isolierte Enzymdefekte ohne Veränderung der Morphologie induziert werden (s. Tab. D-7).

> Als Ursache eines Kohlenhydratmalassimilationssyndroms findet man beim Erwachsenen am häufigsten eine Laktoseintoleranz.

Von besonderer pathophysiologischer Bedeutung ist die äußerst geringe Enzymaktivität der Laktase im Vergleich zur Maltase, Saccharase und Trehalase. Die Laktase ist darüber hinaus sehr vulnerabel, eine Tatsache, die eine Erklärung für die Beobachtung liefert, daß dieses Enzym bei verschiedenen unspezifischen Dünndarmerkrankungen oft isoliert reduziert ist. Im Gegensatz zur Laktoseintoleranz ist die Saccharose-Isomaltose-Intoleranz, deren Ursache ein isolierter Mangel an Saccharase ist, selten. Die Erkrankung wird autosomal-rezessiv vererbt und äußert sich somit bereits beim Säugling nach Gabe von Saccharose, Stärke und Dextrinen. Eine ausgesprochene Rarität stellt die Trehaloseinterolanz dar. Trehalose ist ein Disaccharid aus zwei Glukosemolekülen (α-Glc [1-1] α-Glc), das nur in bestimmten Pflanzen, Insekten und Pilzen vorkommt.

Die **Malassimilation von Proteinen** kommt, da der Hauptanteil der Proteine in erster Linie durch pankreatische Proteasen im Duodenum und im oberen Jejunum gespalten wird, bei ungenügender exokriner Pankreassekretion im Rahmen von schweren Entzündungen und Tumoren vor. Bei Kindern finden sich solche Proteolysestörungen auch als Folge einer **Mukoviszidose**. Die verschiedenen Formen der Malabsorption von Aminosäuren gehen auf isolierte Defekte bzw. das völlige Fehlen einzelner Transportcarrier zurück. Diese seltenen, angeborenen Aminosäurenabsorptionsstörungen manifestieren sich bereits im Kindesalter. Zu ihnen zählen die **Zystinurie**, die **Hartnup-Krankheit**, die **Tryptophan-** und die **Methionin-Malabsorption**. Am häufigsten ist die **Zystinurie**, bei der die Absorption im Dünndarm und die Reabsorption im Nierentubulus von Zystin, Lysin, Arginin und Ornithin gestört ist. Die Erkrankung kann zu Zystinsteinen in der Niere, der Urethra oder der Blase führen. Bei der **Hartnup[1]-Krankheit** ist wahrscheinlich die intestinale Resorption und der tubuläre Transport von Tryptophan sowie anderer Monoaminocarboxysäuren gestört. Die Malabsorption der Aminosäuren im Dünndarm soll Ursache der gestörten Nikotinamidsynthese sein. Das nicht resorbierte Tryptophan wird durch bakterielle Einwirkung zu Indolkörpern umgewandelt, die eine Photodermatose sowie neurologische Störungen induzieren. Bei der isolierten **Tryptophan-Malabsorption** ist der Transportdefekt im Unterschied zur Hartnup-Krankheit auf den Dünndarm beschränkt. Gleichzeitig findet sich jedoch bei dieser Erkrankung eine deutlich erhöhte Resorption von Kalzium im Dünndarm, die zur Hyperkalzämie und zur Nierensteinbildung führt. Als extrem selten muß die **Methionin-Malabsorption** angesehen werden. Die Erkrankung geht mit Schwachsinn, weißen Haaren und zerebralen Krämpfen einher.

Eine **Malassimilation von Fetten** resultiert in einer Steatorrhoe (Stuhlfettausscheidung mehr als 7 g/d). Ursache ist in erster Linie eine Maldigestion von Triglyzeriden als Folge eines Mangels und/oder einer Inaktivierung pankreatischer Enzyme. Solche Störungen der **pankreatischen Phase** finden sich bei chronischer Pankreatitis, Zuständen nach Pankreasresektion, beim Pankreaskarzinom oder der zystischen Pankreasfibrose. Beim Zollinger-Ellison-Syndrom führt die HCl-Hypersekretion dagegen zu einem falschen pH-Wert im Duodenum und damit zu einer Säureinaktivierung der Lipase. Sehr selten ist ein kongenitaler Lipase- oder Colipasemangel Ursache einer gestörten Lipolyse. Neben einer Störung der pankreatischen Phase kann auch eine Störung der **biliären Phase** der Digestion zur Malassimilation von Fetten führen (s. Tab. D-7). Im Rahmen schwerer Leberparenchymerkrankungen können die zur mizellaren Löslichkeit von Triglyzeridspaltprodukten benötigten konjugierten Gallensäuren aufgrund einer Synthesestörung reduziert sein. Darüber hinaus kann bei normaler Syntheseleistung der Transport der konjugierten Gallensäuren in das Duodenum als Folge eines Gallengangverschlusses (Choledocholithiasis, Tumoren der Papilla Vateri oder des Gallengangsystems, primär biliäre Zirrhose) gestört sein. Diese Erkrankungen werden klinisch jedoch vorwiegend durch die Ikterus-Symptomatik und weniger durch die Symptome der gestörten Lipolyse bestimmt. Pathophysiologisch relevant sind letztlich auch Störungen des enterohepatischen Kreislaufs von Gallensäuren. Ein intestinaler Verlust von Gallensäuren beim Morbus Crohn des Ileums oder aber auch nach ausgedehnter Ileumresektion führt zunächst, da die Syntheseleistung der Gallensäuren in der Leber um den Faktor 6 steigerungsfähig ist, nicht zu einer gestörten Fettverdauung. Vorherrschendes Symptom ist in diesem Stadium die chologene Diarrhoe als Folge eines Gallensäure-induzierten Sekretionsprozesses im Dickdarm. Erst wenn die enteralen Verluste die Synthesekapazität der Gallensäuren in der Leber überschreiten, ist auch die Fettdigestion mit Störung der mizellaren Phase der Fettverdauung beeinträchtigt. Die bakterielle Überwucherung proximaler Dünndarmabschnitte führt zu einer vorzeitigen Dekonjugation und Dehydroxylierung der Gallensäuren mit Rückresorption sekundärer Gallensäuren in den proximalen Dünndarmabschnitten und nachfolgend gestörter Mizellenbildung.

Im Rahmen der **Malassimilation von Fetten** ist auch die Absorption fettlöslicher Vitamine (A, D, E, K) gestört. Solche Resorptionsstörungen finden sich vor allem bei Störungen der mizellaren Phase der Fettdigestion (z.B. bei Verschlußikterus). Die Resorption wasserlöslicher Vitamine (Ausnahme Vitamin B_{12}) sowie von Kalzium, Eisen und Magnesium findet wie die der fettlöslichen Vitamine ebenfalls im Jejunum statt. Ihre Resorption kann somit bei Erkrankungen des Jejunums beeinträchtigt sein. Von besonderer Relevanz ist die Verminderung der intraluminalen Kalziumkonzentration im Rahmen einer Steatorrhoe als Folge einer Kalkseifenbildung im Dünndarmlumen sowie die Hypokalzämie bei Vitamin D-Malabsorption. Symptome, klinische Befunde und pathophysiologische Charakteristika der Malassimilation sind in Tabelle D-8 zusammengefaßt. Die Störungen der Elektrolyt- und Wasserresorption des Dünndarms müssen zusammen mit den entsprechenden Störungen des Dickdarms pathophysiologisch analysiert werden und finden im Abschnitt IV, 2 Berücksichtigung.

---

[1] C. E. Dent entdeckte 1951 diese Erkrankung erstmals bei Kindern einer Familie Hartnup.

Tabelle D-8 Symptome und Befunde bei Malassimilation (nach Caspary 1984)

Klinischer Befund	Pathophysiologie	Laborbefunde
Gewichtsverlust, Diarrhoe, Steatorrhoe	Assimilation von Fett, Kohlenhydraten und Eiweiß ↓	Stuhlfettausscheidung ↑
Ödem	Eiweiß-Assimilation ↓ enteraler Eiweißverlust ↑	Serum-Eiweiß (Albumin) ↓ Gordon-Test ↑
Knochenschmerzen, Osteoporose, Osteomalazie ↑	Resorption von Vitamin D, Kalzium und Magnesium ↓	Serum-Kalzium, -Magnesium und -Phosphat ↓, alkalische Phosphatase
Petechien, Ekchymosen	Resorption von Vitamin K ↓	Quick ↓, Prothrombinzeit ↑
Anämie	Resorption von Folsäure und Vitamin B_{12} ↓ Resorption von Eisen ↓	Makrozytose, pathologischer Schilling-Test Mikrozytose, Serum-Eisen und Ferritin ↓
Geblähtes Abdomen, Flatulenz wäßrige Durchfälle, Borborygmen	Spaltung von Disacchariden ↓ Resorption von Monosacchariden und Aminosäuren ↓	Laktose-Toleranztest pathologisch, D-Xylose-Resorptionstest pathologisch
Polyneuritis, Depression	Resorption von Vitamin B_1 ↓	–
Konjunktivitis, Glossitis, Cheilose	Resorption von Vitamin B_2 ↓	–
Pellagra	Nikotinsäure ↓	–
Ureterkolik, Oxalatsteine	Resorption von Oxalsäure ↑	Hyperoxalurie

3 Spezielle Pathophysiologie einzelner Krankheitsbilder

3.1 Einheimische Sprue (Gluten-sensitive Enteropathie, nicht-tropische Sprue, Zöliakie)

Patienten mit dem Krankheitsbild der einheimischen Sprue zeichnen sich durch eine intestinale Unverträglichkeit gegenüber dem **Gliadin** aus.

Gliadin ist eine saure Peptidfraktion des Glutens, das sich in allen Getreidearten findet. Glutenexposition führt zu akuten morphologischen Schleimhautveränderungen mit initialer Basalmembranverdickung, Anstieg der Plasmazellen und der Rundzellen in der Lamina propria und Lymphozyteninvasion in das Epithel. Immunologische Charakteristika sind spezifische IgG- und IgM-Antikörper nach Glutenexposition sowie Antigluten-A-Antikörper, die offenbar an der Zelloberfläche eine Bindung eingehen. Obwohl der genaue Mechanismus der Zellschädigung noch nicht bekannt ist, scheinen reife Enterozyten durch eine toxische Schädigung ihre Adhäsivität an der Basalmembran zu verlieren. Sie werden zusammen mit den intraepithelialen Lymphozyten in das Darmlumen abgestoßen.

Obwohl in den Krypten aufgrund des massiven Zellverlustes an der Zottenspitze eine vermehrte mitotische Zellteilung mit nachfolgender Migration zur Zottenbasis stattfindet, ist die Neubildung der Enterozyten im Vergleich zum massiven Enterozytenverlust unzureichend. Die morphologischen Veränderungen äußern sich nicht nur in einer gestörten Zotten-Krypten-Relation, sondern auch im Verlust der typischen Zylinderform des Zottenepithels mit Überwiegen von abgeflachten kuboiden und unreifen Zellelementen. Der Gehalt dieser Zellen bzw. ihrer Membranen an Carriern und/oder Digestionsenzymen ist herabgesetzt. Darüber hinaus ist die Permeabilität der Mukosa im Sinne einer vermehrten Exsudation von Wasser und Elektrolyten in das Dünndarmlumen verändert.

Wenn der Zottenverlust total ist, resultiert eine komplette Malabsorption sämtlicher Nahrungsstoffe. Bei partieller Zottenatrophie steht klinisch die **Steatorrhoe** im Vordergrund.

Sie wird häufig von einer Störung der Vitamin D-Resorption mit Hypokalzämie, Osteomalazie, Tetanic etc. begleitet. Die Hypokalzämie wird durch die Kalkseifenbildung im Dünndarmlumen weiter verstärkt. Aus der Malabsorption von **Eisen** und **Folsäure** resultiert eine **Anämie** des Patienten. Die Malabsorption von **Proteinen** und die oft gleichzeitig beobachtete Exsudation von Albuminen in das Dünndarmlumen kann zur Hypoproteinämie bzw. Hypalbuminämie mit **Ödembildung** führen.

Die verschiedenen pathogenetischen Vorstellungen zur Entwicklung einer Gluten-sensitiven Enteropathie haben bis heute lediglich Modellcharakter. Unzweifelhaft ist eine **genetische Disposition,** die sich u.a. darin äußert, daß 2–10% der Verwandten ersten Grades von Sprue-Patienten und etwa 75% von monozygoten Zwillingen eine Erkrankungskonkordanz zeigen. Dabei muß davon ausgegangen werden, daß mindestens zwei Gene für die Erkrankung wesentlich sind. Erst beim Vorhandensein beider Gene ist die Induktion einer spezifischen Immunantwort auf das Gluten möglich. Die Bildung von Antikörpern sowie die von sensibilisierten Lymphozyten freigesetzten Lymphokine führen zur Zell- und damit letztlich zur charakteristischen Schleimhautschädigung. Von besonderer Bedeutung könnte darüber hinaus die Beobachtung sein, daß zwischen einer Gliadinfraktion und einem Virusprotein eine Kreuzreaktivität auftritt. Dabei fand sich eine Strukturähnlichkeit zwischen einer alpha-Gliadin-Fraktion und einem Adeno-Virus-Protein. Voraussetzung für die Manifestation einer einheimischen Sprue ist nach diesem Modell somit eine in ihren Einzelheiten noch nicht geklärte Interaktion zwischen bestimmten Genen und Gliadinproteinen.

Die Hypothese eines **primär gestörten Enzymmusters,** die die Schleimhautschädigung als das Resultat einer sekundären immunologischen Reaktion auf die Anhäufung toxischer Spaltprodukte ansieht, sowie die sogenannte **Lektinhypothese,** die eine primäre Strukturstörung der Glykoproteine in der Epitheloberfläche annimmt, sind weitgehend verlassen worden.

3.2 Tropische Sprue

Die *tropische Sprue* geht mit anhaltenden Diarrhöen sowie mit einer Malabsorption mehrerer Substanzen und konsekutivem Gewichtsverlust einher. Die Erkrankung spricht gut auf eine Therapie mit Tetrazyklinen und Folinsäure an.

Die oben gewählte Definition der Erkrankung zeigt bereits, daß es bezüglich einer exakten Definition der Erkrankung Schwierigkeiten gibt. Die Ursache der Erkrankung ist letztlich unbekannt. Bezüglich der Ätiopathogenese scheint eine **bakterielle Überbesiedlung** *der proximalen Dünndarmabschnitte* (u.a. Enterobacter cloacae, Klebsiella pneumoniae, Escherichia coli) wesentlich zu sein. Über bakterielle Proteasen können membranständige Enzyme alteriert werden. Obwohl das Ansprechen auf eine Antibiotikatherapie die bakterielle Ätiopathogenese der tropischen Sprue unterstützt, ist es bisher nicht gelungen, ein infektiöses Agens als Ursache der Erkrankung zu identifizieren. Ebenso wenig ließ sich die *Virusätiologie* der Erkrankung bisher verifizieren. Möglicherweise ist als **exogener Faktor** ein *hoher Fettkonsum* von Bedeutung. Eine Inhibition der normalen intesti-

nalen Darmflora bei zusätzlicher Proliferation koliformer Bakterien ist durch *langkettige Fettsäuren,* die gleichzeitig auch die intestinale Transitzeit erhöhen, möglich. Die verminderte Resorption von Elektrolyten und Wasser ist durch eine Fettsäuren-induzierte Hemmung der Natrium-Kalium-ATPase und der Magnesium-ATPase erklärbar.

Die morphologischen und funktionellen Veränderungen im Verlauf der Erkrankung ähneln zum Teil der Gluten-induzierten einheimischen Sprue. Im Frühstadium findet man ein Ödem der Dünndarmschleimhaut sowie eine vermehrte Rundzellinfiltration der Lamina propria. Im weiteren Verlauf kommt es dann zu einer partiellen Zottenatrophie sowie zur Kryptenelongation, Verdickung der Basalmembran und zum Auftreten von Fettvakuolen im Epithel.

Das **klinische Bild** ist variabel und zeichnet sich im Frühstadium durch **Müdigkeit, Adynamie** und **Diarrhoeneigung** aus. Ein Teil der Patienten entwickelt etwa zwei Tage vor Beginn der Durchfälle **Fieber.** Das chronische Stadium ist dagegen afebril. Die Krankheit bedingt ein primäres Malabsorptionssyndrom. Da sowohl die Resorption von **Eisen** als auch von **Folsäure** und **Vitamin B$_{12}$** gestört ist, ist die sich entwickelnde **Anämie** hypochrommakrozytär. Die oft zu beobachtende **Leukozytopenie** kennzeichnet eine relative Lympho-Monozytose. Bisweilen ist auch eine **Thrombozytopenie** vorhanden. **Hypokalzämie, Hypalbuminämie, Hypocholesterinämie** und **Hypotriglyzeridämie** sowie **Blutzuckererniedrigung** sind Auswirkungen der Malabsorption. Klinisch imponiert die Erkrankung durch Steatorrhoe, Gewichtsverlust, das Auftreten von Beinödemen, die Entwicklung einer Anämie und einer funikulären Myelose, einer Tetanie und Osteomalazie, Nachtblindheit und Pigmentstörungen. Obwohl Spontanheilungen zu jedem Erkrankungszeitpunkt möglich sind, kommt es meist zu Krankheitsrezidiven.

3.3 Morbus Whipple

Der Morbus Whipple[1] (intestinale Lipodystrophie) ist eine systemische Erkrankung, die durch Tropheryma whipplei verursacht wird und zu einem sekundären Malabsorptionssyndrom führt.

Die Diagnosesicherung erfolgt durch die Dünndarmbiopsie mit dem Nachweis von PAS-positiven Einschlüssen in Makrophagen. Elektronenoptisch finden sich in den Makrophagen stäbchenförmige Bakterien, die mit Hilfe der PCR-Technik als Tropheryma whipplei identifiziert werden können.

[1] George H. Whipple (1878–1976), Pathologe in Rochester/N.Y., 1934 Nobelpreis für Medizin.

Betroffen sind vor allem Männer im mittleren Lebensalter. Vor Auftreten eines Malabsorptionssyndroms haben etwa zwei Drittel der Patienten **Polyarthralgien** und **Myalgien.** Die Digestionsstörungen treten bisweilen erst zehn Jahre nach den ersten rheumatoiden Symptomen auf. Die Symptomatik beginnt uncharakteristisch und schleichend mit abdominellen Schmerzen und Durchfall. Sie kann schubweise in ein komplettes Malabsorptionssyndrom mit voluminösen, breiigen, wäßrig-grauen oder glänzenden Stühlen übergehen. Typisch ist, daß die Schübe im Gegensatz zur Gluten-sensitiven Enteropathie mit Fieber einhergehen. Aufgrund des partiellen Zottenschwundes sind zahlreiche Absorptions- und Digestionsprozesse gestört. Steatorrhoe, stark beschleunigte Blutsenkung, mikrozytäre hypochrome Anämie und angedeutete Leukozytose mit Eosinophilie sowie eine oft ausgeprägte Thrombozytose können beobachtet werden, sind jedoch nicht obligat. Plasma-Eiweißkonzentration, Kalzium, Phosphat, Eisen und Cholesterin im Serum sind als Folge der Malabsorption meist erniedrigt. Die alkalische Phosphatase ist dagegen erhöht. Die Antibiotikatherapie (Tetracycline, Penicillin, Ampicillin, Co-Trimethoprim) der Erkrankung, die potentiell jedes Organ (s. auch Kap. U 1, Abschnitt 2.2.3.4) befallen kann, hat die Prognose der betroffenen Patienten entscheidend verbessert.

3.4 Intestinale Lymphome und Dünndarmbeteiligung bei malignen Systemerkrankungen

Zu unterscheiden ist das primäre vom sekundären Lymphom des Gastrointestinaltrakts.

Primäre Lymphome: Isolierter oder multizentrischer Befall des Gastrointestinaltrakts ohne vergrößerte periphere Lymphknoten bei radiologisch unauffälligem Mediastinum sowie normaler Zahl und Verteilung der Leukozyten. Kein Leber- und Milzbefall. Die regionalen Lymphknoten können befallen sein.

Sekundäre Lymphome: Die Beteiligung des Gastrointestinaltrakts ist Ausdruck eines lokalisierten (Stadium E) oder disseminierten (Stadium IV) Organbefalls. Die sekundären Lymphome sind sehr viel häufiger als die primären. Histologisch finden sich alle Formen der Non-Hodgkin-Lymphome. Darüber hinaus kann es zu einer malignen Infiltration der Dünndarmwand im Rahmen einer Leukämie, einer Lymphogranulomatose oder eines Sarkoms kommen. Die klinische Symptomatik ist dann durch die Zeichen eines mehr lokalen Befalls im Sinne einer Obstruktion mit drohendem mechanischen Ileus oder bei generalisiertem Befall durch die Malassimilation und ihre Folgen gekennzeichnet.

3.5 Intestinale Lymphangiektasie

Bei der intestinalen Lymphangiektasie (Enteropathia lymphangiectatica) treten aus bisher unbekannten Gründen unterschiedlich ausgeprägte Erweiterungen der intestinalen und mesenterialen Lymphbahnen (Lymphangiektasie) auf. Dies führt zu einer funktionellen Verlegung der Lymphwege mit nachfolgend **gestörtem Abtransport der Chylomikronen.** Durch den steigenden Druck im Bereich der Lymphkapillaren kommt es zum gesteigerten enteralen Eiweißverlust mit Hypoproteinämie, Ausbildung von Ödemen sowie zu einem chylösen Aszites und evtl. zur Ausbildung eines Chylothorax. Generalisierte Erkrankungsformen sind beschrieben. Sie deuten ebenso wie das familiäre Vorkommen auf genetische Einflüsse hin.

Differentialdiagnostisch ist die primäre intestinale Lymphangiektasie von sekundären Erkrankungsformen des intestinalen Lymphgefäßsystems durch entzündliche und/oder neoplastische Lymphgefäßinfiltration (Tuberkulose, Sarkoidose, Lymphome, Lymphknotenmetastasen, Obstruktion und Kompression der Cisterna chyli und des Ductus thoracicus etc.) abzugrenzen.

Die differentialdiagnostische Unterscheidung geschieht durch Lymphographie und Biopsie mit Histologiegewinnung. Auch die sekundären Erkrankungen des Lymphsystems können zum Bild der **exsudativen Enteropathie** mit Verminderung des Serumeiweißanteils führen. Laborchemisch ist insbesondere eine Erniedrigung des Albumins, Transferrins, der Gammaglobuline und der Immunglobuline als Folge des enteralen Proteinverlustes zu beobachten.

3.6 Dünndarmschädigung bei Amyloidose, Tuberkulose, Enteritis regionalis Crohn und unspezifischer Jejunitis bzw. Ileitis

Amyloidablagerungen in der Submukosa des Dünndarms bei **primärer** oder **sekundärer Amyloidose** führen in der Regel zu einer allgemeinen Beeinträchtigung bis zum totalen Verlust der zellständigen Digestions- und Transportfunktionen und damit zur Malassimilation. Eine entsprechende Funktionsstörung ist auch im Rahmen einer **Tuberkulose,** der **Enteritis regionalis Crohn** (vgl. Abschnitt IV, 3.1) und bei **unspezifischen Dünndarmerkrankungen** (Jejunitis, Ileitis) zu beobachten. Pathophysiologisch bedeutsam bei allen diesen Erkrankungen, deren Ätiologie bis auf die sehr selten gewordene Tuberkulose unklar ist, sind die Reduktion der Resorptionsfläche sowie die mit dem Entzündungsprozeß einhergehenden Permeabilitätsveränderungen. Das Ausmaß und die Lokalisation dieser Veränderungen bestimmen das klinische Bild.

3.7 Immunopathien

Im Rahmen von primären und sekundären Immunopathien kann es zu vielfältigen Störungen der Dünndarmfunktion kommen. Zu unterscheiden sind **Immunopathien,** die mit einem **Antikörpermangel** (B-Lymphozyten-Defekte) einhergehen, von denjenigen, die auf eine gestörte **zelluläre Immunität** zurückzuführen sind (vgl. Kapitel K Immunologie).

Der zu den Antikörpermangelsyndromen zählende **selektive IgA-Mangel** zeichnet sich durch Serum-IgA-Spiegel von weniger als 0,05 g/l aus. Die zelluläre Immunität ist ungestört. Etwa 15% der betroffenen Patienten leiden an rezidivierenden oder chronischen Durchfällen. Darüber hinaus treten bei diesen Patienten gehäuft Autoimmunkrankheiten, Leber- und Darmerkrankungen sowie rezidivierende Infekte auf. Es wurde eine gehäufte Assoziation zwischen IgA-Mangel und Zöliakie, der sog. nodulären lymphatischen Hyperplasie (NLH), chronisch entzündlichen Darmerkrankungen (Morbus Crohn, Colitis ulcerosa) und Disaccharidasedefekten gefunden. Der Mechanismus, der der oft gleichzeitig zu beobachtenden Steatorrhoe zugrunde liegt, ist unbekannt. Von besonderer Bedeutung ist, daß die sekretorische IgA-Komponente (von den Epithelzellen des Darmes in das Darmlumen sezerniertes IgA) selektiv reduziert sein kann. Patienten mit normalem Serum-IgA können somit einen Defekt der sekretorischen IgA-Komponente, und solche mit vermindertem Serum-IgA eine normale sekretorische IgA-Komponente haben.

Die **X-chromosomal assoziierte Agammaglobulinämie** ist durch erniedrigte Serum-IgG-Spiegel von weniger als 0,2 g/l bei gleichzeitiger Erniedrigung von IgA, IgM, IgE und IgD gekennzeichnet. Charakteristisch ist das Fehlen von B-Lymphozyten und Plasmazellen im peripheren Blut und Knochenmark. Bei diesem Leiden finden sich schon während des Säuglingsalters gehäuft Infekte, die Symptome der Malassimilation mit Laktose- und Disaccharidasemangel sowie Infektionen mit Gardia lamblia.

Von dieser X-chromosomal assoziierten Agammaglobulinämie ist die **Common variable (late onset) acquired-Hypogammaglobulinämie** zu unterscheiden, die in jedem Alter auftreten kann. Die Zahl der zirkulierenden B-Lymphozyten ist normal, sie sind jedoch nicht zu einer spezifischen Antikörperbildung in der Lage. Dies führt zu einer Erniedrigung der Serum-IgG-Spiegel unter 0,5 g/l bei gleichzeitiger Reduktion der IgA-Spiegel. Klinisch finden sich die Zeichen der Malassimilation mit Steatorrhoe und Infektionen mit Giardia lamblia.

Bei einem Mißverhältnis zwischen Kappa- und Lambdaketten der Immunglobuline (normaler Anteil der Immunglobuline an Kappaketten etwa 65%) können chronischer Durchfall, ein Disac-

charidasemangel und eine perniziöse Anämie auftreten.

> Isolierte Defekte der T-Lymphozyten wie beim **acquired immune deficiency syndrome (AIDS),** das durch das human immunodeficiency virus (HIV) verursacht wird, sowie kombinierte B- und T-Lymphozyten-Defekte können zu schweren Veränderungen des Darmes mit bakterieller und parasitärer Fehlbesiedlung führen.

Bei der **schweren kombinierten Immundefizienz** findet man bei etwa 50% der Patienten einen Adenosin-Desaminase-Mangel. Infektionen mit Candida albicans, Malassimilation mit Durchfall sowie schwere Lebererkrankungen wurden im Rahmen dieses kombinierten B- und T-Lymphozyten-Defektes beschrieben.

3.8 Parasitäre, virale und bakterielle Infektionen

Die parasitären Infektionen des Magen-Darm-Trakts sind bezüglich ihrer Pathogenese zum Teil noch unklar. Giardia lamblia ist ein Flagellat, der sich an der Mukosa des Duodenums und Jejunums festsaugt und sich in den Krypten vermehrt. Obwohl die **Lambliasis** in der Regel asymptomatisch verläuft, treten bisweilen auch Durchfälle und die Zeichen der Malassimilation auf. Bei Erwachsenen wurden sowohl Fett- und Vitamin A-Absorptionsstörungen als auch eine Laktoseintoleranz beobachtet.

Zur Steatorrhoe führt die Besiedlung des Dünndarms mit **Strongyloides.** Durch die Invasion des Parasiten in die Mukosa kommt es zu morphologischen Veränderungen mit Malabsorption, Passagebehinderung und Ulzerationen (bei schwerer Infektion).

Hakenwürmer können sowohl zu Diarrhoen als auch zur Obstipation führen. Oft ist ein Wechsel zwischen Diarrhoe und Obstipation zu beobachten. Im Rahmen schwerer Infektionen wurden zahlreiche Störungen der digestiven und absorptiven Funktion der Dünndarmzelle beschrieben.

Im Gegensatz dazu ist die Infektion mit dem **Fischbandwurm** (Diphyllobothrium latum) durch einen selektiven Vitamin B_{12}-Mangel gekennzeichnet. Dieser Mangel entsteht jedoch nicht als Folge einer Resorptionsstörung, sondern durch Aufnahme des Vitamins durch den Parasit.

> Die pathologischen Veränderungen im Rahmen parasitärer Infektionen zeichnen sich durch ein Schleimhautödem, Auftreten von Entzündungszellen im Bereich der Lamina propria mucosae, Hypertrophie der glatten Muskulatur und durch Schleimhautabflachung aus.

Inwieweit die oft variable klinische Symptomatik durch Störungen der Digestions- und Absorptionsfunktion und/oder durch Konzentrationsänderungen gastrointestinaler Peptidhormone mit gleichzeitig gestörter Motilität bedingt ist, bleibt bis heute unklar. Virale Infektionen als Ursache von Diarrhoen sind häufig und werden vor allem durch Rota- und Norwalk-like-Viren verursacht. Bei den **Rota-Viren** handelt es sich um eine Gruppe von Erregern mit radartiger Struktur, die sich in den Zottenzellen des Dünndarms vermehren. Diese zu den RNS-Viren gehörenden Erreger führen zu Entzündungen und zu variablen morphologischen Alterationen der Zotten sowie der Zellen selbst mit Störungen der Digestions- und Absorptionsfunktion. Die **Norwalk-like-Viren** siedeln sich im oberen Dünndarm an und führen zur Fett- und Kohlenhydratmalassimilation, die die Durchfallsymptomatik überdauern kann.

> Die bakteriellen Infektionen des Gastrointestinaltrakts zeichnen sich in der Regel durch eine akute und kurzdauernde Symptomatik aus.

Der unterschiedliche Wirkort pathogener Keime (Tab. D-9) läßt eine spezifische Affinität zu bestimmten Rezeptorproteinen in der Dünn- und Dickdarmmukosa vermuten. Die durch bakterielle Keime induzierte Diarrhoe ist pathophysiologisch uneinheitlich und wird im Abschnitt IV, 3.1, S. 258, näher analysiert.

> Eine abnorme Vermehrung pathogener Keime tritt auf, wenn Störungen der Motilität mit nachfolgender Stase (besonders postoperativ) bzw. ein Versagen der antibakteriellen Schutzmechanismen vorliegen. Da manche Erreger lediglich zu einer Störung der Zellphysiologie führen und z. B. eine sekretorische Diarrhoe induzieren, andere aber Ulzerationen der Schleimhaut und damit blutige Durchfälle hervorrufen, ist die klinische Symptomatik sehr variabel.

3.9 Hormonbildende Tumoren des Gastrointestinaltrakts und Dünndarmfunktionsstörungen im Rahmen von Endokrinopathien

Bei hormonproduzierenden Tumoren des Gastrointestinaltrakts kann es zu bestimmten Dünndarmfunktionsstörungen kommen, die direkt oder indirekt durch die abnorme Hormonsekretion des Tumors bedingt sind. Ein Beispiel für eine indirekt ausgelöste Malassimilationssymptomatik mit Inaktivierung der Pankreaslipase ist das **Zollinger-Ellison-Syndrom,** dem meist ein Gastrin-produzie-

Tabelle D-9 Pathogenetische Mechanismen und Lokalisation der Infektion bei verschiedenen pathogenen Bakterien (nach Burdon 1987)

Erreger	Pathogenetischer Mechanismus	Lokalisation
Salmonella typhi	Allgemeininfektion	Dünndarm
Salmonella paratyphi A, B, C	Allgemeininfektion	Dünndarm
Salmonella sp.	lokal-invasiv	Ileum + Kolon
Shigella dysenteriae	Zellbefall, Toxin	Kolon
Shigella flexneri	Zellbefall	Kolon
Shigella boydii	Zellbefall	Kolon
Shigella sonnei	Zellbefall	Kolon
Vibrio cholerae	Enterotoxin	Dünndarm
Vibrio parahaemolyticus	Zytotoxin	Dünndarm
Campylobacter jejuni	lokal-invasiv	Ileum + Kolon
Escherichia coli (EPEC)	Toxin	Duodenum + Ileum
Escherichia coli (ETEC)	Enterotoxin	Dünndarm
Escherichia coli (EIEC)	Zellbefall	Kolon
Yersinia enterocolitica	lokal-invasiv	Kolon
Aeromonas hydrophilia	Zytotoxin	Dünndarm
Clostridium perfringens (A)	Enterotoxin	Dünndarm
Clostridium perfringens (C)	Zytotoxin	Dünndarm
Clostridium difficile	Zytotoxin	Kolon
Staphylococcus aureus	Enterotoxin	Dünndarm
Bacillus casei	Enterotoxin	Dünndarm

render Tumor des Pankreas zugrunde liegt. Die durch die Hypergastrinämie induzierte HCl-Hypersekretion führt zu einem „falschen" Duodenal-pH und damit zu einer Inaktivierung der Lipase mit nachfolgender Steatorrhoe. Das **Verner-Morrison**[1]-**Syndrom** geht mit einer allgemeinen Vasodilatation und Hypotension, einer Hyperglykämie und wäßrigen Diarrhoen einher. Ursache ist ein Pankreastumor, der das vasoaktive intestinale Polypeptid (VIP) produziert. Die VIP-induzierten Diarrhoen entstehen als Folge einer Adenylatzyklase-Aktivierung mit nachfolgender cAMP-induzierter Sekretionssteigerung der Dünndarmkrypten (sog. sekretorische Diarrhoe). Ursprungsort der Karzinoide sind dagegen die sog. argentaffinen Zellen, die im gesamten Magen-Darm-Trakt, im Ductus choledochus und pancreaticus sowie der Gallenblase vorkommen. Außerhalb des Gastrointestinaltrakts finden sich solche Tumoren, die zu den **Apudomen** zählen, in den Bronchien, den Ovarien und den Hoden. Die vermehrte Produktion und Sekretion von Serotonin führt zum **Karzinoidsyndrom,** das durch Hauterscheinungen (Flush), Magen-Darm-Störungen (Diarrhoen, kolikartige Leibschmerzen), asthmatoide Anfälle und kardiovaskuläre Symptome (Tachykardien) gekennzeichnet ist. Die Symptome treten anfallsweise auf und sind bezüglich des Magen-Darm-Trakts insbesondere Folge der Serotoninwirkung auf die glatte Muskulatur. Darüber hinaus dürften das in diesen Tumoren nachweisbare Histamin, Kallikrein, Calcitonin sowie Prostaglandine eine zusätzliche pathophysiologische Rolle im Zusammenhang mit der wäßrigen Diarrhoe spielen.

Von den in Tabelle D-6 angegebenen hormonproduzierenden Zellen können ebenfalls Tumoren ausgehen, die entweder durch ihre lokale Tumorausdehnung (z.B. im Sinne der Obstruktion) oder durch die hormoninduzierten Effekte klinische Symptome induzieren. Im Dünndarm selbst wurden bisher endokrin aktive Gastrinome und Karzinoide beschrieben, nicht jedoch VIP-, Somatostatin-, Sekretin-, Cholezystokinin- und Enteroglukagon-produzierende Tumoren.

Im Rahmen endokriner Erkrankungen und Stoffwechselstörungen können intestinale Funktionen ebenfalls alteriert sein. Eine **Hyperthyreose** führt bei etwa 10% der betroffenen Patienten zu Diarrhoen. Ursache hierfür ist der motilitätssteigernde Effekt der Schilddrüsenhormone. Bei einer Reduktion der peripheren Schilddrüsenhormone im Sinne einer **Hypothyreose** findet sich dagegen eine stark herabgesetzte Motilität mit Obstipation. Sehr komplex sind die pathophysiologisch relevanten Mechanismen, die der **diabetischen Enteropathie** zugrunde liegen. Bei den unter **Tenesmen, Diarrhoen** und **Steatorrhoe** leidenden Patienten läßt

sich radiologisch (fraktionierte Magen-Darm-Passage) eine verzögerte Magen- und Dünndarmpassage feststellen. Ursächlich werden Störungen des autonomen Nervensystems, aber auch Durchblutungsstörungen im Rahmen des Diabetes mellitus und eine bakterielle Fehlbesiedlung diskutiert.

Steatorrhoen finden sich auch beim **Morbus Addison** (Hypoaldosteronismus) sowie beim **Hypoparathyreoidismus**. Die Pathophysiologie der Steatorrhoe bei diesen Erkrankungen ist jedoch weitgehend unbekannt.

3.10 Dünndarmfunktionsstörungen durch Pharmaka und Strahlen

Zu den Pharmaka, die ein Malassimilationssyndrom induzieren können, gehören so unterschiedliche Substanzen wie **Colestyramin, Neomycin, Paromomycin, Kanamycin, Chlortetracycline, Colchizin, Biguanide, Paraaminosalicylsäure (PAS)** und die **Acarbose.** Obwohl das **Colestyramin** Mittel der Wahl bei der Behandlung der chologenen Diarrhoe ist, kann es aufgrund seiner ausgeprägten Bindung an Gallensäuren diese so stark reduzieren, daß eine Störung der mizellaren Phase der Fettdigestion auftritt. **Neomycin, Kanamycin** etc. bewirken dagegen in unterschiedlicher Ausprägung eine Reduktion der Absorption von Fetten, Stickstoff, Karotin, Vitamin B_{12} und Glukose. Typisch ist auch ein Neomycin-induzierter Laktasemangel. **Colchicin** beeinträchtigt bzw. reduziert die Aktivität membranständiger Digestionsenzyme (Disaccharidasen) und führt u.a. zur Vitamin B_{12}-Malabsorption und zur Steatorrhoe. Neben den oralen Antidiabetika vom Typ der **Biguanide,** die zu einer verminderten Absorption von Kohlenhydraten, Aminosäuren, Gallensäuren und Vitamin B_{12} führen, hat auch das Pseudotetrasaccharid **Acarbose,** das die α-Glukosidase kompetitiv hemmt, eine Malassimilation von Kohlenhydraten zur Folge. Im Rahmen einer tuberkulostatischen Behandlung mit **Paraaminosalicylsäure (PAS)** konnten eine Steatorrhoe, eine Resorptionsstörung für Vitamin B_{12}, Folsäure und Eisen beobachtet werden.

Die Wirkung von **Strahlen** und **Zytostatika** im Rahmen einer Tumortherapie kann nicht nur zu funktionellen, sondern auch zu organischen Dünndarmläsionen (entzündliche, ulzeröse und narbige Veränderungen) führen. Dabei ist davon auszugehen, daß der Dünndarm ein Organ mit hoher Proliferationsrate des Epithels ist. Akut kommt es daher zu einer Schädigung der physiologischen Zellregeneration in der Kryptenregion. Aus Zottenabflachung und unterschiedlich stark ausgeprägtem Verlust der membranständigen Digestions- und Transportfunktion resultiert eine Malassimilation. Diese ist jedoch nach Therapiebeendigung in der Regel reversibel. Chronische Schäden entstehen erst dann, wenn die Gefäße in der Submukosa im Sinne einer Endarteriitis und Phlebitis mit konsekutiver Ischämie der Schleimhaut verändert sind.

---

[1] John V. Verner, zeitgenössischer Arzt in Durham/North Carolina. Ashton B. Morrison, zeitgenössischer Arzt in Philadelphia.

D **Diagnostische Hinweise**

Die im Rahmen eines **Malassimilationssyndroms** auftretenden vielfältigen Symptome und Befunde sind in Tabelle D-8, S. ••, zusammengefaßt.

Die bei allen schweren Formen der Maldigestion und Malabsorption zu eruierenden Symptome des **Gewichtsverlustes** und der **Diarrhoe** sind bei mäßiger Assimilationseinschränkung nicht obligat.

> Bevor eine aufwendige Diagnostik mit Hilfe direkter und indirekter **Funktionstests** durchgeführt wird, sollte bei Verdacht auf das Vorliegen eines Malassimilationssyndroms (Abb. D-11) der **Stuhl** des Patienten inspiziert werden (flüssig-wäßrig, breiig, fettig, acholisch, Schleim-Blut-Beimengungen, unverdaute Speisereste).

Das über drei Tage gemittelte **Stuhlgewicht** macht bei einem Wert von weniger als 150 g/24 h eine Malassimilation bereits unwahrscheinlich. Relativ einfach ist auch die Bestimmung des **Stuhl-pH-Wertes** mit Hilfe von Lackmuspapier. Ein pH-Wert von weniger als 5 ist ein Gärungshinweis und deutet auf eine Kohlenhydratmalassimilation hin. Bei Verdacht auf das Vorliegen einer **Störung der pankreatischen oder chologenen Digestionsphase** folgt eine entsprechende Organ- und Funktionsdiagnostik (z. B. Chymotrypsinbestimmung bei Verdacht auf das Vorliegen einer exokrinen Pankreasinsuffizienz, Pankreaszielaufnahme, Ultraschalluntersuchung des Abdomens, ERCP etc.). **Parasitäre** und **bakterielle** oder **virale Ursachen** einer Dünndarmfunktionsstörung sind durch eine **Stuhlunter**suchung (z. B. Giardia lamblia) bzw. entsprechende **serologische** Untersuchungen (z. B. Yersiniose) zu sichern. Zu den meist aufwendigen direkten Tests im Rahmen der Malassimilationsdiagnostik zählen die **Fettbilanz,** die Funktionsprüfung mit Hilfe der **segmentalen Dünndarmperfusion, bio-** und **zytochemische Aktivitätsbestimmungen der membranständigen Enzyme** sowie die **In-vitro-Akkumulationsmessung aktiv aufgenommener Substanzen.** Meist sind diese Tests nur in bestimmten Zentren bzw. gut ausgerüsteten Kliniken durchführbar. In der klinischen Routine werden vielfach lediglich die indirekten Funktionstests wie der **Xylose-Resorptions-,** der **Laktose-Belastungs-,** der **Schilling-Test,** der **^{14}C-Glykocholat-** oder der **H$_2$-Atemtest** durchgeführt. Bei diesen Tests handelt es sich um Toleranzuntersuchungen, bei denen die Testsubstanz oder ihre Metaboliten im Serum, im Stuhl, im Urin oder in der Atemluft bestimmt werden. Diese indirekten Funktionstests, von denen es inzwischen über 100 gibt, sind störanfällig, haben sich jedoch unter Berücksichtigung möglicher Störvariablen als brauchbar erwiesen. Ist die Diagnose eines Malassimilationssyndroms durch die erwähnten Tests gesichert, ist die Organdiagnostik zu komplettieren. Mit Hilfe **radiologischer, bioptischer** und **endoskopischer** Verfahren (fraktionierte Magen-Darm-Passage, Dünndarmbiopsie mit der Saugbiopsiekapsel nach Watson oder Rubin, Duodenoskopie, Ileo-Koloskopie) ist dies für den Dünndarm möglich. Auf die entsprechenden Untersuchungen bei Verdacht auf das Vorliegen einer chologenen oder pankreatischen Digestionsstörung wurde bereits hingewiesen.

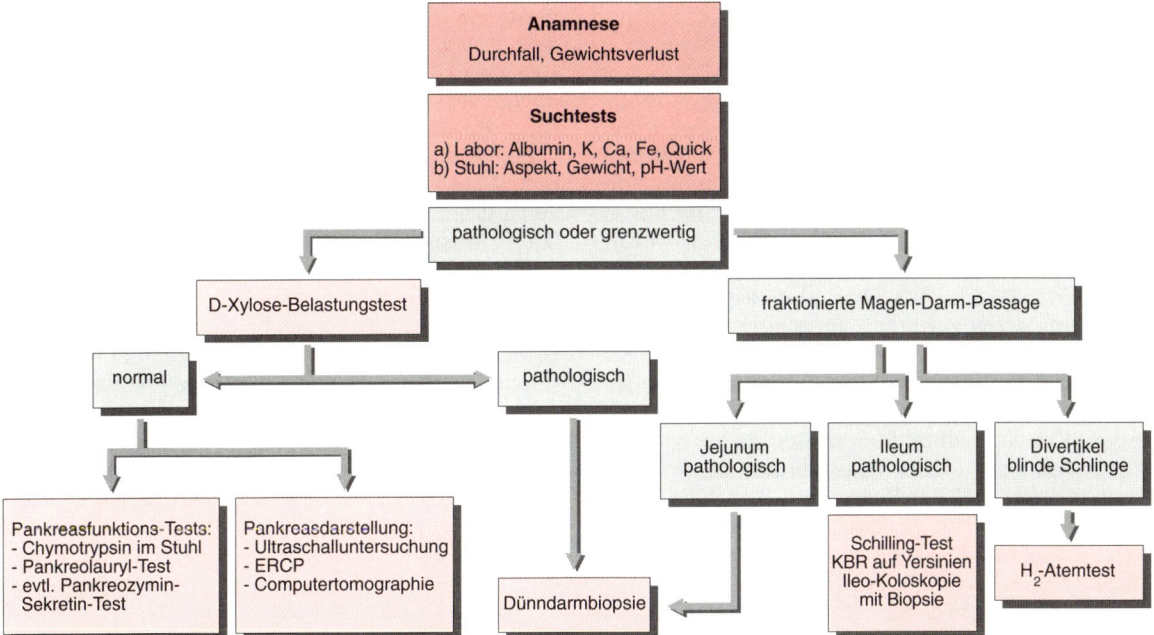

Abb. D-11: Diagnostisches Vorgehen bei Verdacht auf das Vorliegen eines Malassimilationssyndroms (nach Ewe 1985).

Die Diagnostik des **Karzinoids** im Dünndarm ist bisweilen schwierig. Eine **Flush-Symptomatik** beim Dünndarmkarzinoid ist erst zu erwarten, wenn bereits Lebermetastasen vorliegen.

Als zuverlässiger Parameter bei Verdacht auf das Vorliegen eines Karzinoids hat sich unter Berücksichtigung diätetischer Richtlinien die Ausscheidung von 5-Hydroxy-Indolessigsäure im 24-Stunden-Urin erwiesen.

▼ Therapeutische Hinweise
Die Behandlung von Patienten mit einem Malassimilationssyndrom hat sich nach Ätiologie und Pathophysiologie der Störung sowie ihrer Komplikationen zu richten. Eine kurative **diätetische Behandlung** ist z.B. bei der einheimischen Sprue (Gluten-sensitive Enteropathie), der Laktoseintoleranz sowie bei bestimmten membranständigen Enzymdefekten sinnvoll.

Enterale Infektionen können durch eine entsprechende Antibiotika- oder Chemotherapie ebenfalls kausal behandelt werden. Die **Antibiotikatherapie** hat sich auch beim Morbus Whipple bewährt (Tetracycline über 6 Monate!). Bei Dünndarmstörungen im Rahmen systemischer Erkrankungen ist die Behandlung der jeweiligen Grundkrankheit (z.B. bei Lymphomen, Lymphogranulomatose) vordringlich. Bei allen Erkrankungen muß auch immer geprüft werden, ob nicht gleichzeitig eine Indikation zur Beseitigung von allgemeinen oder isolierten Mangelzuständen als Folge der Malassimilation gegeben ist. Dies kann durch eine **Substitutionsdiät** oder durch **parenterale Ernährung** geschehen. Dünndarmfunktionsstörungen, die durch Pharmaka, im Rahmen einer Chemotherapie maligner Tumoren bzw. durch Strahlentherapie entstanden sind, können durch einen Verzicht auf das Pharmakon (z.B. Neomycin), durch Umstellung der Therapie und durch symptomatische Maßnahmen (z.B. Loperamid [Imodium®] bei der Strahlenenteritis) behandelt werden. Die erwähnten therapeutischen Hinweise zeigen, daß die Behandlung von Patienten mit einem Malassimilationssyndrom vielfältig ist. Sie wird immer dann erfolgreich sein, wenn die zugrundeliegende Pathophysiologie der einzelnen Krankheitsbilder und ihrer Komplikationen berücksichtigt wird.

IV Dickdarm

1 Physiologisch-anatomische Grundlagen

Der etwa 150 cm lange Dickdarm hat die Aufgabe, den Chymus aus dem Dünndarm aufzunehmen, ihn durch Resorption von Wasser und Elektrolyten einzudicken, zu neutralisieren, sowie die unverdauten Ingesta zum Rektum zu transportieren.

Die kontrollierte Entleerung des Stuhls wird durch das koordinierte Zusammenspiel von Dickdarm und Anorektum ermöglicht. Die Schleimhaut des gesamten Dickdarms ist im Gegensatz zum Dünndarm zottenlos. Die Oberfläche des zum Mikrotransfer befähigten einschichtigen Zylinderepithels wird jedoch durch die **Lieberkühn[1]-Krypten**, deren Länge analwärts zunimmt, vergrößert. Neben den zum Transport befähigten Epithelzellen, die untereinander über *tight junctions* verbunden sind, finden sich Schleim(Muzin)-produzierende Becherzellen. Die Schleimbildung dieser Zellen gewährleistet, daß der Stuhl trotz der Eindickung im Dickdarm (als Resultat der Resorption von Wasser und Elektrolyten) gleitfähig bleibt. Im Dickdarm finden sich keine Paneth[2]-Zellen, wohl aber enterochromaffine Zellen, deren Häufigkeit im Rektum zunimmt. Die Muskulatur besteht aus der für die **Haustrierung** verantwortlichen Ring- und der in **Tänien** gebündelten Längsmuskulatur. Für den Dickdarm typische Bildungen sind die **Plicae semilunares.** Diese Falten, zwischen denen die Dickdarmwand nach außen als **Haustren** vorgebuchtet ist, können verstreichen.

Das **Lymphfollikelsystem des Wurmfortsatzes,** die **solitären Lymphfollikel des Dick- und Dünndarms** sowie die **lymphoiden Zellen und Plasmazellen der Lamina propria** und die **interepithelialen Lymphozyten** gehören zum sog. **GALT-System** (*gut-associated lymphoid tissue*). Dieses und das sog. BALT-System (*bronchus-associated lymphoid tissue*) bilden zusammen das MALT-System (*mucosa-associated lymphoid tissue*).

Die **Motilität** des Dickdarms wird extramural-neural durch das cholinerge und adrenerge Nervensystem, intramural-neural durch den Auerbach[3]-Plexus (Plexus myentericus) und den submukösen Meissner[4]-Plexus gesteuert. Cholinerge Nerven stimulieren die Dickdarmmotilität, führen jedoch auch inhibitorische Fasern mit sich. Für die Feinabstimmung und Koordination der Motilität scheint jedoch das intrinsische Nervensystem wichtiger zu sein. Neuere Untersuchungen zeigen, daß gastrointestinale Hormone ebenfalls an der Regulation der Dickdarmmotilität beteiligt sind. Ein stimulierender Effekt wurde für Gastrin, Cholezystokinin, Substanz P und für Enkephaline, ein

---

[1] Johann N. Lieberkühn (1711–1756), Anatom in Berlin.
[2] Josef Paneth (1857–1890), Physiologe in Wien.
[3] Leopold Auerbach (1828–1897), Physiologe in Breslau.
[4] Georg Meissner (1829–1905), Anatom und Physiologe in Basel und Göttingen.

hemmender dagegen für Sekretin, Glukagon und das vasoaktive intestinale Polypeptid (VIP) nachgewiesen.

Die Dickdarmmotilität ist das Ergebnis aus elektrischer, mechanischer und biochemischer Aktivität von Längs- und Ringmuskulatur. Bezüglich der elektrischen Aktivität lassen sich rhythmische Potentialschwankungen in Form der *slow waves* sowie schnell aufeinanderfolgende Potentialschwankungen in Form der *spike bursts* unterscheiden. Die **Peristaltik** des Dickdarms setzt sich aus einer **propulsiven** und einer **retropulsiven** Form sowie aus den **nicht-propulsiven Segmentkontraktionen** zusammen. Die propulsive Peristaltik beginnt im Zökum oder im Colon transversum. Sie befördert den Darminhalt in das Sigma. Die retropulsive Peristaltik beginnt im Colon transversum oder Colon ascendens und verläuft in Richtung Zökum. Sie verlängert somit die Kontaktzeit des Stuhls mit den zur Wasser- und Elektrolytresorption besonders befähigten Dickdarmabschnitten. Auch die nichtpropulsiven Segmentkontraktionen führen zu einer Verzögerung des aboralen Stuhltransports und unterstützen somit ebenfalls die Absorption von Flüssigkeit aus dem Stuhl. Retropulsive Peristaltik und nicht-propulsive Segmentkontraktionen sind für die Motilität der rechten Kolonhälfte typisch. Die Motilität der linken Kolonhälfte (Colon descendens und Sigma) wird durch den **gastro-kolischen Reflux** im Sinne einer propulsiven Peristaltik induziert. Der exakte Mechanismus dieses Reflexes ist unbekannt. Er führt jedoch direkt oder wenige Minuten nach der Nahrungsaufnahme zu einer Zunahme der Kolonmotilität, ist also nahrungabhängig. Das als Stuhlreservoir dienende Colon descendens und das Sigma transportieren den Stuhl in das normalerweise leere Rektum, wo die Volumenzunahme über Dehnungsrezeptoren registriert und über afferente Fasern an die Großhirnrinde weitergeleitet wird. Der Erschlaffung des inneren Schließmuskels folgt einer Tonussteigerung, die einen Stuhlaustritt verhindert. Wenn dem Defäkationsreiz nachgegeben wird, kommt es zur Stuhlentleerung. Durch eine Kontraktion des äußeren Schließmuskels mit konsekutiver Stauung des Corpus cavernosum kann dem Defäkationsreiz entgegengewirkt werden.

Es wurde bereits erwähnt, daß der Dickdarm aufgrund seiner Fähigkeit zum **Mikrotransfer** wesentlich an der Homöostase des Elektrolyt- und Wasser-Haushaltes beteiligt ist. Unter physiologischen Bedingungen gelangen innerhalb von 24 Stunden etwa 1500 ml einer Plasma-isotonen Flüssigkeit über die Bauhin-Klappe in den Dickdarm. Diese Flüssigkeitsmenge wird hier bis auf etwa 100 ml resorbiert und zusammen mit dem Stuhl ausgeschieden. Die **Absorption** von **Elektrolyten** und **Wasser** findet hauptsächlich im Oberflächenepithel der Dickdarmschleimhaut, **Sekretionsprozessse** dagegen in den Krypten statt. Der Nettotransport ist somit immer die algebraische

Summe aus Absorption und Sekretion. Sowohl im Dünn- als auch im Dickdarm überwiegen normalerweise die Absorptionsvorgänge, so daß ein Nettotransport von Wasser und Elektrolyten von der Lumen- zur Blutseite stattfindet. Unter bestimmten pathophysiologischen und experimentellen Bedingungen kann der Sekretions- den Absorptionsprozeß jedoch übersteigen, so daß ein Nettotransport in das Darmlumen resultiert (vgl. Abschnitt IV, 2 Pathophysiologie). Zum besseren Verständnis der später zu analysierenden Pathophysiologie der Absorption und Sekretion wird zunächst die Physiologie dieser beiden Prozesse getrennt betrachtet.

Die **Resorption** (Absorption) **von Natriumionen** vom Darmlumen über die luminale Zellmembran in das Zellinnere erfolgt über einen elektroneutralen Na^+/Cl^--Cotransport, einen Na^+/H^+-Gegentransport, der mit einem Cl^-/HCO_3^--Gegentransport gekoppelt ist, sowie über einen rheogenen Na^+-Transport. Die Mechanismen des elektroneutralen Natriumtransports vom Darmlumen in das Zellinnere wurden im Zusammenhang mit der Dünndarmphysiologie analysiert (vgl. Abb. D-10 und S. 236). Der rheogene Natriumtransport unterscheidet sich von diesen Mechanismen durch die Tatsache, daß Natriumionen über spezifische Natriumkanäle der apikalen (luminalen) Zellmembran aufgrund des dort herrschenden elektrischen und Konzentrationsgradienten passiv in das Zellinnere aufgenommen werden. An der basolateralen Membran werden Natriumionen im Austausch gegen zwei Kaliumionen aus der Zelle über die Adenosintriphosphat-abhängige Na^+-K^+-Pumpe zur Blutseite transportiert (Abb. D-12). Der Anteil dieses rheogenen Natriumtransports am Gesamt-Natriumtransport des Dickdarms kann durch Behandlung mit Mineralo- und Glukokortikoiden gesteigert werden. Bezüglich dieser Eigenschaft und der Tatsache, daß die steroidinduzierten Natriumkanäle durch das Diuretikum Amilorid blockierbar sind, unterscheiden sich die Natriumkanäle des Dickdarms somit nicht von den Natriumkanälen, die im Sammelrohr der Niere beschrieben wurden. Der rheogene Natriumtransport des Dickdarms ist jedoch im Gegensatz zu dem des Sammelrohrs durch zyklisches Adenosinmonophosphat (cAMP) nicht stimulierbar. Ergänzend sei erwähnt, daß ein Anstieg der intrazellulären Konzentration von cAMP, Ca^{2+} und cGMP (zyklisches Guanosinmonophosphat) den elektroneutralen Na^+/Cl^--Cotransport inhibieren soll.

Die **Resorption** (Absorption) **von Chloridionen** ist durch die Kopplung an Natriumionen (Na^+/Cl^--Symport oder Cotransport) bzw. durch den Gegentransport von HCO_3^--Ionen (Cl^-/HCO_3^--Antiport) elektrisch immer neutral. Durch das Diuretikum Acetazolamid, das die Carboanhydrase hemmt, kann die Sekretion von Bikarbonationen bei gleichzeitiger Abnahme der HCO_3^--abhängigen Cl^--Resorption moduliert werden. Neuere Un-

Blutseite   Lumen

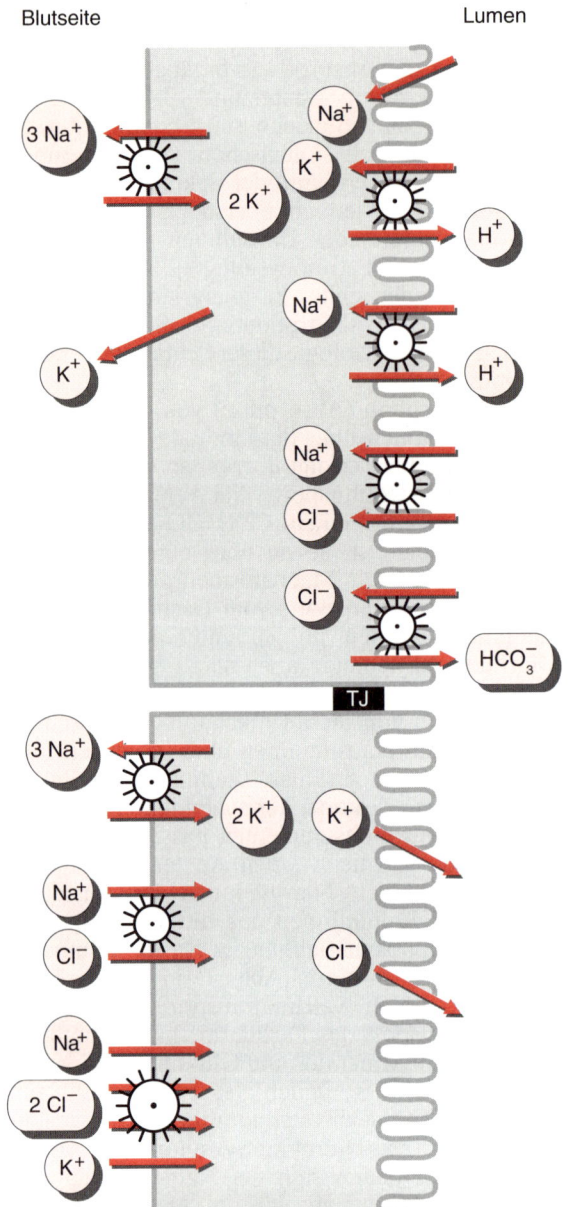

Abb. D-12: Modell zum Elektrolyttransport des Darm-epithels. Die Absorption von Na$^+$-Ionen aus dem Darm-lumen in die Zelle erfolgt über einen elektroneutralen Na$^+$/Cl$^-$-Symport, einen elektroneutralen Na$^+$/H$^+$-Anti-port und über die Na$^+$-Kanäle der apikalen (luminalen) Zellmembran (rheogen). Die Absorption von K$^+$-Ionen soll über eine ATP-abhängige elektroneutrale K$^+$-H$^+$-Pumpe erfolgen. Die Absorption von Cl$^-$-Ionen ist immer neutral und erfolgt im Rahmen des Na$^+$/Cl$^-$-Symports oder des Cl$^-$/HCO$_3^-$-Antiports. Die basolateral lokali-sierte Na$^+$-K$^+$-Pumpe transportiert unter ATP-Verbrauch Na$^+$-Ionen im Austausch gegen K$^+$-Ionen (Stöchiometrie 3:2) aus der Zelle. Im unteren Teil der Bildhälfte sind die Sekretionsprozesse für K$^+$- und Cl$^-$-Ionen, die durch spezifische K$^+$- bzw. Cl$^-$-Kanäle vermittelt werden, sche-matisiert. Diese Sekretionsprozesse können indirekt durch Hemmung der basolateralen Na$^+$-K$^+$-Pumpe mit Hilfe von Strophanthin oder des Na$^+$/Cl$^-$-Cotransports (Na$^+$/K$^+$/2 Cl$^-$-Cotransports?) mit Hilfe von Furosemid inhibiert werden. TJ = tight junction.

tersuchungen lassen vermuten, daß **Kaliumionen** im Dickdarm aktiv resorbiert werden können. Da-bei soll es sich um einen elektroneutralen ATP-ab-hängigen Resorptionsmechanismus handeln, der auch in Abwesenheit von Natrium- und Chlorid-ionen arbeitet und der – im Gegensatz zur Na$^+$-K$^+$-Pumpe – nicht durch Strophanthin inhibierbar ist. Unklar ist, ob die im Magen beschriebene K$^+$-H$^+$-ATPase das für diesen Transport verantwortliche Enzym repräsentiert.

Den Hauptanteil der Anionen im Stuhl bilden die **kurzkettigen Fettsäuren** (etwa 200 mmol/l). Acetat, Propionat und Butyrat bilden mit 83% den Hauptanteil im Stuhl. Für die ionisierten kurz-kettigen Fettsäuren ist die luminale Zellmembran nur gering permeabel. Die Umwandlung von der ionisierten in die besser permeable nicht-ionisierte Form dieser Fettsäuren geschieht möglicherweise direkt an der Membranoberfläche über einen Natrium-abhängigen Na$^+$/K$^+$-Gegentransport. Die Resorption der Fettsäuren ist für die Energiege-winnung nicht unerheblich, da noch etwa 60% der kalorischen Energie der nicht-resorbierten Kohlenhydrate verwertet werden können. Die Resorption dieser Fettsäuren zeigt jedoch ein Transportmaximum, eine Tatsache, die im Rah-men der Diarrhoe bei Kohlenhydratmalabsorption von Bedeutung ist. Die **Absorption von Wasser** aus dem Darmlumen ist nach allgemeiner Auffassung ein passiver Prozeß, der dem durch den Natrium-transport induzierten osmotischen Gradienten folgt.

Im Gegensatz zur Absorption, die im Ober-flächenepithel des Dickdarms und im Zotten-epithel des Dünndarms stattfindet, sind **Sekretions-prozesse** des Darmepithels vorwiegend in den Epithelzellen der Krypten lokalisiert. Für Chlorid-ionen konnte sowohl im Dünn- als auch im Dick-darm ein rheogener Auswärtstransport nachge-wiesen werden. Dabei erfolgt der Transport von Chloridionen aus dem Zellinnern über die apikale (luminale) Zellmembran in das Darmlumen über spezifische Chloridkanäle (Abb. D-12). Die Auf-nahme von Chloridionen an der basolateralen Membran von der Blutseite in die Zelle soll mit Hilfe eines elektroneutralen Na$^+$/Cl$^-$-Symports er-folgen. Die so über die basolaterale Membran in die Zelle transportierten Natriumionen verlassen diese über die Na$^+$-K$^+$-Pumpe im Austausch gegen Kaliumionen. Diese wiederum können die Zelle über spezifische Kaliumkanäle der basolateralen Membran verlassen (Abb. D-12). Die Sekretion von Cl$^-$-Ionen über die apikalen Chloridkanäle kann durch das Schleifendiuretikum Furosemid, durch experimentelle Elimination von Natrium-ionen in der Badlösung sowie durch Hemmung der Na$^+$-K$^+$-Pumpe mittels Strophanthin inhibiert werden. Interessant ist die Möglichkeit, daß der postulierte Na$^+$/Cl$^-$-Cotransport an der basolatera-len Zellmembran evtl. mit einem Na$^+$/K$^+$/2 Cl$^-$-Cotransport identisch ist.

Der Mechanismus der **Bikarbonatsekretion** im Ileum und Dickdarm ist ein Cl⁻-abhängiger Prozeß. Er findet somit als elektroneutraler Gegentransport statt.

Neuere Untersuchungen zeigen, daß **Kaliumionen** offenbar aktiv in das Darmlumen sezerniert werden können. Dabei soll es sich um einen rheogenen Transport handeln, der durch Strophanthinhemmung der basolateral lokalisierten Na⁺-K⁺-Pumpe indirekt inhibierbar ist. Die Sekretion von Kaliumionen über die apikale (luminale) Zellmembran in das Darmlumen ist darüber hinaus nur in Gegenwart von Na⁺- und Cl⁻-Ionen in vitro in der basolateralen Badlösung zu beobachten, so daß wahrscheinlich der Na⁺/Cl⁻-Cotransport im Rahmen dieses Sekretionsprozesses von Bedeutung ist. Unterstützt wird diese Hypothese durch die nach Furosemidapplikation zu beobachtende Abnahme der Kaliumsekretion. Unklar ist bisher, ob das basolateral applizierte Furosemid den Na⁺/Cl⁻- oder gar einen Na⁺/K⁺/2 Cl⁻-Cotransport hemmt (Abb. D-12).

Die beschriebenen Teilprozesse der Absorption und Sekretion unterliegen – wie andere Transportprozesse auch – der **hormonellen** und **neurohumoralen** Kontrolle. Substanzen, die das physiologische Gleichgewicht zwischen Absorption und Sekretion verändern können, sind in Abbildung D-13 zusammengefaßt. **Mineralo-** und **Glukokortikoide** scheinen sowohl die rheogene als auch die elektroneutrale Natriumabsorption über die steroidinduzierten Proteine zu stimulieren.

Im Gegensatz zum Sammelrohr der Säugetierniere ist der **Vasopressineffekt** am Dickdarm nicht cAMP-vermittelt. In-vitro-Untersuchungen am Colon descendens der Ratte zeigten, daß Vasopressin offenbar die elektroneutrale NaCl-Absorption, die

nicht durch das Diuretikum Amilorid inhibierbar ist, stimuliert. Die Vermutung, daß die Vasopressineffekte am Dickdarm durch eine Abnahme der intrazellulären Kalziumkonzentration induziert werden, bedarf jedoch noch des experimentellen Beweises.

Von besonderer Bedeutung für die Regulation der Absorption und Sekretion des Darmepithels ist offenbar die **extrinsische und intrinsische Innervation,** deren Effekte jedoch offenbar viel komplexer sind, als bisher angenommen wurde. Elektrophysiologische Untersuchungen führten bisher zur Identifizierung von sechs verschiedenen Neuronentypen. Neben den klassischen Transmittersubstanzen Acetylcholin und Noradrenalin konnten darüber hinaus acht weitere Substanzen mit Transmitterfunktion identifiziert werden. Da bestimmte Substanzen gleichzeitig als Hormon und als Neurotransmitter wirken können, ist die Analyse der komplexen Interaktion dieser Substanzen und ihrer Absorptions- und Resorptions-modulierenden Eigenschaften bisher unbefriedigend geblieben. Somatostatin, Enkephaline und niedrige Angiotensinkonzentrationen führen in der Regel zu einer Stimulation der Absorption, die meisten Hormone des Gastrointestinaltrakts induzieren dagegen eine Sekretionssteigerung. Intrazellulär wird die Sekretionssteigerung durch zyklisches Adenosinmonophosphat (cAMP), zyklisches Guanosinmonophosphat (cGMP) und durch Kalziumionen moduliert. Substanzen, die zu einer Aktivierung der Adenylatzyklase und damit zu einem Anstieg der cAMP-Konzentration führen (u.a. Forskolin, VIP, Choleratoxin, hitzelabiles Enterotoxin von E. coli, Prostaglandin E_2), stimulieren die Chloridsekretion und inhibieren die elektroneutrale NaCl-Absorption. Eine Stimulation der Guanylatzyklase mit nachfolgendem Anstieg der cGMP-Konzentration – wie sie u.a. durch hitzestabile Enterotoxine (z.B. Yersinia enterocolitica, E. coli) erreicht werden kann – führt ebenfalls zu einer Sekretionssteigerung. Letztlich kann über eine Erhöhung der intrazellulären Ca^{2+}-Konzentration, die unter Serotonin, Substanz P und Neurotensin ansteigt, sowohl eine Sekretionssteigerung als auch eine Abnahme der elektroneutralen NaCl-Absorption induziert werden. Die Hemmung des neutralen NaCl-Transports und die Steigerung der Cl⁻-Sekretion sind wahrscheinlich nicht direkt von der freien intrazellulären Ca^{2+}-Konzentration, sondern vielmehr vom Kalzium-Calmodulin-Komplex abhängig. Dieser Komplex entsteht durch Bindung von Ca^{2+}-Ionen an das intrazelluläre Calmodulin, ein Protein, das offenbar ubiquitär in den verschiedensten Zellen vorkommt und zahlreiche Zellfunktionen direkt und indirekt steuert.

Die bisher skizzierten Transportphänomene des Dünn- (vgl. Abschnitt III, 1) und des Dickdarms sind für das Verständnis pathophysiologischer Abläufe grundlegende Voraussetzung. Ebenso wichtig wie die Analyse der einzelnen Transportprozesse ist

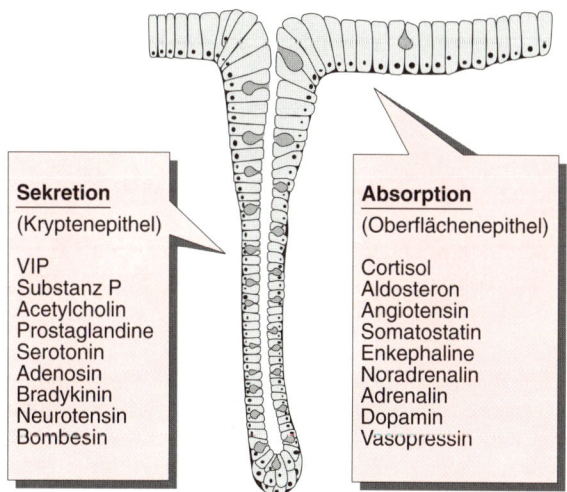

Sekretion	Absorption
(Kryptenepithel)	(Oberflächenepithel)
VIP	Cortisol
Substanz P	Aldosteron
Acetylcholin	Angiotensin
Prostaglandine	Somatostatin
Serotonin	Enkephaline
Adenosin	Noradrenalin
Bradykinin	Adrenalin
Neurotensin	Dopamin
Bombesin	Vasopressin

Abb. D-13: Modifikation der Sekretion (Kryptenepithel) und der Absorption (Oberflächenepithel) durch verschiedene endogene Substanzen (modifiziert nach Bridges und Rummel 1983).

jedoch eine mehr globale Betrachtung der Absorption und Resorption.

Bei normaler Ernährung (drei Mahlzeiten pro Tag) gelangen etwa **9 l Chymus in den oberen Dünndarm.** Nur der kleinere Teil davon (etwa 2 l) entstammt der Nahrung, der überwiegende Teil (7 l) resultiert aus der Speichel- und Magensekretion, der Galle, dem Pankreassaft und der intestinalen Sekretion. Der Nettotransport vom Dünndarmlumen über die Epithelzelle in das Blut bzw. die Lymphe führt bereits im Jejunum zu einer Chymusabnahme auf **3 l/d.** Von diesem täglichen Volumen erreichen nur etwa **1,5 l/d den Dickdarm.** Nur etwa 10% davon **(100–150 ml)** werden täglich mit dem Stuhl ausgeschieden.

Es wurde bereits darauf hingewiesen, daß der Gastrointestinaltrakt über ein spezifisches Immunsystem in Form des **GALT** (*gut-associated lymphoid tissue*) verfügt. Die Antigen-reaktiven Zellen des Intestinaltrakts sind entweder als lokale Zellanhäufungen wie in den Peyer-Plaques und im Wurmfortsatz oder aber als vereinzelte Lymphozyten und Plasmazellen innerhalb der Lamina propria und des Epithels anzutreffen. Antigene können über sog. **membranöse Zellen (M-Zellen)** in Kontakt mit immunkompetenten Zellen treten. Global lassen sich auch im Gastrointestinaltrakt lymphoide Zellen der **B-** und **T-Reihe** zuordnen. Nach ihrer Aktivierung vermitteln die reifen T-Zellen zelluläre Immunmechanismen und sind u.a. für die Hypersensitivität vom verzögerten Typ sowie für die zelluläre Toxizität verantwortlich. Auch die Helfer- und Suppressorzellen gehören zur T-Zellreihe. Die von den lymphoiden Zellen der B-Reihe abgeleiteten Plasmazellen sind dagegen für die Antikörperbildung zuständig, die im Gastrointestinaltrakt einige Besonderheiten erkennen läßt. Im Gegensatz zur peripheren Zirkulation, wo der überwiegende Teil der Immunglobuline aus IgG besteht, enthält die Mukosa zu etwa 80% IgA, zu 15% IgM, zu 3% IgG und zu 2% IgE und IgD.

Das in den Plasmazellen der Submukosa gebildete **IgA** besteht aus zwei über eine J-Kette kovalent gebundenen Molekülen, ist also ein Dimer. Dieser Komplex wird von einer membranständigen *sekretorischen Komponente,* die von der Epithelzelle gebildet wird, eingeschlossen und kann in dieser Form über die Epithelzelle in das Darmlumen sezerniert werden. Das sog. **sekretorische IgA** des Darms unterscheidet sich vom IgA in der peripheren Zirkulation durch ein höheres Molekulargewicht (400 000 vs. 170 000) und die Tatsache, daß es über die sekretorische Komponente vor dem **proteolytischen Abbau geschützt** ist. Die Hauptfunktion der IgA-Antikörper besteht darin, den **Eintritt von Antigenen in die Epithelzelle zu verhindern.** Darüber hinaus können sie jedoch nach

Bildung eines Immunkomplexes (Antigen-IgA-Antikörper) erneut in die Epithelzelle gelangen, wo der Komplex einschließlich des Antigens „verdaut" wird. Ein Teil der Immunkomplexe gelangt von der Epithelzelle in die systemische Zirkulation und von hier in die Leber, wo er über die Galle ausgeschieden wird und so erneut in Kontakt mit dem Darm kommt.

Von eminenter Bedeutung ist, daß normalerweise der Kontakt von Antigenen mit den immunkompetenten Zellen des Gastrointestinaltrakts eine **Immuntoleranz** induziert.

Die Überflutung mit Fremdantigenen infektiöser und nicht-infektiöser Art wird unter anderem durch die **Mukosabarriere,** die **sekretorische IgA-Komponente** etc. verhindert.

Da die für die immunologischen Reaktionen zuständigen Effektor- und Regulatorzellpopulationen in sich heterogen sind und komplex miteinander reagieren, können bereits diskrete Abweichungen quantitativer oder qualitativer Art die normale Physiologie aufheben (vgl. Abschnitte III, 3.7 und III, 3.8).

2 Pathophysiologie

2.1 Störungen der Motilität

Unsere heutigen Kenntnisse über den Ablauf und die Regulation der Motilität des Dünn- und des Dickdarms sind unzureichend. Diese Tatsache erschwert eine pathophysiologisch klare Systematik der Motilitätsstörungen. Zu den klinisch relevanten Symptomen und Krankheiten, die teilweise oder nahezu völlig auf eine gestörte Motilität des Darms zurückzuführen sind, zählen die verschiedenen Formen der Obstipation, das irritable Kolon und der Ileus.

Von einer **Obstipation** kann erst dann gesprochen werden, wenn unter einer schlackenreichen Kost entweder weniger als drei Defäkationen pro Woche erfolgen oder aber zwischen zwei Defäkationen drei oder mehr Tage liegen und die mittlere tägliche Stuhlmenge weniger als 35 g beträgt.

Das Symptom „Obstipation" muß jedoch keinen Krankheitswert haben, da es auch Patienten gibt, die sich bei einer einmal wöchentlichen Stuhlentleerung wohl fühlen. Berücksichtigt man für die Einteilung der Obstipation pathophysiologische Kriterien der Motilität, so lassen sich vier verschiedene Formen unterscheiden:
▷ Obstipation bei mechanischer Passagebehinderung

▷ Hypomotile Obstipationsform
▷ Hypermotile Obstipationsform
▷ Obstipation durch Störungen der Bauchpresse und/oder der Beckenmuskulatur.

Eine **mechanische Passagebehinderung** als Ursache der Obstipation kann im Rahmen von benignen und malignen Tumoren, wobei darmeigene und darmkomprimierende Prozesse unterschieden werden, oder aber als Folge entzündlicher Stenosen und narbiger Schrumpfungen (z.B. im Rahmen einer Colitis ulcerosa, eines Morbus Crohn, bei ischämischer Kolitis, Divertikulitis, Tuberkulose etc.) entstehen. Auch die bisweilen postoperativ auftretenden Adhäsionen können zu einer intermittierenden mechanischen Passagestörung führen. Durch die mechanische Passagebehinderung kommt es proximal des Hindernisses zu einer Dilatation und damit zu einer Dehnung der Darmwand. Neben dem Symptom der Obstipation können sich so krampfartige abdominelle Schmerzen und sog. „paradoxe Diarrhoen", die bei weiterer prästenotischer Drucksteigerung und inkompletter Stenose auftreten, einstellen. Bei der „paradoxen Diarrhoe" kommt es offenbar über eine prästenotische Dilatation des Darmes zu einer Stimulation des intramuralen Nervensystems. Die über den Meißner-Plexus freigesetzten Neurotransmitter können im Dickdarm einerseits die elektrogene Chloridsekretion stimulieren, andererseits die elektroneutrale NaCl-Resorption hemmen, so daß über eine so induzierte Nettosekretion der prästenotisch eingedickte Darminhalt verflüssigt und abgesetzt werden kann (Diarrhoe). Unmittelbar danach sistiert diese nervale Stimulation und die Phase der Obstipation beginnt. Die „paradoxe Diarrhoe" ist somit durch einen Wechsel von Diarrhoe und Obstipation gekennzeichnet.

Die **hypomotile Form** der Obstipation ist durch eine Reduktion der Peristaltik gekennzeichnet und findet sich bei endokrinen Erkrankungen (z.B. Hypothyreose, Phäochromozytom, Glukagon-produzierenden Tumoren), im Rahmen von metabolischen Veränderungen (z.B. Hypokaliämie bei chronischem Laxanzien- und Diuretikaabusus, Hyperkalzämie), beim Diabetes mellitus, der intestinalen primären Pseudoobstruktion (massive Gasdilatation der rechten Kolonhälfte ohne distale organische intra- oder extrakolische Passagebehinderung), der Chagas-Krankheit (Zerstörung der intramuralen Ganglien durch Trypanosoma cruzi), im Rahmen von Kollagenosen und Amyloidose sowie nach bestimmten Medikamenten (Kalziumantagonisten, Tranquilizer, Anticholinergika etc.). Auch der paralytische Ileus ist letztlich durch die Hypomotilität charakterisiert.

Kennzeichnend für die **hypermotile Obstipationsform** ist dagegen die Zunahme der nicht-propulsiven segmentären Peristaltik und/oder eine Tonuszunahme in bestimmten Darmsegmenten. Hierzu zählen die hypermotile (spastische) Form des irritablen Kolons, neurologische Schädigungen

im Rahmen von Hirn- und Rückenmarksläsionen einschließlich der Affektionen der Nervi lumbales und der prävertebralen Ganglien sowie der Morbus Hirschsprung[1]. Letzterer ist durch eine Aganglionose des Plexus myentericus gekennzeichnet. Eine hypermotile Obstipation wurde darüber hinaus nach Einnahme von Ganglienblockern sowie Opiaten beschrieben.

Letztlich kann eine hypermotile Obstipation auch reflektorisch im Rahmen von entzündlichen Erkrankungen des Anorektalbereichs (z.B. Analfissur, Fistelbildung, Hämorrhoiden mit partiellem oder totalem Prolaps, Perianalabszeß etc.) auftreten.

Im Rahmen einer **Atrophie der Becken- und Bauchmuskulatur** kann es zur Obstipation aufgrund einer herabgesetzten oder aufgehobenen Bauchpresse kommen.

Im Gegensatz zu den klassischen Ursachen der Obstipation, die den vier Hauptformen zugeordnet werden können, gibt es nicht-klassifizierbare Obstipationsformen mit teilweise ungeklärter Pathophysiologie. Zu diesen zählt zum Beispiel die Obstipation, die im Rahmen einer endogenen Depression oder bei ausgeprägter Zerebralsklerose zu beobachten ist.

Das sog. **irritable Kolon** ist ein funktionelles Krankheitsbild, bei dem Schmerzen und Defäkationsstörungen Leitsymptome sind. Die Bezeichnung irritables Kolon impliziert fälschlicherweise, daß die funktionellen Störungen auf den Dickdarm beschränkt sind. Meist liegen jedoch auch Störungen anderer gastrointestinaler Organe vor, so daß von verschiedenen Arbeitsgruppen vorgeschlagen wurde, von einem *irritable person syndrome* zu sprechen. Etwa zwei Drittel der Patienten klagen über Obstipation, ein Drittel über Diarrhoe, wobei häufig ein Wechsel zwischen beiden Symptomen beschrieben wird. Die angegebenen abdominellen Schmerzen haben meist eine wechselnde Lokalisation und treten in der Regel nie nachts auf. Obwohl die Ätiologie des Syndroms unbekannt ist, scheinen pathophysiologisch relevante **Sensibilitäts- und Motilitätsstörungen** ebenso wichtig zu sein wie die oftmals nachweisbaren **psychischen Auffälligkeiten**. Bei den Patienten soll die Empfindlichkeit gegenüber einer hormonalen und cholinergen Stimulation erhöht und die Empfindungsschwelle für Dehnungsreize herabgesetzt sein. Bezüglich der Motilität des Dickdarms scheint eine Balancestörung zwischen propulsiver und nicht-propulsiver Peristaltik zu bestehen, die bei Dominieren der segmentären nicht-propulsiven Kontraktionen zur Obstipation, bei Reduktion der nicht-propulsiven Motilität dagegen zur Diarrhoe disponiert. Diese Verschiebung der physiologischen Balance spiegelt sich auch in der Transitzeit wider, die bei Patienten mit Obstipation verlängert, bei Patienten mit Diar-

---

[1] Harald Hirschsprung (1830–1916), Kinderarzt in Kopenhagen.

rhoe dagegen verkürzt ist. Die Veränderungen der Transitzeit konnten sowohl für den Dünn- als auch für den Dickdarm nachgewiesen werden. Bei der unbekannten Ätiologie des Syndroms verwundert es nicht, daß in zahlreichen Untersuchungen psychische Faktoren als ätiologisch wesentlich angesehen werden. Unklar bleibt bisher, ob die beschriebenen psychischen Auffälligkeiten eine Reaktion auf die Chronizität der Symptome sind oder aber prämorbiden Charakter haben.

> Patienten mit dem Krankheitsbild des **irritablen Kolons** dürfen nicht von vornherein als Psychoneurotiker abgestempelt werden, da eine solche Einstellung lediglich dem Klassifizierungsbestreben des Arztes, nicht jedoch dem Patienten nutzt.

Die Diagnostik bleibt weiterhin eine **Ausschlußdiagnostik** und erfordert somit den Ausschluß einer Malassimilation, von bakteriellen und parasitären Infektionen, endokrinen Erkrankungen, von chronischem Laxanzienmißbrauch und organischen Läsionen (u.a. chronisch entzündliche Darmerkrankungen, Tumoren, Divertikel etc.). Da die Beschwerden oft nicht auf das Abdomen beschränkt sind (Tab. D-10), ist neben einer internistischen oft auch eine urologische und bei Frauen eine gynäkologische Untersuchung indiziert.

Eine schwere Motilitätsstörung mit mehr oder minder starker Aufhebung der peristaltischen Beförderung des Darminhaltes kennzeichnet den **Ileus.** Zu unterscheiden sind der mechanische und der funktionelle Ileus.

> Charakteristisch für den **mechanischen Ileus** ist die Verlegung des Darmlumens von außen (Okklusion) oder von innen (Obturation). Im Gegensatz zum mechanischen Ileus findet sich beim **funktionellen Ileus** kein Passagehindernis.

Bezüglich der Motilität unterscheiden sich beide Ileusformen grundsätzlich voneinander. Ein Passagehindernis als Ursache des mechanischen Ileus führt primär zur **Hyperperistaltik** des dem Hindernis vorgeschalteten Darmabschnittes. Im Gegensatz dazu ist die Motilität beim funktionellen Ileus im Sinne einer **Darmparese** aufgehoben. Die verschiedenen Ursachen der einzelnen Ileusformen sind in Tabelle D-11 zusammengefaßt. Gemeinsam ist allen Ileusformen letztlich die **Darmwanddistension.** Sie entsteht beim mechanischen Ileus durch den prästenotischen Druckanstieg und beim funktionellen durch die Stase des Darminhaltes als Folge der Darmwandparese. Persistiert die zugrundeliegende Störung über einen längeren Zeitraum, entwickelt sich die sog. **Ileuskrankheit,** die letztlich zu einem gemischten hypovolämisch-toxisch-septi-

schen Schock führt. Ausgangspunkt ist die Darmwanddistension, die über vier voneinander unabhängige Mechanismen zur Schockbildung führt. Ein durch Erbrechen und Sequestration von Darmflüssigkeit entstandener Verlust von Wasser, Elektrolyten und Proteinen bedingt eine weitere Darmwandschädigung mit Zunahme der Permeabilitäts-

Tabelle D-10 Funktionelle Beschwerden, die im Rahmen des „irritable person syndrome" auftreten können

– Abdominelle Schmerzen wechselnder Lokalisation (oft im Zusammenhang mit der Defäkation) ⎫
– Abdominelles Druck- und Völlegefühl ⎬ Colon irritabile
– Obstipation und/oder Diarrhoe ⎭
– Dysurie (Reizblase)
– Thoraxschmerzen (extrakardial, nicht atemabhängig)
– Ein- und Durchschlafstörungen
– Menstruationsbeschwerden
– Herzklopfen, Schwitzen

Tabelle D-11 Einteilung und Ursachen des Ileus

Mechanischer Ileus (Darmverschluß)

▷ Strangulation (mit Störung der Blutzirkulation)
  – Inkarzerierte Hernien
  – Volvulus
  – Invagination
  – Malrotation
▷ Obstruktion (ohne Störung der Blutzirkulation)
  – Briden
  – Tumoren
  – Adhäsionen
  – Gallensteine
  – Askariden
  – Koprostase
  – Atresie
  – Stenosen

Funktioneller Ileus (Darmlähmung)

▷ Metabolisch
  z.B. Hypokaliämie
▷ Reflektorisch
  – postoperativ
  – Koliken
  – Pankreatitis
  – Trauma
  – Herzinfarkt
  – Apoplex
▷ Nerval
  – Querschnittslähmung
  – neurologische Erkrankungen
▷ Infektiös-toxisch
  – Peritonitis
  – Urämie
  – Pneumonie
  – ketoazidotisches Coma diabeticum

störungen und weiterem Volumenverlust, der letztlich zur **Hypovolämie** führt. Davon unabhängig bedingt die Stase des Darminhaltes eine vermehrte Gasbildung von Bakterien mit Zunahme der Darmwanddistension. Die Endotoxinbildung der Bakterien kann eine **Durchwanderungsperitonitis** mit septisch-toxischem Schock zur Folge haben. Gas- und Flüssigkeitsansammlung in den Darmschlingen können einen Zwerchfellhochstand mit Minderbelüftung der Lungen und damit eine **allgemeine Hypoxie,** die die **lokale Hypoxie der Darmwand** überlagert, induzieren. Letztlich kann es als Folge einer lokalen Abflußbehinderung zu einer **Mikrozirkulationsstörung** in der Darmwand und zur Ausbildung eines *Sludge-Phänomens* (intravasale Aggregation von Erythrozyten) kommen. Diese zur organischen Schleimhautschädigung führenden Mikrozirkulationsstörungen können dann eine Durchwanderungsperitonitis zur Folge haben. Die beim Ileus auftretenden pathophysiologisch relevanten Veränderungen führen sowohl zu einer gestörten Absorption als auch zur gestörten Sekretion des Darmepithels. Die daraus resultierenden Flüssigkeits- und Elektrolytverschiebungen betreffen das intrazelluläre, das interstitielle und das intravasale Kompartiment. Primär findet ein vermehrtes Abwandern von Wasser aus dem intravasalen Flüssigkeitsraum in das Darmlumen statt. Der dadurch induzierte osmotische Gradient zwischen intravasalem und interstitiellem Flüssigkeitsraum führt zum Wasserverlust des Interstitiums mit Schaffung eines zweiten osmotischen Gradienten zwischen interstitiellem und intrazellulärem Raum. Dieser wiederum induziert einen osmotisch bedingten Wassertransport in Richtung des Interstitiums.

Die Schädigung der Absorptionsfunktion des Darmepithels führt zusätzlich zu einer verminderten Rückresorption von Verdauungssäften und induziert so einen Verlust an Natrium-, Kalium-, Chlorid- und Bikarbonationen.

Klinisch tritt der Wasser- und Elektrolytverlust durch die Zeichen der **Exsikkose** mit vermindertem Hautturgor, trockener Zunge, ungenügender Venenfüllung und Abfall des Urinvolumens bei hoher Urinosmolarität in Erscheinung. Persistiert der Ileus über einen längeren Zeitraum, kann die Hypovolämie gar ein oligurisches (Urinvolumen ≤400 ml/24 h) bzw. anurisches (Urinvolumen ≤75 ml/24 h) **prärenales Nierenversagen** induzieren (vgl. Kap. C Niere).

Die Diagnose eines Ileus ist aufgrund der Anamnese (Schmerzen, Erbrechen, Stuhl- und Windverhaltung), der klinischen Untersuchung (Asymmetrie des Abdomens, Durchspritzgeräusche beim mechanischen oder Totenstille beim paralytischen Ileus) und der Röntgenuntersuchung (Abdomenleeraufnahme im Stehen) zu stellen.

2.2 Diarrhoe (Störungen der Absorption und Sekretion)

Unter einer Diarrhoe versteht man die gehäufte Entleerung (>3/24 h) eines konsistenzverminderten Stuhls (>200 ml Stuhlwasser/24 h).

Die weitere Charakterisierung der Stuhlbeschaffenheit, wie z.B. Blut- und/oder Schleimbeimengungen, Fett und Volumen, ergibt bereits diagnostische Hinweise, die stets zu beachten sind. Pathogenetisch können der Diarrhoe folgende Ursachen zugrunde liegen:
▷ eine Hemmung der Absorption (Malassimilationssyndrome)
▷ eine Steigerung der Sekretion (Enterotoxine, gastrointestinale Hormone, Prostaglandine etc.)
▷ eine gestörte Permeabilität der Darmwand (Entzündungen, Gallensäuren etc.)
▷ eine Störung der Motilität (nerval, medikamentös etc.)
Nicht selten sind mehrere pathogenetische Mechanismen gleichzeitig an der Genese der Diarrhoe beteiligt (z.B. bei chronisch entzündlichen Darmerkrankungen). Aus klinischer Sicht ist zwischen der akuten (infektiös, toxisch, allergisch) und der chronischen (>3 Wochen) Diarrhoe zu unterscheiden. Bevor auf die verschiedenen pathophysiologisch relevanten Formen der Diarrhoe eingegangen wird, muß nochmals darauf hingewiesen werden, daß das Dickdarmepithel unter physiologischen Bedingungen bei weitem nicht seine maximale Resorptionskapazität von bis zu 5,7 l/d ausschöpft. Dies bedeutet u.a., daß bei einer gesteigerten Nettosekretion des Dünndarmepithels (z.B. durch Enterotoxine) erst dann eine Diarrhoe auftritt, wenn die Resorptionskapazität des Dickdarms überschritten wird (Abb. D-14). Bei einer ausgeprägten Absorptionsstörung des Dickdarms (z.B. im Rahmen einer Pancolitis ulcerosa) wird man dagegen frühzeitiger als bei einer isolierten Dünndarmerkrankung mit einer Diarrhoe rechnen dürfen (Abb. D-14). Sowohl für den Dünn- als auch für den Dickdarm gilt die eingangs gemachte Feststellung, daß eine Störung der Absorption bzw. der Sekretion erst dann zu einem gesteigerten Flüssigkeitsvolumen des Darmes führt, wenn der Nettotransport (algebraische Summe aus Absorption und Sekretion) in Richtung des Darmlumens verändert wird.

Eine Störung der Absorption von osmotisch wirksamen Substanzen ist das wesentliche Charakteristikum der sog. **osmotischen Diarrhoe.** Die Ursachen dieser Diarrhoe-Form sind mannigfaltig und schließen Malassimilationssyndrome ebenso wie die Einnahme schwerresorbierbarer Ionen (z.B. Magnesiumionen), die u.a. in bestimmten Antazida enthalten sind, ein (Tab. D-12). Aufgrund der hohen Osmolalität im Dünndarmlumen kommt es über die hier weniger „dichten" *tight*

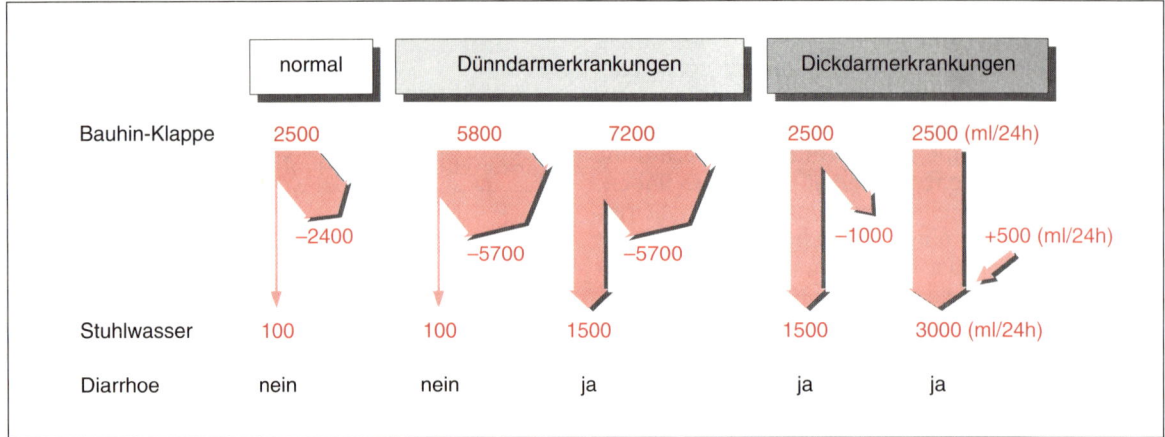

Abb. D-14: Funktion des Dickdarmepithels im Rahmen der Diarrhoe. Diese tritt bei Dünndarmerkrankungen erst dann auf, wenn die maximale Resorptionskapazität des Dickdarmepithels (5700 ml/24 h) überschritten wird. Bei Dickdarmerkrankungen kann eine Diarrhoe als Folge einer verminderten Absorption und/oder als Folge einer Sekretion des Dickdarmepithels bei normaler Dünndarmfunktion auftreten (modifiziert nach Dobbins und Binder 1981).

junctions zu einem parazellulären Nettoeinstrom von Wasser in das Darmlumen. Dieser Nettotransport von Wasser persistiert so lange, bis die osmotische Differenz ausgeglichen ist. Charakteristisch für die osmotische Diarrhoe ist, daß sie nach 24stündigem Fasten bzw. nach Absetzen der nichtresorbierbaren Stoffe endet. Ein weiteres Charakteristikum und ein wesentliches Unterscheidungsmerkmal zur sekretorischen Diarrhoe ist die im Rahmen der Stuhlanalyse zu objektivierende sog. **osmotische Lücke.** Sie ist durch eine Differenz zwischen gemessener Osmolalität des Stuhls und der doppelten Summe der Kationen ($[Na^+] + [K^+] \times 2$) charakterisiert.

Bei der **sekretorischen Diarrhoe** tritt die Sekretion des Darmepithels, die normalerweise im Vergleich zur Absorption deutlich geringer ist, in den Vordergrund. Daraus resultiert ein Nettotransport von Flüssigkeit und Elektrolyten in das Darmlumen. Substanzen, die zu einer Sekretionssteigerung führen (Abb. D-13), sind Enterotoxine (Vibrio cholerae, Escherichia coli, Yersinia enterocolitica etc.), VIP, Calcitonin, Glukagon, Sekretin, Serotonin, Prostaglandine, Motilin, Substanz P, bestimmte Laxanzien wie Dihydroxygallensalze, Bisacodyl sowie cholinergische Stoffe wie das Carbamyl. Klinisch ist eine sekretorische Diarrhoe im Zusammenhang mit den in Tab. D-12 aufgeführten Krankheitsbildern zu beobachten. Kennzeichnend für die sekretorische Diarrhoe ist das Fehlen der osmotischen Lücke sowie das Persistieren der Diarrhoe nach 24stündigem Fasten.

Eine Sonderform der Diarrhoe stellt die autosomal-rezessiv vererbte **kongenitale Chlorid-Diarrhoe** dar, die durch das Fehlen des Cl^-/HCO_3^--Antiports im Ileum und im Dickdarm charakterisiert ist. Patienten mit diesem Krankheitsbild verlieren Cl^-- und Na^+-Ionen in einem sauren

Stuhl. Ob zusätzlich Cl^--Ionen sezerniert werden, ist zweifelhaft. Aufgrund dieser Unsicherheit ist jedoch eine klare Zuordnung zur sekretorischen oder osmotischen Diarrhoe nicht möglich. Die Krankheit kann durch Bestimmung der Cl^--Ionen-Konzentration im Stuhl bereits postnatal diagnostiziert werden. Als extrem selten muß die **kongenitale**

Tabelle D-12 Pathophysiologische Formen und Ursachen der Diarrhoe

Diarrhoe-Form	Ursachen
Osmotische Diarrhoe	Malassimilationssyndrome (u.a. bei Laktoseintoleranz und anderen Disaccharidasedefekten, Glukose-Galaktose-Malabsorption), Mannitol- und Sorbitoleinnahme (Kaugummi), Laktulose-Therapie, Magnesium-, Natriumsulfat, Natriumphosphat, Natriumcitrat und Antazida ($Mg(OH)_2$)
Sekretorische Diarrhoe	Laxanzienabusus, VIP-produzierende Tumoren, medulläres Schilddrüsenkarzinom, Karzinoide, bakterielle Toxine (u.a. Cholera, E. coli, Viren)
Diarrhoe bei diffuser Schleimhautschädigung	Entzündliche Schleimhautläsionen (Colitis ulcerosa, Morbus Crohn etc.), generalisierte Amyloidose, Tumoren
Diarrhoe bei Motilitätsstörungen	Hyperthyreose, Colon irritabile, Karzinoide, Kollagenosen etc.

Natrium-Diarrhoe angesehen werden, die bei zwei Kindern beschrieben wurde. Ihr soll ein Defekt des Na$^+$/H$^+$-Antiports zugrunde liegen.

Im Rahmen von morphologischen Veränderungen der Darmschleimhaut durch **Entzündungen** und **Ulzerationen** kann es zu Störungen der Permeabilität, der Absorption, der Sekretion und der Assimilation kommen. Das Ausmaß der entzündlichen Veränderungen und ihre Lokalisation werden entscheidend dafür sein, ob sich eine Diarrhoe entwickelt. So kann ein isolierter Morbus Crohn-Befall des Dünndarms aufgrund der Resorptionskapazität des (nicht-befallenen) Dickdarms eine Diarrhoe vermissen lassen. Die bereits makroskopisch-endoskopisch sichtbaren Schleimhautschäden des Dickdarms bei einer Colitis ulcerosa dagegen erklären, warum es hier bereits frühzeitig zu einer durch Malabsorption von Elektrolyten und Wasser bedingten Diarrhoe kommt. Dies gilt jedoch nicht nur für entzündlich bedingte Schleimhautveränderungen, sondern ebenso für ischämische und medikamentös induzierte (z.B. Zytostatika) sowie für Schleimhautschäden im Rahmen einer Amyloidose, von Kollagenosen oder von primären und sekundären Lymphomen, benignen und malignen Tumoren etc.

Neben den bereits erwähnten pathophysiologisch ableitbaren Diarrhoe-Formen ist die Diarrhoe aufgrund einer gestörten Motilität als weitere Form zu beachten. Grundsätzlich kann sowohl eine **hyperaktive** als auch eine **hypoaktive Motilität** zur Diarrhoe führen. Die Verkürzung der Transitzeit im Rahmen einer Hyperthyreose führt zwangsläufig zu einer verminderten Kontaktzeit des Chymus mit dem zur Absorption befähigten Darmepithel, so daß eine Diarrhoe resultieren kann. Ist die hyperaktive Motilitätsstörung durch eine nicht-propulsive Störung charakterisiert, so kann es in den betroffenen Darmabschnitten zu Stase-vergleichbaren Veränderungen mit einem pathologischen Bakterienwachstum und nachfolgender Diarrhoe kommen. Im Gegensatz zu den erwähnten Beispielen einer **hyperaktiven Motilität** als Ursache der Diarrhoe finden sich zahlreiche Krankheiten, bei denen eine hypoaktive Motilitätsstörung mit Diarrhoen einhergeht. Hierzu zählen die **Sklerodermie,** die **Amyloidose,** die **diabetische Polyneuropathie** und andere Neuropathien. Die Pathophysiologie der Diarrhoe ist bei diesen Erkrankungen meist komplex und nur teilweise geklärt.

2.3 Störungen der Immunologie

Verschiedene gastroenterologische Krankheiten sind mit bestimmten immunologischen Phänomenen assoziiert, denen teilweise eine ätiologische Rolle zugesprochen wird (Tab. D-13). Davon zu unterscheiden sind die **primären Immundefekte** in Form der B-Lymphozyten- und/oder der T-Lymphozyten-Defekte (vgl. Abschnitt III, 3.7), die mit

Tabelle D-13 Gastroenterologische Krankheiten, bei denen immunologische Phänomene ätiologisch bedeutsam sein könnten

- Befall des Magen-Darm-Trakts im Rahmen von Kollagenosen
- Chronisch-atrophische Gastritis
- Sprue
- Nicht-eitrig destruierende Cholangitis bzw. primär biliäre Zirrhose
- Chronisch aggressive Hepatitis
- Diabetes mellitus
- Morbus Whipple
- Chronisch entzündliche Darmerkrankungen (Morbus Crohn und Colitis ulcerosa)

gastrointestinalen Symptomen einhergehen können. Als klassische immunologische Störung des GALT-Systems (gut-associated lymphoid tissue) muß z.B. der Mangel an sekretorischem IgA angesehen werden. Das GALT-System ist auch bei der **Nahrungsmittelallergie** involviert.

Von einer Nahrungsmittelallergie sollte nur bei regelmäßig auftretender krankhafter Reaktion auf bestimmte Nahrungsmittel bei gleichzeitigem Nachweis immunologischer Phänomene gesprochen werden.

Das regelmäßige Auftreten kann mit Hilfe eines dreimaligen Expositionsversuches (z.B. Kuhmilch) getestet werden. Die Reaktion ist entweder IgE-vermittelt und tritt dann als Sofortreaktion innerhalb eines Zeitraums von zwei Stunden auf, oder sie ist vom verzögerten Typ und äußert sich dann innerhalb von 48 Stunden nach der Nahrungsaufnahme. Begünstigt wird die Aufnahme von antigenem Material durch die Epithelzelle u.a. durch einen Zellschaden in der Mukosa (z.B. als Folge einer Enteritis) oder aber durch einen Mangel an protektiv wirkendem sekretorischen IgA (Abb. D-15). Die systemische Sensibilisierung kann dann über die allergische Enteropathie wiederum zu einem Zellschaden der Mukosa und damit zu einem Circulus vitosus führen, der u.a. eine Malassimilationssymptomatik (z.B. sekundäre Laktoseintoleranz) zur Folge haben kann. Die biochemischen Abläufe der im Rahmen der Nahrungsmittelallergie letztlich aktivierten Mastzellen sind komplex und führen zur Freisetzung zahlreicher Mediatoren (entweder über IgE oder aber über das Komplementsystem) (vgl. Kap. K Immunologie).

Bezüglich der immunologischen Phänomene bei den chronisch entzündlichen Darmerkrankungen (Colitis ulcerosa und Morbus Crohn) sei auf Abschnitt IV, 3.1 verwiesen.

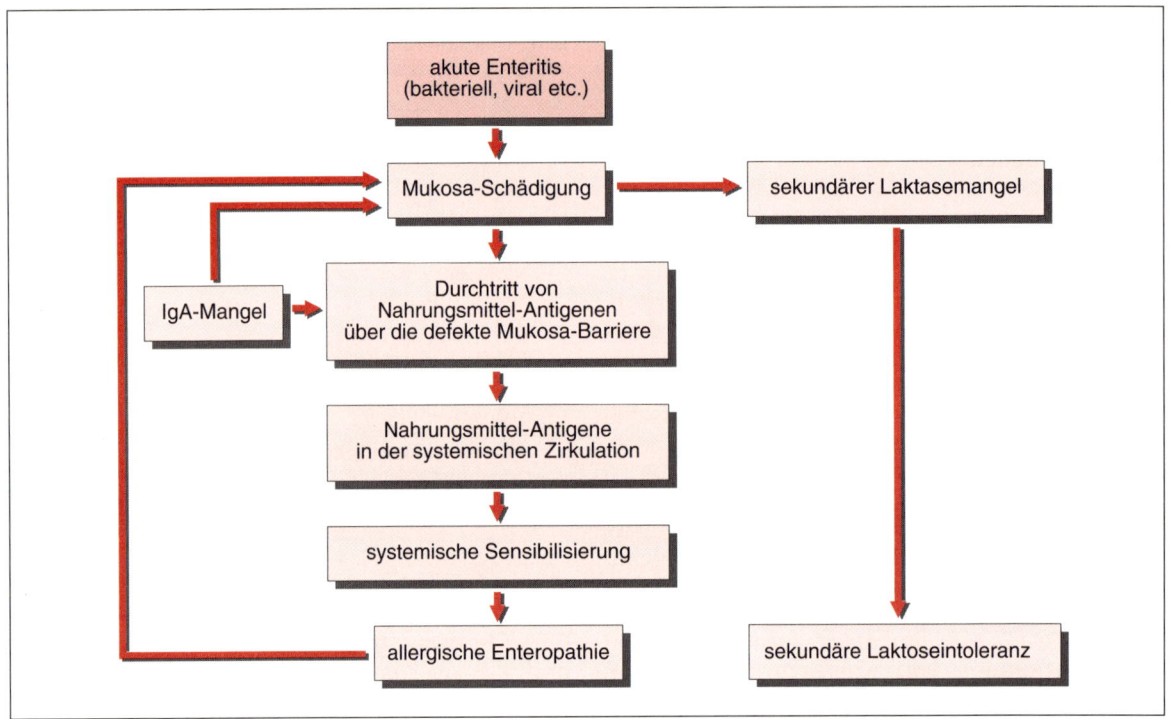

Abb. D-15: Entwicklung einer Nahrungsmittelallergie mit allergischer Enteropathie auf dem Boden einer Zellschädigung (im Rahmen einer Enteritis). Dargestellt ist der Circulus vitiosus zwischen primärer Mukosaschädigung und Entwicklung einer Allergie einerseits sowie zwischen Allergie und zusätzlicher Mukosaschädigung einschließlich der Entwicklung einer sekundären Laktoseintoleranz andererseits. Der Durchtritt von Nahrungsmittelantigenen kann durch einen primären oder sekundären IgA-Mangel verstärkt werden (nach Reinhardt und Stadler 1987).

3 Spezielle Pathophysiologie einzelner Krankheitsbilder

3.1 Colitis ulcerosa und Morbus Crohn

Colitis ulcerosa und **Morbus Crohn**[1] zählen zu den chronisch entzündlichen Darmerkrankungen unbekannter Ätiologie. Obwohl beide Erkrankungen klinische, epidemiologische und pathologische Gemeinsamkeiten aufweisen, unterscheiden sie sich in wesentlichen Merkmalen voneinander, die u.a. diagnostische bzw. differentialdiagnostische Relevanz besitzen.

Während die **Colitis ulcerosa** in der Regel **als Prokto-Sigmoiditis beginnt** und sich von hier nach aboral kontinuierlich auf den gesamten Dickdarm ausbreiten kann, ist der **Morbus Crohn** durch eine **diskontinuierliche segmentäre Entzündung** charakterisiert, die potentiell den gesamten Magen-Darm-Trakt von der Mundhöhle bis zum Anus befallen kann. Die Entzündung bei der **Colitis ulcerosa** ist in der Regel auf die **Mukosa** und die **Submukosa** beschränkt, die Entzündung beim **Morbus Crohn** dagegen ist **transmural** und betrifft somit alle Wandschichten.

Bezüglich der Ätiopathogenese beider Erkrankungen wird ein multifaktorielles Geschehen postuliert, wobei genetische, infektiöse (bakterielle und virale), immunologische, psychische und Umweltfaktoren als wesentlich angesehen werden. Eine **primäre Sensibilisierung** über ein noch nicht identifiziertes Agens (Nahrungsbestandteile, Bakterien, Viren?) soll für die Krankheitsentstehung bei gleichzeitiger **genetischer Disposition** wesentlich sein. Diese Sensibilisierung soll bereits in der frühen Kindheit stattfinden. Zur Krankheitsauslösung kann es im weiteren Verlauf der Entwicklung immer dann kommen, wenn eine akute Schleimhautschädigung die Penetration des unbekannten Antigens in die Darmwand ermöglicht. Die immunologisch vermittelte Entzündung führt zur weiteren Schleimhautschädigung und damit zu einem Circulus vitiosus im Sinne einer Chronizität des Entzündungsprozesses. **Psychische Faktoren** könnten diesen Ablauf u.a. über einen modulierenden Einfluß auf das Immunsystem modifizieren (Abb. D-16). Postuliert man, daß Colitis ulcerosa und Morbus Crohn **Autoimmunkrankheiten** sind, so könnten – als Alternative zur obigen Hypothese

---

[1] Burrill B. Crohn (geb. 1884), Arzt in New York.

– **Defekte der humoralen und zellulären Immunität** bzw. **immunregulatorische Störungen** für die Entstehung und Chronizität der Erkrankungen von Bedeutung sein. Die Quantifizierung der einzelnen Lymphozytenpopulationen und -subpopulationen (z.B. T-Suppressor- und -Helferzellen) mit Hilfe monoklonaler Antikörper erbrachte bis heute jedoch keine ätiologisch verwertbaren Unterschiede zwischen Gesunden und Patienten mit chronisch entzündlichen Darmerkrankungen. Als Ausdruck einer gesteigerten Autoimmunitätslage wird dagegen die Verminderung der spontanen und der stimulierten T-Zell-Suppressoraktivität, die als qualitative Störung anzusehen ist, interpretiert. Bisher ist jedoch die vermutete immunregulatorische Störung bei Patienten mit chronisch entzündlichen Darmerkrankungen nicht eindeutig zu charakterisieren, so daß ein schlüssiges immunologisches Konzept bezüglich der Ätiopathogenese dieser Erkrankungen fehlt. Unabhängig davon ist die Feststellung, daß sich die Pathophysiologie beider Erkrankungen wesentlich unterscheidet. Diese Tatsache ist u.a. durch das bereits erwähnte unterschiedliche Verteilungsmuster der Erkrankungen sowie die unterschiedlich häufig anzutreffenden Komplikationen (z.B. Fistelbildung beim Morbus Crohn) zu erklären. Das bei beiden Erkrankungen auftretende Symptom der **Diarrhoe** kann bei einem isolierten Crohn-Befall des terminalen Ileums auf eine **gestörte Gallensäurenabsorption** in diesem Darmabschnitt zurückgeführt werden, bei der Colitis ulcerosa oder aber bei einem isolierten Crohn-Befall des Dickdarms ist dieses Symptom ein Ausdruck der **gestörten Elektrolytabsorption** sowie einer allgemeinen **Permeabilitätsstörung,** deren Ausmaß mit dem Dickdarmbefall korreliert. Durch den für die Colitis ulcerosa typischen **Verlust der Haustrierung** und durch einen weitgehenden **Verlust der retropulsiven Peristaltik,** die die Absorptionszeit des Stuhls verlängert, ist die Diarrhoe bei der Colitis ulcerosa pathophysiologisch weiter zu charakterisieren. Auch die bei chronisch entzündlichen Darmerkrankungen zu beobachtenden Mangelerscheinungen sind Ausdruck einer unterschiedlichen Pathophysiologie. Grundsätzlich gilt, daß ein Crohn-Befall des Dünndarms je nach Ausmaß und Lokalisation des Befalls nahezu alle erwähnten **Assimilationsprozesse** beeinflussen kann. Die Skala der **Mangelerscheinungen** reicht somit von einem isolierten Vitamin-B_{12}-Mangel (als Ausdruck einer Resorptionsstörung bei Ileitis terminalis) bis zur Kachexie bei globaler Malassimilation. Durch die entzündlich veränderte Schleimhaut bzw. eine Verlegung der Lymphbahnen kann es zur Exsudation von Proteinen in das Darmlumen und damit zum enteralen **Eiweißverlustsyndrom** kommen. Die beim Morbus Crohn häufig anzutreffende **Fistelbildung** hat pathophysiologisch je nach Lokalisation der Fistel unterschiedliche Auswirkungen (z.B. jejuno-ileale, ileo-vesikale, rektovaginale und kolo-kutane Fistelbildung). Die ausgesprochene Neigung zur **Abszeßbildung** mit der Notwendigkeit der chirurgischen Intervention ist eine weitere Komplikation des Morbus Crohn, weniger jedoch der Colitis ulcerosa. Beide Erkrankungen können zu einem **toxischen Megakolon** führen, das ebenfalls eine chirurgische Intervention notwendig macht. Die wesentlichen Unterschiede zwischen Morbus Crohn und Colitis ulcerosa sind in Tabelle D-14 zusammengefaßt.

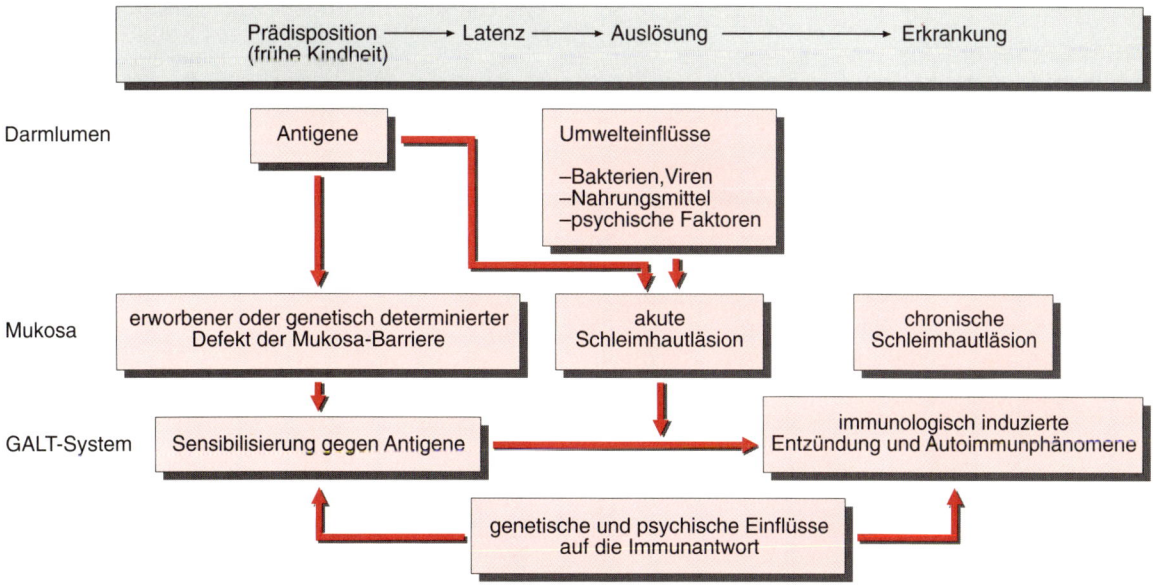

Abb. D-16: Modell zur Pathogenese chronisch entzündlicher Darmerkrankungen (modifiziert nach Ewe 1983).

Tabelle D-14 Unterschiede zwischen Colitis ulcerosa und Morbus Crohn

	Colitis ulcerosa	Morbus Crohn
Analläsionen	selten	häufig (Narben, Fissuren, Fisteln, Ulzera, Abszesse)
Rektumbeteiligung	fast immer	selten
Ulzera	konfluierend, diffus, nicht abgrenzbar	singulär oder gruppenweise in normaler Schleimhaut *(skip lesions)*, asymmetrisch im Bereich der Längsachse des Darms, scharf begrenzt
Ausbreitung der Veränderungen	kontinuierlich-diffus, nach oral abnehmend	segmentär, asymmetrisch, nach oral zunehmend
Valvula Bauhini	intakt	entzündet, stenosiert
Fisteln (entero-enteral, entero-viszeral, entero-kutan)	fehlen	zu 30–80%
Darmstenosen	selten; wenn, dann singulär und konzentrisch sowie kurzstreckig	häufig, multipel und exzentrisch sowie von unterschiedlicher Länge
Polypen	Pseudopolypen	Pflastersteinrelief
Karzinomrisiko	erhöht	fraglich erhöht

Von besonderer Bedeutung bei der Verdachtsdiagnose Morbus Crohn und Colitis ulcerosa ist der Ausschluß einer **mikrobiellen Enterokolitis** (Campylobacter, Yersinien, Chlamydien, Salmonellen, Shigellen, Clostridium difficile, Staphylococcus aureus, enteroinvasive Escherichia coli) sowie der Ausschluß **medikamentös induzierter Enterokolitiden.**

Die ursächlichen Medikamente und die pathophysiologisch relevanten Veränderungen sind in Tabelle D-15 zusammengestellt.

3.2 Ischämische Kolitis

Bei der ischämischen Kolitis handelt es sich um eine meist im höheren Lebensalter auftretende, mit stärksten Schmerzen (kolikartig) und blutigen Diarrhoen einhergehenden Erkrankung, die durch eine funktionelle oder organisch bedingte **Minderperfusion des Dickdarms** ausgelöst wird.

Aufgrund der **relativ schwächeren Gefäßversorgung** (vgl. Lehrbücher der Anatomie) sind in der Regel die linke Flexur und das Colon descendens betroffen. Ursache der Minderperfusion kann eine arterielle Embolie oder Thrombose (selten) oder aber eine funktionelle Durchblutungsstörung sein (häufig). Differentialdiagnostisch muß auch an die Möglichkeit einer medikamentös induzierten Minderperfusion gedacht werden (vgl. Tab. D-15).

3.3 Divertikelkrankheit

Dickdarmdivertikel finden sich in erster Linie im distalen Kolon beim älteren Menschen. Für ihre Entstehung soll eine **gesteigerte motorische Aktivität** und **Stimulierbarkeit** sowie eine zu **geringe Belastung mit Ballaststoffen** wesentlich sein.

Tabelle D-15 Medikamente, die Enterokolitiden induzieren können. Pathophysiologische Veränderungen

Antibiotika	Überwucherung und Toxinbildung von Clostridium difficile mit Entwicklung einer **pseudomembranösen Kolitis**
Zytostatika	Hemmung der Epithelproliferation und toxische Wirkung mit Entwicklung von **Hämorrhagien** und **Ulzera**
Gold	Immunreaktion vom verzögerten Typ mit Entwicklung organischer Läsionen in Form von **Ulzera**
Antikonzeptiva	Thromboseneigung, Folge: **ischämische Kolitis**
Vasopressin	Vasokonstriktion, Folge: **ischämische Kolitis**
Digitalis	selektiv viszerale Vasokonstriktion, Folge: **ischämische Kolitis**
Suppositorien (Ergotamin, NSAR*)	lokale Schleimhautschädigung, Folge: **Ulzera, Nekrosen**

* NSAR = nicht-steroidale Antirheumatika

Durch den erhöhten intrakolischen Druck wird ein Schleimhautprolaps entlang der Durchtrittsöffnung der Kolongefäße induziert. Die bevorzugte Lokalisation im Sigma hat physikalische Gründe. Der Radius des Sigmas ist im Vergleich zu anderen Darmabschnitten klein, so daß sich nach dem Gesetz von Laplace in diesem Abschnitt ein höherer intraluminaler Druck, der umgekehrt proportional zum Radius des Hohlorgans ist, entwickelt. Der intraluminale Druck ist weiterhin von der Wandspannung (wird von der Muskulatur erzeugt) und einer Konstanten K abhängig:

$$\frac{\text{intraluminaler}}{\text{Druck (P)}} = \frac{\text{Konstante (K)} \times \text{Wandspannung (T)}}{\text{Radius (R)}}$$

Die meisten Patienten mit einer Dickdarmdivertikulose leiden gleichzeitig unter den Symptomen eines irritablen Kolons, oder sie sind symptomlos. Nur ein kleiner Teil entwickelt eine Divertikelkrankheit, unter der die **symptomatische Divertikulose** (Stadium 1), die **Divertikulitis** (Stadium 2) sowie die Komplikationen einer Divertikulitis im Sinne einer **Peridivertikulitis** und **Perikolitis** (Stadium 3 und 4) zusammengefaßt werden. Die **Divertikulitis** entsteht nach Retention von Nahrungs- bzw. Stuhlresten über die Ausbildung sog. **Fäkolithen.** Diese wiederum führen zu lokalen Schleimhautläsionen, über die sich dann eine Divertikulitis oder bei Ausbreitung der Entzündung eine Peridivertikulitis bzw. eine Perikolitis entwickeln. Komplikationen sind die **Divertikelblutung,** die Ausbildung von **entzündlichen** bzw. **narbigen Stenosen,** die Entwicklung eines **perikolitischen Abszesses** und die **Perforation,** die meist als sog. **gedeckte Perforation** abläuft.

3.4 Darmtumoren

Obwohl der Dünndarm etwa 75% der Gesamtlänge des Verdauungstrakts ausmacht, sind primäre Tumoren des Dünndarms im Vergleich zum Dickdarm selten. Eine Zusammenstellung der gut- und bösartigen Dünndarmtumoren findet sich in Tabelle D-16. Sowohl für den Dünn- als auch für den Dickdarm gilt, daß von allen Elementen des Darms Tumoren ausgehen können. Im Dickdarm sind unter den gutartigen Tumoren insbesondere die **epithelialen Adenome,** die nach der WHO als epitheliale Neoplasien zusammengefaßt werden, bedeutsam. Die verschiedenen Formen (tubuläre, villöse und tubulovillöse Polypen [Adenome]) können maligne entarten und gelten daher als Vorstufen des Dickdarmkarzinoms. Multiple neoplastische Polypen finden sich bei der **familiären Adenomatose** (dominanter Erbgang, Präkanzerose!, diffuse kleine und größere tubuläre Adenome im Dickdarm), beim **Gardner[1]-Syndrom** (autosomaler Erbgang, Präkanzerose!, diffuse Polyposis des gesamten Gastrointestinaltrakts [tubuläre und villöse Adenome] sowie Weichteiltumoren, Osteome, Zahnanomalien), beim **Turcot[2]-Syndrom** (do-

Tabelle D-16 Dünndarmtumoren (nach Kümmerle und Grönniger 1984)

Benigne Tumoren	Maligne Tumoren	Andere
Polyp	Adenokarzinom	Metastasen
Leiomyom	Leiomyosarkom	Fibrosarkom
Lipom	Lymphosarkom	Lymphozytom
Hämangiom	Retothelsarkom	Plasmozytom
Lymphangiom	Lymphogranulo-matose	Osteofibrom
Fibrom		Teratom
Villöses Adenom	Hämangioendo-theliom	Hamartom
Neurofibrom	Makrofolliku-läres Lymphom	Hämangio-perizytom
Neurinom	Lymphangio-endotheliom	Retikulo-fibromatose
Adenomyom		
Adenofibrom	Rhabdomyo-sarkom	
Fibromyxom	Karzinoide	
Fibrolipom		
Lipoleiomyom		
Zystadenom		
Endometriom		

minanter Erbgang, Präkanzerose!, Adenomatosis coli und maligne ZNS-Tumoren) und letztlich beim **Cronkhite-Canada[3]-Syndrom** (generalisierte Adenomatose des Gastrointestinaltrakts, ebenfalls Präkanzerose!). Im Gegensatz dazu entarten die zu den Hamartomen zählenden **juvenilen Polypen** sowie die **Peutz-Jeghers[4]-Polypen** nicht. Das Peutz-Jeghers-Syndrom wird dominant vererbt und zeichnet sich durch die Polyposis und eine atypische Pigmentation der Mund- und Lippenschleimhaut sowie des Gesichts aus.

Die erwähnten Tumoren müssen von den hyperplastischen Polypen, die nicht-neoplastischer Natur sind und in der Regel kein malignes Potential besitzen, sowie von den entzündlichen Pseudopolypen im Rahmen chronisch entzündlicher Darmerkrankungen abgegrenzt werden.

Pathophysiologisch können sowohl gut- als auch bösartige Tumoren des Darms zu **Blutungen** und damit zu einer mikrozytären Eisenmangelanämie, zu Entzündungen und Nekrosen (z.B. als Folge einer Polypentorsion) sowie zu Passagestörungen

---

[1] Eldon J. Gardner, zeitgenössischer amerikanischer Humangenetiker.

[2] Jacques Turcot, zeitgenössischer Chirurg in Quebec.

[3] Leonhard W. Cronkhite, zeitgenössischer Internist in Boston. Wilma J. Canada, zeitgenössische Radiologin in New Bedford.

[4] Joh. Laurentius A. Peutz (geb. 1886), niederländischer Internist. Harald Jeghers (geb. 1904), amerikanischer Arzt.

bis zur Ausbildung eines Ileus führen. Von besonderer Relevanz ist die von den meisten Autoren inzwischen anerkannte **Adenom-Karzinom-Sequenz** als **Genese des Kolonkarzinoms.** Sie basiert auf folgenden Beobachtungen:

▷ Kleine fokale Karzinome werden nicht in der flachen Mukosa, sondern in Polypen beobachtet.

▷ Endoskopische Entfernung von Rektumpolypen führt zu einem signifikanten Inzidenzabfall des Rektumkarzinoms.

▷ Adenome gehen nach einer entsprechenden Beobachtungszeit in ein Karzinom über.

▷ Karzinomgröße und Infiltrationstiefe sind umgekehrt proportional zum Anteil des adenomatösen Gewebes, d.h., das Karzinom zerstört während seines Wachstums die Zeichen seiner adenomatösen Herkunft.

Etwa 20% aller Karzinom-Todesfälle gehen in der Bundesrepublik Deutschland auf das Kolonkarzinom zurück. Die Ätiologie ist wie bei allen Malignomen letztlich unbekannt.

> **Distale Karzinome** machen sich häufiger durch **Blutungen,** Schleimabgang und Stuhlirregularitäten bemerkbar, bei den **proximalen Karzinomen** stehen die **okkulte,** zur Anämie führende Blutung, der Gewichtsverlust, ein Leistungsknick, Stuhlunregelmäßigkeiten etc. im Vordergrund.

Diese Tumoren werden bisweilen erst in einem Stadium, in dem der Tumor bereits tastbar ist, diagnostiziert. Die durch Blutungen imponierenden distalen Karzinome werden leider auch heute noch bisweilen verkannt, da die Blutung auf ein **Hämorrhoidalleiden** zurückgeführt wird.

3.5 Analerkrankungen

> Unter **Hämorrhoiden** versteht man eine **genuine** oder **sekundäre Hyperplasie** des an der Analabdichtung beteiligten Corpus cavernosum recti.

Sie sollen auf dem Boden eines zu hohen Analdrucks oder durch Sphinktererschlaffung im Alter entstehen. Durchblutungsstörungen oder traumatische Läsionen (z.B. durch Passage von hartem Kot) führen zur weiteren Schädigung. Leitsymptom im **Stadium I** (nur im Anoskop sichtbar) ist die meist schmerzlose hellrote Defäkationsblutung, die meist als Blutauflagerung imponiert. Das **Stadium II** ist durch einen knotigen Vorfall (Prolaps) mit spontaner Reposition, das **Stadium III** durch einen anhaltenden Prolaps, der nur manuell reponierbar ist, gekennzeichnet. Beim nicht-reponierbaren Prolaps besteht ein **Stadium IV.**

> Pathophysiologisch relevant sind neben der Blutung die **Inkarzerationsgefahr** von prolabierten Knoten sowie alle Formen von **Defäkationsstörungen** (z.B. Obstipation bei schmerzhaftem Prolaps).

Aus internistischer Sicht ist unter den Analerkrankungen weiterhin die **Analfissur** von Bedeutung. Hierunter versteht man eine Verletzung des Anoderms (Schleimhauteinrisse) mit meist rhagadenartigem Ulkus. Eine chronische Fissur kann sich durch Kotstauung infizieren. Sie führt klinisch meist zu starken Defäkationsschmerzen, die oft Ursache für eine sekundäre (erlernte) Obstipation sind. **Analfissuren** und **Fistelbildungen** (perianal) erfordern immer den Ausschluß eines Morbus Crohn. Bezüglich weiterer Erkrankungen des Perianalbereichs sei auf die Lehrbücher der Chirurgie und Dermatologie verwiesen.

D Diagnostische Hinweise

Die aufgrund der Anamnese und der körperlichen Untersuchung gestellte „Arbeitsdiagnose" wird durch entsprechende Zusatzuntersuchungen objektiviert oder widerlegt. Bei fast allen Erkrankungen des Dickdarms ist durch eine **hohe Koloskopie,** die in der Regel die Inspektion des terminalen Ileums mit einschließt **(Ileo-Koloskopie),** eine organische Ursache zu objektivieren bzw. auszuschliessen. Die radiologische Darstellung des Dickdarms mit Hilfe eines **Pneumokolons** erfordert bei Darstellung einer Raumforderung (z.B. bei Verdacht auf Polypen) ebenfalls eine diagnostische Koloskopie mit **Histologiegewinnung,** wobei die Diagnostik bei gleichzeitiger endoskopischer Abtragung eines Polypen im Gesunden oft die Therapie mit einschließt. Die Abklärung des Symptoms Obstipation erfordert in jedem Fall eine **Inspektion des Anus,** die **digitale Untersuchung,** eine **Stuhl-Inspektion** sowie die Durchführung von **drei Haemoccult-Tests** zum Nachweis okkulter Blutungen. Ergänzend sollten ein Blutbild sowie eine Blutsenkungsgeschwindigkeit als obligate Untersuchungen durchgeführt werden.

> Finden sich in der Anamnese bereits sog. *Alarmzeichen* (**Blutbeimengungen, Gewichtsabnahme,** plötzlich auftretende **Obstipation** ohne Änderung der Lebensgewohnheiten), so ist immer eine weiterführende **endoskopische Diagnostik** indiziert.

Bei Verdacht auf das Vorliegen eines **Ileus** ist die Diagnose mit Hilfe einer **Abdomenübersicht** im Stehen (**Spiegel-, Sichelbildung?, freie Luft** als Hinweis auf Perforation?) zu verifizieren. Die Diagnostik der Diarrhoe dagegen wird sich danach richten, ob es sich um eine akute oder aber um eine chronische Diarrhoe handelt. Bei einer **akuten**

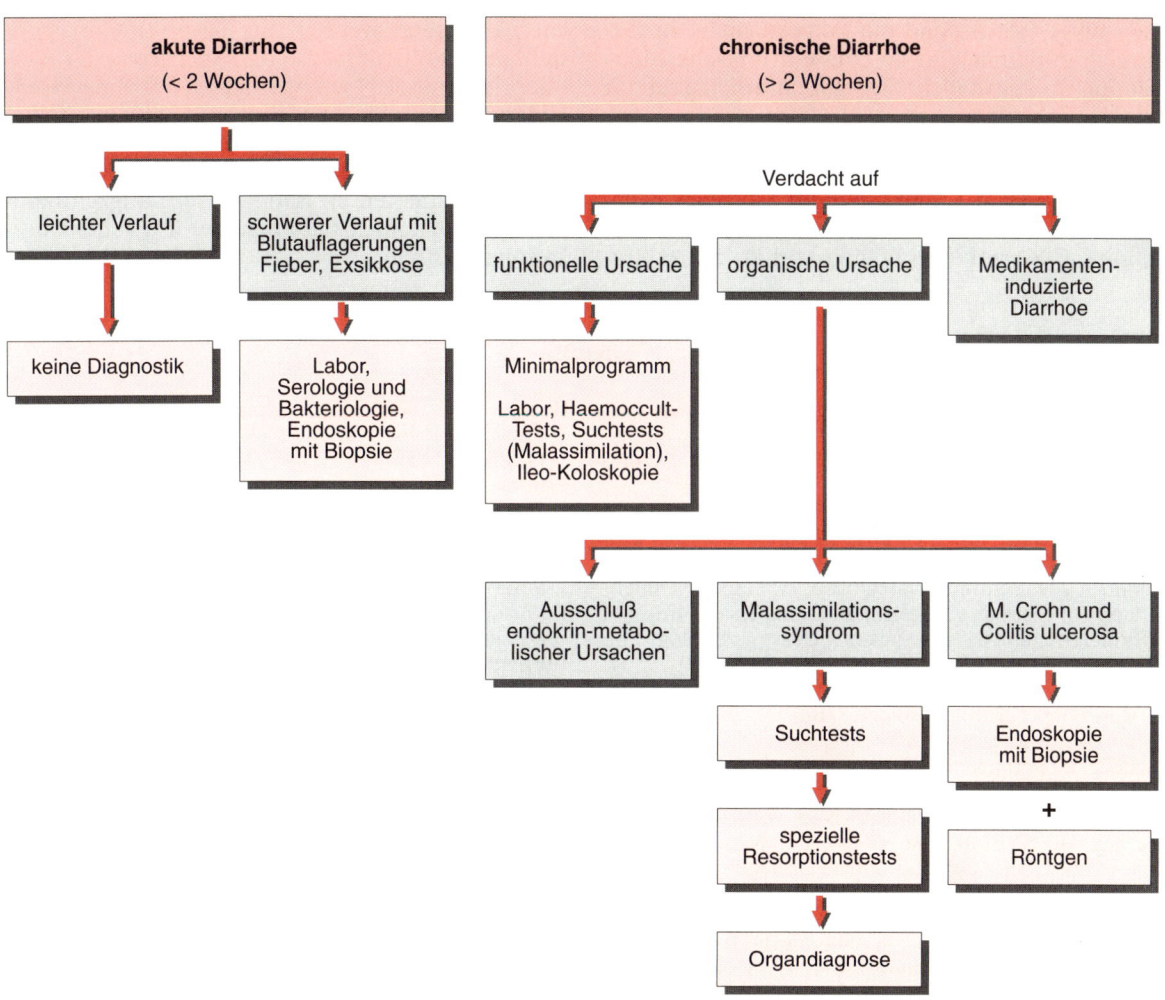

Abb. D-17: Diagnostisches Procedere bei dem Symptom Diarrhoe (modifiziert nach Ewe 1985).

Diarrhoe mit leichtem Krankheitsverlauf ist keine weitere Diagnostik notwendig. Bei schwerem Verlauf mit Fieber und drohender Exsikkose sind die in Abbildung D-17 zusammengefaßten diagnostischen Schritte indiziert. Die **chronische Diarrhoe** (>2 Wochen) mit möglicher organischer Ursache erfordert das in Abbildung D-17 zusammengefaßte diagnostische Vorgehen. Bezüglich der Diagnostik des Malassimilationssyndroms sei auf den Abschnitt III, 2.1 verwiesen. Bei Verdacht auf das Vorliegen **chronisch entzündlicher Darmerkrankungen** ist neben der **Ileo-Koloskopie,** der **Ösophago-Gastro-Duodenoskopie** (Anschluß von Aphthen etc.) eine **fraktionierte Magen-Darm-Passage** notwendig. Der Ausschluß **mikrobieller Enterokolitiden** erfolgt durch **serologische** und **Stuhl-Untersuchungen.**

▼ **Therapeutische Hinweise**

Die Behandlung von Patienten mit sog. funktionellen Beschwerden (**irritables Kolon,** *irritable person syndrome*), die weitaus am häufigsten sind, erfordert vom Arzt eine **eingehende Information des Patienten** über die Natur der zugrundeliegenden Störung, **Verständnis** und **Zeit.** Wichtig ist nicht zuletzt die Aufklärung des Patienten über die Gutartigkeit seines Leidens. Ist der Patient fähig und bereit, seine **Lebensführung** (regelmäßige Mahlzeiten, reichlich körperliche Bewegung) und seine **Ernährung** im Sinne einer schlackenreichen Kost unter Zusatz von Ballaststoffen (Weizenkleie) zu ändern, sind die Voraussetzungen für eine erfolgreiche Behandlung, die durch eine medikamentöse Therapie mit Mebeverin (Duspatal®) ergänzt werden kann, gegeben.

Der Zusatz von **Ballaststoffen** ist auch bei der **Divertikelkrankheit** aus pathophysiologischer Sicht sinnvoll, da der intraluminale Druck über eine Radiusvergrößerung des Darmlumens unter einer solchen Maßnahme abnimmt. Grundsätzlich gilt, daß sich die Therapie organisch bedingter Störungen nach dem jeweiligen Grundleiden und der Pathophysiologie zu richten hat. Auf die **endoskopische Abtragung** von **Dickdarmpolypen** wurde bereits hingewiesen. Sind die Polypen nicht im Gesunden entfernbar, so ist eine chirurgische Intervention unumgänglich. Dies gilt natürlich auch für alle malignen Tumoren.

Patienten mit einem **Morbus Crohn** oder einer **Colitis ulcerosa** müssen in Abhängigkeit vom Schweregrad der Erkrankung mit Salicylazosulfapyridin bzw. 5-Aminosalicylsäure (Azulfidine®, Salofalk®, Claversal®) und Glukokortikoiden (Ultra-

lan®) therapiert werden. Als Reservemedikament steht insbesondere zur Steroideinsparung das Azathioprin (Imurek®) zur Verfügung, bei einer **Fistelbildung** im Rahmen eines Morbus Crohn zusätzlich das Metronidazol (Clont®). Ebenso wichtig wie die medikamentöse Therapie ist die psychische Führung der Patienten im Rahmen der Langzeittherapie. Immer ist auch die Frage der Operationsindikation zu prüfen.

Literatur

Alexander-Williams, J., A. M. Hoare: Postgastrektomiesyndrome. In: Siewert, J. R., A. L. Blum (Hrsg.): Postoperative Syndrome, S. 113–152. Springer, Berlin–Heidelberg–New York 1980.

Allan, A., A. Garner: Mucus and bicarbonate secretion in the stomach and their possible role in mucosal protection. Gut 21 (1980) 249–262.

Allan, A., D. Hutton, S. McQueen, A. Garner: Dimensions of gastroduodenal pH gradients exceed those of adherent mucus gel layers. Gastroenterology 85 (1983) 463–466.

Amman, R.: Morbus Whipple. In: Demling, L. (Hrsg.): Klinische Gastroenterologie, Bd. II, S. 578–583. Thieme, Stuttgart–New York 1984.

Arnold, R.: Pathogenese des Ulcus duodeni. In: Blum, a. L., J. R. Siewert (Hrsg.): Ulcus-Therapie, S. 47–71. Springer, Berlin–Heidelberg–New York 1982.

Berges, W., T. Stolze, M. Wienbeck: Klassifizierungsprobleme bei Achalasie und Ösophagusspasmus. Z. Gastroent. 18 (1980) 365–369.

Berges, W., M. Wienbeck: Motilitätsstörungen des Ösophagus. In: Koelz, H. R., P. Aeberhard (Hrsg.): Gastroenterologische Pathophysiologie, S. 75–90. Springer, Berlin–Heidelberg–New York 1987.

Blum, A. L.: Obstipation. In: Blum, A. L., J. R. Siewert, R. Ottenjann, L. Lehr (Hrsg.): Aktuelle gastroenterologische Diagnostik, S. 52–61. Springer, Berlin–Heidelberg–New York–Tokyo 1985.

Blum, A. L., J. R. Siewert: Refluxtherapie. Springer, Berlin–Heidelberg–New York 1981.

Blum, A. L., A. Sonnenberg, S. A. Müller-Lissner: Der gastroduodenale Reflux, ein Grenzphänomen zwischen Physiologie und Pathophysiologie des Magens. In: Domschke, W., U. G. Wormsley (Hrsg.): Magen und Magenkrankheiten, S. 58–69. Thieme, Stuttgart–New York 1981.

Booth, I. W., H. Murer, G. Stange, T. R. Fenton, P. J. Milla: Defective jejunal brushborder Na+/H+ exchange: a cause of congenital secretory diarrhoea. Lancet I (1985) 1066–1069.

Brandtzaeg, P.: Mucosal and glandular distribution of immunoglobulin components: differential localization of free and bound SC in secretory epithelial cells. J. Immunol. 112 (1974) 1153–1159.

Bridges, R. J., G. Nell, W. Rummel: Influence of vasopressin and calcium on electrolyte transport across isolated colonic mucosa of the rat. J. Physiol. 338 (1983) 463.

Bridges, R. J., W. Rummel: Vasopressin-stimulated Na+ transport in rat colon descendens. In: Skadhauge, E., K. Heintze (eds.): Intestinal absorption and secretion, pp. 265–272. MTP Press, Lancaster–Boston 1983.

Bridges, R. J., W. Rummel: Mechanistic basis of alterations in mucosal water and electrolyte transport. Clin. Gastroent. 15/3 (1986) 491–506.

Burdon, D. W.: Mikroflora und Infektionen des Magen-Darm-Traktes. In: Koelz, H. R., P. Aeberhard (Hrsg.): Gastroenterologische Pathophysiologie, S. 7–20. Springer, Berlin–Heidelberg–New York–London–Paris–Tokyo 1987.

Burnstock, G.: Neurotransmitter and trophic factors in the autonomic nervous system. J. Physiol. 313 (1981) 1.

Burnstock, G.: Non-adrenergic, non-cholinergic transmitters in the enteric nervous system. Italian J. Gastroent. 15 (1983) 267–273.

Cann, P. A., N. W. Read, C. Brown, N. Hobson, C. D. Holdsworth: Irritable bowel syndrome: relationship of disorders in the transit of a single solid meal to symptom patterns. Gut 24 (1983) 405–411.

Caspary, W. F.: Maldigestions- und Malabsorptionssyndrome im Erwachsenenalter. In: Demling, L. (Hrsg.): Klinische Gastroenterologie, Bd. I, S. 495–514. Thieme, Stuttgart–New York 1984.

Caspary, W. F.: Diarrhoea and carbohydrate malabsorption. Clin. Gastroent. 15/3 (1986) 631–655.

Castro, G. A.: Physiology of the gastro-intestinal tract in the parasitized host. In: Johnson, L. R. (ed.): Physiology of the Gastrointestinal Tract, pp. 1381–1406. Raven Press, New York 1981.

Classen, M., W. Kurtz: Enterale Absorption. In: Demling, L. (Hrsg.): Klinische Gastroenterologie, Bd. I, S. 460–471. Thieme, Stuttgart–New York 1984.

Cooke, W. T., G. K. TG. Holmes: Coeliac disease. Churchill Livingstone, Edinburgh–London–Melbourne–New York 1984.

DeJonge, H. R.: Cyclic nucleotide-dependent protein phosphorylation in intestinal epithelium. In: Donowitz, M., G. W. G. Sharp (eds.): Mechanisms of intestinal electrolyte transport and regulation by calcium, pp. 263–286. Liss, New York 1984.

Dobbins, J. W., H. J. Binder: Pathophysiology of diarrhoea: alterations in fluid and electrolyte transport. Clin. Gastroent. 10/3 (1981) 605–625.

Dodds, W. J., J. Dent, W. J. Hogan, G. K. Patel, J. Toole, R. C. Arndorfer: Paradoxical lower esophageal sphincter contraction induced by cholecystokinin-octapeptide in patients with achalasia. Gastroenterology 80 (1981) 327–333.

Doe, W. F., A. J. Hapel: Intestinal immunity and malabsorption. Clin. Gastroent. 12/2 (1983) 415–436.

Domschke, W.: Konservative Therapie des chronischen Ulkusleidens – Medikamente für den Ulkusschub. In: Goebell, H., J. Hotz, E. H. Farthmann (Hrsg.): Der chronisch Kranke in der Gastroenterologie, S. 58–70. Springer, Berlin–Heidelberg–New York 1984.

Donowitz, M.: Ca^{2+} in the control of active intestinal Na and Cl transport; involvement in neurohumoral action. Amer. J. Physiol. 245 (1983) 6165–6177.

Ecknauer, R.: Dünndarmveränderungen unter Zytostatika. In: Caspary, W. F. (Hrsg.): Dünndarm, S. 571–597. Springer, Heidelberg–New York 1983.

Ewe, K.: Pathogenese der chronisch-entzündlichen Darmerkrankungen. Z. Gastroent. 18 (1983) 8–20.

Ewe, K.: Diarrhö. In: Blum, A. L., J. R. Siewert, R. Ottenjann, L. Lehr (Hrsg.): Aktuelle gastroenterologische Diagnostik, S. 62–80. Springer, Berlin–Heidelberg–New York–Tokyo 1985.

Falchuk, Z. M.: Gluten-sensitive enteropathy. Clin. Gastroent. 12/2 (1983) 475–494.

Farthmann, E. H., B. Koch: Palliativ- und Sekundäreingriffe bei Dünn- und Dickdarmtumoren. Chirurg 52 (1981) 9.

Field, M.: Secretion of electrolytes and water by mammalian small intestine. In: Johnson, L. R. (ed.): Physiology of the Gastrointestinal Tract, pp. 963–982. Raven Press, New York 1981.

Fielding, L. P.: Gastrointestinal mucosal blood flow. Churchill Livingstone, Edinburg–London–New York 1980.

Foster, E. S., J. P. Hayslett, H. J. Binder: Colonic potassium transport. In: Donowitz, M., G. W. G. Sharp (eds.): Mechanisms of Intestinal Electrolyte Transport and Regulation by Calcium, pp. 47–63. Liss, New York 1984.

Fromm, H., M. Malavolti: Bile acid-induced diarrhoea. Clin. Gastroent. 15/3 (1986) 567–582.

Furness, J. B., M. Costa: Types of nerves in the enteric nervous system. Neuroscience 4 (1980) 227–272.

Goebell, H. (Hrsg.): Gastroenterologie. Urban & Schwarzenberg, München–Wien–Baltimore 1992.

Goerg, K. J., W. Rummel: Der Elektrolyt- und Wassertransport im Kolon. Med. Welt 38 (1987) 290–298.

Greger, R.: Ion transport mechanisms in thick ascending limb of Henle's loop of mammalian nephrons. Physiol. Rev. 65 (1985) 760–797.

Guandalini, S., M. Rao, P. L. Smith, M. Field: cGMP modulation of ileal ion transport: in vitro effects of Escherichia coli heat-stable enterotoxin. Amer. J. Physiol. 243 (1982) G36–G41.

Gustin, M. C., D. B. P. Goodmann: Isolation of a brush-border membrane from rabbit descending colon epithelium. Partial characterization of an unique K-activated ATPase. J. biol. Chem. 256 (1981) 10651–10656.

Haldemann, G., F. Nöthiger, F. Deucher, A. Alder: Ileus. In: Demling, L. (Hrsg.): Klinische Gastroenterologie, Bd. I, S. 763–786. Thieme, Stuttgart–New York 1984.

Heaton, K. W.: Irritable bowel: still in search of its identity. Brit. med. J. 287 (1983) 852–853.

Heintze, K., C. P. Stewart, R. A. Frizzell: Sodium-dependent chloride secretion across rabbit descending colon. Amer. J. Physiol. 244 (1983) G357–G365.

Herlihy, K. J., R. C. Orlando, J. C. Bryson, E. M. Bozymski, C. N. Carney, D. W. Powell: Barrett's esophagus: Clinical, endoscopic, histologic, manometric and electrical potential difference characteristics. Gastroenterology 86 (1984) 436–443.

Heylings, J. R., A. Garner, G. Flemström: Regulation of gastroduodenal HCO_3^- transport by luminal acid in amphibian mucosa. J. Physiol. 316 (1981) 58–59.

Holmberg, Ch.: Congenital chloride diarrhoea. Clin. Gastroent. 15/3 (1986) 583–602.

Hotz, J.: Epidemiologie, Ursachen und konservative Therapie der Divertikelkrankheit. In: Goebell, H., J. Hotz, E. H. Farthmann (Hrsg.): Der chronisch Kranke in der Gastroenterologie, S. 404–411. Springer, Berlin–Heidelberg–New York–Tokyo 1984.

Hubel, K. A.: Neuronal regulation of ion transport. In: Skadhauge, E., K. Heintze (eds.): Intestinal Absorption and Secretion, pp. 67–82. MTP Press, Lancaster–Boston 1984.

Hubel, K. A.: Intestinal nerves and ion transport: stimuli, reflexes, and responses. Amer. J. Physiol. 248 (1985) G261–G271.

Jungermann, K., H. Möhler: Biochemie. Springer, Berlin–Heidelberg–New York 1980.

Kelly, K. A.: Gastric emptying of liquids and solids: roles of proximal and distal stomach. Amer. J. Physiol. 239 (1980) 671–676.

Kern, E.: Postoperativer Ileus – Grundsätzliches zur Pathophysiologie und Klinik. Chirurg 51 (1980) 193–197.

Kipnowski, J., Ch. Schmidt, S. Miederer, A. Kipnowski: Konservativ-medikamentöse und psychosomatische Aspekte in der Behandlung der Colitis ulcerosa – ein integratives Therapiekonzept. Med. Welt 39 (1988) 182–186.

Knauf, H., W. Gerok: Modelling of electrolyte transport in renal and intestinal epithelia: implications for transport defects. Klin. Wschr. 19 (1982) 1191–1200.

Koelz, H. R., S. A. Müller-Lissner, D. H. Malinovska, G. Sachs: The stomach and duodenum. In: Blum, A. L., A. Kern (eds.): The Gastroenterology Annual 1/1982, pp. 31–78. Elsevier, Amsterdam–New York–Oxford 1983.

Koistinen, J.: Selective IgA deficiency in blood donors. Vox Sang. (Basel) 29 (1975) 192–202.

Krejs, G. J.: Diarrhö. In: Koelz, H. R., P. Aeberhard (Hrsg.): Gastroenterologische Pathophysiologie, S. 137–148. Springer, Berlin–Heidelberg–New York–London–Paris–Tokyo 1987.

Kümmerle, F., J. Grönniger: Dünndarmtumoren. In: Demling, L. (Hrsg.): Klinische Gastroenterologie, Bd. I, S. 655–667. Thieme, Stuttgart–New York 1984.

Latimer, P., S. Sarna, D. Campbell: Colonic motor and myoelectrical activity: a comparative study of normal subjects, psychosomatic patients, and patients with irritable bowel syndrome. Gastroenterology 80 (1981) 893.

Lennard-Jones, J. E.: Current concepts: functional gastrointestinal disorders. New Engl. J. Med. 208 (1983) 431–435.

Lorenz-Meyer, H.: Malabsorption. In: Koelz, H. R., P. Aeberhard (Hrsg.): Gastroenterologische Pathophysiologie, S. 149–168. Springer, Berlin–Heidelberg–New York 1987.

Lorenz-Meyer, H., H. Roth, P. Elsässer, U. Hahn: Cytotoxicity of lectins on rat intestinal mucosa enhanced by neuraminidase. Europ. J. clin. Invest. 15 (1985) 227–234.

Marti, M.-C.: Rektoanale Störungen. In: Koelz, H. R., P. Aeberhard (Hrsg.): Gastroenterologische Pathophysiologie, S. 128–136. Springer, Berlin–Heidelberg–New York–London–Paris–Tokyo 1987.

Martini, G. A., E. O. Riecken: Dünndarm. In: Siegenthaler, W. (Hrsg.): Klinische Pathophysiologie, S. 892–906. Thieme, Stuttgart 1982.

McCabe, R., H. J. Cooke, L. P. Sullivan: Potassium transport by rabbit descending colon. Amer. J. Physiol. 242 (1982) C81–C86.

Moriarty, K. J., A. M. Dawson: Functional abdominal pain: further evidence that the whole gut is affected. Brit. med. J. 284 (1982) 1670–1672.

Morson, B. C.: The polyp-cancer sequence in the large bowel. Proc. R. Soc. Med. 67 (1974) 451–457.

Müller-Lissner, S. A.: Magenmotilität – Entleerung, gastroduodenaler Reflux. In: Blum, A. L., J. R. Siewert, R. Ottenjann, L. Lehr (Hrsg.): Aktuelle gastroenterologische Diagnostik, S. 486–512. Springer, Berlin–Heidelberg–New York 1985.

Müller-Lissner, S. A.: Gastroduodenale Motilitätsstörungen. In: Koelz, H. R., P. Aeberhard (Hrsg.): Gastroenterologische Pathophysiologie, S. 91–99. Springer, Berlin–Heidelberg–New York 1987.

Nöthiger, F.: Ileus. In: Koelz, H. R., P. Aeberhard (Hrsg.): Gastroenterologische Pathophysiologie, S. 119–127. Springer, Berlin–Heidelberg–New York–London–Paris–Tokyo 1987.

Rees, W. D. W., L. C. Gibbons, G. Arhurst, L. A. Turnley: Studies of bicarbonate secretion by the normal human stomach in vivo: effect of aspirin, sodium taurocholate and prostaglandin E_2. In: Allen, A. (ed.): Mechanisms of Mucosal Protection in the Upper Gastrointestinal Tract, pp. 119–123. Raven Press, New York 1984.

Reifferscheid, M., S. Langer: Kolon- und Rektumtumoren. In: Demling, L. (Hrsg.): Klinische Gastroenterologie, Bd. I, S. 668–690. Thieme, Stuttgart–New York 1984.

Reinhardt, M. C., B. M. Stadler: Immunologie des Gastrointestinaltraktes. In: Koelz, H. R., P. Aeberhard (Hrsg.): Gastroenterologische Pathophysiologie, S. 27–40. Springer, Berlin–Heidelberg–New York–London–Paris–Tokyo 1987.

Richter, J. E., D. O. Castell: Gastroesophageal reflux. Ann. intern. Med. 97 (1982) 93–103.

Riecken, E. O.: Dünndarmfunktion. Resorption – Digestion – Sekretion. In: Blum, A. L., J. R. Siewert, R. Ottenjann, L. Lehr (Hrsg.): Aktuelle gastroenterologische Diagnostik, S. 528–547. Springer, Berlin–Heidelberg–New York–Tokyo 1985.

Riemann, J. F.: Obstipation und Diarrhoe. In: Demling, L. (Hrsg.): Klinische Gastroenterologie, Bd. I, S. 737–756. Thieme, Stuttgart–New York 1984.

Rutten, M. J., S. Ito: Morphology and electrophysiology of guinea pig gastric mucosal repair in vitro. Amer. J. Physiol. 244 (1983) G171–G182.

Scheuerer, K.: Störungen der Kolonmotilität. In: Koelz, H. R., P. Aeberhard (Hrsg.): Gastroenterologische Pathophysiologie, S. 100–111. Springer, Berlin–Heidelberg–New York–London–Paris–Tokyo 1987.

Schiessel, R.: Akute gastroduodenale Streßläsion. In: Koelz, H. R., R. Aeberhard (Hrsg.): Gastroenterologische Pathophysiologie, S. 238–248. Springer, Berlin–Heidelberg–New York 1987.

Schiessel, R., J. Mathews, A. Barzilai, A. Merhav, W. Silen: PGE_2 stimulates gastric chloride transport: a possible key to cytoprotection. Nature 283 (1983) 671–673.

Schreier, K.: Maldigestions- und Malabsorptionssyndrome aus pädiatrischer Sicht. In: Demling, L. (Hrsg.): Klinische Gastroenterologie, Bd. I, S. 472–494. Thieme, Stuttgart–New York 1984.

Smith, M. W., F. V. Sepulveda: Sodium dependence of neutral amino acid uptake into rabbit ileum. Biochem. biophys. Acta (Amst.) 555 (1979) 374–378.

Spechler, S. J., H. Sperber, W. G. Doos, E. M. Schimmel: The prevalance of Barrett's esophagus in patients with chronic peptic esophageal structures. Dig. Dis. Sci. 28 (1983) 769–774.

Spring, K. R., A. C. Ericson: Epithelial cell volume regulation. J. Membr. Biol. 69 (1982) 167–176.

Starlinger, M., R. Schiessel, Ch. R. Silen: H^+ back-diffusion stimulating gastric mucosal blood flow in the rabbit fundus. Surgery 89 (1981) 232–236.

Stemmermann, G. N., I. M. Samloff, L. K. Heilbrun, A. Nomura: Serum pepsinogen I and II levels are markers of increased susceptibility to duodenal and gastric ulcer. Gastroenterology 86 (1984) 1266.

Strober, W., R. Krakauer, H. L. Klaeveman: Secretory component deficiency. A disorder of the IgA immune system. New Engl. J. Med. 294 (1976) 351–356.

Stuxs, G., W. Ehlers, G. Strohmeyer: Psychologische Testbefunde im PSS 25 beim irritablen Colon. Prax. Psychother. Psychosom. 25 (1980) 59–67.

Summers, R. W.: Role of motility in infectious diarrhoea. Gastroenterology 80 (1981) 1070–1071.

Turnberg, L. A.: Abnormalities in intestinal electrolyte transport in congenital chloride diarrhoea. Gut 12 (1971) 544–551.

Turnberg, L. A.: Neurohumoral control of intestinal transport: In: Gilles-Baillieu, M., R. Gilles (eds.): Intestinal Transport, pp. 240–248. Springer, Berlin–Heidelberg–New York 1983.

Turnheim, K.: Intestinal permeation of water. In: Csáky, T. Z. (ed.): Handbook of Experimental Pharmacology, 70/I, pp. 381–463. Springer, Berlin–Heidelberg–New York 1984.

Tytgat, G. N. J., V. van den Brandt-Grädel, T. L. Tio: Dysphagie und Sodbrennen. In: Blum, A. L., J. R. Siewert, R. Ottenjann, L. Lehr (Hrsg.): Aktuelle gastroenterologische Diagnostik, S. 3–33. Springer, Berlin–Heidelberg–New York 1985.

Weyand, C. M., J. Goronzy: Immunologische Mechanismen bei chronisch entzündlichen Darmerkrankungen. In: Huchzermeyer, H. (Hrsg.): Chronisch entzündliche Darmerkrankungen, S. 10–14. Dustri, München–Deisenhofen 1986.

Whitehead, W. E., B. T. Engel, M. M. Schuster: Irritable bowel syndrome. Physiological and psychological differences between diarrhoea-predominant and constipation-predominant patients. Dig. Dis. Sci. 25 (1980) 404–413.

Wienbeck, M.: Pathophysiologie und diagnostische Probleme bei Reizmagen, Colon irritabile und chronischer Obstipation. In: Goebell, H., J. Hotz, E. H. Farthmann (Hrsg.): Der chronisch Kranke in der Gastroenterologie, S. 460–473. Springer, Berlin–Heidelberg–New York–Tokyo 1984.

Wienbeck, M., J. Christensen: Effects of some drugs on electrical activity of the isolated colon of the rat. Gastroenterology 61 (1971) 470–478.

Will, P. C., R. C. De Lisle, R. N. Cortright, U. Hopfer: Induction of amiloride-sensitive sodium transport in the intestines by adrenal steroid. Ann. N. Y. Acad. Sci. 372 (1981) 64–78.

Wills, N. K.: Regulation of Na^+ transport across tight epithelia. In: Skadhauge, E., K. Heintze (eds.): Intestinal Absorption and Secretion, pp. 221–231. MTP Press, Lancaster–Boston 1983.

Wills, N. K., B. Biagi: Active potassium transport by rabbit descending colon. J. Membr. Biol. 64 (1982) 195–203.

Wood, J. D.: Physiology of enteric nervous system. In: Johnson, L. R. (ed.): Physiology of the Gastrointestinal Tract, pp. 1–37. Raven Press, New York 1981.

E Leber

K. v. BERGMANN

1 Zirkulation

1.1 Physiologische Grundlagen

Die Gesamtdurchblutung der Leber beträgt ca. 1500 ml/min oder 25% des Herzzeitvolumens; 25–30% der Blutzufuhr erfolgt über die A. hepatica und 75% über die Portalvene. Die Durchmischung des arteriellen und venösen Blutes beginnt in den Sinusoiden an der Peripherie der Leberläppchen. Die Durchblutung ist abhängig vom Alter, der Körperlage, der körperlichen Aktivität sowie der Nahrungsaufnahme. Der Druck in der Portalvene ist niedrig und beträgt 5–10 mmHg. Dieser Druck reicht aus, um die Leber zu durchströmen, da der Widerstand in den Sinusoiden zwischen Portalfeld und Zentralvene gering ist. Der hohe Druck in der A. hepatica wird nicht auf die Sinusoide übertragen, da er vor Erreichen der Sinusoide reduziert wird. Die Bedeutung der regionalen Durchblutung der Leber ist durch den anatomischen Aufbau der Leberläppchen bedingt (Abb. E-1). Steigt der Blutfluß an, werden mehr Sinusoide eröffnet und durchblutet, ohne daß dies zu einer Erhöhung des Druckes in der Portalvene führt. Die niedrige Sauerstoffspannung in der Portalvene reicht nach Mischung mit dem Blut der A. hepatica aus, um die Leberzellen ausreichend mit Sauerstoff zu versorgen. Die Sauerstoffversorgung nimmt zwar von der Peripherie der Leberläppchen bis zur Zentralvene hin ab, unter physiologischen Bedingungen ist jedoch die Versorgung der zentralvenennahe gelegenen Hepatozyten nicht gefährdet.

Mit dem Alter nimmt die Leberzellmasse kontinuierlich ab und ist bei Erreichen des 55. Lebensjahres um 20% geringer als im Adoleszentenalter. Gleichzeitig sinkt die Leberdurchblutung um ca. 20% entsprechend der altersabhängigen Reduktion des Herzzeitvolumens.

1.2 Portale Hypertension

Der Druck in der Portalvene ergibt sich aus dem Produkt von Blutfluß und intrahepatischem Widerstand. Da sich bei Erhöhung des portalen Blutflus-

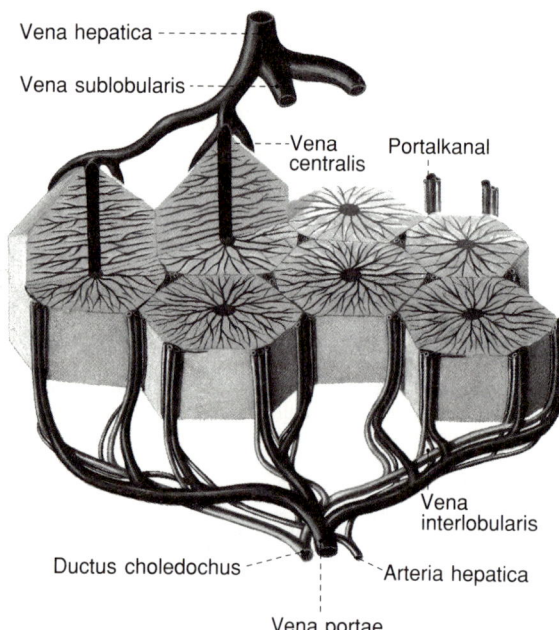

Vena hepatica

Vena sublobularis

Vena centralis

Portalkanal

Vena interlobularis

Ductus choledochus

Arteria hepatica

Vena portae

Abb. E-1: Strukturelle Gliederung der Leber in Leber-
läppchen, Leberazinus, Äste der Vena portae, Äste der
Arteria hepatica, Zentralvene und sublobuläre Venen,
Gallengänge. (Aus: Benninghoff, A.: Anatomie. Urban &
Schwarzenberg 1985).

ses mehr Sinusoide eröffnen, nimmt der Druck in
der Portalvene bei Zunahme des Blutflusses nur geringfügig zu; d. h., eine portale Hypertension kann
kaum durch vermehrte splanchnische Durchblutung entstehen. Kommt es jedoch zu einer Erhöhung des intrahepatischen Widerstandes (z. B.
Leberzirrhose), steigt der Portaldruck an. Erreicht
der Druck in der Portalvene mehr als 10 mmHg,
beginnt sich ein Kollateralkreislauf zwischen dem
Portalvenensystem und dem benachbarten venösen Niederdrucksystem auszubilden. Dadurch wird
Portalblut in die systemische Zirkulation umgelei-
tet, ohne funktionelle Hepatozyten zu erreichen.
Die sich entwickelnden Kollateralen sind durch die
anatomischen Gegebenheiten bedingt und erfolgen vorwiegend zwischen Portalvene und submukösen Venen des Magens und Ösophagus sowie
der vorderen Bauchwand. Pathophysiologisch am
bedeutendsten sind die Kollateralen zwischen der
Koronarvene des Magens und der Vena azygos, die
zu submukösen Varizen im unteren Drittel des Ösophagus führen. Anastomosen können sich auch
zwischen Kapselvenen der Milz und den submukösen Venen des Ösophagus ausbilden. Etwa
20–30% der Kollateralen bilden sich zwischen em-
bryonal angelegten Gefäßsystemen und der Portalvene (z. B. Umbilikalvene).

1.2.1 Einteilung der portalen Hypertension

Die Einteilung der portalen Hypertension nach
ihrer anatomischen Lokalisation hat sich am be-

sten bewährt. So ist es am einfachsten, die Ursachen der portalen Hypertension in **posthepatisch,
intrahepatisch** und **prähepatisch** einzuteilen.

Die häufigste Ursache der **prähepatisch** bedingten portalen Hypertension wird durch eine Thrombose der Portalvene verursacht. Dies kann nach
einer Umbilikalveneninfektion post partum auftreten, durch entzündliche Veränderungen portal-
venennahe gelegener Organe, nach Komplikationen bei Cholezystektomie, seltener durch Kompression der Portalvene von außen. Nach Einnahme oraler Kontrazeptiva findet sich eine gehäufte
Inzidenz von Portalvenenthrombosen.

Chronische Lebererkrankungen (alkoholische
und posthepatitische Leberzirrhose) und Bilharziose sind die häufigsten Ursachen der **intrahepatisch** bedingten portalen Hypertension und die
häufigste Ursache der portalen Hypertension überhaupt. Bei der Leberzirrhose kommt es zur vermehrten Bildung von Regeneratknoten, vermehrten Bindegewebszügen und dadurch zur Kompression von Leber- und Portalvenenästen. Eine zusätzliche Einteilung in prä- und postsinusoidale
Hypertension kann durch gleichzeitige Messung
des Lebervenenverschlußdruckes und des Portal-
druckes erfolgen. Es hat sich aber gezeigt, daß diese
Einteilung unabhängig von den krankheitsaus-
lösenden Faktoren (alkoholisch oder viral) ist. Dagegen ist die portale Hypertension bei der Bilharziose immer präsinusoidal bedingt. Durch Eier der
Parasiten, die vom Rektum und Sigma in die Portalvene gelangen, entstehen Fremdkörpergranulo-
me, die das Lumen der kleinen Portalvenenäste
verengen.

Die **posthepatisch** bedingte portale Hypertension
kann durch Abflußstörungen der Lebervenen bedingt sein (Thrombose, Kompression) oder durch
schwere Rechtsherzinsuffizienz (z. B. Pericarditis
constrictiva).

1.2.2 Pathophysiologische Auswirkungen

Kollateralkreislauf: Durch Druckerhöhung im Portalvenensystem kommt es zu Kollateralbildung entsprechend dem Druckgradienten zwischen der
Portalvene und der oberen Hohlvene, ohne daß
eine Drucksenkung in der Portalvene erfolgt.

Am folgenschwersten ist die Ausbildung von
Ösophagusvarizen, die zu lebensbedrohlichen
Blutungen führen können.

Solche Blutungen können durch intraabdominelle
Drucksteigerungen (Husten, Erbrechen, Pressen
beim Stuhlgang), durch gastroösophagealen Reflux
ausgelöst werden, und werden durch die Thrombozytopenie und die Gerinnungsstörungen, die bei
chronischen Lebererkrankungen auftreten, gefördert und unterhalten.

Aszites: Aszites ist die Ansammlung von Flüssigkeit in der Peritonealhöhle. Der Austritt von Flüssigkeit aus den Kapillaren wird bestimmt durch das Gleichgewicht zwischen kolloidosmotischem und mechanischem Druck im Gefäßlumen und Interstitium. Der kolloidosmotische Druck im Plasma ist weitgehend von der Albuminkonzentration abhängig und beträgt bei normaler Albuminkonzentration ca. 30 cm H_2O. Der Gewebsdruck entspricht ungefähr 15 cm H_2O, so daß eine Druckdifferenz von 15 cm H_2O Flüssigkeit aus dem Lumen in das Interstitium abpreßt. Auf der venösen Seite der Kapillare ist der mechanische Druck niedriger, und es erfolgt wieder ein Einstrom in das Gefäßlumen. Dieser dem Starling-Gesetz folgende Aus- und Einstrom von Flüssigkeit ist für die Entstehung von peripheren Ödemen verantwortlich, spielt aber keine wesentliche Rolle für die Aszitesbildung. Bedeutender ist die Abflußbehinderung der hepatischen Lymphe für die Entstehung von Aszites.

Man hat lange Zeit angenommen, daß die Hypalbuminämie ein kritischer Faktor in der Entstehung von Aszites bei Patienten mit portaler Hypertension und Leberzirrhose ist. Diese Annahme widerspricht den gegenwärtigen Kenntnissen von Faktoren, die den Lymphabfluß in der Leber beeinflussen. Das Ausmaß der hepatischen Lymphbildung steht in keinem Zusammenhang mit der Plasmaalbuminkonzentration. Dies ist durch die besonderen anatomischen Gegebenheiten der Leber bedingt. Der Disse-Spalt (der interstitielle Raum in der Leber) ist durch eine Membranstruktur von den Sinusoiden getrennt und für alle Plasmabestandteile, außer den korpuskulären Zellelementen, permeabel. Aus diesem Grunde kann zwischen diesen beiden Räumen kein osmotischer Gradient aufgebaut werden. Der Widerstand im sinusoidalen Blutfluß ist der entscheidende auslösende Faktor für die Entstehung von Aszites. Eine niedrige Albuminkonzentration kann zur Bildung von Aszites beitragen, aber nur für den Aszites, der von den Mesenterialgefäßen herrührt, und dieser Anteil ist im allgemeinen sehr gering. Deshalb findet man auch selten Aszites bei einer Portalvenenthrombose. Das heißt, Aszites entsteht dann, wenn die Ursache der portalen Hypertension auf der Höhe der Sinusoide oder danach liegt.

Aszites kann sehr effektiv resorbiert werden. Während einer normalen Natriurese können bis zu 900 ml Aszites resorbiert werden. Übersteigt der Austritt von Flüssigkeit aus den Kapillaren die Resorption, entsteht Aszites. Auslösende Faktoren der Aszitesbildung bei Patienten mit Leberzirrhose und portaler Hypertension sind fast immer eine positive Na^+- und Wasserbilanz durch erhöhte Zufuhr. Dadurch kommt es zu einem erhöhten Plasmavolumen, besonders auf der venösen Seite, was die hepatische Lymphbildung fördert. Bei entsprechenden Elektrolytverschiebungen kommt es sekundär zu hormonell bedingter renaler Na^+- und H_2O-Retention (Hyperaldosteronismus).

Obwohl die Leberzirrhose die häufigste Ursache für Aszites ist, findet sich Aszites auch bei intraabdominellen Neoplasien, Rechtsherzversagen, besonders bei Pericarditis constrictiva, nephrotischem Syndrom, Unterernährung und Peritonealtuberkulose. Zellausstrich und biochemische Analyse von Aszitesflüssigkeit sind differentialdiagnostisch hilfreich.

Metabolische Störungen: Durch intra- und extrahepatische Kollateralen gelangen zahlreiche toxische Substanzen, die normalerweise von der Leber extrahiert und verstoffwechselt werden, in die systemische Zirkulation. Bei gleichzeitig verminderter metabolischer Kapazität der Leber kann es zur hepatischen Enzephalopathie kommen. Am bedeutendsten ist die Anreicherung von Ammoniak, kurz- und mittelkettigen Fettsäuren, Aminosäuren, Mercaptanen und Phenolen, die zur akuten oder chronischen hepatischen Enzephalopathie führen können. Auch die Bioverfügbarkeit zahlreicher Arzneimittel, die eine hohe hepatische Extraktion aufweisen *(first pass effect)*, wird durch portosystemische Kollateralen verändert und kann bei normaler Dosierung zu erheblichen Nebenwirkungen führen.

2 Bilirubinstoffwechsel

2.1 Physiologische Grundlagen

Bilirubin ist das Endprodukt des Hämstoffwechsels. Das Häm der absterbenden Erythrozyten liefert ca. 80% des täglich anfallenden Bilirubins (250–350 mg/Tag). Die restlichen 20% entstehen durch den Abbau hämhaltiger Produkte wie Myoglobin, Zytochrome, Katalasen und verschiedene andere oxidierende Enzyme. Ein weiterer Anteil entsteht aus ineffektiver Erythropoese. Der Abbau des Häms ist kein leberspezifischer Prozeß, sondern erfolgt im gesamten retikulo-endothelialen System.

Im Plasma ist Bilirubin an Albumin gebunden. Vom Bilirubin-Albumin-Komplex wird Bilirubin durch ein spezifisches Transportsystem aktiv in die Hepatozyten aufgenommen. Zahlreiche anionische Farbstoffe und Antibiotika (Indozyaningrün, Bromsulphthalein und auch Rifampicin) sowie freie Fettsäuren, die dasselbe Transportsystem benutzen, hemmen kompetitiv die hepatozelluläre Aufnahme der Bilirubins. Intrazellulär wird Bilirubin an ein spezifisches Transportprotein gebunden (Ligandin = Y-Protein = Glutathion-S-Transferase B). Die anschließende enzymatische Konjugation (UDP-Glukuronyltransferase) ist eine Voraussetzung zur Sekretion in die Galle. Beim Menschen finden sich fast ausschließlich Glukuronsäurekonjugate. Neben Diglukuroniden sind auch Monoglukuronide in der Galle nachgewiesen worden. Der transkanalikuläre Transport ist wieder ein aktiver Prozeß und im gesamten hepatozellulären

Transport geschwindigkeitslimitierend (Abb. E-2). Auch dieser Transport kann durch anionische Farbstoffe gehemmt werden.

Bilirubin erreicht den Intestinaltrakt konjugiert und wird nicht wieder resorbiert. Im Darm wird Bilirubin von intestinalen Bakterien zu einer Reihe von Urobilinogenen abgebaut (Urobilin, Sterkobilin). Der größte Anteil des resorbierten Urobilinogens wird wieder in die Galle ausgeschieden, eine geringe Menge renal eliminiert. Eine schematische Übersicht des Bilirubinstoffwechsels zeigt Abbildung E-3.

2.2 Störungen des Bilirubinstoffwechsels

Störungen im Bilirubinstoffwechsel führen zu einer Erhöhung der Bilirubinkonzentration im Plasma, die sich als **Sklerenikterus** oder **Hautikterus** bemerkbar machen kann. Die Störungen im Bilirubinstoffwechsel können angeboren oder erworben sein. Änderungen der Synthese, der hepatischen Aufnahme, der intrazellulären Speicherung, der Konjugation und der biliären Sekretion können Ursachen für eine Hyperbilirubinämie sein. Gerade die angeborenen Störungen im Bilirubinstoffwechsel, die häufig nur einen Transportabschnitt beeinflussen, haben zum Verständnis des globalen Bilirubinstoffwechsels beigetragen. Dagegen finden sich bei Lebererkrankungen oder extrahepatischer Cholestase häufig Störungen in mehreren Transportabschnitten.

> Überschreitet das unkonjugierte (indirekt reagierende) Bilirubin 1 mg/dl (17,09 μmol/l), besteht eine Hyperbilirubinämie.

Da das unkonjugierte Bilirubin an Albumin gebunden ist, erfolgt nur eine minimale Diffusion in extrahepatisches Gewebe. Ab einer Plasmakonzentration von ca. 2 mg/dl (34,18 μmol/l) ist eine Gelbverfärbung der Skleren sichtbar **(Sklerenikterus)**. Über 4 mg/dl (68,37 μmol/l) entsteht eine Gelbverfärbung der Haut **(Hautikterus)**. Bei sehr hohen Konzentrationen von mehr als 20 mg/dl (342 μmol/l) entwickelt sich im Säuglingsalter eine Bilirubin-Enzephalopathie **(Kernikterus)**.

Mit empfindlichen, spezifischen Methoden kann man bei Gesunden kein konjugiertes Bilirubin im Plasma nachweisen. Bei der routinemäßigen, unspezifischen Bilirubinbestimmung (Diazoreaktion) sind immer geringe Konzentrationen nachweisbar (bis 0,5 mg/dl bzw. 8,5 μmol/l).

> Übersteigt das konjugierte (direkt reagierende) Bilirubin 1 mg/dl (17,09 μmol/l), besteht eine Hyperbilirubinämie.

Das konjugierte Bilirubin wird im Plasma ebenfalls an Albumin gebunden, aber die Proteinbindung ist geringer als von unkonjugiertem Bilirubin. Dies erklärt, daß das freie konjugierte Bilirubin glomerulär filtriert wird. Das filtrierte Bilirubin wird zum großen Teil in den Tubuli rückresorbiert. Bei konjugierter Hyperbilirubinämie kommt es deswegen zu einer Bilirubinurie (dunkle Verfärbung des Urins). Im Gegensatz zur unkonjugierten Hyperbilirubinämie entsteht selbst bei extremer konjugierter Hyperbilirubinämie (40 mg/dl bzw. 685 μmol/l) kein Kernikterus.

2.2.1 Genetisch bedingte Störungen des Bilirubinstoffwechsels

Genetisch bedingte Störungen des Bilirubinstoffwechsels können zu einer unkonjugierten Hyperbilirubinämie führen. Bei der unkonjugierten Hyperbilirubinämie ist entweder der Bilirubinanfall erhöht, die hepatozelluläre Bilirubinaufnahme oder die hepatische Bilirubinkonjugation gestört. Bei der konjugierten Hyperbilirubinämie ist die hepatische Sekretion beeinflußt.

2.2.1.1 Unkonjugierte Hyperbilirubinämien

Crigler[1]**-Najjar-Syndrom:** Das Crigler-Najjar-Syndrom ist eine autosomal rezessive Erkrankung, die durch das Fehlen oder eine niedrige Aktivität der Bilirubin-UDP-Glukuronyltransferase bedingt ist und dadurch zu einer unkonjugierten Hyperbiliru-

---

[1] John F. Crigler (geb. 1919), amerikanischer Kinderarzt, Viktor A. Najjar (geb. 1914), amerikanischer Kinderarzt.

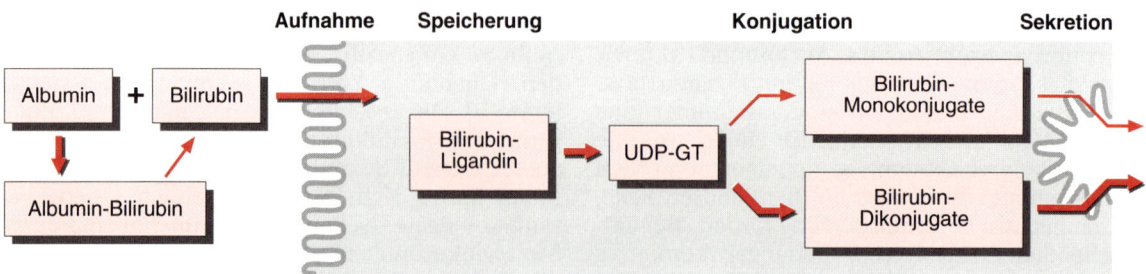

Abb. E-2: Schematische Darstellung des Bilirubintransportes und -stoffwechsels.

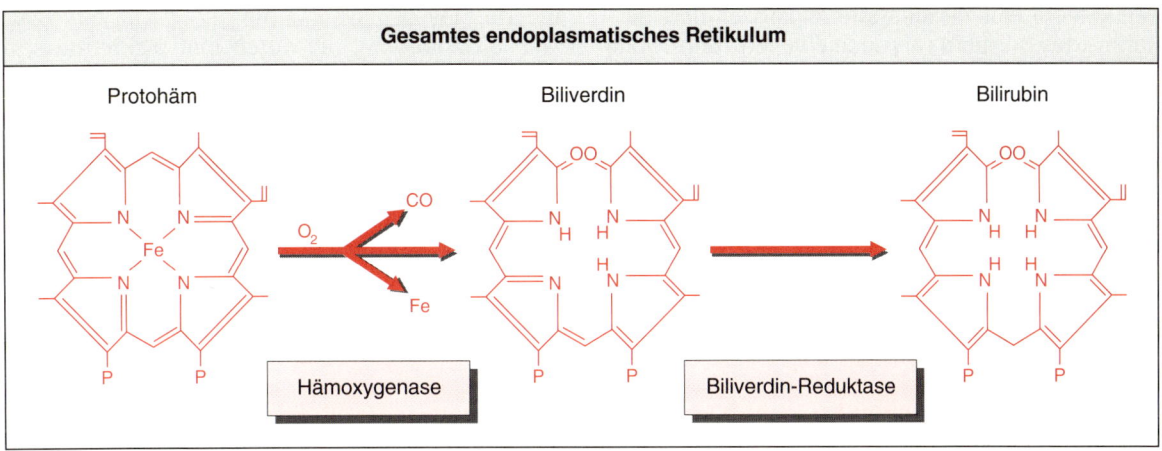

Gesamtes endoplasmatisches Retikulum

Protohäm   Biliverdin   Bilirubin

O_2

CO

Fe

Hämoxygenase

Biliverdin-Reduktase

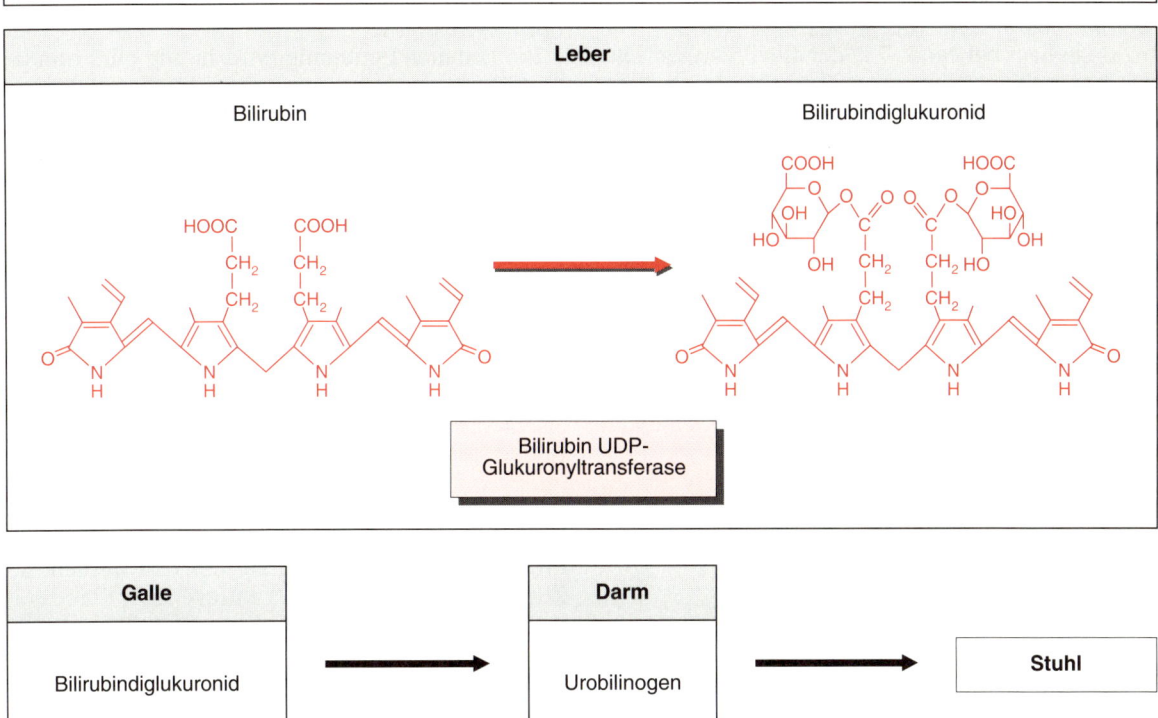

Leber

Bilirubin   Bilirubindiglukuronid

Bilirubin UDP-
Glukuronyltransferase

Galle	Darm	
Bilirubindiglukuronid	Urobilinogen	**Stuhl**

Abb. E-3: Bilirubinstoffwechsel.

binämie führt. Die ausgeprägte unkonjugierte Hyperbilirubinämie besteht von Geburt an und führt bei Konzentrationen >20 mg/dl (342 µmol/l) zu schweren zerebralen Stoffwechselstörungen (Kernikterus) und zum Tod. Beim Crigler-Najjar-Syndrom I fehlt die Bilirubin-UDP-Glukuronyltransferase vollständig, während beim Crigler-Najjar-Syndrom II geringe Aktivitäten des Enzyms nachweisbar sind. Das Crigler-Najjar-Syndrom I ist sehr selten (bisher wurden ca. 60 Fälle beschrieben) und ist gekennzeichnet durch eine erhebliche unkonjugierte Hyperbilirubinämie über 20 mg/dl (342 µmol/l) mit entsprechendem Ikterus.

Das Crigler-Najjar-Syndrom II ist noch seltener, verläuft benigne, und die unkonjugierte Hyperbilirubinämie überschreitet selten 20 mg/dl (342 µmol/l). Niedrige Aktivitäten der Bilirubin-UDP-Glukuronyltransferase sind in Leberbiopsien nachweisbar, und eine enzyminduktorische Therapie mit Phenobarbital reduziert die unkonjugierte Hyperbilirubinämie beträchtlich. Ebenso wie beim Typ I ist die Lebermorphologie unauffällig.

Gilbert[1]-Syndrom: Die häufigste genetisch bedingte unkonjugierte Hyperbilirubinämie ist das Gilbert-Syndrom (Synonyma: Gilbert-Meulengracht-Syndrom, konstitutionelle Hyperbilirubinämie, juveniler intermittierender Ikterus, familiäre nicht-hämolytische Hyperbilirubinämie). Die Pathogenese der unkonjugierten Hyperbilirubinämie ist multifaktoriell bedingt. Zahlreiche Untersuchungen ha-

---

[1] Nicolas A. Gilbert (1858–1927), Internist in Paris.

ben sowohl eine verminderte hepatozelluläre Aufnahme des Bilirubins als auch eine reduzierte Aktivität der Bilirubin-UDP-Glukuronyltransferase in Leberbiopsien nachgewiesen. Die Erniedrigung des Enzyms ist nicht so ausgeprägt wie beim Crigler-Najjar-Syndrom II. Bei einigen Personen mit Gilbert-Syndrom konnten Veränderungen der Indozyaningrün- oder Bromsulphthalein-Clearance nachgewiesen werden.

Die unkonjugierte Hyperbilirubinämie überschreitet selten 4 mg/dl (68,37 µmol/l) und tritt intermittierend auf, mit angedeutetem Sklerenikterus, nach längerem Fasten (diagnostischer Test), starker körperlicher Belastung und interkurrierenden Infekten. Das Syndrom hat keine Krankheitsbedeutung. In der Galle finden sich vermehrt Bilirubinmonokonjugate (diagnostisch beweisend). Die Inzidenz liegt bei ca. 5–7% der Bevölkerung. Das Syndrom scheint beim männlichen Geschlecht häufiger vorzukommen als beim weiblichen (m:w = 2–7:1). Laboruntersuchungen sowie Lebermorphologie sind unauffällig. Gehäuft findet man eine im Normbereich liegende verkürzte Erythrozytenüberlebenszeit, die ohne pathologische Bedeutung ist. Enzyminduktion mit Phenobarbital erhöht die Plasmaclearance und senkt dadurch das Bilirubin. Patienten mit Gilbert-Syndrom sollen häufiger über Müdigkeit, Schwäche und abdominelle Beschwerden klagen. Diese Beschwerden sind jedoch unspezifisch und korrelieren nicht mit der Hyperbilirubinämie (Zusammenfassung der genetisch bedingten unkonjugierten Hyperbilirubinämien in Tab. E-1).

Seltene Formen der unkonjugierten Hyperbilirubinämie können durch ineffektive Erythropoese verursacht sein (Shunt-Hyperbilirubinämie).

2.2.1.2 Konjugierte Hyperbilirubinämien

Dubin[1]-Johnson-Syndrom: Das Syndrom ist charakterisiert durch eine geringe, vorwiegend konjugierte Hyperbilirubinämie (2–5 mg/dl bzw. 34,2–85,5 µmol/l), die durch eine Sekretionsstörung an der kanalikulären Membran der Hepatozyten bedingt ist. Der Erbgang ist autosomal-rezessiv. Außer der Hyperbilirubinämie, die schwankt, finden sich keine anderen Krankheitszeichen. Wie beim Gilbert-Syndrom kann die Hyperbilirubinämie durch interkurrierende Infekte verstärkt werden. Orale Kontrazeptiva und Schwangerschaft können die Hyperbilirubinämie verstärken und einen ausgeprägten Ikterus erzeugen (Bilirubinkonzentration 20–25 mg/dl bzw. 341,2–427,4 µmol/l). Die Leber weist melaninähnliche Einlagerungen auf und ist bei makroskopischer Inspektion (z.B. Laparoskopie) dunkel verfärbt. Bei der Leberblindpunktion fällt sofort der dunkel gefärbte Leberzylinder auf.

Bei genauer Befragung wird häufig eine dunkle Verfärbung des Urins angegeben. Im Gegensatz zur echten Cholestase wird nie ein Pruritus angegeben.

Die Plasma-Clearance von anionischen Farbstoffen, die vor ihrer Sekretion in die Galle nicht konjugiert werden (Indozyaningrün, Rot-Bengal oder Dibromsulphthalein), zeigen keine Abweichungen von der Norm. Von diagnostischer Bedeutung ist dagegen die Bestimmung der Plasma-Clearance von Bromsulphthalein, welches vor seiner biliären Sekretion konjugiert werden muß. Nach intravenöser Injektion (5 mg/kg) ist die Bromsulphthaleinkonzentration im Plasma nach 90 Minuten höher als nach 45 Minuten. Dieser Anstieg ist durch eine Rückdiffusion von konjugiertem Bromsulphthalein ins Plasma bedingt. Auch gallengängige Kontrastmittel, die vor ihrer biliären Ausscheidung konjugiert werden, können beim Dubin-Johnson-Syndrom nicht in die Galle ausgeschieden werden. So kommt es nach oraler oder intravenöser Gabe sol-

---

[1] Isadore N. Dubin (geb. 1913), Pathologe in Washington, Frank B. Johnson (geb. 1919), amerikanischer Pathologe.

Tabelle E-1 Differentialdiagnose der genetisch bedingten unkonjugierten Hyperbilirubinämien

	Crigler-Najjar-Syndrom I	Crigler-Najjar-Syndrom II	Gilbert-Syndrom
Serum-Bilirubinkonzentration	20–50 mg/dl (342–855 µmol/l)	<20 mg/dl (<342 µmol/l)	<4 mg/dl (<68 µmol/l)
Leberfunktion	normal	normal	normal
Galle	farblos; Spuren von unkonjugiertem Bilirubin	vermehrt Monoglukuronide	vermehrt Monoglukuronide
Leberhistologie	normal	normal	normal
UDP-Glukuronyltransferase	nicht nachweisbar	reduziert	vermindert
Phenobarbital	kein Effekt	Senkung	Senkung
Prognose	Kernikterus	benigne	benigne
Vorkommen	selten	sehr selten	häufig (5–7%)

cher Kontrastmittel nicht zur Darstellung der Gallenblase und Gallengänge, weswegen früher häufig eine Cholezystektomie bei diesen Patienten durchgeführt wurde. Der an der kanalikulären Membran liegende Defekt scheint demnach alle Anionen, die vor ihrer Exkretion konjugiert werden müssen, zu betreffen.

Zusätzlich wird vermehrt Koproporphyrin I mit dem Urin ausgeschieden, bei normaler Gesamtausscheidung von Koproporphyrinen. Normalerweise findet sich 80% Koproporphyrin III im Urin, beim Dubin-Johnson-Syndrom dagegen 80% Koproporphyrin I. Die Ursache für diesen Unterschied ist unklar, jedoch von großer diagnostischer Bedeutung. Eine erhöhte Inzidenz des Dubin-Johnson-Syndroms findet sich im Vorderen Orient bei Juden sephardischer Abstammung.

Rotor[1]-Syndrom: Das Rotor-Syndrom ist eine Variante des Dubin-Johnson-Syndroms. Es unterscheidet sich von diesem durch fehlende melaninähnliche Ablagerungen in der Leber, keinen Anstieg des intravenös applizierten Bromsulphthaleins nach 90 Minuten sowie fehlenden Nachweis von konjugiertem Bromsulphthalein im Plasma, jedoch erhöhter Bromsulphthalein-Retention nach 45 Minuten. Das Gallengangsystem stellt sich nach Gabe von gallengängigen Kontrastmitteln dar. Die Gesamtausscheidung von Koproporphyrinen ist beim Rotor-Syndrom erhöht, und der prozentuale Anteil von Koproporphyrin I liegt zwischen dem von Gesunden und Personen mit Dubin-Johnson-Syndrom (Zusammenfassung der genetisch bedingten konjugierten Hyperbilirubinämien in Tab. E-2).

Benigne rekurrierende intrahepatische Cholestase: Dies ist eine seltene genetische Störung unbekannter Ursache. Sie ist gekennzeichnet durch

---

[1] Arturo B. Rotor, zeitgenössischer Internist in Manila.

intermittierende Cholestase, begleitet von einer Erhöhung der alkalischen Phosphatase und der Gallensäuren im Serum. Häufig kommt es während solcher Attacken, die mehrere Wochen anhalten können, zu Pruritus und Krankheitsgefühl. In der intervallfreien Phase finden sich selten pathologische Laborwerte, obwohl eine verminderte Gallensäurensekretion beschrieben wurde. Auslösende Faktoren können orale Kontrazeptiva und Schwangerschaft sein.

2.2.2 Erworbene Hyperbilirubinämien

Hämolysen führen durch vermehrten Bilirubinanfall und die dadurch limitierte hepatozelluläre Aufnahme des Bilirubins zu einer unkonjugierten Hyperbilirubinämie. Erst wenn die Transportkapazität der kanalikulären Sekretion überschritten wird oder eine zusätzliche Lebererkrankung vorhanden ist, kommt es auch zu einer konjugierten Hyperbilirubinämie. Die Ursachen der Hyperbilirubinämien bei Lebererkrankungen können durch Störungen der verschiedenen Transportabschnitte (hepatozelluläre Aufnahme, intrazellulärer Transport und Konjugation, eingeschränkte Sekretion sowie gesteigerte Hämolyse) bedingt sein.

Unkonjugierte Hyperbilirubinämien: Eine erhöhte Bilirubinproduktion, wie sie bei allen angeborenen und erworbenen Hämolysen vorkommt, kann je nach Ausmaß des Bilirubinanfalls zu einer unkonjugierten Hyperbilirubinämie führen, die selten 4 mg/dl (68,4 µmol/l) überschreitet. Höhere Konzentrationen weisen auf eine zusätzliche Lebererkrankung hin. Bei diffusen hepatozellulären Erkrankungen (z. B. Hepatitis oder Zirrhose) kann sich sowohl eine unkonjugierte als auch eine konjugierte Hyperbilirubinämie finden. Die Ursachen sind komplex und häufig durch eine gleichzeitige Hämolyse bedingt.

Tabelle E-2 Differentialdiagnose der genetisch bedingten konjugierten Hyperbilirubinämien

	Dubin-Johnson-Syndrom	Rotor-Syndrom
Bilirubinkonzentration	2–5 mg/dl (34–85 µmol/l) max. bis 20 mg/dl (342 µmol/l)	2–5 mg/dl (34–85 µmol/l) bis 20 mg/dl (342 µmol/l)
Leberfunktion	normal	normal
Leber makroskopisch	dunkel-schwarz	normal
Leber mikroskopisch	dunkles Pigment (sonst normal)	normal
Bromsulphthaleinkinetik	nach 45 Min. normal oder erhöht nach 90 Min. höher als nach 45 Min.	nach 45 Min. erhöht
Cholezystogramm	negativ	meist positiv
Koproporphyrine im Urin	Gesamtausscheidung normal über 80% Koproporphyrin I	Gesamtausscheidung erhöht unter 80% Koproporphyrin I
Prognose	benigne	benigne

Frühgeborenen-Hyperbilirubinämie: Jedes neugeborene Kind entwickelt eine unkonjugierte Hyperbilirubinämie während der ersten Lebenstage *(physiologischer Ikterus)*. Die Ursache ist durch mehrere Faktoren bedingt (vermehrter Erythrozytenabbau, verminderte hepatische Aufnahme, Konjugations- und Sekretionsstörungen und vermehrte Rückresorption aus dem Darm). Die physiologische Hyperbilirubinämie ist bei Neugeborenen, die gestillt werden, ausgeprägter als bei Ernährung mit künstlicher Nahrung. Substanzen in der Muttermilch (Steroide, Fettsäuren, β-Glukuronidase) werden für diese unkonjugierte Hyperbilirubinämie verantwortlich gemacht.

Konjugierte Hyperbilirubinämie: Die häufigste erworbene konjugierte Hyperbilirubinämie ist durch Lebererkrankungen (zum Beispiel Hepatitis, Zirrhose) oder extrahepatischen Verschluß (Gallensteine, Tumoren) bedingt. Während bei Lebererkrankungen die eingeschränkte kanalikuläre Sekretion zum Reflux von Bilirubin ins Plasma führt, scheint beim extrahepatischen Verschluß die Sekretion nicht eingeschränkt. Bei dieser Form der Cholestase wird ein Reflux durch die erweiterten Zonulae occludentes (tight junctions) diskutiert.

3 Cholesterinstoffwechsel

3.1 Physiologische Grundlagen

Die Zelle benötigt große Mengen an Cholesterin für die Biosynthese von Membranen, Gallensäuren und Steroidhormonen. Das Cholesterin in der Leber kann aus drei verschiedenen Quellen stammen:
▷ von intestinal resorbiertem Cholesterin, welches mit Chylomikronen zur Leber transportiert wird,
▷ von Cholesterin aus peripheren Geweben, welches mit Lipoproteinen zur Leber gelangt,
▷ von neu synthetisiertem Cholesterin in der Leber selber.
Cholesterin, welches mit Chylomikronen und Lipoproteinen in die Leber gelangt, liegt vorwiegend in veresterter Form vor. Es kann gespeichert oder zu freiem Cholesterin hydrolysiert werden.

Die Leber synthetisiert wahrscheinlich von allen Organen am meisten Cholesterin, obwohl direkte Messungen beim Menschen bisher nicht möglich sind. Bei gesunden, normalgewichtigen Personen liegt die Gesamtcholesterinsynthese zwischen 9–13 mg/kg Körpergewicht (d.h. 650–1000 mg/Tag). Cholesterin wird synthetisiert aus Acetyl-Coenzym A. Der wichtigste Stoffwechselschritt ist die Bildung von Mevalonsäure aus β-Hydroxy-β-methylglutaryl (HMG-CoA). Diese Umwandlung von HMG-CoA in Mevalonsäure erfolgt durch das Enzym β-Hydroxy-β-methylglutaryl-CoA-Reduktase (HMG-CoA-Reduktase), welches den geschwindigkeitslimitierenden Schritt in der Cholesterinsynthese darstellt. Mevalonsäure wird anschließend in

das langkettige Squalen (30 C Atome) umgewandelt. Durch weitere enzymatische Reaktionen kommt es zur Ringschließung und Umwandlung zu Cholesterin (Abb. E-4).

In der Leberzelle beeinflußt Cholesterin durch Rückkopplung seine eigene Synthese durch Hemmung der HMG-CoA-Reduktase. So hemmt das mit den Chylomikronen und Lipoproteinen in die Leber gelangte Cholesterin die Neusynthese. Die hepatische Cholesterinsynthese hängt zusätzlich von anderen Faktoren ab. So können Gallensäuren die Cholesterinsynthese auf verschiedenen Ebenen beeinflussen. Da Gallensäuren die intestinale Cholesterinresorption regulieren, beeinflussen sie auf diesem Weg indirekt die Cholesterinsynthese. Ferner hemmen Gallensäuren ihre eigene Synthese aus Cholesterin; dies führt zu einem Anstieg von Cholesterin in den Hepatozyten mit anschließender Hemmung der Cholesterinsynthese. Ein Verlust von Gallensäuren wird durch vermehrte Synthese kompensiert, was zum Anstieg der Cholesterinsynthese führt. Neben der Synthesehemmung schützt sich die Zelle durch zwei weitere Mechanismen vor einer Überladung mit Cholesterin. Erstens aktiviert das Cholesterin ein Enzym, welches das Cholesterin intrazellulär verestert (Acyl-CoA-Cholesterin-Acyltransferase, ACAT) und dadurch speicherbar macht. Zweitens reduziert es die Anzahl der low density lipoprotein (LDL)-Rezeptoren

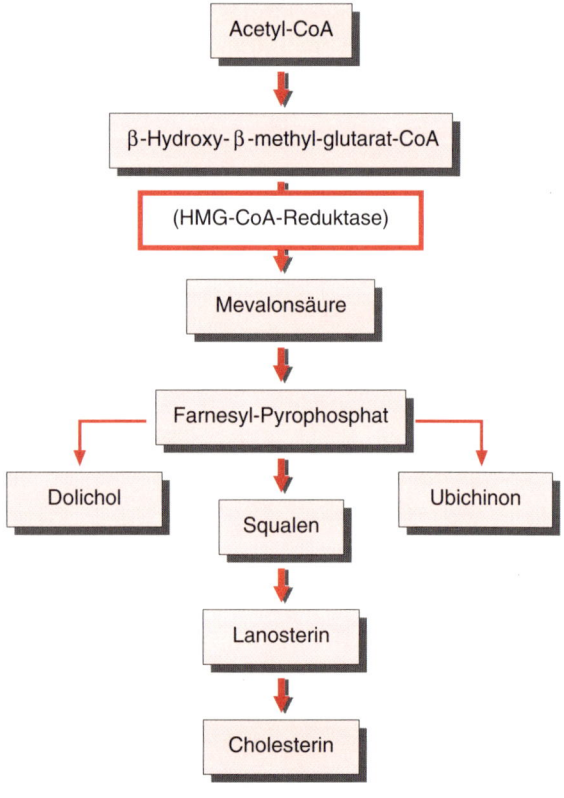

Abb. E-4: Cholesterinsynthese.

an der Zelloberfläche; dadurch wird die Aufnahme von Lipoprotein-Cholesterin vermindert. Nur der LDL-Rezeptor wird durch intrazelluläres Cholesterin reguliert. Der Chylomikronen-Remnant-Rezeptor scheint keiner Regulierung zu unterliegen (Abb. E-5).

Das intrazelluläre, hepatische Cholesterin kann verschiedene Stoffwechselwege einschlagen:
▷ Es kann teilweise in Gallensäuren umgewandelt werden.
▷ Es kann direkt in die Galle als Cholesterin sezerniert werden.
▷ Es kann mit Lipoproteinen sehr niedriger Dichte (very low density lipoproteins, VLDL) ins Plasma transportiert werden.

Die Leber synthetisiert täglich 300–500 mg Gallensäuren aus Cholesterin (s. Kap. E-4).

Die direkte biliäre Sekretion von Cholesterin stellt einen wichtigen Schritt im Cholesterinstoffwechsel dar. Bei normalgewichtigen Erwachsenen liegt die biliäre Cholesterinsekretion zwischen 750 und 1250 mg/Tag. Zwischen 40 und 60% des sezernierten Cholesterins werden aus dem oberen Dünndarm wieder resorbiert. Nicht-resorbiertes Cholesterin wird im Kolon durch bakterielle Einwirkungen in Koprostanol und Koprostanon umgewandelt und mit den Fäzes ausgeschieden.

Der biliäre Stoffwechsel des Cholesterins ist klinisch bedeutsam wegen der möglichen Bildung von Gallensteinen, die in den industrialisierten Ländern vornehmlich aus Cholesterin bestehen. Da das wasserunlösliche Cholesterin in löslicher

Form in die Galle sezerniert werden muß, braucht es ein spezifisches Transportvehikel. Während man früher annahm, daß das Cholesterin nur in gemischten Mizellen, bestehend aus Gallensäuren und Lezithin, in Lösung gehalten wird, weiß man heute, daß das Cholesterin zusätzlich in Phospholipidvesikeln transportiert und wahrscheinlich vorwiegend in diesen Vesikeln sezerniert wird. Durch noch nicht aufgeklärte Mechanismen stehen der vesikuläre und der mizelläre Transport in Abhängigkeit von der Gesamtlipidkonzentration in der Galle im Gleichgewicht. Die Kapazität der beiden Transportsysteme, Cholesterin in Lösung zu halten, ist begrenzt. Wird die Lösungskapazität überschritten, kann es zum ersten Schritt der Gallensteinbildung, zur Cholesterinkristallbildung kommen.

Die häufigste Ursache für die Entstehung von Cholesteringallensteinen ist eine vermehrte hepatische Sekretion von Cholesterin. So führen Übergewicht, Östrogene und Fibrate zu einer vermehrten hepatischen Cholesterinsekretion. Warum auch bei normalgewichtigen Patienten mit nachgewiesenen Cholesteringallensteinen eine vermehrte Cholesterinsekretion nachweisbar ist, ist zur Zeit noch ungeklärt.

Die dritte Möglichkeit der Leber, den Cholesteringehalt zu regulieren, erfolgt durch die Sekretion mit VLDL ins Plasma. Durch die komplexe Struktur der Lipoproteine wird das Cholesterin in Lösung gehalten. Die zelluläre Regulierung des Cholesterinstoffwechsels ist in Abbildung E-5 zusammengefaßt.

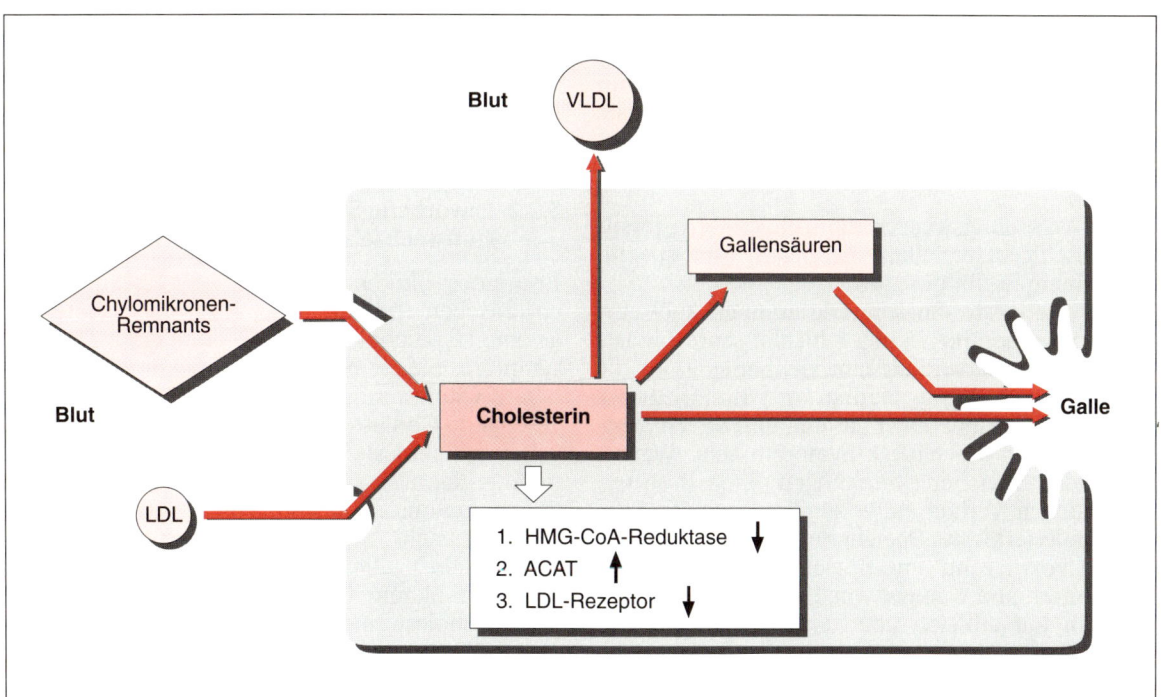

Abb. E-5: Intrazelluläre, hepatische Stoffwechselwege des Cholesterins.

3.2 Störungen des Cholesterinstoffwechsels

Es gibt angeborene und erworbene Störungen des Cholesterinstoffwechsels. Bei den angeborenen Cholesterinstoffwechselstörungen kann man zwischen enzymatischen Defekten im Cholesterinstoffwechsel und Störungen im Lipoproteintransport unterscheiden.

3.2.1 Angeborene Defekte im Cholesterinstoffwechsel

Wolman[1]-Erkrankung: Diese äußerst seltene Erkrankung ist durch das Fehlen der sauren Lipase bedingt, die Cholesterinestern und Triglyceride intrazellulär hydrolysiert. Es kommt zur Speicherung von Cholesterinestern und Triglyceriden in fast allen Organen mit Hepatosplenomegalie, Steatorrhö, Nebennierenverkalkungen, Bewegungsstörungen sowie intestinalen Problemen. Die Erkrankung führt vor dem ersten Lebensjahr durch die Lebererkrankung mit ihren Folgen (Leberzirrhose mit Ösophagusvarizenblutungen) zum Tod.

In Fibroblastenkulturen ist die Aktivität der lysosomalen sauren Lipase auf weniger als 10% der Kontrollwerte erniedrigt. Cholesterinester, die mit Lipoproteinpartikeln über den ApoB/E-Rezeptor in die Zelle gelangen, können deswegen nicht gespalten werden. So kommt es zur Akkumulation von Cholesterinestern und Triglyceriden und zur Zerstörung der Zellfunktion.

Die Zeichen der Erkrankung beginnen in den ersten Lebenswochen mit Erbrechen, häufig auch wäßrigen Durchfällen und aufgeblähtem Abdomen. Hepatosplenomegalie ist ein Hauptsymptom der Erkrankung und tritt bereits in den ersten Lebenswochen auf. Eine ausgeprägte Anämie entwickelt sich im ersten Monat und nimmt mit Fortschreiten der Erkrankung zu. Das auffälligste Zeichen der Wolman-Erkrankung ist die röntgenologisch nachweisbare Verkalkung der Nebennieren.

Der Vererbungsweg erfolgt autosomal rezessiv, die Geschlechtsverteilung ist gleich. Eine spezifische Therapie gibt es nicht.

Cholesterinester-Speichererkrankung: Auch bei dieser Speichererkrankung fehlt die saure Lipase. Die Erkrankung verläuft sehr viel benigner als die Wolman-Erkrankung. Häufig wird die Diagnose erst im Erwachsenenalter gestellt, und die Hepatomegalie kann das einzige Symptom sein. Warum die beiden Speichererkrankungen einen so unterschiedlichen Verlauf aufweisen, ist ungeklärt. Bei der Cholesterinester-Speicherkrankheit findet sich jedoch vorwiegend eine Speicherung von Cholesterinestern und weniger von Triglyceriden. Es findet sich nur äußerst selten eine Verkalkung der Nebennieren. Dagegen ist häufig eine Hypercholesterinämie (LDL) mit vorzeitiger Arteriosklerose nachweisbar.

Mevalonazidurie: Kürzlich ist eine neu entdeckte Störung der Cholesterinsynthese beschrieben worden. Bei dieser Stoffwechselstörung fehlt das Enzym Mevalonatkinase, und es kommt zu einer erhöhten Konzentration von Mevalonsäure im Blut mit einer massiven Mevalonazidurie. Ein daran erkrankter Junge hatte erhebliche Bewegungsstörungen, war geistig retardiert und hatte beidseitig eine zentrale Katarakt. Er starb mit zwei Jahren.

Familiäre Hypercholesterinämie: Bei der familiären Hypercholesterinämie fehlen die LDL-Rezeptoren vollständig oder sind defekt (homozygot), bzw. nur die Hälfte der Rezeptoren arbeitet normal (heterozygot). Die Inzidenz der homozygoten familiären Hypercholesterinämie ist selten und liegt bei ca. 1:1 Million, während die Häufigkeit der heterozygoten Form bei 1 bis 2:1000 liegt. Bei der homozygoten familiären Hypercholesterinämie kommt es bereits im Kindesalter zur schweren Arteriosklerose. Bei der heterozygoten Form treten Symptome der koronaren Herzerkrankung bei 20% der männlichen Patienten bereits im 40. Lebensjahr auf, und 50% der Patienten sind im Alter von 60 Jahren am Koronartod verstorben. Bei Frauen treten entsprechende Krankheitszeichen etwa zehn Jahre später auf. Die Bedeutung der Leber in der Regulation des LDL-Cholesterins ist durch eine kürzlich durchgeführte Leber-Herz-Transplantation bei einem sechs Jahre alten Kind mit homozygoter familiärer Hypercholesterinämie gesichert worden. Das vor der Transplantation stark erhöhte Plasma-Cholesterin (ca. 1000 mg/dl bzw. 25,8 mmol/l) fiel postoperativ auf ca. 280 mg/dl (7,24 mmol/l) und blieb auf diesem Niveau.

Andere Formen der Hyper- und Dyslipoproteinämie können durch eine Überproduktion von Lipoproteinen oder durch lipolytische Defekte bedingt sein.

3.2.2 Erworbene Störungen des Cholesterinstoffwechsels

Bei einer akuten (Gallengangsverschluß) oder chronischen (primär biliäre Zirrhose) Cholestase ist eine Hypercholesterinämie ein häufiges Begleitsymptom. Sie ist bedingt durch eine verminderte biliäre Cholesterinsekretion und/oder durch eine gesteigerte Cholesterinsynthese.

Bei der cholestatisch bedingten Hypercholesterinämie kann es zum Reflux der Galle durch die tight junctions in das sinusoidale Blut kommen. Dabei entsteht ein abnormales Lipoprotein, das Lipoprotein X. Dieses Lipoprotein X ist ein Vesikel mit equimolarem Gehalt an Phospholipiden und freiem Cholesterin, das Albumin, aber kein Apoprotein B enthält. Dieses Lipoprotein unterdrückt nach zellulärer Aufnahme nicht die HMG-CoA-Reduktase. Wird die Cholestase beseitigt, verschwindet das Lipoprotein wieder.

---

[1] M. Wolman, zeitgenössischer israelischer Neuropathologe.

Die Abnahme des veresterten Cholesterins im Plasma bei Lebererkrankungen beruht auf einer verminderten Synthese und Sekretion des Enzyms Lecithin-Cholesterin-Acyl-Transferase (LCAT). Dieses Enzym überträgt die β-ständige Fettsäure vom Lecithin auf die 3β-Hydroxy-Gruppe des Cholesterins.

4 Gallensäurenstoffwechsel

4.1 Physiologische Grundlagen

Gallensäuren werden ausschließlich in der Leber aus Cholesterin synthetisiert, unter physiologischen Bedingungen täglich 300–500 mg. Die beiden beim Menschen synthetisierten Gallensäuren, Chenodesoxycholsäure (3α-7α-Dehydroxycholansäure) und Cholsäure (3α-7α-12α-Trihydroxycholansäure), nennt man primäre Gallensäuren. Die Syntheserate von Cholsäure ist ca. doppelt so hoch wie die von Chenodesoxycholsäure. Der erste Schritt der Umwandlung von Cholesterin zu Gallensäure ist die Einfügung einer Hydroxylgruppe in die 7α-Position durch das Enzym Cholesterin-7α-Hydroxylase. Dieses Enzym ist der geschwindigkeitslimitierende Schritt in der Gallensäurensynthese. Die weiteren enzymatischen Schritte beinhalten die Sättigung der Doppelbindung, die Konfigurationsänderung der 3β-Hydroxylgruppe in die 3α-Position und für die Cholsäure die 12α-Hydroxylierung. Diese Hydroxylierungen erfolgen in den Mikrosomen. Zum Abschluß wird die Seitenkette oxidiert und verkürzt. Diese Stoffwechselschritte wiederum finden in den Mitochondrien statt.

Die Gallensäuresynthese wird durch Rückkoppelung der mit dem Portalblut zur Leber gelangten Gallensäuren reguliert. Unterbrechungen des enterohepatischen Kreislaufs der Gallensäuren (z.B. Gallenfistel, Erkrankung oder Resektion des terminalen Ileums, Therapie mit gallensäurebindenden Harzen) führen zu einem Anstieg der Gallensäurensynthese bis zum Zehnfachen. Umgekehrt wird durch orale Gabe von Gallensäuren (z.B. Chenodesoxycholsäure) die endogene Gallensäurensynthese gehemmt. Die Konjugation der Carboxylgruppe mit Glycin oder Taurin ist eine Voraussetzung zur biliären Sekretion. So sind in der Galle nur konjugierte Gallensäuren nachweisbar.

Nach Sekretion in das Duodenum werden die Gallensäuren fast vollständig im terminalen Ileum rückresorbiert. Die Resorption ist ein spezifischer aktiver Transportprozeß. In der Leber werden die Gallensäuren aus dem sinusoidalen Blut effektiv extrahiert, so daß nur Spuren in die systemische Zirkulation gelangen. Die Extraktion aus dem sinusoidalen Blut ist abhängig von der Anzahl der Hydroxylgruppen und der Konjugation (Glycin, Taurin oder unkonjugiert). Die gesamten Gallensäuren im enterohepatischen Kreislauf bezeichnet

man als den Gallensäurenpool. Dieser beträgt bei gesunden Erwachsenen 2–4 g und zirkuliert 6- bis 10mal pro Tag. Die Gallensäuren, die der Resorption entgehen (300–500 g/Tag) und mit den Fäzes ausgeschieden werden, werden durch tägliche Neusynthese in der Leber nachgebildet.

Durch Einwirkung von intestinalen Bakterien können die Gallensäuren dekonjugiert und/oder dehydroxyliert werden. Durch 7α-Dehydroxylierung entsteht aus der Chenodesoxycholsäure Lithocholsäure (3α-Monohydroxycholsäure) und aus der Cholsäure Desoxycholsäure (3α-12α-Dihydroxycholansäure). Diese Gallensäuren werden sekundäre Gallensäuren genannt. Während die Lithocholsäure kaum resorbiert wird und nur 1 bis 3% der Gallensäuren in der Galle ausmacht, nimmt die Desoxycholsäure am enterohepatischen Kreislauf teil, und ihr Anteil beträgt ca. 20%. Infolge Epimerisierung durch Bakterien im Darm und z.T. auch durch enzymatische Reaktion in der Leber kann aus der Chenodesoxycholsäure über die 3α-7-Ketocholansäure Ursodesoxycholsäure (3α-7β-Dihydroxycholansäure), eine tertiäre Gallensäure, entstehen (Abb. E-6).

4.2 Störungen des Gallensäurenstoffwechsels

Störungen im Gallensäurenstoffwechsel können die Synthese, die Sekretion, den intestinalen Stoffwechsel und die Resorption sowie die hepatische Extraktion beeinflussen. Je nachdem, welcher Schritt im enterohepatischen Kreislauf pathologisch verändert wird, ergeben sich verschiedene Symptome.

4.2.1 Angeborene Gallensäurenstoffwechselstörungen

Zerebro-Tendineo-Xanthomatosis: Die Zerebro-Tendineo-Xanthomatosis (CTX) ist eine seltene, genetisch bedingte Stoffwechselstörung, die dadurch charakterisiert ist, daß es zu Lipidablagerungen (Xanthomen) in Gehirn, Sehnen und Lunge kommt, obwohl das Plasma-Cholesterin niedrig ist. Die Erkrankung ist durch eine Störung der Gallensäurensynthese bedingt. Es lagern sich Cholestanol (5α-Cholestan-3β-ol) und Cholesterin ab. Die Cholestanolkonzentrationen in Gehirn, Xanthomen und Plasma sind erhöht. Die Gallensäurensynthese ist eingeschränkt, besonders die Synthese von Chenodesoxycholsäure. So kommt es zu einem relativ hohen Anteil an Cholsäure (80%). Zusätzlich finden sich große Mengen an C_{27}-Gallenalkoholen mit vier oder fünf Hydroxylgruppen.

Sowohl der Nachweis einer erhöhten Cholestanolkonzentration in Plasma und Galle als auch der Nachweis von C_{27}-Gallenalkoholen in der Galle, im Stuhl oder Urin sind beweisend für die Zerebro-Tendineo-Xanthomatose.

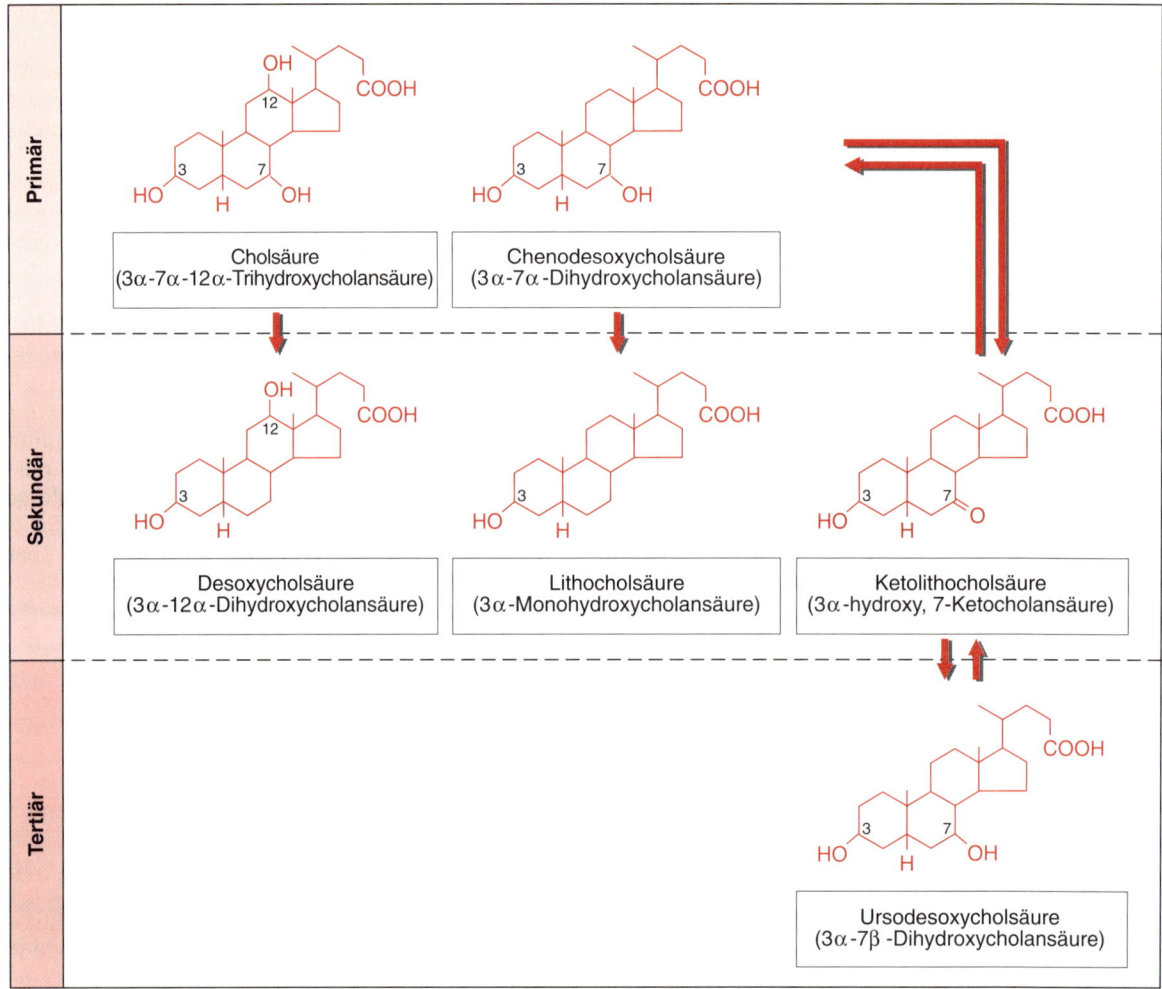

Abb. E-6: Gallensäurenstoffwechsel.

Zellweger[1]-Syndrom (zerebro-hepato-renales Syndrom): Diese seltene Stoffwechselstörung (Auftretenshäufigkeit ca. 1:100000 Lebendgeburten) geht neben zahlreichen Mißbildungen mit erheblicher Leberbeteiligung einher, die von ausgeprägter Cholestase bis zur Hepatomegalie mit erhöhten Transaminasen reicht. Elektronenmikroskopische Untersuchungen der Leber zeigen unregelmäßige Mitochondrien mit zerstörten Cristae und Fehlen von Peroxisomen. Die Bestimmung der individuellen Gallensäuren im Urin zeigt einen erhöhten Anteil an Gallenalkoholen. Die Störung der Gallensäurensynthese ist durch die gestörte metabolische Funktion der Mitochondrien bedingt. Der Tod erfolgt meist im ersten Lebensjahr aufgrund einer Pneumonie oder Blutung.

4.2.2 Erworbene Störungen im Gallensäurenstoffwechsel

Der Gallensäurenstoffwechsel ist gestört, wenn eines der Organe im enterohepatischen Kreislauf erkrankt ist. Dies kann die Leber, das Gallengangssystem, der obere Dünndarm, das terminale Ileum oder die Portalvene sein.

Parenchymatöse Lebererkrankungen: Die Synthese, die Sekretion und die zelluläre Aufnahme von Gallensäuren sind bei allen akuten und chronischen Lebererkrankungen gestört.

Bei der akuten Hepatitis kommt es durch die hohe Plasma- und intrazelluläre Gallensäurenkonzentration zu einer Hemmung der Gallensäurensynthese. Bei der fortgeschrittenen Leberzirrhose führt eine Verminderung der funktionellen Leberzellmassen zu einer Einschränkung der Synthese.

Durch eine eingeschränkte Aufnahme aus dem sinusoidalen Blut steigen die Konzentrationen der Gallensäuren im peripheren Blut an. Eine erhöhte Gallensäurenkonzentration im Blut (nüchtern

---

[1] Hans Zellweger (geb. 1909), Schweizer Kinderarzt.

bzw. zwei Stunden postprandial) ist ein sehr empfindlicher Nachweis einer Lebererkrankung.

Bei der extrahepatischen Cholestase kann es zu extremer Erhöhung der Gallensäuren im peripheren Blut kommen. Die erhöhte Gallensäurenkonzentration im peripheren Blut wird für den Pruritus bei Cholestase verantwortlich gemacht. Durch Sulfatierung und Glukuronidierung werden die Gallensäuren wasserlöslich gemacht und können dann z. T. renal eliminiert werden. Zusätzlich können bei cholestatischen Lebererkrankungen ungewöhnliche Gallensäuren nachgewiesen werden (z. B. 3β-Hydroxy-5-Cholensäure).

Bakterielle Überwucherung im oberen Dünndarm: Wenn es zu einer bakteriellen Überwucherung von fäkalen Keimen im oberen Dünndarm kommt, werden Gallensäuren z. T. dekonjugiert und dehydroxyliert. Die Gallensäuren werden unlöslich, kristallisieren aus und können so zu einer Fettmalabsorption führen. Zusätzlich wird Vitamin B$_{12}$ durch die Bakterien zerstört, und bei chronischer bakterieller Überwucherung kann es zu entsprechenden Mangelerscheinungen kommen.

Erkrankungen des terminalen Ileums: Im terminalen Ileum werden die Gallensäuren durch einen aktiven Transport fast vollständig rückresorbiert. Durch Erkrankungen (z. B. Morbus Crohn) oder chirurgische Eingriffe, die 40 cm oder mehr des terminalen Ileums ausschalten, kann es zu einer Gallensäurenmalabsorption und chologenen Diarrhöen kommen.

Erkrankungen der Pfortader: Bei einer Pfortaderthrombose oder nach einer portokavalen Shunt-Operation bzw. bei portaler Hypertonie mit intra- und extrahepatischem Shunt gelangen die vom Darm resorbierten Gallensäuren in die systemische Zirkulation mit erhöhter Konzentration im peripheren Blut und können einen Pruritus bewirken.

5 Kohlenhydratstoffwechsel

5.1 Physiologische Grundlagen

Die Leber nimmt eine bedeutende Stellung in der Regulierung des Kohlenhydratstoffwechsels ein. Während des postprandialen Verdauungsprozesses werden ungefähr 30–60% der Glukose, die über das Portalblut zur Leber gelangen, aufgenommen. In der Leberzelle erfolgt die anschließende Assimilation und Speicherung als **Glykogen**. Die Glykogenspeicher der Leber betragen bei einem gesunden Erwachsenen ca. 70 g. Während des Fastens erfolgt die Mobilisierung des Glykogens und die Abgabe der Glukose ins Blut. Durch diese Regulierung, Glykogensynthese und Glykogenolyse, wird die Glukosehomöostase aufrechterhalten, wodurch es bei Gesunden nur zu sehr geringen Schwankungen in der Glukosekonzentration im Blut kommt und gefährliche Hypoglykämien während Phasen der Nahrungskarenz vermieden wer-

den. Erst nach 48stündigem Fasten sind die Glykogenspeicher der Leber nahezu vollständig entleert.

Durch die Drainage des Pankreasblutes sind die Hepatozyten sehr viel höheren Insulinkonzentrationen ausgesetzt als das periphere Gewebe. Zusätzlich wird ungefähr die Hälfte des vom Pankreas sezernierten Insulins bei einer Passage durch die Leber abgebaut, was ebenfalls zur Konzentrationsdifferenz zwischen Leber und peripherem Gewebe beiträgt. Auch die Glukagonkonzentration ist im Pfortaderblut sehr viel höher als in der Peripherie.

5.1.1 Glukosestoffwechsel

Die Aufnahme der Glukose aus dem Portalblut scheint insulinunabhängig zu sein. Es ist nicht sicher, ob die Plasmamembran der Hepatozyten frei permeabel für Glukose ist oder ob die Glukoseaufnahme durch ein Transportsystem erfolgt. Ein aktiver Transportprozeß scheint jedoch nicht vorzuliegen. Die rasche Aufnahme der Glukose aus dem Portalblut hängt jedoch von drei Prozessen ab:
1) Konzentration der Glukose im Portalblut
2) Leberdurchblutung
3) Menge an dem Enzym Glukokinase in den Hepatozyten

ad 1): Die hepatische Aufnahme der Glukose aus dem Portalblut erhöht sich, wenn die Konzentration von 90 auf 180 mg/dl (von 5 auf 9,99 mmol/l) ansteigt.

ad 2): Werden weniger Hepatozyten durchblutet oder nimmt die Leberzellmasse ab, wird die Aufnahme der Glukose entsprechend reduziert.

ad 3): Die Umwandlung der Glukose zu Glukose-6-Phosphat ist der limitierende enzymatische Schritt in der intrazellulären Glukoseutilisation. Diese irreversible Reaktion wird durch eine spezifische hepatische Hexokinase, die Glukokinase, katalysiert:

$$\text{Glukose} + \text{ATP} \rightarrow \text{Glukose-6-P} + \text{ADP}$$

Der Glukokinasegehalt der Hepatozyten wird wiederum durch die Gegenwart von Glukose und Insulin reguliert.

Die prinzipiellen intrahepatischen Stoffwechselschritte der Glukose sind Umwandlung zu Glykogen, Fettsäuren und Oxidation im Pentose-Shunt-Stoffwechsel. Auch die Umwandlung zu nicht-essentiellen Aminosäuren ist möglich, aber von der Bilanz her unbedeutend. Die Umwandlung zu Glykogen ist der bedeutendste Metabolisierungsschritt.

5.1.2 Glykogensynthese

Glykogen ist die Speicherform der Glukose. Durch Insulin wird die Synthese stimuliert und der Abbau gebremst, während Glukagon den Glykogenabbau erleichtert. Die Synthese und der Abbau des Glykogens werden durch zwei unabhängige Enzymsysteme reguliert. Die Glykogensynthese wird durch die Glykogensynthetase und der Abbau durch die Phosphorylase katalysiert. Beide Enzyme liegen in einer aktiven und inaktiven Form vor. Die Aktivitäten der beiden Enzyme werden hormonell durch die Konzentration von zyklischem AMP reguliert. Durch diesen komplexen Regulierungsmechanismus wird genügend Glukose für das Gehirn während langem Fasten zur Verfügung gestellt.

Obwohl zahlreiche Organe Glykogen synthetisieren können, ist eine Glukosefreisetzung nur durch die Leber, die Niere und den Dünndarm möglich, wobei nur die Leber quantitativ bedeutende Mengen Glukose ins Blut abgeben kann. Aus diesem Grunde kann die Leber auch vorübergehenden exogenen Glukosemangel kompensieren und so z. B. genügend Glukose als Energieträger bei prolongiertem Fasten an das Gehirn liefern. Bei fehlender exogener Glukose kann die Leber zusätzlich eine bestimmte Menge an Glukose synthetisieren. Die Neusynthese von Glukose aus Aminosäuren und Laktat (Glukoneogenese) erfolgt jedoch verzögert.

Eine schematische Übersicht über den Glukosestoffwechsel ist in Abbildung E-7 dargestellt.

5.1.3 Glykogenolyse

Der Abbau des Glykogens erfolgt durch drei strukturgebundene Enzyme (Phosphorylase, Transglykosylase und Amylo-1,6-Glukosidase), wobei der Abbau durch die Aktivierung der Phosphorylase

beginnt. Als Zwischenprodukte vom Glykogen bis zur Glukose entstehen Grenzdextrine. Im Muskel erfolgt der Abbau des Glykogens zur Glukose mit anschließender Glykolyse zur Deckung des eigenen Energiebedarfs. In der Leber dagegen erfolgt der Abbau zur Glukose, die anschließend als solche ins Blut abgegeben wird. Eine schematische Darstellung der Glykolyse ist in Abbildung E-8 dargestellt.

5.2 Störungen des Kohlenhydratstoffwechsels

5.2.1 Glykogenosen

Unter dem Begriff Glykogenosen werden Störungen im Glykogenstoffwechsel zusammengefaßt, die mit einer abnormen Speicherung von normalem Glykogen oder atypischem Glykogen einhergehen. Als Ursache dieser Speicherkrankheit liegen angeborene Enzymdefekte vor, die entweder auf einer Störung des Glykogenabbaues oder einer Steigerung der Glykogensynthese beruhen.

1952 wurde von Cori erstmals direkt ein Mangel der Glukose-6-Phosphatase bei einem Patienten mit von-Gierke-Erkrankung nachgewiesen. Inzwischen sind eine Reihe weiterer Störungen im Glykogenstoffwechsel nachgewiesen worden. Cori

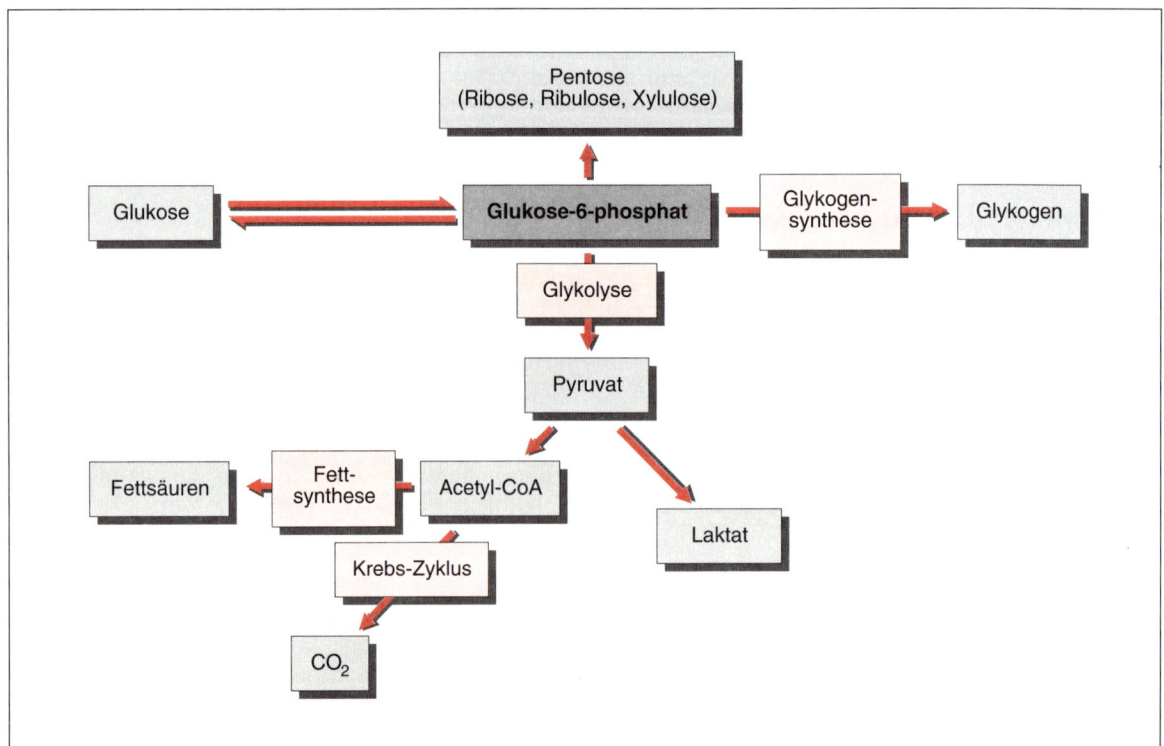

Abb. E-7: Übersicht über den Glukosestoffwechsel.

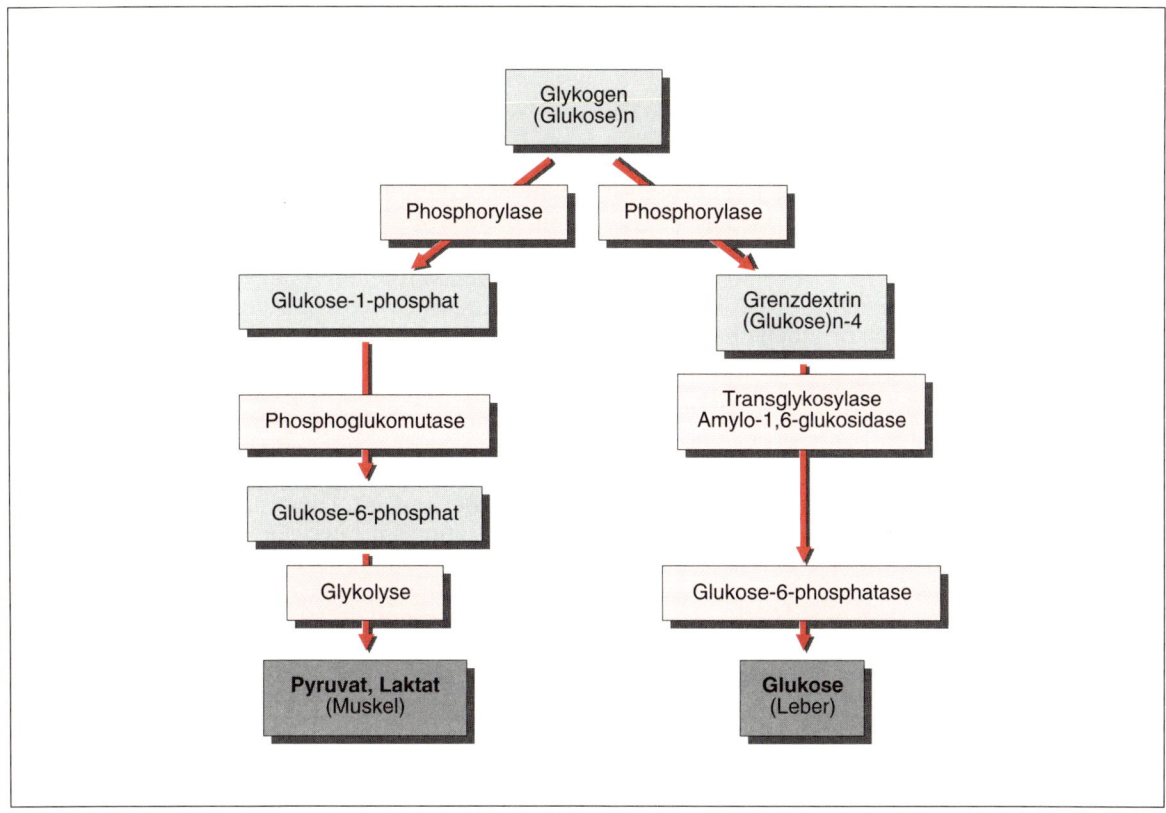

Abb. E-8: Schema der Glykogenolyse.

führte eine systematische Numerierung der verschiedenen Glykogenspeicherkrankheiten ein.

Typ I-Glykogenspeicherkrankheit, auch **von-Gierke[1]-Krankheit** genannt, wird durch einen Glukose-6-Phosphatasemangel verursacht. Durch die normale Glykogensynthese und den enzymatisch blockierten Abbau kommt es zur Glykogenablagerung mit massiver Hepatomegalie, chronischer Gedeihstörung und schweren Hypoglykämien. Bei den Patienten treten zusätzlich erhöhte Laktatkonzentrationen im Blut auf und gemischte Hyperlipoproteinämien. Sehr häufig wird eine Hyperurikämie beobachtet, die zur klinisch manifesten Gicht führen kann. Therapeutisch wurde eine Besserung durch Anlegen eines portokavalen Shunts erreicht. Heute steht jedoch eine kontinuierliche intravenöse Glukosezufuhr oder orale Gabe von Stärke plus Pankreasenzymen therapeutisch im Vordergrund.

Kinder mit **Typ II-Glykogenspeicherkrankheit** fallen durch eine massive Kardiomegalie und Hypertonie auf. Die Skelettmuskulatur ist normal entwickelt. Die Kinder sterben häufig an Herzversagen im zweiten Lebensjahr.

Bei **Typ III-Patienten** ist die Symptomatik ähnlich wie beim Typ I, im allgemeinen jedoch schwächer ausgeprägt. Die massive Hepatomegalie im

Kindesalter normalisiert sich häufig mit höherem Lebensalter. Bei diesem Typ der Glykogenspeicherkrankheit sind verschiedene biochemische Subtypen beschrieben worden. Muskelschwund und Schwäche ist ein häufiges Symptom bei älteren Patienten.

Ein Mangel an Amylo-1,4-1,6-Glukosyl-Transferase bei der **Typ IV-Glykogenspeicherkrankheit** geht mit der Ablagerung von abnormalem Glykogen einher. Die Kinder sterben meist vor dem zweiten Lebensjahr an fortschreitender Leberzirrhose mit allen ihren Komplikationen.

Bei Patienten mit **Typ-V-Glykogenspeicherkrankheit** stehen extreme Muskelschmerzen bei körperlicher Belastung im Vordergrund. Diese Beschwerden treten meist um das 20. Lebensjahr auf. Häufig tritt eine Myoglobinurie mit Nierenversagen auf. In der Muskelbiopsie kann keine Phosphorylaseaktivität nachgewiesen werden, und es findet sich ein erhöhter Glykogengehalt.

Bei der **Typ VI-Glykogenspeicherkrankheit** wird eine Aktivitätsreduktion der hepatischen Phosphorylase unterschiedlichen Ausmaßes festgestellt. Das klinische Bild ähnelt dem Typ I. Der Verlauf ist jedoch viel blander.

Das klinische Bild der **Typ VII-Glykogenspeicherkrankheit** ist identisch mit dem Typ V. Nach körperlicher Belastung treten krampfartige Muskelschmerzen auf, und manchmal eine Myoglobin-

---

[1] Edgar O. C. von Gierke (1877–1945), Pathologe in Karlsruhe.

urie. In Muskelbiopsien findet sich vermehrt Glykogen und keine Phosphofructokinase-Aktivität.

Ein Fehlen der hepatischen Phosphorylase-Kinase-Aktivität kennzeichnet die **Typ VIII-Glykogenspeicherkrankheit.** Diese Erkrankung ist an X-Chromosomen gebunden, und eine Manifestation findet sich nur bei dem männlichen Geschlecht. An Symptomen treten eine geringe Hepatomegalie durch vermehrte Glykogenablagerung und eine geringe Hypoglykämie auf.

Eine tabellarische Übersicht der Glykogenspeicherkrankheiten findet sich in Tabelle E-3.

Tabelle E-3 Einteilung der Glykogenspeicherkrankheiten

Typ	Name	Enzymdefekt
I	von Gierke	Glukose-6-Phosphatase
II	Pompe	Amylo-1,4-Glukosidase
III*	Cori, Forbes	Amylo-1,6-Glukosidase
IV	Andersen	Amylo-1,4-1,6-Glukosyl-Transferase
V	Mc. Ardle	Muskelphosphorylase
VI	Hers	Leberphosphorylase
VII	Tauri	Muskelphosphofruktokinase
VIII	Huiging	Phosphorylase-Kinase

* Vom Typ III sind mehrere Unterformen beschrieben worden (A–F).

5.2.2 Kohlenhydratstoffwechsel bei Lebererkrankungen

Pathophysiologische Vorbemerkungen: Es ist ein generelles Problem, bei Patienten mit Lebererkrankung festzustellen, ob auftretende Veränderungen durch die Lebererkrankung per se oder durch zusätzliche Erkrankung anderer Organe bedingt sind.

Dieses Problem findet sich besonders bei Störungen des Glukosestoffwechsels, die sowohl durch die Lebererkrankung als auch durch begleitende Veränderung der Pankreasfunktion bedingt sein können. Als Beispiel sei hier die **Hämochromatose** erwähnt, die immer mit einer Pankreasfunktionsstörung einhergeht, und die **alkoholische Leberzirrhose,** bei der gehäuft eine chronische Pankreatitis nachweisbar ist. Aus diesem Grunde ist es schwer feststellbar, ob die Leber allein für die Störungen im Glukosestoffwechsel verantwortlich ist. Hier sollen deswegen nur Störungen im Glukosestoffwechsel diskutiert werden, die durch die Lebererkrankung bedingt sind. Generell können zwei Störungen auftreten:
▷ verminderte hepatische Extraktion der resorbierten Glukose
▷ eingeschränkte hepatische Synthese der Glukose

Tabelle E-4 faßt die möglichen Störungen des Kohlenhydratstoffwechsels bei Lebererkrankungen zusammen.

Hyperglykämie: Beim Patienten mit chronischer Lebererkrankung findet sich häufig eine pathologische Glukosetoleranz mit erhöhten postprandialen Blutzuckerkonzentrationen. Die erhöhten postprandialen Werte sind einerseits durch portosystemische Anastomosen bedingt und andererseits durch verminderte hepatische Extraktion bei eingeschränkter Leberfunktion. Aus diesem Grunde findet sich auch häufiger eine pathologische Glukosetoleranz nach oraler als nach intravenöser Belastung, obwohl auch eine verminderte Clearance manchmal nachweisbar ist. Die verminderte Clearance ist dadurch bedingt, daß die Extraktion aus der Arteria hepatica geringer als aus dem Portalvenenblut ist. Dies ist durch die niedrigere Konzentration im arteriellen Blut bedingt. Häufig ist auch eine erhöhte Konzentration des immunreaktiven Insulins wegen der portosystemischen Anastomosen und der eingeschränkten Leberfunktion nachweisbar. Der Hyperinsulinismus ist jedoch seltener als eine pathologische Glukosetoleranz, was auf eine zusätzliche Pankreasaffektion hinweist.

Es gibt keine Hinweise dafür, daß eine pathologische Glukosetoleranz bei Patienten mit Leberzirrhose zu einer erhöhten Inzidenz von Atherosklerose, Retinopathie und Nierenversagen führt. Findet sich jedoch bei Patienten mit Leberzirrhose ein sekundärer Insulinmangel mit Diabetes mellitus, ist eine Insulintherapie notwendig.

Hypoglykämie: Hypoglykämien treten selten bei Patienten mit Leberzirrhose auf, da die Synthesereserve der Leber für Glukose groß ist und eine Kompensation durch die Niere einsetzt. Bei Alkoholabusus und längerem Fasten können jedoch ausgeprägte Hypoglykämien auftreten. Diese Hypoglykämien sind abhängig von der Vorschädi-

Tabelle E-4 Mögliche Ursachen für einen gestörten Glukosestoffwechsel bei Patienten mit Lebererkrankungen

Allgemeine Ursachen
▷ reduzierter Allgemeinzustand
▷ Kaliummangel

Hepatische Ursachen
▷ reduzierte Parenchymmasse
▷ portosystemische Anastomosen
▷ verminderte Speicherkapazität für Glykogen
▷ erhöhte Glukagonkonzentration
▷ verminderte Insulinrezeptoren (?)

Extrahepatische Ursachen
▷ begleitende Pankreaserkrankung
▷ periphere Insulinresistenz
▷ erhöhte Kortisolsekretion
▷ medikamentös (Diuretika, β-Rezeptorenblocker)

gung, die zu einer verminderten Glykogenreserve führen kann, und von dem Allgemeinzustand des Patienten. Zusätzlich hemmt der Alkohol die Glukoneogenese. Die Glykogenolyse wird durch Alkohol nicht beeinflußt. Bei akuter und besonders bei fulminanter Hepatitis sind Hypoglykämien jedoch keine Seltenheit. Als Ursachen werden eine gestörte Glukosesynthese (fehlende Glukoneogenese), verminderte Glykogenspeicher sowie ein reduzierter Insulinabbau diskutiert. Bei fulminant verlaufender Hepatitis sind deswegen intravenöse Glukoseinfusionen zur Vermeidung von Hypoglykämien notwendig.

6 Aminosäuren- und Proteinstoffwechsel

6.1 Physiologische Grundlagen

Aminosäuren sind die Bausteine für die Proteinsynthese. Zwanzig verschiedene Aminosäuren werden normalerweise in den Proteinen nachgewiesen. Allen Aminosäuren gemeinsam ist eine freie Amino- und Carboxylgruppe. Die Aminosäuren können auf verschiedene Weise eingeteilt werden: Aufgrund ihrer Seitenkette, ihrer chemischen Struktur, ihrer Polarität, ihrer elektrischen Ladung und dem Vorhandensein einer Schwefelgruppe. Außer für die Proteinsynthese, die quantitativ am meisten ins Gewicht fällt, werden die Aminosäuren für die Synthese von Purinen, Pyrimidinen, Porphyrinen, Katecholaminen und Thyroxin (Abb. E-9) benötigt. Für die Proteinsynthese ist die exogene Zufuhr einiger Aminosäuren essentiell, d.h., daß sie im Organismus nicht synthetisiert werden können. Diese Aminosäuren bezeichnet man deswegen als **essentielle Aminosäuren** (Tab. E-5). Beim

Tabelle E-5 Essentielle Aminosäuren

Aminosäuren	Täglicher Bedarf (g)
Isoleucin	0,70
Leucin	1,10
Valin	0,80
Lysin	0,80
Methionin	1,10
Phenylalanin	1,10
Threonin	0,50
Tryptophan	0,50

Fehlen einer oder mehrerer dieser acht Aminosäuren ist ein normales Wachstum nicht möglich. Dagegen können die übrigen zwölf Aminosäuren im Organismus aus Glukose, aus Zwischenprodukten des Zitratzyklus (Pyruvat, Oxalacetat, α-Ketoglutarat) oder anderen Aminosäuren (essentielle und nicht-essentielle) synthetisiert werden. Bei drei Aminosäuren (Alanin, Aspartat und Glutamat) ist nur ein einziger Stoffwechselschritt notwendig, bei dem die Aminogruppe auf das α-Kohlenstoffatom einer Tricarbonsäure enzymatisch übertragen wird. Dieser Stoffwechselschritt wird als **Transaminierung** bezeichnet.

Der Hauptabbauweg der Aminosäuren führt entweder zu CO_2 (Oxidation), zur Umwandlung in Glukose (Glukoneogenese) oder zur Verstoffwechslung zu Ketonen (Ketogenese; Abb. E-9). Bei dem Abbau fast aller Aminosäuren erfolgt als initialer Schritt die Transaminierung. Die Enzyme, die diesen Schritt katalysieren, werden Transaminasen bzw. Aminotransferasen genannt. Diese Enzyme sind im Zytosol und in den Mitochondrien der Leber, der Skelettmuskulatur und des Herzgewebes nachweisbar. Die enzymatische Reaktion der Transaminierung ist reversibel und benötigt Pyridoxalphosphat (Vitamin B_6) als Kofaktor. Für die meisten Aminosäuren dient α-Ketoglutarat als Aminosäurenakzeptor, so daß der Verbleib der Aminogruppe vom Abbau des Glutamat abhängig ist. Diese Aminosäure wird durch das Enzym Glutamatdehydrogenase abgebaut, welches die oxidative Desaminierung von Glutamat katalysiert:

$$\text{Glutamat} + \text{NAD} + H_2O \rightarrow \alpha\text{-Ketoglutarat} + NH_4 + \text{NADH}$$

Diese Reaktion ist der bedeutendste Schritt für die Produktion von Ammonium, da keine andere Aminosäure eine derartige aktive Dehydrogenase besitzt. Nachdem die Aminogruppe enzymatisch abgespalten worden ist, wird das übriggebliebene Carbonsäuregerüst der Aminosäuren direkt zu Pyruvat oder indirekt durch Einschleusung von Intermediärprodukten in den Zitratzyklus zu Acetyl-CoA umgewandelt (Abb. E-10).

Die Abbauschritte der einzelnen Aminosäuren werden hier nicht aufgezeichnet, es sei aber darauf hingewiesen, daß angeborene Enzymdefekte zu erheblichen Stoffwechselstörungen führen können.

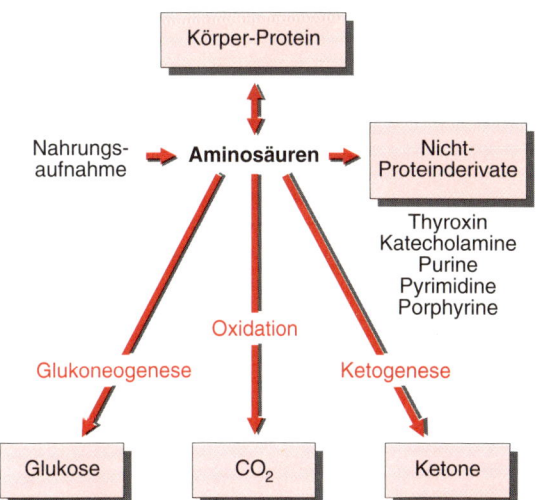

Abb. E-9: Stoffwechselweg von exogenen und endogenen Aminosäuren.

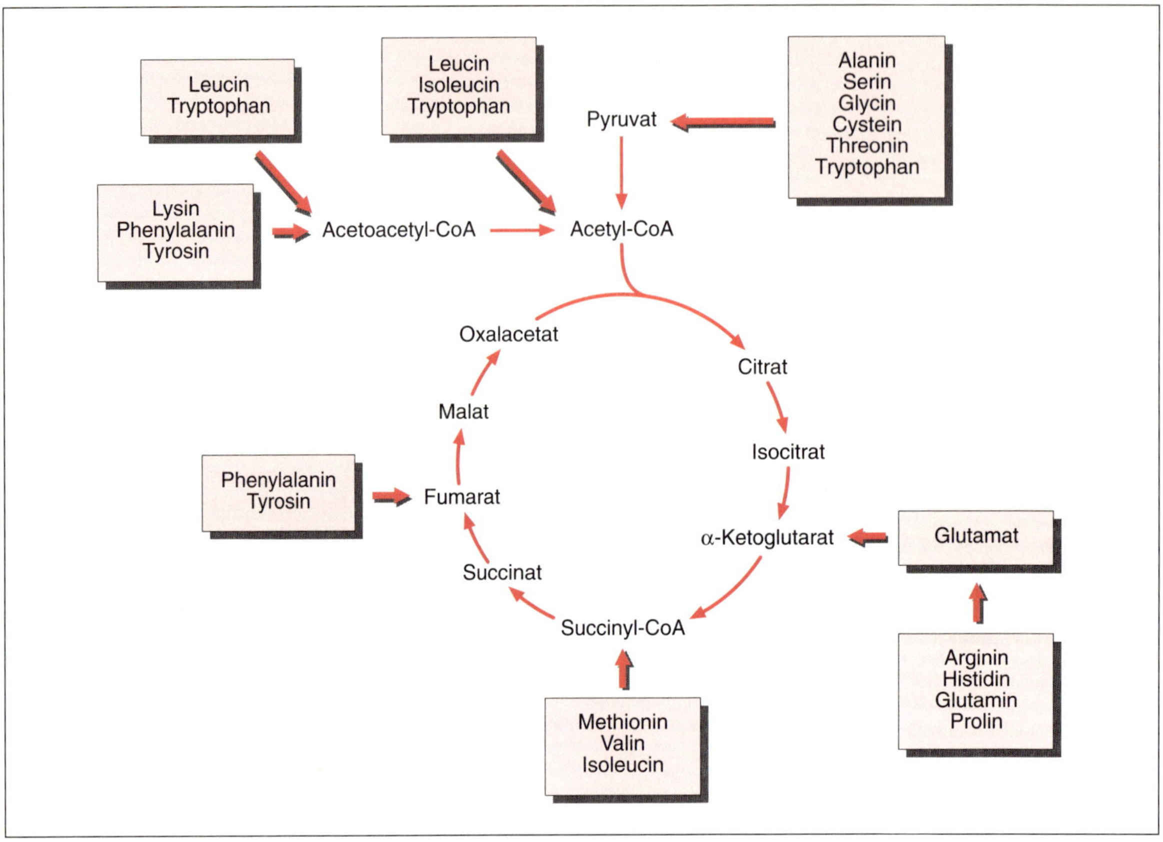

Leucin
Tryptophan

Leucin
Isoleucin
Tryptophan

Pyruvat

Alanin
Serin
Glycin
Cystein
Threonin
Tryptophan

Lysin
Phenylalanin
Tyrosin

Acetoacetyl-CoA → Acetyl-CoA

Oxalacetat

Citrat

Malat

Isocitrat

Phenylalanin
Tyrosin → Fumarat

α-Ketoglutarat ← Glutamat

Succinat

Succinyl-CoA

Arginin
Histidin
Glutamin
Prolin

Methionin
Valin
Isoleucin

Abb. E-10: Abbauwege des Kohlenstoffgerüsts der verschiedenen Aminosäuren.

6.1.1 Glukoneogenese

Die Bedeutung der Glukoneogenese aus Aminosäuren wird deutlich während längerem Fasten und vermehrter körperlicher Aktivität. In der Leber finden sich nur 70–90 g gespeichertes Glykogen. Das Gehirn benötigt ca. 125 g Glukose täglich. Nach dreitägigem Fasten sind die Glykogenspeicher vollständig entleert und die Glukoseproduktion hängt ausschließlich von der Glukoneogenese aus Aminosäuren (vorwiegend Alanin) und den Intermediärprodukten Laktat, Pyruvat und Glycin ab.

6.1.2 Ammmoniumstoffwechsel und Harnstoffzyklus

Unabhängig, ob die Aminosäuren zu CO_2 abgebaut oder zur Glukoneogenese verwendet werden, werden die Aminogruppen durch Transaminierung oder oxidative Desaminierung in Ammonium überführt. Die Anhäufung von Ammonium im Gewebe und in der extrazellulären Flüssigkeit hat toxische Nebenwirkungen, die besonders den zerebralen Stoffwechsel beeinflussen. Das Endprodukt des Stickstoffwechsels und damit auch von Ammonium ist Harnstoff. Dieser ist weniger toxisch und wird renal eliminiert.

Die Entgiftung von Ammonium zu Harnstoff wird durch zahlreiche enzymatische Reaktionen im Harnstoff- (Krebs-Henseleit-)Zyklus katalysiert (Abb. E-11). Im ersten Schritt entsteht aus Ammo-

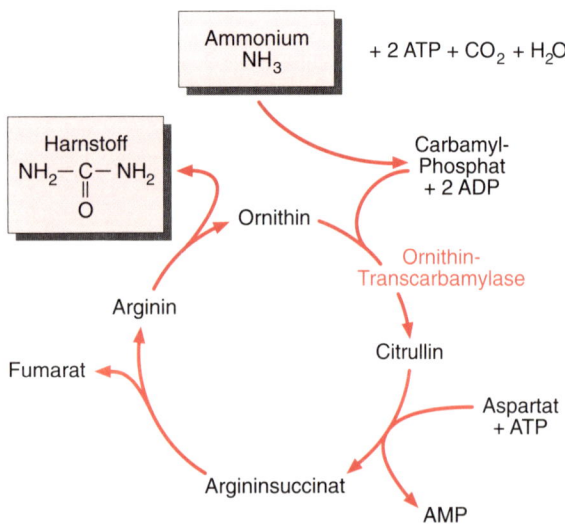

Ammonium
NH_3

$+ 2 ATP + CO_2 + H_2O$

Harnstoff
$NH_2 - C - NH_2$
‖
O

Carbamyl-
Phosphat
$+ 2 ADP$

Ornithin

Ornithin-
Transcarbamylase

Arginin

Citrullin

Fumarat

Aspartat
$+ ATP$

Argininsuccinat

AMP

Abb. E-11: Schematische Darstellung des Harnstoff-(Krebs-Henseleit-)Zyklus.

nium, Wasser und CO_2 unter Verbrauch von 2 ATP Carbamylphosphat. Anschließend kondensiert Carbamylphosphat mit Ornithin, um Citrullin zu bilden. Unter erneutem Verbrauch von ATP kondensiert Citrullin mit Aspartat zu Argininsuccinat, aus welchem durch eine weitere enzymatische Reaktion Fumarat und Arginin entstehen. Im letzten Schritt des Harnstoffzyklus erfolgt dann die Bildung von Harnstoff und Ornithin, welches erneut zur Entgiftung von Ammonium zur Verfügung steht.

Die Entgiftung von Ammonium im Organismus ist trotz beträchtlicher und kontinuierlicher Bildung durch den Harnstoffzyklus so effektiv, daß die Gewebe- und Plasmakonzentrationen ($>$ 15 μmol/l) sehr niedrig sind.

6.2 Störungen des Aminosäuren-stoffwechsels

6.2.1 Genetisch bedingte Aminosäurenstoffwechselstörungen

Bei den genetisch bedingten Aminosäurenstoffwechselstörungen unterscheidet man enzymatische Defekte im Aminosäurenkatabolismus und Defekte im transmembranösen Transport. Bis heute sind ca. 70 solcher Störungen bekannt, wobei die katabolen Defekte am häufigsten sind. Die Störungen, die nach dem jeweiligen Katabolismus der betroffenen Aminosäure benannt werden, können durch erhöhte Blutkonzentrationen oder vermehrte Urinausscheidung als -ämien oder -urien auftreten. Durch unterschiedliche Störungen im Abbau einer Aminosäure können verschiedene biochemische Defekte und klinische Symptome auftreten. So sind z.B. vier Formen der Phenylalaninämie bekannt.

Die Manifestation und Symptomatologie der Erkrankung unterscheiden sich bei den einzelnen Erkrankungen sehr deutlich und können von früh kindlicher oder sogar neonataler Letalität bis hin zu Symptomlosigkeit bis ins hohe Alter gekennzeichnet sein. Die Manifestation solcher Störungen kann bei frühzeitiger Diagnose durch entsprechende Therapie wesentlich gemildert werden. Die wichtigsten Störungen sind in Tabelle E-6 wiedergegeben.

6.2.1.1 Aminosäuren Speicherkrankheiten

Neben den typischen Speicherkrankheiten von großen Molukülen (Glykogen, Spingolipide, etc.)

Tabelle E-6 Genetische Störungen des Aminosäurenstoffwechsels

Aminosäure	Enzymdefekt	Krankheit	Symptome
Phenylalanin	Phenylalaninhydrolase	Phenylketonurie	Erbrechen, Krampfanfälle, geistige Retardierung
Cystin	?	Cystinose	Fanconi-Syndrom, Ablagerung von Cystinkristallen im Gewebe, Niereninsuffizienz
	gestörte tubuläre Rückresorption bestimmter Aminosäuren	Cystinurie	Nephrolithiasis
Homocystin	Cystathionin-β-Synthase	Homocystinurie	Linsendislokation, Osteoporose, thrombotische Gefäßerkrankungen
Tyrosin	Homogentisinsäureoxidase	Alkaptonurie	degenerative Gelenkerkrankung (ochronotische Arthritis), Pigmentierung der Ohrmuschel, dunkle Verfärbung des Urins
Glycin	Glyxylatcarboligase	Hyperoxalurie (Typ I)	Nephrolithiasis, Nephrokalzinose, Niereninsuffizienz
	D-Glyzerinsäuredehydrogenase	Hyperoxalurie (Typ II)	
Valin, Leucin, Isoleucin	„Branched-chain"-Ketosäuredehydrogenase	„Branched-chain"-Ketoazidurie, Leucinose, Ahornsirup-Krankheit	Inappetenz, Apathie, Krampfanfälle, „Ahornsirupgeruch des Urins"

gibt es auch Erkrankungen die durch Speicherung von Aminosäuren bedingt sind.

6.2.1.2 Alkaptonurie

Die Alkaptonurie wird durch eine genetisch bedingte Störung des Tyrosinabbaus bedingt. Durch Fehlen des Enzyms Homogentisinsäureoxidase kann das Zwischenprodukt im Tyrosinkatabolismus, die Homogentisinsäure, nicht zu Fumarat abgebaut werden. Es kommt zur Speicherung von oxidiertem Homogentisinsäurepigment im Bindegewebe. Nach Jahrzehnten kommt es zur Ochronose, eine Sonderform der Arthritis. Die autosomal rezessiv vererbte Erkrankung kommt in der homozygoten Form in einer Häufigkeit von ca. 1:200 000 vor. Symptomatisch wird die Erkrankung zwischen dem 20. bis 30. Lebensjahr durch ochronotische Arthritis. Die Verdachtsdiagnose kann durch dunkle Verfärbung des Urins (Homogentisinsäure wird zum großen Teil mit dem Urin ausgeschieden), durch Pigmentierung der Skleren und Ohrmuschel sowie durch die Arthritis gestellt werden. Die sichere Diagnose erfolgt durch den Nachweis von Homogentisinsäure.

6.2.1.3 Cystinose

Die Cystinose ist durch Ablagerung von Cystinkristallen in Konjunktiven, Kornea, Lymphknoten, Leukozyten, Knochenmark und inneren Organe gekennzeichnet (siehe Kap. H3 2.3.1.). Die Erkrankung ist sehr selten und ihre Ursache noch nicht aufgeklärt. Man unterscheidet drei klinische Verlaufsformen:
- die frühkindliche, die zum Fanconi-Syndrom und zur Niereninsuffizienz führt
- die juvenile, bei der die Niereninsuffizienz erst später auftritt
- die adulte Form, bei der keine Nierenbeteiligung nachweisbar ist, die aber durch Cystinablagerungen in der Kornea charakterisiert ist.

Die Diagnose kann durch Nachweis von Cystinkristallen in zahlreichen Organen nachgewiesen werden (Kornea, Leukozyten, Knochenmark etc.). Eine spezifische Therapie gibt es nicht. Nach Nierentransplantation bei der juvenilen Form wird die transplantierte Niere anschließend nicht befallen.

6.2.1.4 Primäre Hyperoxalurie

Diese Erkrankung beruht auf einer vermehrten Oxalsäuresynthese. Dies führt zu einer exzessiven Hyperoxalurie und aufgrund von Nephrolithiasis und Nephrokalzinose zur Niereninsuffizienz. Es werden zwei Typen unterschieden:
- Beim Typ I ist die renale Ausscheidung von Oxalsäure und von Glykolsäure vermehrt
- Beim Typ II wird L-Glycerinsäure und Oxalsäure vermehrt ausgeschieden.

Durch die massive Ausscheidung von Oxalsäure kommt es durch die Unlöslichkeit von Kalziumoxalat zur Nierensteinbildung, Nephrokalzinose und schließlich im Adoleszentenalter zur Niereninsuffizienz. Eine kausale Therapie der primären Hyperoxalurie gibt es nicht. Nach Nierentransplantation kommt es erneut durch Kalziumoxalatablagerung zur Niereninsuffizienz.

6.2.2 Proteinmangelernährung

Die adäquate Auswertung von Nahrungsproteinen hängt von der Anwesenheit der essentiellen Aminosäuren, ihrer relativen Zusammensetzung und der zusätzlichen Zufuhr von Stickstoff in der Form von nicht-essentiellen Aminosäuren ab. Die Effektivität von eiweißhaltigen Nahrungsmitteln wird durch den Ausdruck der biologischen Wertigkeit gekennzeichnet. Dieser Ausdruck weist auf die Ausnutzung eines Nahrungsproteins hin, welches im Organismus zurückgehalten und für die Proteinsynthese utilisiert wird. Als Referenzprotein, dessen Wertigkeit nach Konvention mit 100 gleichgesetzt wird, gilt das Protein des Eis. Die biologische Wertigkeit anderer Proteine wird mit der Wertigkeit des Eiproteins nach Utilisation oder der Aminosäurenzusammensetzung verglichen. Proteine tierischer Herkunft (Fleisch, Milch) sind im allgemeinen von höherer biologischer Wertigkeit als Proteine pflanzlichen Ursprungs. Die niedrigere Wertigkeit pflanzlicher Proteine beruht auf dem verminderten Gehalt von Lysin und Tryptophan.

In Ländern der Dritten Welt, in denen ein Mangel an Nahrungsprotein oder Gesamtkalorien auftritt, treten eine Reihe von Mangelerscheinungen auf. So führt ein ausgeprägter quantitativer und qualitativer Mangel an Nahrungsprotein trotz ausreichender Kalorienzufuhr zu **Kwashiorkor***. Bei diesem Syndrom, das im allgemeinen bei Kindern zwischen dem ersten und dritten Lebensjahr auftritt, werden eine Retardierung des Wachstums, Muskelatrophie und Ödeme aufgrund einer Hypalbuminämie beobachtet. Im peripheren Blut ist ein ausgeprägter Mangel an essentiellen Aminosäuren und eine erhöhte Konzentration von nicht-essentiellen Aminosäuren nachweisbar.

6.2.3 Aminosäuren- und Proteinstoffwechsel bei Lebererkrankungen

Bei Lebererkrankungen finden sich quantitative und qualitative Änderungen der Aminosäuren im Blutplasma. So führen chronische Lebererkrankungen zu einer erhöhten Konzentration von Tryptophan, Tyrosin und Phenylalanin (aromatische Aminosäuren) und einer verminderten Konzentration von Valin, Leucin und Isoleucin (verzweigtkettige Aminosäuren). Die Zunahme der aromatischen Aminosäuren wird auf einen vermehrten

---

* Kwashiorkor (westafrikan.) = roter Knabe.

Katabolismus von Muskelprotein und einen verminderten Abbau in der Leber zurückgeführt. Die Ursache für eine verminderte Konzentration der verzweigtkettigen Aminosäuren, besonders bei Patienten mit portosystemischen Anastomosen, ist unklar. Die Synthese von Proteinen in der Leber ist bei erworbenen Lebererkrankungen (akute Hepatitis, chronische Hepatitis, Leberzirrhose) anfangs wegen der beträchtlichen Funktionsreserve der Leber nur wenig verändert, zumal bei vermehrtem Bedarf z. B. die Albuminsynthese auf das Dreifache und die Fibrinogensynthese sogar auf das Sechsfache gesteigert werden kann. Erst bei fortgeschrittenen Lebererkrankungen kommt es durch Verminderung der funktionierenden Zellmasse zu einem Abfall wichtiger Proteine im Blutplasma.

> Die Verminderung von Albumin, Transferrin, Coeruloplasmin, Gerinnungsfaktoren, Lipoproteinen und zahlreichen anderen Plasmaproteinen, wie sie bei chronischen Lebererkrankungen nachweisbar ist, hat eine begrenzte prognostische Aussage über die Lebenserwartung der Patienten.

Die Proteinverminderung weist jedoch auf den Schweregrad der Erkrankung hin. Die Verminderung der Gerinnungsfaktoren wird am einfachsten mit der Prothrombinzeit (Quick-Wert) erfaßt, welche durch Änderung der Faktoren II, V, VII und X beeinflußt wird. Am häufigsten wird eine Verkürzung der Prothrombinzeit durch eine Verminderung des Faktors VII hervorgerufen und beruht auf dessen kurzer Halbwertszeit (vier bis sechs Stunden). Diese Veränderungen finden sich vor allen Dingen bei der fulminanten Hepatitis, da bei Hemmung der Synthese die kurze Halbwertszeit für den Abfall des Faktors VII verantwortlich ist. Aus diesem Grund bleibt durch die relativ lange Halbwertszeit die Albuminkonzentration trotz verminderter Synthese länger im Normbereich. Bei cholestatischen Lebererkrankungen sind häufig die Vitamin K-abhängigen Faktoren durch entsprechende Resorptionsstörungen vermindert.

6.2.4 Hepatische Enzephalopathie

> Die hepatische Enzephalopathie ist charakterisiert durch z. T. reversible Veränderungen des Bewußtseins und der Wahrnehmung bis hin zum tiefen Koma, gelegentliche ataktische Bewegungen, veränderten Muskeltonus, Hyperreflexie der tiefen Muskelreflexe und häufig wechselnde Pyramidenbahnzeichen.

Die Ursachen der hepatischen Enzephalopathie sind metabolische Störungen. Morphologische Veränderungen der Astrozyten sind Folge und nicht Ursache der Enzephalopathie. Als metabolische Auslöser der hepatischen Enzephalopathie werden endogene Neurotoxine, falsche Neurotransmitter und Veränderungen der normalen Transmitter und ihrer Rezeptoren verantwortlich gemacht. Die Symptome und die Entwicklung zum hepatischen Koma sind z. T. vergleichbar mit anderen metabolischen Enzephalopathien, besonders mit Hypoglykämien und globaler Hypoxie. Die hepatische Enzephalopathie bei einer fulminant verlaufenden Hepatitis beruht wahrscheinlich auf einer anderen Pathogenese als die bei einer Leberzirrhose mit portosystemischen Kollateralen.

6.2.4.1 Enzephalopathie bei fulminantem Leberversagen

Bei der fulminant verlaufenden Hepatitis wird der Schweregrad der hepatischen Enzephalopathie in fünf Stadien eingeteilt (Tab. E-7). Die verschiedenen Stadien gehen kontinuierlich ineinander über, können sich innerhalb von Stunden ändern und sagen häufig wenig über das Ausmaß und die Prognose der Grunderkrankung aus. Eine vollständige Remission aus allen Schweregraden ist möglich, obwohl ein rascher Übergang ins Komastadium 5 nur von wenigen Patienten überlebt wird.

Die Pathogenese des Coma hepaticum beim fulminanten Leberversagen ist unklar. Es werden jedoch metabolische Ursachen angenommen, da eine vollständige Remission möglich ist, ohne daß ein morphologisches Substrat nachweisbar wäre. Da zur Aufrechterhaltung der zerebralen Funktionen Glukose als Energieträger notwendig ist, die Glykogenspeicher der Leber schnell erschöpft sind und die Glukoneogenese bei fulminantem Leberversagen erheblich vermindert ist, hat man früher einen möglichen zerebralen Glukosemangel als auslösende Ursache des Coma hepaticum bei die-

Tabelle E-7 Einteilung der hepatischen Enzephalopathie nach Schweregrad

Schweregrad	Klinische Zeichen
1	leichte mentale Störung, Hyperventilation
2	Lethargie, leichte Verwirrtheit, flapping tremor
3	Benommenheit, Pupillenreflexe voirhanden, verstärke Streckreflexe, Pyxramidenbahnzeichen wechselnd
4	nicht weckbares Koma, erhöhter Muskeltonus, Schmerzreize häufig noch vorhanden, Pyramidenbahnzeichen häufig positiv
5	tiefes Koma, Pupillenreflexe nicht vorhanden, kaum auslösbare Reflexe, keine Schmerzempfindung

sem Krankheitsbild verantwortlich gemacht. Tatsächlich neigen Patienten mit fulminantem Leberversagen zu schweren Hypoglykämien. Die intravenöse Glukoseinfusion führt jedoch selten zur Besserung des Komastadiums. Mehr Hinweise gibt es dafür, daß die Anhäufung von neurotoxischen Substanzen, Änderungen der Permeabilität der Blut-Hirn-Schranke, regionale Durchblutungsstörungen des Gehirns (Sludge-Phänomen der Erythrozyten) und Hirnödem für die Auslösung und Unterhaltung der hepatischen Enzephalopathie verantwortlich sind.

6.2.4.2 Enzephalopathie bei Leberzirrhose mit portosystemischen Anastomosen

Die hepatische Enzephalopathie bei Leberzirrhose mit portosystemischen Anastomosen ist eine chronische Erkrankung, die durch Fortschreiten der Grunderkrankung, Diätfehler, Ösophagusvarizenblutung, Zweiterkrankung und Medikamente ausgelöst bzw. verstärkt werden kann. Zahlreiche metabolische Veränderungen sind nachgewiesen und für die Enzephalopathie verantwortlich gemacht worden. Es besteht kein Zweifel, daß Substanzen aus dem Darm, die durch bakteriellen Abbau von Proteinen entstehen, eine ausschlaggebende Rolle in der Pathogenese der hepatischen Enzephalopathie bei Leberzirrhose mit portosystemischen Kollateralen spielen. Als auslösende Faktoren gibt es für folgende Substanzen Hinweise: Ammonium, Merkaptane, Phenole, kurzkettige Fettsäuren und falsche Neurotransmitter (aromatische Amine).

Ammonium: Erhöhte Ammoniumkonzentrationen im Blut und Gewebe sind schon im 19. Jahrhundert als Ursache der hepatischen Enzephalopathie verantwortlich gemacht worden, und zwar seitdem Eck feststellte, daß nach Fütterung von Fleisch an Hunde mit portokavaler Anastomose zerebrale Symptome auftraten. Seit dieser Zeit ist es unbestritten, daß Ammonium ein auslösender Faktor für die hepatische Enzephalopathie nach oraler Eiweißbelastung ist. Ammonium entsteht vor allem beim Abbau von Nahrungsproteinen durch Darmbakterien, im Muskel und in der Niere. Im Blut kann Ammonium in drei Formen vorliegen:

$$NH_4^+ + OH^- \rightleftarrows NH_4OH \rightleftarrows NH_3 + H_2O$$

wobei nur ca. 1% als NH_3 vorliegt. Nur das nichtionisierte Ammonium (NH_3) ist frei diffusabel.

Als Hinweis, daß Ammonium als Auslöser für die hepatische Enzephalopathie mitverantwortlich ist, werden folgende Beobachtungen angeführt:

▷ Ammonium ist äußerst neurotoxisch. Die Gabe von hohen Dosen kann im Tierexperiment zerebrale Symptome, Koma und Tod auslösen. Bei Patienten mit Leberzirrhose kann die orale oder intravenöse Gabe von Ammonium ebenfalls eine hepatische Enzephalopathie induzieren.

▷ Bei fast allen Patienten mit Enzephalopathie sind erhöhte Ammoniumkonzentrationen im Plasma und Liquor nachweisbar, obwohl die Höhe der Plasmakonzentration nicht mit dem Ausmaß der Komatiefe korreliert.

▷ Die Verminderung der exogenen Beladung mit Ammonium (Eiweißrestriktion, Darmsterilisation, Änderung des pH im Dickdarm) bei Patienten mit Leberzirrhose und portosystemischen Anastomosen führt zur Besserung der Enzephalopathie.

▷ Erhöhte Ammoniumkonzentrationen mit begleitendem Koma werden beim Reye-Syndrom und angeborenem Enzymmangel im Harnstoffzyklus gefunden.

Ammonium entsteht zum einen im Hirnstoffwechsel selbst durch Desaminierung von Aminosäuren, stickstoffhaltigen Neurotransmittern und bei der Desaminierung von Glutamin. Zum anderen wird Ammonium aus dem Blut konzentrationsabhängig aufgenommen. Ca. 11% des Ammoniums werden vom Gehirn aus dem arteriellen Blut extrahiert. Da der größte Anteil des Gesamtpools an Ammonium im Körper aus dem bakteriellen Abbau eiweißhaltiger Nahrung (bei intestinalen Blutungen aus dem Globinanteil des Hämoglobins) im Kolon entsteht, ist es nicht verwunderlich, daß bei Patienten mit Zirrhose und portosystemischen Anastomosen dieser Anteil nach Resorption (nur das diffusable NH_3 wird resorbiert) wesentlich zur Erhöhung der Blutkonzentration beiträgt. Zusätzlich findet sich bei eingeschränkter Leberfunktion eine verminderte Ammoniumentgiftung durch die reduzierte Glutaminbildung und besonders durch die herabgesetzte Harnstoffsynthese.

> Neben der toxischen Wirkung des Ammoniums auf die metabolische Funktion des Gehirns beeinflußt Ammonium auch die Permeabilität der Blut-Hirn-Schranke.

Durch eine erhöhte Ammoniumkonzentration wird die Aufnahme von aromatischen Aminosäuren, insbesondere Tryptophan, gefördert. Da das Gehirn nicht die Möglichkeit besitzt, Ammonium in den Harnstoffzyklus einzuschleusen, stehen andere Entgiftungswege für Ammonium zur Verfügung:

▷ Durch reduktive Aminierung von α-Ketoglutarat entsteht Glutamat.

▷ Durch ATP-abhängige Amidierung von Glutamat entsteht Glutamin.

Glutamin wird kontinuierlich im Gehirn gebildet und ins Blut abgegeben. Bei der hepatischen Enzephalopathie mit Hyperammoniämie steigt die Konzentration von Glutamin sowohl im Gehirn und Liquor als auch im venösen zerebralen Blut an. Zusätzlich steigt die Konzentration von α-Ketoglutarat in Gehirn und Liquor an. Obwohl α-Ketoglutarat wahrscheinlich selbst nicht wesentlich zum

Ausmaß der Enzephalopathie beiträgt, korreliert seine Konzentration im Liquor am besten mit der Schwere der Erkrankung.

Merkaptane, kurzkettige Fettsäuren, Phenole: Durch Bakterien im Darm können aus der schwefelhaltigen Aminosäure Methionin Methylmerkaptan, Äthylmerkaptan, Dimethylsulfid und Dimethyldisulfid entstehen. Alle diese Merkaptane sind neurotoxisch. Die Merkaptane können die Permeabilität der Blut-Hirn-Schranke für bestimmte Aminosäuren erhöhen und die Na^+K^+-ATPase an den Membranen der Nervenzellen hemmen. Die bei Patienten mit Coma hepaticum gefundenen Konzentrationen im Plasma reichen jedoch nicht aus, um die Merkaptane als Auslöser der hepatischen Enzephalopathie verantwortlich zu machen. Dasselbe gilt für kurzkettige Fettsäuren und Phenole, die ebenfalls durch Bakterieneinwirkung im Darm entstehen und bei Patienten mit Leberzirrhose und portosystemischen Anastomosen im peripheren Blut erhöht sind und z. T. für die hepatische Enzephalopathie verantwortlich gemacht werden.

Aminosäuren: Quantitative und qualitative Veränderungen der Aminosäuren im Plasma, Liquor und Gehirn sind eindeutig bei Patienten mit chronischer hepatischer Enzephalopathie nachweisbar. So finden sich konstant erhöhte Konzentrationen von aromatischen Aminosäuren (Tryptophan, Tyrosin und Phenylalanin) und erniedrigte Konzentrationen von verzweigtkettigen Aminosäuren (Leucin, Isoleucin und Valin). Die Ursache für diese Veränderungen ist nicht ganz klar, aber es gibt Hinweise, daß der Muskelabbau bei chronischen Lebererkrankungen gesteigert ist und daß die aromatischen Aminosäuren durch die geschädigte Leber vermindert abgebaut werden. Da alle Aminosäuren denselben Transportmechanismus an der Blut-Hirn-Schranke besitzen, kommt es durch die hohe Konzentration der aromatischen Aminosäuren durch kompetitive Hemmung zur verminderten Aufnahme der essentiellen verzweigtkettigen Aminosäuren. Ausgehend von dem Befund, daß das molare Konzentrationsverhältnis von (Leucin + Isoleucin + Valin)/(Tryptophan + Tyrosin + Phenylalanin) bei Patienten mit chronischer Lebererkrankung erniedrigt ist, hat man durch Infusion von verzweigtkettigen Aminosäuren bei einigen Patienten eine deutliche Besserung des Komastadiums erzielen können. Es erscheint jedoch unwahrscheinlich, daß eine Änderung des Verhältnisses von verzweigtkettigen zu aromatischen Aminosäuren die Ursache für die Enzephalopathie ist. Ein zusätzlicher Effekt ist jedoch möglich und könnte durch Hemmung der Synthese von *falschen* Neurotransmittern bedingt sein.

„Falsche" **Neurotransmitter:** Die Vorstellung, daß *falsche* Neurotransmitter mitverantwortlich für die Ausbildung einer hepatischen Enzephalopathie sind, wird schon seit langem postuliert. So wurden die aromatischen Amine Octopamin, Tyramin und β-Phenyläthanolamin als auslösende Faktoren bei der hepatischen Enzephalopathie mitverantwortlich gemacht. Alle drei Amine üben schwach sympathische Aktivität aus und können Dopamin und Adrenalin aus den Speicherungsgranula verdrängen. Patienten mit Coma hepaticum haben eine erhöhte renale Ausscheidung von Octopamin und Tyramin, und es besteht ein positiver Zusammenhang zwischen der Plasmakonzentration von Octopamin und neurologischen Störungen. Ein weiterer Hinweis dafür, daß *falsche* Neurotransmitter mitverantwortlich für die Entstehung der hepatischen Enzephalopathie sein können, wird durch die Beobachtung gestützt, daß einige Patienten mit Coma hepaticum nach Gabe von L-Dopa etwas aufklaren. Eindeutig gesicherte Hinweise für die *falsche* Transmitterhypothese gibt es jedoch nicht.

Zusammenfassung: Es ist fraglich, ob die hepatische Enzephalopathie, ausgelöst durch fulminantes Leberversagen, in der Pathogenese mit der bei Leberzirrhose und portosystemischen Anastomosen identisch ist.

Die hepatische Enzephalopathie wird durch metabolische Veränderungen im Gehirn ausgelöst. Mehrere endogene und exogene Substanzen sind hierfür verantwortlich gemacht worden. Es ist jedoch äußerst fraglich, ob nur eine spezifische Veränderung das auslösende Agens sein kann. Vielmehr ist wahrscheinlich, und durch sorgfältige Untersuchungen auch belegt, daß das Zusammenwirken verschiedener Faktoren für die Entstehung der hepatischen Enzephalopathie verantwortlich ist.

---

7 Eisenstoffwechsel

7.1 Physiologische Grundlagen

Eisen ist ein lebensnotwendiges Element für die Hämsynthese der Erythrozyten und anderer Hämproteine sowie ein Elektronenüberträger einiger wichtiger Enzyme. Der Gesamteisengehalt eines normalen Erwachsenen variiert zwischen 2 und 4 g Eisen und ist abhängig vom Körpergewicht und der Hämoglobinkonzentration. Ungefähr 2,5 g des Eisens befinden sich im zirkulierenden Hämoglobin und etwa 1 g als Speicher im retikuloendothelialen System. Der Rest verteilt sich auf eisenhaltige Enzyme und Myoglobin.

Es existieren zwei Speicherproteine für Eisen, Ferritin und Hämosiderin. Diese beiden Speicherproteine befinden sich überwiegend in den retikuloendothelialen Zellen der Leber, der Milz und dem Knochenmark, wo das Eisen aus dem abgebauten Hämoglobin freigesetzt wird. Dieses gespeicherte Eisen kann jederzeit bei Bedarf für die Hämoglobinsynthese bereitgestellt werden. Der Transport des Eisens erfolgt mittels zweier Transportproteine, dem Transferrin und dem Laktoferrin.

Die Eisenbilanz im Körper wird durch den Eisenverlust und die intestinale Resorption bestimmt. Die Eisenresorption erfolgt vorwiegend in der reduzierten Form (Fe^{++}). Einen spezifischen Ausscheidungsmechanismus für Eisen gibt es nicht. Die Eisenresorption erhöht sich jedoch bei Eisenmangel (z.B. hämolytische Anämie) durch noch nicht geklärte Mechanismen. Eine verminderte Eisenresorption findet sich bei exokriner Pankreasinsuffizienz und bei Darmerkrankungen wie Sprue, Zöliakie sowie nach Magen- und Dünndarmresektion.

Wegen der geringen Bioverfügbarkeit des Nahrungseisens und einem Fehlen eines spezifischen Ausscheidungsmechanismus wird die Eisenhomöostase durch die Resorption des Nahrungseisens reguliert. Eine chronische Überladung des Organismus mit Eisen kann zu schweren Stoffwechselstörungen führen, die besonders die Leber, die Bauchspeicheldrüse und das Herz betreffen.

Die hepatozelluläre Aufnahme von Eisen erfolgt durch Bindung des eisenbindenden Transferrins an Zellmembranrezeptoren mit anschließender intrazellulärer Aufnahme des Eisens unter Freigabe des Transferrins ins Plasma. Der Mechanismus, wie das zweiwertige Eisen vom Transferrin freigesetzt wird, ist unklar. Wahrscheinlich erfolgt nach Bindung des Transferrin-Eisenkomplexes die zelluläre Aufnahme als Pinozytose, und nach Abgabe des Eisens erfolgt die Rezirkulation des Transferrinrezeptorkomplexes an die Oberfläche mit Freigabe des intakten Transferrins.

Wenn das Eisen einmal vom Hepatozyten aufgenommen wird, erfolgt die vorübergehende Speicherung im Zytosol. Von dort kann die erneute Abgabe in das Plasma erfolgen, oder Einbau in eisenhaltige Proteine der Leber, z.B. in Zytochrom P450, oder die Speicherung mit Ferritin.

Eine weitere Aufnahmemöglichkeit von Eisen in den Hepatozyten ist die Aufnahme von Häm über das hämbindende Protein, Hämopexin, und Haptoglobin. Zusätzlich können absterbende Erythrozyten durch Phagozytose von den Kupffer-Sternzellen aufgenommen werden, von welchen anschließend das Eisen an das Transferrin im Plasma abgegeben wird.

7.2 Pathophysiologie des hepatischen Eisenstoffwechsels

Die Leber ist sehr empfindlich gegen Änderungen, die zu einer Überladung mit Eisen führen. Da nichtproteingebundenes Eisen toxisch sein kann, besteht eine Reihe von Schutzmaßnahmen, um Eisen intrazellulär zu speichern. Falls die Speicherkapazität überschritten wird, können toxische Wirkungen auftreten. Da Eisen die Bindung von Radikalen katalysieren kann, sind solche Produkte für die Zelltoxizität von Eisen verantwortlich gemacht worden.

Ein erhöhter Eisengehalt des Organismus kann durch verschiedene Ursachen ausgelöst werden:

▷ Die **primäre idiopathische Hämochromatose,** eine autosomal rezessive Erkrankung, ist bedingt durch eine erhöhte intestinale Eisenresorption. Durch jahrzehntelange erhöhte Eisenresorption kann der Körpergehalt an Eisen auf 20–50 g ansteigen. Die Akkumulation von Eisen erfolgt vorwiegend in der Leber, da das Eisen mittels Transferrin über die Pfortader zunächst zur Leber gelangt. Die Ursache der erhöhten Eisenresorption bei der idiopathischen Hämochromatose ist unbekannt. Mit zunehmender Eisenüberladung nimmt die Resorption ab, erhöht sich aber wieder unter therapeutischen Aderlässen.

▷ **Störungen der Erythropoese** gehen auch mit einer erhöhten Eisenresorption einher. Eine massive Eisenüberladung ist jedoch selten und erfolgt z.B. nur bei sideroblastischer Anämie und Thalassaemia major.

▷ Der Zusammenhang zwischen **chronischen Lebererkrankungen** und unterschiedlicher Eisenüberladung ist seit langem bekannt. Der genaue Mechanismus, warum es bei Lebererkrankungen zu einer vermehrten Ablagerung von Eisen im Organ kommt, ist unklar. Eine vermehrte Eisenresorption bei Lebererkrankungen wird diskutiert. Auch begleitende Erkrankungen wie ineffektive Erythropoese oder vermehrte Eisenaufnahme durch alkoholische Getränke werden ebenfalls in Erwägung gezogen.

▷ **Parenterale Eisenzufuhr** kann ebenfalls zur Überladung des Organismus mit Eisen führen. Da die Eisenausscheidung begrenzt ist (maximal 2 mg/d), kann es leicht durch chronische Bluttransfusionen zur Eisenüberladung kommen.

▷ Ob eine exzessive orale Zufuhr von Eisen zu einer sekundären Hämochromatose führen kann, ist nicht ganz geklärt. Es gibt zwar Hinweise, daß durch eisenhaltige Kochtöpfe (Bantuneger) oder eisenhaltiges Trinkwasser (Mandschurei) eine Hämochromatose entstehen kann, es ist jedoch nicht klar erwiesen, ob z.B. eine heterozygote Form der idiopathischen Hämochromatose bei den erkrankten Patienten vorliegt.

Der Ausdruck **Hämosiderose** wird für Ablagerung von Eisen in verschiedenen parenchymatösen Organen benutzt, ohne daß es dadurch zu einer Zellschädigung kommt. Dieser Ausdruck beinhaltet auch keine Überladung des Organismus mit Eisen. Der Ausdruck **Hämochromatose** beinhaltet eine exzessive Ablagerung von Eisen in den Parenchymzellen der Leber und den Parenchymzellen verschiedener anderer Organe wie Pankreas, Herz und Hypophyse mit Fibrose und funktioneller Insuffizienz der Organe.

7.3 Idiopathische Hämochromatose

Beim voll ausgeprägten Krankheitsbild finden sich massive Eisenablagerungen in der Leber und im Pankreas. Die Eisenkonzentration liegt um ein 50–100faches höher als normal. Auch der Eisengehalt anderer Organe ist 5- bis 25mal höher, besonders der Herzmuskel, die Haut und endokrine Drüsen zeigen einen erhöhten Eisengehalt. Die charakteristisch und diagnostisch bedeutsamsten Veränderungen finden sich in der Leber, welche häufig stark vergrößert ist. Histologisch finden sich eine extensive Pigmentation mit vermehrtem Eisengehalt (diagnostisch beweisend) und eine Fibrose und im Endstadium eine Zirrhose. Die Hämosiderinablagerungen finden sich bei Beginn der Erkrankung in periportalen Hepatozyten, beim Fortschreiten der Erkrankung in allen Läppchen sowie im Gallengangsepithel, in den Kupffer-Sternzellen und im Bindegewebe.

Im Pankreas werden exzessive Eisenablagerungen in den β-Zellen gefunden, wodurch es zum Diabetes mellitus kommt. Wegen der gleichzeitigen Eisenablagerung in der Haut wird diese Form des Diabetes auch *Bronzediabetes* genannt. Zusätzlich finden sich Hämosiderinablagerungen in den Herzmuskelzellen, die zu schwer beeinflußbaren Rhythmusstörungen führen können.

Über lange Jahre ist die Erkrankung latent. Bei Frauen manifestiert sie sich erst Jahre nach der Menopause, da die Menstruationsblutung bei ihnen einen *therapeutischen Aderlaß* darstellt. Bei Männern dagegen tritt die manifeste Erkrankung im früheren Lebensalter auf (30–50 Jahre). Aus diesem Grunde findet sich wohl auch die erhöhte Erkrankungsrate bei Männern (m:w = 5:1).

Bei den meisten Patienten finden sich die drei klassischen Symptome:
▷ Hautpigmentation
▷ Hepatomegalie
▷ Diabetes mellitus (ca. 60% aller Patienten)
Zusätzlich ist die Hodenatrophie bei der Hämosiderose ausgeprägter als bei anderen Lebererkrankungen. Die Leberenzyme sind zu Beginn der Erkrankung nur gering pathologisch verändert; beim Fortschreiten bis zur Leberzirrhose jedoch identisch mit anderen Ursachen, die zur Leberzirrhose führen. Als Todesursache treten Kardiomyopathie, maligne Lebertumoren, Leberzirrhose und Diabetes mellitus gehäuft gegenüber der Normalbevölkerung auf.

Bei frühzeitiger Diagnose und therapeutischen Aderlässen können alle Folgen der chronischen Eisenüberladung bei der idiopathischen Hämochromatose verhindert werden.

Zahlreiche Untersuchungen haben nachgewiesen, daß die Genfrequenz in einer Häufigkeit von 1:20 auftritt und daß die Frequenz von Homozygoten bei ca. 1 von 400 Personen auftritt. Damit scheint es erwiesen, daß die Hämochromatose zu den häufigsten genetischen Störungen in der westlichen Welt gehört und z.B. häufiger als die zystische Fibrose und die Phenylketonurie ist.

8 Arzneimittelstoffwechsel

8.1 Physiologische Grundlagen

Die enzymatische Transformation zu inaktiven und mehr wasserlöslichen Substanzen ist der Hauptstoffwechselweg zahlreicher Arzneimittel. Im allgemeinen sind die entstandenen Metaboliten von Arzneimitteln weniger wirksam als die Ausgangssubstanz, jedoch kann ein nicht oder wenig wirksames Arzneimittel im Organismus in einen Metaboliten umgewandelt werden, der eine stärkere pharmakologische Aktivität ausübt oder toxisch ist.

Der Stoffwechsel von Arzneimitteln wird in zwei Phasen eingeteilt:
▷ **Phase 1:** Reaktionen bewirken die Einführung von aktiven Gruppen durch Oxidation, Reduktion oder Hydrolyse.
▷ **Phase 2:** Reaktionen sind durch Konjugation mit Glukuronsäure, Schwefelsäure, Glutathion, Glyzerin oder Essigsäure bedingt.

Enzymsysteme, die Arzneimittel oxidieren oder konjugieren, können in verschiedenen Organsystemen nachgewiesen werden. Die höchste Konzentration des arzneimitteloxidierenden Enzymsystems findet man in der Leber. Auch der Darm und die Niere können wesentlich zum Stoffwechsel von Arzneimitteln beitragen, und die Lunge und die Haut haben ebenfalls die Möglichkeit, Arzneimittel zu metabolisieren. Das bedeutendste einzelne Enzymsystem, welches für die Phase 1-Reaktion von Arzneimitteln verantwortlich ist, ist die mikrosomale Monooxygenase.

Dieses Enzymsystem ist membrangebunden und im glatten endoplasmatischen Retikulum der Leber und anderer Organe lokalisiert. Das entscheidende Enzym in diesem System ist ein Hämoprotein und wird **Zytochrom P450** genannt, da es sein Absorptionsmaximum bei 450 nm hat. Dieses Zytochrom ist kein einzelnes Enzym, sondern ein Spektrum zahlreicher verwandter Enzyme, von denen inzwischen zehn bis 18 verschiedene identifiziert wurden. Dieses mikrosomale arzneimittelverstoffwechselnde Enzym ist ein Elektronentransportsystem. Andere Komponenten dieses Enzymsystems sind NADPH-Zytochrom-P450-Reduktase und Phosphatidylcholin. Eine schematische Darstellung für den Zytochrom-P450-Reduktions-Oxidationszyklus ist in Abbildung E-12, und typische Phase 1-Reaktionen sind in Abbildung E-13 dargestellt.

Das exogen zugeführte Arzneimittel bildet mit der oxidierten Form von Zytochrom P450 einen Eisen III-haltigen Hämoprotein-Substratkomplex. Anschließend erfolgt eine Elektronenreduktion durch die NADPH-abhängige Transportkette, um

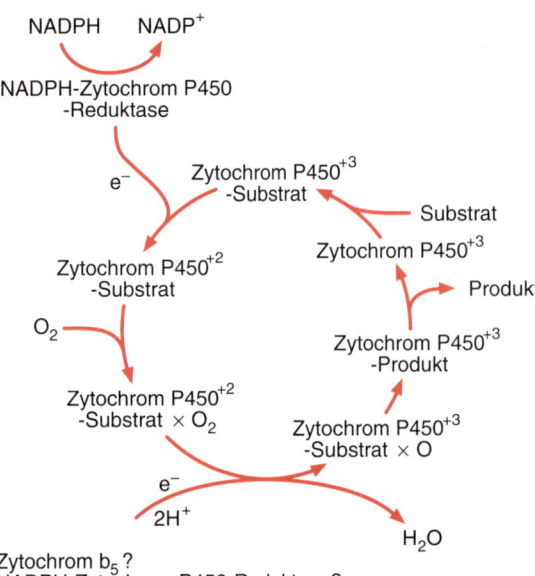

NADPH → NADP$^+$

NADPH-Zytochrom P450 -Reduktase

e$^-$

Zytochrom P450^{+3} -Substrat

Zytochrom P450^{+2} -Substrat

O$_2$

Zytochrom P450^{+2} -Substrat × O$_2$

Substrat

Zytochrom P450^{+3}

Produkt

Zytochrom P450^{+3} -Produkt

Zytochrom P450^{+3} -Substrat × O

e$^-$

2H$^+$

H$_2$O

Zytochrom b$_5$?
NADPH-Zytochrom P450-Reduktase?
NADH-Flavoprotein?

◁

Abb. E-12: Schematische Darstellung des Zytochrom P450-Enzymsystems.

einen zweiwertigen Eisensubstratkomplex zu bilden. Dieser Komplex reagiert dann mit molekularem Sauerstoff und bildet ein oxigeniertes Zwischenprodukt, welches sofort eine zweite Elektronenreduktion eingeht. Dabei wird ein Sauerstoffatom zu Wasser reduziert, während das andere Sauerstoffatom in das Substratmolekül eingeführt wird. Das auf diese Weise oxidierte Substrat kann anschließend in einer Phase 2-Reaktion konjugiert werden, und das Zytochrom P450 steht erneut für einen Enzym-Substratkomplex zur Verfügung.

Abb. E-13: Allgemeine oxidative Stoffwechselschritte durch das arzneimitteloxidierende Enzymsystem.
▽

Reaktion	Beispiel
Seitenketten-Oxidation	$R-CH_2-CH_2-CH_3 \longrightarrow R-CH_2-CHOH-CH_3$
Aromatische Hydroxylierung	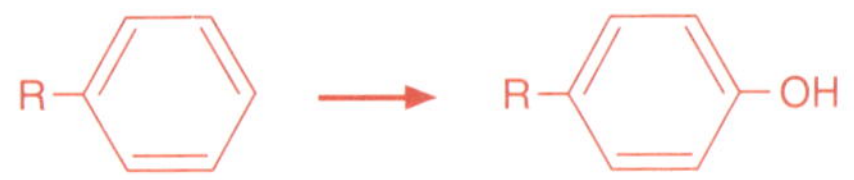 $R-\text{⬡} \longrightarrow R-\text{⬡}-OH$
N, O oder S-Dealkylierung	$R-NH-CH_3 \longrightarrow R-NH_2 + HCHO$
Deaminierung	$R-\underset{CH_3}{CH}-NH_2 \longrightarrow R-\underset{CH_3}{CHO}-NH_3$
Epoxidation	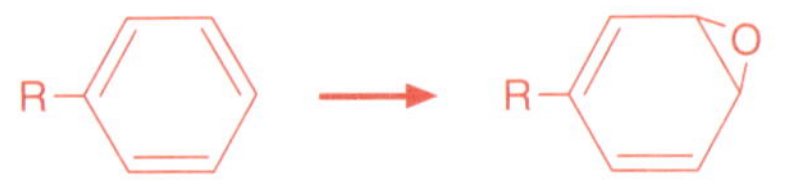 $R-\text{⬡} \longrightarrow R-\text{⬡}O$
Sulfoxidation	$R-S-R' \longrightarrow R-\overset{O}{\underset{\|}{S}}-R$
S-O-Austausch	$R-\overset{R_1}{\underset{S}{P}}{}_{R_2} \longrightarrow R-\overset{R_1}{\underset{O}{P}}{}_{R_2} + S$
N-Hydroxylierung	$R-NH-\overset{O}{\underset{\|}{C}}-CH_3 \longrightarrow R-NOH-\overset{O}{\underset{\|}{C}}-CH_3$

Monooxygenasesysteme sind zahlreich und von Spezies zu Spezies unterschiedlich und auch innerhalb einer Spezies variabel. Die Unterschiede können genetisch bedingt sein oder durch Umwelteinflüsse verändert werden. Zusätzlich sind zahlreiche Isoenzyme des Zytochrom P450 identifiziert worden. Zahlreiche Faktoren können die Aktivität dieses arzneimitteloxidierenden Enzymsystems beeinflussen.

> Kinder können manche Arzneimittel schneller metabolisieren als Erwachsene.

Dabei können die Proteinbindung und das Verteilungsvolumen eines Arzneimittels sowie Änderung der Nierenfunktion, der regionalen Durchblutung im hohen Alter eine wesentliche Rolle spielen. Die Aktivität des arzneimittelabbauenden Enzymsystems kann zusätzlich durch die Diät beeinflußt werden. Zahlreiche exogene Substanzen und Arzneimittel können das Monooxygenaseenzym in der Leber und im extrahepatischen Gewebe induzieren. Ein typisches Beispiel ist **Phenobarbital,** das den Zytochrom P450-Gehalt stark vermehrt und die Enzymaktivität erhöht. Dadurch beschleunigt Phenobarbital seinen eigenen Stoffwechsel und den anderer, über dieses Enzymsystem verstoffwechselter Arzneimittel. Auch Substrate endogener Herkunft werden durch Phenobarbital beschleunigt verstoffwechselt. Polyzyklische aromatische Kohlenwasserstoffe wie Benzpyren, welches mit Zigarettenrauch aufgenommen wird, gehören zu einer zweiten Gruppe von Substanzen, die die Synthese von Zytochrom P450 induzieren.

Da häufig mehrere Arzneimittel zusammen gegeben werden, die eine mikrosomale Enzyminduktion bewirken, z. B. Antikonvulsiva, können klinisch relevante Arzneimittelinteraktionen auftreten. So führt die gleichzeitige Gabe von Phenobarbital zu einer Verminderung des Antikoagulationseffektes von Phenprocoumon und Warfarin. Auch ein chronischer Alkoholismus kann zur erhöhten mikrosomalen Enzyminduktion führen und so zu einem beschleunigten Abbau zahlreicher Arzneimittel beitragen. Umgekehrt kann das arzneimittelabbauende Enzym durch einige wenige Arzneimittel wie Disulfiram, Ketoconazol und Cimetidin, Erythromycin und Ciclosporin gehemmt werden und so den Effekt gleichzeitig verabreichter Medikamente verstärken. Substanzen, die zu einer Induktion des mikrosomalen arzneimitteloxidierenden Enzymsystems führen, sind in Tabelle E-8 aufgeführt.

8.2 Alter und Arzneimittelstoffwechsel

> Neugeborene sind gegenüber Medikamenten empfindlicher als Erwachsene.

Tabelle E-8 Substanzen mit induzierender Wirkung auf das mikrosomale arzneimitteloxidierende Enzymsystem beim Menschen (Auswahl)

Antipyrin	Alkohol
Barbiturate	Tabakrauch
Carbamazepin	gegrillte Speisen
DDT	
Dioxane	
Gluthetimid	
Meprobamat	
Methaqualon	
Dipenylhydantoin	
Rifampicin	

Gynäkologen und Kinderärzte sind deswegen sehr zurückhaltend in der Verabreichung von Arzneimitteln an Kleinkinder und Schwangere. Eine Ursache für die Empfindlichkeit von Kleinkindern gegenüber Arzneimitteln gründet sich auf die Beobachtung, daß bei neugeborenen Tieren das arzneimitteloxidierende Enzymsystem nicht nachweisbar ist oder nur in extrem niedriger Aktivität gefunden werden kann. Fetale menschliche Leber enthält jedoch nachweislich Monooxygenaseaktivität. Aus verständlichen Gründen fehlen jedoch Untersuchungen über die Altersabhängigkeit des arzneimitteloxidierenden Enzymsystems beim Menschen. Es konnte jedoch früher nachgewiesen werden, daß einige Arzneimittel (Diazoxid, Phenobarbital, Antipyrin, Theophyllin etc.) bei Kindern schneller eliminiert werden als bei Erwachsenen, d. h., die Halbwertszeit war signifikant kürzer.

Es ist seit langem bekannt, daß mit zunehmendem Alter eine Einschränkung des Arzneimittelstoffwechsels nachweisbar ist. So nimmt die Halbwertszeit einiger Arzneimittel mit dem Alter ab (Antipyrin, Diazepam, Phenylbutazon). Obwohl einige Änderungen im Arzneimittelstoffwechsel durch Abnahme der Nierenfunktion, der Proteinbindung, des Verteilungsvolumens und der Leberdurchblutung erklärt werden können, bestehen Hinweise dafür, daß die Aktivität des arzneimitteloxidierenden Enzymsystems mit dem Alter abnimmt. Der Nachweis von altersabhängiger Änderung des Arzneimittelstoffwechsels wird allerdings dadurch erschwert, daß auch eine Abhängigkeit von der Ernährung nachgewiesen wurde.

8.3 First Pass Effect

Bevor ein oral verabreichtes Arzneimittel die systemische Zirkulation erreicht, muß es eine Reihe von Organen passieren. So kann ein Arzneimittel schon im Magen-Darm-Trakt abgebaut werden (Magensäure, Fermente). Es kann bei der Passage durch die Darmwand konjugiert oder dekonjugiert werden, vollständig von der Leber bei der ersten Passage extrahiert oder verstoffwechselt werden.

Alle diese Prozesse können die systemische Bioverfügbarkeit eines Arzneimittels beeinflussen.

So erreichen einige stark lipidlösliche Medikamente wie Propranolol und Lidocain nach oraler Gabe trotz vollständiger Resorption nur sehr niedrige systemische Plasmakonzentrationen. Diese Arzneimittel werden während der Passage durch die Leber fast vollständig extrahiert und verstoffwechselt (first pass effect). Bei Patienten mit Leberzirrhose und intra- wie extrahepatischen Shunts ist die Bioverfügbarkeit dieser Arzneimittel erhöht, was ohne Dosisanpassung zu erheblichen Nebenwirkungen führen kann.

8.4 Genetische Änderungen des Arzneimittelstoffwechsels

Es ist seit langem bekannt, daß eine große **interindividuelle Variation** in der Elimination von Arzneimitteln besteht, die vorwiegend über das arzneimitteloxidierende Enzymsystem metabolisiert werden. Während zahlreiche Untersuchungen über den Einfluß von Umweltbedingungen auf den Arzneimittelstoffwechsel durchgeführt wurden, waren genetische Einflüsse weniger bekannt. Eine bedeutende Rolle für genetisch bedingte Änderungen im Arzneimittelstoffwechsel ist durch Untersuchungen an Zwillingen festgestellt worden. So sind interindividuelle Unterschiede im Arzneimittelstoffwechsel bei eineiigen Zwillingen geringer als bei zweieiigen. Die erste Erkenntnis für eine genetisch bedingte Störung im Arzneimittelstoffwechsel erfolgte in den fünfziger Jahren durch den Nachweis, daß die N-Acetylierung von Isoniacid einer genetischen Kontrolle unterliegt. Dieser Defekt in der N-Acetylierung von Isoniacid ist deswegen von klinischer Relevanz, da bei langsamen Acetylierern die *Isoniacid-Hepatitis* häufiger, wenn nicht ausschließlich, auftritt. Das gleiche trifft zu für den durch Hydralazin und Procainamid ausgelösten Lupus erythematodes.

Mitte der siebziger Jahre ist ein zusätzlicher genetisch determinierter Polymorphismus im Arzneimittelstoffwechsel gefunden worden. Dieser Polymorphismus im Arzneimittelstoffwechsel wurde zuerst für das Antiarrhythmikum Spartein und später für das Hochdruckmittel Debrisoquin beschrieben.

In der Bevölkerung lassen sich zwei Phänotypen, die Metabolisierer und die defizienten Metabolisierer, unterscheiden. Im Gegensatz zum Metabolisierer, der diese Arzneimittel vornehmlich duch metabolischen Abbau aus dem Organismus eliminiert, hat der defiziente Metabolisierer eine stark eingeschränkte Metabolisierungskapazität. Die entsprechende Arzneimittelkonzentration im Plasma bei defizienten Metabolisierern liegt um ein Vielfaches höher und kann zu schwersten Nebenwirkungen führen. Die Inzidenz der langsamen Metabolisierer in der europäischen Bevölkerung liegt zwischen 5 und 10%. Neben beiden Modellsubstanzen,

Spartein und Debrisoquin, ist inzwischen nachgewiesen worden, daß der Stoffwechsel von ca. 20 weiteren Arzneimitteln eingeschränkt ist. Eine tabellarische Übersicht ist in Tabelle E-9 zusammengestellt.

8.5 Einfluß von Lebererkrankungen

Der hepatische Stoffwechsel zahlreicher Arzneimittel kann durch Lebererkrankungen verändert werden. Diese Veränderungen sind abhängig vom Arzneimittel, dem Ausmaß der Lebererkrankung, der Anwesenheit portosystemischer Kollateralen sowie der gleichzeitigen Einnahme anderer Arzneimittel. Bei akuten Lebererkrankungen (z. B. Virushepatitis) sind die Einflüsse geringer als bei chronischen Erkrankungen (z. B. Zirrhose), und die Phase 1-Reaktion ist häufig eher betroffen als die Phase 2-Reaktion, die meist erst im Endstadium einer chronischen Lebererkrankung eingeschränkt ist. Im Gegensatz zu Nierenerkrankungen, bei denen das Serum-Kreatinin ein ausgezeichnetes Maß der eingeschränkten Arzneimittelclearance darstellt, findet sich bei den Routineleberfunktionen selten ein Zusammenhang zwischen der Höhe des Laborwertes und der Änderung des Arzneimittelstoffwechsels. Es besteht jedoch kein Zweifel, daß bei Patienten mit Lebererkrankungen unerwünschte Arzneimittelnebenwirkungen sehr viel häufiger nachweisbar sind als bei einem lebergesunden Vergleichskollektiv.

> Besonders gefährliche Nebenwirkungen können bei Arzneimitteln mit einem hohen first pass effect auftreten, wenn portosystemische Kollateralen vorhanden sind.

Tabelle E-9 Arzneimittel, die dem genetischen Polymorphismus vom Typ Spartein/Debrisoquin unterliegen

β-Rezeptorenblocker
▷ Alprenolol
▷ Bufuralol
▷ Metoprolol
▷ Timolol

trizyklische Antidepressiva
▷ Desipramin
▷ Nortryptilin

Antiarrhythmika
▷ Encainid
▷ Perhexilen
▷ Propafenon
▷ N-Propylajmalin

Morphinderivate
▷ Dextramorphan
▷ Phenoformin

9 Exkretion

Die Ausscheidung endogener und exogener Substanzen mit der Galle ist eine wesentliche Voraussetzung für die Aufrechterhaltung der physiologischen Funktionen der Leber. Obwohl Fortschritte in der Erkenntnis der vitalen Mechanismen der Gallenbildung gemacht worden sind, bleiben die physiologischen Grundlagen durch die komplizierte anatomische Struktur limitiert. Neue physiologische, ultrastrukturelle und biochemische Erkenntnisse haben jedoch zum Verständnis der Gallenbildung unter physiologischen und pathologischen Bedingungen beigetragen. Die meisten dieser Erkenntnisse sind im Tierexperiment oder an isolierten Membranen erhoben worden. Die Extrapolation auf die menschliche Leber erscheint gerechtfertigt, ist jedoch nicht gesichert.

9.1 Physiologische Grundlagen

Die Zellmembran der Hepatozyten ist in drei funktionelle Einheiten aufgeteilt:

▷ Die basale oder sinusoidale Seite der Zelle ist ausgestattet mit zahlreichen Mikrovilli, die die Oberfläche der Hepatozyten vergrößern und den Transport von Substanzen aus dem sinusoidalen Blut in die Zelle erleichtern.

▷ Die glatte Oberfläche der lateralen Zellmembran, die den intrazellulären Spalt zwischen aneinanderliegenden Hepatozyten trennt.

▷ Die apikale oder kanalikuläre Membran, die zum Lumen der Gallenkanalikuli gerichtet ist und von der lateralen Zellmembran durch den intrazellulären Spalt (tight junction) von aneinanderliegenden Zellen getrennt ist.

Obwohl die kanalikuläre Membran nur 13% der gesamten Zelloberfläche der Hepatozyten ausmacht, müssen alle Substanzen, die in die Galle sezerniert werden, diese Membran passieren. Der Golgi-Apparat ist ebenfalls am apikalen Pol der Hepatozyten lokalisiert. Der Beitrag des Golgi-Apparates am Sekretionsmechanismus ist noch nicht geklärt. Zusätzlich finden sich die Lysosomen in der Nähe der kanalikulären Membran, und Bestandteile dieser Zellorganellen werden in die Gallenkanalikuli sezerniert. Die tight junctions zwischen den lateralen Zellmembranen stellen eine anatomische Verbindung zwischen sinusoidalem Blut und Gallenkanalikuli dar. Diesem intrazellulären Zwischenraum kommt eine große Bedeutung in der Gallenbildung zu.

Unterschiedliche Transportsysteme sind ebenfalls an den verschiedenen Membranen der Hepatozyten lokalisiert. Zahlreiche Rezeptoren sind an der basalen, sinusoidalen Membran vorhanden, wie z.B. für Lipoproteine, Immunglobulin A und andere. Dagegen sind alkalische Phosphatase, Mg^{++}ATPase und Gamma-Glutamyl-Transpeptidase nur an der kanalikulären Membran nachweisbar. Der Kotransport zahlreicher organischer Anionen (z.B. Gallensäuren) erfolgt mit Na^+ an der sinusoidalen Membran der Hepatozyten. Zusätzlich kommen den Hepatozyten je nach ihrer anatomischen Lokalisation unterschiedliche Aufgaben zu. Während die periportalen Zellen vornehmlich für die aktive Aufnahme der Gallensäuren und damit für die gallensäurenabhängige Gallenbildung verantwortlich sind, finden sich in den perizentralen Hepatozyten wenig Gallensäuren. Dieser Teil des Leberläppchens ist vorwiegend für die Bildung der gallensäurenunabhängigen Fraktion der Galle maßgebend. Erhöht sich das Angebot der Gallensäuren, können die perizentralen Hepatozyten jedoch ebenfalls Gallensäuren aufnehmen. Aus diesen Überlegungen geht hervor, daß die Aufgabe der Hepatozyten durch ihre anatomische Lage im Leberläppchen determiniert ist, aber diese Funktion von allen Hepatozyten übernommen werden kann.

Zelluläre Aufnahme: Die Aufnahme durch spezifische Rezeptoren an der sinusoidalen Membran erfolgt durch **Pinozytose.** Mit am besten erforscht ist der durch Brown und Goldstein aufgeklärte Apoprotein B/E-Rezeptor, der Apoprotein B- und -E-haltige Lipoproteine bindet und internalisiert. Dieser Rezeptor ist verantwortlich für die Aufnahme von Lipoproteinen intermittierender Dichte (intermediate-density lipoprotein, IDL) und Lipoproteine niedriger Dichte (low-density lipoprotein, LDL). Er bindet wahrscheinlich auch Lipoproteine sehr niedriger Dichte (very low density lipoprotein, VLDL). Die Anzahl der Rezeptoren reguliert die Höhe der LDL-Cholesterinkonzentration im Plasma.

Die Aufnahme der Gallensäuren ist ein aktiver Transport durch ein spezifisches Carrier-Protein, der durch den Kotransport von Na^+ an der sinusoidalen Membran erfolgt. Auch andere organische Anionen (z.B. Fettsäuren, Bilirubin) werden durch spezifische Carrier-Proteine in das Zellinnere transportiert.

Intrazellulärer Transport: Zumindest für den Apoprotein B/E-Rezeptor konnte gezeigt werden, daß er nach Einschleusen von Lipoprotein-Partikeln wieder an die Zelloberfläche wandert und erneut zur Aufnahme von Lipoproteinen befähigt ist. Der intrazelluläre Transportmechanismus von Gallensäuren ist noch nicht geklärt. Bilirubin, Fettsäuren sowie anionische Farbstoffe werden dagegen intrazellulär an spezifische Proteine gebunden (Y-Protein) und wahrscheinlich auch damit transportiert. Für zahlreiche intrazelluläre Stoffwechselprodukte erfolgt der Transport in Vesikeln.

Sekretion: Der Gallensäurentransport an der kanalikulären Membran in die Gallenkanalikuli ist wieder ein aktiver Mechanismus mit großer Transportkapazität. Durch die Sekretion in die Gallenkanalikuli erhöht sich die osmotische Aktivität in der Primärgalle. Elektrolyttransportsysteme (Cl^-/HCO_3^-) sind ebenfalls an der kanalikulären Membran nachgewiesen worden, während der

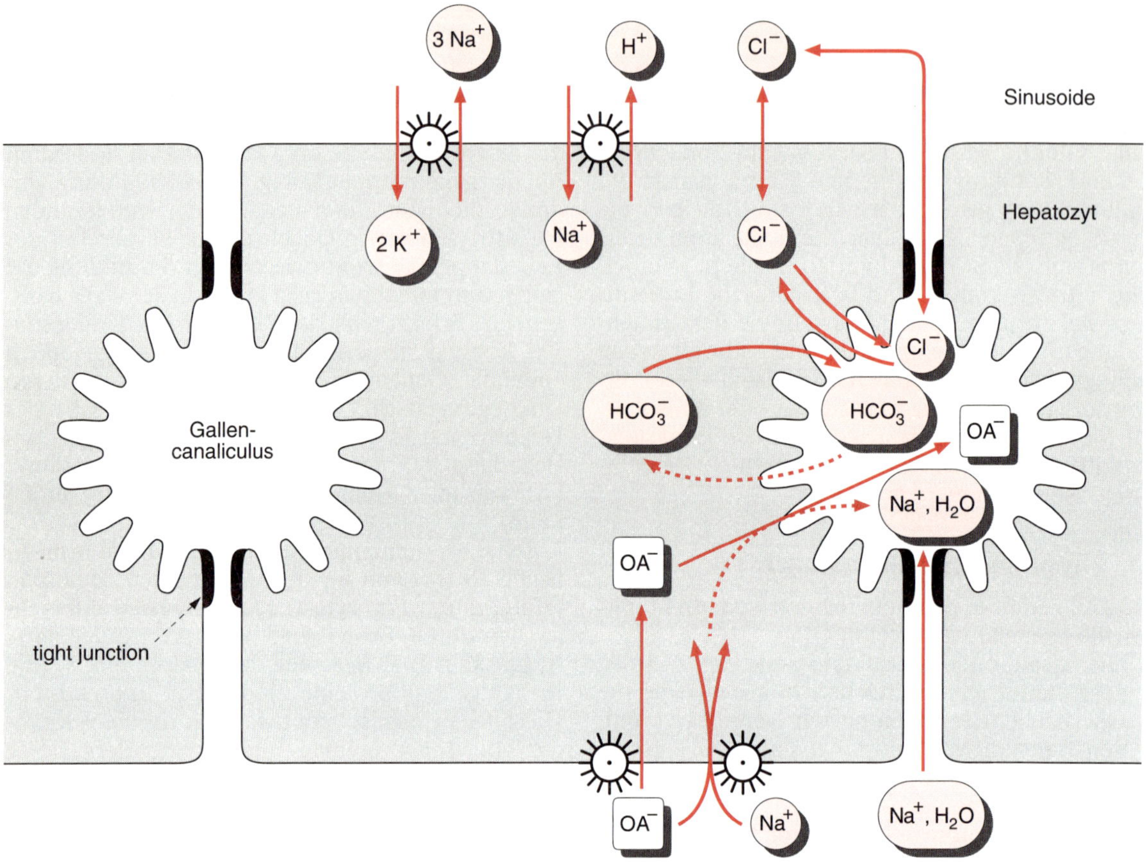

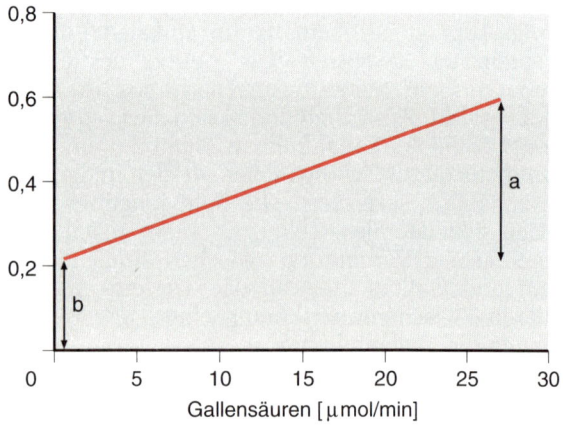

Abb. E-14: Konzept des hepatozellulären Gallensäurentransportes. OA⁻ = Gallensalz.

Wassertransport durch den intrazellulären Spalt (tight junction) passiv dem osmotischen Gradienten folgt. Abbildung E-14 zeigt das gegenwärtige Konzept des hepatozellulären Gallensäurentransportes. Wenn die Ausscheidung von Gallensäuren als Funktion des Gallenflusses aufgetragen wird, erhält man die in Abbildung E-15 dargestellte Abhängigkeit. Die Steigerung der berechneten Geraden ergibt den gallensäurenabhängigen Gallenfluß, während der Schnittpunkt der dargestellten Regressionsgeraden mit der Ordinate den gallensäurenunabhängigen Fluß angibt, der sich bei vollkommen fehlender Gallensäurenausscheidung theoretisch einstellen würde.

Die Gallensäuren sind die bedeutendsten endogenen Substanzen, die den Gallenfluß beeinflussen. Auf noch nicht geklärte Weise, aber wahrscheinlich durch ihre Detergenzienwirkung, beeinflussen sie die hepatische Sekretion von Lecithin und Cholesterin.

Auch Pharmaka können nach hepatozellulärer Aufnahme, intrahepatischem Transport und Metabolismus und kanalikulärer Sekretion in die Galle ausgeschieden werden. Da die meisten Untersuchungen am Patienten nach Cholezystektomie mit liegendem T-Drain durchgeführt wurden, sind quantitative Aussagen häufig nicht möglich.

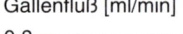

Abb. E-15 Gallensalzabhängige und gallensalzunabhängige Fraktion der Galle. Mit Zunahme der Gallensäurenausscheidung (Abszisse) nimmt proportional das Volumen der sezernierten Galle (Ordinate) zu: Gallensalzabhängige Fraktion (a). Der Schnittpunkt der Regressionslinie mit der Ordinate kennzeichnet die gallensalzunabhängige Fraktion (b).

9.2 Störungen der Exkretion

Störungen der Exkretion können durch intrahepatische oder extrahepatische Erkrankungen bedingt sein und führen zur Cholestase. Die intrahepatische Cholestase ist vorwiegend durch akute oder chronische Lebererkrankungen bedingt. Dabei kann die Aufnahme durch die sinusoidale Membran, der transzelluläre Transport oder die kanalikuläre Sekretion gestört sein. Selten ist nur ein Transportsystem verändert (siehe Bilirubinstoffwechsel). Überwiegt eine Störung der kanalikulären Sekretion (z.B. bei der primär biliären Zirrhose), so resultiert eine Cholestase.

Störungen der Exkretion durch extrahepatische Geschehen sind überwiegend durch Gallensteine, Tumoren und Pankreaserkrankungen bedingt.

Literatur

Brown, M. S., J. L. Goldstein: Lipoprotein receptors in the liver. Control signals for plasma cholesterol traffic. J. Clin. Invest. 72 (1983) 643–747.

Chowdhury, J. R., A. W. Wolkoff, I. M. Arias: Hereditary jaundice and disorders of bilirubin metabolism. In: The Metabolic Basis of Inherited Disease. McGraw-Hill Inc. New York (1989) 1367–1408.

Finch, C. A. and N. Huebers: Perspectives in iron metabolism. N. Engl. J. Med. 306 (1982) 1520–1528.

Hofmann, A. F.: Bile acids in liver and biliary disease. In: Wright's liver and biliary disease. W. B. Saunders Company LTD London (1992) 288–318.

Klausner, R. D.: From receptors to genes-insights from molecular iron metabolism. Clin. Des. 36 (1988) 494–500.

Mutschler, E.: Arzneimittelwirkungen. Lehrbuch der Pharmakologie und Toxikologie. Wissenschaftliche Verlagsgesellschaft mbH Stuttgart (1991).

Newsholme, E. A.: Role of the liver in integration of fat and carbohydrate metabolism and clinical implications in patients with liver disease. In: Popper, H. and F. Schaftner. Progress in liver disease. New York 1976.

Tovill, A. S.: Hepatic protein metabolism: Basic and applied biochemical and clinical aspects. In: Arias, I. M., M. Frenkel, and J. H. P. Wilson. Liver Annual 4. Amsterdam, Elsevier (1985) Elsevier 53–96.

F Exokrines Pankreas

A. LÖFFLER

1 Physiologische Grundlagen

> Der Bauchspeichel dient der fermentativen Digestion der Nahrungsbestandteile.

Großmolekulare Substanzen werden zu kleineren Bruchstücken zerlegt (Oligopeptide, Aminosäuren, Oligo-, Monosaccharide, Mono-, Diglyceride, freie Fettsäuren) und so für die Resorption (Absorption) durch die Dünndarmschleimhaut vorbereitet.

Für die Digestion sind aber neben dem Bauchspeichel noch Sekrete anderer Organe (Galle, Sekret von Magen- und Dünndarmschleimhaut) erforderlich. Pro 24 Stunden werden durchschnittlich etwa 1500 ml Bauchspeichel über die **Papilla duodeni major** (Vateri) in das Duodenallumen abgesondert. Der Bauchspeichel ist **klar** und enthält keine Farbstoffe. Er besteht aus Wasser, Salzen und Eiweiß, die Reaktion ist **alkalisch** und das spezifische Gewicht liegt zwischen 1007 und 1042. Die Osmolarität entspricht der des Serums. Der Proteinumsatz des Pankreas ist der höchste des menschlichen Organismus.

> Die in diesem Kapitel benutzten **Abkürzungen** sind noch einmal im folgenden erklärend zusammengestellt:
>
> | | |
> |---|---|
> | CCK-PZ | Cholezystokinin-Pankreozymin |
> | S.-P.-Test | Sekretin-Pankreozymin-Test |
> | ERCP | endoskopisch retrograde Cholangio-Pankreatikographie |
> | ERC | endoskopisch retrograde Cholangiographie |
> | ERP | endoskopisch retrograde Pankreatikographie |
> | CT | Computertomographie |
> | PABA | Paraaminobenzoesäure |
> | MR | Magnetresonanz |

1.1 Bestandteile des Bauchspeichels und deren Funktion

1.1.1 Wasser

Wasser dient als Transportmedium für Elektrolyte und Fermente. Es diffundiert frei, entsprechend dem Konzentrationsgefälle zwischen Zelle und Ausführungsgangsystem.

1.1.2 Elektrolyte

Bikarbonat ist der wichtigste Elektrolyt des Bauchspeichels. Es wird unter dem Einfluß der Carboanhydrase aus CO_2 und H_2O gebildet ($CO_2 + H_2O \overset{CAH}{\rightleftharpoons} H_2CO_3 \rightleftharpoons H^+ + HCO_3^-$). Menge und Konzentration des sezernierten HCO_3 sind zur Flußrate direkt korreliert.

Aufgrund der großen Differenz zwischen plasmatischer und intraduktulärer Bikarbonatkonzentration ist ein aktiver Transport anzunehmen (25 mmol/l resp. max. 150 mmol/l). Durch seine Pufferkapazität neutralisiert Bikarbonat die aus dem Magen in das Duodenum gelangende Säure.

> Nur im neutralen bis alkalischen Milieu entfalten die Pankreasfermente ihre optimale Aktivität.

Über den Ort der Bikarbonatbildung und -ausscheidung besteht noch keine endgültige Klarheit. Wahrscheinlich liegen die Zellen, die Wasser und Bikarbonat bilden, am Übergang zwischen Schaltstück und Azinus (Abbildung F-1). In Analogie zum Prinzip anderer Speicheldrüsen wird möglicherweise hier ein Primärsekret gebildet, aus dem während der Passage durch Schaltstück und Sammelkanälchen Bikarbonat wieder rückresorbiert wird.

▷ **Chlorid.** Die Chloridkonzentration verhält sich umgekehrt proportional zur Bikarbonatkonzentration, so daß die Summe aus beiden Anionen gleich bleibt (zusammen 166 mmol/l bei mittleren und höheren Sekretionsraten) (Abb. F-2).

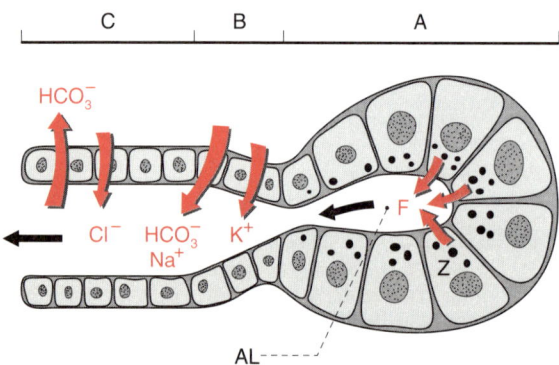

Abb. F-1: Halbschematische Darstellung einer Läppcheneinheit des exokrinen Pankreas.

A: **Azinus** mit großen Azinuszellen. Zellkerne liegen etwas näher an der Basis. Relativ große Körnchen, Zymogengranula (Z), wandern in Richtung Azinuslumen (AL) und geben dort Fermente (F) bzw. Profermente frei. *(ekbolische Funktion.)*

B: **Schaltstück:** Diese etwas flacheren Epithelzellen produzieren Wasser und Elektrolyte *(hydrokinetische Funktion)*. Zum großen Teil sind die Schaltstücke in die Azini eingestülpt (zentroazinäre Zellen).

C: **Sammelkanälchen:** Hier findet ein Austausch von Elektrolyten statt, vor allem HCO_3-Resorption und Chlorid-(Cl)-Sekretion.

Flußrichtung des Bauchspeichels mit zwei schwarzen Pfeilen markiert.

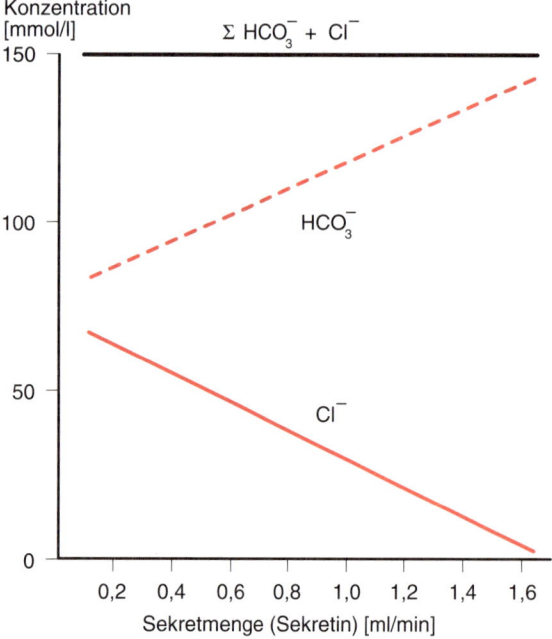

Abb. F-2: Schematische Darstellung des gegensätzlichen Verhaltens der Chlorid- und Bikarbonatkonzentrationen im Pankreassekret in Abhängigkeit vom Sekretfluß.

▷ **Natrium, Kalium.** Die Konzentrationen von Kalium und Natrium im Pankreassekret entsprechen denen des Serums und bleiben auch bei unterschiedlichen Flußraten konstant.

▷ **Kalzium.** Dem Kalzium kommt eine ganz entscheidende Rolle in der Fermenthomöostase zu. Die normale Konzentration von Kalzium im Serum ist verantwortlich für die **Stabilität von Profermenten** in den Zymogengranula der Azinuszellen. Die Hyperkalzämie kann zur vorzeitigen Aktivierung der Profermente führen. Ferner verursacht die Hyperkalzämie eine dem CCK-PZ (Cholezystokinin-Pankreozymin) vergleichbare submaximale **ekbolische Stimulation** (s. Abschnitt 1.2 Regulation der Sekretion). Die Konzentration von Sekretkalzium ist niedriger als die des Serumkalziums. Nach Stimulation mit CCK-PZ oder Acetylcholin steigt die Kalziumkonzentration parallel zur Enzymproteinkonzentration an (1 Molekül Amylase enthält 1 Kalziumatom).

1.1.3 Spurenelemente

An Spurenelementen sind Magnesium, Kupfer, Phosphat und Zink bekannt. **Zink** ist ein wesentlicher Bestandteil von Enzymen, speziell von Carboxypeptidase.

1.1.4 Fermente

Die im Bauchspeichel enthaltenen Eiweiße sind nahezu ausschließlich **Fermente** (wichtigste Fermente s. Tab. F-1). Wesentliche Aufgabe des Bauchspeichels ist die fermentative Spaltung von hochmolekularen Zuckern, Eiweißen und Fetten (Triglyceride).

▷ **Zuckerspaltende Fermente.** Die α-Amylase ist das wichtigste Enzym, das bereits in aktiver Form in das Pankreasgangsystem sezerniert wird. Das Molekulargewicht liegt bei 48 000 – 54 800 Dalton (Mensch). Die α-Amylase ist eine Endoamylase, d.h., sie spaltet Stärke mittel- und nicht endständig. Sie ist nicht organspezifisch, sondern kommt in vielen anderen Organen vor, insbesondere in der Parotis bzw. im Mundspeichel als Ptyalin.

▷ **Tryptische Fermente.** Alle eiweißspaltenden Fermente werden in inaktiver Form (Proenzyme) aus den Zymogengranula der Azinuszellen in das Pankreasgangsystem bzw. Duodenallumen abgegeben. Dem **Trypsinogen** wird jedoch eine geringe Fermentaktivität zugeschrieben. Durch Enterokinase (Zilien der Duodenalschleimhautzellen) erfolgt direkt und indirekt die Aktivierung der tryptischen Fermente. Trypsin, Chymotrypsin, Elastase, Kallikrein sind Endopeptidasen. Zu den Exopeptidasen gehören die Carboxypeptidasen. Sofern Peptide nicht von Pankreaspeptidasen gespalten werden können, übernehmen entsprechende Fermente der

Tabelle F-1 Übersicht über die wichtigsten Enzyme bzw. Enzymgruppen des menschlichen Bauchspeichels

Lipase	Carboxypeptidase A, B
α-Amylase	Elastase
Chymotrypsin	Kallikrein
Trypsine	Phospholipase A, B
Ribonukleasen	Cholesterinesterase
Desoxyribonukleasen	Kollagenase Glykosidasen

Dünndarmschleimhaut diese Funktion. Zum Teil werden Peptide auch als solche durch die Enterozytenmembran resorbiert. Die Resorptionsquote von Dipeptiden ist höher als die der Aminosäuren. Neben tryptischen Zymogenen enthält das Pankreassekret auch spezifische Inaktivatoren (s. unten).

▷ **Fettspaltende Fermente.** Die **Pankreaslipase** hydrolysiert Triglyceride in freie Fettsäuren und Mono-Diglyceride sowie freies Glycerin. Die Lipase liegt in bereits aktiver Form im Gangsystem vor. Sie hat eine **geringe Substratspezifität**, d. h. neben Neutralfetten werden auch Ester und Phospholipide gespalten. Das Molekulargewicht liegt bei 50500 Dalton.

Die substratspezifischen **Phospholipasen** A und B liegen im Sekret als Profermente vor und werden durch Trypsin aktiviert. Sie hydrolysieren Phosphoglycerinester.

1.1.5 Fermentinaktivatoren

Fermentinaktivatoren sind in erster Line an tryptischen Fermenten wirksam. Sie sind sowohl im Pankreasgewebe, im Pankreassekret als auch in anderen Organen und im Serum vorhanden.

Eine wesentliche Rolle kommt den **Trypsininaktivatoren** zu, die zusammen mit Trypsin und α_2-Makroglobulin einen Komplex bilden. Patienten mit einem genetisch bedingten α_1-Antitrypsin-Mangel im Serum (Defektdysproteinämie mit niedrigem α-Globulin in der Elektrophorese) leiden an Lungenemphysem und Leberzirrhose, nicht jedoch an Pankreaserkrankungen. Insbesondere treten nicht vermehrt Pankreatitiden infolge tryptischer Nekrosen auf.

1.2 Regulation der Sekretion

Die Sekretion der Bauchspeicheldrüse wird durch **Hormone** und **nervale Reize** reguliert. Ob andere Substanzen im Darmlumen einen direkten oder indirekten Einfluß auf die Pankreasfunktion ausüben, ist nicht geklärt. Von den Enterohormonen sind als wichtigste Cholezystokinin-Pankreozymin (CCK-PZ), Sekretin und Gastrin zu nennen.

1.2.1 Cholezystokinin-Pankreozymin (CCK-PZ)

Dieses Hormon wird durch Kontakt von Fetten, Fettsäuren und Aminosäuren mit P-Zellen der Duodenalschleimhaut freigesetzt und gelangt systemisch, d. h. über den Blutkreislauf, in die Bauchspeicheldrüse. Es besteht aus 33 Aminosäuren. Pankreozymin und Cholezystokinin sind identische Bezeichnungen für dasselbe Hormon, das sowohl eine **Kontraktion der Gallenblase** als auch eine **Anreicherung von Fermenten** im Bauchspeichel (*ekbolische Funktion*) herbeiführt. Die Fermente und Profermente werden unter dem Einfluß von CCK-PZ aus den Speicherorganellen der Azinuszellen (*Zymogengranula*) freigegeben. Der Einstrom von Aminosäuren in die Azinuszellen, die Synthese zu Fermenten und Profermenten sowie die Abgabe dieser Substanzen in die Ausführungskanäle erfolgen sehr rasch innerhalb von wenigen Minuten. Verglichen mit anderen Parenchym- bzw. Stromazellen haben die Azinuszellen die größte Eiweiß-(Ferment-) Syntheseleistung. CCK-PZ übt einen positiven Einfluß auf das Wachstum der Azinuszellen aus und hat außerdem einen die Sekretinwirkung verstärkenden Effekt.

1.2.2 Sekretin

Sekretin, das eine **Steigerung des Sekretflusses** bewirkt, wird ebenfalls in der Schleimhaut des oberen Dünndarms gebildet (S-Zellen). Es besteht aus 27 Aminosäuren. Die Freisetzung wird in erster Linie durch den sauren pH im Duodenum stimuliert. Angriffspunkt im Pankreas sind die Schaltstückzellen. Der sekretinstimulierte Bauchspeichel ist durch hohe Bikarbonatkonzentration und -menge (hydrokinetische Funktion) gekennzeichnet. Die anfänglich erhöhte Fermentmenge nach Sekretin ist möglicherweise auf einen teilweisen *Auswascheffekt* zurückzuführen. Mit zunehmender Sekretmenge fallen die Enzymkonzentrationen kontinuierlich ab. Ebenso wie CCK-PZ einen geringen hydrokinetischen Effekt hat, ist dem Sekretin auch ein gewisser – wenn auch kleiner – ekbolischer Effekt eigen.

1.2.3 Gastrin

Gastrin wird in den G-Zellen der Schleimhaut des Magenantrums gebildet und stimuliert die Belegzellen. Chemisch hat es eine Teilsequenz mit CCK-PZ gemeinsam. Die Wirkung am exokrinen Teil des Pankreas ist deshalb auch in erster Linie ekbolisch. Verglichen mit der Wirkung am Magen ist die Wirkung am exokrinen Pankreas jedoch nur sehr gering.

1.2.4 Andere Substanzen

Acetylcholin, Bombesin, Coerulein wirken über verschiedene Rezeptoren durch einen Mechanismus, der durch Veränderung des intrazellulären Kalziums ausgelöst wird. In erster Linie handelt es sich um einen ekbolischen Effekt dieser Substanzen.

1.2.5 Nervale Regulation

> Auf die Pankreassekretion hat der Nervus vagus einen fördernden, der Sympathikus einen hemmenden Effekt.

Möglicherweise stellt die durchblutungsfördernde Wirkung des **Vagus** die Basis für die additive Wirkung von Vagus und den Enterohormonen Sekretin und CCK-PZ dar. Acetylcholin als Rezeptor-Überträgersubstanz hat einen direkten Effekt auf die exkretorischen Zellen, insbesondere auf die Azinuszellen.

Der **Sympathikus** scheint sowohl über eine Verminderung der Durchblutung als auch durch einen direkten Effekt Einfluß auf das exokrine Verhalten zu haben. Möglicherweise wird außerdem die Freisetzung von CCK-PZ und Sekretin durch adrenerge Substanzen blockiert.

Inwieweit ein eventueller Antagonist des enteropankreatischen vagovagalen cholinergen Reflexes existiert, ist nicht bewiesen.

2 Pathophysiologie

Der Großteil physiologischer und pathophysiologischer Zusammenhänge kann nur durch Tierexperimente geklärt werden. Viele Mechanismen sind jedoch Spezies-bedingt und nur unter Vorbehalt auf das menschliche Pankreas übertragbar.

Beim Menschen ist es unter den Bedingungen der unveränderten Anatomie sehr schwierig, Einblicke in das Sekretionsverhalten zu bekommen. Die zur Analyse geeigneten Pankreasfisteln werden in der Regel nur bei pankreaskranken Individuen angelegt und liefern somit für die Grundlagenforschung nur begrenzte Informationen. In der Klinik ist man zur Beurteilung der exokrinen Kapazität auf Funktionstests angewiesen. Die diesbezüglich genaueste Funktionsprüfung ist der **Sekretin-Pankreozymin-Test** (S.-P.-Test). Bei diesem Test wird nach Stimulation durch die exogen zugeführten Hormone Sekretin und CCK-PZ fraktioniert Duodenalsekret gewonnen. Es stellt ein Flüssigkeitsgemisch aus Bauchspeichel, Galle und den Sekreten von Duodenal- und Magenschleimhaut dar. Der Gehalt an Wasser, Elektrolyten, Eiweiß und Spurenelementen ist also nicht repräsentativ für das exokrine Pankreas. Dies gilt jedoch nicht für die pankreasspezifischen Fermente.

Entzündliche, degenerative und tumoröse Prozesse des Pankreas sowie extrapankreatische Veränderungen können die exokrine Funktion beeinflussen. Von erheblicher klinischer Bedeutung sind Erkrankungen, die zur exokrinen Insuffizienz führen. Zur Beurteilung der exokrinen Kapazität

werden beim S.-P.-Test in erster Linie die maximale Bikarbonatkonzentration und die Menge an Fermenten (Trypsin, Chymotrypsin, Lipase, Amylase) herangezogen. Je nach Reduktion der einzelnen Parameter spricht man von leichter, mittelschwerer oder schwerer exokriner Pankreasinsuffizienz. Es gibt keine für bestimmte Erkrankungen pathognomonischen Sekretionsmuster.

> **Akute** Bauchspeicheldrüsenerkrankungen haben oft eine **Hypersekretion, chronische** Erkrankungen eine **Hyposekretion** (exokrine Insuffizienz) zur Folge.

2.1 Primäre Hypersekretion

Definition: Erhöhte, stimulierte (Sekretin, CCK-PZ) Sekretion von Elektrolyten und/oder Fermenten (intrapankreatische Ursachen).

Ursachen: Pankreaserkrankungen. Erhöhte Ansprechbarkeit auf Sekretin und CCK-PZ?

▷ **Interstitielle Entzündung des Pankreas.** Liegt eine Entzündung (geringen bis schweren Grades) vor, so kann eine Hypersekretion von Elektrolyten (und somit von Wasser) nach Stimulation mit Sekretin auftreten. Entsprechende Daten finden sich auch bei akuter und chronischer Pankreatitis sowie bei Pankreaskarzinom.

▷ **Ethylalkohol.** Nach längerer Einnahme von Ethanol beobachtet man nach Ölsäureapplikation in das Duodenum eine erhöhte Fermentexkretion. Möglicherweise ist dies durch vermehrte Ansprechbarkeit der Azinuszellen auf CCK-PZ bedingt.

Folgen: Eine Eiweiß-, Wasser- oder Elektrolytverarmung tritt wegen eines entero-pankreatischen Kreislaufes nicht ein. Eine etwaige Alkalisierung des Chymus kann durch die enorme Pufferkapazität des Sekretes der Dünndarmschleimhaut ausgeglichen werden.

D Diagnostische Hinweise

Geeignet zur Erfassung einer (in der Regel klinisch stummen) Hypersekretion ist der S.-P.-Test. Je nach klinischem Verdacht sind Verlaufsbeobachtungen des Funktionsverhaltens, unter Umständen auch weitere diagnostische Methoden wie bildgebende Verfahren (Sonographie, Computertomographie, ERCP = endoskopisch retrograde Cholangio-Pankreatikographie) notwendig.

T Therapeutische Hinweise

Die Hypersekretion per se bedarf keiner Behandlung, evtl. aber deren Ursachen.

2.2 Sekundäre Hypersekretion

Definition: Erhöhte, stimulierte (Sekretin, CCK-PZ) Sekretion von Elektrolyten und/oder Fermenten (extrapankreatische Ursachen).

Ursachen: Für die Entstehung einer sekundären Hypersekretion gibt es mehrere Ursachen:

▷ **Leberzirrhose:** Leberzirrhose-Patienten (ohne gleichzeitigen Pankreasschaden) weisen immer ein deutlich erhöhtes Duodenalsekretvolumen nach Stimulation auf. Obwohl die maximale Bikarbonatkonzentration im unteren Normbereich liegt, ist die Bikarbonatmenge (output) erhöht. Die Enzymkonzentrationen sind normal, die Auswurfmengen normal oder leicht erhöht. Die erhöhte Wasser- und Elektrolytmenge ist z.T. aber auch durch die erhöhte Aktivität der Epithelien der kleinen Gallengänge mitbedingt. Über den rein pankreatischen Teil kann nichts Definitives ausgesagt werden. Möglicherweise spielt auch eine verminderte Sekretininaktivierung durch die Leber eine ursächliche Rolle.

▷ **Hämochromatose.** Die Hämochromatose führt sowohl zur Leberzirrhose als auch zur Pankreaszirrhose. In Anfangsstadien der Erkrankung mit noch überwiegend erhaltenem Parenchym liegt eine Hypersekretion mit erhöhten Auswurfmengen an Bikarbonat, Wasser, Fermenten und NaCl vor. In Spätstadien mit Pankreasfibrose und -zirrhose (Parenchymrarefizierung) wird eine Hyposekretion beobachtet.

▷ **Zollinger-Ellison[1]-Syndrom.** Beim Zollinger-Ellison-Syndrom ist die Abgabe von Bikarbonat und somit auch von Wasser hoch. Man nimmt an, daß es sich hierbei um eine durch ständige Ansäuerung des Duodenums **(Hyperchlorhydrie durch Hypergastrinämie)** bedingte sekundäre „Anpassung" der Schaltstückzellen handelt. Die Hypergastrinämie als alleinige direkte Ursache der Pankreashypersekretion scheidet aus.

▷ **Duodenalulkus.** Es gibt Hinweise, daß bei Duodenalulkus die Bikarbonatabgabe zu hochnormalen bzw. erhöhten Werten tendiert. Möglicherweise gibt es auch hier, wie beim Zollinger-Ellision-Syndrom, einen Adaptationsmechanismus infolge des bei Ulcus duodeni häufig erhöhten Säuregehaltes im Duodenum.

▷ **Hyperkalzämie.** Die akute Hyperkalzämie verursacht eine erhöhte Sekretion von Fermenten. Dies könnte Folge einer erhöhten Membranpermeabilität der Azinuszellen wie auch eines Einflusses auf das Adenylatzyklasesystem sein. (Akute Hyperkalzämie und akute Pankreatitis s. Abschnitt 2.4.1.) Im Gegensatz zur akuten Hyperkalzämie kann die chronische Hyperkalzämie zu Pankreasverkalkungen im Sinne einer chronisch progredienten Pankreatitis ohne akute Entzündungsphasen führen (s. Abschnitt 2.4.2).

Folgen: siehe Abschnitt 2.1.

D **Diagnostische Hinweise**

Siehe Abschnitt 2.1. Die klinische Symptomatologie gibt wesentliche Hinweise für das weitere diagnostische Procedere zur Abklärung der Grundkrankheit.

▽ **Therapeutische Hinweise**

Auch die sekundäre Hypersekretion bedarf nicht der direkten Therapie. Eventuell müssen die Ursachen beseitigt werden.

2.3 Hyposekretion (exokrine Pankreasinsuffizienz)

Definition: Werden ein oder mehrere Bestandteile des Bauchspeichels in ungenügender Menge ausgeschieden, so spricht man von Hyposekretion (Begriff der Pathophysiologie). Ist die maximale Bikarbonatkonzentration und/oder die Fermentausscheidung nach Stimulation mit Sekretin und CCK-PZ vermindert, so spricht man von exokriner Pankreasinsuffizienz (klinischer Begriff). Die verminderte Sekretion ist auch im Begriff der **Dyschylie** (Seifert 1954, Büchner 1956, Becker 1957) enthalten (azinäre oder Proteodyschylie; kanalikuläre oder Hydrodyschylie). Aus Gründen der klinischen Bedeutung sollen im folgenden nur die krankhaften Prozesse besprochen werden, die zur exokrinen Insuffizienz führen können.

Extrapankreatische Ursachen: Es handelt sich um potentiell reversible Pankreasschäden durch:

▷ **Verminderte Blutzufuhr. Gefäßalterationen** (Arteriosklerose, Arteriitis) mit hochgradiger Verminderung der Blutzufuhr verursachen eine exokrine Pankreasinsuffizienz, die mit der, die unter Sympathikusstimulation auftritt, vergleichbar ist. Eine der möglichen Ursachen der bei alten Menschen sehr selten anzutreffenden chronischen Pankreatitis soll die Arteriosklerose sein.

Ein **erhöhter Sympathikotonus** verursacht ebenfalls eine verminderte Durchblutung. Möglicherweise spielt hier aber auch eine direkte blockierende Wirkung adrenerger Substanzen bei der CCK-PZ- und Sekretinfreisetzung eine Rolle.

▷ **Eiweißmangel.** Hochgradiger persistierender alimentärer Eiweißmangel (Kwashiorkor*) führt zur verminderten Bildung und Ausscheidung von Pankreasfermenten **(azinäre Dyschylie).** Die Ausscheidung von Elektrolyten und Wasser ist normal. Bei der einheimischen **Sprue (Zöliakie des Kindes)** mit oder ohne enterale Eiweißexsudation kann ein erheblicher Substratmangel an Aminosäuren entstehen, der zur eingeschränkten Fermentbildung führt. Es besteht eine Diskrepanz zwischen den Ergebnissen der Funktionsanalysen, basierend auf Stimulation durch exogen zugeführte Hormone (S.-P.-Test), einerseits und endogener Stimulation durch Säure, Aminosäuren und normale Nahrung andererseits. In der überwiegenden Mehrzahl der Spruefälle ergibt sich aber ein normales Funk-

---

[1] Robert M. Zollinger (geb. 1903), amerikanischer Chirurg. Edwin H. Ellison, Arzt in USA.
* Kwashiorkor (westafrikan.) = roter Knabe.

tionsverhalten im S.-P.-Test, während durch endogene Stimulation sowohl eine schwere azinäre als auch duktuläre Dyschylie beobachtet wurde. Dies könnte Ausdruck einer verminderten Ansprechbarkeit der Sekretin- und CCK-PZ-bildenden Zellen oder ihres Verlustes im Rahmen der Grunderkrankung sein. Bei **chronischer Niereninsuffizienz** mit Mangel an essentiellen Aminosäuren ist die exokrine Kapazität gegenüber der Norm meist deutlich vermindert. Als Ursachen werden neben dem Eiweißmangel auch Vomitus, sekundärer Hyperparathyreoidismus, Dehydratation, endogene Intoxikation und Azidose genannt.

▷ **Eine experimentell erzeugte Hypokalzämie** (Mensch, Tier) geht mit einer verminderten Bauchspeichelsekretion einher.

▷ **Bei metabolischer Azidose** ist sowohl die Maximalkonzentration als auch die Abgabe von Bikarbonat verringert.

▷ **Hormone.** Bei Störungen des Inkretoriums, insbesondere bei primärer oder sekundärer Hypothyreose, kann eine exokrine Pankreasinsuffizienz auftreten. Über andere Störungen wie primäre oder sekundäre Nebennierenrindeninsuffizienz und deren Auswirkungen auf das exokrine Pankreas liegen zu wenige Beobachtungen vor.

Intrapankreatische Ursachen: Es handelt sich um meist irreversible Schäden durch:

▷ **Akute Pankreatitis.** Bei akuter Pankreatitis mit überwiegender Nekrose bzw. Totalnekrose der Drüse wird das Parenchym so stark dezimiert, daß daraus eine exokrine Insuffizienz resultiert. Meistens verläuft eine Totalnekrose des Pankreas tödlich. Eine bleibende exokrine Pankreasinsuffizienz nach überstandener akuter Pankreatitis mit Teilnekrose stellt eine Rarität dar. Vorübergehend soll während der akuten Entzündungsphase eine exokrine Insuffizienz auftreten.

> In der Regel heilt die **akute Pankreatitis ad integrum** aus, so daß nach überstandener Erkrankung aufgrund von Funktionsanalysen keine Unterfunktion nachzuweisen ist.

▷ **Chronische Pankreatitis.** Alle Formen der chronischen Pankreatitis (chronisch rezidivierende, primär chronische, familiäre chronische Pankreatitis, Mukoviszidose) sind durch einen progredienten Parenchymuntergang gekennzeichnet. Ab einer gewissen Intensität der Fibrosierung verläuft dieser Prozeß im Sinne eines „selfperpetuating" auch ohne auslösende Noxe autonom ab. Analoge Vorgänge sind bei der Leberzirrhose bekannt. In Frühstadien der chronischen Pankreatitis kann eine Hypersekretion auftreten (Abschnitt 2.1). Die exokrine Pan-

kreasinsuffizienz beginnt meistens mit einer **Hydrodyschylie**, d. h. mit verminderter Bildung und Ausscheidung von Wasser und Elektrolyten.

> Das Endstadium einer chronischen Pankreatitis ist immer die Pankreaszirrhose mit schwerer exokriner und endokriner Unterfunktion.

▷ **Mukoviszidose.** Das Pankreas bei Mukoviszidose des Kindes und des Erwachsenen unterscheidet sich morphologisch und funktionell nicht von dem bei chronisch progredienter Pankreatitis. Es scheint sich um eine zumindest im Erwachsenenalter sehr seltene Form einer schmerzlos verlaufenden Pankreatitis zu handeln. Im Unterschied zu anderen Formen der chronisch progredienten Pankreatitis jedoch wird bei der Mukoviszidose vermehrt Natriumchlorid im Pankreassekret (wie auch durch die Schweißdrüsen) ausgeschieden. Die Ferment- und Bikarbonatausscheidung ist in der Regel sehr stark eingeschränkt.

▷ **Pankreaskarzinom.** Maligne Tumoren reduzieren infolge ihres infiltrativen Wachstums das Parenchym. Möglicherweise spielen hier aber eine Unterfunktion der verbleibenden Parenchymzellen und/oder ein vermindertes Ansprechen auf Stimuli sowie eine „postpankreatische" exokrine Insuffizienz eine ebenso wichtige Rolle.

▷ **Hämochromatose.** Die Hämochromatose ist ein Stoffwechselleiden, bei dem durch Ablagerung von Eisen im Laufe der Erkrankung eine Pankreasfibrose bzw. -zirrhose auftritt. Der wesentliche Mechanismus liegt in der Bindegewebswucherung mit sekundärer Atrophie der Parenchymzellen.

▷ **Lipomatose.** Die Lipomatose ist der häufigste pathologische histologische Befund am menschlichen Pankreas. Die hochgradige Vermehrung der Fettzellen zuungunsten der Parenchymzellen mit exokriner Insuffizienz stellt jedoch eine Seltenheit dar und wird nur beim Diabetes mellitus beobachtet.

Postpankreatische Ursachen: Es handelt sich um potentiell reversible Pankreasschäden durch:

▷ **Pankreasgangverlegung.** Die häufigste Ursache der Pankreasgangobstruktion stellen chronische Erkrankungen im Bereich der Papilla duodeni major (Vateri) dar (Papillensklerose, Papillenadenom, Papillenkarzinom, papillennahes Pankreaskopfkarzinom, Zysten). Der Bauchspeichel kann nur unter erhöhtem Druck das Hindernis überwinden. Die Folge ist eine verminderte Bereitstellung von Fermenten und Bikarbonat im Duodenum. Auf die Dauer führt diese Gangobstruktion zur Parenchymatrophie und zur Erweiterung des Ausführungsganges. Ob dabei die mechanische Komponente die alleinige bzw. die entscheidende Rolle spielt, ist nicht geklärt (der Pankreasgang läßt sich beim Papillenkarzinom leicht sondieren [ERCP]!). Papillen- bzw. papillennahe Malignome gehen in der Regel mit schwerer exokriner Pankreasinsuffizienz einher.

▷ **Enterokinasemangel.** Ein Enterokinasemangel ist sehr selten. Der Effekt besteht in einer mangelhaften Aktivierung tryptischer Fermente bei normalem Gehalt von Proenzymen. Dieser Defekt kann angeboren oder erworben sein (z. B. Sprue).

▷ **Inaktivierung von Fermenten.** Beim Zollinger-Ellison-Syndrom mit massiver, die Pufferkapazität des Pankreas überschreitender Hyperchlorhydrie werden die Bauchspeicheldrüsenfermente inaktiviert, zumindest aber in ihrer Aktivität durch das saure Milieu behindert. Die Ursache der Steatorrhöe beim Zollinger-Ellison-Syndrom liegt in der Inaktivierung der Lipase.

▷ **Mizellenmangel.** Ein Mizellenmangel wird verursacht durch ungenügende Bereitstellung konjugierter Gallensäuren im Duodenallumen. Hierfür kommen verschiedene Ursachen in Frage: verminderte Bildung (Leberinsuffizienz), gestörter Abfluß (Verschlußikterus), vorzeitige Dekonjugation (pathologische Bakterienbesiedlung) und hochgradiger Verlust (Erkrankung der Ileumschleimhaut, z. B. Morbus Crohn) von Gallensäuren. Die Aufgabe der Mizellen besteht in der Emulgierung (Oberflächenvergrößerung) der Fette, damit die Pankreaslipase in adäquater Weise die hydrolytische Spaltung der Fette vollführen kann. Fehlen die Mizellen, so ist die Gefahr der Steatorrhöe gegeben.

Folgen: Je nach Schweregrad der Pankreasinsuffizienz treten Verdauungsbeschwerden (Meteorismus, intermittierende Diarrhöe) bzw. eine Maldigestion (chronische Diarrhöe mit Steatorrhöe) auf. Der Effekt der Maldigestion beruht auf dem Unvermögen der Dünndarmmukosa, großmolekulare (fermentativ nicht gespaltene) Substanzen (Eiweiße, Zucker, Fette) zu resorbieren. Das führende klinische Symptom ist die Gewichtsabnahme. Als Sekundärphänomen der pankreatogenen Maldigestion beobachtet man Störungen der Absorption bestimmter anderer Stoffe (z. B. verminderte Absorption von Vitamin B_{12}, erhöhte Absorption von Eisen).

D **Diagnostische Hinweise**
Wird mit Hilfe einer funktionsanalytischen Untersuchung (PABA- [= Paraaminobenzoesäure-], Stuhlchymotrypsin-, Serumtrypsin-, Lundh-, Fluorescein-, S.-P.-Test) eine exokrine Pankreasinsuffizienz nachgewiesen, so muß als nächstes geklärt werden, ob die Ursachen intrapankreatischer oder extrapankreatischer („prä-, postpankreatisch") Natur sind. In der Regel bedarf es bei „präpankreatischen" sowie „postpankreatischen" Veränderungen und entsprechendem klinischen Korrelat keiner aufwendigen Diagnostik. Bei intrapankreatischen Erkrankungen stehen physikalische Methoden zur Verfügung: Sonographie, Abdomen-Leeraufnahme (Pankreasverkalkungen!), Cholangiographie, ERCP, CT, MR. Als sehr empfindliche Methode zum Nachweis einer chronischen Pankreatitis hat sich die ERCP (endoskopisch retrograde Cholangio-Pankreatikographie) erwiesen.

T **Therapeutische Hinweise**
Die wichtigste Maßnahme besteht in der Elimination von möglichen Ursachen, wie z. B. Beseitigung einer Papillenobstruktion oder Alkoholkarenz. Nicht reparable, meist intrapankreatische Prozesse mit nachgewiesener exokriner Pankreasinsuffizienz bedürfen der hochdosierten oralen Fermentsubstitution (tryptische Fermente, Lipase). Enzyme pflanzlicher Herkunft (Proteasen und Lipasen aus Pilzen) haben den Vorteil gegenüber tierischen (Pankreatin), daß eine vorzeitige Denaturierung durch Magensäure nahezu nicht zustande kommt. Bei einer Pankreasteilresektion (z. B. bei chronisch rezidivierender Pankreatitis) ist zu berücksichtigen, daß dadurch auch noch vorhandenes funktionsfähiges Parenchym entfernt und die Unterfunktion verstärkt wird.

2.4 Akute und chronische Pankreatitiden

Nach einer neueren internationalen Übereinkunft (Gyr et al. 1984) gilt heute folgende Einteilung:
I. akute Pankreatitis
II. chronische Pankreatitis
   a) chronisch obstruktiv
   b) chronisch kalzifizierend
   c) chronisch entzündlich

2.4.1 Akute Pankreatitis

Definition: Einmalig oder wiederholt auftretende akute Entzündung der ganzen Pankreasdrüse, Nekrosen von Parenchym und Fettgewebe mit Erhöhung der Pankreasenzyme im Serum.

Die Nekrosen der Bauchspeicheldrüse im Rahmen dieser Erkrankung sind auf Austritt von aktivierten Enzymen zurückzuführen. Die ersten Beobachtungen über die Autodigestion des Pankreas im Rahmen einer akuten Entzündung gehen bis in das 17. Jahrhundert zurück.

Die Unterscheidung zwischen einmaliger und rezidivierender akuter Pankreatitis besteht lediglich in der Anzahl der auftretenden Entzündungen. Es handelt sich meist klinisch um ein sehr ernstes Krankheitsbild mit Letalitätsangaben bis zu 20%, bei Totalnekrose bis 95%. Unterschiede in der Literatur bezüglich Morbidität, Letalität, Geschlechtsunterschieden, Alter und Ursachen schwanken nicht zuletzt deshalb erheblich, weil die akute Pankreatitis nicht von akuten Schüben im Rahmen der chronischen Pankreatitis (insbesondere im Frühstadium) unterschieden werden kann.

Ursachen: Es gibt sehr viele Hypothesen über die Entstehung der akuten Pankreatitis.

Wanke (1976) gibt fünf Ursachengruppen der formalen Pathogenese an:
▷ kanalikulär (bilio-pankreatischer, chymo-pankreatischer Reflux, Sphinkterparese, Dyskinesien der Gallenwege)
▷ nerval (Dyskinesien der Gallenwege, Sympathikusreiz, neurovaskulär)
▷ vaskulär (neurovaskulär, arteriosklerotisch, arteriitisch)
▷ traumatisch (exogen, iatrogen)
▷ metabolisch (Urämie, Hyperkortinzismus, akute Hyperkalzämie, Hyperlipoproteinämie, Hyperproteinämie).

In der Literatur stellt man eine hohe Koinzidenz von **Gallenwegsleiden,** insbesondere **Steinleiden,** und dem Auftreten der akuten Pankreatitis fest. Es ist anzunehmen, daß die auf Opie (1906) zurückgehende Theorie des *common channel* (gemeinsamer Mündungsteil von Ductus choledochus und Ductus pancreaticus) und Verschluß desselben durch einen Stein mit folgender Pankreatitis ihre Berechtigung hat.

Durch **Steineinklemmung** in der Papille wird ein bilio-pankreatischer Reflux verursacht. Sind die Bedingungen eines erhöhten Druckes im Pankreasgangsystem und eines gleichzeitigen **Gallerefluxes** (den Gallensäuren kommt hier wahrscheinlich die entscheidende Bedeutung zu) erfüllt, so kann sich eine akute Pankreatitis entwickeln. Dabei ist aber noch nicht geklärt, auf welche Weise die tryptischen Proenzyme aktiviert werden.

Experimentell läßt sich bei Hunden in 100% der Fälle eine letale Pankreatitis durch Injektion von Galle in das Pankreasgangsystem erzeugen.
Folgen: Entzündung der gesamten Drüse mit verschiedenen Stadien der Nekroseintensität bis zum totalen Untergang des Organs mit in der Regel tödlichem Ausgang. Nach überstandener Entzündung tritt eine Restitutio ad integrum ein, so daß kein bleibender funktioneller Schaden resultiert. Kompliziert wird die Erkrankung in erster Linie durch Lungenveränderungen (Atelektasen, Pleuraergüsse, Partial-/Globalinsuffizienz), Schock, Niereninsuffizienz, Sepsis durch sekundäre Infizierung von Pankreasnekrosen. **Sterile Nekrosen** mit Bauchspeicheleinstrom und ohne Kommunikation mit dem abführenden Gangsystem können sich in kurzer Zeit zu großen Pseudozysten mit Gefahr der Perforation entwickeln.

D **Diagnostische Hinweise**
In der Regel entstehen keine diagnostischen Schwierigkeiten, soweit sich eine Fermenterhöhung nachweisen läßt. Bei schwerem Krankheitsbild stellen abfallende Pankreasfermentkonzentrationen im Serum ein prognostisch ungünstiges Zeichen dar im Sinne einer Totalnekrose (Bildung von Pankreasfermenten und dadurch Fermenterhöhung nicht mehr möglich). In der

akten Phase haben sich Sonographie und CT als nicht-aggressive diagnostische Maßnahmen bewährt.

Mit Hilfe der Angio-CT (i.v. appliziertes Kontrastmittel) läßt sich der Devitalisierungsgrad bildlich darstellen und graduell abstufen: Stadium I entspricht dem Pankreasödem, Stadium II der Pankreasteilnekrose und Stadium III der Totalnekrose. Diese Stadieneinteilung stellt eine wesentliche Entscheidungshilfe für die Operationsindikation dar.

▼ **Therapeutische Hinweise**
Von klinischer Relevanz ist die Beseitigung bzw. Behandlung der Komplikationen. Keines der bisher klinisch überprüften Spezifika (Calcitonin, Somatostatin, Glukagon, Atropin, Aprotinin) hat eine eindeutige positive Wirkung auf Letalität und Komplikationen der akuten Pankreatitis gezeigt. Mit Ausnahme von Aprotinin (Proteaseninhibitor) zielen die genannten Medikamente auf die Ruhigstellung der exokrinen Drüse ab. Der positive Effekt dieses Konzeptes hinsichtlich Letalität und Morbidität ist beim Menschen noch nicht hinlänglich bewiesen.

2.4.2 Chronische Pankreatitis

Definition: Eine mit oder ohne akute Exazerbation einhergehende chronische Entzündung mit progredientem Parenchymuntergang und dementsprechend auftretender exokriner Insuffizienz.

Das wesentliche Merkmal dieser Erkrankung ist die Progredienz des Parenchymschwundes mit Ersatz durch Bindegewebe, weswegen den Endzustand immer eine Pankreaszirrhose darstellt. Die histologische Bezeichnung lautet daher *chronisch sklerosierende* Pankreatitis, weil damit die Bindegewebsvermehrung zum Ausdruck gebracht wird. Neben der Fibrosierung auf Kosten des Parenchyms sind feingeweblich weitere Charakteristika gegeben:
▷ Abflachung und Metaplasie des duktulären Epithels
▷ Irreguläre Erweiterungen und Stenosierungen des Gangsystems
▷ Proteinplaques im Gangsystem
▷ Rundzellinfiltrate unspezifischer Art
In Frühstadien der Erkrankung fallen die Bauchspeichelfermente aufgrund einer hydroazinären Dyschylie (Verminderung der Elektrolyte und Wassermenge) aus. Die dann entstehenden Proteinplaques sind die ersten morphologisch faßbaren Veränderungen im Beginn der chronisch progredienten Pankreatitis. Sie sind tierexperimentell (Maus) auch schon im Stadium des Ödems nachweisbar. Sehr frühzeitig lagern sich Kalziumionen in diesen Eiweißpröpfen ab. Erst in Spätstadien der Erkrankung werden die Verkalkungen in den Hauptausführungsgängen röntgenologisch sichtbar.

Die geschilderten Veränderungen beginnen also in der Peripherie, werden aber erst danach röntgenologisch manifest, wenn sekundär die zentralen Bereiche der Drüse mit in das Geschehen einbezogen werden. Verkalkungen sind also intraduktal und nicht intraparenchymatös.

Bei Patienten mit chronisch progredienter Pankreatitis kann Lactoferrin im Pankreassekret erhöht sein. Welche Bedeutung dieser Substanz zukommt, müssen weitere Forschungen ergeben.

Ursachen: Folgende Umstände können zur Entstehung der chronischen Pankreatitis beitragen:

▷ **Erhöhter Alkoholkonsum.** Dies ist die wichtigste auslösende Ursache der chronischen Pankreatitis (Typ IIb). Ein durchschnittlicher täglicher Konsum von mehr als 80 g Alkohol bei männlichen und mehr als 40 g bei weiblichen Individuen über einen Zeitraum von mindestens zwei Jahren kann in Analogie zum alkoholischen Leberschaden die chronische Pankreatitis verursachen. Dabei kommt es wie beim Leberschaden nicht auf die Art des alkoholischen Getränkes an, sondern nur auf den Gesamtgehalt an Ethanol.

▷ **Hypertriglyceridämie.** Primäre Hypertriglyceridämien *(Typ I nach Fredrickson)* mit Serum-Neutralfettwerten über 3000 mg% können eine chronische Pankreatitis verursachen (vor allem Typ IIc). Größere Fettpartikel sollen durch Embolie zur lokalen Azidose und dadurch zur Auslösung eines akuten Pankreatitisschubes führen können.

▷ **Hyperparathyreoidismus** (chronische Hyperkalzämie). Im Gegensatz zur akuten Hyperkalzämie mit Entstehung einer akuten Pankreatitis kann die chronische Hyperkalzämie zur schmerzlosen chronischen Pankreatitis mit Pankreasverkalkungen führen (teils Typ IIb, teils Typ IIc). Werden bei chronischer Hyperkalzämie diffuse Pankreasverkalkungen röntgenologisch nachgewiesen, so ist damit eine progrediente chronische Pankreatitis mit exokriner Insuffizienz gesichert.

Der Kalziumgehalt im Sekret bei chronischer Hyperkalzämie ist erhöht.

▷ **Erkrankungen des Gallengangsystems** mit Cholangiolithiasis stellen selten eine Ursache der chronischen Pankreatitis dar, insbesondere dann, wenn Gallensteine nicht durch die Vatersche Papille in das Duodenum abgehen, sondern in den Ductus Wirsungianus gelangen (Typ IIa, IIc).

▷ **Ductus-Wirsungianus-Stenosen.** Obstruktionen im Bereich des Ductus Wirsungianus, ausgelöst durch isolierte Pankreassteine, Tumoren, Strikturen, können zur chronischen Entzündung des davorgeschalteten Parenchyms durch Abflußbehinderung führen (Typ IIa).

Folgen: Exokrine Insuffizienz (s. Abschnitt 2.3.5) und Schmerzen, die sich bis zur Unerträglichkeit steigern können (Typ IIa, b, c). Duodenalstenose, Choledochusstenose mit inkomplettem Gallengangsverschluß, Pseudozystenbildung, Abszedierung und Diabetes mellitus sind im Rahmen der chronischen Pankreatitis möglich.

D Diagnostische Hinweise

Röntgen (Abdomen-Leeraufnahme, Cholangiographie, CT, ERCP), MR und Sonographie. Labormethoden zur Erfassung einer exokrinen Pankreasinsuffizienz wie Stuhlchymotrypsin, Stuhlfettbilanz und Pankreolauryl-Test. Genaues Verfahren zur Beurteilung der exokrinen Pankreasfunktion: S.-P.-Test.

T Therapeutische Hinweise

Bezüglich der Behandlung einer exokrinen Pankreasinsuffizienz siehe Abschnitt 2.3.7. Schmerzen können bei allen Formen der chronischen Pankreatitis (IIa, b, c) auftreten. Die Typen IIb und IIc können jedoch auch ohne Schmerzen einhergehen. Unerträgliche Schmerzen und Komplikationen stellen eine Indikation für ein operatives Vorgehen dar.

Literatur

Brooks, F. P.: Physiology of the exocrine pancreas. In: Bockus, H. L.: Gastroenterology, 6. ed., p. 3849. Saunders, Philadelphia – London – Toronto 1985.

Dreiling, D. A., O. Bordalo: Secretory patterns in minimal pancreatic inflammatory pathologies. Clin. Res. 21 (1973) 49.

Forell, M. H., H. Stahlheber, P. Lehndert, W. Londong, H. Teufel, H. Fritz, O. Roder: Physiologie des exokrinen Pankreas. In: Forell, M. M. (Hrsg.) Handbuch der Inneren Medizin 3/6 Pankreas. Vol 65, S. 191. Springer, Berlin – Heidelberg – New York 1976.

Gyr, K. E., M. V. Singer, H. Sarles: Pancreatitis. Concepts and Classification. Excerpta Medica International Congress series. 1984.

Janowitz, H. D., D. A. Dreiling: The pancreatic secretion of fluid and electrolytes. In: de Reuck, A. V. S., M. P. Cameron (eds.): Ciba Foundation Symposion on the Exocrine Pancreas, Normal and Abnormal Functions. Churchill, London 1962.

Löffler, A., L. Filippini, W. Pulver: Exokrine Pankreasinsuffizienz bei familiärer Hyperlipoproteinämie. Schweiz. med. Wschr. 101 (1971) 634.

Ohlsèn, P: Endocrine and exocrine pancreatic function in pancreatitis. Acta med. scand. 484 (1968) 1.

Papp, M., I. Fodor, G. Varga, G. Folly: Pancreatic edema: Its effect on the function and morphology of the pancreas in dogs and rats. The Mt. Sinai J. Med. 49, 6 (1982) 456.

Ribet, A., J. P. Pascal, N. Vaysse, J. P. Boucard: Relationship between bicarbonate, chloride, and volume flow at high secretory rates in the pancreatic juice of the dog. Scand. J. Gastroent. 3 (1968) 401.

Sarles, H.: Pancreatitis, Symposium Marseilles. April 1963. Karger, Basel – New York 1965.

Sarles, H., J. Sahel, C. Guien, H. Payan, J. C. Sarles: Die chronische Pankreatitis. In: Forell, M. M. (Hrsg.): Handbuch der Inneren Medizin 3/6 Pankreas. Vol. 65, S. 738. Springer, Berlin – Heidelberg – New York 1976.

G Innere Sekretion

G1 Hypothalamus und Hypophysenvorderlappen

K. O. STUMPE

1 Physiologische Grundlagen

1.1 Anatomie

> Der Hypothalamus und die Hypophyse bilden eine Kontrolleinheit zur Regulation des Wachstums, der Schilddrüsen-, Nebennieren- und Gonadenfunktion sowie der Laktation und des Wasserhaushaltes. Erkrankungen des Hypothalamus machen sich häufig als Störungen der hypophysären Hormonsekretion bemerkbar.

Der Hypothalamus ist ein hochspezialisiertes Gebiet an der Hirnbasis, das über und hinter dem Chiasma opticum und oberhalb der Hypophyse liegt. Der untere Teil des Hypothalamus, Tuber cinereum, besitzt eine zentrale Vorwölbung, die sog. mediane Eminenz, die den Boden des 3. Hirnventrikels bildet.

Die Hypophyse liegt unterhalb der Hirnbasis in der Sella turcica und ist mit der medianen Eminenz des Hypothalamus durch den Hypophysenstiel verbunden (Abb. G1-1). Die beiden physiologisch wichtigen Anteile der Hypophyse sind embryolo-gisch aus verschiedenen Anlagen entstanden: der Hypophysenvorderlappen aus der Rathke[1]-Tasche, bei der es sich um eine Einstülpung des Pharynxepithels handelt, und der Hypophysenhinterlappen aus einem nach unten gerichteten Auswuchs von Neuroektoderm aus der Hirnbasis. Ein dritter Anteil der Hypophyse, die sog. Pars intermedia, besitzt nur bei einigen Tieren funktionelle Bedeutung und ist beim Menschen kaum entwickelt. Die normale Hypophyse wiegt zwischen 0,5 und 1 g und hat einen Durchmesser zwischen 6 und 13 mm.

Nahezu die gesamte Funktion der Hypophyse wird durch hormonale oder nervale Signale aus dem Hypothalamus kontrolliert. Die Sekretion der Hormone aus dem Hypophysenhinterlappen (antidiuretisches Hormon und Oxytocin) wird durch Nervenfasern, die ihren Ursprung im Hypothalamus haben und im Hypophysenhinterlappen enden, reguliert. Die Hypophysenhinterlappenhormone werden in Neuronen des Hypothalamus synthetisiert und entlang der Axone dieser Neurone in den Hypophysenhinterlappen transportiert (s. Kap. G2).

Im Gegensatz zu dieser direkten Form der Kontrolle werden die Hypophysenvorderlappenhormone innerhalb der Adenohypophyse synthetisiert, und die Sekretion wird durch hypothalamische Peptide und andere im Hypothalamus gebildete Faktoren reguliert (Releasing- und inhibitorische

---

[1] Martin Heinrich Rathke (1793–1860), Anatom in Königsberg.

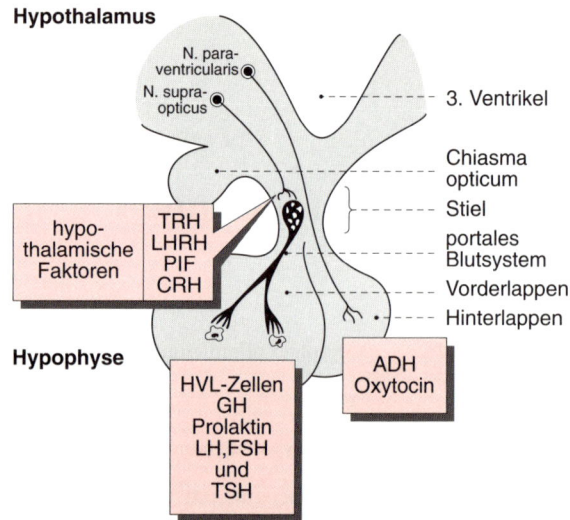

Hypothalamus

Hypophyse

Abb. G1-1: Schematische Darstellung der anatomischen und funktionellen Beziehung zwischen Hypothalamus und Hypophyse.

TSH	= Thyreoidea-stimulierendes Hormon (= Thyreotropin)
FSH	= Follikel-stimulierendes Hormon
GH	= Growth Hormone
LH	= luteinisierendes Hormon
TRH	= Thyreotropin-Releasing-Hormon
LHRH	= luteinisierendes Hormon-Releasing-Hormon
PIF	= Prolactin Inhibiting Factor
CRH	= Kortikotropin-Releasing-Hormon
ADH	= antidiuretisches Hormon
HVL	= Hypophysenvorderlappen

Hormone bzw. Faktoren). Diese Regulationsfaktoren werden in das Kapillarblut eines portalen Venensystems freigesetzt, das den Hypothalamus und den Hypophysenvorderlappen verbindet (s. Abb. G1-1).

Die Blutzufuhr für den Hypophysenvorderlappen erfolgt im wesentlichen über dieses portal-venöse System. Die Tatsache, daß der Perfusionsdruck des Hypophysenvorderlappens demjenigen des venösen Systems entspricht, könnte einer der Gründe dafür sein, daß die in der Schwangerschaft vergrößerte Hypophyse anfällig für eine Infarzierung während eines hypovolämischen Schocks wird (Sheehan[1]-Syndrom).

Aufgrund von unterschiedlichen Anfärbungscharakteristika mit sauren oder basischen Farben unterscheidet man drei Zelltypen im Hypophysenvorderlappen:

▷ **azidophile Zellen,** deren Granula sich mit sauren Farben anfärben
▷ **basophile Zellen,** deren Granula sich mit basischen Farben anfärben
▷ **chromophobe Zellen,** die sich aufgrund zu weniger Granula lichtmikroskopisch nicht anfärben.

---

[1] Harold L. Sheehan (geb. 1900), englischer Pathologe.

Die azidophilen Zellen produzieren das **Wachstumshormon** und **Prolaktin;** die basophilen Zellen produzieren das luteinisierende Hormon **(LH),** das Follikel-stimulierende Hormon **(FSH),** das adrenokortikotrope Hormon **(ACTH)** oder Kortikotropin und das Thyreoidea-stimulierende Hormon **(TSH).**

Hormonproduktion der Zellen des Hypophysenvorderlappens	
azidophile Zellen	→ Wachstumshormon
	→ Prolaktin
basophile Zellen	→ LH
	→ FSH
	→ ACTH
	→ TSH

Durch immunchemische Techniken und Anwendung von Elektronenmikroskopie ist es gelungen, die einzelnen Zelltypen weiter zu differenzieren. So können z.B. azidophile Zellen, die Wachstumsgranula enthalten, unterschieden werden von Zellen, die Prolaktingranula aufweisen. Von den chromophoben Zellen nimmt man an, daß es sich um Zellen in einem nicht-sezernierenden Entwicklungsstadium handelt.

Der Hypothalamus hat multiple Verbindungen zu anderen Hirnarealen, die eine Kontrolle von höheren Hirnzentren aus erlauben. Zusätzlich zu der Regulation der Hypophysenfunktion besitzt der Hypothalamus eine wichtige Rolle für mehrere nicht-endokrine homöostatische und physiologische Funktionen. Diese schließen ein:

▷ den **Durst,** der durch Osmorezeptoren reguliert wird, die verschieden sind von denjenigen, die an der Vasopressinfreisetzung beteiligt sind
▷ den **Appetit** und die Nahrungsaufnahme
▷ das **Schlaf-Wach-Verhalten**
▷ **Emotionen,** wie Ärger und Apathie
▷ das **autonome Gleichgewicht**
▷ die **Wahrnehmung.**

1.2 Physiologische Regulation der Hypophysenvorderlappen-Hormonsekretion

Die Regulation der Hypophysenvorderlappenfunktion erfordert eine Integration sowohl von Stimuli aus höheren Gehirnzentren als auch von solchen, die direkt auf den Hypothalamus und die Hypophyse wirken. Ein entscheidender Mechanismus bei dieser Regulation ist die sog. **Feedback-Kontrolle** (Abb. G1-2).

Generell besitzt jede endokrine Drüse die Tendenz zur Übersekretion ihres eigenen Hormons. Sobald der normale physiologische Effekt des Hormons erreicht worden ist, wird aber das hormonproduzierende Organ entweder direkt oder indirekt informiert, jede weitere Sekretion einzustellen **(negatives Feedback-System).** Andererseits läßt, wenn die Drüse zu wenig Hormon sezerniert, der physiologische Effekt des Hormons nach und der Feedback nimmt ab, was wiederum der Drüse erlaubt, adäquate Mengen des Hormons erneut zu sezernieren. Auf diese Weise wird die Sekretionsrate jedes Hormons in Abhängigkeit von bzw. in Übereinstimmung mit seinem Bedarf kontrolliert. Zum besseren Verständnis dieses Kontrollsystems verwendet man Begriffe aus der Regeltechnik. So bezeichnet man die zu regulierende Hormonkonzentration als **Regelgröße** (z. B. die Kortisolkonzentration im Blut) und den Außeneinfluß, der die Regelgröße verändert, als **Störgröße** (Abb. G1-3). Ein **Fühler** hat die Aufgabe, die Regelgröße zu messen, und gibt seinen **Meßwert** laufend an den eigentlichen **Regler,** in dem genannten Beispiel an das Kortikotropin(ACTH)-Releasing-Hormon-(CRH)-produzierende hypothalamische Kernareal bzw. an den Hypophysenvorderlappen weiter. Die erforderlichen Korrekturen erfolgen dann über das

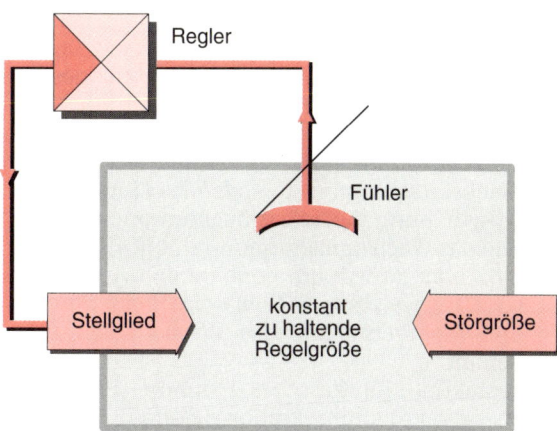

Abb. G1-3: Schematische Darstellung eines Regelkreises.

Stellglied (CRH-ACTH-Nebennierenrindenachse). Es existiert offensichtlich eine Rückkopplung *(Long-Feedback)* zwischen der Regelgröße freies peripheres Hormon einerseits und sowohl dem Regler Hypophysenvorderlappen als auch dem übergeordneten Regler hypothalamisches Kernareal andererseits. Die Interaktion zwischen Hypothalamus und Hypophysenvorderlappen allein ist ein Beispiel für eine kurze Rückkopplung *(Short-Feedback)* (Abb. G1-2).

Die Feedback-Kontrolle ist äußerst wirksam. So unterdrückt z. B. bereits ein kleiner Überschuß von Kortisol (s. Kap. G5) bzw. Schilddrüsenhormon (s. Kap. G2) die Freisetzung von ACTH bzw. Thyreoidea-stimulierendem Hormon (TSH) durch den Hypophysenvorderlappen in Antwort auf das spezifische Freisetzungshormon. Einige Hormone, wie z. B. Prolaktin und das Wachstumshormon, können ihre eigene Sekretion durch direkte Wirkung auf den Hypothalamus regulieren.

1.3 Sekretion der hypothalamischen Regulationshormone

Eine Durchtrennung des Hypophysenstiels führt zu einer starken Abnahme der Sekretion der meisten Hypophysenvorderlappenhormone. Eine Ausnahme bildet die Prolaktinsekretion, die bei Zerstörung des Hypothalamus oder Unterbrechung des portalen Venensystems deutlich zunimmt. Somit besitzt der **Hypothalamus** einen **stimulierenden Einfluß** auf die Sekretion der wichtigsten Hypophysenvorderlappenhormone, mit Ausnahme des Prolaktins, das primär unter einer inhibitorischen Kontrolle des Hypothalamus steht. Die wichtigsten Freisetzungs-(Releasing-) und Hemmhormone des Hypothalamus sind:

▷ Thyreotropin(Thyreoidea-stimulierendes Hormon)-Releasing-Hormon (TRH)
▷ Kortikotropin(ACTH)-Releasing-Hormon (CRH)

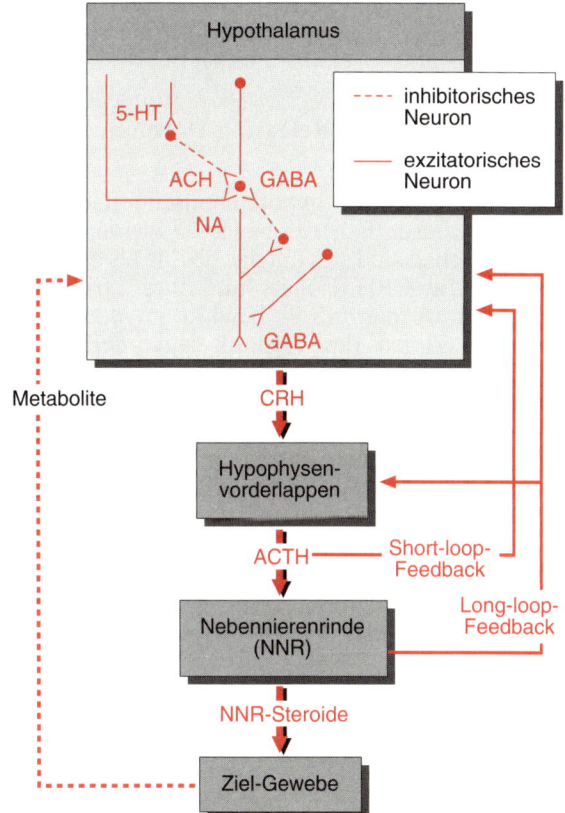

Abb. G1-2: Faktoren und Mechanismen bei der Kontrolle der Hypophysenfunktion, dargestellt am Beispiel der Regulation und Steuerung von ACTH und der Nebennierenrindensteroide.
5-HT = 5-Hydroxytryptamin
ACH = Acetylcholin
NA = Noradrenalin
GABA = Gamma Amino Butyric Acid
CRH = Kortikotropin-Releasing-Hormon

▷ luteinisierendes Hormon-freisetzendes Hormon (LHRH), welches sowohl die Freisetzung des luteinisierenden Hormons als auch die des Follikel-stimulierenden Hormons kontrolliert; dieses Hormon wird auch Gonadotropin-freisetzendes Hormon (GRH) genannt

▷ Wachstumshormon-freisetzendes Hormon oder growth hormone releasing hormone (GHRH) und das Wachstumshormon-inhibitorische Hormon oder growth hormone inhibitory hormone (GHIH), welches mit Somatostatin identisch ist und die Freisetzung des Wachstumshormons hemmt

▷ Prolaktin-inhibitorisches Hormon (PIH), welches die Prolaktinsekretion hemmt.

Die meisten, wenn nicht alle hypothalamischen Hormone werden an Nervenendigungen in der medianen Eminenz sezerniert, bevor sie zum Hypophysenvorderlappen transportiert werden. Elektrische Stimulation der medianen Eminenz erregt diese Nervenendigungen und verursacht eine Freisetzung praktisch aller hypothalamischen Faktoren.

Abkürzungen

LH	= luteinisierendes Hormon (Gonadotropin)
FSH	= Follikel-stimulierendes Hormon
ACTH	= adrenokortikotropes Hormon (Kortikotropin)
TSH	= Thyreoidea-stimulierendes Hormon (Thyreotropin)
CRH	= Kortikotropin-Releasing-Hormon
LHRH	= LH-Releasing-Hormon (Gonadotropin-freisetzendes Hormon, GRH)
GHRH	= Wachstumshormon-freisetzendes Hormon (growth hormone releasing hormone)
GHIH	= Wachstumshormon-inhibitorisches Hormon (growth hormone inhibitory hormone) = Somatostatin
PIH	= Prolaktin-inhibitorisches Hormon

1.4 Physiologische Funktionen der hypothalamischen Freisetzungshormone

1.4.1 Thyreotropin-freisetzendes Hormon (TRH)

Nach intravenöser Applikation geringer Mengen von TRH kommt es beim Menschen zur Freisetzung von TSH durch den Hypophysenvorderlappen; TSH-Spitzenkonzentrationen werden innerhalb von 20 Minuten erreicht. Die Antwort auf Thyreotropin wird blockiert durch hohe Konzentrationen von zirkulierendem Trijodthyronin (T_3) oder Thyroxin (T_4), wie sie z.B. bei der Hyperthyreose auftreten. TRH stimuliert auch die Prolaktinfreisetzung durch einen direkten Effekt. Obwohl TRH einen physiologischen Freisetzungsfaktor für

Prolaktin darstellt, müssen zusätzliche Freisetzungsmechanismen existieren, da bestimmte physiologische Stimuli für die Prolaktinsekretion (wie Streß, Stillvorgang) keinen Anstieg von TSH verursachen. Alternativ könnte Prolaktin als Folge einer Abnahme des hypothalamischen Prolaktin-inhibitorischen Faktors freigesetzt werden. Die Antwort sowohl von TSH als auch von Prolaktin auf TRH wird durch einen negativen Feedback-Mechanismus des Schilddrüsenhormons auf die Hypophyse moduliert, wobei die Freisetzung von Prolaktin weniger empfindlich reagiert als diejenige von Thyreotropin. Für hypothyreote Patienten sind hohe basale Prolaktinkonzentrationen und eine gesteigerte Prolaktinfreisetzung auf TRH charakteristisch.

Auch andere Hormone modulieren den TRH-Effekt: Somatostatin und hohe Dosen von Glukokortikoiden vermindern das Ansprechen von TSH auf TRH. Östrogene steigern die TSH- und Prolaktinfreisetzung in Antwort auf TRH über unbekannte Mechanismen. TRH verursacht normalerweise keine Freisetzung von Wachstumshormon, ACTH, LH oder FSH, doch kann bei Patienten mit Akromegalie oder Niereninsuffizienz TRH die Sekretion von Wachstumshormon stimulieren.

1.4.2 Kortikotropin-Releasing-Hormon (CRH)

CRH war das erste hypothalamische Releasing-Hormon, dessen Existenz bewiesen werden konnte. Inzwischen sind sowohl das bovine als auch das menschliche CRH isoliert und ihre Strukturen aufgeklärt worden. CRH bewirkt an den kortikotropen Zellen des Hypophysenvorderlappens die Biosynthese und Freisetzung von ACTH. Die Steuerung der Sekretion von CRH durch übergeordnete zentralnervöse Strukturen, insbesondere durch das limbische System mit Hippokampus, geschieht durch die üblichen Neurotransmitter. Stimulatorische und inhibitorische Wirkungen verschiedener Neurotransmitter (Noradrenalin, Acetylcholin, Serotonin) auf die CRH-Sekretion sind untersucht worden, jedoch mit widersprüchlichen Ergebnissen. Kortisol scheint einen negativen Feedback-Effekt auf die CRH-Freisetzung auszuüben.

1.4.3 Luteinisierendes Hormon-freisetzendes Hormon (LHRH)

LHRH, auch Gonadotropin-freisetzendes Hormon (GRH) genannt, verursacht die Freisetzung von luteinisierendem Hormon (LH) und Follikel-stimulierendem Hormon (FSH). Der Effekt von LHRH auf die Freisetzung von LH ist stärker ausgeprägt als derjenige auf die FSH-Sekretion. Die Unterschiede in der Sekretion von LH und FSH nach intravenöser Applikation von LHRH sind wahrscheinlich eine Folge unterschiedlicher negativer und positiver Feedback-Mechanismen der gonadalen Hormone auf das Hypothalamus-Hypophysenvorderlappen-System, das die Antwort der gonadotropen Zellen auf das einzelne freisetzende Hormon moduliert.

Katecholamine, wie Noradrenalin und Dopamin, dienen als Mediatoren der Signale aus höheren Hirnzentren zum Hypothalamus bei der Regulation der LHRH-Freisetzung. Intravenöse Applikation von LHRH bei Männern oder Frauen führt zu einem schnellen Anstieg von LH und FSH mit Spitzenkonzentrationen von LH nach 15 bis 30 Minuten und von FSH nach etwa 120 Minuten. In Abhängigkeit von ihrer Konzentration im Blut können die gonadalen Steroide einen positiven oder negativen Feedback auf die Hypophysenvorderlappenantwort nach LHRH ausüben. So vermindert eine chronische Östrogenbehandlung bei Frauen mit Hypogonadismus oder in der Menopause sowohl die erhöhte basale LH- und FSH-Konzentration als auch die akute Antwort der Gonadotropine auf LHRH über einen negativen Feedback-Mechanismus. Bei gesunden Frauen sind dagegen die LH- und FSH-Antworten auf LHRH in Gegenwart hoher Östrogenkonzentrationen verstärkt. Beim kastrierten oder hypogonadalen Mann unterdrückt Testosteron die LH-Antwort auf LHRH-Applikation über einen direkten Effekt auf die Hypothalamus-Hypophysenvorderlappen-Achse. LHRH führt bei gesunden Personen zu keiner Freisetzung von Wachstumshormon, Prolaktin, TSH oder ACTH; dagegen können akromegale Patienten eine abnormale Wachstumshormonfreisetzung sowohl nach LHRH als auch nach TRH aufweisen.

1.4.4 Wachstumshormon-inhibitorisches Hormon (Somatostatin)

Die hypothalamische Kontrolle über die Wachstumshormonproduktion ist überwiegend positiv, da hypothalamische Läsionen oder eine Hypophysenstieldurchtrennung eine verminderte Wachstumshormonsekretion zur Folge haben. Gleichzeitig konnte ein inhibitorisches Peptid für die Wachstumshormonfreisetzung aus dem Hypothalamus isoliert werden, das Somatostatin genannt wurde. Dieses 14 Aminosäuren enthaltende Peptid blockiert beim Gesunden die Wachstumshormonfreisetzung nach sämtlichen Stimuli und erniedrigt die gesteigerte Wachstumshormonsekretion bei akromegalen Patienten. Somatostatin wird sehr schnell abgebaut, so daß nur mit Hilfe einer kontinuierlichen intravenösen Infusion eine anhaltende Inhibition der Wachstumshormonsekretion gelingt. Obwohl Somatostatin die Antwort von TSH auf TRH vermindert, verändert es nicht die Sekretion von ACTH, LH oder FSH. Die Sekretion von Insulin und Glukagon wird durch Somatostatin gehemmt, ebenso die Sekretion von Gastrin und von vasoaktiven intestinalen Peptiden.

Somatostatin ist nicht nur ubiquitär im zentralen Nervensystem sowie im Liquor nachweisbar, sondern auch in den D-Zellen der Pankreasinseln, im Duodenum und im Antrum des Magens.

1.5 Physiologische Funktionen der Hypophysenvorderlappenhormone

Die Regulation und die physiologischen Effekte der verschiedenen Hypophysenvorderlappenhormone sind so unterschiedlich, daß jedes Hormon einzeln betrachtet werden muß. Mit Ausnahme des Wachstumshormons üben die Hypophysenvorderlappenhormone ihre Wirkung über eine Stimulation der Zieldrüsen, wie die der Schilddrüse, der Nebennierenrinde, der Ovarien, der Testes und der Milchdrüsen aus. Das Wachstumshormon wirkt nicht über ein einzelnes Zielorgan, sondern besitzt Effekte auf fast sämtliche Gewebe des Organismus.

1.5.1 Wachstumshormon

Synonyma: growth hormone (GH), somatotropes Hormon (STH), Somatotropin.

Menschliches Wachstumshormon ist ein lineares Polypeptid mit zwei Disulfidbrücken und einem Molekulargewicht von 22005. Es verursacht ein **Wachstum** in allen wachstumsfähigen Geweben des Organismus und induziert eine **Zunahme der Zellgröße** und eine Steigerung der Mitose mit **Zunahme der Zellzahl**. Das Wachstumshormon weist eine ausgesprochene Artspezifität auf, so daß das menschliche Wachstumshormon nur beim Menschen und Affen wirksam ist.

1.5.1.1 Stimulation des Wachstums von Knorpel und Knochen – Rolle von Somatomedin

Das Wachstumshormon hat keinen direkten Effekt auf das Wachstum von Knorpel und Knochen. Unter dem Einfluß des Hormons kommt es zur Bildung von kleinen Eiweißkörpern in der Leber, den Muskeln und den Nieren, die Somatomedin genannt werden. Die Plasma-Somatomedinaktivität fällt nach Hypophysektomie ab und steigt durch Injektion von Wachstumshormon wieder an. Somatomedin wirkt direkt auf den Knorpel und den Knochen und fördert deren Wachstum. Somatomedin ist erforderlich zur Ablagerung von Chondroitinsulfat und Kollagen, die für das Wachstum von Knochen und Knorpel erforderlich sind. Sobald die Epiphysen der langen Knochen sich mit den Knochenschäften vereint haben, nimmt das Längenwachstum der Knochen nicht weiter zu; nur eine Fortsetzung des Dickenwachstums ist möglich.

Jeder Wachstumshormonexzeß im Erwachsenenalter führt nicht zu einer Zunahme der Körpergröße, sondern nur zu einem unproportionierten Wachstum der membranösen Knochen und einer exzessiven Verdickung aller Knochen.

1.5.1.2 Metabolische Effekte des Wachstumshormons

Zusätzlich zu seinem Effekt auf das Wachstum besitzt das somatotrope Hormon zahlreiche generalisierte metabolische Wirkungen. So führt es:
▷ zu einer Zunahme der Proteinsynthese in allen Körperzellen,
▷ zu einer gesteigerten Mobilisation von Fettsäuren aus dem Fettgewebe sowie zu einer vermehrten Verwendung der Fettsäuren zur Energiebereitstellung und
▷ zu einer verminderten Glukoseutilisation im gesamten Organismus.
Insgesamt vermehrt das Wachstumshormon das Körpereiweiß, verbraucht die Fettdepots und konserviert die Kohlenhydrate.

Die Rolle des Wachstumshormons bei der Förderung der Eiweißbildung

Folgende verschiedene Wirkungen des Wachstumshormons sind bekannt, die alle zu einer gesteigerten Eiweißbildung führen können:
▷ Steigerung des Aminosäurentransports durch die Zellmembran. Das Wachstumshormon steigert direkt den Transport von zahlreichen Aminosäuren durch die Zellmembran in das Innere der Zellen. Die erhöhte intrazelluläre Aminosäurenkonzentration ist möglicherweise zum Teil für die gesteigerte Proteinsynthese verantwortlich.
▷ Steigerung der Proteinsynthese durch Ribosomen. Selbst wenn die Aminosäuren nicht in den Zellen vermehrt werden, führt das Wachstumshormon noch zu einer Eiweißsynthese. Man nimmt an, daß diese Wirkung zum Teil durch einen direkten Effekt auf die Ribosomen zustande kommt, die unter dem Einfluß von Wachstumshormon eine größere Anzahl von Proteinmolekülen produzieren. Der zugrundeliegende Mechanismus für diesen Effekt ist unklar.
▷ Gesteigerte Bildung von Ribonukleinsäure (RNS). Über längere Zeit stimuliert das Wachstumshormon auch die Bildung größerer Mengen von Ribonukleinsäure im Zellkern. Dies wiederum führt zu einer gesteigerten Proteinsynthese und steigert das Wachstum, sofern ausreichend Energie, Aminosäuren, Vitamine und andere Voraussetzungen für das Wachstum verfügbar sind.

▷ Verminderter Katabolismus von Eiweiß und Aminosäuren. Zusätzlich zur Steigerung der Proteinsynthese kommt es unter Wachstumshormon zu einer Verminderung im Abbau des Zelleiweißes. Ein möglicher Mechanismus für dieses Phänomen ist wahrscheinlich die gleichzeitige Freisetzung von freien Fettsäuren aus dem Fettgewebe, die wiederum für den Energiebedarf der Körperzellen herangezogen werden und somit als Eiweißsparer wirken. Gleichzeitig wirkt sich die leichte Verfügbarkeit der Fette für die Energiebereitstellung als kohlenhydratsparend aus, wobei die Notwendigkeit, Eiweiße für die Glukoneogenese heranzuziehen, vermindert wird. Hierdurch wird ebenfalls der Protein-Katabolismus vermindert.

Wirkung des Wachstumshormons auf die Fettutilisation zur Bereitstellung von Energie

Ein spezifischer Effekt des Wachstumshormons besteht darin, daß unter seinem Einfluß Fettsäuren aus dem Fettgewebe freigesetzt werden, wodurch die Fettsäurekonzentration in den Körperflüssigkeiten ansteigt. Zusätzlich fördert das Hormon in den Geweben die Umwandlung von freien Fettsäuren zu Acetyl-CoA, das anschließend zur raschen Energiebereitstellung benötigt wird. Es ist darauf hinzuweisen, daß die Mobilisation von Fett durch das Wachstumshormon Stunden benötigt, wohingegen die Steigerung der zellulären Eiweißsynthese unter dem Hormoneinfluß nach weniger als einer Minute beginnt. Gelegentlich kann die Fettmobilisierung unter großen Mengen von Wachstumshormon so ausgeprägt sein, daß vermehrt Ketosäuren durch die Leber gebildet werden und in die Körperflüssigkeiten gelangen, so daß eine Ketoazidose resultiert.

Wirkung von Wachstumshormon auf den Kohlenhydratstoffwechsel

Das Wachstumshormon hat drei wesentliche Effekte auf den zellulären Metabolismus von Glukose. Diese Effekte sind eine verminderte Utilisation von Glukose zur Energiebereitstellung und eine Steigerung der Glykogenablagerung in den Zellen sowie eine verminderte Aufnahme von Glukose durch die Zellen.
▷ **Verminderte Glukose-Utilisation** zur Energiebereitstellung. Der genaue Mechanismus, über den das Wachstumshormon die Glukose-Utilisation durch die Zellen vermindert, ist nicht bekannt. Es ist wahrscheinlich, daß die Abnahme der Glukose-Utilisation z.T. aus einer gesteigerten Mobilisation und Utilisation von freien Fettsäuren für die Energiebereitstellung resultiert. So bilden die freien Fettsäuren große Mengen von Acetyl-CoA, das wiederum Feedback-Effekte induziert, die den glykolytischen Abbau von Glukose und Glykogen blockieren.

▷ **Steigerung der Glykogenablagerung in den Zellen.** Da Glukose und Glykogen nicht zur Energiebereitstellung benutzt werden können, wird die Glukose, die in die Zellen eindringt, rasch zu Glykogen polymerisiert und als solches abgelagert. Die Zellen werden daher relativ schnell mit Glykogen gesättigt und können kein zusätzliches Glykogen mehr speichern.

▷ **Verminderte zelluläre Glukoseaufnahme** und **erhöhte Blutzuckerkonzentration.** In Tierversuchen kommt es nach Verabreichung von Wachstumshormon zunächst zu einer gesteigerten zellulären Aufnahme von Glukose, die zu einer Abnahme der Blutglukosekonzentration führt. Dieser Effekt hält aber nur für etwa 30–60 Minuten an und wird abgelöst durch einen verminderten Transport von Glukose durch die Zellmembran und eine geringere Phosphorylierung der Glukose. Diese Veränderung kann zu einem Anstieg der Blutglukose um 50–100% über den Normalwert führen.

Notwendigkeit von Insulin und Kohlenhydraten für die wachstumsfördernde Wirkung von Wachstumshormon

Wachstumshormon führt bei Tieren ohne Pankreas oder beim Fehlen von Kohlenhydraten in der Nahrung zu keinem Wachstum. Dies weist darauf hin, daß sowohl eine ausreichende Insulinaktivität als auch eine Verfügbarkeit von Kohlenhydraten für die Effektivität dieses Hormons erforderlich sind. Kohlenhydrate und Insulin werden nicht nur für die Energiebereitstellung des Wachstumsmetabolismus benötigt, sondern Insulin scheint auch für die Förderung des Aminosäurentransports in die Zellen von Bedeutung zu sein.

Diabetogener Effekt des Wachstumshormons

Die unter Wachstumshormon zu beobachtende Zunahme der Blutglukosekonzentration stimuliert die β-Zellen der Langerhans[1]-Inseln und führt zur Insulinsekretion. Zusätzlich besitzt das Wachstumshormon einen mäßigen direkten stimulatorischen Effekt auf die β-Zellen selbst. Die Kombination der beiden Wirkungen kann zu einer Überstimulation der Insulinsekretion durch die β-Zellen führen; diese können nach einer bestimmten Zeit gewissermaßen „ausbrennen", und es entwickelt sich ein Diabetes mellitus. Aus diesen Gründen spricht man dem Wachstumshormon einen diabetogenen Effekt zu.

Das Wachstumshormon ist nicht das einzige Hypophysenvorderlappenhormon, das die Blutglukosekonzentration steigert. Auch ACTH, TSH und Prolaktin haben diese Effekte, wobei ACTH von besonderer Bedeutung ist. Dieses Hormon

[1] Paul Langerhans (1847–1888), Pathologe in Berlin.

führt zu einer gesteigerten Sekretionsrate von Kortisol, das die Blutglukosekonzentration über eine Zunahme der Glukoneogenese steigert. Der diabetogene Effekt von Kortisol ist etwa vergleichbar mit demjenigen des Wachstumshormons.

1.5.1.3 Regulation der Sekretion von Wachstumshormon

Es wurde lange angenommen, daß das Wachstumshormon ausschließlich während der Wachstumsperiode sezerniert wird und dann aus dem Blut verschwindet. Untersuchungen haben aber gezeigt, daß auch im späteren Lebensalter die Hormonsekretion in gleicher Höhe fortbesteht wie in der Kindheit. Es ist bekannt, daß die Sekretionsrate starken Schwankungen unterworfen ist, die z.T. abhängig von **Streßsituationen** oder dem **Ernährungszustand** sind. Während der ersten beiden Stunden des **Schlafes** kommt es zu einem deutlichen Anstieg der Hormonsekretion.

Die normalen im Blut gemessenen Hormonkonzentrationen steigen besonders stark an, wenn der Organismus ein Defizit an Eiweißen und Kohlenhydraten aufweist. Unter akuten Bedingungen stellt die **Hypoglykämie** den bei weitem stärksten Stimulus für die Wachstumshormonsekretion dar. Unter chronischen Bedingungen dagegen scheint es das zelluläre **Eiweißdefizit** zu sein, das mit der Hormonkonzentration besser korreliert als die Verfügbarkeit von Glukose.

Eine Übersicht über die Steuerung der Wachstumshormonsekretion ist in Tabelle G1-1 dargestellt. Aus der Beobachtung, daß eine durch Insulin

Tabelle G1-1 Steuerung der Wachstumshormonsekretion

Steigerung der Wachstumshormonsekretion

Stoffwechsel
Hypoglykämie (spontan, Insulinbelastung)
Blutzuckerabfall ohne Hypoglykämie
Arginin (i.v.)
Monoamine

Streß
Operation, Trauma, körperliche oder psychische Belastung, Pyrogene, Überhitzung

Hemmung der Großhirnaktivität
Schlaf, Vollnarkose

Hemmung der Wachstumshormonsekretion

Somatostatin
Hyperglykämie
Hyperkortisolismus
Hypothyreose
Gestagene
Gravidität
α-Rezeptorenblocker
Adipositas

induzierte Hypoglykämie oder eine Applikation von Arginin zu einem Anstieg der Wachstumshormonkonzentration im Blut führt, ist ein Funktionstest zur Diagnose eines Wachstumshormonmangels entwickelt worden.

Stimulationstest für Wachstumshormon

Der für eine Wachstumshormonausschüttung benötigte Blutzuckerabfall kann in der Regel durch intravenöse Applikation von 0,1 E Insulin pro kg Körpergewicht, bei den insulinunterempfindlichen Akromegalen durch 0,3 E pro kg Körpergewicht, erreicht werden. Blutzucker- und Wachstumshormonbestimmungen erfolgen nach 15, 30, 60, 90 und 120 Minuten. Während bei einem Gesunden unter diesem Reiz das Wachstumshormon nach einer Stunde von niedrigen bis nicht mehr meßbaren Werten auf übernormale Werte ansteigt und im Verlauf der nächsten Stunde wieder auf den Normalwert absinkt, bleiben beim Akromegalen die erhöhten Ausgangswerte in der Regel wenig verändert, was für eine autonome oder maximale Wachstumshormonsekretion spricht. Beim Vorliegen einer Insuffizienz kommt es durch die Stimulation zu keinem oder nur zu einem sehr geringen Anstieg der Hormonkonzentration. Anstelle der **Hypoglykämie** kann zur Stimulation auch eine **Infusion von Arginin** (0,5 mg/kg KG) verabreicht werden.

1.5.2 Prolaktin

Menschliches Prolaktin hat ein Molekulargewicht von etwa 20 000. Die einzige klar erwiesene physiologische Funktion von Prolaktin beim Menschen bezieht sich auf die Laktation, obwohl Rezeptoren für Prolaktin in der Niere, der Leber, der Nebenniere, dem Herzen und den Gonaden vorhanden sind. Der exakte Mechanismus der Prolaktinwirkung auf die Brustdrüse ist nicht bekannt. Ob das Hormon eine Funktion beim Mann hat, ist ebenfalls ungeklärt. Beim Tier sind mehr als 80 Wirkungen von Prolaktin beschrieben worden, von denen sich die meisten auf Effekte auf die Gonaden beziehen. Bei Fischen besitzt Prolaktin eine osmoregulatorische Funktion und scheint bei anderen Tierspezies das Wachstumshormon zu beeinflussen. Der Normalbereich von Plasma-Prolaktin liegt bei der Frau zwischen 1 und 25 ng/ml und bei Männern zwischen 1 und 20 ng/ml. Die höheren mittleren Konzentrationen bei Frauen sind sehr wahrscheinlich das Ergebnis einer stimulatorischen Wirkung von Östrogenen auf die Prolaktinsekretion. Während der Schwangerschaft nimmt die Plasma-Prolaktinkonzentration allmählich zu. Die Sekretion ist starken Schwankungen unterworfen, in der Nacht kommt es zu einem deutlichen Anstieg der Hormonkonzentration im Blut. Eine mechanische Reizung der Brust bzw. der Brustwarze, insbesondere während des Stillvorgangs, verursacht einen schnellen Anstieg der Plasma-Prolaktinkonzentration. Dies weist auf afferente neurale Bahnen von der Brust zum Gehirn hin. Andere Faktoren, die eine Prolaktinfreisetzung verursachen, sind Streß (einschließlich Hypoglykämie), starke körperliche Belastung, chirurgische Eingriffe und Geschlechtsverkehr (Frauen). Bei Schilddrüsenunterfunktion und Nierenversagen kommt es ebenfalls zum Anstieg der Prolaktinsekretion. Die Prolaktinfreisetzung steht unter inhibitorischer dopaminerger Kontrolle. Der dopaminerge Agonist **Bromocriptin** (Pravidel®) führt zu einer Abnahme der Prolaktinsekretion, ebenso wie **L-Dopa,** das zu Dopamin umgewandelt wird. Umgekehrt führen Pharmaka wie **Phenothiazinpräparate,** die die dopaminerge Übertragung durch Blockade der Dopaminrezeptoren hemmen, zu einer Zunahme der Plasma-Prolaktinkonzentration.

Prolaktinfreisetzung
▷ Schwangerschaft
▷ Streß
▷ Hypoglykämie
▷ körperliche Belastung
▷ chirurgische Eingriffe
▷ Geschlechtsverkehr
▷ Schilddrüsenunterfunktion
▷ Nierenversagen

1.5.3 Hypophysenvorderlappen-Gonadotropine

Sowohl LH als auch FSH sind Glykoproteine mit einem Molekulargewicht von etwa 30 000. Beide Hormone können leicht mit Hilfe des Radioimmunoassays gemessen werden. **LH** wirkt beim Mann auf die **Leydig**[1]- oder **interstitiellen Zellen** des Hodens und führt zu einer **gesteigerten Testosteronsynthese.** Bei der Frau wirkt LH ebenfalls auf die **interstitiellen Zellen,** es resultiert eine **Synthese von Androgenen, Östrogenen** und **Progesteron.** LH bindet sich an spezifische Hormonrezeptoren an der Zellmembran und wirkt über einen Mechanismus, der die Aktivierung von Adenylzyklase und die Induktion von zyklischem Adenosinmonophosphat (AMP) betrifft.

FSH scheint für die **Bildung der Keimzellen** (Gameten) sowohl beim Mann als auch bei der Frau verantwortlich zu sein. Die spezifische Zielzelle für FSH beim Mann ist die **Sertoli**[2]**-Zelle,** bei der Frau die **Granulosazelle** des Ovarfollikels. Es wird angenommen, daß FSH **synergistisch zu Östrogen und LH** wirkt und für das Wachstum und die Reifung des Follikels verantwortlich ist. FSH scheint zu einer Zunahme der LH-Rezeptoren in den interstitiellen Zellen zu führen.

---

[1] Franz von Leydig (1821–1908), Anatom und Physiologe in Würzburg, Tübingen, Bonn.
[2] Enrico Sertoli (1842–1910), Physiologe in Mailand.

Die Regulation der Gonadotropinsekretion ist noch nicht vollständig geklärt. **LHRH** stimuliert die Synthese und Freisetzung von LH und FSH. Die Gonadenhormone, die durch LH und FSH stimuliert werden, haben einen Feedback auf die Hypophyse und den Hypothalamus. Die **Pubertät** scheint aufzutreten als Folge einer verminderten Sensitivität des Hypothalamus und der Hypophyse auf die Feedback-Inhibition durch niedrige gonadale Steroidkonzentrationen, die zu einer gesteigerten pulsatilen Sekretion von LH während des Schlafes führen. Sowohl bei Männern als auch bei Frauen führt ein primärer Hypogonadismus zu einer Steigerung der basalen LH- und FSH-Konzentrationen im Blut. **Testosteron** scheint die LH-Synthese zu supprimieren. Testosteron und **Inhibin,** ein Peptid, das aus den Testes stammt, supprimieren ebenfalls die FSH-Sekretion. Inhibin wird wahrscheinlich durch die Sertoli-Zellen gebildet. Seine Freisetzung ist bei gestörter Spermatogenese vermindert. Dieser getrennte Feedback durch Inhibin erklärt sehr wahrscheinlich die isolierte Erhöhung von FSH bei Patienten mit einer verminderten Spermatozoenproduktion, aber normalen LH- und Testosteronkonzentrationen. Pharmakologische Dosen von Testosteron oder von Östrogen plus Progesteron supprimieren sowohl die Gonadotropine als auch die **Spermatogenese** beim Mann.

Bei Frauen ist die Regulation des menstruellen Zyklus sehr komplex. Die sowohl inhibitorischen als auch stimulatorischen Effekte der **Ovarsteroide** auf den Hypothalamus und die Hypophyse unterliegen vielen Umwelteinflüssen. Inhibin ist möglicherweise auch bei Frauen von Bedeutung. Ein sehr starker Anstieg von Östrogenen am Ende der **Follikelphase** des Zyklus verursacht letztlich die Ausschüttung von LH und FSH, wahrscheinlich über die Freisetzung von LHRH aus dem Hypothalamus. Die normale zyklische Produktion von Gonadotropin wird aufgehoben durch Östrogen-Progestin-Kombinationen, wie sie in Form der **oralen Kontrazeptiva** angewandt werden.

1.5.4 Thyreotropin (Thyreoidea-stimulierendes Hormon, TSH)

Dieses Glykoproteinhormon hat ein Molekulargewicht von etwa 30 000.

> Die wichtigste Funktion des Thyreotropins ist die Stimulation der Synthese von Schilddrüsenhormonen.

Diese Stimulation ist begleitet von einem Anstieg der Syntheserate von Eiweiß und Ribonukleinsäure, Produktion von Phospholipiden, Jodaufnahme und Bildung von kolloiden Tröpfchen durch die Schilddrüse.

Die Wirkung von TSH umfaßt Interaktionen mit spezifischen TSH-Rezeptoren an der Zellmembran der Schilddrüse, die Aktivierung von Adenylzyklase und eine gesteigerte Bildung von zyklischem AMP. TSH hat eine Halbwertszeit von etwa 50 Minuten im Blut und kann mit Hilfe des Radioimmunoassays leicht gemessen werden.

Die Regulation der TSH-Sekretion umfaßt die Stimulation der TSH-Freisetzung durch TRH und eine Feedback-Inhibition der TSH-Sekretion durch Trijodthyronin (T_3) und Thyroxin (T_4) auf Hypophysenebene. Diese Feedback-Regulation ist so empfindlich, daß ein minimaler Schilddrüsenhormonmangel zu erhöhten TSH-Werten führt.

> Die Analyse der Serum-TSH-Konzentration zur Diagnostik eines leichten primären Hypothyreoidismus und bei der Differenzierung zwischen primärem und hypothalamisch-hypophysärem Hypothyreoidismus ist sehr aufschlußreich.

Minimale Erhöhungen der Schilddrüsenhormone im Blut unterdrücken die TSH-Freisetzung nach TRH-Applikation.

Chronische Applikation hoher Schilddrüsenhormondosen verursacht eine anhaltende Suppression der TSH-Sekretion. Bei gesunden Personen ist diese Suppression reversibel, und eine normale TSH-Sekretion tritt innerhalb von drei bis vier Wochen nach Absetzen der Schilddrüsenhormonbehandlung auf.

1.5.5 Kortikotropin (ACTH)

Menschliches ACTH ist ein Polypeptid, das aus 39 Aminosäuren besteht und ein Molekulargewicht von etwa 4500 hat. ACTH entsteht aus einem großen Glykoprotein-Prohormon, das aufgespalten wird und aus dem ACTH und β-Lipotropin entstehen. Das letztere Peptid enthält die Sequenzen des **β-Melanozyten-stimulierenden Hormons** (β-MSH) und der Opioidpeptide **β-Endorphin** und **Enkephalin.** β-Endorphin scheint mit ACTH zusammen sezerniert zu werden. **β-Lipotropin** wird von einigen hypophysären Tumoren und manchmal von gesunden Personen unter Streßbedingungen sezerniert. Früher wurde angenommen, daß β-MSH eine Rolle für die Hautpigmentierung spielt, doch scheint dieses Hormon als Artefakt beim Abbau von β-Lipotropin während der Extraktion aufzutreten und normalerweise nicht im Blut zu zirkulieren.

> Die wichtigste biologische Funktion von ACTH ist die Aufrechterhaltung der Nebennierenfunktion.

ACTH stimuliert die Produktion der drei wichtigen Nebennierensteroide:
▷ der Glukokortikoide
▷ der Androgene
▷ der Mineralokortikoide.

Die überwiegende Kontrolle der Aldosteronproduktion erfolgt durch das Renin-Angiotensin-System. Die wichtigste physiologische Rolle von ACTH ist die Kontrolle der Kortisolsekretion. Sowohl ACTH als auch β-Lipotropin spielen eine Rolle für die Veränderung der **Hautpigmentation** bei primärer Nebennierenrindeninsuffizienz. Ähnlich wie TSH und die Gonadotropine scheint ACTH über spezifische Zellmembranrezeptoren zu wirken.

Die Kontrolle der ACTH-Sekretion unterliegt mehreren Faktoren. Diese schließen ein: tageszeitliche Schwankungen, Feedback-Inhibition durch die Nebennierensteroide und eine schnelle Freisetzung in Antwort auf Streß. Die physiologische Sekretion von ACTH folgt einem charakteristischen **Tag-Nacht-Rhythmus** mit hohen Konzentrationen am frühen Morgen und niedrigen am Abend. Ähnlich wie andere Hypophysenvorderlappenhormone wird ACTH episodisch sezerniert. **Kortisol** ist das wichtigste Glukokortikoid, das eine negative Feedback-Kontrolle auf die hypothalamisch-hypophysäre Achse ausübt.

Eine Abnahme der Synthese und Sekretion der Nebennierenrindenhormone durch Medikamente oder durch Entfernung von Nebennierenrindengewebe führt zu einer Zunahme der ACTH-Produktion. Exogene Steroidapplikation verhindert die normale morgendliche ACTH-Freisetzung. Nach chronischer exzessiver Steroidapplikation kommt es zu einer Suppression der Hypothalamus-Hypophysen-Achse; eine Erholung der normalen ACTH-Sekretion tritt gewöhnlich nicht vor Ablauf von sechs Monaten nach Absetzen der Steroide auf. Unter **Streßsituationen,** z.B. bei einer Insulininduzierten Hypoglykämie, Fieber oder chirurgischen Eingriffen, kommt es zu einer ausgeprägten ACTH-Freisetzung.

2 Pathophysiologie des Hypothalamus-Hypophysen-vorderlappen-Systems

Pathologische Veränderungen im Bereich des Hypothalamus und der Hypophyse können sowohl typische, gut abgegrenzte Krankheitsbilder hervorrufen als auch solche, die mit multiplen, auf mehreren Ausfällen beruhenden Symptomen einhergehen. Dies hängt davon ab, ob die Störung auf den Hypothalamus, auf den suprasellären Raum oder auf die Sella beschränkt ist oder das ganze Gebiet betrifft. Insgesamt besteht nur eine schlechte Korrelation zwischen anatomischer Ausdehnung der Läsion und Art und Ausmaß des Funktionsausfalles. Hypophysenvorderlappenveränderungen stellen sich gewöhnlich als eine oder mehrere der vier folgenden klinischen Veränderungen dar:

▷ Vergrößerung der Sella turcica
▷ Sehstörungen

▷ Symptome und Zeichen einer Hypophysenvorderlappenunterfunktion (Hypopituitarismus)
▷ Hinweise auf das Vorliegen einer Hypophysenvorderlappenübersekretion

Unter bestimmten Bedingungen können alle vier Veränderungen gleichzeitig gefunden werden, wie z.B. bei einem Patienten mit Akromegalie, bei dem ein Wachstumshormon-produzierender Hypophysenvorderlappentumor gleichzeitig andere Hypophysenvorderlappenfunktionen unterdrückt, so daß ein Hypopituitarismus resultiert, eine vergrößerte Sella und eine Druckatrophie auf das Chiasma opticum mit Gesichtsfeldausfällen. Die hypothalamischen Veränderungen können sich ebenfalls in Form der Hypophysenvorderlappenunterfunktion darstellen. Dies hat zu dem Konzept der primären, sekundären und tertiären Insuffizienzen für die Zielorgane wie Schilddrüse und Gonaden geführt. **Primäre Insuffizienzen** können als Folge einer Erkrankung der Zieldrüse selbst auftreten, **sekundäre Insuffizienzen** resultieren aus Hypophysenvorderlappenläsionen, und **tertiäre Insuffizienzen** treten als Folge von hypothalamischen Veränderungen auf.

Theoretisch kann auch eine verminderte Empfindlichkeit des Hypothalamus auf die durch zirkulierende Hormone ausgelöste Feedback-Inhibition zu einer Hormonüberproduktion des Hypophysenvorderlappens führen. So wird diskutiert, daß der ACTH-Exzeß beim pituitären Cushing-Syndrom (siehe 2.2.1) Folge einer unproportional hohen Verstellung des Feedback-regulatorischen Systems sein könnte.

2.1 Hypophysenvorderlappenunterfunktion (Hypopituitarismus)

Ein Mangel an Hypophysenvorderlappenhormonen kann in Form isolierter oder kombinierter Defekte auftreten. Das klinische Bild des Patienten hängt ab von der Anzahl und dem Ausmaß der Hormondefekte. Die Patienten können über Schwäche, Müdigkeit, Kopfschmerzen, Verlust der Sexualfunktion und Kälteintoleranz klagen. Der **Hypogonadotropismus** stellt die häufigste symptomatische endokrine Insuffizienz bei Erwachsenen mit Hypophysenvorderlappentumoren oder Kraniopharyngiomen dar. Bei Kindern steht eine **Wachstumsverzögerung** als Folge der inadäquaten Wachstumshormonproduktion im Vordergrund. Bei Erwachsenen ist in vielen Fällen ebenfalls die Wachstumshormonbildung stark herabgesetzt, doch führt diese Störung bei Patienten, die die normale pubertäre Wachstumsperiode durchlaufen haben, zu keinen Symptomen.

Erwachsene mit **Panhypopituitarismus** können ein charakteristisches Erscheinungsbild bieten: Fehlen der axillären und pubischen Behaarung, eine Atrophie der Genitalien und der Brust, Blässe der Haut und der Brustwarzen, feine Faltenbildung im Bereich des Gesichts und geringe Muskelentwicklung. Kleinwuchs kann vorhanden sein, wenn die hypophysäre Erkrankung vor der Pubertät auftritt, in diesen Fällen wirken die Patienten häufig vorzeitig gealtert. Das gleichzeitige Vorhandensein eines Diabetes insipidus weist auf eine hypothalamische Beteiligung hin, da nur ein extrem vergrößerter Hypophysenvorderlappen eine Unterbrechung der ADH-Freisetzung durch die Neurohypophyse verursacht. Da das klinische Erscheinungsbild des Patienten mit Hypopituitarismus häufig das Ergebnis mehrerer Hormondefekte darstellt, ist es sinnvoll, die Manifestationen jedes einzelnen Hormondefektes getrennt darzustellen.

Ursachen und klinisches Bild: Sowohl Läsionen im Bereich des Hypothalamus als auch der Hypophy-

Tabelle G1-2 Ätiologie von hypophysär bedingten Erkrankungen

Neoplasmen

hypothalamische Veränderungen
   Kraniopharyngiom
   Metastasen
   andere (Meningiome, Hamartome, Teratome, Leukämie, Lymphome)

hypophysäre Tumoren
   Hypophysenvorderlappenadenome
   Meningiome
   andere (Metastasen, Gliome, Chordome, Zysten)

Kongenitale oder hereditäre Veränderungen

idiopathischer Wachstumshormonmangel
idiopathischer ACTH-Mangel
idiopathischer Gonadotropinmangel
idiopathischer Thyreotropinmangel
   (hypothalamisch)
hypothalamischer Hypogonadismus
   (Kallmann-Syndrom)

Vaskuläre Veränderungen

hypophysäre Infarzierung
postpartale Nekrose (Sheehan-Syndrom)
Aneurysma
Vaskulitis

Infektionen oder Granulome

Sarkoidose
Tuberkulose
andere (Meningitis, Lues, Mykosen, Wegener-Granulomatose)

Physikalische Faktoren

Röntgenstrahlen
chirurgische Eingriffe
Schädeltraumen

Verschiedene Ursachen

Histiozytose
Hämochromatose
Medikamente

---

se können einen Hypopituitarismus hervorrufen. Die Ursachen für hypothalamische und hypophysäre Läsionen sind in der Tabelle G1-2 dargestellt. Unter den Tumoren sind **Kraniopharyngiome** bei Kindern am häufigsten und **primäre Hypophysentumoren** beim Erwachsenen. Die Kraniopharyngiome sind gewöhnlich suprasellär lokalisiert, doch können sie auch in der Sella turcica entstehen. In über 50% sind sie multizystisch. Die Zysten sind gefüllt mit einer gelben oder braunen Flüssigkeit, die Motoröl ähnelt. Die Inzidenz weist in der zweiten Lebensdekade einen Gipfel auf. Kinder können Symptome eines gesteigerten intrakraniellen Druckes aufweisen, bei Erwachsenen stehen Sehstörungen und Gesichtsfeldausfälle als Folge der **Optikusatrophie** im Vordergrund sowie ein Papillenödem. Mehr als die Hälfte der Erwachsenen haben endokrine Mangelerscheinungen, wobei der **Hypogonadismus** als Folge eines LH- und FSH-Mangels die häufigste Endokrinopathie darstellt. Auch ein **Diabetes insipidus** und eine verzögerte Knochenreife mit **Minderwuchs** sind häufig. Bei 5–10% der Patienten kommt es zu einem vollständigen Hypopituitarismus. Bei 75% der Kinder und 35% der Erwachsenen ist der Tumor **kalzifiziert** und kann röntgenologisch gut nachgewiesen werden. Obwohl andere Tumoren wie Meningiome und Granulome ebenfalls Kalkeinlagerungen aufweisen können, stellen Kraniopharyngiome die häufigste Ursache einer supra- oder intrasellären Verkalkung dar. Das Computertomogramm ist eine wertvolle diagnostische Möglichkeit bei der Identifizierung dieser zystischen Tumoren.

Hypophysenadenome machen 10% aller intrakraniellen Tumoren aus. In den meisten Fällen entwickeln sich die primären Hypophysentumoren im Bereich des Vorderlappens, während Hypophysenhinterlappentumoren extrem selten sind. Es ist angenommen worden, daß die meisten hypophysären Tumoren nicht-funktionierende chromophobe Adenome darstellen. Die Anwendung des Prolaktin-Radioimmunoassays hat aber gezeigt, daß in 50–70% der Patienten mit Hypophysentumor die Plasma-Prolaktinkonzentrationen erhöht sind. Das ist gewöhnlich die Folge einer Prolaktinsekretion durch den Tumor, doch kann auch die Interferenz der Tumormasse mit dem normalen inhibitorischen Einfluß des Hypothalamus auf die Prolaktinsekretion dafür die kausale Ursache sein.

Nicht-funktionierende Hypophysentumoren rufen Zeichen und Symptome eines raumfordernden Prozesses oder eines Hypopituitarismus hervor. Eine **bitemporale Hemianopsie** stellt die klassische Manifestation eines großen Hypophysentumors dar, der das Chiasma opticum komprimiert, doch kann jede Art eines visuellen Defektes auftreten.

Mit Hilfe von Stimulationstests läßt sich in den meisten Fällen eine inadäquate Steigerung der Wachstumshormonsekretion nachweisen. Bei 75% der Patienten mit großen Tumoren kommt es zum

Hypogonadotropismus. ACTH- und TSH-Mangelerscheinungen sind weniger häufig (40–50%). Patienten mit kleinen Hypophysentumoren haben gewöhnlich keine Zeichen eines Hypopituitarismus.

Isolierte Minderproduktionen jedes Hypophysenvorderlappenhormons sind beschrieben worden. Der diesen Defekten zugrundeliegende Mechanismus ist unklar. Ein isolierter Wachstumshormonmangel ist eine der häufigsten Ursachen für ein verzögertes Wachstum bei Kindern. Die häufigste Form des isolierten hypogonadotropen Hypogonadismus bei Frauen und Männern ist das sog. **Kallmann[1]-Syndrom.** Es handelt sich um ein familiäres Syndrom, bei dem ein **Gonadotropinmangel** als Folge einer inadäquaten LHRH-Sekretion häufig vergesellschaftet ist mit **Anosmie** oder **Hyposmie**, bedingt durch eine Hypoplasie des Lobus olfactorius. Weiterhin können Veränderungen wie **Hasenscharte** und **Gaumenspalte** auftreten. Die Art der Vererbung scheint zu variieren, bei einigen Familien läßt sich ein autosomal-dominanter Erbgang mit variabler phänotypischer Ausprägung nachweisen. Die Fertilität läßt sich bei diesen Patienten durch Behandlung mit LHRH oder menschlichem Gonadotropin erreichen.

Infektiöse und granulomatöse Läsionen, wie tuberkulöse Meningitis, Granulome und Syphilis, können gelegentlich einen Hypopituitarismus verursachen. Auch eine Sarkoidose kann Bezirke des Hypothalamus oder des Hypophysenvorderlappens zerstören und einen Diabetes insipidus oder eine Hypophysenvorderlappeninsuffizienz verursachen.

Auch **Schädeltraumen** und **chirurgische Eingriffe** im Bereich der infratentoriellen Regionen des Gehirns können in unterschiedlichem Ausmaß einen Hypopituitarismus zur Folge haben. Eine andere Ursache für einen Hypopituitarismus stellt die externe **Bestrahlung** der Hypothalamus-Hypophysen-Region bei Vorliegen von Neoplasmen im Bereich des Nasopharynx dar.

Eine **Infarzierung** des normalen Hypophysenvorderlappens mit klinisch relevantem Hypopituitarismus kann als Folge eines **hämorrhagischen Schocks** bei der gebärenden Frau auftreten **(Sheehan-Syndrom).** Der Hypophysenvorderlappen ist während der Schwangerschaft vergrößert und besitzt keine direkte arterielle Blutversorgung. Dies erklärt die Infarkt-Empfindlichkeit während eines Schocks infolge einer exzessiven uterinen Blutung unter der Geburt. Die Störung macht sich klinisch in einem Versagen der Laktation und einem Ausbleiben der Menses nach erfolgter Geburt bemerkbar. Die Inzidenz des Sheehan-Syndroms scheint aufgrund der verbesserten gynäkologischen Techniken abzunehmen.

---

[1] Franz J. Kallmann (1897–1965), Psychiater in Berlin, München, New York.

2.1.1 ACTH-Mangel

> Ein Ausfall der ACTH-Produktion stellt die schwerste endokrine Mangelerscheinung bei Patienten mit Hypophysenvorderlappeninsuffizienz dar.

Obwohl ein klinisch relevanter ACTH-Mangel gewöhnlich nur bei ausgeprägten Hypophysenvorderlappenläsionen auftritt, muß nach ihm bei allen Patienten mit Hinweisen auf eine Hypophysenvorderlappenerkrankung gefahndet werden.

Klinisches Bild: Die meisten Patienten mit ACTH-Mangel bieten Hinweise auf zusätzliche hormonelle Defekte. Anamnestisch kann eine **inadäquate Antwort auf Streß** mit Übelkeit, Erbrechen, Hyperthermie und Kollapsneigung in Erfahrung gebracht werden. Hypovolämie und Hyperkaliämie sind ungewöhnlich beim Fehlen von Erbrechen, Diarrhö oder Diabetes insipidus, da die Aldosteronproduktion im wesentlichen durch das Renin-Angiotensin-System aufrechterhalten wird. Patienten mit ACTH-Mangel können gleichzeitig eine **Hyponatriämie** als Folge einer begleitenden inadäquaten gesteigerten ADH-Produktion mit Volumenexpansion aufweisen. Eine **verminderte Haut- und Brustwarzenpigmentierung** kann als differentialdiagnostisches Kriterium für die Differenzierung der hypophysär bedingten Nebennierenrindeninsuffizienz von der Dunkelpigmentierung bei primärer Nebennierenrindeninsuffizienz herangezogen werden.

> Patienten mit jedweder Form der Nebennierenrindeninsuffizienz vertragen Streß sehr schlecht und sollten z.B. unter Bedingungen einer Operation oder während interkurrenter Infektionen mit zusätzlichen Nebennierenrindensteroiden therapiert werden.

Funktionstest für einen ACTH-Mangel: Bei Patienten, bei denen der Verdacht auf das Vorliegen einer schweren hypophysär bedingten Nebennierenrindeninsuffizienz besteht, sollte vor Durchführung eines Provokationstests die basale Plasma-Kortisolkonzentration am Morgen oder die 24-Stunden-Urinausscheidung von freiem Kortisol gemessen werden. Zur funktionellen Provokation steht der **Insulin-Toleranztest** zur Verfügung.

> Patienten mit Nebennierenrindeninsuffizienz sind sehr empfindlich gegenüber Insulin und sollten daher vor Durchführung des Insulin-Toleranztests mit synthetischen Glukokortikoiden, z.B. 0,5 mg Dexamethason täglich, therapiert werden.

Diese Behandlung erlaubt dem Patienten, den Streß des Insulin-Toleranztests zu ertragen, ohne daß die ACTH-Antwort verändert wird. Die unter dem Insulin-Toleranztest auftretende **Hypoglykämie** ruft normalerweise eine ACTH-Freisetzung mit nachfolgendem Anstieg der Plasma-ACTH- und -Kortisolkonzentration hervor. Ein Anstieg der Kortisolkonzentration von 5–7 µg/100 ml oberhalb des Basiswertes oder ein absoluter Wert von über 15 µg/100 ml während des Insulin-Toleranztests spricht für eine normale ACTH-Antwort.

2.1.2 TSH-Mangel

Klinisches Bild: Ein hypothalamisch oder hypophysär bedingter **Hypothyreoidismus** führt in den meisten Fällen zu dem gleichen klinischen Bild wie der primäre Hypothyreoidismus, er ist aber meist weniger stark ausgeprägt. Lethargie, Müdigkeit und Blässe der Haut sind häufig. Ein isolierter TSH-Mangel ist selten, in den meisten Fällen bestehen gleichzeitig ein Wachstums- und Gonadotropinmangel, so daß die Unterscheidung der hypothalamisch-hypophysären Veränderung (tertiär oder sekundär) vom primären Hypothyreoidismus erleichtert wird. Die **Haut** des Patienten mit hypophysärem Hypothyreoidismus zeigt häufig eine feine Fältelung, besonders im Gesichtsbereich, die zum Teil Folge der nicht selten gleichzeitig bestehenden gonadalen Insuffizienz sein kann. Zusätzliche Befunde wie **Gesichtsfeldausfälle** oder **Verlust der sekundären Sexualcharakteristika** sind hilfreich bei der Identifikation des hypophysären Hypothyreoidismus. Das **Haar** ist trocken, aber weniger gekräuselt im Vergleich zur primären Form. Beim Vorliegen eines schweren primären Hypothyreoidismus kann es zur starken Vergrößerung der Zunge kommen, eine Veränderung, die sich gewöhnlich nicht beim hypophysären Hypothyreoidismus findet. Bei Frauen in der Menopause kann es beim primären Hypothyreoidismus zu Menorrhagien kommen, während eine **Amenorrhöe** gewöhnlich den hypophysären Hypothyreoidismus begleitet. Aufgrund entsprechender Laboruntersuchungen ist eine Trennung des primären vom sekundären Hypothyreoidismus möglich.
Test auf TSH-Reserve: Die Messung der peripheren Schilddrüsenhormone hat sich zur Identifizierung des hypothalamischen oder hypophysären Hypothyreoidismus wie auch der primären Schilddrüsenunterfunktion bewährt. Die basalen Werte von TSH sind verwertbar für die Differenzierung einer primären Schilddrüsenunterfunktion von einer hypophysär bedingten Insuffizienz. Beim primären Hypothyreoidismus sind die TSH-Werte erhöht als Folge der fehlenden Feedback-Hemmung durch das Schilddrüsenhormon.

> Patienten mit hypothalamischem oder hypophysärem Hypothyreoidismus haben niedrige oder normale basale TSH-Werte.

Leider können die klinisch verfügbaren Radioimmunoassays für TSH häufig nicht zwischen niedrigen und normalen TSH-Werten differenzieren.
Es ist daher manchmal nützlich, die TSH-Antwort auf das Thyreotropin-Releasing-Hormon (TRH) zu messen, insbesondere dann, wenn gleichzeitig eine Beurteilung der Prolaktinwerte gewünscht wird. Nach intravenöser Injektion von TRH erreicht TSH normalerweise nach 20–30 Minuten Spitzenkonzentrationen, die etwa doppelt so hoch sind wie die Ausgangswerte. Die Prolaktinkonzentrationen steigen dabei gewöhnlich auf das Zwei- bis Achtfache an. Leider ist es mit dem TRH-Test nicht immer möglich, klar zwischen einer hypothalamisch und einer hypophysär bedingten Hypothyreose zu unterscheiden. Weiterhin weisen einige Patienten mit großen Hypophysenvorderlappentumoren eine normale TSH-Antwort auf TRH auf, selbst dann, wenn sie leicht hypothyreot wirken. Andere Patienten, die euthyreot sind, und alle hyperthyreoten Patienten zeigen keine Antwort auf TRH. Diese gelegentlich inkonsistenten Antworten limitieren den Wert des Tests zur Differenzierung zwischen hypothalamischer und hypophysärer Veränderung.

2.1.3 Gonadotropinmangel

> Beim Erwachsenen stellt der Hypogonadismus die häufigste klinische Manifestation eines endokrinen hypothalamisch-hypophysären Defektes dar.

Klinisches Bild: Ein Gonadotropinmangel vor der Pubertät führt beim Knaben zu einem **eunuchoiden** Erscheinungsbild mit fehlender Entwicklung der sekundären Sexualcharakteristika und Infertilität. Für Mädchen mit präpubertärem Hypogonadismus ist das **Fehlen einer normalen Brustentwicklung** und der **Menstruation** charakteristisch. Jungen mit Hypogonadismus entwickeln keinen Bartwuchs, keine normale Erwachsenenstimme und keine der Norm entsprechende Vergrößerung der Genitalien. Beide Geschlechter können eine verminderte oder fehlende Scham- und Axillarbehaarung aufweisen, obwohl das Wachstum der Schambehaarung auch von der Nebennierenfunktion abhängt. Beim gleichzeitigen Vorliegen einer adäquaten Wachstumshormonproduktion weisen die präpubertären Patienten einen **schlanken, hohen Körperwuchs** auf, da bei Mangel an gonadalen Steroiden sich die Epiphysenfugen nicht schließen und die langen Knochen weiter wachsen. Bei Frauen in der Prämenopause manifestiert sich die Gonadotropininsuffizienz durch eine **sekundäre Amenorrhöe.** Bei einem fortgeschrittenen Gonadotropinmangel kommt es zur **Atrophie der Brüste** und des **Uterus.** Beim erwachsenen Mann ist die resultierende **sekundäre testikuläre Atrophie** begleitet von einer Abnahme der Libido, der Potenz, des Muskeltonus und des Bartwuchses.

Tests zur Bestimmung der LH- und FSH-Reserve:
Eine klinisch normale Gonadenfunktion (normale
Menstruation bei der Frau und eine normale Spermienzahl beim Mann) schließt grundsätzlich einen
Hypogonadotropismus aus. Die Serum-Testoste-
ronkonzentration beim Mann stellt einen nütz-
lichen Index für die Funktion der Leydig-Zellen
dar. Die Serum-Östradiolkonzentration der Frau
besitzt einen geringeren diagnostischen Wert, da sie
während des normalen Menstruationszyklus beträchtlichen Schwankungen unterworfen ist.

Die **Messung der basalen LH- und FSH-Konzentrationen** gibt Aufschluß darüber, ob die gonadale
Insuffizienz primär oder sekundär bzw. tertiär ist.
Patienten mit primärer gonadaler Störung haben
erhöhte Gonadotropinkonzentrationen aufgrund
der fehlenden Feedback-Inhibition. Eine Erhöhung der LH-Konzentration scheint als Folge eines
Testosteron- oder Östrogenmangels aufzutreten,
und eine Erhöhung der FSH-Konzentration ist vor
allem durch eine verminderte Bildung der Gameten
bedingt. Das Ausmaß der LH- und FSH-Erhöhung
hängt vom Grad des gonadalen Versagens ab.

> Hypogonadale Patienten mit hypothalamischen
> oder hypophysären Läsionen haben niedrige
> oder niedrig-normale basale Gonadotropinkon-
> zentrationen.

Da die Gonadotropinsekretion pulsatil verläuft,
sollten mindestens drei Blutproben unter Basal-
bedingungen im Abstand von 30 Minuten entnommen und gepoolt oder der Mittelwert aus den einzelnen LH- und FSH-Bestimmungen berechnet
werden, um eine akkurate Bewertung zu erzielen.

Der **LHRH-Test** kann durchgeführt werden, um
die hypophysäre Gonadotropinreserve zu ermitteln. Hierzu wird LHRH (100–150 µg) intravenös
injiziert, und die Konzentrationen von LH im Blut
werden in 20- bis 30minütigem Abstand über zwei
Stunden gemessen. Bei Gesunden lassen sich Spitzenkonzentrationen von LH nach 20–30 Minuten
nachweisen. Bei Patienten mit Hypophysentumoren und hypogonadotropem Hypogonadismus finden sich in den meisten Fällen nur geringgradige
oder keine Anstiege der LH-Konzentrationen.

Theoretisch müßte mit dem LHRH-Test eine Differenzierung zwischen hypothalamisch und hypophysär bedingtem Hypogonadismus möglich sein.
Patienten mit hypothalamischen Läsionen, bei
denen LHRH fehlt, sollten nach LHRH-Gabe eine
normale LH- und FSH-Freisetzung aus der Hypophyse aufweisen, während bei Patienten mit hypophysären Läsionen diese Antwort nicht auslösbar
sein sollte. Es hat sich aber gezeigt, daß die hypophysäre Antwort unter beiden Bedingungen variabel ist und daß LHRH einen trophischen Effekt
auf die Gonadotropinsynthese zu haben scheint.
Patienten mit definierten hypothalamischen Läsionen können zwar initial eine geringe Antwort auf
LHRH aufweisen, doch nach wiederholter Stimulation kann sich die Gonadotropinantwort deutlich
verbessern.

Die Integrität von Hypothalamus und Hypophyse zusammen kann durch **Clomifencitrat,** einem
Östrogenantagonisten, der den Feedback der gonadalen Steroide auf den Hypothalamus sowohl bei
Männern als auch bei Frauen blockiert, getestet
werden. Bei Männern führt die Applikation von
Clomifencitrat (2×50 mg/Tag über einen Zeitraum
von 7–10 Tagen) gewöhnlich zu einer Verdoppelung der LH- und Testosteronkonzentrationen und
zu einem geringeren Anstieg der FSH-Werte. Für
eine solche normale Antwort müssen sowohl der
Hypothalamus als auch die Hypophyse regelrecht
funktionieren.

2.1.4 Wachstumshormonmangel

> Eine ungenügende Produktion von Wachstums-
> hormon führt beim Kind zu einer Retardierung
> des Wachstums, der Epiphysenentwicklung und
> des Knochenalters.

Klinisches Bild: Der hypophysäre Zwerg weist eine
Stammfettsucht auf und bietet ein **pastöses** Erscheinungsbild der Haut, selbst dann, wenn ausreichend
Schilddrüsenhormon vorhanden ist. Die unteren
Extremitäten sind im Verhältnis zum Stamm länger
als beim normalen Kind. Die sekundären Geschlechtsmerkmale fehlen oder sind nur geringgradig ausgebildet. Die Entwicklung des Kehlkopfes
ist gestört und die **Stimme** ist **hochfrequent.** Da das
Wachstum gewöhnlich nicht vollständig aufhört
und die gonadale Reife verzögert ist, können Patienten mit Wachstumshormonmangel über das gewöhnliche Pubertätsalter hinaus langsam weiter
wachsen. Bei sehr jungen Kindern oder bei Kleinkindern mit isoliertem Wachstumshormonmangel
kann es zum Auftreten einer **Hypoglykämie** kommen. Sämtliche Veränderungen sind durch eine
Behandlung mit Wachstumshormon reversibel.

Beim Erwachsenen ist der Beginn eines Wachstumshormonmangels klinisch meist nicht nachweisbar. Nur mit Hilfe von Stimulationstests **(Insulin-induzierte Hypoglykämie)** läßt sich bei hypothalamisch-hypophysären Läsionen ein Wachstumshormonmangel nachweisen.

**Funktionstest zur Bestimmung der Wachstums-
hormonreserve:** Die Konzentrationen von Wachstumshormon im Blut sind während des Tages
starken Schwankungen unterworfen. So führt eine
Glukosebelastung des Körpers, z.B. nach Mahlzeiten, zu einer Suppression der Hormonkonzentrationen, während ein Abfall des Blutzuckers von
einem Anstieg des Wachstumshormons begleitet
ist. Die basalen Hormonwerte während der Morgenstunden sind niedrig, was eine Differenzierung
zwischen normalen und pathologisch niedrigen
Werten erschwert. Aus diesem Grund sind Pro-

vokationstests erforderlich, mit deren Hilfe eine adäquate Wachstumshormonantwort demonstriert werden kann.

Verschiedene Provokationstests sind entwickelt worden. Eine Möglichkeit der Funktionsprüfung besteht darin, die Wachstumshormonkonzentration im nüchternen Zustand und nach körperlicher Belastung zu bestimmen. Wenn die Wachstumshormonkonzentration im Blut unter Belastung größer als 6 ng/ml ist, kann die Hormonreserve als normal angenommen werden.

Eine stärkere Provokation läßt sich durch Anwendung der **Insulin-induzierten Hypoglykämie** durchführen (Abb. G1-4). Hierzu werden 0,1 E Altinsulin/kg Körpergewicht als Bolus dem nüchternen Patienten injiziert. Blut wird vor der Injektion und für zwei Stunden in 30minütigem Abstand nach der Injektion zur Bestimmung von Glukose und Wachstumshormon entnommen. Eine Abnahme der Plasma-Glukosekonzentration auf die Hälfte des normalen Nüchternblutspiegels oder auf unter 45 mg/100 ml stellt einen adäquaten Stimulus

für die Wachstumshormonfreisetzung dar. Wenn die Hypoglykämie inadäquat ist, sollten 0,15–0,2 E Insulin/kg Körpergewicht angewandt werden. Sollte eine hypoglykämische Symptomatik auftreten, läßt sich diese rasch durch eine intravenöse Glukoseinfusion rückgängig machen. Als normale Antwort des Wachstumshormons wird ein Anstieg auf mehr als 6–8 ng/ml während des Tests angesehen. Die Spitzenkonzentrationen des Wachstumshormons werden gewöhnlich nach 30–60 Minuten beobachtet. Der Test sollte nicht bei Älteren oder bei Patienten mit zerebrovaskulärer oder kardiovaskulärer Erkrankung durchgeführt werden.

Bei Patienten, die nicht für die Insulin-induzierte Hypoglykämie in Frage kommen, kann alternativ der **L-Dopa-Test** angewandt werden. Die Applikation von L-Dopa (500 mg/70 kg) führt bei 90–95% von gesunden schlanken Erwachsenen innerhalb von 30–60 Minuten zu einer gesteigerten Wachstumshormonfreisetzung (6–8 ng/ml).

Andere Stimuli zur Testung der Wachstumshormonreserve sind die **Arginin-Infusion,** die Gabe von **Vasopressin, Glukagon** und **Nikotinsäure.** Bei gleichzeitigem Bestehen eines ACTH- oder TSH-Mangels sollten die Provokationstests nur bei vorausgegangener Nebennierenrindensteroid- und Schilddrüsenhormonsubstitution durchgeführt werden.

Bei der Interpretation der Funktionstests zur Bestimmung der Wachstumshormonreserve ist zu berücksichtigen, daß bei Patienten mit extremer Adipositas die Antwort des Wachstumshormons auf die genannten Stimuli abgeschwächt oder aufgehoben sein kann.

2.1.5 Prolaktinmangel

Klinisches Bild: Die einzige klinische Konsequenz einer verminderten Prolaktinbildung ist das Ausbleiben der Laktation nach der Geburt. Gewöhnlich kommt es zum Prolaktinmangel bei Frauen dann, wenn sich aufgrund einer unter der Geburt auftretenden Blutung und Schocksymptomatik eine postpartale Nekrose der Hypophyse entwickelt **(Sheehan-Syndrom).** Die Inzidenz eines Prolaktinmangels bei anderen hypophysären Läsionen ist nicht bekannt.

Test zur Bestimmung eines Prolaktinmangels: Obwohl die Prolaktinkonzentrationen im Blut aufgrund unterschiedlicher physiologischer Stimuli Schwankungen unterliegen, sind die basalen Werte während der Morgenstunden im Blut relativ gut standardisiert mit einer normalen Schwankung von 1–20 ng/ml bei Männern und 1–25 ng/ml bei Frauen. Messungen der basalen Prolaktinkonzentrationen sind sinnvoll bei Verdacht auf hypothalamische oder hypophysäre Veränderungen, da erhöhte Prolaktinkonzentrationen bei Patienten

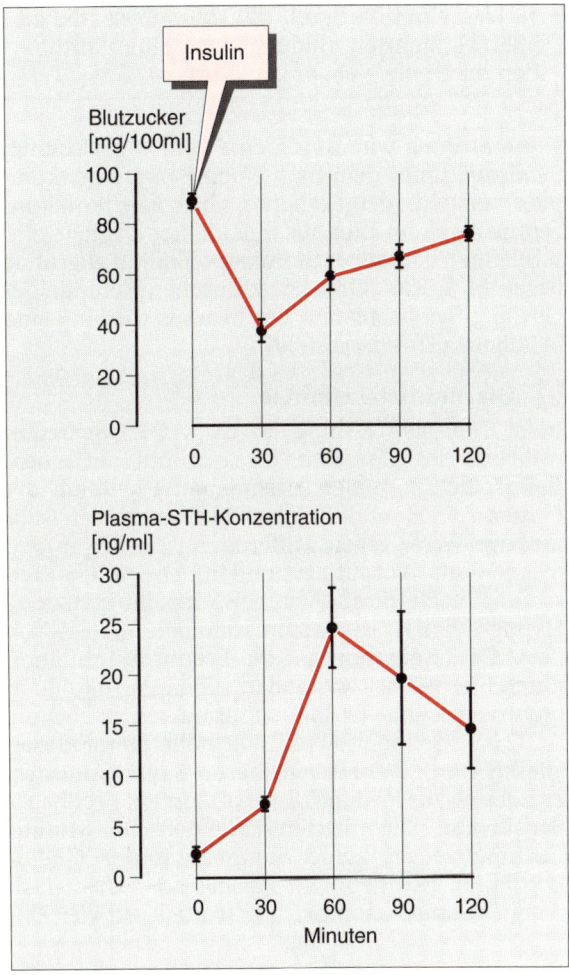

Abb. G1-4: Normale Antwort des Wachstumshormons auf eine Insulin-induzierte Hypoglykämie.

mit Hypothalamus-, Hypophysenstiellläsionen oder Prolaktin-produzierenden Tumoren auftreten können. Niedrige Prolaktinwerte werden bei Patienten mit sehr großen hypophysären Läsionen beobachtet. Diese Patienten zeigen eine verminderte Antwort auf Provokationstests mit TRH oder Chlorpromazin, Substanzen, unter denen es normalerweise zu einem starken Anstieg der Prolaktinkonzentration kommt.

D **Diagnostische Hinweise**

Das klinische Bild und die Funktionstests wurden bereits in den Abschnitten 2.1.1 bis 2.1.5 ausführlich dargestellt. Zur Abklärung von Raumforderungen sind die bildgebenden Verfahren wie Schädel-Röntgenaufnahmen, Computer- und Kernspintomographie besonders geeignet.

Die Unterscheidung von hypothalamischen und hypophysären Läsionen durch endokrine Tests ist schwieriger, wenn die Läsion nicht durch radiographische Untersuchungen lokalisiert werden kann.

Die endokrine Beurteilung der Patienten mit Verdacht auf hypothalamo-hypophysäre Läsionen ist aus zwei Gründen von Bedeutung:
▷ zur Dokumentation von spezifischen endokrinen Defekten einschließlich solchen, die potentiell lebensbedrohlich sind, wie ein ACTH- und TSH-Mangel;
▷ zur Beurteilung einer Progression einer bekannten Läsion oder des Ansprechens auf die Behandlung.

Die initiale endokrine Diagnostik sollte gewöhnlich Funktionstests zur Hyposekretion jedes Hypophysenvorderlappenhormons und eine Bestimmung der ADH-Sekretion einschließen.

Obwohl die Basiswerte der Hormonkonzentrationen in vielen Fällen informativ sein können, macht der pulsatile Charakter der Hypophysenvorderlappen-Hormonsekretion die Interpretation solcher Werte häufig schwierig. Dies betrifft insbesondere die Unterscheidung normaler und niedriger Hormonkonzentrationen im Blut. Aus diesem Grund wird eine Reihe von provokativen Tests angewandt, mit deren Hilfe es möglich ist, zu prüfen, ob die Antwort der Hypothalamus-Hypophysen-Achse auf bestimmte Reize adäquat erfolgt. Auch eine Analyse der **24-Stunden-Urinausscheidung** von Nebennierenrindensteroiden und Gonadotropinen stellt eine wertvolle diagnostische Maßnahme dar, da eine solche Analyse eine Integration der Hormonsekretion über einen relativ langen Zeitraum reflektiert.

▼ **Therapeutische Hinweise**

Wenn möglich, sollte die Therapie immer kausal sein, z.B. ein chirurgischer Eingriff zur Entfernung von Tumoren oder anderen Raumforderungen. Sofern dies nicht möglich ist, steht die symptomatische Therapie mit Substitution der entsprechenden Hormone im Vordergrund. Dies gilt besonders für die lebensbedrohliche Nebenniereninsuffizienz

aufgrund eines ACTH-Mangels. Hier wird jedoch nicht ACTH, sondern die Hormone des Zielorgans, d.h. Kortikosteroide, gegeben.

Analog werden sämtliche Formen des Hypothyreoidismus mit Thyroxin und Trijodthyronin therapiert.

Bei nachgewiesenem Wachstumshormonmangel und Minderwuchs wird mit biosynthetisch hergestelltem Wachstumshormon substituiert.

Bei nachgewiesenem Gonadotropinmangel und Hypogonadismus, und falls Kinderwunsch besteht, kann LHRH (GnRH = Gonadotropin-Releasing-Hormon) pulsatil mittels einer tragbaren Pumpe verabreicht werden.

Bei nachgewiesenem Prolaktinmangel besteht keine Indikation für eine Substitution mit Prolaktin.

2.2 Überfunktion der Hypothalamus-Hypophysenvorderlappen-Achse

2.2.1 ACTH-Übersekretion (Morbus Cushing[1])

> Der Morbus Cushing ist die Folge einer erhöhten ACTH-Sekretion durch die Hypophyse, die zu einer vermehrten Bildung von Glukokortikoiden durch die Nebenniere führt.

Diese Störung wird abgegrenzt vom sog. **Cushing-Syndrom,** unter dem man einen Symptomenkomplex versteht, dem erhöhte Glukokortikoidkonzentrationen im Blut aus irgendeiner Ursache einschließlich iatrogener Steroidapplikation zugrunde liegen (s. a. Kap. G5). Die klinischen Befunde des Cushing-Syndroms und des Morbus Cushing sind in Tabelle G1-3 dargestellt.

D **Diagnostische Hinweise**

Beim Morbus Cushing ist die **ACTH-Sekretion** während des gesamten Tages erhöht mit einem Verlust der normalen zirkadianen Rhythmik der Plasma-ACTH- und -Kortisolkonzentrationen (sehr niedrige Werte gegen Mitternacht, Anstieg in den Morgen- und Vormittagsstunden). Die ACTH-Freisetzung nach Streß, wie z.B. Insulin-induzierte Hypoglykämie, ist gestört und die Sensitivität der ACTH-Sekretion auf die Feedback-Inhibition durch Steroide ist vermindert (Glukokortikoide in physiologischen Dosen supprimieren nicht die ACTH-Sekretion, obwohl sehr hohe Steroiddosen effektiv sind). Der **Dexamethason-Suppressionstest** eignet sich zur Prüfung dieser abnormen Feedback-Sensitivität. Die meisten Patienten mit Morbus Cushing zeigen keine Suppression der Glukokortikoide (Kortisol) im Plasma oder Urin nach 2 mg Dexamethason pro Tag (verteilt auf vier Do-

---

[1] Harvey W. Cushing (1869–1939), Chirurg in Philadelphia.

Tabelle G1-3 Häufigkeit der klinischen Symptome bei 450 Patienten mit Cushing-Syndrom

Symptome	Häufigkeit (%)
Vollmondgesicht	88
Fettsucht	86
Hypertonie	85
gerötetes Gesicht mit „Plethora"	77
Amenorrhöe	77
Hirsutismus	73
Muskelschwäche	67
Striae rubrae	60
hämorrhagische Diathese	59
Osteoporose	58
Knöchelödeme	57
Büffelhöcker	54
Akne	54
Rücken- und andere Knochenschmerzen	54
Ekchymosen	52
psychische Veränderungen	46
pathologische Frakturen	38
schlechte Wundheilung, Ulcera crurum	35
Polyurie und Nykturie	32
Polydipsie	28
Kyphose	25
Nierensteine	20
leichte Polyzythämie	20
Exophthalmus	14

(Aus: Soffer, L. J., T. Dorfman, J. L. Gabrilove: The human adrenal gland. Lea & Febiger, Philadelphia 1961.)

sen à 0,5 mg alle sechs Stunden), eine Menge, die etwa doppelt so hoch ist wie der normale Glukokortikoidbedarf. Dagegen kommt es zur Suppression der Plasma-Kortisolkonzentration auf weniger als 5 µg/100 ml nach Applikation von 8 mg Dexamethason pro Tag (2 mg alle sechs Stunden), eine Menge, die etwa 10mal so hoch ist wie das normale Substitutionsäquivalent von Kortisol. Die meisten Patienten mit Morbus Cushing haben identifizierbare Hypophysenvorderlappenadenome. Dies weist darauf hin, daß die Adenome sich möglicherweise als Folge der abnormen hypothalamischen Stimulation entwickeln. Bei Vorliegen großer Hypophysenadenome läßt sich eine Suppression der ACTH-Sekretion, wenn überhaupt, nur nach noch höheren Dosen von Dexamethason demonstrieren.

Die **hypophysären Adenome** beim Morbus Cushing sind gewöhnlich klein, nur weniger als 10% der Patienten haben eine vergrößerte Sella turcica.

▽ Therapeutische Hinweise

Die Behandlung des Morbus Cushing bestand initial in der Durchführung einer **Hypophysektomie**. Diese Maßnahme wurde durch die **bilaterale Adrenalektomie** ersetzt. Ein Nachteil der Adrenalektomie besteht darin, daß die eigentliche Störung, die im Hypothalamus oder in der Hypophyse liegt, nicht beseitigt wird. Aus diesem Grunde ent-

wickeln einige Patienten nach Adrenalektomie ohne hypophysäre Behandlung ein sog. **Nelson-Syndrom.** Hierbei handelt es sich um einen aggressiven ACTH-sezernierenden Tumor, der sich lokal invasiv verhält und schwer zu behandeln ist. Patienten mit diesem Syndrom entwickeln häufig Gesichtsfeldausfälle aufgrund des großen Tumors und weisen gewöhnlich eine Überpigmentierung als Folge der ACTH- oder β-Lipotropinübersekretion auf.

Die Fortschritte auf dem Gebiet der **transsphenoidalen Mikrochirurgie** haben erneut das operative Vorgehen im Bereich der Hypophyse zur Behandlung des Morbus Cushing in den Vordergrund gestellt. So kann in vielen Fällen ein Hypophysenadenom mit guten klinischen Ergebnissen selektiv entfernt werden. Eine Adrenalektomie ist vor allem indiziert bei Patienten mit klinisch sehr schwerem Morbus Cushing. Bei diesen Patienten ist auch eine prophylaktische Hypophysenbestrahlung vorgeschlagen worden, um die Entwicklung des Nelson-Syndroms zu verhindern.

2.2.2 Übersekretion von Wachstumshormon: Hypophysärer Riesenwuchs (Gigantismus) und Akromegalie

Sowohl Gigantismus als auch Akromegalie sind Folge einer exzessiven Sekretion von Wachstumshormon durch **Hypophysenvorderlappenadenome.** Bei diesen Patienten bestehen gleichzeitig Hinweise auf eine gestörte hypothalamische Kontrolle oder eine veränderte hypophysäre Ansprechbarkeit (z.B. paradoxer Anstieg von Wachstumshormon nach Glukose). Diese Veränderungen in der Wachstumshormonkontrolle sowie die Tatsache, daß eine Akromegalie auftreten kann, bevor ein Hypophysenvorderlappenadenom nachweisbar ist, haben zu der Vermutung geführt, daß die Wachstumshormon-sezernierenden Tumoren die Folge einer hypothalamischen Stimulation sind. Allerdings können Mikroadenome ohne Vergrößerung der Sella zu einer Akromegalie führen. Die Tumoren setzen sich gewöhnlich aus eosinophilen Zellen (Lichtmikroskopie) zusammen; mit Hilfe der Elektronenmikroskopie lassen sich Wachstumshormon-enthaltende Granula nachweisen.

2.2.2.1 Riesenwuchs (Gigantismus)

Wenn die Wachstumshormonübersekretion **vor der Pubertät** auftritt, zu einem Zeitpunkt, an dem die Epiphysenfugen noch nicht geschlossen sind, entwickelt sich ein Gigantismus. Die Patienten können enorme Proportionen aufgrund des gesteigerten Skelettwachstums erreichen. Auch die weichen Gewebe, einschließlich der peripheren Nerven, sind vergrößert. Zu Beginn der Erkrankung weisen die Patienten gewöhnlich starke Körperkräfte auf. Später können sie allerdings eine hypophysäre Insuffizienz mit Schwäche und Hypogonadismus entwickeln. In diesem Stadium kann eine **Myopathie,** begleitet von schwerer peripherer **sensorischer** und **motorischer Neuropathie** mit Symptomen wie ausgeprägte Schwäche und Arthropathie, im Vordergrund des klinischen Bildes stehen.

2.2.2.2 Akromegalie

Entwickelt sich ein Wachstumshormon-produzierender Tumor **während der Pubertät,** resultiert eine Akromegalie. Diese Erkrankung tritt gleichermaßen bei Männern und Frauen auf.

Klinisches Bild: Die klinischen Befunde und Symptome der Akromegalie sind in Tabelle G1-4 zusammengestellt. Auswirkungen des Wachstumshormonexzesses auf das Wachstum lassen sich in Skelettveränderungen und Zunahme des Weichteilwachstums unterteilen. Das Wachstumshormon steigert das enchondrale **(Rippenwachstum)** und das periostale, appositionelle Knochenwachstum **(Hyperostosen). Vergrößerungen der Akren,** wie der Hände, Füße, der Nase und des Kiefers, geben dem Patienten das typische Aussehen und dem Krankheitsbild den Namen. Die **Zunge** nimmt an Größe

Tabelle G1-4 Symptome und Befunde bei Akromegalie

Befunde	Häufigkeit (%)	
	(n = 100)*	(n = 50)**
Folge der Wachstumshormonübersekretion		
Vergrößerung der Akren (Hände, Füße, Nase, Kiefer)	100	96
Hyperhidrosis	60	88
Hypertrichosis	53	–
Gelenkschmerzen	–	76
Gewichtszunahme	39	76
Parästhesien	30	62
Pigmentierung	46	–
Hautfibrome	27	38
Struma	25	18
Glukosurie	25	–
Diabetes mellitus	12	8
Galaktorrhöe	4	8
Hypertension	–	23
Folge der Hypophysenvergrößerung		
Röntgenologisch vergrößerte Sella	93	90
Kopfschmerzen	87	64
Sehstörungen	62	–
Photophobie	12	46
Folge kombinierter Effekte		
Müdigkeit, Lethargie	42	82
Amenorrhöe	73	32
Libido-Abnahme	38	27

* Aus: Davidoff, L.: Endocrinology. 10 (1926) 461.
** Aus: Levin, S.: Calif. Med. 116 (1972) 57.

zu; die **Stimme** entwickelt häufig eine tiefe, kehlige und rauhe Qualität. Gleichzeitig besteht die Tendenz zu einer vermehrten Kalziumausscheidung im Urin und bei gesteigertem Knochenumbau eine Neigung zu **Osteoporose** mit den klinischen Symptomen Rückenschmerzen und Kyphose.

Die **Viszeromegalie** der Patienten kann sehr ausgeprägt sein. Das Herzgewicht kann über 1000 g betragen; Angina pectoris-Symptome sind nicht selten. Das Lebergewicht ist erhöht, Nierengewicht, Glomerulumfiltrat und Nierendurchblutung steigen an. Eine Zunahme der Hautdicke sowie Medianuslähmungen durch Kompression **(Karpaltunnelsyndrom)** werden beobachtet. Eine **arterielle Hypertension** ist bei 25% der Patienten vorhanden, und eine Herzvergrößerung kann sowohl als Folge des Hormonüberschusses als auch des hohen Blutdrucks auftreten. Die Schilddrüsen- und Nebennierenfunktionen sind gewöhnlich im Normbereich.

Die Stoffwechselwirkungen der überschüssigen Wachstumshormonsekretion können sich in einem instabilen **Diabetes mellitus** äußern bzw. in einer Glukosetoleranzstörung. Ein weiterer Stoffwechseleffekt der gesteigerten Wachstumshormonproduktion stellt die häufig gefundene Hyperphosphatämie dar.

D Diagnostische Hinweise

Die klinische Diagnose der Akromegalie wird untermauert durch den Nachweis **erhöhter Wachstumshormonkonzentrationen** im Blut, welche durch **orale Glukosebelastung** nicht zu supprimieren sind. Zur Durchführung dieser Untersuchung erfolgt eine orale Belastung mit 100 g Glukose. Ist beim Gesunden das Wachstumshormon aus anderen Gründen vorübergehend erhöht, kommt es unter der Glukosebelastung zu einem deutlichen Abfall der Wachstumshormonkonzentration im Blut, die drei bis vier Stunden später in der reaktiven hypoglykämischen Phase wieder ansteigt. Beim Akromegalen bleibt die Hormonkonzentration in der Regel unbeeinflußt; nur in einem geringen Prozentsatz der Patienten ist ein geringer Abfall oder ein paradoxer Anstieg des Hormons zu beobachten.

T Therapeutische Hinweise

Zur Behandlung der Akromegalie stehen heute die **transsphenoidale Hypophysektomie** (häufig als **Kryohypophysektomie**), die transfrontale Hypophysektomie, die äußere Bestrahlung, die Implantation von radioaktiven Trägern und die konventionelle Röntgenbestrahlung zur Verfügung. Der Therapieeffekt läßt sich am Absinken der Wachstumshormonspiegel nach der Behandlung erkennen. Für eine vorübergehende medikamentöse Therapie kommt der zentral wirksame dopaminerge Rezeptoragonist **Bromocriptin** in Frage. Unter Behandlung mit diesem Pharmakon kann es zu einer Abnahme der Weichteilschwellungen kommen. Auf Dauer ist eine Operation meist unumgänglich. Die Behandlung mit **Somatostatin** steht noch im experimentellen Stadium und wird sich therapeutisch wohl erst dann nutzen lassen, wenn Depotpräparate verfügbar sind.

2.2.3 Übersekretion von Prolaktin

Es wurde in den vergangenen Jahren angenommen, daß Prolaktin-produzierende Hypophysentumoren (**Prolaktinome**) immer mit einem **Amenorrhöe-Galaktorrhöe-Syndrom** bei Frauen vergesellschaftet sind. Es hat sich herausgestellt, daß diese hypersekretorischen Adenome nicht immer eine Amenorrhöe oder Galaktorrhöe hervorrufen. Auch Männer mit Prolaktin-sezernierenden Tumoren haben gewöhnlich keine Galaktorrhöe, da die männliche Brust nicht in der Lage ist, adäquat Azini zu entwickeln. Prolaktin-produzierende Tumoren bei Männern präsentieren sich gewöhnlich als raumfordernde Läsionen, die oft mit Hypogonadismus einhergehen.

> Die Bestimmung der **basalen Serum-Prolaktinkonzentrationen** bei Patienten mit Verdacht auf Hypothalamus- oder Hypophysenerkrankung ist außergewöhnlich nützlich, da Prolaktinsezernierende Adenome die häufigste Form der Hypophysenvorderlappentumoren darstellen und hypothalamische Läsionen häufig eine Hyperprolaktinämie verursachen.

Frauen mit Prolaktin-produzierenden Mikroadenomen befinden sich häufig im Reproduktionsalter. Diese Patientinnen können eine Galaktorrhöe, eine Amenorrhöe oder beide Veränderungen aufweisen. Die Libido ist gewöhnlich vermindert, und einige Patientinnen zeigen Hinweise auf eine verminderte Östrogenbildung und Hirsutismus. Die letzteren Veränderungen könnten Folge einer Suppression der ovariellen Funktion oder einer Stimulation der adrenalen Androgenproduktion sein. Andere klinische Manifestationen hängen vom Ausmaß der begleitenden anderen Hypophysenvorderlappen-Hormondefekte ab. Beim Mann werden Prolaktin-sezernierende Tumoren gewöhnlich erst dann erkannt, wenn der Tumor eine entsprechende Größe erreicht hat und die gleichen Befunde und Symptome wie ein nicht-funktionierender Tumor hervorruft. Andererseits sind kleine Adenome bei Männern beschrieben worden, die eine verminderte Libido und/oder Infertilität aufweisen.

D Diagnostische Hinweise

Die diagnostische Abklärung von Patienten mit Galaktorrhöe wird mit dem Ziel durchgeführt, Hypophysenvorderlappenadenome oder andere raumfordernde Prozesse zu entdecken. Die basalen Plasma-Prolaktinkonzentrationen machen einen kritischen Teil der Abklärung aus. Je höher die basalen Prolaktinspiegel sind, um so wahrscheinlicher hat der Patient einen Hypophysenvorderlappentumor. Werte über 150 ng/ml weisen gewöhnlich auf einen Tumor hin. TRH, das die Prolaktinbildung direkt stimuliert, und Chlorpromazin (Megaphen®), das mit der Aktivität des Prolaktin-inhibitorischen Faktors interferiert, sind angewandt worden, um die Prolaktinfreisetzung zu steigern. Bei Gesunden führt die Applikation von TRH und Chlorpromazin zu einem Anstieg der Prolaktinkonzentration auf mehr als das Doppelte der basalen Ausgangswerte. Die Antworten sind abgeschwächt bei Patienten mit hohen basalen Prolaktinkonzentrationen als Folge eines Hypophysenvorderlappenadenoms.

Nach Demonstration einer erhöhten Prolaktinkonzentration erfolgt die weitere Abklärung durch röntgenologische Diagnostik. Zielaufnahmen der Sella sowie ihre computertomographische Darstellung sollten erfolgen.

T Therapeutische Hinweise

Für die Behandlung kommen chirurgische (transsphenoidale Mikrochirurgie), radiologische sowie medikamentöse Maßnahmen in Frage. Der dopaminerge Agonist Bromocriptin reduziert eine Hyperprolaktinämie jedweder Ätiologie.

Frauen mit Galaktorrhöe und Amenorrhöe zeigen nach einer Behandlung mit Bromocriptin (2,5 mg 2- bis 3mal täglich) gewöhnlich ein Nachlassen der Galaktorrhöe, ein erneutes Eintreten der Menses und eine Wiederherstellung der Fertilität. Bei radiologisch nachgewiesenen großen Tumoren im Bereich der Hypophyse sollte aber weiterhin die chirurgische Behandlung an erster Stelle stehen.

2.2.4 Andere hypersekretorische Syndrome

Im Gegensatz zu ACTH, Wachstumshormon und Prolaktin wird eine anhaltende Übersekretion von TSH, LH und FSH durch hypophysäre Tumoren selten beobachtet. TSH-produzierende Hypophysentumoren mit Hyperthyreose sind bisher nur bei sehr wenigen Patienten beschrieben worden.

Häufiger ist eine **ektope Sekretion** von praktisch allen Hypophysenhormonen durch Karzinome nicht-endokriner Gewebe. Relativ häufig ist die ektope ACTH-Produktion durch **Lungenkarzinome.** Solche Patienten weisen meist eine rasche Progredienz sowie eine kurze Dauer der Erkrankung auf. Eine Kachexie sowie eine begleitende Hypokaliämie, weniger das typische cushingoide Erscheinungsbild, stehen im Vordergrund. Auch eine ektope Gonadotropinsekretion durch Neoplasmen der Lunge, des Gastrointestinaltrakts und der Testes ist nicht selten. Männliche Patienten entwickeln eine Gynäkomastie. Der Nachweis einer ektopen Sekretion von Wachstumshormon, LH, FSH oder Prolaktin kann wegen der kontinuierlichen hypophysären Sekretion dieser Hormone schwierig sein.

Literatur

De Groot, L. J., G. F. Cahill Jr., W. D. Odell, L. Martini, J. T. Potts Jr., D. H. Nelson, E. Steinberger, A. I. Winegrad (eds.): Endocrinology. Grune & Stratton, New York–San Francisco–London 1979.
Guyton, A. C.: Textbook of medical physiology. Saunders, Philadelphia–London–Toronto 1981.

Labhart, A. (Hrsg.): Klinik der inneren Sekretion. Springer, Berlin–Heidelberg–New York 1971.
Williams, R. H. (ed.): Textbook of endocrinology. Saunders, Philadelphia–London–Toronto 1981.

G2 Neurohypophyse

K. GLÄNZER

1 Physiologische Grundlagen

Während der Organdifferenzierung entsteht der Hypophysenhinterlappen (HHL, Neurohypophyse) aus einer dorsalen Invagination der Rathke-Tasche. Zwischen dem Hypophysenhinterlappen und dem Hypothalamus bestehen nicht nur enge anatomische, sondern auch funktionelle Beziehungen. Von den Nuclei supraoptici und paraventriculares im Hypothalamus führen Nervenfasern in die Neurohypophyse. Die supraoptikalen und suprachiasmatischen Kerngebiete haben neurosekretorische Eigenschaften, d.h., sie sind elektrisch erregbar, können aber auch die zwei bedeutenden Hormone des Hypophysenhinterlappens, Oxytocin (OT) und Vasopressin (AVP), synthetisieren. Oxytocin und Vasopressin werden in verschiedenen Neuronen synthetisiert. Die Hormone gelangen auf direktem Weg intraaxonal in den Hypophysenhinterlappen, der eine Speicherfunktion besitzt und die Hormone bei Bedarf freisetzt.

Unerläßlich für die Funktion des Hypophysenhinterlappens ist seine arterielle Blutversorgung, die über je zwei obere und untere Aa. hypophysiales erfolgt. Das venöse Blut verläßt über den Sinus cavernosus, über die größeren Venensinus und schließlich über die Jugularvenen den Hirnschädel. Neuere Untersuchungen haben gezeigt, daß enge Kapillarverbindungen der Neurohypophyse zur medianen Eminenz bestehen. Diese wird aus den hypophysealen Arterien und dem Infundibularorgan mit Blut versorgt. Möglicherweise funktionieren die Kapillarverbindungen zwischen Neurohypophyse und medialem und basalem Hypothalamus als funktionelle Einheit, die hormonale Einflüsse an die hypophysealen Hirnareale zurückmeldet.

Die Strukturformeln der neurohypophysealen Oktapeptide 8-Arginin-Vasopressin (AVP, ADH), 8-Lysin-Vasopressin und des chemisch nahe verwandten Oxytocins (OT) sind in Abbildung G2-1 dargestellt. Die HHL-Hormone sind in den Nervenzellen der hypothalamischen Kernareale und

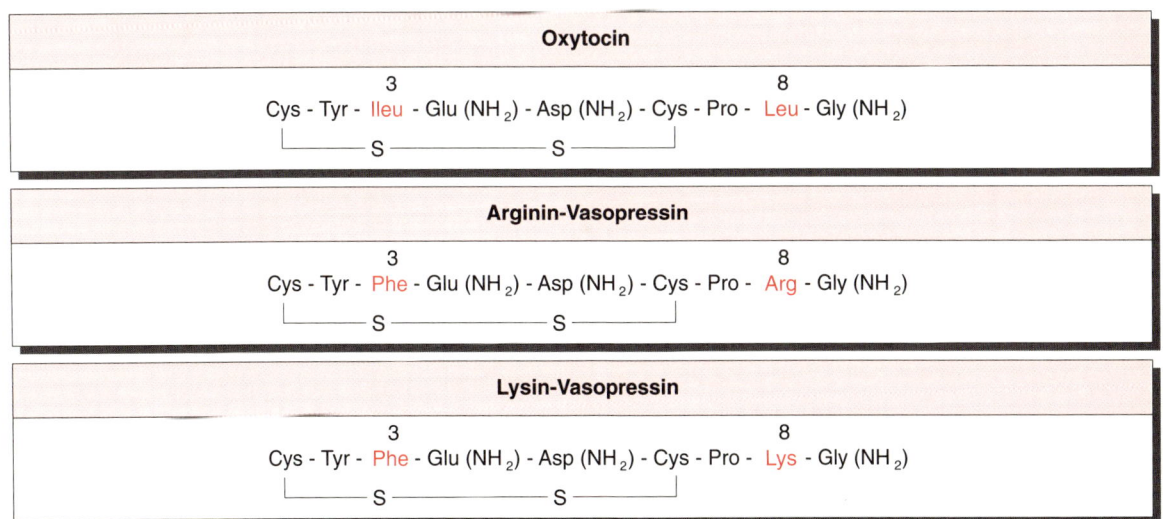

Abb. G2-1: Aminosäurensequenz von Oxytocin, Arginin-Vasopressin und Lysin-Vasopressin.

im Hypophysenhinterlappen an intragranuläre Trägerproteine, die sog. Neurophysine, gebunden. Neurophysin I ist mit Oxytocin assoziiert, und Neurophysin II mit AVP. Die Neurophysine werden mit den HHL-Hormonen ausgeschüttet und können radioimmunologisch gemessen werden. Dagegen ist die Messung von AVP und OT mit großen methodischen Schwierigkeiten verbunden.

Obwohl sich die Hormone nur in zwei Aminosäuren voneinander unterscheiden, differieren ihre biologischen Wirkungen beim Menschen stark:

▷ AVP führt zu einer starken Antidiurese und bei Plasmakonzentrationen über 50 pg/ml zu einer Vasokonstriktion der Kapazitätsgefäße der Haut und im Pfortaderkreislauf
▷ OT verursacht eine Konstriktion der glatten Muskulatur des Uterus und eine Kontraktion der glatten Muskulatur der weiblichen Brustdrüse.

Die biologischen Wirkungen der Hormone überlappen leicht. So hat Oxytocin zu 1% eine antidiuretische Wirkung und AVP etwa 10% der konstriktorischen Aktivität des OT.

AVP reguliert den Wasserbestand des Organismus, der nur in engen Grenzen von 0,2% des Körpergewichtes innerhalb von 24 Stunden schwankt (Abb. G2-2). Diese exakte Regulation wird durch das Durstgefühl mit der Folge einer vermehrten Wasseraufnahme und die Stimulation der ADH-Sekretion bei einem Anstieg der Plasmaosmolalität über 280 mosm/l gewährleistet. Osmorezeptoren sind im ZNS, paraventrikulär und in der Leber lokalisiert. Volumenrezeptoren, die ebenfalls die Freisetzung von ADH vermitteln, sind im linken Vorhof und den Vv. pulmonales lokalisiert. Während eine Änderung der Plasmaosmolalität um 2%, d.h. etwa 6 mosm/l, schon zu einer maximalen Antidiurese führt, sind die Volumenrezeptoren weniger sensitiv. Der Abfall des arteriellen Blutdrucks führt zu einer starken Stimulation der

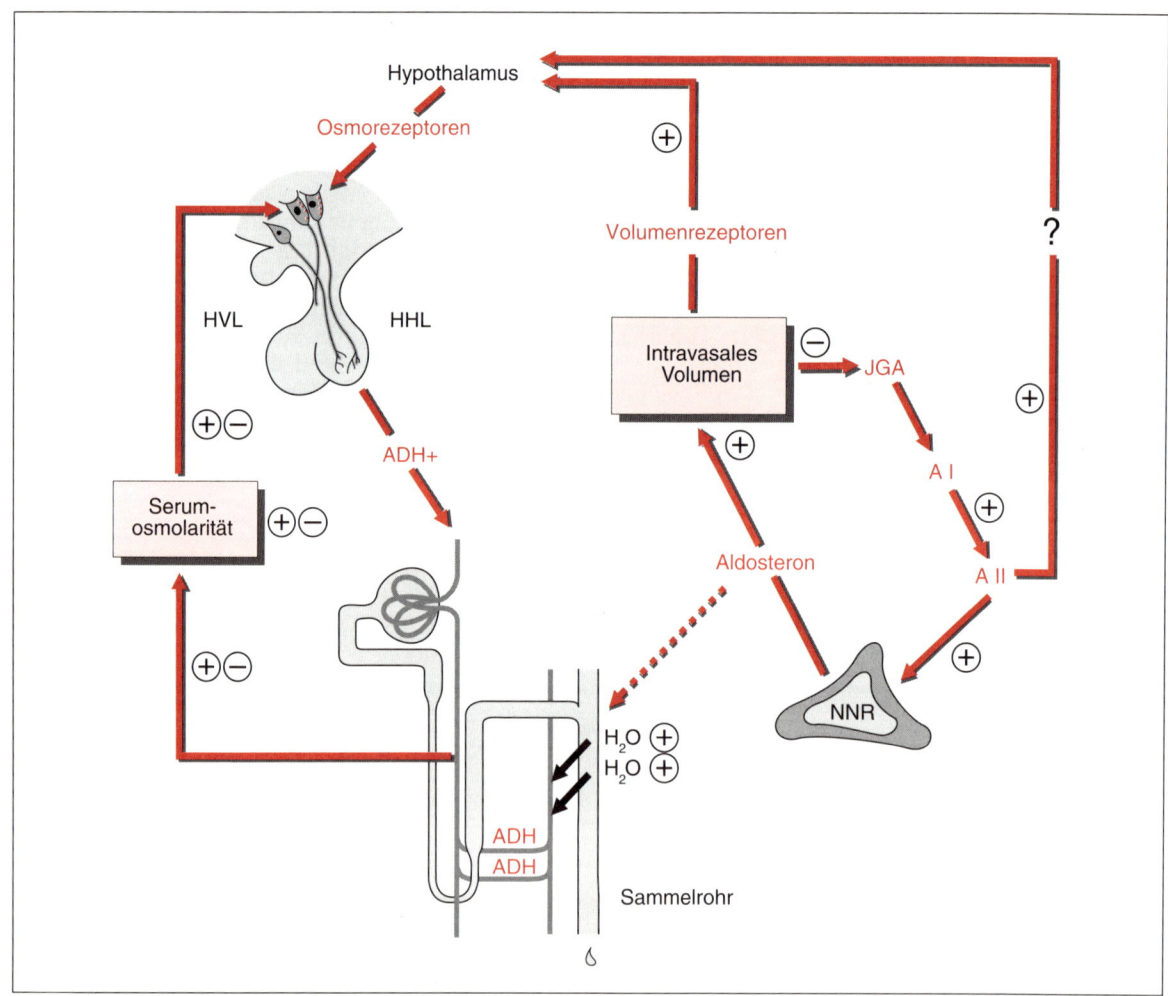

Abb. G2-2: Grundzüge der Osmoregulation durch das antidiuretische Hormon (ADH). Neben den hier dargestellten Osmorezeptoren im ZNS kommen noch Osmorezeptoren in der Leber vor. Die direkte Stimulation von ADH durch Angiotensin II aus der peripheren Zirkulation ist fraglich. JGA = juxtaglomerulärer Apparat.

ADH-Sekretion. Weitere nicht-osmolare Stimuli der ADH-Sekretion sind in Tabelle G2-1 dargestellt.

ADH reguliert die Wasserpermeabilität des distalen Tubulus und der Sammelrohre, so daß Wasser, dem osmotischen Gradienten folgend, ins Interstitium des Nierenmarks diffundieren kann. Bei Fehlen von ADH erfolgt kein Wasserreflux vom Sammelrohr zu medullären Nierenabschnitten, so daß eine Wasserdiurese mit Ausscheidung von großen Mengen hypotonen Urins resultiert. Allerdings ist ADH nicht der einzige Faktor, der die renale Wasserausscheidung beeinflußt. Intrarenale physikalische Phänomene und das renale Prostaglandinsystem können den Harnkonzentrationsmechanismus ebenfalls stark beeinflussen.

Die früher gebräuchlichen Bioassays zur Messung des antidiuretischen Hormons in Plasma- und Urinproben sind durch die Entwicklung von spezifischen Radioimmunoassays abgelöst worden. Die so gemessenen Plasma-AVP-Konzentrationen liegen bei 0,7 pg/ml und steigen nach 24 Stunden Dehydratation auf 2,5 pg/ml an.

Die Plasma-Oxytocinspiegel liegen bei gesunden Frauen im Mittel bei 10 pg/ml und steigen innerhalb von zehn Minuten nach Beginn des Stillens auf über 50 pg/ml an. Ob eine Oxytocinsekretion im Wochenbett für die intermittierenden Kontraktionen nach Ausstoßen der Plazenta verantwortlich ist, ist bislang nicht geklärt. Die Infusion von Prostaglandin E-Derivaten führt zu starken Anstiegen der OT-Plasmaspiegel. Mangelzustände von Oxytocin, die zu klinisch faßbarer Symptomatik führen, sind nicht bekannt.

Tabelle G2-1 Nicht-osmolare Faktoren, die die renale Wasserausscheidung beeinflussen können

Änderungen des Blutvolumens
Änderungen des Blutdrucks
Hormonelle Faktoren – Katecholamine – Prostaglandine – Adrenokortikale Hormone – Renin-Angiotensin – Schilddrüsenhormon
Physikalischer und emotioneller Streß
Chronische Niereninsuffizienz
Metabolische Erkrankungen – Natriumbilanz – Wasserbilanz – Proteinaufnahme – Hyperkalzämie – Hypokaliämie
Sichelzellanämie
Medikamente

2 Pathophysiologie

2.1 ADH-Mangel (Diabetes insipidus)

Definition: Absoluter oder relativer Mangel von antidiuretischem Hormon mit daraus resultierender Polyurie.

Ursachen: Die Ursachen eines Diabetes insipidus sind vielfältig. Bei ca. 50% der Patienten lassen sich keine zugrundeliegenden Krankheiten finden, deshalb werden diese Formen der Erkrankung als „idiopathisch" bezeichnet. Möglicherweise liegt diesen Erkrankungen ein autoimmunologischer Prozeß zugrunde. Weitere Ursachen des Diabetes insipidus centralis sind in Tabelle G2-2 aufgeführt.

Tabelle G2-2 Ursachen eines zentralen Diabetes insipidus

idiopathisch (50%) – familiär (1%)
sekundäre Formen – infolge neurochirurgischer Eingriffe – metastatisch bedingt (Mammakarzinom) – postenzephalitisch – eosinophiles Granulom – Sarkoidose – traumatisch – syphilitische Gummata – Tuberkulome

Ein Diabetes insipidus (DI) nach neurochirurgischen Eingriffen an der Hypophyse oder im Hypothalamus ist meist nur transient, gelegentlich aber auch andauernd. Läsionen des Hypothalamus verlaufen dreiphasisch. Nach einer initialen diuretischen Phase folgt häufig eine antidiuretische Phase, die nicht auf reichliche Flüssigkeitsgabe reagiert. Wenn die hypothalamischen Zentren der ADH-Freisetzung oder der Tractus supraoptico-hypophyseus oberhalb der Eminentia mediana lädiert sind, kann sich ein permanenter DI entwickeln. Selbst bei totaler Entfernung des HHL entwickelt sich in der Regel kein permanenter DI, da die hypothalamischen Zentren genug AVP synthetisieren, um einen manifesten DI zu verhindern.

Folgen: Infolge eines Mangels von ADH (oder insuffizienter ADH-Wirkung) wird der wesentlichste Mechanismus der Harnkonzentrierung, die passive Rückdiffusion von Wasser aus dem Lumen des Sammelrohres in das hypertone Nierenmark, verhindert. Die Folge ist die Ausscheidung eines Plasma-isotonen (300 mosm/l) oder sogar -hypotonen (150–200 mosm/l) Urins. Kommt die Wasserzufuhr den Bedürfnissen des Organismus nicht nach, resultiert eine hypertone Dehydratation des Organismus, die an einer erhöhten Serumosmolalität erkennbar ist (normal: 295 ± 5 mosm/l). Trotz der erhöhten Serumosmolalität ist die Clearance von osmotisch ungebundenem, „freiem" Wasser positiv. Etwa 50% der Patienten scheiden Urinvolumina zwischen 5 bis 9 Litern pro Tag aus, ca. ein Viertel der Patienten mehr als 12 l/d. In Extremfällen können die Patienten bis zu 40 l/d ausscheiden.

> Als Folge einer massiven Polyurie bei ADH-Mangel **müssen** diese Patienten viel trinken. Diese Polydipsie hat zwanghaften Charakter, da die Patienten einen quälenden Durst haben.

Typischerweise müssen die Patienten auch nachts aufstehen, Urin lassen und trinken. Bei zwangsweisem Entzug von Flüssigkeit trinken die Patienten den Inhalt von Vasen, Toilettenschüsseln und unter Umständen den eigenen Urin. Da die Patienten durch die Nykturie und Polyurie nicht durchschlafen können, wirken sie ständig übermüdet und leistungsschwach. Zudem hat Vasopressin eine wichtige Neurotransmitterfunktion, die Lern- und Verhaltensweisen moduliert und somit zu dem **leistungsgeminderten Verhalten** der DI-Patienten beitragen kann. Vasopressinsubstitution bessert auch das psychische Befinden der Patienten.

D **Diagnostische Hinweise**

> Diagnostische Tests bei Diabetes insipidus
>
> ▷ Durstversuch
> ▷ Carter-Robbins-Test
> ▷ DDAVP-Gabe

Die Diagnose eines DI läßt sich schon durch einen korrekt durchgeführten **Durstversuch** mit Bestimmung des Körpergewichts, der Urinvolumina, der Urinosmolalität, der Plasmaosmolalität und der Plasma-AVP-Konzentrationen stellen. Normalpersonen erreichen nach 16- bis 18stündigem Dursten eine maximale Urinosmolalität von 1000–1200 mosm/kg Urin. Das Körpergewicht sollte während des Versuchs nicht mehr als 3–5% abnehmen, spätestens dann sollte der Versuch abgebrochen werden. Ein Gesunder erreicht mindestens eine Urinosmolalität von 800 mosm/kg.

Eine weitere Möglichkeit, das Ansprechen des hypothalamisch-neurohypophysealen Systems auf osmotische Reize zu prüfen, ist der **Carter-Robbins**[1]**-Test.**

Der Patient wird zunächst mit 20 ml Wasser oder Tee pro kg Körpergewicht belastet. Die gesamte Flüssigkeitsmenge sollte innerhalb von 30 Minuten getrunken werden. Die Urinausscheidung sollte in 15minütigen Abständen gemessen werden und

mehr als 5 ml/min betragen. Nach Erreichen dieser Diurese, ca. 60–90 Minuten nach Beginn der Wasserbelastung, werden über 45 Minuten 0,25 ml/kg Körpergewicht einer 2,5%igen (428 mmol/l) NaCl-Lösung intravenös infundiert. Die daraus resultierende Erhöhung der Plasmaosmolalität führt während der Infusion und bis zu 60 Minuten danach zu einer starken Antidiurese und zu geringen, nicht mehr in 15-Minuten-Intervallen meßbaren Urinvolumina.

Steigt die Urinosmolalität nach 24stündigem Dursten nicht über 800 mosm/l an, oder bleiben während des Carter-Robbins-Tests das Absinken der Urinausscheidung und der Anstieg der Urinosmolalität aus, ergeben sich folgende **Differentialdiagnosen:**
▷ Diabetes insipidus centralis,
▷ Diabetes insipidus renalis.
Die Gabe des synthetischen Derivats von AVP, dem **1-Desamino-8-D-Arginin-Vasopressin (DDAVP, Minirin®)**, in einer Dosis von 0,2 ml bzw. 20 µg intranasal, führt bei einem Diabetes insipidus centralis zu einem prompten Sistieren der Diurese und zu einem Anstieg der Urinosmolalität. Bei Bewußtlosigkeit kann DDAVP auch intravenös gegeben werden. Die Gabe von Lysinvasopressin (LVP) oder des Gemisches von AVP und LVP (Pitressin®) kann als obsolet angesehen werden. Kommt es nach Gabe von DDAVP nicht zu einem signifikanten Anstieg der Urinosmolalität, liegt sehr wahrscheinlich ein renaler Diabetes insipidus vor. Allerdings kann auch bei lange bestehender **psychogener Polydipsie** eine renale Konzentrationsschwäche bestehen, so daß Dehydratation und hypertone Kochsalzlösungen keine ausgeprägte Antidiurese mehr hervorrufen. Die Patienten mit psychogener Polydipsie (überwiegend Frauen in der Menopause oder mit psychiatrischer Erkrankung) sind in der Flüssigkeitsbilanz meist leicht positiv, während die Patienten mit DI meist leicht dehydriert sind. Daher läßt eine Plasmaosmolalität unter 270 mosm/l eine psychogene Polydipsie vermuten, während eine Plasmaosmolalität über 295 mosm/l eher für einen DI spricht. Da auch der Durstversuch (ohne ADH-Bestimmung) nicht sicher zwischen psychogener Polydipsie und Diabetes insipidus zu unterscheiden vermag, ist die Gabe von DDAVP im Anschluß an eine Dehydratationsphase sehr aufschlußreich. Beim Patienten mit DI steigt die Urinosmolalität nach Dehydratation und DDAVP noch um mehr als 10% an, während beim Patienten mit psychogener Polydipsie, der bereits maximale ADH-Plasmaspiegel hat, die Urinosmolalität nicht weiter ansteigen kann.

Diese diagnostischen Tests sind unter strenger Beobachtung des Patienten während des Tages durchzuführen, da Patienten mit DI über Nacht schwer dehydrieren können, andererseits Patienten mit psychogener Polydipsie bei unbeobachteter Fortsetzung ihrer Trinkgewohnheiten schwer hyponatriämisch werden und sogar sterben können.

---

[1] Anne Carter, zeitgenössische Ärztin in New York. Frederick Robbins (geb. 1916), amerikanischer Kinderarzt, 1954 Nobelpreis für Medizin.

▼ Therapeutische Hinweise

Liegt ein gesicherter kompletter Diabetes insipidus centralis vor, ist **DDAVP (Minirin®)** das Therapeutikum der Wahl. Bei zweimaliger täglicher Applikation von 5–20 µg intranasal lassen sich normale Urinvolumina erzielen. **Vasopressintannat** ist obsolet. Die orale Gabe von **Chlorpropamid** kann einen partiellen DI klinisch deutlich verbessern, ebenso wie die Gabe von **Carbamazepin.** Der Effekt einer solchen Therapie auf die Urinvolumina ist gelegentlich beträchtlich, d.h. die Urinausscheidung sinkt von 12 auf 3–5 Liter pro Tag.

⚠ Chlorpropamid ist nicht ungefährlich, da es als Antidiabetikum gefährliche Hypoglykämien erzeugen kann.

Bislang wurden diese Substanzen bei Kleinkindern verwandt, bei denen die intranasale Gabe von DDAVP nicht möglich war.

Nach der Entwicklung von DDAVP wird man auch bei partiellen DI-Formen das synthetische Peptid nasal applizieren, wann immer es möglich ist. DDAVP wird auch oral, wenn auch nur in einem Bruchteil der applizierten Dosis resorbiert, so daß bereits eine orale Präparation von DDAVP im Ausland (Niederlande, Schweiz) im Handel ist. Die orale Applikation ist ideal für Kinder und visusgeminderte ältere Patienten.

2.2 ADH-Überproduktion

Definition: Endogene Überproduktion von antidiuretischem Hormon (orthotop oder ektop) mit daraus folgender Hypoosmolalität des Plasmas und klinischer Symptomatik.

Ursachen: Die Ursachen einer endogenen, orthotopen ADH-Überproduktion sind in Tabelle G2-3 dargestellt.

Folgen: Bei nicht eingeschränkter Flüssigkeitszufuhr entwickelt sich bei fortgesetzter inappropriater Produktion von ADH zunächst eine Wasserretention. Diese führt zu einer Hypoosmolalität des Plasmas und zu einer Hyponatriämie. Die Aldosteronsekretion wird durch eine Suppression der Kaskade des RAAS (Renin-Angiotensin-Aldosteron-Systems) vermindert. Gleichzeitig steigen die glomeruläre Filtrationsrate und die renale Natriumexkretion an. Die vermehrte Natriumausscheidung ist ein wichtiges Kriterium für eine inappropriate ADH-Sekretion (SIADH) und tritt auch noch auf, wenn die Serum-Natriumkonzentration bei 100 mmol/l liegt. Die vermehrte Natriurese hat vermutlich drei Ursachen:
▷ eine Zunahme der filtrierten Na^+-Menge durch die erhöhte GFR (glomeruläre Filtrationsrate),
▷ eine Abnahme der Aldosteronsekretion,
▷ eine Abnahme der proximal-tubulären Natriumrückresorption.

Tabelle G2-3 Ursachen einer endogenen Überproduktion von ADH

Blutverlust
Trauma
Lungenerkrankungen – Pneumonien – Aspergillose – Tuberkulose
Erkrankungen des ZNS – Meningitis – Commotio – Hirnabszeß – Enzephalitis – Guillain-Barré-Syndrom – Subarachnoidalblutung – Hirntumoren
Endokrine Erkrankungen – M. Addison – Hypothyreose – Hypopituitarismus
Andere Erkrankungen – schwere Herzinsuffizienz – Leberzirrhose mit Aszites – Überdruckbeatmung – akute Porphyrie
Idiopathische ADH-Überproduktion

Klinisches Bild: Bis zu einer Serum-Natriumkonzentration von 120 mmol/l sind die Patienten in der Regel asymptomatisch. Wenn die Plasmaosmolalität relativ langsam innerhalb weniger Tage abnimmt, treten lediglich Kopfschmerzen, generalisierte Muskelschwäche, Schläfrigkeit und Apathie auf. Die Muskeleigenreflexe sind abgeschwächt. Bei schneller Abnahme der Serumosmolalität treten oft zuerst Anorexie, Übelkeit und Erbrechen auf. Unterhalb einer Serum-Natriumkonzentration von 110 mmol/l werden die Patienten verwirrt, desorientiert, unkooperativ und angriffslustig. Sinkt die Serum-Natriumkonzentration unter 100–95 mmol/l, entwickeln sich ein Koma mit Cheyne-Stokes[1]-Atmung und generalisierte Krampfanfälle mit Herdzeichen. Die vorwiegend psychiatrisch-neurologische Symptomatik führt nicht selten zu einer Einweisung der Patienten in psychiatrische Kliniken.

🄳 Diagnostische Hinweise

Die Diagnose einer inappropriaten ADH-Sekretion kann gestellt werden, wenn folgende Kriterien erfüllt sind:

---

[1] John Cheyne (1777–1836) und William Stokes (1804–1878), beide Ärzte in Dublin.

▷ Hyponatriämie (unter 130 mosm/l)
▷ Hypoosmolalität des Serums
  (unter 270 mosm/l)
▷ Urinosmolalität über 450 mosm/l
▷ hochnormale oder erhöhte glomeruläre Filtrationsrate
▷ normaler Hydratationszustand des Organismus
▷ normale Hypophysenvorderlappen-, Nebennierenrinden- und Schilddrüsenfunktion
▷ keine Thiazidmedikation

Eine Standardwasserbelastung (20 ml/kg Körpergewicht) wird vom Gesunden innerhalb von vier Stunden vollständig ausgeschieden. Eine deutlich verzögerte Ausscheidung läßt ein SIADH wahrscheinlich erscheinen.

▼ Therapeutische Hinweise

Das asymptomatische Syndrom der inappropriaten ADH-Sekretion wird durch eine Flüssigkeitsrestriktion unter 800 ml/d behandelt. Bedrohliche Hyponatriämien werden durch kombinierte Gabe von Furosemid und hypertoner Kochsalzlösung (2,5%) behandelt. Alleinige NaCl-Infusion führt selten zu einer klinischen Besserung. Bei chronischer Wasserintoxikation ist eine Dauertherapie mit Demeclocyclin (Ledermycin®) oder Lithiumcarbonat zu erwägen. In Zukunft werden synthetische AVP-Derivate (Arginin-Vasopressin) erhältlich sein, die die Wirkung von AVP am Sammelrohr selektiv inhibieren und keine wesentlichen kardiovaskulären Nebenwirkungen aufweisen.

Literatur

Barlow, E. D., H. E. de Wardener: Compulsive water drinking. Quart. J. Med. 28 (1959) 235–240.
Bartter, F. C., W. B. Schwarz: The syndrome of inappropriate secretion of antidiuretic hormone. Amer. J. Med. 42 (1967) 790–806.
Choy, V. J., W. B. Watkins: Immunocytochemical study of the hypothalamo-neurohypophyseal system. II. Distribution of neurophysin vasopressin and oxytocin in the normal and osmotically stimulated rat. Cell Tiss. Res. 180 (1977) 467–490.
Glänzer, K., M. Appenheimer, F. Krück, W. Vetter, H. Vetter: Measurement of 8-arginine-vasopressin by radioimmunoassay: development and application to urine and plasma samples using one extraction method. Acta endocr. 106 (1984) 317–329.
Kramer, H. J., K. Glänzer, R. Düsing: Role of prostaglandins in the regulation of renal water excretion. Kidney int. 19 (1981) 851–859.

Legros, J. J.: Les neurophysines. J. Pharm. belg. 33 (1978) 195–196.
Miller, M., T. Dalakos, A.M. Moses: Recognition of partial defects in antidiuretic hormone secretion. Ann. intern. Med. 73 (1970) 721–729.
Morris, J. F., H. W. Sokol, H. Valtin: One neurone one hormone? Recent evidence from Brattleboro rats. In: Moses, M., L. Share (eds.): Neurohypophysis. Karger, Basel 1977.
Robertson, G. L., R. L. Shelton, S. Athar: The osmoregulation of vasopressin. Kidney int. 10 (1976) 25–37.
Weingartner, H., P. Gold, J. C. Balenger, S. A. Smallberg, R. Summers, D. R. Rubinow, R. M. Post, F. Goodwin: Effects of vasopressin on human memory functions. Science 211 (1981) 601–603.

G3 Schilddrüse

H. U. SCHWEIKERT

1 Physiologische Grundlagen

> Die Aufgabe der Schilddrüse (Glandula thyreoidea) ist es, die Hormone **Thyroxin (T₄)** und **Trijodthyronin (T₃),** jodierte Aminosäuren, zu bilden und an das Blut abzugeben.

Beide Hormone sind lebenswichtig, da sie in vielfältiger Weise regulierend in den Stoffwechsel nahezu aller Körpergewebe eingreifen. Erkrankungen der Schilddrüse gehen mit Störungen der Hormonsekretion, Veränderungen der Schilddrüsengröße oder mit einer Kombination beider Störungen einher.

Abkürzungen

T_4	Thyroxin
fT_4	freies T_4
T_3	Trijodthyronin
fT_3	freies T_3
TSH	Thyreoidea-stimulierendes Hormon (Thyreotropin)
TRH	Thyreotropin-Releasing-Hormon
MIT	Monojodtyrosin
DIT	Dijodtyrosin
TBG	Tyroxin-bindendes Globulin
TBPA	Thyroxin-bindendes Präalbumin
rT_3	reverses T_3
TSI	Thyroidea-stimulierende Immunglobuline
MAK	mikrosomale Antikörper
TAK	Thyreoglobulin-Antikörper
TPO	Schilddrüsen-Peroxidase (thyroid peroxidase)

1.1 Embryologie

Die Schilddrüse ist ein Schlunddarmderivat: durch Epithelwucherung am Boden der entodermalen Mundbucht entsteht das Tuberculum thyreoideum, von dem ein Epithelstrang, der Ductus thyreoglossus, kaudalwärts wächst. Während dieses Deszensus wird der kompakte Epithelstrang in ein Balkenwerk, das mit Mesenchym durchsetzt ist, umgewandelt. In Höhe des obersten Trachealringes gliedert sich die Schilddrüsenanlage in zwei Lappen, die durch eine Gewebebrücke, den Isthmus, miteinander verbunden sind. Der Ductus thyreoglossus wird nun aufgelöst, wobei das distale Ende gelegentlich als Ductus pyramidalis erhalten bleibt, und das kraniale Ende, das in Zungenepithel umgewandelt wird, als Foramen caecum an den Deszensus der Schilddrüsenanlage erinnert.

Aus Überbleibseln des Ductus thyreoglossus entwickelt sich gelegentlich Schilddrüsengewebe. So kann sich im Bereich des Zungengrundes eine **Zungengrundschilddrüse** entwickeln; außerdem können thyreoglossale Zysten entstehen. Fehlt die Schilddrüsenanlage, so kommt es zur **Aplasie der**

Schilddrüse, eine Entwicklungsstörung, die mit einer Häufigkeit von etwa 1:3000–1:5000 beim Neugeborenen auftritt.

Bereits in der zehnten Schwangerschaftswoche nimmt die Schilddrüse beim Embryo Jod aus dem Serum auf und kann dieses in organisches Material einbauen. Bald darauf sind T_4 und **Thyreoidea-stimulierendes Hormon (TSH)** im fetalen Serum nachweisbar, ihre Konzentrationen nehmen im zweiten Schwangerschaftsdrittel zu, was auf einer verstärkten Sekretion sowie der Bindung an ein spezifisches Schilddrüsenhormon-bindendes Serumprotein, das Thyroxin-bindende Globulin (TBG), beruht.

Als Folge der Entwicklung und Reifung des Hypothalamus wird dort **Thyreotropin-Releasing-Hormon (TRH)** gebildet, wodurch die TSH-Sekretion der fetalen Hypophyse angeregt wird. Da mütterliches TRH die Plazenta passieren kann, ist denkbar, daß auch auf diese Weise die Entwicklung der fetalen Hypophysen-Schilddrüsenachse positiv beeinflußt wird.

Gegen Ende des zweiten Schwangerschaftsdrittels wird auch T_3 im Blut des Fetus nachweisbar; die Hormonspiegel sind jedoch niedrig und steigen erst nach der Geburt an.

1.2 Anatomie

Die Schilddrüse des Erwachsenen ist ein schmetterlingsförmiges Gebilde, das aus zwei pyramidenförmigen Lappen besteht, die durch die Gewebebrücke des Isthmus miteinander verbunden sind. Die Schilddrüse liegt knapp unterhalb und neben dem Kehlkopf. Ihr Gewicht beträgt etwa 20–30 g. Sie ist von einer bindegewebigen Kapsel umgeben, von welcher gefäß- und nervenführende Gewebestränge ins Organinnere führen; diese gliedern die Schilddrüse in Läppchen, die ihrerseits die sog. **Follikel** beinhalten. Diese sind kugelige, ei- oder schlauchförmige Gebilde, die aus einem einschichtigen Epithel bestehen, von einem kapillären Netzwerk umsponnen sind und einen Hohlraum, in dem Kolloid gespeichert ist, umhüllen. Das **Kolloid** besteht hauptsächlich aus Proteinen, in erster Linie dem jodhaltigen Glykoprotein **Thyreoglobulin,** das von den Thyreozyten synthetisiert wird. Die Höhe des Epithels und der Kolloidgehalt variieren mit dem Funktionszustand der Schilddrüse. Eingestreut zwischen die Follikelzellen im interfollikulären Raum findet man im Bindegewebsstroma große, helle Zellen, sog. parafollikuläre oder **C-Zellen,** in denen **Calcitonin** gebildet wird. Diese C-Zellen sind bei maligner Umwandlung Ausgangspunkt des medullären Schilddrüsenkarzinoms.

1.3 Hormonsynthese

Die normale Synthese von Schilddrüsenhormonen ist abhängig von:

▷ einer **ausreichenden Jodaufnahme**
▷ einem ungestörten **intrazellulären Jodstoffwechsel**
▷ einer suffizienten **Synthese von Thyreoglobulin,** an das Jod gebunden wird.

Neben der Schilddrüse nehmen auch andere Organe (Speicheldrüsen, gastrointestinale Drüsen, Mammae, Plazenta) Jodid aus dem Blut auf. Jodid wird hier jedoch nicht in Hormone eingebaut, sondern unverändert wieder in das Blut abgegeben. Auch die Nieren nehmen Jodid aus dem Blut auf und scheiden es im Urin aus. Im Gegensatz zur konstanten Clearance der Nieren ist die Jodidclearance der Schilddrüse abhängig vom Hormonbedarf der Drüse und kann bei Jodmangel oder Hyperthyreose von durchschnittlich 25 ml/min auf über 800 ml/min ansteigen. Jodid wird von der Follikelzelle aktiv (energieabhängig) gegen ein Konzentrationsgefälle aus dem Plasma durch die Zellmembran transportiert.

Intrazellulär wird Jodid zu einem bisher noch nicht sicher identifizierten, reaktionsfähigeren Zwischenprodukt oxidiert und in dieser Form in Tyrosinradikale des Thyreoglobulins eingebaut. Der Einbau erfolgt an den Kohlenstoffatomen 3 oder 3 und 5 des Benzolringes der Tyrosinradikale. Dabei entstehen die eiweißgebundenen Hormonvorstufen **Monojodtyrosin (MIT)** und **Dijodtyrosin (DIT).**

$$T_4 = DIT + DIT$$
$$T_3 = MIT + DIT \text{ und } T_4 - J^-$$

T_4 entsteht durch Kopplung von zwei peptidgebundenen Dijodtyrosinradikalen, T_3 durch Kondensation eines Monojod- und eines Dijodtyrosinradikals. Der überwiegende Anteil von zirkulierendem T_3 entsteht jedoch in extrathyreoidalen, sog. *peripheren* Körpergeweben durch Monodejodierung von T_4 (Abb. G3-1).

Die Hormonsynthese wird durch eine Reihe von Substanzen, sog. *Strumigene* (da sie zu Strumabildung führen), gehemmt. Anorganische Anionen wie Perchlorat und Thiocyanat hemmen den Jodidtransport und führen zu einer Verminderung des Substrats für die Hormonsynthese. Die gebräuchlichsten Thyreostatika, die Thionamidderivate Propylthiouracil, Carbimazol und Methimazol, hemmen den Einbau von Jodid in die Hormonvorstufen Mono- und Dijodtyrosin. Außerdem wird besonders die Kondensation dieser Moleküle zu T_3 oder T_4 gehemmt. Im Gegensatz zu den Strumigenen läßt sich die Wirkung der Thionamidthyreostatika durch Jodidgabe nicht aufheben.

Jodid kann in hohen Konzentrationen selbst seine organische Bindung sowie die Kondensation der Jodthyronine hemmen. Diese Wirkung *(Wolff-Chaikoff-Effekt)* ist normalerweise passager; nur bei wenigen Personen bewirkt die langdauernde Jodgabe eine dauerhafte Hemmung der Hormonsekretion, dadurch entsteht eine Struma, die mit oder ohne Hypothyreose einhergehen kann.

1.4 Hormonsekretion

T_4 und T_3 werden im Kolloid als peptidgebundene Aminosäuren gespeichert. Soll Hormon sezerniert werden, werden kleine Kolloidtröpfchen durch Ausstülpungen des Follikelepithels (Mikrovilli) umschlungen und durch Pinozytose in die Zelle aufgenommen. Die Kolloidtröpfchen wandern dann basalwärts und vereinigen sich mit Lysosomen, durch deren proteolytische Enzyme das Thyreoglobulin in seine Aminosäurenbestandteile aufgespalten wird. Das dabei freigesetzte T_4 und T_3 diffundiert dann in das Blut. Monojodtyrosin und Dijodtyrosin, die ebenfalls entstehen, werden in der Follikelzelle durch das **Enzym Dejodase** dejodiert. Das

dabei entstehende Jodid wird sofort wieder in neu synthetisiertes Thyreoglobulin eingebaut (s. Abb. G3-1).

> Die Sekretion der Schilddrüsenhormone wird durch pharmakologische Joddosen gehemmt.

Das von der Hypophyse sezernierte Eiweißhormon **TSH (Thyreoidea-stimulierendes Hormon, Thyreotropin)** ist der wichtigste Regler der Schilddrüsenfunktion.

In Abwesenheit von TSH ist die Hormonsekretion minimal; durch Sekretion von TSH wird die Synthese und Sekretion der Schilddrüsenhormone stimuliert. Die mittlere tägliche Sekretionsrate für

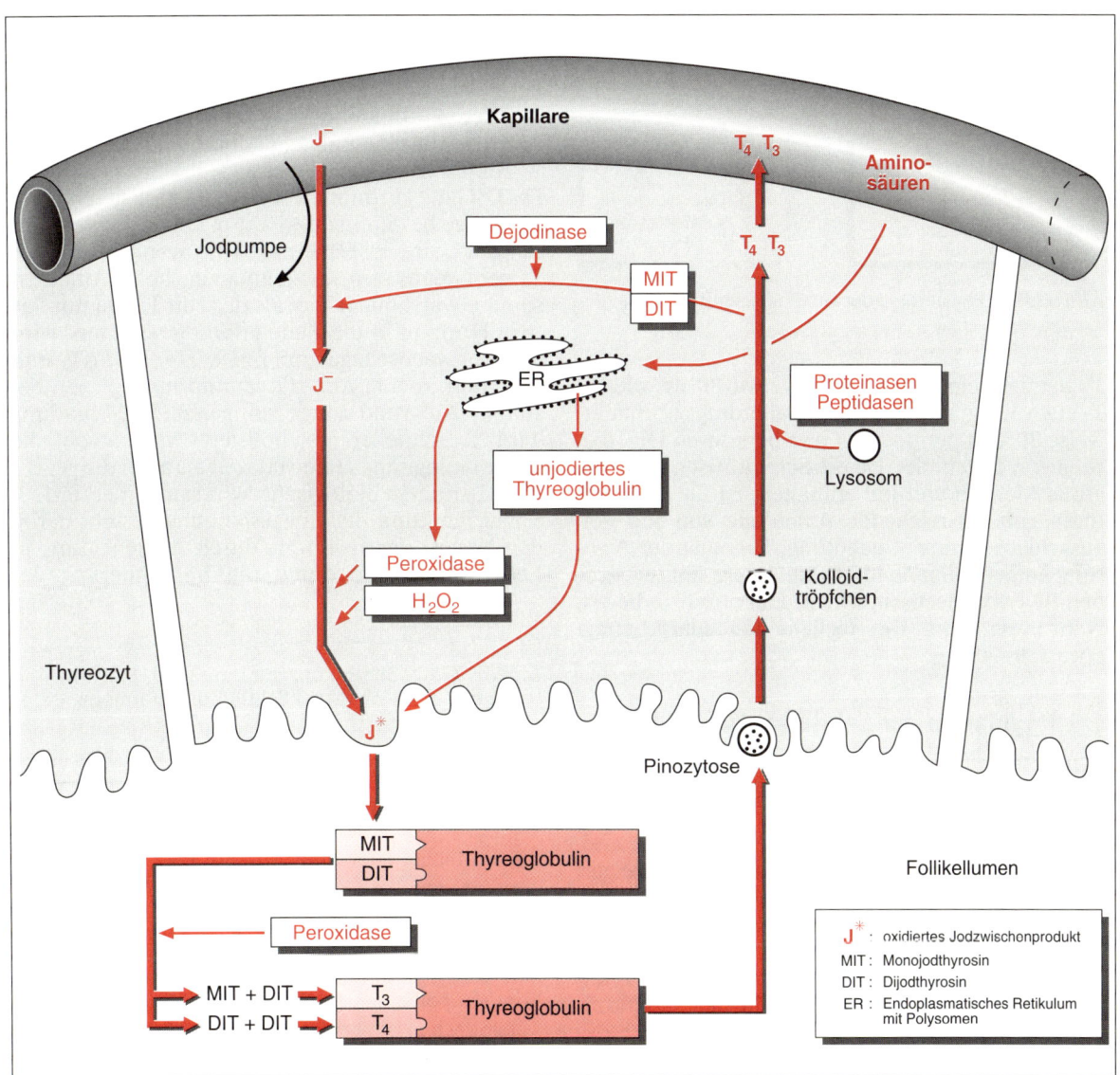

Abb. G 3-1: Synthese und Sekretion der Schilddrüsenhormone.

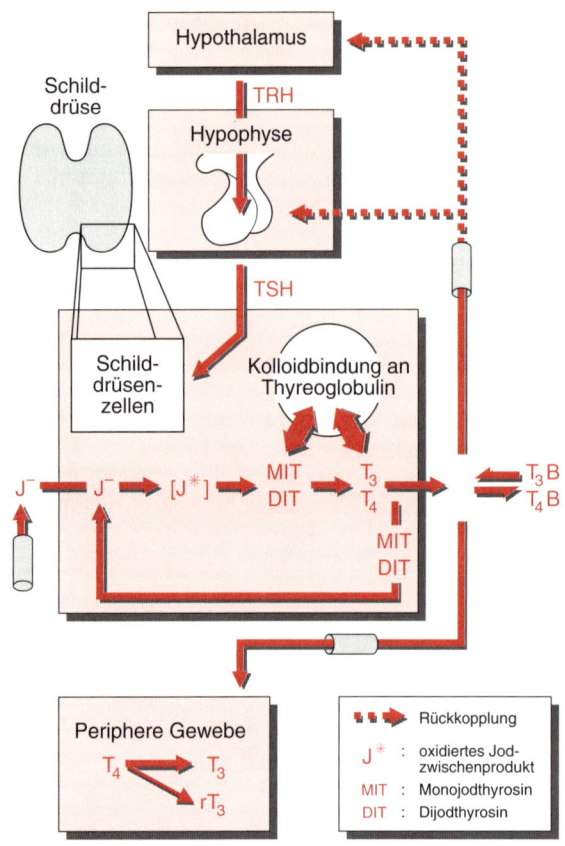

Abb. G3-2: Physiologie der Schilddrüsenfunktion.

T_4 beträgt beim Erwachsenen etwa 80 µg, die für T_3 etwa 30 µg; hiervon werden allerdings normalerweise 80% in peripheren Geweben durch Dejodierung von T_4 gebildet. Da die Schilddrüsenhormone große Mengen von Jod enthalten, ist für ihre Synthese eine **ausreichende Aufnahme von Jod** von ausschlaggebender Bedeutung. Das aus der Nahrung aufgenommene Jod stammt zum überwiegenden Teil von **Seefisch, Milch, Eiern** und jodierten Nahrungsmitteln. **Der tägliche Jodbedarf beträgt etwa 150–200 µg.**

1.5 Regulation der Schilddrüsenfunktion

Synthese und Sekretion der Schilddrüsenhormone werden von hormonellen und autoregulativen Mechanismen gesteuert. **TSH,** das in den basophilen Zellen des Hypophysenvorderlappens gebildet wird, stimuliert alle Stufen der Hormonsynthese, steigert die Thyreoglobulinsynthese und führt zu Hypertrophie und Hyperplasie der Follikelzellen. Die TSH-Wirkung wird über eine Stimulation der Adenylatzyklase, durch die Bildung von zyklischem Adenosinmonophosphat in der Schilddrüsenzelle vermittelt. TSH seinerseits wird durch das im Hypothalamus gebildete Tripeptid **Thyreotropin-Releasing-Hormon (TRH)** reguliert (Abb. G3-2). TRH stimuliert die Synthese und Sekretion von

TSH, während die Schilddrüsenhormone die TSH-Sekretion hemmen und somit TRH entgegenwirken.

> Die TSH-Sekretion wird von den Schilddrüsenhormonen im Sinne eines **negativen Rückkoppelungsmechanismus** gehemmt.

Die intrathyreoidalen Regulationsmechanismen der Schilddrüsenfunktion sind noch in vieler Hinsicht unklar. Man weiß, daß Veränderungen des Jodgehalts Jodtransport und Glukosestoffwechsel beeinflussen.

1.6 Transport der Schilddrüsenhormone im Serum

Die Normwerte der Schilddrüsenhormone im Serum sind in Tabelle G3-1 aufgeführt. Im Blut liegen sie nahezu vollständig an drei verschiedene Plasmaproteine gebunden vor. In der Reihenfolge abnehmender Affinität sind es das:
▷ Thyroxin-bindendes Globulin (TBG),
▷ Thyroxin-bindendes Präalbumin (TBPA)
▷ Albumin.
Da TBG die Hormone am weitaus stärksten bindet, ist es der bestimmende Faktor für die Eiweißbindung. T_3 wird an TBG und TBPA weniger stark als T_4 gebunden; sein ungebundener, freier Anteil ist somit etwa 10mal höher als der von T_4. Da nur das freie Hormon in die Zelle diffundieren kann, wird die Stoffwechsellage vom *freien Hormon* (fT_4 und fT_3) und nicht vom Gesamthormonspiegel bestimmt. Aufgrund seiner geringeren Eiweißbindung wird T_3 schneller metabolisiert, was sowohl die kurze biologische Halbwertszeit als auch die gegenüber T_4 höhere biologische Wirksamkeit erklärt.

Die Funktion der Eiweißbindung besteht darin, den Verlust der Hormone durch Ausscheidung in Leber und Niere durch die Verminderung des

Tabelle G3-1 Serumkonzentration und Stoffwechselparameter der wichtigsten Schilddrüsenhormone

Parameter	T_4	T_3
Gesamtkonzentration	5–12 µg/ 100 ml	70–200 ng/ 100 ml
freier Anteil (ng/100 ml)	1–3	0,2–0,4
freier Anteil (%)	0,02	0,2
Tagesproduktion (µg)	80	30
Hormonumsatz pro Tag (%)	10	50–70
Wirkungseintritt nach oraler Applikation (h)	12–24	2–4
biologische Halbwertszeit (h)	190	19
relative biologische Wirksamkeit	1	10

freien Hormonspiegels im Kreislauf möglichst klein zu halten.

Erkrankungen, Schwangerschaft, Medikamente und Vererbung führen zu Veränderungen der TBG- und TBPA-Spiegel. Im allgemeinen bewirken sie aber keine Änderung der Stoffwechsellage, da die Normalwerte der freien Hormone im Serum durch den Rückkopplungsmechanismus dieser Hormone auf die TSH-Ausschüttung gewährleistet bleiben.

1.7 Stoffwechsel der Schilddrüsenhormone

Nach Aufnahme der Schilddrüsenhormone in der Zelle des Zielorgans werden sie auf verschiedenen Stoffwechselwegen inaktiviert und ausgeschieden. Hier spielt die **Dejodierung,** die zum Verlust der Jodanteile am Thyroninmolekül führt, die wichtigste Rolle. Sie kommt in nahezu allen Körpergeweben vor und macht etwa 70% des Abbaus von T_4 und T_3 aus. Etwa 20% der Hormone werden nach Veresterung mit Glukuronsäure und Schwefelsäure über die Galle ausgeschieden; der Rest wird durch oxidative Desaminierung und Decarboxylierung der Anilinseitenkette eliminiert. Ein obligatorischer Zwischenschritt in der Dejodierung des T_4 ist die Monodejodierung (Abb. G3-3). Diese kann sowohl am phenolischen als auch am proximalen Benzolring erfolgen. Im ersten Fall entsteht dann das hormonell aktive **3,5,3'-Trijodthyronin** (T_3); im zweiten Fall das biologisch inaktive **3',5',3-Trijodthyronin** (reverses T_3, rT_3).

Bei Vorliegen einer Hyperthyreose sezerniert die Schilddrüse prozentual mehr T_3, die thyreoidale T_3-Produktion ist auch bei primärer Hypothyreose sowie bei Jodmangel erhöht.

Reverses T_3 entsteht nahezu ausschließlich durch Dejodierung. Durch die Monodejodierung können die Schilddrüsenhormone im extrathyreoidalen Gewebe entweder in einen biologisch aktiven oder einen inaktiven Metaboliten umgewandelt werden; die Zelle kann somit die Bildung von T_3 in gewissem Maße selbst regulieren.

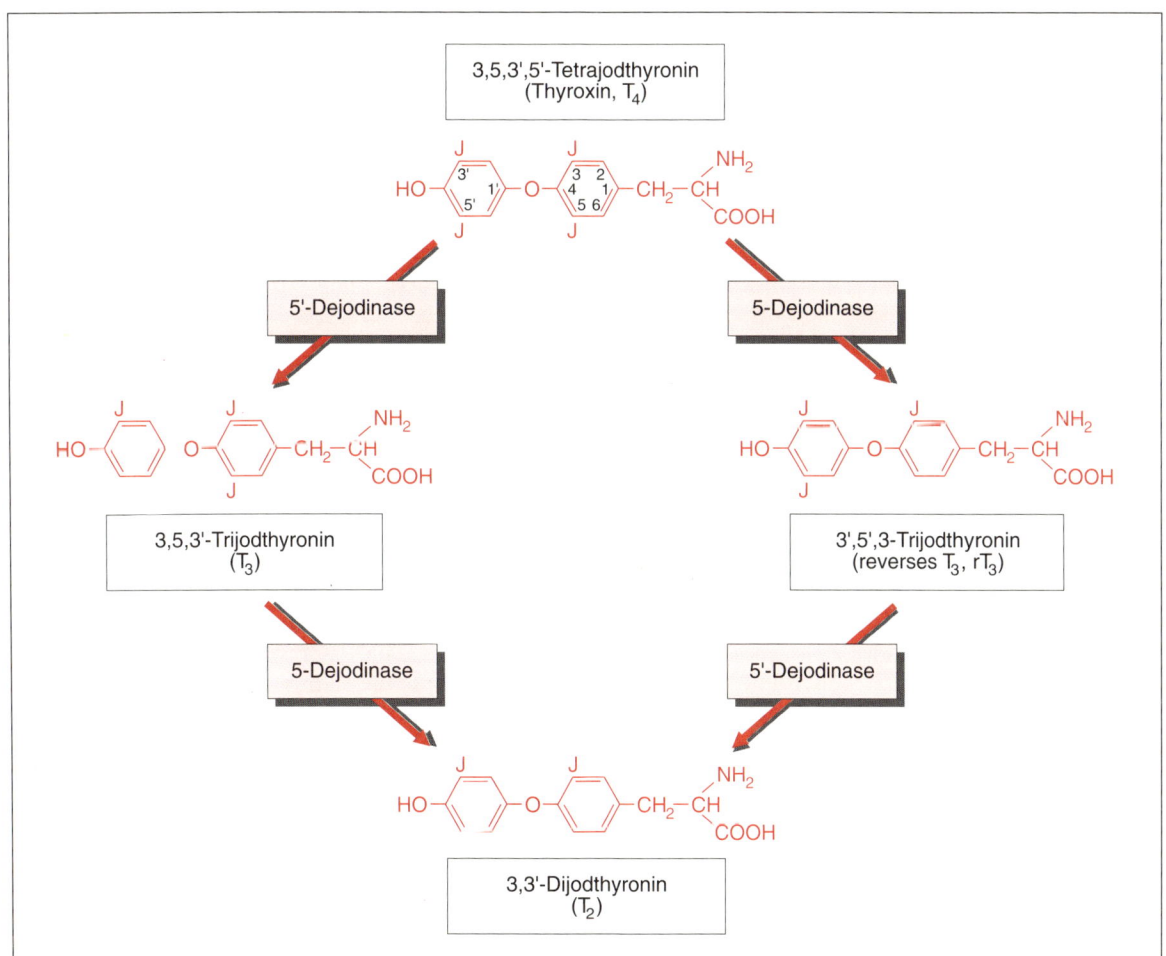

Abb. G3-3: Struktur und Metabolismus der wichtigsten Schilddrüsenhormone.

Eine Verminderung der T_3-Bildung im peripheren Gewebe beobachtet man im Rahmen des sog. **Low-T_3-Syndroms** bei schweren Erkrankungen: Hierbei liegen die Werte von T_4 (Gesamthormon und freies Hormon) gewöhnlich im Normalbereich; nur bei Schwerstkranken können sie, ohne daß eine Unterfunktion der Schilddrüse vorliegt, vermindert sein. Ursache ist eine verminderte 5'-Dejodierung, wodurch einerseits weniger T_4 zu T_3 dejodiert wird, andererseits rT_3 in geringerem Ausmaß zu 3,3'-Dijodthyronin umgewandelt wird (s. Abb. G3-3). Die hieraus resultierende periphere hypothyreote Stoffwechsellage stellt für den Organismus eine Möglichkeit dar, als Anpassung an Unterernährung, Fasten und schwere Erkrankungen Energie einzusparen.

1.8 Wirkungsmechanismus der Schilddrüsenhormone

Wirkung auf molekularbiologischer Ebene: Schilddrüsenhormone vermitteln ihre Wirkung in der Zelle durch Bindung an spezifische Proteine des Zellkerns, nukleäre Rezeptoren. Hierdurch wird die Bildung von Boten-Ribonukleinsäuren beeinflußt, die ihrerseits die Enzym- und Proteinsynthese im Zytoplasma anregen. Da T_3 etwa 10mal stärker als T_4 an die Rezeptoren gebunden wird, ist anzunehmen, daß die kernspezifischen Wirkungen der Hormone in erster Linie von T_3 ausgehen. Die Ansprechbarkeit der verschiedenen Körpergewebe ist wahrscheinlich vom entsprechenden Rezeptorgehalt abhängig.

Daneben gibt es Hinweise dafür, daß Schilddrüsenhormone auch an zytoplasmatische Proteine binden können und hierdurch auf bestimmte Zellfunktionen, beispielsweise den transzellulären Transport von Kationen und Aminosäuren, einwirken können.

Wirkung auf zellulärer Ebene: Die bekannteste Wirkung der Schilddrüsenhormone ist ihre Eigenschaft, den **Sauerstoffverbrauch** und die **Wärmeproduktion** zu steigern, was sich in einer **Erhöhung des Grundumsatzes** widerspiegelt. Diese Wirkung ist in vielen Organen, vor allem in Leber, Niere und Muskel, nicht aber in Gehirn, Gonaden und lymphatischen Geweben, nachweisbar; dies beruht wahrscheinlich in den zuletzt genannten Geweben auf einem Mangel an Schilddrüsenhormonrezeptoren. Schilddrüsenhormone sind außerdem für die normale geistige und körperliche **Entwicklung** und für das **Wachstum** des gesamten Organismus unentbehrlich, wie der Zwergwuchs beim Kretin verdeutlicht.

Die Einleitung und Beschleunigung der Metamorphose der Kaulquappe zum Frosch ist ein gut untersuchtes Beispiel der Hormonwirkung bei den Amphibien.

Die Wirkung der Hormone auf Wachstum und Entwicklung beim Menschen ist Ausdruck von vielfältigen Veränderungen im Kohlenhydrat-, Protein- und Fettstoffwechsel.

Im Kohlenhydratstoffwechsel führen die Hormone in hoher Dosierung zu einer Herabsetzung der Glykogenbildung, während in physiologischer Dosierung vermehrt Glykogen gebildet und die Glukoseresorption erhöht wird. Der **Glukoseumsatz** steigt durch endogen und exogen zugeführte Schilddrüsenhormone an. Im Eiweißstoffwechsel ist unter physiologischer Hormonzufuhr eine **anabole** Stoffwechselbilanz nachweisbar, während hohe Dosen **katabol** insbesondere auf die Muskulatur wirken. Im Fettstoffwechsel werden sowohl **Synthese** als auch **Abbau des Cholesterins** und die **Lipolyse** beschleunigt. Die Schilddrüsenhormone sensibilisieren extrathyreoidale Organe gegenüber der Wirkung von **Adrenalin** und **Noradrenalin.** Schließlich beeinflussen sie den **Gehirn- und Nervenstoffwechsel,** indem sie deren Erregbarkeit steigern. Im Hinblick auf die vielfältigen Wirkungen der Schilddrüsenhormone hat man bisher ergebnislos versucht, eine primäre Wirkung, die alle Einzelwirkungen erklären könnte, zu finden.

Ein Mangel an Schilddrüsenhormonen führt zu:
▷ Erniedrigung des Grundumsatzes
▷ retardierter geistiger und körperlicher Entwicklung

1.9 Grundzüge der Diagnostik von Schilddrüsenerkrankungen

Erkrankungen der Schilddrüse gehen prinzipiell mit Störungen der Schilddrüsenfunktion und/oder morphologischen Organveränderungen einher.

An **erster** Stelle jeder Schilddrüsendiagnostik stehen die sorgfältig erhobene **Anamnese** und die **körperliche Untersuchung** zur Formulierung der Verdachtsdiagnose; erst sie erlaubt die rationale und rationelle Auswahl aus der Vielzahl der heute zur Diagnose von Schilddrüsenerkrankungen zur Verfügung stehenden In-vitro- und In-vivo-Methoden (Abb. G3-4).

1.9.1 Labordiagnostik (In-vitro-Verfahren)

1.9.1.1 Parameter der Schilddrüsenfunktion

▷ **Bestimmung von TSH, T_4 und T_3 im Serum:** Die Hormone lassen sich heute sehr präzise mit immunometrischen Methoden erfassen. T_4 und T_3 können sowohl als Gesamthormon (gebundener und freier Hormonanteil, Gesamt-T_4, Gesamt-T_3) als auch in ungebundener freier Form (fT_4 und fT_3) bestimmt werden. Die Bestimmung der freien Hormone hat den Vorteil, daß sie von Veränderungen der Bindungsproteinkonzentrationen weitgehend unabhängig sind. Die TSH-Bestimmung im Serum stellt die aussagekräftigste primäre Meßgröße zur Beurteilung der Schilddrüsenfunktion dar. Heute stehen sensitive Testverfahren zur Verfügung, mit denen noch sehr niedrige TSH-Spiegel bis etwa 0,07 µU/ml erfaßt werden können.

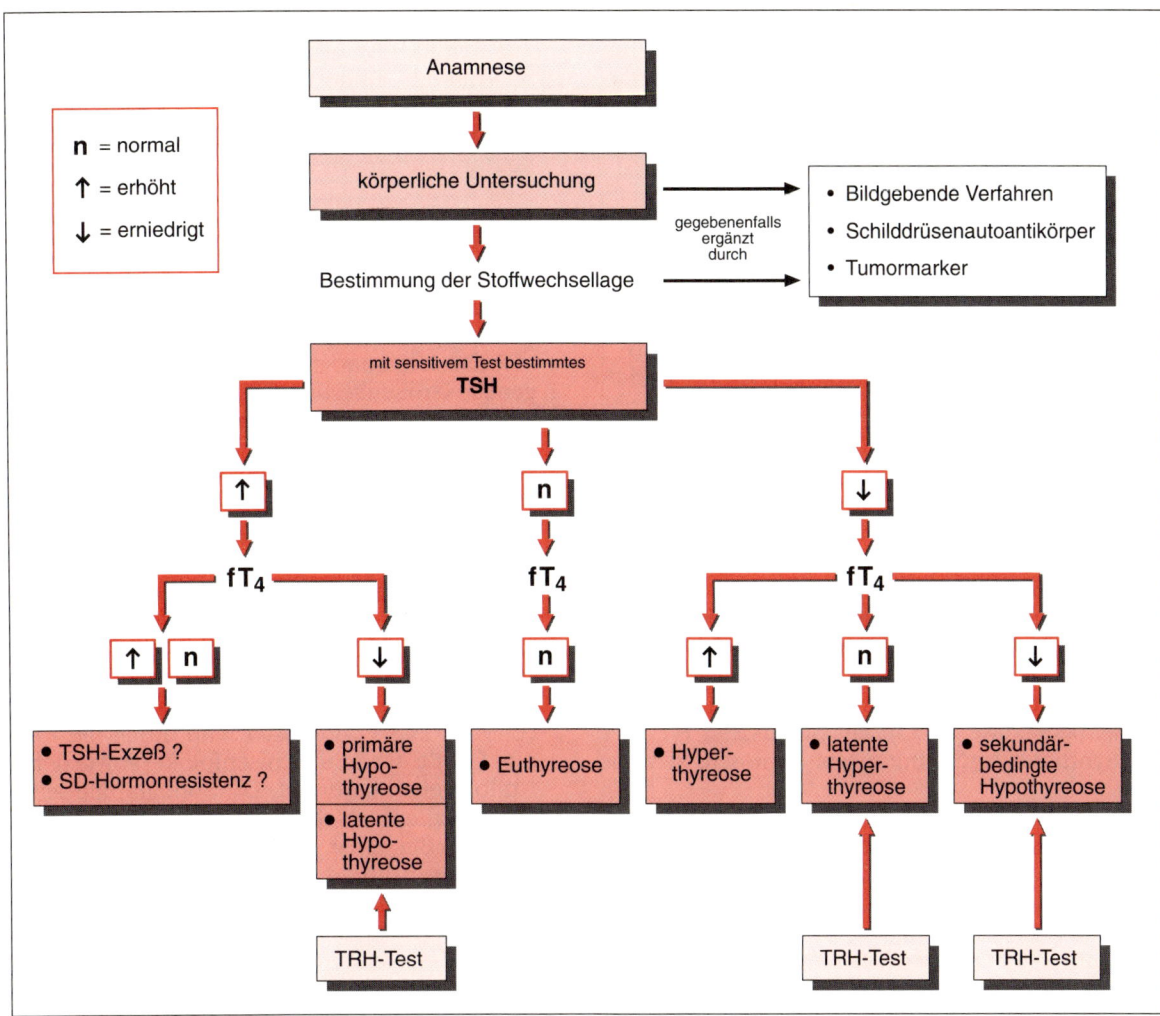

Abb. G3-4: Schilddrüsenerkrankungen: Grundzüge der Diagnostik.

Der Normalbereich für TSH beträgt 0,3–4µU/ml. Liegt der TSH-Wert bei einem Patienten, der keine Zeichen einer Schilddrüsendysfunktion zeigt, im sicheren Normalbereich, ist die Stoffwechsellage mit großer Wahrscheinlichkeit euthyreot. Im Zweifelsfall läßt sich die Euthyreose durch Bestimmung des fT₄ weiter erhärten.

Bei der primären Hypothyreose ist der TSH-Spiegel erhöht, fT₄ erniedrigt (Abb. G3-4).

Findet man sowohl niedrige TSH- als auch fT₄-Spiegel, spricht dies für (die seltenen) Formen der Hypothyreose, die durch Erkrankungen der Hypophyse (sekundäre Hypothyreose) oder des Hypothalamus (tertiäre Hypothyreose) hervorgerufen werden.

Bei Verdacht auf eine **Hyperthyreose** ist die Bestimmung von TSH und fT₄ die basisdiagnostische Labormaßnahme. Mit Ausnahme des extrem seltenen TSH-Exzesses ist TSH stark erniedrigt bzw. nicht nachweisbar, fT₄ erhöht.

Die Bestimmung von T₃ ist indiziert zur Diagnostik der **T₃-Hyperthyreose** (etwa 10% aller Hyper-

thyreosen gehen mit einer alleinigen T₃-Erhöhung einher) und zur Erfassung einer Überdosierung mit L-Thyroxin **(Hyperthyreosis factitia).** Bei Einnahme von L-Thyroxin wird das stoffwechselaktive T₃ erst im Organismus gebildet (vergl. hierzu periphere Konversion). Unter einer T₄-Therapie sind Gesamt-T₄ und fT₄ häufig erhöht, ohne daß eine Überdosierung vorliegt; diese liegt erst bei erhöhten T₃-Spiegeln vor.

▷ **TRH-Test:** Mit diesem Test wird die TSH-Sekretion überprüft. Man bestimmt hierzu den TSH-Spiegel vor und 30 Minuten nach intravenöser Gabe von 200 µg TRH. Beim Euthyreoten steigt hierbei der TSH-Spiegel um mehr als 2,5 µU/ml an. Infolge der außerordentlichen Empfindlichkeit hypothalamisch-hypophysärer Zentren auf die aktuelle Konzentration zirkulierender Schilddrüsenhormone (Rückkopplungsmechanismus) findet man schon beim Vorliegen einer Schilddrüsenautonomie, die erst mit einer marginal erhöhten T₃- oder T₄-Sekretion einhergeht, einen erniedrigten oder fehlenden Anstieg des TSH nach TRH-Gabe. Umgekehrt findet man zu Beginn einer primären Hypothyreose mit TSH-Spiegel im obersten, fT_4-Spiegel im unteren Grenzbereich eine überschießende TSH-Sekretion.

Der Test eignet sich daher zum Nachweis der latenten Hypo- und Hyperthyreose. Eine weitere Indikation für den TRH-Test ist die Differenzierung der hypothalamischen von der hypophysären Form der Hypothyreose (tertiäre Hypothyreose: normaler oder verzögerter TSH-Anstieg; sekundäre Hypothyreose: fehlender TSH-Anstieg).

1.9.1.2 Schilddrüsenantikörper

Schilddrüsenantikörper kommen bei einer Reihe von Schilddrüsenerkrankungen und gelegentlich auch bei Schilddrüsen-Gesunden vor.

Man kann Autoantikörper gegen Thyreoglobulin (TAK) und mikrosomales Antigen (MAK) bestimmen. Als Antigen für die Bildung von mikrosomalen Autoantikörpern wurde inzwischen die Schilddrüsenperoxidase (TPO), ein Schlüsselenzym bei der Synthese von Schilddrüsenhormonen, identifiziert.

Hohe bis sehr hohe Antikörperkonzentrationen gegen MAK und TAK findet man praktisch ausschließlich und in einem sehr hohen Prozentsatz (80–100%) bei autoimmunologisch bedingten Schilddrüsenerkrankungen, in erster Linie bei der Immunthyreoiditis (Hashimoto-Thyreoiditis[1]), aber auch bei der Immunhyperthyreose (vom Typ Basedow[2]).

▷ TSH-Rezeptorantikörper (TRAK). Sie lassen sich bei mehr als 90% der Patienten mit Immunhyperthyreose nachweisen. Der klinische Wert der Bestimmung dieser Antikörper besteht darin, eine Immunthyreoiditis, die wie eine endokrine Orbitopathie verläuft, von einer Hyperthyreose bei Schilddrüsenautonomie, insbesondere einer disseminierten Autonomie, abzugrenzen.

1.9.1.3 Tumormarker

▷ **Thyreoglobulin:** Dieses Glykoprotein wird normalerweise in nur sehr geringer Menge (<20 ng/ml) ins Blut sezerniert. Die Thyreoglobulinspiegel sind bei Entzündungen, Überfunktion oder Karzinom der Schilddrüse vermehrt. Die Bestimmung des Thyreoglobulins eignet sich als **Tumormarker** in der Verlaufsbeobachtung des Schilddrüsenkarzinoms. Die Bestimmung eignet sich nicht zur Erstdiagnose der Erkrankung.

▷ **Calcitonin:** Das Hormon wird von den C-Zellen der Schilddrüse sezerniert, seine Bestimmung hat nur als **Tumormarker,** ergänzt durch das Carcino-embryonale Antigen (CEA), beim medullären Schilddrüsenkarzinom praktische Bedeutung.

1.9.2 Bildgebende Verfahren (In-vivo-Verfahren)

▷ **Sonographie der Schilddrüse:** Die Ultraschalluntersuchung der Schilddrüse stellt heute unter den bildgebenden Verfahren die Primärdiagnostik dar. Die Sonographie ermöglicht eine recht genaue Größenbestimmung der Schilddrüse. Die mit der Sonographie bestimmten *oberen Grenzwerte des normalen Schilddrüsenvolumens betragen bei Frauen 18, bei Männern 25 ml.*

Eine weitere Domäne der Sonographie ist die Beurteilung des Schilddrüsenaufbaus. Die normale Schilddrüse ist gleichmäßig aufgebaut, was sich im Ultraschallbild als homogenes Schallmuster, das sich echoreicher als die umgebende Halsmuskulatur darstellt, widerspiegelt. Vom Normalbild abweichende Schallmuster sind echoreicher, echoärmer oder echofrei. Das Echomuster wird durch die Zahl und Größe der Schilddrüsenfollikel sowie deren Kolloidgehalt bestimmt. Die Sonographie selbst erlaubt allerdings keine morphologische Diagnostik. Bei einer Reihe von Schilddrüsenerkrankungen findet man jedoch typische sonographische Befunde, beispielsweise eine diffuse Echoarmut bei der Immunhyperthyreose und bei der Immunthyreoiditis. Echoreiche Knoten entsprechen häufig regressiv veränderten Adenomen, während echoarme Areale autonomen Adenomknoten und Karzinomen entsprechen können. Zysten mit serösem Inhalt stellen sich echofrei dar.

Da die Sonographie ohne Nebenwirkungen ist, eignet sie sich auch zur Verlaufsbeobachtung der Schilddrüsengröße bzw. von Schilddrüsenknoten.

▷ Mit dem **Schilddrüsenszintigramm** lassen sich Aufnahme (uptake) und Verteilung von Radiojod oder radioaktivem Technetium in der Schilddrüse bestimmen. Ein Szintigramm ist dann indiziert, wenn man Bezirke erhöhter *("warmer" bzw. "heißer" Knoten, autonome Adenome)* oder verminderter Funktion *(kalter Knoten)* in der Schilddrüse nachweisen will. Weitere Indikationsbereiche sind: retrosternale Struma, Ektopien der Schilddrüse sowie speichernde Metastasen beim Schilddrüsenkarzinom.

▷ Konventionelle **Röntgenverfahren** *(Thorax d.v. und seitlich, Tracheazielaufnahme, Ösophagusbreischluck)* dienen zur Beurteilung der Größe einer substernalen Struma, der Trachealeinengung sowie der Verlagerung des Ösophagus durch eine Struma.

---

[1] Hakaru Hashimoto (1881–1934), japanischer Pathologe.
[2] Karl Adolf v. Basedow (1799–1854), Arzt in Merseburg.

▷ Die **computertomographische** Untersuchung der Halsorgane ist prä- und postoperativ bei Schilddrüsenmalignomen (Tumorausdehnung, Lymphknotenmetastasen) angezeigt. Ein CT der Orbita kann u. U. auch zur Beurteilung der Veränderungen des retro-orbitalen Gewebes bei endokriner Orbitopathie indiziert sein; für die letztgenannte Diagnostik ist alternativ die **Kernspintomographie** ein noch geeigneteres Verfahren.

1.9.3 Feinnadelpunktion

Wichtigste Indikation zur Feinnadelpunktion, einem kaum schmerzhaften Verfahren, ist die zytologische Abklärung der Dignität von Schilddrüsenknoten (insbesondere von sonographisch echoarmen, szintigraphisch kalten Knoten). Durch fächerförmige, möglichst ultraschallgesteuerte Punktion lassen sich hierfür Zellen und Zellverbände aspirieren. Auch Zysten können mit diesem Verfahren punktiert und verkleinert werden.

2 Allgemeine Pathophysiologie

2.1 Erhöhte Hormonkonzentrationen

Die meisten Funktionen, die dem Einfluß der Schilddrüsenhormone unterliegen, sind gesteigert, jedoch ist das Endprodukt der Energieverwertung nicht produktive Arbeit, sondern **Wärmeentwicklung.** Daraus resultieren Muskelschwäche und Gewichtsverlust. Der **metabolische Umbau** einer Vielzahl von Substanzen in der Leber wird beschleunigt, die **Pharmakokinetik** mancher Arzneimittel und Hormone ist verändert.

▷ **Herz-Kreislauf-System:** Eine gesteigerte Hormonkonzentration führt zu Tachykardie, nicht selten auch zu Vorhofflimmern mit absoluter Tachyarrhythmie. Vorwiegend durch den Frequenzanstieg bedingt, kann das Herzminutenvolumen auf das Doppelte erhöht sein. Der systolische Blutdruck steigt an. Der periphere Gefäßwiderstand nimmt ab, so daß der diastolische Blutdruck erniedrigt wird (hohe Blutdruckamplitude). Die Perfusion der Gewebe wird gesteigert, die Wärmeproduktion und -abgabe erhöht. Die Schweißsekretion wird über adrenerge Mechanismen stimuliert. Die Haut ist warm und gut durchblutet. Ganz allgemein besteht eine Wärmeintoleranz.

▷ **Intestinaltrakt:** Die gesteigerte Hormonkonzentration bewirkt eine Darmhypermotilität, die trotz intakter Wasserabsorption im Enddarm eine *schnelle* Darmentleerung *(Hyperdefäkation)* zur Folge hat.

▷ **Nervensystem:** Eine erhöhte Hormonkonzentration bewirkt eine Beschleunigung des Reflexablaufes *(verkürzte Achillessehnenreflexzeit),* sie führt weiterhin zu **motorischer Unruhe** (Hypermotilität) und feinschlägigem **Tremor,** zur

Abnahme der Konzentrationsfähigkeit, zu Reizbarkeit oder auch Apathie (meist bei älteren Patienten).

▷ **Muskulatur:** Infolge der Fehlsteuerung der Energieutilisation entsteht Muskelschwäche bis zur Adynamie *(Thyreotoxische Myopathie),* seltener auch **Tetraplegie** oder **Pseudobulbärparalyse.**

▷ **Stoffwechsel:** Meist ausgelöst durch eine Stimulation adrenerger Funktionen bewirkt der Hormonüberschuß eine **Glykolyse** mit Anstieg der Blutzuckerkonzentration, eine **Lipolyse** mit Zunahme der freien Fettsäuren sowie eine Senkung der Cholesterinkonzentration im Serum.

▷ **Sexualhormone:** Häufig kommt es bei Frauen zu Zyklusstörungen, bei Männern kann (selten) eine Gynäkomastie auftreten.

▷ **Skelettsystem:** Gelegentliches Auftreten von leichten Hyperkalzämien. Gelegentlich wird eine Osteoporose an Wirbelsäule, Becken, Rippen und Extremitäten beobachtet.

2.2 Erniedrigte Hormonkonzentrationen

Bei Fehlen oder Unterfunktion der Schilddrüse wird die Sauerstoffutilisation der Gewebe herabgesetzt, die Stoffwechselprozesse werden verlangsamt. Es kommt zur Hypothermie und zur Kälteintoleranz.

▷ **Herz-Kreislauf-System:** Verminderung der Herzfrequenz und der peripheren Blutdurchströmung, niedrige Blutdruckamplitude, Dilatation des Herzens, Perikarderguß.

▷ **Intestinaltrakt:** Verlangsamte Darmpassage mit herabgesetzter Motilität führt zu Flatulenz, Meteorismus und Obstipation.

▷ **Nervensystem:** Verlangsamung des Reflexablaufes *(Achillessehnenreflexzeit verlängert),* Abnahme der motorischen und intellektuellen Aktivität, **Apathie** und **Stupor** (bis hin zum hypothyreoten Koma).

▷ **Haut:** Trockene, verdickte Haut. Infiltration von Mukopolysacchariden bedingt eine teigige Konsistenz.

▷ **Muskulatur:** Morphologische Veränderungen mit dem Bild der **Pseudohypotrophie** sind möglich.

▷ **Sexualhormone:** Bei Frauen Zyklusstörungen (häufig Menorrhagien).

▷ **Blutbildung:** Infolge herabgesetzter Eisenresorption kann es zu **hypochromer Anämie,** durch Beeinträchtigung der Erythropoese im Knochenmark zu **hypoplastischer normochromer Anämie** kommen. Eine begleitende atrophische Gastritis kann aber auch das Bild einer **hyperchromen Anämie** auslösen.

Ein Mangel an Schilddrüsenhormonen während der Fetalentwicklung und in der frühen Kindheit verursacht **Kretinismus** mit mentaler Retardation, verzögertem und zurückbleibendem Knochenwachstum, Skelettdystrophie, Störung der Zahnbildung, Ausbleiben der Geschlechtsentwicklung und Schwerhörigkeit.

> Trophische Störungen wie Haarausfall, Änderung der Haardichte, Schuppenbildung und Brüchigkeit der Nägel sind unspezifische Erscheinungen, die sowohl bei Unter- als auch bei Überversorgung mit Schilddrüsenhormonen auftreten.

3 Spezielle Pathophysiologie

3.1 Anatomischer Umbau der Schilddrüse (Strumabildung)

Definition: Jede Vergrößerung der Schilddrüse wird als Struma bezeichnet.

Ursachen: Die Vergrößerung der Schilddrüse kann durch eine *benigne* oder *maligne Zellvermehrung* verursacht sein oder als Folge von **Entzündungen** auftreten. Die Stoffwechsellage bei Vorliegen einer Struma kann *euthyreot*, *hyper-* oder *hypothyreot* sein.

Der Befund „Struma" beschreibt somit nur ein Symptom, keine Diagnose.

3.1.1 Blande Struma (euthyreote Struma)

Definition: Jede nicht-entzündliche und nicht auf einem malignen Prozeß basierende Vergrößerung der Schilddrüse bei noch ausgeglichener Bilanz der Schilddrüsenfunktion wird als blande bzw. euthyreote Struma bezeichnet.

Ursachen: Die weitaus häufigste Ursache in Deutschland ist die ungenügende Zufuhr von Jod mit der Nahrung: Der tägliche Jodbedarf von 150–200 µg wird in weiten Teilen des Landes (noch) nicht erreicht. Die Strumaprävalenz bei Erwachsenen beträgt in Deutschland etwa 15–40%.

Sehr viel seltener sind alle anderen Ursachen wie:
▷ Substanzen, die die Jodaufnahme und Jodverwertung hemmen (*strumigene Substanzen* in der Nahrung, z.B. Kohl; stark jodhaltige Pharmaka, z.B. jodhaltige Expektorantien und Medikamente wie Thyreostatika und Lithium)
▷ ungenügende Jodverwertung infolge einer unzureichenden Ausstattung der Thyreozyten mit den für die Schilddrüsenhormonsynthese notwendigen Enzymen (Jodfehlverwertung),
▷ Strumabildung bei Akromegalie.

Pathogenese: Bei verminderter Fähigkeit zur Hormonbildung registrieren Hypothalamus und Hypophyse die ungenügende Hormonversorgung der Peripherie und reagieren mit einer vermehrten TSH-Sekretion. Da aber eine völlige Normalisierung der Hormonsekretion zunächst nicht zustande kommen kann, bedingen die erhöhten TSH-Spiegel infolge ihrer morphokinetischen Effekte

eine Vermehrung der Schilddrüsenmasse in Form einer Struma, die letzten Endes die notwendige Hormonmenge produziert.

Aufgrund neuerer Untersuchungen ist anzunehmen, daß bei der Jodmangelstruma nicht nur TSH, sondern vor allem der intrathyreoidale Jodmangel selbst wachstumsstimulierend auf die Thyreozyten wirkt, möglicherweise durch eine Aktivierung und Freisetzung lokaler Wachstumsfaktoren.

Folgen: Bei Jodmangel kommt es zunächst zu einer diffusen Schilddrüsenvergrößerung *(Struma diffusa)*. Bei länger bestehendem Jodmangel (Jahre bis Jahrzehnte) entstehen dann *morphologisch* und *funktionell heterogene Schilddrüsenknoten*. Stoffwechselaktive und stoffwechselinaktive Follikel können sich unabhängig voneinander autonom vermehren, so daß sich schließlich (szintigraphisch) „kalte" und „warme bzw. heiße" autonome Schilddrüsenknoten (mit autonomer Stoffwechsellage) bilden können *(Struma uninodosa, Struma multinodosa)*.

D **Diagnostische Hinweise**

Die sichtbar und tastbar vergrößerte Schilddrüse bietet bei regelrechter Schluckverschieblichkeit keine diagnostischen Schwierigkeiten; es muß jedoch immer überprüft werden, ob die Stoffwechsellage euthyreot ist, Knotenbildung vorliegt und inwieweit die Struma zu lokalen Komplikationen führt.

▼ **Therapeutische Hinweise**

Drei Therapiemöglichkeiten stehen zur Verfügung:
▷ Die medikamentöse Therapie mit alleiniger Gabe von Jodid oder L-Thyroxin oder eine Kombinationstherapie mit beiden Substanzen. Die Indikation für die einzelnen Therapieformen ist abhängig von der Ursache der Strumabildung, dem Lebensalter des Patienten und vom Lokalbefund.
▷ Die operative Therapie: Sie ist angezeigt bei großen Strumen mit lokalen Komplikationen, z.B. einer Trachealeinengung.
▷ Die Radiojodtherapie ist bei Patienten mit einem erhöhten Operationsrisiko (große Strumen mit mechanischen Problemen) indiziert.

3.2 Thyreoiditis

Definition: Je nach Verlauf und spezieller Befundkonstellation sind verschiedene Formen entzündlicher Infiltrationen der Schilddrüse bekannt, denen jeweils ein charakteristisches anatomisch-pathologisches Korrelat zugrunde liegt: akute Thyreoiditis, subakute Thyreoiditis (de Quervain[1]), Immunthyreoiditis (Hashimoto-Thyreoiditis) und Riedel[2]-Thyreoiditis.

---

[1] Fritz de Quervain (1868–1940), Chirurg in Bern.
[2] Bernhard M. K. L. Riedel (1846–1916), Chirurg in Jena.

Ursachen: Ursache der sehr seltenen **akuten Thyreoiditis** sind bakterielle Infektionen, die meist Absiedlungen anderwärts ablaufender Entzündungsprozesse darstellen.

Bei der **subakuten Thyreoiditis (de Quervain)** ist das histologische Bild durch Fremdkörperriesenzellen als Folge einer akuten Immunreaktion nach Gewebedestruktion charakterisiert. Häufig sind Virusinfekte die auslösende Ursache.

Die **Immunthyreoiditis (Thyreoiditis Hashimoto,** chronisch lymphozytäre Thyreoiditis) ist durch lympho- und plasmazelluläre Infiltrationen sowie durch die Bildung von Immunglobulinen und Antikörpern gegen Schilddrüsengewebe gekennzeichnet. Sie stellt somit einen autoimmunologischen Prozeß dar und kann auch in Kombination mit anderen Autoimmunerkrankungen (z. B. perniziöse Anämie, Lupus erythematodes visceralis, Sjögren-Syndrom) vorkommen.

Bei der (seltenen) **Riedel-Thyreoiditis** geht von der Schilddrüse ein entzündlich-fibrosierender Prozeß aus, der in die angrenzenden Organe infiltrieren kann. Diese Form kann mit mediastinaler oder retroperitonealer Fibrose kombiniert sein.
Folgen: Die Thyreoiditis kann sowohl die Funktion des Organs beeinträchtigen als auch anatomische Veränderungen im Sinn einer Strumabildung zur Folge haben.

D Diagnostische Hinweise

Bei der **akuten Thyreoiditis** sind starke Schmerzen im Bereich der Schilddrüse typisch; die Schmerzen werden durch Palpation verstärkt. Häufig besteht hohes Fieber, die BSG ist beschleunigt, im Blutbild findet man eine Leukozytose mit Linksverschiebung.

Die **subakute Thyreoiditis** tritt oft im Anschluß an einen grippalen Infekt auf. Klinische Symptome sind Fieber, Schmerzen im Bereich der Schilddrüse, die in die Ohrregion ausstrahlen können. Die BSG ist extrem beschleunigt und die α_2-Globuline sind vermehrt; im Gegensatz zur bakteriellen Thyreoiditis fehlt die Leukozytose.

Die **Hashimoto-Thyreoiditis** verläuft häufig ohne größere Beschwerden. Typisch ist eine gummiartige Konsistenz der Schilddrüse. Labordiagnostisch findet man häufig sehr hohe Schilddrüsenantikörpertiter (Antikörper gegen Mikrosomen und Thyreoglobulin). Im durch Feinnadelpunktion gewonnenen zytologischen Ausstrich finden sich Lymphozyten und Plasmazellen.

Bei der selteneren **Riedel-Thyreoiditis** kommt es zu einer ausgedehnten Fibrosierung, die nicht nur auf die Schilddrüse beschränkt ist, sondern auch auf die Nachbarstrukturen übergreift. Typisch ist eine *eisenharte* asymmetrische Struma. Differentialdiagnostisch müssen maligne Schilddrüsenneoplasmen ausgeschlossen werden.

▼ Therapeutische Hinweise

Die Behandlung richtet sich nach Ursache und Form der Thyreoiditis. Antibiotika und Antiphlogistika bei der akuten Thyreoiditis, evtl. Punktion von Abszessen. Bei der subakuten Thyreoiditis führen Glukokortikoide zu einer schlagartigen Besserung. Bei leichten Formen können Antiphlogistika verabreicht werden. Meist kommt es nach einigen Monaten zur völligen Ausheilung. Bei der **Hashimoto-Thyreoiditis** wird eine Langzeittherapie mit Schilddrüsenhormonen durchgeführt (dies gilt nicht für die im Anfang der Erkrankung gelegentlich beobachteten hyperthyreoten Stoffwechsellagen). Bei der Riedel-Thyreoiditis kann wegen Kompressionserscheinungen eine Resektion der Struma notwendig werden; bei Hypothyreose muß mit L-Thyroxin substituiert werden.

3.3 Überproduktion von Schilddrüsenhormonen (Hyperthyreose)

Definition: Wenn die Hormonbildung in der Schilddrüse den Bedarf in der Peripherie übersteigt, wird das Erscheinungsbild der Hyperthyreose ausgelöst. Im Serum ist die Konzentration von freiem Thyroxin (fT_4) und von freiem Trijodthyronin (fT_3) erhöht. Bei etwa 10% der Patienten mit einer Hyperthyreose findet sich allein eine Steigerung der Trijodthyroninkonzentration (T_3-Hyperthyreose).
Ursachen: Je nach Ätiologie und Pathogenese lassen sich folgende Formen der Hyperthyreose unterscheiden:
Häufige Ursachen:
▷ Immunhyperthyreose
   (vom Typ Basedow)
▷ Schilddrüsenautonomie:
   uninodulär
   multinodulär
   disseminiert
seltene Ursachen:
▷ jodinduzierte Hyperthyreose
▷ hyperthyreote Phase bei Thyreoiditis
▷ Hyperthyreosis factitia
▷ TSH-Exzeß (selten)
Die Pathophysiologie wichtiger Formen der Hyperthyreose ist in Abb. G 3-5 dargestellt.

Hyperthyreosen treten beim Erwachsenen in Deutschland bei schätzungsweise 1–2% der Bevölkerung auf. Bei den Immunhyperthyreosen – der häufigsten Form der Hyperthyreose und der zweithäufigsten Ursache für eine *Strumabildung* – erfolgt die Überfunktion aus der Gesamtheit funktionstüchtiger Schilddrüsenzellen. Für die Erkrankung besteht wahrscheinlich eine genetische Prädisposition. Hierfür sprechen ein gehäuftes familiäres Vorkommen und eine Assoziation der Erkrankung mit den HLA-Markern B8 und DRw3. Auslösender Faktor der Schilddrüsenüberfunktion sind Immunglobuline (Thyreoidea-stimulierende Immunglobuline – TSI, synonym Thyreoidea-stimulierende Antikörper – TSA_b). Die zugrunde liegende Ursache der Immunhyperthyreose ist letzt-

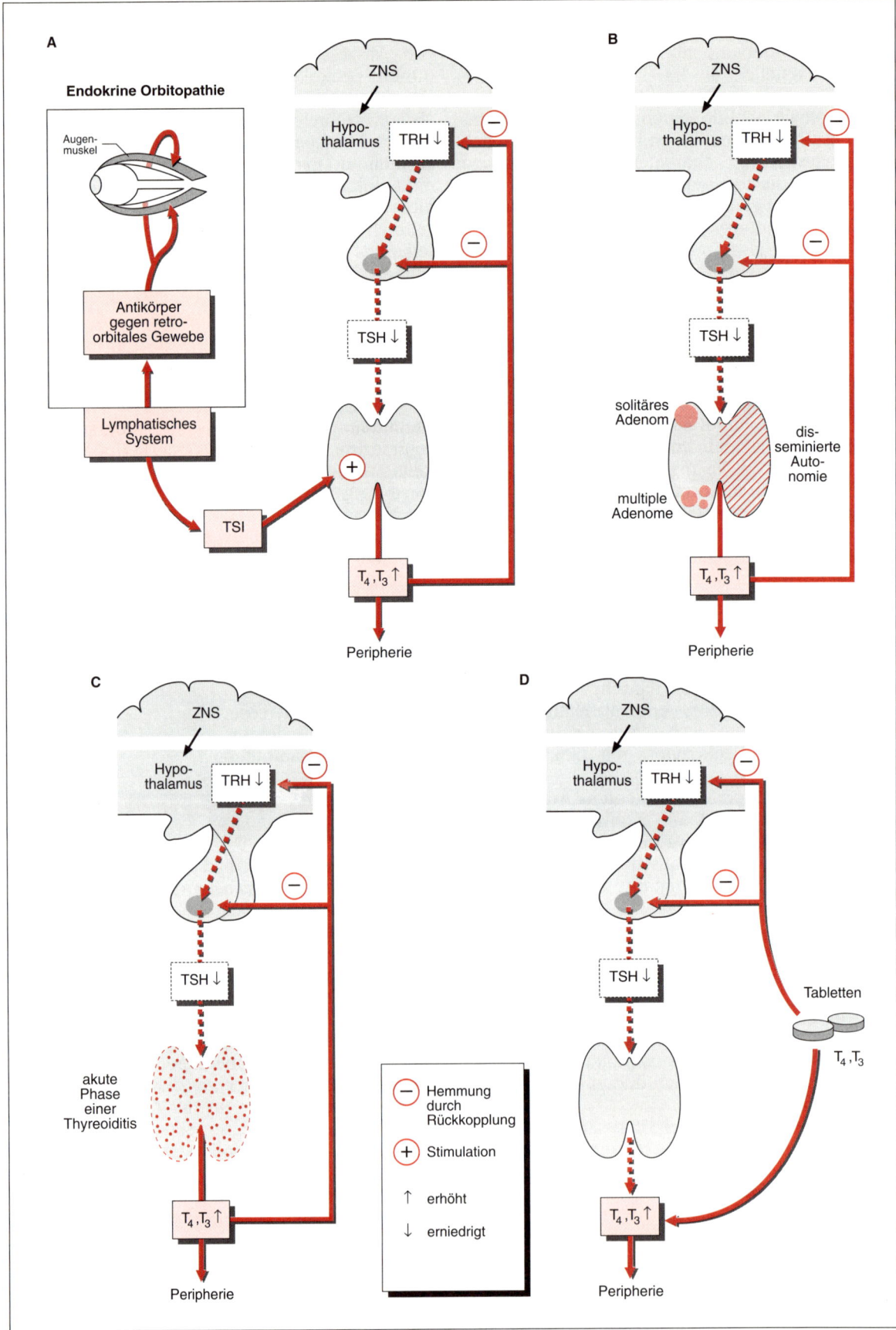

A

Endokrine Orbitopathie

Augen-muskel

Antikörper gegen retro-orbitales Gewebe

Lymphatisches System

TSI

ZNS

Hypo-thalamus

TRH ↓

TSH ↓

(+)

T₄,T₃ ↑

Peripherie

B

ZNS

Hypo-thalamus

TRH ↓

TSH ↓

solitäres Adenom

multiple Adenome

dis-seminierte Auto-nomie

T₄,T₃ ↑

Peripherie

C

ZNS

Hypo-thalamus

TRH ↓

TSH ↓

akute Phase einer Thyreoiditis

T₄,T₃ ↑

Peripherie

D

ZNS

Hypo-thalamus

TRH ↓

TSH ↓

Tabletten

T₄,T₃

T₄,T₃ ↑

Peripherie

(−) Hemmung durch Rückkopplung

(+) Stimulation

↑ erhöht

↓ erniedrigt

lich noch unbekannt. Man nimmt jedoch an, daß die Erkrankung im wesentlichen auf einer genetisch determinierten Abnormalität von Funktion und Anzahl organspezifischer Suppressor-T-Zellen beruht. Bedingt durch deren unzureichende Wirkung proliferieren organspezifische Helfer-T-Zellen, die ihrerseits die Bildung von Schilddrüsenstimulierenden Antikörpern in B-Lymphozyten anregen und aufrechterhalten. Die Antikörper stimulieren das Wachstum und die funktionelle Aktivität der Schilddrüse in gleicher Weise wie TSH. Im Gegensatz zu TSH, dessen Sekretion durch Schilddrüsenhormone im Rahmen ihres negativen Rückkopplungseffekts auf Hypothalamus und Hypophyse gesteuert wird, lassen sich die Thyreoideastimulierenden Antikörper durch Schilddrüsenhormone nicht hemmen, die Stoffwechsellage wird folglich hyperthyreot.

Die Immunhyperthyreose kann mit extrathyreoidalen Erkrankungen, häufig mit einer endokrinen Orbitopathie und selten einer infiltrativen Dermatopathie, einem prätibialen Myxödem, einhergehen. Man spricht dann von M. Basedow.

Die **endokrine Orbitopathie** ist pathologisch-anatomisch durch eine lymphozytäre Infiltration des retrobulbären Fett- und Bindegewebes sowie der extraokulären Augenmuskeln charakterisiert. Die Erkrankung manifestiert sich klinisch in unterschiedlicher Schwere. Als Folge der *infiltrativen Orbitopathie* treten am häufigsten periorbitale Schwellungen und eine Protrusio bulborum auf. Die endokrine Orbitopathie ist wahrscheinlich eine Autoimmunerkrankung; es werden Autoantikörper gegenüber retroorbitalen Geweben gebildet.

Während eine diffuse Überfunktion aller Schilddrüsenzellen und extrathyreoidale Manifestationen die Immunhyperthyreose charakterisieren, ist bei der **Schilddrüsenautonomie** die Überfunktion auf einen oder mehrere tumorartige Bezirke *(Knoten)* beschränkt. Eine Autonomie kann jedoch auch **disseminiert** vorkommen; differentialdiagnostisch muß hier eine Immunhyperthyreose vom Typ M. Basedow in Erwägung gezogen werden. Für die Diagnose ist die Bestimmung der TSH-Rezeptorantikörper (TRAK) ein wichtiger Parameter.

Selten ist die **Jod-induzierte Hyperthyreose.** Sie kann bei Vorliegen einer Schilddrüsenautonomie (disseminiert oder bei Knotenbildung) entstehen. In vielen euthyreoten Knotenkröpfen liegen autonome Bezirke vor, deren Hormonproduktion jedoch durch eine geringe Jodzufuhr limitiert ist. Mit zunehmender Jodzufuhr kann die Hormonproduktion schließlich das physiologische Maß übersteigen, wodurch eine Hyperthyreose entsteht. Die Verabreichung jodhaltiger Medikamente (z.B. Röntgenkontrastmittel) kann daher bei entsprechenden Voraussetzungen eine Jod-induzierte Hyperthyreose auslösen.

Als Folge der Gewebszerstörung kommt es in den *Anfangsstadien* einer **Thyreoiditis** zu einer vermehrten Freisetzung von Schilddrüsenhormonen, wodurch eine *passagere Hyperthyreose* verursacht wird.

Die **Hyperthyreosis factitia** ist auf eine übermäßige Einnahme von T_4 oder T_3 zurückzuführen.

Bei etwa 10% der Hyperthyreose-Patienten wird T_4 im Normalbereich gefunden, während die Serumwerte von T_3 erhöht sind **(T_3-Hyperthyreose).** Da die T_3-Spiegel bei allen Patienten mit Hyperthyreose in größerem Maße ansteigen als T_4, ist es nicht verwunderlich, daß die T_3-Spiegel bei einigen Patienten in Gegenwart noch normaler T_4-Spiegel erhöht sind; die T_3-Hyperthyreose ist daher keine eigenständige Erkrankung.

Der **TSH-Exzeß** ist eine sehr seltene Form und wird beim Adenom der Hypophyse, bei Blasenmole (Entartung der Plazenta im Sinne einer Fehlbildung der Chorionzotten) und bei der Bindung TSH-ähnlicher Proteine aus Neoplasien im Sinne eines *paraneoplastischen Syndroms* beobachtet. TSH bzw. TSH-ähnliche Peptide stimulieren die Produktion von Schilddrüsenhormonen.

Folgen: Die hohe Konzentration von Schilddrüsenhormonen in der Peripherie hat eine Suppression der TSH-Sekretion zur Folge (Ausnahme: TSH-Exzeß); auch nach Gabe von TRH ist eine TSH-Stimulation nicht mehr möglich.

In der Peripherie werden die Stoffwechselvorgänge der meisten Organe gesteigert (siehe Abschnitt 2: Allgemeine Pathophysiologie). Da die einzelnen Organsysteme unterschiedlich empfindlich sind, werden mit zunehmendem Alter auch **monosymptomatische Formen** mit Betonung der kardiovaskulären oder der gastrointestinalen, der psychischen oder neuromuskulären Symptome beobachtet. Der Jodstoffwechsel ist beschleunigt, im Urin wird vermehrt Jod ausgeschieden. Allerdings ist dies kein Maß für den Hormonumsatz, da die Schilddrüse in diesem Zustand auch vermehrt Jod aufnimmt. Die Reutilisation (Jodaufnahme aus dem Abbau von Schilddrüsenhormonen) kann um ein Vielfaches gesteigert sein. Bei Übersteigerung der Symptomatik kann sich die **thyreotoxische Krise** mit maximalem Temperaturanstieg, Erbrechen, Diarrhöe, Tachykardie, Hypotension und Schock sowie extremer Reizbarkeit, Delirium und Koma entwickeln.

D **Diagnostische Hinweise**

Anamnese und klinischer Befund (siehe Abschnitt 2: Allgemeine Pathophysiologie) sind für die Diagnostik wichtig. Häufig sind Herzklopfen,

◁ *Abb. G3-5:* Pathophysiologie wichtiger Formen der Hyperthyreose.
A Immunhyperthyreose (M. Basedow) mit und ohne Beteiligung des Orbita-Inhalts;
B Hyperthyreose bei Schilddrüsenautonomie;
C Thyreoiditis;
D Hyperthyreosis factitia.

Wärmeintoleranz, Schwitzen, Gewichtsabnahme trotz guten Appetits und Hyperdefäkation. Bei der Untersuchung findet man eine warme, schwitzige Haut, Fingertremor, proximale Muskelschwäche, Lidretraktion und seltenen Lidschlag. Bei älteren Patienten sind die hyperkinetischen Zeichen seltener, dafür treten die kardiovaskulären Störungen der Erkrankung in den Vordergrund: Atemnot, Vorhofarrhythmien und Herzinsuffizienz können die vorherrschenden Symptome sein, so daß die Diagnose evtl. nur deshalb vermutet wird, weil gleichzeitig eine Struma vorliegt.

Im Gegensatz zu den erwähnten mechanisch-spastischen Augenzeichen, die auf einen erhöhten Sympathikotonus zurückzuführen sind und bei allen Formen der Hyperthyreose vorkommen, findet man die **infiltrative Orbitopathie** nur bei der Immunhyperthyreose (M. Basedow). Ödematöse Schwellungen der Bindehaut **(Chemosis), Protrusio bulbi** sowie **Doppelbilder** infolge einer **Ophthalmoplegie** werden durch eine lymphozytäre Infiltration der retrobulbären Gewebe und der extraokulären Augenmuskeln verursacht. Der **Exophthalmus** kann schließlich selten zu Ulzerationen der Hornhaut führen. Die schwerste, glücklicherweise seltene Komplikation ist eine Atrophie des Nervus opticus. Die Orbitopathie kann zu Beginn der Erkrankung **unilateral** auftreten; im weiteren Verlauf der Erkrankung werden jedoch meist beide Augen betroffen.

Beim unilateralen Exophthalmus ohne Hyperthyreose sind differentialdiagnostisch neben der endokrinen Orbitopathie retrobulbäre Tumoren und Entzündungen, vaskuläre Läsionen (Aneurysma und Thrombose) und Traumata in Erwägung zu ziehen.

Die Diagnose wird erhärtet durch den Nachweis **erhöhter Konzentration von Schilddrüsenautoantikörpern und -hormonen.**

▼ Therapeutische Hinweise

Therapeutisches Ziel ist die Reduktion der gesteigerten Hormonsekretion durch medikamentöse Drosselung der Hormonsynthese, durch dosierte Strahlenschädigung der Thyreozyten mit radioaktivem Jod oder durch operative Reduktion des Schilddrüsengewebes.

3.4 Unzureichende Schilddrüsenhormon- produktion (Hypothyreose)

Definition: Wenn die Hormonproduktion der Schilddrüse nicht ausreicht, um den Bedarf der Peripherie zu decken, entsteht das Krankheitsbild der Hypothyreose. Alle Formen gehen mit einer Herabsetzung der Stoffwechselleistung und somit der Wärmeproduktion und des Sauerstoffverbrauches einher.

Ursachen: Folgende Formen der Hypothyreose werden ätiologisch unterschieden:
▷ angeboren
▷ erworben
  – primär
  – sekundär

Der **angeborenen Hypothyreose** liegt in der Regel eine Aplasie oder Dysplasie (Fehlentwicklung der anatomischen Feinstruktur) der Schilddrüse zugrunde; auch **extremer endemischer Jodmangel** kann die Ursache sein.

Die **erworbenen Hypothyreosen** sind meist Folgen einer *primären* Schilddrüsenerkrankung; selten ist die Schilddrüsenunterfunktion sekundär verursacht durch eine verminderte Sekretion von TSH infolge von hypophysären **(sekundäre Hypothyreose)** oder hypothalamischen **(tertiäre Hypothyreose)** Erkrankungen (Abb. G3-6).

Bei der **primären Hypothyreose** liegt die **Funktionsstörung in der Schilddrüse** selbst. Der Beeinträchtigung der Hormonbildung kann ein Mangel an Baustoffen (Jod), eine Synthesestörung im Thyreozyten oder eine Destruktion der Schilddrüse als Folge entzündlicher oder maligner Prozesse zugrunde liegen. Auch therapeutische Maßnahmen (Radiojodtherapie, operative Verkleinerung des Organs, Thyreostatika und Psychopharmaka wie Lithium oder Hydantoin) können ggf. eine Hypothyreose verursachen. Äußerst selten führt eine Resistenz peripherer Organe gegenüber Schilddrüsenhormonen zum Bild einer Hypothyreose.

Ebenfalls selten sind die **sekundär verursachten Formen der Hypothyreose,** die auf einem Ausfall oder einer eingeschränkten Sekretion von TSH beruhen und durch Tumoren im Bereich der Hypophyse oder des Hypothalamus, Operation und Bestrahlung der Hypophyse, Traumata oder eine postpartale Nekrose der Hypophyse (Sheehan-Syndrom) verursacht werden. Der TSH-Mangel geht hierbei meist mit dem Ausfall weiterer adenotroper Hypophysenvorderlappenhormone einher.

Folgen: Ein bereits im Fetalleben vorhandener Mangel an Schilddrüsenhormonen, der auch durch den mütterlichen Organismus nicht kompensiert werden kann, führt zum Bild des **Kretinismus,** bei dem Entwicklungsstörungen des Skelettsystems (große Fontanellen, Kleinwuchs, fehlendes Längenwachstum der langen Röhrenknochen) sowie des Zentralnervensystems **(Idiotie)** im Vordergrund stehen (s. Abschnitt 2). Die Epiphysenfugen schließen sich verspätet, es treten multizentrische Knochenkerne auf. Nach der Geburt bleibt der **dysproportionierte Minderwuchs** mit kurzen unteren Extremitäten bestehen. Die geistige Entwicklung ist stark retardiert; die zentralnervösen Funktionsstörungen werden mit zunehmendem Alter deutlicher. Es finden sich Trinkschwäche, Apathie und Schwerhörigkeit bis zur Taubheit.

Die Folgen des Hormonmangels sind bei primärer und sekundärer Hypothyreose gleich. Sie be-

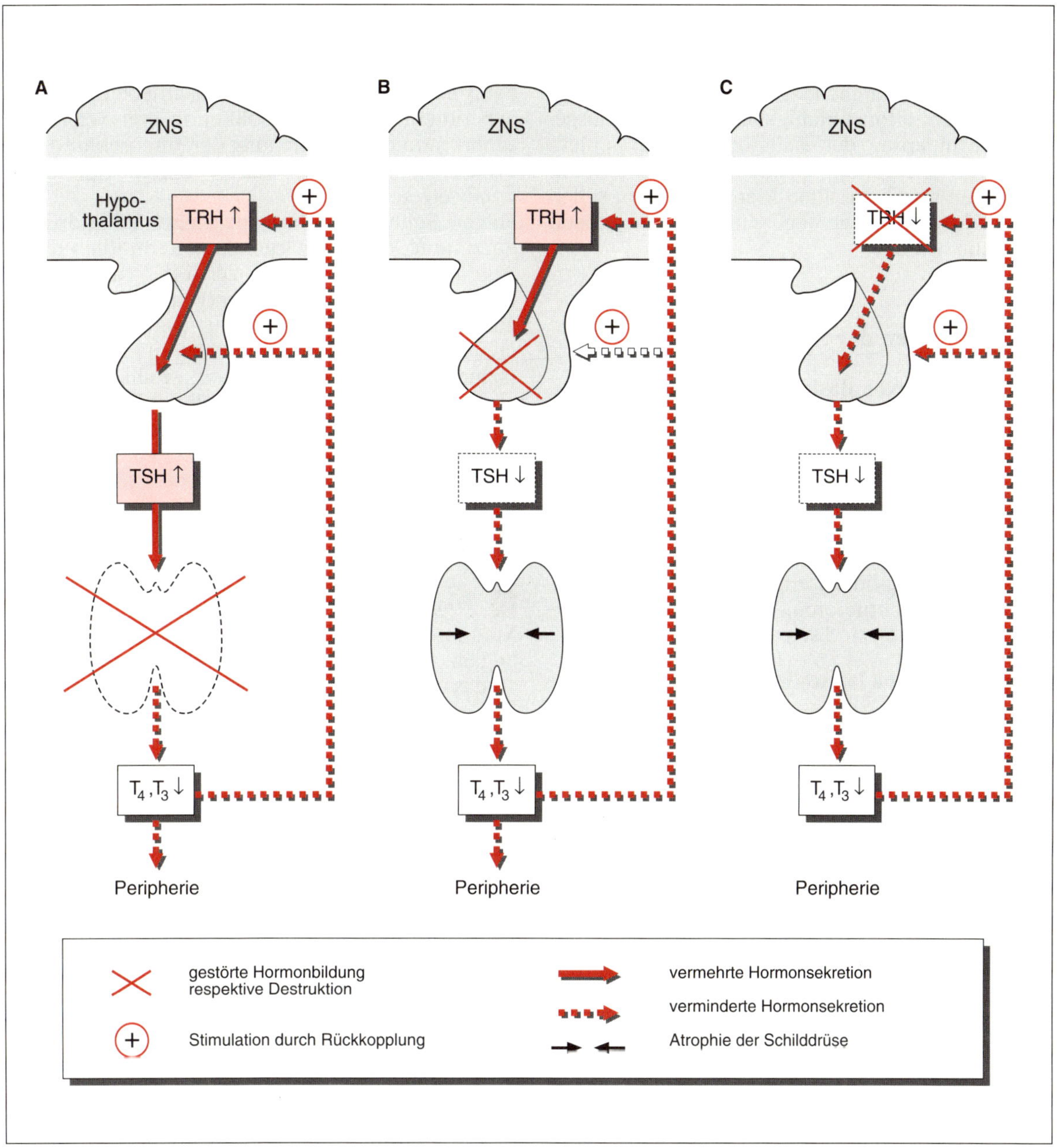

A

B

C

ZNS

ZNS

ZNS

Hypo-
thalamus

TRH ↑ (+)

TRH ↑ (+)

T̶R̶H̶ ↓ (+)

(+)

(+)

(+)

TSH ↑

TSH ↓

TSH ↓

T₄, T₃ ↓

T₄, T₃ ↓

T₄, T₃ ↓

Peripherie

Peripherie

Peripherie

✕	gestörte Hormonbildung respektive Destruktion
(+)	Stimulation durch Rückkopplung

➡	vermehrte Hormonsekretion
⇢	verminderte Hormonsekretion
→ ←	Atrophie der Schilddrüse

Abb. G3-6: Pathophysiologie der Hypothyreose.
A Primäre Hypothyreose;
B Hypophysär bedingte (sekundäre) Hypothyreose;
C Hypothalamisch bedingte (tertiäre) Hypothyreose;
X = primärer Defekt.

treffen den Stoffwechsel sämtlicher Organsysteme und die Wärmeproduktion.

Die schwerwiegendste klinische Manifestation der Hypothyreose ist das **Myxödem-Koma;** dieser hypothermische, stuporöse Zustand führt unbehandelt zum Tode. Häufig findet man eine respiratorische Insuffizienz mit erhöhtem arteriellen P_{CO_2}. Das Myxödem-Koma wird häufig durch Kälte, Trauma, Infektion oder zentral dämpfende Medikamente ausgelöst.

Das Myxödem-Koma führt unbehandelt zum Tode!

D **Diagnostische Hinweise**

Jede Kombination von Wachstumsstörungen mit Lethargie oder Schwachsinn kann ein Hinweis auf eine angeborene Hypothyreose sein, deren Häufigkeit etwa 1:5000 beträgt. Die erworbene Hypothyreose des Erwachsenen geht in der Regel ohne

Struma einher. Sie ist durch Leistungsabfall und eine trockene, kalte, gelbliche Haut mit pastösen Gesichtszügen gekennzeichnet; darüber hinaus bestehen erhebliche geistige Verlangsamung und Konzentrationsunfähigkeit sowie eine ausgeprägte Minderung der Kältetoleranz bei fehlender Schweißsekretion. Obstipation und Gelenkschmerzen sind beim alten Menschen nicht selten die einzigen Beschwerden. Zur Labordiagnostik siehe Abb. G3-4.

3.5 Neoplasien der Schilddrüse

3.5.1 Benigne Neoplasien (Adenome)

Definition: Mit einer Kapsel versehene gutartige (nicht-invasiv wachsende und nicht metastasierende) Tumoren, die das umgebende Schilddrüsenparenchym komprimieren. Histologisch findet man ein *homogen* erscheinendes Zeitbild, nahezu immer follikulärer Struktur, das sich deutlich vom umgebenden Schilddrüsenparenchym unterscheidet. Schilddrüsentumoren, die diese Kriterien erfüllen (Adenome), sind sehr selten.

D **Diagnostische Hinweise**

Adenome lassen sich jedoch *makroskopisch* nicht von den *adenomatös veränderten Knoten*, wie man sie bei der (häufig vorkommenden) Struma nodosa findet, unterscheiden.
Weiterhin ist zu beachten, daß der Begriff „autonomes Adenom" in der Nuklearmedizin für funktionelle Veränderungen in der Schilddrüse, umschriebene Bezirke mit Autonomie, die sich im Szintigramm als „warme" oder „heiße" Areale darstellen, verwendet wird. Die Bezeichnung „Adenom" wird daher für unterschiedliche Begriffsinhalte, die nicht verwechselt werden sollten, gebraucht.

3.5.2 Malignome

Definition: Sammelbegriff für bösartige Neubildungen der Schilddrüse.
Häufigkeit: Schilddrüsenmalignome sind selten, die jährliche Sterberate beträgt etwa 0,5–1,5/100000 Einwohner. Bei etwa 90–95% der Schilddrüsenmalignome handelt es sich um Schilddrüsenkarzinome, beim Rest um Sarkome oder Metastasen anderer Tumoren.
Ursachen: Wie bei allen Malignomen ist die Ursache im Prinzip unbekannt, eine Entstehung aus benignen Adenomen ist äußerst selten. Chronische TSH-Stimulierung (z.B. bei Dejodinase-Mangel, im Tierexperiment auch bei langdauernder Gabe antithyreoidaler Substanzen) kann fördernd wirken. Auch Röntgenbestrahlung ist als Ursache, besonders bei papillären und follikulären, gelegent-

lich auch bei anaplastischen Karzinomen (nach fünf bis 25 Jahren) bekannt, Behandlung mit ^{131}Jod dagegen bisher nicht. Genetische Faktoren wurden beim medullären Karzinom beschrieben. Im Tierexperiment kann die Applikation von Schilddrüsenhormon die Entwicklung der Tumoren und Metastasen (besonders beim papillären Karzinom) herabsetzen.
Folgen: Sehr kleine Herde papillärer Schilddrüsenkarzinome können gelegentlich, vermutlich durch Autoimmunphänomene, zerstört, andererseits durch TSH-Stimulation, Röntgenbestrahlung u.ä. zum Größerwerden gebracht werden. Papilläre und solide Karzinome können kaum Jod speichern (szintigraphisch *kalte Knoten*), follikuläre speichern ebenso gut wie die Umgebung. Differenzierte Karzinome sind zum Teil TSH-abhängig, undifferenzierte dagegen nicht. Viele Schilddrüsenkarzinome sezernieren große Mengen von Thyreoglobulin, der Nachweis von Thyreoglobulin ist ein Marker für Residuen und Rezidive von Schilddrüsenkarzinomen.

D **Diagnostische Hinweise**

Man unterscheidet histologisch zwei Formen:
▷ das seltene **medulläre Schilddrüsenkarzinom,** das von den parafollikulären Zellen ausgeht und Calcitonin bildet (vgl. Kap. G4 Nebenschilddrüsen), und
▷ die **vom Follikelepithel ausgehenden Karzinome** (das papilläre, das follikuläre und das anaplastische Karzinom)
Am häufigsten ist das **papilläre Karzinom,** das einen ersten Häufigkeitsgipfel im zweiten und dritten Lebensjahrzehnt hat und dann im späteren Lebensalter wieder gehäuft auftritt. Das Karzinom wächst langsam und breitet sich typischerweise in den Lymphknoten aus. Sowohl im Primärtumor als auch in den Metastasen sind gewöhnlich follikuläre Zellelemente nachweisbar.

Das **follikuläre Karzinom** ist seltener als das papilläre Karzinom; histologisch gleicht es normalem Schilddrüsengewebe. Der Tumor breitet sich häufiger hämatogen aus und metastasiert besonders in Lunge, Leber und Knochen. Das follikuläre Karzinom bzw. die follikulären Elemente des papillären Karzinoms speichern Jod und sind somit einer Behandlung mit Radiojod zugänglich.

Die klinisch schlechteste Prognose hat schließlich das **anaplastische Schilddrüsenkarzinom,** das histologisch aus undifferenzierten Zellen besteht, hochmaligne ist und zumeist ältere Patienten befällt.

▼ **Therapeutische Hinweise**

Kombination aus Operation, Radiojodbehandlung, perkutaner Strahlentherapie und medikamentöser Therapie. Besondere Aspekte für jede Tumorform und die individuelle Patientensituation berücksichtigen.

Literatur

Bürgi, H., A. Labhart: Die Schilddrüse: In: Labhart, A.: Klinik der Inneren Sekretion. 3. Aufl., S. 135–285. Springer, Berlin 1978.

Bürgi, H.: The Thyroid Gland. In: Labhart, A.: Clinical Endocrinology. 2nd edition, pp 181–348. Springer, Berlin 1986.

Burman, K. D., J. R. Baker: Immune mechanisms in Grave's disease. Endocr. Rev. 6 (1985) 183–232.

Oppenheimer, J. H.: Thyroid hormone action at the nuclear level. Ann. intern. Med. 102 (1985) 374–384.

Pfannenstiel, P., B. Saller: Schilddrüsenkrankheiten – Diagnose und Therapie. 2. Aufl., Berliner Medizinische Verlagsanstalt 1991.

Schweikert, H. U.: Diagnostik und Therapie der Endokrinen Orbitopathie. Krankenhausarzt 64 (1991) 308–316.

Rojeski, M. T., H. Gharib: Nodular thyroid disease: Evaluation and management. New Engl. J. Med. 313 (1985) 428–436.

Utiger, R. D.: The pathogenesis of autoimmune thyroid disease. New Engl. J. Med. 325 (1991) 278–279.

G4 Nebenschilddrüse (Glandula parathyreoidea)

F. KRÜCK

1 Physiologische Grundlagen

Die Nebenschilddrüse (Glandula parathyreoidea) besteht aus (meist) vier linsengroßen epithelialen Gebilden, die hinter und neben der Schilddrüse lokalisiert sind; sie sind Derivate der dritten und vierten Schlundtasche und dienen der Sekretion von Parathormon, dem vorwiegend die Regulation der Kalziumverteilung zwischen Knochen und Extrazellulärflüssigkeit obliegt (s.a. Kapitel H6).

Parathormon (PTH) wird in den Hauptzellen der Nebenschilddrüsen über ein Prohormon (90 Aminosäuren) aus einem Prä-Prohormon (115 Aminosäuren) gebildet; es besteht aus 84 Aminosäuren und hat ein Molekulargewicht von 9500 Dalton. Die PTH-Sekretion wird hauptsächlich durch Abfall der extrazellulären Konzentration des ionisier-

ten Kalziums (beginnend bei 0,01 mmol/l) innerhalb weniger Minuten in Gang gesetzt. Eigentlicher Auslösermechanismus ist die Erniedrigung der intrazellulären Kalziumkonzentration, die über eine Aktivierung der Adenylatzyklase die Konzentration von zyklischem AMP (Adenosinmonophosphat) und damit die Produktion und Sekretion von PTH steigert (Abb. G4-1).

> Die Konzentration des zyklischen AMP im Urin kann als Maß für die Funktion der Glandula parathyreoidea gelten.

In der Peripherie (Leber, Niere) wird das Hormon sehr schnell in eine N-terminale und eine C-terminale Komponente gespalten. Zur Konzentrations-

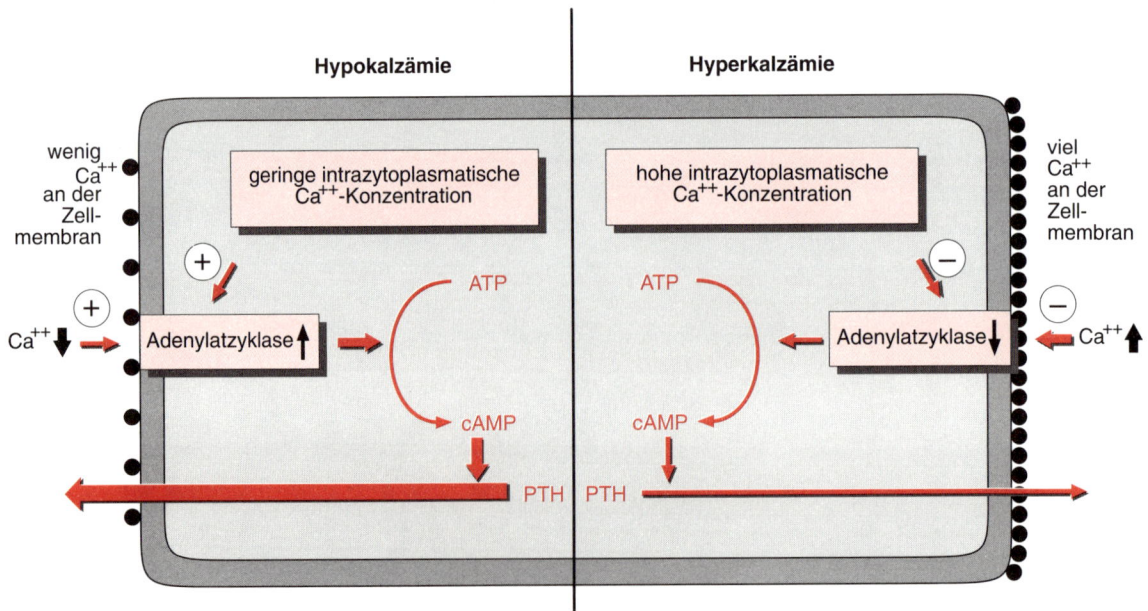

Abb. G4-1: Einfluß der Kalziumkonzentration auf die Sekretion von Parathormon (nach: Dietel et al. 1983).

bestimmung wird meist die C-terminale Komponente verwendet (normal: 50 pmol/l). Die N-terminale Komponente (34 Aminosäuren) hat praktisch die gleiche Wirkung wie das gesamte Hormon.

Zielorgane des PTH sind Knochen (gesteigerte Resorption) und Niere (Phosphatelimination und Kalziumreabsorption). In der Niere stimuliert PTH zusätzlich die 1α-Hydroxylierung des Vitamin D_3 zu 1,25-Dihydroxycholecalciferol (Calcitriol) und moduliert dessen Abbau, so daß zusätzlich auch die intestinale Kalziumabsorption indirekt durch PTH gefördert wird. Dadurch kommt es zum Anstieg der extrazellulären Kalziumkonzentration, deren Normalisierung die weitere Sekretion des Hormons hemmt.

An den Zellen der Zielorgane wird PTH an Plasmamembranrezeptoren gebunden, die sowohl das zirkulierende Hormon erkennen als auch die hormonale *message* in die entsprechende intrazelluläre Antwort, nämlich die Aktivierung der Adenylatzyklase, übertragen, die dann die Expression der physiologischen Reaktion bewirkt.

2 Pathophysiologie

Vermehrte oder verminderte Sekretion von PTH (Hyper- bzw. Hypoparathyreoidismus) haben definierte Krankheitsbilder zur Folge.

2.1 Überproduktion von Parathormon (Hyperparathyreoidismus)

2.1.1 Primärer Hyperparathyreoidismus (pHPT)

Definition: Dem Krankheitsbild, das Frauen dreimal häufiger befällt als Männer, liegt eine inadäquate, d.h. der extrazellulären Kalziumkonzentration **nicht** angepaßte, teilweise exzessive Steigerung der PTH-Sekretion mit **Hyperkalzämie** (84%), **Hypophosphatämie** (51%) und (bei stärkerer Beteiligung des Skelettsystems) **erhöhter alkalischer Phosphatase** (47%) zugrunde. Die Serum-Kalziumkonzentration kann Werte von 2,75 mmol/l (11 mg/dl) bis 3,5 mmol/l (14 mg/dl) und mehr erreichen. Die Reaktion der Hormonsekretion auf die extrazelluläre Kalziumkonzentration ist herabgesetzt, aber nicht völlig aufgehoben.

Ursachen: Die PTH-Überproduktion wird durch solitäre (80%) oder multiple (1–3%) **Adenome,** durch **Hyperplasie der Hauptzellen** (15%) oder (selten) durch **Karzinome** (1–2%) der Nebenschilddrüsen verursacht. Das Auftreten wird durch Östrogenmangel, Lithium-Therapie sowie durch Bestrahlung der Halsregion begünstigt. Außerdem kann die ektope Bildung eines Polypeptids mit PTH-Wirkung bei malignen Bronchial- oder Nierentumoren als *Pseudohyperparathyreoidismus* zu den gleichen Folgen führen.

Ein **hereditärer** primärer Hyperparathyreoidismus findet sich auch als Teil der familiären gene-

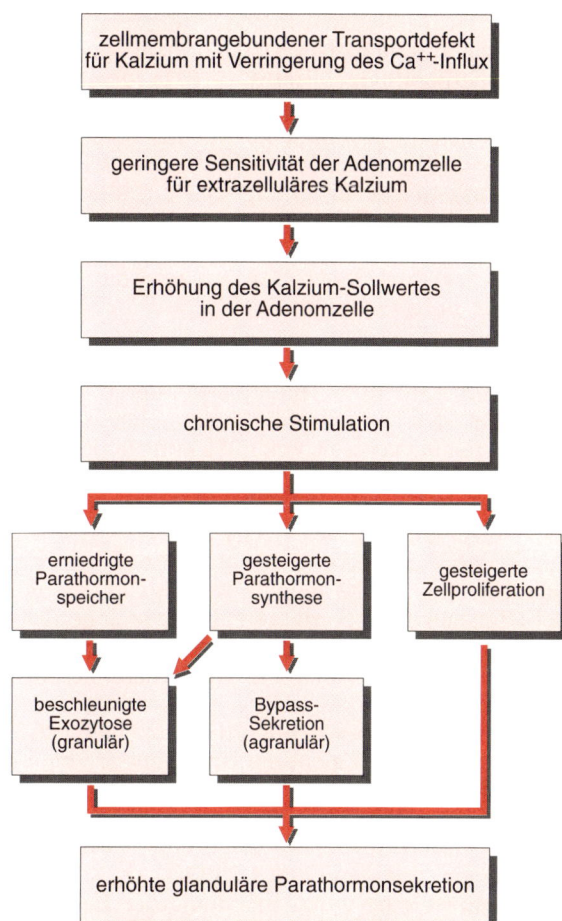

Abb. G4-2: Pathogenetische Mechanismen beim primären Hyperparathyreoidismus (nach: Dietel et al. 1983).

tisch vermittelten **multiglandulären endokrinen Neoplasie (MEN Typ I)** in Kombination mit Inselzelltumoren des Pankreas, Hypophysen-Nebennierenrinden- oder Schilddrüsentumoren (Wermer-Syndrom), mit Phäochromozytom oder in Kombination mit vermehrter Gastrinbildung, wie beim **Zollinger[1]-Ellison-Syndrom.**

Trotz der erhöhten extrazellulären Kalziumkonzentration bleibt beim primären Hyperparathyreoidismus in den Adenomzellen die intrazelluläre Konzentration von Kalzium niedrig. Dies ist wahrscheinlich durch einen Membrantransportdefekt bedingt, der zu einer Störung des Kalziumeinstroms führt. Die niedrige intrazelluläre Kalziumkonzentration induziert über eine Aktivierung der Adenylatzyklase das cAMP-System und bewirkt somit eine chronische Stimulation der Parathormonsekretion (Abb. G4-2).

Der Mechanismus der vermehrten Parathormonsekretion bei Hyperplasie der Nebenschilddrüsen ist dagegen ätiologisch noch nicht geklärt.

---

[1] Robert M. Zollinger (geb. 1904), Chirurg; Edwin H. Ellison, Arzt; beide USA.

Folgen: Wie die klinische Beobachtung zeigt, lassen sich zwei verschiedene Verlaufsformen des **primären Hyperparathyreoidismus (pHPT)** unterscheiden, die fast nie ineinander übergehen. Die leichtere Verlaufsform ist durch nur mäßige oder intermittierende Hyperkalzämie, durch eine nicht sehr stark ausgeprägte Erhöhung des zirkulierenden PTH, durch nicht zu große Adenome oder Hyperplasie sowie durch Nephrokalzinose oder Nephrolithiasis gekennzeichnet. Dagegen zeigt die schwere Verlaufsform eine stärkere Hyperkalzämie, einen dramatischen Anstieg der PTH-Aktivität, starke Knochenveränderungen und morphologisch sehr große Adenome (bzw. Hyperplasie), deren Wachstumsraten den Verlauf beeinflussen. Dies wird erklärt durch die verschiedenen Wirkungen des PTH mit einer direkten Sofortwirkung auf Knochen und distale Tubuli einerseits und einer verzögerten (24–48 h) Wirkung der PTH-1,25$(OH)_2D_3$-Achse auf die intestinale Kalziumabsorption andererseits. Somit liegt eine bihormonale Beteiligung vor. Bei der letztgenannten Form besteht eine strenge Korrelation zwischen zirkulierendem 1,25$(OH)_2D_3$ (Calcitriol) und der Zunahme der renalen Kalziumausscheidung, für die eine verstärkte intestinale Kalziumabsorption verantwortlich ist; hierbei ist das Intestinum und nicht der Knochen für Hyperkalzämie und Hyperkalziurie verantwortlich (absorptive Form).

Diese **absorptive** Form zeigt eine starke Erhöhung der zirkulierenden 1,25$(OH)_2D_3$-Konzentration sowie eine durch Erhöhung der Kalziumkonzentration mögliche Suppression des PTH um ca. 15–20% mit Auswirkungen auf die cAMP-Ausscheidung; auch die 1,25$(OH)_2D_3$-Konzentration geht etwas zurück. Das überschüssige Kalzium wird wegen des hohen Kalziumangebots im Filtrat trotz der physiologischen PTH-Wirkung einer verstärkten tubulären Kalziumreabsorption rasch in den Urin ausgeschieden, so daß die Hyperkalzämie teilweise nur intermittierend nachweisbar ist.

Bei der **nicht-absorptiven** Form (ca. 45%) ist die 1,25$(OH)_2D_3$-Konzentration meist normal, ein Anstieg der Kalziumkonzentration führt infolge einer niedrigen Kalziumempfindlichkeit der Adenomzellen nicht zur Suppression der PTH-Wirkung.

Bei der absorptiven (durch PTH und 1,25$(OH)_2D_3$ ausgelösten) Form des primären Hyperparathyreoidismus sind wegen des PTH-Effektes einer erhöhten tubulären Phosphatelimination gleichzeitig hohe Mengen an Phosphat und Kalzium im Primärharn enthalten, so daß es zur Ausfällung von Kalziumphosphat kommen kann. Diese Ausfällung wird durch alkalisches Milieu gefördert. Die Ablagerungen treten entweder als Nephrokalzinose im papillennahen Interstitium auf, das durch die H^+-Sekretion alkalisch geworden ist, können aber auch, besonders im alkalischen Urin (z.B. bei Harnwegsinfekten) zu **Nephrolithiasis** führen. Die Hyperkalzämie bedingt eine Einschränkung der renalen Konzentrationsfähigkeit mit Isosthenurie, Polydipsie und Polyurie, später auch ein Beeinträchtigung der gesamten Nierenfunktion.

Weitere ektope Verkalkungen können bei gleichzeitig erhöhter Kalzium- und Phosphatkonzentration besonders in solchen Geweben zustande kommen, die durch H^+-Sekretion alkalisch geworden sind (Niere, Lunge, Magen, z.T. auch im alkalischen Pankreassekret). Klinische Korrelate sind vor allem Pankreatitis und gehäuftes Vorkommen von Ulcus pepticum (15%).

Am **Skelett** bewirkt der PTH-Exzeß in etwa 50% eine Steigerung des Knochensubstanzauf- und -abbaus mit Auftreten mehrkerniger Osteoklasten. Dadurch kommt es zur subperiostalen Resorption von Knochensubstanz, besonders an den Phalangen der Finger, am Schädel und an den distalen Enden der Claviculae. Auch die Lamina dura der Zähne kann aufgelöst werden. Endzustand sind Osteopenie oder (seltener) eine Osteitis fibrosa cystica mit Neigung zu Spontanfrakturen. Im Urin wird vermehrt Hydroxyprolin ausgeschieden. Nimmt bei stärkerer Demineralisation beim Versuch des Knochenaufbaus auch die Osteoblastentätigkeit zu, so steigt die alkalische Serum-Phosphatase an.

Kardiovaskuläre Folgen der Hyperkalzämie bestehen in einer Verkürzung der QT-Zeit im EKG, in der Induktion ventrikulärer Arrhythmien und einer Steigerung der Digitalisempfindlichkeit. Der Tonus der glatten Gefäßmuskulatur wird erhöht, es kann zum Blutdruckanstieg kommen.

Die **neuromuskuläre Erregbarkeit** ist dagegen verringert; es bestehen Hyporeflexie und Adynamie, bei höherer Kalziumkonzentration treten Verwirrtheit, Desorientierung und Koma ein (3,5–4,5 mmol/l; 14–18 mg/dl). Daraus kann sich eine hyperkalzämische Krise entwickeln. Es kommt weiter zur hyperchlorämischen Azidose mit hoher Chlorid-Phosphor-Relation im Serum (über 30) und zum Magnesiumverlust bzw. -mangel durch unzureichende intestinale Magnesiumaufnahme.

D **Diagnostische Hinweise**

Die Hyperkalzämie über 2,5 mmol/l (10 mg/dl) ist nicht selten ein **Zufallsbefund;** sie kann allerdings bei älteren Patienten zur hyperkalzämischen Krise führen, deren klinisches Bild dem nicht-ketotischen, hyperosmolaren diabetischen Koma ähnlich ist. **Nephrolithiasis** oder Nephrokalzinose, unter Umständen auch vage **Knochenbeschwerden** können hinweisend sein. Zum Teil finden sich Phosphaturie, Hypophosphatämie und eine erhöhte alkalische Phosphatase (AP). Die Parathormonkonzentration im Plasma ist gesteigert, die Ausscheidung von cAMP im Urin ebenfalls vermehrt. Die verschiedenen Formen des Hyperparathyreoidismus lassen sich durch die **Bestimmung von 1,25$(OH)_2D_3$** und die Supprimierbarkeit der Parathormonsekretion über eine Hemmung der Adenylatzyklase durch vermehrtes Serum-Kalzium unterscheiden.

Röntgenbefunde: Generalisierte Demineralisation der Knochen an der Schädelkalotte ist am auffälligsten.

Laborbefunde bei primärem Hyperparathyreoidismus
▷ Parathormon im Serum ↑
▷ Kalzium im Serum ↑
▷ Phosphat im Serum ↓
▷ AP ↑
▷ Kalzium im Urin ↑

▼ Therapeutische Hinweise

Operative Exploration und Entfernung des Tumors; bei Hyperplasie Entfernung von dreieinhalb der vier Epithelkörperchen.

Konservative Behandlung mit Natrium- oder Kaliumphosphat (nicht bei eingeschränkter Nierenfunktion, da sonst metastatische Verkalkungen auftreten). Im Notfall (hyperkalzämische Krise) **Rehydratation** mit 4–5 l isotoner Kochsalzlösung plus Schleifendiuretika mit Elektrolytbilanzierung. Bei Nichtansprechen Mithramycin (25 µg/kg).

2.1.2 Sekundärer Hyperparathyreoidismus (sHPT)

Definition: Folgen einer reaktiven, d.h. durch Hypokalzämie stimulierten Sekretionssteigerung von PTH mit (zunächst) reversibler Hyperplasie der Parathyreoidea.

Ursachen: Alle Zustände mit erniedrigter extrazellulärer Kalziumkonzentration:
- mangelhafte enterale Kalziumresorption bei Diarrhö, Hyperthyreose, Hyperphosphatämie, Vitamin-D-Mangel (Rachitis und Osteomalazie).
- gesteigerter Kalziumverlust bei Graviditas (3. Trimenon), Lactation, renal-tubuläre Azidose.
- Chronischer Magnesiummangel.

Folgen: Die PTH-Sekretion wird akut stimuliert und bleibt so lange erhöht, bis durch eventuelle Beseitigung der Grundstörung der Kalziumhaushalt wieder ausgeglichen ist. Die Serum-Kalzium-Konzentration bleibt auf Kosten vermehrter Kalziumabgabe aus dem Skelett meist im (unteren) Normbereich (kalzämische Wirkung des PTH): *normokalzämischer sekundärer Hyperparathyreoidismus.* Bei intakter Nierenfunktion wird die Serum-Phosphat-Konzentration durch den PTH-Exzeß erniedrigt.

Wenn sich die Ursache nicht ausschalten läßt, führt der PTH-Exzeß zu chronischer Knochenresorption und zur Demineralisierung im Sinne einer Fibro-Osteoklasie. Durch völlige Aufhebung der Knochenstruktur und Ersatz durch vaskuläres, fibröses und Osteoidgewebe entstehen zystische Gebilde, ähnlich wie bei der renalen Osteodystrophie.

Bleibt durch die PTH-Wirkung die Phosphatkonzentration erniedrigt, wie bei Rachitis oder Osteomalazie, so kann die Knochenmineralisation zusätzlich beeinträchtigt werden. Bei gleichzeitigem Vitamin-D-Mangel entwickelt sich zusätzlich eine Osteomalazie mit allen Charakteristika (s. Kap. M2).

Bei chronischer Niereninsuffizienz bleiben Calcitriolbildung durch Ausfall der 1α-Hydroxylierung und somit auch intestinale Kalzium-Resorption dauernd herabgesetzt. Am Skelett kommt es durch „Down-Regulation" der Rezeptoren an den Knochenzellen zu einer Abnahme der kalzämischen PTH-Reaktion (als Folge der exzessiven PTH-Aktivität) und somit zum Fortbestand des PTH-Überschusses.

Als Folge der erhöhten Plasma-Phosphat-Konzentration können ektope Weichteil- und Gefäßverkalkungen eintreten (Pankreatitis, Ulcus pepticum o.ä.), in geringem Maß auch als Kalzium-Phosphat-Ablagerung im Knochen.

Histologisch zeigen die Nebenschilddrüsen meist eine **diffuse Hyperplasie,** die jedoch bei langanhaltendem Stimulus auch gelegentlich in ein autonomes Adenom übergehen kann, das dann zur Hyperkalzämie führt (sog. *tertiärer Hyperparathyreoidismus).*

D Diagnostische Hinweise

Typische Knochenbeschwerden und -befunde bei entsprechender Anamnese (Niereninsuffizienz bzw. Rachitis). Die Kalziumkonzentration ist entweder niedrig oder normal, jedoch nie über die Norm erhöht, da eine Normalisierung des Kalziums die PTH-Aktivität supprimiert. Phosphat verhält sich je nach Ursache variabel, die **PTH-Aktivität ist stark erhöht.**

Laborbefunde bei sekundärem Hyperparathyreoidismus
▷ Kalzium im Serum ↓
▷ Phosphat im Serum ↓/↑
▷ AP ↑
▷ PTH ↑↑
▷ $1,25(OH)_2D_3$ ↓

▼ Therapeutische Hinweise

Bei renaler Ursache konservative Therapie: diätetische Phosphatreduktion durch sog. **Phosphatbinder** (nicht-absorbierbare Antazida), **Vitamin D** oder Metaboliten.

Operative Maßnahmen: Entfernung der hyperplastischen Parathyreoidea mit Replantation autologen Gewebes bzw. Entfernung der Adenome.

2.2 Hypoparathyreoidismus

Definition: Mangelhafte oder fehlende PTH-Sekretion oder Resistenz der Zielorgane auf die PTH-Wirkung. Die Serum-Kalziumkonzentration ist erniedrigt, die Phosphatkonzentration ist erhöht.

Ursachen: **Exzision der Parathyreoidea** bei Strum-ektomie bzw. Schädigung der Gefäßversorgung der Schilddrüse durch die Operation. Die Folgen können entweder sofort (teilweise auch vorübergehend) oder auch erst nach Monaten oder Jahren auftreten. Sehr selten kann eine **Bestrahlung,** häufiger dagegen eine **Radiojodbehandlung** zur Atrophie der Parathyreoidea führen. Weitere Ursachen sind **Amyloidablagerungen, Hämochromatose** und **Metastasen** in den Nebenschilddrüsen.

Ein Hyperparathyreoidismus der Mutter kann durch die **hohe Kalziumkonzentration beim Feten** die Entwicklung der Glandula parathyreoidea vorübergehend beeinträchtigen.

Angeborener idiopathischer Hypoparathyreoidis-mus ist durch totales Fehlen der Nebenschilddrüsen charakterisiert, das entweder isoliert oder in Kombination mit Thymusagenesie *(di George-Syndrom)* bzw. familiär zusammen mit Beeinträchtigung der Funktion von Schilddrüse, Nebenniere, Ovar oder mit perniziöser Anämie auftreten kann. Als Ursache kommen Autoimmun-Vorgänge in Frage. Entsprechende Antikörper sind nachgewiesen.

Auch **der erworbene idiopathische Hypoparathyreoidismus** der Erwachsenen (Beginn nach dem 30. Lebensjahr) wird durch Antikörper gegen Nebenschilddrüsengewebe ausgelöst und ist durch Aktivierung der T-Lymphozyten (Helfer-, Inducer- und Killer-Zellen) gekennzeichnet. Er kann z.T. auch mit Dysfunktion anderer endokriner Organe (Schilddrüse, Nebennierenrinde, Gonaden) kombiniert sein. Dies weist auf eine genetische Immunstörung, wahrscheinlich auf Autoimmunvorgänge, hin.

Folgen: Fehlen oder Beeinträchtigng der PTH-Sekretion (bzw. -Aktivität) hat einen Abfall der Serum-Kalziumkonzentration zur Folge. Bei Rückgang unter 2,0 mmol/l (8 mg/dl) kommt es zur **Zunahme der neuromuskulären Erregbarkeit** (positives Chvostek[1]- und Trousseau[2]-Phänomen), zu zirkum-oralen und peripheren **Parästhesien** sowie zu **Karpopedalkrämpfen.** Wenn die Kalziumkonzentration unter 1,5 mmol/l (6 mg/dl) abfällt, treten Larynx- und Bronchialkrämpfe sowie weitere Krämpfe der glatten Muskulatur auf **(Tetanie, Spasmophilie).**

Es kommt (nicht obligat) zur **Zunahme der Knochendichte.** Bei höherer Serum-Phosphatkonzentration infolge der bei PTH-Mangel vermehrten Phosphatclearance können Weichteilverkalkungen bzw. amorphe Kalzium-Phosphat-Ablagerungen in den Basalganglien des Gehirns auftreten. Da PTH die 1α-Hydroxylierung von $25(OH)D_3$ fördert, kommt es bei Hypoparathyreoidismus nahezu regelmäßig zu einem **Mangel** an zirkulierendem **$1,25(OH)_2D_3$.**

---

[1] Franz Chvostek (1835–1884), Internist, Wien.
[2] Armand Trousseau (1801–1867), Internist, Paris.

Eine **ektodermale Dystrophie** bedingt Zahnanomalien, Brüchigwerden der Nägel, trockene Haut, Katarakt sowie struppige Haare; auffallend ist eine besondere Empfänglichkeit für Moniliasis (Erkrankung durch hefeartige Organismen; ähnlich der Candidiasis).

D **Diagnostische Hinweise**

Typische Anamnese mit vermehrter neuromuskulärer Erregbarkeit bzw. voll ausgebildeter **Tetaniesymptomatik.** Niedrige Kalzium-, hohe Phosphatkonzentration im Serum, erniedrigte Aktivität des PTH, jedoch normale cAMP-Ausscheidung und starker Anstieg der renalen Phosphatausscheidung bei standardisierter PTH-Injektion (positiver Ellsworth-Howard-Test). Im EKG findet sich eine Verlängerung des nach der Herzfrequenz korrigierten QT-Intervalls.

> Laborbefunde bei Hypoparathyreoidismus
> ▷ Kalzium im Serum ↓
> ▷ Phosphat im Serum ↑
> ▷ Kalzium im Urin ↓

T **Therapeutische Hinweise**

Normalisierung des Kalzium-Phosphat-Haushaltes mittels Vitamin $1,25(OH)_2D_3$ bzw. Dihydrotachysterol. Unterstützung durch Magnesiumgaben. Kalziumsubstitution und Langzeittherapie mit Thiaziddiuretika, die die renale Kalziumausscheidung reduzieren können.

2.3 Pseudohypoparathyreoidismus

Definition: Das **dominant vererbte Krankheitsbild** weist alle Zeichen des Hypoparathyreoidismus (siehe dort) auf, jedoch fehlt die Reaktion auf exogen zugeführtes PTH: Es kommt zu keinem (oder nur zu geringem) Anstieg der Synthese von cAMP und der renalen Phosphatausscheidung (Typ I). Als Typ II wird eine weitere Form bezeichnet, bei der exogenes PTH zwar zur normalen cAMP-Ausscheidung, nicht aber zur Phosphatelimination führt.

Ursachen: Dem **Typ I des Pseudohypoparathyreoidismus,** der nicht selten auch mit hypothyreoten Zeichen bei erhöhter TSH-Aktivität, mit Nichtansprechen des renalen Konzentrationsmechanismus auf exogenes antidiuretisches Hormon, mit Resistenz gegen Gonadotropine und Glukagon sowie mit fehlendem Prolaktinanstieg nach TRH (Thyreotropin-Releasing-Hormon) einhergeht, liegt ein Defekt in der Synthese von cAMP zugrunde. Dabei handelt es sich um eine Reduktion der Aktivität des N-Proteins, einer Komponente, die im Molekül der Adenylatzyklase den Hormonrezeptor mit der katalytischen Einheit verbindet; dieser Defekt ist im Genom der Fibroblasten und Lymphoblasten der Patienten programmiert.

Zustände mit intakter N-Komponente im Erythrozyten werden als **Pseudohypoparathyreoidismus I b** bezeichnet. Sie sind gegen die metabolischen Effekte des PTH einschließlich der cAMP-Exkretion resistent. Die biochemische Basis dieser Form ist bis jetzt noch nicht definiert. Auch dabei werden Hypothyreose und ADH-Resistenz beobachtet. Möglicherweise liegt ein Defekt der Membranrezeptoren für PTH oder ein Defekt distal dieser Rezeptoren vor.

Der **Pseudohypoparathyreoidismus Typ II** ist durch eine normale cAMP-Exkretion, aber durch eine fehlende biologische Reaktion (Phosphaturie) gekennzeichnet, so daß möglicherweise ein Defekt in der Perzeption des Signals des cAMP vorliegt.

Folgen: Im Vordergrund steht eine Störung der Regulation der Kalziumhomöostase mit **Hypokalzämie und Hyperphosphatämie,** während die meisten anderen endokrinen homöostatischen Mechanismen funktionell intakt bleiben.

Patienten mit Pseudohypoparathyreoidismus Typ I reagieren auf PTH nicht mit einem Anstieg von $1,25(OH)_2D_3$, obwohl sie auf ein synthetisches cAMP-Analog ansprechen, so daß sowohl die direkten als auch die indirekten (d.h. die Vitamin-D-vermittelten) PTH-Wirkungen abgeschwächt oder verloren sind; dadurch kommt es zur Hypokalz-

ämie und Hyperphosphatämie. Die Nebenschilddrüsen selbst sind stark hyperplastisch, die PTH-Konzentration im Plasma ist exzessiv gesteigert. Dies führt bei Patienten mit Typ Ia des Pseudohypoparathyreoidismus, nicht aber bei Typ Ib, zu **Skelettanomalien** im Sinn der hereditären Osteodystrophie. Phänotypisch finden sich gedrungener Körperbau, kurze Statur, Rundgesicht und Brachydaktylie besonders der Metakarpalia und Metatarsalia 4 und 5 durch Atrophie der Köpfchen der Phalangen und durch frühzeitigen Verlust der Epiphysenfugen. Auch die Zahnbildung zeigt Anomalien. Die Nägel sind brüchig, die Haut ist trocken. Die geistige Entwicklung ist retardiert. Ein gehäuftes Vorkommen von Diabetes sowie von Hypothyreose wird beobachtet.

D Diagnostische Hinweise

Typischer Phänotyp, niedriges Serumkalzium und hohes PTH bei Hypoparathyreoidismus Typ I, kein Anstieg der cAMP-Ausscheidung auf exogenes PTH (Ellsworth-Howard-Test negativ), wohl aber bei Typ II, trotz Ausbleiben der biologischen Effekte des Hormons.

T Therapeutische Hinweise

Eine **Regulierung des Kalziumhaushaltes** durch Vitamin-D-Präparate kann versucht werden.

Literatur

Brown, E. M., D. G. Gardner, M. F. Brennan, S. J. Marx, A. M. Spiegel, M. F. Attie, R. W. Downs, J. L. Doppman, G. D. Auerbach: Calcium-regulated parathyroid hormone release in primary hyperparathyroidism. Amer. J. Med. 66 (1979) 923–931.

Dietel, M., F. Hölzel, H. Arps: Pathogenese des primären Hyperparathyreoidismus. Dtsch. med. Wschr. 108 (1983) 1648–1653.

Dietel, M., F. Hölzel, H. Arps, M. Bressel: Differential calcium response of normal and adenomatous parathyroid glands. Acta endocr. 107 (1984) 375–381.

Halse, J.: Urinary 3′, 5′-cyclic adenosine monophosphate in relation to serum and urinary calcium in acromegaly and primary hyperparathyroidism. Acta endocr. 94 (1980) 468–474.

Lund, B. J., O. H. Sorensen, B. L. Lund, J. E. Bishop, A. W. Norman: Vitamin D metabolism in hypoparathyroidism. J. clin. endocr. 51 (1980) 606–611.

Mundy, G. R., D. H. Cove, R. Fisken: Primary hyperparathyroidism: Changes in the pattern of clinical presentation. Lancet (1980) 1317–1320.

Paillard, M., J. P. Gardin, P. Borensztein, A. Prigent: Determinants of parathormone secretion in primary hyperparathyroidism. Horm. Res. 32, 89–92 (1989).

Reidberg, C., G. Akerström, S. Ljunghall, L. Grimelites, H. Johansson, H. Pertroft, L. Wide: Regulation of parathyroid hormone release in primary and secondary hyperparathyroidism. Studies in vivo and in vitro. Acta endocr. 101 (1982) 408–413.

Rodriguez, M., A. J. Felsenfeld, F. Llach: Calcemic response to parathyroid hormone in renal failure: Role of calcitriol and the effect of parathyroidectomy. Kidney Internat. 40, 1063–1068 (1991).

Rodriguez, M., A. Martin-Malo, M. E. Martinez, A. Torres, A. J. Felsenfeld, F. Llach: Calcemic response to parathyroid hormone in renal failure: Role of phosphorus and its effect on calcitriol. Kidney Internat. 40, 1055–1062 (1991).

Rothmund, M., J. L. Prieto, G. Kümmerle: Primärer Hyperparathyreoidismus. Erfahrungen an 100 Patienten. Dtsch. med. Wschr. 104 (1979) 653–659.

Wemeau, J. L., E. Gilliot-Valtille, J. P. Bizard, R. Leroy, X. Marchandise, M. Decoulx, C. Proye: Current concepts in primary hyperparathyroidism. Horm. Res. 32, 93–96 (1989).

de Wijn, E. M., R. Steendijk: Growth and maturation in pseudo-hypoparathyroidism. Acta endocr. 101 (1982) 223–226.

Wortsman, J., P. McConnachie, J. R. Baker, L. E. Mallette: T-lymphocyte activation in adult-onset idiopathic hypoparathyroidism. Amer. J. Med. 92, 352–356 (1992).

G5 Nebenniere

W. ZIDEK UND H. VETTER

Die Nebenniere gliedert sich in die **Nebennierenrinde (NNR)** und das **Nebennierenmark (NNM)**. Während erstere eine Reihe von **Steroidhormonen** synthetisiert, entstammen letzterer die **Katecholamine** Adrenalin und Noradrenalin. Man kennt die Gründe der engen anatomischen Verbindung des Nebennierenmarks und der Nebennierenrinde zu einem Organ nicht genau. Bei bestimmten Tierspezies sind Mark und Rinde in gesonderten Organen lokalisiert.

Der vollständige Ausfall der Nebennierenrinde ruft beim Menschen lebensbedrohliche Symptome hervor, während ein Ausfall des Nebennierenmarks offenbar keine schweren Ausfallserscheinungen bewirkt.

> Nebennieren**rinde** → Steroidhormone
> Nebennieren**mark** → Katecholamine

I Nebennierenrinde

1 Physiologische Grundlagen

Die Nebennierenrinde gliedert sich von außen nach innen in:
▷ Zona glomerulosa
▷ Zona fasciculata
▷ Zona reticularis
In der Nebennierenrinde werden Steroidhormone synthetisiert. Als solche bezeichnet man die vom Sterangerüst abgeleiteten Hormone. Man unterteilt diese Stoffklasse entsprechend ihrer Wirkung in:

▷ Glukokortikoide
▷ Mineralokortikoide
▷ Sexualhormone
Die hauptsächliche Wirkung der Glukokortikoide bezieht sich auf den Kohlenhydratstoffwechsel, die der Mineralokortikoide auf den Elektrolythaushalt. Die Sexualhormone steuern bekanntlich die Ausprägung der sekundären Geschlechtsmerkmale und die geschlechtsspezifischen Funktionen der Fortpflanzung. Es ist allerdings zu betonen, daß jede Untergruppe der Steroidhormone grundsätzlich in

allen drei genannten Bereichen des Stoffwechsels ihre Wirkungen entfaltet. Die Benennung der Untergruppen der Steroidhormone bezieht sich also nur jeweils auf die Hauptwirkungen dieser Gruppe. Die Produktion des Aldosterons, des wichtigsten Mineralokortikoids, findet in der Zona glomerulosa statt. Die Glukokortikoide werden vorwiegend in der Zona fasciculata gebildet. Steroide mit androgener, gestagener und östrogener Wirkung entstammen wohl hauptsächlich der Zona reticularis. Zona fasciculata und reticularis bilden allerdings eine enge funktionelle Einheit. Die Basalsekretion des Kortisols wird mehr durch die Zona reticularis aufrechterhalten, während die Zona fasciculata unter anderem eine Reservoirfunktion besitzt.

Mineralokortikoide	← Zona glomerulosa
Glukokortikoide	← Zona fasciculata
Sexualhormone	← Zona reticularis

Die Synthese der Nebennierenrindensteroide geht vom Cholesterin aus. Sie erfordert mehrere enzymatisch gesteuerte Einzelschritte, die der Abbildung G5-1 zu entnehmen sind. Das Enzymmuster ist in den einzelnen Schichten der Nebennierenrinde entsprechend ihrer unterschiedlichen Syntheseleistung jeweils verschieden. Die Abbildung stellt somit eine Zusammenfassung aller in den einzelnen Schichten ablaufenden Syntheseschritte dar. Defekte einzelner Enzyme spielen nur im Rahmen angeborener Erkrankungen mit mangelnder Synthese der Nebennierenrindensteroide eine klinisch wichtige Rolle.

1.1 Stoffwechsel, Wirkungen und Nachweis der wichtigsten Nebennierenrindensteroide

1.1.1 Kortisol

Kortisol wird im Plasma zu etwa 95 % an das sog. **Transcortin** *(cortisol binding globulin)* gebunden. Nur die freie Form des Kortisols ist biologisch aktiv. Ein Teil des Kortisols wird, vor allem in der Leber, enzymatisch zu Kortison oxidiert. Die Plasmakonzentration des freien Kortisols unterliegt aufgrund der hypophysären Stimulation (s. u.) einer **zirkadianen Rhythmik,** wobei die höchsten Werte in der Regel in den frühen Morgenstunden gemessen werden. Darüber hinaus ist die Sekretion des Kortisols auch großen kurzfristigen Schwankungen unterworfen. Aus diesem Grund ist der Wert einzelner Bestimmungen des Plasma-Kortisols für die Diagnostik von Nebennierenerkrankungen eingeschränkt. Der Normalbereich für das freie Kortisol im Plasma liegt zwischen 2 und 25 µg/dl.

1.1.2 Aldosteron

Das für physiologische und klinische Belange wichtigste Mineralokortikoid ist das Aldosteron.

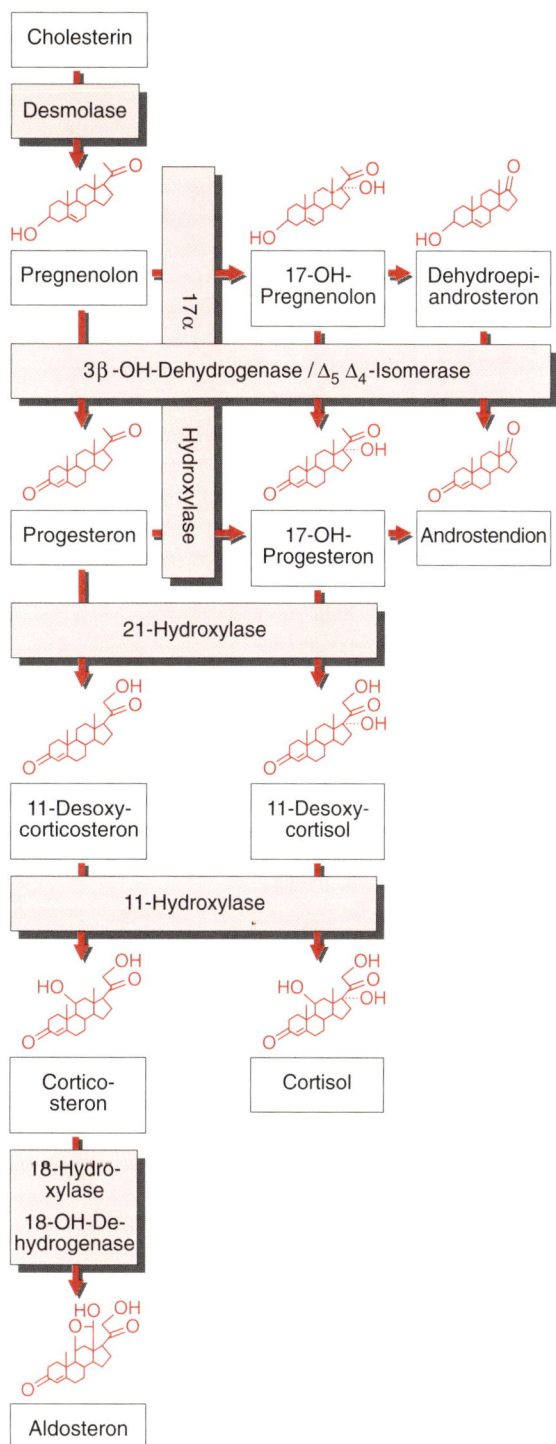

Abb. G5-1: Schematische Darstellung der Steroidbiosynthese in der Nebennierenrinde.

Es ist im Plasma zu etwa 60 % an Eiweiß gebunden. Die radioimmunologisch ermittelte Plasmakonzentration beim liegenden Menschen beträgt 20–120 ng/l. Die Vorstufen des Aldosterons wie Desoxykortikosteron und Kortikosteron weisen ebenfalls mineralokortikoide Wirkungen auf, die jedoch wesentlich schwächer sind als die des Aldosterons.

1.1.3 Androgene

Das quantitativ bedeutsamste NNR-Steroid mit androgener Wirkung ist das Dehydroepiandrosteron bzw. Dehydroepiandrosteronsulfat. Verglichen mit den von den Gonaden produzierten Sexualhormonen spielen die adrenalen Androgene, Östrogene und Gestagene nur eine geringe Rolle für die Steuerung der Fortpflanzungsfunktionen und Ausprägung der sekundären Geschlechtsmerkmale.

1.2 Abbau der Nebennierenrindenhormone

Der Abbau der Nebennierenrindenhormone (Abb. G5-2) erfolgt überwiegend in der Leber, daneben auch in geringerem Umfang in der Niere. Die Halbwertszeit im Plasma beträgt für Kortisol etwa 90 Minuten, für Aldosteron etwa 30 Minuten. Abbildung G5-2 zeigt schematisch die wichtigsten Abbauprodukte der NNR-Steroide.

So sind bei der Leberinsuffizienz erhöhte **Plasma-Aldosteronkonzentrationen** durch einen verminderten hepatischen Abbau bekannt. Ferner wurden Symptome wie **Hodenatrophie** und **Rückgang des männlichen Behaarungstyps** auf erhöhte Östrogenspiegel zurückgeführt. In der Vergangenheit spielten Nachweismethoden für einzelne dieser Metaboliten eine klinisch wichtige Rolle. Diese werden zum größten Teil heute nicht mehr angewandt, mit Ausnahme der Bestimmung der **17-Ketosteroide** im 24-Stunden-Urin, da diese Stoffgruppe ein gewisses Maß für die Sekretion adrenaler Steroide darstellt. Wie aus Abbildung G5-1 hervorgeht, weisen die adrenalen Androgene eine Ketogruppe in der 17-Stellung auf. Diese adrenalen Androgene werden infolgedessen als sogenannte 17-Ketosteroide erfaßt. Die weitere Umwandlung zu Testosteron, die für den Hoden spezifisch ist, erfordert die Reduktion der 17-Ketogruppe. Wenngleich beim Abbau des Testosteron zum Teil eine erneute Oxidation zur Ketogruppe erfolgt, so stammen die im Urin ausgeschiedenen 17-Ketosteroide zum überwiegenden Teil aus der

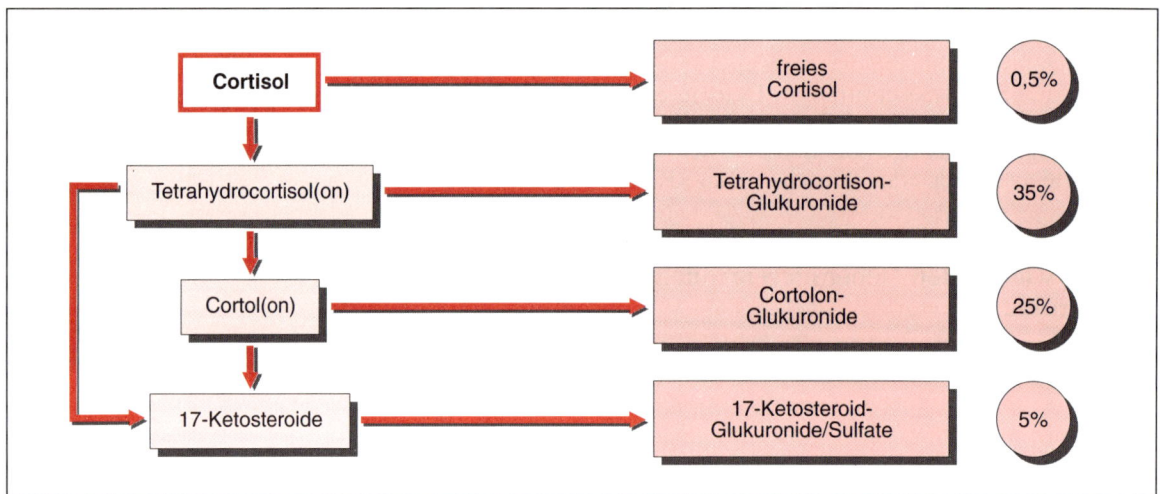

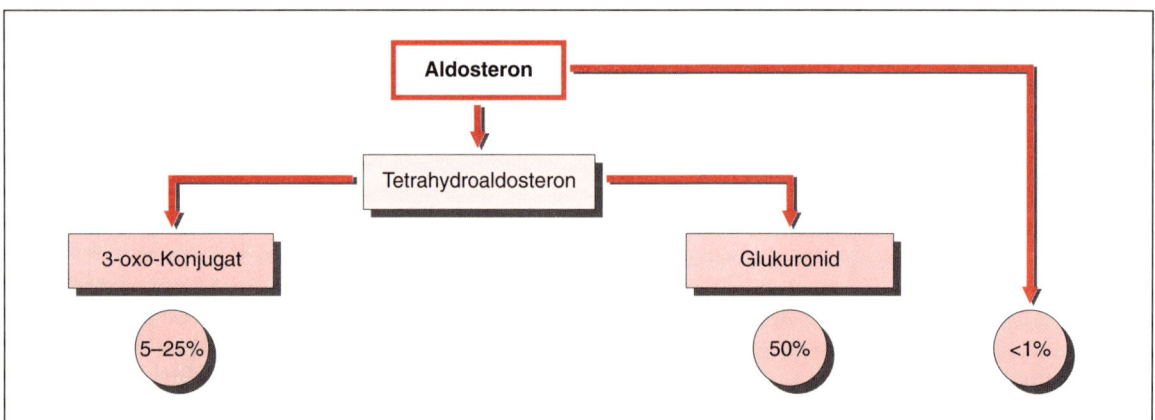

Abb. G5-2: Schematische Darstellung des Kortisol- und Aldosteronabbaus mit einer Abschätzung des prozentualen Anteils der Abbauwege.

adrenalen Androgenproduktion. Daher kann die 17-Ketosteroidausscheidung als grober Anhalt der adrenalen Androgenproduktion angesehen werden. Somit spielt diese Methode bei der **Differenzierung des Virilismus** hinsichtlich adrenaler oder genitaler Genese eine große Rolle.

1.3 Regulation der Sekretion der Nebennierenrindensteroide

Im physiologischen Zustand unterliegen die Glukokortikoide und die Sexualhormone einer hypophysär-hypothalamischen Regulation. Beim Aldosteron sind mehrere Regulationsprinzipien von Bedeutung, wobei die hypophysär-hypothalamische Steuerung nur eine untergeordnete Rolle spielt.

1.3.1 Kortisolsekretion

> Die Kortisolausschüttung durch die Nebennierenrinde unterliegt primär der Steuerung durch die hypophysäre **ACTH**-Sekretion.

Die Regulation findet nach dem Prinzip eines Regelkreises mit **negativer Rückkopplung** statt, d. h. ein Anstieg des Plasma-Kortisols führt zu einer verminderten ACTH-Sekretion. Diese negative Rückkopplung greift allerdings nicht nur auf hypophysärer, sondern auch auf hypothalamischer Ebene an, d. h. die Sekretion des **CRF** (*Kortikotropin-Releasing-Faktor*) wird durch erhöhte Kortisolkonzentrationen ebenfalls unterdrückt. Ob die Suppression der CRF-Sekretion oder der ACTH-Sekretion physiologisch bedeutsamer ist, kann bislang noch nicht entschieden werden. Es gibt Hinweise auf eine neurale, ACTH- und CRF-unabhängige Steuerung der Kortisolsekretion, die allerdings nur für kleinere Verschiebungen des Kortisols verantwortlich zu sein scheint. Die Kenntnis des geschilderten Regelkreises ist für das Verständnis der Pathophysiologie und der klinischen Diagnostik der einzelnen Erkrankungen der Nebennierenrinde von entscheidender Bedeutung.

1.3.2 Aldosteronsekretion

> Im Gegensatz zur Kortisolsekretion überwiegen bei der Steuerung der Aldosteronsekretion die **nicht-hypophysären** Mechanismen.

▷ **Renin-Angiotensin-System:** Ein wesentlicher Steuerungsmechanismus für die Aldosteronsekretion besteht in der Stimulation durch **Angiotensin II.** Bekanntlich bewirkt **Renin** die Abspaltung des Peptids **Angiotensin I** aus dem **Angiotensinogen,** das in der Leber synthetisiert wird. In einem zweiten Schritt wird dann durch das **Angiotensin-Converting-Enzyme** (ACE) durch weitere Abspaltung von zwei Aminosäu-

ren Angiotensin II produziert. Angiotensin II wiederum bewirkt, neben seinen vasokonstriktorischen Eigenschaften, eine Stimulation der Aldosteronsynthese. Grundsätzlich führt jede Verminderung des *effektiven arteriellen Blutvolumens* zu einer vermehrten Reninfreisetzung. Dabei spielen sowohl der arterielle Perfusionsdruck als auch die filtrierte und im distalen Tubulusapparat vorhandene Na$^+$-Menge eine Rolle. Die Elementarmechanismen, die im einzelnen zur Reninfreisetzung führen, sind allerdings noch kontrovers. Der Regelkreis wird durch die **Natrium-retinierende Wirkung** des Aldosterons geschlossen: Die Natriumchloridretention führt zu einer Suppression der Reninsekretion in der Macula densa. Eine Besonderheit dieser Regulation ist, daß die Aldosteronsekretion unter einer dauernden Stimulation durch Renin trotz gleichbleibender Reninaktivität allmählich wieder abnimmt.

▷ **Kaliumkonzentration:** Ein weiterer wesentlicher Regulator der Aldosteronsekretion ist die extrazelluläre Kaliumkonzentration. Eine Hypokaliämie führt zur Suppression der Aldosteronsekretion, eine Erhöhung des extrazellulären Kaliums stimuliert umgekehrt die Aldosteronsekretion. Es handelt sich hierbei um einen direkten Effekt der Kaliumionen auf die Aldosteronproduzierenden Zellen.

▷ **Natriumkonzentration:** Eine erniedrigte extrazelluläre Natriumkonzentration stimuliert die Aldosteronsekretion ebenfalls durch direkte Wirkung auf die Zellen der Zona glomerulosa. Dieser Effekt ist klinisch im allgemeinen von untergeordneter Bedeutung.

▷ **ACTH:** ACTH stimuliert die Aldosteronsekretion. Dieser Regulationsmechanismus spielt bei normaler Kochsalzzufuhr jedoch gegenüber der Steuerung durch die Reninaktivität und die Kaliumkonzentration eine geringere Rolle.

▷ Es ist noch unklar, inwieweit ein noch nicht eindeutig identifizierter **Aldosteron-stimulierender Faktor** zur Regulation der Aldosteronsekretion beiträgt.

1.4 Wirkungen der Nebennierenrindensteroide

1.4.1 Wirkungen der Glukokortikoide

Die Wirkungen der Glukokortikoide sind in Abbildung G5-3 zusammengefaßt. Ihre hauptsächlichen Effekte richten sich auf den **Kohlenhydratstoffwechsel.** Ferner wirken die Glukokortikoide hemmend auf die **Proteinbiosynthese.** Die Freisetzung von **Lipiden** in die Blutbahn ist gesteigert. Die Wirkungen auf den Stoffwechsel des Fettgewebes sind komplexerer Natur. Ferner ist die **mineralokortikoidartige** Wirkung der Glukokortikoide zu erwähnen. Eine spezielle Wirkung des Kortisols auf den Tubulusapparat der Niere ist die Senkung der Was-

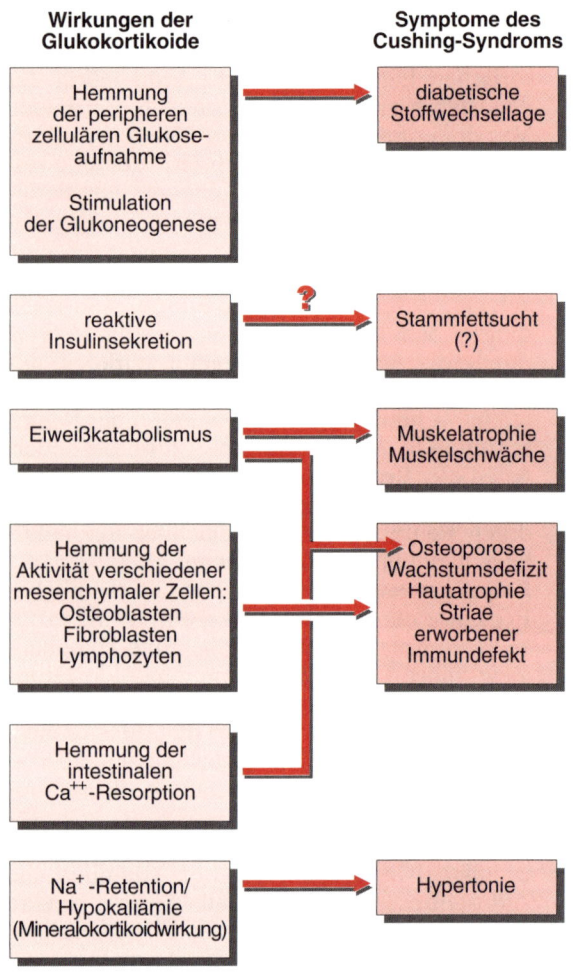

Abb. G5-3: Glukokortikoidwirkungen und ihre Beziehung zu den Symptomen des Cushing-Syndroms.

serpermeabilität im distalen Tubulus und den Sammelrohren. Es handelt sich um einen **ADH-entgegengesetzten Effekt,** der unter gewissen klinischen Situationen bedeutsam ist.

Die Effekte der Glukokortikoide auf bestimmte mesenchymale Gewebe wie Osteoblasten, Fibroblasten und das lymphatische Gewebe sind noch nicht in allen Einzelheiten bekannt. Grob beschreibend handelt es sich um eine **Hemmung der Proliferation** dieser Gewebe. Diese Wirkung ist Grundlage vieler klinisch und pharmakologisch bedeutsamer Glukokortikoideffekte.

1.4.2 Wirkungen der Mineralokortikoide

Die Wirkungen der Mineralokortikoide erstrecken sich auf die **Nierentubuli, Schweißdrüsen** und **Speicheldrüsen** sowie eine Reihe anderer **Epithelien** wie z. B. das Darmepithel. Die Effekte auf den transmembranösen Na^+- und K^+-Transport resultieren in einer **Na^+- und Wasserretention** und einer großenteils durch die Hypervolämie bedingten **Hyper-**

tonie. Da vermehrt K^+-Ionen in das Tubuluslumen ausgeschieden werden, bewirkt die vermehrte Zufuhr von Mineralokortikoiden gleichzeitig eine **Hypokaliämie.** Diese Elektrolytverschiebungen werden durch die Aldosteroneffekte auf den distalen Tubulus der Niere vermittelt. Die Wirkungen auf die anderen exkretorischen Epithelien spielen demgegenüber eine geringere Rolle. Bei der Adaptation der Schweißsekretion an hohe Umgebungstemperaturen ist eine vermehrte Aldosteronsekretion bedeutsam. Ferner gibt es auch Hinweise, daß beim terminal niereninsuffizienten Patienten die Kaliumsekretion über den Darm durch die Aldosteronkonzentration reguliert wird und kompensatorisch gesteigert werden kann. Zugleich mit der vermehrten Ausscheidung von K^+-Ionen bewirken die Mineralokortikoide auch eine gesteigerte **renale H^+-Sekretion** und damit eine **Alkalose.**

1.4.3 Wirkungen der Nebennierenandrogene

Neben schwach ausgeprägten Glukokortikoid- und Mineralokortikoidwirkungen besteht die Wirkung der Androgene in einer Ausprägung der **männlichen sekundären Geschlechtsmerkmale.** Das Wachstum der Keimdrüsen wird jedoch von den Nebennierenandrogenen nicht wesentlich beeinflußt. Sie spielen gegenüber dem Testosteron physiologisch eine untergeordnete Rolle.

2 Allgemeine Pathophysiologie

2.1 Überfunktionszustände der Nebennierenrinde

2.1.1 Hyperkortisolismus (Cushing[1]-Syndrom)

Definition und Ursachen: Eine vermehrte Kortisolsekretion ruft Symptome hervor, die als **Cushing-Syndrom** zusammengefaßt werden. Ursache eines Cushing-Syndroms ist entweder eine vermehrte **hypophysär-hypothalamische Stimulation** (70 bis 80% der Fälle, sog. *zentrales Cushing-Syndrom*), eine benigne oder maligne **Tumorbildung** im Bereich einer Nebenniere *(adrenales Cushing-Syndrom)* oder eine Stimulation der Kortisolproduktion durch **ACTH oder ACTH-ähnliche Peptide,** die von einem malignen Tumor produziert werden *(ektopes ACTH-Syndrom).*

Folgen: Die Symptome des Cushing-Syndroms sind in Abbildung G5-3 dargestellt. Sie lassen sich aus den Glukokortikoidwirkungen erklären. Bei der Frau kommen die Effekte einer erhöhten Androgensekretion hinzu. Der durch *Büffelnacken, Vollmondgesicht, Striae rubrae* und *Stammfettsucht* gekennzeichnete äußere Habitus (Abb. G5-4) ist sehr charakteristisch und ermöglicht bereits in vielen Fällen die Diagnose. Andererseits stehen gelegentlich nur bestimmte Einzelsymptome klinisch

---

[1] Harvey W. Cushing (1869–1939), Chirurg in Philadelphia.

im Vordergrund, wie z.B. eine **Osteoporose** oder **Hypokaliämie.** Daher ist der klinische Verdacht auf ein Cushing-Syndrom nicht nur bei Fällen mit voll ausgeprägter Symptomatik gegeben. Die Ausbildung der äußeren Symptome erfordert allerdings längere Zeit, so daß bei dem durch maligne Tumoren entstehenden ektopen ACTH-Syndrom das äußere Erscheinungsbild des Cushing-Syndroms nicht typisch ausgeprägt ist. Für die typische Verteilung des Fettgewebes beim Cushing-Syndrom, wodurch zum Teil der charakteristische Habitus hervorgerufen wird, liegt bislang keine einheitliche Erklärung vor. Neben der **katabolen** Wirkung der Glukokortikoide spielen möglicherweise die **anabolen** Effekte einer kompensatorisch vermehrten **Insulinsekretion** eine Rolle.

Die oben erwähnten unterschiedlichen Formen des Cushing-Syndroms sind durch folgende Besonderheiten charakterisiert:

▷ **Zentrales Cushing-Syndrom:** Beim zentralen Cushing-Syndrom besteht eine **beidseitige Nebennierenrindenhyperplasie** aufgrund einer hypophysär-hypothalamischen Stimulation. In der überwiegenden Anzahl der Fälle (ca. 80%) sind **basophile Hypophysenadenome** nachweisbar. Es ist bislang nicht endgültig entschieden, ob eine vermehrte Sekretion des Kortikotropin-Releasing-Faktors (CRF) oder eine primäre Überproduktion von ACTH unabhängig von hypothalamischen Einflüssen die Ursache darstellt. Die Tatsache, daß die transsphenoidale Entfernung von ACTH-produzierenden Hypophysenadenomen unter Belassung von rest-

lichem funktionstüchtigem Gewebe des Hypophysenvorderlappens in den meisten Fällen ein zentrales Cushing-Syndrom beseitigt, spricht gegen eine ursächliche Beteiligung des Hypothalamus. Die histologische Untersuchung der Hypophyse bei zentralem Cushing-Syndrom zeigt ferner eine Atrophie des Vorderlappengewebes mit Ausnahme des Adenoms, während man bei einer entscheidenden Rolle der hypothalamischen Stimulation eine Hyperplasie erwarten würde. Trotz dieser Argumente, die eher für eine hypophysäre Genese sprechen, ist es aber möglich, daß beim zentralen Cushing-Syndrom sowohl hypophysäre als auch hypothalamische Formen vorkommen, wenngleich es bislang in der klinischen Praxis keine Möglichkeit der Unterscheidung gibt.

▷ **Adrenales Cushing-Syndrom:** Beim adrenalen Cushing-Syndrom liegt ein **einseitiges Nebennierenrindenadenom** oder **-karzinom** vor. Es besteht eine autonome Kortisolsekretion, die auch durch den Dexamethason-Suppressionstest mit hochdosierter Dexamethasongabe in der Regel nicht supprimiert werden kann. Die ACTH-Konzentration ist erniedrigt. Ferner bedingt die verminderte ACTH-Sekretion eine Atrophie der kontralateralen Nebennierenrinde. Daher muß z.B. bei operativer Entfernung eines NNR-Adenoms besonders auf die anschließende Kortisolsubstitution geachtet werden.

▷ **Ektopes ACTH-Syndrom:** Beim ektopen ACTH-Syndrom stimuliert ein maligner Tumor in anderen Organen durch Sekretion von ACTH oder ACTH-ähnlichen Substanzen die Glukokortikoidproduktion der Nebennierenrinde. Dementsprechend entspricht die Pathophysiologie des ektopen ACTH-Syndroms in groben Zügen der des zentralen Cushing-Syndroms. Das äußere Erscheinungsbild des Cushing-Syndroms wird allerdings in der Regel nicht oder nur teilweise ausgebildet, da einerseits das Krankheitsbild nicht lange genug besteht und andererseits auch die Wirkungen des malignen Prozesses auf den Organismus hinzukommen. Daher stehen häufig die **Hypokaliämie,** die **Hypertonie** und eine Zunahme der **Pigmentierung** infolge der MSH-artigen Wirkung der sezernierten Peptide im Vordergrund. Laborchemisch sind folgende Unterschiede des ektopen ACTH-Syndroms zum zentralen Cushing-Syndrom für die Differentialdiagnose von Bedeutung:
  - keine Supprimierbarkeit der Kortisolsekretion durch Dexamethason,
  - wesentlich stärkere Erhöhung der Plasma-ACTH Konzentration als beim zentralen Cushing-Syndrom.

D **Diagnostische Hinweise**

Aufgrund der oben dargestellten Beziehungen zwischen der Glukokortikoidproduktion und den hypophysär-hypothalamischen Regulationsmechanis-

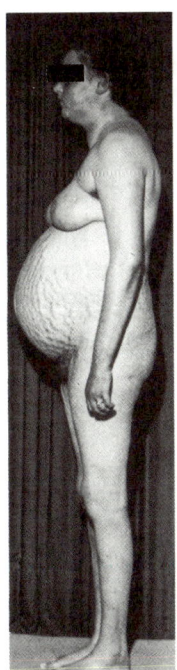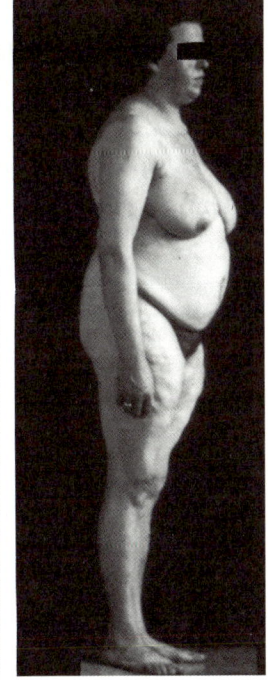

Abb. G5-4: Typischer Habitus beim Cushing-Syndrom.

men kann der sog. **Dexamethason-Suppressionstest** zur Differenzierung zwischen adrenalen und hypophysär-hypothalamischen Formen des Cushing-Syndroms verwendet werden. Dexamethason ist ein synthetisches Glukokortikoid, dessen Wirkungen, auf die Dosis bezogen, wesentlich stärker sind als die der natürlichen Glukokortikoide und das mit der Bestimmung des freien Kortisols nicht interferiert. Der Dexamethason-Suppressionstest beruht auf dem Prinzip, daß durch Dexamethason ebenso wie durch äquivalente Mengen von Kortisol die ACTH-Sekretion unterdrückt wird. Eine Verabreichung von Dexamethason bewirkt somit im Normalfall einen Abfall der Kortisolkonzentration im Plasma und der Kortisolausscheidung im 24-Stunden-Urin. Dieses Verhalten beobachtet man bei Normalpersonen oder einem leichtgradigen funktionellen Hyperkortisolismus im Rahmen einer Adipositas oder einer Streßreaktion bereits bei einer relativ geringen Dexamethasondosis (z.B. $4 \times 0,5$ mg/d). Steigert man die Dexamethasondosis (4×2 mg/d), so kann aufgrund der Kortisolausscheidung in der Regel zwischen adrenalem und zentralem Cushing-Syndrom unterschieden werden: Im Fall eines Nebennierenrindentumors läßt sich die Kortisolsekretion auch durch die erhöhte Dexamethasongabe nicht supprimieren, während beim hypophysär-hypothalamischen Cushing-Syndrom die physiologische Regulation noch so weit erhalten ist, daß durch hohe Dosen (8 mg Dexamethason/d) eine Suppression der Kortisolsekretion erreicht wird. Beim ektopen ACTH-Syndrom wird durch Dexamethasongaben keine Suppression der Kortisolsekretion erreicht.

In Tabelle G5-1 sind die für die Differentialdiagnose des Cushing-Syndroms wesentlichen biochemischen Veränderungen zusammengefaßt.

▼ Therapeutische Hinweise

Ein Nebennierenrindenadenom wird der Operation zugeführt. Ein metastasierendes Nebennierenrindenkarzinom als Ursache eines Hyperkortisolismus kann durch o,p-DDD behandelt werden, eine für das Nebennierenrindengewebe toxische Substanz, die u.U. das Tumorwachstum aufhalten kann. Auch die Gabe des Antimykotikums Ketoconazol kann zur temporären oder längerfristigen Unterdrückung der Kortisolbiosynthese angewandt werden. Als Wirkungsmechanismus wird eine Interaktion mit Cytochrom-P450-abhängigen Enzymsystemen der Steroidbiosynthese diskutiert. Das zentrale Cushing-Syndrom kann in der Regel durch Entfernung des zugrundeliegenden Hypophysenadenoms, meist über den transsphenoidalen Zugang, therapiert werden. Beim ektopen ACTH-Syndrom kommt die Entfernung des zugrundeliegenden malignen Tumors bzw. eine entsprechende Radio- oder Chemotherapie in Betracht.

2.1.2 Hyperaldosteronismus

Definition und Ursachen: Man unterscheidet einen sog. **primären** vom **sekundären** Hyperaldosteronismus. Beim ersteren handelt es sich um eine vermehrte Aldosteronsekretion durch ein **Nebennierenrindenadenom** oder eine beidseitige **Hyperplasie**. Beim sekundären Hyperaldosteronismus liegt eine **vermehrte Aldosteronsekretion** aufgrund einer Stimulation durch erhöhte Reninproduktion vor. Die Gründe hierfür liegen dementsprechend in einem Volumen- oder Kochsalzmangel oder in einem herabgesetzten effektiven arteriellen Blutvolumen.

Folgen: Beim **primären** Hyperaldosteronismus sind die hauptsächlichen Symptome entsprechend den oben geschilderten Aldosteronwirkungen eine **Hypertonie** infolge einer Zunahme des extrazellulären Volumens sowie eine **Hypokaliämie**. Ödeme gehören in der Regel nicht zum Bild des primären Hyperaldosteronismus. Wahrscheinlich spielt hierfür auch die kompensatorisch vermehrte Sekretion natriuretisch wirkender Substanzen eine Rolle, wodurch eine exzessive Hypervolämie verhindert wird (*escape-Phänomen*).

Beim **sekundären** Hyperaldosteronismus stehen in der Regel die klinischen Erscheinungen der jeweiligen Grunderkrankung im Vordergrund. Es handelt sich entweder um Zustände mit herabgesetztem extrazellulärem Volumen infolge **vermehrter Flüssigkeitsverluste** über den Gastrointestinaltrakt, die Haut oder die Niere (z.B. Diuretikatherapie) oder um ein **vermindertes „effektives arterielles Blutvolumen"** (Herzinsuffizienz, nephrotisches Syndrom, Leberzirrhose). Bei der **Leberzirrhose**

Tabelle G5-1 Befunde bei den verschiedenen Formen des Cushing-Syndroms

Formen des Cushing-Syndroms	Befunde			
	Nebenniere	Kortisol-sekretion	ACTH	Dexamethason-Test (8 mg)
adrenal	einseitiger Tumor	erhöht	niedrig	keine Suppression
zentral	beidseitige Hyperplasie	erhöht	normal/erhöht	Suppression
ektop	beidseitige Hyperplasie	erhöht	stark erhöht	keine Suppression

kommt auch eine Erhöhung der Plasma-Aldosteronkonzentration unabhängig von der Reninaktivität vor. Die Ursache liegt in diesen Fällen in einem verminderten hepatischen Abbau. Auch beim **idiopathischen Ödem** sind Erhöhungen des Plasma-Aldosterons beschrieben worden. Schließlich kommt es bei der **Nierenarterienstenose** aufgrund der erhöhten Plasma-Reninaktivität zum sekundären Hyperaldosteronismus.

Eine spezielle Form des sekundären Hyperaldosteronismus kommt beim sog. **Bartter**[1]**-Syndrom** vor. Beim Bartter-Syndrom bestehen eine **Alkalose** und eine **Hypokaliämie** bei erhöhter Renin- und Aldosteronsekretion und normalem Blutdruck. Es ist bislang noch unklar, ob diesem Syndrom eine einheitliche Pathogenese zugrunde liegt. Mögliche Ursachen sind:
▷ mangelnde Chloridresorption in der Henle-Schleife
▷ vermehrte Sekretion von Prostaglandin E
▷ vermindertes Ansprechen der Gefäßmuskulatur auf Angiotensin II

Von praktischer Bedeutung ist bei diesem Krankheitsbild vor allem die Abgrenzung von anderen Ursachen eines sekundären Hyperaldosteronismus (Flüssigkeitsverluste, Diuretika- oder Laxanzienabusus). Die Fälle, bei denen eine kongenitale Störung anzunehmen ist, sind in der Regel durch Gedeihstörungen bereits im Kindesalter aufgrund der beschriebenen Elektrolytverschiebungen gekennzeichnet.

D Diagnostische Hinweise

Entsprechend dem unterschiedlichen Entstehungsmechanismus lassen sich der primäre und der sekundäre Hyperaldosteronismus durch die **Messung der Plasma-Reninaktivität** unterscheiden.

> Bei der autonomen Aldosteronproduktion im Rahmen des **primären** Hyperaldosteronismus ist die Plasma-Reninaktivität **supprimiert,** während beim **sekundären** Hyperaldosteronismus aufgrund des Entstehungsmechanismus immer eine **erhöhte** Plasma-Reninaktivität vorliegt.

Beim primären Hyperaldosteronismus ist die Regulation der Aldosteronsekretion nicht völlig aufgehoben. Die Aldosteronsekretion läßt sich durch Schwankungen des extrazellulären Kaliums im Sinne der physiologischen Regulation beeinflussen, was auch bei der Interpretation der Plasma-Aldosteronkonzentration zu beachten ist.

Beidseitige Hyperplasien und einseitige Adenome lassen sich in der Differentialdiagnose des primären Hyperaldosteronismus durch die Bestimmung der Mineralokortikoidkonzentrationen im Plasma nicht sicher unterscheiden. Auch die Testung, inwieweit die Regulation der Aldosteron-

konzentration z.B. unter Kochsalzgabe erhalten ist, läßt keine sichere Unterscheidung zwischen Hyperplasie und Adenom zu.

T Therapeutische Hinweise

Ein Aldosteron-produzierendes Nebennierenrindenadenom ist in der Regel operativ zu entfernen. Die beidseitige Hyperplasie als Ursache eines primären Hyperaldosteronismus wird hingegen medikamentös entweder durch Blocker der Aldosteronrezeptoren, die sog. **Aldosteronantagonisten** (Spironolacton, z.B. Aldactone®, Osyrol®), oder durch den Blocker der 3β-Dehydrogenase, **Trilostan,** behandelt, welcher somit als Steroidsynthese-Hemmstoff wirkt.

2.1.3 Androgenhypersekretion

Definition und Ursachen: Die Symptome des Androgenexzesses bestehen in einer Ausprägung der männlichen sekundären Geschlechtsmerkmale, wie **tiefe Stimmlage, vermehrter Muskelansatz, Stirnglatze, männlicher Schambehaarungstyp** (mit in der Medianlinie bis zum Nabel aufsteigender Behaarung). Ferner ist eine **Amenorrhöe** zu beobachten. Diese Symptome werden als **Virilismus** zusammengefaßt. Dem Virilismus liegt in der Regel ein ausgeprägter Androgenexzeß, z.B. aufgrund Androgenbildender Tumoren oder einer funktionellen Hypersekretion von Androgenen, wie beim adrenogenitalen Syndrom zugrunde. Beim sog. **adrenogenitalen Syndrom** liegt eine herabgesetzte Produktion von Glukokortikoiden, eine gesteigerte Sekretion adrenaler Steroide sowie eine beidseitige Nebennierenrindenhyperplasie vor. Die Ursache ist ein kongenitaler Defekt in der Steroidsynthese. Man kennt mehrere, zum Teil äußerst seltene Enzymdefekte, durch die das äußere Bild des adrenogenitalen Syndroms hervorgerufen werden kann. Weitere Einzelheiten zu den zugrundeliegenden Enzymdefekten siehe Abschnitt 2.2.4 Angeborene Defekte der Steroidbiosynthese.

Eine Hypersekretion von Androgenen aus der Nebennierenrinde kommt im Rahmen des **zentralen Cushing-Syndroms** vor. Bei diesem Krankheitsbild wird durch die vermehrte ACTH-Ausschüttung nicht nur die Kortisolsekretion, sondern auch die Sekretion der adrenalen Steroide stimuliert.

Vom **Virilismus** wird der sog. **Hirsutismus** unterschieden, bei dem lediglich ein männlicher Behaarungstyp vorliegt. Hier liegt in den meisten Fällen ein Anstieg des **freien Testosterons** im Plasma vor, der allerdings bislang nicht definitiv auf Neubildungen oder Stoffwechseldefekte zurückgeführt werden kann.

T Therapeutische Hinweise

Ein Androgen-produzierender Nebennierenrindentumor wird in der Regel der Operation zugeführt. Das adrenogenitale Syndrom kann durch Kortisolsubstitution behandelt werden (s.u.).

---

[1] Frederic C. Bartter, Endokrinologe in Bethesda/Maryland.

2.2 Nebennierenrindenunterfunktion

2.2.1 Hypokortisolismus

Definition und Ursachen: Ein Hypokortisolismus entsteht entweder aufgrund einer weitgehenden Destruktion beider Nebennierenrinden **(peripherer Morbus Addison[1])** oder durch den Ausfall der Stimulation der Nebennierenrinde durch ACTH **(zentraler Morbus Addison).** Der Morbus Addison ist nicht nur auf die verminderte Kortisolsekretion beschränkt, sondern beinhaltet eine generalisierte Nebennierenrindeninsuffizienz (s. a. Abschnitt 2.2.2 Hypoaldosteronismus).

Folgen: Der Ausfall der Glukokortikoide ruft entsprechend ihren physiologischen Wirkungen die folgenden Symptome hervor:

▷ Hypotonie
▷ Gewichtsabnahme
▷ Hyponatriämie, Hyperkaliämie und Hyperkalzämie
▷ Adynamie

Die Adynamie wird auf eine gestörte Erregungsübertragung an der neuromuskulären Endplatte aufgrund der Elektrolytverschiebungen zurückgeführt. Die Hyperkalzämie ist einerseits auf eine verminderte Kalziumausscheidung als direkte Folge des verminderten Gluko- und Mineralokortikoidspiegels zurückzuführen. Daneben wird diskutiert, daß die Hämokonzentration aufgrund des verminderten extrazellulären Volumens eine Erhöhung des Kalziumspiegels bewirkt.

> Ein wichtiges Symptom des **adrenalen** M. Addison ist die **Pigmentierung der Haut und Schleimhäute.**

Diese ist nicht als direkte Folge des Hypokortisolismus aufzufassen, sondern wird durch die Stimulation der hypophysären ACTH-Sekretion hervorgerufen: Das ACTH weist insofern strukturelle Ähnlichkeiten mit dem **MSH,** dem Melanozytenstimulierenden Hormon, auf, als die Aminosäurensequenz des MSH Bestandteil des ACTH-Moleküls ist. Infolgedessen bewirkt die Hypersekretion von ACTH auch MSH-ähnliche Effekte, speziell eine Pigmentierung der Mundschleimhaut sowie der äußeren Haut, besonders an belichteten Stellen sowie im Bereich von Hautfalten und Narben. Da der M. Addison zentraler Genese durch einen ACTH-Mangel gekennzeichnet ist, fehlt hier die Hyperpigmentierung.

D **Diagnostische Hinweise**

Die Diagnose des M. Addison wird entweder durch eine **verminderte Glukokortikoidausscheidung** im 24-Stunden-Urin oder über eine verminderte Sekretionsleistung der Nebennierenrinde nach Sti-

---

[1] Thomas Addison (1793–1860), Arzt in London.

mulation mit ACTH erhärtet. Da die Symptome einer Nebennierenrindeninsuffizienz auch bei für Ruhebedingungen noch normaler Glukokortikoidproduktion unter Streßsituationen manifest werden können, schließt eine noch normale Glukokortikoidproduktion einen M. Addison nicht aus.

> Bei klinischem Verdacht auf M. Addison ist immer der **ACTH-Stimulationstest** durchzuführen.

Dieser Test besteht in der Injektion von ACTH und anschließender Messung des Anstiegs der Plasma-Kortisolkonzentration. Falls kein ausreichendes funktionstüchtiges Nebennierenrindengewebe mehr vorhanden ist, führt die ACTH-Injektion zu keinem Anstieg des Plasma-Kortisols. Bei reversibler Atrophie der Nebennierenrinde infolge einer längerdauernden Steroidtherapie sind häufig ACTH-Infusionen an zwei bis drei aufeinanderfolgenden Tagen erforderlich, um eine vermehrte Kortisolausschüttung hervorzurufen. Die Stimulation der Aldosteronsekretion durch ACTH wird durch eine langfristige Glukokortikoidtherapie im allgemeinen nur geringfügig beeinflußt.

> Beim **adrenalen** M. Addison ist aufgrund einer Destruktion der Nebennierenrinden die basale **ACTH-Sekretion kompensatorisch gesteigert.** Beim **zentralen** M. Addison finden sich im Gegensatz dazu **erniedrigte ACTH-Konzentrationen** im Plasma.

Die **Messung der Aldosteronkonzentration** im Plasma nach ACTH-Infusion kann daher nach längerer Steroidtherapie als brauchbarer Indikator für funktionstüchtiges Nebennierenrindengewebe herangezogen werden.

Ein weiteres gelegentlich angewandtes Verfahren zur Testung der Sekretionskapazität der Nebennierenrinde stellt der sog. **Metopiron-Test** dar. Der Test basiert auf den oben geschilderten Regulationsmechanismen: Durch die Gabe von Metopiron wird die Hydroxylierung des 11-Desoxycortisols zum Kortisol gehemmt. Durch die Abnahme der Kortisolkonzentration wird die ACTH-Sekretion stimuliert, was zu einem deutlichen Anstieg des 11-Desoxycortisols gegenüber dem Ausgangswert führt.

	Pigmentierung	basales ACTH
adrenaler M. Addison	↑	↑
zentraler M. Addison	o. B.	↓

▼ **Therapeutische Hinweise**

Bei Ausfall der Nebennierenrinde durch einen peripheren M. Addison muß die Tagesproduktion von Kortisol komplett ersetzt werden (z. B. durch

37,5 mg/d Hydrocortison). Beim zentralen M. Addison ist neben der weitgehend erhaltenen Aldosteronproduktion auch eine Basalsekretion von Kortisol erhalten, so daß häufig geringere Substitutionsdosen von Kortisol erforderlich sind. Mineralokortikoide (z. B. Fludrocortison, Astonin®-H) werden in der Regel bei ungenügendem Ansprechen der Hypotonie auf Kortisol hinzugefügt.

2.2.2 Hypoaldosteronismus

Ursachen: Eine verminderte Aldosteronsekretion kommt im Rahmen eines M. Addison vor. Für die Symptome des M. Addison ist der Mineralokortikoidmangel mitverantwortlich (s. a. Abschnitt 2.2.1). Ferner kann es im Rahmen kongenitaler Defekte der Steroidbiosynthese zum Hypoaldosteronismus kommen (s. u.).

Ein **isolierter** Hypoaldosteronismus tritt bei folgenden Erkrankungen auf:
▷ hyporeninämischer Hypoaldosteronismus
▷ Hypoaldosteronismus mit normaler Plasma-Reninaktivität

Der **hyporeninämische Hypoaldosteronismus** tritt meist im Rahmen von Nierenerkrankungen auf, bei denen die Reninsynthese im juxtaglomerulären Apparat gestört ist. In den meisten Fällen liegt ein **Diabetes mellitus** oder eine **interstitielle Nephritis** zugrunde. Der Mechanismus der verminderten Reninproduktion ist nicht endgültig geklärt. In Betracht kommt eine direkte Schädigung des juxtaglomerulären Apparats, eine verminderte Stimulation der Reninsekretion durch das autonome Nervensystem (speziell im Rahmen einer diabetischen Neuropathie) sowie eine gestörte Bildung von Renin aus den Vorstufen. Schließlich ist auch eine Suppression der Reninsekretion durch eine Hypervolämie bzw. einen Kochsalzüberschuß aufgrund einer Nierenerkrankung zu berücksichtigen.

Ohne eine erkennbare Nierenschädigung tritt der seltene hyporeninämische Hypoaldosteronismus **im Kindesalter** auf, bei dem zusätzlich eine **Hypertonie** zu beobachten ist. Als Ursache dieses Syndroms wird eine pathologisch **gesteigerte Chloridresorption** im distalen Tubulus angenommen, wodurch einerseits die Renin- und Aldosteronsekretion supprimiert werden könnten und andererseits eine der treibenden Kräfte für die K^+-Sekretion im distalen Tubulus, das transtubuläre Potential, vermindert werden könnte.

Ein **Hypoaldosteronismus mit normaler Plasma-Reninaktivität** kommt unter anderem bei chronischer ausgeprägter Hypokaliämie vor, da die Aldosteronsekretion durch das extrazelluläre K^+ direkt gesteuert wird (s. o.).

2.2.3 Pseudohypoaldosteronismus

Beim sog. Pseudohypoaldosteronismus finden sich die Symptome eines Aldosteronmangels **(Hypo-** **tonie, Hyperkaliämie, Hyponatriämie)** aufgrund eines mangelnden Ansprechens der Niere auf Aldosteron. Dieser Defekt ist sehr selten und tritt entweder **kongenital** im frühen Kindesalter auf oder aufgrund einer **interstitiellen Nephritis** *(Salzverlustnephropathie)*.

2.2.4 Angeborene Defekte der Steroidbiosynthese

Ursachen: Die angeborenen Defekte der Steroidbiosynthese sind insgesamt sehr selten. Von diesen Enzymdefekten sind der 11-Hydroxylasemangel und der 21-Hydroxylasemangel die häufigsten Störungen. Beide führen zum klinischen Bild des **adrenogenitalen Syndroms.**
Folgen: Die Pathophysiologie der unterschiedlichen Defekte wird deutlich, wenn man die Auswirkungen auf die Steroidbiosynthese anhand von Abbildung G5-1 betrachtet. Da das erniedrigte Kortisol über den Regelkreis von ACTH die Kortisolbiosynthese stimuliert, kommt es zu einer massiven Vermehrung von Kortisolvorstufen **vor** dem Biosyntheseblock mit den entsprechenden pathophysiologischen Auswirkungen, während alle Steroide, deren Synthese von dem betreffenden Enzym abhängt, stark vermindert sind.
▷ **21-Hydroxylasedefekt:** Beim 21-Hydroxylasemangel ist, wie aus Abbildung G5-1 hervorgeht, nicht nur die Glukokortikoidproduktion gehemmt, sondern auch die Synthese von Mineralokortikoiden. Dementsprechend kommt es ebenso wie beim 11-Hydroxylasemangel zum **adrenogenitalen Syndrom,** aber zusätzlich auch zur **Hypotonie** aufgrund der fehlenden Mineralokortikoidwirkungen. Dementsprechend nennt man den 21-Hydroxylasemangel auch den *salzverlierenden Typ* des adrenogenitalen Syndroms.
▷ **11-Hydroxylasedefekt:** Beim 11-Hydroxylasedefekt kommt es zur Anhäufung von 11-Desoxycortisol und Desoxycorticosteron. Durch das Fehlen von Kortisol wird die ACTH-Sekretion gesteigert, so daß es zum **Androgenexzeß** kommt. Daraus resultiert das klinische Bild des adrenogenitalen Syndroms, d. h. die Symptome eines **M. Addison** wie **Pigmentierung** in Kombination mit einer **Pubertas praecox** bzw. eine **Virilisierung.** Die Wirkungen des Hypokortisolismus auf den Kreislauf sind weitgehend kompensiert, da gleichzeitig ein Mineralokortikoidexzeß vorliegt. Aufgrund des Mineralokortikoidexzesses besteht sogar häufig eine Salzretention und eine Hypertonie (sog. *salzretinierender Typ* des adrenogenitalen Syndroms).
▷ **17-Hydroxylasemangel:** Bei diesem Enzymdefekt fällt die Produktion des Kortisols, der Androgene und der Östrogene aus. Hingegen kommt es zur Anhäufung von Desoxycorticosteron und Kortikosteron. Der Mineralokorti-

koidexzeß führt zur Suppression von Renin und Aldosteron.

▷ **Desmolasemangel:** Durch einen Mangel des Enzyms Desmolase wird die Umwandlung von Cholesterin zu Pregnenolon gehemmt. Daraus resultiert ein Mangel an allen über diese Umwandlung entstehenden Steroiden. Dementsprechend handelt es sich um ein schweres Krankheitsbild, an dem die Patienten in der Regel in der **frühen Kindheit versterben.**

▷ **3-Hydroxysteroid-Dehydrogenasemangel:** Bei diesem sehr seltenen Krankheitsbild ist die Umwandlung von d^5-Pregnenolon zu Progesteron und von 17-Hydroxypregnenolon zu 17-Hydroxyprogesteron blockiert. Infolge dieses Enzymdefekts wird in der Nebenniere lediglich Dehydroepiandrosteron produziert. Die Gonaden sind von diesem Krankheitsbild ebenfalls betroffen, so daß bei beiden Geschlechtern auch die Synthese der gonadalen Steroide beeinträchtigt ist. Bei **Mädchen** ist eine **partielle Virilisierung** zu beobachten, bei **Jungen** eine **unvollständige Ausprägung der männlichen Geschlechtsmerkmale.**

▷ **18-Hydroxylierungsdefekt/Kortikosteron-Methyloxidasemangel:** Dieser Defekt betrifft die Umwandlung von Kortikosteron zu Aldosteron. Man unterscheidet zwei Subtypen dieses sehr seltenen Defekts der Aldosteronsynthese. Beim Typ I scheint die 18-Hydroxylierung des Kortikosterons blockiert zu sein, beim Typ II die Umwandlung des 18-OH-Kortikosterons zu Aldosteron. Die Symptome dieses Defekts bestehen entsprechend dem Aldosteronmangel in einem **Salzverlustsyndrom** und **Hyperkaliämie.**

▼ Therapeutische Hinweise

Beim adrenogenitalen Syndrom aufgrund einer Hemmung der Kortisolsynthese kann der Androgenexzeß durch eine **Zufuhr von Kortisol** bekämpft werden. Durch Anhebung der Kortisolspiegel wird die ACTH-Ausschüttung gebremst und dadurch auch die Androgensekretion verringert.

II Nebennierenmark

1 Physiologische Grundlagen

Das Nebennierenmark entstammt ebenso wie die sympathischen Ganglien dem ektodermalen Gewebe der Neuralleiste. Das Nebennierenmark synthetisiert ebenso wie die sympathischen Ganglien **Katecholamine.** Es wird, wie die sympathischen Ganglien, von präganglionären **sympathischen Fasern** innerviert. Das Nebennierenmark kann in seiner Funktion somit mit dem sonstigen sympathischen Gangliengewebe verglichen werden. Im Hinblick auf die Katecholaminsynthese bestehen aber deutliche Unterschiede zu den sympathischen Ganglien, da das Nebennierenmark hauptsächlich **Adrenalin** synthetisiert, während die Ganglien des sympathischen Nervensystems Noradrenalin produzieren.

> Das **Noradrenalin** kann somit als **Neurotransmitter** angesehen werden, während das **Adrenalin hormonale** Funktionen hat.

Dieser Unterschied in den physiologischen Funktionen ist auch insofern wesentlich, als im Fall des Noradrenalins die Wirkungen bei systemischer Applikation nicht den physiologischen Wirkungen bei Freisetzung aus den Nervenendigungen entsprechen.

1.1 Synthese der Katecholamine

Das Nebennierenmark enthält zu etwa 80% Adrenalin und zu 20% Noradrenalin. Die Synthese geht von der Aminosäure **Tyrosin** aus. Das Enzym **Tyro**sinhydroxylase führt die Umwandlung des Tyrosins in DOPA durch und stellt den geschwindigkeitsbestimmenden Schritt in der Katecholaminsynthese dar, da die nachfolgenden Enzyme demgegenüber größere Aktivitäten aufweisen. Die weiteren Syntheseschritte sind in Abbildung G5-5 dargestellt. Die Katecholamine werden innerhalb der Zellen in Granula gespeichert. Dabei erfolgt eine Bindung an ATP-Moleküle. Die Ausschüttung der Katecholamine wird durch den **Einstrom von Ca⁺⁺** in die Zellen des Nebennierenmarks ausgelöst. Dieser Vorgang erfolgt durch die Innervation mit präganglionären sympathischen Fasern.

Entsprechend der unterschiedlichen Freisetzung von Adrenalin und Noradrenalin, ersteres als hormonale Überträgersubstanz in die Blutbahn, letzteres als Neurotransmitter in den synaptischen Spalt, bestehen auch hinsichtlich des Abbaus beider Substanzen Unterschiede. Der **Abbau von Adrenalin** erfolgt aus der Blutbahn hauptsächlich in der **Leber.** **Noradrenalin** wird hingegen überwiegend aus den **synaptischen Spalten** des sympathischen Nervensystems in die Axone aufgenommen. Da die **Catechol-O-Methyltransferase** (COMT) im Nervengewebe und extraneuronal vorkommt, während die **Monoaminooxidase** (MAO) nur im terminalen Axon lokalisiert ist, ergeben sich für Adrenalin und Noradrenalin unterschiedliche Abbausequenzen. Für die Katecholamine, die aus dem Nebennierenmark ins Blut freigesetzt werden, sind daher **Normetanephrin** und **Metanephrin** die primären Abbauprodukte, die auch diagnostisch eine besondere Bedeutung haben. Abbildung G5-6 (s. S. 368) zeigt ein zusammenfassendes Schema des Katecholaminabbaus. In Tabelle G5-2 sind die Konzentrationen der Katecholamine und ihrer diagnostisch wichtigen Abbauprodukte im Plasma und Urin dargestellt.

1.2 Wirkungen der Katecholamine

Die Wirkungen der Katecholamine können mit Hilfe des Konzepts verschiedener Rezeptortypen erklärt werden. Man bezeichnet die am häufigsten vorkommenden Rezeptoren für Katecholamine als α- und β-Rezeptoren. Daneben kommen aber auch noch andere Rezeptoren vor, die mit keinem der beiden Typen identisch sind, wie z.B. die Dopaminrezeptoren an den Gefäßen. Bei den β-Rezeptoren werden Subtypen (β_1, β_2) unterschieden. Die

Tabelle G5-2 Normalwerte der Katecholamine in Plasma (Ruhebedingungen, liegend) und Urin sowie der diagnostisch wichtigen Urinmetaboliten

Plasma	Normalwerte
Adrenalin	8–103 ng/l
Noradrenalin	94–406 ng/l

Urin	Normalwerte (obere Normgrenze)
Adrenalin	20 μg/24 h
Noradrenalin	80 μg/24 h
Metanephrin	400 μg/24 h
Normetanephrin	900 μg/24 h

(Nach Cryer, P. E.: Diseases of the adrenal medullae and sympathetic nervous system. In: Felig, P., J. D. Baxter, A. E. Broadus, L. A. Frohman: Endocrinology and Metabolism, pp. 511–550. McGraw-Hill, New York 1981.)

jeweiligen Wirkungen der Katecholamine auf die verschiedenen Organe lassen sich mit Hilfe von zwei grundsätzlichen Annahmen erklären:
▷ Es besteht eine unterschiedliche Verteilung der Rezeptortypen an den verschiedenen Organen.
▷ Die Affinität der Katecholamine für die jeweiligen Rezeptortypen ist unterschiedlich.

> Beim Adrenalin geht man von einer besonders hohen Affinität zu den β-Rezeptoren aus, während Noradrenalin besonders an α-(und β-)Rezeptoren gebunden wird.

Hinsichtlich des molekularen Wirkungsmechanismus der Katecholamine besteht folgende Vorstellung:

> Die Bindung von Katecholaminen an β-Rezeptoren stimuliert die Adenylzyklase und erhöht damit die zelluläre cAMP-Konzentration, während eine Bindung an α-Rezeptoren entweder eine Senkung der cAMP-Konzentration oder einen Anstieg des cGMP bewirkt.

Tabelle G5-3 (s. S. 360) zeigt die Katecholaminwirkungen an den verschiedenen Organen entsprechend ihrem Rezeptorenbesatz.

1.3. Regulation der Katecholaminsekretion

Die Katecholaminsekretion aus dem Nebennierenmark erfolgt parallel zur Aktivierung des sympathischen Nervensystems. **Hypoglykämie** und **Orthostase** sind die am besten untersuchten Stimuli, die in der Regulation eine Rolle spielen. Daneben sind aber auch andere Reize wie **Streß** oder **körperliche Belastung** von Bedeutung.

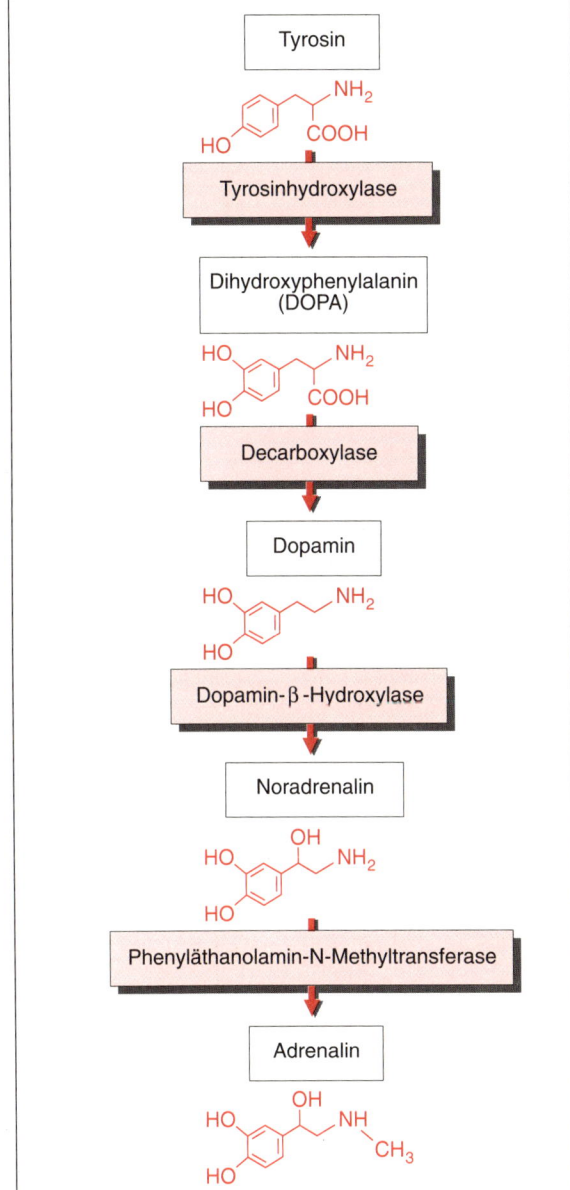

Abb. G5-5: Schematische Darstellung der Katecholaminsynthese im Nebennierenmark.

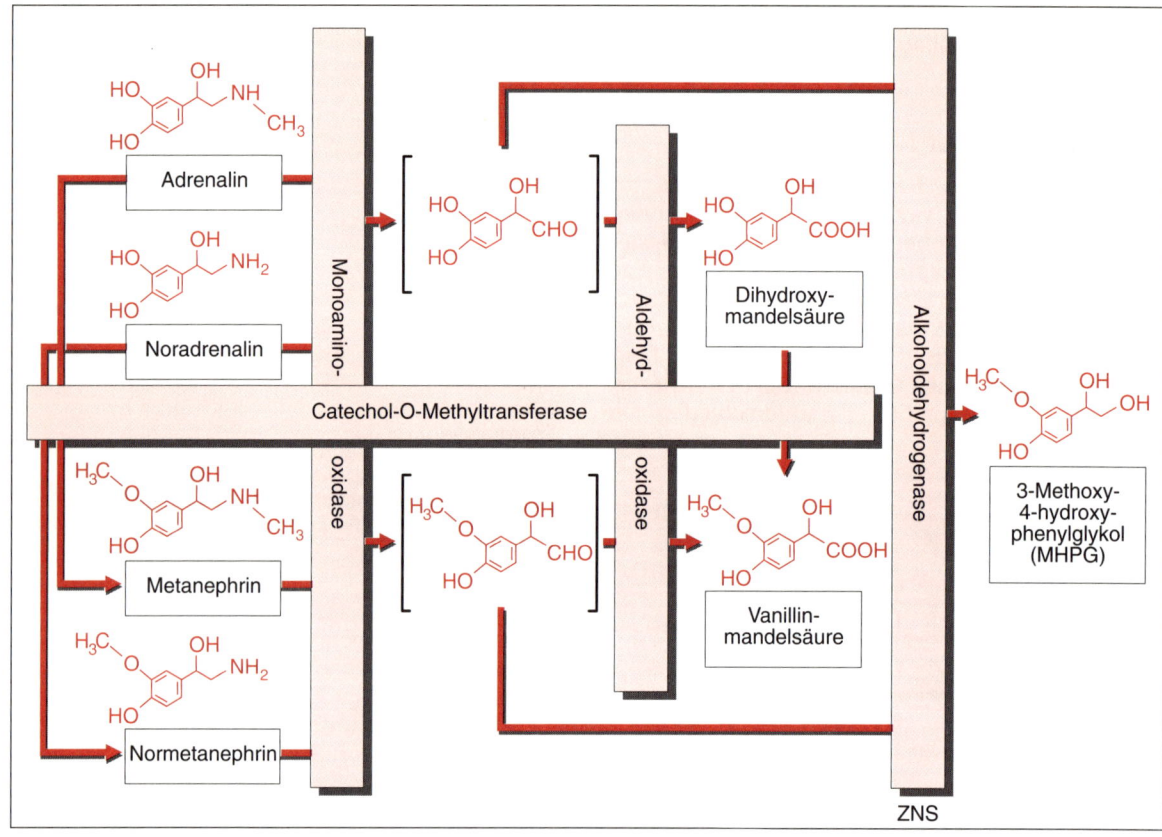

Abb. G5-6: Schematische Darstellung des Katecholaminabbaus.

Tabelle G5-3 Wirkung und Rezeptorbindung der Katecholamine an den einzelnen Organen

	α-Rezeptoren	β-Rezeptoren
glatte Muskulatur (Bronchien, Gastrointestinaltrakt, Urogenitaltrakt, Gefäßsystem)	Konstriktion	Relaxation
Herz		Anstieg der Frequenz, Kontraktilität und Leitungsgeschwindigkeit
Pankreas (exokrin)	Sekretionsminderung	
Haut	Schweißsekretion	
endokrine Drüsen		
Insulin	–	+
STH	+	–
Prolaktin	–	
Thyroxin	–	+
Parathormon		+
Renin		+
Stoffwechsel		
Lipolyse		+
Glukoneogenese		+ (?)
Glykolyse (anaerob)		+
O$_2$-Verbrauch		+

Klinisch ist vor allem eine deutliche Erhöhung der Plasma-Katecholamine während eines akuten Myokardinfarkts und der **diabetischen Ketoazidose** bekannt.

2 Allgemeine Pathophysiologie

2.1 Katecholamin-produzierende Tumoren

Definition: Katecholamin-produzierende Tumoren sind
▷ das Phäochromozytom und
▷ das Neuroblastom bzw. das Ganglioneurom.
Während das Phäochromozytom aus den Zellen der Neuralleiste entsteht, die sich zum Nebennierenmark bzw. den chromaffinen Paraganglien entwickeln, entstammen das Neuroblastom bzw. Ganglioneurom dem sympathischen Gangliengewebe.

2.1.1 Phäochromozytom

Bei unter 0,5% aller **Hypertoniker** liegt ein Phäochromozytom vor. 90% der Phäochromozytome entstehen im Bereich der Nebennieren, 98% sind im Abdomen lokalisiert. Neben dem sporadischen Vorkommen des Phäochromozytoms kennt man eine **familiäre Form** sowie das Auftreten im Rahmen der **multiplen endokrinen Neoplasie,** meist vom sog. **Typ II** (Phäochromozytom, medulläres Schilddrüsenkarzinom, Nebenschilddrüsenadenom). Die meisten Phäochromozytome produzieren im Gegensatz zum normalen Nebennierenmark **Noradrenalin.** Eine gleichzeitige Adrenalinproduktion ist nicht selten.
Folgen: Die Symptome des Katecholaminexzesses ergeben sich aus den in Tabelle G5-3 dargestellten Katecholaminwirkungen. Die unterschiedliche Häufigkeit der Symptome ist in Tabelle G5-4 dargestellt. Aus den unterschiedlichen Wirkungen von Adrenalin und Noradrenalin ist auch zu verstehen, daß bei den seltenen rein Adrenalin-produzierenden Phäochromozytomen atypische Symptome wie wechselnde Hypotonie und Hypertonie, Tachykardie, Hyperglykämie und Hyperthermie auftreten können.

🅳 **Diagnostische Hinweise**
Die Diagnostik des Phäochromozytoms basiert auf der Bestimmung der Katecholamine (**Adrenalin** und **Noradrenalin**) und ihrer wichtigsten Metaboliten (**Metanephrin** und **Normetanephrin**) im 24-Stunden-Urin. Eine Bestimmung im Plasma oder in den Thrombozyten ist aufwendiger, ergibt aber ähnliche Resultate. An den laborchemischen Nachweis des Katecholaminexzesses schließt sich die Lokalisationsdiagnostik mit **radioaktiv markiertem Benzylguanidin** und **Computertomographie** oder **Ultraschall** an.

Tabelle G5-4 Symptome bei Phäochromozytom

Symptome	paroxysmal (%)	persistierend (%)
Kopfschmerzen	92	72
exzessives Schwitzen	65	69
Herzklopfen/Tachykardie	73	51
Angst/Nervosität	60	28
Tremor	51	26
Schmerzen (Thorax, Abdomen, Flanke, Lumbalregion)	48	28
Erbrechen/Übelkeit	43	26
Schwäche	38	15
Gewichtsverlust	14	15
Dyspnoe	11	18
Wärmeintoleranz/ Hitzegefühl	13	15

(Mod. nach Manger, W. M., R. W. Gifford jr.: Diagnosis and management of pheochromocytoma. In: Brunner, H. R., H. Gavras: Clinical Hypertension and Hypotension, pp. 113–136. Dekker, New York 1982.)

Aus einem Phäochromozytom werden ständig Katecholamine freigesetzt. Daraus ergibt sich für die Diagnostik, daß durch die Messung der Katecholamine und ihrer Metaboliten auch im asymptomatischen Intervall in einem hohen Prozentsatz (über 95% der Fälle) die Diagnose gestellt werden kann.

Die Ausschüttung der Katecholamine aus einem Phäochromozytom ist allerdings in ihrer Quantität großen Schwankungen unterworfen und kann durch verschiedene Stimuli wie sympathische Innervation, mechanischen Druck oder bestimmte Pharmaka wie Histamin ausgelöst werden. Die daraus abgeleiteten und früher benutzten **Provokationstests** sind allerdings **gefährlich** und aufgrund der verbesserten Methoden zur Katecholaminbestimmung heute veraltet. Die Schwankungen in der Katecholaminsekretion durch das Phäochromozytom erklären ferner die für Phäochromozytome sehr charakteristischen und in drei Viertel der Fälle zu beobachtenden Befunde, daß die Katecholamin-bedingten Symptome wie Hypertonie, Kopfschmerzen, Zittern, Schwitzen u.a. **anfallsweise** auftreten.

🔻 **Therapeutische Hinweise**
Phäochromozytome werden mit Ausnahme metastasierender Tumoren operiert.

Vor der **Operation** eines Phäochromozytoms ist eine Behandlung mit **α-Rezeptorenblockern** notwendig, um die Wirkungen einer Katecholaminausschüttung unter der Operation zu antagonisieren.

369

Eine alleinige Therapie mit β-**Blockern** ohne gleichzeitige α-Blockade ist wegen der hierdurch erfolgenden Vasokonstriktion und potentiellen weiteren Blutdrucksteigerung **(hypertone Krisen)** nicht sinnvoll. Metastasierende Phäochromozytome können nur mit α-(und evtl. zusätzlich β-)Rezeptorenblockern behandelt werden, sowie mit α-**Methyltyrosin,** einem Hemmstoff der vom Tyrosin ausgehenden Katecholaminsynthese.

2.1.2 Ganglioneurom/Neuroblastom

Diese Tumoren treten hauptsächlich im **frühen Kindesalter** auf. Das Neuroblastom ist ein maligner, das Ganglioneurom ein benigner Tumor, der durch Reifungsvorgänge aus einem Neuroblastom hervorgehen kann. Die meisten Neuroblastome produzieren Katecholamine. Symptome eines Katecholaminexzesses treten allerdings nur selten auf, da der Großteil der Katecholamine nicht in die Blutbahn ausgeschüttet, sondern von den Tumorzellen wieder abgebaut wird. Dementsprechend ist die **Ausscheidung** von **Homovanillinmandelsäure** und **Vanillinmandelsäure** meist **gesteigert.**

2.2 Unterfunktion des Nebennierenmarks

2.2.1 Funktionelle Unterfunktion

Ursachen: Eine mangelnde sympathische Innervation durch zerebrale Erkrankungen, Querschnittslähmungen und periphere Neuropathien des autonomen Nervensystems (z. B. Diabetes mellitus, Alkoholismus, Porphyrie, Amyloidose) können eine **Hypotonie** aufgrund mangelnder Sympathikusaktivität und Adrenalinsekretion bedingen.

Folgen: Die Unterfunktion des Nebennierenmarks bei der **familiären Dysautonomie** geht mit einer normalen morphologischen Ausbildung des Nebennierenmarks einher. Bei dieser genetischen Erkrankung, die nur bei der **jüdischen Rasse** beobachtet wird, stehen Funktionsstörungen des gesamten autonomen Nervensystems im Vordergrund. An Symptomen des Herz-Kreislauf-Systems ist eine **orthostatische Hypotonie** zu erwähnen, die auf einer mangelnden Noradrenalinausschüttung aus den sympathischen Nervenendigungen beruht. Dementsprechend besteht eine Unterfunktion des Nebennierenmarks bei hohem Katecholamingehalt der Zellen.

2.2.2 Unterfunktion durch morphologische Veränderungen

Destruierende Prozesse, die die gesamte Nebennierenrinde befallen, wie Tuberkulose, Tumormetastasen und Blutungen, führen auch zum Ausfall des Nebennierenmarks. Dieses ist aber zur Aufrechterhaltung der Kreislauffunktionen nicht erforderlich, wie die zufriedenstellenden Erfolge der Glukokortikoidsubstitution beim M. Addison zeigen. Inwieweit die Kreislaufsymptome bei Ausfall der gesamten Nebenniere auch durch fehlende Adrenalinausschüttung bedingt sein können, ist nicht sicher.

Literatur

Conn, J. W., R. F. Knopf, R. M. Nesbit: Clinical characteristics of primary aldosteronism from an analysis of 145 cases. Amer. J. Surg. 107 (1964) 159.

Gold, E. M.: The Cushing syndromes: changing views of diagnosis and treatment. Ann. intern. Med. 90 (1979) 829.

Graham, J. B.: Pheochromocytoma and hypertension. An analysis of 207 cases. Int. Abstr. Surg. 92 (1951) 105.

Labhart, A.: Die Überfunktion der Nebennierenrinde. In: Labhart, A.: Klinik der inneren Sekretion. Springer, Berlin 1978.

Liddle, W. G.: The adrenal cortex. In: Williams, R. H.: Textbook of Endocrinology. Saunders, Philadelphia 1981.

Manger, W. M., R. W. Gifford: Pheochromocytoma. Springer, Berlin 1977.

Remine, W. H., G. C. Chong, J. A. van Heerden, S. G. Sheps, E. G. Harrison jr.: Current management of pheochromocytoma. Ann. Surg. 179 (1974) 740.

Siegenthaler, H., C. Werning, W. Vetter: Nebennierenrinde. In: Siegenthaler, W.: Klinische Pathophysiologie. Thieme, Stuttgart 1979.

Tamm, J.: Adrenogenitales Syndrom. In: Jores, A.: Praktische Endokrinologie. Thieme, Stuttgart 1976.

Vetter, H., W. Vetter: Primary aldosteronism. In: Brunner, H., H. P. Gavras: Clinical Hypertension and Hypotension. Dekker, New York 1982.

Weinberger, M. H., C. E. Grimm, J. W. Hollifield, D. C. Kem, A. Ganguly, N. Y. Kramer, H. Y. Yune, H. Wellman, J. P. Donohue: Primary aldosteronism: diagnosis, localisation and treatment. Ann. intern. Med. 90 (1979) 386.

Winkler, H., A. D. Smith: Pheochromocytomas and other catecholamine-producing tumors. In: Blaschko, H., E. Muscholl: Catecholamines, pp. 900–933. Springer, New York 1972.

G6 Endokrines Pankreas

F. KRÜCK

1 Physiologische Grundlagen

Die endokrinen Funktionen des Pankreas werden von den Hormonen der Langerhans[1]-Inseln wahrgenommen, die etwa 1–2% der Pankreasmasse ausmachen. Über das ganze Organ verteilt, im Schwanz jedoch etwas dichter angereichert, finden sich 600000–800000 Inseln, in denen sich je vier Zelltypen differenzieren lassen, von denen jede ein bestimmtes Polypeptid synthetisiert. In der äußeren Rinde sind die Glukagon-bildenden A-Zellen lokalisiert (15–25%). Im Mark der Inseln synthetisieren die B-Zellen (62%) Proinsulin und Insulin. Zwischen beiden Zellformen liegen die D-Zellen (9%), die Somatostatin bilden. Im ventralen Anteil werden die A-Zellen durch die PP-Zellen ersetzt (14%), deren Sekretionsprodukt das pankreatische Polypeptid ist. Zwischen endokriner und exokriner Pankreasfunktion bestehen enge anatomische und funktionelle Beziehungen.

1.1 Insulin

> **Insulin** ist das Schlüsselhormon des Kohlenhydratstoffwechsels, greift jedoch auch in den Fett- und Proteinmetabolismus ein und beeinflußt außerdem den Ionentransport durch die Zellmembranen.

Es gehört mit den Katecholaminen, mit Glukagon, Glukokortikoiden und Wachstumshormon zu den Hormonen, die momentan auf die Stoffwechselsituation einwirken können. Seine Vorstufe, das bio-

logisch wenig aktive Proinsulin (3–5% der Insulinwirksamkeit), eine Polypeptidkette von (je nach Spezies) 81–86 Aminosäuren mit einem Molekulargewicht von 9000 Dalton wird an den Ribosomen der B-Zellen gebildet. Durch Herauslösung eines Mittelstücks *(connecting peptide)* von 26–31 (beim Menschen 23) Aminosäuren wird es im Golgi-Apparat hydrolytisch gespalten. Daraus resultiert Insulin in Form zweier Ketten, die über zwei Disulfidbrücken verbunden sind: Die A-Kette hat 21 Aminosäuren, die B-Kette 30 Aminosäuren (Molekulargewicht insgesamt 5000 D). In den Zellen läßt sich kristallines Insulin in Form von Granula nachweisen. Im Fastenzustand finden sich viele Granula, nach Glukosegabe sind die Zellen degranuliert. Das *ruhende* Pankreas enthält etwa 10 mg Insulin (1 mg = 24 E), die täglich sezernierte Menge beträgt 1–2 mg (bzw. 20 µg/h).

Hauptsächlicher Stimulus für die Insulinsekretion in das Blut der Pfortaderäste ist ein Konzentrationsanstieg der **extrazellulären Glukose** und anderer, rasch metabolisierbarer Hexosen oder Triosen, z.B. Glycerinaldehyd, der über eine Zunahme der Konzentration des ionisierten Kalziums im Zytosol die Freisetzung vermittelt. Auch verschiedene Aminosäuren, Fettsäuren und einige andere organische Säuren fördern die Insulinsekretion. **Orale** Glukoseapplikation ist stärker wirksam als intravenöse, da sie zusätzlich Enterohormone stimuliert, die sich ebenfalls fördernd auf die Insulinsekretion auswirken. Adrenalin, Noradrenalin sowie Zustände mit Aktivierung des **adrenergen Systems** sind dagegen die stärksten **Inhibitoren** der Insulinsekretion. Glukagon und Somatostatin schwächen die Freisetzung ab. β-adrenerge Stimulation und Cholinergika (Acetylcholin, Carbachol)

---

[1] Paul Langerhans (1847–1888), Pathologe in Berlin.

steigern, β-Blockade unterdrückt die Insulinsekretion.

Insulinsekretion	
Stimulus	**Inhibitor**
Glukose	Adrenalin
u.a. Hexosen, Triosen	Noradrenalin
Aminosäuren	u.a. α-Adrenergika
Fettsäuren	
Enterohormone	Glukagon
β-Adrenergika	Somatostatin
Cholinergika	β-Blocker

Die Sekretion erfolgt in zwei Phasen mit einem raschen Anstieg innerhalb einer Minute, bei dem präformiertes Insulin freigesetzt wird. Nach anschließendem Abfall kommt es zu einem erneuten, aber protrahierten, etwa eine Stunde anhaltenden Anstieg mit Sekretion präformierten, aber auch neugebildeten Insulins und Proinsulins. Bereits bei der ersten Passage durch die Leber werden 50% des Insulins vorwiegend durch Proteolyse abgebaut, so daß Nüchternplasma in der Peripherie mit 0,5–0,8 ng/ml (12–20 nE/ml) nur noch ein Drittel bis ein Zehntel der Insulinkonzentration des Pfortaderplasmas enthält. Die Hauptmenge zirkuliert frei im Plasma, nur eine kleine Fraktion ist proteingebunden. Die kurze Plasmahalbwertszeit von ca. drei bis vier Minuten gestattet eine rasche Adaptation an Fluktuationen der Glukosekonzentration. Bei stärkerer körperlicher Belastung fällt

die Plasma-Insulinkonzentration etwas ab, während die des Glukagons ansteigt. Dadurch kann der vermehrte Glukoseverbrauch der arbeitenden Muskulatur durch eine Zunahme der Glukoseproduktion der Leber kompensiert werden, so daß die Glukosehomöostase gewahrt bleibt.

In der Niere wird Insulin glomerulär filtriert, im Tubulussystem reabsorbiert und dort abgebaut. Schwere Niereninsuffizienz beeinträchtigt den Insulinabbau stärker als eine Insuffizienz der Leber.

Wirkungen des Insulins: Der Gesamteffekt der Insulinwirkung ist auf Stoffwechselanabolismus ausgerichtet. Er läßt sich in Transportphänomene, in den Aufbau zellulärer Energiereserven und in solche Vorgänge gliedern, die die Auflösung dieser Reserven verhindern. Biologisch wichtigste Zielorgane sind Leber-, Fett- und Muskelzelle (Abb. G6-1).

An den Erfolgsorganen bindet sich Insulin an spezifische Rezeptoren der Plasmamembran (evtl. auch direkt intrazellulär) und bewirkt durch Einwirkung auf Enzyme und membrangebundene Transportmoleküle *(Carrier-Systeme)* eine **Aktivierung eines second messengers.** Die Zahl der Bindungsstellen ist zur mittleren Plasma-Insulinkonzentration umgekehrt korreliert: Sie ist gering bei hoher (Adipositas, Kortisolismus, Insulinom, bestimmte Diabetestypen), aber erhöht bei niedriger Insulinkonzentration (Diabetes mellitus Typ I; Hypophysektomie, Streptozotocin).

An der Muskelzelle, zu einem gewissen Grad auch an der Fettzelle, aktiviert Insulin den Vorgang der erleichterten *(facilitated)* Diffusion von Glukose durch Umverteilung der Glukose-Transport-

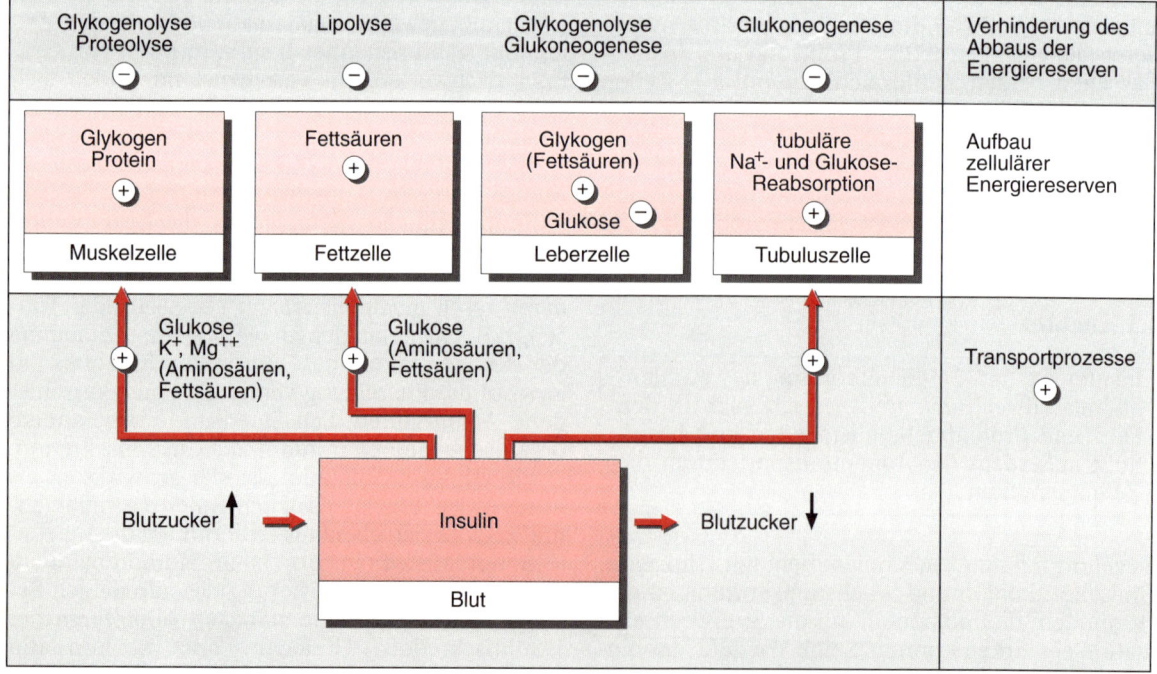

Abb. G6-1: Stoffwechselwirkungen des Insulins (⊕: Stimulation; ⊖: Hemmung).

proteine vom Zellinneren zur Plasmamembran (dort fünffacher Anstieg), die aus der Extrazellulärflüssigkeit Glukose aufnehmen und den Glukosetransport in die Zelle steigern. Die Höhe des stimulatorischen Insulineffektes hängt sowohl von der Zahl als auch von der „intrinsic"-Aktivität der in der Plasmamembran vorhandenen Transportmoleküle ab. Bei Dissoziation des Insulins vom Rezeptor (entweder physiologisch oder durch Anti-Insulin-Antikörper) kehrt sich dieser Vorgang um. Auch der Transfer von Aminosäuren und Fettsäuren in Muskel- und Fettzelle wird durch Insulin gewährleistet. Zum Eintritt in die Leberzelle benötigt Glukose dagegen kein Insulin, jedoch wird die im Basalstatus ständig ablaufende Glukoseabgabe der Leberzelle durch Insulin verringert. Die durch Insulin in den Zellen angereicherte Glukose wird unter dem Einfluß des Hormons zum Aufbau von Glykogen (Leber, Muskel) und zur Synthese langkettiger Fettsäuren (Fettzelle), aus denen Triglyceride gebildet werden, verwendet. Bei höheren Insulinkonzentrationen ist auch die Leberzelle in der Lage, Fettsäuren zu bilden, die als LDL *(low density lipoproteins)* zur Fettzelle transportiert (s. Kap. H4) und dort als Triglyceride gespeichert werden. Aminosäuren werden unter dem Einfluß von Insulin zu Protein synthetisiert. Dies trifft auch für die Zellen des exokrinen Pankreas zu, so daß dem Insulin auch eine zentrale Funktion bei der Bildung von Pankreasfermenten zukommt.

Unabhängig von der Wirkung auf den Glukosetransport stimuliert Insulin in Leber- und Muskelzellen den Transport von Kalium und Magnesium (in die Zelle) und von Natrium (aus der Zelle). An der Niere wird im Bereich des aufsteigenden Schenkels der Henle-Schleife und/oder der distalen Partien des Nephrons durch Insulin die tubuläre Natriumreabsorption gefördert, die Natriumausscheidung dadurch um 30–50% verringert. Insulinmangel führt dagegen zu Natriumverlusten, zur Reduktion des Kaliumgehaltes der Zelle und zum Anstieg der extrazellulären Kaliumkonzentration.

Die Glukoneogenese aus Aminosäuren in Leber und Niere wird durch Insulin-bedingte Beeinflussung der Pyruvat-Dehydrokinase gehemmt. Durch Interferenz mit den Übertragungs- und/oder Kopplungsprozessen im Mechanismus der katabolen Hormone wirkt Insulin den Vorgängen der Glykogenolyse entgegen. Ein analoger Mechanismus trifft auch für die Lipolyse zu; die Proteolyse ist ebenfalls verringert.

Das Ergebnis dieser Einzeleffekte, die als die potentesten Wirkungen des Insulins gelten, läßt sich im Plasma an der **Senkung des Blutzuckers** und der **Konzentration der Fettsäuren,** zu einem geringeren Teil auch **der Aminosäuren,** erkennen.

> Insulin ist das einzige Hormon, das unmittelbar die katabolen Wirkungen von Glukagon und Katecholaminen antagonisieren kann.

1.2 Glukagon

Glukagon, ein Polypeptid (29 Aminosäuren; Molekulargewicht 3485 D) wird in den A-Zellen aus einem Prohormon gebildet. Seine Wirkungen können generell als **Insulin-antagonistisch** mit dem Ziel der Mobilisation von Energiesubstanzen bezeichnet werden *(Katabolismus).*

Die Sekretion wird durch Abfall der Glukosekonzentration im Plasma über einen intrapankreatischen α-adrenergen Mechanismus stimuliert. Weitere Stimuli sind langdauernde körperliche Anstrengung, Hungerzustand und Kortisolismus. Glukagon ist somit auch für die **Hyperglykämie bei Streßsituation** (Trauma, Infekt, Myokardinfarkt) verantwortlich. Auch eine hohe Aminosäurenzufuhr steigert die Sekretion, jedoch nur, wenn keine Hypoglykämie vorliegt. Insulin, dem die A-Zellen direkt ausgesetzt sind, zügelt normalerweise die Glukagonsekretion, die allerdings selbst bei völligem Fehlen von Insulin auf Hypoglykämiereiz normal reagiert. Aufnahme großer Mengen von Kohlenhydraten senkt die Sekretion von Glukagon, die auch durch Somatostatin unterdrückt wird. Die Sekretionsmenge beträgt 100–150 µg/d, die Plasmahalbwertszeit wie bei Insulin drei bis sechs Minuten. Glukagon wird in Leber und Niere proteolytisch abgebaut.

Wirkungen des Glukagons: Über Rezeptoren an der Leberzelle aktiviert Glukagon innerhalb von Sekunden die Adenylatzyklase mit anschließendem Anstieg der Konzentration von zyklischem AMP und Aktivierung der cAMP-abhängigen Proteinkinase, die über bestimmte Schlüsselenzyme die spezifischen Glukagoneffekte in der Leber in Gang setzt:

▷ Stimulation der Glykogenolyse, der Glukoneogenese und der Ketogenese
▷ gleichzeitig Hemmung der Glykogensynthese, der Lipogenese und der Glykolyse.

Insulin hemmt all diese Wirkungen durch Reduktion der Aktivität der cAMP-abhängigen Proteinkinasen, möglicherweise auch durch Steigerung der Aktivität der Phosphodiesterase, die cAMP abbaut.

> Durch eine normale molare Relation von Insulin zu Glukagon wird die Glukohomöostase gewährleistet.

2 Pathophysiologie der Hyperglykämie

2.1 Unzureichende Insulinwirkung

> Eine unzureichende Insulinwirkung kann bedingt sein:
> ▷ durch (nahezu) völliges Fehlen von Insulin als Folge eines spezifischen Verlustes der

B-Zellen (Insulin-abhängiger Diabetes mellitus; Diabetes mellitus Typ I)
▷ durch verminderte Sekretion mit und ohne periphere Insulinresistenz (nicht-Insulin-abhängiger Diabetes mellitus; Diabetes mellitus Typ II)

2.1.1 Destruktion der B-Zellen (Prototyp: Diabetes mellitus I, insulindependent diabetes mellitus – IDDM)

Der IDDM ist die Folge einer Zellzerstörung der Insulin-produzierenden B-Zellen des Pankreas, die durch Autoimmunvorgänge in Gang gesetzt wird. Voraussetzung ist eine genetische Prädisposition, die jedoch nur permissiv, aber nicht kausal ist.

Lange vor der klinischen Manifestation kann sich – nicht selten durch exogene Noxen (Virus etc.) – eine Insulitis als temporäres Geschehen entwickeln, das sich nur in der Initialphase findet und anschließend wieder verschwindet.

In und auf der B-Zelle finden sich Zielautoantigene, meist Enzyme, die für das Immunsystem entweder direkt oder nach entsprechender Vorschädigung zugänglich sind. Als ein solches Autoantigen ist ein dimeres Glykoprotein mit einem Molekulargewicht von 64 Kilodalton (64 KD) bekannt, das als das Enzym Glutaminsäuredecarboxylase definiert werden konnte. Zirkulierende Antikörper gegen 64-KD-Protein sind sowohl bei Diabetes-Patienten als auch beim experimentellen Diabetes von Ratte und Maus nachweisbar. Sie erweisen sich bereits Jahre vor der klinischen Manifestation als Marker für einen sich entwickelnden IDDM. Als weitere Autoantigene werden ein 38-KD-Protein der Plasmamembran Insulin-produzierender Zellen sowie das Enzym Carboxypeptidase H diskutiert. Es bleibt allerdings noch offen, ob es sich bei diesen Antigenen um Primärziele der Autoimmunreaktion oder lediglich um ein Epiphänomen der durch zytotoxische T-Lymphozyten geschädigten B-Zellen handelt.

Die Autoimmunvorgänge gegen B-Zell-Antigene können allerdings nur in Gang kommen, wenn eine genetische Prädisposition vorliegt, d.h. wenn Gene vorhanden sind, die solche Antigene kodieren, die für die Gewebsreaktion bzw. -abstoßung verantwortlich sind. Als Autoimmunerkrankung ist der IDDM mit bestimmten Allelen assoziiert, die durch Gene der Molekülklasse II-HLA-D-Region am kurzen Arm des Chromosom 6 kodiert werden. Die hauptsächlichsten Allele für dieses Risiko sind HLA-DR3 und/oder HLA-DR4 bzw. deren Untergruppen. Sie finden sich bei über 95% der Patienten mit IDDM. Aber auch ein Vorkommen von HLA-B8 und HLA-B15 sowie das Fehlen von Aspartat in der β-Kette des HLA-DQ bei IDDM ist beschrieben.

Dabei soll HLA-DR4 mit einem primären oder unabhängigen Diabetes-Empfindlichkeits-Gen as-

soziiert sein, HLA-DR3 dagegen mit einem Gen, das die Empfindlichkeit vorwiegend in Gegenwart des HLA-DR4-assoziierten Gens steigert.

Wenn das B-Zell-Autoantigen einem T-Helfer-Lymphozyten angeboten wird, kann dieser sich nur zur zytotoxischen Zelle entwickeln, wenn er **gleichzeitig** eines der genannten HLA-DR-Antigene erkennt. Die Immunreaktion wird somit erst durch die Bildung des dreifachen Komplexes, bestehend aus Antigen, HLA-Molekül und spezifischer Struktur des T-Zell-Rezeptors, in Gang gesetzt. Der auf diese Weise entstandene T-Lymphozyt zerstört die B-Zelle des Pankreas nur dann, wenn auch diese die gleiche HLA-Konstellation aufweist. Wenn etwa 80% der B-Zellmasse zerstört sind, wird der Insulinmangel klinisch relevant.

Vererbte HLA-Antigene müssen jedoch nicht unbedingt einen IDDM nach sich ziehen. Bei nur etwa 50% identischer Zwillinge mit diabetischen Eltern kommt es zum IDDM. Daraus läßt sich auf die Größenordnung der genetischen Komponente schließen. Dies stützt ebenfalls die Hypothese, daß auch Umweltfaktoren, d.h. ein fremdes Antigen (z.B. Virus) eine Immunreaktion in Gang setzen können, die mit einem gleichartigen Epitop eines endogenen Antigens kreuzreagieren kann.

Inselzelldestruktionen können auch als Folge akuter oder chronischer **Pankreatitis**, einer **Mukoviszidose** oder **Hämochromatose**, bei **Pankreaskarzinom** sowie nach **Operationen** oder **Traumen** zustande kommen.

2.1.2 Periphere Insulinresistenz und/oder verminderte Insulinsekretion (Prototyp: Diabetes mellitus Typ II; sog. non insulindependent diabetes mellitus – NIDDM)

Unzureichendes Ansprechen der Peripherie (Muskel-, Fettzelle, Monozyten) auf Insulin in Kombination mit einer nicht ausreichenden Insulinsekretion liegt dem Diabetes mellitus Typ II (Diabetes II) zugrunde, dem 80–90% aller Diabetespatienten zuzurechnen sind.

Nach prospektiven Studien an Personen, bei denen sich später ein Diabetes II entwickelt, ist noch im Stadium der Normoglykämie eine unverhältnismäßig hohe Nüchtern-Insulin-Konzentration erforderlich, um eine physiologische Blutzuckerlage zu gewährleisten. Dies reflektiert eine (partielle) **Insulinresistenz** (Abb. G6-2), der ein Defekt oder eine Reduktion der Insulinrezeptoren bzw. ein Postrezeptordefekt (s.u.) zugrunde liegt.

Daraus entwickelt sich eine **Glucose-Toleranzstörung** (Abb. G6-2): Die Fähigkeit, Blut- und Urinzuckerwerte nach Zufuhr einer definierten Glucosemenge im Normbereich zu halten, geht trotz hoher peripherer Insulinkonzentrationen (nüchtern und nach Glucosebelastung) zurück. Die Erhöhung der Blutzuckerkonzentration ist die direkte Folge eines nicht ausreichenden Ansprechens der Insulinwirkung auf den Glucosestimulus.

Wenn auch noch nicht alle Einzelheiten bekannt sind, so gibt es genügend Hinweise darauf, daß Insulinresistenz und die Empfänglichkeit für Diabetes II genetischen Einflüssen unterliegen und einem autosomal dominanten Erbgang folgen. So ist auch bei Nachkommen von Eltern, die an einem Diabetes II leiden, bereits im Stadium der Normoglykämie die Insulinempfindlichkeit herabgesetzt. Dies gilt als Prädiktor einer späteren Diabetesentwicklung. Wenn eine entsprechende familiäre Belastung vorliegt, erkranken beide eineiige Zwillinge an Diabetes. Bei der dominant erblichen Form findet sich am kurzen Arm des Chromosoms 7 ein Defekt des Gens, das die Synthese des Enzyms Glukokinase steuert. Störung oder Ausfall dieses Enzyms, das die aufgenommene Glucose im Zytosol sofort phosphoryliert, führt im Sinne eines **Postrezeptordefektes** zur Beeinträchtigung der Glucoseverwertung, da alle wichtigen Stoffwechselreaktionen über die Phosphorylierung der Glucose verlaufen (s. Kap. H 1.1.1).

Bei Fortschreiten der Insulinresistenz, die durch Adipositas, durch körperliche Inaktivität und im Alter intensiviert werden kann, kommt es als Folge des ständig erhöhten Insulinbedarfs zu einer Erschöpfung der Funktion der B-Zelle (die vermutlich auch durch genetische Einflüsse begünstigt wird) und somit zum Diabetes II (Abb. G6-2). Zwar bleibt die Nüchtern-Insulin-Konzentration noch erhöht, jedoch kann sie nach Glucosezufuhr nicht

weiter ansteigen und fällt nicht selten sogar ab. Dabei ist insbesondere die Phase I der Insulinsekretion (s. Abschnitt 1.1) betroffen. Vereinzelt, aber sehr selten, wird auch die Spätphase der Sekretion betroffen. Dann entwickelt sich ein dem Diabetes Typ I ähnliches Bild.

Andererseits oder zusätzlich kann auch die dauernde minimale Hyperglykämie bei Glucose-Toleranzstörungen die Signalwirkung der Glucose zur Insulinsekretion herabsetzen (sog. Glucose-Toxizität).

Nicht alle Patienten mit Insulinresistenz und dadurch bedingter Glucose-Toleranzstörung entwickeln einen Diabetes II.

Erst wenn die B-Zellkapazität auf 5–10% der Norm abgefallen ist, wird trotz des hyperglykämischen Stimulus auch die basale Insulinsekretion weiter reduziert. Sulfonylharnstoffe können jedoch über einen Spannungs-abhängigen Anstieg der intrazellulären Ca^{2+}-Konzentration noch mobilisierbares Insulin aus den B-Zellen freisetzen.

Morphologisch finden sich sowohl Vergrößerung der Inseln und Vermehrung der Zahl der B-Zellen als auch eine leichte Reduktion um maximal 50%. Das häufig (bis zu 90%) nachweisbare Amyloid, das einem Insulinabbauprodukt der alternden bzw. Typ-II-diabetischen Inselzelle entstammen soll, kann die Hormonproduktion zusätzlich beeinträchtigen. Die Amyloidbildung geht aber der Entwicklung des Diabetes nie voraus.

2.2 Verminderte Insulinwirkung und Glukagon

Hinsichtlich des Einflusses auf die Glucosehomöostase müssen Änderungen in der Glukagonwirkung immer unter Berücksichtigung des Insulins gesehen werden. Bei **Insulinmangel** (Diabetes Typ I) reagiert die A-Zelle paradoxerweise auf Glukoseanstieg mit **Zunahme** der **Glukagonsekretion,** die allerdings durch supraphysiologische Insulindosen zur Norm herabgesetzt werden kann. Möglicherweise ist der Insulinmangel z. T. dafür verantwortlich.

Bei **Insulinresistenz** (Diabetes Typ II) ist die **Plasma-Glukagonkonzentration** absolut und relativ zur Höhe des Butzuckers **gesteigert.** Eine Erhöhung der Glukose kann nach initialem Anstieg später einen Abfall von Glukagon zur Folge haben. Auch aminogene Stimuli bewirken eine vermehrte Glukagonkonzentration im Plasma. Alle Funktionstests der A-Zelle (orale Glukosegabe, Protein, Arginin i.v.) sind bei Diabetes Typ II pathologisch. Pharmakologische Insulindosen können die Glukagonsekretion nicht supprimieren. Somit scheint bei Diabetes Typ II keine Beziehung der Glukagonsekretion zum Insulinmangel vorzuliegen. Möglicherweise ist in diesem Zustand die A-Zelle ebenso resistent wie die peripheren Zellen gegenüber den Glukose-transportierenden Wirkungen des Insulins.

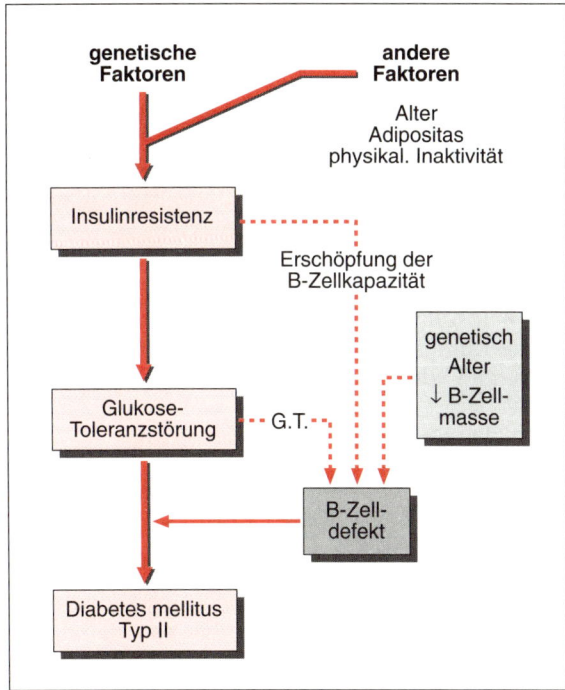

Abb. G6-2: Entwicklung des Diabetes mellitus Typ II. G. T. = Glukose-Toxizität (Modifiziert nach Saad et al., 1991).

Kennzeichnend als sekundäre Reaktion der Insulinresistenz ist eine hohe basale (nüchterne) Glukoseproduktion durch die Leber mit dem Resultat einer Nüchternhyperglykämie, die als Charakteristikum des Diabetes mellitus Typ II gilt.

Diese Nüchternhyperglykämie wird zu zwei Drittel durch die **Hyperglukagonämie,** z.T. auch durch die **Resistenz der Leberzelle gegen Insulin** hervorgerufen, so daß es nicht zur (normalen) Suppression der Glukagonwirkung kommen kann. Die gesteigerte hepatische Glukoseproduktion ist durch Zunahme der Glukoneogenese infolge vermehrten Zustroms glukogener Präkursoren aus der Peripherie zur Leber hervorgerufen. Die Hyperglykämie führt zu weiterer Beeinträchtigung der Insulinsekretion und zur Zunahme der Insulinresistenz als einem sich selbst perpetuierenden Mechanismus *(glukotoxische Theorie).*

Glukagon gewinnt weitere pathophysiologische Bedeutung, wenn die normale Relation zu Insulin (mol/mol) von der Norm abweicht. Wenn Insulin völlig fehlt (Diabetes Typ I, Alloxan-Diabetes), kann seine Sekretion ungehindert in großer Menge erfolgen. Dadurch wird in Leber- und Fettzellen die katabole Kaskade in Gang gesetzt, d.h. der Insulinmangel initiiert den Stoffwechselabbau nicht direkt, sondern durch Glukagon-vermittelte Mechanismen *(Hypothese der bihormonalen Abnormität).* Wenn dagegen Glukagon fehlt, kann eine katabole Reaktion trotz Insulinmangel nicht zustande kommen.

2.3 Auswirkungen auf den Stoffwechsel

2.3.1 Stoffwechselsyndrom

Eine unzureichende Insulinwirkung ist durch Hyperglykämie, Glukosurie, Hyperlipidämie, Ketonämie (im Extremfall: Ketoazidose) und renalen Stickstoffverlust gekennzeichnet.

Die Fähigkeit, Stoffwechselreserven aufzubauen, ist verringert, die vorhandenen Reserven werden verstärkt abgebaut (Glykogenolyse, Lipolyse, Proteolyse). Viele der Stoffwechseleffekte des Insulinmangels, besonders die katabolen Wirkungen, müssen im Zusammenhang mit Glukagon bzw. der **Insulin-Glukagon-Relation** betrachtet werden.
▷ **Kohlenhydratstoffwechsel:** Die Glukoseaufnahme in Muskel- und Fettzellen ist verringert, die Glukoseutilisation in der Peripherie verlangsamt. Die hepatische Glukoneogenese steigt auf das Doppelte an, da bei mangelnder oder unzureichender Insulinwirkung unter dem Einfluß von Glukagon der Leber vermehrt glukogene Präkursoren zugeführt werden. Die Glykogensynthese ist herabgesetzt, die Glykogenolyse

verstärkt. Das Zusammenspiel dieser Vorgänge ist für die **Hyperglykämie** verantwortlich. Das tubuläre Transportmaximum für Glukose in der Niere *(Nierenschwelle)* wird überschritten; die daraus resultierende Glukosurie bedingt eine osmotische Diurese, die eine **Polydipsie** zur Folge hat.
▷ **Fettstoffwechsel:** Da die hemmende Wirkung des Insulins entfällt, können Glukagon, Katecholamine und die hormonsensitiven Lipasen ungehindert die peripheren Fettdepots mobilisieren. Dadurch steigen freie Fettsäuren, Triglyceride (und Cholesterin) im Plasma an. Die Leber nimmt einen großen Teil der freien Fettsäuren auf, kann diese aber bei Insulinmangel nicht (wie normal) zu Acetyl-CoA oxidieren, sondern überführt sie unter dem Einfluß von Glukagon und anderen katabolen Hormonen in Acetoacetat, das zu β-Hydroxybutyrat reduziert wird. Diese **Ketokörper** werden z.T. von der Herz- und Skelettmuskulatur, vom Gehirn und anderen Geweben als Energiequelle verwandt. Der nicht verbrauchte Anteil dieser starken organischen Säuren bedingt bei schwerem Insulinmangel die **diabetische Ketoazidose** (s.u.).
▷ **Aminosäuren- und Proteinstoffwechsel:** Schwerer Insulinmangel führt zur **negativen Stickstoffbilanz** infolge der **Proteolyse.** Auch die Wiederauffüllung des Muskelstickstoffs, z.B. durch die Nahrung, ist bei Insulinmangel verringert. Ein Teil der freiwerdenden Aminosäuren wird von der Leber aufgenommen und zur Glukoneogenese verwendet (Alanin und andere glukoplastische Aminosäuren). Der Anteil der Aminosäuren an der hepatischen Glukoseproduktion kann dabei bis zu 40% (normal 10–20%) ausmachen.

2.3.2 Akute Stoffwechselkomplikationen

Auch die Beurteilung akuter Stoffwechselkomplikationen bei Insulinmangel (Diabetes mellitus Typ I) und Insulinresistenz (Diabetes mellitus Typ II) muß immer gleichzeitig die Relation zwischen Insulin und Glukagon in Betracht ziehen. Akute Komplikationen werden ausgelöst durch:
▷ Fehlen der Insulinsekretion (z.B. Diabetes Typ I)
▷ inadäquate exogene Insulindosierung
▷ erhöhten Bedarf an Insulin in besonderen Situationen (Streß, Infekt, Operation)

2.3.2.1 Ketoazidotisches Coma diabeticum

Bei absolutem Überwiegen von Glukagon werden freie Fettsäuren aus dem Fettgewebe mobilisiert (Lipolyse) und zur Leber transportiert. Besteht auch im Portalkreislauf ein Insulinmangel, so bleibt die Carnityltransferase, die die freien Fettsäuren zur Metabolisierung in die Mitochondrien transportiert, ungehemmt, so daß unter dem verstärkten

Einfluß von Glukagon die Fettsäuren der β-Oxidation unterworfen werden. Daraus resultieren große Mengen von Acetessigsäure, die zu β-Hydroxybuttersäure reduziert werden können, sowie von Aceton, das in der Atemluft erscheint.

In erster Linie ist Glukagon bzw. die Zunahme der Glukagon-Insulin-Relation für die gesteigerte Glukoneogenese (vorwiegend aus Alanin) sowie für die dadurch bedingte starke Glukosekonzentration im Plasma verantwortlich, die über eine osmotische Diurese zur Dehydratation führt.

Acetessigsäure und β-Hydroxybuttersäure können nicht metabolisiert werden und müssen daher durch körpereigene Kationen neutralisiert werden, soweit sie nicht von anderen Geweben als Energiesubstrat utilisiert werden. Sie führen zur metabolischen Azidose, die durch eine hohe Anionenlücke charakterisiert ist, und bedürfen zur renalen Ausscheidung vieler NH_4^+-Ionen, die infolge der Azoturie relativ leicht verfügbar sind. Allerdings können dabei auch bis zu 5 mmol Kalium/kg KG durch renale Ausscheidung verlorengehen. Eine stärkere Hypokaliämie tritt dabei meist nicht ein, da bei Azidose intrazelluläre Kaliumionen gegen extrazelluläre Protonen ausgetauscht werden. Außerdem verschleiert die Dehydratation den wahren extrazellulären Kaliumbestand.

> Im Vordergrund des ketoazidotischen Komas stehen starke Hyperglykämie, schwere metabolische Azidose und ausgeprägte Dehydratation mit Anstieg der osmotischen Konzentration in der Extrazellulärflüssigkeit, die die Insulin-vermittelte Glukoseverwertung weiter abschwächen kann.

2.3.2.2 Hyperosmolales, hyperglykämisches, nicht-ketotisches Coma diabeticum

> Wenn bei **reduzierter Sekretion** oder **relativer Resistenz von Insulin** die Konzentration des Hormons im Portalkreislauf bzw. die Glukagon-Insulin-Relation noch nicht zu sehr zugunsten des Glukagons verschoben ist, in der Peripherie aber dennoch ein Insulinmangel vorliegt, kann es bei **plötzlich erhöhtem Insulinbedarf** zum **nicht-ketotischen hyperosmolalen Coma diabeticum** kommen.

Die Leber ist in dieser Situation mittels des noch vorhandenen Insulinbestandes in der Lage, den durch peripheren Glukagonüberschuß vermehrten Anfall von freien Fettsäuren zu Triglyceriden zu synthetisieren, gleichzeitig auch Glykogen aufzubauen. Eine (wesentliche) β-Oxidation der Fettsäuren zu Ketosäuren findet daher nicht statt.

In der Peripherie ist jedoch die Insulinwirkung unzureichend, da ein hoher Prozentsatz des Hormons in der Leber abgebaut wird. Durch die er-

höhte Glukagonwirkung kommt es zu starker kontinuierlicher Glukoneogenese, vorwiegend aus glukoplastischen Aminosäuren. Dies führt zu extremer Hyperglykämie, die durch großen Zustrom von Glukose bei verminderter peripherer Utilisation oder auch durch unzureichende renale Ausscheidung (Dehydratation, Diuretika, Propranolol, Chlorpromazin, Cimetidin) verstärkt werden kann. Die **Glukosekonzentration** kann dabei auf über 1000 mg/dl (55 mmol/l), also höher als beim ketoazidotischen Koma, die **osmotische Konzentration** im Plasma bis auf 370 (normal: 285) mosmol/l, die **Harnstoffkonzentration** ebenfalls erheblich ansteigen. Typisch ist eine stark erhöhte **Triglyceridkonzentration** im Plasma, der die vermehrte hepatische Triglyceridsynthese zugrunde liegt.

> Das nicht-ketotische Koma entwickelt sich vorwiegend bei Patienten mit mildem **Diabetes mellitus Typ II** oder bei bisher „Gesunden" mit temporär erhöhtem Bedarf oder temporärer Reduktion von Insulin, wenn die B-Zellfunktion nicht zu extrem eingeschränkt ist.

2.4 Diabetisches Spätsyndrom

Spätkomplikationen des Diabetes mellitus betreffen in erster Linie das Gefäßsystem im Sinne einer **Mikroangiopathie,** bei Diabetes mellitus Typ II auch einer **Makroangiopathie.** Gemeinsamer Nenner der Mikroangiopathien im Beginn ist zunächst nur eine ultrastrukturelle, nach ein bis zwei Jahren aber sichtbare **Verdickung der Basalmembran** der Kapillaren. Damit verbunden ist eine gesteigerte **Extravasation von Plasmaproteinen,** die mit der Dauer der Erkrankung zunimmt. Diese Veränderungen treten nahezu in der gesamten Mikrozirkulation auf; sie führen besonders an der Retina und den Nierengefäßen, aber auch am Nervensystem zu funktionellen Beeinträchtigungen.

Die diabetische **Nephropathie** beginnt zunächst mit Anstieg des renalen Blutstroms und der Filtrationsrate, dem sich eine Verdickung der Basalmembran und eine Mikroalbuminurie (15–150 µg/min), später eine klinisch faßbare Proteinurie (größer als 0,5 g/24 h) und schließlich ein Rückgang der Filtrationsrate um 1,0 ml/min/Monat anschließen. Im präklinischen Stadium können die Veränderungen durch Normalisierung des Blutzuckers wieder rückgängig gemacht werden, nicht mehr jedoch, wenn die Proteinurie bereits manifest ist.

Auch der **Retinopathia diabetica** geht eine erhöhte Permeabilität voraus, die durch Kontrolle der Hyperglykämie beseitigt werden kann. Wenn bereits proliferative Veränderungen hinzugetreten sind, ist auch durch optimale Stoffwechseleinstellung kein Rückgang mehr zu erreichen.

Die diabetische **Neuropathie** betrifft sowohl sensorische (brennender Schmerz, Hyperästhesie), motorische und, wie nur wenige andere Neuropathien, auch autonome Funktionen. Autonome Defekte sind als Folge einer Schädigung kleiner Nervenäste bekannt. Sie beeinträchtigen unter anderem die Vagusfunktion (Verlust der Variabilität der Herzfrequenz beim Stehen), Sympathikusfunktionen (Orthostase, Verlust der spontanen Variationen des peripheren Blutflusses; Verlust der belastungsbedingten Tachykardie) und sind auch für die Schmerzlosigkeit bei Herzinfarkt verantwortlich.

Für die **Entstehung der Mikroangiopathie** werden mehrere Hypothesen diskutiert:

▷ Eine behauptet, daß die diabetische Gefäßerkrankung genetisch prädeterminiert sei, und daß die vaskulären Veränderungen unabhängig von der Stoffwechsellage aufträten.

▷ Andere Hypothesen legen die Beobachtung zugrunde, daß das Ausmaß von Mikroangiopathie und Neuropathie direkt mit dem Grad der Hyperglykämie und der sie bei Insulinmangel begleitenden Lipidanomalien korreliert. Zur Erklärung werden die Vorgänge der nicht-enzymatischen Glykosylierung und die Rolle der Aldolase-Reduktase und des Polyol-Mechanismus herangezogen.

Die **nicht-enzymatische Glykosylierung von Proteinen** ist der Vorgang der chemischen Bindung von Glukose an Proteine ohne Mitwirkung von Enzymen. Die dabei entstehenden stabilen Produkte akkumulieren im Inneren der Insulin-unabhängigen Zellen, an der Außenseite von Membranproteinen, an zirkulierenden und an weiteren strukturellen Proteinen. Das Ausmaß wird durch die Konzentration der Reaktionspartner (Glukose) und die Dauer der Einwirkung bestimmt.

So bindet sich z.B. Glukose an die N-terminale Aminogruppe des Valins der β-Kette im Hämoglobin zur Bildung von HbA_{1c}. Dies kann zur Beurteilung der Glukosestoffwechsellage über etwa zwei bis drei Monate nutzbar gemacht werden: Während der etwa 120tägigen Lebensdauer der Erythrozyten beträgt der Anteil des stabilen glykosylierten HbA_{1C} im Zustand der Normoglykämie bis zu 5%; er steigt bei längerdauernder ausgeprägter Hyperglykämie bis auf 10%, bei extrem hohen Blutzuckerwerten bis auf 15% des gesamten Hämoglobins an.

Bei Proteinen mit einer Halbwertszeit von Tagen oder Wochen bildet sich ein stabiles, aber chemisch reversibles Zucker-Protein-Addukt *(Amadori-Produkt)*. Proteine mit längerer Umsatzrate (Kollagen, Myelin, Elastin, Kristallin) akkumulieren nicht-enzymatische Glykosylierungsprodukte, die sich langsam aus den Amadori-Produkten entwickeln und schließlich chemisch irreversibel werden *(Post-Amadori-Produkte)*.

Wenn Albumin oder antibovines Serum-IgG z.B. an nicht-enzymatisch glykosyliertes Kollagen gebunden wird, findet sich eine intensive lineare Immunfluoreszenz an extravasalen Membranen. Die Bindung dieser Serumproteine an diabetische Nieren kann zur (für Diabetes) charakteristischen Verdickung der Basalmembran beitragen und somit der erste Schritt zur Bildung von Immunkomplexen in manchen Geweben bei Diabetes sein.

Von der Funktionseinschränkung durch nicht-enzymatische Glykosylierung können auch Proteine bestimmter Enzyme betroffen sein. Glykosylierung von Antithrombin III senkt dessen Thrombinhemmende Aktivität (typisch für Diabetes mellitus Typ I und II). Dadurch wird auch der Abbau des Fibrins beeinflußt, das bei Diabetes ebenfalls einer exzessiven nicht-enzymatischen Glykosylierung unterliegt. Die Folge ist eine Fibrinablagerung in verschiedenen Geweben: in Basalmembranen der Kapillaren, in Mesangium und Endothel (Initialphase der *Kimmelstiel[1]-Wilson-Noduli*) der Glomerula, in Retinakapillaren, in glatten Muskelzellen der Arterienwand und in kleineren epineuralen Arterien (Neuropathie). Der defekte Abbau von nicht-enzymatisch glykosyliertem Fibrin spielt somit eine Rolle bei der Entwicklung verschiedener Diabeteskomplikationen. Auch Myelin kann bei langbestehendem Diabetes irreversibel glykosyliert werden.

Epidemiologisch besteht der Verdacht, daß Patienten mit HLA-DR4 ein größeres Risiko der nicht-enzymatischen Glykosylierung aufweisen.

Aus der Kataraktforschung stammt die Hypothese der **Aldosereduktase-vermittelten Akkumulation von Polyolen** (besonders Sorbitol) als (Mit-) Ursache diabetischer Spätkomplikationen.

Die Aldose-Reduktase reduziert (in der Zelle) die Aldehydform der Glukose zu Sorbitol, das mittels der Sorbitol-Dehydrogenase zu Fruktose oxidiert wird. Da gleichzeitig die Sorbitol-Dehydrogenase abnimmt, resultiert bei Hyperglykämie eine starke intrazelluläre Anhäufung von Sorbitol, die zum Anstieg der osmotischen Konzentration und somit auch des Flüssigkeitseinstroms führt. Daraus entsteht eine Quellung (z.B. an der Augenlinse).

Der **Sorbitolanhäufung** soll auch eine Rolle bei der Entstehung der diabetischen Neuropathie zukommen: Aldose-Reduktase findet sich in den Schwann[2]-Zellen, die für die Bildung und Erhaltung der Myelinscheiden verantwortlich sind. Die Akkumulation führt zur Hydratation mit Abnahme der Konzentration von Myo-Inositol (Bestandteil der Phospholipide) und wird für die Entwicklung folgender Funktionsstörungen verantwortlich gemacht: Abnahme der Nervenleitgeschwindigkeit, des axonalen Transports und der sensorischen Perzeption. Die Myo-Inositolabnahme wird durch Kompetition mit Glukose um einen gemeinsamen Natrium-abhängigen Transportmechanismus erklärt. Dabei soll auch die Aktivität der **Na^+-K^+-ATPase** beeinträchtigt werden und für die Funktionsstörungen verantwortlich sein.

---

[1] Paul Kimmelstiel (geb. 1900), Pathologe in Hamburg und Boston. Clifford Wilson (geb. 1906), Arzt in London.
[2] Friedrich Theodor Schwann (1810–1882), Anatom in Lüttich.

Vorläufige Ergebnisse mittels Hemmung der Aldose-Reduktase durch Sorbinil bei diabetischer Neuropathie zeigen eine Verhinderung des Abfalls der Myo-Inositolkonzentration und der ATPase in peripheren Nerven und in Glomerula bei Diabetes. Die Nervenleitgeschwindigkeit steigt an, die Proteinurie kann verringert werden. Eine Besserung der subjektiven Beschwerden wird angegeben, wenn auch noch nicht klar ist, ob die objektiven Parameter ebenfalls beeinflußt werden.

2.5 Hyperinsulinämie und Insulinresistenz bei Adipositas

Adipositas ist durch Zunahme der Fettmasse des Körpers mit vermehrter Aufnahme von Triglyceriden in die vergrößerten Zellen gekennzeichnet. An den Vorgängen der Fettspeicherung ist Insulin maßgeblich beteiligt (s. Abschnitt G 1.1). Im Zustand der Entwicklung der Adipositas ist sowohl die Nüchtern- als auch die durch Glucose stimulierte Insulinsekretion weit über die Norm erhöht. Die Zahl der peripheren Insulinrezeptoren und somit auch die Insulinwirkung ist proportional reduziert. Die Insulinresistenz ist dabei rein exogen durch die Überernährung, vorwiegend mit Kohlenhydraten, bedingt. Der höchste Grad findet sich bei der Stammfettsucht, da das dort lokalisierte Fett metabolisch aktiver ist, eine erhöhte Lipolyse zeigt und mehr Fettsäuren freisetzt. Die Hyperglykämie als Folge der nicht ausreichenden Insulinwirkung provoziert einen weiteren Anstieg der Insulinkonzentration, die ihrerseits zum Stimulus für eine vermehrte VLDL-Triglycerid-Produktion durch die Leber wird.

Auch eine diskrete Blutdrucksteigerung, die nicht selten bei Adipositas anzutreffen ist, läßt sich durch die Insulinresistenz erklären. Hierfür wird eine durch Ausfall der Insulinwirkung bedingte Senkung der Ca^{2+}-ATPase-Aktivität der Plasmamembran verschiedener Gewebe mit Steigerung der intrazellulären Ca^{2+}-Konzentration verantwortlich gemacht, die den peripheren Gefäßwiderstand erhöht.

2.6 Diagnostische und klinische Hinweise

Hyperglykämie, Glukosurie mit folgendem klinischen Bild:
▷ **Diabetes mellitus Typ I:** Hyperglykämie mit Ketoseneigung, Insulinmangel bzw. verminderte Insulinsekretion (C-Peptid unter 300 pmol/l), gehäuftes Vorkommen von HLA-DR3, -DR4 und Antikörpern gegen Inselzellen. Erstmanifestation in 70% vor dem 30. Lebensjahr.
▷ **Diabetes mellitus Typ II:** Häufig Übergewicht bzw. Überernährung. Manifestationsalter bei ca. 70 % jenseits des 60. Lebensjahres (nur sehr selten bei Jugendlichen: *MODY = maturity onset diabetes of the young),* langsame Progression über Jahre. Häufig Resistenz auf exogenes Insu-

lin. Die endogene Insulinproduktion ist meist nicht vermindert. Kein Hinweis auf autoimmunpathologische Vorgänge.

Therapeutische Hinweise
▷ Adäquate Substitution mit Insulin und definierte Diät bei Diabetes mellitus Typ I.
▷ Symptomatische Maßnahmen zur Senkung des Blutzuckers (Diät, körperliche Aktivität), falls erforderlich auch Insulinsubstitution bei Diabetes mellitus Typ II.

3 Pathophysiologie der gesteigerten Insulinwirkung (Hypoglykämie)

Vorbemerkungen und Definition: Beim gesunden Menschen mit normaler Nahrungszufuhr bleibt die Blutzucker-(BZ-)Konzentration dank des Rückkopplungsmechanismus zwischen Glukosekonzentration und Insulinsekretion innerhalb 24 Stunden in engen Grenzen erhalten. Selbst nach 24- bzw. 72stündigem Fasten kann als Folge der Interrelation zwischen hormonaler Aktivität (Insulingegenregulatorische Hormone), den Mechanismen für Glykolyse und Glukoneogenese vorwiegend in der Leber sowie einer ausreichenden Verfügbarkeit von Substrat für die Glukoneogenese (Alanin und andere glukoplastische Aminosäuren) noch eine BZ-Konzentration von 65 mg/dl (3,6 mmol/l) bzw. 55 mg/dl (3,05 mmol/l) aufrechterhalten werden. Kommt es jedoch zur Störung eines dieser Regulationsmechanismen, so muß die BZ-Konzentration abfallen.

Als **Hypoglykämie** wird ein vorübergehendes oder dauerndes Absinken der Blutzuckerkonzentration unter eine (individuell schwankende) Grenze von 50 mg/dl (2,77 mmol/l) bezeichnet, die durch zerebrale Symptomatik und gesteigerte sympatho-adrenerge Reaktion gekennzeichnet ist.

Ursachen: Unter Berücksichtigung der Pathogenese wird neben der exogen ausgelösten Hypoglykämie zwischen Nüchtern- und postprandialer Hypoglykämie unterschieden.
1. **Nüchternhypoglykämie.** Diese Form ist durch eine Störung im Bereich eines oder mehrerer Regulationsfaktoren der Glukosehomöostase bedingt: Hormonwirkung, Leberfunktion, Substratverfügbarkeit.
▷ **Hormonale Ursachen.** Inadäquate oder exzessive Sekretion von Insulin durch Hyperplasie, Adenom (90% solitär, ca. 10% multipel) oder Karzinom (10%) der B-Zellen des Pankreas. Seltener Produktion eines nicht-supprimierbaren Proteins mit Insulin-ähnlicher Wirkung durch abdominelle oder mediastinale extrapankreatische mesenchymale Tumoren (besonders

Fibrosarkom). Unzureichende Sekretion gegenregulatorischer Hormone (Hydrocortison bei Nebennierenrindeninsuffizienz; ACTH, STH, Glukagon, Katecholamine).

▷ **Insulin-Autoimmun-Syndrom.** Schwere Hypoglykämie, erhöhte immunreaktive Insulinkonzentration mit hohem Insulin-Antikörper-Titer ohne vorangegangene Insulinexposition. Häufig liegen Autoimmunstörungen oder auch die Behandlung mit Sulfhydryl-haltigen Medikamenten vor, die für die Entstehung von Insulin-Autoantikörpern verantwortlich gemacht werden. Gehäufte Assoziation mit HLA-Cw4, HLA-B5 und HLA-DR4 läßt an genetische Prädisposition denken. Mögliche Entstehung der Hypoglykämie: sezerniertes Insulin wird zunächst schnell an Antikörper gebunden, später erfolgt spontane Dissoziation vom Antikörper, so daß noch Stunden nach der Nahrungsaufnahme eine schwere Hypoglykämie entstehen kann.

▷ **Hepatogene Ursachen.** Beeinträchtigung der Glukoneogenese in der Terminalphase schwerer Lebererkrankungen (Zirrhose, Karzinom, seltener Virushepatitis).

Angeborene Defekte des hepatischen glykogenolytischen und/oder glukoneogenetischen Enzymsystems, z.B. Mangel an Glukose-6-Phosphatase bei der Glykogenspeicherkrankheit Typ I (von Gierke[1]), an Fruktose-1-Phosphat-Aldolase bei hereditärer Fruktoseintoleranz oder Mangel an Fruktose-1,6-Diphosphatase.

Exzessiver chronischer Alkoholismus beeinträchtigt die Glukoneogenese und führt, besonders bei Erschöpfung der Glykogenbestände infolge unzureichender Kohlenhydraternährung, zur Hypoglykämie.

▷ **Substratmangel.** Bei der normalen Schwangerschaft, auch bei Laktation, meist in Kombination mit intestinaler Malabsorption oder bei Hypermetabolismus (Hyperthyreose, Fieber), kann ein Mangel an Substraten für die Glukoneogenese zur Ursache einer Hypoglykämie werden.

Substratmangel wird auch für die Entstehung der ketotischen Hypoglykämie im Kindesalter verantwortlich gemacht, die meist durch gastrointestinale Störungen ausgelöst wird.

2. **Postprandiale Hypoglykämie.** Bei Sturzentleerung des Magens, insbesondere nach Resektion oder Vagotomie, kommt es infolge schneller intestinaler Glukoseabsorption, unter Umständen durch Vermittlung der gastrointestinalen Hormone, zur reaktiven überschießenden Insulinsekretion mit Hypoglykämie **(Spät-Dumpingsyndrom).**

Eine funktionelle Hypoglykämie, allerdings nur selten mit schwerer klinischer Symptomatik, kann zwei bis vier Stunden nach kohlenhydratreicher Mahlzeit bei emotional instabilen Patienten mit Neigung zur Hyperaktivität des autonomen Nervensystems auftreten. Die

Existenz wird allerdings bezweifelt, da häufig nur eine vermehrte Adrenalinaktivität, seltener ein Blutzuckerabfall zu beobachten ist.

Im Frühstadium des Diabetes mellitus Typ II mit bereits vorliegender Störung der Phase I der Insulinsekretion kann es zu einer verspäteten, aber überschießenden Sekretion von Insulin in der Phase II kommen, die eine postprandiale Hypoglykämie bedingt.

3. **Exogen ausgelöste Hypoglykämie.** Überdosierung von Insulin und Sulfonylharnstoffen (auch beabsichtigte Selbstapplikation ohne Vorliegen eines Diabetes) gehören zu den häufigsten Ursachen der Hypoglykämie.

Folgen: Da Glukose die wichtigste Energiequelle für das Gehirn ist, muß eine Hypoglykämie zu funktionellen und strukturellen Schädigungen des zentralen Nervensystems führen. Ein zweiter Symptomenkomplex wird durch die bei Blutzuckerabfall reaktiv ausgelöste Steigerung gegenregulatorischer Hormone, insbesondere des sympathoadrenergen Systems, ausgelöst.

Bei Abfall der Blutzuckerkonzentration unter 30–20 mg/dl (1,66–1,11 mmol/l) können die Hirnzellen zwar durch vorhandene Substrate (Glykogengehalt, Metabolisierung von Lipid- und Proteinkomponenten der Neuronstrukturen) noch etwa für 60 bis 90 Minuten ernährt werden, jedoch löst bereits eine kürzer dauernde akute Hypoglykämie eine charakteristische Symptomatik aus. Dabei werden Areale mit der höchsten Entwicklungsstufe am frühesten betroffen: So äußert sich zunächst die Beeinträchtigung der **Hirnrinde** in Konfusion, Somnolenz, Erregung, Tremor, Perspiration und Hypotension. Der Befall der **subkortikalen-dienzephalen** Anteile bringt motorische Unruhe, primitive Bewegungen wie Saug- und Greifreflexe, gesteigerte Reaktion auf Schmerzreize und klonische Krämpfe mit sich. **Mesenzephale** und **prämyenzephale** Beteiligung äußert sich durch unkonjugierte Augenbewegungen, Extensorspasmen und durch ein positives Babinski-Phänomen[2]. Bis zu dieser Grenze kann die Symptomatik durch Glukoseinfusion noch beseitigt werden. Wird schließlich die **myenzephale-medulläre** Region beteiligt, kommt es zu irreversibler Schädigung mit flacher Atmung, Miosis, Ausfall der Korneareflexe, Hypothermie, Koma und Tod. Eine vorausgegangene, z.B. zirkulatorisch bedingte Hirnschädigung kann die Symptomatik verstärken.

Eine chronische, mehr protrahiert verlaufende Hypoglykämie bedingt ebenso wie rezidivierende akute Hypoglykämiezustände eine schrittweise zunehmende Verschlechterung der intellektuellen Funktionen, gelegentlich auch eine **hypoglykämi-**

---

[1] Edgar O. C. von Gierke (1877–1945), Pathologe in Karlsruhe.
[2] Joseph François Félix Babinski (1857–1932), Neurologe in Paris.

sche **Amyotrophie** mit Tremor, Chorea, Muskelrigidität und zerebellarer Ataxie.

Pathologisch-anatomisch finden sich fleckförmige ischämische Nekrosen. Hirnrinde, Basalganglien und Hippokampus sind am stärksten befallen. Im akuten Stadium zeigen sich darüber hinaus Petechien und Kongestion, Schwellung der Nervenzellen, später Degeneration ganzer Neurone, z.T. auch peripherer Nerven. In zahlreichen Arealen werden die Zellen durch Gliareaktionen ersetzt. Besonders bei älteren Diabetikern kann auch das Myokard befallen sein.

Der zweite Symptomenkomplex der Hypoglykämie ist durch die Vorgänge einer exzessiven **sympatho-adrenalen Reaktion,** insbesondere einer gesteigerten **Adrenalinsekretion** gekennzeichnet, die das Ziel verfolgt, die Blutzuckerkonzentration zu normalisieren: Glykogenolyse, Lipolyse und Glukagonsekretion werden stimuliert, der Glukoseverbrauch der Muskulatur und die Insulinsekretion werden reduziert. Diese Reaktion setzt etwa beim Unterschreiten einer Blutzuckerkonzentration von 50 mg/dl (2,77 mmol/l) ein. Ihre Intensität wird durch die Schnelligkeit des Blutzuckerabfalls bestimmt. Sie kann durch β-Rezeptorenblocker unterbunden werden. Bei diabetischer Nephropathie mit autonomer Komponente kann sie ebenfalls ausbleiben.

Ein Teil der Symptomatik der Hypoglykämie, nämlich Palpitation, Tachykardie, Angst, Schweißausbruch, Zittern und Kältegefühl, ist durch diese adrenerge Gegenregulation bedingt.

D **Diagnostische Hinweise**

Bei entsprechender klinischer Symptomatik bringt die sofortige Blutzuckerbestimmung den diagnostischen Hinweis auf Hypoglykämie. Andere Zustände vegetativer Dysfunktionen, besonders einer gesteigerten Adrenalinwirkung, müssen ausgeschlossen werden. Die Unterscheidung zwischen Nüchtern- und postprandialer Hypoglykämie legt bereits verschiedene Ursachengruppen fest. Wenn die akute Situation behoben ist (Glukoseinfusion), müssen Insulinbestimmungen, Blutzuckeranalysen nach Nüchternprovokation, unter Umständen auch ein Tolbutamid-Test angeschlossen werden. Stets ist daran zu denken, daß die meisten Hypoglykämiezustände entweder durch zuviel Insulin bzw. Sulfonylharnstoff oder relativ zu geringe Nahrungszufuhr hervorgerufen sind.

T **Therapeutische Hinweise**

Im akuten Zustand genügt die Glukoseinfusion. Zur Dauertherapie ist die Beseitigung evtl. erkannter Ursachen erforderlich.

Literatur

Badenhop, K., G. Schwarz, J. Trowsdale, V. Lewis, K. H. Usadel, E. A. M. Gale, G. F. Bottazzo: TNF-α-gene polymorphism in type I (insulin-dependent) diabetes mellitus. Diabetologia 32, 445–448 (1989).

Banatvala, J. E., G. Schernthaner, E. Schober, L. M. de Silva, J. Bryant, M. Borkenstein, M. A. Menser: Coxsackie B, mumps, rubella, and cytomegaly-virus specific IgM responses in patients with juvenile-onset insulin dependent diabetes mellitus in Britain, Austria and Australia. Lancet I (1985) 1409–1412.

Becker, F., K. Federlin: Autoantigene bei Typ-I-Diabetes. Immunität u. Infektion 19, 167–169 (1991).

Burch, H. B., S. Clement, M. S. Sokol, F. Landry: Reactive hypoglycemic coma due to insulin autoimmune syndrome: Case report and literature review. Amer. J. Med. 92, 681–685 (1992).

Clements, R. S. (ed.): Diabetic complications and the role of aldose reductase inhibition. Amer. J. Med. 79, 5A (1985) 1–37.

Cudworth, A. G.: Type I diabetes mellitus. Diabetologia 14 (1978) 281–291.

Ferranini, E., J. D. Smith, C. Cobelli, G. Toffalo, A. Pilo, R. A. de Fronzo: Effect of insulin on the distribution and disposition of glucose in man. J. clin. Invest. 76 (1985) 357–364.

Ferranini, E., S. M. Haffner, B. D. Mitchell, M. P. Stern: Hyperinsulinemia: the key feature of a cardiovascular and metabolic syndrome. Diabetologia 34, 416–422 (1991).

Flückinger, R., M. Pasqual: Die HbA$_{1C}$- und HbA$_1$-Bestimmung in der Diabetesüberwachung. Schweiz. med. Wschr. 116 (1986) 87–92.

de Fronzo, R. A.: The effect of insulin on renal sodium metabolism. A review with clinical implications. Diabetologia 21 (1981) 165–171.

de Fronzo, R. A., R. Gunnarsson, O. Björkman, M. Olsson, J. Wahren: Effects of insulin on peripheral and splanchnic glucose metabolism in noninsulin-dependent (Type II) diabetes mellitus. J. clin. Invest. 76 (1985) 149–155.

Keller, U.: Neues in der Pathogenese des Diabetes mellitus. Schweiz. med. Wschr. 116 (1986) 66–71.

Khardory, R., N. G. Soler: Hyperosmolar hyperglycemic nonketotic syndrome. Amer. J. Med. 77 (1984) 899–904.

Klöppel, G., M. Löhr, K. Habich, M. Oberholzer, P. U. Heitz: Islet Pathology and the Pathogenesis of Type 1 and Type 2 Diabetes mellitus revisited. Surv. Synth. Path. Res. 4 (1985) 110–125.

Krolewski, A. S., J. H. Warram, A. R. Christlieb, E. J. Busick, C. R. Kahn: The changing natural history of nephropathy in Type I Diabetes. Amer. J. Med. 78 (1985) 785–794.

Lernmark, A.: Molecular biology of type 1 (insulin-dependent) diabetes mellitus. Diabetologia 28 (1985) 195–203.

Modan, M., H. Halin, S. Almog, A. Lusky, A. Eshkol, M. Shefi, A. Shitrit, Z. Fuchs: Hyperinsulinemia. A link between hypertension, obesity and glucose intolerance. J. clin. Invest. 75 (1985) 809–817.

National Diabetes Data Group: Classification and diagnosis of diabetes mellitus and other categories of glucose intolerance. Diabetes 28 (1979) 1039–1057.

Saad, M. F., W. C. Knowler, D. J. Pettitt, R. G. Nelson, M. A. Charles, P. H. Bennett: A two-step model for development of non-insulin-dependent-diabetes. Amer. J. Med. 90, 229–235 (1991).

Schöffling, K.: Neue Aspekte zur Pathogenese des Diabetes mellitus. Verh. Dtsch. Ges. Inn. Med. 87 (1981) 12–23.

Sowers, J. R., P. R. Standley, J. L. Ram, M. B. Zemel, L. M. Resnick: Insulin resistance, carbohydrate metabolism and hypertension. Amer. J. Hypertens. 4, 266 S–272 (1991).

Srikanta, S., O. P. Ganda, R. A. Jackson: Type I diabetes mellitus in monocygotic twins: chronic progressive beta cell dysfunction. Ann. intern. Med. 99 (1983) 320–326.

Sussman, K. (ed.): Diabetes dialogue: The spectrum of defects in non-insulin-independent diabetes mellitus. Amer. J. Med. 79, 2B (1985) 1–44.

Tarn, A. C., C. P. Smith, K. M. Spencer, G. F. Bottazzo, E. A. M. Gale: Type I (insulin dependent) diabetes: a disease of slow clinical onset? Brit. med. J. 294 (1987) 342–345.

Tillil, H., J. Köbberlin: Genetik des idiopathischen Diabetes mellitus. I. Teil: Typ-1-Diabetes. Med. Klin. 80 (1985) 198–203.

Tooke, J. E.: Microvascular haemodynamics in diabetes mellitus. Clin. Sci. 70 (1986) 119–125.

Turner, R. C., P. D. R. Matthews, R. R. Holman, J. Petro: Relative contributions of insulin deficiency and insulin resistance in maturity onset diabetes. Lancet I (1982) 596–598.

Unger, R. H.: Glucagon physiology and pathophysiology in the light of new advances. Diabetologia 28 (1985) 574–578.

Wardle, E. N.: Diabetic nephropathy. Nephron 45 (1987) 177–181.

Zimmet, P.: Type 2 (non-insulin-dependent) Diabetes. An epidemiological overview. Diabetologia 22 (1982) 399–411.

G7 Testes

H. U. SCHWEIKERT

1 Physiologische Grundlagen

Die Hoden erfüllen zwei Aufgaben: Die **Spermatogenese** *(exokrine Funktion)* schafft die Voraussetzung für die Fortpflanzung, während die Synthese **männlicher Geschlechtshormone** *(endokrine Funktion)* Ausprägung und Erhaltung des männlichen Phänotyps gewährleistet.

> Störungen der Spermatogenese oder/und der **Synthese männlicher Geschlechtshormone** bezeichnet man als **Hypogonadismus.**

1.1 Anatomie des Hodens

Die paarig angelegten Hoden des Erwachsenen sind eiförmige Gebilde mit einem Volumeninhalt von jeweils 15–25 ml. Die Hoden bestehen aus den **Hodenkanälchen** (Tubuli seminiferi contorti), in denen die Keimzellen gebildet und in die samenableitenden Wege transportiert werden, und den hormonproduzierenden **Leydig[1]-Zellen,** die zwischen den Tubuli seminiferi liegen.

---

[1] Franz von Leydig (1821–1908), Anatom und Physiologe in Würzburg, Tübingen und Bonn.

1.2 Kontrolle der Hodenfunktion

Spermatogenese und Testosteronsynthese werden durch Hormone des Hypothalamus und der Hypophyse gesteuert. Die von der Hypophyse sezernierten Gonadotropine, das luteinisierende Hormon (LH) und das Follikel-stimulierende Hormon (FSH) haben folgende Wirkung: LH stimuliert die Testosteronsekretion; FSH regt die Spermatogenese und wahrscheinlich auch die Bildung eines zweiten Hodenhormons, des Inhibins, an. Durch chemische Rückkopplung auf Hypothalamus und Hypophyse wirken die Hodenhormone auf die Gonadotropinfreisetzung ein (Abb. G7-1), indem sie die Empfindlichkeit der Hypophyse gegenüber dem vom Hypothalamus ausgeschütteten Gonadotropin-Releasing-Hormon (GnRH), Synonym „luteinizing hormone-releasing hormone (LHRH oder LRH), vermindern (s. Kap. G1).

1.3 Testosteronsynthese

> Testosteron wird im Hoden in den Leydig-Zwischenzellen über mehrere Zwischenstufen aus Cholesterin synthetisiert und in das Blut abgegeben.

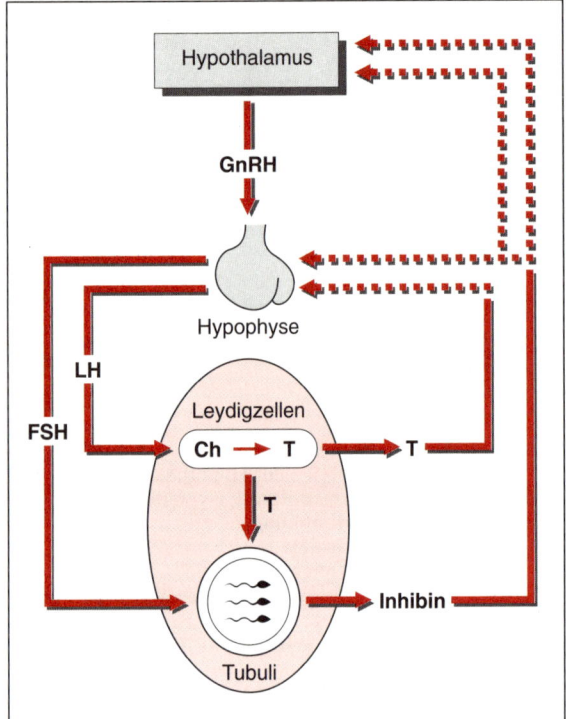

GnRH	: Gonadotropes Releasing-Hormon
LH	: Luteinisierendes Hormon
FSH	: Follikel-stimulierendes Hormon
Ch	: Cholesterin
T	: Testosteron

➡ : Stimulation
┅➤ : Hemmung

Abb. G7-1: Regulation der Hodenfunktion.

Wie in Abbildung G7-2 dargestellt, sind hieran fünf Enzyme beteiligt: 20,22-Desmolase, 3β-Hydroxy-steroid-$\Delta^{4,5}$-Isomerase, 17α-Hydroxylase, 17,20-Desmolase und 17β-Hydroxysteroid-Dehydrogen-ase (die vier erstgenannten kommen auch in der Nebennierenrinde vor).

Die tägliche Testosteronproduktion beträgt beim jungen Mann etwa 5–10 mg; die Testosteronkonzentration im Blut beträgt etwa 3–10 ng/ml; im Hoden ist sie etwa 100mal höher, was zur Aufrechterhaltung einer normalen Spermatogenese notwendig ist.

1.4 Östrogenbildung

Eine Besonderheit des Androgenstoffwechsels besteht darin, daß Testosteron als Prohormon zur Bildung von zwei Arten zellulärer Hormone dienen kann (Abb. G7-2). Durch Reduktion der 4,5-Doppelbindung wird 5α-Dihydrotestosteron gebildet, das viele Wirkungen der Androgene auf zellulärer Ebene vermittelt.

Zirkulierendes Testosteron, ebenso wie Androstendion, das wichtigste von den Nebennieren sezernierte Androgen, kann bei beiden Geschlechtern im peripheren Gewebe auch zu Östrogenen aromatisiert werden (Abb. G7-2 und G7-3). So entstammt der überwiegende Anteil der täglichen

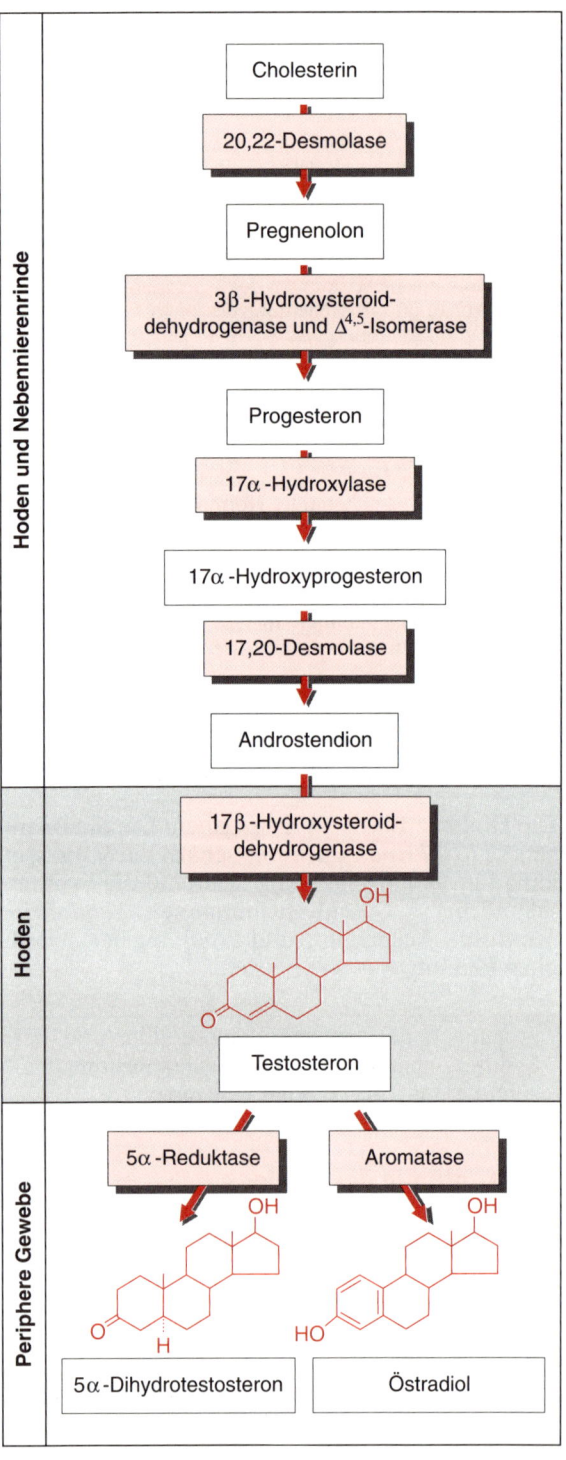

Abb. G7-2: Biosynthese und periphere Umwandlung des Testosterons.

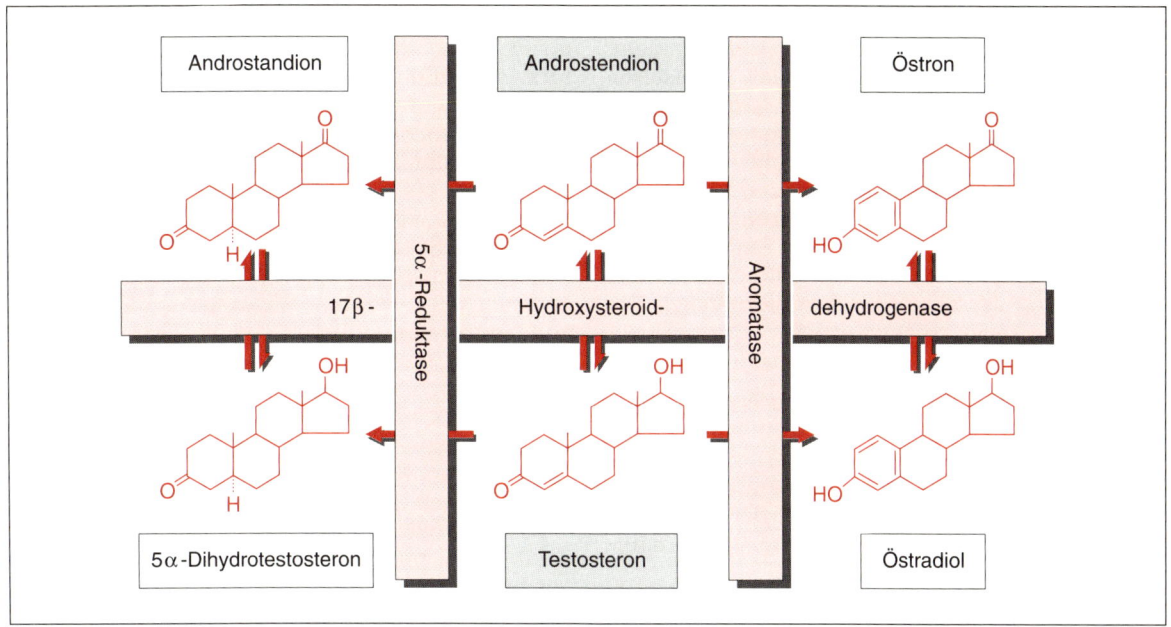

Abb. G7-3: Wichtige Metaboliten des Testosterons und Androstendions, die in extratestikulären „peripheren" Geweben gebildet werden können.

Östrogenproduktion beim Mann (40–50 µg Östradiol; 60–70 µg Östron) der Aromatisierung von Testosteron und Androstendion im peripheren Gewebe. Etwa 85% der täglichen Östradiol- und nahezu 100% der täglichen Östronproduktion werden auf diese Weise gebildet, und nur etwa 15% der täglichen Östradiolproduktion erfolgt im Hoden.

1.5 Intrazelluläre Testosteronwirkung

Testosteron ist im Plasma an zwei Trägerproteine, Albumin und Geschlechtshormon-bindendes Globulin (Abb. G7-4), gebunden. Das proteingebun-

dene Steroid steht in einem dynamischen Gleichgewicht mit ungebundenem, „freiem" Testosteron. Nur das zu etwa 1–3% in freier Form vorliegende Hormon kann in die Zelle diffundieren. Dort wird es entweder an spezifische Eiweißkörper (Rezeptoren) gebunden oder, je nach androgenem Zielorgan, durch das Enzym 5α-Reduktase in das biologisch sehr wirksame 5α-Dihydrotestosteron reduziert, welches dann an den Androgenrezeptor gekoppelt wird. Der Hormon-Rezeptor-Komplex wird im Zellkern an spezifische Chromatinfraktionen gebunden und bewirkt die Bildung von Boten-Ribonukleinsäure. Damit wird die komplexe meta-

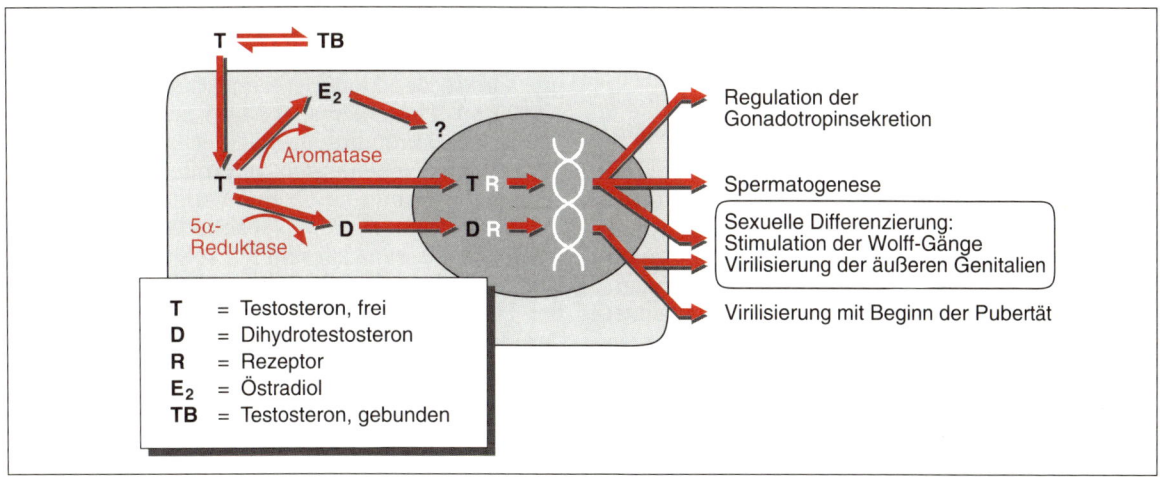

Abb. G7-4: Wirkungsmechanismus des Testosterons im Zielorgan.

bolische Botschaft der Androgene in der Zelle, z. B. die Neubildung von Proteinen, in Gang gebracht. Neuere Untersuchungen zeigen, daß **Testosteron** das androgene Wirkprinzip bei der **Regulation der Gonadotropinsekretion,** der **Spermatogenese** sowie bei der **Differenzierung der Wolff[1]-Gänge** darstellt. **5α-Dihydrotestosteron vermittelt dagegen die Wirung der Androgene** im **Sinus urogenitalis** und im **äußeren Genitale** während der Embryogenese. Nach der Pubertät ist es für die Aufrechterhaltung der Funktion der **akzessorischen männlichen Geschlechtsmerkmale** verantwortlich.

1.6 Somatische Wirkungen des Testosterons

> Die wichtigsten Aufgaben der männlichen Sexualhormone sind die Regulation der Gonadotropinsekretion und die Induktion und Erhaltung der männlichen Körperform.

Die Gesamtwirkung des Testosterons wird augenfällig, wenn man die somatischen Unterschiede zwischen Knaben und Mann betrachtet (vgl. Abschn. 1.10.1 Pubertät).

1.7 Abbau und Ausscheidung des Testosterons

Im Blut zirkulierendes Testosteron und 5α-Dihydrotestosteron werden in der Leber in inaktive Stoffwechselprodukte umgewandelt und dann zum überwiegenden Teil im Urin ausgeschieden. Etwa die Hälfte wird zu 17-Ketosteroiden (in erster Linie Androsteron und Ätiocholanolon) oxidiert, der Rest wird in Form polarer Substanzen (Diole, Triole und deren Konjugate) eliminiert.

> Da etwa 60–70% der gesamten 17-Ketosteroide im Urin Stoffwechselprodukte von Steroiden aus der Nebennierenrinde sind, ist die Bestimmung der **17-Ketosteroide** im Urin **kein** brauchbarer Parameter der endokrinen Hodenfunktion.

1.8 Tubuli seminiferi und Spermatogenese

Beginnend mit der Pubertät und bis ins Greisenalter hinein werden in den Tubuli seminiferi durch eine Reihe von Zellteilungen und Differenzierungsschritten **Spermatozoen** gebildet. Die Spermatogenese nimmt ihren Ausgang von den Spermatogonien, die der Basalmembran der Tubuli aufsitzen und von den Urgeschlechtszellen abstammen. Über mehrere Zwischenstufen werden Spermatozyten, Spermatiden und schließlich Spermatozoen gebildet. Während die ersten Teilungsschritte mito-

tischer Art sind, wird bei der Teilung der sekundären Spermatozyten der diploide Chromosomensatz, 44 Autosomen und zwei Geschlechtschromosomen, durch Reduktionsteilung (Meiose) halbiert. Die Tochterzellen, die Spermatiden, enthalten somit nur noch 23 Chromosomen, 22 Autosomen und ein Geschlechtschromosom X oder Y, eine Eigenschaft, die die geschlechtsbestimmende Potenz der Spermatozoen ausmacht.

Die Spermatogenese ist ein hormonabhängiger Vorgang, der sowohl die Wirkung von **FSH** als auch von **Testosteron** erfordert, wobei Testosteron für die Anfangsphasen, FSH für die Endphasen der Entwicklung von Bedeutung zu sein scheint. Die Spermatozoen werden schließlich zum Nebenhoden transportiert, wo sie ausreifen. Bei jungen Erwachsenen werden vom Hoden täglich mehr als 100 Millionen Spermatozoen produziert.

In den Tubuli seminiferi wird ein Proteinhormon, das **Inhibin,** produziert, das durch Rückkopplung auf hypothalamisch-hypophysäre Zentren die Regulation des FSH beeinflußt. Wie LH wird auch FSH in **pulsatiler** Form ohne erkennbare Tagesrhythmik von der Hypophyse sezerniert. Die Bedeutung dieser Rückkopplungsschleifen beruht darauf, daß damit ein sehr empfindlicher Mechanismus zur Kontrolle des Plasma-Testosteronspiegels und der Spermatogenese zur Verfügung steht.

1.9 Untersuchung der Hoden und der Hodenfunktion

1.9.1 Untersuchung der Hoden und des Skrotalinhaltes

Die Hodengröße wird durch Palpation am stehenden Patienten, bei der man die Hoden gleichzeitig nach Vorliegen eines Tumors untersucht, ermittelt. Die Hodengröße hängt hauptsächlich von der Entwicklung der Tubuli seminiferi ab; die Leydigzellen tragen zur Hodengröße nur wenig bei. Am einfachsten bestimmt man die Hodengröße durch vergleichende Palpation mit Hodenmodellen bekannter Volumina (Orchidometer). Vor der Pubertät beträgt das Volumen etwa 1–2 ml; die endgültige Größe des Hodens beim Mann beträgt etwa 12–25 ml (Hodenlänge: 3,5–5,5 cm). Bei der Palpation des Skrotalinhaltes achtet man weiter darauf, ob die Nebenhoden vergrößert oder druckschmerzhaft sind und ob eine Varikozele vorliegt.

Skrotalinhalt (Hoden, Nebenhoden, Plexus pampiniformis) lassen sich sehr gut sonographisch darstellen. Neben der objektiven Größenbeurteilung der Hoden lassen sich hiermit Parenchymveränderungen von Hoden und Nebenhoden, sowie Zysten und Hydrozele(n) nachweisen.

Parameter der Hodenfunktion

In Tabelle G7-1 sind die Parameter der Hodenfunktion beim Erwachsenen zusammengestellt.

---

[1] Kaspar Friedrich Wolff (1733–1794), Anatom in Berlin und St. Peterburg.

Tabelle G7-1 Parameter der normalen Hodenfunktion beim Erwachsenen

Endokrine Funktion (Leydig-Zellen)	
Testosteronproduktion	5–10 mg/Tag
Plasmaspiegel	3–10 ng/ml
Stimulation mit hCG: Anstieg des Plasma-Testosterons auf	über 3 ng/ml
Durch Rückkopplung von Testosteron auf die Hypophyse: LH	5–15 mU/ml
Östradiolproduktion	40 µg/Tag*
Plasmaspiegel	20–40 pg/ml
Exokrine Funktion (Tubuli seminiferi)	
Ejakulationsvolumen	> 2 ml
Spermatozoendichte:	$20–100 \times 10^6$ Zellen/ml
Beweglichkeit und normale Form der Spermatozoen	> 60%
Durch Rückkopplung (Inhibin) auf die Hypophyse: FSH	5–15 mU/ml
Hodengröße	> 12 ml/Testis

*Hiervon entstammen nur etwa 10–20% der testikulären Sekretion, der Rest wird in extratestikulären (peripheren) Geweben – hauptsächlich im Fettgewebe – aus im Blut zirkulierendem Testosteron und Androstendion gebildet.

1.9.2 Funktion der Leydig-Zellen

Testosteron und LH werden im Serum mittels spezifischer immunometrischer Verfahren erfaßt. Hierzu nimmt man in 15minütigem Abstand drei Blutproben ab und bestimmt den Hormonwert in den zusammengefaßten Serumproben. Die Serum-Testosteronspiegel betragen beim Mann 3–10 ng/ml (Tab. G7-1), während sie vor der Pubertät einen Wert von etwa 0,2 ng/ml erreichen. Beim LH liegt der Normalbereich für Erwachsene etwa zwischen 5 und 15 mU/ml, vor der Pubertät finden sich Werte unter 5 mU/ml.

Vor der Pubertät läßt sich die Leydig-Zellfunktion mit dem **hCG-Test** erfassen. Hierzu mißt man die Testosteronwerte vor und drei Tage nach Verabreichung von 5000 U humanem Choriongonadotropin (hCG). Normalerweise steigen die Testosteronspiegel auf mindestens 3 ng/ml an.

1.9.3 Funktion der Tubuli seminiferi

Im *Spermiogramm* (Samenanalyse) werden Ejakulatvolumen, Spermatozoendichte sowie Beweglichkeit und Form der Spermatozoen erfaßt; vor dieser Untersuchung ist eine sexuelle Karenz von etwa zwei bis drei Tagen erforderlich.

1.9.4 Follikel-stimulierendes Hormon

Das FSH im Serum ist erhöht, wenn eine Schädigung des Germinalepithels vorliegt und die Hypophysenfunktion intakt ist. Der Normalbereich des FSH liegt beim Erwachsenen zwischen 5 und 15 mU/ml.

1.10 Phasen der männlichen Sexualfunktion

Die Abbildung G7-5 zeigt die Sekretionsmuster des luteinisierenden Hormons und des Testosterons in den Phasen der männlichen Sexualentwicklung.

Beim männlichen Keimling setzt die Testosteronproduktion der Hoden etwa um die siebte Schwangerschaftswoche ein; die Testosteronproduktion erreicht bereits in der zehnten bis 18. Schwangerschaftswoche ein Maximum, wobei Konzentrationen erreicht werden, wie sie beim erwachsenen Mann vorkommen.

Diese sehr hohen Testosteronspiegel sind für die somatisch-sexuelle Differenzierung des Embryos von großer Bedeutung. Die Testosteronspiegel nehmen erst wieder in der Spätschwangerschaft ab; zur Zeit der Geburt sind sie beim Knaben kaum höher als beim Mädchen. Kurze Zeit nach der Geburt steigen die Testosteronspiegel beim männlichen Geschlecht wieder an und sind während der ersten drei Lebensmonate hoch. Danach sind die Testosteronspiegel bei beiden Geschlechtern bis zur Pubertät hin niedrig; bei Jungen sind sie etwas höher als bei Mädchen. Mit Beginn der Pubertät setzt beim männlichen Geschlecht ein dritter starker Anstieg der Testosteronsekretion ein und erreicht etwa im 17. Lebensjahr die Werte des Erwachsenen. Die Testosteronspiegel des Erwachsenen bleiben lange konstant; sie sinken erst etwa mit der fünften Lebensdekade wieder ab. Da zur Einleitung der Spermatogenese hohe intratestikuläre Testosteronwerte notwendig sind, setzt diese erst während der Pubertät ein.

1.10.1 Pubertät

Über die bestimmenden Faktoren, die die Pubertät einleiten, ist bisher nur wenig bekannt. Man weiß, daß hierbei dem **Hypothalamus-Hypophysen-System,** den **Hoden** und auch den **Nebennieren** eine wichtige Rolle zukommt. Vor der Pubertät ist die **Gonadotropinsekretion** der Hypophyse niedrig, sie scheint jedoch unter **testikulärer Kontrolle** zu stehen. Daher wird nach Kastration ein Anstieg der Gonadotropine beobachtet. Dies weist darauf hin, daß die Gonadotropinsekretion vor der Pubertät außerordentlich empfindlich auf Testosteron reagiert.

> Die Pubertät kündigt sich beim Knaben durch einen Anstieg der Gonadotropine während des Schlafes an; in der Folge wird die Gonadotropinausschüttung auf den ganzen Tag ausgedehnt, wodurch die Testosteronspiegel schließlich Erwachsenenwerte erreichen.

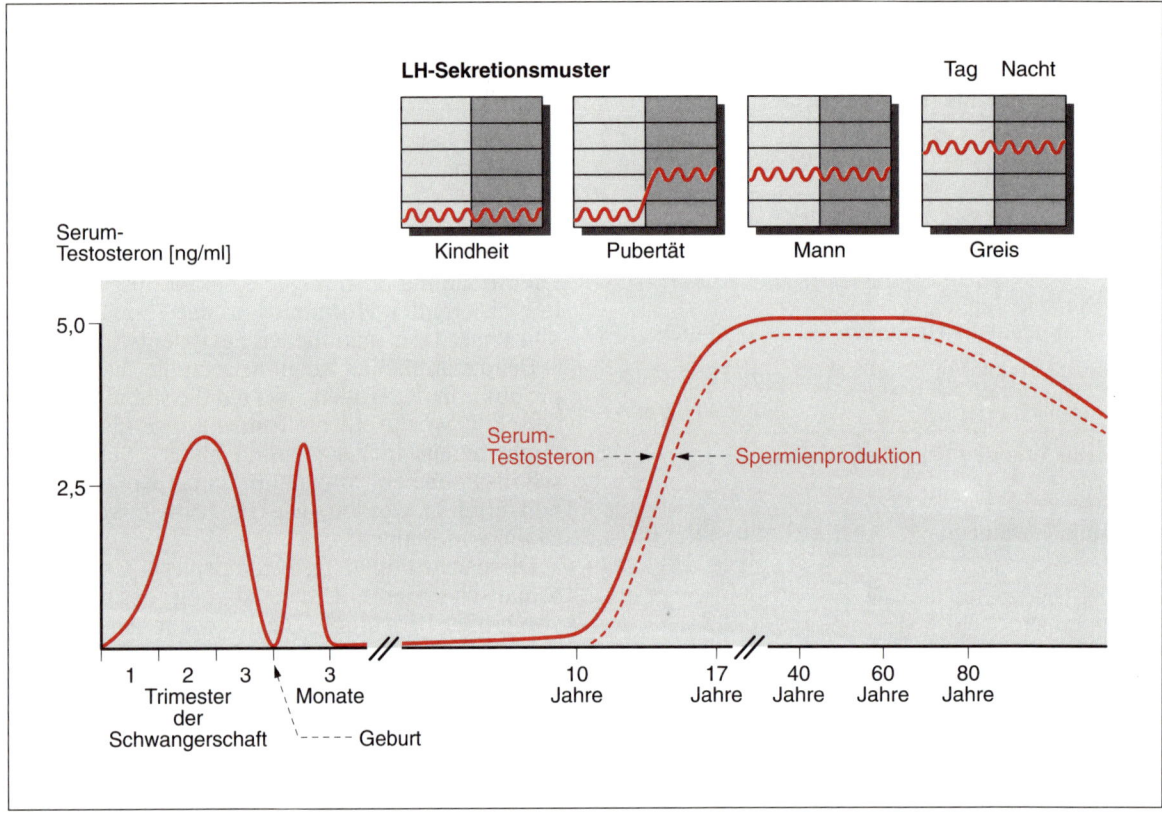

Abb. G7-5: Phasen der männlichen Sexualentwicklung. Sekretionsmuster des luteinisierenden Hormons und des Testosterons.

Diese Änderungen beruhen darauf, daß das Hypophysen-Hypothalamus-System während der Wachstums- und Reifungsphase immer weniger empfindlich auf Testosteron reagiert, wodurch ein Anstieg des Testosterons erfolgen kann.

Mit dem Testosteronanstieg kommt es im Hoden zur histologischen Ausdifferenzierung der Tubuli seminiferi und zum Beginn der Spermatogenese; das Wachstum der äußeren und akzessorischen Geschlechtsorgane (Penis, Prostata, Samenblase, Nebenhoden) wird stimuliert. Weiter kommt es zu einem Muskelwachstum, insbesondere der Brust- und Schultermuskulatur. Das Wachstum der Sexualbehaarung – Bart, oberes Pubesdreieck, Haare im Bereich des Stammes und der Extremitäten – sowie das Knochenwachstum und die Erythropoese werden durch Testosteron ebenfalls stimuliert und aufrechterhalten. Schließlich wird das psychische Geschlecht durch Beeinflussung des Gehirns mitgeprägt; inwieweit allerdings Umwelteinflüsse eine Rolle spielen, ist unklar.

1.10.2 Hodenfunktion im Alter

Obwohl sich mit Zunahme des Lebensalters das Hodengewicht kaum ändert, nehmen Zahl und Aktivität der Leydig-Zellen ab. Diese Veränderun-

gen werden etwa in der sechsten Lebensdekade deutlich und verursachen bei den Betroffenen einen allmählichen Abfall der Testosteronkonzentration im Blut. Als Folge kommt es zu einem **Anstieg des luteinisierenden Hormons** und zu einer vermehrten Umwandlung zirkulierender Androgene zu **Östrogenen** im peripheren Gewebe. Man nimmt heute an, daß diese hormonellen Veränderungen zur Entstehung der **benignen Prostatahyperplasie** und wahrscheinlich auch der **Altersgynäkomastie** beitragen.

> Überzeugende Befunde, daß die hormonellen Veränderungen im Alter direkte Folgen für die Sexualaktivität des alternden Mannes haben, gibt es nicht.

2 Allgemeine Pathophysiologie

2.1 Pubertas praecox

Definition: Beim Knaben Eintritt der ersten Pubertätszeichen mit deutlicher Progressionstendenz vor dem neunten Geburtstag.

Ursachen: Bei der Pubertas praecox ist die vorzeitige Pubertätsentwicklung auf eine vorzeitige Sekretion von GnRH, die zu einer Sekretion von Gonadotropinen und damit zur Testosteronsynthese führt, zurückzuführen. Die Ursache der idiopathischen Pubertas praecox ist unbekannt.

D Diagnostische Hinweise
Organische Gehirnerkrankungen (Tumoren und Entzündungen) können eine vorzeitige GnRH-Sekretion verursachen; sie sind daher von der idiopathischen Pubertas praecox diagnostisch abzugrenzen.

2.2 Pseudopubertas praecox

Von der Pubertas praecox ist die Pseudopubertas praecox zu unterscheiden, die nicht auf einer vorzeitigen hypothalamischen Aktivität beruht, sondern durch Hormone peripheren Ursprungs verursacht wird.

D Diagnostische Hinweise
Folgende Ursachen sind in Erwägung zu ziehen und müssen zur Diagnosestellung abgeklärt werden: Gonadotropin-sezernierende Tumoren (Chorionkarzinome, Teratome, Hepatoblastome), krankhaft veränderte endokrine Drüsen (Nebennierenrindentumoren, Nebennierenrindenhyperplasie beim adrenogenitalen Syndrom, Leydig-Zell-Tumoren). Weitere Ursachen sind exogen zugeführte Hormone (hCG, Anabolika und Sexualsteroide).

2.3 Pubertas tarda

Definition: Von einer verspäteten Pubertät, der Pubertas tarda, spricht man, wenn die sekundären Geschlechtsmerkmale nach dem 15. Lebensjahr auftreten.
Ursachen: In der Mehrzahl der Fälle läßt sich eine endokrine Störung nicht nachweisen. Es tritt eine zeitlich verschobene, im übrigen aber normale Pubertätsentwicklung ein.

D Diagnostische Hinweise
Differentialdiagnostisch ist es von größter Wichtigkeit, die idiopathische Form der Pubertas tarda von anderen Ursachen einer verzögerten Pubertät wie einem Panhypopituitarismus, Hodenerkrankungen oder einem hypogonadotropen Hypogonadismus abzugrenzen.

2.4 Hypogonadismus

Definition: Unter dem Begriff des männlichen Hypogonadismus versteht man alle Abnormalitäten der Hodenfunktion beim Erwachsenen, also sowohl Störungen der Spermatogenese als auch der Hormonproduktion.
Ursachen: Defekte oder Läsionen sowohl im Hoden selbst (primärer Hypogonadismus, hypergonadotroper Hypogonadismus) als auch im Bereich von Hypophyse und Hypothalamus (sekundärer und tertiärer Hypogonadismus, hypogonadotroper Hypogonadismus). Weiterhin kennt man posttestikuläre Störungen (Androgen-Resistenz-Syndrome), die klinisch ebenfalls zum Erscheinungsbild des Hypogonadismus führen können (vgl. Kap. G9 Intersexualität).

Unabhängig von der Pathogenese ist das klinische Erscheinungsbild des männlichen Hypogonadismus nur durch den **Androgenausfall** geprägt, während Störungen der Spermatogenese ohne Einfluß auf die Körpergestalt sind.

D Diagnostische Hinweise
Die Ausbildung der Symptome des Hypogonadismus hängt entscheidend vom Zeitpunkt des Auftretens des Androgenmangels ab. Tritt dieser bereits während der Embryogenese auf, kann Intersexualität die Folge sein. Besteht der Androgenmangel vor der Pubertät, kommt es zum **Eunuchoidismus.** Erwartungsgemäß fehlen dann die sekundären Geschlechtsmerkmale. Aufgrund der fehlenden Androgenwirkung (anabole Stoffwechselwirkung) verzögert sich der Schluß der Epiphysen erheblich oder bleibt aus, was zum eunuchoiden Hochwuchs führt. Phallus und Hoden sind dann auch beim Erwachsenen von kindlichem Ausmaß. Die Ausbildung der Muskulatur bleibt selbst beim körperlich Tätigen unterentwickelt. Infolge Bindegewebsschwäche findet man häufig X-Beine, Plattfüße, Varizen und Hämorrhoiden. Die Haut ist blaß, zart, dünn und wird im Alter besonders faltenreich. Die Hautanhangsgebilde bleiben unterentwickelt. Das Haupthaar ist dicht und fein, eine Regression der Haarlinie an der Stirn (Geheimratsecken) tritt ebensowenig auf wie eine Glatzenbildung. Der Bartwuchs und die männliche Behaarung an Stamm und Extremitäten sowie die Pubes- und Axillarbehaarung können ebenfalls fehlen; häufig bewirken die von der Nebenniere sezernierten Androgene einen **femininen Behaarungstyp.** Da der Kehlkopf unterentwickelt bleibt, kommt es nicht zum Stimmbruch; die Patienten fallen durch die **hohe Stimmlage** auf. Der Ausfall des Testosterons führt zur **Osteoporose,** die schon in der vierten Lebensdekade entsprechende Beschwerden hervorruft.

Tritt der Androgenmangel nach der Pubertät ein, weichen die somatischen Merkmale nur wenig vom Normalen ab. Die Körperproportionen sind normal, die Stimme bleibt tief, da der Larynx nicht mehr kleiner wird. Phallus und Skrotum behalten ihre ursprüngliche Größe, aber die Hoden atrophieren. Die Sekundärbehaarung, insbesondere der Bartwuchs, wird spärlicher. Der postpuberale Androgenmangel führt weiter zu allmählichem Erlöschen von Potenz und Geschlechtstrieb. Gelegentlich treten Symptome eines **endokrinen Psychosyndroms** wie Verstimmung und Depressionen auf.

3 Spezielle Pathophysiologie

3.1 Störungen im Bereich des Hypothalamus

3.1.1 Isolierter hypogonadotroper Hypogonadismus (Kallmann-Syndrom[1], eunuchoider Hypogonadismus, fertile Eunuchen)

Definition: Das Syndrom entwickelt sich infolge eines isoliert auftretenden Mangels der Gonadotropinsekretion; die übrigen Hypophysenhormone werden regelrecht sezerniert.

Ursachen: Infolge einer angeborenen hypothalamischen Funktionsstörung, die durch eine fehlende oder inadäquate Sekretion von GnRH charakterisiert ist, kommt es zum Ausfall bzw. Mangel der Gonadotropinsekretion. Das Syndrom tritt sporadisch oder vererbt auf.

Einteilung: Das Syndrom tritt klinisch in folgenden Varianten auf:

▷ **Eunuchoider Hypogonadismus:** Die LH- und FSH-Sekretion ist vermindert bzw. im Serum nicht nachweisbar. Der unbehandelte Erwachsene weist dann die typische Symptomatologie des eunuchoiden Hypogonadismus auf.

▷ **Kallmann-Syndrom:** Zusätzlich zur verminderten oder fehlenden Gonadotropinsekretion besteht eine Einschränkung des Geruchssinns, die sich als An- oder Hyposmie manifestiert. Pathologisch-anatomisch handelt es sich um eine Anlagestörung im Bulbus olfactorius sowie in den Bezirken des Hypothalamus, in denen GnRH produziert wird.

▷ **Syndrom des „fertilen Eunuchen" (Pasqualini Syndrom):** Die Sekretion von FSH ist normal, während die LH-Sekretion vermindert ist. Nach der Pubertät findet man infolge des Testosteronmangels Symptome des Eunuchoidismus. Da die FSH-Sekretion vorhanden ist, sind die Hoden gewachsen und die Spermatogenese vorhanden. Wenn Ejakulate produziert werden, sind das Volumen und die Spermatozoenzahl meist vermindert. Die FSH-Produktion beruht vermutlich darauf, daß die GnRH-Sekretion nicht völlig ausgefallen ist, die Amplitude oder Frequenz der GnRH-Pulse jedoch vermindert ist.

D **Diagnostische Hinweise**

Die Diagnose wird meist erst dann gestellt, wenn die erwartete Pubertät ausbleibt. Hilfreich bei der Diagnosestellung ist der Nachweis von Riechstörungen, die zu eruieren sind, da der Einschränkung bzw. dem Fehlen des Geruchssinns von den Patienten meist keine Beachtung geschenkt wird, und dies erst durch gezielte Fragen und durch die Prüfung des Riechvermögens diagnostiziert werden kann. Differentialdiagnostisch sind die Pubertas tarda und hirnorganische Prozesse in Erwägung zu ziehen.

Auch beim **Prader-Willi-Labhart[2]-Syndrom** liegt eine hypothalamische Störung mit mangelnder LH-Sekretion vor. Zu den Symptomen des Hypogonadismus kommen Minderwuchs, extreme Adipositas, Diabetes mellitus und eingeschränkte Intelligenz.

3.2 Hypophysäre Erkrankungen

Ist die Gonadotropinsekretion der Hypophyse vermindert, resultiert daraus ebenfalls das klinische Bild des Hypogonadismus. Ursachen sind Läsionen, die einzelne oder alle Partialfunktionen der Hypophyse betreffen.

3.2.1 Panhypopituitarismus

Dieses Krankheitsbild beruht auf einem Ausfall aller Funktionen des Hypophysenvorderlappens **(Morbus Simmonds[3])** und wird durch Tumoren, Nekrosen, Entzündungen und Zysten verursacht. *Nicht selten beginnt die Erkrankung mit dem Ausfall einer Hypophysenfunktion, die sich im weiteren* Verlauf zum Panhypopituitarismus ausweitet, wobei auch der Hinterlappen in Mitleidenschaft gezogen werden kann. Tritt die Erkrankung nach erfolgter Pubertät auf, kommt es zum Erlöschen der Hodenfunktion.

3.3 Störungen im Bereich der Testes

3.3.1 Störungen der Testosteronsynthese

Siehe Kapitel G9 Intersexualität.

3.3.2 Konnatale Anorchie

Unter diesem Syndrom wird ein weites Spektrum unterschiedlicher Sexualentwicklung bei Individuen mit fehlenden Testes, aber normalem männlichem Geschlechtschromosomensatz zusammengefaßt. Das definitive somatische Geschlecht hängt vom Zeitpunkt des Ausfalls der Testes während der Embryogenese ab. Bei normaler männlicher Geschlechtsentwicklung muß man daher annehmen, daß während der embryonalen Geschlechtsdifferenzierung ein zunächst funktionsfähiger Hoden vorgelegen haben muß, der nach Abschluß der phänotypischen Sexualentwicklung zugrunde ging. Die konnatale Anorchie ist selten (Inzidenz etwa 1:20 000); das Fehlen eines Hodens **(Monorchie)** ist etwa 4mal häufiger. Klinisch findet man ein leeres

---

[1] Franz J. Kallmann (1897–1965), Psychiater in Berlin, München, New York.
[2] Andrea Prader, zeitgenössischer Kinderarzt und Endokrinologe in Zürich. Heinrich Willi (1900–1971), Kinderarzt in Zürich. A. Labhart (geb. 1916), Schweizer Internist und Endokrinologe.
[3] Morris Simmonds (1855–1925), Pathologe in Hamburg.

Skrotum, im Leistenkanal und im Abdomen läßt sich kein Hodengewebe nachweisen. Der Stimulationstest mit hCG führt daher zu keinem Anstieg des Plasma-Testosterons. Beim Kryptorchismus dagegen, der differentialdiagnostisch erwogen werden muß, kommt es nach hCG-Stimulation zum Anstieg des Testosterons.

3.3.3 Erworbene Anorchie (Kastration)

Der postnatale Verlust der Hoden kann Folge von Traumata, Entzündungen und mißglückten Operationen sein.

3.3.4 Testikuläre Atrophie

Die testikuläre Atrophie, die sowohl die interstitiellen als auch die testikulären Elemente des Hodens betrifft, kann das Endstadium bei Traumata, Durchblutungsstörungen (Hodentorsionen, Hernienoperationen), ionisierenden Strahlen, Zytostatika, Schädigung durch Wärme und Entzündungen sein. Unter den durch Viren hervorgerufenen Entzündungen, die zur Hodenatrophie führen können, nimmt **Mumps** die wichtigste Stelle ein.

> Im Gegensatz zu Kindern, bei denen **Mumps** selten zu einer Orchitis führt, ist die Erkrankung beim Mann in einem Viertel der Fälle mit einer **Orchitis** vergesellschaftet, die bei zwei Dritteln unilateral verläuft, doch in etwa der Hälfte der erkrankten Hoden zur **Atrophie** führt.

3.3.5 Maldescensus testis

Beim Menschen wandert der Hoden bereits während der Fetalzeit aus dem Abdomen ins Skrotum. Zur Zeit der Geburt oder spätestens im ersten Lebensjahr ist dieser Vorgang abgeschlossen. Der Descensus kann in allen Stadien unterbrochen sein. Der unvollständige Descensus wird im angloamerikanischen Sprachgebrauch als **Kryptorchismus** bezeichnet; im deutschsprachigen Bereich wird damit nur die abdominelle Hodenretention bezeichnet und im übrigen je nach Lage des Hodens in Leistenhoden, Gleithoden oder Pendelhoden unterschieden. Beim Gleithoden liegen die Testes im Inguinalkanal und können ins Skrotum hinabgedrückt werden. Beim Loslassen gleiten sie wieder in ihre ursprüngliche Lage zurück.

Beim Wander- oder Pendelhoden „pendelt" der Hoden zwischen Skrotum und Inguinalkanal.

Liegt der Hoden schließlich außerhalb des physiologischen Deszensusweges, spricht man von einer Hodenektopie.

Die Häufigkeit des Maldescensus testis beträgt im Schulalter etwa 0,6–0,8%. Als Ursache wird eine mangelhafte Hodenfunktion bzw. ein ungenügender intraabdomineller Druck, d.h. fehlende vis a tergo, diskutiert.

Wichtigste Folgen des Kryptorchismus sind:
▷ Störung der Spermatogenese und
▷ Entwicklung maligner Tumoren im retinierten Hoden im Erwachsenenalter.

Die Störung der Spermatogenese beruht auf der erhöhten Umgebungstemperatur des retinierten Hodens (ca. 1,5–4°C höher als im Skrotum); gehemmt wird offensichtlich die Tubulusentwicklung und die Spermatogenese, nicht jedoch die Testosteronsynthese.

3.3.6 Hypogonadismus bei Chromosomenaberrationen (Klinefelter Syndrom, XX-Mann-Syndrom)

Siehe Kapitel G9 Intersexualität.

3.3.7 Hypogonadismus bei systemischen und neurologischen Erkrankungen

Die wichtigsten systemischen Erkrankungen, die zu einem Hypogonadismus führen, sind chronische Lebererkrankungen (Leberzirrhose und in seltenen Fällen Hepatitis) und Nierenversagen; Myotonia dystrophica und Paraplegien sind die neurologischen Erkrankungen, die am häufigsten zu Hypogonadismus führen.

3.3.8 Medikamentös bedingter Hypogonadismus

Eine Reihe von Pharmaka können sowohl die endokrine als auch die exokrine Funktion des Hodens beeinträchtigen. In hohen Dosen blockiert Spironolacton die Testosteronsynthese. Cimetidin, Spironolacton und Antiandrogene, beispielsweise Cyproteronacetat, sind kompetitive Hemmer des Testosterons am Rezeptor und wirken somit antiandrogen. Weitere Substanzen, die zu einer Minderung des Androgenspiegels führen können, sind Digitalis, Marihuana und Alkohol.

3.3.9 Posttestikuläre Störungen

Siehe Kapitel G9 Intersexualität.

▽ **Therapeutische Hinweise**

Bei der Therapie des männlichen Hypogonadismus steht die Hormonsubstitution im Vordergrund (Tab. G7-2).

Androgene: Das Mittel der Wahl, um die Virilisierung einzuleiten oder aufrechtzuerhalten, sind die Androgene; ebenso dann, wenn die Induktion der Spermatogenese nicht möglich (d.h. bei allen Formen des Hypogonadismus, die durch eine Störung auf der Ebene des Hodens oder der androgenen Zielorgane bedingt sind) oder nicht erwünscht ist. Die Behandlung wird mit Testosteronestern durchgeführt, da reines Testosteron in der Leber sofort abgebaut wird und die Verstoffwechselung erst durch hohe Dosen überspielt werden kann.

Tabelle G7-2 Diagnostik und Therapie des männlichen Hypogonadismus

	Lokalisation der Störung	Ursache	Hormonwerte im Vergleich zum normalen Mann	Therapeutische Hinweise
III	Hypothalamus	GnRH-Mangel	LH↓; T↓	Substitution mit Androgenen Bei Fertilitätswunsch: – hCG-hMG oder – pulsatile GnRH-Applikation
II	Hypophyse	Gonadotropin-mangel	LH↓; T↓	Bei isoliertem Gonadotropinmangel: Substitution mit Androgenen; bei Fertilitätswunsch hCG-hMG-Applikation Bei Tumor: OP, dann Substitution aller betroffenen Hormone (z. B. Thyroxin, Kortisol, Testosteron, Vasopressin). Bei Fertilitätswunsch anstelle Testosteron passager hCG-hMG
I	Testes	Testosteron-mangel	LH↑; T↓	Substitution mit Androgenen (Testosteronester)
	Posttestikulär (androgene Zielorgane)	siehe Kapitel Intersexualität		

I = Hypergonadotroper (primärer) Hypogonadismus   II = Hypogonadotroper (sekundärer) Hypogonadismus
III = Hypogonadotroper (tertiärer) Hypogonadismus   LH = Luteinisierendes Hormon; T = Testosteron; ↑ = erhöht; ↓ = erniedrigt

Gonadotropine: Die Gabe dieser Hormone beschränkt sich ausschließlich auf Patienten mit Hypogonadismus infolge mangelhafter Gonadotropinsekretion (Störung der Hormonsekretion auf hypothalamischer und hypophysärer Ebene), bei denen außerdem Fertilitätswunsch besteht. Da diese Therapie aufwendig und sehr teuer ist, wird sie nur zeitlich begrenzt bis zur Erzielung der Fertilität angewendet. Danach wird wiederum mit Testosteronpräparaten substituiert. Die Therapie wird mit humanem Choriongonadotropin (hCG), das die Entwicklung der Leydig-Zellen und das Wachstum des Hodens fördert, begonnen. Um die Spermatogenese zu induzieren, ist dann zusätzlich die Gabe von humanem Menopausengonadotropin (hMG) notwendig.

Bei Kryptorchismus läßt sich in einem Teil der Fälle mit hCG (oder GnRH) ein Descensus testis erreichen. Die Therapie muß, um spätere Fertilitätsstörungen zu vermeiden, vor dem zweiten, besser schon nach dem ersten Geburtstag erfolgen.

Gonadotropin-Releasing-Hormon (GnRH): Die Indikationen zur Behandlung mit GnRH sind
▷ Kinderwunsch bei Vorliegen eines hypothalamischen Hypogonadismus. Das Hormon muß dann unter Nachahmung des physiologischen Sekretionsmusters mittels einer computergesteuerten Pumpe pulsatorisch verabreicht werden.
▷ Zur Behandlung des Kryptorchismus (vgl. Gonadotropine).

3.3.10 Hodentumoren

Hodentumoren machen ungefähr 0,5–1% der Malignome beim Mann aus. Die Häufigkeitsverteilung ist dreigipfelig mit Maxima im Kindesalter, beim jungen Erwachsenen und beim alten Mann. Ein Maldescensus testis prädisponiert beim Erwachsenen, wie schon erwähnt, zur Tumorbildung.

Einteilung: Folgende Tumorformen lassen sich unterscheiden:

1. Keimzelltumoren	95%
A. Keimzelltumoren mit **einem** histologischen Zelltyp	60%
– Seminome,	
– Nicht-seminomatöse Keimzelltumoren (Teratome, Chorionkarzinome, embryonales Karzinom, Dottersack-Tumoren)	
B. Kombinationstumoren, d. h. Keimzelltumoren mit mehr als einem histologischen Zelltyp	40%
2. Stromatumoren	1–2%
– Leydig-Zell-Tumoren	
– Sertoli-Zell-Tumoren	
3. Andere Tumoren, wie beispielsweise	ca. 5%
– Lymphome	
– Metastasen	

D Diagnostische Hinweise

Endokrine Störungen als Folge von Hodentumoren treten in etwa 5% der Fälle auf und manifestieren sich entweder durch Zeichen der Feminisierung oder, falls sie vor der Pubertät auftreten, als Pseudopubertas praecox.

Seminome sind die häufigsten Hodengeschwülste; sie sind selten endokrin aktiv. Sie kommen gehäuft zwischen dem 3. und 5. Lebensjahrzehnt vor. Oft sind sie mit Teratomen vergesellschaftet und befallen meist nur einen Hoden. Sie metastasieren relativ spät und sind strahlenempfindlich.

Teratome sind seltener als Seminome. Bevorzugt befallen werden Männer im 3. Lebensjahrzehnt. Teratome sind fast ausnahmslos maligne und häufig endokrin aktiv. Da hCG im normalen Hoden vorkommt, überrascht es nicht, daß das hCG häufig erhöht ist. Tatsächlich wird bei ca. 25% der Teratome die β-Kette des hCG erhöht gefunden.

Hodentumoren lassen sich bei der Palpation häufig vom gesunden Gewebe abgrenzen, oder der befallene Hoden fällt durch seine harte Konsistenz im Vergleich zum kontralateralen Hoden auf, der häufig schlaff und atrophisch ist. Beim Erwachsenen sind Gynäkomastie, Libido- und Potenzverlust häufige Leitsymptome endokrin aktiver Tumoren (hCG stimuliert auf Dauer die Östrogenproduktion im Hoden und im extratestikulären Gewebe).

▼ Therapeutische Hinweise

Histologie und Ausbreitung des Tumors sind die wichtigsten Kriterien für die Therapiewahl (Operation, Bestrahlung, Chemotherapie).

3.3.11 Infertilität

Schätzungsweise 15% aller Ehen bleiben kinderlos; der größte Teil ungewollt. Die Ursachen der Kinderlosigkeit liegen zu etwa 40% beim Mann, zu 40% bei der Frau, und in etwa 20% bei beiden Partnern.

Ursachen beim Mann:
▷ Störung der Erektion und Ejakulation,
▷ urologische Erkrankungen (Hypospadie, Hypoplasie des Genitales, Varikozele, Hydrozele, Lageanomalien der Testes, Okklusion der ableitenden Samenwege),
▷ Störungen der Spermatogenese infolge Hypogonadismus,
▷ *Störungen der Spermatogenese ohne erkennbare Hormonstörungen* (häufigste Ursache),
▷ immunologische Ursachen.

D Diagnostische Hinweise

Außer den bereits beschriebenen Störungen der Spermatogenese, die auf einem Hypogonadismus beruhen, sollen an dieser Stelle nur die Störungen der Spermatogenese ohne erkennbare Hormonstörungen besonders erwähnt werden. Hierher gehören die Patienten mit **Oligo-Terato-Asthenozoospermie.** Es handelt sich dabei um die weitaus häufigste Ursache der Infertilität beim Mann. Da eine endokrinologische Ursache unbekannt ist, gibt es auch keine kausale Therapie.

Literatur

Labhart, A.: The Testis. In Labhart, A.: Clinical Endocrinology, 2nd ed. Springer, Berlin 1986 (pp. 517–592)

Griffin, J. E., J. D. Wilson: Disorders of the testis and the male reproductive tract. In Wilson, J. D., D. W. Forster: Williams Textbook of Endocrinology. Saunders, Philadelphia 1992 (S. 799–852)

Schmoll, H. J., L. Weißbach: Diagnostik und Therapie von Hodentumoren. Springer, Berlin 1988.

Schweikert, H. U.: Störungen der männlichen Fertilität. In Krück, F., W. Kaufmann, H. Bünte, E. Gladtke, R. Tölle: Therapiehandbuch, 4. Aufl. Urban & Schwarzenberg, München–Wien–Baltimore 1992 (L5-1–L5-11).

G8 Ovar

H. U. SCHWEIKERT

1 Physiologische Grundlagen

Das Ovar dient der Fortpflanzung durch Bereitstellung befruchtungsfähiger **Eizellen** und durch Produktion von **Hormonen,** deren Wirkungen die Fortpflanzungsfähigkeit ermöglichen.

1.1 Anatomie

Die Gonaden sind paarig angelegte Gebilde von nierenförmiger Gestalt, die jeweils an der Wand des kleinen Beckens liegen, wo sie am Ligamentum latum aufgehängt sind. Jede der grau erscheinenden Gonaden wiegt etwa 10 g und mißt durchschnittlich $4 \times 2 \times 1$ cm. Die Oberfläche ist nicht glatt, sondern weist Vorwölbungen, bedingt durch die Tertiärfollikel, und narbige Einziehungen, hervorgerufen durch die Corpora albicantia, auf.

Das Ovar ist mit Peritoneum, hier in Form eines einschichtigen kubischen Epithels, überzogen. Die darunterliegende Faserschicht, die Tunica albuginea, besteht aus kollagenen Bindegewebsfasern, die sich nach innen in das Bindegewebsstroma fortsetzen. Hierbei können zwei Zonen, die jedoch nicht scharf voneinander abgesetzt sind, unterschieden werden. Die **Rinde** enthält die **Eizellen** und **Gelbkörper,** während das **Mark gefäß- und nervenreich** ist. Gefäße und Nerven treten am ventralen Rand des Ovars am Hilus in das Organ ein. Die Arteria ovarica versorgt das Organ mit Blut. In der

Postmenopause kommt es durch Involution zu einer Schrumpfung auf etwa ein Drittel der ursprünglichen Größe.

1.2 Embryologie und Histologie

Während der fünften Schwangerschaftswoche wandern die Keimzellen (Oogonien), die sich bereits in der dritten Woche im Bereich der Allantois erkennen lassen, über die Keimbahn in die Gonadenleisten ein, wo sie sich durch Teilung von einigen Hunderten auf sechs bis sieben Millionen vermehren. Mit diesem Vorgang beginnt die sexuelle Differenzierung der bis dahin indifferenten Gonadenanlagen, etwa in der siebten Schwangerschaftswoche läßt sich das Ovar dann vom Hoden unterscheiden. Zwischen der achten und zehnten Schwangerschaftswoche beginnt die Östrogensynthese, und durch Kernreifung entwickelt sich jetzt ein Teil der Oogonien zu **primären Oozyten.** Diese werden etwa um die 20. Schwangerschaftswoche von einer Schicht kubischer Zellen, den Granulosazellen, umgeben, wodurch **Primordialfollikel** entstanden sind. Die meisten Primordialfollikel gehen durch degenerative Vorgänge, Atresie, zugrunde; 500 000 bis eine Million Primordialfollikel, die sich in der Prophase der ersten Reifeteilung befinden, bleiben in diesem Zustand bis zur Geschlechtsreife.

Die Reifung der Primordialfollikel setzt sich in der Kindheit, vor allem aber unter dem Einfluß der

Gonadotropine mit Beginn der Pubertät fort. Durch Vergrößerung der Oozyten und Wachstum der einschichtigen platten Granulosazellen zu Zylinderepithel entstehen die **Primärfollikel** (Abb. G8-1). Aus diesen entwickeln sich die **Sekundärfollikel,** die schließlich von einer 3- bis 4schichtigen Lage von Granulosazellen umgeben sind, in welchen Rezeptoren für das Follikel-stimulierende Hormon (FSH) und spezifische Membranporen *(gap junctions),* die den Austausch niedrigmolekularer Stoffe zwischen Granulosazellen und den Oozyten erlauben, vorliegen. Zu Beginn eines Zyklus wächst unter dem Einfluß der Gonadotropine, in erster Linie des Follikel-stimulierenden Hormons (FSH), eine Gruppe von etwa 8–10 Primärfollikeln zu Sekundärfollikeln heran. Auf im einzelnen noch ungeklärte Weise wird ein Follikel ausgewählt, der als *dominanter Follikel* zum **Tertiärfollikel** reift, während die übrigen Follikel der Gruppe zugrunde gehen. Im Tertiärfollikel bilden sich im Follikelepithel mit Flüssigkeit gefüllte Spalträume aus, die schließlich zu einem einheitlichen Hohlraum, der den Liquor folliculi enthält, verschmelzen. In der Umgebung der Eizelle sind die Granulosazellen so angehäuft, daß sie als Cumulus oophorus in das Lumen des Follikels vorspringen. Mit fortschrei-

tender Follikelentwicklung hat sich das anliegende Bindegewebe zur Theca folliculi differenziert, wobei sich eine innere zell- und gefäßreiche Schicht, Theca interna, die von den Granulosazellen durch die Glashaut getrennt ist, von der äußeren Schicht, Theca externa, die aus konzentrisch gelagertem Bindegewebe besteht, unterscheiden läßt.

Kleine Tertiärfollikel von etwa 0,5 mm Durchmesser kommen schon beim Kind vor; jedoch wachsen erst während der Geschlechtsreife einzelne Tertiärfollikel zu sprungreifen **Graaf**[1] **Follikeln** heran. Kurz vor der Ovulation wird die erste Reifeteilung im dominanten Follikel abgeschlossen, indem eine kleine Polzelle von der Oozyte abgeschnürt wird. Unmittelbar vor dem Eisprung werden die von der Oberfläche des Ovars trennenden Granulosa- und Thekaschichten durch die Wirkung hydrolysierender Enzyme, die möglicherweise von Prostaglandinen gesteuert werden, angedaut. 16 bis 24 Stunden nach Auftreten einer äußerst kurzfristigen Sekretionsspitze *(peak)* von luteinisierendem Hormon findet dann die Ovulation statt. Die Eizelle wird zusammen mit dem

---

[1] Regnier de Graaf (1641–1673), Anatom in Leyden und Delft.

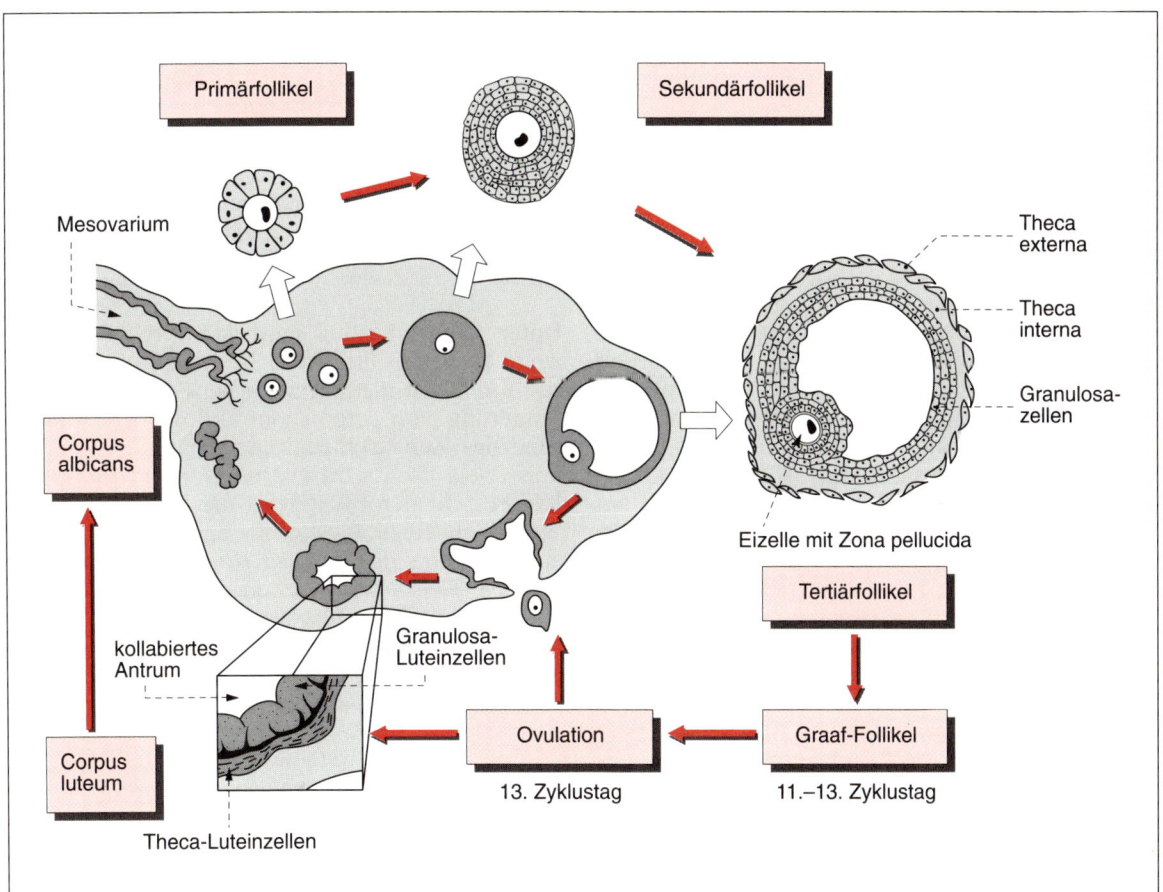

Abb. G8-1: Schematische Darstellung eines biphasischen 28tägigen Zyklus im Ovar der erwachsenen Frau.

Cumulus oophorus ausgestoßen und gelangt in die Eileiter, wo sie durch Flimmerepithel und Peristaltik in Richtung Uterus bewegt wird. Die zweite Reifeteilung erfolgt erst, wenn die Eizelle durch ein Spermium befruchtet wird; zum zweiten Mal wird dann eine Polzelle abgeschnürt. Nach der Ovulation wird die Rupturstelle durch ein Blutgerinnsel verschlossen. Die verbleibenden Granulosa- und Thekazellen wachsen und lagern Lipide und Karotin ein, wodurch der Gelbkörper, das **Corpus luteum,** entsteht. Die Basalmembran (Glashaut), die die Granulosazellen von den Thekazellen abtrennt, wird aufgelöst, und Fibroblasten, Blut- und Lymphgefäße wachsen in die Granulosazellschicht sowie die zentrale Höhlung ein. Bei Ausbleiben der Befruchtung kommt es nach einem Zeitraum von $14 \pm$ zwei Tagen durch regressive Veränderungen zu einem fibrinösen, später hyalinen Umbau, bis schließlich eine bindegewebige narbige Einziehung, das **Corpus albicans,** übrigbleibt. Die Faktoren, die die Lebensdauer des Corpus luteum bestimmen, sind unbekannt. Bei Eintritt einer Schwangerschaft bleibt das Corpus luteum jedoch unter dem Einfluß des Choriongonadotropins bestehen, wobei weiterhin Progesteron produziert wird. Dadurch wird die Frühschwangerschaft aufrechterhalten.

1.3 Hormonbildung

> Ausgehend von Cholesterin, das entweder *de novo* synthetisiert wird oder aus zirkulierendem *low density lipoprotein* (LDL) stammt, werden im Ovar Östrogene, Gestagene und Androgene gebildet.

1.3.1 Östrogene

Natürlich vorkommende Östrogene sind Steroide mit 18 Kohlenstoffatomen, die als Besonderheit einen aromatischen A-Ring, eine phenolische Hydroxylgruppe am Kohlenstoffatom 3 und eine Hydroxyl- (Östradiol) oder eine Ketogruppe (Östron) am Kohlenstoffatom 17 aufweisen. Das wichtigste Östrogen des Ovars, da biologisch am wirksamsten, ist **Östradiol.** Daneben wird auch, in kleinen Mengen, **Östron** synthetisiert; das Hormon wird hauptsächlich in extraovariellen, sog. *peripheren* Geweben, in welchen es durch Umwandlung von Androstendion entsteht, gebildet. Östriol, das sich von Östradiol chemisch durch eine zusätzliche Hydroxylgruppe am Kohlenstoffatom 16 unterscheidet, findet man mengenmäßig in erster Linie im Urin; es entsteht durch eine Verstoffwechselung von Östradiol und Östron.

1.3.2 Somatische Wirkung der Östrogene

Östrogene fördern die *sekundären Geschlechtsmerkmale* der Frau. Breite Beckenform, Fettverteilung und Brustdrüsenwachstum sind bestimmende Merkmale des weiblichen Habitus. Am äußeren Genitale bewirken Östrogene eine vermehrte Durchblutung und Vaskularisierung; das Wachstum der Labia minora wird durch ihren Einfluß stimuliert. Unter der Wirkung der Östrogene wird die Vagina länger und elastischer, das Scheidenepithel wird zur Proliferation angeregt. Durch Desquamation des glykogenreichen Scheidenepithels entsteht ein günstiger Nährboden für die Döderlein[1]-Bakterien, die durch Vergärung des Glykogens Milchsäure produzieren und damit das saure Scheidenmilieu (pH 3,8–4,5) schaffen, welches das Wachstum pathogener Keime verhindert. Am Uterus bewirken Östrogene eine Größenzunahme, die mit der Pubertät einsetzt. Besonders charakteristisch ist die Östrogenwirkung an der Zervix: Zur Zeit der Ovulation, der höchsten Östrogensekretion, wird der Muttermund weit geöffnet und klarer, fadenziehender, *spinnbarer* Zervikalschleim wird reichlich produziert, welcher jetzt reich an Kochsalz ist, das durch Auskristallisation im getrockneten Abstrich das sog. *Farnkrautphänomen* ergibt. Diese physikalischen Veränderungen des Zervikalschleims bewirken, daß die Penetration von Spermien zu diesem Zeitpunkt optimal ist.

1.3.3 Gestagene

Gestagene sind Steroide mit 21 Kohlenstoffatomen. Im Ovar werden Pregnenolon, Progesteron, 17α-Hydroxyprogesteron und 20α-Dihydroprogesteron gebildet.

> Progesteron ist das wichtigste, vom Gelbkörper gebildete Hormon; es dient der Entwicklung und Erhaltung der Schwangerschaft.

Unter seinem Einfluß wird das durch Östrogene zum Wachstum angeregte Endometrium *sekretorisch umgewandelt.* Weitere Wirkungen sind: Verhinderung von Uteruskontraktionen, Verminderung des Zervixschleims, der spärlich, trüb, zäh und unelastisch wird *(Verminderung der Spinnbarkeit).* In der Brust wird die Bildung von Alveolen angeregt. Gestagene bewirken außerdem einen *Anstieg der basalen Körpertemperatur* um 0,5–0,8° Celsius. Sie wirken primär natriuretisch; zusammen mit den Östrogenen wird jedoch deren wasserretinierende Wirkung verstärkt, was sich bei manchen Frauen prämenstruell in einer Gewichtszunahme bemerkbar macht.

1.3.4 Androgene

Androgene sind Steroide mit 19 Kohlenstoffatomen (C19-Steroide), die im Ovar in erster Linie im

---

[1] Albert Döderlein (1860–1941), Frauenarzt in München.

Stroma und in den Thekazellen synthetisiert werden. Von Bedeutung sind hier Dehydroepiandrosteron und vor allem Androstendion, die als Vorstufe zur Synthese biologisch aktiverer Androgene dienen können, vor allem von Testosteron und 5α-Dihydrotestosteron, die intrazellulär an Rezeptoren gebunden werden und dadurch virilisierend wirken. **Androstendion** und **Testosteron** können aufgrund ihrer chemischen Struktur in peripheren Geweben auch zu Östrogenen umgewandelt werden.

1.3.5 Peptidhormone

Neben Steroiden werden im Ovar eine Reihe von Peptidhormonen gebildet, deren physiologische Bedeutung beim Menschen jedoch noch ungeklärt ist. An dieser Stelle sollen nur Inhibin und Relaxin erwähnt werden. **Inhibin** wird vom Follikelapparat synthetisiert und bewirkt durch negative Rückkopplung auf Hypophyse und Hypothalamus eine Verminderung der FSH-Sekretion. Das Hormon konnte in der Follikelflüssigkeit von Rind und Mensch nachgewiesen werden. Das Hormon **Relaxin,** das vom Gelbkörper und der Dezidua synthetisiert wird, erleichtert durch Lockerung der Symphyse bei einigen Säugetierarten den Geburtsverlauf, die Funktion beim Menschen ist jedoch noch weitgehend unklar.

1.4 Wirkung der Gonadotropine

Die Wirkung der von der Hypophyse sezernierten Gonadotropine, luteinisierendes Hormon (LH) und Follikel-stimulierendes Hormon (FSH), wird durch ihre Bindung an spezifische Rezeptoren an der Oberfläche der Zellen des Ovars und die hierdurch induzierte **Aktivierung der Adenylatzyklase** vermittelt. Primäre Zielzellen für LH sind die Stroma- sowie die Thekazellen. Rezeptoren für LH besitzen auch die Granulosazellen im letzten Stadium des präovulatorischen Follikels.

> LH stimuliert im wesentlichen die Sekretion der Androgene Androstendion und Testosteron.

Zielzellen für FSH sind die Granulosazellen, auf deren Zelloberfläche spezifische Rezeptoren bereits im Stadium des Primärfollikels nachgewiesen werden können.

> **FSH** induziert in Granulosazellen die Bildung der **Aromatase,** eines Enzymkomplexes, der die Androgene Androstendion und Testosteron zu **Östrogenen** umwandelt. Zusammen mit Östradiol stimuliert FSH die Teilung der **Granulosazellen,** das Wachstum des **Follikels** und die Bildung von **LH-Rezeptoren** in den Granulosazellen präovulatorischer Follikel.

1.5 Embryonalzeit, Kindheit, Pubertät

> Die zwei wichtigsten Hormone, die die Follikelentwicklung steuern, sind LH und FSH.

Die Plasmaspiegel dieser Hormone sind **abhängig von der Lebensphase** (Abb. G8-2). Im zweiten Schwangerschaftsdrittel steigen die Gonadotropine dramatisch an und erreichen Werte wie in der Menopause. Die Hormonspitze könnte ursächlich mit der Vermehrung der Oozyten in Zusammenhang stehen. Durch Reifung der hypothalamisch-hypophysären Zentren nach dem zweiten Schwangerschaftsdrittel wird deren Empfindlichkeit gegenüber zirkulierenden Östrogenen und Progesteron, die von der Plazenta produziert werden, gesteigert. Als Folge einer negativen Rückkopplung nimmt die Sekretion der Gonadotropine deshalb ab; sie sind zum Zeitpunkt der Geburt nahezu nicht nachweisbar. Gleichzeitig mit dem Abfall der plazentaren Östrogene und Gestagene kommt es beim Neugeborenen infolge eines *Rebound-Phänomens* zu einem Anstieg der Gonadotropine, welcher während der ersten sechs Lebensmonate bestehen bleibt. Durch weitere Reifung der hypothalamisch-hypophysären Zentren werden diese mehr und mehr empfindlich gegenüber den niedrigen zirkulierenden Steroidspiegeln, wodurch die Plasma-Gonadotropine erneut abfallen.

Mit Beginn der **Pubertät** werden die hypophysären Zentren immer unempfindlicher gegenüber der hemmenden Wirkung der zirkulierenden Steroide. Der Hypothalamus produziert episodisch, „pulsatil" Gonadotropin-Releasing-Hormon (GnRH), wodurch die Gonadotropinsekretion der Hypophyse angeregt wird. Zu Beginn der Pubertät lassen sich die Gonadotropinpulsationen nur während der Schlafphase im Blut als Ausdruck der GnRH-Sekretion nachweisen. Später werden sie über den ganzen Tag, also auch während der Wachphase, episodisch sezerniert.

> Als Folge der in der Pubertät zunehmenden GnRH-Sekretion wird die ovarielle Östrogenproduktion stimuliert, was schließlich durch positive Rückkopplung zu einer überschießenden LH-Sekretion und dann zum Eintritt der ersten Monatsblutung, der Menarche, führt.

Durch den Anstieg der Östrogene werden die anatomischen Veränderungen hervorgerufen, die typisch für die Pubertät sind. Etwa im zehnten bis elften Lebensjahr treten die ersten Anzeichen der sekundären weiblichen Geschlechtsmerkmale auf:
▷ die Entwicklung der puberalen Brust *(Thelarche),*
▷ das Auftreten der Schambehaarung *(Pubarche)* und später

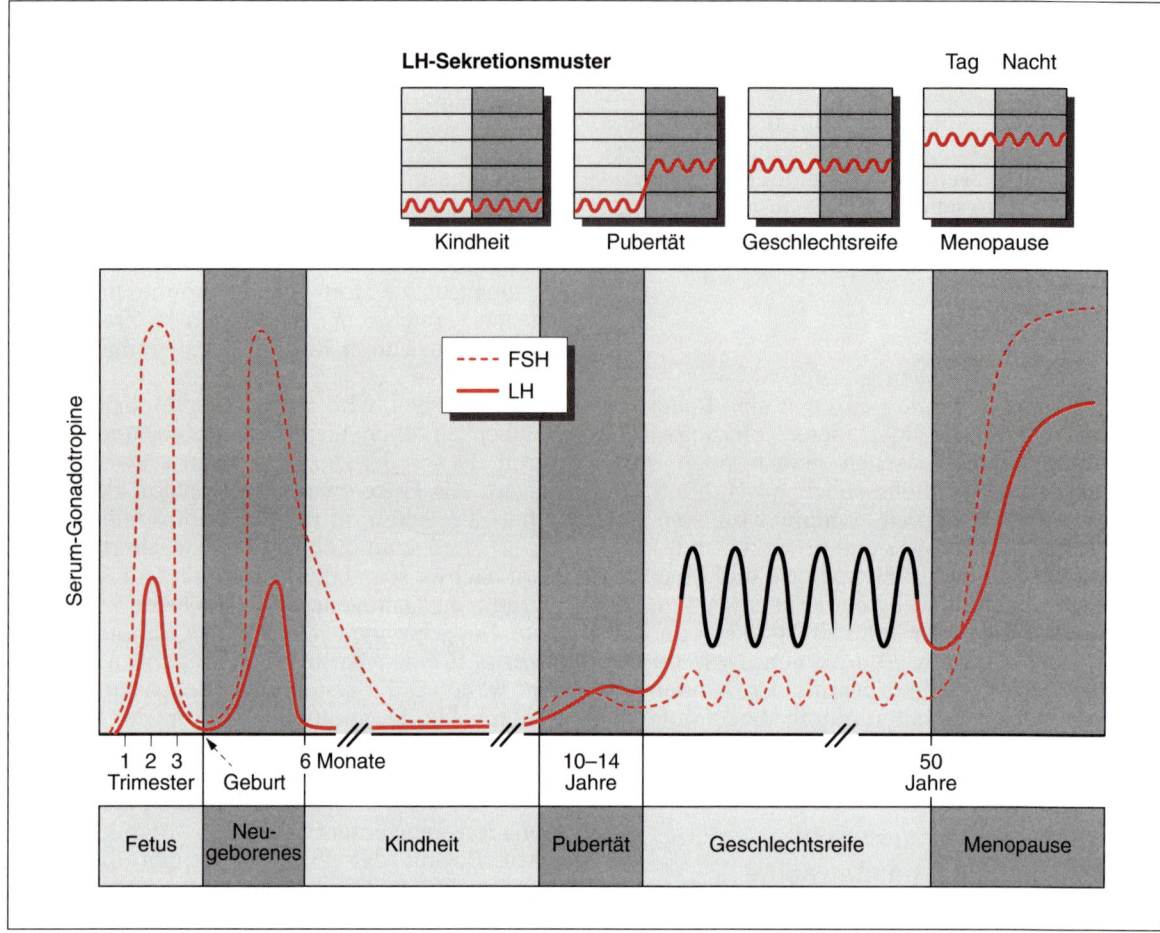

Abb. G8-2: Gonadotropinsekretion während der verschiedenen Lebensphasen der Frau.

▷ das Auftreten der Axillarbehaarung *(Adrenarche)*.

> **Zentrales Ereignis der weiblichen Pubertät ist die Menarche,** die erste uterine Blutung, als Folge der beginnenden zyklischen Ovarialfunktion.

In Europa und Nordamerika tritt die Menarche bei über 95% der Mädchen zwischen dem zwölften und 16. Lebensjahr ein. Das Menarchealter ist durch genetische Faktoren, durch die Umwelt und durch den Ernährungszustand bedingt.

Ein kritisches Körpergewicht von etwa 48 kg ist vergesellschaftet mit der Entwicklung der gesteigerten Unempfindlichkeit neuraler Zentren gegenüber zirkulierenden Steroiden, was zur Mehrsekretion von Gonadotropinen führt. Während ein Übergewicht von 20–30% über dem Idealgewicht den Zeitpunkt der Menarche beschleunigt, wirken Krankheiten und Streßsituationen retardierend.

1.6 Menopause, Klimakterium

> Unter dem Begriff **Menopause** versteht man den Zeitpunkt der letzten Menstruation, während man mit **Klimakterium** die mehrere Jahre dauernde Übergangsphase aus der vollen Geschlechtsreife in einen Lebensabschnitt des ovariellen Funktionsausfalls bezeichnet.

Infolge einer Verkürzung der Follikelphase wird vor der Menopause der Zeitraum zwischen den einzelnen Monatsblutungen immer kürzer, was darauf beruht, daß das Ovar während dieser Zeit immer unempfindlicher gegen die stimulierende Wirkung der Gonadotropine wird. Die Menopause wird durch den **Schwund ovarieller Follikel** verursacht, einen Vorgang, der bereits in der Embryonalzeit einsetzte. Zum Zeitpunkt der Menopause enthält das Ovar nur noch wenige, nicht mehr funktionsfähige Follikel, wodurch es zu einem ganz erheblichen Abfall der Östrogenproduktion im

Ovar kommt. Durch den Wegfall des negativen Rückkopplungseffektes der Östrogene auf Hypophyse und Hypothalamus **steigt die Sekretion der Gonadotropine** an, wobei das FSH insgesamt stärker ansteigt als das LH. Dies beruht zum Teil darauf, daß das FSH-Molekül infolge seines Sialinsäuregehaltes langsamer als LH abgebaut wird (Abb. G8-2).

Die **Ovarien** in der Postmenopause sind klein und bestehen hauptsächlich aus Bindegewebe. Die Östrogen- und Androgenspiegel im Plasma sind erheblich gesunken, aber weiterhin nachweisbar.

Entstammt Androstendion vor der Menopause etwa zu gleichen Teilen aus Nebenniere und Ovar, so entfällt mit der Menopause die ovarielle Sekretion, wodurch die Serumspiegel etwa auf die Hälfte ihrer ursprünglichen Werte abfallen. **Testosteron** wird auch nach der Menopause vom Ovar sezerniert. Etwa 60% der Östrogene, die während des menstruellen Zyklus sezerniert werden, bestehen aus **Östradiol,** das im Ovar gebildet wird; die restlichen 40% sind **Östron,** das zum überwiegenden Teil in peripheren Geweben aus Androstendion gebildet wird. Nach der Menopause werden die Östrogene fast ausschließlich in extraglandulären, peripheren Geweben gebildet. Bei Adipösen kann daher die Östrogenproduktion, in erster Linie die von Östron, infolge der Östrogensynthese im Fettgewebe sogar höher sein als bei normalgewichtigen Frauen vor der Menopause.

Mit der Verminderung der Östrogenproduktion kommt es im **Klimakterium** zu einer Atrophie der Vaginalschleimhaut, einer Verkleinerung des Uterus und der Brüste, bei einem Teil der Frauen auch zu einem pathologischen Knochenmassenverlust, zur postmenopausalen Osteoporose. Häufig sind Hitzewallungen, deren Pathogenese noch ungeklärt ist. Bekannt ist allerdings, daß pulsatorische LH-Sekretionsschübe zeitlich mit dem Auftreten der Hitzewallung zusammenfallen.

In Europa und Nordamerika beträgt das Durchschnittsalter der Frau zur Zeit der Menopause etwa 50 bis 51 Jahre.

1.7 Parameter der Ovarialfunktion

Der hormonelle Status einer Frau läßt sich meist schon mit einer sorgfältig erhobenen Anamnese und der klinischen Untersuchung erfassen. So zeigt die Ausprägung der sekundären weiblichen Geschlechtsmerkmale, daß zumindest bis vor kurzem eine ausreichende Östrogenbildung vorgelegen haben muß. Wenn regelmäßige, vorhersagbare Monatsblutungen vorhanden sind, weist dies auf eine regelrechte Bildung von Gonadotropinen, Östrogenen, Progesteron und Androgenen hin und spricht dafür, daß die Ovulation stattfindet. Bei der Untersuchung von Patientinnen mit endokrinen Störungen oder Infertilität sind die Hormonuntersuchungen daher häufig nur von ergänzendem Wert.

1.7.1 Gonadotropine

Die Gonadotropine LH und FSH werden heute mittels immunometrischer Methoden bestimmt. Da sowohl LH als auch FSH intermittierend, pulsatil, ausgeschüttet werden, sollte man niemals eine einzelne Serumprobe untersuchen, sondern die Hormonwerte im „Poolserum" bestimmen, d.h., in 15minütigem Abstand werden drei Blutproben abgenommen, deren Seren zu einer Probe zusammengefaßt werden.

> ▷ Die Serumwerte von LH und FSH betragen in der frühen Follikel- und Lutealphase etwa 5–25 mU/ml.
> ▷ FSH-Werte über 40 mU/ml findet man bei Ovarialinsuffizienz.
> ▷ LH-Spiegel unter 5 mU/ml sprechen für das Vorliegen eines hypogonadotropen Hypogonadismus.

Die Bestimmung der Gonadotropine eignet sich am besten bei Verdacht auf **Ovarialinsuffizienz** sowie zur Untermauerung, der Diagnose des **polyzystischen Ovars;** hier sind LH/FSH-Quotienten von größer als 2 typisch.

1.7.2 Östrogene

Eine ausreichende Östrogensekretion kann bereits dann angenommen werden, wenn die Vagina feucht und elastisch ist, und das Scheidenepithel reichlich **polygonale Oberflächenzellen mit pyknotischen Kernen** (evtl. kernlose Zellen) aufweist. Die Östrogenwirkung läßt sich weiter durch die Untersuchung des **Zervikalschleims** abschätzen. Bei maximaler Östrogenwirkung ist er reichlich vorhanden, klar, dünn, *spinnbar,* und das *Farnkrautphänomen* ist nachweisbar.

Progesteron-Entzugstest: Hierzu werden während mindestens fünf Tagen Gestagene, beispielsweise 20 mg Norethisteronacetat, peroral gegeben. Tritt etwa zwei bis sechs Tage nach Abschluß der Behandlung eine Blutung auf, beweist dies, daß das Endometrium durch Östrogene proliferativ aufgebaut war, wodurch eine uterine Dysfunktion ausgeschlossen werden kann. Ein negativer Ausfall spricht entweder für einen Östrogenmangel im Rahmen eines hyper- oder hypogonadotropen Hypogonadismus oder für eine uterine Ursache der Infertilität.

1.7.3 Progesteron

Basaltemperatur: Eine einfache Methode, die Progesteronwirkung zu erfassen, ist das Aufzeichnen der Basaltemperaturkurve. Die Messung der Körpertemperatur (rektal) erfolgt jeweils morgens unmittelbar nach dem Aufwachen zum selben Zeitpunkt und nach mindestens sechs Stunden

Nachtruhe. Bei der Frau beträgt die Basaltemperatur in der Follikelphase zwischen 36,3 und 36,8 °C.

Unter dem Einfluß der thermogenetischen Wirkung des Progesterons erfolgt in den ersten ein bis zwei Tagen nach der Ovulation ein Temperaturanstieg von 0,4–0,6 °C. Während der gesamten Lutealphase liegt die Basaltemperatur dann um durchschnittlich 0,5 °C über dem Mittel der Follikelphase.

Zervikalschleim: Auch der Zervikalschleim kann zur Beurteilung der Progesteronwirkung herangezogen werden. Durch Progesteron wird der Schleim zäh, leukozytenreich, trüb, unelastisch und nicht passierbar für Spermien.

Serum-Progesteron: Liegen regelmäßige Monatsblutungen vor, spricht dies für eine ausreichende Progesteronproduktion durch das Corpus luteum in der Lutealphase. Die Bestimmung von Progesteron im Serum ist dann angezeigt, wen der Nachweis der Ovulation bei Infertilität erbracht werden soll oder wenn die uterine Agenesie (Mayer-Rokitansky-Küster-Hauser-Syndrom) vom Syndrom der testikulären Feminisierung unterschieden werden muß (vgl. Kap. G-9 Intersexualität). Während die Ovulation bei uteriner Agenesie stattfindet, fehlt sie naturgemäß bei testikulärer Feminisierung.

Progesteron wird immunometrisch bestimmt. Die Progesteronwerte sind in der Proliferationsphase des normalen Zyklus kleiner 1 ng/ml, während sie am sechsten bis zehnten postovulatorischen Tag auf etwa 20–40 ng/ml ansteigen.

1.7.4 Endometrium

Bei Amenorrhö oder Verdacht auf eine Lutealinsuffizienz ist die Untersuchung des Endometriums etwa um den 20. bis 22. Zyklustag von Bedeutung. Charakteristisch für die Wirkung des Progesterons ist hierbei das histologische Bild eines sekretorisch umgewandelten Endometriums.

1.7.5 Androgene

Das normale Ovar sezerniert kleine Mengen von Androgenen, in erster Linie Androstendion und Testosteron. Werden diese Steroide vermehrt gebildet, resultiert daraus klinisch das Bild des **Hirsutismus** und des **Virilismus.**

1.7.6 Nachweis der Schwangerschaft

Eine Schwangerschaft wird aufgrund der Anamnese sowie der körperlichen Untersuchung vermutet. Für das Vorliegen einer Schwangerschaft spricht das Auftreten einer Amenorrhöe bei einer Frau, die vorher regelmäßig Monatsblutungen hatte. Weiterhin werden häufig Spannen der Brüste, Müdigkeit und morgendlicher Brechreiz angegeben. Bei der körperlichen Untersuchung wird ein weicher, ggf. vergrößerter Uterus gefunden.

> Die Diagnose der Schwangerschaft wird schließlich durch den Nachweis von hCG (humanes Choriongonadotropin) im Urin gestellt.

1.8 Regulation des menstruellen Zyklus

Im menstruellen Zyklus lassen sich die **Follikel-** oder Proliferationsphase, die **Luteal-** oder Sekretionsphase und die **Menstruations-** oder Desquamationsphase unterscheiden (Abb. G8-3). Die Dauer eines Zyklus umfaßt den Zeitabschnitt vom ersten Tag der Menstruation bis zum letzten Tag vor der nächsten Regelblutung. Die Zyklusdauer beträgt durchschnittlich 28 ± drei Tage mit einer Menstruationsphase von vier ± zwei Tagen.

> Die Follikelphase beginnt mit einem Anstieg von LH und FSH, wodurch die Synthese von Östradiol angeregt wird.

Infolge der Reifung des präovulatorischen Follikels kommt es in der späten Follikelphase zu einem raschen Anstieg der Östradiolkonzentrationen im Blut, die einen Tag vor dem **LH-Gipfel** ihren Höchstwert erreichen. Infolge der zunehmenden Östrogenproduktion mit ihrer negativen Wirkung auf die hypothalamische Freisetzung von **Gonadotropin-Releasing-Hormon (GnRH),** ggf. auch durch den hemmenden Einfluß des **Inhibins,** kommt es zu einer Verminderung der Gonadotropinsekretion, insbesondere des FSH. Der Abfall der Gonadotropinsekretion wird gegen Ende der Follikelphase durch den Mittzyklusgipfel von LH und FSH unterbrochen, der durch positive Rückkopplung der jetzt sehr hohen Östrogenspiegel auf hypophysär-hypothalamische Zentren bewirkt wird.

> Der Mittzyklusgipfel der Gonadotropine löst die Ovulation aus, die etwa 24 Stunden nach diesem eintritt.

Durch die Ovulation kommt es zur Bildung des Corpus luteum.

> Die Lutealphase ist durch niedrige LH- und FSH-Spiegel und durch die Progesteron- und Östradiolproduktion des Gelbkörpers ausgezeichnet.

Tritt keine Schwangerschaft ein, geht der Gelbkörper zugrunde und die Progesteronbildung erlischt. Da dadurch zum Ende der Lutealphase hin der hemmende Einfluß des Progesterons auf die Gonadotropinsekretion nachläßt und schließlich vollends entfällt, kommt es wieder zu einem Anstieg der Gonadotropine. Hierdurch wird erneut ein Follikel zum Heranreifen ausgewählt.

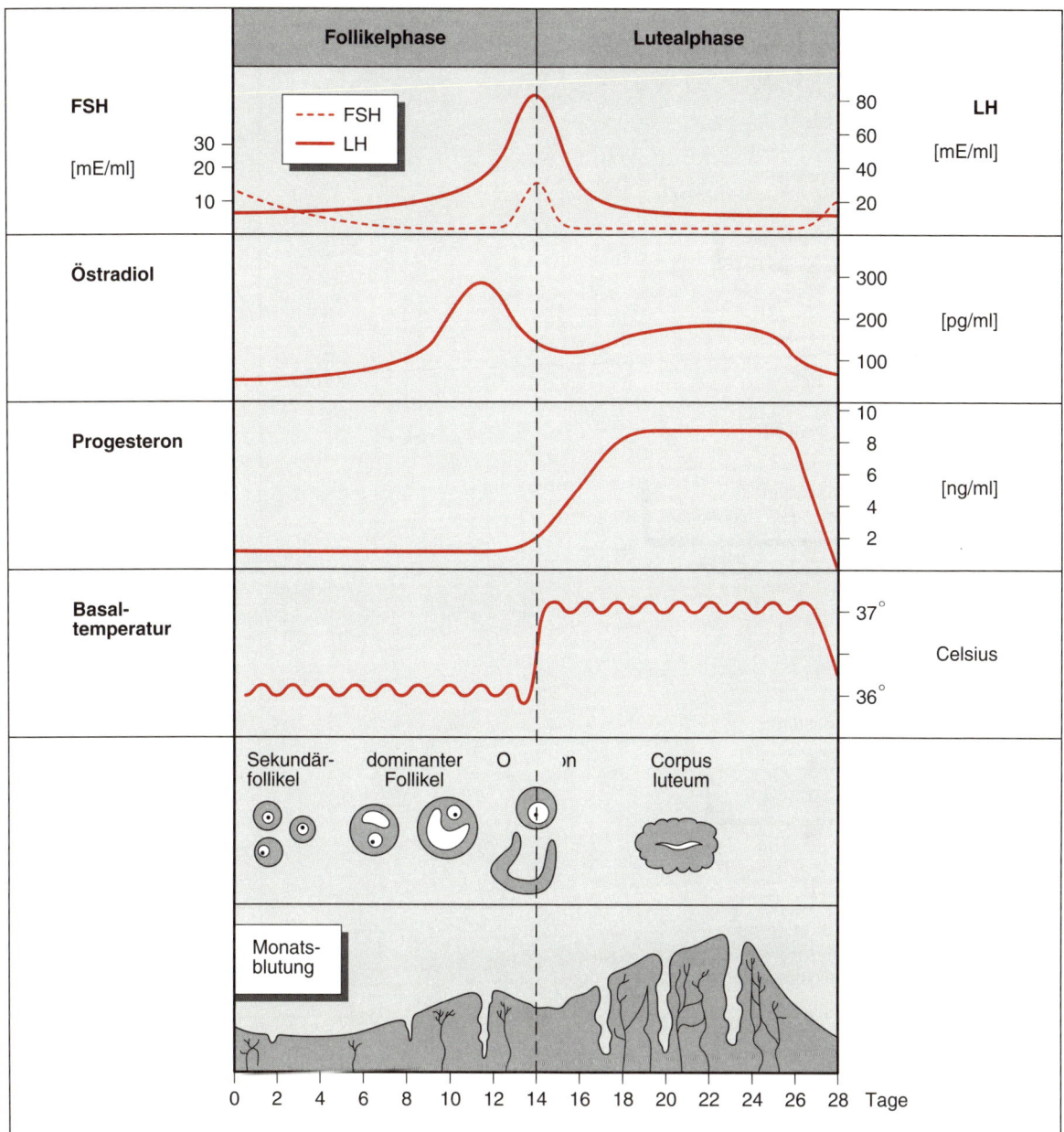

Abb. G8-3: Hormonprofile, Basaltemperatur sowie Veränderungen im Ovar und am Endometrium während des menstruellen Zyklus.

1.9 Kontrolle der Gonadotropinsekretion durch das Ovar

> Der charakteristische Verlauf der Hormonkonzentration während des menstruellen Zyklus wird durch Kontrollmechanismen des Ovars, der Hypophyse und des Hypothalamus gesteuert.

Die Sekretion der gonadotropen Hormone während des Zyklus läßt sich vereinfachend als das Ergebnis einer Basalsekretion von Gonadotropinen während des gesamten Zyklus, die durch eine massive Freisetzung von Gonadotropinen in der Zyklusmitte unterbrochen wird, verstehen. Dieses Sekretionsmuster ist das Ergebnis negativer und positiver Rückkopplungsschleifen zwischen dem Ovar einerseits und den hypophysär-hypothalamischen Zentren andererseits.

Das vom Ovar sezernierte **Östradiol** stellt die primäre Komponente der negativen Rückkopplung dar. Durch Injektion von Östradiol läßt sich die Gonadotropinfreisetzung unterdrücken. Da mit dem Anstieg der Östradiolsekretion in der mittleren und späten Follikelphase wohl FSH, jedoch

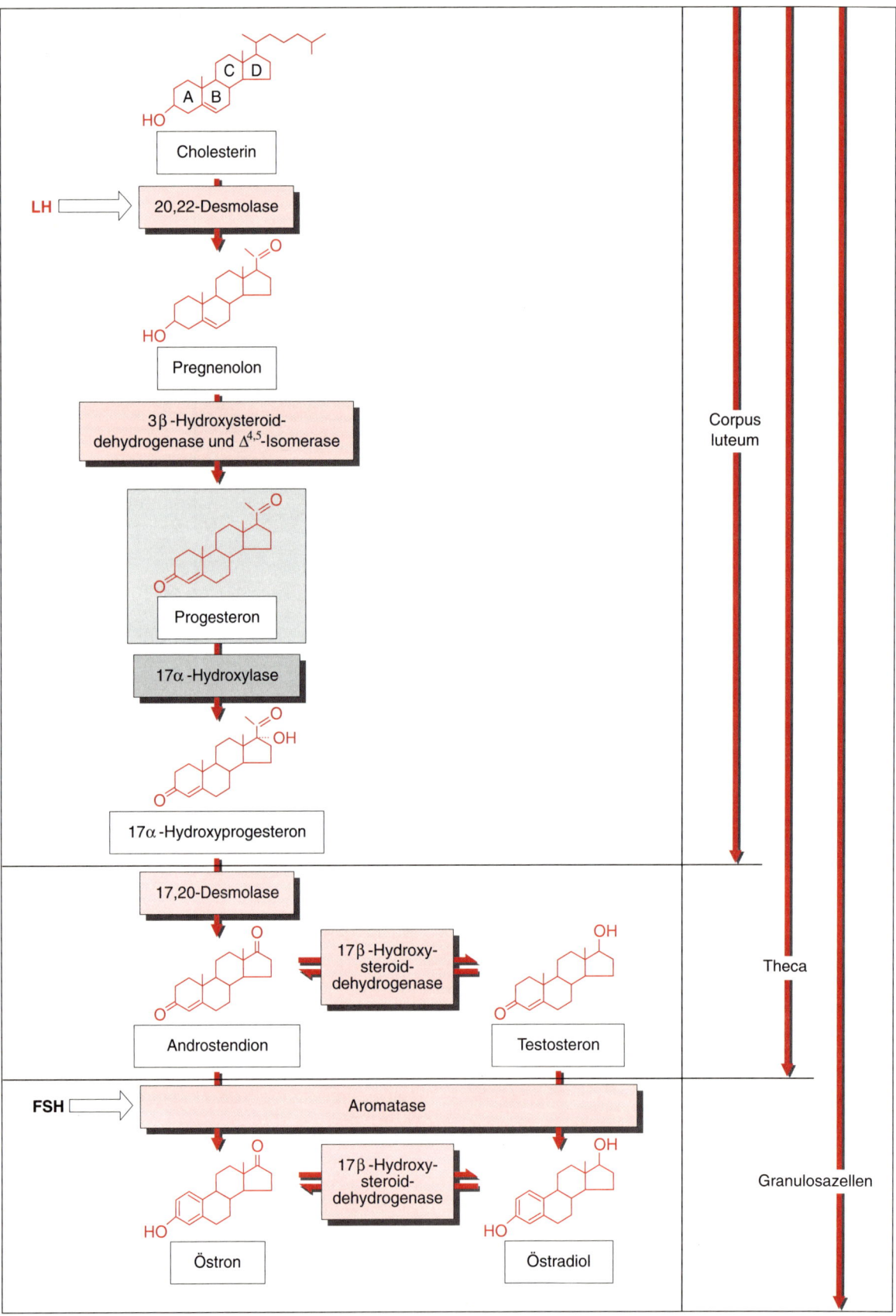

Abb. G8-4: Steroidsynthese im Ovar.

nicht LH weiter supprimiert werden kann, ist es wahrscheinlich, daß eine unterschiedliche Empfindlichkeit von LH und FSH gegenüber der inhibierenden Östradiolwirkung besteht. Hieraus ergibt sich eine Änderung des FSH/LH-Quotienten zugunsten des LH:

> Der Mittzyklusgipfel der Gonadotropinausschüttung ist die Folge der Aktivierung der positiven Rückkopplungsschleife zwischen Ovar und neuralen Zentren.

Den für den Mittzyklusgipfel verantwortlichen Stimulus stellen die über einen länger dauernden Zeitraum persistierenden hohen Östrogenspiegel in der späten Follikelphase dar. Das vom Gelbkörper sezernierte Progesteron ist schließlich dafür verantwortlich, daß die in der Lutealphase ansteigenden Östrogene keinen zusätzlichen Gonadotropingipfel bewirken können.

> Die Regulation der Gonadotropinsekretion während des Zyklus wird vom Ovar gesteuert, wobei der Östradiolsekretion die entscheidende Rolle zukommt.

1.10 Kontrolle der Gonadotropinsekretion durch das zentrale Nervensystem

Die Gonadotropinbildung ist abhängig von der Sekretion des Gonadotropin-Releasing-Hormons, eines Dekapeptids, das in hoher Konzentration in Neuronen des Hypothalamus und in der Eminentia mediana vorkommt. GnRH wird intermittierend, „pulsatil" sezerniert und stimuliert so die Bildung der Gonadotropine. Die Hypophyse benötigt diese intermittierende Stimulation, denn nur so kann eine normale Gonadotropinsekretion über längere Zeit aufrechterhalten werden.

1.11 Einfluß der Gonadotropine auf die ovarielle Steroidbildung

LH stimuliert die Thekazellen zur Neubildung von Androgenen, in erster Linie von Androstendion. Dieses infundiert durch die Basalmembran zu den Granulosazellen, wo es in Östrogene umgewandelt wird (Abb. G9-4, G9-5). Der Anstieg von FSH in der späten Lutealphase stimuliert das Wachstum einzelner Primordialfollikel durch Förderung der Granulosazellproliferation, wodurch schließlich ein Follikel zum dominanten Follikel ausreift. **FSH** stimuliert weiterhin die Aktivität der Aromatase,

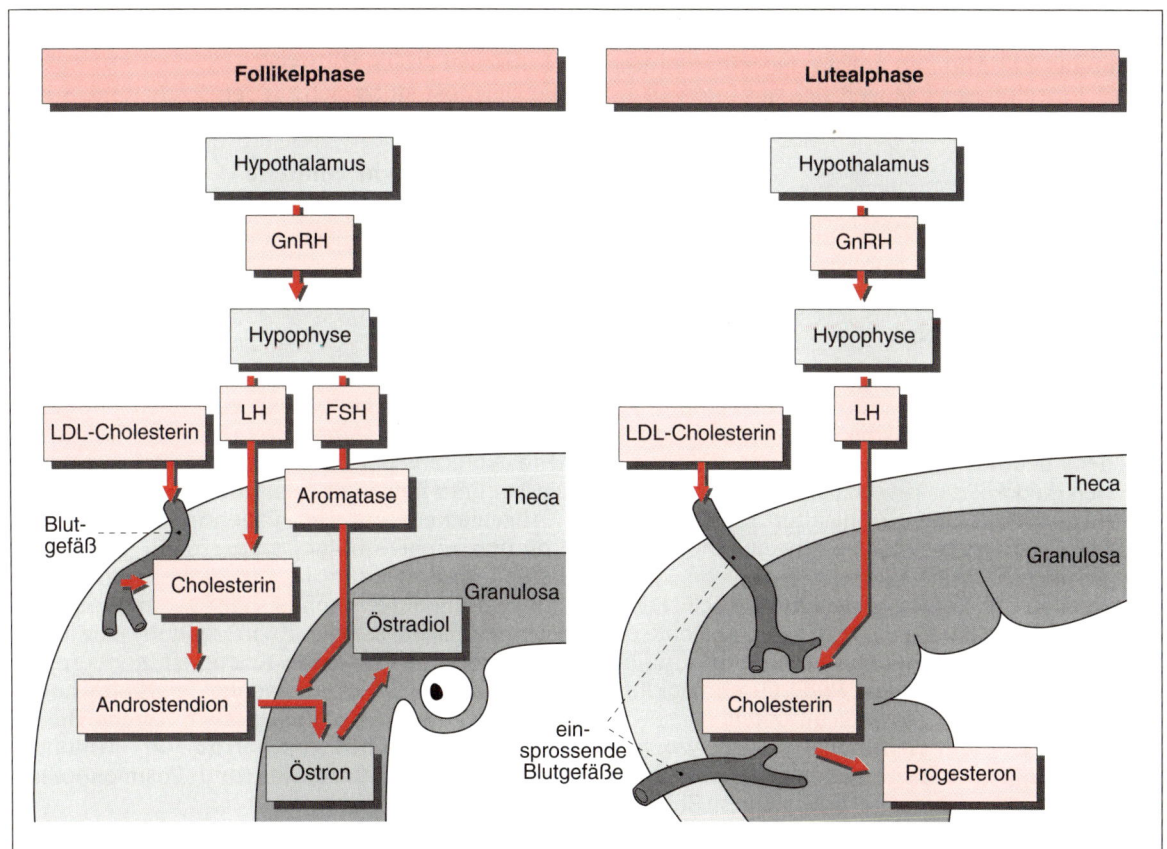

Abb. G8-5: Hormonelle Regulation der Ovarialfunktion.

wodurch Androgene zu Östrogenen umgewandelt werden. Die vermehrte Östradiolsekretion führt über eine Vermehrung der Östradiolrezeptoren zu einer weiteren Proliferation der Granulosazellen. FSH bewirkt in der späten Follikelphase zusammen mit Östradiol die Bildung von LH-Rezeptoren. Durch Einwirkung auf diese Rezeptoren könnte LH den Anstieg des Progesterons in der Zyklusmitte bewirken.

Da Progesteron (ng/ml) im Gegensatz zu Östradiol (pg/ml) während des Zyklus in erheblich größerer Menge produziert wird, ist es wahrscheinlich, daß seine Produktion in erster Linie von der Verfügbarkeit von LDL-Cholesterol als Ausgangssubstanz für die Synthese abhängt.

Präovulatorisch haben die Granulosazellen nur einen beschränkten Zugang zum zirkulierenden Blut und damit zu LDL-Cholesterol. Durch die postovulatorisch erfolgende Vaskularisierung der Granulosazellen steht dann aber vermehrt LDL-Cholesterol zur Verfügung. Die höchste Progesteronproduktion wird etwa acht Tage nach der Ovulation erreicht, zu einem Zeitpunkt also, an dem die Granulosazellen maximal vaskularisiert sind.

Mißt man die Gonadotropinspiegel im Blut in Zeitabständen von zehn bis 15 Minuten, so zeigt sich, daß auch die Gonadotropinsekretion nicht kontinuierlich, sondern in intermittierender, pulsatiler Form erfolgt. In der Follikel- und frühen Lutealphase treten pulsatile Sekretionsschübe etwa alle 60 bis 120 Minuten auf, in der mittleren und späten Lutealphase verlängert sich das Intervall auf vier bis acht Stunden pro Puls.

2 Allgemeine und spezielle Pathophysiologie

2.1 Kindheit

2.1.1 Pubertas praecox

Definition: Von vorzeitiger Pubertät, Pubertas praecox, spricht man, wenn die Brustentwicklung vor dem achten Lebensjahr, die erste Monatsblutung vor dem neunten Lebensjahr auftritt. Statistisch läßt sich die Pubertas praecox als Pubertätsbeginn, der vor dem mittleren Normalalter des Pubertätsbeginns minus zwei Standardabweichungen auftritt, definieren.

Ursachen: Am häufigsten ist die **idiopathische Form**, die auf einer vorzeitigen Sekretion hypothalamisch-hypophysär-gonadotroper Hormone beruht und bei der wie bei der normalen Pubertätsentwicklung normale ovulatorische Zyklen auftreten.

Bei etwa 10% der Betroffenen sind *organische Veränderungen* wie **Hirntumoren** (Gliome des Hypothalamus, Astrozytome, Hamartome), Schädeltraumata, Meningitis, postenzephalitische Zustände und tuberöse Sklerose die Ursache. Gelegentlich sind eine **primäre Hypothyreose** oder Mongo-

lismus mit einer Pubertas praecox vergesellschaftet. Die Stimulation der Ovarien bei der Hypothyreose kommt dadurch zustande, daß die Hypophyse neben TSH auch vermehrt Gonadotropine sezerniert. Schließlich findet man die Pubertas praecox auch beim **McCune-Albright-Syndrome,** das fast nur beim weiblichen Geschlecht vorkommt und durch die Symptomentrias Pubertas praecox, polyostotische Dysplasie und flächige milchkaffeeartige Hautpigmentierungen charakterisiert ist.

D **Diagnostische Hinweise**
Die Entwicklung sekundärer Geschlechtsmerkmale und eine beschleunigte Knochenentwicklung sind die charakteristischen Merkmale.

T **Therapeutische Hinweise**
Medikamente der I. Wahl sind heute GnRH-Agonisten. Sie führen bei langdauernder Anwendung – nach initialem, passageren Anstieg – zur Blockierung der Gonadotropinsekretion.

2.1.2 Pseudopubertas praecox

Definition: Im Gegensatz zur Pubertas praecox lassen sich hier keine ovulatorischen Zyklen nachweisen.

Ursachen: Tumoren der Ovarien oder Nebennieren, die zu einer vermehrten Östrogenbildung führen. Exogene Östrogenzufuhr.

D **Diagnostische Hinweise**
Die Diagnose stützt sich auf den Tastbefund, Sonographie, ggf. Laparoskopie.

T **Therapeutische Hinweise**
Resektion des Tumors.

2.2 Geschlechtsreife

2.2.1 Amenorrhö

Definition: Von einer Amenorrhö spricht man, wenn die Menarche bis zum vollendeten 16. (18.) Lebensjahr nicht eingetreten ist oder wenn die Monatsblutung bei einer vorher normal menstruierenden Frau länger als drei Monate ausbleibt.

Allgemeine Hinweise: Patientinnen, die diese Kriterien nicht erfüllen, sollen dann untersucht werden, wenn bis zum 14. Lebensjahr keine Brustentwicklung aufgetreten ist oder wenn Symptome einer Virilisierung oder Zwitterbildung vorliegen. Die Amenorrhö ist keine Krankheit, sondern ein Symptom, dem viele Ursachen zugrunde liegen können. Von einer **pathologischen Amenorrhö** ist die **physiologische Amenorrhö** in Kindheit, Schwangerschaft, Laktation und Postmenopause abzutrennen.

Gewöhnlich wird die *primäre Amenorrhö* (Tab. G8-1) von der *sekundären* Amenorrhö (Tab. G8-2) unterschieden. Bei der sekundären Amenorrhö

Tabelle G8-1 Ursachen der primären Amenorrhö

Hypothalamisch-hypophysär

- idiopathischer, isolierter Gonadotropinmangel
- Kallmann-Syndrom
- Tumoren (z. B. Kraniopharyngiom)
- Trauma, Infekte
- Anorexia nervosa
- nach Bestrahlung oder Operation der Hypophyse
- Laurence-Moon-Biedl-Bardet Syndrom

Ovar

- Agonadismus
- Ovarialtumoren
- ovarielle Dysfunktion

Anatomische Ursachen

- Mayer-Rokitansky-Küster-Syndrom
- Vaginalatresie
- Hymenalatresie

Nebennieren, Schilddrüse

- adrenogenitales Syndrom
- Hypo- und Hyperthyreose

Genetische Ursachen und Intersexualität

- Gonadendysgenesie (Turner-Syndrom)
- reine Gonadendysgenesie
- testikuläre Feminisierung

Allgemeinerkrankungen

- (Niereninsuffizienz, Diabetes mellitus)
- Unterernährung

Tabelle G8-2 Ursachen der sekundären Amenorrhö

Hypothalamisch-hypophysär

- Gonadotropinmangel bei Tumoren
- Hypophysektomie, Bestrahlungen der Hypophyse
- Prolaktinom
- Anorexia nervosa
- länger andauernder psychischer Streß
- exzessiver, länger andauernder somatischer Streß (z. B. exzessives Jogging)
- Trauma, Infektion
- postpartale Infarzierung der Hypophyse (Sheehan-Syndrom)

Ovar

- polyzystisches Ovar
- hormonaktive Ovarialtumoren
- prämature Menopause
- Kastration durch Operation/Bestrahlung

Anatomische Ursachen

- Hysterektomie
- Zervixatresie nach Konisation
- Asherman-Syndrom

Nebennieren, Schilddrüse, Pankreas

- „late-onset" adrenogenitales Syndrom
- Cushing-Syndrom
- androgenbildende Tumoren
- Nebenniereninsuffizienz
- Hypo- und Hyperthyreose
- Diabetes mellitus
- Adipositas
- vermehrte „extraglanduläre" Östrogenbildung (aus Androstendion im Fettgewebe)

Konsumierende Allgemeinerkrankungen

kommt es zu einem Sistieren der vordem normalen Monatsblutung, während bei der primären Amenorrhö zu keinem Zeitpunkt ovarielle Zyklen vorgelegen haben. Diese Einteilung ist jedoch nur bedingt anwendbar, da einige Krankheitsbilder sowohl mit einer primären als auch einer sekundären Amenorrhö einhergehen können. Beispielsweise findet man bei den meisten Frauen mit einer Gonadendysgenesie (vgl. Kap. G9 Intersexualität) eine primäre Amenorrhö, gelegentlich sind bei diesen Patientinnen jedoch zum Zeitpunkt der Geschlechtsreife noch nicht alle Follikel durch Atresie zugrunde gegangen, so daß während eines kurzen Zeitraumes spontane Ovulationen auftreten können. Andererseits haben Patientinnen mit einem polyzystischen Ovar meist eine sekundäre Amenorrhö, gelegentlich kann jedoch eine primäre Amenorrhö vorhanden sein.

D Diagnostische Hinweise

Bereits nach der Erhebung der Anamnese und der vollständigen körperlichen Untersuchung lassen sich eine Reihe von Ursachen der Amenorrhö erkennen bzw. vermuten. Weitere diagnostische Hilfsmittel sind:

▷ Hormonuntersuchungen (Prolaktin und Gonadotropine im Serum, hCG im Urin zum Schwangerschaftsnachweis; ggf. Nebennierensteroide und Schilddrüsenhormone)
▷ Progesteron-Entzugstest
▷ ggf. Bestimmung des Kerngeschlechts sowie sonographische und radiologische Untersuchungen

T Therapeutische Hinweise

Die therapeutischen Maßnahmen erfolgen in Abhängigkeit
▷ von der Ursache der Amenorrhö
▷ ob Kinderwunsch besteht
Therapiebeispiele siehe Tabelle G8-3.

2.2.2 Abnorme uterine Blutungen

Während der Geschlechtsreife treten bei den meisten Frauen ein- oder mehrmalig Episoden mit abnormen uterinen Blutungen auf. Man versteht darunter Blutungen, die sich in ihrem Blutungstyp

Tabelle G8-3 Therapiebeispiele zur Behandlung der primären oder sekundären Amenorrhö

Gonadotropinmangel ohne Kinderwunsch	zyklische Östrogen-Gestagen-Therapie
Gonadotropinmangel mit Kinderwunsch	Stimulationstherapie (hCG/hMG resp. FSH, bei intakter Hypophyse ggf. pulsatile Verabreichung von GnRH)
Ovarialdysgenesie	Hormonsubstitution durch zyklische Gabe eines Östrogen-Gestagen-Präparates
Tumoren	Operation
Prolaktinome	dopaminerge Substanzen, ggf. Operation

hinsichtlich Frequenz, Dauer oder Stärke vom Blutungsmuster des normalen menstruellen Zyklus unterscheiden.

Abnorme uterine Blutungen können durch organische oder funktionelle Ursachen bedingt sein, wobei die letzteren **dysfunktionelle Blutungen** genannt werden und ca. 60% der abnormen uterinen Blutungen ausmachen. Die Diagnose „dysfunktionelle Blutung" wird per exclusionem gestellt; vorher sind organische Ursachen (Entzündungen, Tumoren, Gravidität) auszuschließen. Abnorme uterine Blutungen können mit oder ohne ovulatorische Zyklen auftreten.

2.2.2.1 Zyklische, ovulatorische Blutungen

Abnorme uterine Blutungen in Gegenwart ovulatorischer Zyklen sind häufig durch Erkrankungen im Genitaltrakt bedingt. Beispielsweise führen Veränderungen, die mit einer *verminderten Kontraktionsfähigkeit* des Uterus, wie Hypoplasie des Uterus, Myome oder Schleimhautpolypen, einhergehen, zu einer Verlängerung der Blutungsdauer. Gerinnungsstörungen können ebenfalls die Blutungsdauer verlängern. Ist die Blutung abnorm stark, spricht man von einer **Hypermenorrhöe.** Mit dem Begriff **Menorrhagie** werden zyklische uterine Blutungen von mehr als sieben, aber weniger als 14 Tagen Dauer bezeichnet; die Blutungen können hierbei auch verstärkt sein.

2.2.2.2 Anovulatorische Zyklen

Durch chronische Anovulation bedingte Blutungen sind hinsichtlich Beginn, Stärke und Blutungsdauer unvorhersehbar. Sie treten dann auf, wenn die normale Folge zwischen Follikel- und Lutealphase, die durch die Wechselwirkung zwischen Ovar-Hypophyse-Hypothalamus gesteuert wird, unterbrochen ist. Derartige dysfunktionelle Blutungen treten primär als Störungen des Regelkreises zwischen Hypothalamus, Hypophyse und Ovar auf und können sekundär durch eine Reihe zeitlich begrenzter Faktoren und Krankheiten bedingt sein.

Primär dysfunktionelle Blutungen können Folge von Östrogenentzugsblutungen, Östrogendurchbruchsblutungen und Progesterondurchbruchsblutungen sein.

Östrogenentzugsblutungen treten auf, wenn Östrogene an eine kastrierte Frau oder eine Frau in der Menopause verabreicht wurden und die Medikamenteneinnahme beendet wird.

Östrogendurchbruchsblutungen treten dann auf, wenn das Endometrium einer langdauernden Östrogenstimulation ausgesetzt ist, die nicht durch eine zyklische Progesterongabe unterbrochen wird. Es handelt sich dabei um den häufigsten dysfunktionellen Blutungstyp, der gewöhnlich auf einer azyklischen chronischen Östrogenproduktion verbunden mit Anovulation beruht, wie es beispielsweise beim polyzystischen Ovar zu finden ist. Östrogendurchbruchsblutungen treten auch bei Frauen mit hypogonadotropem Hypogonadismus auf, denen Östrogene ohne Pause verabreicht werden, oder bei Frauen mit einem Östrogen-sezernierenden Tumor.

Progesterondurchbruchsblutungen kommen in Gegenwart abnorm hoher Progesteronspiegel – verglichen mit dem Östrogenspiegel – vor, beispielsweise bei Frauen, die niedrig dosierte orale Kontrazeptiva einnehmen.

2.2.3 Sterilität

Definition: Von **Sterilität** spricht man, wenn ein Jahr nach Aufnahme regelmäßigen Geschlechtsverkehrs ohne empfängnisverhütende Maßnahmen keine Schwangerschaft eingetreten ist. Unter dem Begriff **Infertilität** versteht man das Unvermögen, eine eingetretene Schwangerschaft bis zur Lebensfähigkeit des Feten auszutragen. In den englischsprachigen Ländern wird zwischen Sterilität und Infertilität nicht unterschieden; man spricht bei ungewollter Kinderlosigkeit nur von Infertilität.
Ursachen: Die Ursache der Sterilität liegt mit 40% beim männlichen, mit etwa derselben Häufigkeit beim weiblichen Partner; in den restlichen 20% liegt die Ursache bei beiden Partnern.

D **Diagnostische Hinweise**
Bei Frauen sind Anovulationen und genitale Ursachen wie Tubenundurchlässigkeit, Endometriose und zervikale Faktoren die häufigsten Ursachen. Bei etwa 10–20% der Patientinnen läßt sich mit den bisherigen Mitteln keine Ursache für die Infertilität finden; man vermutet, daß hier z.T. immunologische Faktoren Ursache der Sterilität sein könnten.

▼ Therapeutische Hinweise

Der Therapieerfolg hängt von der Ursache der Sterilität ab. Bei anatomischen Ursachen operative Korrektur. Mit therapeutischen Maßnahmen läßt sich Fertilität auch bei einem Teil der Frauen mit Hyperprolaktinämie, Gonadotropinmangel und Hyperandrogenämie erzielen.

2.2.4 Ovarialtumoren

Ursachen: Etwa 60–70% der Ovarialtumoren stammen vom Zölomepithel ab, 20% von den Keimzellen, 10% aus dem Ovarialstroma, während der Rest durch Metastasen im Ovar verursacht wird.

D Diagnostische Hinweise

Tumoren aus verschiedenen ovariellen Geweben können Steroide, Gonadotropine, Serotonin oder Thyroxin sezernieren und damit zu charakteristischen klinischen Bildern führen:

▷ Virilisation (Arrhenoblastom, Hiluszelltumor, Gonadoblastom)
▷ Pseudopubertas praecox (Granulosa-Thekazelltumor, Luteom, Teratome und Chorionepitheliome)
▷ Hyperthyreose (Struma ovarii)
▷ Karzinoid (Teratome, benigne Zysten)

▼ Therapeutische Hinweise

Da alle primären Ovarialtumoren gut- oder bösartig sein können, sind sie stets als potentiell maligne zu betrachten und somit zu resezieren und histologisch zu untersuchen. Bei Malignität mit Kapseldurchbruch zusätzlich Strahlentherapie/Chemotherapie.

Literatur

Carr, B. R., R. K. Sadler, D. B. Rochelle, M. A. Stalmach, P. C. MacDonald, E. R. Simpson: Plasma lipoprotein regulation of progesterone biosynthesis by human corpus luteum tissue in organ culture. J. clin. Endocr. 52 (1981) 875–881.

Keller, P. H.: Ovar. In: Labhart, A. (Hrgs.): Klinik der Inneren Sekretion, 3. Aufl., S. 525–611. Springer, Berlin 1978.

Schindler, A. E.: The Ovary. In: Labhart, A.: Clinical Endocrinology. 2nd edition, pp. 593–673. Springer, Berlin 1986.

Siiteri, P. K., P. C. MacDonald: Role of extraglandular estrogen in human endocrinology. In: Greep, R. O, E. B. Astwood (eds.): Handbook of Physiology, Section 7, Endocrinology, vol. II, pp. 615–629. American Physiological Society Washington 1973.

Wildt, L, G. Leyendecker: Die endokrine Kontrolle des menstruellen Zyklus. Gynäkologe 14 (1981) 64–83.

Yen, S. S. C., R. B. Jaffee (eds.): Reproductive endocrinology: physiology, pathophysiology and clinical management. Saunders, Philadelphia 1986.

G9 Intersexualität

H. U. SCHWEIKERT

Unter Intersexualität versteht man im weitesten Sinne eine **Störung der Geschlechtsdifferenzierung** während der Entwicklung des Keimlings. Im engeren Sinne versteht man darunter ein **zwittriges Genitale**, d. h. Geschlechtsorgane, die weder eindeutig weiblich noch eindeutig männlich sind.

---

1 Physiologische Grundlagen

1.1 Normale Sexualdifferenzierung

Beim Embryo vollzieht sich die Sexualdifferenzierung in drei Schritten. Mit der Vereinigung der Keimzellen wird zunächst das **chromosomale** (genetische) Geschlecht festgelegt. Die Geschlechtschromosomen sind beim männlichen Individuum heterogen (XY), beim weiblichen homogen (XX) verteilt.

In der zweiten Phase der Entwicklung wird das genetische in das **gonadale** Geschlecht umgesetzt, wobei die indifferente, bisexuelle Gonadenanlage in Hoden oder Ovar umgewandelt wird. Die Differenzierung der indifferenten Gonade in einen Hoden ist nur in Gegenwart eines Y-Chromosoms möglich.

Das Y-Chromosom steuert die Entwicklung der Hoden und trägt maßgeblich zur Ausbildung des männlichen Phänotyps bei. Beim Menschen besteht das Y-Chromosom aus einem langen Arm, dessen Länge erheblich variieren kann, und einem kurzen Arm, dessen Länge konstant ist. Aufgrund zytogenetischer und molekularbiologischer Unter-

suchungen wird vermutet, daß das genetische Material, das bestimmend für die Hodenentwicklung ist, der sog. *Testis-Determining-Factor (TDF)*, im distalen Bereich des kurzen Arms des Y-Chromosoms lokalisiert ist.

Die bis vor kurzem führende Theorie, daß das Histokompatibilitätsantigen Y (HY-Antigen) die Hodenentwicklung steuert, erscheint aufgrund neuerer Untersuchungen zweifelhaft; man nimmt heute an, daß das HY-Antigen, im Gegensatz zum TDF, nicht primär für die Hodenentwicklung entscheidend ist. Beim HY-Antigen handelt es sich um ein Zelloberflächenantigen, das sich, unabhängig vom Phänotyp eines Individuums, in vielen, jedoch nicht allen Fällen nachweisen läßt, wenn Hodengewebe vorhanden ist.

In der dritten Phase der Sexualentwicklung wird das gonadale in das **somatische** (phänotypische) Geschlecht übersetzt. Hier bilden sich aus primär gleichartigen Strukturen der undifferenzierten inneren und äußeren Genitalanlage die spezifisch männlichen und weiblichen Organe aus. Daher besteht, unabhängig vom chromosomalen und gonadalen Geschlecht, während dieser Phase noch die Möglichkeit zur männlichen oder weiblichen somatischen Geschlechtsdifferenzierung.

Bei beiden Geschlechtern entwickeln sich die inneren Geschlechtsorgane aus zwei Gangsystemen, den Wolff[1]- und Müller[2]-Gängen: Beim männlichen Geschlecht entstehen aus den Wolff-Gän-

---

[1] Kaspar Friedrich Wolff (1733–1794), Anatom in Berlin und St. Petersburg.
[2] Johannes Müller (1801–1858), Anatom und Physiologe in Berlin.

gen die Nebenhoden, Samenleiter und Samenblasen. Die Müller-Gänge verkümmern. Tuben, Uterus und das obere Drittel der Vagina entstammen beim weiblichen Geschlecht den Müller-Gängen, während die Wolff-Gänge verkümmern (Abb. G9-1a).

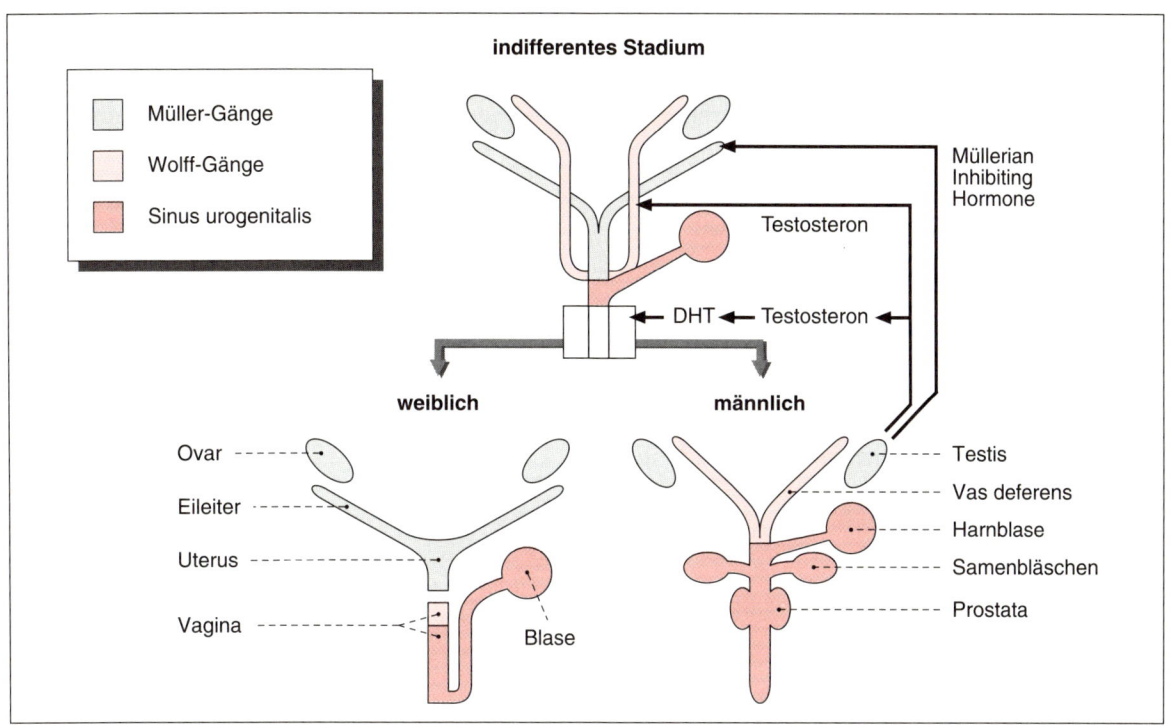

Abb. G9-1a: Sexuelle Differenzierung des inneren Genitales. DHT = Dihydrotestosteron.

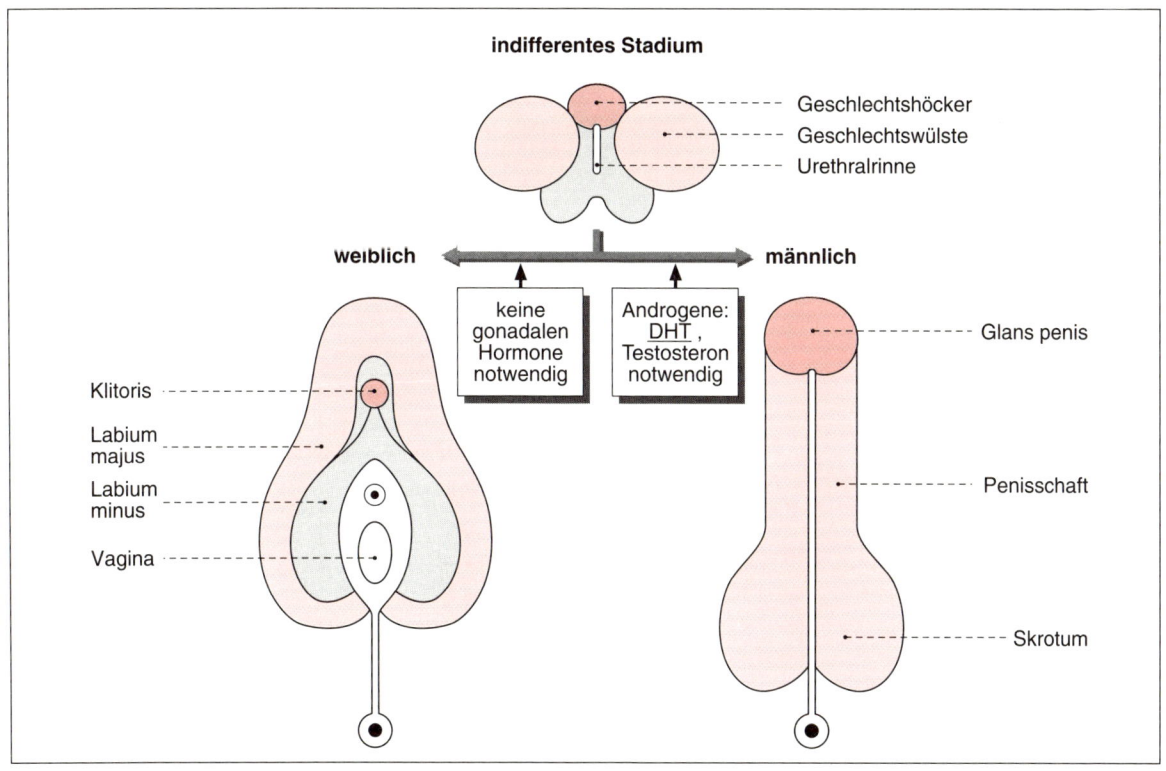

Abb. G9-1b: Sexuelle Differenzierung des äußeren Genitales.

Die äußeren Geschlechtsorgane entwickeln sich im Gegensatz hierzu bei beiden Geschlechtern aus denselben Strukturen, nämlich dem Sinus urogenitalis, den Geschlechtshöckern, Geschlechtsfalten und Geschlechtswülsten (Abb. G9-1b). Aus den Geschlechtshöckern entsteht beim weiblichen Geschlecht die Klitoris, beim männlichen der Penis. Aus den Geschlechtswülsten entwickeln sich die Labia majora bzw. das Skrotum. Beim weiblichen Geschlecht entwickeln sich die Labia minora aus den Geschlechtsfalten, während diese beim männlichen Geschlecht bis zur Spitze des Geschlechtshöckers zusammenwachsen und so den Penisschaft bilden.

1.2 Hormonelle Steuerung der Geschlechtsdifferenzierung

Unsere heutigen Vorstellungen über die hormonelle Steuerung der Sexualdifferenzierung wurden wesentlich durch die Untersuchungen von Jost geprägt. Er führte bei Kaninchenembryonen beiderlei Geschlechts intrauterin eine Kastration durch. In beiden Fällen entwickelte sich daraufhin ein weiblicher Genitaltrakt. Durch Implantation eines Testosteronkristalls in der Umgebung des inneren Genitale kam es zwar zu einer Differenzierung der Wolff-Gänge, die Tiere wiesen aber stets noch die Derivate der Müller-Gänge (Eileiter und Gebärmutter) auf (Abb. G9-2). Jost hat aus diesen Versuchen geschlossen, daß für die weibliche Entwicklung keine hormonellen Induktoren notwendig sind, während beim männlichen Geschlecht neben Androgenen offenbar noch eine weitere, vom Hoden sezernierte Substanz, die dann zur Regression der Müller-Gänge führt, erforderlich ist.

> Für die normale, somatisch männliche Sexualentwicklung sind drei Hormone erforderlich: Testosteron, 5α-Dihydrotestosteron (DHT) und Müllerian Inhibiting Hormone (MIH).

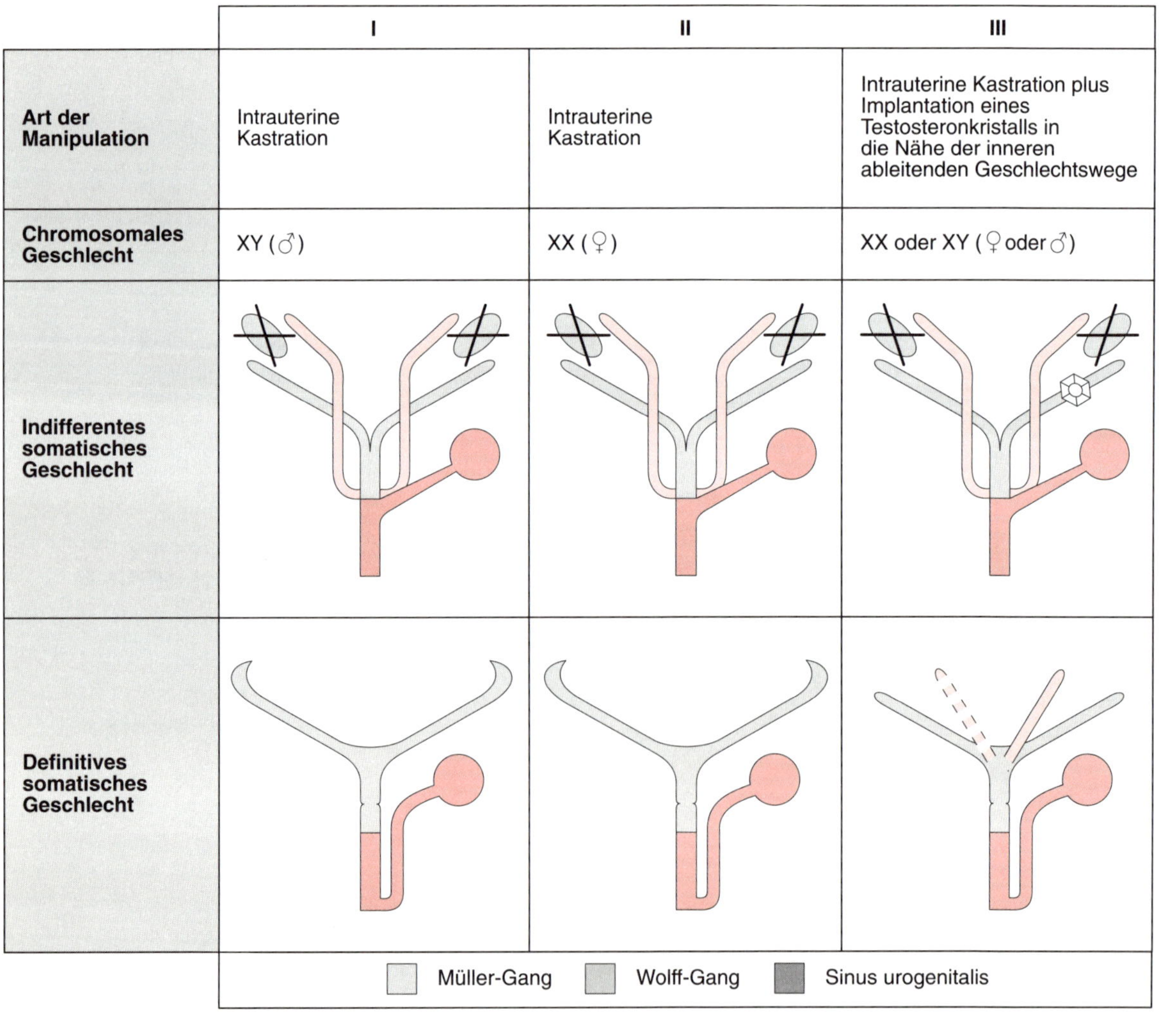

Abb. G9-2: Die Kastrationsversuche von Jost. Schematische Darstellung der Ergebnisse.

410

MIH und Testosteron werden vom fetalen Hoden gebildet; DHT ist extratestikulären Ursprungs. Die Virilisierung des Wolff-Gangsystems wird durch Testosteron bewirkt. Somit induziert dieses die Entwicklung von Nebenhoden, Samenleitern und Samenblasen. MIH ist für die Rückbildung der Müller-Gänge verantwortlich. Bei diesem Hormon handelt es sich um ein Glykoprotein, das in den Sertoli[1]-Stützzellen der Tubuli seminiferi gebildet wird.

DHT bewirkt die Virilisierung des Sinus urogenitalis, der Genitalfalten, Genitalwülste und -höcker. Es wird in diesen Strukturen direkt aus zirkulierendem Testosteron, das somit als Prohormon dient, gebildet. Die Umwandlung von Testosteron zu DHT wird durch das Enzym 5α-Reduktase bewirkt; dieses läßt sich schon vor der Differenzierung des äußeren Genitales in dessen Strukturen nachweisen, während es in den Wolff-Gängen erst nach deren Ausdifferenzierung gebildet wird. Somit ist die Entwicklung der Derivate der Wolff-Gänge Testosteron-gesteuert, während die Differenzierung aller übrigen Strukturen des männlichen Genitales DHT-abhängig ist.

2 Allgemeine und spezielle Pathophysiologie

2.1 Störungen der Sexualentwicklung

Jede Störung während jeder Phase der embryonalen Geschlechtsentwicklung manifestiert sich klinisch als Intersexualität. Diese Fehlentwicklungen lassen sich daher in solche des chromosomalen, des gonadalen und des phänotypischen Geschlechts unterteilen.

2.2 Fehlentwicklungen des chromosomalen Geschlechts

Definition: Fehlentwicklungen des chromosomalen Geschlechts sind Folge einer numerischen oder strukturellen Abnormalität des X- oder Y-Chromosoms (s.a. Tab. G9-1).

2.2.1 Klinefelter[2]-Syndrom

Definition: Chromosomenstörung mit einem überzähligen X-Chromosom, die zu Hodendysgenesie führt.
Ursachen: Infolge einer Non-disjunction der Sexchromosomen während der Meiose entwickelt sich nicht der normale männliche Chromosomensatz 46,XY, sondern es entsteht der Karyotyp 47,XXY. Außer dieser klassischen Form findet man noch weitere Karyotypen; am häufigsten die Mosaikform 46,XY/47,XXY.

Das Klinefelter-Syndrom ist die am häufigsten vorkommende Geschlechtschromosomenaberration. 0,1–0,2% der Männer sind davon betroffen.

D **Diagnostische Hinweise**

> Der beim Erwachsenen wichtigste und charakteristischste Befund sind die kleinen festen Hoden, die immer weniger als 4 ml Volumeninhalt aufweisen (normale Größe eines Hodens beim Erwachsenen >12 ml).

Das verminderte Hodenvolumen ist hauptsächlich durch die Atrophie der Tubuli seminiferi, die den überwiegenden Anteil des erwachsenen Hodenvolumens ausmachen, bedingt. Histologisch findet man bereits in der Pubertät ein Schwinden der Keimzellen und eine beginnende Tubulussklerose. Beim Erwachsenen sind die Tubuli atrophiert bzw. degeneriert; die Spermiogenese ist untergegangen, die Patienten sind daher nicht zeugungsfähig. Die testikuläre Schädigung spiegelt sich hormonell in einer Erhöhung der Gonadotropine, LH und FSH, wider. Im Vergleich zu Männern mit ungestörter Sexualentwicklung ist die Androgenproduktion beim Klinefelter-Patienten insgesamt vermindert: Der Anstieg der Androgene während der Pubertät erfolgt verzögert, die Androgenproduktion des jungen Erwachsenen liegt meist im unteren Normalbereich und nimmt, beginnend etwa um das 25. Lebensjahr, erheblich ab. Dieses **Androgendefizit** wird dann für das Erscheinungsbild der Patienten, deren phänotypische Entwicklung extrem variabel sein kann, bestimmend (vgl. hierzu auch Abschn. 2.4 Hypogonadismus in Kap. G-7 Testes). So ist die Muskulatur häufig schwach entwickelt und mit einer weiblich erscheinenden Fettverteilung verbunden. Das **Längenwachstum** ist in manchen Fällen überdurchschnittlich, wobei insbesondere das Überwiegen des unteren Körpersegmentes auffällt. Eine **Osteoporose** nach dem 40. Lebensjahr ist nahezu obligat. Bei etwa der Hälfte der Patienten tritt postpubertär eine **Gynäkomastie** auf. Dies beruht auf einer Verschiebung des Androgen/Östrogen-Quotienten zugunsten der Östrogene, wozu einerseits die verminderte Androgenproduktion, andererseits die durch die erhöhten LH-Spiegel vermehrte testikuläre Östrogenproduktion beiträgt.

▼ **Therapeutische Hinweise**
Substitution mit Testosteron, spätestens bei Manifestwerden des Androgenmangels; ggf. operative Korrektur einer Gynäkomastie.

2.2.2 46,XX-Mann-Syndrom

Definition: Wahrscheinlich eine Variante des Klinefelter-Syndroms. Der Phänotyp dieser Individuen ist männlich, der Karyotyp ist weiblich 46,XX.

---

[1] Enrico Sertoli (1842–1910), Physiologe in Mailand.
[2] Harry F. jr. Klinefelter (geb. 1912), amerikanischer Endokrinologe.

Tabelle G9-1 Synopsis klinischer und endokrinologischer Befunde bei Fehlentwicklungen des chromosomalen und gonadalen* Geschlechts

Syndrom	Chromoso-mensatz	Barr-Körper	Gonaden-entwick-lung	Inneres Genitale	Äußeres Genitale	Entwicklung während der Pubertät	Hormone beim Erwachsenen				Bemerkungen
							LH	FSH	T	E$_2$	
Klinefelter-Syndrom	mindestens 2X-Chromo-somen und 1Y-Chromo-som oder Mosaik. Klas-sischer Karyo-typ = 47,XXY	positiv	Hyalini-sierung der Tubuli seminiferi	männlich	männlich	Phallus normal, Hoden klein, partieller Androgen-mangel, häufig Gynäkomastie	↑	↑	n→↓	n→↑	häufigste Form der Intersexualität Infertilität infolge Tubulussklerose
XX-Mann-Syndrom	46,XX	positiv	Hyalini-sierung der Tubuli seminiferi	männlich	männlich	Phallus normal, Hoden klein, partieller Androgen-mangel, häufig Gynäkomastie	↑	↑	n→↓	n→↑	Variante des Klinefelter-Syndroms
Gonaden-dysgenesie (Turner-Syndrom)	zweites X-Chromosom fehlt, klassi-scher Karyo-typ = 45,X0	negativ	rudimen-täre „streaks"	hypo-plastisch, weiblich	weiblich	keine Pubertät, Genitale bleibt infantil, keine Brustentwick-lung	↑	↑	präpu-beral	↓	Kleinwuchs in Verbindung mit Dysmorphie-merkmalen. Häufigste Ursache der primären Amenorrhöe
Gemischte Gonaden-dysgenesie	meist Mosaik, am häufigsten 46,XY / 45,X0	negativ	Hoden und „Streak"-gonade	Uterus, mindestens 1 Eileiter, Wolff-Derivate	variabel von weib-lich bis männlich, meist zwittrig	Virilisierung, Gynäkomastie nur wenn feminisierende Tumoren vor-liegen	n	n	variabel, meist adult, männ-lich	n	häufig maligne Entartung der Gonaden
Echter Herm-aphroditismus	Karyotyp meist 46,XX seltener 46,XY oder Mosaik	meist posi-tiv, abhän-gig vom Karyotyp	Hoden und Ovar bzw. Ovotestis	Uterus, Ei-leiter meist vorhanden. Häufig Sinus uro-genitalis	variabel, meist zwittrig	Gynäkomastie in 80%, Menstruation in 50%	n	n	variabel		familiäre Form bekannt
*Reine Gonaden-dysgenesie	46,XX oder 46,XY (Swyer-Syndrom)	positiv oder negativ	„streaks"	Derivate der Müller-Gänge vor-handen; Uterus, Eileiter, Vagina	weiblich	Ausbleiben der Pubertät	↑	↑		↓	im Gegensatz zur Gonaden-dysgenesie weder Kleinwuchs noch Dysmorphie-merkmale
*Konnatale Anorchie	46,XY	negativ	männlich, aber Untergang während der Embryo-nalzeit	männlich	variabel in Abhängig-keit vom Zeitpunkt des Hoden-verlustes während der Em-bryonalent-wicklung	Ausbleiben der Pubertät	↑	↑		↓	

↑ = erhöht; ↓ = erniedrigt; n = normal

Ursachen: Diskutiert wird ein Verlust des Y-Chromosoms während der Embryonalzeit, eine auf wenige Zellinien begrenzte und somit nicht nachweisbare chromosomale Mosaikbildung oder eine Translokation zwischen Y- und X-Chromosom bzw. Autosomen.

D **Diagnostische Hinweise**
Die Symptomatologie des XX-Mannes gleicht in vieler Hinsicht dem typischen 47,XXY-Klinefelter-Syndrom; im Gegensatz hierzu sind die Betroffenen gewöhnlich kleiner als der Durchschnitt der männlichen Bevölkerung. Das Syndrom ist außerdem sehr selten (Inzidenz etwa 1:20000).

▼ **Therapeutische Hinweise**
Wie beim Klinefelter-Syndrom.

2.2.3 Hermaphroditismus verus

Definition: Individuen mit Hoden und Ovar oder Ovotestes, d. h. Gonaden, in welchen histologisch testikuläre und ovarielle Elemente nebeneinander vorkommen.

D **Diagnostische Hinweise**
Die äußeren Geschlechtsorgane können in ihrer Ausbildung das ganze Spektrum vom typisch männlichen zum typisch weiblichen Phänotyp zeigen, obwohl meist die Entwicklung in Richtung des männlichen Phänotyps vorherrscht. Bei der Mehrzahl dieser Patienten findet man einen weiblichen Karyotyp, 46,XX; bei einem kleineren Teil ist der Karyotyp männlich, 46,XY. Daneben kommen auch verschiedene Mosaikformen vor. Mit Beginn

der Pubertät entwickelt sich bei einem großen Teil der Patienten eine Gynäkomastie, und etwa die Hälfte dieser Personen menstruiert; bei phänotypischen Männern äußert sich die Menstruation in einer zyklischen Hämaturie. Bisher wurden etwa 300 Personen mit echtem Hermaphroditismus in der Literatur beschrieben.

▼ Therapeutische Hinweise

Besonders wichtig ist die Geschlechtszuweisung (vor dem zweiten Lebensjahr). Kriterien hierfür sind die inneren und äußeren Genitalien sowie die Gonaden. In Übereinstimmung mit der Geschlechtszuordnung müssen gegengeschlechtliche Gonaden und innere Genitalien entfernt werden.

2.2.4 Gonadendysgenesie (Turner[1]-Syndrom)

Definition: Die Gonadendysgenesie, Eponym Turner-Syndrom, kommt bei phänotypisch weiblichen Individuen vor und zeichnet sich klinisch durch **zwei obligate Symptome, Kleinwuchs** und **Hypogonadismus,** aus. Zusätzlich werden *fakultativ dysmorphe Merkmale* wie Sphinxgesicht, hoher Gaumen, kurzer Kiefer, Pterygium colli und schildförmiger Thorax gefunden.

D Diagnostische Hinweise

Genetisch ist das Turner-Syndrom durch Fehlen eines X-Chromosoms, durch den Karyotyp 45,XO charakterisiert.

Die Häufigkeit des Turner-Syndroms beträgt etwa 1:2500 Frauen. Pränatal ist es wesentlich häufiger; bei weiblichen Spontanaborten beträgt die Häufigkeit etwa 1:13. Hieraus folgt, daß über 90% der betroffenen Feten pränatal absterben. Der Hypogonadismus beim Turner-Syndrom wird naturgemäß erst zur Zeit der Pubertät bemerkt: die Menarche bleibt aus (**primäre Amenorrhöe**), das Genitale bleibt infantil und die Brustentwicklung fehlt. Laparoskopisch sieht man verkümmerte Gonaden; anstelle der Ovarien findet man strangförmige Gebilde, sog. *streaks;* die Östrogenspiegel im Serum sind deshalb sehr niedrig bzw. nicht nachweisbar.

▼ Therapeutische Hinweise

Zur Einleitung der Pubertät und zur Substitution des Östrogenmangels Behandlung mit Östrogenen in ansteigender Dosierung, später Substitution mit einem Östrogen-Gestagen-Präparat.

Zur Behandlung des Minderwuchses (nur in erfahrenen endokrinologischen Zentren) Gabe von biosynthetischem Wachstumshormon.

2.2.5 Gemischte Gonadendysgenesie

Definition: Die Charakteristika sind ein Hoden auf der einen Seite und eine rudimentäre Gonade, *streak,* auf der anderen Seite.

D Diagnostische Hinweise

Meist findet man ein 45,XO/46,XY-Mosaik. Gelegentlich werden auch ein 46,XX/46,XY-Mosaik oder kompliziertere Mosaikformen beobachtet. Das äußere Genitale der betroffenen Individuen kann das ganze Spektrum zwischen männlicher und weiblicher Form aufweisen, wobei ein rein männliches oder weibliches Genitale allerdings die Ausnahme darstellt. Die übrige somatische Entwicklung ist unauffällig oder zeigt Stigmata des Turner-Syndroms.

▼ Therapeutische Hinweise

> Da die meisten Patienten Uterus und Vagina und einen Mikropenis haben, ist es meist richtig, in der Neugeborenenperiode die weibliche Geschlechtszuweisung vorzunehmen und den **Hoden und die Streakgonade zu resezieren,** da diese schon im Kindesalter **maligne** entarten können.

2.3 Fehlentwicklungen des gonadalen Geschlechts

Definition: Fehlentwicklungen des gonadalen Geschlechts bestehen dann, wenn bei einem Individuum Mißbildungen der Keimdrüsen vorliegen, obwohl das chromosomale Geschlecht regelrecht männlich oder weiblich ausgebildet ist. Eine Übersicht bietet die Tabelle G9-1.

2.3.1 Reine Gonadendysgenesie

Definition: Bei der reinen Gonadendysgenesie handelt es sich um phänotypisch weibliche Individuen mit einem normalen äußeren Genitale. Die inneren Geschlechtsorgane sind ebenfalls weiblich angelegt; anstelle der Gonaden werden jedoch funktionslose rudimentäre Stränge, *streaks,* gefunden.

D Diagnostische Hinweise

Im Gegensatz zum Turner-Syndrom werden weder Kleinwuchs noch Dysmorphiemerkmale gefunden. Der Karyotyp ist 46,XX oder 46,XY; die letztgenannte Variante wird auch **Swyer[2]-Syndrom** genannt. Von beiden Varianten sind etwa 100 Fälle beschrieben. Das Fehlen der männlichen Genitaldifferenzierung bei der 46,XY-Variante beruht auf der Tatsache, daß funktionsfähige Hoden fehlen; während der Embryonalentwicklung fehlen daher auch die zur Differenzierung des äußeren und inneren Genitales in männlicher Richtung notwendigen Androgene. Da MIH, ein Sekretionsprodukt des Hodens, ebenfalls fehlt, können sich die Derivate der Müller-Gänge entwickeln (vgl. S. 410).

---

[1] Henry H. Turner (1892-1970), Endokrinologe in Oklahoma-City.

[2] G. J. M. Swyer, zeitgenössischer britischer Endokrinologe.

Die Gonaden sind zu *streaks* verkümmert, die häufig maligne entarten.

▼ Therapeutische Hinweise

Beim Swyer-Syndrom: Resektion der *streaks,* um eine maligne Entartung zu verhindern. Mit Beginn des Pubertätsalters Substitution mit Östrogen-Gestagen-Präparaten (bei beiden Varianten).

2.3.2 Konnatale Anorchie

Definition: Fehlende oder rudimentär angelegte Hoden bei der Geburt.

Klinische Hinweise: Die betroffenen Individuen haben einen normalen männlichen Karyotyp. Aufgrund der Entwicklung des äußeren und inneren Genitales muß angenommen werden, daß während der Embryonalentwicklung ein funktionsfähiger Hoden vorhanden war. Die klinischen Symptome hängen davon ab, zu welchem Zeitpunkt während der Embryogenese die testikuläre Funktion gestört wurde. Die sexuelle Differenzierung weist somit ein weites Spektrum auf, das vom völligen Ausbleiben der Virilisierung bis zum phänotypisch normalen Mann mit Anorchie und infantilem äußeren Genitale, aber normalem inneren Genitale reichen kann. Der Stimulationstest mit hCG führt zu keinem Anstieg des Plasma-Testosterons. Demgegenüber wird bei Kryptorchismus, der differentialdiagnostisch in Erwägung zu ziehen ist, nach hCG-Gabe ein Testosteronanstieg beobachtet.

▼ Therapeutische Hinweise

Hormonbehandlung, ggf. operative Maßnahmen entsprechend der Virilisierung des äußeren Genitales.

2.3.3 Agonadismus

Hierbei fehlt die primäre Gonadenanlage. Die innere und äußere Genitalentwicklung dieser Personen ist daher unabhängig vom genetischen Geschlecht immer weiblich.

2.4 Fehlentwicklungen des phänotypischen Geschlechts

Definition: Fehlentwicklungen des phänotypischen Geschlechts liegen dann vor, wenn das chromosomale und das gonadale Geschlecht übereinstimmen, die phänotypische Entwicklung hiervon jedoch abweicht.
Ursachen: Inadäquate Hormonsynthese (in Nebennieren oder Gonaden) oder eine Unempfindlichkeit der Zielorgane gegenüber Androgenen (Androgenresistenz).

2.4.1 Familiärer männlicher Pseudohermaphroditismus

Definition: Eine Störung der Virilisierung bei Individuen mit normalem männlichen Karyotyp und Hoden wird als männlicher Pseudohermaphroditismus bezeichnet.
Ursachen: Störung der testikulären Testosteronsynthese oder Resistenz der Ziel- oder Endorgane gegenüber Testosteron.

2.4.1.1 Störung der Testosteronsynthese

Bislang konnten fünf verschiedene vererbte Enzymdefekte in der Biosynthese des Testosterons aufgedeckt werden. Es handelt sich hierbei um folgende Enzyme: 20,22-Desmolase, 3β-Hydroxysteroid-Dehydrogenase, 17α-Hydroxylase, 17,20-Desmolase und 17β-Hydroxysteroid-Dehydrogenase (vgl. Abschn. 1.3 Testosteronsynthese in Kap. G7 Testes). Jeder dieser Enzymdefekte führt zu Störungen der Virilisierung, deren Ausmaß von der Ausprägung des zugrundeliegenden Enzymdefektes und von der biologischen Wirksamkeit der vor dem Enzymblock angehäuften Steroide bestimmt ist. Die Virilisierung ist daher außerordentlich verschieden stark ausgeprägt und kann vom phänotypischen Mann, bei dem nur eine geringgradige Hypospadie gefunden wird, bis hin zum phänotypisch weiblich erscheinenden Individuum reichen. Da bei diesen Personen weder Tuben noch Ovarien gefunden werden, ist anzunehmen, daß die testikuläre MIH-Sekretion während der Embryogenese normal gewesen sein muß.

▼ Therapeutische Hinweise

Frühzeitige Geschlechtszuordnung (vor dem zweiten Lebensjahr); Kriterium hierfür ist die Virilisierung des äußeren Genitales. Entsprechende operative Korrekturen. Bei gleichzeitigem Vorliegen eines Glukokortikoidmangels Substitution mit Hydrocortison.

2.4.1.2 Störung der Androgenwirkung (Androgenresistenz)

Trotz einer normalen Testosteronsynthese im Hoden kann die Wirkung des Hormons im Zielorgan infolge einer Unempfindlichkeit des Endorgans dem Hormon gegenüber gestört sein (Abb. G9-3). Diese Störung kann entweder auf der Ebene der Bildung von DHT (Block 1) oder der Bindung der Androgene an einen Rezeptor (Block 2) beruhen. Als weitere Ursache ist (selten) auch ein Block distal der DHT-Bindung an den Rezeptor möglich (Block 3).

Gestörte Dihydrotestosteron-Bildung

Pseudovaginale, perineoskrotale Hypospadie (5α-Reduktasemangel)

Bei diesem Syndrom findet man einen normalen männlichen Karyotyp 46,XY und ein zwittriges Genitale. Die Vererbung ist autosomal rezessiv. Typischerweise findet man einen Mikrophallus, der

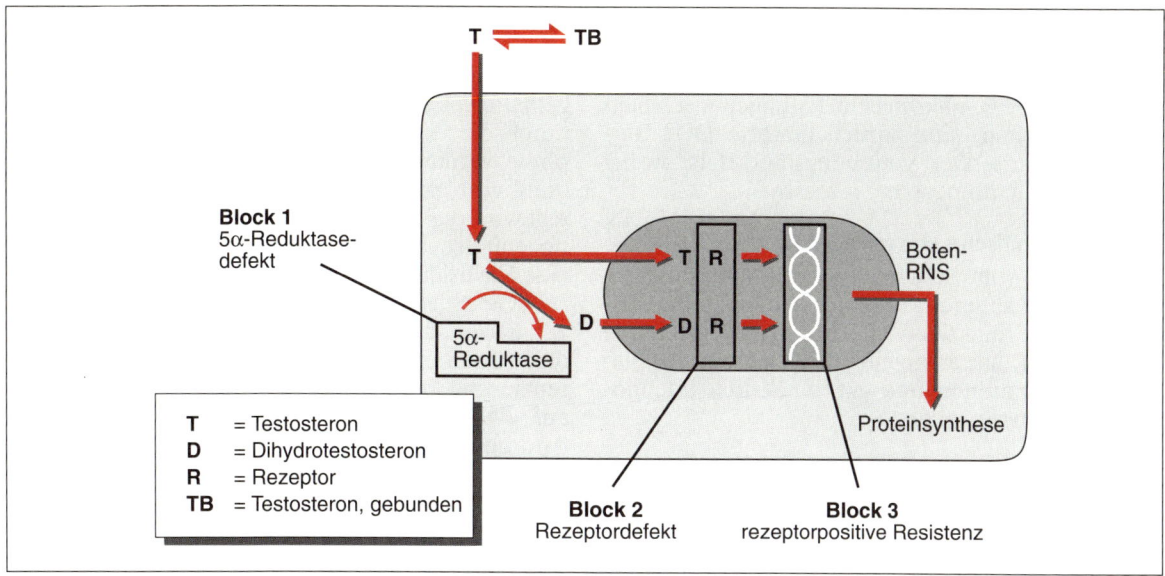

Block 1
5α-Reduktase-
defekt

5α-
Reduktase

Boten-
RNS

Proteinsynthese

Block 2
Rezeptordefekt

Block 3
rezeptorpositive Resistenz

T	= Testosteron
D	= Dihydrotestosteron
R	= Rezeptor
TB	= Testosteron, gebunden

Abb. G9-3: Schematische Darstellung der Androgenresistenz.

meistens für eine Klitoris gehalten wird, sowie eine perineale Hypospadie. Die Hoden liegen in den Skrotalwülsten verborgen, die meist als große Labien fehlgedeutet werden. Im Genitogramm lassen sich die Derivate der Wolff-Gänge, Samenblasen und Samenleiter, die in eine blind endende Vagina (Pseudovagina) einmünden, nachweisen. In der Pubertät tritt eine Virilisierung auf. Die Brustentwicklung fehlt, Testosteron und luteinisierendes Hormon sowie die Östrogenproduktion liegen im normalen männlichen Bereich. Pathogenetisch liegt diesem Syndrom eine mangelhafte DHT-Bildung zugrunde, bedingt durch einen Mangel an dem Enzym 5α-Reduktase oder als Folge einer gestörten Enzymkinetik.

▼ **Therapeutische Hinweise**

Unbehandelte Patienten entwickeln mit der Pubertät meistens eine männliche Geschlechtsidentität; dann entsprechende plastische Korrekturen.

Gestörte Androgenbindung

Testikuläre Feminisierung

Diese Intersexualitätsform ist die häufigste Variante des familiären männlichen Pseudohermaphroditismus. Sie findet sich etwa in 1:20000 bis 1:64000 der männlichen Neugeborenen. Der Vererbungsmodus ist X-chromosomal rezessiv. Die testikuläre Feminisierung stellt das extremste Beispiel der mangelhaften Virilisierung dar. Der Phänotyp ist weiblich: Mammae und äußere Genitalien sind weiblich, die Axillar- und Pubesbehaarung ist spärlich bzw. fehlt *(hairless women)*. Die Vagina endet blind, und die inneren Geschlechtsorgane fehlen mit Ausnahme der Hoden. Die Plasma-Testosteronspiegel, die testikuläre Östrogenpro-

duktion sowie das luteinisierende Hormon sind erhöht. Pathogenetisch liegt der testikulären Feminisierung ein Defekt des Androgenrezeptors zugrunde: Strukturveränderungen am Rezeptormolekül verursachen den vollständigen Verlust der Rezeptorfunktion.

▼ **Therapeutische Hinweise**

Im allgemeinen werden die Hoden bis zum Abschluß der Pubertät belassen, um die testikuläre Östrogenbildung und die dadurch bedingte Feminisierung nicht zu unterbinden. Nach Abschluß der Pubertät Kastration und Substitution des Hormondefizits mit Östrogenen.

Reifenstein[1]-Syndrom

Unter dem Überbegriff „Reifenstein-Syndrom" faßt man eine Reihe von Erscheinungsformen des männlichen Pseudohermaphroditismus zusammen, bei denen die vorherrschende somatische Sexualdifferenzierung männlich ist. Aufgrund genetischer und endokrinologischer Untersuchungen in den betroffenen Familien nimmt man an, daß die ursprünglich von Lubs, Gilbert-Dreyfus, Reifenstein und Rosewater beschriebenen Syndrome verschieden stark ausgeprägte Manifestationen desselben genetischen Defektes sind. Klinisch findet man eine Entwicklungsstörung des äußeren Genitales bei normaler Ausbildung der Wolff-Derivate. Die Virilisierung der äußeren Genitalien kann praktisch fehlen (wie beim Lubs-Syndrom) oder aber normal sein (wie beim Rosewater-Syndrom, das klinisch durch eine Gynäkomastie bei Sterilität

---

[1] Eduard C. Reifenstein jr., zeitgenössischer amerikanischer Arzt.

charakterisiert ist). Am häufigsten findet man jedoch die von Reifenstein beschriebene Variante: perineoskrotale Hypospadie und eine in der Pubertät auftretende Gynäkomastie. Pathogenetisch liegt diesem Syndrom eine partiell gestörte DHT-Bindung zugrunde. Der Vererbungsmodus ist wahrscheinlich X-chromosomal rezessiv.

▼ Therapeutische Hinweise

Behandlung vom Schweregrad des anatomischen Defektes des äußeren Genitales abhängig. Bei ausgeprägter Störung der Virilisierung feminisierende Maßnahmen; bei ausreichender Virilisierung plastische Operationen und ggf. zusätzlich hochdosierte Testosterongabe.

2.4.2 Oviduktpersistenz

Bei dieser Intersexualitätsform liegen bei normalem männlichem Karyo- und Phänotyp Deszensusstörungen der Hoden und ein weibliches inneres Genitale mit rudimentären Tuben, Uterus und oberem Vaginaanteil vor. Da somit die Regression der Müller-Strukturen offenbar unterblieb, wird ätiologisch entweder das Fehlen von MIH oder eine Resistenz der Müller-Gänge gegenüber MIH angenommen. Da die Entwicklung der primären und sekundären Geschlechtsmerkmale unauffällig ist, wird die Diagnose meist nur zufällig bei Kryptorchismus- oder Hernienoperationen gestellt. Meist finden sich Fertilitätsstörungen. Der Vererbungsmodus soll autosomal- oder X-chromosomal rezessiv sein.

▼ Therapeutische Hinweise

Resektion der Müller-Derivate.

2.4.3 Weiblicher Pseudohermaphroditismus

Bei dieser Intersexualitätsform weisen genetisch und gonadal weibliche Personen in verschieden stark ausgeprägtem Maße Virilisierungserscheinungen auf, die durch Androgene exogenen (Einnahme virilisierender Medikamente in der Schwangerschaft) oder endogenen Ursprungs verursacht werden.

Ursache des familiären weiblichen Pseudohermaphroditismus ist ein autosomal vererbter En-

zymdefekt in der Kortisolsynthese. Bei dem am häufigsten vorkommenden 21-Hydroxylase- und (seltener) 11-Hydroxylasedefekt wird infolge mangelhafter oder fehlender Kortisolsynthese, bedingt durch die negative Rückkopplung auf die Hypophyse, vermehrt ACTH sezerniert, wodurch die Bildung von Androgenen in den Nebennieren angeregt wird (vgl. Kap. G-5 Nebenniere, Abschn. Adrenogenitales Syndrom). Klinisch beobachtet man eine Virilisierung der äußeren, nicht aber der inneren Geschlechtsorgane. Dieser Umstand beruht z. T. darauf, daß die Sekretion von Nebennierenrindenhormonen erst nach Abschluß der Sexualdifferenzierung beim Embryo einsetzt, und z. T. darauf, daß die von den Nebennieren sezernierten Androgene biologisch wesentlich schwächer wirksam sind als Testosteron oder DHT.

▼ Therapeutische Hinweise

Geschlechtszuordnung immer weiblich. Substitution mit Hydrocortison, ggf. plastische feminisierende Operationen.

2.4.4 Entwicklungsstörungen der Müller-Gänge (Mayer-Rokitansky-Küster[1]-Syndrom)

Diese Anomalie ist durch eine Entwicklungshemmung der distalen Müller-Gänge charakterisiert: Bei genetisch, gonadal und phänotypisch normalen weiblichen Individuen fehlt die Vagina und der Uterus ist mißgebildet. Meist findet sich nur ein solider zweigeteilter Gewebsstrang. Da Morphologie und Funktion des Ovars normal sind, bilden sich mit der Pubertät die sekundären Geschlechtsmerkmale normal weiblich aus. Infolge der anatomischen Gegebenheiten bestehen eine primäre Amenorrhöe (nach der Gonadendysgenesie die zweithäufigste Ursache der primären Amenorrhöe) und Kohabitationsschwierigkeiten.

▼ Therapeutische Hinweise

Operative Bildung einer Vagina.

---

[1] August F. Mayer (1787–1865), Anatom und Physiologe in Bonn, Carl Freiherr von Rokitansky (1804–1878), Pathologe in Wien, Hermann Küster, deutscher Arzt.

Literatur

Federmann, D. D.: Abnormal sexual development. A genetic and endocrine approach to differential diagnosis. Saunders, Philadelphia 1967.

Jost, A.: Embryonic sexual differentiation (morphology, physiology, abnormalities). In: Jones, H. W., W. W. Scott (eds.): Hermaphroditism, Genital Anomalies and Related Endocrine Disorders, 2. ed., pp. 16–64. Williams & Wilkins, Baltimore 1971.

Miller, W. L. (Ed.): Immunoassays for human mullerian inhibitory factor (MIF): new insights into the physiology of MIF. J. Clin. Endocrinol. Metab. 70 (1990) 8–10

Schweikert, H. U.: The androgen resistance syndromes: Clinical and biochemical aspects. Europ. J. Ped. 152, Suppl. 2 (1993), 50–57.

Schweikert, H. U., G. Romalo: Syndromes caused by androgen resistance. In: Nieschlag, E., H. M. Behre: Testosterone. Action, deficiency, substitution. Springer, Berlin 1990.

Wilson, J. D., J. E. Griffin: Disorders of sexual differentiation. In: Wilson, J. D., E. Braunwald, K. J. Isselbacher, R. G. Petersdorf, J. B. Martin, A. S. Fauci, R. K. Root: Harrison's Principles of Internal Medicine. McGraw-Hill, New York 1991.

G10 Gewebshormone

H. J. KRAMER und R. DÜSING

I Das Kallikrein-Kinin-System (H. J. Kramer)

1 Physiologische Grundlagen

> Kinine gehören zu den sog. Gewebshormonen, da ihre Wirkung im wesentlichen auf den Ort ihrer Entstehung beschränkt ist. Sie bewirken im allgemeinen eine Gefäßerweiterung und Zunahme der Gefäßpermeabilität.

Als typisches Beispiel einer Störung des Kallikrein-Kinin-Systems sei hier das hereditäre Angioödem genannt, bei dem infolge eines Mangels bzw. einer Störung des Inaktivators der ersten Komplementkomponente (C1) eine abnorm hohe Kininbildung vorliegt. Er gilt als wichtigster Inhibitor des aktiven Kallikreins im Plasma, sein Mangel führt daher zu einem erhöhten Bradykinin-Plasmaspiegel.

Fünf Kinine sind bekannt, wovon drei Kinine beim Menschen vorkommen:

" Lysyl-Bradykinin (Kallidin)
" Bradykinin
" Methionyl-Lysyl-Bradykinin

Kallikreine sind Enzyme, die in verschiedenen Organen gebildet werden und in die Zirkulation gelangen. Sie kommen vor allem in den Speicheldrüsen, dem Pankreas und der Niere vor. Die Kallikreine als Serinproteinasen (E.C. 3.4.21.8) werden in glanduläre, d.h. aus exokrinen Drüsen stammende Kallikreine, z.B. Kallikrein A und B aus dem Pankreas oder die Kallikreine der Niere, sowie in nicht-glanduläre Kallikreine unterteilt. Das im Urin erscheinende Kallikrein stammt nicht aus dem Plasma, sondern aus der Niere und unterscheidet sich chemisch vom Plasma-Kallikrein. Im menschlichen Urin können drei Formen von Kallikreinen mit Molekulargewichten zwischen 24000 und 36000 Dalton unterschieden werden.

Das Substrat für die Kallikreine stellen Kininogene dar. Bei den beiden im Plasma vorkommenden Kininogenen mit einem Molekulargewicht von 48000 bzw. 76000 Dalton (hochmolekulares Kininogen = Fitzgerald-Faktor) handelt es sich um α_2-Globuline, die in der Leber synthetisiert werden. Aus ihnen erfolgt enzymatisch durch das Kallikrein die Bildung von Lysyl-Bradykinin (Kallidin) und aus ihm wiederum durch eine Kallidin-Converting-

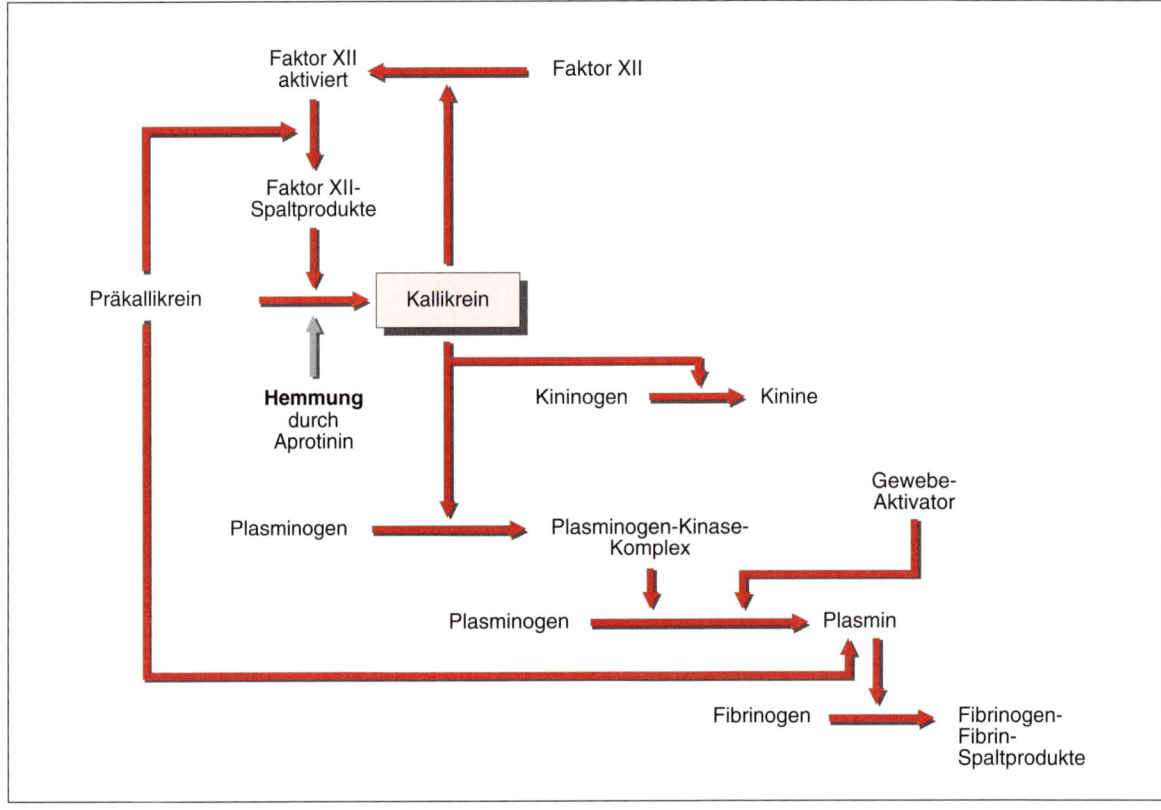

Abb. G10-1: Stellung des Kallikreins im plasmatischen Fibrinolysesystem.

Aminopeptidase die Bildung des Nonapeptids **Bradykinin** sowie des **Methionyl-Lysyl-Bradykinin.** Kallikrein als aktives Enzym entsteht aus Präkallikrein (*Fletcher-Faktor*) und bewirkt die Umwandlung von inaktivem Hageman-Faktor (Faktor XII) in den aktiven Hageman-Faktor, der seinerseits die Bildung von Kallikrein aus Präkallikrein aktiviert (positiver Feedback-Mechanismus).

Die Wirkung von Kallikrein wird durch **Aprotinin** (Trasylol®) gehemmt (Abb. G10-1). Weitere natürliche Inhibitoren von aktivem Kallikrein sind der Inaktivator der ersten Komplementkomponente C1 (s. o. hereditäres Angioödem), ein α_2-Makroglobulin, sowie das Antithrombin III. (Ein Mangel an Antithrombin III kommt als familiäre Erkrankung mit erhöhter Thromboseneigung vor.)

Bradykinin wird bei der Passage durch die Lunge zu etwa 90% abgebaut, seine Halbwertszeit (t ½) im Plasma liegt (nach tierexperimentellen Befunden) bei etwa 10 Sekunden.

Bradykinin wird durch die **Kininase II,** eine Dipeptidyl-Carboxypeptidase mit einem Molekulargewicht von etwa 200000 Dalton, die mit dem Angiotensin-Converting-Enzym identisch ist, inaktiviert. Sie kommt im Plasma, mit hoher Aktivität in der Lunge und in vergleichsweise höchster Aktivität in der Nierenrinde, aber auch in anderen Geweben vor. Da das Enzym im Gefäß-

endothel der Lunge lokalisiert ist, kann es vasoaktive Peptide bei deren Passage durch die pulmonale Strombahn metabolisieren. Die Kininase II wird durch Chelatbildner wie Äthylendiamintetrachloressigsäure (EDTA), durch 2,3-Dimercaptopropanol (BAL), durch Cystein, durch 2-Mercaptoäthanol (ME) und durch 1,10-Phenanthrolin gehemmt. Spezifische Hemmstoffe sind die sogenannten Angiotensin-Converting-Enzym(ACE)-Inhibitoren, die auch als Bradykinin-potenzierende Peptide (BPP) bekannt sind. Sie wurden aus Schlangenvenomen isoliert als Pentapeptid $BPP_{5\alpha}$ (SQ 20,475), als Nonapeptid $BPP_{9\alpha}$ (SQ 20,881 = Teprotide) oder als 2-D-Methyl-3-Mercaptopropanoyl-L-Prolin (SQ 14,225 = Captopril) synthetisiert. Letzteres behält seine biologische Wirksamkeit auch bei oraler Gabe.

Ein weiteres wichtiges Enzym, das Kinine abbaut, ist die **Kininase I** (Arginin-Carboxypeptidase N, E.C. 3.4.12.7.) mit einem Molekulargewicht von 280000 Dalton. Erniedrigte Aktivitäten dieses Enzyms wurden bei Neugeborenen beobachtet, während die Aktivität in der Schwangerschaft erhöht sein soll.

Somit ist die Plasmakonzentration von Kininen abhängig von:
„ dem Zustand der Aktivierung der in der Bradykininsynthese wichtigen Enzymkaskade

„ dem zur Verfügung stehenden Kininsubstrat, also dem Kininogen

„ vom Ausmaß der Inhibitoren des Kallikreins und der Aktivität der die Kinine abbauenden Enzyme Kininase I und II.

2 Allgemeine und spezielle Pathophysiologie

2.1 Organbezogene Funktionen und Funktionsstörungen des Kallikrein-Kinin-Systems

2.1.1 Blutgerinnungssystem

Die Kinine wirken gefäßerweiternd und steigern die Gefäßpermeabilität. Dem Kallikrein kommt im Gerinnungssystem eine besondere Bedeutung zu. Es bewirkt die Aktivierung des **Hageman**[1]**-Faktors** (Faktor XII). Der aktivierte Hageman-Faktor leitet sowohl die Blutgerinnung als auch die Bildung des fibrinolytischen Enzyms Plasmin aus seinen Vorstufen ein. Plasmin und Kallikrein ihrerseits sind für die Spaltung von aktiviertem Hageman-Faktor in kleinere Spaltprodukte, die Präkallikrein-Aktivatoren, verantwortlich (Abb. G10-1), so daß der Hageman-Faktor selbst wiederum die Bildung von Kallikrein aus dem Präkallikrein (*Fletcher-Faktor*) bewirkt (s. S. 418, Feedback-Mechanismus).

Der angeborene, autosomal vererbte Mangel an Hageman-Faktor führt daher zur verminderten Kininbildung. Ebenso hat ein Mangel an Präkallikrein (*Fletcher-Faktor*) eine defekte Koagulation und Fibrinolyse sowie eine verminderte Kininbildung zur Folge (*Fletcher-Faktor-Mangelerkrankung*).

Eine weitere seltene asymptomatische Störung der Blutgerinnung und der Fibrinolyse, die mit verminderter Bildung von Kinin und einem Permeabilitätsfaktor einhergeht, ist mit einem Mangel des hochmolekularen Kininogens (*Fitzgerald-Faktor*) verbunden.

Die sog. **Williams-Erkrankung** geht mit Störungen von Kininogen, Präkallikrein und des Plasminogen-Proaktivators einher und führt zu einer Verlängerung der partiellen Thromboplastinzeit. Alle Störungen können durch Substitution von hochmolekularem Kininogen behoben werden.

„ **Therapeutische Hinweise**

Aprotinin (Trasylol®), ein Präkallikrein-Inhibitor, kann als Antidot bei überschießender Fibrinolyse, z.B. bei der Lysetherapie, eingesetzt und bei Hämorrhagien infolge systemischer oder lokaler Hyperfibrinolyse (Abbildung G10-1) verwendet werden.

---

[1] benannt nach dem Patienten Hageman, bei dem das Fehlen des Faktors XII erstmals festgestellt wurde.

2.1.2 Atmungsorgane

> Experimentell führt **Bradykinin** einerseits zur **Dilatation** der **großen** Luftwege, z.B. der Trachea, bewirkt jedoch andererseits auch eine **Konstriktion** der **intrapulmonalen** Luftwege (z.B. eine Bronchokonstriktion).

Die dilatatorische Wirkung könnte durch Prostaglandine, die konstriktorische durch Katecholamine vermittelt werden. Kinine konnten im Bronchialsekret von Patienten mit Heufieber, Asthma bronchiale und Bronchitis nachgewiesen werden. Bei schwerem Asthma bronchiale wurden auch erhöhte Kininkonzentrationen im Blut beobachtet. Aus dem menschlichen Adenokarzinom der Lunge ließen sich ebenfalls Kinine extrahieren.

2.1.3 Verdauungsorgane

2.1.3.1 Leber

Bei den Kininogenen handelt es sich um in der Leber synthetisierte α_2-Globuline (s. S. 417). Bei Lebererkrankungen fanden sich entsprechend erniedrigte Plasma-Kininogenspiegel; bei der alkoholinduzierten Leberzirrhose ist kein Kininogen mehr im Plasma nachweisbar. Die verminderte Bradykininbildung bei der alkoholischen Leberzirrhose könnte zudem auf einer deutlich erniedrigten Präkallikreinkonzentration beruhen. Auch eine verminderte Aktivität der Plasma-Carboxypeptidase N (Kininase I) und gesteigerte Aktivität der Kinase II wurden bei der Leberzirrhose beobachtet.

2.1.3.2 Pankreas

Parasympathische Stimulation führt im Bereich des Pankreas zur erhöhten Sekretion und Vasodilatation. Pankreozymin erhöht die Sekretion von Verdauungsenzymen und steigert die Pankreasdurchblutung, wogegen Sekretin nur erstere Wirkung zeigt. Pankreozymin, nicht aber Sekretin, steigert die Kallikreinausschüttung in das Pankreassekret. Die gegenwärtigen Befunde weisen darauf hin, daß Kallikrein an der funktionellen Vasodilatation im Bereich des Pankreas beteiligt ist.

Bei der Entstehung der akuten Pankreatitis sind lipolytische und proteolytische Enzyme von besonderer Bedeutung. Hierbei bewirkt Trypsin die Freisetzung von Histamin und die Bildung von Bradykinin. Bei der akuten Pankreatitis kann es infolge des entzündlichen Reizes und der Zellnekrosen zur Kallikreinfreisetzung und Aktivierung von Plasma-Kininogenasen kommen. Die gesteigerte Kininbildung mit erhöhter Gefäßpermeabilität und Vasodilatation hat dann den Kreislaufschock zur Folge. Ähnlich kann auch eine Endotoxinämie über eine gesteigerte Bradykininbildung zum sog. Endotoxinschock führen.

" **Therapeutische Hinweise**

Aprotinin (Trasylol®) wird zur Prophylaxe und Therapie von Schockzuständen bei akuter Pankreatitis bzw. Pankreasnekrose empfohlen. Experimentell kann bei akuter Pankreatitis eine Abnahme von Plasma-Kininogen und Zunahme der Konzentration freier Kinine beobachtet werden, die zu lokalen und generalisierten Gefäßreaktionen führen.

2.1.3.3 Speicheldrüsen

Die funktionelle Vasodilatation der Speicheldrüsen erfolgt über mehrere Mechanismen. Es handelt sich zumindest um zwei Mechanismen, nämlich zum einen um einen nervalen und zum zweiten um einen humoralen Mechanismus, der mit der Speicheldrüsensekretion in Verbindung steht und über die Ausschüttung von Kallikrein und die Bildung von Kinin erfolgt. Kallikrein wird in den duktulären Zellen, nicht aber in den Azini synthetisiert bzw. findet sich im Zytoplasma der granulierten Tubuli. Das Enzym wird in den Speichel sezerniert.

2.1.3.4 Sonstiges

Pathologisch hohe Bradykinin-Aktivitäten im Plasma finden sich beim Karzinoid-Syndrom, während der Flush-Symptomatik sowie beim Dumpingsyndrom.

2.1.4 Sexualorgane

Neben den Prostaglandinen und dem zyklischen Adenosinmonophosphat (cAMP) ist das Kallikrein-Kinin-System an der Regulation der Spermienmotilität beteiligt. Bei Patienten mit Asthenozoospermie und mit Oligozoospermie führt die Gabe von gereinigtem Schweinepankreas-Kallikrein zu einer Zunahme der Spermienmotilität bzw. zu einem Anstieg der Spermienzahl. Diese Ergebnisse könnten teilweise auf einer Stimulation der Spermiogenese durch Kinine beruhen.

" **Therapeutische Hinweise**

Kallidinogenase (Kallikrein®, Padukrein®, Padutin®) wird zur Behandlung von Fertilitätsstörungen infolge zu geringer Spermatozoenzahl bzw. verminderter Spermatozoenbeweglichkeit angeboten.

2.1.5 Haut

Klinische und experimentelle Befunde weisen darauf hin, daß auch die funktionelle Vasodilatation der Schweißdrüsen in der Haut mit dem Kallikrein-Kinin-System in Verbindung stehen könnte.

2.1.6 Entzündung

Neben Prostaglandinen, dem Serotonin und Histamin könnte dem Bradykinin in bestimmten Phasen des entzündlichen Prozesses, z. B. im Rahmen der begleitenden Vasodilatation, eine Rolle zukommen. Außerdem führen die Kinine zu einer Sensibilisierung im Bereich der peripheren Nozizeptoren.

2.1.7 Interaktion mit Katecholaminen

Die Injektion von Adrenalin steigert in vivo die Abbaurate von zirkulierendem Bradykinin. Umgekehrt kann auch Bradykinin – im allgemeinen jedoch wesentlich schwächer als Angiotensin – die Sekretion von Katecholaminen (Adrenalin) im Nebennierenmark stimulieren. Dies erfolgt über eine Steigerung der Exozytose, des Mechanismus, über den die Adrenalinsekretion erfolgt.

2.1.8 Herz-Kreislauf-System

2.1.8.1 Hypotonie und Schock

Vermutlich kommt den Kininen eine pathogenetische Bedeutung zu bei verschiedenen Formen des **Schocks**, so beim hypovolämischen Schock infolge Abnahme des effektiven Plasmavolumens, beim vasogenen Schock und beim anaphylaktischen Schock. Auch bestimmte Formen der **Hypotonie** könnten auf eine gesteigerte Kininbildung zurückzuführen sein.

" **Therapeutische Hinweise**

Aprotinin (Kallidinogenase bzw. Kallikrein-Inaktivator Trasylol®) wird zur Prophylaxe und Therapie von Schockzuständen (bei akuter Pankreatitis, Hämorrhagien, Endotoxinämie, Verbrennungen) empfohlen.

2.1.8.2 Hypertonie

Eine mögliche pathogenetische Rolle des Kallikrein-Kinin-Systems bei der Entstehung der **essentiellen Hypertonie** wird diskutiert. Widersprüchliche Befunde wurden bisher bezüglich der Kallikrein-Ausscheidung im Urin bei Patienten mit essentieller Hypertonie erhoben. Eine verminderte Kallikrein-Ausscheidung könnte am ehesten auf einer Einschränkung der **Nierenfunktion** als Folge der Hypertonie oder auf der Anwesenheit von Inhibitoren beruhen. Auch bei der **renovaskulären Hypertonie** wurde über widersprüchliche Befunde von normaler oder erniedrigter Kallikrein-Ausscheidung im Urin berichtet. Beim **Phäochromozytom** scheint die Kallikrein-Ausscheidung im Urin erhöht oder normal zu sein.

In Übereinstimmung mit der Tatsache, daß der einzige bisher gesicherte Stimulus der Kallikrein-Ausscheidung im Urin das Aldosteron darstellt (Abb. G10-2), findet man bei Patienten mit **primärem Aldosteronismus**, unabhängig von der Kochsalzzufuhr, ebenso auch bei Patienten mit **juxtaglomerulärem Zelltumor**, eine erhöhte Kallikrein-Ausscheidung im Urin.

Bei der experimentellen Hypertonie durch ein- oder beidseitige Nierenarterienklemme ließ sich eine Abnahme der Kallikrein-Ausscheidung im Urin nachweisen.

▼ Therapeutische Hinweise

Hemmung der Angiotensin II-Bildung bzw. Potenzierung der Wirkung von Bradykinin mit Aktivierung des Prostaglandinsystems durch den oral wirksamen Converting-Enzym-Inhibitor SQ 14,225 (Captopril®, Lopirin®, tensobon®) (Abb. G10-2) führt bei Natriumrestriktion zur Senkung des Blutdrucks, der Plasma-Aldosteronaktivität, der glomerulären Filtrationsrate und der Kallikrein-Ausscheidung im Urin, während die Plasma-Reninaktivität, die Nierendurchblutung, die Natriumausscheidung im Urin sowie die Blut-Kininspiegel ansteigen. Dabei kommt es auch zu einer Zunahme der Perfusion von Nebennieren, Herz und Hirn bei gleichzeitiger Abnahme der Leber- und Hautdurchblutung. Die blutdrucksenkende Wirkung einer Angiotensin-Converting-Enzym(ACE)-Hemmung wird beim Menschen unabhängig von der Genese des Hochdrucks – essentiell oder renal –, aber auch bei normotensiven Patienten mit kardialer Insuffizienz beobachtet. Bei Patienten mit Herzinsuffizienz kommt es unter ACE-Hemmung zur Abnahme des peripheren Gesamtwiderstands, zur Zunahme des Herzschlagvolumens und der Koronardurchblutung sowie zur Abnahme des enddiastolischen Drucks im linken Ventrikel und des Pulmonalarteriendrucks.

▼ Therapeutische Hinweise

Kallidinogenase (Kallikrein®, Padukrein®, Padutin®) wird zur Behandlung peripherer und zerebraler Durchblutungsstörungen angeboten.

2.1.9 Niere

2.1.9.1 Komponenten des renalen Kallikrein-Kinin-Systems

Werden **Kinine**, z.B. Bradykinin, unter pharmakologisch-experimentellen Bedingungen in die Nierenarterie infundiert, führen sie zur Vasodilatation,

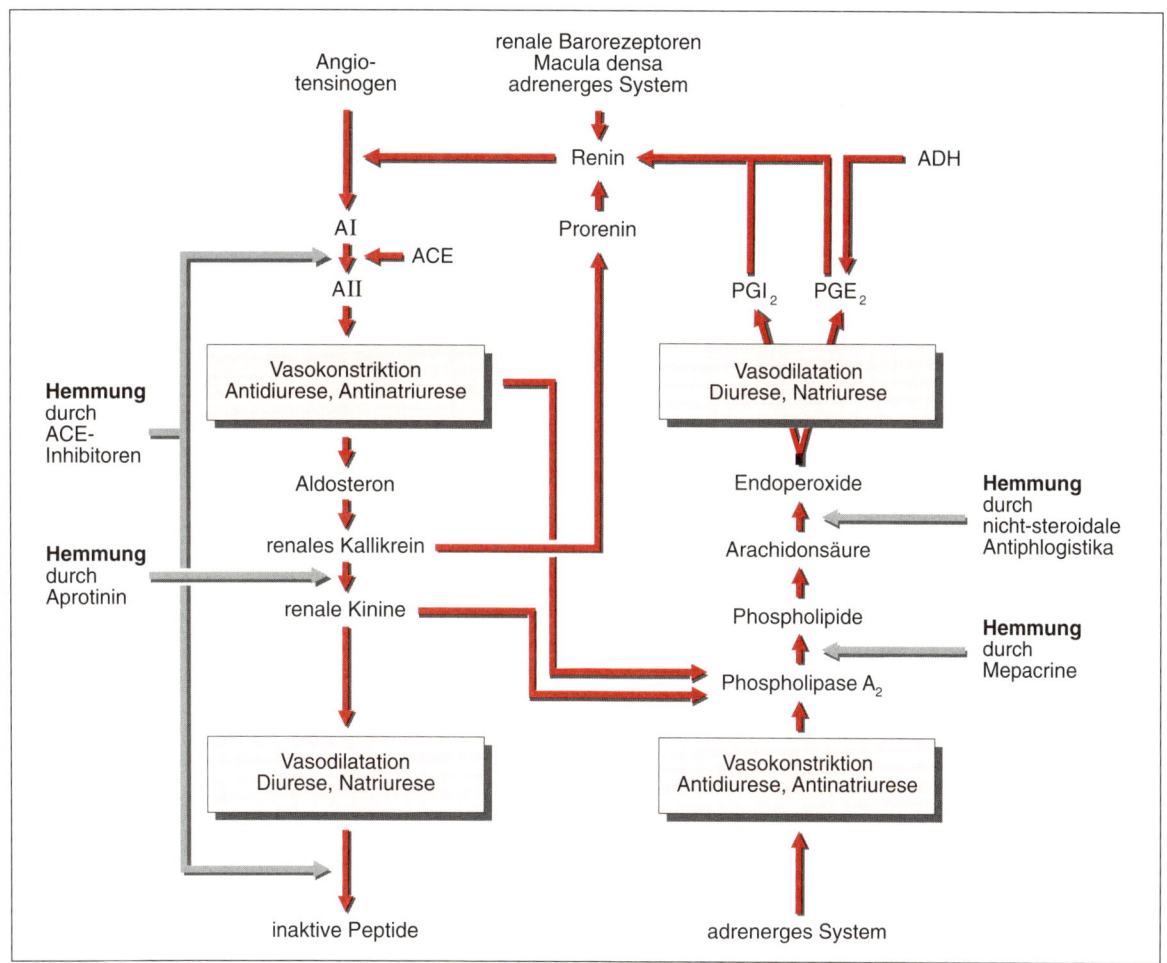

Abb. G10-2: Interaktion zwischen Renin-Angiotensin-, adrenergem, Prostaglandin- und Kallikrein-Kinin-System und ADH. (A = Angiotensin, ACE = Angiotensin-Converting-Enzym, PG = Prostaglandin.)

Diurese, Natriurese sowie zur erhöhten Sekretion von Renin und Prostaglandinen. Dies läßt vermuten, daß sie an der Regulation der (systemischen und) renalen Hämodynamik und an der renalen Regulation des Elektrolyt- und Wasserhaushalts beteiligt sind. Die Befunde zeigen auch, daß sie in Beziehung zu anderen Hormonsystemen, wie dem Renin-Angiotensin-Aldosteron-System, zum antidiuretischen Hormon sowie zum Prostaglandinsystem stehen (Abb. G10-2).

Mehrere Formen von glandulärem **Kallikrein** mit Molekulargewichten zwischen 25 000 und 45 000 Dalton, die im Urin zu finden sind, stammen aus der Niere. In ihr ist Kallikrein zu 75–90% in der Nierenrinde, und zwar in lysosomalen oder mikrosomalen Fraktionen des Tubulusepithels von Nephronsegmenten der äußeren Rinde lokalisiert. Synthese und Sekretion dieses Enzyms erfolgen im distalen Tubulus. Tubuläre Schäden, z.B. bei Ureterligatur, führen zur Reduktion der Enzymaktivität. Andererseits kann als gesichert gelten, daß Aldosteron eine gesteigerte Kallikreinsynthese bewirkt, während Spironolacton die Enzymausscheidung im Urin vermindert.

Kallikrein führt in Gegenwart seines Substrats, des **Kininogens**, von dem zwei Formen mit einem Molekulargewicht von 48 000 bzw. 76 000 Dalton vorliegen und das entweder glomerulär filtriert oder in der Niere synthetisiert wird, zur Bildung von Lysyl-Bradykinin (Kallidin). Aus diesem wiederum wird durch eine (Kallidin-Converting-)Aminopeptidase Bradykinin gebildet. Auch kann Uropepsin aus dem Lysyl-Bradykinin das Methionyl-Lysyl-Bradykinin bilden. Glomerulär filtrierte **Kinine** werden durch die **Kininasen I** und **II**, die sich in der Niere vor allem im Zytoplasma des Bürstensaums proximaler Tubuli befinden, praktisch vollständig inaktiviert. Solche Kininasen sind aber auch im distalen Tubulus und in den Sammelrohren des äußeren Nierenmarks vorhanden, fehlen dagegen praktisch vollständig im inneren Nierenmark.

2.1.9.2 Kallikrein-Ausscheidung im Urin

Kinder und ältere Menschen scheiden weniger Kallikrein im Urin aus als Personen der übrigen Altersgruppen. Eine genetische Disposition scheint insofern gegeben zu sein, als Kinder und Erwachsene der **schwarzen Rasse** weniger Kallikrein im Urin ausscheiden als Weiße und schließlich eine familiäre Häufung einer anormal niedrigen Kallikrein-Ausscheidung beobachtet wurde. Auch scheint mehr Kallikrein während des Tages als während der Nacht im Urin ausgeschieden zu werden. Verschiedene Befunde sprechen für eine umgekehrte Korrelation der Kallikrein-Ausscheidung im Urin zur Höhe des Blutdrucks.

Die Kallikrein-Ausscheidung im Urin ist positiv mit der renalen Durchblutung korreliert, wie dies bei pharmakologischer Vasodilatation mit unterschiedlichen gefäßerweiternden Substanzen beob-

achtet werden kann. Es wird daher vermutet, daß die Kinine an der Regulation der **renalen Durchblutung** beteiligt sind; dies insbesondere in einem protektiven Sinn, wenn eine extreme Minderdurchblutung der Niere droht.

Bei diätetischer Kochsalzrestriktion mit Stimulation der Reninsekretion, gesteigerter Angiotensin-II-Aktivität und Aldosteronsekretion steigt die Kallikrein-Ausscheidung im Urin an. Auch sonstige Einflüsse auf die Aldosteronsekretion, z.B. Änderungen der Kaliumbilanz, haben entsprechende Änderungen der Kallikrein-Ausscheidung im Urin zur Folge. Bisher erscheint die zirkulierende Aldosteronaktivität die einzig gesicherte Determinante der Kallikrein-Ausscheidung im Urin zu sein. Wie oben bereits erwähnt, führt der Aldosteronantagonist Spironolacton zur Suppression der Kallikrein-Ausscheidung im Urin. Aus diesem Grunde ist die Kallikrein-Ausscheidung bei natriumarmer Diät als Folge einer erhöhten Aktivität zirkulierender Mineralokortikoide ebenso wie bei Gabe von Desoxykortikosteron bzw. Fludrocortison gesteigert und zeigt eine positive Korrelation zur Kaliumausscheidung im Urin.

2.1.9.3 Physiologische Bedeutung des renalen Kallikrein-Kinin-Systems und seine pharmakologische Beeinflussung

Parallel zum Anstieg der Plasma-Angiotensin-II-Konzentration und damit auch zur Aldosteronsekretion steigt die Plasma-Bradykininkonzentration bei aufrechter Körperhaltung an. Analog kommt es unter Kochsalzrestriktion ebenfalls zur Zunahme der Plasma-Bradykininkonzentration ohne Änderung von Kallikrein, Präkallikrein, Präkallikrein-Inhibitoren oder der Kininase-Aktivität im Plasma. Umgekehrt könnte Kallikrein selbst durch seine Aktivierung des Prorenins zum aktiven Renin einen Einfluß auf das Renin-Angiotensin-System ausüben (Abb. G10-2). Die genaue Rolle des renalen Kallikrein-Kinin-Systems bei der Natriumelimination durch die Niere ist bisher nicht bekannt. Diesem lokalen Hormonsystem könnte eine protektive Rolle sowohl gegenüber einer übermäßigen Natriumretention bei erhöhter Kochsalzzufuhr als auch gegenüber einer unverhältnismäßigen renalen Vasokonstriktion bei extremer Kochsalzverarmung zukommen. Eine solche Wirkung könnte entweder auf einer direkten Beeinflussung der tubulären Resorption durch die Kinine beruhen oder über Kinininduzierte Änderungen der renalen Hämodynamik vermittelt werden. Hierbei könnte auch die Beziehung des renalen Kallikrein-Kinin-Systems zum renalen Prostaglandinsystem von Bedeutung sein; dies insofern, als ein Teil der hämodynamischen und tubulären Wirkung der Kinine über das renale Prostaglandinsystem (Prostaglandin E_2, Prostazyklin) vermittelt wird (Abb. G10-2). Eine solche Interaktion des Bradykinins mit dem Prostaglandinsystem als einem ebenfalls lokalen Hormonsystem (s. Abschnitt 2.2) ist auch im Hinblick auf die tubuläre Wasserresorption in den Sammelrohren anzunehmen. Offenbar vermögen sowohl Kinine als auch Prostaglandin E die Wirkung von antidiuretischem Hormon (ADH) zu antagonisieren. Hier ist zumindest für das Prostaglandin E und das antidiuretische Hormon die Existenz eines sog. *short loop*-Feedback-Mechanismus nachgewiesen. Etwa 80% der Gesamt-Kininase-Aktivität der Niere werden der Enzymaktivität der Kininase II zugeschrieben, die mit dem Angiotensin-Converting-Enzym (ACE) identisch ist. Sie wird durch die sog. ACE-Hemmer (Teprotide, Captopril, s. o.) inhibiert, die daher auch als Bradykinin-potenzierende Peptide (BPP) bezeichnet werden.

2.2 Interaktion des Kallikrein-Kinin-Systems mit dem Prostaglandinsystem

Bei der Prostaglandinsynthese werden aus dem Phospholipid-Pool mittels der Phospholipase A, einer Acylhydrolase, Arachidonsäure und aus ihr wiederum die primären Prostaglandine gebildet (Abb. G10-2). Solche Acylhydrolasen, die durch Mepacrine gehemmt werden können, werden wahrscheinlich durch Bradykinin aktiviert und führen zu gesteigerter Bildung entweder von Arachidonsäure oder von Homolinolensäure. Ebenso stimuliert Bradykinin die Bildung von zyklischem Guanosinmonophosphat (GMP), worin eine weitere Interaktion mit der Prostaglandinsynthese bestehen könnte. Obwohl Prostaglandine selbst keinen Einfluß auf die Gefäßpermeabilität besitzen, potenzieren sie in niedrigen Konzentrationen die Bradykinin-induzierte Steigerung der basalen Permeabilität.

In der Niere werden ein Teil der Bradykinin-induzierten Gefäßdilatation sowie die Wirkung von Bradykinin auf die Ausscheidung freien Wassers durch Prostaglandine vermittelt. So führt die Infusion von Bradykinin in die Nierenarterie zur erhöhten renalen Prostaglandinsynthese, zur Erweiterung des renalen Gefäßbetts und zur gesteigerten Ausscheidung von Wasser und Elektrolyten.

Auch die gesteigerte Bildung von Prostaglandin $F_{2\alpha}$ in der venösen Gefäßwand vermittelt möglicherweise die venenkonstriktorische Wirkung von Kininen über deren Aktivierung der Prostaglandin E-6-Ketoreduktase.

Literatur

Fritz, H., N. Back, G. Dietze, G. L. Haberland (eds.): Kinins III, Parts A und B. Plenum Press, New York–London 1983.

Haberland, G. L., J. W. Rohen, T. Suzuki (eds.): Kininogenases 4. Kallikrein. Physiological properties und pharmacological rationale. Schattauer, Stuttgart–New York 1977.

Kramer, H. J.: The renal kallikrein-kinin system. Editorial.Renal Physiology 2 (1979/80) 107–121.

Pisano, J. J., K. F. Austen (eds.): Chemistry and biology of the kallikrein-kinin system in health and disease. Fogarty Int. Cent. Proc. No. 27, DHEW Publication No. (NIH) 76–791. US Government Printing Office, Washington, D. C. 20402, 1974.G10-02

II Eikosanoide (R. Düsing)

1 Allgemeines

Als Eikosanoide werden die oxygenierten Derivate von hochungesättigten **Fettsäuren** mit einem Gerüst aus 20 Kohlenstoffatomen bezeichnet.
Dazu gehören:

▷ Prostaglandine (PG)
▷ Prostazykline (PGI)
▷ Thromboxane (TX)
▷ Leukotriene (LT)
▷ Hydroxyfettsäuren

Dabei handelt es sich um biologisch hochpotente Verbindungen mit einem für jede Substanz typischen Wirkungsspektrum. Mit Einschränkungen kann man die Vertreter der Substanzgruppe der Eikosanoide als *Gewebshormone* bezeichnen, das sind Substanzen mit hormonartiger Wirkung, die jedoch nur in dem Gewebeareal wirksam sind, wo sie biosynthetisiert werden. Ursache der lokalisierten Wirkung von Eikosanoiden ist eine nur sehr kurze Halbwertszeit der meisten Vertreter dieser Substanzgruppe, die durch einen intensiven Meta-bolismus begründet ist. Im menschlichen Organismus spielen in Abhängigkeit von den Ernährungsgewohnheiten die Metabolite der **Arachidonsäure** die quantitativ größere Rolle. Arachidonsäure wird im Organismus aus nutritiv zugeführter Linolsäure bereitgestellt. Bei Populationen mit vorwiegendem Verzehr von Fischölen sind hingegen auch die Metabolite der **Eikosapentaensäure** von Bedeutung. Es ist vermutet worden, daß in Abhängigkeit von der entsprechenden Präkursor-Fettsäure ein völlig unterschiedliches Eikosanoidprofil entsteht, und daß diese biochemischen Veränderungen auch mit Funktionsänderungen assoziiert sind.

> Es wird spekuliert, ob nicht die **niedrige Inzidenz** von z.B. Koronarsklerose und Herzinfarkt, aber auch von Asthma bronchiale, Diabetes mellitus und Psoriasis bei sich hauptsächlich von **Fisch ernährenden Eskimos** auf deren veränderten Lipidmetabolismus mit konsekutiven Verschiebungen im Eikosanoidprofil zurückgeführt werden kann.

2 Nomenklatur

Die Gruppe der ungesättigten Fettsäuren wird zusätzlich zum Eigennamen der verschiedenen Substanzen durch Zahlenformeln identifiziert. Demzufolge wird **Linolsäure** als C18:2ω6, **Arachidonsäure** als C20:4ω6 und die **Eikosapentaensäure** als C20:5ω3 dargestellt. Dabei bezeichnet die erste Zahl die Anzahl der Kohlenstoffatome, die Zahl nach dem Doppelpunkt die Anzahl der Doppelbindungen und die Zahl nach dem ω die Position der letzten Doppelbindung gerechnet vom Methylende der jeweiligen Fettsäure. Bei Prostaglandinen, Prostazyklinen, Thromboxanen und Leukotrienen wird die Anzahl der Doppelbindungen durch einen Index ausgedrückt. Aus Arachidonsäure entstehen die Zyklooxygenase- und Lipoxygenase-Metabolite, Verbindungen mit zwei bzw. vier Doppelbindungen im Molekül, z.B. PGE_2, PGI_2, TXA_2 und LTD_4. Die Metabolite der Dihomo-γ-Linolensäure weisen eine bzw. drei Doppelbindungen auf. Die entsprechenden Zyklooxygenaseprodukte tragen eine Doppelbindung und weisen demzufolge den Index 1 auf, während die Lipoxygenaseprodukte den Index 3 tragen. Die Stoffwechselprodukte der Eikosapentaensäure tragen drei bzw. fünf Doppelbindungen und besitzen demzufolge den Index 3 (Zyklooxygenaseprodukte) bzw. 5 (Lipoxygenaseprodukte).

3 Biosynthese und Metabolismus

Die diätetisch zugeführten Präkursor-Fettsäuren des Eikosanoidstoffwechsels sind die **Linolsäure** (C18:2ω6) und die α-Linolensäure (C18:3ω3). Aus diesen entstehen dann durch Einwirkung einer Δ^6-Saturase, einer Elongase und einer Δ^5-Saturase die C20-Präkursor-Fettsäuren des Eikosanoidstoffwechsels Dihomo-γ-Linolensäure, Arachidonsäure und Eikosapentaensäure. Die ω6- und ω3-Fettsäuren konkurrieren dabei um dieselben Enzyme. Der initiale und wahrscheinlich limitierende Schritt in der Biosynthese von Eikosanoiden ist die enzymatische Freisetzung der jeweiligen Präkursor-Fettsäure, in der Regel Arachidonsäure, aus den Membran-Phospholipid-Pools durch Kalziumabhängige Phospholipasen, welche durch verschiedene Faktoren aktiviert werden können.

Der weitere Metabolismus der jeweiligen freien Eikosanoid-Präkursor-Fettsäure erfolgt über zwei mikrosomale Enzymsysteme: **die Zyklooxygenase** und die **Lipoxygenase.** Über den Lipoxygenase-Metabolismus entstehen dabei die Leukotriene und Hydroxyfettsäuren, während über die Zyklooxygenase Prostaglandine, Prostazykline und Thromboxane synthetisiert werden (Abb. G10-3). Zumindest für den Zyklooxygenase-Metabolismus ist ein gewebespezifischer Metabolismus etabliert. So werden in parenchymatösen Organen vorwiegend die klassischen Prostaglandine PGD, PGE und

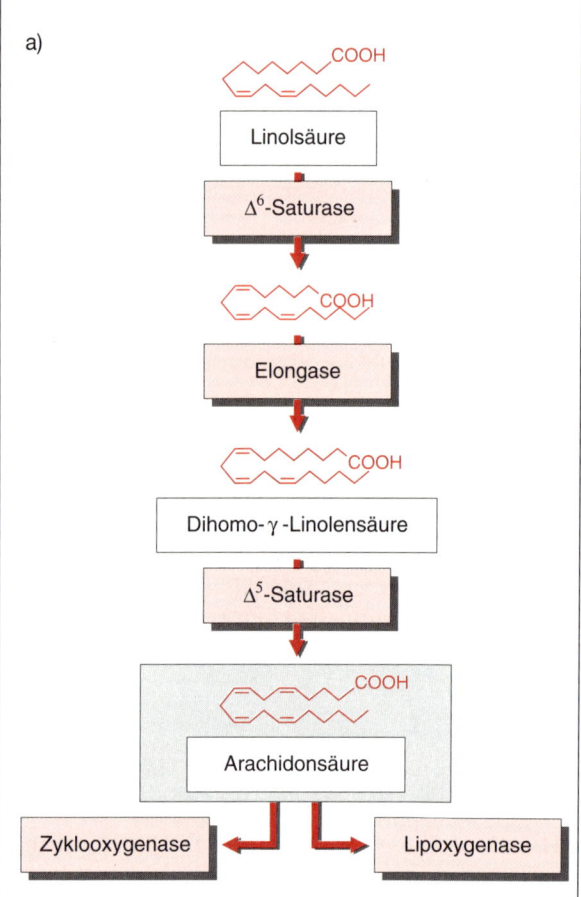

Abb. G10-3a bis c: Metabolismus exogener Linolsäure zu Arachidonsäure und weiterer Umbau über den Zyklooxygenase- und Lipoxygenaseweg. Dabei ist die in Membranen eingebaute Arachidonsäure der unmittelbare Präkursor-Pool sowohl für die Zyklooxygenase als auch die Lipoxygenase (a). Die Freisetzung der Arachidonsäure aus ihrer Präkursorform erfolgt über Phospholipasen. Sie wird über eine Vielzahl von Mechanismen reguliert und ist einer der limitierenden Schritte bei der Synthese von Eikosanoiden (b, c).

b)

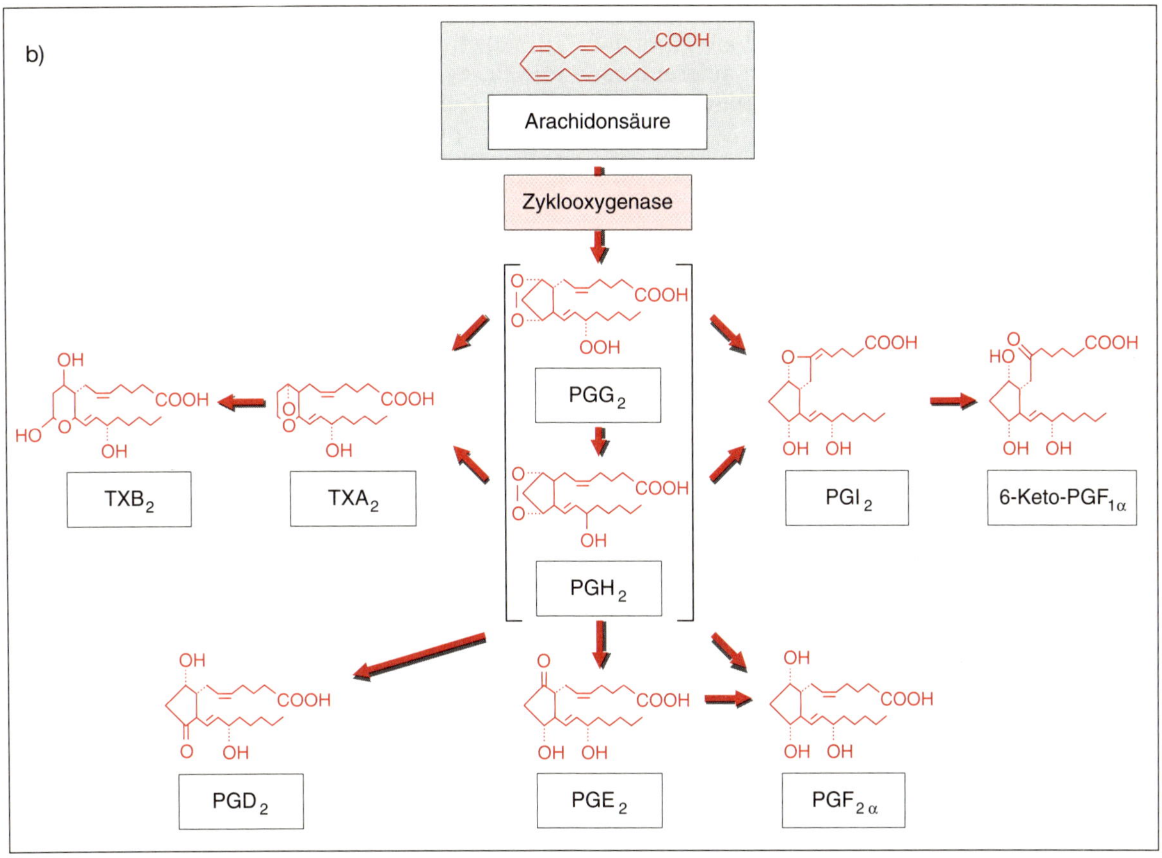

Arachidonsäure

Zyklooxygenase

PGG$_2$

PGH$_2$

TXB$_2$

TXA$_2$

PGI$_2$

6-Keto-PGF$_{1\alpha}$

PGD$_2$

PGE$_2$

PGF$_{2\alpha}$

c)

Arachidonsäure

Lipoxygenase

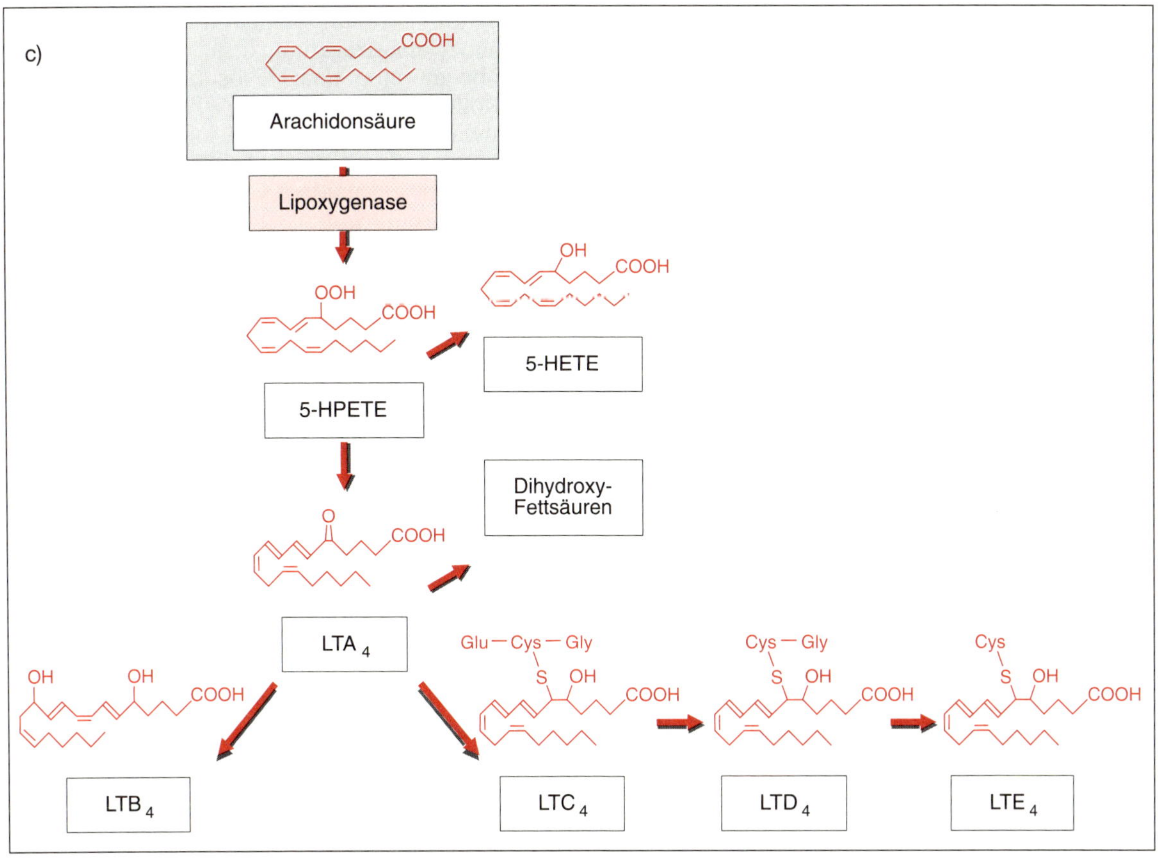

5-HPETE

5-HETE

Dihydroxy-Fettsäuren

LTA$_4$

Glu — Cys — Gly

Cys — Gly

Cys

LTB$_4$

LTC$_4$

LTD$_4$

LTE$_4$

PGF synthetisiert, in vaskulärem Gewebe Prostazyklin (PGI) und in den Blutplättchen Thromboxan (TX). Alle Eikosanoide besitzen aufgrund eines intensiven Metabolismus eine äußerst kurze Halbswertszeit.

4 Physiologische und pathophysiologische Bedeutung der Eikosanoide

Eikosanoide sind als lokale Mediatoren an einer Vielfalt von Regulationen beteiligt. Ihre Funktion entspricht dem eines *second messenger*-Systems, das humorale und nervöse Einflüsse moduliert, wobei entweder Vermittlung bzw. Verstärkung des jeweiligen Reizes (*positiver Feedback*) oder aber seine Abschwächung bzw. zeitliche Begrenzung (*negativer Feedback*) möglich ist. Derzeit relativ weitgehend untersucht ist der Einfluß von Eikosanoiden bei kardiovaskulären Regulationen, der Thrombozytenfunktion, der Gefäßwand-Thrombozyten-Interaktion, der exkretorischen Nierenfunktion, der renalen Reninfreisetzung sowie ihre Bedeutung im Gastrointestinaltrakt, bei der Regulation des Atemwegswiderstandes und ganz allgemein als Entzündungsvermittler.

Pharmakologische Manipulationen des Eikosanoidsystems haben bei der Aufklärung der komplexen Rolle dieser Substanzgruppe eine bedeutsame Rolle gespielt. Hervorzuheben ist dabei die Entdeckung der Arbeitsgruppe um Vane aus dem Jahre 1971, daß nicht-steroidale Entzündungshemmstoffe vom Typ des Aspirins oder Indometacins die Zyklooxygenase zu hemmen vermögen. Glukokortikoiden wird eine hemmende Wirkung auf die Phospholipase A_2 und damit eine verzögerte Freisetzung von Eikosanoid-Präkursor-Fettsäuren zugeschrieben. Die genaue Wirkung dieser Substanzgruppe auf den Eikosanoidstoffwechsel ist jedoch noch unklar. Weitere pharmakologische Manipulationen des Eikosanoidsystems mit möglicher klinischer Bedeutung umfassen die Lipoxygenase-Inhibition, die Thromboxan-Synthetase-Inhibition, den Thromboxan-Antagonismus sowie die Substitution von Prostaglandinen bzw. Prostaglandin-Analoga.

4.1 Herz-Kreislauf-System

Nach Verabreichung von Zyklooxygenase-Hemmstoffen folgt häufig ein Anstieg des arteriellen Blutdrucks, der auf eine drastische Zunahme des peripheren Gefäßwiderstandes zurückgeführt werden kann. Dieser Wirkung liegt akut eine verminderte Synthese von vasodilatatorischen Prostaglandinen, insbesondere Prostazyklin, zugrunde. Blutdrucksteigerungen unter chronischer Gabe von Zyklooxygenase-Inhibitoren gehen zusätzlich auf eine renale Retention von Kochsalz und Wasser mit konsekutiver Expansion des Extrazellularvolu-

mens zurück. Zyklooxygenase-Produkte scheinen zusätzlich an der Feineinstellung des **Barorezeptorreflexes** beteiligt zu sein, denn unter Zyklooxygenase-Hemmung wird zusätzlich zur Steigerung des peripheren Gefäßwiderstandes auch eine Sensitivitätsminderung des Barorezeptorreflexes beobachtet. Tierexperimentell geht auch eine **diätetische Verarmung** an Linolsäure mit einem Blutdruckanstieg einher, der mit Veränderungen des Prostazyklin-Thromboxan-Gleichgewichtes assoziiert ist. Ob der menschlichen essentiellen Hypertonie eine Veränderung im Zyklooxygenase-Metabolismus zugrunde liegt, ist derzeit noch Gegenstand der wissenschaftlichen Auseinandersetzung. Bisher konnte gezeigt werden, daß Patienten mit essentieller Hypertonie im Vergleich zu Normotensiven vermindert Prostaglandin E_2 im Urin ausscheiden. Ob dieser Ausscheidungswert ein Parameter für die Aktivität des Arachidonsäure-Zyklooxygenase-Stoffwechsels generell ist, wird derzeit noch kontrovers beurteilt. Bezüglich der Synthese von Prostazyklin bei Hypertonie-Patienten liegen derzeit noch keine einheitlichen Befunde vor.

4.2 Thrombozytenfunktion

In Thrombozyten entsteht als Hauptstoffwechselprodukt der Zyklooxygenase das **Thromboxan,** das potente vasokonstriktorische Eigenschaften besitzt. Darüber hinaus stimuliert Thromboxan A_2 sowohl die **Thrombozytenadhäsion** als auch die **Thrombozytenaggregation.** Insgesamt kommt dem Thromboxan eine quasi Prostazyklinantagonistische Rolle zu. Prostazyklin besitzt vasodilatatorische sowie Thrombozytenadhäsions- und Thrombozytenaggregations-hemmende Wirkung und wird insbesondere in intaktem Gefäßendothel synthetisiert. Als Thrombozytenaggregations-Hemmer werden generell Zyklooxygenase-Inhibitoren vom Typ des Aspirins bezeichnet. So wird durch Aspirin eine irreversible Hemmung der Thrombozyten-Zyklooxygenase induziert, während die gleichzeitig inhibierte Zyklooxygenase des Gefäßendothels sich rasch erholt. So wird durch unselektive Zyklooxygenase-Hemmung eine günstige Veränderung des Prostazyklin-Thromboxan-Gleichgewichtes induziert. Aufgrund vorliegender Befunde erscheint die Thrombozyten-Zyklooxygenase pharmakologischen Manipulationen gegenüber deutlich sensitiver zu sein als die Zyklooxygenase des Gefäßendothels. Eine derzeit noch ungeklärte Frage betrifft daher die optimale Aspirin-Dosis zur Thrombozyten-hemmenden Therapie. Einigen noch klinisch unbestätigten Untersuchungen zufolge wird die Thrombozyten-Zyklooxygenase bereits durch geringe Dosen Aspirin gehemmt, während diese Dosen die Endothel-Zyklooxygenase noch nicht beeinflussen. Große Untersuchungen versuchen derzeit, die klinische Bedeutung einer *low-dose*-Aspirin-Therapie zu objektivieren.

4.3 Gefäßwand-Thrombozyten-Interaktion

Das antagonistische System von proaggregatorischem und vasokonstriktorischem Thromboxan, das in den Blutplättchen gebildet wird, und dem Thrombozyten-hemmenden und vasodilatatorischen Prostazyklin mit seinem Haupturprungsort im Gefäßendothel nimmt für das Verständnis der Thrombozyten-Gefäßwand-Interaktion eine Schlüsselrolle ein. Thromboxan und Prostazyklin wirken lokal am Ort ihrer Synthese, ihre Konzentrationen in der systemischen Zirkulation sind entsprechend sehr gering. Ein interessanter Aspekt des **Thromboxan-Prostazyklin-Gleichgewichtes** ist die Verknüpfung der Synthese von endothelialem Prostazyklin mit der Thromboxansynthese dadurch, daß im Thrombozyten gebildete Vorstufen des Thromboxans, die sog. **zyklischen Endoperoxide**, vom Endothel als Substrate für die Synthese von Prostazyklin genutzt werden (Abb. G10-4). Dieser sog. *Steal-Effekt* ist insbesondere wichtig für die Entwicklung pharmakologischer Strategien zur Veränderung des Prostazyklin-Thromboxan-Gleichgewichtes. Thromboxansynthese-Inhibitoren können durch verminderte Synthese von zyklischen Endoperoxiden in den Thrombozyten und den dadurch beeinträchtigten *Steal-Effekt* auch die endotheliale Prostazyklinsynthese beeinträchtigen.

4.4 Arteriosklerose

Von einigen Risikofaktoren der Arteriosklerose ist bekannt, daß sie das **Prostazyklin-Thromboxan-Gleichgewicht** verändern können. So vermag **Nikotin** die endotheliale Prostazyklinsynthese zu hemmen und entfaltet wahrscheinlich über diesen biochemischen Mechanismus seine aktivierende Rolle auf die Plättchenfunktion. Obwohl eine breite Übereinstimmung der Befunde derzeit nicht vorliegt, weisen einige Ergebnisse darauf hin, daß auch bei der **essentiellen Hypertonie** die Biosynthese der Vasodilatatoren PGE_2 und PGI_2 vermindert ist. Auch bei **Hyperlipidämien** scheint das Prostazyklin-Thromboxan-Gleichgewicht verändert zu sein. So hemmen die *atherogen* wirksamen *low density Lipoproteine* (**LDL**) die Prostazyklinsynthese, während die in bezug auf das Arterioskleroserisiko protektiven *high density lipoproteins* (**HDL**) die vaskuläre Synthese von Prostazyklin stimulieren.

4.5 Niere

Eikosanoide beeinflussen die exkretorische Nierenfunktion im Sinne einer Steigerung der **Ausscheidung von Kochsalz und Wasser.** Diese natriuretische und diuretische Wirkung von Eikosanoiden ist klinisch bedeutsam allein durch die Tat-

sache, daß die häufig verordneten nicht-steroidalen Entzündungshemmer eine verminderte renale Prostaglandinsynthese induzieren und demzufolge eine renale Retention von Kochsalz und Wasser bewirken. Auch die diätetische Verarmung an Prostaglandin-Präkursor-Fettsäuren (z.B. Linolsäure) ist mit einer eingeschränkten Ausscheidungskapazität der Niere vergesellschaftet. Der natriuretische Effekt von Prostaglandinen geht auf eine verminderte tubuläre Rückresorption im Bereich des medullären Anteils der dicken aufsteigenden Henle-Schleife und des kortikalen Sammelrohres zurück. Ob diesem Effekt eine direkte tubuläre Wirkung zugrunde liegt oder ob die tubulären Resorptionsveränderungen Konsequenz von Prostaglandin-abhängigen Veränderungen der intrarenalen Hämodynamik sind, ist derzeit noch unklar.

Die **diuretische Wirkung** von **Prostaglandinen** ist, zumindest teilweise, mit ihrer antagonistischen Wirkung gegenüber der **hydroosmotischen Wirkung** des **antidiuretischen Hormons Arginin-Vasopressin (AVP)** erklärt. Im Sammelrohr selbst gebildetes PGE_2 wird einerseits durch AVP stimuliert und PGE_2 hemmt dann die durch AVP stimulierte Adenylatzyklase im Sammelrohrepithel. Da AVP seine hydroosmotische Wirkung über eine Stimulation der Sammelrohr-Adenylatzyklase mit gesteigerter Akkumulation von cAMP vermittelt, ist die Prostaglandinwirkung als *negativer Feedback-Mechanismus* zu verstehen, der die Wirkung von AVP in seiner Stärke und insbesondere in seiner Dauer beschränkt (Abb. G10-5).

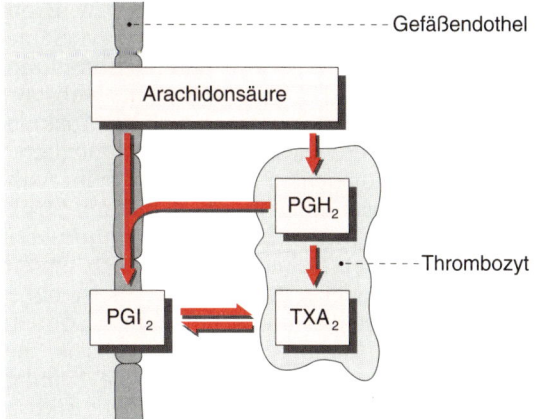

Abb. G10-4: Gefäßwand-Thrombozyten-Interaktion. In den Blutplättchen wird aus Arachidonsäure das proaggregatorisch und vasokonstriktorisch wirksame Thromboxan A_2 (TXA_2) synthetisiert. Das als Zwischenprodukt entstehende zyklische Endoperoxid PGH_2 kann vom Gefäßendothel aufgenommen und zur Biosynthese von Prostazyklin (PGI_2) verwandt werden.

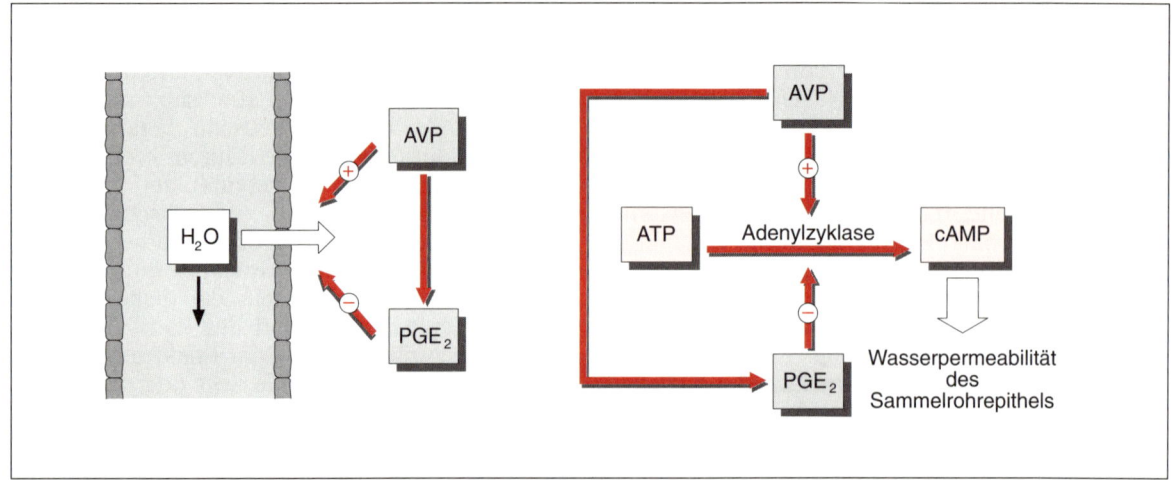

Abb. G10-5: Antagonistische Wirkung von antidiuretischem Hormon Arginin-Vasopressin (AVP) und Prostaglandin E₂ (PGE₂) auf die Wasserpermeabilität des Sammelrohrepithels in der Niere. AVP bewirkt eine Steigerung der Wasserpermeabilität, die initial über eine AVP-stimulierte Adenylatzyklase mit erhöhter cAMP-Konzentration vermittelt wird. PGE₂ hemmt die AVP-stimulierte Adenylatzyklase und wird von AVP selbst in seiner Biosynthese stimuliert.

Weiterhin werden sowohl die Barorezeptor- als auch die Macula densa-abhängige Regulation der **renalen Sekretion von Renin** ebenso wie die Kalium-abhängigen Änderungen der Reninfreisetzung zumindest teilweise über Prostaglandine vermittelt, während die β-adrenerg vermittelte **Reninstimulation** weitgehend Prostaglandin-unabhängig ist.

4.6 Lunge

Eikosanoide entfalten an der Lunge eine Vielzahl von Wirkungen wie **Chemotaxis,** Steigerung der **Histaminsekretion** und der **Gefäßpermeabilität, Vasokonstriktion, Bronchokonstriktion** bzw. **Bronchodilatation.** Bereits um 1940 wurde von verschiedenen Arbeitsgruppen gezeigt, daß nach immunologischem Reiz aus Lungengewebe eine Substanz freigesetzt wird, die in der Lage ist, glatte Muskulatur zu kontrahieren. Diese Substanz als möglicher Vermittler der bronchialen Obstruktion beim Asthma wurde ohne Kenntnis ihrer molekularen Struktur als *slow reacting substance in anaphylaxis (SRSA)* bezeichnet. Dabei handelt es sich um ein Gemisch verschiedener **Leukotriene.** Es ist daher spekuliert worden, daß Eikosanoide, insbesondere Metabolite des Lipoxygenase-Stoffwechsels, bei der **Pathogenese des Asthma bronchiale** beteiligt sind. Ein weiteres Krankheitsbild, bei dem Eikosanoide eine mögliche Mitbeteiligung an der Pathogenese aufweisen, ist das *adult respiratory distress syndrome (ARDS),* die sog. **Schocklunge.**

4.7 Gastrointestinaltrakt

Verschiedene Eikosanoide, insbesondere **Prostaglandine,** werden auch in der **Magenschleimhaut biosynthetisiert.** Diese vermögen die Säuresekretion zu hemmen, wobei die säurehemmende Wirkung einerseits direkt über eine Hemmung der Parietalzellen-Adenylatzyklase, andererseits indirekt über eine Hemmung der Gastrinsekretion vermittelt wird. Darüber hinaus entfalten Prostaglandine verschiedene **schleimhautschützende** Mechanismen. Dabei handelt es sich im einzelnen um:
▷ eine Steigerung der Schleim- und Bikarbonatsekretion
▷ eine Verbesserung der Mukosadurchblutung
▷ eine Stimulation der Surfactant-Produktion.
Die Surfactants sind amphotere Phospholipide, welche die wasserabstoßenden Eigenschaften der Mukosa verbessern. Die letztgenannten Prostaglandinwirkungen werden auch unter dem Begriff der **Zytoprotektion** zusammengefaßt.

Eikosanoide entfalten eine Vielzahl von Wirkungen im Bereich des Dünn- und Dickdarms. Diese schließen insbesondere **Kontraktion** und **Relaxation der Zirkulärmuskulatur** als auch der **Longitudinalmuskulatur** sowie Effekte auf die **intestinale Wasser- und Elektrolytsekretion** ein. Bei Durchfallerkrankungen verschiedener Ätiologie und auch bei definierten entzündlichen Darmerkrankungen, wie z. B. dem Morbus Crohn oder der Colitis ulcerosa, ist eine gesteigerte Eikosanoid-Biosynthese nachgewiesen worden. Inwieweit diese biochemischen Befunde einer wichtigen pathogenetischen Rolle dieser Substanzgruppe bei entzündlichen Darmerkrankungen entsprechen, ist derzeit noch unklar.

Literatur

Düsing, R., J. Kipnowski, H.J. Kramer: Prostaglandins and renal NaCl excretion in healthy human subjects: effects of prostaglandin synthesis inhibition with indomethacin. Klin. Wochenschr. 60 (1982) 1229–1233.

Düsing, R., R. Scherhag, K. Glänzer, U. Budde, H. J. Kramer: Dietary linoleic acid deprivation: effects on blood pressure and PGI_2 synthesis. Amer. J. Physiol. 244 (1983) H228–H233.

Hamberg, M., J. Svensson, B. Samuelsson: Thromboxanes, a new group of biologically active compounds derived from prostaglandin endoperoxides. Proc. Natl. Acad. Sci. USA 72 (1975) 2994–2998.

Kramer, H. J., K. Glänzer, R. Düsing: Role of prosta-

glandins in the regulation of renal water excretion. Kidney Int. 19 (1981) 851–859.

Moncada, S., R. Gryglewski, S. Bunting, J. R. Vane: An enzyme isolated from arteries transforms prostaglandin endoperoxide to an unstable substance that inhibits platelet aggregation. Nature London 263 (1976) 663–665.

Samuelsson, B.: Leukotrienes: a new class of mediators of immediate hypersensitivity reactions and inflammation. In: Samuelsson, B., R. Paoletti, P. W. Ramwell (eds.): Advances in prostaglandin, thromboxane, and leukotriene research. Vol. 11, Raven Press, New York. (1983) 1–14.

III Histamin (R. Düsing)

1 Historische Aspekte

Der erstmalige Nachweis dieser Substanz in frischen Gewebeproben aus Lunge und Leber und damit der Nachweis dafür, daß es sich beim Histamin um einen endogenen Wirkstoff handelt, gelang Best und Mitarbeitern 1927. In den folgenden Jahrzehnten wurde es in fast allen untersuchten Geweben nachgewiesen und (entsprechend dem griechischen Begriff für Gewebe: Histos) Histamin benannt (Abbildung G10-6).

2 Biosynthese und Metabolismus

Histamin wird aus der Aminosäure Histidin durch die L-Histidin-Decarboxylase gebildet. Der Abbau erfolgt überwiegend durch die Histamin-N-Methyltransferase zu N-Methylhistamin, welches durch die Monoaminoxidase in N-Methyl-Imidazolylessigsäure umgewandelt wird. Ein alternativer Abbauweg besteht in der oxidativen Desaminierung durch das unspezifische Enzym Diaminoxidase. Alle Metaboliten haben keine bzw. nur geringe biologische Aktivität und werden im Urin ausgeschieden. Pharmakologische Inhibitoren sowohl der Synthese als auch des Abbaus von Histamin spielen aus klinischer Sicht derzeit keine Rolle.

Histamin wird in den Geweben, in denen es nachweisbar ist, auch synthetisiert. Es kann in gewebsständigen Mastzellen und im Blut in basophi-

len Granulozyten gespeichert werden. Die Umsatzrate von Histamin in diesen Zellen ist niedrig. Nach Depletion dieser Speicherzellen braucht es Tage bis Wochen, bis die intrazellulären Konzentrationen dieses Autakoids wieder im Ausgangsbereich liegen. Darüber hinaus kann Histamin auch in Hautzellen, in Zellen der Magenmukosa, in zentralnervösen Neuronen und in sich regenerierendem bzw. wachsenden Gewebe gespeichert werden. Hier ist der Umsatz jedoch schnell, da der gespeicherte Anteil nur gering ist und die quantitativ überwiegende Menge in den Extrazellularraum abgegeben wird.

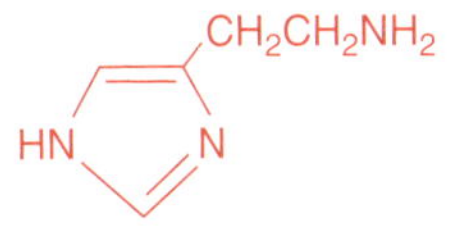

3 Histamin-Rezeptoren

Histamin vermittelt seine Wirkungen über drei verschiedene Rezeptoren, die als H_1-, H_2- und H_3-Rezeptoren bezeichnet werden. Dabei sind die zellulären Effekte, die über H_1- und H_2-Rezeptoren vermittelt werden, weitgehend aufgeklärt, während die Rolle der H_3-Rezeptoren derzeit noch teilweise unklar ist. Die intrazelluläre Signalübertragung wird nach H_1-Rezeptor Stimulation über das Phosphatidylinositolphosphat-System vermittelt [Phospholipase C – Inositol-1,4,5-Triphosphat (IP_3) – Diacylglycerin – Proteinkinase C]. Über die insbesondere durch IP_3 gesteigerte intrazelluläre Ca^{2+}-Konzentration wird unter anderem die Phospholipase A_2 aktiviert, wodurch die Synthese und Freisetzung anderer Gewebshormone [z.B. Eicosanoide, platelet-activating factor (PAF)] gesteigert wird. H_2-Rezeptor-vermittelte Wirkungen werden intrazellulär über das Adenylatzyklase-cAMP-System vermittelt. Den Rezeptortypen lassen sich folgende Wirkungen zuordnen.

H_1-Rezeptoren: Vasodilatation kleiner Gefäße [vermittelt über eine gesteigerte Ca^{2+}-abhängige Freisetzung endogener Vasodilatatoren insbesondere in Endothelzellen, wie z.B. endothelium-derived relaxing factor (EDRF) oder Prostacyclin (PGI_2)],

Abb. G10-6: Strukturformel von Histamin.

Vasokonstriktion größerer Gefäße, Kontraktion der glatten Muskulatur in Bronchien, Darm und Uterus (die Uterus-kontrahierende Wirkung ist beim Menschen nur sehr schwach nachweisbar), Steigerung der Kapillarpermeabilität (Ödembildung) durch Kontraktion von Endothelzellen in postkapillären Venolen, Verlangsamung der Erregungsleitung im AV-Knoten des Herzens, Auslösung von Juckreiz und Schmerz (durch Stimulation neuronaler Rezeptoren in Nervenendigungen), Neurotransmission im ZNS.

H$_2$-Rezeptoren: Stimulation der gastralen Säuresekretion, Vasodilatation (über einen direkten Effekt an glatten Gefäßmuskelzellen mit gesteigerter cAMP-Bildung), Relaxation extravaskulärer glatter Muskulatur (z. B. Bronchien), Beschleunigung der Reizbildung im Sinusknoten, Auslösung verschiedener Arrhythmien, Neurotransmission im ZNS.

H$_3$-Rezeptoren: Neurotransmission im Zentralnervensystem, Regulation der Histaminfreisetzung (im Sinne einer präsynaptischen Regulation).

4 Physiologische und pathophysiologische Bedeutung

Histamin wird aus Mastzellen und basophilen Granulozyten zusammen mit anderen biologisch aktiven Substanzen nach Kontakt der IgE-Antikörper an der Zelloberfläche mit verschiedenen Antigenen freigesetzt. Die Generation von IgE-Antikörpern auf der Oberfläche dieser Zellen ist ein Merkmal der Entwicklung einer allergischen Reaktionslage. Diese Antikörper reagieren als „Rezeptoren" für verschiedene Antigene und aktivieren nach entsprechendem Antigenkontakt das Phospholipase C-IP$_3$-Diacylglycerin-System mit Steigerung der intrazellulären Ca^{2+}-Konzentration. Letztlich wird über diese intrazelluläre Signaltransduktion die Exozytose der Granula induziert. Histamin stellt damit einen wichtigen Überträgerstoff bei der allergischen Reaktion vom Soforttyp dar. Freisetzung von Histamin (und anderen Überträgersubstanzen) aus Mastzellen und basophilen Granulozyten kann jedoch auch bei verschiedenen Formen der Urtikaria (z. B. Kälteurtikaria) beteiligt sein. Die Rötung und die Urtikaria nach mechanischer

Hautreizung (z. B. beim Kratzen) sind über eine mechanisch induzierte Mediatorfreisetzung vermittelt. Bei anaphylaktischen Reaktionen auf verschiedene chemische Substanzen (z. B. Röntgenkontrastmittel, Peptide aus Wespengift, Polymyxin B) wird über verschiedene zelluläre Mechanismen die Exozytose induziert. Eine Vermehrung von Mastzellen im Blut (Mastozytose) oder lokal, meistens in der Haut (Mastozytom), kann mit der Symptomatik einer gesteigerten bzw. unkontrollierten Histaminfreisetzung wie Hautrötung (Flush), Urtikaria, Ödeme und Bronchospasmus einhergehen. Auch myeloische Leukämien mit Vermehrung der basophilen Granulozyten oder Karzinoidtumoren, insbesondere intestinaler Lokalisation, können diese Symptome hervorrufen. Zur Unterdrückung bzw. Abschwächung dieser Symptome sind H$_1$-Rezeptorenblocker therapeutisch nützlich. Ihre Einschränkung erfahren diese Medikamente insbesondere dadurch, daß die Degranulierung von Mastzellen und basophilen Granulozyten eine Vielzahl verschiedener Mediatoren freisetzt und die alleinige Hemmung der Histaminwirkung keine vollständige Beherrschung der Symptome gewährleistet.

In der Magenschleimhaut wird Histamin von endokrin-aktiven Zellen freigesetzt und stimuliert in parakriner und endokriner Weise über H$_2$-Rezeptoren die Säuresekretion der Parietalzellen. Auch die Stimulation der Säuresekretion über den Nervus vagus oder Gastrin ist zu einem großen Teil Histamin-abhängig, d. h. der entsprechende Stimulus ist bei Anwesenheit von Histamin verstärkt, bei dessen Abwesenheit erheblich abgeschwächt. Die zentrale Rolle der über H$_2$-Rezeptoren vermittelten Wirkung von Histamin auf die Säurefreisetzung der Parietalzellen begründet die hohe Wirksamkeit der H$_2$-Rezeptor-Antagonisten beim peptischen Ulkus und anderen Erkrankungen im Bereich des Magens, bei denen die gastrale Säureproduktion pathogenetisch beteiligt ist.

Die Bedeutung des Histamins im Zentralnervensystem ist noch in vielen Aspekten unklar. In fast allen Gehirnabschnitten findet sich das Histamin-generierende Enzym, die L-Histidin-Decarboxylase. Auch lassen sich alle drei Rezeptoren für Histamin im Gehirn nachweisen.

Literatur

Beaven M. A.: Histamine. New Engl. J. Med. 294 (30–36) 1976.

Garrison J. C.: Histamine, Bradykinin, 5-Hydroxytryptamine and their antagonists. In: Goodman and Gilman's: The Pharmacological Basis of Therapeutics, pp. 575–588. 8th edition, Pergamon Press, 1990.

Hough L. B.: Cellular localization and possible functions for brain histamine: recent progress. Progr. Neurobiol. 30 (469–505) 1988.

Ishizaka K.: Mast cell activation and mediator release. Progr. Allergy 34 (1–338) 1984.

Wetterquist H.: Histamine metabolism and excretion. In: Histamine II and Anti-Histaminics: Chemistry, Metabolism and Physiological and Pharmacological Actions, Handbuch der experimentellen Pharmakologie, Vol. 18. Springer, Berlin–Heidelberg–New York 1978.

IV Serotonin (5-Hydroxytryptamin) (R. Düsing)

1 Allgemeine Vorbemerkungen und historische Aspekte

Serotonin (5-Hydroxytryptamin, 5-HT) ist wie Histamin im Pflanzen- und Tierreich weit verbreitet. Beim Menschen sind etwa 90% des gesamten 5-HT in den enterochromaffinen Zellen des Gastrointestinaltraktes enthalten. Die restliche Menge verteilt sich auf das Zentralnervensystem und die Thrombozyten. Im Gegensatz zu einigen Tierspezies enthalten die menschlichen Mastzellen kein 5-HT.

Die Entdeckung des 5-HT steht einerseits mit der im Rahmen der Hypertonieforschung stattfindenden Suche nach endogenen vasoaktiven Substanzen in Verbindung. So wurde eine nach Gerinnen des Blutes im Serum nachweisbare vasopressorische Substanz als Serotonin, also als ein im Serum nachweisbarer tonisierender (blutdrucksteigernder) Wirkstoff, bezeichnet. 1948 konnte diese Substanz als 5-HT identifiziert werden. Unabhängig davon war bereits in den 30er Jahren eine biologisch aktive Substanz in den chromaffinen Zellen der gastrointestinalen Mukosa beschrieben worden, die als Enteramin bezeichnet und später ebenfalls als 5-HT identifiziert wurde.

2 Biosynthese und Metabolismus

Sowohl in den enterochromaffinen Zellen des Gastrointestinaltraktes als auch in Nervenzellen wird die essentielle Aminosäure Tryptophan über eine Hydroxylierung zu 5-Hydroxytryptophan und Decarboxylierung zu 5-HT umgebaut. Der Abbau von 5 HT erfolgt über die Monoaminoxidase zu 5-Hydroxyindolylacetaldehyd und weiter über die Aldehydoxidase zur 5-Hydroxyindolessigsäure, die renal eliminiert wird. Normale Exkretionsraten für diesen 5-HT-Metaboliten liegen zwischen 2 und 10 mg/24 Stunden.

5-HT wird in den Granula der entsprechenden Zellen gespeichert. In Nervenzellen hat der Speichermechanismus Gemeinsamkeiten zur Katecholaminspeicherung. So unterbricht Reserpin z.B. neben dem Speichermechanismus für Katecholamine auch den für 5-HT. Die enterochromaffinen Zellen des Gastrointestinaltraktes setzen 5-HT in die portale Zirkulation frei. Die Inaktivierung von 5-HT erfolgt in der Leber und in der pulmonalen Zirkulation. Thrombozyten können 5-HT nicht selbst synthetisieren. Es wird vielmehr sowohl durch Diffusion als auch einen aktiven Transportmechanismus in der portalen Zirkulation aufgenommen (Abb. G10-7).

3 5-HT-Rezeptoren

Gegenwärtig sind drei Hauptgruppen von 5-HT-Rezeptoren bekannt, der 5-HT_1-, 5-HT_2- und 5-HT_3-Rezeptor. Aufgrund einer Reihe von Befunden ist erkennbar, daß die drei Rezeptorgruppen heterogen sind und experimentell weiter unterteilt werden können. Für den 5-HT_1-Rezeptor ist

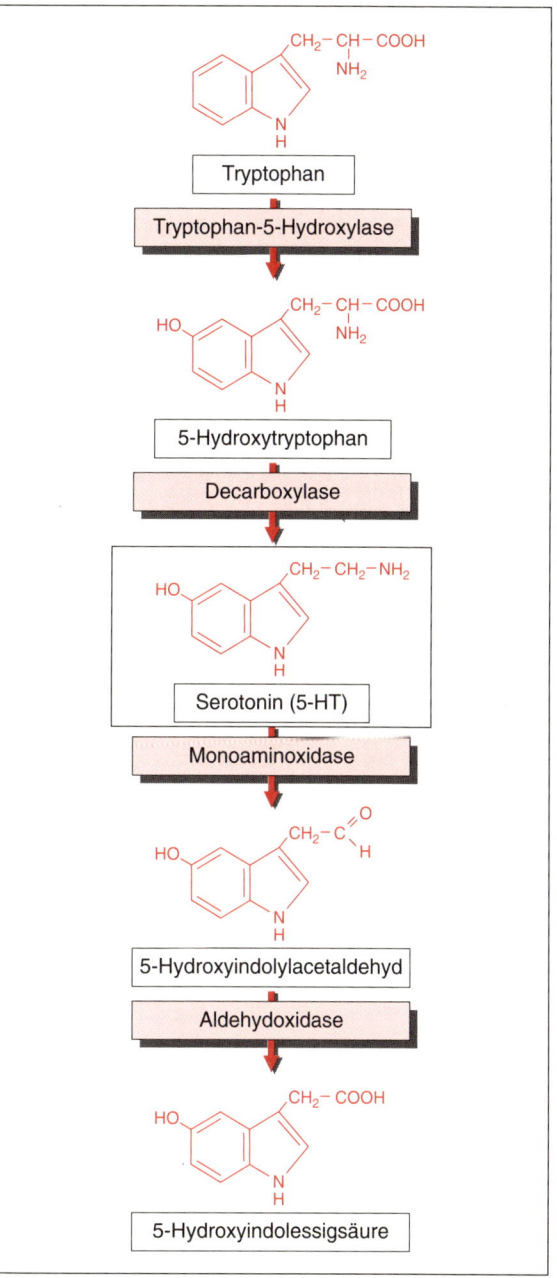

Abb. G10-7: Biosynthese und Metabolismus von 5-HT.

die Subtypisierung derzeit am weitesten fortgeschritten, und es werden demzufolge die Subtypen 5-HT_{1A} bis 5-HT_{1D} unterschieden.

Die intrazelluläre Signaltransduktion nach Stimulation entsprechender Zellen ist noch nicht in allen Details aufgeklärt. Abhängig vom Subtyp des Rezeptors sind sowohl Stimulation als auch Hemmung der Adenylatzyklase und Phospholipase-C-vermittelte Effekte beschrieben worden.

4 Physiologische und pathophysiologische Bedeutung

Im Zentralnervensystem lassen sich sowohl 5-HT-Synthese als auch eine Reihe der 5-HT-Rezeptoren nachweisen. Die exakte Bedeutung von 5-HT als Neurotransmitter bleibt jedoch unklar. Möglicherweise entfalten verschiedene Halluzinogene wie z. B. LSD ihre Effekte, zumindest teilweise, über eine Modulation des zentralen tryptaminergen Systems.

Von Thrombozyten wird 5-HT im Rahmen der Aktivierung freigesetzt. Da Thrombozyten selbst 5-HT_2-Rezeptoren besitzen, führt dies zu einer weiteren Thrombozytenaktivierung. Weiterhin wirkt das von Thrombozyten freigesetzte 5-HT auf die Gefäßwand ein.

Im Gefäßsystem entfaltet 5-HT eine komplexe Wirkung. Über eine Stimulation von 5-HT_2-Rezeptoren an den glatten Gefäßmuskelzellen kommt es zu einer Vasokonstriktion. Dieser pressorische Effekt wird verstärkt durch eine Potenzierung der Wirkung bzw. Freisetzung anderer Vasokonstriktoren wie Noradrenalin, Angiotensin II und Endothelin. Gleichzeitig werden unter Vermittlung von 5-HT_1-Rezeptoren aus dem Endothel Vasodilatatoren wie der „endothelium-derived relaxing factor" (EDRF) und Prostacyclin freigesetzt. Die Freisetzung des endothelialen Vasokonstriktors Endothelin wird ebenfalls durch Serotonin gesteigert, jedoch erst bei höheren Konzentrationen. Mit Ketanserin und Ritanserin sind 5-HT_2-Rezeptor-Antagonisten verfügbar, die keine agonistische Eigenwirkung besitzen, wobei Ketanserin jedoch in höherer Konzentration auch α_1-adrenerge Rezeptoren antagonisiert. Durch solche 5-HT_2-Antagonisten wird demzufolge die direkte vasokonstriktorische 5-HT-Wirkung antagonisiert. Sie können daher als Vasodilatatoren eingestuft werden.

In den enterochromaffinen Zellen des Magen-Darm-Traktes wird durch eine Reihe von Einflüssen 5-HT (mit anderen Autakoiden) freigesetzt. 5-HT vermag die gastrointestinale Motilität zu steigern, im Magen und Dünndarm kann auch eine Motilitätsabnahme resultieren. Auch glatte Muskelzellen im Uterus bzw. den Bronchien werden durch 5-HT kontrahiert. Von den enterochromaffinen Zellen ausgehende Tumoren werden als Karzinoid, die resultierende Klinik als Karzinoid-Syndrom bezeichnet. Die gesteigerte Freisetzung von 5-HT (und anderen Wirkstoffen, z. B. Substanz P, Kallikrein) führt dabei zu einer typischen Klinik mit Diarrhoe, Bronchokonstriktion, Flush und manchmal Ödemen. Die renale Ausscheidung der 5-Hydroxyindolessigsäure ist, zumindest im Anfall, erhöht.

Literatur

De Clerck F., M. Vanhoutte: 5-Hydroxytryptamine in Peripheral Reactions Raven Press, New York 1982.

Essman W. B.: Serotonin in Health and Disease. Spectrum Publications, Inc., New York 1978.

Garrison J. C.: Histamine, bradykinin, 5-Hydroxytryptamine and their antagonists. In: Goodman and Gilman's: The Pharmacological Basis of Therapeutics. 8th Edition, Pergamon Press, 1990

Lüscher T., F. C. Tanner, F. R. Bühler: Serotonin und kardiovaskuläre Erkrankungen. Pathophysiologie und Bedeutung von Serotoninantagonisten. Dtsch. med. Wschr. 117 (710–719) 1992.

H Stoffwechsel

H1 Zellstoffwechsel

O. LEISS und H. EGGE

Die Zelle gilt seit Rudolf Virchow[1] als die kleinste Einheit des Organismus. Die Grundphänomene des Lebens – Stoffwechsel, Homöostase, Reproduktion, Fortbewegung, Informationsaufnahme und -verarbeitung – sind an das System Zelle gebunden und lassen sich nur auf zellulärer Ebene verstehen. Die Abbildung H1-1 zeigt ein Schema einer idealisierten tierischen Zelle. Nach außen wird die Zelle von einer Membran umgrenzt. Im Zellinneren hebt sich der elektronenoptisch dichtere Zellkern vom umgebenden Zytoplasma ab. Im Zytoplasma sind zahlreiche Membranstrukturen zu erkennen, die charakteristische Zellorganellen wie Mitochondrien,

endoplasmatisches Retikulum, Golgi-Apparat und Lysosomen bilden und die Zelle in verschiedene Reaktionsräume (**Kompartimente**) unterteilen. Bestimmte Funktionen der Zelle sind an bestimmte Strukturen gebunden. Der Stoffwechsel des Gesamtsystems Zelle kann als ein komplexes, geordnetes Zusammenspiel der Leistungen und Funktionen der verschiedenen Zellorganellen-Subsysteme verstanden werden.

Im folgenden soll ein Überblick über Struktur und Funktion der Zellorganellen und Prinzipien der Koordination und Regulation des Zellstoffwechsels gegeben werden, um darauf aufbauend Krankheitsursachen molekularbiologisch als geschädigte Strukturen und/oder gestörte Funktionen von Zellorganellen erkennen zu können.

---

[1] Rudolf Virchow (1821–1902), Pathologe in Würzburg und Berlin

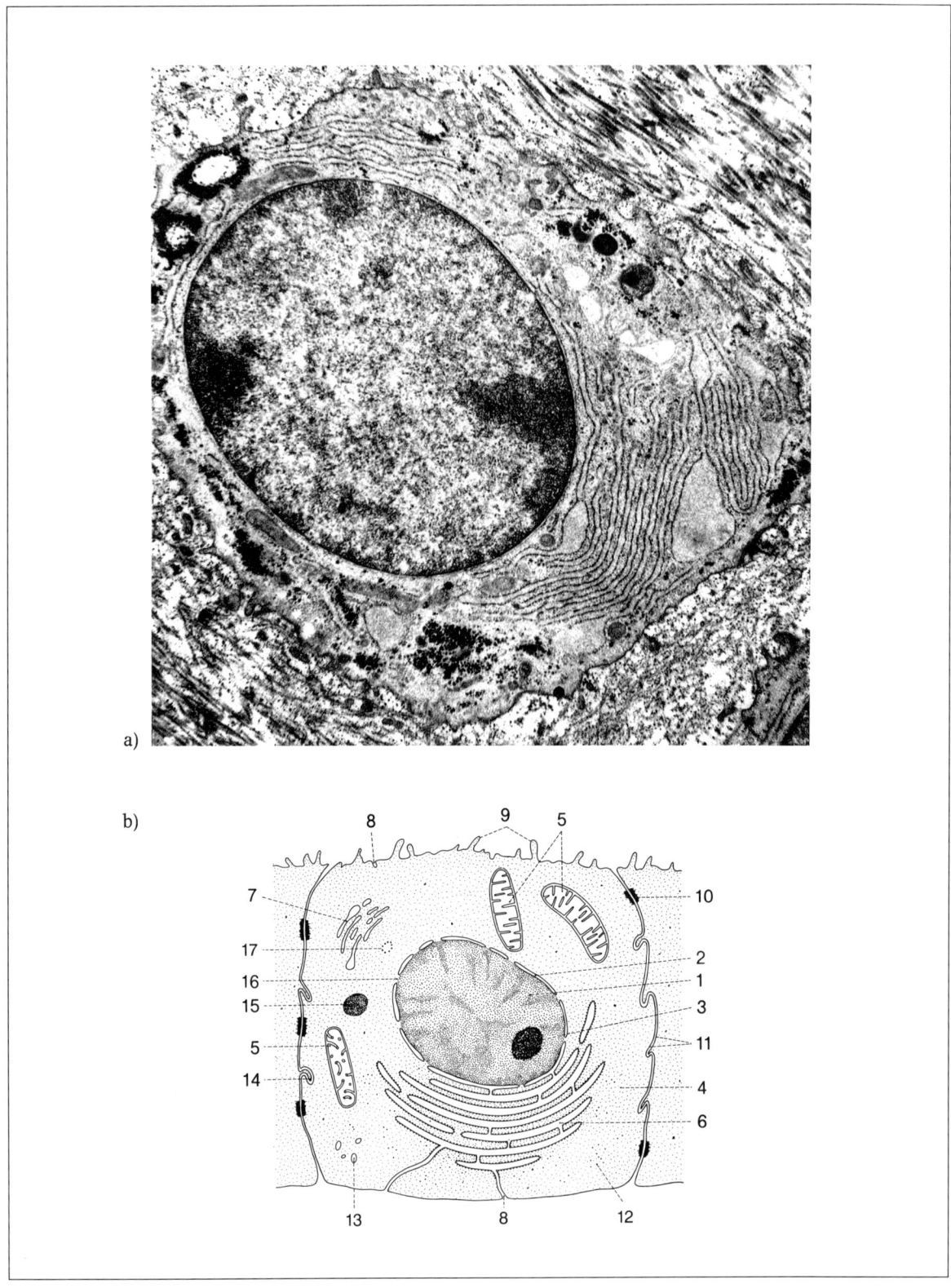

Abb. H1-1: Schema einer idealisierten Zelle. a) Elektronenoptisches Bild. 12000 × Vergrößerung; b) nach a) orientiertes Zellschema.
1 Zellkern, 2 Kernmembran, 3 Kernkörperchen, 4 Zelleib, 5 Mitochondrien, 6 Rauhes endoplasmatisches Retikulum, 7 Golgi-Apparat (Binnennetz), 8 Einstülpung der Zellmembran, 9 Mikrozotte, 10 Haftplatte, 11 Zwischenzellraum, 12 Freies Ribosom, 13 Bläschen, 14 Fingerförmige Verzahnung der Zellmembranen, 15 Zellkörperchen (verschiedener Art), 16 Kernpore, 17 Zentralkörperchen.

1 Physiologische und biochemische Grundlagen

1.1 Prinzipien der Stoffwechselregulation

1.1.1 Kompartimentierung

Die Zelle läßt sich als ein kompliziertes Netz- und Schichtwerk von Membranen verstehen, die zahlreiche funktionell verschiedene Räume abgrenzen. Diese räumliche Unterteilung der Zelle ist für ein geordnetes Zusammenspiel der Vielzahl der Stoffwechselreaktionen unabdingbar. Durch Lokalisation in unterschiedlichen Zellkompartimenten können anabole und katabole Reaktionen, die z. T. über dieselben Zwischenprodukte verlaufen, gleichzeitig ablaufen und getrennt reguliert werden. So findet z. B. der Fettsäureabbau in den Mitochondrien, die Fettsäurebiosynthese im Zytosol statt. Die Enzym Hexokinase ist im Zytosol lokalisiert, wo die in die Zelle aufgenommene Glukose sogleich phosphoryliert wird. Alle wichtigen Stoffwechselreaktionen der Glukose – Glykolyse, Pentose-Phosphat-Zyklus und Glykogensynthese – gehen von phosphorylierter Glukose aus. Das Enzym Glukose-6-Phosphatase dagegen liegt in enger Bindung an das endoplasmatische Retikulum vor, die entstandene freie Glukose wird in die Zisternen des endoplasmatischen Retikulums und von dort aus der Zelle heraustransportiert. Eine Zusammenstellung der Lokalisation wichtiger Stoffwechselketten gibt Tabelle H1-1.

1.1.2 Multienzymkomplexe

Das Prinzip der strukturellen Unterteilung läßt sich über die Zellorganellen hinaus noch weiter in den molekularen Bereich hinein verfolgen. So können Multienzymkomplexe als Mikrokompartimente auf engstem Raum aufgefaßt werden. Der Vorteil liegt darin, durch „Weiterreichen" von Zwischensubstraten Diffusionsstrecken zu verringern und so die Gesamtreaktion zu beschleunigen und weniger störanfällig zu machen.

> Als Beispiel für Multienzymkomplexe seien der **Enzymkomplex der Fettsäurebiosynthese** im Zytosol, die **Atmungskette** in den Cristae mitochondriales und der **Pyruvat-Dehydrogenase-Komplex** in der inneren Mitochondrienmembran genannt.

Tabelle H1-1 Wichtigste Kompartimente eines Hepatozyten und deren Funktionen

Zellorganelle	Hauptfunktionen	% des Zell-volumens (Hepatozyt)	ungefähre Anzahl je Zelle
Plasmamembran	Transport von Ionen und Molekülen, Signalwandler, Rezeptoren für kleine und große Moleküle, Zellmorphologie, Bewegung	<1%	1[b]
Zytosol	Glykolyse, Pentosephosphatweg, Glukoneogenese (Leber, Niere, intestinale Mukosa), Fettsäuresynthese, Stoffwechsel von Nukleotiden und Aminosäuren	54%	1
Mitochondrien	Energiegewinnung (ATP), Zellatmung, Endoxidation von Kohlenhydraten und Lipiden, Harnstoff- und Hämsynthese, Kontrolle der zytosolischen Ca^{++}-Konzentration	22%	1700
Zisternen des rauhen und glatten endoplasmat. Retikulums	Membransynthesen, Synthese von Lipiden, Glykoproteinen, Zellorganellen, Entgiftungsreaktionen	9%	1[c]
Golgi-Apparat	Glykosylierung und Sortierung von Proteinen für Export oder Einbau in Zellorganellen (z. B. Lysosomen)	6%	1[d]
Zellkern Nukleolus	DNS-Synthese und -Reparatur, RNS-Synthese Synthese von ribosomaler RNS	6%	1
Liposomen	intrazelluläre „Verdauung", hydrolytischer Abbau von Proteinen, Kohlenhydraten, Nukleinsäuren, Lipiden	1%	300
Peroxisomen	Oxidationsreaktionen unter Beteiligung von O_2 Umsetzung von H_2O_2	1%	400
Mikrotubuli und Mikrofilamente	Zytoskelett, Zellmorphologie, Zellteilung, intrazellulärer Transport	<1%	viele

a) Unterschiedliche Zellen können in ihrer Größe und Zusammensetzung stark variieren.
b) In polarisierten Zellen sind funktionelle Membranbestandteile apikal und basolateral unterschiedlich verteilt.
c) Man nimmt an, daß die Zisternen des ER miteinander verbunden sind und ein einziges großes Kompartiment bilden.
d) Bei den Zisternen des Golgi-Apparates unterscheidet man cis-, mediale- und trans-Golgi-Vesikel, die in Zahl und Morphologie abhängig vom Zelltyp stark variieren.

1.1.3 Stofftransport durch Membranen

Die Membranen, die die einzelnen Zellkompartimente voneinander abtrennen, stellen Barrieren für
größere Moleküle dar und ermöglichen eine differenzierte Enzymausstattung der Zellkompartimente. Bei den meisten Zellen besitzt das endoplasmatische Retikulum den größten Anteil an Membran-
flächen. Für viele monovalente Anionen wie z. B.
Acetat, β-Hydroxybutyrat, Acetoacetat sind diese
Membranen kein oder nur ein geringes Permeabi-
litätshindernis. Viele hydrophile Verbindungen wie
Aminosäuren, phosphorylierte Zucker, nukleotid-
aktivierte Zucker, Nukleotide, di- und polyvalente
Anionen wie Di- und Tricarbonsäuren können die
Membranen nicht ohne weiteres passieren. Sie
benötigen spezifische Transportmechanismen, sog.
Carrier-Systeme.

> Unter Carriern versteht man Membranbau-
> steine, die die zu transportierenden Ionen der
> Moleküle binden und durch die Membran hin-
> durchschleusen.

Charakteristika für Carrier-Transporte sind Spezifität des Transportes, Hemmbarkeit bzw. Aktivierung durch spezifische Inhibitoren bzw. Aktivatoren, Sättigungskinetik und Temperaturabhängig-
keit der Reaktion.

Häufig erfolgt der Carrier-Transport im Gegen-
tausch, d. h. für eine Substanz, die in der einen
Richtung transportiert wird, wird eine andere Sub-
stanz in entgegengesetzter Richtung befördert. Oft
liegt hierbei eine Asymmetrie in der Spezifität des
Carriers vor. Beim Adeninnukleotid-Translokase-
System der Mitochondrienmembran wird beim
Transport von außen nach innen ADP gegenüber
ATP begünstigt, während beim Hinaustransport
ATP bevorzugt wird. Im Falle des Wasserstoffs
erfolgt der Transport durch die innere Mitochondrienmembran nicht an NAD gebunden, sondern
über „Hilfssubstrate" wie Malat, α-Ketoglutarat u.a.
Auf diese Weise ist eine scharfe Trennung zwischen
den Pools der Pyridinnukleotide im Zytosol und im
mitochondrialen Matrixraum mit unterschiedlichen
Redoxzuständen der Pyridinnukleotide möglich.

Ein Carrier-vermittelter Transport kann mit einer
energieverbrauchenden Reaktion, meist der Spaltung von ATP, gekoppelt sein und einen Bergauf-
transport gegen ein Konzentrationsgefälle bewirken. Man spricht dann von **aktivem Transport.**

> Ein Beispiel für einen ATP-verbrauchenden ak-
> tiven Transport ist die Na$^+$-K$^+$-ATPase.

Die Na$^+$-K$^+$-ATPase pumpt 3 Na$^+$ im Austausch
gegen 2 K$^+$ aus der Zelle heraus und baut dabei
ein elektrisches Potential auf, so daß das Zellinnere
negativ geladen ist gegenüber der Außenseite. Epithelzellen der Darmmukosa und der Nierentubuli
z. B. verfügen apikal über Kationen- und Protonen-
gekoppelte Carrier-Systeme. So wird z. B. die Glukose aus dem Darmlumen „bergauf" in die Mukosazelle im Kotransport mit Na$^+$ eingeschleust.
Der Na$^+$-Gradient wird über eine auf der basolateralen Membran befindliche Na$^+$-K$^+$-ATPase aufrechterhalten (sekundär aktiver Transport).

1.1.4 Energetische Kopplung

Die beim aktiven Transport beschriebene Kopplung
eines energieverbrauchenden Prozesses mit einer
thermodynamisch wenig günstigen Reaktion stellt
einen wichtigen Regulationsmechanismus im Zellstoffwechsel dar. Hierdurch kann z. B. die freie Energie einer stark exergonischen (Energie abgebend)
Reaktion, wie z. B. der Hydrolyse von ATP, benutzt
werden, um eine endergonische Reaktion anzutrei-
ben **(energetische Kopplung).** Dieses Prinzip spielt
bei der Aktivierung von Substraten eine große Rolle. So wird z. B. die Reaktionsfähigkeit der chemisch
relativ inerten Fettsäuren dadurch erhöht, daß sie in
energiereiche Thioester überführt werden.

1.1.5 Verfügbarkeit von ATP und begrenzender Metaboliten

> ATP als universeller **Energiespender** der Zelle
> wird bei vielen Reaktionen im Zellstoffwechsel
> benötigt. Die Aufrechterhaltung eines bestimm-
> ten **ATP-Pools** ist daher von zentraler Bedeu-
> tung für die Zelle.

Dies geschieht durch einen selbstregulierenden
Mechanismus der Kontrolle der Atmung in den
Mitochondrien. Wird in der Zelle viel ATP verbraucht (z. B. für Synthesen) und entsprechend viel
ADP gebildet, gelangt vermehrt ADP in die Mitochondrien, wo es die Atmungskette und die Phosphorylierung zu ATP in Gang gesetzt.

Nicht nur unter energetischem, sondern auch
unter stofflichem Aspekt stellt die Verfügbarkeit begrenzender Metabolite ein zentrales Regulations-
prinzip des Stoffwechsels dar. Die Zelle befindet
sich gewöhnlich in einem Zustand, in dem dauernd
Substanzen einströmen und Reaktionsprodukte
herausgeschleust werden. In diesem Fließgleichgewicht ändert sich der Zustand des Gesamtsystems
Zelle nicht, so können jedoch beträchtliche Konzentrationsänderungen einzelner Metabolite auftreten. Normalerweise liegen die Konzentrationen für
die meisten Metabolite im Bereich der **Michaelis[1]-
Konstante** der beteiligten Enzyme, wodurch eine
gewisse Selbstregulation des Stoffumsatzes gewährleistet ist. Erhöht sich die Konzentration eines Metaboliten, so erhöht sich die Reaktionsgeschwindig-

---

[1] Leonor Michaelis (1875–1945), physiologischer Chemiker in Berlin und New York.

keit seines Umsatzes. Dadurch nimmt die Konzentration wieder ab und pendelt sich auf eine Fließgleichgewichtskonzentration ein. Liegt ein Metabolit in begrenzender Konzentration vor, so kommt es zu einer Verlangsamung der Reaktion und damit zu einem verminderten Durchfluß von Stoff durch das Fließgleichgewichtssystem.

1.1.6 Enzymkinetik

Grundsätzlich kann die Geschwindigkeit einer enzymatisch katalysierten Reaktion durch folgende Mechanismen beeinflußt werden:
▷ bei konstanter Enzymkonzentration und konstanten übrigen Parametern durch Änderung der Substratkonzentration,
▷ bei konstanter Substratkonzentration und konstanten übrigen Parametern durch Änderung der Enzymkonzentration oder/und durch Änderung der Enzymaktivität,
▷ durch Änderung der Parameter Temperatur, pH-Wert, Ionenkonzentration, Kosubstrat-Konzentration etc.

> Die Geschwindigkeit einer enzymatischen Reaktion ist dann maximal, wenn das Enzym mit Substrat gesättigt ist.

Die Abhängigkeit der Anfangsgeschwindigkeit vieler enzymkatalysierter Reaktionen wird durch die **Gleichung von Michaelis und Menten** beschrieben, die graphische Darstellung ergibt einen hyperbolen Kurvenverlauf.

> Die Substratkonzentration, bei der die halbmaximale Reaktionsgeschwindigkeit erreicht ist, entspricht der **Michaelis-Konstanten.**

Die Michaelis-Konstante ist eine von der Enzymkonzentration unabhängige, wichtige Größe zur Charakterisierung vieler Enzyme. Sie ist indirekt proportional der Affinität eines Enzyms zu seinem Substrat, d.h. die Affinität ist um so größer, je kleiner die Michaelis-Konstante ist.
  Verschiedene Substanzen sind in der Lage, Enzyme zu hemmen. Ist diese Hemmung irreversibel, spricht man von „Vergiftung" der Enzyme. Sie spielt in der Toxikologie eine Rolle. Für die Regulation des Zellstoffwechsels sind dagegen drei Typen von reversiblen Hemmungen von Bedeutung:
▷ die kompetitive Hemmung
▷ die Substrat- bzw. Produkthemmung
▷ die allosterische Hemmung

> Bei der **kompetitiven Hemmung** konkurriert ein chemisch und sterisch ähnlich gebauter Inhibitor mit dem Substrat um die Bindung am aktiven Zentrum des Enzyms.

Die Bildung des Enzym-Substrat-Komplexes und des Enzym-Inhibitor-Komplexes unterliegt dem Massenwirkungsgesetz, durch Erhöhung der Substratkonzentration kann der kompetitive Inhibitor aus der Bindung verdrängt werden und umgekehrt.

> Bei der **Substrathemmung** führen sehr hohe Substratkonzentrationen zu einer Abnahme der Reaktionsgeschwindigkeit.

Wahrscheinlich lagert sich unter diesen Bedingungen mehr als ein Substratmolekül an das aktive Zentrum des Enzyms an und behindert dadurch die Reaktion. In ähnlicher Weise können die Endprodukte einer Reaktion, wenn sie nicht schnell genug abtransportiert oder weiter umgesetzt werden, zu einer Hemmung des Enzyms führen. Hierbei bleibt das Produkt an das Enzym gebunden und behindert damit den Zutritt des Substrats, oder die Rückreaktion wird durch die hohen Endproduktkonzentrationen beschleunigt.
  Eine besonders wichtige Rolle spielt die **allosterische Beeinflussung von Enzymen.** Enzyme, die durch einen allosterischen Effektor aktiviert oder inhibiert werden können, unterscheiden sich deutlich von anderen Enzymen:
▷ Sie sind aus mehreren Untereinheiten (mindestens zwei) aufgebaut, die Zusammenlagerung bzw. das Auseinanderdissoziieren dieser Untereinheiten wird durch den allosterischen Effektor (Inhibitor oder Aktivator) beeinflußt. Hierbei kommt es zur Konformationsänderung des Enzyms.
▷ Im Gegensatz zur hyperbolen Substratsättigungskurve normaler Enzyme haben allosterische Enzyme eine sigmoide (s-förmige) Substratbindungskurve. Wie aus einem solchen Kurvenverlauf ersichtlich (Abb. H1 2), können sehr geringe Veränderungen der Substratkonzentration zu massiven Veränderungen der Reaktionsgeschwindigkeit führen.
Durch die reversible Bindung eines allosterischen Inhibitors und die dadurch bedingte Konformationsänderung des Enzyms kann die Bindung des Substrats erschwert oder völlig verhindert werden **(Erhöhung von K_M)** bzw. die Katalyse selbst verlangsamt werden **(Erniedrigung von V_{max}).** Ein allosterischer Inhibitor verschiebt die gesamte Kurve zu höheren Substratkonzentrationen und verstärkt den sigmoiden Effekt, ein allosterischer Aktivator hat den entgegengesetzten Effekt.

> Ein wichtiges Beispiel für allosterische Bindung ist die Sauerstoffbindung an Hämoglobin und ihre Beeinflussung durch pH-Wert, Temperatur etc.

Gesuchte Größe	Gleichung	Diagramm

Michaelis-Konstante

$$K_m = \frac{k_{-1} + k_{+2}}{k_{+1}} = c_s \times \left(\frac{V - v}{v} \right)$$

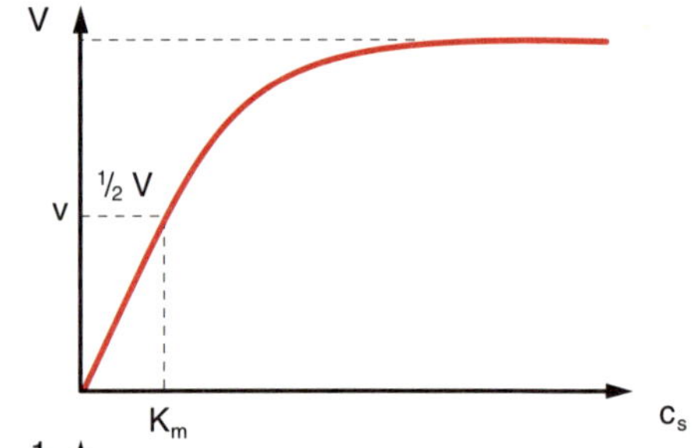

Geschwindigkeit v
(Michaelis-Menten)

$$v = \frac{V \times c_s}{K_m + c_s}$$

reziproke
Geschwindigkeit
(Lineweaver u. Burk)

$$\frac{1}{v} = \frac{K_m}{V} \times \frac{1}{c_s} + \frac{1}{V}$$

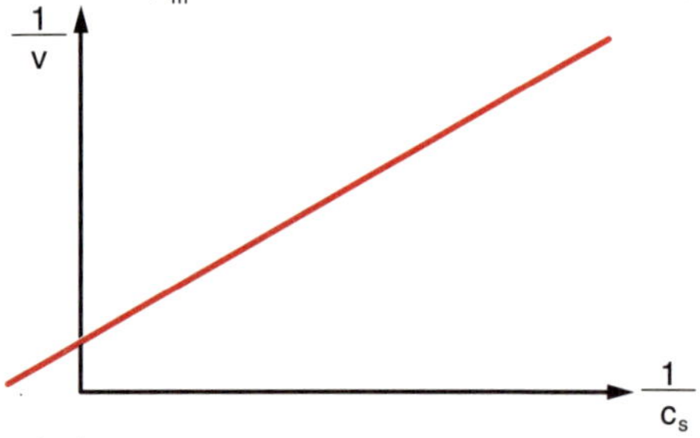

kompetitive
Hemmung
(reziproke Form)

$$\frac{1}{v} = \frac{K_m}{V} \left(1 + \frac{c_i}{K_i} \right) \frac{1}{c_s} + \frac{1}{V}$$

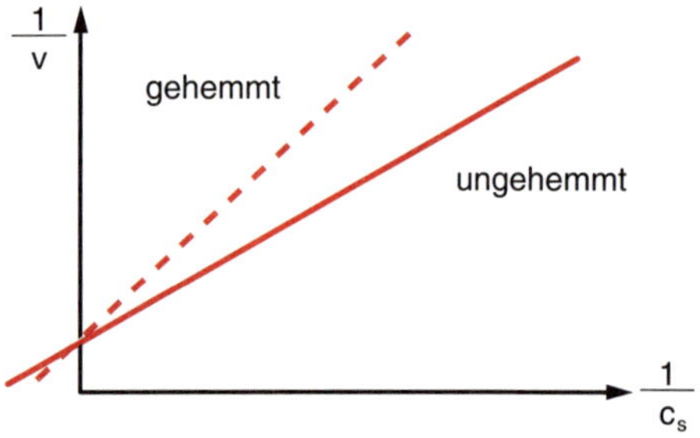

gehemmt / ungehemmt

allosterische
Kooperativität

$$K = c_s^h \times \left(\frac{V - v}{v} \right)$$

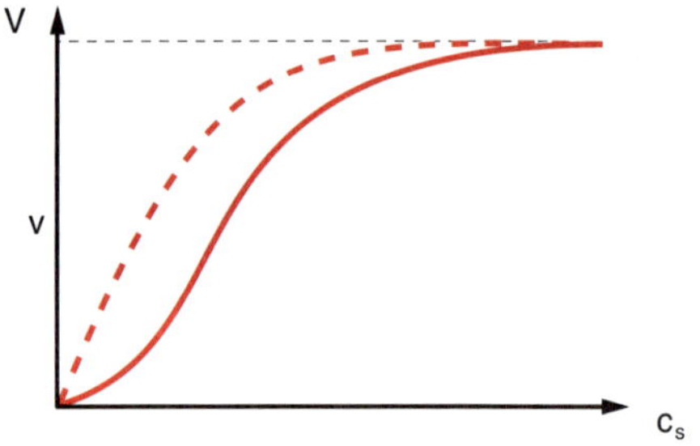

allosterische
Hemmung

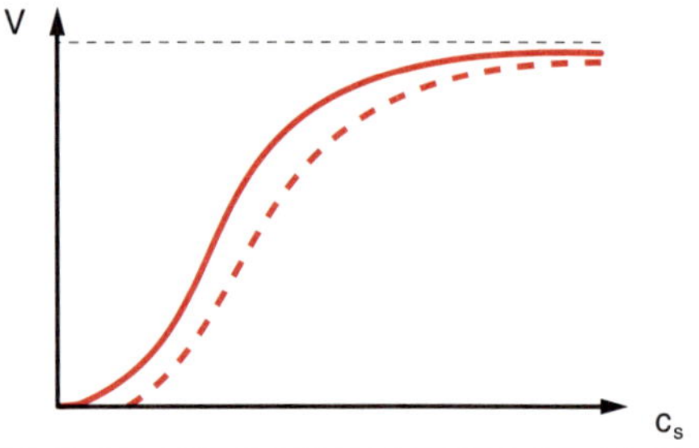

h	=	Hill-Koeffizient (Maß für Kooperativität)
K_m	=	Michaelis-Konstante (Substratkonzentration bei halbmaximaler Geschwindigkeit)
v	=	Geschwindigkeit
V	=	Maximalgeschwindigkeit bei Substratsättigung
c_i	=	Inhibitor-Konzentration
c_s	=	Substratkonzentration
k_{+1}	=	Geschwindigkeitskonstante für Hinreaktion
k_{-1}	=	Geschwindigkeitskonstante für Rückreaktion

438

Allosterische Enzyme sind in der Regel **Schrittmacherenzyme** für bestimmte Reaktionsfolgen und kommen an wichtigen Verzweigungs- und Kontrollstellen des Stoffwechsels vor. Durch allosterische Aktivierung bzw. Hemmung kann unter physiologischen Bedingungen eine Reaktion quasi „an- oder abgeschaltet" werden. Als allosterische Effektoren können verschiedene Substanzen fungieren, die physiologisch bedeutungsvollsten sind die *second messengers* zyklo-AMP und zyklo-GMP. Sie sollen am Beispiel des Adenylatzyklase-Systems genauer besprochen werden (s. u.). Von Bedeutung ist ferner, daß Metabolite eines Stoffwechselweges als allosterische Modulatoren von Schrittmacherenzymen anderer Stoffwechselketten fungieren können, und daß durch dieses Prinzip häufig ganz verschiedene Stoffwechselwege miteinander verknüpft werden. So wirkt z.B. Citrat als allosterischer Inhibitor der Glykolyse und gleichzeitig als allosterischer Aktivator der Acetyl-CoA-Carboxylase, des Schlüsselenzyms der Fettsäure-Synthese. Weitere allosterische Modulatoren sind Kosubstrate wie NADH, ADP und ATP. Die Isocitrat-Dehydrogenase z.B., die als Schrittmacherenzym des Citratzyklus angesehen wird, benötigt als allosterischen Aktivator ADP. Fungiert das Endprodukt einer Synthesekette als allosterischer Inhibitor des Enzyms, das am Anfang der Synthesekette liegt, liegt eine sog. Rückkopplungskontrolle vor *(negative feedback control)*. Der Vorteil der Endprodukthemmung besteht darin, daß ein Ansteigen von nicht benötigten Zwischenprodukten vermieden wird. Wird das Endprodukt verbraucht, dissoziiert der Inhibitor vom allosterischen Zentrum, die Hemmung verschwindet, und die Synthese kommt wieder in Gang. Bei ein und demselben Enzym kann eine Vielzahl von Substanzen allosterisch aktivierend oder hemmend wirken. So fungieren z.B. bei der Phosphofruktokinase, dem Schlüsselenzym der Glykolyse, neben dem Hauptstimulator Fruktose-2,6-Biphosphat freie Fettsäuren, ATP, Citrat, NADH als Inhibitoren und ADP, AMP, P, zyklo-AMP und Fruktose-6-Phosphat als Aktivatoren.

Neben der allosterischen Beeinflussung von Enzymen spielt die **Interkonversion von Enzymen** eine wichtige Rolle.

> Unter der Interkonversion von Enzymen versteht man die enzymatische Umwandlung eines Enzyms aus einer inaktiven Form in eine aktive durch ein übergeordnetes Kontrollenzym.

Das klassische Bild hierfür ist die Glykogen-Phosphorylase, deren inaktive b-Form durch Phosphorylierung mit ATP in die aktive a-Form umge-

◁
Abb. H1-2: Formeln und Diagramme zur Enzymkinetik (nach Karlson et al. 1978).

wandelt wird. Durch ein zweites Enzym, eine Phosphatase, kann die Phosphatgruppe wieder abgespalten und das Enzym wieder in die aktive Form überführt werden. Durch Interkonversion kann ein Enzym reversibel aktiviert bzw. inaktiviert werden. Eine stufenlose Regulation der Reaktionsgeschwindigkeit wie durch allosterische Effekte ist jedoch nicht möglich, die Kontrolle operiert nur zwischen den beiden Zuständen aktiv und inaktiv und dient dem sofortigen Umschalten von einen auf den anderen Reaktionsweg. Eine andere Art der enzymatischen Modifizierung von Enzymen ist die Umwandlung eines inaktiven Proenzyms in das aktive Enzym durch **begrenzte Proteolyse.** Als Beispiele seien die Bildung von Trypsin aus Trypsinogen, Chymotrypsin aus Chymotrypsinogen und Thrombin aus Prothrombin genannt.

Neben den genannten Möglichkeiten der Aktivitätsänderung von Enzymen ist die Zelle auch in der Lage, durch Änderung der Enzymkonzentration die Reaktionsgeschwindigkeit zu beeinflussen. Dieser Mechanismus benötigt jedoch, um wirksam zu werden, einige Stunden und stellt gewissermaßen eine „Langzeitregulation" dar.

> Wird die Neusynthese von Enzymprotein angekurbelt, spricht man von **Enzyminduktion.** Als Induktoren können Substrate, Pharmaka oder Hormone fungieren.

Die Induktoren – bzw. im Falle der Hormone die Hormon-Rezeptor-Komplexe – lagern sich im Zellkern am Histon der DNS an, der entstandene Komplex löst sich von der DNS (Derepression), und die bis dahin blockierte Information der DNS kann abgelesen und als messenger-RNS ins Zytoplasma transportiert werden. An den Ribosomen kann neues Enzymprotein synthetisiert werden, wodurch die verfügbare Enzymmenge innerhalb einiger Stunden um ein Vielfaches erhöht werden kann. Als Beispiele einer Enzyminduktion seien die durch Insulin induzierbare Lipoprotein-Lipase im Fettgewebe, die durch Cortisol induzierbare Phospho-Enolpyruvat-Carboxykinase, ein Schlüsselenzym der Glukoneogenese, und die durch verschiedene Pharmaka induzierbaren Oxygenasen des mikrosomalen Zytochrom-P450-enthaltenden Hydroxylierungssystems genannt.

Durch **Repression der Enzymsynthese** über einen Ko-Repressor ist auch in umgekehrter Richtung eine Regulation möglich. Der Ko-Repressor bildet mit dem Histonprotein zusammen den Repressor, der sich an die DNS anlagert, die Bildung von messenger-RNS und damit mittelfristig die weitere Synthese von Enzymprotein blockiert. So wirkt z.B. Häm als Ko-Repressor der δ-Aminolävulinsäure-Synthetase, des Schlüsselenzyms der Häm-Synthese, und Cholesterin als Ko-Repressor der Hydroxymethylglutaryl-CoA-Reduktase, des Schlüsselenzyms der Cholesterinsynthese. Werden die als Ko-Repressoren fungierenden Endprodukte von Syntheseketten (im obigen Beispiel Häm und Cholesterin) im Zellstoffwechsel verbraucht, dissoziiert der aus Ko-Repressor und Histon bestehende Repressor auseinander, die blockierte genetische Information wird abgelesen, messenger-RNS gebildet und die Enzymsynthese angekurbelt. Auf diese Weise stellt sich ein stationärer Zustand, ein Fließgleichgewicht ein. Unter bestimmten Bedingungen kann es auch zu Oszillationen von Metabolitspiegeln oder Enzymaktivitäten kommen.

Häufig sind verschiedene Regulationsprinzipien in Signalbahnen hintereinander geschaltet oder miteinander verschachtelt. Wir kennen drei solcher Signalbahnen, die in einem Kaskadensystem, welches mehrere gemeinsame Schritte aufweist, die Aktivierung oder Inaktivierung von Enzymen steuern: das Adenylatzyklase- und das Guanylatzyklase-System sowie eine Phosphatidylinositol-4,5-diphosphat(PIP$_2$)-spezifische Phosphodiesterase. Sie sind von großer Bedeutung, da mit ihrer Hilfe übergeordnete Zentren (z.B. Hypothalamus, Hypophyse) den zellulären Stoffwechsel einzelner Organe regulieren können (Abb. H1-3).

Der erste Bote, ein Signalmolekül oder Hormon, (first messenger) lagert sich an einen Rezeptor der äußeren Zellmembran an. Der entstandene Rezeptorkomplex aktiviert auf der zytoplasmatischen Seite ein Übertragungsmolekül. Die Übertragungsmoleküle, die wegen ihrer Fähigkeit, GTP zu binden, G-Proteine heißen, stellen eine Familie eng verwandter Proteine dar, die aus drei Peptidketten (α, β, γ) aufgebaut sind. Diese G-Proteine steuern Verstärkerenzyme wie die Adenylatzyklase oder die PIP$_2$-Phosphodiesterase, welche die zweiten Boten (second messenger) z.B. zyklisches AMP, Diglycerid und Inositoltriphosphat (IP$_3$) freisetzen. IP$_3$ seinerseits mobilisiert intrazellulär als weiterer Boten Kalzium-Ionen, die dann eine Serie Kalzium-abhängiger Prozesse in Gang setzen. Die so erzeugten zweiten Boten binden intrazellulär an regulatorische Untereinheiten von Proteinkinasen, die Phosphatgruppen übertragen und so zelluläre Prozesse in Gang setzen.

Von dem Adenylatzyklase-System ist bekannt, daß es anregende und hemmende Rezeptoren besitzt, welche wiederum über stimulatorische (G$_s$) oder inhibitorische (G$_i$) G-Proteine die Adenylat-

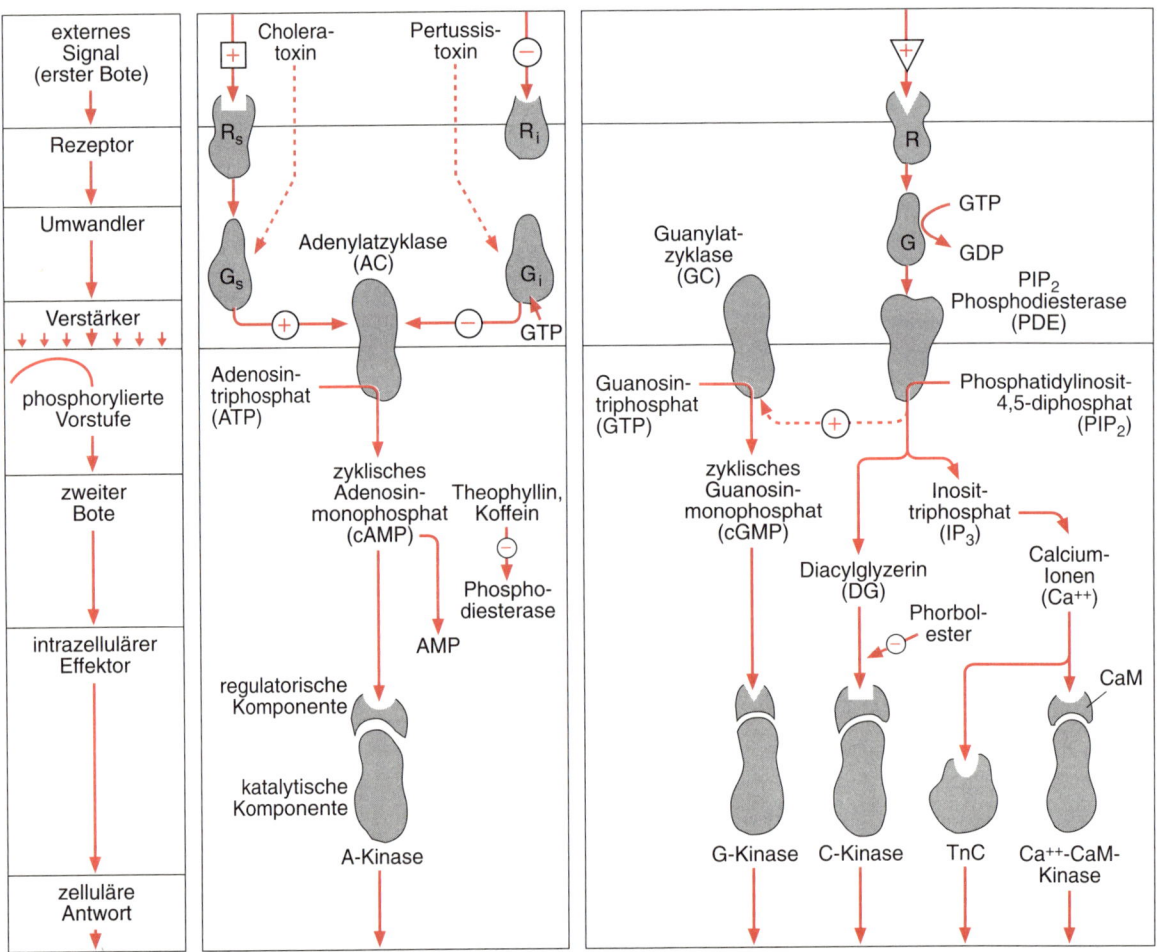

Abb. H1-3: Second-messenger-Systeme als membrangebundene Signalwandler und Verstärker.

zyklase regulieren. Eine Übersicht über extrazelluläre Effektoren, Zielzellen und zelluläre Antwort gibt die Tabelle H1-2.

Die „first messenger" (Abb. H1-3) aktivieren über spezifische Rezeptoren (R, R_s oder R_i) sogenannte G-Proteine. Dabei dissoziiert die GTP-bindende α-Untereinheit ab. Je nachdem, ob das Signal von einem stimulierenden oder inhibitorischen Rezeptor stammt, wird die Adenylatzyklase aktiviert oder inhibiert. Bei der PIP_2-Phosphodiesterase sind keine hemmenden äußeren Signale bekannt. Abgeschaltet wird das Signal durch die GTPase-Aktivität der α-Untereinheit. Diese GTPase-Aktivität wird durch Cholera-Toxin auf der Seite von G_s und durch Pertussis-Toxin bei G_i durch kovalente Modifikation der G-Proteine gehemmt. Damit wird auf molekularer Ebene die durch beide Toxine verursachte Dauerstimulation der Adenylatzyklase verständlich. Über die Signalbahn der

PIP_2-Phosphodiesterase wird noch eine weitere Verstärkerbahn, die Guanylatzyklase, angesteuert, die GTP in zyklisches GMP umwandelt. Die Wirkung der „second messenger" besteht im allgemeinen darin, daß sie sich allosterisch an regulatorische Untereinheiten von Proteinkinasen anlagern, die je nach Signalbahn als A-Kinase, G-Kinase oder C-Kinase bezeichnet werden. In die Kontrolle zellulärer cAMP-Spiegel ist eine spezifische Phosphodiesterase eingeschaltet, die cAMP in inaktives 5′AMP umwandelt. Methylxanthine wie Koffein oder Theophyllin hemmen diese Phosphodiesterase und bewirken so einen stimulatorischen Effekt auf A-Kinase-gesteuerte Prozesse. Die Wirkung des Diglycerins (DG) kann durch Phorbolester (Diterpene aus Crotonöl), die als Tumorpromotoren bekannt wurden, imitiert werden. Das durch die PIP_2-Phosphodiesterase freigesetzte IP_3 ruft eine Erhöhung der intrazellulären Ca^{++}-Ionen-

Tabelle H1-2 Externe Signale, Zielgewebe und zelluläre Antwort beim Adenylatzyklase- und PIP_2-Phosphodiesterase-Weg

Adenylatzyklase-Weg			PIP$_2$-Phosphodiesterase-Weg		
stimulierendes externes Signal	*Gewebe*	*zelluläre Antwort*	*externes Signal*	*Gewebe*	*zelluläre Antwort*
Adrenalin (β-Rezeptoren)	quergestreifte Muskulatur	Glykogenabbau	Vasopressin	Leber	Glykogenabbau
Adrenalin (β-Rezeptoren)	Fettzellen	verstärkter Fettabbau	Acetylcholin	Bauchspeicheldrüse	Amylase-Sekretion
Adrenalin (β-Rezeptoren)	Herz	Erhöhung der Schlagfrequenz und Verstärkung der Kontraktion	Acetylcholin	glatte Muskulatur	Kontraktion
Adrenalin (β-Rezeptoren)	Eingeweide	Sekretion	Acetylcholin	β-Zellen des Pankreas	Insulinabgabe
Adrenalin (β-Rezeptoren)	glatte Muskulatur	Entspannung	Thrombin	Blutplättchen	Plättchen-Aggregation
Thyrcotropin	Schilddrüse	Thyroxinabgabe	Antigen	Lymphozyten	DNS-Synthese
Vasopressin (V$_2$-Rezeptoren)	Niere	Rückresorption von Wasser	Antigen	Mastzellen	Histamin-Freisetzung
Glukagon	Leber	Glykogenabbau	Wachstumsfaktoren	Fibroblasten	DNS-Synthese
Prostaglandine I	Blutplättchen	Hemmung der Aggregation und Sekretion	Thyreotropinfreisetzendes Hormon (TRH)	Hypophysenvorderlappen	Prolaktin-Sekretion
hemmendes externes Signal					
Adrenalin (α$_2$-Rezeptoren)	Blutplättchen	Stimulation der Aggregation und Sekretion			
Adrenalin (α$_2$-Rezeptoren)	Fettzellen	verminderter Lipidabbau			
Adenosin	Fettzellen	verminderter Lipidabbau			

Konzentration hervor. Dieses Kalzium bindet sich an Calmodulin (CaM) oder ein nahe verwandtes Protein, das Troponin C (TnC). Während der Ca^{++}-CaM-Komplex Proteinkinasen aktiviert, stimuliert das TnC in Anwesenheit von Ca^{++} direkt die Muskelkontraktion.

2 Struktur und Funktion, Pathobiochemie und Pathophysiologie der Zellorganellen

2.1 Äußere Zellmembran

2.1.1 Aufbau der Zellmembran

> Alle Membranen sind aus **Proteinen** und **Lipiden** aufgebaut, der Proteinanteil liegt meist zwischen 40 und 60%.

(Mitochondrien haben Membranbezirke mit einem sehr hohen Proteingehalt, eine Nervenscheide hat fast 80% Lipid). Die Lipide sind vorwiegend Phosphatide wie z.B. Lecithin, Phosphatidyläthanolamin, Sphingomyelin. Daneben kommen auch Cerebroside und höhere Glykosphingolipide vor. Alle diese Substanzen sind durch einen polaren Aufbau charakterisiert und haben neben dem stark hydrophoben Fettsäureschwanz einen polaren Kopf mit geladenen Gruppen. Ferner enthalten die Membranen einen unterschiedlichen Anteil an Cholesterin. Für die äußere Zellmembran beträgt der Quotient Cholesterin zu Phospholipide normalerweise 0,4 bis 0,8, für die Membranen der Zellorganellen ist er deutlich niedriger und beträgt bis zu 0,1.

In wäßrigem Milieu ordnen sich polare Lipide in Form von **Mizellen** an, wobei die hydrophilen polaren Gruppen nach außen in die Wasserphase ragen, während die hydrophoben Schwänze gegeneinander nach innen gerichtet sind. Cholesterin vermag sich an polare Lipide zu assoziieren und gemischte Mizellen zu bilden.

> Nach dem derzeit wahrscheinlichsten *fluid-mosaic-Modell* der Zellmembran (Singer und Nicolson) sind Proteinmoleküle verstreut in einen bimolekularen Phospholipidfilm eingebettet.

Der Lipidfilm ist semifluid und hat den Charakter einer zähen Flüssigkeit. Kleinere Proteine können sich langsam verlagern und fortbewegt werden. Größere Proteine und ganze Proteinaggregate bilden Inseln festerer Konsistenz. Membranproteine und solche, die oberflächlich auf die Membran aufgelagert sind **(periphere Proteine),** sind häufig Glykoproteine, deren Kohlenhydratseitenketten über die Membranoberfläche antennenartig nach außen herausragen. Andere Proteine stecken mehr

im Inneren der Membran **(integrale Proteine)** oder reichen durch die Membran hindurch **(Tunnelproteine).** Solche Tunnelproteine spielen wahrscheinlich beim Transport von Substanzen durch die Membran eine wichtige Rolle (Abb. H1-4).

2.1.2 Funktionen der Zellmembran

Die äußere Zellmembran erfüllt eine Vielzahl von Aufgaben, die vom Stofftransport bis zur genetisch kontrollierten Zellspezifität reichen.

> Die Hauptfunktion der Zellmembran liegt in der Abgrenzung des Systems Zelle gegen die Umgebung.

Die **Permeabilitätsbarriere** Zellmembran kann nur von bestimmten Substanzen passiv überwunden werden. Für lipophile Substanzen geschieht dies über eine Lösung in der Lipidphase der Zellmembran, kleinere hydrophile Substanzen können je nach Molekulargewicht und sterischer Konfiguration über drei bis 60 Å große Poren der Zellmembran passiv durchtreten. Dieser **passive Transport** durch Diffusion verläuft entsprechend dem Konzentrationsgefälle nach dem Fick[1]-Gesetz.

Daneben gibt es eine Vielzahl von **Carriern,** die die Aufnahme bestimmter Stoffe in die Zelle erleichtern und beschleunigen. Diese **erleichterte Diffusion** zeigt vom Reaktionsmechanismus her die Merkmale einer Sättigungskinetik, Bindungsspezifität und Hemmung durch einen kompetitiven Inhibitor. Liegt zusätzlich die Kopplung mit einer energieverbrauchenden Reaktion, meist der Spaltung von ATP vor, spricht man von **aktivem Transport.** Er ermöglicht einen Bergauf-Transport eines Substrates gegen einen Konzentrationsgradienten und kann nur bei intaktem Zellstoffwechsel stattfinden. Über solche energieverbrauchenden Carriersysteme nimmt die Zelle z.B. Glukose und Aminosäuren auf, über die sog. Natriumpumpe wird passiv in die Zelle eingeströmtes Natrium unter ATP-Verbrauch im Gegentausch gegen ein Kaliumion wieder aus der Zelle heraustransportiert. Die Aufnahme von Makromolekülen (wie z.B. Antigen-Antikörper-Komplexen oder Transferrin) und von komplexen Partikeln (wie z.B. Lipoproteinen, Viren und Bakterien) erfolgt über **Endozytose** und **Phagozytose.** Hierbei lagern sich z.B. Lipoproteine oder Viren zunächst an spezifische Rezeptoren der Zellmembran, meist Glykolipide oder Glykoproteine an, die Zellmembran stülpt sich an der betreffenden Stelle bläschenartig ein und umgibt das am Rezeptor gebundene Partikel mit einer Membranhülle. Nach Abschnürung als Vesikel verschmilzt das so entstandene Lysosom und wird abgebaut.

---
[1] Adolf Fick (1829–1901), Physiologe in Zürich und Würzburg.

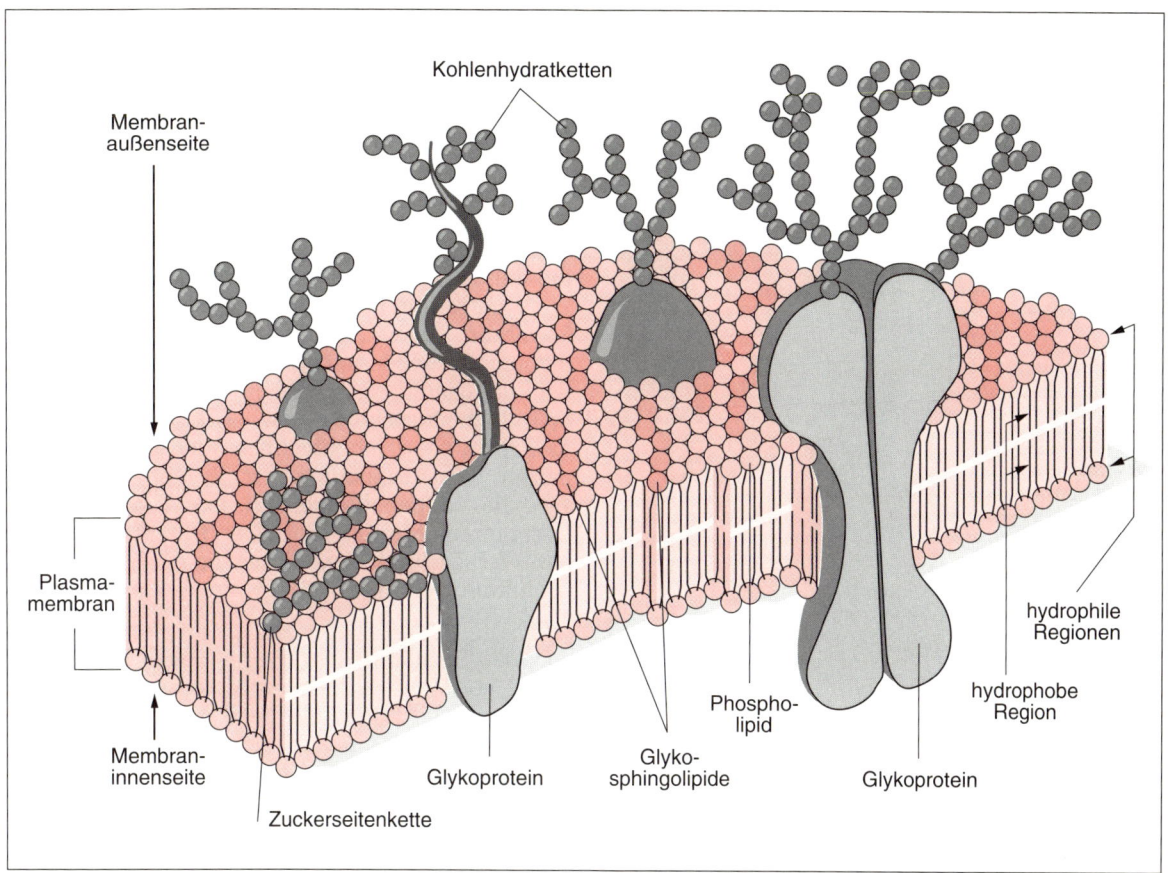

Abb. H1-4: Die biologische Membran (nach Karlson 1984).

Eine weitere wichtige Funktion der Zellmembran ist die eines **Signalrezeptors, -wandlers und -verstärkers,** was am Beispiel des Adenylatzyklase- und des PIP$_2$-Phosphodiesterase-Systems dargestellt werden soll (s. Abb. H1-3). Proteohormone wie z. B. Glukagon, die aufgrund ihres Proteincharakters und ihrer Größe die lipophile Membran nicht passieren können, und Hormone, die sich von Aminosäurederivaten ableiten, wie z. B. Adrenalin, werden an spezifischen Hormonrezeptoren der Zellmembran gebunden, während Steroidhormone, wie z. B. Kortisol, die Membran passieren können. Die *second messenger* fungieren als intrazelluläre Vermittler der Hormonwirkung. Sie können eine Permeabilitätssteigerung der Zellmembran, eine Freisetzung von Kalziumionen, eine allosterische Aktivierung von Schlüsselenzymen und Proteinkinasen u. a. m. bewirken.

Antigene Eigenschaften und Spezifität der Zelle sind weitere charakteristische Funktionen der Zellmembranen. Die Blutgruppenantigene sind Glykoproteine oder Glykolipide, die antennenartig aus der Zellmembran der Erythrozyten nach außen herausragen, die Histokompatibilitätsantigene (MHC = major histocompatibility complex) sind Glykoproteine.

Der Haupthistokompatibilitäts-Komplex (MHC = major histocompatibility complex) besteht aus einem Gen-Cluster, dem HLA(human leucocyte antigen)-Haplotyp auf Chromosom 6. Er kodiert für drei hochpolymorphe Klassen von Glykoproteinen, die für die Unterscheidung von „selbst" oder „fremd" von Bedeutung sind. Klasse-I-HLA (A, B, C) finden sich auf praktisch allen kernhaltigen Zellen. HLA der Klasse II (C–D, DR, DQ, DP) sind als Zelloberflächenproteine der Makrophagen und B-Lymphozyten an der Immunantwort beteiligt. Klasse-III-Gene kodieren für Bestandteile des Komplementsystems.

Für viele Krankheiten konnte eine Assoziation mit bestimmten HLA-Antigenen nachgewiesen werden (Tab. H 1-3). Hierbei ist noch ungeklärt, ob die HLA-Antigene selbst eine pathogenetische Rolle spielen, z. B. als Rezeptoren für Viren, oder ob sie lediglich diagnostische „Marker" für pathologische Gene darstellen, die sich in unmittelbarer Nähe der HLA-Gene befinden und gekoppelt mit diesen vererbt werden. Für den Kontakt und die Bindung von Zellen untereinander spielen **Oberflächeneigen-**

Tabelle H1-3 Liste der wichtigsten HLA-Assoziationen (aus: Mueller-Eckhardt, G.: Med. Welt 39 [1988] 1129–1135)

Krankheit	assoziierte Antigene	relatives Risiko
Idiopathische	HLA A3	8,2
Hämochromatose	B14	4,7
M. Behçet	B5	6,3
Myasthenia gravis	B8	2,7
M. Bechterew	B27	87,4
M. Reiter	B27	37,0
Uveitis anterior	B27	10,4
Juvenile rheumatoide	B27	3,9
Arthritis	DR5	3,3
Subakute Thyreoiditis	B35	13,7
Psoriasis vulgaris	Cw6	13,3
Narkolepsie	DR2	209,9
Multiple Sklerose	DR2	4,1
Goodpasture-Syndrom	DR2	15,9
Dermatitis herpetiformis	DR3	15,4
Zöliakie	DR3	10,8
	DR7	7,7
Typ-I-Diabetes mellitus	DR3	4,7
	DR4	13,2
	DR2	0,04
System. Lupus erythematodes	DR3	5,8
M. Basedow	DR3	3,7
M. Addison	DR3	6,3
Rheumatoide Arthritis	DR4	4,2
Hashimoto-Thyreoiditis	DR5	3,2

schaften und **Oberflächenladung** eine wichtige Rolle. Neben bestimmten Phospholipiden (Phosphatidylserin, Phosphatidylinositol) tragen vor allem sialinsäurehaltige Glykolipide zur **Negativierung** der Zellmembranen bei. Bei der Verbindung von Zellen im Gewebsverband sind neben **Desmosomen** auch **Kalziumbrücken** und proteinhaltige Zwischensubstanzen von Bedeutung.

> Durch Kontakt der Zellen untereinander tritt eine Hemmung der Zellteilung ein. Diese sog. **Kontaktinhibition** beruht auf einem über die Zellmembran wirksamen Regelmechanismus, der die DNS-Synthese steuert.

Viele Eigenschaften und Funktionen der Zellmembranen werden über Änderungen der **Fluidität der Membran** moduliert. Hierunter versteht man den Zustand der Lipidphase, die zwischen kristallin und flüssig schwanken kann und normalerweise einer zähen Flüssigkeit gleicht. Fluidität und Permeabilität der Membran werden im wesentlichen durch Kettenlänge, Anzahl und Position der Doppelbindungen der Fettsäurereste der Phospholipide bestimmt. Cholesterin führt zu einer Bewegungseinschränkung der Kohlenwasserstoffketten der Phospholipide *(condensing effect)* und Abnah-

me der Fluidität, d.h. die Membran wird rigider. Auch der Gehalt an Sphingolipiden beeinflußt die Fluidität. Die Fluidität ist nicht nur für die Permeabilität der Membran verantwortlich, sie vermag auch membranständige Enzyme in ihrer Aktivität zu beeinflussen. So sind z.B. Einflüsse von Phospholipiden auf die Na^+-K^+-ATPase und auf die Adenylatzyklase bekannt.

Auch für die Beweglichkeit freier Rezeptoren ist die Fluidität der Membran von Bedeutung. Verankerte Rezeptoren dagegen haften an unter der Membran liegenden Strukturen, den Mikrofilamenten, die wiederum mit den Mikrotubuli reversibel interagieren. Verschiedene unter der Membran befindliche Moleküle (*SMA = surface modulating assembly,* oberflächenregulierender Komplex) vermitteln die Modulation der Rezeptorbewegung, z.B. die Kappenbildung, d.h. die Wanderung der Rezeptoren zum Zellpol. Die Rezeptormobilität kann ferner durch Veränderungen der Mikrotubuli beeinflußt werden.

> Durch Regulation von Verteilung und Bewegung von Zelloberflächenrezeptoren könnte das **SMA** eine wichtige Rolle bei der **Erkennung** von Zelle zu Zelle und, durch Vermittlung von **Außensignalen** zum Zellkern, auch bei der Koordinierung des **Zellwachstums** spielen.

2.1.3 Pharmakologische Angriffspunkte

Pharmaka mit Angriffspunkt an **Membranproteinen** sind z.B. die **Digitalis-Glykoside.** Strophanthin hemmt spezifisch die Na^+-K^+-ATPase der Herzmuskelzellen. Infolge veränderter intrazellulärer Elektrolytkonzentrationen werden die kontraktilen Eigenschaften modifiziert.

Zahlreiche Pharmaka greifen an **Rezeptoren** der Zellmembran an. Hierzu gehören z.B. die Sympathikomimetika und -lytika und die Histaminantagonisten. Das molekularbiologische Prinzip soll kurz erläutert werden: Ein dem physiologischen Substrat (Hormon, Neurotransmitter, Mediatorsubstanz) chemisch und sterisch ähnlich gebautes Pharmakon kann mit diesem um die Bindung an einen Rezeptor der Zellmembran konkurrieren. Die Bindung hängt von Affinität und Konzentration der beiden konkurrierenden Substanzen ab. Im Falle sog. *Mimetika* wird nach Bindung an den Rezeptor die gleiche Wirkung erzeugt wie durch das physiologische Substrat. Im Falle von *Blocker* wird das Pharmakon zwar an den Rezeptor gebunden, die Rezeptorantwort wird jedoch blockiert.

Auch die **Fluidität** von Zellmembranen kann pharmakologisch modifiziert werden. Amphipathische Moleküle wie Alkohol und Detergenzien schieben sich zwischen Wasser- und Lipidphase und erhöhen die Fluidität von Membranlipiden. Lokalanästhetika wie Procain und psychotrope

Substanzen wie Chlorpromazin haben ähnliche Effekte. Auch die zu den Gewebshormonen zählenden Prostaglandine modulieren die Fluidität von Membranlipiden und beeinflussen so indirekt z.B. die Enzymaktivität der Adenylatzyklase oder Spezifität und Affinität von Membranrezeptoren. Durch diätetische Maßnahmen kann die Lipidzusammensetzung von Membranen beeinflußt werden. Erhöhungen des Cholesteringehaltes von Membranen erniedrigen die Fluidität von Zellmembranen, während erhöhter Gehalt an Phospholipiden mit mehrfach gesättigten Fettsäuren die Fluidität erhöht. **Oberflächenladung und Antigenität** der Zellmembran können ebenfalls verändert werden. So können z.B. Antigene von Tumorzellmembranen mittels einer Neuraminidasebehandlung freigelegt werden. Hierdurch kann die Antigenität erhöht und eine verstärkte Immunantwort induziert werden.

2.1.4 Pathophysiologie und Pathobiochemie der Zellmembran

Membrankrankheiten können auf Defekten von Membranproteinen, auf Anomalien der Fluidität und der Oberflächenladung der Zellmembranen, auf Störungen der Rezeptorfunktion und auf Veränderungen der antigenen Eigenschaften beruhen.

Für die **angeborenen Transportstörungen** sind genetisch bedingte Defekte von Carriersystemen verantwortlich. Sie können verschiedene Substrate betreffen: Natrium, Chlorid, Kalzium, Phosphat, Aminosäuren, Zucker und Vitamin B_{12}. Die meisten Störungen beruhen auf Transportanomalien von Tubuluszellen der Niere und/oder Mukosazellen des Darms. Sie reichen von Defekten für einzelne Substanzen in einem Organ (renale Glukosurie, Vitamin B_{12}-Malabsorption) über Defekte für eine Gruppe chemisch verwandter Verbindungen in mehreren Organen (Zystinurie, Hartnup-Syndrom, Iminoglycinurie, vgl. Kap. H3) bis hin zur generalisierten Transportanomalität für die verschiedensten Substanzen in einem Organ (Fanconi-Syndrom). Eine Übersicht gibt Tabelle H1-4. **Erworbene Transportstörungen** können z.B. darauf beruhen, daß das Substrat in einer nicht transportablen Form oder der Carrier in einem Zustand geringer Affinität vorliegt. So kann bei der **chronisch atrophischen Gastritis** Vitamin B_{12} infolge Fehlens von Intrinsicfaktor nicht resorbiert werden. Bei Diabetes mellitus ist der Glukosetransport durch die Zellmembran der Muskel- und Fettgewebszelle infolge fehlender Insulinaktivierung des Carriers blockiert.

Defekte von Membranproteinen können neben Carrierproteinen auch die **Adenylatzyklase** betreffen. In der Pathogenese der **Atopien** (allergisches Asthma bronchiale, Neurodermitis) wird ein angeborener partieller oder totaler Enzymdefekt der Adenylatzyklase diskutiert, die durch körpereigene Katecholamine nicht aktiviert werden kann (Hypo-

these der β-Rezeptorblockade). Auch eine erworbene Erkrankung mit Angriffspunkt an der Adenylatzyklase ist bekannt. Das Toxin der **Choleravibrionen** stimuliert die Adenylatzyklase verschiedener intestinaler Zellen. Die Folge ist eine Erhöhung an zyklo-AMP und eine massive Sezernierung von z.B. Verdauungsenzymen, Schleim und Wasser, die die Zellen buchstäblich auszehrt.

Transportstörungen

Carrier-Defekt
▷ angeboren (s. Tab. H1-4)
▷ erworben
 – z.B. chronisch atrophische Gastritis (Typ A)
 – z.B. Diabetes mellitus

Adenylatzyklase-Defekt
▷ angeboren
 – z.B. Atropin
▷ erworben
 – z.B. Cholera

Beispiele für **angeborene Anomalien der Rezeptorfunktion** stellen die verschiedenen Formen der **Hyperlipoproteinämie Typ IIa** dar. Bei der Rezeptor-negativen Form weisen die Zellmembranen homozygoter Individuen keine LDL-Rezeptoren auf, während die Zahl der Rezeptoren bei heterozygoten Trägern 50% derjenigen normaler Individuen beträgt. Bei der Rezeptor-defekten Form sind Zahl und Affinität der LDL-Rezeptoren vermindert. Ein weiteres Beispiel für angeborene Anomalien der Rezeptorfunktion stellt der **nephrogene Diabetes insipidus** dar, bei dem ein Nichtansprechen des distalen Nierentubulus auf ADH vorliegt.

Erworbenen Störungen der Rezeptorfunktion kann pathogenetisch eine Rezeptorblockade durch unspezifische Substanzen oder eine Rezeptorstimulation zugrunde liegen. Bei der **Myasthenia gravis** liegt der pathogentische Mechanismus in Antikörpern gegen Thymusantigene, die mit postsynaptischen cholinergen Rezeptoren kreuzreagieren und zu einer Blockade des Rezeptors führen. Bei der **Hyperthyreose** (Basedow) sind es Immunglobuline (**LATS** = *long acting thyroid stimulator*, **TSI** = *thyroid-stimulating immunglobulins*), die mit dem thyreotropen Hormon um die TSH-Rezeptoren auf der Schilddrüsenzelle konkurrieren und nach Bindung und Adenylatzyklaseaktivierung die Thyroxinsynthese stimulieren.

Rezeptorfunktionsstörungen

▷ angeboren
 – z.B. Hyperlipoproteinämie Typ IIa
 – z.B. nephrogener Diabetes insipidus
▷ erworben
 – z.B. Myasthenia gravis
 – z.B. Hyperthyreose (Basedow)

Tabelle H1-4 Angeborene Störungen des Membrantransportes

Störungen	beteiligte Substanzen	beteiligte Gewebe	klinisches Bild	Erbmodus
intestinale Malabsorption von Vit. B_{12}	Vitamin B_{12}	Dünndarm	megaloblastische Anämie	autosomal rezessiv
renale tubuläre Azidose	Protonen	distaler Tubulus	Azidose, Nephrokalzinose	autosomal dominant
Vasopressin-resistenter Diabetes insipidus	Wasser	distaler Tubulus	Polyurie, Polydipsie, Hyposthenurie	X-gebunden rezessiv
hereditäre Sphärozytose	Natrium	Erythrozyt	hämolytische Anämie, Splenomegalie, Gelbsucht	autosomal dominant
kongenitaler Chloridverlust	Chlorid	Kolon Dünndarm?	Diarrhöe, Dehydratation	autosomal rezessiv
zystische Fibrose	Natrium	ekkrine Drüsen, Pankreas, Lunge	intestinale Malabsorption, Lungeninfektionen	autosomal rezessiv
familiäre hypophosphatämische Rachitis	Phosphat u. Kalzium	proximaler Tubulus, Dünndarm	Rachitis, Osteomalazie	X-gebunden dominant
Zystinurie	Zystin, Lysin, Arginin u. Ornithin	proximaler Tubulus, Dünndarm	Zystin-Nierensteine	autosomal rezessiv (3 Typen)
Hartnup-Syndrom	die meisten Monoaminomonocarbonsäuren	proximaler Tubulus, Dünndarm	Hautausschlag, Ataxie	autosomal rezessiv
Iminoglycinurie	Glycin, Prolin, Hydroxyprolin	proximaler Tubulus, Dünndarm	manchmal geistige Retardierung (?)	autosomal rezessiv (2 Typen)
renale Glukosurie	Glukose	proximaler Tubulus	–	autosomal dominant (?)
Glukose-Galaktose-Malabsorption	Glukose, Galaktose	Dünndarm, proximaler Tubulus (?)	Diarrhöe, Dehydratation	autosomal rezessiv
Fanconi-Syndrom	Glukose, Aminosäuren, Phosphat, Harnsäure	proximaler Tubulus, distaler Tubulus	Osteomalazie	autosomal rezessiv

Beispiele für **angeborene Abnormitäten der Fluidität und Permeabilität von Zellmembranen** stellen die Krankheitsbilder der kongenitalen Sphärozytose und der Akanthozytose dar. Bei der **kongenitalen Sphärozytose** kommt es infolge eines unbekannten Defekts der Membranlipide und einer damit verbundenen gesteigerten Zellmembranpermeabilität zu einem erhöhten Einstrom von Natrium in die Erythrozyten. Dies führt zu einer vermehrten Aktivität der Natrium-Pumpe, die unter ATP-Verbrauch das eingeströmte Natrium wieder herauspumpt, was eine vermehrte ATP-Produktion durch erhöhte Glykolyse voraussetzt. In Bereichen mit niedriger Glukosekonzentration (Milzsinus) fehlt den Erythrozyten das zur ATP-Produktion benötigte Substrat, die Glukose, so kann das eingeströmte Natrium infolge Energiemangels nicht hinausgepumpt werden, es kommt zur osmotisch bedingten Hämolyse. Bei der **Akanthozytose** liegt aufgrund

einer fehlerhaften Synthese von Membranlipiden bzw. als Folge der A-β-Lipoproteinämie ein Mißverhältnis von Membrancholesterin zu Phospholipiden vor, die Membran der Erythrozyten ist rigider, gleicht der älterer Erythrozyten, und es kommt zu einer erhöhten Sequestration solcher Erythrozyten in der Milz.

Erworbene Abnormitäten der Membranfluidität liegen der Hämolyse der Erythrozyten beim **Zieve-Syndrom** zugrunde. Infolge Alkohol-bedingter Hemmung der LCAT- (Lecithin-Cholesterin-Acyltransferase) Sekretion aus Hepatozyten kommt es zu einer verzögerten Clearance der Triglyceridreichen Lipoproteine (Chylomikronen, VLDL) und zur Anhäufung von *remnants*. Diese Partikel tauschen mit den anderen korpuskulären Bestandteilen des Blutes Membranlipide, Cholesterin und Phospholipide aus. Da Cholesterin infolge fehlender LCAT-Aktivität nicht verestert und damit aus der Membran entfernt werden kann, erhöht sich der Cholesterin/Phospholipid-Quotient, und die Fluidität der Membran nimmt ab. Bei den Erythrozyten führt dies zu einer verminderten Verformbarkeit und erhöhten Hämolyse, im Falle der Leukozyten z. B. zu einer verminderten Phagozytosefähigkeit der Makrophagen, was für die erhöhte Infektanfälligkeit der Patienten mitverantwortlich sein kann.

Fluiditäts- und Permeabilitätsstörungen

▷ angeboren
  – z. B. kongenitale Sphärozytose
  – z. B. Akanthozytose
▷ erworben
  – z. B. Zieve-Syndrom

Beispiele für **Veränderungen der antigenen Eigenschaften der Zellmembran** sind die sogenannten tumorassoziierten Antigene und die antigene Reversion. Die antigene Komposition normaler Zellen ändert sich bei der Transformation zur Tumorzelle. Hierbei können neue Antigene auftreten, es können aber auch normalerweise vorhandene Antigene verlorengehen. Antigene der Tumorzellen, die sich an der Oberflächenmembran befinden, werden **tumorassoziierte Transplantationsantigene** genannt, da sie zu immunologischen Abwehrreaktionen führen, die die gleichen Gesetzmäßigkeiten zeigen wie die durch Histokompatibilitätsantigene induzierte Transplantationsreaktion. Zellen virus induzierter Tumoren enthalten neben virusspezifischen intrazellulären Antigenen auch spezifische membranassoziierte Antigene, die durch das Virusgenom kodiert werden. Differente Viren induzieren immunologisch unterschiedliche Tumorantigene. In manchen Tumoren kommt es zur Aktivierung von Genen, die während der Embryonalphase bestimmte Funktionen hatten **(antigene Reversion)**. Klinische Bedeutung haben das α-Fetoprotein, ein Antigen der embryonalen Leber, das in Hepatomen und teratogenen Tumoren vorkommt, und das bei verschiedenen Tumoren vorkommende karzinoembryonale Antigen (CEA).

Veränderungen der antigenen Eigenschaften

▷ tumorassoziierte Transplantationsantigene
▷ antigene Reversion
  – α-Fetoprotein
  – karzinoembryonales Antigen (CEA)

2.2 Zellkern

2.2.1 Morphologie des Zellkerns

Die Struktur des Zellkerns unterliegt starken Veränderungen während der Zellteilung. Während der Interphase, der Zeitspanne zwischen zwei Zellteilungen, hat der Zellkern eine Kugelform mit einem Durchmesser von ca. 5 µm. Neben dem meist exzentrisch gelegenen **Nukleolus** fallen stärker gefärbte dichtere Chromatinstrukturen auf, die sich deutlich von der helleren Kernmatrix abheben. Die kompakteren Strukturen, die als Heterochromatin bezeichnet werden, stellen Chromosomenabschnitte dar, die in der Interphase kondensiert und damit genetisch inaktiv bleiben. Das lockere, fein verteilte Material, das als Euchromatin bezeichnet wird, entspricht entspiralisierten, genetisch aktiven Chromosomenabschnitten.

Die **Kernmatrix** wird gegen das **Zytoplasma** durch eine Kernhülle begrenzt. Die **Kernhülle** besteht aus zwei Membranen, die durch einen 400 bis 700 Å breiten Zwischenraum, die perinukleäre Zysterne, voneinander getrennt sind. An mehreren Stellen gehen äußere und innere Kernmembranen ineinander über und bilden sog. Kernporen. Der Kernporenkomplex hat einen Durchmesser von etwa 1000 Å und eine Öffnung von 90–100 Å, die eine Verbindung zwischen Kernraum und Zytoplasma darstellt. An anderen Stellen geht die äußere Kernmembran in die Membran des endoplasmatischen Retikulums (ER) über. Der Innenraum des endoplasmatischen Retikulums und der Raum der perinukleären Zysterne stehen dadurch miteinander in Verbindung. Äußere Kernmembran und die Membran des angrenzenden ER sind häufig mit **Ribosomen** besetzt.

Bei Eintritt der Zelle in die Mitose kommt es auch zu einer Spiralisierung des Euchromatins. In dieser kompakteren Form können 44 Autosomen und 2 Heterosomen differenziert werden. Am Chromosomenaufbau sind die drei Hauptkomponenten DNS, RNS und Proteine mit folgendem Gewichtsanteil beteiligt: DNS 15%, RNS 15% und Proteine 70%. In Spuren sind ferner Lipide, Polysaccharide und Metallionen enthalten.

2.2.2 Funktionen des Zellkerns

Die Funktionen des Zellkerns bestehen
  ▷ in der Verdopplung des genetischen Materials vor der Zellteilung (Replikation)
  ▷ in der Reparatur geschädigter DNS-Abschnitte
  ▷ in der Informationsweitergabe an das Zytoplasma

2.2.2.1 Replikation

Vor der Zellteilung wird das gesamte genetische Material vollständig verdoppelt, um dann je zur Hälfte in Tochterzellen weitergegeben zu werden. Der DNS-Synthese unmittelbar vorangehend, werden die Wasserstoffbrücken zwischen den beiden DNS-Strängen der Doppelhelix gelöst. Eine DNS-abhängige DNS-Polymerase katalysiert in Gegenwart der entsprechenden Substrate (dATP, dGTP, dCTP, dTTP) und einer DNS-Matrize zunächst die Bildung kürzerer, bis zu 2000 Nukleotide umfassender Polynukleotidketten. Durch eine DNS-Ligase werden diese DNS-Segmente dann kovalent verknüpft, wodurch ein ununterbrochener Tochter-DNS-Strang entsteht.

> Die Verdopplung der chromosomalen DNS erfolgt nur in der S-Phase des Zellzyklus.

2.2.2.2 DNS-Reparatur

Das Substrat der genetischen Information, die DNS, kann durch exogene und endogene chemische und physikalische Einflüsse verändert werden. Unter dem Einfluß von UV-Licht kann es zur Dimerisierung von Thyminbasen kommen, einzelne Basen der DNS können z.B. durch alkylierende Substanzen modifiziert werden (Mutation), es kann zu Einstrangbrüchen in der DNS-Doppelhelix und zu Querverbindungen zwischen den beiden komplementären DNS-Strängen kommen. Die Zellen verfügen über zwei Mechanismen, die genannten Schäden zu reparieren, die Photoreaktivierung und die Exzisions-Reparatur. Bei der **Photoreaktivierung** wird unter dem Einfluß des Lichtes das reparierende Enzym aktiviert und in die Lage versetzt, die Thymindimeren zu spalten und so den ursprünglichen Zustand, zwei freie Thyminbasen, wiederherzustellen. Bei der **Exzisions-Reparatur** sind drei Enzyme beteiligt. Durch eine Endonuklease wird z.B. in der Nähe eines

Thymindimers eine Phosphat-Desoxyribose-Bindung hydrolysiert, wodurch eine Einstrang-DNS-Bruchstelle entsteht. Ein zweites Enzym mit doppelter Funktion, die DNS-Polymerase I, spaltet an diesem Einschnitt Mononukleotide und z.B. Thymindimere ab und schließt die entstandene Lücke durch Einbau von zum verbliebenen Strang komplementären Nukleotiden. Eine DNS-Ligase verknüpft schließlich die neusynthetisierte mit der alten Nukleotidkette, womit die Exzisions-Reparatur beendet ist (Abb. H1-5).

2.2.2.3 Transkription

Die genetische Information in der DNS ist in der Aufeinanderfolge der vier Basenpaare Adenin-Thymin bzw. Thymin-Adenin und Guanin-Cytosin bzw. Cytosin-Guanin enthalten, die sich in den beiden Strängen komplementär über H-Brücken verbunden gegenüberstehen. Die Reihenfolge der Basen bestimmt die Information, wobei drei Basen **(Triplett = Codon)** der DNS bzw. messenger-RNS eine Aminosäure codieren.

> Das Umsetzen der in der DNS durch die Basensequenz festgelegten genetischen Information auf die RNS wird als **Transkription** bezeichnet.

Sie verläuft im Prinzip nach dem gleichen Mechanismus wie bei der Replikation der DNS. Die Doppelhelix muß zunächst partiell entflochten werden, damit einer der beiden DNS-Stränge, der codogene Strang, als Matrize für eine DNS-abhän-

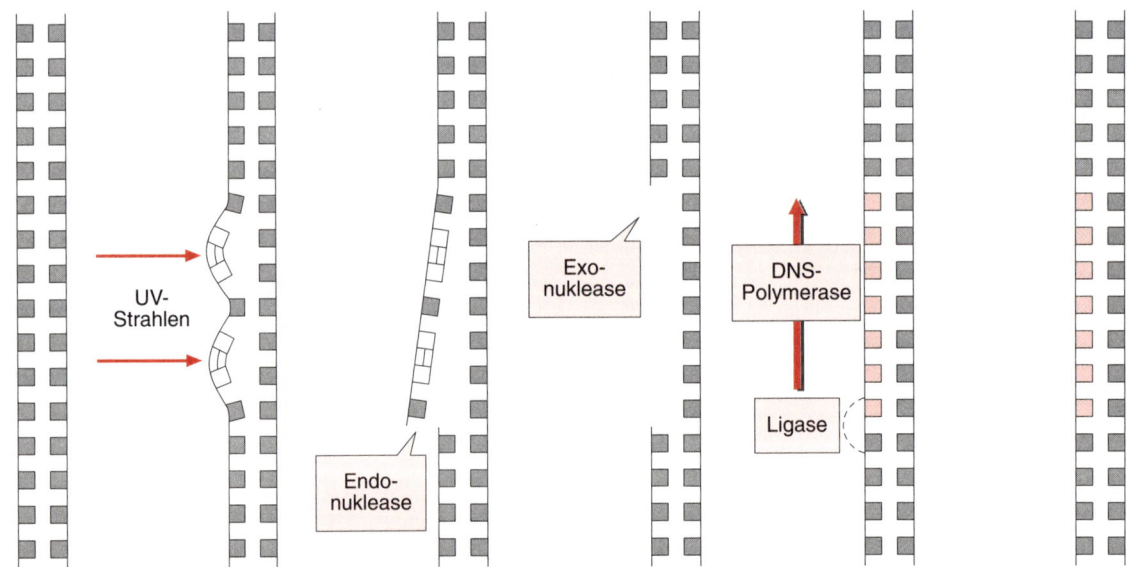

Abb. H1-5: Schematische Darstellung der enzymatischen Prozesse bei der Exzisionsreparatur. Ganz links ist der normale, unbeschädigte Doppelstrang des DNS-Moleküls dargestellt, der durch Wasserstoffbrücken zusammengehalten wird. Die Purin- und Pyrimidinbausteine wurden durch ausgefüllte Quadrate symbolisiert. Die durch UV-Licht dimerisierten Thymin-Basen sind weiß dargestellt. Die blauen Quadrate sollen die neusynthetisierten Purin- und Pyrimidinbausteine darstellen.

gige RNS-Polymerase dienen kann. In Gegenwart der vier Ribonukleosid-Triphosphate ATP, GTP, CTP und UTP wird jeweils unter Eliminierung von Pyrophosphat eine RNS synthetisiert, die basenkomplementär zum codogenen Strang der DNS ist. In der RNS bildet **Uracil** an Stelle von Thymin mit dem Adenin in der DNS ein Basenpaar. Drei verschiedene RNS-Typen werden auf diese Weise durch die RNS-Polymerasen I, II und III synthetisiert, die **ribosomale RNS** (r-RNS; I), die zusammen

mit Proteinen die Ribosomen aufbaut, die **transfer-RNS** (tRNS; III), die aktivierte Aminosäuren zum Ort der Proteinbiosynthese transportiert, und die **messenger-RNS** (mRNS; II), die eine Negativkopie eines DNS-Abschnittes darstellt und z. B. die Information für die Synthese eines Proteins enthält.

Dieser Vorgang ist bei Eukaryonten außerordentlich komplex und führt zunächst zur Bildung einer heterogenen nuklearen hnRNS. Dabei werden, wie in Abb. H1-6 schematisch dargestellt, nicht nur die

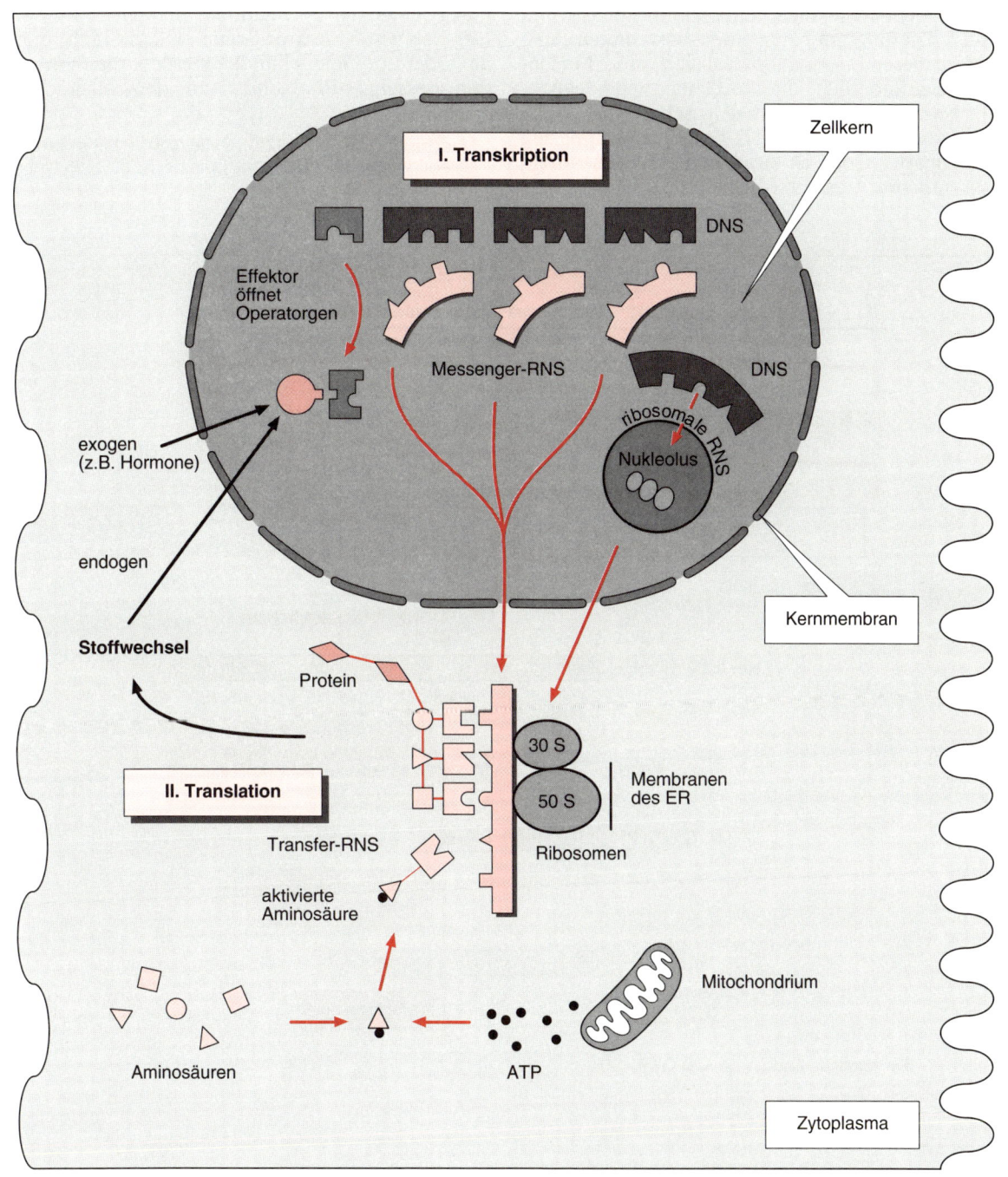

Abb. H1-6a: Funktionsschema der Transkription und Translation (nach Jacob u. Monod).

449

das Protein kodierenden **Exons,** sondern auch regulatorisch wichtige nicht translatierte „**Introns**" in ein primäres Transkript übersetzt. In nachfolgenden Modifikations- und Schneide-Prozesse (Splicing), an denen u.a. weitere Ribonukleoproteinpartikel, die snRNPs (small nuclear ribonucleoproteins), beteiligt sind, werden dann posttranskriptional die reifen mRNS gebildet (Abb. H1-6b).

2.2.2.4 Regulation der Genaktivität

Da jede Zelle die gesamte genetische Information enthält, jedoch je nach Entwicklungsphase und Differenzierungsgrad nur einen bestimmten Ausschnitt dieser Information realisiert, sind Mechanismen erforderlich, die die Genaktivität regulieren. Nach **Jacob und Monod**[1] geschieht dies nach folgendem Schema (Abb. H1-6a): Eine Gruppe eng benachbarter Gene ist zu einer Funktionseinheit, dem **Operon,** zusammengefaßt. Es besteht aus

einer unterschiedlichen Anzahl von **Struktur-Genen,** die spezifische Proteine, meist Enzyme, codieren, und einem vorgelagerten **Operator-Gen,** das die Aktivität des Operons insgesamt bestimmt. Ein Regulator-Gen an einem anderen Ort des Chromosoms kontrolliert die Aktivität des Operator-Gens. Dieses **Regulator-Gen** verursacht die Bildung eines bestimmten **Repressor-Proteins,** das spezifisch ein Operator-Gen blockiert und die Transkription der folgenden Struktur-Gene verhindert. Das Repressor-Protein kann jedoch auch Bindungen mit gewissen Effektoren (Hormonen, Substraten, Pharmaka) eingehen und dadurch inaktiviert werden. Der Repressor-Effektor-Komplex kann nicht mehr am Operator-Gen gebunden werden, die Synthese von messenger-RNS und damit der entsprechen-

---

[1] François Jacob (geb. 1920), Genetiker in Paris. Jacques Monod (1910–1976), Biologe in Paris, beide 1965 Nobelpreis für Medizin.

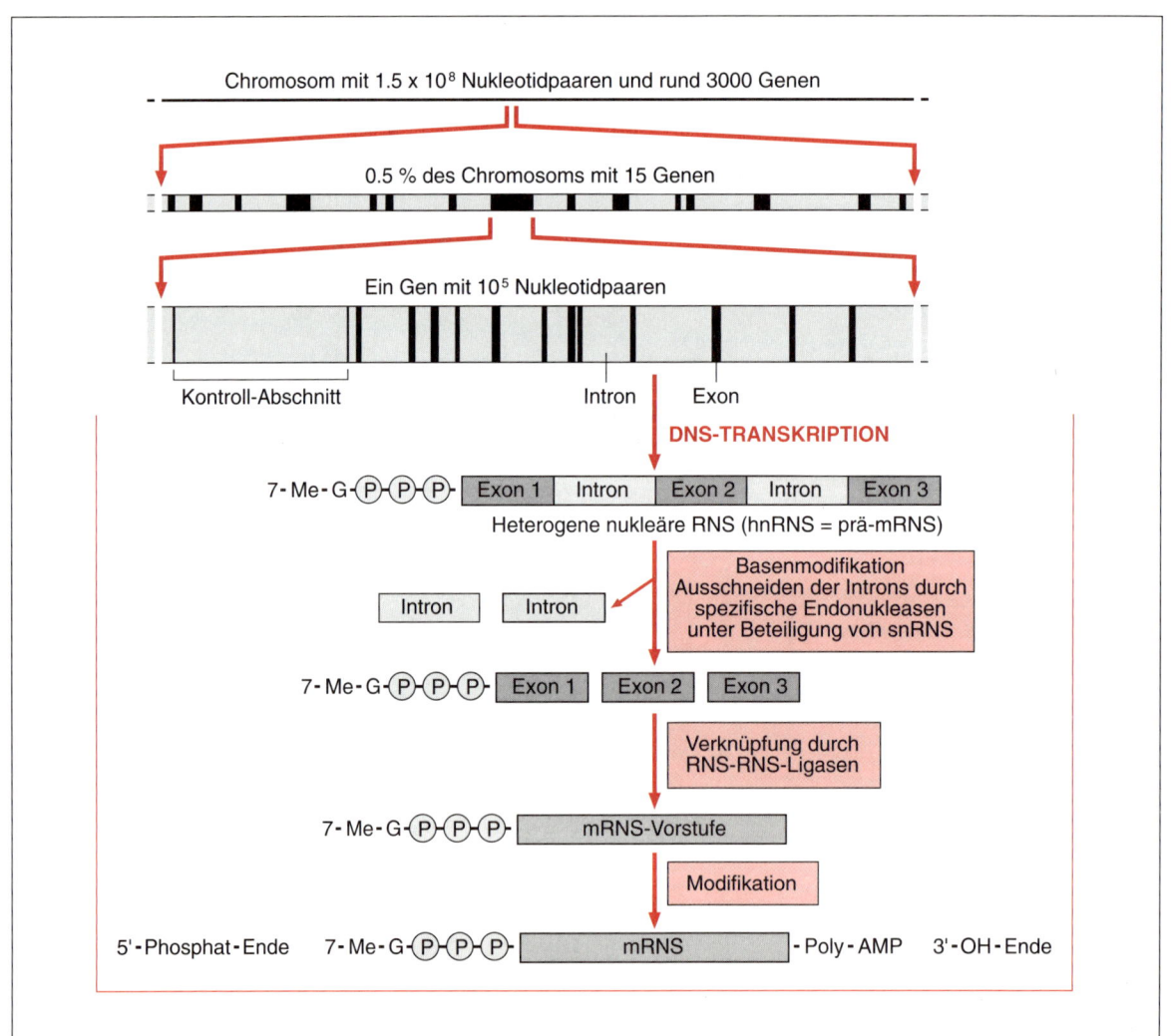

Abb. H1-6b: Organisation von Genen auf einem Chromosom, Translation eines Gens und Synthese einer messenger-RNS durch posttranskriptionale Modifikation (Splicing) einer heterogenen nukleären RNS.

den Proteine kommt in Gang. In anderen Fällen ist das Repressor-Protein alleine unwirksam und wird erst in Gegenwart eines sog. Ko-Repressors zum funktionsfähigen Repressor, der die Transkription des Operators-Gens zu blockieren vermag. Häufig fungieren Endprodukte eines Stoffwechselweges als Ko-Repressoren und verhindern nach Komplexbildung mit dem Apo-Repressor-Protein die weitere Neusynthese von Enzymprotein.

Die Steuerung der Genexpression ist bei Eukaryonten im Prinzip ähnlich, jedoch sind hier mehrere vor dem Startkodon AUG liegende DNS-Abschnitte an der Regulation beteiligt. Ein Promotor mit einer AT-reichen Sequenz (TATA-Box) liegt 25–30 Basenpaare stromaufwärts (upstream) zum 3′-Ende hin zusammen mit weiteren sogenannten UPEs (upstream promotor elements), welche jeweils 8–12 Basen umfassen und häufig CAAT-Sequenzen enthalten. Ein weiteres Kontrollelement bilden die **Enhancer** (Verstärker) DNS-Sequenzen, die mit Hormonen und anderen regulatorischen Proteinen in Wechselwirkung treten können und damit die Promotor-gesteuerte Transkriptionsrate beeinflussen.

2.2.3 Pharmakologische Angriffspunkte

Im letzten Jahrzehnt wurden zahlreiche Medikamente entwickelt, die an unterschiedlichen Stellen in die DNS-Replikation und Zellteilung eingreifen und sich damit für die Chemotherapie, vor allem von schnellwachsenden Tumoren, eignen. Diese sog. **Zytostatika** werden nach ihrem molekularbiologischen Wirkungsmechanismus in alkylierende Agenzien, Matrizeninaktivatoren, Antimetabolite, Enzymgifte, Mitosespindelgifte und Antihormone eingeteilt. **Alkylierende Agenzien** (Thio-TEPA, Busulphan, Chlorambucil, Cyclophosphamid, Trenimon, Melphalan) führen in die Basen Cytosin, Adenin und Guanin der DNS und RNS Alkylgrup-

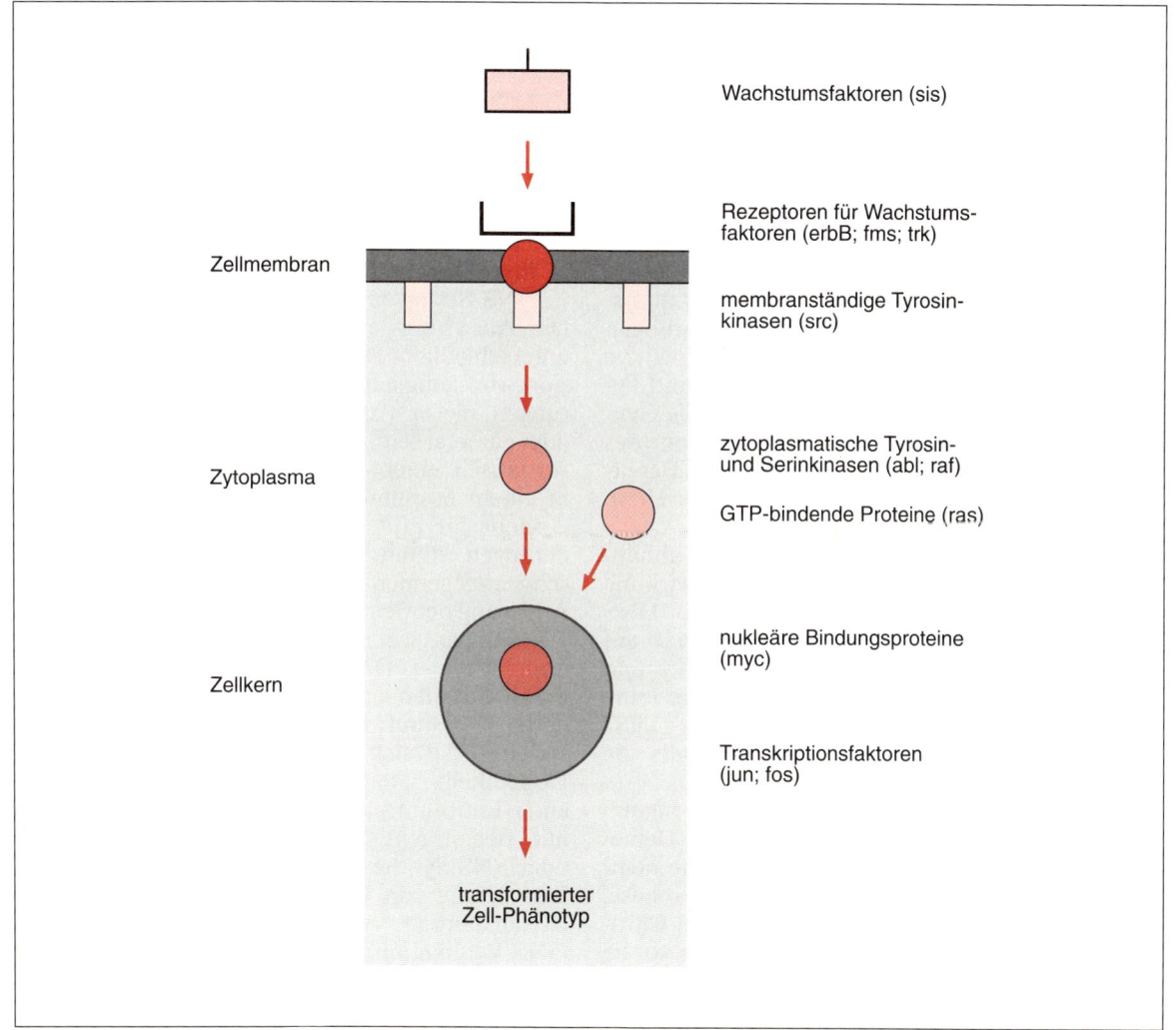

Abb. H1-6c: Stark vereinfachtes Schema der Signalübertragung von membranständigen Rezeptoren zum Zellkern unter Beteiligung von durch Onkogene codierten Proteinen.

pen an die Stelle eines Wasserstoffatoms ein, wobei die Position 7 von Guanin bevorzugt angegriffen wird. Die bifunktionellen Alkylanzien bilden kovalente Bindungen mit den beiden DNS-Strängen der Doppelhelix aus, wodurch es zur Quervernetzung der DNS-Stränge kommt. Ferner bewirken sie Quervernetzungen zwischen DNS-Makromolekülen und umgebenden Proteinen. An den geschädigten Stellen werden die Replikations- bzw. Transkriptionsprozesse unterbunden.

Matrizeninaktivatoren (Actinomycin D, Daunomycin, Adriamycin) gehen nicht-kovalente Bindungen mit DNS und RNS ein. Interkalierende Agenzien schieben sich mit ihren kondensierten Ringsystemen genau zwischen zwei übereinandergestapelte Basenpaare der Doppelhelix, während sich adduzierende Agenzien mehr exzentrisch an eine einzelne Base des Basenpaares anlagern. Durch Anlagerung solcher Substanzen wird im Falle der DNS das Zucker-Phosphat-Rückgrat verzerrt und die Doppelhelix teilweise verdrillt, im Falle der RNS die Sekundärstruktur verändert.

Antimetabolite können nach ihrem Wirkungsmechanismus weiter in Purinantagonisten (6-Mercaptopurin), Pyrimidinantagonisten (Fluorouracil, Cytosinarabinosid) und Folsäureantagonisten (Amethopterin) unterteilt werden. Aufgrund der strukturellen Ähnlichkeit mit den entsprechenden physiologischen Substanzen fungieren Purin- und Pyrimidinantagonisten als falsche Präkursoren, werden bei der Nukleinsäuresynthese in DNS und RNS eingebaut und führen zu erhöhten Mutationsraten, erhöhter Strahlensensibilität und Störungen der Replikation. Ferner wirken sie als kompetitive Inhibitoren auf Enzymsysteme der Purin- und Pyrimidin-Synthese und/oder beeinflussen die Synthesekette durch Rückkopplungshemmung des Schlüsselenzyms. Als Folge der geringeren Bereitstellung der Präkursoren kommt es zu einer Hemmung der Nukleinsäuresynthese.

Enzymgifte greifen vor allem an der DNS-abhängigen DNS-Polymerase an. Unter der Einwirkung des Antitumormittels Bleomycin auf die DNS entsteht eine Athyminsäure, die spezifisch auf die DNS-abhängige DNS-Polymerase wirkt und die DNS-Synthese hemmt. Die Apurinsäure (eine durch milde Säurebehandlung modifizierte DNS/polyfunktioneller Aldehyd) hemmt ebenfalls die DNS-abhängige DNS-Polymerase.

Zu den **Mitosespindelgiften** gehören die pflanzlichen Alkaloide Colchicin und Vincristin (Demeclocin, Vincristinsulfat, Vinblastinsulfat). Sie hemmen die Bildung der Zellspindel in der Metaphase, verhindern damit eine Trennung der beiden Chromatiden der Chromosomen und blockieren so die Zellteilung. Auch andere Zellfunktionen, bei denen die Mikrotubuli beteiligt sind (wie z. B. Transport von Lysosomen zur Zellmembran, Verankerung von Rezeptoren in der Membran), werden durch die Alkaloide beeinflußt.

Von den **Antihormonen** hat das Anti-Östrogen Tamoxifen in der Behandlung des Mammakarzinoms Bedeutung erlangt. Es konkurriert mit Östradiol um spezifische zelluläre und nukleäre Hormonrezeptoren.

2.2.4 Pathobiochemie des Zellkerns

Als Mutationen bezeichnet man sprunghafte Änderungen der genetischen Information. Sie werden bei mikroskopisch erkennbarer Änderung der Chromosomenstruktur als Chromosomenmutation bezeichnet. Änderungen auf der molekularen Ebene der DNS sind häufig Punktmutationen (vgl. Abb. H 1-7).

Chemische Karzinogene und ultraviolette und ionisierende Strahlen führen zu **Mutationen der DNS,** d. h. zu Änderungen in der Basenfolge der DNS.

Vom Mechanismus her unterscheidet man
▷ **Substitution:** Gegenüber der Normalsequenz ist ein Basenpaar durch ein anderes Basenpaar ersetzt.
▷ **Transversion oder Transition:** Die Basen eines Basenpaares haben ihre Plätze in den beiden Strängen vertauscht (Rastermutation).
▷ **Deletion:** Hierbei ist ein Basenpaar ersatzlos ausgefallen.
▷ **Insertion:** Hierbei ist ein neues Basenpaar in den DNS-Strang eingefügt worden.

Die Auswirkungen solcher Veränderungen sind unterschiedlich. Durch Substitution und Transversion wird lediglich ein Triplett verändert. Veränderungen dieser Art müssen nicht zellschädigend oder gar letal sein. Sie führen in der Regel zu einem Austausch einer Aminosäure gegen eine andere in einem bestimmten Protein und können somit Ursache für Proteinpolymorphismen sein. Veränderungen durch Deletion oder Insertion sind schwerwiegender, da sie zu einer tiefgreifenden Änderung der Sequenz des Triplett-Codes führen.

Störungen während der Replikation, der Verdopplung der DNS, treten bevorzugt an einer durch Strahlen oder chemische Agenzien veränderten DNS auf. Kondensierte aromatische Ringsysteme, die sich zwischen die Basenpaare der Doppelhelix anlagern (Interkalation), führen zu einer Entrollung und Verzerrung der Doppelhelix mit Beeinträchtigung der enzymatischen DNS- oder RNS-Synthese. Thymindimere, die sich unter Einwirkung von UV-Strahlen bilden, können zu Kettenabbruch oder Schleifenbildung bei der DNS-Replikation führen.

Veränderungen der chromosomalen Proteine haben meist schwerwiegende Folgen, da Veränderungen der Histone und basischen Proteine mit Störungen der Genregulation und Veränderungen der sauren Proteine mit Beeinträchtigung der Enzym-

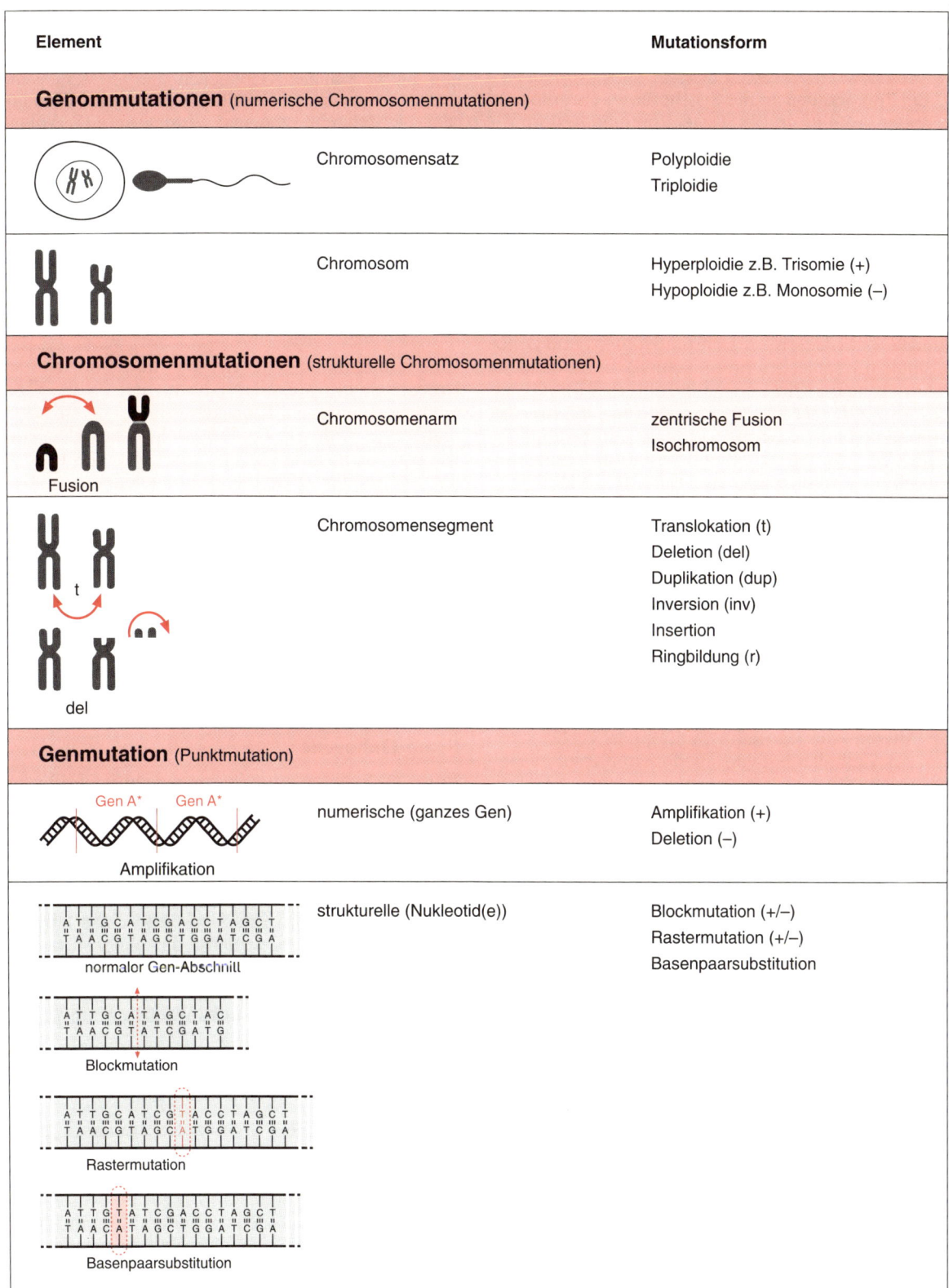

Element		Mutationsform
Genommutationen (numerische Chromosomenmutationen)		
	Chromosomensatz	Polyploidie Triploidie
	Chromosom	Hyperploidie z.B. Trisomie (+) Hypoploidie z.B. Monosomie (–)
Chromosomenmutationen (strukturelle Chromosomenmutationen)		
Fusion	Chromosomenarm	zentrische Fusion Isochromosom
t del	Chromosomensegment	Translokation (t) Deletion (del) Duplikation (dup) Inversion (inv) Insertion Ringbildung (r)
Genmutation (Punktmutation)		
Gen A* Gen A* Amplifikation	numerische (ganzes Gen)	Amplifikation (+) Deletion (–)
normaler Gen-Abschnitt Blockmutation Rastermutation Basenpaarsubstitution	strukturelle (Nukleotid(e))	Blockmutation (+/–) Rastermutation (+/–) Basenpaarsubstitution

Abb. H1-7: Hierarchie genetischer Elemente und Mutationen.

systeme (DNS-Polymerase, RNS-Polymerase, NAD-Synthese u. a.m.) einhergehen können.

> Bei **Tumorzellen** ist die Syntheserate chromosomaler Proteine erhöht, ferner kommen bestimmte Histonproteine und saure Proteine vor, die an den Chromosomen normaler Zellen fehlen.

Während der Zellteilungsphase können Veränderungen der Chromosomen durch Unregelmäßigkeiten bei der Chromatidentrennung und -wanderung entstehen.

Chromosomenaberrationen werden in autosomale (Nicht-Geschlechtschromosomen) und gonosomale (Geschlechtschromosomen), in numerische (Änderung der Chromosomenzahl) und strukturelle (Änderung der Chromosomenform), in konstitutionelle (Keimzellen) und klonale (ein bestimmtes Gewebe, z. B. Tumor), in obligat pathologische und fakultativ pathologische unterteilt. Die wichtigsten Chromosomenanomalien beim Menschen sind:
▷ **Trisomie:** Dreifaches Vorkommen homologer Chromosomen (47 Chromosomen). Entstehung durch Nondisjunction ganzer Chromosomen während der ersten meiotischen Teilung. Beispiel: Trisomie 21 = Mongolismus.
▷ **Monosomie:** Einfaches Vorkommen eines Chromosoms. Nur im Falle der Geschlechtschromosomen mit dem Leben vereinbar (XO = Turner-Syndrom). Häufig in Tumorzellklonen.
▷ **Mixoploidie (Mosaik):** Simultanes Vorkommen von Zellinien mit verschiedenem Karyotyp. Beispiel: XO/XX oder normal/Trisomie 21. Entstehung nach der Befruchtung der Eizelle.
▷ **Translokation:** Versetzung eines Chromosomenstückes auf ein anderes Chromosom nach Bruch beider Chromosomen, oft als wechselseitiger Austausch. Beispiel: Philadelphia-Chromosom.
▷ **Inversion:** Umstellung eines Chromosomenstückes innerhalb des gleichen Chromosoms um 180°.
Es sind konstitutionelle Chromosomenanomalien beim Menschen bekannt, die zu bestimmten Tumoren prädisponieren, z.B. der Mongolismus (Morbus Down/47,XY 21+) zu Leukämie, das Klinefelter-Syndrom (47,XXY) zu Mammakarzinom und die Chromosomenanomalie 46 XY 13 q- zu Retinoblastom.

Daneben gibt es **Chromosomeninstabilitätssyndrome,** bei denen man in Zellkulturen eine erhöhte Zahl verschiedener, z.T. krankheitstypischer chromosomaler Veränderungen beobachtet und die mit einem hohen Risiko für bestimmte Neoplasien einhergehen. Als Beispiele seien die Ataxia teleangiectatica und das Bloom-Syndrom mit gehäuftem Vorkommen von Leukosen genannt. Zu den **tumorspezifischen Chromosomenanomalien** gehört das sog. Philadelphia-Chromosom bei der chronisch myeloischen Leukämie. Hierbei handelt es sich um eine Translokation des langen Arms von Chromosomen Nr. 22 auf ein anderes Chromosom, meist Nr. 9. Der Nachweis des Philadelphia-Chromosoms sichert die Diagnose auch bei klinischer und hämatologischer Remission.

Assoziationen zwischen chromosomalen Aberrationen und bestimmten Krankheiten sind für Meningeom und Chromosom 22, Burkitt-Lymphom und Chromosom 14, Retinoblastom und Chromosom 13, Wilms-Tumor und Chromosom 8 beschrieben. Mit modernen zytogenetischen Techniken können heute bei bis zu 90% der Patienten mit akuter myeloischer Leukämie chromosomale Defekte nachgewiesen werden. Bestimmte chromosomale Aberrationen sind von prognostischer Bedeutung. Es wird diskutiert, daß die Translokation von Chromosomen zur Aktivierung von Onkogenen führt.

Molekulare Grundlagen von Krebs

Eine einheitliche Theorie, die alle Formen der Krebsentstehung erklären kann, geht von allgemein vorhandenen Krebsgenen aus; sie ist schematisch in Abb. H1-6c dargestellt. Zentraler Ausgangspunkt ist eine Gruppe von Genen im normalen Genom der Zelle, die für ein geregeltes Wachstum und eine normale Entwicklung verantwortlich sind (Proto-Onkogene). Wird eines dieser kritischen zellulären Gene durch mutationsauslösende oder krebserregende Substanzen (Strahlung, Chemikalien) geschädigt, kommt es zur verstärkten Expression dieser Gene und zu unkontrolliertem Wachstum der Zellen. Ein solches Gen kann auch in das Genom eines Retrovirus eingebaut und zum tumorinduzierenden Krebsgen (Onkogen) werden.

Proto-Onkogene

Proto-Onkogene spielen eine Schlüsselrolle im Zellstoffwechsel und sind im Laufe der Evolution kaum verändert worden. Beispielsweise kommt das Proto-src-Gen nicht nur im Erbgut aller Wirbeltiere, sondern auch in der Taufliege Drosophila vor, und das Proto-ras-Gen ist bis hinunter zur Hefe zu finden. Proto-Onkogene sind Teile eines fein abgestimmten Kontrollsystems, das Wachstum und Entwicklung normaler Zellen reguliert. Die erhöhte Aktivität eines solchen Gens kann das Gleichgewicht in ein ungehemmtes Wachstum umkippen lassen.

Aktivierung von Proto-Onkogenen

Ein Proto-Onkogen kann auf vier verschiedene Arten aktiviert werden.
1. Durch Einwirkung von Strahlen oder chemischen Karzinogenen kann es zur Punktmutation eines Proto-Onkogens kommen. Durch fehlerhafte Synthese eines für das geregelte Zellwachstum wichtigen Proteins kann unkontrolliertes Wachstum resultieren.
2. Durch Proto-Onkogene können chromosomale Translokationen, bei denen die proteincodierende Region eines Proto-Onkogens verlagert und mit der regulatorischen Region eines Immunglobulin-Gens zusammengebracht wird, akti-

viert werden. Die genetische Information des Proto-Onkogens wird dann verstärkt abgelesen.

3. Eine weitere Aktivierungsmethode beruht auf einer Genvervielfachung, einer Amplifikation. Dabei können mehrere Kopien eines Proto-Onkogens hintereinander auf einem einzigen Chromosom sitzen oder als getrennte extrachromosomale Partikel vorliegen. Die Information des Proto-Onkogens wird dadurch übermäßig exprimiert.

4. Ein Aktivierungsmechanismus von Proto-Onkogenen erfolgt auch durch Retroviren. Bei der Infektion einer Zelle nehmen solche Viren ein Stück zelluläre DNS mit einem Proto-Onkogen auf, das sie ihrem eigenen Genom einverleiben. Das Proto-Onkogen könnte dann auf zweierlei Weise aktiviert werden: durch Kopplung mit einer regulatorischen Region des Virusgenoms oder durch Mutation, während es vom Virus mitgeführt und in andere Zellen übertragen, transduziert wird.

Krebszellen unterscheiden sich durch verschiedene Merkmale wie geänderte Gestalt, unkontrolliertes Wachstum, anaerobe Stoffwechselwege, veränderte Membraneigenschaften mit Auftreten von Tumor-Antigenen von Normalzellen. Derzeit ist nicht bekannt, ob alle Veränderungen durch ein einziges Onkogen verursacht werden (pleiotroper Wirkungsmechanismus), oder ob verschiedene Onkogene zusammenwirken. In vielen Tumoren konnte nur ein einziges aktiviertes Onkogen nachgewiesen werden. Bei einer Reihe von Tumoren kommen jedoch zwei getrennte, auf unterschiedliche Weise aktivierte Onkogene vor. Letzteres könnte erklären, daß die Karzinogenese häufig mehrstufig abläuft.

Krebserzeugende Gene (Onkogene) sind veränderte Versionen normaler, das Zellwachstum kontrollierende Gene (Proto-Onkogene). Wie auch immer ein Proto-Onkogen in ein Onkogen verwandelt wird, das Onkogen wirkt letztlich über das von ihm kodierte Protein krebserzeugend.

Die Proteine der Onkogene – Mechanismen des Eingriffs in den Zellstoffwechsel

Angriffspunkte und Mechanismen, über die von Onkogenen codierte Proteine im Zellstoffwechsel eingreifen, sind schematisch in Abb. H1-6c dargestellt.

Verschiedene von Onkogenen kodierte Proteine sind Teile eines Zellmembranrezeptors. Die Struktur diverser Zellmembranrezeptoren ist ähnlich und enthält eine äußere Liganden-Bindungsdomäne, einen durch die Zellmembran hindurchgehenden Anteil und eine innere Komponente mit tyrosinspezifischer Proteinkinase-Aktivität. Wachstumshormone wie EGF (epithelial growth factor) und PDGF (platelet-derived growth factor) übermitteln ihre Signale, indem sie sich an spezifische in die Zellmembran eingebettete Rezeptorproteine

binden. Durch Bindung von EGF wird ein Signal quer durch die Zellmembran übermittelt, das die zytoplasmaseits gelegene Proteinkinase-Aktivität der katalytischen Domäne erhöht. Von verschiedenen Arbeitsgruppen konnte gezeigt werden, daß ein Teil des EGF-Rezeptors in seiner Aminosäuresequenz eng dem Protein des erb-B-Onkogens verwandt ist. Ihm fehlt die EGF-Bindungsstelle, es hat jedoch den in der Membran steckenden Abschnitt und die katalytische intrazelluläre Domäne. Möglicherweise ahmt das erb-B-Protein die Arbeitsweise des EGF-Rezeptors nach, ohne sich jedoch regulieren zu lassen. Das Protein des v-sis-Onkogens aus dem Affen-Sarkom-Virus ist nahezu identisch mit dem PDGF und täuscht offensichtlich fortwährend die Anwesenheit eines physiologischen Wachstumsfaktors vor. Zelluläre fms-Onkogene kodieren den Rezeptor für den CSF (colony stimulating factor) der Makrophagen. Beim transformierenden viralen v-fms-Onkogen ist die Proteinkinase-Aktivität des Rezeptors erheblich verstärkt.

Die durch scr-, yes-, fgr-, abl-, fps-, fes- und ros-Onkogene kodierten Proteine wirken im Zellstoffwechsel als tyrosinspezifische Proteinkinasen. Durch Phosphorylierung von wichtigen Schlüsselenzymen schalten sie den Zellstoffwechsel auf Wachstum und Vermehrung um.

Ein weiterer Angriffspunkt der durch Onkogene kodierten Proteine beruht in der Interaktion bzw. Störung der durch second messenger vermittelten Signalübertragung von der Zelloberfläche zum Zellkern. Insbesondere Genprodukte der ras-Onkogene haben strukturelle Ähnlichkeiten zu den G- und M-Proteinen, die die Adenylatzyklase-Aktivität kontrollieren. In der Zellmembran verankert, binden sie z.T. GTP und hydrolysieren es zu GDP, z.T. aktivieren sie die zelleigene GTPase. Verschiedene Mutanten von durch ras-Onkogene kodierten Proteinen haben eine reduzierte Fähigkeit zur Aktivierung der GTPase bzw. eine geringere GTPase-Aktivität; sie halten GTP aktiv gebunden und bewirken eine niedrige GDP-Konzentration, was zu einer Wachstumsstimulation führt.

Onkogene der myc-, myb- und fos-Familie kodieren Proteine, die im Zellkern vorkommen und wahrscheinlich eine wichtige Rolle bei der Kontrolle der Transkription spielen. Das Protein des Proto-myc-Gens taucht in wachsenden Zellen kurz vor Beginn der Replikation der DNS auf. Wahrscheinlich bewirken von myc-Onkogenen kodierte Proteine, daß die Replikation in den betroffenen Zellen unaufhörlich weiterläuft. Manche Tumorzellen enthalten aufgrund einer Amplifikation von myc-Onkogenen zahlreiche Kopien eines myc-Gens. Beim Burkitt-Lymphom liegt in einem Klon von B-Lymphozyten eine chromosomale Translokation vor. Ein DNS-Abschnitt ist dabei von einem Chromosom so an das Ende eines anderen Chromosoms verlagert, daß das myc-Gen sehr nahe an einen Genbereich zu liegen kommt, der für ein Antikörper-Molekül kodiert. Regulatorische Kontrollgene im Chromosom behandeln das verlagerte myc-Gen wie Antikörper-Gene und bewirken eine gesteigerte Genexpression mit konsekutiv anomal erhöhter Produktion von myc-Proteinen und gesteigerter DNS-Replikation und Zellvermehrung.

Tumor-Suppressor-Gene (Anti-Onkogene)

Onkogene sind dominant aktiv und bewirken eine exzessive Produktion mutierter Proteine, die den Zellstoffwechsel – wie oben beschrieben – transformieren. Es kann jedoch auch die defekte Expression eines normalen Gen-Produktes dieselben Folgen haben. Beim Retinoblastom liegt ein Verlust des langen Arms des Chromosoms 13 vor, jedoch nicht nur in den Tumorzellen, sondern in allen Zellen des betroffenen Individuums. In den Tumorzellen ist das relevante Gen auf dem Chromosom, das vom anderen Elternteil stammt, das andere Allel, ebenfalls defekt. Normalerweise bremst das von diesem Gen kodierte Protein die Zellteilung, das mutierte Allel induziert ein strukturell verändertes und defektes Protein, das hierzu nicht in der Lage ist.

Die von Tumor-Suppressor-Genen kodierten Proteine hemmen den Zellturnover in den entsprechenden Geweben. Dies kann z. B. über eine Sekretion von inhibierenden Wachstumsfaktoren oder Zytokinen erfolgen. Andere Angriffspunkte solcher Proteine sind die Kontakthemmung oder die Kontrolle der Gen-Transkription. Defekte Produkte von Tumor-Suppressor-Genen können über eine fehlende oder gestörte Transkriptionskontrolle, über fehlende Produktion von hemmenden Wachstumsfaktoren, über Interferenz mit den Mechanismen der Kontakthemmung, über ein Versagen, stimulierende Onkoproteine zu hemmen, u. a. m. zur Krebsentstehung beitragen.

Klinische Relevanz

Beispiele von Tumoren, die auf einem Verlust bzw. einer Veränderung von Tumor-Suppressor-Genen beruhen, sind in Tabelle H1-5 aufgeführt.

Bei einigen Tumoren besteht eine Korrelation zwischen der Amplifikation von Onkogenen und

Tabelle H1-5 Verlust oder Veränderung spezifischer Tumorsuppressorgene und assoziiertes Tumorwachstum.

Retinoblastom	13q 14
Wilms-Tumor	11q 13
kleinzelliges Bronchialkarzinom	3q 14–23
familiäre adenomatöse Polyposis	5q 21–22
kolorektales Karzinom	5q 21–22
Hypernephrom	3p 13–14
Meningeom	22p
Akustikusneurinom	22q 12–13

dem klinischen Verlauf. Beim Neuroblastom korreliert die Überlebenszeit eng mit der Amplifikation des myc-Gens, beim Brustkrebs findet sich eine Korrelation mit den erb-B1- und den myc-Genen. Bei den Leukämien ist die Prognose vom Karyotyp abhängig (Tabelle H1-6).

Tabelle H1-6 Beziehung zwischen Karyotyp und Prognose bei Leukämien

	Karyotyp	relative Prognose
Typ der ANLL (akute nicht-lymphatische Leukämie)		
M2	t (8; 21) (q22; q22)	gut
M1 oder M2 oder M4	+ 8	mäßig
M2 oder M4	t (6; 9) (p23; q23)	mäßig
M4	Inv (16) (13; q23) oder 16q– (q22)	gut
M1 oder M2	t (9; 22) (q34; q11)	schlecht
sekundär	–5, 5q–, –7, 7q–	schlecht
M5	t (9; 11) (p21; q23)	schlecht
Typ der ALL (akute lymphatische Leukämie)		
L1 oder L2	numerisch, + 21	gut
L1 oder L2	6q–	mäßig
L1 oder L2	t (1; 9) (q23; p13)	gut
L2	t (4; 11) (q21; q23)	schlecht
L3	t (8; 14)(q21; q23)	schlecht

Therapeutische Implikationen

Monoklonale Antikörper gegen Wachstumshormone oder deren Rezeptoren können unter experimentellen Bedingungen das Wachstum von Tumorzellen hemmen. Radioaktiv markierte monoklonale Antikörper gegen Zellmembranrezeptoren werden zur Immunszintigraphie bereits klinisch eingesetzt. Tierexperimentell werden derzeit pharmakologische Substanzen, die Wachstumsrezeptoren blockieren, wie z. B. Proglumid, ein Gastrinantagonist, hinsichtlich ihres Effekts auf Verlangsamung des Tumorwachstums von gastrointestinalen Tumoren getestet.

Darüber hinaus werden Substanzen entwickelt, die die von Onkogenen kodierten Proteine (Proteinkinasen, mutierte ras-Proteine, Zellkernproteine) in der Tumorzelle modifizieren und ausschalten sollen.

2.3 Ribosomen

2.3.1 Zusammensetzung der Ribosomen

Ribosomen sind kugelige Gebilde von 150–250 Å Durchmesser mit einem Partikelgewicht von etwa 4×10^6 Dalton. Sie bestehen zu 50% aus RNS und zu 50% aus Protein mit hohem Anteil basischer

Aminosäuren. Nach ihrer Trennbarkeit in der Ultrazentrifuge werden bei eukaryonten Organismen eine 40S- und 60S-Untereinheit unterschieden. Die ribosomale RNS wird in dcr dem Nukleolus assoziierten DNS nach einem der Transkription ähnlichen Mechanismus gebildet. Auch die Synthese des ribosomalen Proteins erfolgt im Nukleolus. Nach dem Ausschleusen aus dem Zellkern lagern sich die Ribosomen an den Membranen des endoplasmatischen Retikulums an. Daneben findet man auch mehrere Ribosomen, durch Magnesium-Ionen und messenger-RNS büschelartig zu sog. Polysomen zusammengehalten, frei im Zytoplasma.

2.3.2 Funktionen der Ribosomen

> Ribosomen sind die Orte der Eiweißsynthese in der Zelle.

Während die am endoplasmatischen Retikulum aufgereihten Ribosomen vorwiegend Proteine der Plasmamembran, lysosomale und Sekretproteine bilden, scheinen die zytoplasmatischen Polysomen für die Biosynthese der Proteine anderer Zellorganellen und des Zytoplasmas verantwortlich zu sein. An den Ribosomen wird die in der Basensequenz der messenger-RNS enthaltene Information (Negativkopie der DNS) schrittweise in die Aminosäuresequenz eines Proteins übersetzt (**Translation**), indem drei Basen der messenger-RNS (Kodon) eine bestimmte Aminosäure in der Polypeptidkette kodieren (Abb. H1-8). Die zum kodogenen Strang der DNS komplementäre messenger-RNS (statt Thymin Uracil) verläßt den Zellkern durch die Kernporen und gelangt an die Ribosomen. Bei dem ersten Schritt, der Bildung des 80S-Initiationskomplexes, sind neben etwa 10 Initiationsfaktoren ATP, GTP, die beiden ribosomalen Untereinheiten mit 40S und 60S sowie die mRNS und N-Formylmethionin-tRNS beteiligt. Dabei lagern sich zuerst Formylmethionin-tRNS, Initiationsfaktor eIF$_2$ und GTP an die 40S Untereinheit an, die dann auch die mRNS bindet (Abb. H1-8a). Nach Erkennung des Startkodons AUG durch das Antikodon CAU der

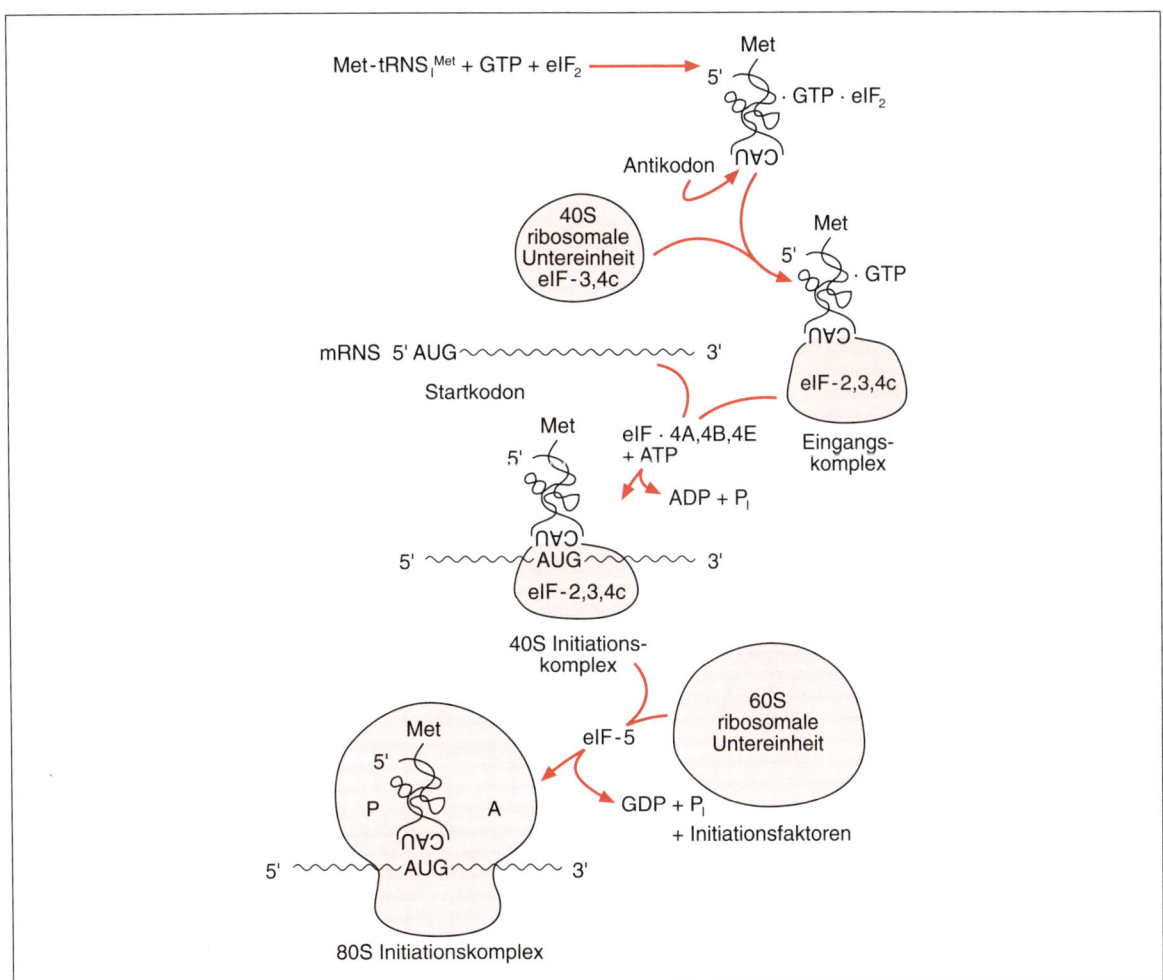

Abb. H1-8a: Bildung des Initiationskomplexes.

Met-tRNS und der Anlagerung weiterer Initiationsfaktoren kann dann durch Anfügen der 60S Untereinheit der Initiationskomplex vervollständigt werden. Die Met-tRNS befindet sich hier an der als Donator bezeichneten Stelle des Ribosoms. Die zur Proteinbiosynthese erforderlichen Aminosäuren werden über weitere Ribonukleinsäuren, die tRNS, die für die jeweiligen Aminosäuren spezifisch sind, in aktivierter Form angeliefert. Die tRNS besitzt ein für die mitgeführte Aminosäure charakteristisches Antikodon, d.h. eine Dreier-Basensequenz, die komplementär zum Kodon für die betreffende Aminosäure auf der mRNS ist. Das an der Akzeptorstelle des Ribosoms befindliche Triplett der mRNS entscheidet, welche Aminoacyl-tRNS über das Antikodon gebunden und in der Folge über die Peptidyltransferase der 60S-Einheit angeknüpft wird (Abb. H1-8b). Bevor nun das nächste Kodon der mRNS translatiert werden kann, muß das neu geknüpfte Peptid von der Akzeptorstelle des Ribosoms zur Donatorstelle geschoben werden. An dieser Translokation sind der Elongationsfaktor 2 und GTP als Energielieferant beteiligt. An der Akzeptorstelle befindet sich nun ein neues Basentriplett, an das eine weitere Aminoacyl-tRNS andocken kann. Nach diesem Schema erfolgen weitere Anlagerunen von Aminosäuren an die wachsende Polypeptidkette. Ein Terminator-Kodon auf der mRNS, das keine Aminosäure kodiert, bestimmt das Ende der Polypeptidkette. Häufig liegt ein Protein nach Ablösen vom Syntheseapparat noch nicht in seiner endgültigen Form vor; es kann noch eine Serie posttranslationaler Veränderungen durchlaufen.

Die Translation wird von zahlreichen Kontroll- und Regulationsfaktoren sowie enzymatischen Prozessen reguliert, über deren geordnetes Zusammenspiel noch recht wenig bekannt ist. Die Anzahl der Translationsprozesse, die pro mRNS-Strang ablaufen, soll nach einer interessanten Hypothese in der Struktur der mRNS, und zwar in der Länge des poly-A-Stückes, liegen. Nach jedem Translationsprozeß soll ein Stück der poly-A-Sequenz abgeknipst werden, wie bei einer Mehrfachfahrkarte. Wenn sie verbraucht ist, soll die mRNS abgebaut werden. Viele Proteine tragen sogenannte prosthetische Gruppen wie Kohlenhydrate, Nukleinsäuren, Lipide, Chromogene etc., die entweder in kovalenter, heteropolarer oder koordinativer Bindung angeknüpft sind. Die Synthese solcher modifizierter Proteine ist oft das Ergebnis kotranslationaler Prozesse, die sich vorwiegend im endoplasmatischen Retikulum und im Golgi-Apparat abspielen. Bei solchen Proteinen beginnt die Synthese mit einem N-terminalen hydrophoben Signalpeptid, das unter Vermittlung eines Signalerkennungspartikels (SRP; signal recognizing particle) in das Lumen des ER eingeschleust wird. Signalsequenzen und andere kotranslationale Modifikationen können als eine Art „Postleitzahl" fungieren, die den intrazellulären Transport von Proteinen zu spezifischen Zellorganellen, z.B. Lysosomen, Mitochondrien, Golgi-Apparat, Plasmamembran, steuern.

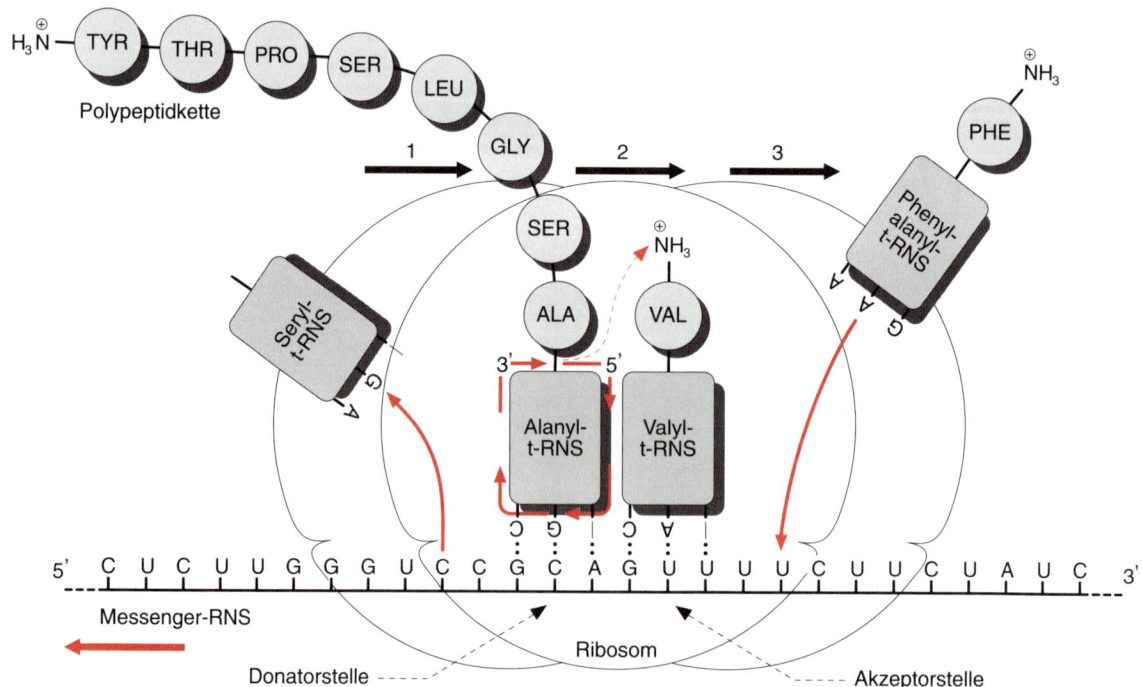

Abb. H1-8b: Die aufeinanderfolgende Verknüpfung der Aminosäuren am Ribosom. Die Stränge der mRNS (5′ → 3′) und tRNS (3′ ← 5′) verlaufen antiparallel zueinander. Man beachte das häufige Vorkommen von Inosin als erster Base des Anticodons der tRNS! (nach Lipmann, F.: Science 164 [1969] 1026).

2.3.3 Pharmakologische Angriffspunkte

Bakterien haben ein eigenes proteinsynthetisierendes System, das sich von dem der Säugetierzelle in einer Reihe von Eigenschaften unterscheidet. Es gibt einige Inhibitoren, wie z. B. die **Antibiotika** Puromycin, Erythromycin, Streptomycin, Chloramphenicol u.ä.m., die mit extrem hoher Selektivität die bakterielle Proteinbiosynthese blockieren, während das System der Säugetierzelle nicht beeinträchtigt wird. Puromycin hat Ähnlichkeit mit der Endgruppe der tRNS, es enthält ebenfalls einen Aminosäurerest an einem Nukleosid. Es verdrängt die normale tRNS, geht in die Reaktion ein und verursacht auch bei Eukaryonten Kettenabbruch. Streptomycin und Neomycin hemmen die Anheftung der tRNS an die mRNS. Cycloheximid inhibiert die Elongation der Aminosäurenkette.

Für eine optimale Proteinbiosynthese sind ausreichende Konzentrationen aller Aminosäuren und tRNS erforderlich. Langdauernder Mangel an essentiellen Aminosäuren kann zu verminderter Proteinbiosynthese führen. Den Enzymdefekt einiger Leukämien, kein Asparagin synthetisieren zu können, kann man auszunutzen, indem man das extrazelluläre Asparagin, auf das diese Leukämiezellen angewiesen sind, durch i.v. Injektion von L-Asparaginase abbaut und die Zellen so „aushungert".

2.3.4 Pathobiochemie der Ribosomen

> Störungen in der Funktion der Ribosomen können auf mangelnder Verfügbarkeit von zur Proteinbiosynthese benötigten Substraten (Aminosäuren, Ionen, wie z. B. Magnesium) oder auf Defekten im Kontrollmechanismus der Translation beruhen.

Fehlt z. B. während der Translation eine bestimmte Aminosäure, für die auf der mRNS die Information codiert ist, kommt die Biosynthese des betreffenden Proteins zum Stillstand. Für die Zusammenlagerung der 40S- und 60S-Untereinheit werden u. a. **Magnesiumionen** benötigt. Bei Magnesiummangel ist die Zusammenlagerung der Ribosomen und die Anheftung der mRNS gestört. Auch die Menge an verfügbarem **Formyl-Met-Initiationsfaktor,** der sich an das 40S-Ribosom anheftet und es für die kooperative Bindung einer mRNS präpariert, spielt eine wichtige Rolle.

Enzymatische Prozesse und Regulationsfaktoren kontrollieren das Schicksal der mRNS. Sie kann längere Zeit biologisch aktiv sein oder nur einige Male abgelesen werden oder gar enzymatisch abgebaut werden, bevor ihre Information übersetzt wurde. Entsprechend werden viele, wenige oder keine Proteinmoleküle gebildet. Inwieweit Defekte im Kontrollmechanismus der Translationsphase von pathogenetischer Bedeutung sind, ist unklar.

2.4 Mitochondrien

2.4.1 Morphologie und Zusammensetzung der Mitochondrien

Mitochondrien sind lichtmikroskopisch erkennbare, meist längliche Gebilde mit einem Durchmesser von 0,2–1,0 μm und einer Länge von 3–10 μm. Sie sind von einer glatten Außenmembran umgeben. Die Innenmembran ist je nach Mitochondrienart entweder gefaltet (Cristae mitochondriales) oder zeigt röhrenförmige Einstülpungen (Tubuli mitochondriales). Zwischen den deutlich voneinander getrennten Membranen liegt der Intermembranraum, die innere Membran umschließt den Matrixraum. In die Matrix hinein ragen kleine pilzförmige Partikel, die in den Cristae verankert sind. Ferner findet man häufig 300–500 Å große Granula im Matrixraum. Tierische Zellen enthalten in der Regel 200–800, manchmal bis zu 3000 längliche bis runde Mitochondrien. Sie liegen oft in der Nähe von energieverbrauchenden Strukturen, wie z. B. Myofibrillen, Kerne und Mikrovilli der Plasmamembranen. Die Innenstruktur der Mitochondrien zeigt von Organ zu Organ Unterschiede. Während z. B. in den Mitochondrien der Leberparenchymzelle wenig Cristae bei vergrößertem Matrixraum vorliegen, findet sich in der Muskelzelle eine Mitochondrieninnenmembran mit vielen Lamellen.

Der Lipidgehalt von Lebermitochondrien liegt zwischen 15–25%, bei Mitochondrien von Gehirnzellen um 50%. Die äußere Membran der Mitochondrien gleicht den Membranen des ER und besteht zu 4% aus Phospholipiden und zu 55% aus Proteinen, während die innere Membran durchschnittlich 21% Phospholipide enthält. Der molare Cholesterin-Phospholipid-Quotient ist niedrig und liegt für die Außenmembran zwischen 0,03–0,1 und für die Innenmembran zwischen 0,015–0,045. Am Phospholipidprofil sind der hohe Anteil an **Cardiolipin** und das Fehlen von **Phosphatidylserin** und **Sphingomyelin** auffallend. Die Proteinzusammensetzung der Mitochondrien ist komplex, zu den Hauptkomponenten zählen die verschiedenen Zytochrome, Succinat-Dehydrogenase (SDH), NADH-Dehydrogenase u.a.m.

> Die Zytochromoxidase und Succinat-Dehydrogenase gehören zu den Leitenzymen der Mitochondrien.

Ferner enthalten Mitochondrien eine ringförmige DNS, RNS und Ribosomen. Die äußere Membran der Mitochondrien enthält ein Porenprotein namens „Porin" und ist für Moleküle mit einem Molekulargewicht bis 10 000 frei permeabel, die eigentliche **Permeabilitätsschranke** ist die **innere Membran.**

2.4.2 Funktionen der Mitochondrien

Die Mitochondrien sind die *Kraftwerke* der Zelle. In ihnen werden Substrate zu Kohlendioxid und Wasserstoff zerlegt und der Wasserstoff in der sog. **Atmungskette** mit Sauerstoff zu Wasser oxidiert. Die dabei freiwerdende Energie wird in Form von **energiereichem ATP** gespeichert.

Im Matrixraum der Mitochondrien finden sich die Enzymsysteme der β-Oxidation und des Citratzyklus, während die Enzyme der Atmungskette an die innere Membran bzw. Cristae gebunden sind. Die **innere Mitochondrienmembran,** die eine erhebliche Permeabilitätsschranke darstellt, enthält ferner zahlreiche **Carriersysteme,** um Substrate in die Mitochondrien hinein- bzw. heraustransportieren zu können. Zum Teil erfolgt dieser Transport durch Gegentausch, d.h. für jedes Substratmolekül, das nach außen transportiert wird, wird ein anderes Substratmolekül hineintransportiert, z.B. Malat-Aspartat-Glutamat-Shuttle, Malat-Citrat-Shuttle u.a.m. (Abb. H1-9).

Langkettige Fettsäuren stellen die bevorzugte Energiequelle dar. Sie werden über Carnitinverbindungen in die Mitochondrien eingeschleust. Der Abbau der aktivierten Fettsäuren als Acyl-CoA-Verbindungen verläuft über eine Dehydrierung (durch Flavoproteine), eine Wasseranlagerung an die entstandene Doppelbindung und eine erneute Dehydrierung zur β-Ketosäure (= β-**Oxidation).** Durch thioklastische Spaltung entstehen Acetyl-CoA und eine 2C-Atome kürzere Fettsäure in aktivierter Form, die den gleichen Abbauweg noch mehrmals durchläuft.

Die **aktivierte Essigsäure** nimmt eine zentrale Stelle im Stoffwechsel ein, über die Bruchstücke des Intermediärstoffwechsels in den Zitronensäurezyklus eingeschleust und nach dem Prinzip der gemeinsamen Endstrecke verbrannt werden. Im **Citratzyklus** wird das Essigsäuremolekül unter Mitwirkung von Wasser in Kohlendioxid und Wasserstoff zerlegt ($CH_3COOH + 2\ H_2O$ wird zu $2\ CO_2 + 8\ H^+$). Der Abbau beginnt mit einer Vergrößerung des Moleküls, mit der Kondensation von Acetyl-CoA mit Oxalacetat zu Citrat, das nach Isomerisierung und Dehydrierung zu Ketoglutarat decarboxyliert wird. Der zweite Decarboxylierungsschritt erfolgt oxidativ am Multienzymkomplex der α-Ketoglutaratdehydrogenase, wobei Succinyl-CoA entsteht, das unter GTP-Gewinn in Succinat überführt wird. Durch Dehydrierung, Wasseranlagerung an die entstandene Doppelbindung und erneute Dehydrierung wird Oxalacetat zurückgewonnen, womit der Kreis geschlossen ist. Die Bedeutung des Citratzyklus liegt jedoch nicht nur im Abbau des aus verschiedenen Quellen stammenden Acetyl-CoA. Durch die einzelnen Zwischenprodukte ist der Citratzyklus in vielfältiger Weise mit dem Aminosäurestoffwechsel und der Glukoneogenese verknüpft und spielt damit im Zusammenwirken kataboler und anaboler Prozesse eine zentrale Rolle (Abb. H1-10).

Der beim Abbau des Essigsäuremoleküls im Citratzyklus entstehende Wasserstoff wird in Form reduzierter Kosubstrate (NADH) bzw. Koenzyme ($FADH_2$-Flavoproteine) in die **Atmungskette** eingeschleust und dort durch Sauerstoff oxidiert. Diese energieliefernde Wasserbildung *(Knallgasreaktion)* erfolgt über ein Kaskadensystem von Redoxpartnern zunehmend positiver Redoxpotentiale, wobei die Energie stufenweise freigesetzt und durch Phosphorylierung von ADP in Form von **energiereichem ATP** gespeichert wird. Als Orte der Kopplung von Elektronentransport und Phosphorylierung fungieren aufgrund der Potentiale der beteiligten Redoxsysteme die Übergänge von Reduktionsäquivalenten zwischen NAD und Flavoprotein, zwischen Zytochrom b und c und zwischen Zytochrom a und der Zytochromoxidase.

Aus den über NAD in die Atmungskette eingeschleusten Reduktionsäquivalenten werden drei Mol ATP pro Mol H_2O gebildet, bei der Einschleusung über Flavoproteine zwei Mol ATP pro Mol H_2O.

Das entstandene ATP wird über ein Translokasesystem aus den Mitochondrien ins Zytosol, dem Ort des ATP-Verbrauchs, ausgeschleust.

Mitochondrien haben einen hohen Grad an Autonomie und vermehren sich durch Teilung. Sie besitzen eigene DNS, RNS und Enzymsysteme der Transkription und Translation. Interessanterweise haben diese Systeme mit dem Apparat der Proteinbiosynthese der Bakterien eine große Ähnlichkeit, was zu der Vermutung führte, Mitochondrien leiteten sich von intrazellulären Symbionten her.

Abb. H1-9: Transportprozesse an den Mitochondrien. ▷ Fettsäuren werden über das Carnitin-System transportiert (oben). (CAT I, II = Carnitin-Acyl-Transferase I und II; C = Translokator.) Links sind die Austauschvorgänge dargestellt, die letztlich einen Transport von NAD-gebundenem Wasserstoff in die Mitochondrien bewirken; hier sind die Aminosäuren, Glutaminsäure und Asparaginsäure sowie 2-Oxoglutarat und Malat beteiligt. Der rechts dargestellte Gegentausch Citrat–Malat bewirkt die Ausschleusung von Acetyl-CoA zur Fettsäure-Synthese. Darunter ist gezeigt, daß ADP in die Mitochondrien hineingeht, dort phosphoryliert wird und als ATP den Matrixraum verläßt (nach Karlson et al. 1978).

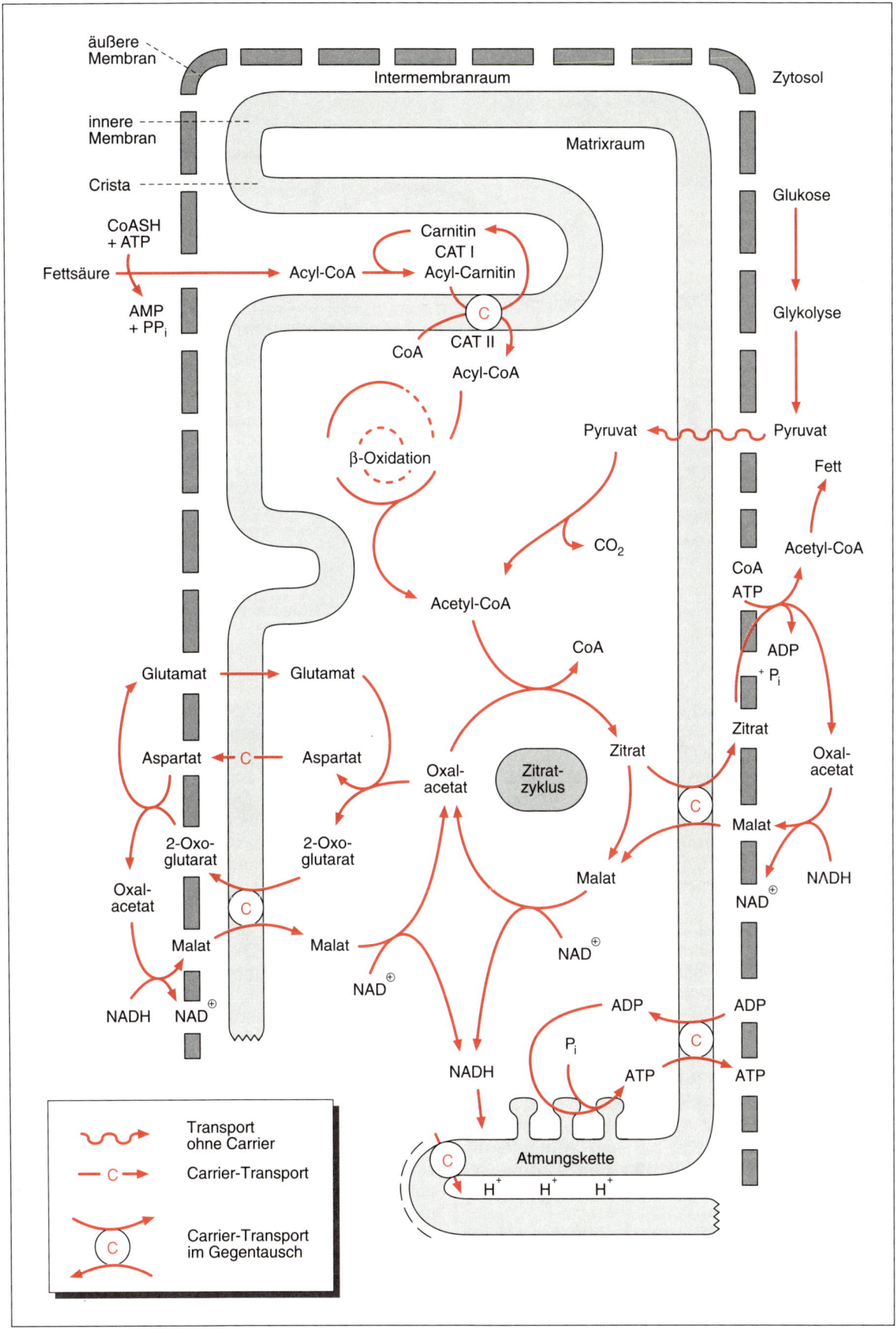

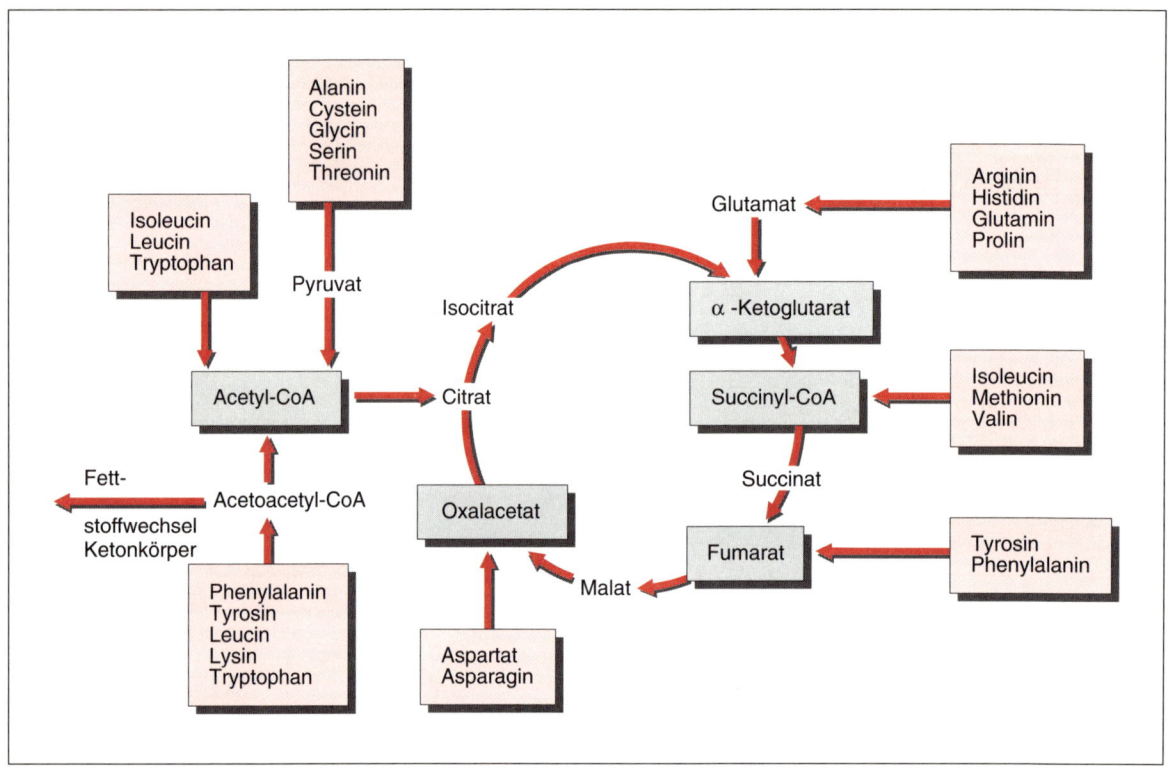

Abb. H1-10: Eintritt der einzelnen Aminosäuren in den Citratzyklus nach Transaminierung mit B$_6$ als Koenzym und oxidativer Desaminierung.

2.4.3 Pharmakologische Angriffspunkte

Eine Entkopplung der Oxidationsprozesse von der Phosphorylierung des ADP erfolgt durch sog. **Entkoppler,** z.B. Dinitrophenol (DNP), substituierte Phenylhydrazone wie Carbonylcyanid-p-trifluormethoxyphenylhydrazon (FCCP) u.a.m. Die Atmungskette läuft hierbei gewissermaßen im Leerlauf, es wird kein ATP gebildet, die freie Energie der Redoxreaktionen der Atmungskette geht in Wärme über. Diese chemische Thermogenese spielt unter physiologischen Bedingungen, z.B. im braunen Fettgewebe mancher Säuger beim Erwachen aus dem Winterschlaf, oder beim Kältestreß eine Rolle. Auch eine Blockade des **Translokase-Systems** ist bekannt. Das tödliche Gift Atractylosid, ein pflanzliches Glykosid, und ein Antibiotikum, Bongkrek-Säure, verhindern die Bildung der Adeninnukleotide mit dem Carrier des Translokase-Systems, so daß das synthetisierte ATP nicht ins Zytoplasma gelangt. Inhibitoren, wie z.B. das Antibiotikum Oligomycin, hemmen die **Phosphorylierung** des ADP's und damit bei strenger Kopplung auch die Atmung.

Die Giftwirkung des starken Zellgiftes **Cyanid** beruht auf einer äußerst schnellen Komplexbildung der Cyanidionen mit dem dreiwertigen Häm-Eisen der Zytochromoxidase, wodurch der letzte Schritt der **Atmungskette,** die Übertragung der Elektro-nen auf Sauerstoff, blockiert wird. Die Reduktionsäquivalente stauen sich in der Atmungskette an, die ATP-Produktion kommt zum Erliegen und damit über kurz oder lang alle energieverbrauchenden Zell-Leistungen. Der Pyruvat-Dehydrogenase-Komplex, über den extramitochondriales Pyruvat in die Mitochondrien hineintransportiert und dabei oxidativ decarboxyliert wird, wird durch Verbindungen des dreiwertigen **Arsens** oder durch Arsenit gehemmt. Halogenierte Intermediate des Zitratzyklus führen zu einer Hemmung des betreffenden Enzyms. Die Succinat-Dehydrogenase wird durch Malonat inhibiert, ein historisches Beispiel, an dem der Mechanismus der kompetitiven Hemmung intensiver studiert wurde. Die Atmungskette wird ferner durch den Chelatbildner D-Penicillamin beeinträchtigt, der u.a. das Kupfer der Zytochromoxidase bindet.

2.4.4 Mitochondriopathien

Unter dem Begriff **mitochondriale Enzephalomyopathien** werden MELAS, MERF und KSS subsumiert.

▷ MELAS (mitochondriale Myopathie, Enzephalopathie, Laktat-Azidose und Schlaganfallsepisoden):
Dieser Symptomenkomplex besteht in Kleinwuchs, fokalen und/oder generalisierten epilep-

tischen Anfällen und episodischen Lähmungen oder episodischem Erbrechen, Migräne sowie kortikaler Blindheit bzw. Hemianopsie und manifestiert sich zwischen dem 3. und 11. Lebensjahr. Die neurologische Symptomatik ist fluktuierend bei zunächst unauffälliger psychomotorischer Entwicklung im Kleinkindesalter. Später treten häufig Hypakusis, Dysarthrie bzw. Aphasie und Demenz auf.

▷ MERF (Myoklonusepilepsie und „ragged red Fasern"):
Die Symptome manifestieren sich in der Regel im zweiten Lebensjahrzehnt. Myoklonus und Ataxie stellen die konstanten Symptome dar, Muskelschwäche, Anfälle, Demenz, Optikusatrophie, Kleinwuchs oder Hörstörungen treten in variabler Kombination hinzu. Die Erkrankung wird in mütterlicher Linie vererbt.

▷ KSS (Kearns-Sayre-Syndrom):
Leitsymptom dieser sich vor dem 20. Lebensjahr manifestierenden Erkrankung ist eine Ophthalmoplegie und Retinapigmentdegeneration. Hinzu kommen in unterschiedlicher Kombination Ataxie, Kleinwuchs, Herz-Leitungsblock (der häufig einen Herzschrittmacher erfordert), Liquorproteinerhöhung, Hörverlust, Demenz und selten Anfälle.

Bei allen drei Erkrankungen lassen sich elektronenmikroskopisch in Muskelbiopsien „ragged red Fasern" = Aggregate von vergrößerten und morphologisch veränderten Mitochondrien nachweisen. Biochemisch finden sich bei MELAS Defekte in der Atmungskette, z.B. Erniedrigung der Zytochrom-C-Oxidase und der Succinat-Zytochrom-C-Reduktase u.a.m. Bei MERF besteht ein Defekt in der mitochondrialen DNS. Die Vererbung in mütterlicher Linie beruht darauf, daß nur die Eizelle, nicht aber das Spermium Zytoplasma und Mitochondrien in die Zygote einbringt. Die durch Mitochondrien-DNS kodierte Synthese mitochondrialer Proteine ist infolge einer Mutation der für die Heranschaffung der Aminosäure Lysin zuständigen transfer-RNS gestört.

Weil nicht alle Mitochondrien einer Zelle einen genetischen Defekt besitzen müssen, kann es beim Wachsen des Organismus zur ungleichen Verteilung der defekten Organellen auf Gewebe und Organe kommen. Wegen des unterschiedlichen Energiebedarfs der verschiedenen Organe wirkt sich dies am Nervensystem und der Muskulatur stärker aus, entsprechend ist die Hauptsymptomatik bei diesen Krankheiten neurologisch.

Carnitin-Mangel

Mit Hilfe von Carnitin, des Enzyms Carnitin-Acyltransferase (CAT I) und des in der inneren Mitochondrienmembran lokalisierten Enzyms Carnitin-Acyltranslokase (CAT II) werden Acylgruppen vom Zytosol ins Innere der Mitochondrien transportiert, wo sie in der β-Oxidation zur Energiegewinnung und ATP-Produktion verstoffwechselt werden (s. Abb. H1-9).

Neben einem primären Carnitin-Mangel infolge angeborener Defekte der Carnitin-Synthese, des Carnitin-Transportes in die Zellen oder eines exzessiven Katabolismus gibt es sekundäre, erworbene Formen eines Carnitin-Mangels z.B. bei der Diphtherie-bedingten Kardiomyopathie, beim schweren Proteinmangel, bei Kachexie und Zirrhose und bei chronischer Dialysebehandlung von Urämien.

Bei Beschränkung des Carnitin-Mangels auf die Muskulatur stehen eine progressive Muskelschwäche, Erhöhungen der Muskelenzyme im Serum, Lipidablagerungen in der Muskulatur und Kardiomyopathie im Vordergrund. Beim systemischen Carnitin-Mangel treten zusätzlich eine Enzephalopathie, eine Lebervergrößerung mit Leberfunktionsstörung und Erniedrigungen von Serum- und Lebercarnitinspiegel auf. Die Muskelschwäche spricht gut auf orale Gabe von DL-Carnitin an. Muskelschwäche und sekundäre Hyperlipoproteinämie bei Dialysepatienten bessern sich häufig ebenfalls unter oraler Substitution von Carnitin bzw. bei Verwendung einer Dialyselösung mit Carnitinzusatz.

2.5 Endoplasmatisches Retikulum

2.5.1 Morphologie des endoplasmatischen Retikulums

> Das endoplasmatische Retikulum (ER) stellt ein komplexes Membransystem aus kommunizierenden Hohlräumen in Form von Zisternen, Vesikeln und Röhren (Tubuli) dar, das die ganze Zelle durchzieht.

Dieses Netzwerk von Membranen trennt bestimmte Räume innerhalb der Zelle ab und trägt zur Kompartimentierung des Zellstoffwechsels bei. Die Membranen des ER gehen stellenweise in die äußere Kernmembran über, z.T. enden die Schläuche des ER in Poren der äußeren Zellmembran. Auf diese Weise stehen die Zisternen des **Ergastoplasmas***) mit dem perinukleären Raum und mit dem Extrazellularraum in Verbindung.

Das ER ist Bestandteil aller eukaryonten Zellen, in Form und Größe weist es jedoch starke Unterschiede bei verschiedenen Zellen auf. Im elektronenmikroskopischen Bild lassen sich zwei Strukturtypen des ER unterscheiden: die granuläre und die agranuläre Form. Das **granuläre oder rauhe ER (RER)** ist an der Außenseite der Membranen perlschnurartig mit Ribosomen besetzt. Es findet sich vor allem in Zellen und Organen, in denen Proteine synthetisiert und sezerniert werden (z.B.

---

* Ergastoplasma: ribosomenbesetzter (rauher bzw. granulärer) Anteil des endoplasmatischen Retikulums.

Pankreas, Speicheldrüsen, Leber, Plasmazellen). Beim **glatten oder agranulären ER (GER)** fehlt der Ribosomenbesatz. Die Membranen sind mehr in Form verästelter und unregelmäßig verknäulter Röhren angeordnet, während sie beim RER eine flächige Anordnung in Form von breiten Säckchen zeigen. Das glatte ER ist besonders stark ausgeprägt in Zellen, die Steroide synthetisieren (Leber, Ovar, Zwischenzellen des Hodens), Ionen sezernieren (Belegzellen des Magens) oder in denen Stoffwechselprodukte und Fremdstoffe, z. B. Pharmaka, entgiftet werden (Leber). Das RER liegt meist in der Nähe des Zellkerns, zur Peripherie der Zelle hin geht es oft in GER über.

2.5.2 Funktionen des endoplasmatischen Retikulums

Die Funktion des **rauhen,** mit Ribosomen besetzten ER **(RER)** liegt in der **Biosynthese von Sekretproteinen,** Proteinen der Plasmamembran und lysosomalen Enzymen. Flächenhafte Membranstrukturen des ER, meist in Kernnähe, fungieren als Haftstellen für Ribosomen und Polysomen. Nach der Biosynthese gelangt die Polypeptidkette durch die Membran des RER ins Innere der sackförmigen Schläuche und wird intrazisternal zum Golgi-Apparat transportiert. Hierbei erfährt die Polypeptidkette durch Modifikation kotranslational angeknüpfter Zuckerketten oder durch Anlagerung von Lipiden die spezifische Strukturierung zum fertigen Glyko- oder Lipoprotein und wird in Form von **Sekretvakuolen** abgeschnürt. Das **glatte ER** spielt bei **Entgiftungsprozessen,** z. B. in der Leber, eine wichtige Rolle. Die Membranen des GER enthalten zytoplasmawärts Monooxygenasen und lumenwärts Glukuronyltransferasen. Die Monooxygenasen oder mischfunktionellen Oxygenasen (z. B. NADPH-Zytochrom-C-Reduktase, Flavoproteine, Zytochrom-P450-System) hydroxylieren unter Verbrauch von NADPH und O_2 eine Vielzahl von Verbindungen, z. B. Hormone, Arzneimittel etc. Glukuronyltransferasen koppeln OH-Gruppen von Phenolen, Alkoholen und aliphatischen Säuren mit UDP-Glukuronsäure zu Glukuroniden. Durch das funktionelle Zusammenspiel von Hydroxylierungsreaktion und Glukuronidbildung werden unpolare Substanzen wasserlöslich gemacht und über das Kanalsystem des ER ausgeschieden. Die Glukose-6-Phosphatase, die als letzter Schritt bei der Glukoneogenese Glukose freisetzt, findet sich ebenfalls mit entsprechenden Transportproteinen im glatten ER der Leber, der Nieren und des Intestinums. Das ER hat ferner eine wichtige Funktion bei der **Steroidsynthese.** Das Schrittmacherenzym der Cholesterinsynthese, die **HMG-CoA-Reduktase,** ist im glatten ER lokalisiert, die Hydroxylierungsreaktion durch spezifische Monooxygenasen erfolgt ebenfalls an den Membranen des ER. Auch bei der **Synthese von Lipiden und Lipoproteinen** ist das ER beteiligt. Zum Beispiel werden in den Zel-

len der Darmmukosa an den Membranen des ER aus den resorbierten Monoglyceriden und Fettsäuren Triglyceride synthetisiert. In den Zisternen des Ergastoplasmas werden diese dann mit am RER synthetisierten Apolipoproteinen und mit im ER synthetisierten Phospholipiden umhüllt und als Lipoproteine (Chylomikronen, VLDL) über den Golgi-Apparat in das Lymphgefäßsystem ausgeschüttet.

Auch die **Sekretion von Ionen** gegen einen Konzentrationsgradienten, z. B. die Absonderung von Chloridionen durch die Belegzellen der Magenschleimhaut, ist eine Funktion des ER. Das **sarkoplasmatische Retikulum,** eine Sonderform des ER in der Muskelzelle, spielt eine wichtige Rolle beim Kalziumtransport.

Funktionen des ER

▷ RER
  – Biosynthese von Sekretproteinen
    (Glyko- oder Lipoproteine) u. a.
▷ GER
  – Entgiftung (z. B. Leber)
  – Steroidsynthese
    (z. B. Cholesterinsynthese)
  – Synthese von Lipiden und Lipoproteinen
  – Sekretion von Ionen

2.5.3 Pharmakologische Angriffspunkte

Von vielen Substanzen ist bekannt, daß sie zu einer Induktion mikrosomaler Enzyme und einer Proliferation des ER führen.

Das Phänomen der Gewöhnung und Dosissteigerung kann auf einer **Induktion** mikrosomaler Enzyme beruhen, die den Abbau des betreffenden Medikaments beschleunigen, so daß zur Erzielung des gleichen Effekts immer höhere Dosen zugeführt werden müssen.

Pharmaka, die eine Induktion mikrosomaler Enzyme bewirken, erhöhen nicht nur ihren eigenen Abbau, sondern auch den körpereigener Substanzen oder den anderer, gleichzeitig verabreichter Pharmaka.

Unter Therapie z. B. mit Rifampicin ist die Cushing-Schwellendosis infolge gesteigerten Kortisol-Metabolismus erhöht und der Konzeptionsschutz der Pille infolge gesteigertem Metabolismus vermindert.

Die Induktion mikrosomaler Enzyme ist meist ein unerwünschter Nebeneffekt, sie kann jedoch therapeutisch ausgenutzt werden. Erhöhte Konzentrationen an indirektem Bilirubin beim Morbus

Meulengracht, die auf einer geschädigten oder insuffizienten Glukuronierung beruhen, normalisieren sich z. B. unter Gabe von Phenobarbital.

2.5.4 Pathobiochemie des endoplasmatischen Retikulums

> Eine physiologisch bedeutsame „Erkrankung des ER" stellt der **Neugeborenenikterus** dar.

Die Fähigkeit der Leber eines Neugeborenen, Bilirubin in der Glukuronyltransferase-Reaktion an Glukuronsäure zu koppeln, ist infolge des noch nicht ausgereiften Enzymsystems vermindert, so daß es zwischen dem dritten und achten Tag zu einem Anstieg des Bilirubinspiegels (indirektes Bilirubin ca. 7 mg/100 ml) kommt. Der physiologische Neugeborenenikterus wird verstärkt, wenn Bilirubin vermehrt anfällt (Rh-Erythroblastose, kongenitale hämolytische Anämie), wenn die Glukuronyltransferase stark vermindert ist (z. B. bei Frühgeborenen) oder wenn Medikamente (Sulfonamide, Morphin etc.) oder Hormone (z. B. bei Pregnandiol in der Muttermilch) mit dem Bilirubin um die Glukuronierung konkurrieren.

Das seltene **Crigler-Najjar[1]-Syndrom** beruht auf einem autosomal rezessiv vererbten Mangel an Glukuronyltransferase. Es kommt durch einen Anstieg des unkonjugierten Bilirubins bis auf 40 mg/100 ml mit toxischer Wirkung auf das Zentralnervensystem zum Kernikterus, dem die Kinder meist in den ersten Lebensjahren erliegen.

Beim **Icterus juvenilis Meulengracht** oder **Gilbert-Syndrom** liegt nur ein leichter Mangel an Glukuronyltransferase vor. Ausgelöst durch Streß, Infektionen, Alkohol u. ä. m. kommt es zur intermittierenden Erhöhung des unkonjugierten Bilirubins (bis etwa 4 mg/100 ml). Es handelt sich um eine harmlose Störung, die sich bei ca. 8% aller jugendlichen Individuen als autosomal dominant vererbter *biochemischer Schönheitsfehler* findet.

> Bei der **Typ I-Glykogenose (von Gierke[2]-Krankheit)** fehlt die Glukose-6-Phosphatase, das biochemische Leitenzym des ER.

Das Reservekohlenhydrat Glykogen kann nur bis zum Glukose-6-Phosphat abgebaut werden, eine Dephosphorylierung an den Membranen des ER und Ausschleusung der freien Glukose in den Ex-

trazellularraum zur Auffüllung der Blutglukose ist nicht möglich, es kommt zu schweren Hypoglykämien.

2.6 Golgi[3]-Apparat

2.6.1 Morphologie des Golgi-Apparates

> Die als Golgi-Apparat oder Golgi-Komplex bezeichnete Zellorganelle kommt in allen tierischen Zellen, häufig in Kernnähe gelegen, vor und ist besonders stark in sekretorischen Zellen ausgeprägt.

Der Golgi-Apparat besteht aus einem Stapel parallel angeordneter, gekrümmter Säckchen, **Diktyosomen** genannt, die im Querschnitt als Doppelmembranen mit endständiger keulenförmiger Auftreibung erscheinen. Der Abstand zwischen ihnen beträgt etwa 200 Å. Die konvexe, kernnähere Seite *(forming face)* des Diktyosomenstapels weist zahlreiche Vesikel auf, die mit den Zisternen des RER in Verbindung stehen. Auf der zur Zellperipherie gelegenen Seite *(mature face)* schnüren sich aus bläschenförmigen Auftreibungen der Diktyosomen große Golgi-Vakuolen ab (trans-Golgi-Netzwerk).

2.6.2 Funktionen des Golgi-Apparates

> Die Funktion des Golgi-Apparates besteht in der **Konzentrierung und Abpackung von Zellprodukten** und läßt sich mit der *Versandabteilung einer Fabrik* vergleichen.

Die an den Ribosomen des RER synthetisierten Proteine gelangen in die Zisterne des ER. Der Transport zum Golgi-Apparat erfolgt über Vesikel, die sich vom ER ablösen und auf der *forming face* mit den Diktyosomen des Golgi-Komplexes verschmelzen. Hier erfolgt die Konzentrierung der Zellprodukte und die Verpackung mit einer Membran, die sich aus dem Membranreservoir der Diktyosomen durch endständige bläschenartige Erweiterung ableitet. Nach Abschnürung können die Golgi-Vesikel entweder **in der Zelle verbleiben (z. B. primäre Lysosomen),** in die Plasmamembran eingebaut oder unter Mithilfe des Mikrotubulisystems durch Exozytose **aus der Zelle ausgeschleust werden (z. B. Sekretgranula).** Von den Signalstrukturen, die entscheiden, welchen der möglichen Wege die Proteine aus dem Golgi-Apparat nehmen, ist bisher nur der für lysosomale Enzyme näher untersucht. Diese werden in einem mehrstufigen Prozeß mit Mannose-6-Phosphatresten (Man-6-P) etikettiert. Eine Segregation solcher mit Man-6-P dekorierten Enzymproteine in spezielle Vesikel erfolgt unter Beteiligung von Clathrin. Für den Transport zu Endolysosomen sind Man-6-P-Rezeptorproteine verantwortlich, von denen zwei verschie-

---

[1] John F. Crigler (geb. 1919), Viktor A. Najjar (geb. 1914), amerikanische Kinderärzte.
[2] Edgar O. C. von Gierke (1877–1945), Pathologe in Karlsruhe.
[3] Camillo Golgi (1843–1926), Pathologe in Pavia, 1906 Nobelpreis für Medizin.

dene Formen bekannt sind. Im sauren Milieu der Lysosomen dissoziieren die Man-6-Rezeptoren ab und können für weitere Transferschritte rezyklisieren.

Ein konstitutiver sekretorischer Weg ist in allen Zellen zu beobachten. Über diesen Weg werden kontinuierlich vom trans-Golgi-Netzwerk lösliche Proteine von der Zelle abgegeben oder Lipide und Membranproteine in die Plasmamembran eingebaut. Spezialisierte sekretorische Zellen verfügen darüber hinaus über spezielle Mechanismen, sekretorische Vesikel zu bilden, die auf ein entsprechendes extrazelluläres Signal hin sezerniert werden. In polarisierten Zellen beobachtet man einen spezifisch gerichteten Transport von Golgi-Vesikeln entweder apikal oder basolateral. Die Natur der hierfür verantwortlichen Signale ist noch weitgehend unbekannt. Nicht nur Proteine können auf diese Weise verpackt und sezerniert werden, sondern auch Lipide und Proteoglykane (Mukopolysaccharide). In der Darmmukosazelle und in der Leberparenchymzelle werden die im glatten ER synthetisierten Triglyceride und Phospholipide mit am RER synthetisierten und im ER teilweise glykosylierten Apolipoproteinen zu komplexen Lipoproteinen zusammengebaut und nach terminaler Glykosylierung im Golgi-Apparat über Golgi-Vesikel aus der Zelle ausgeschleust, bei der **Leberparenchymzelle** als **VLDL** in den **Disse-Raum**, bei der **Darmmukosazelle** als **Chylomikronen** in die **Lymphe**. In der Leberparenchymzelle wird auch die Galle über den gleichen Mechanismus in die intrahepatischen Gallengänge sezerniert.

Die **Synthese von Proteoglykanen** findet in den Diktyosomen des Golgi-Apparates statt. Die in Schleimhaut-, Knochen- und Bindegewebszellen gebildeten Proteoglykane werden über Golgi-Vesikel unter Mithilfe des Mikrotubulisystems in den Extrazellularraum ausgeschüttet.

2.6.3 Pharmakologische Angriffspunkte

Experimentell läßt sich mit **Orotsäure** eine Hemmung der VLDL-Sekretion und eine Leberverfettung induzieren. Der molekularbiologische Angriffspunkt liegt in einer Interferenz mit dem terminalen Glykosylierungsprozeß, wodurch der intrazelluläre Transport und die Sekretion von ansonsten normal zusammengesetzten VLDL blockiert wird. Die Sekretion von Golgi-Vakuolen kann ferner durch Beeinflussung mikrotubulärer Strukturen mittels Alkaloiden, wie **Colchicin** und **Vinblastin,** inhibiert werden.

2.6.4 Pathobiochemie des Golgi-Apparates

Die Pathobiochemie der sich vom Golgi-Apparat ableitenden primären Lysosomen ist im Abschnitt 2.7 behandelt, die der Peroxisomen im Abschnitt 2.8. Über die Pathobiochemie der Sekretgranula ist z.Zt. noch wenig bekannt.

2.7 Lysosomen

2.7.1 Eigenschaften der Lysosomen

Lysosomen sind **Bläschen** von unterschiedlicher Form und Größe mit einer elektronendichten, homogenen Matrix und einer Membranhülle. Sie enthalten **Enzyme** mit einem Wirkungsoptimum im sauren Bereich (pH 4–6). **Leitenzym** ist die **saure Phosphatase.**

Die verschiedenen Enzyme können durch hydrolytische Spaltung von Ester-, Äther-, Peptid-, Glykosid- und Säureanhydridbindungen praktisch alle Makromoleküle (Proteine, Polysaccharide, Nukleinsäuren, Lipide) in ihre Bausteine zerlegen. Um eine Reaktion der sauren Hydrolasen mit Bestandteilen der Zelle zu verhindern, sind sie von einer Membran umgeben. Lysosomen leiten sich vom Golgi-Komplex ab. Dort finden die Anreicherung der im RER synthetisierten Enzyme und die Verpackung und Abschnürung als Vesikel statt.

2.7.2 Funktionen der Lysosomen

Die Lysosomen befähigen die Zelle zur intra- und extrazellulären **Verdauung von zellfremden und zelleigenen Makromolekülen.**

Für das Verständnis der verschiedenen Funktionsstufen und Formvarianten der Lysosomen hat sich das Lysosomenkonzept von de Duve bewährt (Abb. H1-11). Unter einem **primären Lysosom** versteht man hierbei ein sich vom Golgi-Apparat ableitendes Vesikel, das von einer Membran umhüllt ist und durch eine dichte homogene Matrix charakterisiert ist. Als **Phagosomen** werden Vakuolen bezeichnet, die durch Endozytose von zellfremdem Material entstehen. Hierbei stülpt sich die Zellmembran ein, bis das exogene Objekt (Bakterien, Viren, Fremdstoffe, Makromoleküle) in eine intrazelluläre Vakuole zu liegen kommt. Auch zelleigenes Material kann von einer Membran umgeben werden und bildet dann eine sog. **autophage Vakuole.**

Die eigentliche Verdauung wird durch die Vereinigung eines Phagosoms bzw. einer autophagen Vakuole mit einem primären Lysosom eingeleitet. In der aus der Verschmelzung entstandenen Vakuole, dem **sekundären Lysosom,** findet die hydrolytische Spaltung der Makromoleküle statt. Die hierbei entstehenden kleinen Moleküle (z.B. Aminosäuren, Glukose) können durch die Membran der Vakuole ins Zytoplasma diffundieren, wo sie für Synthesen oder zur Energiegewinnung verwandt werden. Wenn der Abbauprozeß des intravakuolären Materials abgeschlossen ist, kann der verbleibende Rest über den Vorgang der Exozytose aus der Zelle ausgeschleust werden. Mit Hilfe des

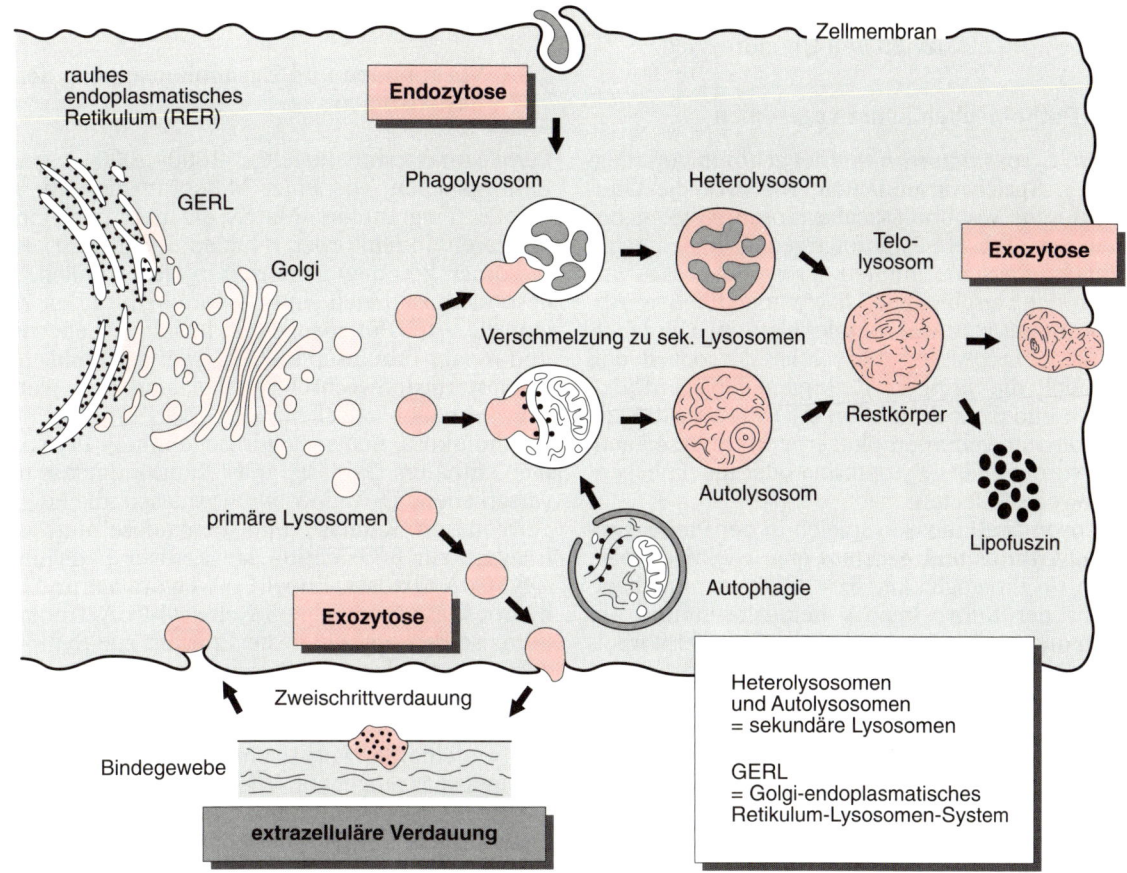

Abb. H1-11: Funktionswandel der Lysosomen. Diskussion im Text.

Mikrotubulisystems wird das sekundäre Lysosom in die Nähe der äußeren Zellmembran transportiert, wo die Lysosomenmembran mit der Zellmembran verschmilzt und den Inhalt nach außen entleert. Das sekundäre Lysosom kann jedoch auch zusammen mit Verdauungsresten in der Zelle als Restkörper bzw. Telelysosom verbleiben. Diese Restkörper enthalten häufig myelinhaltige Strukturen und tröpfchenförmige Fettpigmente (z. B. Lipofuscin).

Neben dieser intrazellulären Verdauung von phagozytiertem Material spielen Lysosomen auch bei der **extrazellulären Verdauung** eine Rolle. Die primären Lysosomen können mit der Zellmembran verschmelzen und die lysosomalen Hydrolasen in den Extrazellularraum entleeren. Dieser Vorgang ist vor allem für den Abbau der Grundsubstanz des Bindegewebes von Bedeutung. Die Proteoglykane werden zunächst extrazellulär durch lysosomale Proteasen angedaut, die Protein- und Mukopolysaccharidbruchstücke dann durch Phagozytose in die Zelle aufgenommen und vollständig abgebaut (Zweischrittverdauung der bindegewebigen Grundsubstanz).

Lysosomen kommen besonders zahlreich in Leukozyten, Histiozyten und Zellen des retikuloendothelialen Systems vor. Eine der wichtigsten Funktionen dieser Zellen, die sie mit Hilfe der Lysosomen erfüllen, besteht in der Phagozytose von Bakterien, im *Abräumen* von geschädigtem oder funktionslos gewordenem Zell- oder Gewebsmaterial sowie in der Phagozytose von Fremdstoffen.

In den Lysosomen der Spermien kommt das Enzym Hyaluronidase vor, das die Auflösung des Schleimpfropfes im Gebärmutterhals bewirkt.

2.7.3 Pharmakologische Angriffspunkte

Pharmaka, die die Lysosomenfunktion beeinträchtigen, können entweder an der Lysosomenmembran angreifen oder an den lysosomalen Enzymen selbst. Antigen-Antikörper-Komplexe, Bakterientoxine, Detergenzien, Vitamin A und Vitamin D, saurer pH-Wert und anderes führen zu einer erhöhten Labilität der Lysosomenmembran mit gehäufter Ruptur und Freisetzung lysosomaler Enzyme. Kortison und Cholesterin dagegen dichten die Membran ab und erschweren Phagozytose und lysosomale Verdauung. Einige Antirheumatika, z. B. Goldsalze, bewirken u. a. eine Hemmung lysosomaler Hydrolasen und verhindern die Destruktion der Knorpelgrundsubstanz durch lysosomale Enzyme aus Leukozyten und Chondrozyten.

2.7.4 Pathobiochemie der Lysosomen

Zu den *Lysosomenkrankheiten* gehören vor allem die sog. **Speicherkrankheiten,** wie z. B. die Gangliosidosen, Mukopolysaccharidosen, Glykogenosen u. a. m. (Tab. H1-7). Infolge genetisch bedingten Mangels eines bestimmten lysosomalen Enzyms stauen sich verschiedene Makromoleküle bzw. Abbauprodukte von Makromolekülen an. Die Überladung der Lysosomen geht schließlich so weit, daß entweder die übrigen Zellorganellen verdrängt werden und die Zellfunktion erlischt, oder daß die Lysosomenmembranen platzen und die lysosomalen Hydrolasen ins Zytoplasma oder ins umliegende Gewebe entleeren.

Lysosomale Proteasen spielen in der **Pathogenese von Arthritis und Arthrose** eine wichtige Rolle, indem sie Proteoglykane bzw. Glykosaminoglykane aus der Knorpelmatrix herauslösen und abbauen und so eine Zerstörung des Gelenkknorpels verursachen. Während bei entzündlichen Erkrankungen lysosomale Enzyme aus Leukozyten von der Knorpeloberfläche her angreifen, erfolgt die Zerstörung der Knorpelmatrix bei degenerativen Erkrankungen von innen her durch lysosomale Enzyme aus Chondrozyten.

Lysosomen scheinen ferner in der **Pathogenese der Arteriosklerose** eine Rolle zu spielen. Bei der Degradation cholesterinesterreicher Lipoproteine (LDL) kommt der lysosomalen sauren Esterase eine Schlüsselrolle zu, indem sie Cholesterinester hydrolytisch spaltet, so daß freies Cholesterin für Membranbiosynthesen verfügbar wird und regulativ einerseits die zelleigene Cholesterinsynthese unterdrücken und andererseits die weitere Cholesterinaufnahme durch Verminderung der Zahl der LDL-Rezeptoren reduzieren kann. Wenn aufgrund einer verminderten Aktivität der sauren Cholesterinesterase der lysosomale Abbau der LDL mit der Aufnahme von LDL nicht in Einklang steht, kann es über Jahre oder Jahrzehnte zunächst zu einer intrazellulären Lipidablagerung *(Schaumzellbildung)* und später auch zu einer massiven extrazellulären Lipidablagerung aufgrund degenerierter Schaumzellen kommen. Diese Vorstellung wird gestützt durch Befunde über eine frühzeitige massive Arteriosklerose bei Patienten mit kongenitalem Mangel an saurer Cholesterinesterase. Auch bei der Wolman-Erkrankung, bei der aufgrund eines Gendefekts die lysosomale saure Lipase fehlt, stehen Symptome von seiten der Lipidspeicherungen und Arteriosklerose im Vordergrund.

Störungen der Lysosomenfunktion
▷ Speicherkrankheiten
▷ Arthritis und Arthrose
▷ Arteriosklerose

2.8 Peroxisomen (microbodies)

2.8.1 Vorkommen und Zusammensetzung der Peroxisomen

Peroxisomen sind kugelige, 1000–2000 Å große Zellorganellen, von einer Membran umhüllt, mit dichter, feingranulärer Matrix, die meist noch einen dichteren Innenkörper (Nukleoid) aufweist. Peroxisomen kommen vereinzelt in vielen Zellen vor, besonders zahlreich sind sie vor allem in den Zellen, die zur **Glukoneogenese** befähigt (Leberzelle und renale Tubulusepithelien) oder am **Lipid-** und **Cholesterinstoffwechsel** beteiligt sind und glattes ER enthalten (Zellen der Nebennierenrinde, Darmmukosa, Leber, Talgdrüsenepithel). Peroxisomen enthalten Oxidasen, z. B. Xanthinoxidase und verschiedene D-Aminosäurenoxidasen, die Hydroperoxidasen Katalase und Peroxidase und drei Enzyme zur β-Oxidation langkettiger Fettsäuren: Acyl-CoA-Oxidase, Enoyl-CoA-Hydratase und Dehydrogenase sowie eine 3-Ketoacyl-CoA-Thiolase. Peroxisomen enthalten die Enzyme zur Synthese von Ätherlipiden und Plasmalogenen. Sie spielen auch eine Rolle bei der Synthese von Gallensäuren. Soweit bekannt, werden alle Enzyme und Membranproteine der Peroxisomen an Polysomen des Zytoplasmas aufgebaut. Wie am Enzym Luziferase gezeigt, enthält ein C-terminales Dodekapeptid das Signal für den Einbau in Peroxisomen. Große Peroxisomen können sich analog zur Mitochondrienquerteilung über Spaltteilung vermehren. Die Zahl der Peroxisomen korreliert mit dem Ploidiegrad und der mitochondrialen Aktivität der Zelle. Die dreidimensionale Rekonstruktion serieller elektronenmikroskopischer Dünnschnitte zeigt, daß Peroxisomen eine Art peroxisomales Retikulum bilden.

2.8.2 Funktionen der Peroxisomen

Die Hauptfunktion der Peroxisomen besteht darin, H_2O_2, das für die Zelle ein starkes Gift darstellt, dort, wo es im Stoffwechsel entsteht, auch direkt wieder abzubauen.

H_2O_2 wird vor allem durch Flavinoxidasen freigesetzt, z. B. durch D-Aminosäurenoxidasen und Acyl-CoA-Oxidase, Flavoproteine, die den Wasserstoff direkt auf Sauerstoff übertragen. Die D-Aminosäurenoxidasen spielen beim Abbau der für den Säugerorganismus atypischen D-Aminosäuren, die von Bakterienwandmaterial herrühren können, eine wichtige Rolle. Das H_2O_2 wird durch Hydroperoxidasen zu Wasser reduziert, indem entweder ein zweites H_2O_2-Molekül als Reduktionsmittel fungiert **(Katalase-Reaktion),** oder ein organischer Wasserstoffdonator, z. B. Äthanol **(Peroxidase-Reaktion).** Katalase ist ein Enzym mit sehr hoher Wechselzahl, d. h. die katalysierte Reaktion verläuft

Tabelle H1-7 Lysosomale Speicherkrankheiten

Erkrankung	Enzymdefekt	Hauptsächlich angestaute Metabolite
Glykogenose Typ II	saure α-1,4-Glukosidase	Glykogen
Mukopolysaccharidosen		
MPS I H (Hurler)	α-L-Iduronidase	Dermatan-Sulfat, Heparan-Sulfat
MPS I S (Scheie)	α-L-Iduronidase	Dermatan-Sulfat, Heparan-Sulfat
MPS I S/H	α-L-Iduronidase	Dermatan-Sulfat, Heparan-Sulfat
MPS II A (Hunter, schwere Form)	Iduronosulfat-Sulfatase	Dermatan-Sulfat, Heparan-Sulfat
MPS II B (Hunter, milde Form)	Iduronosulfat-Sulfatase	Dermatan-Sulfat, Heparan-Sulfat
MPS III A (Sanfilippo A)	Heparan-N-Sulfatase	Heparan-Sulfat
MPS III B (Sanfilippo B)	α-N-Acetyl-Glukosaminidase	Heparan-Sulfat
MPS III C (Sanfilippo C)	Acetyl-CoA-α-Glukosamid-Acetyl-transferase	Heparan-Sulfat
MPS III D (Sanfilippo D)	N-Acetyl-Glukosamin-O-Sulfatase	Heparan-Sulfat
MPS IV (Morquio A)	N-Acetylhexosamin-6-Sulfat-Sulfatase	Keratan-Sulfat, Chondroitin-6-Sulfat
MPS IV A (Morquio A)	Galaktose-6-Sulfatase	Keratan-Sulfat, Chondroitin-6-Sulfat
MPS IV B (Morquio B)	β-Galaktosidase	Keratan-Sulfat, Glykolipide
MPS VI A (Maroteaux-Lamy)	N-Acetylhexosamin-4-Sulfat-Sulfatase	Dermatan-Sulfat
MPS VI B (Maroteaux-Lamy, milde Form)	N-Acetylhexosamin-4-Sulfat-Sulfatase	Dermatan-Sulfat
MPS VII	β-Glukuronidase	Dermatan-Sulfat, Heparan-Sulfat
Sphingolipidosen		
GM_1-Gangliosidosen	GM_1-Gangliosid-β-Galaktosidase	GM_1-Ganglioside, Galaktose-enthaltende Oligosaccharide
Typ I		
(infantile, generalisierte Form)		
Typ II (juvenile Form)		
GM_2-Gangliosidosen		
Variante B	α-Untereinheit der Hexosaminidase A	GM_2-Gangliosid
Variante O (Sandhoff)	β-Untereinheit der Hexosaminidase A/B	GM_2-Gangliosid
Variante AB	GM_2-Aktivatorprotein	GM_2-Gangliosid
Sulfatidose		
metachromatische Leuko-dystrophie	Arylsulfatase A, Sulfatid-Aktivatorprotein	Sulfatid
multipler Sulfatase-Mangel	Arylsulfatasen A, B, C; Steroid-Sulfatase, Iduronat-Sulfatase, Heparan-N-Sulfatase	Sulfatid, Steroid-Sulfat, Heparan-Sulfat, Dermatan-Sulfat
Fabry-Krankheit	α-Galaktosidase	Ceramid-Trihexosid
Schindler-Krankheit	α-N-Acetylgalaktosaminidase	Glykopeptide
Faber-Krankheit	saure Ceramidase	Ceramid
Gaucher-Krankheit		
infantile Form	gesamte β-Glukosidase	Glukocerebrosid
adulte Form	membrangebundene β-Glukosidase	Glukocerebrosid
Krabbe-Krankheit	Galaktocerebrosid-β-Galaktosidase	Galaktocerebrosidase
Niemann-Pick-Krankheit	Sphingomyelinase	Sphingomyelin
Mukolipidosen		
Aspartylglykosaminurie	Aspartylglykosamidase	Aspartyl-N-Acetylglukosamine
Sialidose	Sialidase	Glykoproteine
Galaktosialidose	proteolytisch protektives lysosomales Enzym	Glykoproteine
β-Mannosidose	β-Mannosidase	Man-β-1,4-N-Acetylglukosamin
Fukosidose	α-L-Fukosidase	Fukose-enthaltende Sphingolipide und Glykoproteinfragmente
α-Mannosidose	α-Mannosidase	Mannose-enthaltende Oligo-saccharide (N-Glykane)
I-Zell-Krankheit Pseudo-Hurler-Polydystrophie	defekte Mannose-6-Phosphorylierung von lysosomalen Enzymen, starker extrazellulärer Anfall dieser Enzyme in Fibroblasten	Mukopolysaccharid, Glykolipid
Salla	defekter Hyalinsäure-Carrier	Sialinsäure
Andere lysosomale Speicherkrankheiten		
Saure-Phosphatase-Mangel	saure Phosphatase	Phosphatester
Chediak-Higashi-Syndrom (Albinismus)	(unbekannt)	
Zystinose	defekter Zystin-Carrier	Zystine
Wolman-Krankheit	saure Lipase	Cholesterinester, Triglyceride

äußerst rasch. Die in den Peroxisomen vorkommende Xanthinoxidase wirkt beim Abbau der Purine mit. Katalase scheint ferner beim Alkoholabbau und bei der Glukoneogenese eine Funktion zu haben, wahrscheinlich indem es das anfallende NADH reoxidiert. Peroxisomen spielen auch im Lipidstoffwechsel eine bedeutende Rolle, so z.B. bei der Oxidation langkettiger Fettsäuren (β- und ω-Oxidation) und Bildung von Dicarbonsäuren.

2.8.3 Pharmakologische Angriffspunkte

Clofibrat und andere Fibratderivate führen zu einer Proliferation der Peroxisomen und zu einer beschleunigten Oxidation von Fettsäuren.

2.8.4 Pathobiochemie der Peroxisomen

Bei der **Cholestase** ist die Zahl der hepatozellulären Peroxisomen erhöht, ihre Katalaseaktivität jedoch vermindert.

Beim **zerebrohepatorenalen Syndrom** (CHRS, Zellweger-Syndrom), einer seltenen autosomal rezessiven Erkrankung mit Hirnreifungsstörung, Cholesterinesterspeicherung in der weißen Substanz des ZNS, Hepatomegalie mit Zirrhose und Hämosiderose, Nierenzysten und Skelettabnormalitäten, liegt wegen Defekten im posttranslationalen Import von Enzymen ein Mangel an funktionsfähigen Peroxisomen vor, daneben bestehen Strukturanomalien der Mitochondrien. Es kommt zur Anhäufung von C_{24}- und C_{26}-Fettsäuren und hydroxylierten C_{26}-Steroiden, Intermediärprodukten der Gallensäuresynthese.

Bei der **zerebrotendinösen Xanthomatose** (CTX) ist wegen eines Defektes der mitochondrialen Cholesterol-26-Hydroxylase ebenfalls die Gallensäuresynthese beeinträchtigt, es werden vermehrt Gallealkohole gebildet und ausgeschieden, in den Geweben wird Cholesterin und Cholestanol abgelagert. Elektronenmikroskopisch fand man bei dieser Erkrankung in den Hepatozyten hypertrophierte Mitochondrien sowie vergrößerte und zahlenmäßig vermehrte Peroxisomen.

Ein Peroxisomendefekt liegt auch bei der **Adrenoleukodystrophie** (ALD, Schilder-Erkrankung) vor. Hierbei kommt es wegen defekter peroxisomaler β-Oxidation zur Anhäufung von sehr langkettigen Fettsäuren ($>C_{22}$), oft in Form von Cholesterinestern, in der weißen Substanz des ZNS und in der Nebennierenrinde. Bei der neonatalen ALD liegen gleichzeitig mehrere peroxisomale Enzymdefekte vor.

2.9 Zellskelett (Zytoskelett)

2.9.1 Zusammensetzung und Funktion des Zytoskeletts

Die zytoplasmatische Matrix der Zelle setzt sich aus einem Gitterwerk von Filamenten und Mikro-

tubuli (Zytoskelett) sowie dem intertrabekulären Raum mit den Substraten und Enzymen des Zytoplasmas (Zytosol) zusammen.

Das Zytoskelett ist ein komplexes Geflecht aus drei Haupttypen von Proteinfilamenten: den Aktinfilamenten, den Mikrotubuli und den Intermediärfilamenten. Das Zytoskelett ist an Bewegungen und Formveränderungen der Zelle beteiligt. Die meist in Zellmembrannähe lokalisierten Mikrofilamente spielen eine Rolle bei der Verankerung von Rezeptoren der Zellmembran. Sie stellen gewissermaßen Anker- und Schleppseile dar, die mosaikartige Verteilung verschiedener Membranrezeptoren und (unter Mitwirkung des Mikrotubuli-Systems) die Wanderung der Rezeptoren zum Zellpol (capping) regulieren. Das Mikrotubuli-System ermöglicht auch die Bewegung von Zellorganellen im Zytoplasma. So erfolgt z.B. der Transport eines Golgi-Vesikels zur äußeren Zellmembran oder der Transport eines primären Lysosoms zu einem Phagosom unter Mithilfe der Mikrotubuli.

Zytoplasmatische Filamente werden durch lineare Anordnung von Proteinuntereinheiten gebildet, während Mikrotubuli aus einer Anordnung von globulären Proteindimeren (α- und β-Tubulin) in Form eines Hohlzylinders bestehen. Zytoplasmatische Filamente können aufgrund des Filamentdurchmessers in drei Hauptklassen eingeteilt werden: Mikrofilamente haben einen Durchmesser von ca. 60 Å und sind hauptsächlich aus dem Protein Aktin zusammengesetzt (Aktinfilamente), Intermediärfilamente haben – abhängig vom Gewebetyp – einen Durchmesser von 70–110 Å und werden von fünf verschiedenen Proteinklassen gebildet, Myosinfilamente haben einen Durchmesser bis zu 22 Å und sind reich an dem faserigen Protein Myosin. Muskelzellen sind besonders reich an Aktin- und Myosinfilamenten, aber auch in Nicht-Muskelzellen kann Aktin bis zu 20% des Gesamtproteins der Zelle ausmachen.

Die meisten tierischen Zellen besitzen ein dichtes Geflecht aus Mikrofilamenten und assoziierten Proteinen direkt unter der Zellmembran. Diese sog. **Zellrinde** verleiht der Zelloberfläche mechanische Stärke und ermöglicht der Zelle, ihre Gestalt zu ändern und sich zu bewegen. In einigen Zellen ist dieses Netzwerk dünn und eher zweidimensional, in anderen Zellen ist es dreidimensional und schließt große Teilchen und Organellen im darunter liegenden Zytoplasma aus. Die Mischung aus Aktin-Filamenten, quervernetzenden Proteinen (wie z.B. Filamin) und Abtrennungsproteinen (wie z.B. Gelsolin) kann CA^{++}-abhängige Gel-Sol-Übergänge durchführen, Wechselwirkungen zwischen Myosin und Aktin erzeugen die Kraft für die Zytoplasmastörung. Verbindungen von Aktin-Filamenten mit der Plasmamembran können die Membran verstärken und ihr Form geben bzw. ermöglichen ein Einziehen der Membran nach innen oder ein Ausstülpen nach außen.

Ein Beispiel dafür, wie quervernetzte **Aktin-Filamente** Ausstülpungen der Zellmembran stabilisieren können, sind die Mikrovilli. Diese fingerartigen Ausstülpungen der apikalen Zellmembran der Mukosazellen des Dünndarms, die die Absorptionsoberfläche 20fach vergrößern, enthalten im Innern eines jeden Mikrovillus ein starres Bündel aus 20–30 parallelen Aktinfilamenten, die sich von der Spitze des Mikrovillus bis in die Zellrinde erstrecken und dort in einer Schicht von Intermediärfilamenten verankert sind. Ferner sind stabile Anordnungen von Aktin-Filamenten an sog. Fokalkontakten oder Adhäsionsplaques beteiligt. An den Fokalkontaktpunkten sind Transmembran-Linker(Verbinder)-Proteine in der Zellmembran, wie z.B. der Fibronektinrezeptor, nach außen mit Bestandteilen der extrazellulären Matrix wie z.B. Fibronektin verbunden, während sie auf der Seite des Zytoplasmas mit Aktinfilamenten verknüpft sind.

Neben der stabilen Anordnung von Aktinfilamenten sind durch vorübergehende und regulierte Polymerisation von Aktin schnelle Formänderungen der Zelloberfläche möglich, wobei die Zellen von ihrer Oberfläche dynamische, Aktin-haltige Mikrospikes und Lamellipodien ausstrecken. So sendet z.B. die Wachstumsspitze eines sich entwickelnden Nervenaxons bis zu 500 Å lange Mikrospikes aus. Auch bei der Chemotaxis, der gerichteten Wanderung z.B. von neutrophilen Granulozyten, spielt die kontrollierte Aktinpolymerisation mit Ausstülpung der Zellmembran nach außen und Ausbildung von Mikrospikes und Lamellipodien eine Rolle.

Neben den Filamenten sind **Mikrotubuli** wesentlicher Bestandteil des Zytoskeletts. Im Gegensatz zu Aktinfilamenten, die quervernetzte Geflechte und kleine Bündel im peripheren Zytoplasma bilden, kommen Mikrotubuli gewöhnlich als Einzelfilamente vor, die von einer Stelle in Kernnähe ins Zytoplasma ausstrahlen. Daneben sind Mikrotubuli für Struktur und Funktion von Zilien, haarähnlichen Anhängseln der Zelle, und von Flagellen von großer Bedeutung. Das Innere einer Zilie enthält ein Bündel paralleler Mikrotubuli in einer „9+2"-Anordnung: neun Duplett-Mikrotubuli sind in einem Ring um ein Paar von Einzelmikrotubuli angeordnet. Die Krümmung von Zilien oder die peitschenähnliche Bewegung von Flagellen beruht auf einem Gleiten der Mikrotubuli bzw. einem teleskopartigen Herausschieben von Teilfasern. Die Basalkörper der Zilien sind kleine zylinderförmige Organellen, die Zentriolen. Neun Gruppen aus je drei Mikrotubuli, zu Tripletts verschmolzen, bilden die Wand des Zentriols. Tierische Zellen besitzen ein Zentriolenpaar, das Zentrosom, ein Mikrotubuli-Organisationszentrum. Es organisiert die Ausrichtung von zytoplasmatischen Mikrotubuli während der Interphase der Zellteilung und verdoppelt sich in der Mitose, um den Keim für die beiden Pole der mitotischen Spindel zu bilden.

2.9.2 Pharmakologische Angriffspunkte

Phalloidin, ein hochgiftiges Alkaloid des Knollenblätterpilzes, stabilisiert Aktinfilamente und hemmt deren Depolymerisation, wodurch Bewegungsvorgänge der Zelle blockiert werden. **Zytochalasine** binden an die schnell wachsenden Plus-Enden der Aktinfilamente und lähmen Phagozytose, Pinozytose, Fortbewegung der Zelle und Produktion von Mikrospikes und Lamellipodien.

Die pflanzlichen Alkaloide **Colchicin, Vinblastin und Vincristin** binden an Tubulin-Dimere und verhindern die Zusammenlagerung von Tubulin-Dimeren zum Mikrotubulus. Vinca-Alkaloide sind Mitosehemmstoffe und werden klinisch als Zytostatika genutzt. Infolge ihrer Komplexbildung mit Tubulin und Störung des Mikrotubuli-Aufbaus kommt es zu Störungen des Spindelapparates bei der Zellteilung, die Vermehrung der Tumorzellen wird verhindert.

2.9.3 Pathobiochemie des Zellskeletts

Beim **immotile cilia syndrome** sind die unbeweglichen Zilien der Schleimhäute der oberen Luftwege nicht in der Lage, Nasennebenhöhlen und Lunge von Schleim zu reinigen, es kommt zu chronischen Sinusitiden und Bronchitiden. Tritt der Defekt zusammen mit einem Situs inversus auf, spricht man vom Kartagener-Syndrom.

Vererbbare Formen der **Sterilität** bei Männern können auf bewegungsunfähige Spermien zurückzuführen sein. Hierbei finden sich Struktur- und Funktionsdefekte im Mikrotubulisystem der Spermaflagellen.

2.10 Zytoplasma (Zytosol)

2.10.1 Zusammensetzung des Zytoplasmas

Chemisch ist das Zytoplasma besonders **wasserreich,** es enthält im Durchschnitt 85% Wasser. Die **Proteine,** die den nächstgrößten Anteil ausmachen, sind teils Strukturproteine und teils lösliche Proteine, unter denen sich zahlreiche Enzyme befinden. Ferner enthält das Zytoplasma verschiedene **RNS**, messenger-RNS und transfer-RNS, die 10–20% der gesamten RNS der Zelle ausmachen können, sowie Zucker, Aminosäuren, Nukleotide, Nukleoside, eine große Anzahl von Metaboliten des Intermediärstoffwechsels und Mineralsalze.

Physikalisch-chemisch gleicht das Zytoplasma einer **kolloiden Lösung.** Die Makromoleküle der Proteine stellen die disperse Phase dar, das Wasser und die kleinen Moleküle das Dispersionsmittel. Sind die bindenden Kräfte zwischen den benachbarten Makromolekülen stark, ist das Zytoplasmakolloid viskös und besitzt die Konsistenz eines Gels; sind die Kräfte schwach, ist es flüssig und mit einem Sol vergleichbar. In verschiedenen Bezirken hat das Zytoplasma lebender Zellen eine unterschiedliche Konsistenz und kann je nach metabolischem Zustand vom Sol- in den Gelzustand übergehen und umgekehrt.

2.10.2 Funktionen des Zytoplasmas

Das Zytoplasma ist das Milieu, aus dem die verschiedenen Zellorganellen alle für ihre Funktionen notwendigen Substanzen entnehmen und in das sie ihre Abbauprodukte abgeben. Es stellt eine Kreuzungsstelle zahlreicher Stoffwechselwege dar. Aus der Vielzahl der biochemischen Reaktionen, die sich hier abspielen, seien lediglich erwähnt:
▷ die Glykolyse
▷ der Pentose-Phosphat-Zyklus
▷ der Glykogenaufbau und -abbau
▷ die Fettsäuresynthese
▷ die Aktivierung von Aminosäuren
Aufbau und Abbau der Kohlenhydrate gehen von einem gemeinsamen Zwischenprodukt aus, dem Glukose-6-Phosphat. Nach Isomerisierung zu Glukose-1-Phosphat durch die Phosphoglukomutase und Aktivierung zu UDP-1-Glukose können durch Epimerisierung Galaktose, durch glykosidische Verknüpfung das Speicherprodukt Glykogen und durch Oxidation die für die Entgiftungsvorgänge und Mukopolysaccharidsynthese wichtigen Uronsäuren gebildet werden.

Der Abbau der Glukose erfolgt hauptsächlich über die Glykolyse, nur ein kleiner Bruchteil, etwa 5%, wird über den Pentose-Phosphat-Zyklus abgebaut.

Auch die **De-novo-Synthese von Fettsäuren** spielt sich im Zytoplasma ab. Ausgangsprodukt ist Malonyl-CoA, das durch Carboxylierung von Acetyl-CoA entsteht. Die Malonyl-CoA-Synthetase wird durch Citrat allosterisch aktiviert. Die weiteren Reaktionsfolgen laufen an einem Multienzymkomplex, dem Fettsäure-Synthetase-Komplex, ab, wobei die Fettsäure während der Kettenverlängerung an ein Acyl-Carrierprotein gebunden bleibt. Der gebundene Fettsäurerest tritt nacheinander in Kontakt mit den verschiedenen an der Synthese beteiligten Enzymen. Das zur Kettenverlängerung benötigte Acetyl-CoA stammt größtenteils aus der in den Mitochondrien erfolgenden oxidativen Decarboxylierung von Pyruvat. Acetyl-CoA kann als Acetylcarnitin oder nach Kondensation mit Oxalacetat als Zitronensäure die Mitochondrienmembran passieren. Durch das *citrate cleavage enzyme* des Zytoplasmas wird Citrat wieder in Acetyl-CoA und Oxalacetat überführt.

Der **Aminosäurestoffwechsel** spielt sich ebenfalls größtenteils im Zytoplasma ab. Nach Aktivierung mit ATP und Überführung auf transfer-RNS können die Aminosäuren an den Polysomen zur Biosynthese von Proteinen verwandt werden. Beim Abbau der Aminosäuren, der meist durch eine Transaminierung eingeleitet wird, entstehen Zwischenprodukte, die entweder zur Synthese anderer Aminosäuren bzw. zur Synthese von Glukose ver-

wandt werden oder im Citratzyklus, der gemeinsamen Endstrecke von Aminosäuren-, Fettsäure- und Kohlenhydratstoffwechsel, zu Kohlendioxid und Wasser verbrannt werden. (Für Einzelheiten muß auf Lehrbücher der Biochemie verwiesen werden.)

2.10.3 Pathobiochemie des Zytoplasmas

Krankheiten, deren molekularbiologische Ursache auf einem Mangel oder Defekt eines zytoplasmatischen Enzyms beruht, sind z. B.:
▷ bestimmte Glykogenspeicherkrankheiten
▷ die Enzymdefekte in der Glykolyse und im Pentose-Phosphat-Zyklus der Erythrozyten.
Bei der Typ III-**Glykogenose** fehlt das Enzymsystem, das die Verzweigungsstellen abbaut (Amylo-1,6-Glukosidase), während beim Typ IV die Transferase, die beim Glykogenaufbau die Verzweigungen herstellt, fehlt (Amylo-1,4-1,6-trans-Glucosylase). Die Glykogenose Typ V beruht auf einem Phosphorylase-Mangel im Muskel, Muskelglykogen kann nicht abgebaut werden, es kommt zu schmerzhaften Muskelkrämpfen bei Belastung und rascher Ermüdbarkeit. Bei der Typ VI-Glykogenose ist die Aktivität der Leber-Phosphorylase erheblich reduziert, der Glykogengehalt der Leber ist vermehrt, Glykogen kann nur mit Schwierigkeiten zur Auffüllung der Blutglukose verwandt werden, bei Belastungen treten Hypoglykämien auf. (Die Typ I-Glykogenose beruht auf einem Mangel an Glukose-6-Phosphatase, einem Enzym, das an die Membranen des ER assoziiert ist, die Typ II-Glykogenose auf einem Mangel der lysosomalen 1,4-α-Glukosidase, vgl. Abschn. 2.7.4.)

Enzymopathien des Kohlenhydratkatabolismus manifestieren sich besonders an den kern- und mitochondrienlosen Erythrozyten und an Thrombozyten, deren einziger ATP liefernder Stoffwechselweg die anaerobe Glykolyse ist. Ein vollständiger Glykolyseblock würde die ATP-Produktion zum Erliegen bringen, die Erythrozyten wären nicht lebensfähig. Die meisten Enzymdefekte sind deshalb nur partiell und haben eine verkürzte Lebensdauer der Erythrozyten mit Hämolysesymptomen zur Folge.

Defekte in der **Glykolyse** der Erythrozyten beruhen auf einem Mangel an Hexokinase, Hexosephosphat-Isomerase, Phosphofruktokinase, Triosephosphat-Isomerase, Phosphoglycerat-Kinase, Phosphoglycerat-Mutase oder Pyruvatkinase.

Mit den Defekten des **Pentose-Phosphat-Zyklus** stehen Störungen des Glutathionstoffwechsels in enger Beziehung, da das im Pentose-Phosphat-Zyklus gebildete NADPH benötigt wird, um Glutathion in reduzierter Form zu halten. Das reduzierte Glutathion schützt SH-Gruppen von Proteinen vor Oxidation, verhindert die Denaturierung von Hämoglobin und vermag Methämoglobin (Fe^{+++}) zu Hämoglobin (Fe^{++}) zu reduzieren. Beim Glukose-6-Phosphat-Dehydrogenase-Mangel kann nicht genügend NADPH zur Reduktion von oxidiertem Glutathion zur Verfügung gestellt werden, beim Glutathion-Reduktase-Mangel fehlt das reduzierende Enzym selbst. Beim Glutathion-Synthetase-Mangel ist der Gehalt der Erythrozyten an Glutathion deutlich vermindert, es kommt zur ausgeprägten hämolytischen Anämie, vor allem nach Exposition gegen bestimmte Medikamente.

Ein **Mangel eines zytoplasmatischen Hormonrezeptors** liegt dem Krankheitsbild der testikulären Feminisierung zugrunde. Es fehlt der Rezeptor für Dihydrotestosteron, es wird kein Hormon-Rezeptor-Komplex gebildet, der normalerweise als Derepressor blockierter genetischer Information fungiert.

3 Genetisch bedingte Erkrankungen

Im Jahre 1905 hat Archibald E. Garrod anhand einiger damals als selten angesehener Krankheiten gezeigt, daß bestimmte Stoffwechselveränderungen nach den Mendel-Gesetzen[1] vererbbar sind und auf einem Defekt eines spezifischen Enzyms beruhen. Garrod prägte den heute noch gebräuchlichen Ausdruck *inborn errors of metabolism* – **angeborene Stoffwechselkrankheiten.** Inzwischen sind viele hundert erbliche Stoffwechselkrankheiten bekannt, bei denen die biochemischen und klinischen Anomalien auf dem kongenitalen Defekt eines bestimmten Proteins beruhen, der seinerseits durch Mutation des für dieses Protein kodierenden Gens verursacht wird. Bei den defekten Proteinen handelt es sich meistens um Enzyme des Zellstoffwechsels, es können aber auch Transport- und Rezeptorproteine in Zellmembranen, Proteohormone, Transportproteine und Enzyme im Blut betroffen sein. Es gibt genetische Erkrankungen infolge eines Enzymdefektes im intrazellulären Stoffwechsel der Aminosäuren, Kohlenhydrate, Lipide, Porphyrine, Purine und Vitamine, infolge eines Carrierdefektes für den Membrantransport von Zuckern, Aminosäuren, Phosphat und Kationen sowie infolge von Strukturdefekten im Blut zirkulierender Proteine. Für Einzelheiten sei auf umfassende Standardwerke (z.B. Scriver, Baudet, Sly, Valle) verwiesen.

D **Diagnostische Hinweise**

Der Mensch besitzt einen diploiden Chromosomensatz, d.h., je ein homologes Chromosom stammt vom Vater, das andere von der Mutter. Sind die jeweils einander zugeordneten Gene eines Chromosomenpaares, Allele genannt, gleich beschaffen, spricht man von Homozygotie, sind sie verschieden, von Heterozygotie. Führt schon das einfache Vorliegen eines defekten Gens zur Ausprägung klinischer Symptome, liegt ein autosomal dominanter Erbgang vor. Die Mehrzahl der genetischen Stoffwechselkrankheiten wird dagegen autosomal rezessiv vererbt. Es kommt erst dann zur Ausprägung klinischer Symptome, wenn das defekte Gen in zweifacher Ausfertigung, d.h. in homozygotem Zustand vorliegt.

Mit Hilfe von sog. **Heterozygotentests** können jedoch auch die scheinbar gesunden heterozygoten Genträger erkannt werden. Dies geschieht vor allem durch Belastungstests mit unphysiologisch hohen Dosen des Metaboliten, dessen Stoffwechsel als gestört vermutet wird. Bei heterozygoten Erbträgern ist die Plasmakonzentration gegenüber gesunden Kontrollpersonen über einen längeren Zeitraum erhöht, da der Metabolit infolge reduzierter Enzymaktivität nur langsam abgebaut wird. In einigen Fällen kann auch die Enzymaktivität direkt bestimmt werden, z.B. in Erythrozyten oder Leukozyten, wobei die enzymatische Aktivität bei Heterozygoten im allgemeinen auf 50% der Norm reduziert ist. In manchen Fällen erbringt eine sorgfältige klinische Untersuchung *Mikrosymptome* als Hinweis auf das Vorhandensein des pathologischen Gens.

Eine **frühzeitige Diagnose** angeborener Stoffwechselkrankheiten ist für die Prognose entscheidend, da durch geeignete diätetische Maßnahmen in einigen Fällen die nahezu vollständige Verhinderung von Organschäden möglich ist. Zur Früherkennung häufiger angeborener Erkrankungen wurden deshalb in den letzten Jahrzehnten **Screening-Methoden** entwickelt, mit denen der Stoffwechseldefekt bereits in der ersten Lebenswoche diagnostiziert werden kann. Eine solche Screening-Methode muß einfach zu handhaben, wenig störanfällig und ausreichend spezifisch sein, d.h., sie soll möglichst wenig falsch-positive und keine falsch-negativen Ergebnisse liefern. Alle diese Voraussetzungen erfüllt z.B. der mikrobiologische **Hemmtest nach Guthrie,** der zur Reihenuntersuchung Neugeborener auf **Phenylketonurie** angewandt wird. Hierbei wird ein durch β-Thienylalanin gehemmtes Bakterium durch Zusatz von phenylalaninhaltigem Blut zum Wachsen gebracht. Die Größe des Wachstumshofes dient als Maß für die Phenylalaninkonzentration. In begründeten Einzelfällen können darüber hinaus weitergehende, z.T. recht aufwendige Laboruntersuchungen erforderlich sein. Zum Beispiel läßt sich die homozygote Form der **familiären Hypercholesterinämie** (HLP IIa) durch Bestimmung des LDL-Cholesterins im Nabelschnurblut diagnostizieren. Mit chromatographischen Methoden lassen sich bei vielen Stoffwechselerkrankungen abnorme Metabolite in Blut oder Urin des Neugeborenen bzw. des Kindes nachweisen,

---

[1] Gregor Johann Mendel (1822–1884), Augustiner-Abt und Naturforscher in Brünn. Mendel-Gesetze: die 1865 von Mendel erkannten, 1900 von Correns, Tschermak und de Vries wiederentdeckten statistischen Gesetzmäßigkeiten des Erbgangs autosomaler, nicht gekoppelter Gene: Uniformitätsgesetz, Spaltungsgesetz, Unabhängigkeitsgesetz-, Rekombinationsgesetzt.

die eine Diagnose des zugrundeliegenden Enzymdefektes erlauben. Direkte Bestimmungen der **Enzymaktivität** können an Erythrozyten, Leukozyten oder Fibroblastenkulturen durchgeführt werden. Zur Herstellung einer **Zellkultur** wird eine Hautbiopsie durchgeführt, das Hautstückchen in eine Kulturflasche mit Nährmedium überführt und unter sterilen Bedingungen in einem Brutschrank bei 37°C inkubiert. Unter zweitägigem Mediumwechsel kommt es nach einigen Tagen zur Ausbildung eines Zellrasens in der Kulturflasche. An diesen Zellen können dann biochemische Untersuchungen (z. B. Bestimmungen von Enzymaktivität und/oder Substratkonzentrationen), histochemische und zytologische Untersuchungen (z. B. Chromosomenanalysen) durchgeführt werden.

Bei einigen Stoffwechselerkrankungen ist inzwischen eine **pränatale (vorgeburtliche) Diagnose** möglich. Durch **Amniozentese** (Eingehen in den Amnionsack mit einer Hohlnadel oberhalb der Symphyse) werden in der 14. bis 16. Schwangerschaftswoche 5–20 ml Fruchtwasser gewonnen. Die im Fruchtwasser enthaltenen, aus Haut und Atemtrakt des Embryos abgeschilferten Zellen werden in Zellkultur überführt, um nach entsprechendem Wachstum genügend Material für Chromosomenanalysen oder Enzymaktivitäts- und Substratbestimmungen zu erhalten. Mit Hilfe der Amnion-Zellkultur sind über 50 genetische Anomalien pränatal diagnostizierbar. In bestimmten Fällen kann ein positives Resultat die Unterbrechung der Schwangerschaft nahelegen.

▼ Therapeutische Hinweise

Für die **Therapie** angeborener Stoffwechselerkrankungen hat vor allem die Kompensation des Defektes klinische Bedeutung. Krankheiten, bei denen die biochemischen Störungen und die sich daraus ableitenden klinischen Symptome auf der Anhäufung eines Metaboliten in Blut oder Gewebe beruhen, können durch Reduzierung dieses Substrates bzw. seiner Vorstufen in der Nahrung erfolgreich behandelt werden (Substratrestriktion, z. B. phenylalaninarme Diät bei Phenylketonurie) (Tab. H1-8). Krankheiten, die auf der fehlenden Synthese von kleinen Molekülen, z. B. Aminosäuren, beruhen, können durch exogene Substitution des fehlenden Stoffes behandelt werden (Produktsupplementation, z. B. Zysteingabe bei Homozystinurie) (Tab. H1-9). Betrifft der angeborene Defekt die Biosynthese eines Hormons, ist eine lebenslange **Substitutionstherapie** mit dem fehlenden Hormon erforderlich (z. B. Kortisolsubstitution beim adrenogenitalen Syndrom, Schilddrüsenhormonsubstitution beim Kretinismus). Eine Substitutionstherapie ist auch bei Synthesedefekten von im Blut zirkulierenden Proteinen möglich. So können z. B. bei der Hämophilie Gerinnungsfaktoren, beim Antikörper-Mangel-Syndrom γ-Globuline, und bei der Analbuminämie Albumin parenteral substituiert werden.

Tabelle H1-8 Beispiele für die Therapie genetischer Krankheiten durch Substratrestriktion

Erkrankung	diätetisch zu vermeidende Substanzen
Galaktosämie	Galaktose
Fruktoseintoleranz	Fruktose
Laktasedefizienz	Laktose
Glukose-Galaktose-Malabsorption	Glukose und Galaktose
klassische Phenylketonurie	Phenylalanin
Ahornsirup-Krankheit	Leucin, Isoleucin, Valin
Homozystinurie	Methionin u. a., je nach Form der Erkrankung
Störungen des Harnstoffzyklus	Protein
Hyperlipoproteinämien	gesättigtes Fett, Cholesterin
Refsum-Syndrom	Chlorophyll
Hyperurikämie	Purine, Alkohol, Fett

Tabelle H1-9 Beispiele für die Therapie genetischer Krankheiten durch Produktsupplementation

Erkrankung	Supplement
Androgenbiosynthesedefekt	Kortison, Aldosteron
Schilddrüsenhormonsynthesedefekt	Thyroxin
Turner-Syndrom	Östrogen/Progesteron
Klinefelter-Syndrom	Testosteron
Vitamin B_{12}-Malabsorption	Vitamin B_{12} parenteral
Hartnup-Krankheit	Nicotinsäure
Abetalipoproteinämie	Vitamin A, Vitamin E
Hämophilie A	Faktor VIII
zystische Fibrose	Pankreasenzyme, Vitamine
Immundefizienzerkrankungen	Immunglobuline
nephrogener Diabetes insipidus	Wasser
C_1-Inaktivator-Komplementdefizienz	Danazol
zerebrotendinöse Xanthomatose (CTX)	Chenodesoxycholsäure

Bei der Mehrzahl der genetischen Anomalien liegt das defekte Protein jedoch im Zytoplasma der Zelle bzw. in einer Zellorganelle. Eine Substitution ist nicht möglich. Bei einigen Krankheiten, die auf Defekten eines lysosomalen Enzyms beruhen, konnte das fehlende lysosomale Enzym hochgereinigt und in Liposomen verpackt in die Zellen eingeschleust und eine vorübergehende Besserung der Symptome erzielt werden (Enzymtherapie). Krankheiten, bei denen die enzymatische Umwandlung eines Vitamins in seine Koenzymform oder die Bindung des Koenzyms an das Apoenzym beeinträchtigt ist, können durch sehr hohe Gaben des Kofaktors günstig beeinflußt werden.

Ein weiteres Therapieprinzip in der Behandlung genetischer Erkrankungen ist die medikamentöse oder technisch-apparative Entfernung schädlicher Stoffwechselprodukte (Tab. H1-10). Als Beispiele können die Entfernung von Kupfer bei Morbus Wilson mittels D-Penicillamin und von harnpflichtigen Substanzen bei Zystennieren mittels Dialyse angeführt werden. Eine andere therapeutische Methode stellt die chirurgische Entfernung (Tab. H1-11) eines defekten Organs dar (z.B. Kolektomie bei Polyposis coli, Enukleation bei Retinoblastom). Bisweilen kann das defekte Organ durch eine Knochenmarktransplantation zwar nicht geheilt, jedoch häufig deutlich gebessert werden. So gelangen z.B. bei Mukopolysaccharidosen Lymphozyten und Monozyten des Spender-Knochenmarks ins Gehirn und geben dort Enzyme ab, die die pathologisch gespeicherten Substanzen spalten und den normalen Abbau in Gang bringen können. Zum Teil kommt es zur Rückbildung systemischer Krankheitszeichen und mentaler Defekte. Von über 90 bekannten derartigen Erkrankungen wurden bislang bei mindestens 45 Knochenmarktransplantationen durchgeführt (Tab. H1-13).

Einige Stoffwechselkrankheiten manifestieren sich nur, wenn bestimmte Nahrungsmittel oder Pharmaka zugeführt werden. Durch Vermeidung der betreffenden Nahrungsmittel oder Pharmaka können Beschwerden und Krankheitssymptome verhindert werden. So müssen Patienten mit Glukose-6-Phosphat-Dehydrogenase-Mangel den Ge-

Tabelle H1-10 Beispiele für die Therapie genetischer Krankheiten durch Entfernung schädlicher Stoffwechselprodukte

Erkrankung	zu entfernende Substanz	Verfahren
Morbus Wilson	Kupfer	D-Penicillamin
homozygote familiäre Hypercholesterinämie	LDL-Cholesterin	Plasmaaustausch LDL-Immunapherese
Refsum-Syndrom (bei klinischen Symptomen)	Phytansäure	Plasmaaustausch (als Ergänzung zu diätetischen Verfahren)
Fabry-Erkrankung	Ceramidtrihexosid	Plasmaaustausch
Gallengangsatresie	Gallensäuren	Plasmaaustausch
Zystennieren	harnpflichtige Substanzen	Dialyse
Morbus Gaucher	Glukosylceramid	Enzymsubstitution

Tabelle H1-11 Beispiele für die Therapie genetischer Krankheiten durch chirurgische Intervention

Erkrankungen	Maßnahmen
Neurofibromatose	Entfernung großer Tumoren
Polyposis-coli-Syndrome	Kolektomie
hereditäre Sphärozytose	Splenektomie
polyzystische Nieren	Nierentransplantation
Retinoblastom	Enukleation

Tabelle H1-12 Beispiele für die Therapie genetischer Krankheiten durch Organtransplantation

Erkrankung	Transplantation
Hornhautdystrophien	Kornea
Immundefizienz des B-Zellsystems	Knochenmark
Wiskott-Aldrich-Syndrom	Knochenmark
kombinierte Immun-defizienzkrankheit	fetaler Thymus, Knochenmark
DiGeorge-Syndrom	fetaler Thymus
Alpha$_1$-Antitrypsinmangel	Lebertransplantation
Morbus Wilson	Lebertransplantation
Crigler-Najjar-Syndrom	Lebertransplantation
Gallengangsatresie	Lebertransplantation
homozygote familiäre Hypercholesterinämie	Lebertransplantation

Transplantation eines entsprechenden Spenderorgans ersetzt werden (Tab. H1-12).

Zunehmende Bedeutung in der Behandlung genetisch bedingter Erkrankungen gewinnt die Knochenmarktransplantation. Der genetische Defekt muß nicht auf Knochenmarkstammzellen beschränkt sein, auch Speicherkrankheiten können

Tabelle H1-13 Durch Knochenmarktransplantation erfolgreich behandelte angeborene Stoffwechseldefekte (nach Hobbs 1985)

Defekte der Lymphozytenfunktion	**Defekte der Phagozytose**
▷ retikuläre Dysgenesie	▷ chronische Granulomatose
▷ schwere kombinierte Immundefizienz (geschlechtsgebunden, Helfer-T)	▷ Chediak-Higashi-Syndrom
▷ schwere kombinierte Immundefizienz vom Schweizer-Typ (autosomal rezessiv, T und B)	▷ genetische Agranulozytose (I), Kostmann (autosomal rezessiv)
▷ schweres kombiniertes Immundefektsyndrom mit Knorpel-Haar-Dysplasie	▷ genetische Agranulozytose (II), autosomal dominant
▷ späte Adenosin-Desaminasedefizienz	▷ schweres „lazy-leukocyte"-Syndrom
▷ späte Purin-Nukleosid-Phosphorylasedefizienz	▷ zyklische Leukopenie
▷ spätes DiGeorge-Syndrom	▷ Adhäsionsproteindefizienz
▷ konnatale GvHR	
▷ Wiskott-Aldrich-Syndrom	**Defekte innerhalb der Phagozyten**
▷ Helfer-T-Zelldefizienz (autosomal rezessiv)	▷ Osteoporose
▷ Lymphozyten-Mangelsyndrom (ohne HLA-DR-Expression)	▷ •Hurler-Erkrankung (MPS I H)
▷ Lymphozyten-Mangelsyndrom (ohne HLA-A-, -B-Expression)	▷ •Hunter-Erkrankung (MPS II)
▷ Lymphozyten-Mangelsyndrom (ohne Klasse-I- oder -II-Antigene)	▷ •Sanfilippo-A-Krankheit (MPS III A)
▷ schwere Lymphokindefizienz (I), chronische mukokutane Candidiasis	▷ •Sanfilippo-B-Krankheit (MPS III B)
▷ schwere Lymphokindefizienz (II), andere (Interferon)	▷ +Morquio-Erkrankung (MPS IV B)
▷ spätmanifeste T-Zelldefizienz Nezelof/Matsaniotis	▷ +Maroteaux-Lamy-Krankheit (MPS VI)
▷ späte T-Zelldefekte	▷ Gaucher-Erkrankung Typ I
▷ Interleukinrezeptordefizienz	▷ Gaucher-Erkrankung Typ II
▷ Biotinidasedefizienz	▷ Gaucher-Erkrankung Typ III (Norrbottnian)
▷ kombinierte Immundefizienz des Erwachsenen- alters	▷ Fabry-Erkrankung
	▷ Pompe-Erkrankung
	▷ Wolman-Erkrankung
	Defekte innerhalb der roten Zellen
	▷ Fanconi-Syndrom
	▷ Diamond-Blackfan-Syndrom
	▷ β-Thalassaemia major
	▷ Sichelzellanämie
	▷ erbliche Sphärozytose

• Noch unbekannt, ob das Gehirn sich regenerieren kann.
+ Noch unbekannt, ob die Gelenkdeformitäten eine normale Funktion erreichen.

nuß bestimmter Bohnen oder die Einnahme verschiedener Medikamente meiden, da sonst eine akute hämolytische Anämie auftreten kann.

Eine kausale Therapie angeborener Stoffwechselkrankheiten würde eine Änderung des Genotyps erfordern. Daß dies prinzipiell möglich ist, zeigen Versuche an Bakterien und Zellkulturen, wo mittels Phagen Fremdgenom in die Zelle eingeschleust und in das vorhandene Genom der Wirtszelle inkorporiert wird und sich mit diesem vermehrt. Das *genetic engineering*, die Änderung des Genotyps, ist jedoch wegen der Möglichkeiten der Manipulation von Erbeigenschaften ethisch äußerst problematisch.

Literatur

Alberts, B., D. Bray, J. Lewis, M. Raff, K. Roberts, J. D. Watson: Molekularbiologie der Zelle (Übers. herausg. v. L. Jaenicke), 2. Aufl. Verlag Chemie, Weinheim 1990.

Buddecke, E.: Grundriß der Biochemie, 8. Aufl. De Gruyter, Berlin 1989.

Hobbs, J. R.: Knochenmarktransplantation in der Therapie genetischer Erkrankungen. Immun. Infekt. 13 (1985) 249–267.

Karlson, P.: Kurzes Lehrbuch der Biochemie für Mediziner und Naturwissenschaftler. 13. Aufl. Thieme, Stuttgart 1988.

Löffler, G., P. E. Petrides: Physiologische Chemie, 4. Aufl. Springer, Berlin–Heidelberg–New York–London–Paris–Tokyo 1988.

Scriver, C. R., A. L. Baudet, W. S. Sly, D. Valle: The metabolic basis of inherited disease. Mc Graw-Hill, New York 1989.

Smith, L. H., jr., S. A. Thier: Pathophysiology. The biological principles of disease, 2nd ed. Saunders, London 1985.

H2 Kohlenhydratstoffwechsel

1 Physiologische und biochemische Grundlagen

1.1 Allgemeine Bedeutung der Kohlenhydrate

Unter mitteleuropäischen Bedingungen liefern die Kohlenhydrate 40–60% der mit der Nahrung zugeführten Energiemenge (Fette 35–45%, Eiweiße ca. 15%). Eine kohlenhydratfreie Ernährung würde mit Muskelschwund, Wasser- und Salzverlust sowie einer erhöhten Ketonkörperbildung einhergehen. Eine Ansammlung im Blut führt zur Azetonämie.

> Die täglich erforderliche minimale Kohlenhydratmenge beträgt 50–100 g Glukose; Gehirn- und Nervenzellen sind auf Glukose als Brennstoff angewiesen.

Die Bedeutung der Kohlenhydrate für den Intermediärstoffwechsel liegt in folgenden Funktionen:
▷ Kohlenhydrate sind **Energielieferanten.** Bezogen auf den aeroben Kohlenhydratabbau (Embden-Meyerhof-Abbauweg) sowie auf das Einschleusen von Pyruvat bzw. Acetyl-CoA in den Zitratzyklus ergibt 1 Mol Glukose 38 Mol ATP.

▷ Kohlenhydratbestandteile werden für die **Biosynthese** sowohl von Aminosäuren und Proteinen als auch von Fettsäuren und Cholesterin (bzw. Steroiden) verwertet.

1.2 Kohlenhydrate in der Nahrung

In der Nahrung bilden die Polysaccharide (Stärke und Glykogen) den wichtigsten Anteil an Kohlenhydraten. Es folgen die Disaccharide: Saccharose (Rohr- und Rübenzucker), Laktose (Milchzucker) und Maltose (Malzzucker). Die Monosaccharide Glukose, Fruktose, Galaktose sowie die Pentosen sind nur in geringen Mengen in den Nahrungsmitteln enthalten.

Hauptvertreter der Polysaccharide in der Nahrung ist die Stärke, die in zwei Formen vorliegt:
▷ Das **Amylopektin** (80–85% der Nahrungsstärke) enthält Glukose überwiegend in langen, 1,4-α-glykosidischen Bindungen; etwa 5% der Glukoseeinheiten sind 1,6-α-glykosidisch verknüpft und bilden so Verzweigungsstellen.
▷ In der **Amylose** (15–20% der Nahrungsstärke) liegen die Glukosemoleküle ausschließlich in 1,4-α-glykosidischen Bindungen vor und sind zu linearen Ketten zusammengefügt.
Der Glykogengehalt der Nahrung ist gering. Weitere, in Früchten und Gemüsen vorkommende

Polysaccharide sind Zellulose, Pektin und Inulin; sie werden vom Menschen und den meisten Tieren unverdaut ausgeschieden.

1.3 Verdauung und Resorption der Kohlenhydrate

Die Verdauung der Stärke beginnt bereits im Mund durch Ptyalin, die α-Amylase des Speichels. Ptyalin hat sein Wirkungsoptimum bei pH 6,7 und wird durch das saure Milieu des Magens weitgehend inaktiviert. Die stärker wirksame α-Amylase des Pankreassekretes übernimmt die weitere Aufspaltung der Stärke. Speichel- und Pankreasamylase hydrolysieren nur 1,4-Bindungen, nicht aber die 1,6-Verknüpfungen und auch nicht die endständigen bzw. neben Verzweigungen befindlichen 1,4-Brücken. Eine im Darmsekret nachgewiesene Oligo-1,6-α-Amylase spaltet niedermolekulare Polysaccharide an den Verzweigungsstellen. Endprodukte der Amylasenwirkung sind das Disaccharid Maltose, das Trisaccharid Maltotriose und α-Grenzdextrine; dies sind verzweigte, aus bis zu acht Molekülen Glukose bestehende Oligosaccharide.

Die weitere Aufspaltung dieser Stärkespaltprodukte erfolgt durch die Disaccharidasen, die an den Bürstensaum der Dünndarmepithelzellen gebunden sind. Daneben finden sich aus abgeschilferten Epithelzellen stammende Enzyme im Darmlumen. α-Grenzdextrine werden durch Isomaltase hydrolysiert, Saccharose wird durch Saccharase in Fruktose und Glukose, Laktose durch Laktase in Galaktose und Glukose und schließlich Maltose durch verschiedene Maltasen in Glukose gespalten (Abb. H2-1).

Dabei ist die hydrolytische Spaltung durch die Disaccharidasen mit den Resorptionsvorgängen der Monosaccharide eng verbunden; die Hydrolyse erfolgt gleichzeitig oder ist der Resorption direkt vorgeschaltet. Freie Monosaccharide werden im Darmlumen nur in niedrigen Konzentrationen gefunden.

Bei der **Resorption** der Kohlenhydrate werden Glukose und Galaktose am schnellsten aufgenommen. Dies geschieht durch aktiven Transport (s. Kap. H1), einen Carriermechanismus, der von der Anwesenheit von Natrium abhängig ist: Eine hohe Natriumkonzentration an der Schleimhautoberfläche erleichtert den Transport, eine niedrige Natriumkonzentration behindert ihn. Der Transportmechanismus bindet offenbar Zucker und Natrium gleichzeitig. Wichtig ist dabei ein aktiver Natriumrücktransport aus der Schleimhautzelle heraus, denn durch Aufrechterhaltung einer niedrigen intrazellulären Natriumkonzentration wird ein hoher transmembranöser Natriumkonzentrationsgradient geschaffen, der für den optimalen Zuckertransport verantwortlich ist. Die maximale Glukoseresorption aus dem Darm beträgt 120 g/Stunde.

Ebenfalls wichtig für den aktiven Transport ist die enge Nachbarschaft zwischen den Disaccharidasen und dem Transportsystem. Auch die Disaccharidasen-Aktivität wird durch eine hohe Natriumkonzentration verstärkt. Die Disaccharidspaltung und die Resorptionsprozesse wirken offenbar zusammen an der Epithelzellmembran.

Neben Glukose und Galaktose wird Xylose durch einen aktiven Transportmechanismus resorbiert, während Fruktose durch erleichterte Diffusion und nur Pentosen sowie Zuckeralkohole durch passive Diffusion aufgenommen werden (Tab. H2-1).

> Die Kohlenhydratresorption geschieht im Duodenum, Jejunum und oberen Ileum.

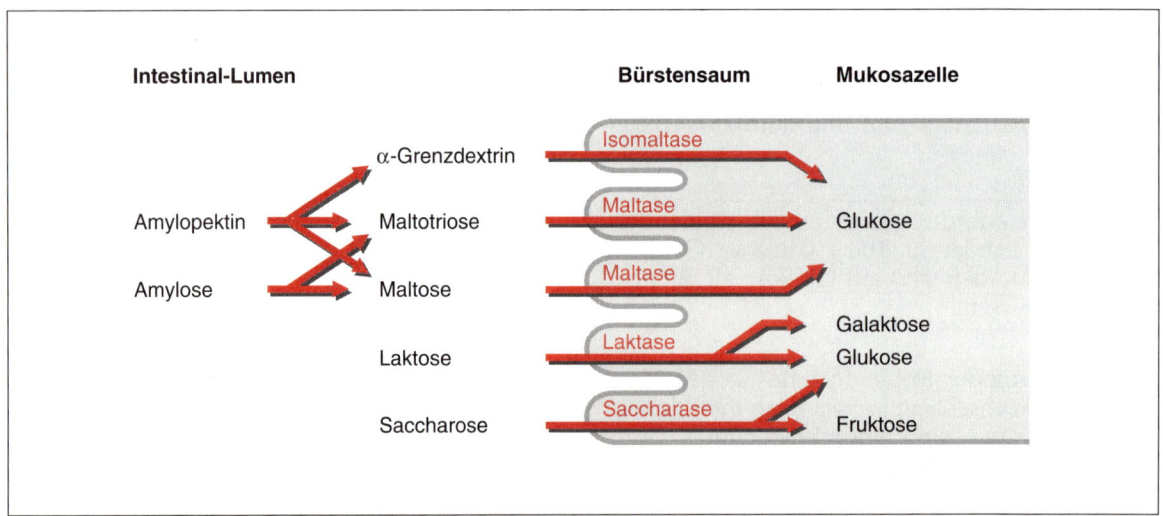

Abb. H2-1: Verdauung und Resorption von Kohlenhydraten (nach Gray 1975).

Tabelle H2-1 Resorption der Monosaccharide

Mono-saccharide	aktiver Transport	Diffusion erleichterte	passive
Glukose	++		
Galaktose	++		
Xylose	+		
Fruktose		+	
Pentosen			+
Sorbit			+
Xylit			+

Im unteren Ileum sind normalerweise keine Hexosen und Pentosen mehr nachweisbar. Die Zuckermoleküle gelangen aus den Epithelzellen in das Blut der Kapillaren, die das Einstromgebiet der Vena portae bilden.

1.4 Auf- und Abbau des Glykogens

Glykogen ist ein ausschließlich aus Glukose-molekülen aufgebautes Polysaccharid mit stark verzweigter Struktur.

Nach drei bis fünf Glukoseeinheiten, die 1,4-α-glykosidisch verknüpft sind, erfolgt eine Verzweigung der linearen Kette durch 1,6-α-glykosidische Bindungen.
Die Leber enthält in Abhängigkeit von Ernährung und Stoffwechsellage zwischen 20 und 150 g Glykogen, also bis zu 10% ihres Eigengewichtes. Im Hungerzustand kann der Glykogengehalt bis auf 0,1% absinken; er wird auch bei anhaltender Nahrungskarenz durch Glukoneogenese auf diesem Niveau gehalten. Die Glykogenkonzentration im Skelettmuskel beträgt 0,1 bis 1% und nimmt auch bei reichlicher Kohlenhydratzufuhr nicht zu.

Das Glykogen stellt einen intrazellulären Speicher für Glukose dar.

Je nach Stoffwechselsituation kann das Glykogenmolekül vergrößert oder durch partiellen Abbau verkleinert werden.
Für den **Aufbau des Glykogens** ist die UDP-Glukose Lieferant der Glukoseeinheiten. Die Glukosemoleküle werden durch das Enzym Glykogensynthetase in α-1→4-Bindung an die Enden der Kette angelagert. Erreicht die Kette eine Länge von acht bis zehn Glukoseeinheiten, tritt ein zweites Enzym, die Amylo-1,4→1,6-Transglykosidase, in Aktion; es überträgt die letzten sechs bis sieben Glukosemoleküle jetzt in 1,6-glykosidischer Bindung auf eine benachbarte Kette.

Der **Abbau des Glykogens** erfolgt intrazellulär durch einen an das Substrat Glykogen gebundenen Enzymkomplex aus drei Enzymen: Phosphorylase, 4-α-Glukanotransglykosylase und Amylo-1,6-Glukosidase. Die Phosphorylase spaltet aus der 1,4-glykosidischen Bindung des Glykogens jeweils ein Glukosemolekül ab. Die 4-α-Glukanotransglykosylase löst von der Kette ein Stück aus drei Glukoseeinheiten ab und überträgt es auf eine andere Kette, so daß dort ein längeres Stück der Phosphorylase zugänglich wird. Die Amylo-1,6-Glukosidase – auch als *debranching enzyme* bezeichnet – spaltet die sich verzweigenden, 1,6-glykosidisch gebundenen Glukosemoleküle. Endprodukt des Glykogenabbaues ist überwiegend Glukose-1-Phosphat. Aus den Verzweigungsstellen des Glykogens entstehen etwa 10% freie Glukose.
In den Lysosomen (s. Kap. H1) existiert eine α-Glukosidase, die das Glykogen, das in die Lysosomen gelangt, hydrolytisch abbaut.

Da die meisten Stoffwechselreaktionen ihren Ausgang vom Glukose-6-Phosphat nehmen, wird Glukose-1-Phosphat durch Phosphoglukomutase in Glukose-6-Phosphat umgewandelt. Die in geringer Menge entstehende freie Glukose wird durch Hexokinase und ATP zu Glukose-6-Phosphat phosphoryliert.

In der Leber dient der Abbau des Glykogens dazu, Glukose zur Aufrechterhaltung des Blutzuckerspiegels bereitzustellen. Im Muskel wird Glykogen zur Gewinnung chemischer Energie über die Glykolyse abgebaut.

Die Tatsache, daß Synthese und Abbau des Glykogens durch zwei verschiedene Enzymsysteme katalysiert werden, macht eine fein abgestimmte Regulation möglich. Die Umschaltung von Auf- und Abbau des Glykogens erfolgt auf der Stufe der beiden Enzyme, die die 1,4-Bindungen knüpfen oder lösen: die **Glykogensynthetase** und die **Phosphorylase**. Der Regulationsmechanismus beruht auf der Interkonversion von aktiven und inaktiven Formen dieser beiden Enzyme durch spezifische Proteinkinasen. Letztere werden allosterisch durch das zyklische AMP aktiviert. Auf diese Weise – nämlich über das Adenylatzyklase-System – wirken Adrenalin (Leber und Skelettmuskel) und Glukagon (nur Leber) stimulierend auf den Glykogenabbau.

1.5 Stoffwechsel der Glukose

Alle Organe sind zum Abbau der Glukose befähigt, können aber ihren Energiebedarf auch aus dem Aminosäuren- und besonders aus dem Fettabbau decken. Nur das Zentralnervensystem ist zur Erhaltung seiner Funktionsfähigkeit auf Glukose angewiesen.

Hauptabbauweg der Glukose ist die **Glykolyse** (Embden-Meyerhof[1]-Abbauweg). Ihr Ablauf läßt sich in vier Phasen einteilen:

▷ Nach Aufnahme in die Zelle wird Glukose durch die Glukokinase (spezifisch) oder die Hexokinase (unspezifisch) zu Glukose-6-Phosphat phosphoryliert. Dieses wird durch die Phosphohexose-Isomerase zu Fruktose-6-Phosphat umgelagert. In einem zweiten Phosphorylierungsschritt wird Fruktose-1,6-Diphosphat durch die Phosphofruktokinase gebildet. Die beiden Phosphorylierungen verbrauchen ATP und sind aus energetischen Gründen nicht reversibel.

▷ Das labile Fruktose-1,6-Diphosphat zerfällt unter Mitwirkung der Aldolase in die beiden Triosephosphate Glycerinaldehyd-3-Phosphat und Dihydroxyacetonphosphat. Diese stehen durch die Triosephosphat-Isomerase miteinander in einem Gleichgewicht.

▷ Glycerinaldehyd-3-Phosphat wird mit NAD^+ unter Abgabe von Energie zur Phosphoglycerinsäure dehydriert und in Pyruvat umgewandelt.

▷ Auf der Stufe des Pyruvats trennen sich der aerobe und anaerobe Glykolyseweg. Aerob wird Pyruvat in den Mitochondrien zu Acetyl-CoA decarboxyliert und bei Energiebedarf durch Zusammenwirken von Zitratzyklus und Atmungskette zu CO_2 und H_2O abgebaut. Anaerob wird Pyruvat zu Laktat reduziert.

Der **aerobe** Abbau liefert zwar mehr ATP (38 Mol pro Mol Glukose), ist aber von ausreichender **Sauerstoffversorgung** abhängig. Bei der **anaeroben Laktatproduktion** können rasch 2 Mol ATP pro Mol Glukose zur Verfügung gestellt werden. Sie findet vor allem in der Muskulatur bei intensiver mechanischer Arbeit statt, wenn die Sauerstoffversorgung nicht zur Oxidation des Pyruvats ausreicht.

Die **Glukoneogenese** dient dazu, den basalen Glukosebedarf des Körpers zu decken, wenn nicht genügend Kohlenhydrate mit der Nahrung zugeführt werden. Hierbei wird Glukose aus Laktat, Glycerin und Kohlenstoffketten von glukogenen oder glukoplastischen Aminosäuren aufgebaut. Zur Glukoneogenese sind lediglich **Leber** und **Nieren** befähigt, da nur sie die erforderlichen Phosphatasen besitzen.

Aus den C_3-Ketten (vorwiegend Laktat und Alanin) wird zunächst Pyruvat gebildet, das durch die Pyruvat-Carboxylase in Oxalacetat umgewandelt wird. Einige Aminosäuren liefern direkt Oxalacetat. Dieses wird phosphoryliert und gleichzeitig decarboxyliert, wobei Phosphoenolpyruvat entsteht. Von hier aus verläuft die Glykolyse rückwärts bis zum Fruktose-1,6-Diphosphat. Durch die **Fruktose-1,6-Diphosphatase** wird ein Phosphatrest abgespalten. Das entstandene Fruktose-6-Phosphat wird zu Glukose-6-Phosphat isomerisiert. Nach Abspaltung des zweiten Phosphatrestes durch die **Glukose-6-Phosphatase** kann freie Glukose an das Blut abgegeben werden. Glukose-6-Phosphat kann auch über Glukose-1-Phosphat und UDP-Glukose zum Aufbau des Glykogens dienen.

Die beiden Phosphatasen katalysieren irreversible Reaktionen und sind dafür verantwortlich, daß die Glykolyse an dieser Stelle rückwärts in Richtung Glukoneogenese abläuft.

> Die eigentliche Schlüsselreaktion der Glukoneogenese ist jedoch die Bildung von Phosphoenolpyruvat aus Pyruvat oder Oxalacetat.

Der Energieaufwand der Glukoneogenese ist hoch: es werden sechs energiereiche Phosphatbindungen pro Mol Glukose benötigt.

Der Abbau der Glukose durch **direkte Oxidation** dient der Gewinnung von Reduktionsäquivalenten in Form von NADPH.

Glukose-6-Phosphat wird in zwei Oxidationsschritten über das Glukonsäure-6-Phosphat und nach Decarboxylierung unter Freisetzung von CO_2 in Pentose-5-Phosphat umgewandelt. Der dabei entstehende Wasserstoff wird auf $NADP^+$ übertragen. Das Pentose-Phosphat wird im Stoffwechsel unter anderem für die Biosynthese von Nukleinsäuren benötigt. Es kann auch in einer Reaktionsfolge (Pentose-Phosphat-Zyklus) umgesetzt werden, deren Endprodukte Fruktose-6-Phosphat und Glycerinaldehyd-3-Phosphat sind.

> Die Enzyme der direkten Glukoseoxidation finden sich in allen Geweben, die viel NADPH benötigen. Es sind dies: Erythrozyten, Fettgewebe, Leber sowie endokrine Organe.

1.6 Glukose im Intermediärstoffwechsel

Die Blutglukose ist eine für alle Organe jederzeit verfügbare Energiequelle. Sie wird entweder aus den Nahrungskohlenhydraten gewonnen oder aus der Leber durch Glykogenolyse bzw. Glukoneogenese bereitgestellt. Dabei kann die Leber schnell von Glukoseverwertung (Glykogen- bzw. Fettsynthese) auf Glukoseabgabe ins Blut umschalten. Die peripher, vor allem in der Muskulatur verbrauchte Glukose wird nur zum Teil verbrannt. Bei intensiver Muskeltätigkeit wird Laktat gebildet, das vom Muskel nicht oder nur zum geringen Teil verwertet werden kann. Es wird in die Blutzirkulation abgegeben, von der Leber aufgenommen und zum Teil zu CO_2 und H_2O oxidiert, zum Teil über die Glukoneogenese zu Glykogen resynthetisiert. Dieser zwischen Leber- und Muskelglykogen ablaufende Kreisprozeß wird nach seinen Entdeckern auch als **Cori[2]-Zyklus** bezeichnet.

---

[1] Gustav Embden (1874–1933), deutscher Physiologe. Otto Meyerhof (1884–1951), physiologischer Chemiker in Heidelberg und Philadelphia.

[2] Carl F. und Gerty Th. Cori, Biochemiker-Ehepaar, lebten in Wien, Buffalo und St. Louis.

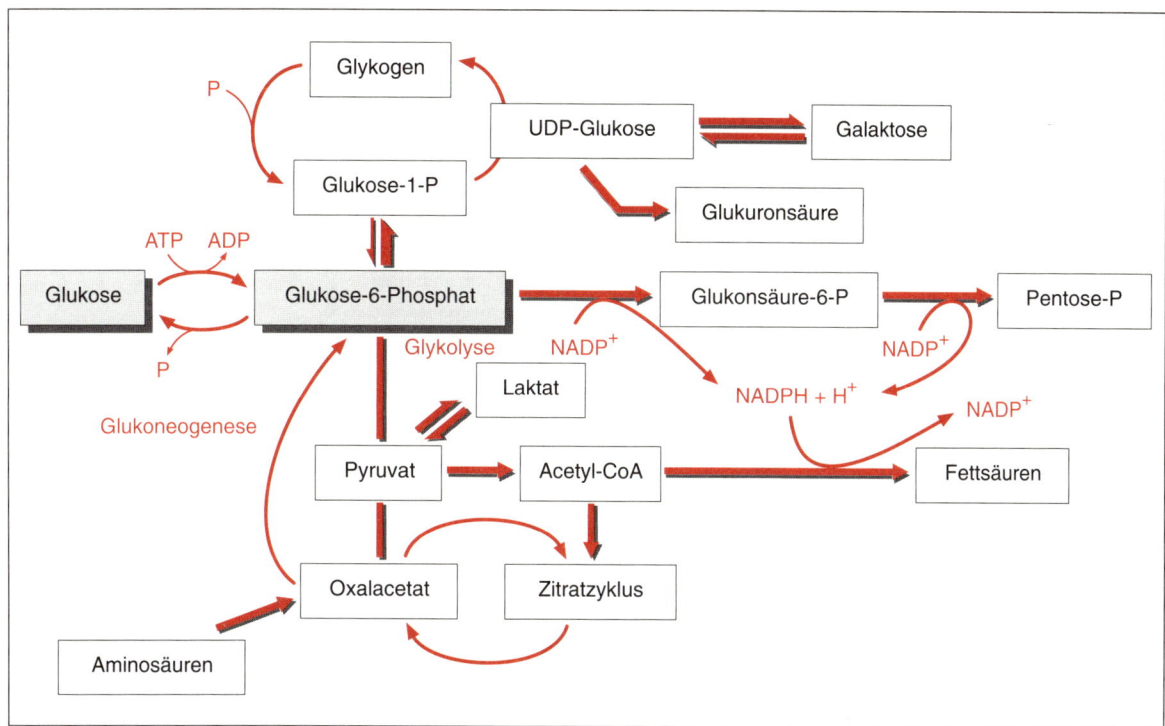

Abb. H2-2: Stellung der Glukose und des Glukose-6-Phosphates im Intermediärstoffwechsel (nach Karlson et al. 1978).

Bei eingeschränkter Kohlenhydratzufuhr (**Hungerzuständen**) werden die Schlüsselenzyme der Glukoneogenese durch Glukokortikoide, Glukagon und Adrenalin induziert. Die Enzyme des Eiweißkatabolismus sind ebenfalls erhöht, da Aminosäuren in der Leber zur Glukoneogenese verwertet werden. Auf diese Weise vermag die Leber den Blutzuckerspiegel aufrechtzuerhalten.

Bei zu reichlicher Kohlenhydratzufuhr mit der Nahrung (**Kohlenhydratmast**) werden Kohlenhydrate in Fett umgewandelt. Dies geschieht vor allem im Fettgewebe, aber auch in der Leber.

Die Glukose und ihre phosphorylierte Form (Glukose-6-Phosphat) sind in ihrer Schlüsselposition an den Verzweigungsstellen dieser Stoffwechselwege in Abbildung H2-2 dargestellt.

1.7 Stoffwechsel der Galaktose und Glukuronsäure

Uridin-Diphosphat-Glukose (UDP-Glukose) – das energiereiche Derivat der Glukose – stellt ebenfalls einen Verzweigungspunkt im Kohlenhydratstoffwechsel dar. UDP-Glukose entsteht aus Glukose-1-Phosphat und UTP. Es wird für die Synthese von glykosidischen Bindungen benötigt; von denen sind die wichtigsten:

▷ α-glykosidische Bindungen im Glykogen,
▷ β-galaktosidische Bindung im Milchzucker und
▷ glykosidische Bindungen bei der Kopplung von Glukuronsäure an ausscheidungspflichtige Substanzen in der Leber.

1.7.1 Galaktose-Stoffwechsel

> Die Galaktose entsteht bei der im Dünndarm stattfindenden Hydrolyse aus dem Milchdisaccharid Laktose. Die Leber wandelt Galaktose rasch in Glukose um.

Dabei wird Galaktose zunächst mit Hilfe einer spezifischen Galaktokinase zu Galaktose-1-Phosphat phosphoryliert. Dieses reagiert mit UDP-Glukose unter Bildung von UDP-Galaktose und Glukose-1-Phosphat. Die Reaktion wird durch die Galaktose-1-Phosphat-Uridyl-Transferase katalysiert, bei der es zu einem Austausch von Galaktose und Glukose am Uridin-Diphosphat kommt. Die Umwandlung von UDP-Galaktose zu UDP-Glukose erfolgt durch Epimerisierung an C-4 der Galaktose mit Hilfe der UDP-Galaktose-4-Epimerase (Abb. H2-3).

Zur Bildung des **Milchzuckers in der Brustdrüse** wird nicht die mit der Nahrung zugeführte Galaktose verwendet, sondern Glukose wird in Galaktose umgewandelt. Dies erfolgt wiederum auf der Stufe des UDP-Derivates durch die UDP-Glukose-4-Epimerase. Laktose entsteht aus UDP-Galaktose nach Verbindung mit Glukose in β-1→4-Verknüpfung.

UDP-Galaktose ist auch Donator der Galaktosylreste bei einer Reihe von Glykoproteinen und Glykolipiden, die Bestandteile der Zellmembran sind.

481

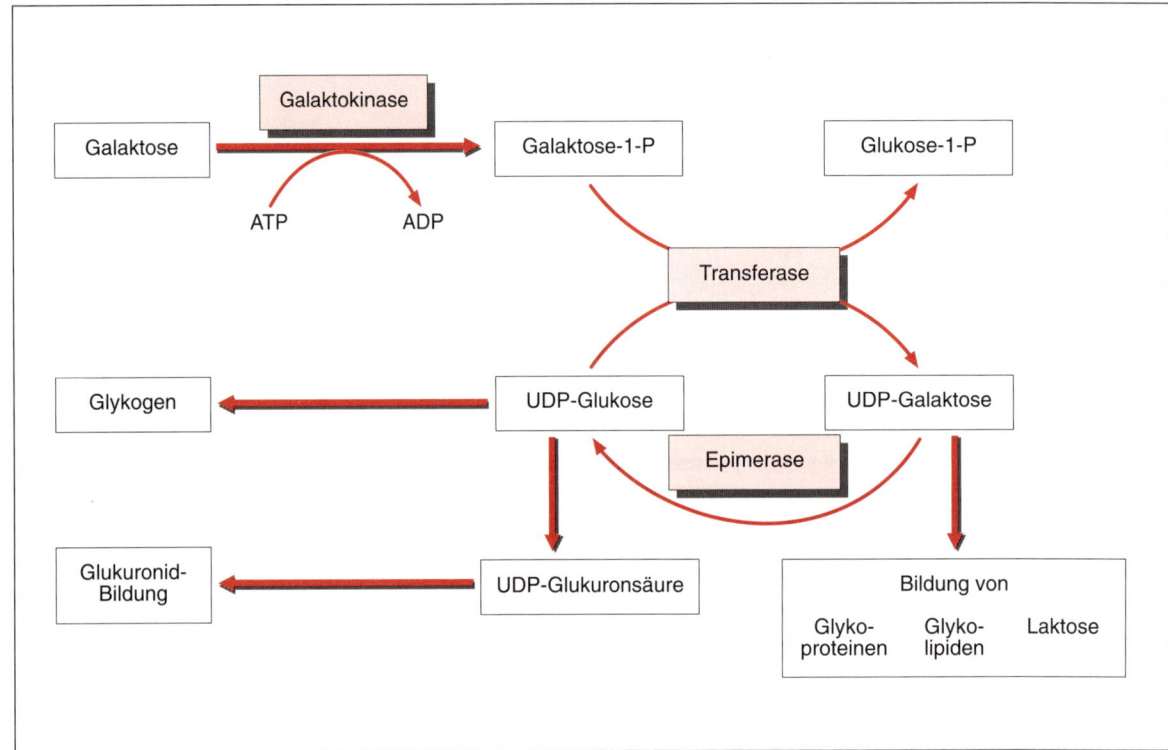

Abb. H2-3: Stoffwechsel der Galaktose und Glukuronsäure.

1.7.2 Glukuronsäure-Stoffwechsel

Ausgangspunkt für die Bildung von Glukuronsäure ist ebenfalls die UDP-Glukose. Wird sie an C-6 oxidiert, entsteht mit Hilfe einer NAD-abhängigen UDP-Glukose-Dehydrogenase UDP-Glukuronsäure. Diese wird als aktive Form für alle **Kopplungen mit Glukuronsäure** in der **Leber** benötigt, dabei wird der Glukuronsäurerest in β-glykosidischer Bindung auf Substanzen wie z. B. Bilirubin, Steroidhormone und Arzneimittel übertragen, die dann als wasserlösliche Derivate entweder mit dem Urin oder der Galle ausgeschieden werden.

Außerdem ist Glukuronsäure Baustein der **Mukopolysaccharide** und einiger **Glykoproteine.**

1.8 Stoffwechsel der Fruktose

> Fruktose kommt in freier Form in Fruchtsäften und als Disaccharid in der Saccharose vor.

Nahrungsfruktose wird rasch verwertet, wobei zwei Stoffwechselwege eingeschlagen werden (Abb. H2-4):
▷ Der Hauptteil der Fruktose wird in der Leber, Niere und Dünndarmmukosa durch Fruktokinase zu Fruktose-1-Phosphat phosphoryliert und weiter durch die Aldolase B in Dihydroxyacetonphosphat und Glycerinaldehyd gespalten. Dihydroxyacetonphosphat kann entweder

über die Glykolyse zu Pyruvat abgebaut werden oder nach Epimerisierung und Rekondensation zu Fruktose-1,6-Diphosphat in Glukose übergehen.

Der in der Phosphofruktaldolasereaktion gebildete Glycerinaldehyd wird vorwiegend in 3-Stellung phosphoryliert zu Glycerinaldehyd-3-Phosphat, das in die Glykolyse oder Glukoneogenese eingeschleust wird. In den Mitochondrien kann Glycerinaldehyd auch zu Glycerinsäure oxidiert werden, das durch ATP in 2-Stellung phosphoryliert wird. Somit ist der Anschluß an die Glykolyse ebenfalls erreicht. Glycerinaldehyd kann zum Teil auch zu Glyzerin reduziert werden.

▷ Liegt die Fruktose in hoher Konzentration im Blut vor, wird sie durch die Hexokinase in Fruktose-6-Phosphat überführt und in die Glykolyse eingeschleust. Diesem Abbauweg kommt nur eine geringe Bedeutung zu, da die Hexokinase-Reaktion beim Umsatz von Fruktose durch Glukose kompetitiv gehemmt wird. Lediglich im **Gehirn** und **Fettgewebe** spielt die Phosphorylierung der Fruktose durch Hexokinase eine gewisse Rolle.

1.9 Regulationsmechanismen im Kohlenhydratstoffwechsel

Glukose liegt intrazellulär nicht frei vor, sondern als Glukose-6-Phosphat, der stoffwechselaktiven

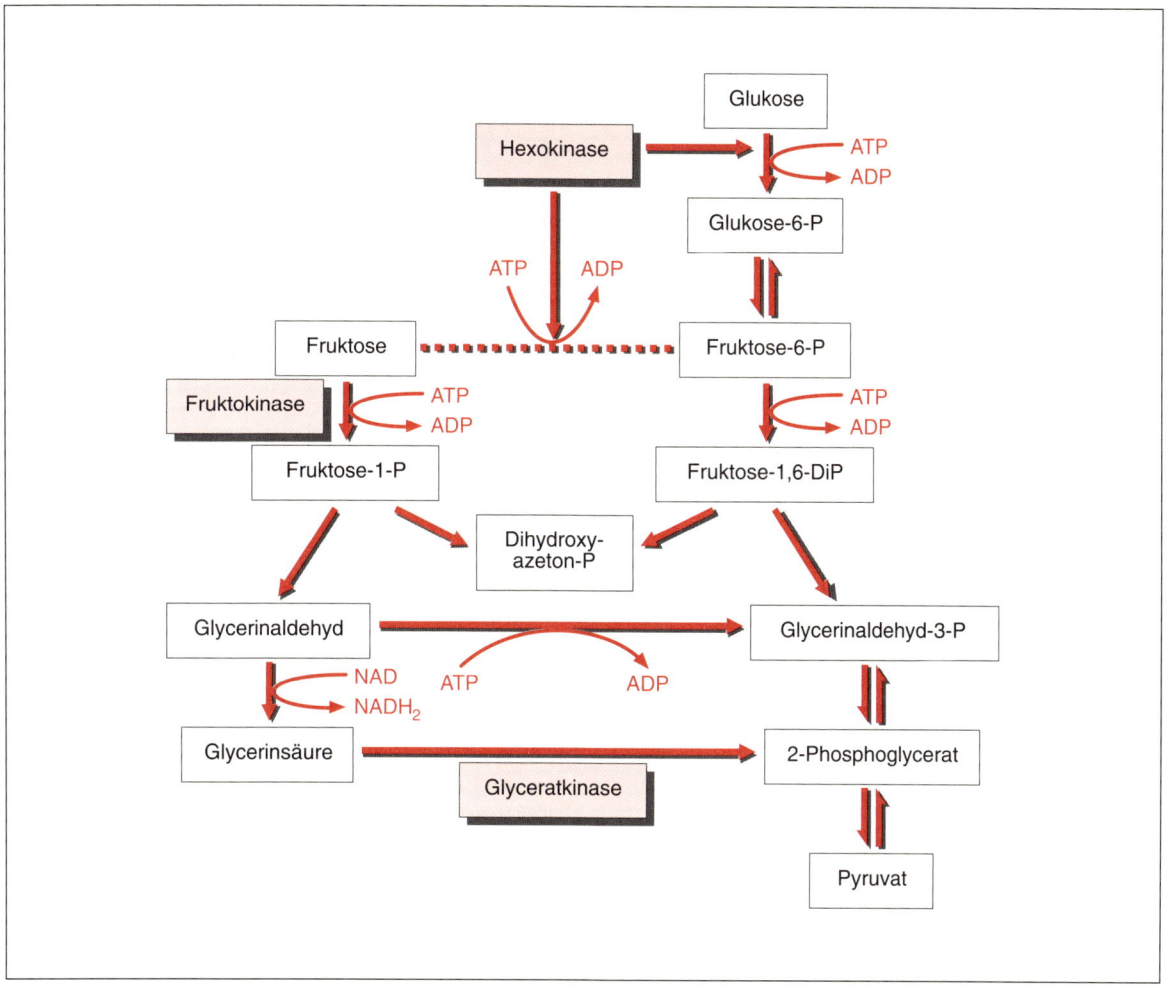

Abb. H2-4: Stoffwechsel der Fruktose (nach Förster und Mehnert 1974).

Form der Glukose, das viele Stoffwechselwege eingehen kann (s. Abb. H2-2). Dabei werden die um das Glukose-6-Phosphat konkurrierenden Stoffwechselwege durch gewebsspezifische Mechanismen so reguliert, daß im allgemeinen nur ein Hauptweg beschritten wird. Die Regulation erfolgt durch die in den verschiedenen Geweben unterschiedlichen Isoenzyme.

Die Regulationsmechanismen setzen an den Schlüsselreaktionen der einzelnen Stoffwechselketten mit den folgenden wichtigsten Prinzipien an:

▷ die allosterische Aktivierung oder Inaktivierung der Schlüsselenzyme durch Metabolite
▷ die Interkonversion aktiver und inaktiver Formen von auf- und abbauenden Enzymen
▷ die Neusynthese von Schlüsselenzymen durch Enzyminduktion.

Glykolyse: Das Schlüsselenzym Phosphofruktokinase (Fruktose-6-Phosphat→Fruktose-1,6-Diphosphat) wird allosterisch kontrolliert. Aktivatoren sind Fruktose-6-Phosphat, anorganisches Phosphat, AMP, zyklisches AMP und ADP. Inhibitoren sind ATP, Citrat und freie Fettsäuren.

Glukoneogenese: Allosterischer Aktivator des ersten Schlüsselenzyms der Glukoneogenese, die Pyruvatcarboxylase, ist das Acetyl-CoA; es entsteht vermehrt bei der Fettmobilisation durch β-Oxidation. Acetyl-CoA ist gleichzeitig ein Hemmer der Pyruvat-Dehydrogenase, des letzten Enzyms der Glykolysekette. ADP fungiert als Inhibitor der Pyruvatcarboxylase.

Auf der Stufe der Fruktose-1,6-Diphosphatase wirken Citrat als Aktivator, dagegen Fruktose-6-Phosphat, AMP, zyklisches AMP und ADP als Inhibitoren des Enzyms.

Auf die Glukose-6-Phosphatase hat Glukose-6-Phosphat selbst einen inhibitorischen Einfluß.

Direkte Glukoseoxidation: Das Vorliegen von NADPH hemmt die Oxidation von Glukose-6-Phosphat zur Glukonsäure. Die Reaktion findet nur dann statt, wenn der Wasserstoff des NADPH für andere Reduktionsreaktionen verwendet und NADP$^+$ zurückgebildet wird.

Glykogenauf- und -abbau: Die Regulation durch Interkonversion der Enzyme ist im Abschnitt 1.4 beschrieben.

2 Pathophysiologie einzelner Krankheitsbilder

2.1 Resorptionsstörungen der Kohlenhydrate

Resorptionsstörungen der Kohlenhydrate können entweder bei einer allgemeinen Resorptionsstörung im Rahmen von Dünndarmerkrankungen auftreten oder beruhen auf isolierten, die Resorption spezieller Kohlenhydrate betreffenden Störungen.

> Bei allen Formen der Kohlenhydratresorptionsstörungen ist die Diarrhöe das wichtigste klinische Zeichen.

Unverdaute Disaccharide und nicht absorbierte Monosaccharide wirken osmotisch. Sie werden im Dickdarm durch Bakterien abgebaut, es entsteht hauptsächlich Milchsäure und infolgedessen saure Stühle. Weitere klinische Symptome sind Blähungen und Flatulenz, die durch Bildung von Gasen (CO_2 und H_2) aus Disaccharidresten im unteren Dünndarm und Kolon verursacht werden.

2.1.1 Allgemeine Resorptionsstörungen

Allgemeine Resorptionsstörungen für Kohlenhydrate treten als ein Teil der Malabsorption bei Dünndarmerkrankungen auf, wie z. B. bei Zöliakie, tropischer Sprue und Enteritiden (siehe Malabsorptionssyndrome im Kapitel D Magen-Darm-Trakt).

2.1.2 Spezielle Resorptionsstörungen einzelner Kohlenhydrate

Bei den isolierten Resorptionsstörungen für Kohlenhydrate handelt es sich entweder um den kongenitalen Mangel eines spezifischen Verdauungsenzyms oder um den Defekt eines Carrier-Systems. Die wichtigsten Störungen sind die Laktose-Malabsorption, die Glukose-Galaktose-Malabsorption und die Saccharose-Isomaltose-Malabsorption.

2.1.2.1 Laktose-Malabsorption

Definition und Ursachen: Die Laktose-Malabsorption ist die am häufigsten vorkommende Störung der Kohlenhydratresorption im Erwachsenenalter. Unter dem Begriff der Laktose-Malabsorption werden zwei verschiedene Formen zusammengefaßt:
▷ die kongenitale sowie die familiäre Laktose-Malabsorption
▷ der Laktasemangel des Erwachsenen.
Die Laktaseaktivität der Dünndarmschleimhaut ist bei der **kongenitalen Laktose-Malabsorption (Typ Holzel)** stark vermindert. Der orale Laktosebelastungstest fällt pathologisch aus. Eine Laktosurie kann vorkommen; sie stellt aber kein sehr brauchbares differentialdiagnostisches Kriterium dar, da auch gesunde Neugeborene und Säuglinge gelegentlich Milchzucker mit dem Urin ausscheiden.
Die Pathogenese der selten vorkommenden **familiären Laktose-Malabsorption (Typ Durant)** ist noch unklar. Man nimmt eine direkte toxische Wirkung der Laktose an. Wichtig ist, daß die Laktaseaktivität im Dünndarm und die Laktosebelastung normale Werte aufweisen. Eine Laktosurie tritt regelmäßig auf. Daneben können eine Hyperaminoazidurie und renale Azidose gefunden werden.
Folgen: Das klinische Bild ist bei beiden Formen der Laktose-Malabsorption ähnlich: nach Milchzufuhr stellen sich in den ersten Lebenstagen Durchfälle ein; es entwickeln sich **Dehydratation** und **Gedeihstörungen.** Bei der familiären Form tritt auch **Erbrechen** auf.

▼ Therapeutische Hinweise
Beide Erkrankungen bessern sich rasch bei laktosefreier Ernährung der Säuglinge.

2.1.2.2 Laktasemangel des Erwachsenen

Die meisten Menschen haben im Erwachsenenalter eine niedrige Laktaseaktivität, sie ist auf 10–30% reduziert. Infolgedessen kann die zugeführte Laktose nicht in ausreichendem Maße in Monosaccharide gespalten werden. Während der Neugeborenen- und Säuglingszeit ist die Laktaseaktivität hoch und sinkt mit der Entwöhnung ab. In verschiedenen Bevölkerungsgruppen bestehen Unterschiede hinsichtlich der Laktaseaktivität. Die orale Laktosebelastung ist von einem Blutzuckeranstieg von weniger als 20 mg% über dem Nüchternblutzuckerwert und von nachfolgenden Durchfällen gekennzeichnet.
Folgen: Die betroffenen Individuen vertragen Milch als Säuglinge gut. Erst im späteren Kindes- oder Erwachsenenalter stellen sich nach Milchzufuhr Übelkeit, unspezifische Abdominalbeschwerden, Völlegefühl, Flatulenz und Durchfälle ein. Die Unverträglichkeitserscheinungen treten meist nach Trinken von etwa 250 ml Milch auf; jedoch variiert die symptomauslösende Laktosemenge.

▼ Therapeutische Hinweise
Eine erfolgreiche Behandlung besteht in einem Einschränken von Milch und Milchprodukten mit der Nahrung.

2.1.2.3 Glukose-Galaktose-Malabsorption

Definition und Ursachen: Bei dieser Resorptionsstörung handelt es sich um eine Transportstörung. Es fehlt der spezifische intestinale Carrier, der Glukose und Galaktose gemeinsam transportiert: Die Mukosazelle kann die beiden Hexosen nicht aktiv aufnehmen. Im proximalen Nierentubulus kommt gelegentlich ein vergleichbarer Defekt hinzu, der die Glukoserückresorption beeinträchtigt.

Folgen: Die klinischen Symptome sind eine osmotisch bedingte Diarrhöe und Dehydratationserscheinungen. Liegt gleichzeitig die genannte Störung im Nierentubulus vor, kommt es zu einer ausgeprägten Glukosurie ohne Hyperglykämie.

▽ Therapeutische Hinweise

Die Symptome können durch Einhalten einer Diät gebessert werden, die als Kohlenhydratbestandteil vorwiegend Fruktose enthält.

2.1.2.4 Saccharose-Isomaltose-Malabsorption

Definition und Ursachen: Diese Anomalie wird durch den gleichzeitigen Mangel an Saccharase und Isomaltase hervorgerufen. Beide konnten als inaktiver Enzymkomplex in der Dünndarmschleimhaut nachgewiesen werden. Die restliche Maltaseaktivität (20% der Norm) genügt, um eine ausreichende Maltoseresorption zu gewährleisten. Somit steht die Saccharosemalabsorption im Vordergrund.

Folgen: Die klinischen Erscheinungen variieren stark von Patient zu Patient. Es können sich saure, durchfällige Stühle, Dehydratation und Gedeihstörungen entwickeln. Zwischen dem vierten und zwölften Lebensjahr bessern sich bei den meisten Patienten die durch Saccharose ausgelösten Symptome.

2.2 Glykogenosen

Definition und Ursachen: Unter dem Begriff der Glykogenosen wird eine Gruppe von Stoffwechselstörungen zusammengefaßt, deren gemeinsame Merkmale eine vermehrte Speicherung von normalem Glykogen oder die Bildung eines atypischen Glykogens sind. Diesen Störungen liegen angeborene Enzymdefekte mit überwiegend autosomal rezessivem Erbgang zugrunde. Die Krankheitsbilder sind mit jeweiligem Enzymdefekt, betroffenen Organen und wichtigsten Symptomen in Tabelle H2-2 dargestellt.

2.2.1 Glukose-6-Phosphatase-Mangel

Synonyma: Glykogenose Typ I, von Gierke-Krankheit, hepatorenale Glykogenose.

Ursache: Diese Glykogenose beruht auf einem Mangel an Glukose-6-Phosphatase in Leber, Niere, Dünndarmmukosa und Thrombozyten. Normalerweise reguliert die Glukose-6-Phosphatase den Blutglukosespiegel im Nüchternzustand durch Freisetzung von Glukose aus Glukose-6-Phosphat.

Folgen: Bei einem Mangel dieses Enzyms werden nur geringe Mengen an Glukose durch unspezifische Phosphatasen, die Glukosephosphate und 1,6-Verzweigungen des Glykogenmoleküls spalten, bereitgestellt. Daraus resultiert eine schwere **Hypoglykämie.** Der Enzymmangel führt zu einer Anhäufung von Glukose-6-Phosphat. Dieses aktiviert die Glykogensynthetase und verursacht somit die Glykogenablagerung. Das Glukose-6-Phosphat wird über die Glykolyse zu Pyruvat und Laktat abgebaut, so daß erhöhte Blutspiegel dieser Metaboliten resultieren. Da Laktat die renale Harnsäuresekretion hemmt, kommt es zur **Hyperurikämie.** Die **Hypoglykämie** führt zu einer verminderten Insulinsekretion. Dadurch wird die **Lipolyse** gesteigert: im Blut sind freie Fettsäuren, Triglyceride und Cholesterin erhöht. In der Folge entwickeln sich eine **Fettleber** und **metabolische Azidose.** Der Hypoinsulinismus bewirkt eine Einschränkung der Proteinsynthese. Trotz Hypoglykämie sind die Hirnfunktionen ungestört, da das **Gehirn** als Energiequelle das bei der Lipolyse entstehende β-**Hydroxybutyrat** verwendet.

Tabelle H2-2 Glykogenosen

Typ	Autor	Enzymdefekt	betroffene Organe	wichtigste Symptome
I	von Gierke	Glukose-6-Phosphatase	Leber	stark vergrößerte Leber, niedriger Nüchternblutzucker, Hyperlipidämie
II	Pompe	Amylo-1,4-Glukosidase	Muskel und Leber	Muskelschwäche, vergrößertes Herz
III	Cori, Forbes	Amylo-1,6-Glukosidase	Leber und Muskel	mäßige Hypoglykämie
IV	Andersen	Amylo-1,4-1,6-Transglukosidase	Leber	Leberzirrhose, Hepatosplenomegalie
V	McArdle	Muskelphosphorylase	Skelettmuskel	Muskelschwäche, Muskelkrämpfe
VI	Hers	Leberphosphorylase	Leber	vergrößerte Leber, Hypoglykämie, Ketonämie
VII	Tarui	Phosphofruktokinase	Skelettmuskel	wie bei Typ V
VIII	Haijing	Phosphorylasekinase	Leber	wie bei Typ VI

D **Diagnostische Hinweise**

Infolge der verstärkten Glykogenablagerung tritt schon im frühen Kindesalter eine **Hepatomegalie** mit Vorwölbung des Abdomens auf, woran die ebenfalls vergrößerten Nieren mitbeteiligt sind. Die Hypoglykämie ist durch Schwitzen, Unruhe, Zittern und **Krampfanfälle** charakterisiert. Infolge der Hyperlipidämie bilden sich multiple **Xanthome** aus. Eine allgemeine **hämorrhagische Diathese** ist auf die verminderte Synthese von Gerinnungsfaktoren (gestörte Leberfunktion) oder auf eine Störung der Thrombozytenfunktion aufgrund des Enzymmangels zurückzuführen. Die Muskulatur ist schwach ausgebildet. Eine **Osteoporose** als Folge der negativen Kalziumbilanz bei bestehender Laktazidose kommt vor.

Das Krankheitsbild ist anfangs durch die Schwere der Hypoglykämie sowie durch azidotische Stoffwechselkrisen bestimmt. 50% der Patienten sterben in der frühen Kindheit. Wird bei milderen Formen das Erwachsenenalter erreicht, stehen die Gicht und renale Insuffizienz im Vordergrund des Krankheitsbildes.

T **Therapeutische Hinweise**

Häufige, kleine Mahlzeiten wirken der Hypoglykämie und Lipolyse entgegen. Bei einigen Patienten konnte durch Anlegen einer portokavalen Anastomose eine Linderung der Symptome erzielt werden. Denn durch diese Maßnahme werden die resorbierte Glukose und das Insulin an der Leber vorbeigeführt, die Stimulation der Glykogensynthese in der Leber durch Insulin vermindert, und die extrahepatischen Insulinwirkungen – wie verminderte Fettmobilisation, gesteigerte Proteinsynthese – durch den eingeschränkten Insulinabbau in der Leber verstärkt.

2.2.2 Amylo-1,4-Glukosidase-Mangel

Synonyma: Glykogenose Typ II, Pompe-Krankheit.
Ursache: Bei dieser Erkrankung fehlt die lysosomale Exo-1,4-α-Glukosidase, die Glykogen, das in die Lysosomen gelangt, hydrolytisch abbaut. Dieser Abbau findet bei der Glykogenose Typ II nicht statt, die Lysosomen sind vergrößert und mit Glykogen angefüllt. In verschiedenen Organen kommt es zu erheblichen Glykogenablagerungen, die von lysosomalen Membranen umschlossen sind.

Der Glykogenauf- und -abbau außerhalb der Lysosomen läuft ungestört ab.
Folgen: Muskelschwäche steht im Vordergrund des Krankheitsbildes. Bei der häufigeren kardiomegalen Form kommt es infolge der Glykogenspeicherung im Herzmuskel zu Herzvergrößerung mit Funktionsstörungen. Der Tod tritt meist im ersten Lebensjahr durch Herzversagen oder Insuffizienz der Atemmuskulatur ein. Die seltenere neuromuskuläre Form ist durch ausgeprägte Muskelhypotonie mit Hypo- oder Areflexie sowie Sprach- und

Schluckstörungen gekennzeichnet. Die Patienten sterben innerhalb der ersten vier Lebensjahre.

T **Therapeutische Hinweise**

Eine Behandlung der Erkrankung ist nicht möglich. Versuche, die Lysosomen durch Vitamin A-Gabe oder hyperbaren Sauerstoff zu „sprengen", blieben erfolglos. Der Enzymdefekt kann bereits pränatal in Fibroblasten aus der Amnionflüssigkeit nachgewiesen werden.

2.2.3 Amylo-1,6-Glukosidase-Mangel

Synonyma: Glykogenose Typ III, Cori-Krankheit.
Ursache: Die Amylo-1,6-Glukosidase – das *debranching enzyme* –, die die Verzweigungsstellen des Glykogens abbaut, fehlt. Der Abbau des Glykogens durch die Phosphorylase bis an die Verzweigungsstellen findet jedoch ungestört statt. Das Glykogen besitzt daher viele Verzweigungen und verkürzte Ketten.

Die einzelnen Organe, wie Muskel, Leber und Herz, sind unterschiedlich stark betroffen. Die Hypoglykämie ist nur mäßig, denn Glukose wird aus der Glukoneogenese und den Glykogenseitenketten gewonnen.
Folgen: Hepatomegalie, Hypoglykämie und Muskelschwäche erinnern an die Symptome der Glykogenose vom Typ I, sind aber weniger stark ausgeprägt. Aus noch nicht geklärten Gründen zeigt das klinische Erscheinungsbild eine rückläufige Tendenz im Erwachsenenalter.

T **Therapeutische Hinweise**

Die Einnahme von häufigen, kleinen Mahlzeiten mit reichlichem Proteinanteil hat einen günstigen Einfluß, Glukose kann dadurch vermehrt über die Glukoneogenese zur Verfügung gestellt werden.

2.2.4 Amylopektinose

Synonyma: Glykogenose Typ IV, Andersen-Krankheit.
Ursache: Dieser Krankheit liegt das Fehlen der Amylo-1,4-1,6-Transglukosidase (das *branching enzyme*) zugrunde. Es können beim Glykogenaufbau keine neuen Verzweigungen gebildet werden. Das Glykogenmolekül weist eine stark veränderte Struktur auf: Es besitzt lange, innere und äußere Ketten, hat wenig Verzweigungen und ähnelt dem Amylopektin, weswegen diese Krankheit auch als Amylopektinose bezeichnet wird.
Folgen: Klinisch besteht zunächst eine Hepatosplenomegalie. Nach kurzer Zeit bildet sich eine progressive Leberzirrhose mit portaler Hypertension aus. Die Entstehung dieser schweren Leberveränderungen wird als eine Fremdkörperreaktion der Leber auf das unlösliche, atypische Glykogen betrachtet.

Die Prognose der Erkrankung ist schlecht; die Patienten sterben in den ersten Lebensjahren. Eine wirksame Behandlung gibt es bisher nicht. Eine Lebertransplantation mag im Einzelfall erwogen werden.

2.2.5 Muskelphosphorylase-Mangel

Synonyma: Glykogenose Typ V, McArdle-Krankheit.
Ursache: Es fehlt das für die phosphorylytische Spaltung des Glykogens notwendige Enzym, die Phosphorylase, in der Muskulatur, nicht aber in der Leber. Der Herzmuskel ist ebenfalls nicht betroffen.
Folgen: Glykogen liegt im Muskel vermehrt vor. Die Leistungsfähigkeit der Muskulatur ist eingeschränkt, da Glykogen bei körperlicher Belastung nicht zu Glukose abgebaut werden kann. Die normalerweise bei Muskelarbeit auftretende Laktatproduktion fehlt. Die Enzyme der Glukoneogenese sind im Muskel erhöht, und Alanin wird vermehrt in den Muskel aufgenommen. Durch gesteigerte Glukoneogenese versucht der Muskel, die benötigte Glukose bereitzustellen.

Unerklärlicherweise treten die Symptome erst im 2. oder 3. Lebensjahrzehnt auf. Auffallend sind rasche Ermüdbarkeit bei Muskeltätigkeit sowie schmerzhafte Muskelkrämpfe, die sich durch Glukosegaben rasch beheben lassen. Unter körperlicher Belastung kommt es zu einem Austritt von Enzymen aus der Muskelzelle (Kreatin-Phosphokinase, Laktat-Dehydrogenase, Aldolase). Diese Enzyme sind im Serum erhöht nachweisbar. Eine Myoglobinurie kommt bei einem Teil der Patienten vor. Die Prognose der Erkrankung ist relativ gut; schwere körperliche Belastung sollte vermieden werden.

2.2.6 Leberphosphorylase-Mangel

Synonyma: Glykogenose Typ VI, Hers-Krankheit.
Ursache: Bei dieser Erkrankung besteht ein Phosphorylase-Mangel in der Leber; die Aktivität des Enzyms ist auf etwa 25% vermindert.
Folgen: Die Leber enthält vermehrt normales Glykogen. Die Freisetzung der Glukose aus dem Glykogenabbau ist gestört. Die Glukoneogenese läuft normal ab. Es besteht nur eine geringe Hypoglykämieneigung. Der Phosphorylase-Mangel kann im Lebergewebe, aber auch in Leukozyten nachgewiesen werden.

Das Krankheitsbild ähnelt dem der Glykogenose vom Typ I. Die Leber ist groß infolge vermehrter Glykogenspeicherung. In Ruhe und unter Belastung stellen sich Hypoglykämie und eine erhöhte Ketonkörperbildung ein. Eine geringe Wachstumsretardierung kann auftreten.

▼ Therapeutische Hinweise
Die Behandlung besteht im Einhalten häufiger Mahlzeiten, die genügend Eiweiß enthalten sollen, um der Wachstumsretardierung entgegenzuwirken.

2.2.7 Muskelphosphofruktokinase-Mangel

Synonyma: Glykogenose Typ VII, Tarui-Krankheit.
Ursache: Die Aktivität der Phosphofruktokinase ist im Muskel herabgesetzt. Sie wandelt am Beginn der Glykolyse Fruktose-6-Phosphat zu Fruktose-1,6-Diphosphat um.
Folgen: Da die Glykolyse somit vermindert ist, wird die Energiegewinnung im Muskel eingeschränkt. Der Enzymdefekt führt zur Anhäufung von Fruktose-6-Phosphat sowie von Glukose-6-Phosphat, das die Glykogensynthetase aktiviert, so daß der Glykogenaufbau verstärkt ist.

Das Krankheitsbild dieser Störung entspricht dem Muskelphosphorylase-Mangel (Typ V): Nach körperlicher Arbeit treten rasch Ermüdung und Muskelschwäche auf, die jedoch im Gegensatz zur Glykogenose Typ V nicht durch Gabe von Glukose und Glukagon behoben werden können. Der Glykogengehalt der Muskulatur ist erhöht. Die Laktatproduktion des Muskels fehlt.

2.2.8 Phosphorylasekinase-Mangel der Leber

Synonyma: Glykogenose Typ VIII, Haijing-Krankheit.
Ursache: Es besteht ein Mangel an Phosphorylasekinase in Leber, Leukozyten und Erythrozyten. Die Phosphorylase der Leber steht zwar in ausreichender Menge zur Verfügung, sie wird aber infolge des Mangels an spezifischer Kinase nicht schnell genug phosphoryliert und somit nicht aktiviert.
Folgen: Die biochemischen Folgen sind die gleichen wie beim Phosphorylase-Mangel der Leber. Die Aktivität der Phosphorylasekinase in der Muskulatur ist normal.

Das **klinisches Bild** und die Behandlung entsprechen dem Leberphosphorylase-Mangel (Typ VI).

2.2.9 Weitere Störungen im Glykogenstoffwechsel

Außer den beschriebenen Glykogenosen gibt es weitere, seltenere Formen dieser Krankheitsgruppe, bei denen die Zuordnung der Befunde zu einem Enzymdefekt oft schwierig ist. Sie werden von den Autoren nicht einheitlich abgehandelt.

Ein **Phosphorylasekinase-Mangel** in der Muskulatur stellt bezüglich der Organlokalisation ein Gegenstück zur Glykogenose vom Typ VIII dar. Auch ein kombinierter Phosphorylasekinase-Mangel in Leber und Muskulatur konnte bei einer geringen Anzahl von Patienten nachgewiesen werden.

Ein **generalisierter, inkompletter Phosphorylase-Mangel** in Leber, Skelettmuskulatur, Herzmuskel, Leukozyten und Thrombozyten führt vor allem zu einer Vergrößerung und Insuffizienz des Herzens.

Auch eine Glykogenose durch **Hexosephosphatisomerase-Mangel** im Muskel wurde beschrieben;

sie weist Symptome auf, die denen bei den Glykogenosen vom Typ V und VII ähneln.

Als Störung im Glykogenstoffwechsel ist hier auch die Glykogenmangelkrankheit aufzuführen. Ihr liegt ein Fehlen der Glykogensynthetase in der Leber zugrunde. Glukose kann nicht als Glykogen gespeichert werden; der Glykogengehalt der Leber ist gering.

Im Fastenzustand treten Hypoglykämien auf. Schwere hypoglykämische Zustände können eine zerebrale Retardierung der Kinder zur Folge haben. Die Hypoglykämien lassen sich durch eine kohlenhydrat- und eiweißreiche Ernährung – auf viele kleine Mahlzeiten verteilt – vermeiden.

2.3 Störungen im Stoffwechsel der Glukose

Die Störungen betreffen entweder die Regulation im Glukosestoffwechsel oder sind durch den Ausfall spezieller Enzyme bedingt.

2.3.1 Störungen der Regulation des Glukosestoffwechsels

Die wichtigste und häufigste Regulationsstörung des Glukosestoffwechsels ist der **Diabetes mellitus,** der durch eine unzureichende Insulinsekretion bedingt ist. Betroffen ist nicht nur der Stoffwechsel der Kohlenhydrate, sondern auch der der Fette und Eiweiße (s. Kap. G6 Endokrines Pankreas).

Bei schweren, chronischen Leberkrankheiten, wie etwa der Leberzirrhose, kann die Glukosehomöostase durch die Leber nicht aufrechterhalten werden. Es kommt zur Hyperglykämie und verminderter Glukosetoleranz **(hepatogener Diabetes)** oder zur Hypoglykämie im Rahmen eines chronischen Alkoholismus infolge der Hemmung der Glukoneogenese.

2.3.2 Störungen von Enzymfunktionen des Glukosestoffwechsels

Einige dieser Störungen, z.B. eine generalisierte Störung der Glykolyse, sind mit dem Leben nicht vereinbar: Es kommt zu einem intrauterinen Absterben des Feten. Bei Störungen, die nur in bestimmten Zellen oder Geweben vorliegen, ist die genetische Mutation auf Isoenzyme beschränkt.

Als Störung der Glykolyse liegt bei der **Glykogenose Typ VII** im Muskel ein Mangel der Phosphofruktokinase vor.

Auch die **Glykogenose Typ I,** bei der die Glukose-6-Phosphatase in Leber und Nieren ausfällt, kann hier genannt werden.

Enzymausfälle der Glykolyse und der direkten Glukoseoxidation sind vor allem in **Erythrozyten** bekannt. Sie verursachen eine Labilität der Erythrozyten mit verkürzter Lebensdauer und Hämolyse.

Beim **Fruktose-1,6-Diphosphatase-Mangel** ist die Glukoneogenese blockiert. Der Blutzuckerspiegel muß durch Glykogenolyse aufrechterhalten werden. Sind die Glykogenvorräte verbraucht, kommt es zur Hypoglykämie.

Die Gabe von Fruktose kann bei dieser Erkrankung eine Hypoglykämie auslösen, da die aus Fruktose entstehenden Triosen nicht in Glukose umgewandelt, sondern zu Laktat abgebaut werden und die sich anhäufenden Metabolite, wie Fruktose-1,6-Diphosphat und Fruktose-1-Phosphat, ihrerseits die Glykogenphosphorylase und damit den Abbau von Glykogen zu Glukose hemmen.

Das Krankheitsbild des Fruktose-1,6-Diphosphatase-Mangels ist durch Auftreten schwerer Hypoglykämien und Laktat-Azidosen nach Nahrungskarenz bei Infekten und Erbrechen charakterisiert. Diese Krisen können nur durch Glukoseinfusionen und Ausgleich der Azidose überwunden werden. Es bestehen zudem eine Hepatomegalie und Muskelhypotonie. Die Nahrung soll in häufigen, kleinen Mahlzeiten verabreicht werden und darf keine Fruktose enthalten. Die meisten Patienten sterben bereits im Säuglingsalter.

2.4 Störungen im Galaktose- und Glukuronsäurestoffwechsel

2.4.1 Galaktosämie

Definition: Bei den Galaktosämien kann die Galaktose nicht in Glukose umgewandelt werden. Es werden zwei Enzymdefekte unterschieden: der Transferase- und der Galaktokinase-Mangel.

Ursachen: Der **Transferase-Mangel** ist die häufigere Ursache der Galaktosämie. Die Galaktose-1-Phosphat-Uridyl-Transferase fehlt, so daß sich Galaktose-1-Phosphat, Galaktose und der entsprechende Alkohol Galaktitol (Dulcit) anhäufen. Die Galaktosekonzentration ist im Blut erhöht, die von Glukose erniedrigt. Galaktose kann auch im Urin nachgewiesen werden. Betroffen sind hauptsächlich folgende Organe: Leber, Nieren, Gehirn, Augenlinse und Erythrozyten.

Bei dem **Galaktokinase-Mangel** ist die Phosphorylierung von Galaktose zu Galaktose-1-Phosphat gestört. Galaktose und Galaktitol häufen sich an. Die mit der Nahrung aufgenommene Galaktose wird zum größten Teil als Galaktose und zu etwa 20% als Galaktitol im Urin ausgeschieden. Noch unbekannt sind die Stoffwechselwege, auf denen unter Umgehung der Galaktokinase-Reaktion zumindest ein kleiner Teil der Galaktose abgebaut werden kann.

Folgen: Erste, zunächst uncharakteristische Symptome des **Transferase-Mangels,** wie Erbrechen, Durchfälle und Apathie, treten bereits im Säuglingsalter auf. Diese Erscheinungen sind während der **Stillzeit** besonders ausgeprägt, da Brustmilch mehr Laktose enthält als Kuhmilch. Offenbar als Folge des Anstaues von Galaktose-1-Phosphat entwickeln sich schwere Leberschäden mit Ikterus, portaler Hypertension, Blutungen, Hypoproteinämien und schließlich Leberinsuffizienz mit Koma. Außerdem treten Störungen bei der renalen Rückresorption von Aminosäuren und bei der Sekretion von Protonen (renale Aminoazidurie und Azidose) aufgrund von Ablagerungen des Galaktose-1-Phosphates im proximalen Nierentubulus auf. Die Anhäufung von Galaktose-1-Phosphat in den Erythrozyten verkürzt deren Lebensdauer (Hämolyse). Häufig finden sich Trübungen der Augenlinse (Katarakte), die auf der Reduktion von Galaktose zu Galaktit beruhen.

Beim **Galaktokinase-Mangel** sind die Symptome weniger stark ausgeprägt. Die Leber ist in der Regel nicht betroffen. Katarakte treten hingegen regelmäßig auf.

▼ Therapeutische Hinweise

Wird Galaktose frühzeitig und vollständig aus der Nahrung entfernt, kann das Auftreten der Krankheitserscheinungen vermieden werden.

2.4.2 Essentielle Pentosurie

Bei dieser harmlosen Stoffwechselstörung wird die Pentose Xylulose infolge eines Enzymdefektes der L-Xylulose-Reduktase nicht zu Xylit reduziert; sie staut sich an und wird im Urin ausgeschieden. Xylulose entsteht beim Abbau der Glukuronsäure. Es tritt eine symptomlose Pentosurie auf. Werden Urinzuckerbestimmungen nach der Reduktionsmethode durchgeführt, kann die Fehldiagnose „Diabetes mellitus" gestellt werden. Durch Anwendung der enzymatischen Glukoseteste ist eine Unterscheidung möglich.

2.5 Störungen im Fruktosestoffwechsel

2.5.1 Essentielle Fruktosurie

Der essentiellen Fruktosurie liegt ein Ausfall der Fruktokinase in der Leber zugrunde, so daß Fruktose nicht zu Fruktose-1-Phosphat phosphoryliert und somit nicht weiter umgesetzt werden kann. Nach oraler Fruktoseaufnahme steigt der Blutfruktosespiegel auf das Vier- bis Fünffache der Norm an. Nach Überschreiten der Nierenschwelle kommt es zur Fruktosurie. Ein kleiner Teil der Fruktose wird im Fettgewebe oder anderen Organen verwertet. Es handelt sich um eine **harmlose Störung ohne klinische Symptome.** Sie wird meist bei einer routinemäßigen Urinuntersuchung durch den positiven Ausfall der Reduktionsprobe entdeckt. Durch glukosespezifische Teststreifen kann das Vorliegen einer Glukosurie ausgeschlossen werden.

2.5.2 Fruktoseintoleranz

Definition und Ursachen: Die Aktivität der Fruktose-1-Phosphat-Aldolase in Leber und Nieren ist bei der Fruktoseintoleranz stark herabgesetzt. Auch die Fruktose-1,6-Diphosphat-Aldolase ist in ihrer Aktivität auf etwa die Hälfte reduziert.

Folgen: Von der Mutation ist nur die Aldolase B der Leber und Nieren betroffen. Man findet in diesen Organen die intakte Aldolase A vom Muskeltyp, die jedoch Fruktose-1-Phosphat nur in geringer Menge umsetzt. Fruktose-1-Phosphat häuft sich an, es hemmt sowohl die Fruktose-1,6-Diphosphat-Aldolasereaktion als auch die Fruktose-1,6-Diphosphatase. Damit wird die Gluconeogenese in ihren letzten Schritten blockiert. Zusätzlich hemmt das angestaute Fruktose-1-Phosphat offenbar die Leberphosphorylase, wodurch eine Störung der Glykogenolyse und damit gestörte Glukosebereitstellung hinzukommen. Insgesamt kommt es bei der Fruktoseintoleranz zu einer eingeschränkten Glukoseproduktion.

Das wichtigste Symptom ist die fruktoseinduzierte **Hypoglykämie.** Übelkeit und Erbrechen treten auf. In schweren Fällen kann es zu Leberzellschäden mit Ikterus, Aszites und Ödemen kommen.

▼ Therapeutische Hinweise

Durch Vermeiden fruktosehaltiger Nahrungsmittel werden die Symptome verhindert. Die Patienten entwickeln von sich aus eine Abneigung gegenüber Früchten und Süßigkeiten.

2.6 Zahnkaries

Definition und Ursachen: Die Karies ist durch Entkalkung und Zerstörung der harten Zahnsubstanz gekennzeichnet. Ihre eigentliche Ursache ist noch unbekannt. Prädisponierende Faktoren sind ein hoher Rohrzucker-Verbrauch, ungünstige strukturelle Zusammensetzung des Zahnschmelzes und mangelnde Zahnpflege.

Als Entstehungsmechanismus der Karies wird folgendes diskutiert: Bakterien der Art Streptococcus mutans zersetzen den Rohrzucker am Zahn. Sie scheiden eine Dextran-Transglukosylase aus, die den Glukoseanteil des Rohrzuckers zu einem Dextran, dem 1,6-D-Glukan, polymerisiert. Dieses unlösliche Polysaccharid ist gegen die Speichelamylase resistent und bildet die sogenannten **Plaques,** die die Bakterien gegenüber dem Speichel abschirmen.

Folgen: Die Fruktose wird durch Bakterien zu **Milchsäure** metabolisiert, so daß es unter den Plaques zu einer hohen lokalen Säurekonzentration kommt; diese greift dann, wenn die Pufferkapazität des Belages nicht ausreicht, den Zahnschmelz und das Dentin an. Ein Absinken des pH-Wertes unter 5,5 gilt als kritisch.

Zunächst treten kalkig-weiße Schmelzflecke auf, später ausgedehnte, tiefe Kavitäten. Bei der rasch fortschreitenden akuten Karies ist häufig auch die Zahnpulpa beteiligt. Hingegen reagiert die Pulpa bei der chronischen Form zunächst mit Bildung von sekundärem Dentin und wird erst in späteren Stadien angegriffen.

▼ **Therapeutische Hinweise**

Die Therapie der manifesten Zahnkaries ist ein wichtiges Problem der Zahnmedizin. **Prophylaktisch** sind Einschränkung von Süßigkeiten und sorgfältige Mundpflege wesentliche Maßnahmen.

Gaben von Fluor wirken günstig auf die Remineralisation, sie hemmen eventuell auch die bakterielle Säureproduktion. Eine kausale Bekämpfung der Karies durch aktive Immunisierung gegen die extrazelluläre Dextran-Transglukosylase wird versucht.

Literatur

Berdanier, C. D.: Carbohydrate metabolism, regulation and physiological role. Halsted Press, New York 1976.

Bhaskar, S. N.: Die Pathologie der Zähne und der Kiefer. In: Bhaskar, S. N. (Hrsg.): Synopsis der Mundkrankheiten. 3. Aufl. Medica Verlag, Stuttgart–Wien–Zürich–Amsterdam 1971.

Förster, H., H. Mehnert: Kohlenhydratstoffwechsel. In: Siegenthaler, W. (Hrsg.): Klinische Pathophysiologie. 6. Aufl. Springer, Berlin–Heidelberg–New York 1987.

Ganong, W. F.: Review of Medical Physiology. 15. Aufl. Lange Medical Publication, Los Altos 1991.

Gardner, L. I.: Endocrine and genetic diseases of childhood and adolescence. 2. Aufl. Saunders, Philadelphia–London–Toronto 1975.

Gray, G. M.: Carbohydrate digestion and absorption. New Engl. J. Med. 292 (1975) 1225.

Hers, H.-G., F. VanHoof, Th. DeBarsy: Glycogen Storage Diseases. In: Scriver, C. R., A. L. Beaudet, W. S Sly., und D. Valle, (Hrsg.): The Metabolic Basis of Inherited Disease. 6. Aufl., McGraw-Hill, New York 1989.

Karlson, P., W. Gerok, W. Gross: Pathobiochemie. 2. Aufl. Thieme, Stuttgart 1982.

Lehninger, A. L.: Biochemistry. The molecular basis of cell structure and function. 2. Aufl. Worth Publishers, New York 1978.

Mattern, H.: Störungen des Kohlenhydratstoffwechsels. In: Schreier, K. (Hrsg.): Die angeborenen Stoffwechselanomalien. 2. Aufl. Thieme, Stuttgart 1979.

Randle, P. J., D. F. Steiner, W. J. Whelan: Carbohydrate metabolism and its disorders. Vol. 3. Academic Press, London–New York–Toronto–Sydney–San Francisco 1981.

Sleisenger M. H., L. Brandborg: Malabsorption. Vol. 13. In: Major Problems in Internal Medicine. Saunders, Philadelphia–London–Toronto 1977.

H3 Eiweiß- und Aminosäurenstoffwechsel

H. MEYER-LEHNERT

1 Physiologische und biochemische Grundlagen

1.1 Aufbau und Funktion der Aminosäuren

Aminosäuren sind die Grundbausteine der Proteinsynthese. Mit Ausnahme von Prolin und Hydroxyprolin sind sie α-Aminocarbonsäuren und können auf eine einfache gemeinsame Grundstruktur zurückgeführt werden (Abb. H3-1); sie unterscheiden sich lediglich durch die Substitution am α-C-Atom.

Im menschlichen Serum wird eine relativ konstante Konzentration von Aminosäuren aufrechterhalten (ca. 50 mg/100 ml). Auch die qualitative Zusammensetzung ist unter physiologischen Bedingungen nur äußerst geringen Schwankungen unterworfen. Der gesamte Aminosäurenpool wird durch die Zufuhr mit der Nahrung, die körpereigene Neosynthese und den Abbau bestimmt. Der menschliche Körper ist nicht in der Lage, alle zum Proteinaufbau benötigten Aminosäuren selbst zu synthetisieren.

> Neben den im Körper synthetisierten sog. **nichtessentiellen** Aminosäuren müssen acht weitere mit der Nahrung zugeführt werden: Valin, Leucin, Isoleucin, Phenylalanin, Threonin, Tryptophan, Methionin und Lysin. Sie werden daher als **essentielle** Aminosäuren bezeichnet.

Neben der Proteinsynthese als wichtigster Funktion werden Aminosäuren auch zum Aufbau anderer Zellbestandteile, Wirkstoffe und Hormone benötigt (Tab. H3-1).

Es werden **glukoplastische,** d.h. für die Glukoneogenese zur Verfügung stehend, und **ketoplastische,** d.h. zur Bildung von Ketonen führend, Aminosäuren unterschieden (Tab. H3-2).

Tabelle H3-1 Stoffwechselprodukte und Funktionen von Aminosäuren.

Aminosäure	Funktion, Wirkstoff
Glycin	Kreatin, Porphyrine, Purinbasen, Gallensäuren
Serin	Sphingosin
Glutaminsäure	γ-Aminobuttersäure (zentraler Ganglienblocker)
Asparaginsäure	Coenzym A
Methionin	Kreatin, Cholin
Tyrosin, Phenylalanin	Schilddrüsenhormone, Adrenalin, Noradrenalin
Tryptophan	Nikotinsäure (Provitamin B_6)
Prolin	Kollagen
Histidin	Histamin

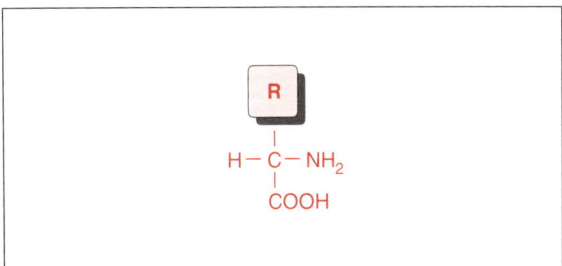

Abb. H3-1: Grundstruktur der Aminosäuren.

Tabelle H3-2 Glukoplastische und ketoplastische Aminosäuren.

rein glukoplastische Aminosäuren
Alanin
Arginin
Asparagin
Cystin
Histidin
Hydroxyprolin
Methionin
Prolin
Serin
Threonin
Tryptophan
Valin
rein ketoplastische Aminosäure
Leucin
gluko- und ketoplastische Aminosäuren
Isoleucin
Lysin
Phenylalanin
Tyrosin

1.2 Proteine

1.2.1 Synthese und Struktur

> Kettenmoleküle aus zwei bis mehreren hundert Aminosäuren, bei denen die Aminogruppe der einen mit der Carboxygruppe der nächsten Säure amidartig (–CO–NH–) verknüpft ist, werden als **Peptide** bezeichnet.

Ihre Synthese findet in den Ribosomen, speziellen Strukturen im Zytoplasma, statt. Die genetische Information über ihre Zusammensetzung ist in der DNS (Desoxyribonukleinsäure) des Zellkerns gespeichert und wird durch Transkription auf die messenger-RNS übertragen (s. a. Kap. H1). Unter Mitwirkung der transfer-RNS wird an den Ribosomen intrazellulär der genetische Code in die entsprechende Aminosäuresequenz übersetzt **(Translation)**.

Die Größe der Proteinmoleküle ist außerordentlich variabel, sie reicht von kleinen Polypeptiden mit wenigen Aminosäuren und einem Molekulargewicht um 1000 bis zu Makromolekülen mit mehreren hundert Aminosäuren mit einem Molekulargewicht von mehreren Millionen.

Bei der Beschreibung des Proteinaufbaus können Strukturen verschiedener Ordnung unterschieden werden: Die genetisch determinierte Aminosäuresequenz wird als **Primärstruktur** bezeichnet. Zwischen einzelnen Peptidketten können sich Wasserstoffbrücken oder Disulfidbindungen aus-

bilden. Derart verbundene Peptide bilden eine **Sekundärstruktur** in Form einer als α-Helix bezeichneten Spirale oder einer typischen Faltblattstruktur. Die räumliche Anordnung dieser verknüpften Peptidketten wird als **Tertiärstruktur** bezeichnet. Da viele größere Proteine aus mehreren solcher Peptidketten bestehen, entsteht durch deren Zusammenlagerung eine **Quartärstruktur.** Als bekanntes Beispiel sei das Hämoglobin genannt, das aus vier Polypeptidketten (zwei α- und zwei β-Ketten) besteht.

1.2.2 Funktion und Stoffwechsel

Der Gesamtproteinbestand des Körpers beträgt etwa 14000 g. Dabei umfassen Proteinneusynthese und Proteolyse jeweils etwa 400–500 g/d. Mit der Nahrung werden bei normaler Mischkost täglich ca. 30–100 g Proteine zugeführt. Der Körper des gesunden Menschen befindet sich in einem Eiweißgleichgewicht, d.h. Proteinauf- und -abbau sind gleich groß. Adäquater Meßparameter dieses Gleichgewichts ist die Stickstoffbilanz. Die Stickstoffausscheidung über Fäzes und Urin beläuft sich auf ca. 15 g pro Tag, bei völliger Eiweißkarenz auf ca. 3 g/Tag. Dies bedeutet, daß eine tägliche Eiweißzufuhr von mindestens 35–40 g notwendig ist, damit die Stickstoffbilanz ausgeglichen bleibt.

Die in der Nahrung enthaltenen Proteine werden im Gastrointestinaltrakt nahezu vollständig zu einzelnen Aminosäuren hydrolysiert **(Digestion)**. Dies erfolgt durch die Peptidasen des Magen- und Pankreassekretes. Die **Absorption** der Aminosäuren und kleinerer Peptide erfolgt im Jejunum und im oberen Teil des Ileums. Die Absorption ist ein aktiver, energieverbrauchender Prozeß, der zum Teil spezifisch für eine bestimmte Gruppe von Aminosäuren, z. B. neutrale oder basische, ist.

Neben der Ernährung beeinflussen insbesondere auch **Hormone** die Eiweißbilanz: **Anabole** Hormone wie Androgene, Östrogene, das Wachstumshormon und Insulin führen zu einer positiven, **katabol** wirkende Hormone wie Kortisol und Thyroxin zu einer negativen Stickstoffbilanz.

Die Umsatzgeschwindigkeiten der Proteine im menschlichen Körper sind unterschiedlich. Die durchschnittliche Halbwertszeit liegt bei etwa 80 Tagen, sie beträgt aber bei Plasmaproteinen nur zehn, bei Knochen- und Knorpelgeweben hingegen 160 Tage.

Die physiologischen Funktionen der Proteine umfassen ein äußerst breites Spektrum, eine Übersicht gibt Tabelle H3-3.

Der Abbau der Aminosäuren erfolgt zunächst durch Desaminierung, d.h. durch Abspaltung der Aminogruppe. Die NH_2-Gruppe wird nach Verstoffwechselung im Harnstoffzyklus vom Körper ausgeschieden oder nach Übertragung auf geeignete Zwischensubstanzen (z.B. Pyruvat, α-Ketoglutarat, Oxalacetat) zur endogenen Neusynthese

Tabelle H3-3 Physiologische Funktionen von Proteinen

Bau- und Gerüstfunktion
Aufbau von Knochen, Knorpel, Bindegewebe, Organparenchym
Stoffwechselfunktion
Enzyme, Hormone
Transportfunktion
Hämoglobin, Transferrin, Coeruloplasmin u.a.
Homöostasefunktion
Aufbau des onkotischen Drucks, pH-Pufferung
Abwehrfunktion
Immunglobuline

nicht-essentieller Aminosäuren verwandt. Das Kohlenstoffgerüst der Aminosäuren kann entweder vollständig zu CO_2 und H_2O oxidiert oder zur Bildung von Kohlenhydraten oder Fetten herangezogen werden. Aminosäuren, die zu Acetyl-CoA oder Acetoacetat abgebaut werden, nennt man dementsprechend ketoplastisch. Sie werden in den Fettstoffwechsel eingeschleust. Die Aminosäuren, die Zwischenprodukte des Zitratzyklus oder Pyruvat bilden, werden als glukoplastisch bezeichnet, da sie der Glukoneogenese dienen (s. Tab. H3-2).

2 Allgemeine und spezielle Pathophysiologie

2.1 Plasmaproteine

Die Proteine des Blutplasmas können elektrophoretisch in fünf Hauptgruppen aufgetrennt werden (Abb. H3-2): Albumine sowie α_1-, α_2-, β- und γ-Globuline. **Albumin** hat mit etwa 60 % den größten Anteil am gesamten Plasmaeiweiß. Es wird in der Leber synthetisiert. Seine Hauptaufgabe liegt in der Aufrechterhaltung eines ausreichenden Plasmavolumens durch Ausbildung eines transvasalen osmotischen Druckgradienten. Darüber hinaus erfüllt es zusätzlich Transportaufgaben, die jedoch in weit größerem Umfang von verschiedenen Globulinfraktionen wahrgenommen werden. Eine besondere Bedeutung kommt den γ-**Globulinen** zu. Dies sind Immunglobuline mit Antikörpereigenschaften. Sie werden von Plasmazellen gebildet, die ihrerseits aus dem B-Lymphozytensystem hervorgehen und auf eine Antigenzufuhr mit entsprechender Immunglobulinsynthese reagieren. Man unterscheidet fünf Gruppen von Immunglobulinen (Ig): IgA, IgM, IgG, IgD und IgE, die jeweils in Aufbau und Funktion verschieden sind.

> Die Plasmaproteine haben von den körpereigenen Proteinen die kürzeste Halbwertszeit und reagieren somit besonders empfindlich auf Störungen des Aminosäuren- und Proteinstoffwechsels.

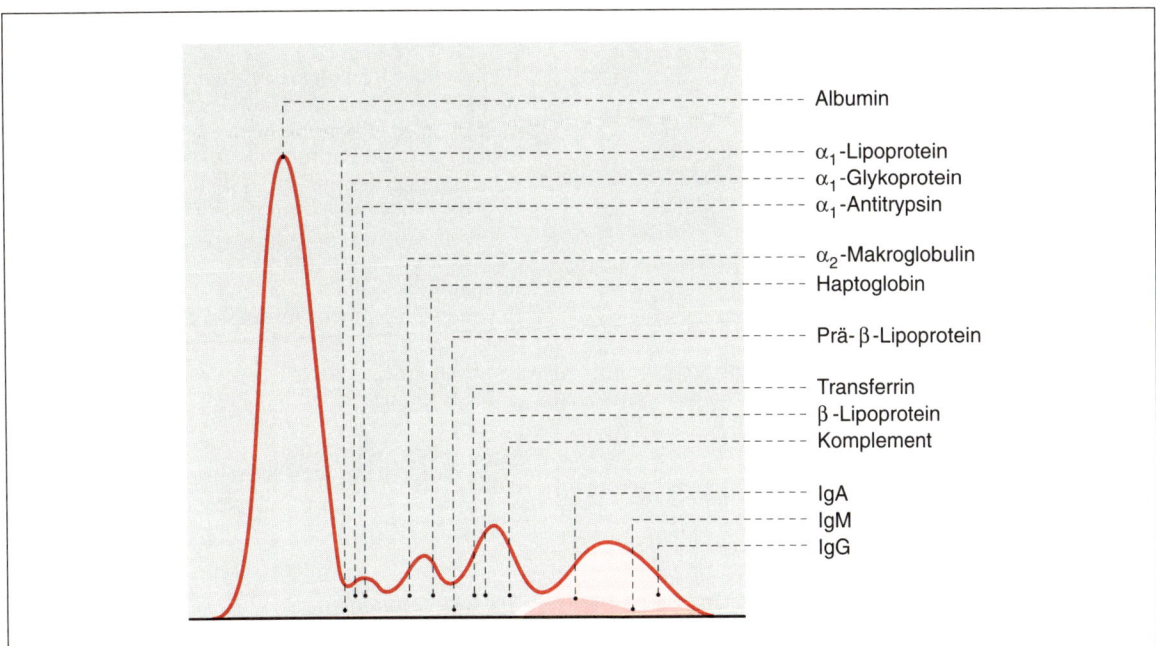

Abb. H3-2: Normale Plasmaeiweißelektrophorese.

Tabelle H3-4 Plasmaproteine, biologische Funktion und pathophysiologische Bedeutung.

Protein	Biologische Funktion	Pathobiochemie
Transportproteine		
Präalbumin	Bindung von Thyroxin und Retinol	↑ bei schweren Leberschäden
Albumin	osmotische Funktion, Eiweißreserve	↓ bei Leberzirrhose, nephrotischem Syndrom u.a. (Analbuminämie)
Transcortin	Bindung und Transport von Cortisol	Syndrom mit geringer Cortisolbindungskapazität
Retinol-bindendes Protein	Bindung und Transport von Retinol (Vitamin A)	
Coeruloplasmin	Kupfer-Bindung, Oxidase	↑ bei Schwangerschaft, ↓ bei Morbus Wilson
Hämopexin	Hämin-Bindung	↓ bei hämolytischen Anämien
Transferrin	Bindung und Transport von Eisen	↓ bei nephrotischem Syndrom, malignen Neoplasien, bei Fe-Mangelanämie
Enzyme, Proenzyme, Enzyminhibitoren		
α_1-Antitrypsin	Trypsin-Inhibitor	↑ bei entzündlichen Prozessen
α_2-Antichymotrypsin	Chymotrypsin-Inhibitor	
Inter-α-Trypsin-Inhibitor	Trypsin-Inhibitor	
Prothrombin	Proenzym des Thrombins	↓ bei Lebererkrankungen, Antikoagulanzien-Therapie
Antithrombin III (α_2-Antithrombin)	Thrombin-Inhibitor	↑ bei Leberschaden, Hyperkoagulabilität bei AT III-Mangel
C 1-Esterase-Inhibitor (s. Komplementsystem)	Inhibitor für C'I Plasminogen, Kallikrein u.a.	↓ bei angioneurotischem Ödem
Haptoglobin	Proteinase-Inhibitor, Peroxidase-Aktivität	↑ bei nephrotischem Syndrom, Leberschaden, Diabetes mellitus; ↓ bei Hämolyse
α_2-Makroglobulin	Protease-Inhibitor, Bindung von Hormonen	↑ bei nephrotischem Syndrom, Leberschaden, Diabetes mellitus
Serum-Cholinesterase	mindestens 5 Phänotypen	
Plasminogen	Proenzym des Plasmins	↓ bei starker Fibrinolyse
fibrinstabilisierender Faktor (XIII)	Fibrinvernetzung (Transaminidase)	↓ bei gestörter Wundheilung
Lysozym (Muraminidase)	Bakteriolyse	↑ bei Monozyten-Leukämie, ↑ bei Morbus Boeck
Komplementsystem, Entzündungsmediatoren		(Defekte des Komplementsystems)
C1-Komponente		Agammaglobulinämie, Hautläsionen, Infektionen
C2-Komponente		membranöse Glomerulonephritis, chronische anaphylaktoide Purpura, Dermatomyositis
C3-Komponente		Autoimmunerkrankungen (Glomerulonephritis, Lupus erythematodes u.a.), bakterielle Infektionen
C4-Komponente		
C5-Komponente		SLE, bakterielle Infektionen
C6-Komponente		Raynaud-Phänomen
C7-Komponente		Raynaud-Phänomen, Teleangiektasien
C8-Komponente		
C9-Komponente	Erythropoese	
C1-Esterase-Inhibitor	Inhibitor für C'I Plasminogen, Kallikrein u.a.	↓ bei angioneurotischem Ödem
C-reaktives Protein	Phagozytose-Stimulation	↑ bei akut entzündlichen Prozessen
C3-Aktivator (B_2-Glykoprotein II)	Protease, Untereinheit von C4-Pro-Aktivator	
Andere		
α_1-Fetoprotein	nur beim Feten und Neugeborenen nachweisbar	↑ bei Lebertumoren
Fibrinogen	Fibrinvorstufe	↓ bei Leberschaden

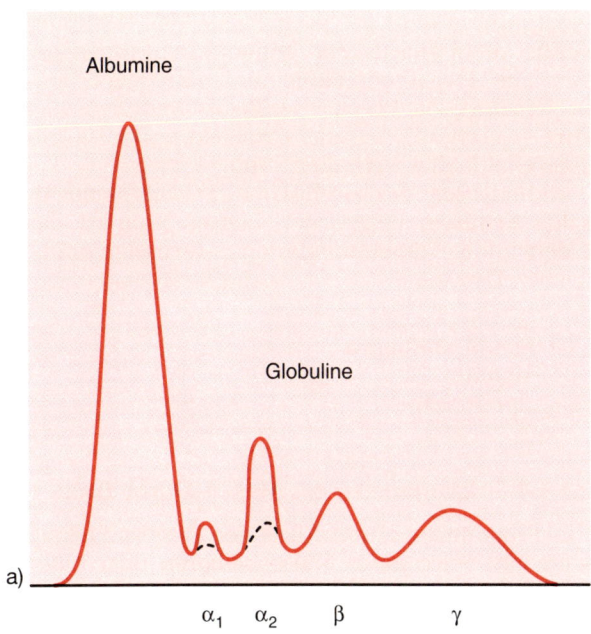
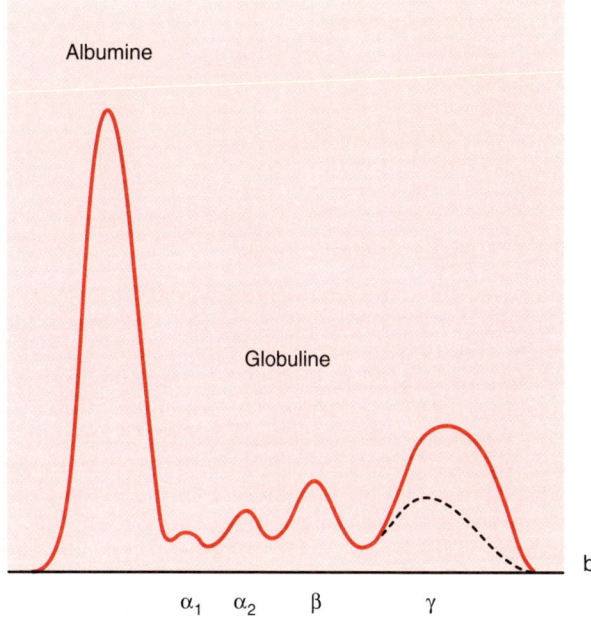

a)

b)

α_1 α_2 β γ

α_1 α_2 β γ

Abb. H3-3: Plasmaeiweißelektrophorese bei akuter (a) und chronischer (b) Entzündung.

Zudem sind sie einer Untersuchung leicht zugänglich. Diese beiden Eigenschaften machen sie zu einem wichtigen Gegenstand der Diagnostik bei vielen Erkrankungen (Tab. H3-4).

2.1.1 Dysproteinämie

Definition: Der Begriff Dysproteinämie bezeichnet eine quantitativ abnorme Zusammensetzung des Plasmaeiweißes.

2.1.1.1 Entzündungen

Die akute entzündliche Dysproteinämie (akuter Infekt, Z.n. Operation) ist gekennzeichnet durch eine **Vermehrung der α-Globuline (α₁, α₂)**, während es zur Reduktion der Albuminsynthese kommt. Bei chronischem Verlauf kommt es zunehmend zu einer Steigerung der Immunglobulinsynthese, die sich vorwiegend in einer Zunahme der γ-Globulinfraktion äußert (Abb. H3-3).

Entzündungen
▷ α-Globulin ↑
▷ Albumin ↓
▷ γ-Globulin ↑

2.1.1.2 Lebererkrankungen

Da die Leber eine große Funktionsreserve besitzt, führt erst eine Zerstörung oder Schädigung großer Parenchymanteile zu einer deutlich verminderten Proteinsynthese. Leberzirrhose oder schwere Hepatitis bedingen eine Verminderung der Al-

bumin- und Fibrinogensynthese und einen Abfall der plasmatischen Gerinnungsfaktoren. Zusätzlich betroffen sind Transportproteine (z.B. Coeruloplasmin, Transferrin u.a.) und Enzyme (Cholinesterase). Reaktiv kommt es zu einer starken Vermehrung der γ-Globuline. Die Eiweißelektrophorese zeigt ein typisches Bild mit breitbasiger, heterogener γ-Globulinvermehrung (Abb. H3-4).

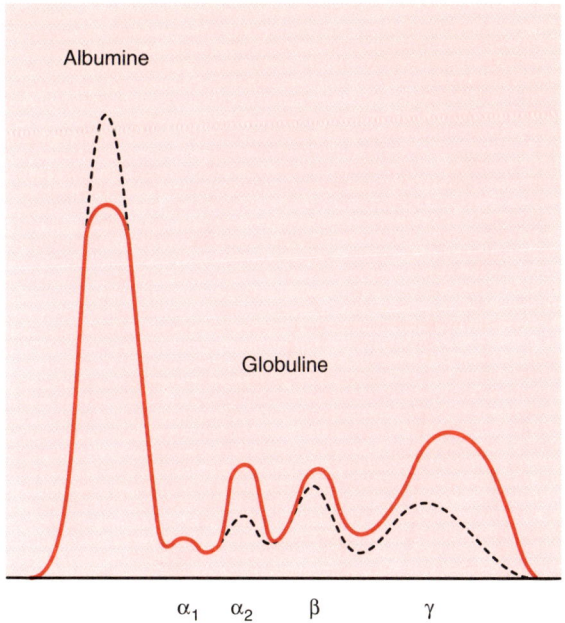

α_1 α_2 β γ

Abb. H3-4: Plasmaeiweißelektrophorese bei schweren Lebererkrankungen.

Lebererkrankungen
▷ Albumin ↓
▷ γ-Globuline ↑
▷ Fibrinogen ↓
▷ Gerinnungsfaktoren ↓
▷ Transportproteine ↓

2.1.1.3 Nierenerkrankungen

Eine quantitative Verschiebung in der Zusammensetzung des Plasmaeiweißes bei Erkrankungen der Niere resultiert in erster Linie aus einem Proteinverlust im Urin. Das intakte Glomerulumfilter ist lediglich für kleine Proteine bis zu einem Molekulargewicht von 5000 frei passierbar. Mit zunehmender Molekülgröße geht die filtrierte Proteinmenge gegen Null. Die im Primärharn befindlichen Proteine werden unter physiologischen Bedingungen nahezu vollständig tubulär rückresorbiert. Die Eiweißausscheidung im 24-Stunden-Urin liegt unter 150 mg. Eine Schädigung des glomerulären Filters im Rahmen einer **Glomerulonephritis** führt zu einer erhöhten Permeabilität auch für größere Moleküle. Die Kapazität der Rückresorption wird überschritten, es kommt zu einer deutlichen Proteinurie, die 5–20 g, in seltenen Fällen bis zu 50 g pro Tag beträgt. Neben der glomerulären Proteinurie gibt es auch eine tubuläre, die als Folge einer **Pyelonephritis,** einer nicht-infektiösen **interstitiellen Nephritis** oder einer **Schwermetallvergiftung** (z. B. Cadmium) auftreten kann.

Als Reaktion auf den Eiweißverlust kommt es zu einer Steigerung der Synthese von Albuminen, α_2- und β-Globulinen sowie Lipoproteinen. Die Neusynthese wird in vielen Fällen den Albuminverlust nicht ausgleichen können; man findet daher eine Hypalbuminämie und eine Hyperlipoproteinämie. Die Plasmaeiweißelektrophorese zeigt eine typische Form, die Urinelektrophorese ein spiegelbildliches Verhalten (Abb. H3-5).

Klinisch wird das beschriebene Bild als **nephrotisches Syndrom** bezeichnet. Leitsymptom ist das **Ödem** infolge des verminderten intravasalen onkotischen Drucks.

Nierenerkrankungen
▷ Albumin ↓
▷ Lipoproteine ↑

2.1.1.4 Erkrankungen des Magen-Darm-Traktes

Ein Proteinmangel mit folgender Dysproteinämie kann als Folge einer **Malassimilation** oder einer **Exsudation** von Eiweiß in den Magen-Darm-Trakt auftreten. Bei der Malassimilation ist zwischen der Maldigestion, einer ungenügenden enzymatischen Verdauung, und der Malabsorption, der unzureichenden Aufnahme von Polypeptiden und Aminosäuren durch die Darmschleimhaut, zu unterscheiden (s. Kap. D).

Eine **Maldigestion** wird durch Ausfall der für den enteralen Eiweißabbau verantwortlichen Pankreasenzyme Trypsin, Chymotrypsin und Carboxypeptidase bei Zerstörung oder Verlust des Drüsenparenchyms durch Pankreatitis, Karzinom, zystische Pankreasfibrose oder Pankreatektomie bedingt. Daraus resultiert eine ungenügende Aufspaltung der zugeführten Eiweiße.

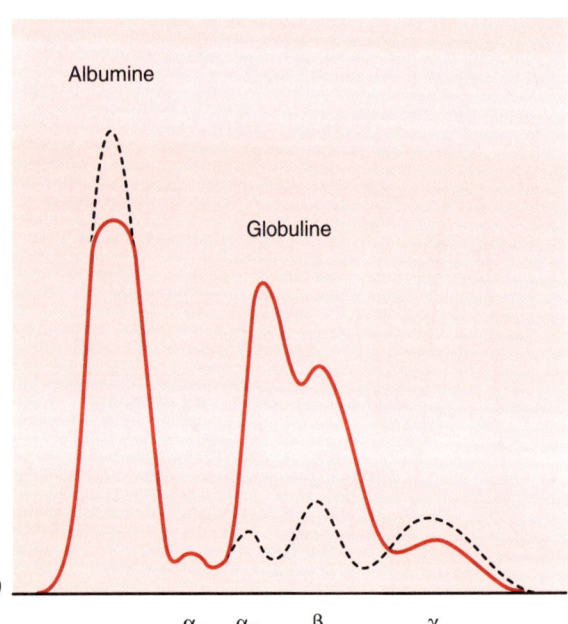
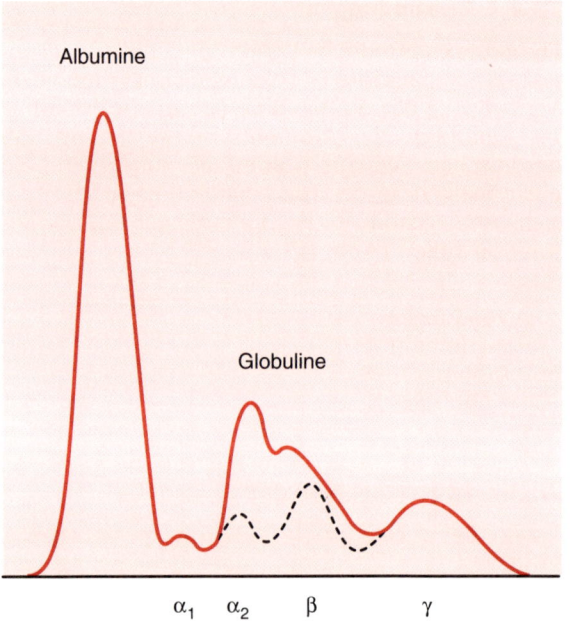

Abb. H3-5: Plasmaeiweißelektrophorese (a) und Urinelektrophorese (b) bei nephrotischem Syndrom.

Nach operativer Entfernung des Magens kann es zur überstürzten Entleerung des Speisebreis in den Dünndarm kommen *(Dumpingsyndrom).* In diesem Fall ist die angebotene Proteinmenge zu groß und die Verweildauer im Dünndarm zu kurz, um eine genügende Hydrolyse der Proteine zu gewährleisten.

Eine **Malabsorption** wird durch eine Verminderung oder pathologische Veränderung der resorptiven Oberfläche verursacht, z.B. nach ausgedehnten Dünndarmresektionen, bei der einheimischen Sprue infolge Zerstörung des Darmepithels oder bei Morbus Whipple durch Erweiterung und Stauung der intestinalen Lymphgefäße (s. Kap. D). Bei beiden Erkrankungen kommt es konsekutiv zu einer Dysproteinämie, insbesondere einer Hypalbuminämie, mit einer reaktiven Vermehrung von γ-Globulinen.

Vom gesunden Menschen werden täglich etwa 35 g Eiweiß in den Darm abgegeben. Eine Steigerung dieser Verluste kommt in Form der **exsudativen Enteropathie** als eigenständiges Krankheitsbild vor. Symptomatische Eiweißverluste in größerem Umfang treten auch bei ausgedehnten entzündlichen Veränderungen des Dünndarms und des Dickdarms auf. Bei der **Enteritis regionalis** (Morbus Crohn) findet man im Serum neben der Hypalbuminämie häufig eine erhöhte IgA- und eine erniedrigte IgM-Konzentration. Die Eiweißelektrophorese bei der **Colitis ulcerosa** ergibt eine Erhöhung der α$_2$- und der β-Globuline, bei längerem Verlauf auch der γ-Globuline.

Erkrankungen des Magen-Darm-Traktes
▷ Albumin ↓
▷ γ-Globuline ↑
● **Morbus Crohn**
  ▷ Albumin ↓
  ▷ IgA ↑
  ▷ IgM ↓
● **Colitis ulcerosa**
  ▷ α$_2$-Globuline ↑
  ▷ β-Globuline ↑
  ▷ γ-Globuline ↑

2.1.1.5 Mangelernährung

Je nach Überwiegen einer quantitativen oder einer qualitativen Mangelernährung kommt es zu unterschiedlichen Folgen. Ein **quantitativer** Kalorienmangel kann selbst bei ausreichender Proteinzufuhr zu Mangelerscheinungen führen.

Da der menschliche Körper nicht über einen Speicher für Aminosäuren verfügt, müssen diese sofort nach der Aufnahme in die Zelle zu Proteinen synthetisiert werden.

Die Proteinsynthese aber ist ein energieverbrauchender Prozeß. Um Protein mit einem Energiegehalt von einem Kilojoule zu synthetisieren, werden sechs Kilojoule zusätzliche Energie benötigt.

Verminderte Energie- und Proteinzufuhr führt zu einem Verlust an Körpermasse, es kommt zu einer progredienten Reduktion des Muskel- und Fettgewebes **(Marasmus),** wie man sie insbesondere bei chronisch konsumierenden Erkrankungen antrifft. Im Serum findet man eine nur geringgradige Hypoproteinämie. Ödeme bestehen nicht.

Eine **qualitative** Fehlernährung mit Proteinmangel bei überwiegender Kohlenhydratzufuhr im frühen Kindesalter führt dagegen zu einem völlig differenten Bild, dem **Kwashiorkor.** Es ist durch eine massive Hypoproteinämie mit konsekutiven Ödemen einschließlich Leberverfettung und Steatorrhöe gekennzeichnet. Dieses Krankheitsbild ist vornehmlich in den Ländern Afrikas, Lateinamerikas und Südostasiens anzutreffen.

Neben der absoluten Menge an zugeführtem Eiweiß ist auch dessen Zusammensetzung äußerst wichtig. Die **biologische Wertigkeit** eines Proteins wird durch seinen Gehalt an **essentiellen Aminosäuren** bestimmt.

Ohne die essentiellen Aminosäuren fehlen notwendige Bausteine für die endogene Proteinsynthese.

2.1.1.6 Defektdysproteinämien

Genetische Mutationen können zur Synthese abnormer, funktionell inaktiver oder minderwertiger Enzyme führen. Störungen der Proteinsynthese im Bereich der DNS-Transkription oder der Translation haben ebenfalls einen Plasmaproteindefekt zur Folge. Alle Eiweißfraktionen können davon betroffen sein (γ-Globuline s. Abschnitt 2.1.1.7).

Der Synthesedefekt für **Albumin** führt zur Analbuminämie. Es besteht eine Transportstörung für Schilddrüsenhormone, klinisch findet man eine diskrete Ödemneigung.

Ein Mangel an α$_1$-Antitrypsin, das den Hauptanteil der α$_1$-Globulinfraktion im Serum darstellt, ist vergesellschaftet mit bronchopulmonalen Erkrankungen. Bronchitiden, Bronchiektasen, Lungenzysten und Emphysem treten gehäuft auf.

Coeruloplasmin ist das Transporteiweiß für Kupfer. Es wandert elektrophoretisch in der α$_2$-Bande. Sein Fehlen ist der pathognomonische Befund für den Morbus Wilson, eine autosomal rezessiv vererbte Erkrankung, die durch Kupferablagerung in verschiedenen Geweben – insbesondere in Leber, Gehirn, Kornea des Auges und Niere – zu massiven Organschädigungen führen kann.

Bei der Störung der Synthese von **Transferrin,** einem β-Globulin, dem der Eisentransport im Plasma obliegt, tritt eine eisenrefraktäre Anämie mit Hämosiderinablagerung im Gewebe auf.

Eine defekte Synthese des in der β-Fraktion des Plasmaeiweißes wandernden Lipoproteins, die **A-β-Lipoproteinämie** (Bassen-Kornzweig-Syndrom), führt zu Störungen des Fetttransportes. Weitere Symptome dieser autosomal rezessiv vererbten Erkrankung sind Akanthozytose, Retinitis pigmentosa und neurologische Störungen.

Eine kongenitale **Afibrinogenämie** kann die Gerinnungsfähigkeit des Blutes in unterschiedlicher Ausprägung bis zur vollständigen Ungerinnbarkeit beeinträchtigen. Die Betroffenen erreichen wegen schwerer Blutungskomplikationen nur selten das Erwachsenenalter.

2.1.1.7 Agammaglobulinämie (Antikörpermangelsyndrom)

Die auf dem Boden einer Synthesestörung für γ-Globuline auftretende Dysproteinämie unterscheidet sich in ihrer biochemischen Pathogenese nicht von Dysproteinämien, die andere Eiweißkörper betreffen. Auch hier findet man eine mehr oder minder stark ausgeprägte Verminderung der betroffenen Eiweißfraktion. Da Veränderungen der γ-Globuline jedoch auch Ausdruck einer Erkrankung des Immunsystems sind, verdienen sie eine gesonderte Besprechung.

Eine Verminderung der zirkulierenden Antikörper kommt vorwiegend bei Störung des **B-Lymphozyten-Systems** zustande. Normalerweise erfolgt auf eine Stimulation die Transformation der B-Lymphozyten in immunkompetente Plasmazellen, die spezifische Antikörper synthetisieren. Jede Störung dieses Vorganges führt zu einem Antikörpermangelsyndrom, das sich durch gesteigerte **Infektanfälligkeit** manifestiert. Häufig ist auch die Lymphozytenzahl im peripheren Blut erniedrigt.

T-Lymphozyten produzieren keine humoralen Antikörper, sondern vermitteln zellständige Immunreaktionen. Eine kombinierte Störung des B- und T-Lymphozyten-Systems bietet neben den bei einigen Krankheitsbildern auftretenden Veränderungen der korpuskulären Blutbestandteile ähnliche Symptome wie isolierte B-Zelldefekte.

Einen Überblick über die primären Immuninsuffizienzen, die mit einem Antikörpermangelsyndrom einhergehen, gibt Tabelle H3-5.

Mehrere Krankheitsbilder des lymphatischen Systems können zu einem sekundären Immundefekt mit Antikörpermangelsyndrom führen. Die Verdrängung intakter Lymphozyten durch tumorös wachsendes lymphatisches Gewebe kann bei der **chronisch lymphatischen Leukämie** oder im Endstadium der **Lymphogranulomatose** (Morbus Hodgkin[1]) eine Hypogammaglobulinämie zur Folge haben. Auch im Rahmen von **Paraproteinosen** tritt ein Antikörpermangelsyndrom auf (s. Abschnitt 2.1.2).

---

[1] Thomas Hodgkin (1798–1866), Pathologe in London.

Tabelle H3-5 Angeborene Antikörpermangelsyndrome bei isolierten Defekten des B-Zellsystems und kombinierten Defekten des B- und des T-Zellsystems.

Defekte des B-Zellsystems	Kombinierte Defekte des B- und T-Zellsystems
▷ infantile, geschlechtsgebundene Agammaglobulinämie (Bruton) ▷ isolierter Gammaglobulinmangel ▷ transitorische Hypogammaglobulinämie	▷ nicht geschlechtsgebundener Gammaglobulinmangel ▷ Agammaglobulinämie mit Thymom (Good) ▷ Immuninsuffizienz mit Thrombozytopenie und Ekzem (Wiskott-Aldrich) ▷ Ataxia teleangiectatica (Louis-Bar) ▷ autosomal-rezessive Alymphozytose mit Agammaglobulinämie (Schweizer Typ, Glanzmann-Riniker) ▷ autosomal-rezessive lymphozytopenische Hypogammaglobulinämie ▷ geschlechtsgebundene rezessive lymphozytopenische Hypogammaglobulinämie (Gitlin)

Eine nicht zu unterschätzende Rolle spielen iatrogene Immundefekte infolge **immunsuppressiver Therapie** oder Anwendung **ionisierender Strahlen.**

D **Diagnostische Hinweise**

Eine Dysproteinämie ist leicht durch eine Plasmaeiweißelektrophorese zu diagnostizieren (Abb. H3-2 bis H3-6); in den meisten Fällen wird jedoch die klinische Symptomatik der Grunderkrankung im Vordergrund stehen.

Bei einem Trauma oder einer **Entzündung** (s. Abschnitt 2.1.1.1) bereitet die Diagnosestellung zumeist keine Schwierigkeiten.

Ein Patient mit schwerer **Leberinsuffizienz** (s. Abschnitt 2.1.1.2) zeigt sehr häufig die typischen Hautzeichen mit *Spider naevi*, Lackzunge, Abdominalglatze, Palmarerythem und möglicherweise Aszites. Alkoholabusus und Hepatitis sind die häufigsten Ursachen für eine Leberzirrhose mit folgender Leberinsuffizienz. Neben der normalen Plasmaelektrophorese sind Gerinnungsanalysen von besonderer Wichtigkeit, da die verminderte Synthese von Gerinnungsfaktoren zu lebensbedrohlichen Blutungskomplikationen führen kann.

Bei **Nierenerkrankungen** (s. Abschnitt 2.1.1.3) hat die Eiweißelektrophorese von Plasma und Urin und die Bestimmung der Eiweißausscheidung im 24-Stunden-Urin zentrale diagnostische Bedeutung. Finden sich im Urin hauptsächlich Proteine mit geringem Molekulargewicht, wie z.B. β_2-Mi-

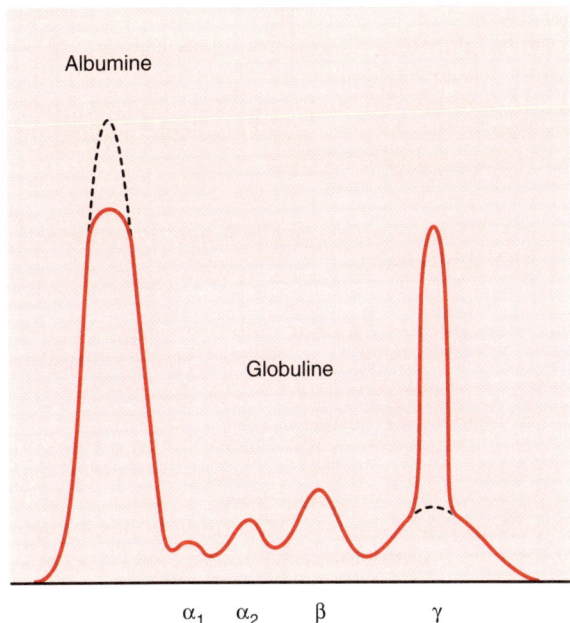

Abb. H3-6: Plasmaeiweißelektrophorese bei Paraproteinämie.

kroglobulin, spricht man von einer „selektiven" Proteinurie. Sie tritt vor allem bei primär tubulären Schädigungen auf, wie zum Beispiel bei Schwermetallvergiftungen oder Pyelonephritiden. Die begleitende Proteinurie ist in der Regel mäßig (1–2 g/d). Eine schwere, nicht-selektive Proteinurie, bei der auch großmolekulare Proteine ausgeschieden werden, findet man bei Glomerulonephritis (>3 g/Tag). Die betroffenen Patienten haben zudem häufig generalisierte Ödeme und eine arterielle Hypertonie. Im Urinsediment finden sich typischerweise Erythrozytenzylinder. Zur exakten Diagnosestellung wird häufig eine Nierenbiopsie erforderlich sein.

Diarrhö ist zumeist das Leitsymptom bei **Erkrankungen des Magen-Darm-Traktes,** die schließlich zu einer Dysproteinämie führen können (s. Abschnitt 2.1.1.4). Pankreasfunktionstests sowie radiologische und endoskopisch-bioptische Untersuchungen des Darmtrakts können die Diagnose sichern.

Eine quantitative **Mangelernährung** (s. Abschnitt 2.1.1.5) ist in den Industrieländern ausgesprochen selten. Bei dem Krankheitsbild der Anorexia nervosa kann die Unterernährung jedoch lebensbedrohlich werden, eine Gefahr, die nicht unterschätzt werden darf.

Eine qualitative **Fehlernährung** findet man z. B. bei Alkoholikern, die ihren Kalorienbedarf weitgehend mit Alkohol decken und allmählich einen Proteinmangel entwickeln können.

Die isolierten **Defektdysproteinämien** sind relativ selten; die klinischen Bilder sind im Abschnitt 2.1.1.6 beschrieben. Bei Verdacht auf das Vorliegen einer solchen Erkrankung sichert die Plasmaeiweiß- oder eine Immunelektrophorese die Diagnose.

Patienten mit **Antikörpermangelsyndrom** (s. Abschnitt 2.1.1.7) sind in der Regel sehr infektanfällig. Ungewöhnlich schwer verlaufende Infektionen oder Infektionen mit atypischen Erregern sollten an eine solche Erkrankung denken lassen. Anhand von Lymphozytenkulturen und mit Hilfe von Immunelektrophoresen kann der Defekt genauer lokalisiert werden.

▼ Therapeutische Hinweise

Sofern möglich, sollte die Therapie kausal erfolgen, d. h., es muß versucht werden, die Grunderkrankung zu behandeln, bevor eine Dysproteinämie rein symptomatisch beseitigt wird. In vielen Fällen jedoch wird eine kausale Therapie nicht möglich sein.

Die entzündliche Dysproteinämie ist eher ein diagnostisches Hilfsmittel denn ein spezifisches Krankheitssymptom; bedrohliche Störungen des Eiweißstoffwechsels bestehen in der Regel nicht. Erstes Ziel wird hier die Aufspürung des wie auch immer gearteten Entzündungsherdes und dessen Sanierung sein.

Bei schwerem Leberparenchymschaden ist die Entgiftungsfunktion der Leber gestört; aus dem Darm resorbiertes Ammoniak (NH_3) kann nur unzureichend abgebaut werden, und es kann bei portaler Hypertension unter Umgehung des Pfortaderkreislaufs in das Gehirn gelangen und zur Enzephalopathie, evtl. zum Koma führen. Unter diesen Bedingungen ist eine Eiweißsubstitution nur sehr vorsichtig durchzuführen, da sie eine zusätzliche Stickstoffbelastung bedeutet. Notwendig ist aber die Substitution essentieller Aminosäuren, die auch parenteral verabreicht werden können. Zur Vermeidung schwerer Gerinnungsstörungen kann die Substitution von Gerinnungsfaktoren, insbesondere der Vitamin K-abhängigen, erforderlich werden.

Eiweißverluste beim nephrotischen Syndrom müssen durch eine proteinreiche Ernährung (1,5 g Eiweiß/kg Körpergewicht) kompensiert werden. Dabei sollten in erster Linie biologisch hochwertige Milch- und Tiereiweiße Verwendung finden. Kommt es im Verlauf der Erkrankung zu einer Einschränkung der glomerulären Filtration mit Stickstoffretention, so ist auch hier eine Beschränkung der Eiweißzufuhr auf 20–40 g pro Tag erforderlich.

Die Mehrzahl der Malassimilationssyndrome ist einer kausalen Therapie nicht zugänglich. Im Vordergrund der Behandlung stehen diätetische Maßnahmen, die Mangelerscheinungen vorbeugen sollen. Die Diät soll eiweißreich sein; bei Pankreaserkrankungen ist eine Substitution von Verdauungsfermenten erforderlich.

Die Symptome der einheimischen Sprue sind durch glutenfreie Kost zu beherrschen. Dies bedeutet ein Verbot aller Nahrungsmittel, die aus Weizen-, Roggen-, Gersten- und Hafermehl hergestellt werden.

Ausgedehnte schwere entzündliche Veränderungen im Bereich des Darms verlangen eine vorübergehende Entlastung mittels schlackenreicher, voll resorbierbarer Kost oder sogar eine parenterale Ernährung.

Eiweißmangelzustände durch Fehl- oder Unterernährung lassen sich im allgemeinen durch eine an biologisch wertvollen Proteinen reiche Kost beheben. In schweren Fällen ist auch hier eine parenterale Zufuhr von Nährstoffen erforderlich.

Eine letztendlich befriedigende Therapie der Defektdysproteinämien gibt es nicht, sie kann lediglich symptomatisch erfolgen.

Beim Morbus Wilson und der Atransferrinämie wird versucht, durch Gabe von Chelatbildnern (D-Penicillamin, Desferal) eine Ausscheidung von Kupfer und Eisen zu erhöhen und so eine Ablagerung dieser Metalle im Gewebe zu verhindern.

In der Behandlung der A-β-Lipoproteinämie wird zur Verminderung der Hämolyse Vitamin E angewendet, der Erfolg ist jedoch zweifelhaft.

Die Behandlung und die Prophylaxe von Infekten stehen im Vordergrund der Therapie des Antikörpermangelsyndroms. Die parenterale Applikation von γ-Globulinen kann dabei die Abwehrlage des Patienten verbessern.

2.1.2 Paraproteinämien

Definition: Paraproteine sind Eiweißkörper, die unter physiologischen Bedingungen nicht im menschlichen Körper vorkommen. Es handelt sich um Komponenten des Immunsystems. Der Erkrankung liegt eine ungezügelte Produktion abnormer Globuline durch einen einzigen Plasmazellstamm (Klon) zugrunde, sie sind damit monoklonal, d.h. biochemisch identisch. Man spricht deshalb auch von **monoklonalen Gammopathien.** Die Identifizierung dieser Paraproteine geschieht mittels Immunelektrophorese (Abb. H3-6). In der normalen Serumelektrophorese findet man eine schmalbasige hohe Zacke, den sog. M-Gradienten, im Bereich der γ- und β-, selten auch der α-Globuline (s.a. Kap. I1 Blut).

2.1.2.1 Plasmozytom (multiples Myelom, Morbus Kahler[1])

> Das Plasmozytom ist durch die Produktion von Paraproteinen gekennzeichnet, die sich durch einen häufig im Bereich der γ-Globulinfraktion wandernden M-Gradienten zu erkennen geben.

Immunelektrophoretisch können bei dieser malignen monoklonalen Gammopathie IgA- und IgG-, in selteneren Fällen auch IgD-, IgE- und IgM-Plasmozytome identifiziert werden, wobei letztgenannte nicht mit der Makroglobulinämie Waldenström

identisch sind (s. Abschnitt 2.1.2.2). Gelegentlich werden keine kompletten Immunglobuline synthetisiert, sondern nur Teile von ihnen, sog. Leichtketten **(L-Ketten),** die aufgrund ihres geringen Molekulargewichtes von ca. 22000 vollständig über die Niere ausgeschieden werden.

> Die L-Ketten sind als **Bence-Jones[2]-Proteine** im Urin nachweisbar.

Die Bence-Jones-Proteine fallen im angesäuerten Harn bei etwa 50°C aus, bei weiterer Erwärmung gehen sie im Gegensatz zu normalen Proteinen jedoch wieder in Lösung.

Das Plasmozytom wächst infiltrierend intra- und extraossär. Durch massive Osteolyse werden pathologische Frakturen begünstigt, es kann zu einer **Hyperkalzämie** kommen. Man findet aufgrund der exzessiven Immunglobulinsynthese eine **Hyperproteinämie** bei gleichzeitigem **Antikörpermangelsyndrom,** da normale immunkompetente Zellen verdrängt werden. Aus demselben Grund besteht zumeist eine mehr oder weniger ausgeprägte **Anämie.** Eine häufige und gefährliche Komplikation ist eine durch die Paraproteine hervorgerufene Nierenschädigung, die **Plasmozytomniere.** Die Prognose der Erkrankung ist infaust. Die Patienten sterben an allgemeiner Kachexie oder interkurrenten Infekten.

2.1.2.2 Morbus Waldenström[3]

Die Makroglobulinämie Waldenström ist eine besondere Verlaufsform des Immunozytoms.

> Charakteristisch ist das Auftreten von **Makroglobulinen des IgM-Typs** mit einem Molekulargewicht von über einer Million.

Diese großen Immunglobuline sind definitionsgemäß beim Plasmozytom nicht zu finden. Sie können mittels Immunelektrophorese und Ultrazentrifugation identifiziert werden. Die Erhöhung der Blutviskosität verschlechtert die Mikrozirkulation, man findet eine Akrozyanose. Im Knochenmark bietet sich das Bild einer **chronischen Lymphadenose.** Klinisch fällt eine Hepatosplenomegalie auf. Die Blutkörperchensenkungsgeschwindigkeit ist maximal beschleunigt; häufig besteht eine hämorrhagische Diathese.

Der Krankheitsverlauf ist etwas günstiger als der des Plasmozytoms. Überlebenszeiten von weit über zehn Jahren können erreicht werden.

---

[1] Otto Kahler (1849–1893, Internist in Prag und Wien.)
[2] Henry Bence Jones (1813–1873, Arzt in London.)
[3] Jan G. Waldenström (geb. 1906), Internist in Lund.

2.1.2.3 H-Ketten-Erkrankung (heavy-chain-disease; Franklin[1]-Disease)

Das Paraprotein dieser Erkrankung gleicht weitgehend der schweren Kette (H-Kette) des IgG-Globulins. Es läßt sich sowohl im Serum als auch im Urin nachweisen. In der Eiweißelektrophorese wandert es im Bereich der γ- oder der β-Globuline, sein Molekulargewicht liegt mit etwa 55000 deutlich über dem des Bence-Jones-Proteins. Während sich die Paraproteine des Plasmozytoms interindividuell deutlich unterscheiden, findet man bei der H-Ketten-Erkrankung eine große Ähnlichkeit der Paraproteine untereinander hinsichtlich ihrer immunologischen Eigenschaften. Die Blutkörperchensenkungsgeschwindigkeit ist im Gegensatz zum Plasmozytom und zum Morbus Waldenström nur mäßig beschleunigt.

Klinisch findet man **Lymphome,** eine **Hepatosplenomegalie** sowie **Ödeme** und **Exantheme** der Mundschleimhaut. Es besteht eine ausgesprochene Infektneigung aufgrund eines sekundären **Antikörpermangelsyndroms.** Das periphere Blut zeigt eine **Panzytopenie** wechselnder Ausprägung.

Die Prognose ist äußerst ungünstig, die Patienten sterben zumeist innerhalb eines Jahres an nicht beherrschbaren Infekten.

2.1.2.4 Kryoproteinämie

> **Kryoproteine** sind abnorme Eiweißkörper, die bei Abkühlung des Blutes unter 37 °C ausfallen. Diese Ausfällung ist reversibel, bei Wiedererwärmung gehen die Präzipitate erneut in Lösung. Es handelt sich zumeist um γ-Globuline.

Sie sind durch Abkühlung von Serum, das zuvor aus ca. 37,5 °C warmem Blut gewonnen wurde, nachweisbar. Die klinischen Symptome sind Ausdruck der veränderten rheologischen Eigenschaften des Blutes. Durch Agglutination der Plasmaproteine kommt es zu Akrozyanose, Haut- und Schleimhautblutungen, Parästhesien, evtl. auch zu Nekrosen und Gangrän. Häufig findet man Allgemeinreaktionen in Form von Ödemen, Urtikaria und Pruritus. Eine Kryoglobulinämie tritt nicht selten im Verlauf eines Plasmozytoms oder eines Morbus Waldenström auf.

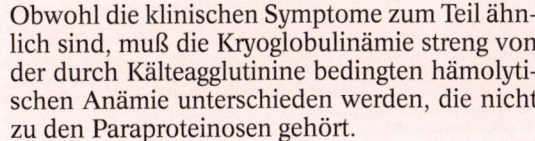

Obwohl die klinischen Symptome zum Teil ähnlich sind, muß die Kryoglobulinämie streng von der durch Kälteagglutinine bedingten hämolytischen Anämie unterschieden werden, die nicht zu den Paraproteinosen gehört.

D Diagnostische Hinweise
Die abnormen Proteine fallen bereits in der norma-

len Plasmaeiweißelektrophorese auf und können immunelektrophoretisch identifiziert werden.

Folgende Symptome sollten bei einem Patienten an ein **Plasmozytom** (s. Abschnitt 2.1.2.1) denken lassen: Knochenschmerzen, pathologische Frakturen, insbesondere der Wirbelsäule und der Rippen, Anämie, Hyperkalzämie und Proteinurie. Eine Knochenmarksbiopsie zeigt zumeist eine deutliche Plasmozytose.

Die Anämie ist auch eines der häufigsten Symptome des **Morbus Waldenström** (s. Abschnitt 2.1.2.2). Zudem bestehen meistens generalisierte Lymphknotenschwellungen. Lymphknoten- und Knochenmarksbiopsien sind neben der Immunelektrophorese bei der Diagnosestellung unerläßlich.

Bei der **H-Ketten-Erkrankung** (s. Abschnitt 2.1.2.3) zeigt die Immunelektrophorese typischerweise eine Präzipitation mit Anti-IgG, jedoch nicht mit Leichtkettenantikörpern.

Eiweißpräzipitate im Plasma von Patienten mit peripheren Durchblutungsstörungen sollten an das Vorliegen einer **Kryoproteinämie** (s. Abschnitt 2.1.2.4) denken lassen.

V Therapeutische Hinweise
Bei umschriebener Lokalisation des Plasmozytoms ist in seltenen Fällen eine operative Therapie mit Entfernung des Herdes möglich. Zusätzlich kann eine Strahlenbehandlung erfolgen, durch die Schmerzen gemildert und größere Herde verkleinert werden können. Im allgemeinen wird eine Polychemotherapie mit einer Kombination mehrerer zytostatisch wirkender Substanzen, z. B. Cyclophosphamid, Melphalan, Vincristin und Adriamycin, in Kombination mit Kortikosteroiden durchgeführt. Die Behandlung des Morbus Waldenström und der H-Ketten-Erkrankung ist prinzipiell mit der des Plasmozytoms identisch.

Den Symptomen der Kryoglobulinämie kann lediglich durch Vermeidung einer Kälteexposition prophylaktisch begegnet werden. Bereits aufgetretene Komplikationen sind symptomatisch durch Herabsetzung der Blutviskosität mit Plasmaexpandern u.ä. zu behandeln.

2.1.3 Tumormarker

Definition: Als Tumormarker bezeichnet man bestimmte nachweisbare oder meßbare Substanzen, die beim gesunden erwachsenen Menschen nicht oder nur in sehr geringen Konzentrationen vorkommen, aber bei bestimmten malignen Erkrankungen vermehrt anzutreffen sind. Ihr Nachweis ist ein diagnostisches Hilfsmittel in der Tumordiagnostik bzw. Tumornachsorge.

Tumormarker sind nicht immer reine Peptide, es handelt sich z. B. um Blutgruppensubstanz-Derivate (CA 19-9), Hormone (HCG), Enzyme (PAP, PSA, NSE), karzinofetale Antigene (AFP, CEA) und hybridomdefinierte Antigene (CA 125, CA 15-3).

---

[1] Edward C. Franklin, zeitgenössischer Arzt in New York.

2.1.3.1 α₁-Fetoprotein (AFP)

Das α_1-Fetoprotein ist ein α_1-Globulin mit einem Molekulargewicht von 70000. Es findet sich physiologischerweise in der Leber und im Magen-Darm-Trakt des zwei bis sechs Wochen alten Embryos. Beim Erwachsenen ist es im Zusammenhang mit Leberkarzinomen und Teratokarzinomen von Hoden oder Ovar nachzuweisen.

2.1.3.2 Karzinoembryonales Antigen (CEA)

Das CEA ist ebenfalls ein embryonales Glykoprotein. Es ist unter anderem deutlich erhöht beim Kolonkarzinom. Da es jedoch sehr unspezifisch reagiert, eignet es sich weniger zur Primärdiagnostik von Dickdarmtumoren als vielmehr zur Verlaufskontrolle nach erfolgter Operation.

2.1.3.3 Pankreatisches onkofetales Antigen (POA)

Dieses Glykoprotein mit einem Molekulargewicht von 800000 findet man im fetalen Pankreas. Sein Nachweis beim Erwachsenen ist ein Hinweis auf ein Pankreaskarzinom.

2.1.3.4 Humanes Choriongonadotropin (HCG)

HCG ist ein Produkt der menschlichen Plazenta. Sein Vorkommen bei der nicht-schwangeren Frau ist Hinweis auf einen Ovarialtumor. Ein erhöhter HCG-Spiegel beim Mann ist bei Hodentumoren oder dem sehr seltenen Chorionkarzinom anzutreffen.

2.1.3.5 CA 19-9

CA 19-9 ist ein Antigen, das sich vom Lewis-Blutgruppensystem ableitet. Das bedeutet, daß CA 19-9 bei Lewis-negativen Personen (ca. 5% der Bevölkerung) nicht auftritt. CA 19-9 selber ist kein eigentliches Peptid, es läßt sich als Epitop eines Glykolipids und auf makromolekularen Glykoproteinen, Muzinen, nachweisen. CA 19-9 läßt sich im Serum bei Pankreaskarzinomen, bei Gallenblasen- bzw. Gallengangskarzinomen und Magenkarzinomen nachweisen. Das CA 19-9 zeigt für Pankreaskarzinome eine Sensitivität von 81% und eine Spezifität von 94% und ist damit für dieses Karzinom Marker der ersten Wahl.

2.1.3.6 CA 125

Es handelt sich um ein hochmolekulares Glykoprotein, das mit einer Sensitivität von 87% bei Ovarialkarzinomen nachgewiesen werden kann. Die Serumkonzentrationen korrelieren gut mit dem klinischen Verlauf.

2.1.3.7 CA 15-3

Haupteinsatzgebiet dieses Tumormarkers sind die Diagnostik und der Verlauf des Mammakarzinoms. Unspezifische Erhöhungen kommen insbesondere bei Lebererkrankungen vor. Es empfiehlt sich die gleichzeitige Bestimmung von CEA und CA 15-3, die für das metastasierende Mammakarzinom eine Sensitivität von 80% und eine Spezifität von 85% ergibt.

2.1.3.8 SCC (squamous-cell carcinoma)

Das SCC ist ein Glykoprotein, das als zirkulierendes Antigen bei Patienten mit Plattenepithelkarzinom der Cervix uteri, des Ösophagus, bei Karzinomen im HNO-Bereich und insbesondere beim Plattenepithelkarzinom der Lunge gefunden wird. SCC stellt einen prognostischen Faktor dar und kündigt frühzeitig ein Rezidiv an.

2.1.3.9 Neuronenspezifische Enolase (NSE)

Es handelt sich um ein zytoplasmatisches Enzym der Glykolyse, welches sich vorwiegend in Zellen neuro-ektodermalen Ursprungs nachweisen läßt. Diese Zellen besitzen die Fähigkeit zur Bildung von Polypeptid-Hormonen und zur Aufnahme und Decarboxylierung von Amin-Vorstufen (Amine precursor uptake and decarboxylation = APUD). NSE läßt sich daher bei Tumoren, die sich von diesen Zellen ableiten, den APUDomen, nachweisen. Hierzu gehören im weiteren Sinne das kleinzellige Bronchialkarzinom, bei dem die höchsten Werte gefunden werden, die Neuroblastome, Darmkarzinoide, das medulläre Schilddrüsenkarzinom und andere. Auch beim metastasierenden Seminom ist NSE zu 73% positiv.

2.1.3.10 TPA (tissue polypeptide antigen)

TPA ist ein partiell mit Kreatin identisches Antigen, das sich mit relativ geringer Spezifität bei Mamma-, Bronchial-, Uterus- und Blasenkarzinomen nachweisen läßt.

2.1.3.11 Saure Prostataphosphatase (PAP) und prostataspezifisches Antigen (PSA)

PAP und PSA werden beim Prostatakarzinom gefunden. PAP hat eine deutlich geringere Sensitivität als PSA, dessen Spezifität mit ca. 57% allerdings gering ist. Bei der Diagnostik und Verlaufsbeobachtung sollten deshalb beide Parameter bestimmt werden.

2.1.3.12 β₂-Mikroglobulin

Dieses niedermolekulare Protein hat ein Molekulargewicht von 11800 und gleicht immunologisch einem bestimmten Abschnitt des IgG-Moleküls.

Als Tumormarker im Serum ist es besonders bei malignen hämatologischen Erkrankungen nachzuweisen und korreliert gut mit dem klinischen Stadium. Darüber hinaus scheint es als Marker für die Progression der AIDS-Erkrankung verwendbar zu sein. Deutlich erhöhte Serumspiegel finden sich auch bei tubulären Nierenerkrankungen.

2.1.3.13 Calcitonin und Thyreoglobulin

Erhöhte Serumkonzentrationen von Calcitonin werden beim medullären Schilddrüsenkarzinom gefunden. Thyreoglobulin dient als postoperativer Rezidivmarker beim follikulären/papillären Schilddrüsenkarzinom.

Tumormarker
- ▷ α_1-Fetoprotein
  - Leberkarzinom
  - Teratokarzinom
- ▷ CEA
  - Kolonkarzinom
- ▷ POA
  - Pankreaskarzinom
- ▷ HCG
  - Ovarialtumor
  - Hodentumor
  - Chorionkarzinom
- ▷ CA 19-9
  - Pankreaskarzinom
  - Gallengangskarzinom
  - Magenkarzinom
- ▷ CA 125
  - Ovarialkarzinom
- ▷ CA 15-3
  - Mammakarzinom
- ▷ SCC
  - Plattenepithelkarzinom
- ▷ NSE
  - APUDomen
- ▷ TPA
  - Mammakarzinom
  - Bronchialkarzinom
  - Uteruskarzinom
  - Blasenkarzinom
- ▷ PAP und PSA
  - Prostatakarzinom
- ▷ β_2-Mikroglobulin
  - maligne hämatologische Erkrankungen
- ▷ Calcitonin und Thyreoglobulin
  - Schilddrüsenkarzinom

2.2 Gewebsproteine

2.2.1 Amyloidose

Amyloid ist ein Glykoprotein mit einem Kohlenhydratanteil von etwa zwei bis vier Prozent. Die extrazelluläre Ablagerung dieser Substanz wird als Amyloidose bezeichnet. Nach dem Typ der Ablagerung unterscheidet man zwei Formen: Bei der **periretikulären Form** wird Amyloid an Retikulinfasern angelagert, die **perikollagene Form** zeigt eine Ablagerung entlang der Kollagenfasern. Pathologisch lassen sich die Amyloidosen in drei Gruppen einteilen, in denen es jeweils periretikuläre und perikollagene Formen gibt.
- ▷ Begleitamyloidosen
  Diese Amyloidosen sind sekundäre Formen, die im Rahmen einer Grunderkrankung auftreten. Periretikuläre Amyloidosen findet man im Verlauf chronischer entzündlicher Prozesse sowohl infektiöser als auch nicht-infektiöser Natur (Osteomyelitis, Lues, Tuberkulose, rheumatoide Arthritis, Morbus Crohn, Morbus Bechterew u.a.). Die perikollagene Form tritt bevorzugt im Rahmen einer Paraproteinämie (Plasmozytom, Morbus Waldenström) auf.
- ▷ Idiopathische Amyloidosen.
  Sie treten ohne das Vorliegen einer Grunderkrankung auf. Eine Sonderform ist die Altersamyloidose, von der insbesondere Herz und Gehirn betroffen sind.
- ▷ Hereditäre Amyloidosen.
  Hier gibt es mehrere Formen, die sich unter anderem durch den bevorzugten Befall verschiedener Organe unterscheiden. So steht beim familiären Mittelmeerfieber die Nephropathie im Vordergrund, während bei anderen Formen eine Kardiomyopathie vorherrscht.

Da das Bindegewebe nahezu aller Organe von der Amyloidablagerung betroffen sein kann, ist die Symptomatik ausgesprochen vielseitig und schwierig zu interpretieren. Häufig findet man eine Nephropathie und eine Kardiomyopathie mit digitalis-refraktärer Herzinsuffizienz, aber auch Malassimilationssyndrome und neurologische Störungen durch Befall der Nervenscheiden werden beobachtet.

Die **Prognose** der Erkrankung ist zweifelhaft, die durchschnittliche Überlebensdauer beträgt etwa ein bis zwei Jahre. Die **Behandlung** erfolgt symptomatisch, eine Dialyse oder eine Nierentransplantation kann erforderlich werden. In der Behandlung des familiären Mittelmeerfiebers wurde über Erfolge mit Colchicin berichtet.

2.2.2 Chondrodystrophie

Diese Erkrankung manifestiert sich im Kindesalter als schwere Störung der Skelettentwicklung. Pathogenetisch liegt eine krankhafte Veränderung des Eiweißstoffwechsels vor. Die Bildung von Kollagen als Grundsubstanz des Skelettknorpels ist nicht möglich. Die Folge ist ein deutlich reduziertes Längenwachstum des Knochens, während das Dickenwachstum weitgehend normal ist. Die geistige Entwicklung der Patienten ist unauffällig. Die Erkrankung ist therapeutisch nicht zu beeinflussen (s.a. Kap. M1, M2 Bindegewebe und Knochen).

2.2.3 Marfan[1]-Syndrom

Durch eine Störung im Hydroxyprolinstoffwechsel kommt es zur Bildung abnormer elastischer Fasern (s. a. Kap. M1, M2).

D Diagnostische Hinweise

Die Diagnose der **Amyloidose** (s. Abschnitt 2.2.1) ist klinisch schwer zu stellen, da es keine typische Symptomatik gibt. Eine tiefe Rektumbiopsie kann die Diagnose histologisch sichern.

Die **Chondrodystrophie** (s. Abschnitt 2.2.2) wird zumeist schon bei der Geburt anhand des typischen Erscheinungsbildes erkannt. Histologische Untersuchungen der Wachstumsfugen von Röhrenknochen zeigen eine Verminderung des Säulenknorpels und der Spongiosabildung.

Die Diagnose des **Marfan-Syndroms** (s. Abschnitt 2.2.3) stützt sich auf die klassischen Symptome mit Linsendislokation, Aortendilatation oder -aneurysma, Mitralklappenprolaps und abnormer Länge der Röhrenknochen zusammen mit einer positiven Familienanamnese, die mit der autosomal-dominanten Vererbung vereinbar ist. Einen spezifischen Test gibt es nicht. Das Marfan-Syndrom ist vor allem gegen die Homocystinurie (s. Abschnitt 2.3.1.1) abzugrenzen, die im Gegensatz zum Marfan-Syndrom mit geistiger Retardierung einhergeht.

---

[1] Bernard J. A. Marfan (1858–1941), Internist in Paris.

2.3 Aminosäurenstoffwechsel

2.3.1 Angeborene Stoffwechselstörungen

2.3.1.1 Störungen des Aminosäurenabbaus

Phenylketonurie

Die Phenylketonurie ist eine Störung des **Tyrosinstoffwechsels.** Die Erkrankung wird autosomal rezessiv vererbt. Die Inzidenz liegt bei 1:10 000. Die Zahl der nicht erkrankten heterozygoten Genträger wird mit 1:50 angenommen.

> Die Phenylketonurie ist damit die häufigste Erbkrankheit überhaupt.

Ihr zugrunde liegt ein Defekt des Enzyms Phenylalaninhydroxylase, das die Umwandlung von Phenylalanin zu Tyrosin katalysiert, aus dem in weiteren Schritten über Dihydroxyphenylalanin (DOPA) als Zwischenprodukt Melanin und Noradrenalin gebildet werden (Abb. H3-7). Infolge des Enzymdefektes akkumuliert Phenylalanin und wird vermehrt im Urin ausgeschieden. Zusätzlich findet man atypische Abbauprodukte, darunter insbesondere Phenylbrenztraubensäure. Der Serotoninspiegel im Blut ist erniedrigt, während die Ausscheidung von Hydroxyindolessigsäure im Urin erhöht ist. Dies beruht wahrscheinlich auf einer Störung im Tryptophanstoffwechsel durch Phenylalanin.

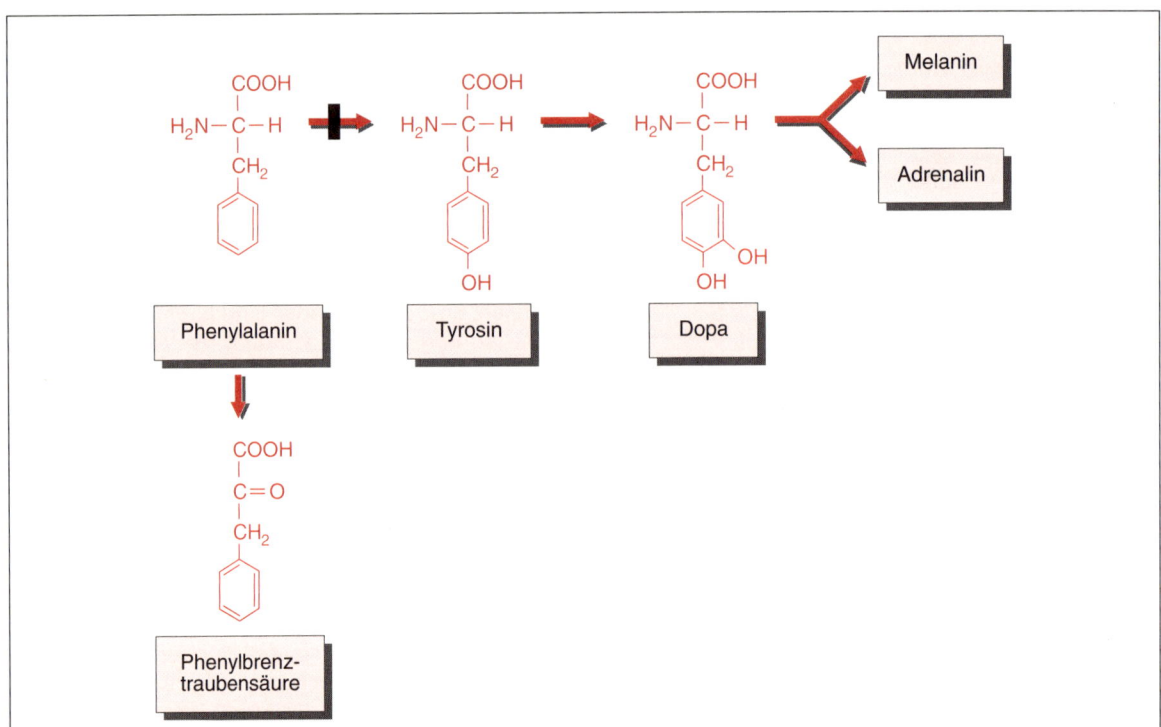

Abb. H3-7: Stoffwechsel von Phenylalanin und Tyrosin: Enzymdefekt (▌) bei Phenylketonurie (Phenylalaninhydroxylase).

Die Phenylketonurie führt zu einer Beeinträchtigung der geistigen Entwicklung und schließlich zum Schwachsinn. Im Nervensystem sind Defekte der Myelinisierung zu beobachten. Möglicherweise als Auswirkung einer verringerten Melaninsynthese findet man bei vielen Patienten hellblondes Haar und eine blaue Iris.

Homocystinurie

Diese Erkrankung folgt einem autosomal-rezessiven Erbgang, sie ist nach der Phenylketonurie die häufigste Erbkrankheit. Der Enzymdefekt betrifft die Cystathionin-Synthetase, so daß das zur Synthese des Cystathionins benötigte Homocystein nicht umgesetzt werden kann. (Abb. H3-8). Im Blut und im Urin finden sich erhöhte Spiegel von Homocystein, Homocystin und Methionin.

Das Krankheitsbild ist geprägt durch den typischen Befund von Linsenluxation, Langgliedrigkeit und kardiovaskulären Mißbildungen in Zusammenhang mit geistiger Retardierung, Störungen der Knochenbildung und thromboembolischen Komplikationen.

Ketoazidurie (Ahornsirupkrankheit)

Die Ketoazidurie ist eine Störung im Abbau der verzweigtkettigen Aminosäuren Valin, Leucin und Isoleucin. Diese Aminosäuren und die entsprechenden Ketosäuren sind im Blut erhöht und werden vermehrt mit dem Urin ausgeschieden. Die Erkrankung manifestiert sich in schweren zerebralen Schäden mit Krampfleiden und Asphyxie. Der Urin der Patienten hat einen typischen Geruch, der der Krankheit ihren Namen gab.

Albinismus

Durch einen Defekt der Melanozyten-Tyrosinase kann kein Melanin gebildet werden. Haut und Haare der Patientin sind weiß, die Iris ist transparent mit rötlich sichtbarer Chorioidea.

D Diagnostische Hinweise

Die geistige Retardierung bei Kindern mit **Phenylketonurie** kann verhindert werden, wenn mit der Behandlung bald nach der Geburt begonnen wird. Die meisten europäischen Länder und die USA haben daher ein gesetzlich vorgeschriebenes Screening-Programm für Neugeborene. Weit verbreitet zur Diagnose der Phenylketonurie ist der **Guthrie[1]-Test.** Er beruht darauf, daß ein bestimmter Stamm von Bacillus subtilis durch den bei Erkrankten vermehrten Phenylalaningehalt im Blut wachsen kann. Das Bakterienwachstum ist dem Phenylalaningehalt der Blutprobe proportional. Der Test wird gegen Ende der ersten Lebenswoche positiv. Er kann durch Antibiotika, die Bacillus subtilis hemmen, verfälscht werden.

Die Diagnose der **Homocystinurie** basiert auf dem Nachweis von erhöhten Plasma- und Urinkonzentrationen von Homocystin und Methionin. Da Blutuntersuchungen gelegentlich falsch-negative Ergebnisse liefern, sollte die Diagnose im Zweifelsfall durch den Nachweis der verminderten Enzymaktivität in Kulturen von Fibroblasten gesichert werden, die aus Hautbiopsien gewonnen werden können. Die pränatale Diagnostik des Enzymdefekts in der Amnionzellkultur ist möglich, ihr Wert jedoch ist fraglich.

---

[1] Robert Guthrie (geb. 1916), Kinderarzt in Buffalo/N.Y.

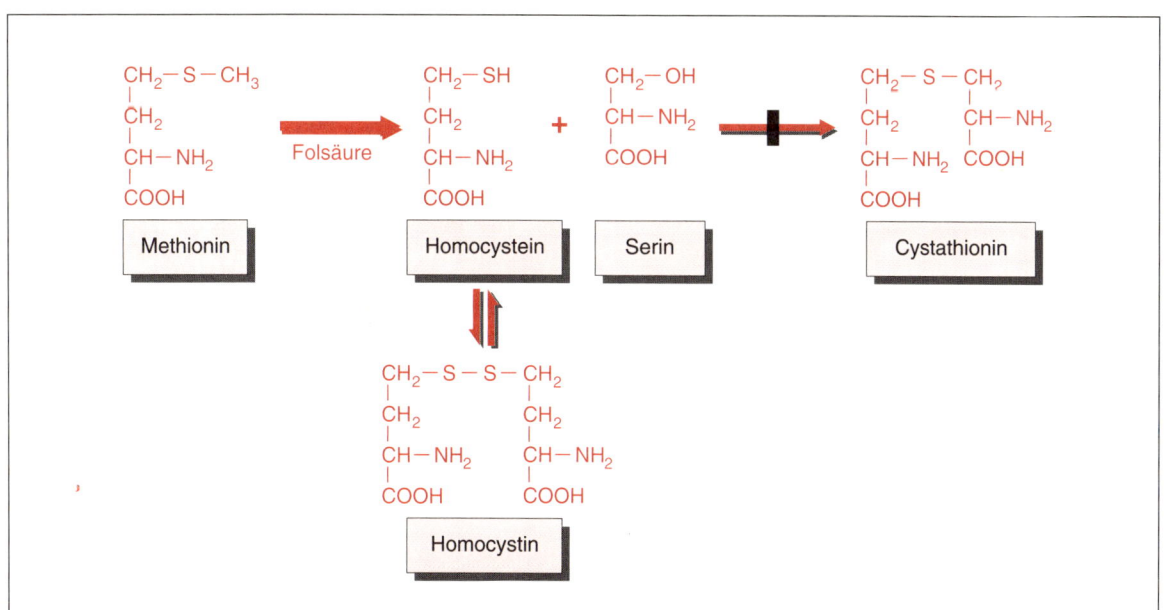

Abb. H3-8: Stoffwechsel des Methionin: Enzymdefekt (∎) bei Homocystinurie (Cystathionin-Synthetase).

Bei der **Ketoazidurie** können die einzelnen verzweigtkettigen Aminosäuren und die entsprechenden Ketosäuren ab dem dritten bis siebten Lebenstag im Blut und im Urin nachgewiesen und chromatographisch identifiziert werden. Es ist auch ein Screening-Test verfügbar, der auf demselben Prinzip wie der Guthrie-Test für Phenylketonurie beruht.

Das Erscheinungsbild bei **Albinismus** ist zumeist eindeutig. Zur Diagnose des Enzymdefekts wird der Umsatz von ^{14}C-markiertem Tyrosin in Melanozyten von betroffenen Patienten untersucht.

▼ Therapeutische Hinweise

Die Behandlung der **Phenylketonurie** besteht in der Gabe einer Phenylalanin-freien Kost. Bei rechtzeitigem Beginn ist eine völlig normale geistige Entwicklung zu erwarten. Die Diät muß bis zur vollständigen Reifung des Zentralnervensystems (ca. 10. Lebensjahr) beibehalten, kann dann jedoch gelockert und aufgegeben werden.

Das Krankheitsbild der **Homocystinurie** kann gelegentlich durch Gabe hoher Dosen Pyridoxin (Vitamin B_6) gebessert werden.

Eine erfolgreiche Therapie der **Ketoazidurie** ist durch eine direkt nach der Geburt beginnende Diät mit drastischer Beschränkung von Valin, Leucin und Isoleucin möglich.

Einzige Behandlungsmöglichkeit des **Albinismus** ist ein ausreichender Lichtschutz für Augen und Haut.

Seltene Störungen des Aminosäurenabbaus

Eine Übersicht über weitere, relativ seltene Störungen des Aminosäurenstoffwechsels gibt Tabelle H3-6.

2.3.1.2 Störungen des Aminosäurentransports

Hartnup[1]-Syndrom (s. a. Kap. C, S. 203)

Es handelt sich um eine Störung der Absorption aus dem Darm und der Rückresorption aus dem proximalen Nierentubulus für neutrale Aminosäuren (Glycin, Serin, Alanin u.a.).

Neben einer geistigen Retardierung findet man bei den Patienten Pellagra-ähnliche Hautveränderungen.

Die betroffenen Aminosäuren werden vermehrt im Urin ausgeschieden.

de Toni-Debré-Fanconi[2]-Syndrom
(s. a. Kap. C, S. 203)

Es besteht eine globale Aminoazidurie, zusätzlich existieren weitere tubuläre Transportdefekte für Glukose, Phosphat und Wasserstoffionen.

Die Ätiologie ist uneinheitlich, neben einer familiären Form gibt es auch symptomatische, z. B. als Folge von Schwermetallintoxikationen.

Cystinurie

Der Cystinurie liegt ein angeborener renaler Transportdefekt zugrunde, von dem außer Cystin auch Lysin, Arginin und Ornithin betroffen sind.

Die Erkrankung ist an sich harmloser Natur, als Komplikationen können jedoch Cystinsteine in den ableitenden Harnwegen entstehen.

Ⓓ Diagnostische Hinweise

Beim **Hartnup-Syndrom** lassen sich die Aminosäuren, die von der tubulären Transportstörung betroffen sind, im Urin nachweisen. Dies sind vor allem Alanin, Glutamin, Histidin, Serin und Glycin.

Kinder mit **Fanconi-Syndrom** fallen häufig zuerst durch Polyurie und Polydipsie auf. Im weiteren Verlauf kann es zu einer Vitamin D-refraktären Rachitis, renaler Azidose und Elektrolytverlusten unterschiedlichen Ausmaßes kommen.

Beim Auftreten von Nierensteinen bei Säuglingen und Kindern sollte man an das Vorliegen einer **Cystinurie** denken. Die Aminosäure ist in erhöhter Konzentration im Urin nachweisbar.

▼ Therapeutische Hinweise

Die beschriebenen Transportdefekte für Aminosäuren bieten im allgemeinen kein bedrohliches klinisches Bild; die Therapie erfolgt symptomatisch.

Beim **Hartnup-Syndrom** ist Lichtschutz erforderlich, gelegentlich kommt Nikotinsäureamid zur Anwendung.

Die Behandlung des **de Toni-Debré-Fanconi-Syndroms** hat den Ausgleich der Azidose und der Hypophosphatämie zum Ziel.

Bei der **Cystinurie** sollte durch Alkalizufuhr eine Steinprophylaxe betrieben werden.

2.3.2 Erworbene Störungen des Aminosäurenstoffwechsels

2.3.2.1 Sekundäre Aminoazidurien

Die 20 L-Aminosäuren werden nahezu quantitativ in der Niere im proximalen Tubulus reabsorbiert. Wird das tubuläre Transportmaximum überschritten, erscheinen die betroffenen Aminosäuren im Urin. Dies ist zum Beispiel bei Gewebezerfall oder Leberparenchymschäden der Fall. Sekundäre Hyperoxalurien kommen z. B. vor, nach erhöhter Zufuhr von Oxalatpräkursoren (Ethylenglykol, Xylit, Ascorbinsäure), bei Pyridoxinmangel und als Folge verstärkter enteraler Oxalatresorption (z. B. Morbus Crohn mit Gallensäuremalabsorption).

Die vermehrt im Urin ausgeschiedenen Aminosäuren lassen sich chromatographisch nachweisen.

---

[1] nach der Familie Hartnup benannt, bei der die Erkrankung erstmalig beobachtet wurde.
[2] Giovanni de Toni (1896–1973), Kinderarzt in Genua. Robert Debré (1882–1978), Kinderarzt in Paris. Guido Fanconi (1892–1979), Kinderarzt in Zürich.

Tabelle H3-6 Erbliche Störungen des Aminosäureabbaus (nach Buddeke 1983).

Aminosäuren	defektes Enzym	akkumulierter Metabolit	Folgeerscheinungen
Phe, Tyr			
Phenylketonurie	Phenylalanin-4-Hydroxylase	Phenylalanin, Phenylpyruvat u.a.	Schwachsinn, Krämpfe, Ekzeme, Pigmentmangel
Tyrosinose (Tyrosinämie)	p-Hydroxyphenyl-brenztraubensäure-oxidase	Tyrosin	Leberschaden, im Kindesalter tödlich, Leberzirrhose, tubulärer Nierenschaden, Vitamin-D-resistente Rachitis
Alkaptonurie	Homogentisinsäure-oxidase	Homogentisinsäure	Ochronose, Arthritis mit Ablagerungen schwarz-brauner Pigmente in Knorpel und Bindegewebe
Albinismus	Tyrosinase		Melaninmangel, weiße Haut, weißes Haar, Photophobie
Gly			
Glycinose	Serin-Hydroxy-methyl-Transferase	Glycin	Schwachsinn, Krämpfe, spast. Paraplegie
Hyperglycinämie	Glycinoxidase	Glycin	Schwachsinn, Krämpfe, spast. Paraplegie
Hyperoxalurie (Oxalose 1)	Glyoxalattransferase	Oxalat	Kalzium-Oxalatsteine, Nephrokalzinose, geistige und körperliche Retardierung
Oxalose 2	2-Hydroxy-3-oxo-adipat-Carboxylase	Oxalat	Kalzium-Oxalatsteine, Nephrokalzinose, geistige und körperliche Retardierung
Hypersarkosinämie	Sarkosinoxidase	Sarkosin	Schwachsinn
Val, Leu, Ile			
Ahornsirupkrankheit	Decarboxylase	α-Ketosäurederivate von Valin, Leucin, Isoleucin	progrediente neurologische Ausfalls-erscheinungen, im Säuglingsalter tödlich, z.T. intermittierende Form
Isovalinazidose	Desaminase	Isovaleriansäure	metabolische Azidose
Hypervalinämie	Valintransaminase	Valin	geistige und körperliche Retardierung
Cys, Met			
Cystathioninurie	Cystathioninlyase	Cystathionin	neurologische und psychiatrische Symptome
Homocystinurie	Cystathionin-synthetase	Homocystin	geistige Retardierung, Ectopia lentis, Skelettanomalien
His			
Histidinämie	Histidin-Ammoniak-lyase	Histidin, Imidazolpyruvat, Imidazollactat	Sprachstörungen, z.T. geistige Retardierung
Formimino-Transferase-Mangel	Glycinformimino-Transferase	Formiminoglutamin-säure	Schwachsinn, Krämpfe, Minderwuchs
Trp			
Tryptophanurie	Tryptophan-2,3-Dioxygenase	Tryptophan	Schwachsinn, Zwergwuchs, Photo-sensibilität, neurologische Störungen
Pro, Hyp			
Hyperprolinämie I	Pyrrolincarboxylat-Reduktase	Prolin	keine
Hyperprolinämie II	Pyrrolincarboxylat-Dehydrogenase	Pyrrolincarbonsäure	leichter Schwachsinn, Krämpfe
Hydroxyprolinämie	Hydroxypyrrolin-carboxylat-Reduktase	Hydroxyprolin	Schwachsinn

2.3.2.2 Melanom

Das maligne Melanom kann, vor allem bei ausgedehnter Metastasierung, große Mengen Melanin bilden. Melanin und seine Vorstufen werden im Urin ausgeschieden und können mittels der **Thormälenprobe** nachgewiesen werden. Es gibt allerdings auch amelanotische Formen des Tumors, die kein Pigment bilden.

2.3.2.3 Karzinoid

Das Karzinoid ist ein nicht-infiltrativ wachsender, jedoch metastasierender Tumor, der vornehmlich den Dünndarm befällt. Die Metastasierung erfolgt hauptsächlich in die Leber. Bei ausgedehnter Metastasierung wird in großen Mengen Serotonin gebildet. Im Urin findet man eine vermehrte Ausscheidung von Hydroxyindolessigsäure.

Die klinischen Symptome sind als Serotoninwirkungen zu erklären: Flush, Bronchialspasmen, Diarrhöe und Rechtsherzfibrose. Das linke Herz ist nicht betroffen, da das Serotonin in der Lunge nahezu vollständig abgebaut wird.

▼ **Therapeutische Hinweise**

Die Heilungsaussichten des malignen Melanoms sind äußerst schlecht. Soweit möglich ist bei solitären Herden eine Operation anzustreben. Eine Zytostatikabehandlung kann versucht werden, während eine Strahlentherapie nahezu wirkungslos ist.

Beim Karzinoid sollte der Primärtumor entfernt werden. Auch eine Resektion der Metastasen zur Verkleinerung der Tumormassen ist sinnvoll, da hierdurch die Symptomatik gebessert werden kann. Die Lebenserwartung beträgt etwa 15 Jahre.

Literatur

Benson, P. F., A. H. Fensom: Genetic biochemical disorders. Oxford University Press, Oxford 1985.

Bondy, P. K., L. E. Rosenberg: Diseases of metabolism, Saunders, Philadelphia 1980.

Buddeke, E.: Pathobiochemie, 2. Aufl. De Gruyter, Berlin 1983.

LeGrys, V. A.: The laboratory diagnosis of selected inborn errors of metabolism. Praeger, New York 1984.

Lehninger, A. L.: Principles of biochemistry. Worth Publishers, New York 1982.

McMurray, W. C.: Essentials of human metabolism: the relationship of biochemistry to human physiology and disease. 2. ed. Harper & Row, Philadelphia 1983.

Nyhan, W. L.: Abnormalities in amino acid metabolism in clinical medicine. Appleton-Century-Crofts, Norwalk, Connecticut 1984.

Ritzmann, S. E. (ed.): Protein abnormalities, vol. 1, 2, 3. Riss, New York 1983.

Stanbury, J. B., J. B. Wyngaarden, D. S. Fredrickson: The metabolic basis of inherited diseases. McGraw-Hill, New York 1982.

H4 Fettstoffwechsel

U. MURAWSKI und H. EGGE

1 Physiologische Grundlagen

Hyperlipoproteinämien zählen heute zu den häufigsten Stoffwechselerkrankungen. In ihrem Gefolge steht die starke Zunahme degenerativer Gefäßerkrankungen. Die enge Korrelation von ischämischen Erkrankungen, die die häufigste Todesursache bilden, mit Störungen im Lipidstoffwechsel, ob genetisch bedingt oder induziert, wird heute nicht mehr bestritten, obwohl bisher kaum kausale Zusammenhänge aufgedeckt wurden. Im folgenden sollen die Strukturen der Lipide, ihr Stoffwechsel und mögliche Entgleisungen dargestellt werden.

1.1 Systematik der Lipide

Lipide sind eine heterogene Stoffgruppe, deren verbindendes Merkmal zunächst nur ihre „Wasserunlöslichkeit" ist. Allerdings zeigt eine Reihe von Lipiden funktionelle Gemeinsamkeiten. So besteht die Lipidmatrix praktisch aller Membranstrukturen der Zelle aus Phospholipiden, die Triglyceride des Fettgewebes dienen als Energiereserve oder als Organfette zum mechanischen Schutz, z.B. der Niere und des Augapfels, sowie zur Wärmeisolation (Unterhautfettgewebe). Nach strukturellen Gemeinsamkeiten werden folgende Lipidhauptklassen unterschieden:
▷ Fettsäuren
▷ Glycerolipide
▷ Sphingolipide
▷ Glycosphingolipide
▷ Isoprenoidlipide (Steroide)

1.1.1 Fettsäuren

Esterlipide enthalten als lipophile (hydrophobe) Komponente eine oder mehrere Fettsäuren. Da die Biosynthese der Fettsäuren normalerweise über C-2-Einheiten erfolgt (Acetyl-CoA), kommen in der Natur vorwiegend geradzahlige, unverzweigte Fettsäuren vor. Abhängig von der Kettenlänge unterscheidet man:

Langkettige Fettsäuren	> 12 C-Atome
Mittelkettige Fettsäuren	6 12 C-Atome
Kurzkettige Fettsäuren	< 6 C-Atome

Viele Fettsäuren enthalten eine oder mehrere Doppelbindungen. Hierdurch wird ihr Schmelzpunkt herabgesetzt *(Membranfluidität)*. Unter den theoretisch möglichen Isomeren sind die natürlich vorkommenden Fettsäuren meist die mit dem niedrigsten Schmelzpunkt. Durch Veränderungen von Kettenlängen und Zahl der Doppelbindungen sind fast alle Zellen in der Lage, den Aufbau ihrer Membran den Erfordernissen und Veränderungen der Umwelt anzupassen.

Einige häufig vorkommende Fettsäuren zeigt die Abbildung H4-1.

Linolsäure und Linolensäure können vom Säuger nicht synthetisiert werden, sie sind daher essentiell.

509

Zahl der C-Atome und Lage der Doppelbindungen	Trivialname	Systematischer Name	Formel
16:0	Palmitinsäure	n-Hexadecansäure	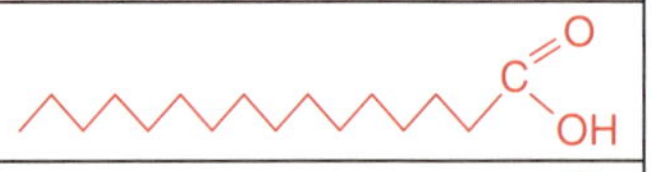
18:0	Stearinsäure	n-Octadecansäure	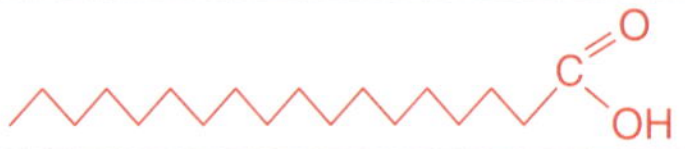
18:1 $_{(n-9)}$	Ölsäure	cis-9-Octadecensäure	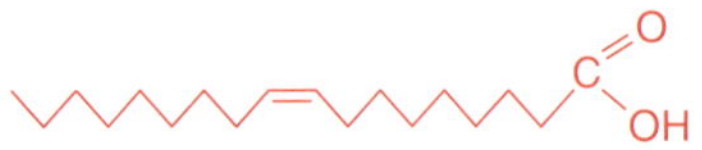
18:2 $_{(n-6)}$	Linolsäure	all cis-9,12-Octadecadiensäure	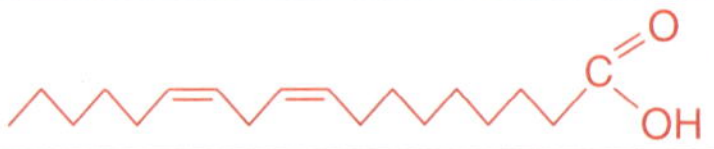
18:3 $_{(n-3)}$	Linolensäure	all cis-9,12,15-Octadecatriensäure	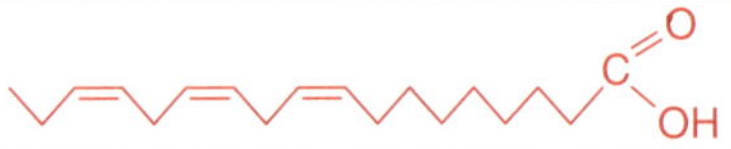
20:4 $_{(n-6)}$	Arachidonsäure	all cis-5,8,11,14-Eicosatetraensäure	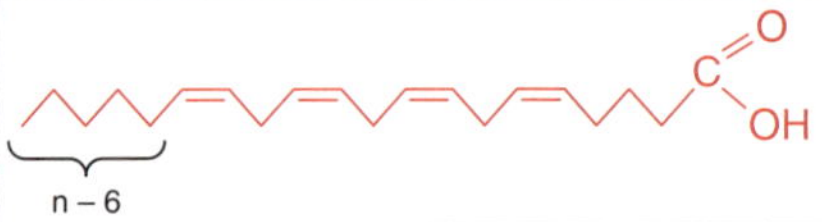

Abb. H4-1: Zusammenstellung häufig vorkommender Fettsäuren.

Besonders die Linolsäure ist als Vorstufe der Arachidonsäure und somit der Prostaglandine (s. Kap. G 10), Thromboxane, Prostacycline und Leukotriene von großer Bedeutung.

1.1.2 Glycerolipide

1.1.2.1 Mono-, Di- und Triglyceride

Glycerin, ein dreiwertiger Alkohol, der aus dem Kohlenhydratabbau stammt (sn-Glycerol-1-phosphat), kann an allen drei funktionellen OH-Gruppen mit einer Fettsäure verestert sein. Mono- und Diglyceride kommen nur spurenweise als Zwischenprodukte des Stoffwechsels vor. Ungesättigte Fettsäuren finden sich besonders in Position 2 (β-Position). Triglyceride dienen hauptsächlich als Energiereserve.

1.1.2.2 Glycerophospholipide

Dies sind Derivate des Glycerophosphates, die mindestens eine O-Acyl-, O-Alkyl- oder O-(1-Alkenyl-)Gruppe enthalten. Der Phosphorsäurerest ist normalerweise mit einem substituierten Alkohol verestert.

Häufig vorkommende Phospholipide sind in Abbildung H4-2 zusammengestellt.

1.1.3 Sphingolipide

Diese Lipide enthalten Sphingosin (1,3-D-Erythrodihydroxy-2-amino-octadecen-4), das in Stellung 2 säureamidartig mit einer Fettsäure verknüpft ist. Die OH-Gruppe in Stellung 1 kann mit Phosphorylcholin oder mit Zuckerresten verknüpft sein (Glycosphingolipide). Häufig vorkommende Sphingolipide finden sich in Abbildung H4-3.

1.1.4 Glycosphingolipide

Diesen Verbindungen, die spezies-, individual- und organspezifische Antigene mit u.a. A-, B-, H-, Lewis-, P-, p^k- und I,i-Aktivität darstellen, kommt eine außerordentliche Bedeutung zu. Neben den bekannten Zuckern Glucose und Galaktose treten hier L-Fucose, N-Acetyl-D-glucosamin und N-Acetyl-D-galaktosamin in den verschiedensten Verknüpfungsarten auf. Bei Anwesenheit von N-Acetyl-Neuraminsäure spricht man von **Gangliosiden.**

Einige Glycosphingolipide konnten mit Hilfe von monoklonalen Antikörpern als Tumor-assoziierte Antigene identifiziert werden.

1.1.5 Isoprenoidlipide (Steroide)

Das am längsten bekannte Lipid ist das **Cholesterin.** Der Anteil am Körpergewicht beträgt ca. 0,2%. Das Cholesterin und alle davon abgeleiteten Derivate (Steroidhormone, Gallensäuren u.a.) bilden eine eigene Stoffklasse, die Steroide. Sie leiten sich alle von dem einfachen Kohlenwasserstoff Isopren bzw. seiner aktivierten Form, dem Isopentenyl-pyrophosphat und dem 3,3-Dimethylallyl-pyrophosphat ab (Abb. H4-4).

Die ursprünglichen Isoprenreste sind im Steroidskelett nicht mehr erkennbar, da bei der Synthe-

Name (Alkohol)	Struktur	Vorkommen/Funktion
sn-Glycerol-3-phosphat	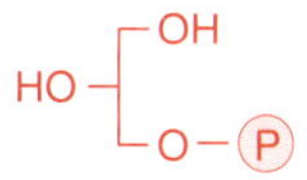	Zwischenprodukt der Triglycerid/Phospho-lipidsynthese
Phosphatidsäure	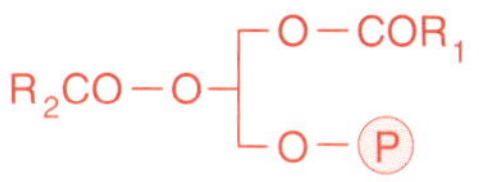	Zwischenprodukt der Triglycerid/Phospho-lipidsynthese
Phosphatidylcholin	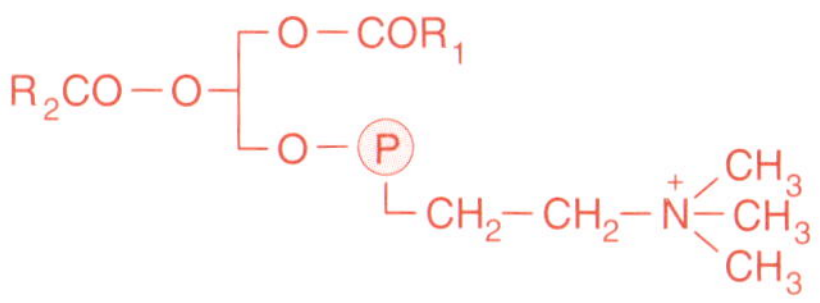	Membranlipid (ubiquitär)
Phosphatidyläthanolamin (Colaminkephalin)	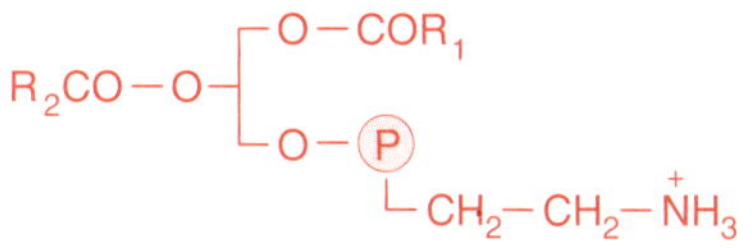	Membranlipid Nervengewebe Thrombozyten
Phosphatidylserin	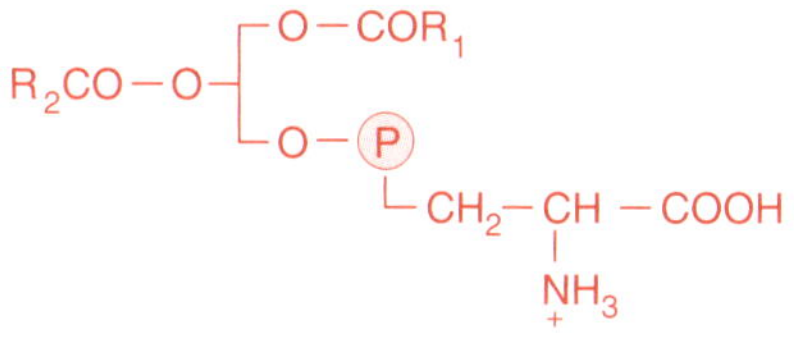	wie Colaminkephalin?
1-Phosphatidyl-inositol-4,5-bisphosphat	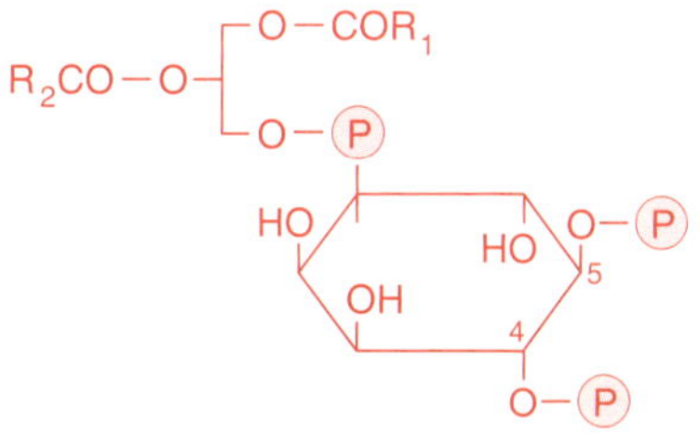	Membranlipid Myelinscheiden
Cardiolipin	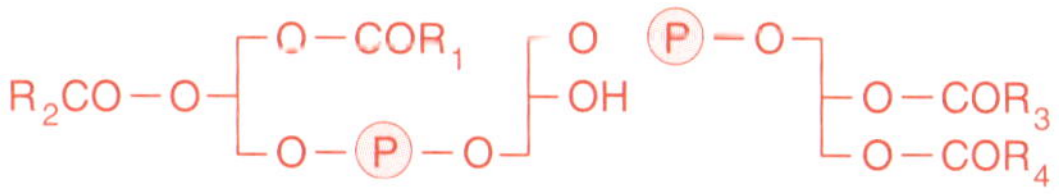	Mitochondrien-membran
Plasmalogene	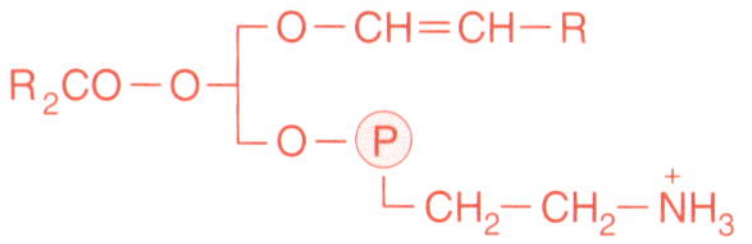	Muskelzellen ZNS
Ätherlipide	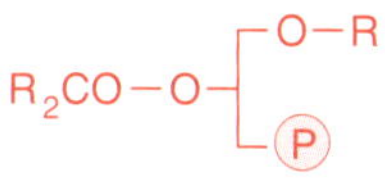	Thrombozyten-aggregation aktivierender Faktor (PAF)

Abb. H4-2: Zusammenstellung häufig vorkommender Phospholipide. P = Phosphoryl-Gruppe.

Name	Struktur	Vorkommen/Funktion
Ceramid	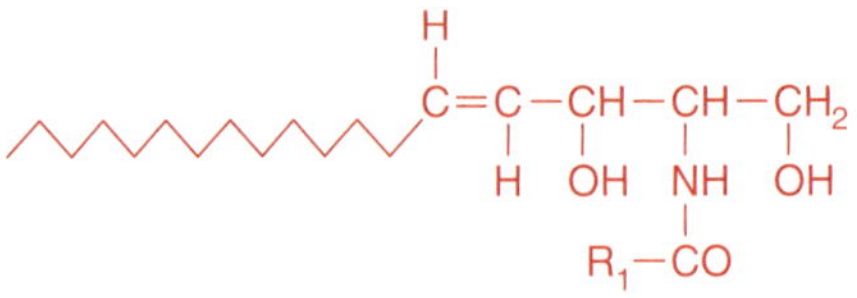 $C=C-CH-CH-CH_2$ ... OH NH OH ... R_1-CO (R_1 ist variabel, meist langkettige Fettsäuren ≥ 18 C-Atome)	Grundbaustein der Sphingolipide
Sphingomyelin	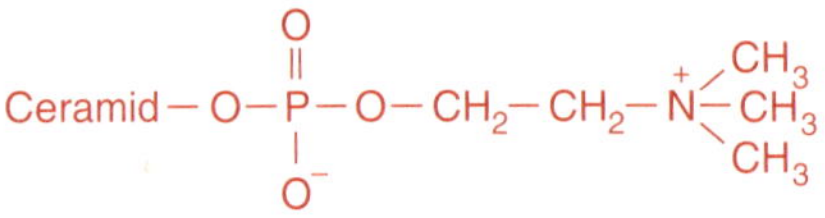 $Ceramid-O-P-O-CH_2-CH_2-N^+ \cdot (CH_3)_3$	5–25% aller Zellphospholipide, Myelin
Cerebrosid (Galactosylceramid)	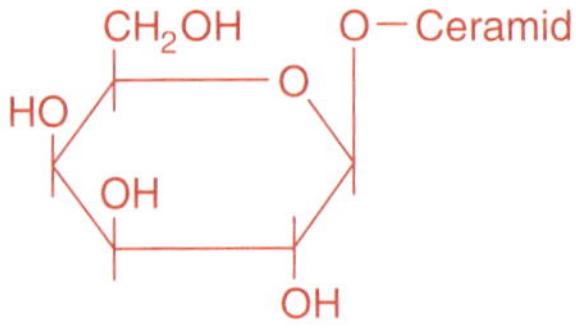 CH_2OH ... $O-Ceramid$ ... HO ... OH ... OH	ZNS
Sulfatid	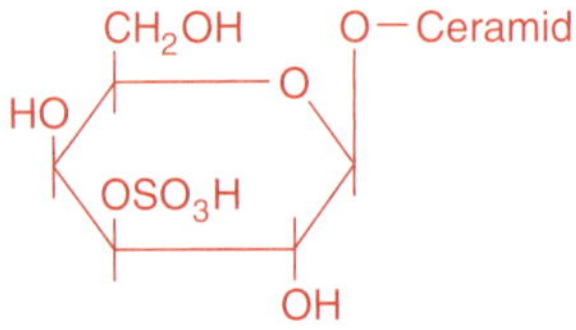 CH_2OH ... $O-Ceramid$ ... HO ... OSO_3H ... OH	ZNS, Myelin

Abb. H4-3: Zusammenstellung häufig vorkommender Sphingolipide.

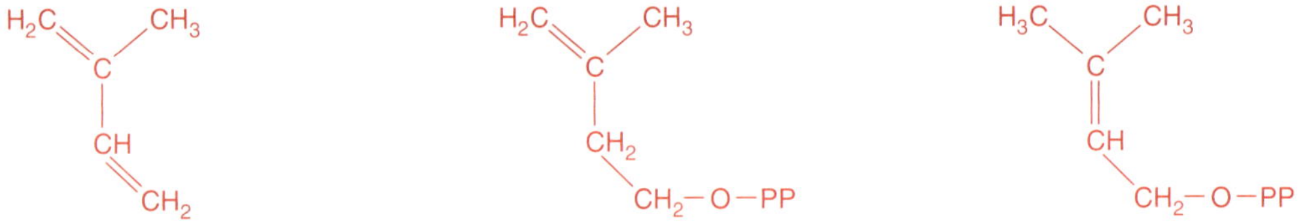

Isopren   Isopentenyl-pyrophosphat   3,3-Dimethylallyl-pyrophosphat

Abb. H4-4: Zusammenstellung einiger Isoprenoidlipide.

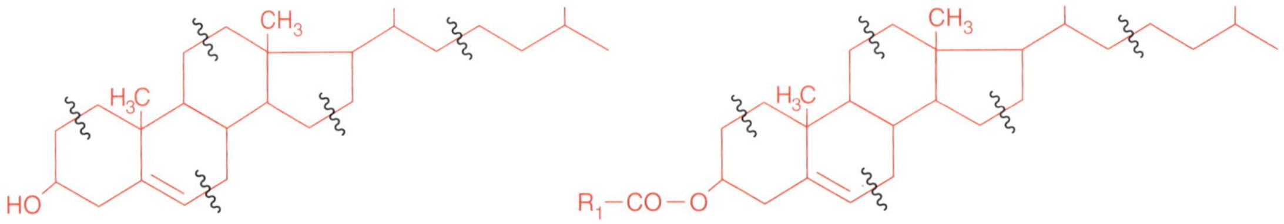

Cholesterin   Cholesterinester

Abb. H4-5: Cholesterin und Cholesterinester.

se Methylgruppen verlorengehen und Doppelbindungen zum Ringschluß geöffnet werden müssen. Das Cholesterin kann an seiner 3β-OH-Gruppe verestert werden (Abb. H4-5).

Alle Zellmembranen enthalten als Baustein Cholesterin (etwa 30% der dort vorhandenen Lipide). Im Serum liegen zwei Drittel des Gesamtcholesterins als Cholesterinester vor. Von daher kann man die Cholesterinester als Transportform des Cholesterins bezeichnen. Gleichzeitig könnte man die Cholesterinester als Transportform der essentiellen Fettsäuren betrachten, da die an der Cholesterin-OH-Gruppe veresterte Fettsäure häufig zu dieser Fettsäureklasse zählt.

Einige Abkömmlinge des Cholesterins sind in Abbildung H4-6 dargestellt.

Zur Gruppe der Isoprenlipide gehören auch die Carotinoide (z. B. Vitamin A), Vitamin K, Vitamin E und die an der endoplasmatischen Glycoproteinsynthese beteiligten Dolichole.

1.2 Biosynthese und Metabolismus der Lipide

Im folgenden werden einfache Schemata zur Erläuterung der Stoffwechselwege der einzelnen Lipidklassen angegeben.

1.2.1 Fettsäuren

Als Beispiel wird in Abbildung H4-7 die Biosynthese der (n−9)-Fettsäuren angegeben, wobei in der Abbildung senkrechte Pfeile eine Kettenverlängerung um C-2-Einheiten darstellen, während waagerechte Pfeile die Einführung einer Doppelbindung andeuten. Bei allen metabolischen Vorgängen bleibt beim Säuger die Lage der ersten Doppelbindung vom Methylende her unverändert [(n−x)-Familien].

Der Säuger kann also über die vier bisher nachgewiesenen Desaturasen nur zwischen vorhandenen Doppelbindungen und dem Carboxylende eine weitere Doppelbindung einfügen. Fettsäuren wie Linolsäure oder Linolensäure sind daher essentiell [(n−6)- bzw. (n−3)-Familie].

1.2.2 Glycerolipide

Die Biosynthese von Triglyceriden und Phospholipiden weist viele Gemeinsamkeiten auf, die schematisch zusammengefaßt werden können (Abb. H4-8).

1.2.3 Glycosphingolipide

Die Biosynthese der Glycosphingolipide geht aus vom Ceramid, wobei hier über spezifische und z. T. genetisch kontrollierte Glycosyltransferasen, die im Golgi-Apparat in Koordination agieren, ein Zuckerrest oder mehrere Zuckerreste angeknüpft werden (Abb. H4-9).

(Vitamin D)

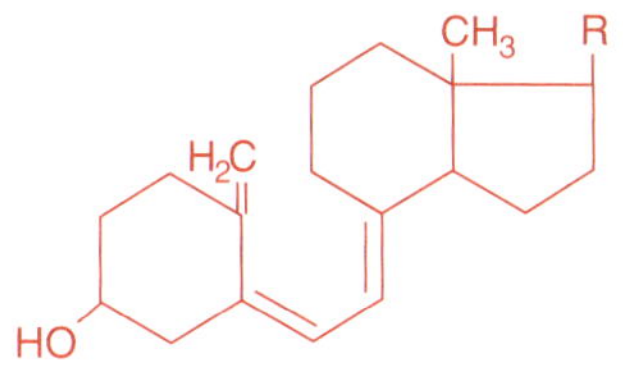

(Ergo-)Calciferol

Gallensäuren

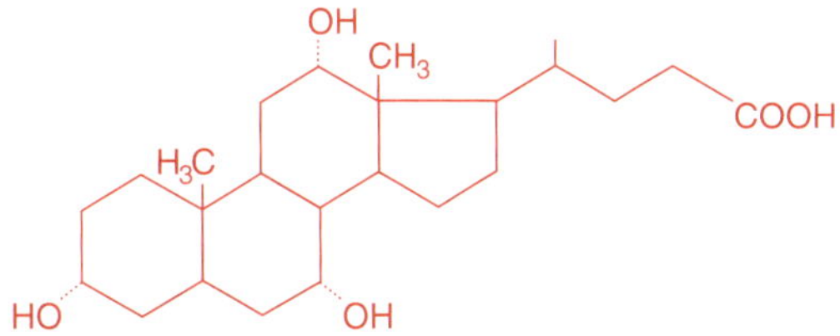

Cholsäure

Steroidhormone

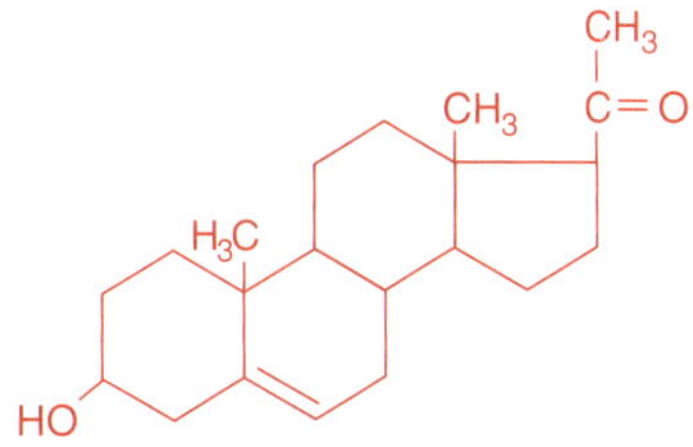

Pregnenolon

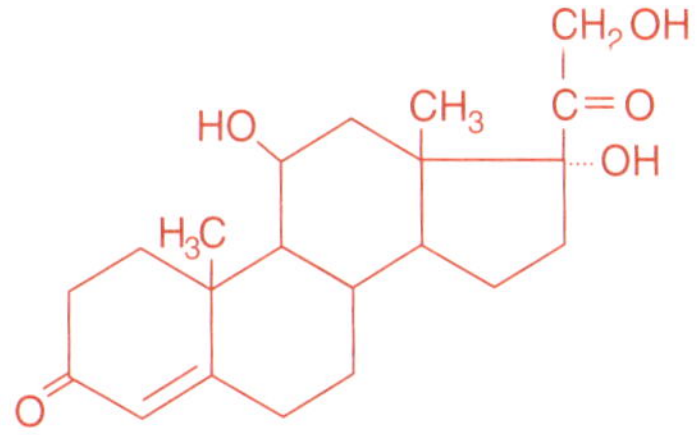

Cortisol

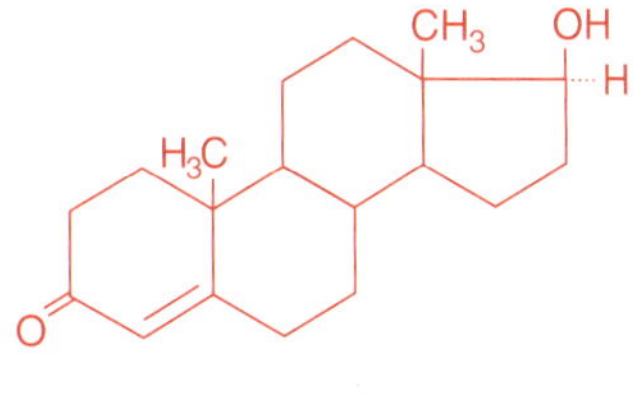

Testosteron

Abb. H4-6: Derivate des Cholesterins.

513

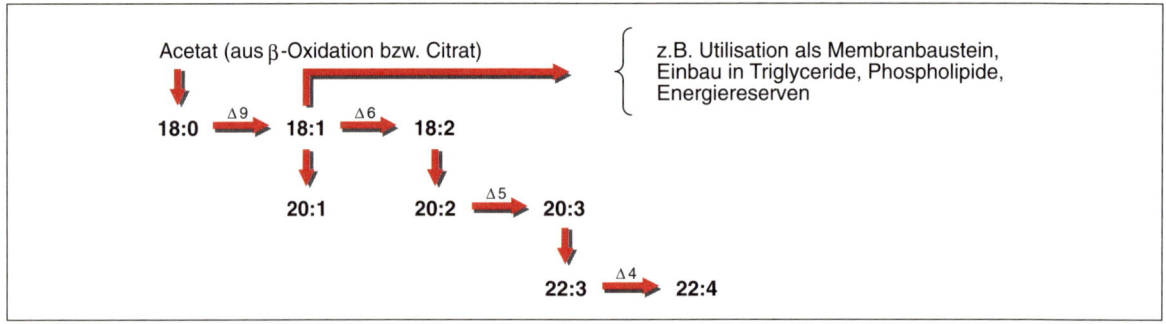

Abb. H4-7: Biosynthese der (n−9)-Fettsäuren. Senkrechte Pfeile = Kettenverlängerung um C-2-Einheiten, waage-rechte Pfeile = Einführung einer Doppelbindung.

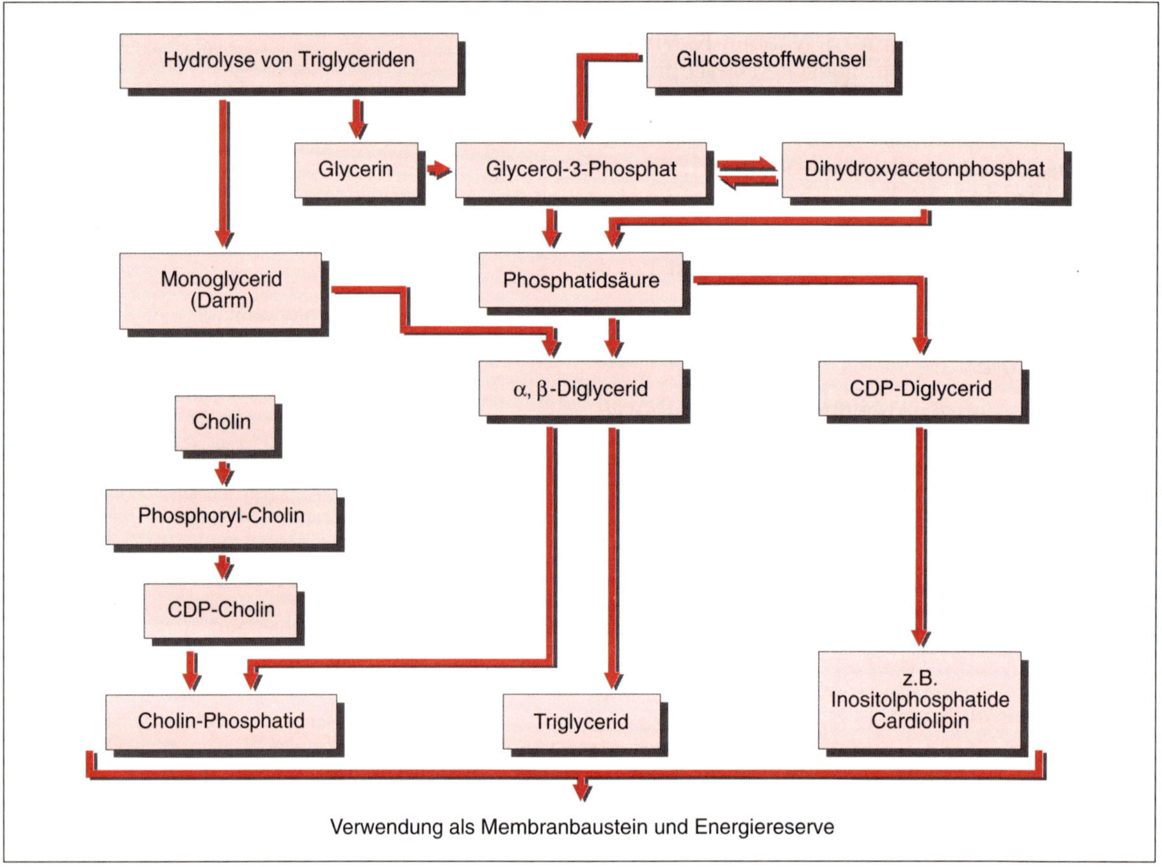

Hydrolyse von Triglyceriden

Glucosestoffwechsel

Glycerin → Glycerol-3-Phosphat ⇌ Dihydroxyacetonphosphat

Monoglycerid (Darm)

Phosphatidsäure

α, β-Diglycerid

CDP-Diglycerid

Cholin

Phosphoryl-Cholin

CDP-Cholin

Cholin-Phosphatid

Triglycerid

z.B. Inositolphosphatide Cardiolipin

Verwendung als Membranbaustein und Energiereserve

Abb. H4-8: Gemeinsamkeiten in der Biosynthese von Triglyceriden und Phospholipiden. CDP = Cytidindiphos-phoryl.

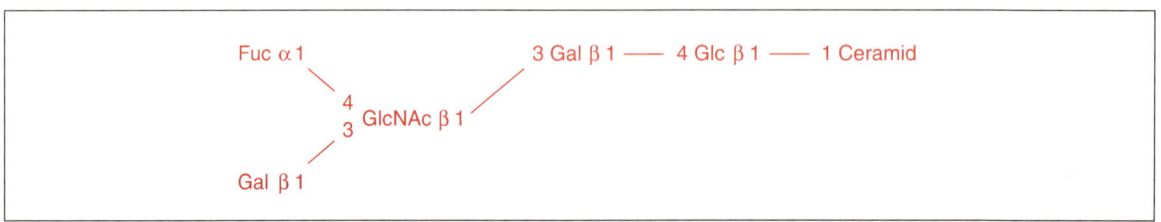

Abb. H4-9: Aufbau des „Lewis a"-Glycolipids. Fuc = L-Fucose, Gal = D-Galaktose, Glc = D-Glucose, GlcNAc = N-Acetyl-D-glucosamin.

1.2.4 Sphingolipide

Das in den Sphingolipiden enthaltene Sphingosin wird aus aktivierter Palmitinsäure und der Aminosäure Serin synthetisiert (Abb. H4-10).

1.2.5 Steroide (Cholesterin)

Die Synthese des Cholesterins (Abb. H4-11) verläuft über viele Zwischenstufen, wobei der **geschwindigkeitsbestimmende Schritt** die Bildung von Mevalonat aus β-Hydroxy-β-methylglutaryl-CoA (HMG-CoA) durch die Einwirkung des Enzyms HMG-CoA-Reduktase ist. Dieses Enzym wird durch das Endprodukt der Synthesekette, das Cholesterin, kontrolliert. Ausgehend von HMG-CoA kann es auch zur Synthese von Ketonkörpern (Aceton und β-Hydroxy-buttersäure) kommen (z.B. Diabetes mellitus).

Während Cholesterin in nahezu allen Zellen synthetisiert und dort als Membranbaustein oder zur Steroidsynthese benutzt werden kann, muß es zum Abbau über die High-density-Lipoproteine (HDL) zur Leber transportiert werden. Dort wird es in Gallensäuren umgewandelt, die wichtige Funktionen bei der Verdauung erfüllen, um dann nach etwa zehnfacher Rezirkulation im enterohepatischen Kreislauf nach weiterem Abbau ausgeschieden zu werden.

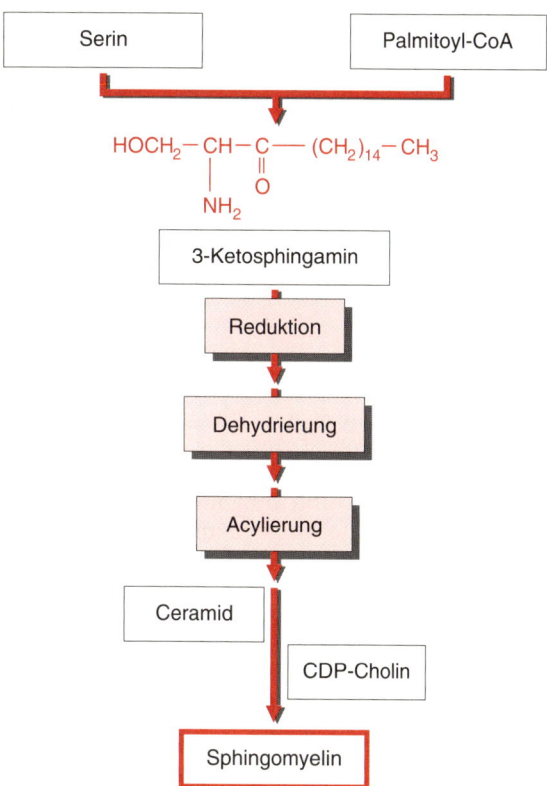

Abb. H4-10: Biosynthese des Sphingomyelin.

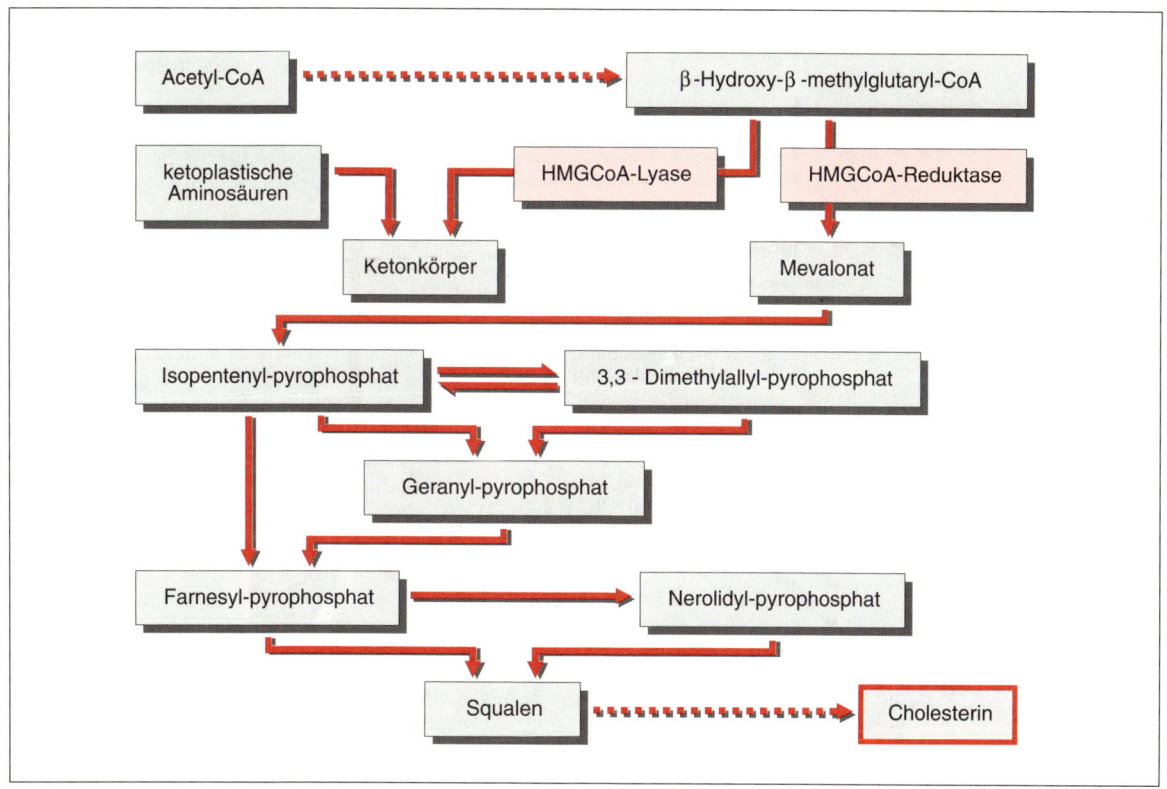

Abb. H4-11: Biosynthese des Cholesterins.

515

1.2.6 Resorption und Verdauung von Nahrungslipiden

Alle bisher erwähnten Lipide kommen auch als Nahrungsbestandteile vor. Hierbei bilden die Triglyceride den Hauptteil der exogen zugeführten Lipide. Ihre Resorption ist jedoch ohne vorgeschaltete Hydrolysevorgänge kaum möglich. In den Abbildungen H4-12 und H4-13 werden die Verdauungs- und Resorptionsvorgänge schematisch dargestellt.

1.2.7 Lipidstoffwechsel

Die vier aktivsten Kompartimente in bezug auf den Lipidstoffwechsel sind der Darm, die Leber, das Fettgewebe und das Muskelgewebe (Herzmuskel). Sie müssen untereinander kommunizieren (s.a. Abschn. 1.3 Lipoproteinstoffwechsel) und sind somit voneinander abhängig (Abb. H4-14).

1.2.8 Transport und Speicherung von Lipiden

Prinzipiell verfügen alle Zellen des Organismus über einen eigenen Lipidstoffwechsel. Im Zuge der Differenzierung der Zellen ergeben sich jedoch organ- und zellspezifische Besonderheiten. So zeigen z.B. die Adipozyten des Fettgewebes eine besondere Fähigkeit der Umwandlung von Kohlenhydraten in Fett und der Einspeicherung von Triglyceriden, wie dies weiter unten im einzelnen aufgeführt ist. Um ein Funktionieren des Fettstoffwechsels im Gesamtorganismus zu gewährleisten, müssen alle am Lipidstoffwechsel beteiligten Organe und Kompartimente des Körpers hinsichtlich ihrer Lipidbestandteile miteinander in Verbindung und Austausch stehen. Dies gilt in ganz besonderem Maße für das Cholesterin, das zwar in praktisch allen Zellen aufgebaut, aber nicht mehr abgebaut werden kann. Dieser Austausch erfolgt über die interstitielle Flüssigkeit und das Blut. Da die Lipide aber wasserunlöslich sind, unterliegt ihr Transport im Blut besonderen Mechanismen. Die stark unpolaren Lipide werden in eine Hülle, bestehend aus polaren Phospholipiden, Cholesterin und sog. Apoproteinen, verpackt und somit transportfähig gemacht. Die hierbei wichtigen Apoproteine werden in der Leber und z.T. in der Darmmukosa synthetisiert. Die über die Lymphe oder direkt ins Blut sezernierten Lipid-Protein-Komplexe werden Lipo-

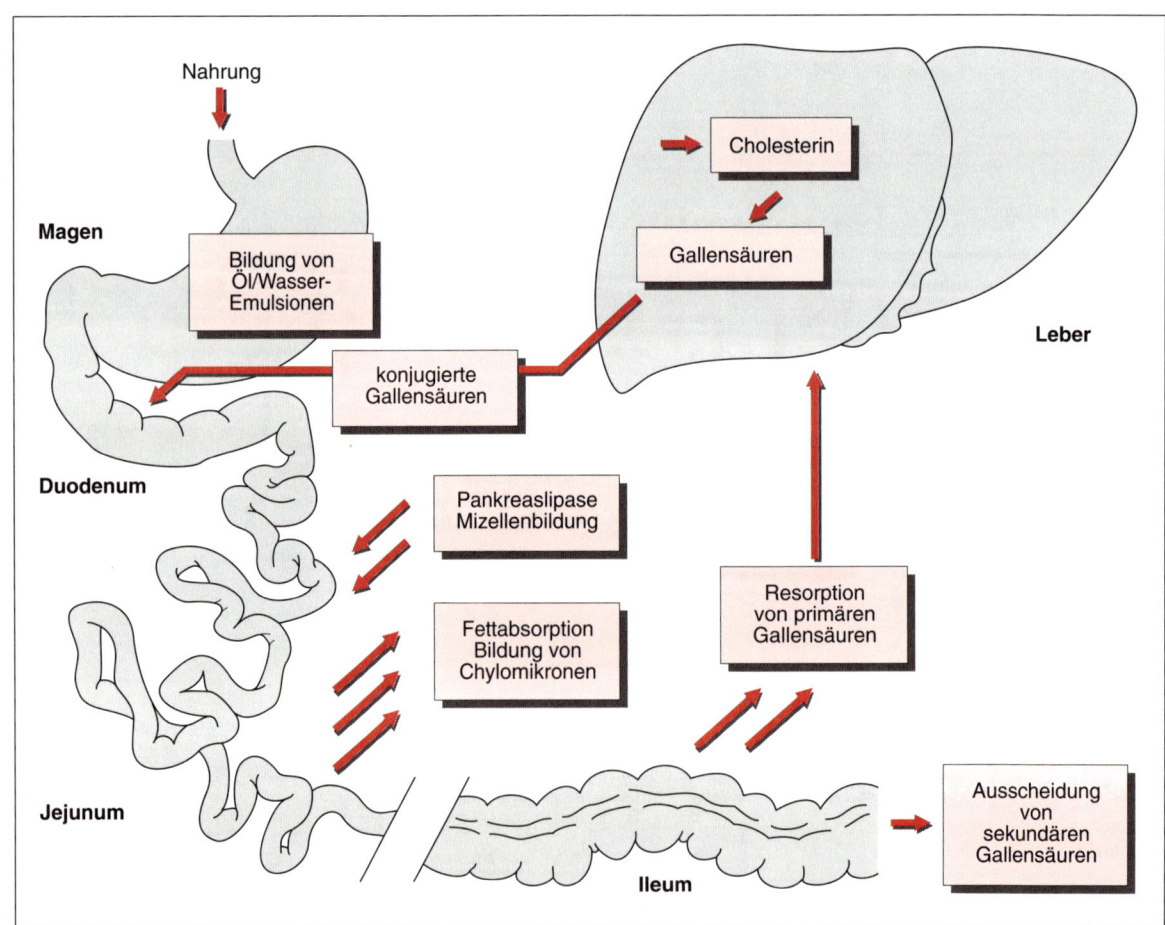

Abb. H4-12: Schematische Darstellung der Verdauung und Resorption von Lipiden.

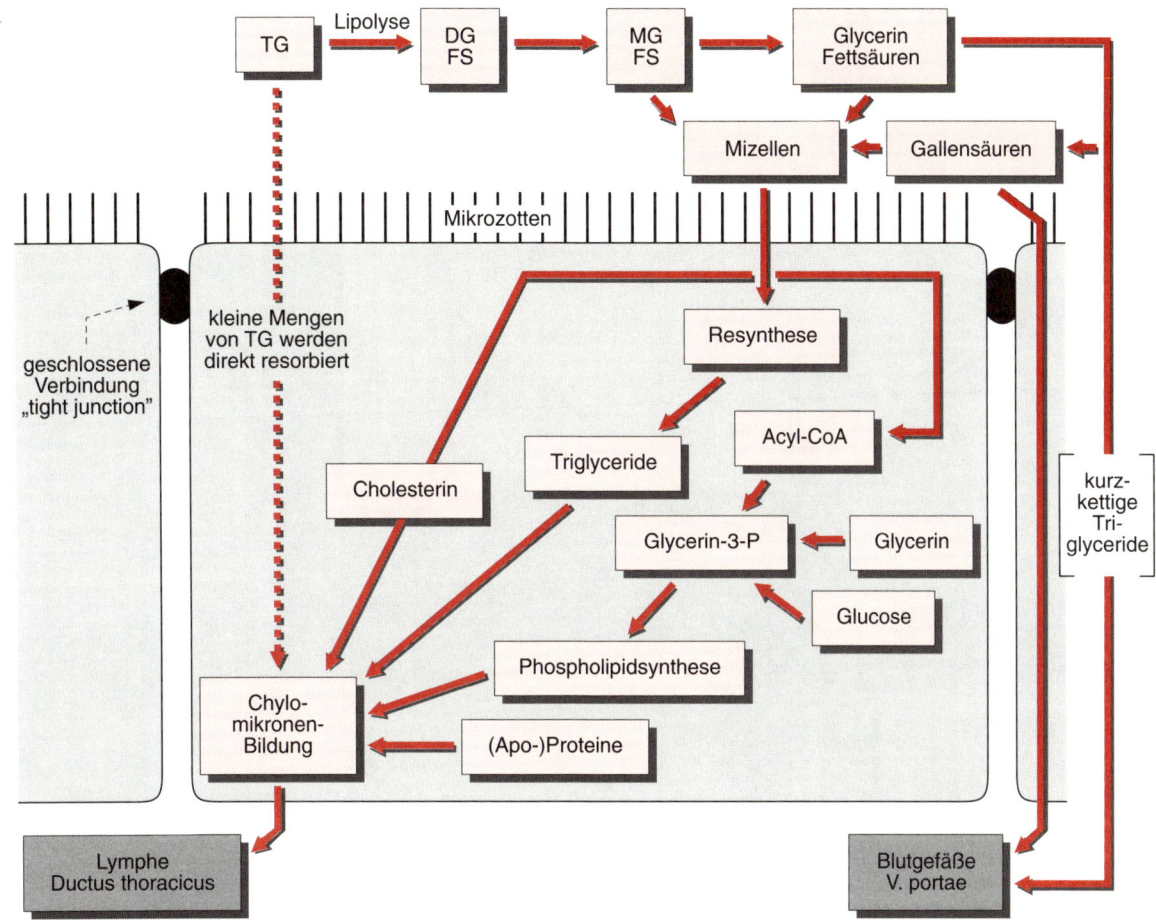

Abb. H4-13: Resorption von Lipiden am Bürstensaum. TG = Triglyceride, DG = Diglyceride, MG = Monoglyceride, FS = Fettsäuren.

proteine genannt. Wir wissen heute, daß der größte Teil der Störungen im Lipidstoffwechsel auf Störungen im Lipoproteinstoffwechsel zurückzuführen ist. Wesentliche Aufgaben der Lipoproteine sind:

▷ Transport der mit der Nahrung aufgenommenen Fette (Triglyceride, Phospholipide, Cholesterin, fettlösliche Vitamine etc.) aus der Darmmukosa über die Lymphe zu Leber, Fettgewebe oder energieverbrauchenden Organen.
▷ Rücktransport der in der Peripherie synthetisierten oder gespeicherten Lipide wie Cholesterin, Triglyceride oder Fettsäuren zur Leber.
▷ Koordination des zellulären Lipidstoffwechsels über regulative Feedback-Mechanismen.

Diese Aufgaben werden durch verschiedene Lipoproteinklassen wahrgenommen.

1.3 Klassifizierung und Stoffwechsel der Lipoproteine

Die Zusammensetzung der einzelnen Lipoproteine ist in Tabelle H4-1 dargestellt. Die Klassifizierung folgt hierbei nach den Kriterien der angewandten Trennmethoden:

▷ nach der Ultrazentrifugentrennung entsprechend der spezifischen Dichte
▷ nach der elektrophoretischen Mobilität

Da beide Verfahren nach physikalischen und nicht nach metabolischen Gesichtspunkten trennen, entbehrt diese Einteilung nicht einer gewissen Willkür.

Erst in den letzten Jahren ist es gelungen, aus der Fülle der Einzelbeobachtungen ein Konzept des Lipoproteinstoffwechsels zu entwickeln, welches das komplexe Zusammenspiel aller beteiligten Substrate und Enzyme in den Grundzügen verdeutlicht (Abb. H4-15). In Einzelheiten sind jederzeit noch Änderungen und Ergänzungen zu erwarten. Die Bedeutung des Lipoproteinstoffwechsels wird auch durch die Vergabe des Nobelpreises für Medizin 1985 an Goldstein und Brown für ihre Arbeiten über Low-density-Lipoproteine (LDL) hervorgehoben.

Chylomikronen werden aus dem Darm über die Lymphe ins Blut abgegeben. Sie enthalten die mit der Nahrung aufgenommenen Fette, wobei die Triglyceride in der Mukosa teilweise erst resynthetisiert werden, und die Apoproteine A I, A II, A IV und B-48. Endogen synthetisierte Triglyceride wer-

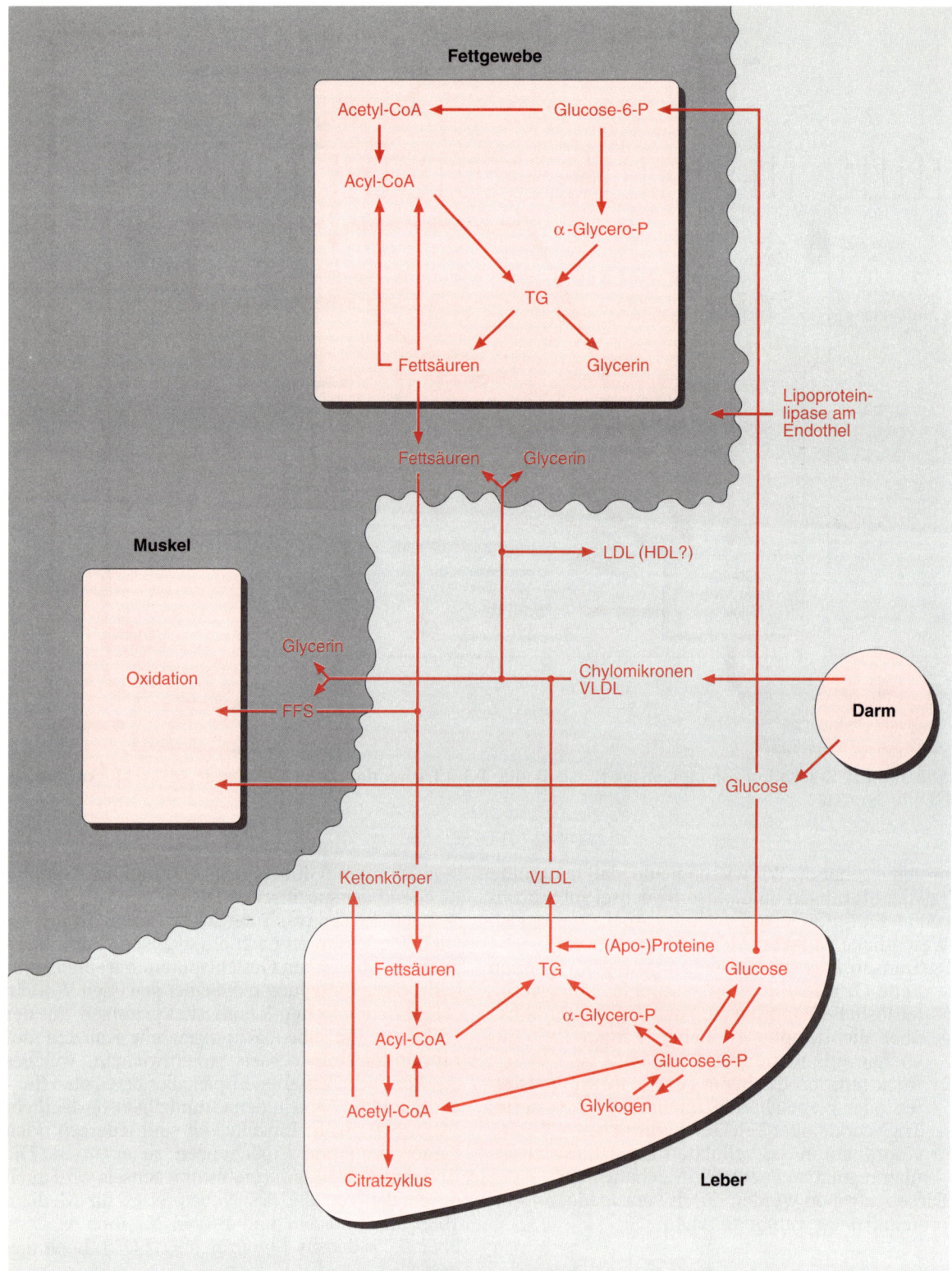

Abb. H4-14: Lipoproteinstoffwechsel. Kommunizierende Kompartimente. TG = Triglyceride, FFS = freie Fettsäuren.

Tabelle H4-1 Charakteristische Daten der einzelnen Lipoproteinklassen

	Chylomikronen	VLDL	IDL	LDL	HDL$_1$ HDL$_C$	HDL$_2$	HDL$_3$
Dichte (g/ml)	0,95	1,006		1,063 (1,055–1,085)		1,125	1,210
Durchmesser (nm)	50–1000	40–70		20–30		9–12	
elektrophoretische Beweglichkeit	Start	Prä-β		β		α	
Proteinanteil (%)	0,5–2	12		25		(40) 50 (55)	
Apolipoproteine Typ und Anteil (%)	A I ⎫ A II ⎬ 12 A IV ⎭	⎫ Spur ⎭		⎫ Spur ⎭		69 23 Spur	
	B-48 22 B-100	32		95		Spur	
	C I ⎫ C II ⎬ 65 ⎫ im Plasma C III$_{0-2}$ ⎭ ⎭ übertragen	10 10 20		⎫ Spur ⎭		2 2 4	
	D (= A III)					+	+
	E$_{2-4}$ +	15	40	+	+ + +		
	andere +	+	+	+			+
Lipidanteil (%)	99–98,5	88		75		60	50
	Cholesterinester 3	8		50		24	24
	Triglyceride 85	56		15		8	20
	Cholesterin 3	8		12		7	8
	Phospholipide 8	20		20		58	50
Syntheseort	Mukosa	Leber + Mukosa		aus VLDL (Plasma)		Leber + Mukosa (aus Chylomikronen)	
Funktion: Transport von	exogene Triglyceride	endogene Triglyceride		Cholesterin zur Peripherie		Cholesterin zur Leber	
Flotation (Sf)	400–10^5	20–400		0–20			
Konzentration (g/l)	0–0,05	0,8 Frauen (F) 1,6 Männer (M)		3,1 F 4,0 M		4,1 F 2,8 M	
Gesamtanteil an den Lipoproteinen (%)	5–10 (nur postprandial)	10–20		40		30–50	

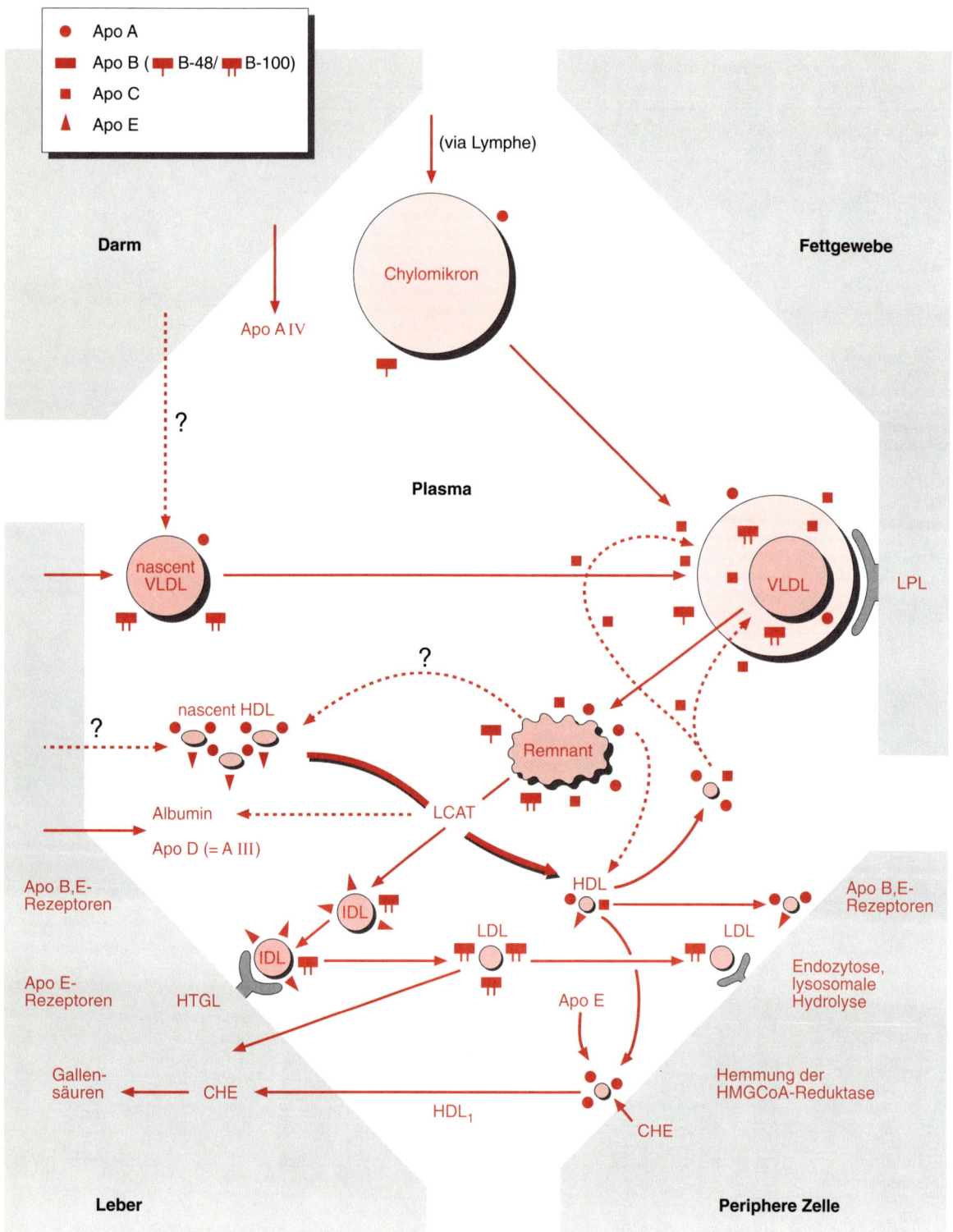

Abb. H4-15: Lipoproteinstoffwechsel. Transport und Umbau der Lipoproteine im Blut. CHE = Cholesterinester, HTGL = hepatische Triglyceridlipase, LCAT = Lezithin-Cholesterin-Acyltransferase.

den in den VLDL transportiert. Die VLDL enthalten im Gegensatz zu den Chylomikronen das Apoprotein B-100. Beide Lipoproteinarten, die sich im wesentlichen nur durch ihre Größe unterscheiden, werden durch Lipoproteinlipasen (LPL) bevorzugt am Kapillarendothel des Fettgewebes und des Muskelgewebes katabolisiert. Die Lipoproteinlipase baut hierbei die enthaltenen Triglyceride zu Glycerin und freien Fettsäuren ab (Abb. H4-16). Gleichzeitig wird ein drittes Apoprotein, das Apo C, auf die Lipoproteine übertragen. Durch die Wirkung der LPL kommt es zu einer Schrumpfung des Inhaltes (Core). Die nach Einwirkung der LPL zurückbleibenden Partikel werden *Remnants* (Überbleibsel) genannt, wobei man heute zwischen *Oberflächen-Remnants* und *Core-Remnants* unterscheidet. Hier setzt nun die Lecithin-Cholesterin-Acyltransferase (LCAT) an. Dieses Enzym entfernt zwei polare Lipide, nämlich Lecithin und Cholesterin, von der Oberfläche der

Remnants und bildet daraus einmal Cholesterinester, die in das Innere der Partikel eingelagert werden, und zum anderen Lysolecithin, welches von Albumin (VHDL?) abtransportiert wird. Gleichzeitig kann überschüssiges Cholesterin als Cholesterinester auf neu entstandene (*nascent*) HDL-Partikel übertragen werden, die damit erst zu den sphärischen HDL-Partikeln werden. Nach neueren Untersuchungen können die *nascent* HDL Teile der Remnantmembran darstellen. Schließlich wird bei dieser *konzertierten* Aktion ein Apoprotein, das Apo E, auf die Remnants übertragen. Diese Partikel nennt man IDL, Lipoproteine intermediärer Dichte *(Intermediate-density-lipoproteins)*. Diese IDL können von der hepatischen Lipoproteinlipase (HLPL oder HTGL = hepatische Triglyceridlipase) weiter zu den bekannten LDL katabolisiert, oder, nach Anheftung an Apo-E-Rezeptoren der Leberzellen, dort aufgenommen werden. Es gibt Hinweise darauf, daß sich der Stoffwechselweg

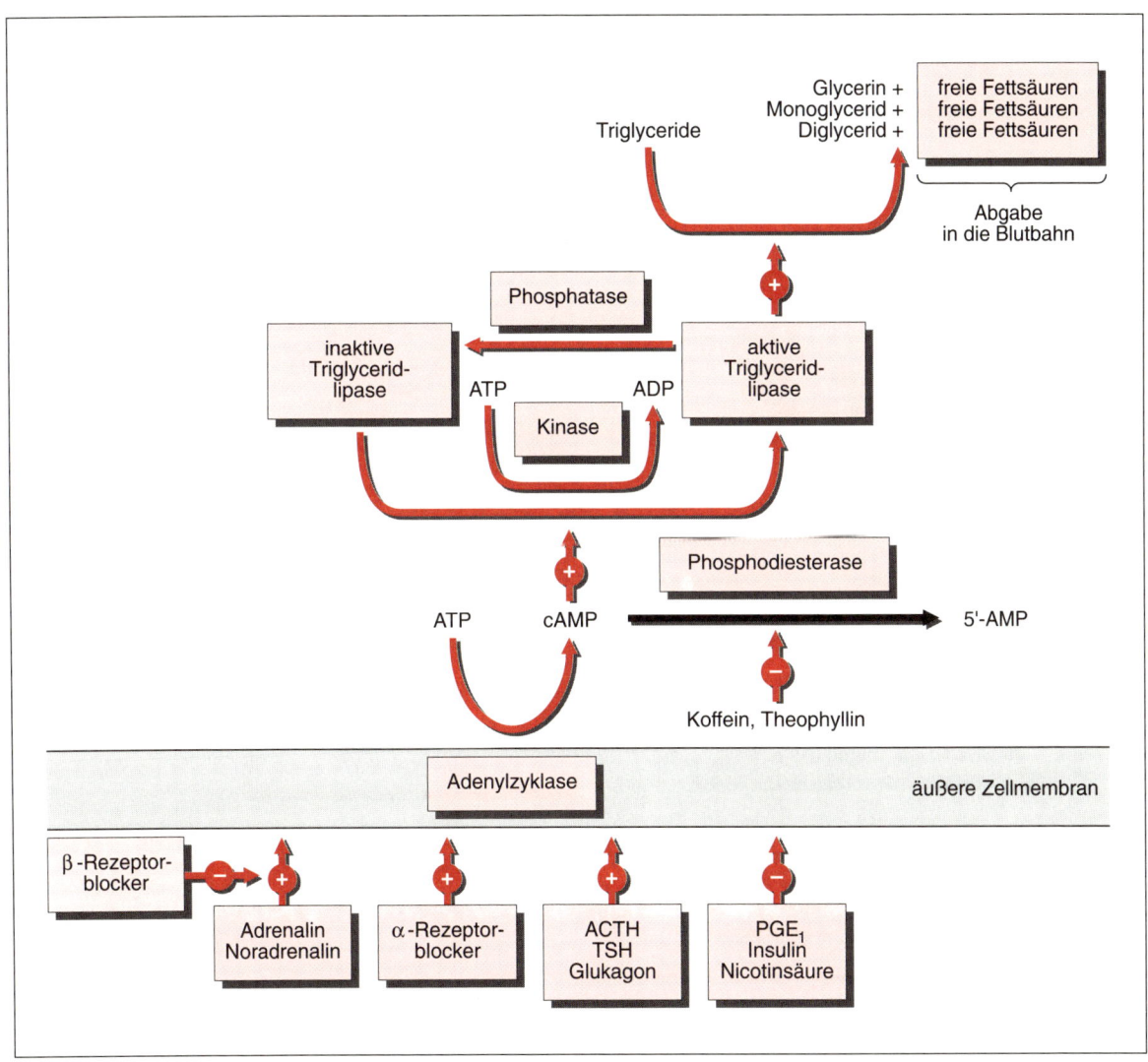

Abb. H4-16: Stimulation der Lipolyse im Fettgewebe.

der Chylomikronen und VLDL bei den Remnants trennt und daß die Chylomikronen-Remnants von Apo-B,E-Rezeptoren an den Hepatozyten aufgenommen werden. Nach Untersuchungen besonders an Fibroblasten werden die LDL von Apo-B,E-Rezeptoren an der Zelloberfläche erkannt, über Endozytose mit dem Rezeptor aufgenommen und lysosomal abgebaut. Der Rezeptor kann rezirkulieren. Das in den LDL enthaltene Cholesterin reguliert in der Zelle den intrazellulären Cholesterinspiegel durch Inhibierung der HMG-CoA-Reduktase und durch Aktivierung lysosomaler hydrolytischer Enzyme. Gleichzeitig wird die Zahl der LDL-Rezeptoren der Zelloberfläche reguliert. Da das Cholesterin in den Zellen nicht abgebaut wird, muß überschüssiges Cholesterin die Zelle wieder verlassen und abtransportiert werden. Diese Aufgabe wird von HDL-Partikeln (wahrscheinlich $HDL_1[HDL_C]$-Partikel) übernommen. Mit Hilfe des LCAT-Systems wird das Cholesterin in die transportfähige Ester-Form gebracht und mit Hilfe der HDL-Partikel zur Leber transportiert. Dort kann es entweder als solches oder nach Umwandlung zu Gallensäuren zur Ausscheidung gebracht werden (Abb. H4-17).

Ein regulärer Lipidstoffwechsel ist nach diesem Schema nur dann möglich, wenn alle Schritte dieser *konzertierten* Aktion uneingeschränkt ablaufen und einwandfrei kontrolliert werden.

Tabelle H4-2 zeigt eine Übersicht über die Besonderheiten des Lipidstoffwechsels in einzelnen Organen.

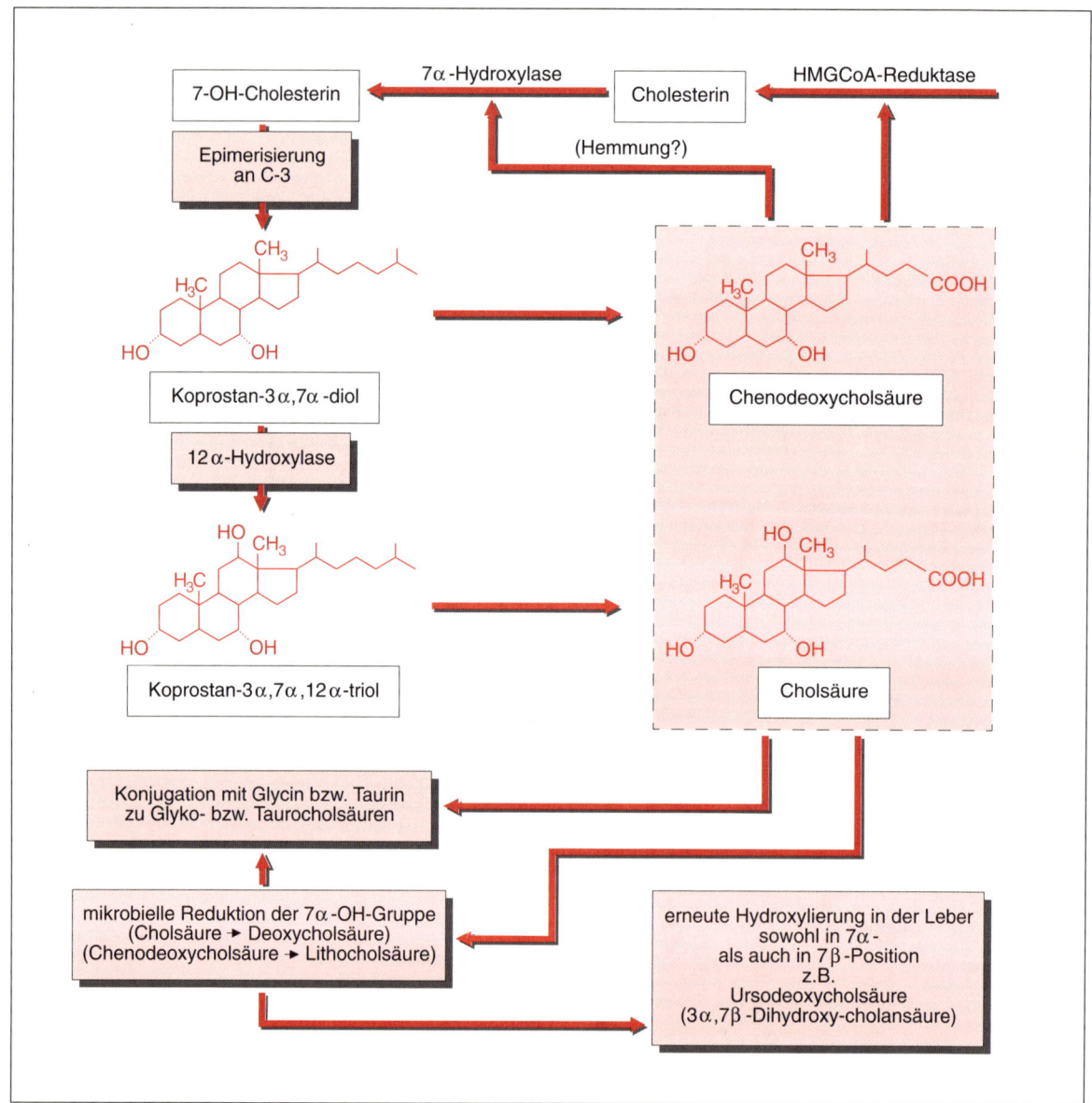

Abb. H4-17: Cholesterin-Katabolismus in der Leber.

Tabelle H4-2 Tabellarische Übersicht über Besonderheiten des Lipidstoffwechsels einzelner Organe

Auge	Prostaglandinsynthese in der Iris. Arcus lipoides corneae bei verschiedenen Lipidosen. Cholesterinkristalle in der Linse bei der sog. *Christbaumschmuck-Katarakt*.	Hoden	Hoher Anteil an Docosahexaensäure, Sulfatiden, sulfatiertem Galaktosyldiglycerid u. a. (Seminolipid).
Blut	Transport von Triglyceriden, Phospholipiden, Fettsäuren und Cholesterin. Umwandlung der triglyceridreichen Partikel Chylomikronen und VLDL in HDL und LDL (s. Abb. H4-15).	Leber	Aufnahme von Chylomikronen (Chylomikronen-Remnants) über Apo-B,E-Rezeptoren, Fettsäuren, Cholesterin. Synthese von Phospholipiden, Triglyceriden, Cholesterin, Gallensäuren (s. Abb. H4-17), Ketonkörpern, Apoproteinen A I, A II, B-100, C I, C II, C III, D (A III), VLDL, den Enzymen LCAT und HTGL.
Darmmukosa, Duodenum/ Jejunum	Resorption von Fettsäuren, Monoglyceriden, kurz- und mittelkettigen Triglyceriden. Resynthese von Triglyceriden. Synthese von Chylomikronen, Apoproteinen A I, A II, A IV und B-48 (s. Abb. H4-12 und H4-13).	Lunge	Synthese von Dipalmitoylphosphatidylcholin (Surfactant). Katabolismus zirkulierender Prostaglandine und Leukotriene.
Erythrozyten	Reacylierung von Lysolecithin aus LCAT-Reaktion. Austausch von Cholesterin, Glycosphingolipiden u. a. mit den Lipoproteinen.	Mamma	Synthese kurz- und mittelkettiger Fettsäuren nach Prolaktin-induzierter Aktivierung einer speziellen Acyl-CoA-Transferase.
Fettgewebe	Aufnahme von Fettsäuren, Glucose. Synthese von Triglyceriden. Speicherung von Triglyceriden, Abgabe von Fettsäuren nach Stimulation der Lipolyse (s. Abb. H4-16).	Muskel	Hohe Aktivität der β-Oxidation (Mitochondrien). Utilisation von Ketonkörpern (Herzmuskel). Hoher Anteil von Arachidon- und Docosahexaensäure in den Phospholipiden.
Gehirn	Hoher Lipidanteil (5% des Frischgewichtes der grauen Substanz, 17% in der weißen Substanz). Hoher Anteil an Cerebrosiden, Sphingomyelin und Sulfatiden im Myelin. Hoher Anteil von Gangliosiden in synaptischen Strukturen.	Niere	Aktive Prostaglandinsynthese (Medulla). ω-Oxidation von Fettsäuren. Synthese spezieller Glycosphingolipide. Hydroxylierung des 25-Hydroxycholecalciferols.
Haut	Synthese verzweigtkettiger Fettsäuren, Hydroxyfettsäuren, Wachsestern, 1,2-Diacylalkandiolen u. a. (→ Psoriasis).	Thrombozyten	Synthese von Thromboxanen, PAF (platelet activating factor; 1-Alkyl-2-acetyl-glycero-phosphorylcholin).

2 Pathophysiologie einzelner Krankheitsbilder

2.1 Familiäre Hyperlipoproteinämien

Nach bisher vorliegenden Ergebnissen zur **Epidemiologie** der Hyperlipoproteinämien kommen diese Erkrankungen in den Industriestaaten mit überkalorischer Ernährung besonders häufig vor. Sie sind meist mit einem hohen **atherogenen Risiko** behaftet. Allen Hyperlipoproteinämien liegen Störungen entweder einzeln oder kombiniert
▷ in der Bildung
▷ der Zusammensetzung
▷ der Sekretion
▷ des Transportes
▷ der Resorption
▷ des Katabolismus
der Lipoproteine im Blut zugrunde.

Von Hyperlipoproteinämien spricht man, wenn der im Serum gemessene Wert für **Gesamtcholesterin** 250 mg/100 ml (6,5 mmol/l) und/ oder der Wert für **Triglyceride** 200 mg/100 ml (2,3 mmol/l) überschreitet.

Verdächtig bzw. erhöht sind die Werte zwischen 220 und 240 mg/100 ml (5,7 mmol/l und 6,2 mmol/l) Cholesterin und 150 und 200 mg/100 ml (1,7 und 2,3 mmol/l) bei den Triglyceriden. Einen allgemeingültigen Normalwert für Cholesterin, Triglyceride oder Lipoproteine des Plasmas gibt es nicht,

Tabelle H4-3 Mittelwerte der Plasmalipide, bestimmt nach 12stündigem Fasten

	Cholesterin (mg/100 ml) [mmol/l]	Triglyceride (mg/100 ml) [mmol/l]
normal	< 220 [< 5,7]	< 150 [< 1,7]
erhöht	220–250 [5,7–6,5]	150–200 [1,7–2,3]
therapiebedürftig	> 250 [> 6,5]	> 200 [> 2,3]

da hier Einflüsse der Rasse, des Geschlechtes und des Alters mit eingehen. Die in der Tabelle H4-3 angegebenen Werte geben daher nur grobe Anhaltspunkte. Ausführliche Angaben sind von den Lipid Research Clinics U.S.A. publiziert worden.

Bei den Hyperlipoproteinämien wird zwischen **primären,** genetisch bedingten, und **sekundären,** erworbenen, unterschieden. Einem Vorschlag von **Fredrickson** folgend, werden die familiären Hyperlipoproteinämien in die fünf Phänotypen I bis V eingeteilt. Diese Einteilung, basierend auf der Beurteilung der Lipoproteinelektrophorese, hat weltweit Anerkennung gefunden und soll hier beibehalten werden.

> Als **sekundäre** Hyperlipoproteinämien oder Hyperlipidämien bezeichnet man Störungen des Lipidstoffwechsels, die im Gefolge einer metabolischen oder organischen Grunderkrankung auftreten.

Sie treten bei 3–5% der erwachsenen Bevölkerung auf und sind somit sehr häufig. Als Auslöser sind Adipositas, Diabetes mellitus, Lebererkrankungen, Schilddrüsenerkrankungen und Nierenerkrankungen zu nennen neben Alkoholabusus, zu hohem Fett- oder Kohlenhydratkonsum oder der Einnahme bestimmter Medikamente.
Da sekundäre Hyperlipoproteinämien bei erfolgreicher Therapie des Grundleidens in der Regel auch zurückgehen, werden sie nicht gesondert behandelt.

2.1.1 Primäre Hyperlipoproteinämien

2.1.1.1 Hyperlipoproteinämie Typ I (essentielle Hyperchylomikronämie)

Definition: Sehr selten: < 1/100000; Erbgang autosomal-rezessiv; Triglyceridwerte > 2000 mg/100 ml, aufrahmend über klarem Serum (Kühlschranktest 24 h). (Unterschied zu Typ V – aufrahmend über lipämisch trübem Serum.)
Ursache und Folgen: Mangelnde oder verminderte Aktivität der durch Heparin stimulierbaren Lipo-

proteinlipase (LPL), die die Triglyceride der Chylomikronen hydrolysiert. Diese Lipoproteinlipase benötigt Apo C II als Cofaktor. Die Aktivität der hepatischen Triglyceridlipase ist nicht betroffen. Sekundär kann eine Hyperchylomikronämie auftreten im Gefolge einer Dysgammaglobulinämie (Lymphom, Lupus erythematodes, Pankreatitis, nicht kontrollierter Diabetes mellitus).

Der Typ I manifestiert sich schon im Kindesalter. Kolikartige Oberbauchbeschwerden und abdominelle Schmerzen sind häufig. Als Folge der Hyperchylomikronämie kann es zu einer **Hepatospleno-megalie** kommen.

D Diagnostische Hinweise

Das Nüchternplasma der Patienten enthält 24 bis 48 Stunden nach Nahrungsaufnahme Chylomikronen, bedingt durch das Fehlen der Lipoproteinlipase (LPL). Bei Heterozygoten ist die LPL-Aktivität um etwa 50% vermindert, die Triglyceridspiegel allenfalls leicht erhöht. Das atherogene Risiko scheint gering zu sein.

Als äußere Anzeichen treten häufig **eruptive Xanthome** auf (Einspeicherung von Chylomikronen in Makrophagen, Kupferzellen). Bei Triglyceridwerten über 2000 mg/100 ml erscheint der Augenhintergrund gelblich verfärbt **(Lipaemia retinalis).**

> HDL, LDL und Plasmacholesterin sind **nicht** erhöht.

T Therapeutische Hinweise

Als wirksamste Therapie hat sich die Behandlung durch eine fettarme Diät, die weniger als 5 g Fett pro Tag enthält, erwiesen. Die Therapie wird so lange fortgesetzt, bis die Chylomikronen aus dem Nüchternserum verschwunden sind. Später sollten die Patienten eine Diät mit weniger als 30 g Fett pro Tag einhalten. Ein teilweiser Ersatz der Nahrungsfette durch mittelkettige Triglyceride (MKT), die direkt über die Pfortader aufgenommen werden, erscheint unbedenklich, solange ausreichend essentielle Fettsäuren aufgenommen werden.

2.1.1.2 Hyperlipoproteinämie Typ II

Definition: Hyperlipoproteinämien vom Typ II werden auch Hypercholesterinämien genannt, da bei ihnen vermehrt LDL-Partikel (elektrophoretisch β-Lipoproteine) und damit erhöhte Serumcholesterinwerte gefunden werden. Bei einer isolierten LDL-Vermehrung spricht man von einem **Typ IIa,** während eine Vermehrung der LDL in Kombination mit einer Vermehrung der VLDL **Typ IIb** genannt wird. Bei der isolierten Hypercholesterinämie (Typ IIa, 1–2/1000 aller Patienten, 15–20% aller Hyperlipoproteinämien) erscheint das Serum unauffällig klar, während beim Typ IIb durch die gleichzeitige Vermehrung der größeren VLDL-Partikel das Serum lipämisch getrübt erscheint.

Ursache: Die Ursache für die Hyperlipoproteinämie Typ IIa liegt in einem gestörten Metabolismus der LDL durch fehlende, defekte oder fehlverteilte LDL-Rezeptoren. Der Erbgang ist autosomal-dominant.

Die Biosynthese des membranständigen Rezeptors, eines Glykoproteins mit einem Molekulargewicht von 160000 kann an verschiedenen Stellen des Syntheseweges vom Zellkern über das endoplasmatische Retikulum oder den Golgi-Apparat gestört sein.

Als sekundäre Ursachen der Hypercholesterinämie kommen in Frage:
▷ nephrotisches Syndrom
▷ obstruktive Leberkrankheiten
▷ Hypothyreoidismus
▷ Dysgammaglobulinämie
▷ Myelom
▷ Porphyrie

Folgen: Wegen des Rezeptordefektes kommt es zu einer vermehrten Cholesterinspeicherung in den Makrophagen. Auffallend sind Arcus lipoides corneae (juvenilis), tendinöse und tuberöse Xanthome, Xanthelasmen. Es besteht eine hohe Korrelation der Hyperlipoproteinämien vom Typ II mit koronaren Herzerkrankungen, die sich hier viel früher manifestieren als bei anderen Typen (Tab. H4-4).

D **Diagnostische Hinweise**

Bei Familienuntersuchungen des Typs IIa findet man erhöhte Cholesterinwerte (> 250–400 mg/100 ml) und mäßig erhöhte bis normale Triglyceridwerte (um 150 mg/100 ml). Bei Typ IIa erscheint das Serum klar, bei Typ IIb lipämisch-trüb. In der Lipoproteinelektrophorese findet man vermehrt β-Lipoproteine (LDL), bei Typ IIb zusätzlich vermehrt Prä-β-Lipoproteine (VLDL). Etwaige Rezeptordefekte können in vitro an Fibroblasten oder Lymphozyten untersucht werden. Amnionzellen eignen sich zur pränatalen Diagnostik. Erhöhte LDL-Cholesterinwerte des Nabelschnurblutes sind unspezifisch. Arcus lipoides corneae (juvenilis), Xanthome und Xanthelasmen.

Tabelle H4-4 Kumulative Inzidenz koronarer Herzerkrankungen bei familiären Hyperlipoproteinämien (nach J. Slack)

Alter (Jahre)	Inzidenz von koronarer Herzerkrankung	
	Typ II (%)	anderen Typen (%)
39	24	0
49	51	30
59	85	53
69	100	100

T **Therapeutische Hinweise**

Erfolgversprechende Therapien bestehen derzeit im Verabreichen einer fettmodifizierten Diät (< 300 mg Cholesterin/Tag). Bei Typ IIb sollte die Diät zusätzlich kalorienarm und kohlenhydratvermindert sein. Neben einer Behandlung mit Phytosterol oder Colestyramin ergeben sich neuerdings verbesserte Möglichkeiten der Therapie durch selektive Entfernung der überschüssigen LDL durch Immundesorption oder Plasmapherese und/oder Hemmung der HMG-CoA-Reduktase.

2.1.1.3 Hyperlipoproteinämie Typ III

Definition: Etwa 1% der Patienten mit Infarkt zeigen in der Lipoproteinelektrophorese eine stark verbreiterte β-Bande, so daß für diesen Hyperlipoproteinämietyp auch das Synonym *broad-β-disease* benutzt wird. Plasmacholesterin und Triglyceride sind erhöht, das Serum erscheint stark lipämisch, wobei manchmal, aber nicht immer, eine dünne Chylomikronenschicht aufrahmt.

Ursache und Folgen: Die ungewöhnlich verbreiterte β-Bande bei der Lipoproteinelektrophorese wird durch die IDL hervorgerufen (s. Abb. H4-15). Die Vermehrung der VLDL-Remnants und der Chylomikronen-Remnants ist auf einen defekten Katabolismus dieser Lipoproteinsubklasse zurückzuführen. Da der Typ III immer mit Apo-E_2-Homozygotie in Kombination mit einer anderen primären oder sekundären Hyperlipoproteinämie auftritt, wird auf eine gestörte Erkennung der Apo-E_2-Partikel durch die Apo-E-Rezeptoren der Leberzellen mit daraus resultierendem gestörten Abbau durch die hepatische Triglyceridlipase geschlossen.

Sekundär finden sich Typ III-Formen bei Diabetes mellitus, Hypothyreoidismus und Dysgammaglobulinämie.

Es besteht eine hohe Korrelation zwischen dem Typ III und peripheren arteriellen Verschlußkrankheiten (Claudicatio intermittens). Die Inzidenz ischämischer Erkrankungen ist etwa so hoch wie bei den Hyperlipoproteinämien des Typs II.

D **Diagnostische Hinweise**

Patienten mit einer Hyperlipoproteinämie des Typs III zeigen tuberöse oder planare Xanthome, die oft eruptiv größere Hautflächen (Handlinien), besonders auch Rücken, Gesäß und Streckseiten der Gliedmaßen befallen. Gleichzeitig sind sowohl Triglyceride als auch Cholesterin erhöht, das Verhältnis beider Komponenten beträgt etwa eins. Zur Absicherung der Diagnose kann elektrophoretisch der Apo-E-Phänotyp bestimmt werden (isoelektrische Fokussierung).

T **Therapeutische Hinweise**

Als geeignete Therapie hat sich auch hier eine kalorien-, kohlenhydratreduzierte und fettmodifizierte Diät erwiesen, obwohl es Patienten gab, die sich, besonders bei lang andauernder Adipositas, therapieresistent erwiesen (Fehlverhältnis der α,β-Rezeptoren an den Fettzellen?). In diätresistenten Fällen erscheint eine medikamentöse Therapie angezeigt (Nikotinsäure, Clofibrat etc.).

2.1.1.4 Hyperlipoproteinämie Typ IV

Definition: Dieser Typ einer Hyperlipoproteinämie wird meist erst im Erwachsenenalter manifest. Der typische Typ IV-Patient ist übergewichtig und häufig latent oder manifest diabetisch. Die Triglyceride sind immer erhöht (> 200 mg/100 ml), das Cholesterin ist normal oder leicht erhöht. Bei höheren Triglyceridwerten, etwa >400 mg/100 ml, erscheint das Serum getrübt.

Ursache: Die Vermehrung der Triglyceride beruht auf einer Vermehrung der VLDL, wobei die VLDL eine gewisse Veränderung erfahren haben, da sie einen erhöhten Triglyceridgehalt aufweisen. Die Gründe, die die Leber veranlassen, bei diesen familiären Hyperlipoproteinämien des Typs IV vemehrt endogen Triglyceride zu synthetisieren und VLDL zu sezernieren, sind nicht bekannt. Die Übergänge zu sekundären Hyperlipoproteinämien, hervorgerufen durch
▷ Diabetes mellitus
▷ Hypothyreoidismus
▷ Nephrotisches Syndrom
▷ Alkoholabusus
▷ LCAT-Mangel u. a.
sind fließend.

Folgen: Bei einer Hyperlipoproteinämie Typ IV besteht eine erhöhte Inzidenz ischämischer Beschwerden und koronarer Herzerkrankungen. Häufig findet man eine Fettleber. Bei starker Erhöhung der VLDL (Triglyceride) erscheint auch der Abbau der Chylomikronen gestört, und es kommt zu einer mäßigen Erhöhung des Cholesterins. Die klinischen Symptome sind ähnlich den der anderen Hyperlipoproteinämien. Die Xanthomatose ist eher selten.

D **Diagnostische Hinweise**

Erhöhte Triglyceride bei normalen oder mäßig erhöhten Cholesterinwerten. Das Triglycerid-Cholesterin-Verhältnis ist meist größer als 1. Bei der Lipoproteinelektrophorese findet man vermehrt Prä-β-Lipoproteine (VLDL). Die Diagnose *familiäre Hyperlipoproteinämie Typ IV* ist gekoppelt an das Vorkommen des Typs IV bei mehreren Familienangehörigen und den Ausschluß von sekundären Hyperlipoproteinämien.

Dieser Typ einer Hyperlipoproteinämie wird am häufigsten diagnostiziert, obwohl bei sorgfältiger Anamnese meist eine sekundäre Hypertriglyceridämie auszumachen ist.

▼ **Therapeutische Hinweise**

Wie bei allen anderen Hyperlipoproteinämien erweist sich auch hier eine diätetische Beeinflussung des Energiegleichgewichtes als erfolgversprechend. Durch Gewichtsreduktion und Bewegungstherapie stellen sich oftmals normale Triglyceridwerte ein. Eine medikamentöse Therapie empfiehlt sich z. Zt. wegen der beschriebenen Nebenwirkungen nicht.

2.1.1.5 Hyperlipoproteinämie Typ V

Definition: Bei der seltenen Hyperlipoproteinämie des Typs V sind sowohl die Träger der endogenen Triglyceride (VLDL) als auch die Träger der exogenen Triglyceride (Chylomikronen) vermehrt. Bei letzteren könnte es sich auch um vergrößerte VLDL handeln. Es scheint sich um eine Kombination der Typen I und IV zu handeln, obwohl viele Autoren die Eigenständigkeit dieses Hyperlipoproteinämietyps befürworten.

Ursache und Folgen: Da sowohl die VLDL als auch die Chylomikronen vermehrt sind, scheint die Ursache ein defektes Lipoproteinlipase-System zu sein. Eine fehlerhafte Apo-Protein-Besetzung der beteiligten Lipoproteine könnte eine mangelhaft arbeitende Lipoproteinlipase vortäuschen. Typ V findet man sekundär bei
▷ Pankreatitis
▷ schlecht kontrolliertem Diabetes
▷ Dysgammaglobulinämien
▷ Nierenerkrankungen
▷ Alkoholabusus
Die klinischen Symptome ähneln meist mehr denen des Typs I, wie abdominelle Schmerzen, Pankreatitis und tuberöse Xanthome (s. a. Typ IIa, IIb). Es besteht eine erhöhte Inzidenz der Atherosklerose.

D **Diagnostische Hinweise**

Die Triglyceride sind meist deutlich erhöht (>600 mg/100 ml), das Cholesterin erhöht (>400 mg/100 ml). Der Quotient Triglycerid-Cholesterin liegt über 3. Die Triglyceridvermehrung ist gegenüber der Cholesterinvermehrung deutlicher ausgeprägt als bei der reinen VLDL-Vermehrung. Bei der Elektrophorese zeigt sich im Lipoproteinmuster eine deutliche Vermehrung der Prä-β-Lipoproteine (VLDL) bei Anwesenheit von Chylomikronen. Das Serum ist daher trüb bei aufgerahmten Chylomikronen. Die Diagnose Typ V muß durch Ausschluß sekundärer Hyperlipoproteinämien, wie bei allen anderen Typen auch, abgesichert werden.

Durch die Einnahme von Kontrazeptiva kann eine vorhandene Hyperlipoproteinämie des Typs IV in eine des Typs V umgewandelt werden.

▼ **Therapeutische Hinweise**

Da die Patienten mit einer Hyperlipoproteinämie des Typs V in der Regel deutlich übergewichtig sind, steht eine Gewichtsreduktion im Vordergrund einer Therapie. Im Extremfall kann eine Nulldiät zu einem raschen Abfall der erhöhten Lipidwerte führen. Als Dauerbehandlung wird eine fett- und kohlenhydratreduzierte Diät empfohlen. Eine medikamentöse Behandlung kann derzeit nicht empfohlen werden.

2.1.1.6 Familiäre kombinierte Hyperlipoproteinämie

Definition: Bei der relativ häufigen kombinierten Hyperlipoproteinämie, die bei 10–20% aller Herzinfarktpatienten gefunden wird, sind die LDL-Cholesterin- und die VLDL-Triglyceridwerte häufig nur grenzwertig erhöht. Bei Familienuntersuchungen treten die Phänotypen IIa, IIb und IV bei etwa jeweils einem Drittel der Personen auf.

Ursache und Folgen: Der Grund für die Überproduktion der VLDL ist bisher nicht bekannt. Die LDL-Rezeptoren sind normal, der Erbgang ist wahrscheinlich autosomal-dominant. Sekundäre Formen finden sich wie bei der familiären Hypercholesterinämie und der Hypertriglyceridämie.

Tendinöse Xanthome sind sehr selten. Häufig sind Übergewicht, Hyperinsulinämie und gestörte Glucosetoleranz. Es besteht ein hohes Infarktrisiko.

D Diagnostische Hinweise

Die Diagnose *familiäre kombinierte Hyperlipoproteinämie* kann gestellt werden, wenn in einer Familie mehrere Lipoproteinphänotypen gefunden werden wie Typ IIa, IIb und IV. Da sich die Lipidwerte meist im Grenzbereich bewegen, ist das Plasma selten trüb. Der Typ einer Einzelperson kann wechseln, z.B. IIb ⇌ IV. Im Unterschied zur Hypercholesterinämie sind Cholesterin- und Triglyceridwerte erst nach dem 30. Lebensjahr erhöht.

T Therapeutische Hinweise

Es bestehen bisher keine standardisierten Therapiepläne. Im Vordergrund stehen Gewichtsreduktion und Reduzierung der Kohlenhydrate sowie Bewegungstherapie (?).

Tabelle H4-5 Übersicht über primäre Hyperlipoproteinämien

Typ	I	IIa	IIb	III	IV	V
Häufigkeit	1/100 000	1–2/1000		2–3/10 000	2–3/1000	1/5000
vermehrtes Lipoprotein	Chylomikronen	LDL	LDL + VLDL	IDL	VLDL	VLDL + Chylomikronen
Elektropherogramm (nur bedingt verwendbar)						α-LP (HDL); prä-β-LP (VLDL); β-LP (LDL); Start (Chylomikronen)
klinische Symptome	abdominale Schmerzen, Hepatosplenomegalie	abdominale Schmerzen, tuberöse Xanthome	Arcus lipoides, Übergewicht	tuberöse Xanthome	Übergewicht, Hepatomegalie, Xanthome	abdominale Schmerzen, eruptive Xanthome
Serum-Lipidwerte	TG ↑ CH n	TG n bis ↗ CH ↑↑	TG ↑ CH ↑	TG ↑ CH ↑	TG ↑↑ CH n bis ↗	TG ↑ CH n bis ↗
Therapie	Diät	Diät + (medikamentöse Behandlung)	Diät +	Diät	Diät	Diät
Inzidenz von ischämischen bzw. sklerotischen Erkrankungen	?	↑↑↑ ↑	↑ ↑↑↑	↑ ↑	↑↑↑ ↑	↑

↑ = erhöht; n = normal; ↗ = leicht erhöht, ↑↑ = mittelstark erhöht, ↑↑↑ = stark erhöht

2.1.2 Vergleichende Übersicht über primäre Hyperlipoproteinämien

Die Diagnose *primäre Hyperlipoproteinämie* ist nur bei Ausschluß sekundärer Hyperlipoproteinämien und dem Nachweis der Heredität zulässig. Die beschriebenen labordiagnostischen Werte können jedoch bei jeder Voruntersuchung benutzt werden, und auch die Benutzung der Typisierungsschemata ist hilfreich, wenn man sich der oben erwähnten Einschränkungen bewußt ist (Tab. H4-5).

2.1.3 Sekundäre Hyperlipoproteinämien

Diese Störungen des Lipoproteinstoffwechsels treten auf im Gefolge einer anderen Erkrankung. Als Kriterium für das Vorliegen einer sekundären Hyperlipoproteinämie gilt das Verschwinden der Symptome bei erfolgreicher Therapie des Grundleidens. Hinweise auf sekundäre Ursachen wurden bei der Besprechung der Hyperlipoproteinämien gegeben. In der Tabelle H4-6 sind die wichtigsten Krankheiten nochmals zusammengefaßt.

2.1.4 Vergleich primärer und sekundärer Hyperlipoproteinämien

Eine **primäre** Hyperlipoproteinämie kann nur sicher durch Ausschluß einer sekundären Hyperlipoproteinämie und durch Nachweis der Heredität diagnostiziert werden. Die Ursachen für **sekundäre**

Tabelle H4-6 Sekundäre Hyperlipoproteinämien und ihre Lipoproteinphänotypen

Grunderkrankung	Typ der sekundären Hyperlipidämie				
	I	IIa/IIb	III	IV	V
Adipositas				×	×
Alkoholabusus				×	×
chronische Urämie				×	
Diabetes mellitus	×		×	×	×
Dysproteinämie	×	×	×		×
Hämodialyse				×	×
Hypothyreoidismus		×	×		
Lupus erythematodes	×		×	×	
Myelom		×	×		
nephrotisches Syndrom		×			
obstruktive Lebererkrankungen		×	×		
Pankreatitis				×	×
Porphyrie		×			

Hyperlipoproteinämien kommen leider oft nicht isoliert vor, sondern sind meist miteinander verbunden, wie Adipositas und Diabetes.

Eine **medikamentöse** Therapie ist bei einer sekundären Hyperlipoproteinämie nicht angezeigt, während sie bei diätresistenten primären Hyperlipoproteinämien, vor allem des Typs II, unter Beachtung aller Nebenwirkungen indiziert ist. Alle anderen Hyperlipoproteinämien können durch **Diätmaßnahmen** abgeschwächt oder sogar aufgehoben werden.

2.2 Labordiagnostik bei Hyperlipoproteinämien

Zum gegenwärtigen Zeitpunkt scheint die Bestimmung von Triglyceriden und Cholesterin aus dem Gesamtlipid (-lipoprotein) des Serums für ein erstes Screening ausreichend, obwohl eine differenzierte Bestimmung dieser beiden Komponenten an allen Lipoproteinfraktionen durchaus wünschenswert erscheint. Es stehen Bestimmungsmethoden zumindest für das Cholesterin in den LDL und HDL zur Verfügung, die eine bessere Differenzierung erlauben. Zusammen mit der Betrachtung des im Kühlschrank 24 Stunden aufbewahrten Serums führt aber schon die Bestimmung von Triglyceriden und Cholesterin zu einem brauchbaren Suchschema (Abb. H4-18), wobei als obere Grenzen der Normalwerte für Triglyceride 200 mg/100 ml und für Cholesterin 250 mg/100 ml angenommen werden.

Bei einer genauen Betrachtung des Patienten (Xanthome, Xanthelasmen) und einer sorgfältigen Anamnese lassen sich so 99% der Hyperlipoproteinämien diagnostizieren und klassifizieren.

Schon die Bestimmung des LDL-Cholesterins führt neben der üblichen Bestimmung der Triglyceride und des Cholesterins des Gesamtlipids zu einer exakteren Diagnosestellung (Abb. H4-19). (Die Bestimmung des LDL-Cholesterins ist wie die Bestimmung des HDL-Cholesterins durchführbar.)

Die genaue Differenzierung zwischen Typ IV und Typ III ist dann möglich, wenn das Gesamtlipid, Cholesterin und Triglyceride in den VLDL und den LDL separat bestimmt werden können. Aber schon die vorher genannten Kriterien sollten zur Differenzierung genügen.

2.3 Hypolipoproteinämien

Hypolipoproteinämien sind seltene Erkrankungen, die jedoch erheblichen heuristischen Wert besitzen. Die **primären Hypolipoproteinämien** sind in der Tabelle H4-7 zusammengefaßt.

Ereignisse, die nicht zu einer verminderten Synthese von Apoproteinen und damit zu einer

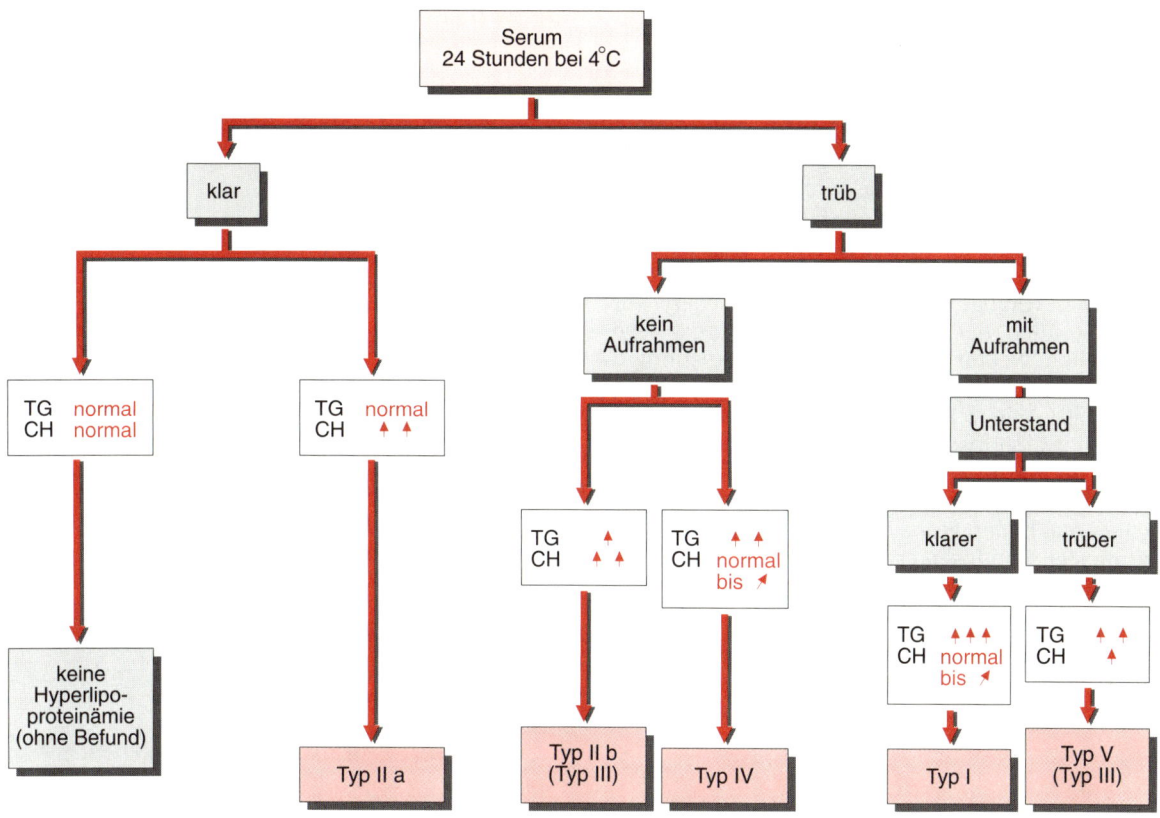

Abb. H4-18: Diagnostischer Stufenplan bei Hyperlipoproteinämien. TG = Triglyceride, CH = Cholesterin.

verminderten Synthese von Lipoproteinen führen, sondern zu einer verminderten Synthese des Lipidanteils, wie z.B. des Cholesterins, werden als **sekundäre Hypolipoproteinämien** bezeichnet (Tab. H4-8).

Wenn die Grunderkrankung nicht zu einer allgemeinen Verschlechterung des Gesundheitszustandes führt, sollte eine Hypocholesterinämie zu einer erhöhten Lebenserwartung führen. Dies konnte bisher jedoch nicht bestätigt werden.

Tabelle H4-7 Primäre Hypolipoproteinämien

fehlendes Lipoprotein	Synonym	Ursache	Folge	klinische Symptome
HDL	Tangier	Strukturdefekt von Apo A I	Hypocholesterinämie (< 100 mg/ 100 ml)	vergrößerte, orangefarbige Tonsillen
LDL	Bassen-Kornzweig	fehlendes Apo B	Hypocholesterinämie (< 100 mg/ 100 ml), Hypotriglyceridämie (0–20 mg/100 ml)	neuropathologische Störungen
Apo C II		Apolipoprotein-C II-Defizienz	Hyperchylomikronämie als Folge mangelnder Aktivierung der Lipoproteinlipase	Pankreatitis

2.4 Speicherkrankheiten

Lipidspeicherkrankheiten sind für biochemische und genetische Untersuchungen hochinteressant, haben jedoch keine große klinische Relevanz, da die Fallzahlen im allgemeinen sehr gering sind. Viele der Fälle wurden erst durch gezielte familiäre Untersuchungen gefunden. Heterozygote Träger dieser lysosomalen Enzymdefekte zeigen meist keine klinischen Symptome. Da bei diesen Erkrankungen bevorzugt Sphingolipide gespeichert werden, ist auch der Begriff *Sphingolipidosen* gebräuchlich. Neben dem Abbau der Glykosphingolipide ist auch der Katabolismus anderer Glykokonjugate, wie z.B. der Glykoproteine, gestört. Partiell wasserlösliche Abbauprodukte können häufig im Harn nachgewiesen und zur Diagnostik verwendet werden. In der Tabelle H4-9 sind, geordnet nach der gespeicherten Lipidart, die bekanntesten Lipidosen erwähnt.

Tabelle H4-8 Ursachen und Folgen sekundärer Hypolipoproteinämien

fehlendes Lipid	Ursachen	Folgen
Cholesterin	z.B. Leberzirrhose	Hypocholesterinämie?
Cholesterin	Autoimmunhypo-β-Lipoproteinämie	Hypocholesterinämie?
Cholesterin	Malabsorption, keine Steigerung der endogenen Synthese (2. Defekt), z.B. Morbus Addison	Hypocholesterinämie?
Cholesterin	Hyperthyreose (vermehrter Katabolismus), abnormes β-HDL	Hypocholesterinämie?

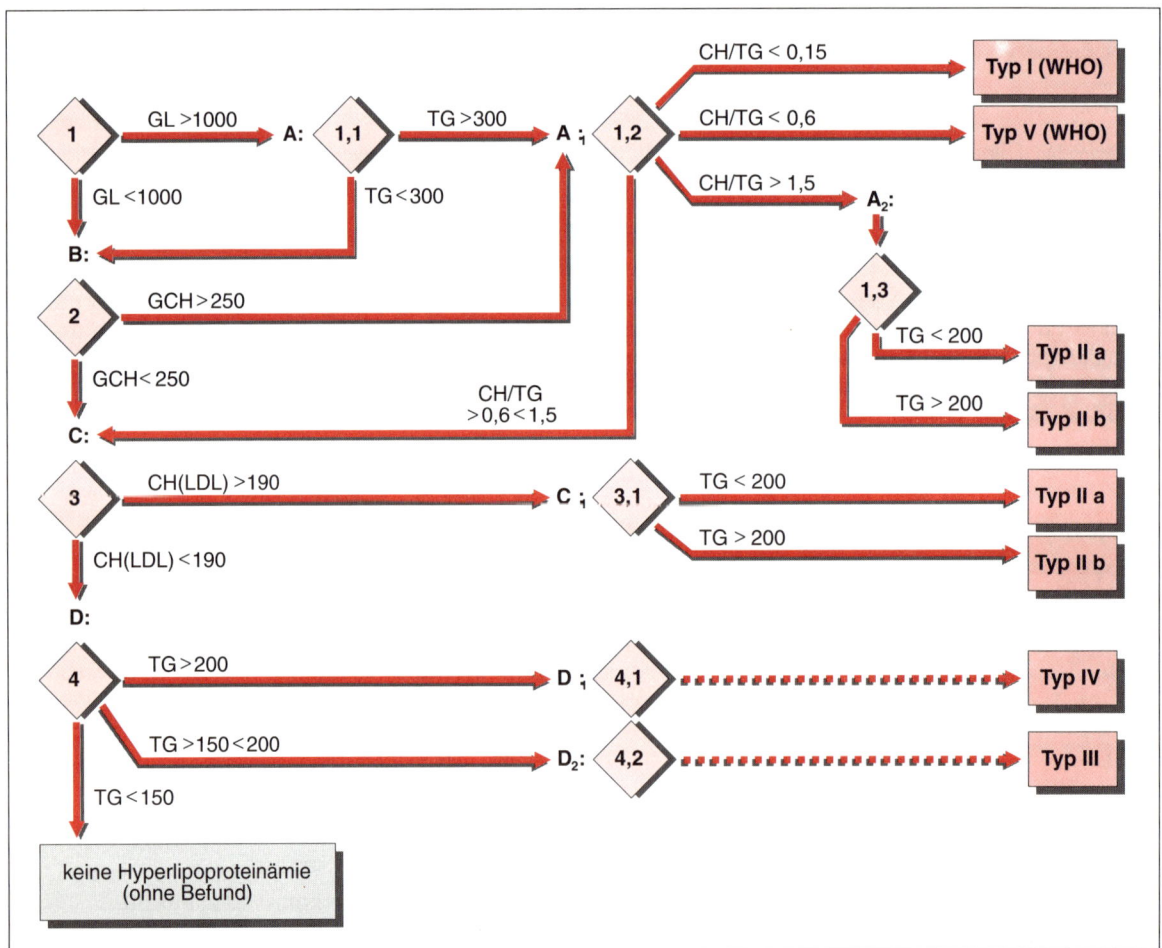

Abb. H4-19: Diagnostischer Stufenplan zur Differenzierung der Hyperlipoproteinämie-Typen mit Bestimmung des LDL-Cholesterins. GL = Gesamt-Lipide, TG = Triglyceride, CH = Cholesterin, GCH = Gesamt-Cholesterin, CH (LDL) = LDL-Cholesterin.

Tabelle H4-9 Übersicht über die bekannten Lipidosen

gespeichertes Lipid	Krankheit Synonym	fehlendes Enzym	überwiegend betroffenes Organ
Ceramidtrihexosid	Fabry	α-Galaktosidase (EC 3.2.1.47) Ceramid-trihexosidase	Niere, Haut
Galaktocerebrosid	Krabbe	Galaktosylceramidase (EC 3.2.1.46)	Gehirn
Gangliosid G_{M2}*	Tay-Sachs	Hexosaminidase A	Gehirn
Gangliosid G_{M2}* + Globosid	Sandhoff	Hexosaminidase A + B	Gehirn, Niere, Leber, Milz
Gangliosid G_{M1}	generalisierte Ganglio-sidose	G_{M1}-β-Galaktosidase	Gehirn
Glukocerebrosid	Gaucher	Glukosylceramidase (EC 3.2.1.45)	Leber, Milz, Lymphknoten
Laktosylceramid	Laktosylceramidose	Ceramidlaktosidase	Leber, Gehirn, Niere, Blut
Phytansäure (3,7,11,15-Tetramethylhexadecan-säure)	Refsum (Heredopathia atactica polyneuritiformis)	Fettsäure-α-Oxidase	Blut, Retina (alle Organe)
Sphingomyelin	Niemann-Pick	Sphingomyelinase	Gehirn, Leber, Milz
Sulfatide*	metachromatische Leukodystrophie	Sulfatidase	Gehirn, Niere

* Eine Speicherung der Sphingolipide kann auch durch das Fehlen eines Aktivatorproteins verursacht werden.

Verwendete Abkürzungen

ACTH	– adrenocorticotropes Hormon		HTGL	– hepatische Triglyceridlipase (= hepatische Lipoprotein-lipase [HLPL]
ADP	– Adenosindiphosphat			
AMP (cyc-AMP)	– Adenosinmonophosphat (cyclisches)		IDL	– Lipoproteine mittlerer Dichte
ATP	– Adenosintriphosphat		LCAT	– Lecithin-Cholesterin-Acyl-Transferase
C	– Kohlenstoff			
CDP	– Cytidindiphosphat		LDL	– Lipoproteine geringer Dichte
CH (CHE)	– Cholesterin (Cholesterin-ester)		LPL	– Lipoproteinlipase
			MG	– Monoglycerid (Monoglyceride)
CoA	– Coenzym A		MKT	– mittelkettige Triglyceride
DG	– Diglycerid (Diglyceride)		P	– Phasphat = Ⓟ (Phosphoryl)
ER	– endoplasmatisches Reti-kulum		PAF	– platelet aggregating factor
			PGE_1	– Prostaglandin E_1
FS (FFS)	– freie Fettsäuren		PL	– Phospholipid (Phospho-lipide)
Fuc	– Fucose			
Gal	– Galaktose		TG	– Triglycerid (Triglyceride)
GL	– Gesamtlipid		TSH	– Thyreoidea-stimulierendes Hormon
Glc	– Glucose			
GlcNAc	– N-Acetyl-glucosamin		VLDL	– Lipoproteine sehr geringer Dichte
HDL	– Lipoproteine hoher Dichte			
HMGCoA	– β-Hydroxy-β-methylglutaryl-CoA		VHDL	– Lipoproteine sehr hoher Dichte

Literatur

Assmann, G.: Lipidstoffwechsel und Atherosklerose. Schattauer, Stuttgart 1982.

Carlson, L. A., A. G. Olsson (eds.): Treatment of hyperlipoproteinemia. Raven Press, New York 1984.

Gilman, A. G., L. S. Goodman, A. Gilman (eds.): The pharmacological basis of therapeutics, 6. ed. MacMillan, New York 1980.

Greten, H. (ed.): Lipoprotein metabolism. Springer, Berlin–Heidelberg–New York 1976.

Greten, H., P. D. Lang, G. Schettler (Hrsg.): Lipoproteine und Herzinfarkt Neue Aspekte in Diagnostik und Therapie von Hyperlipoproteinämien. Witzstrock, Baden-Baden–Köln–New York 1979.

Gurr, M. I., A. T. James: Lipid biochemistry an introduction. Chapman & Hall, London 1975.

Haller, H., M. Hanfeld, W. Jaroß: Lipidstoffwechselstörungen Diagnostik, Klinik und Therapie. Fischer, Jena 1975.

Kaffarnik, H., J. Schneider (Hrsg.): Hyperlipoproteinämie Pathophysiologie, Diagnostik, Therapie. Perimed, Erlangen 1984.

Mead, J. F., R. B. Alfin-Slater, D. R. Howton, G. Popják: Lipids chemistry, biochemistry and nutrition. Plenum Press, New York–London 1986.

Schettler, G. (Hrsg.): Fettstoffwechselstörungen Ihre Erkennung und Behandlung. Thieme, Stuttgart 1971.

Schlierf, G., R. D. Geiss, G. Vogel: Ernährung bei Fettstoffwechselstörungen. Thieme, Stuttgart 1976.

Schlierf, G., P. Oster: Diagnostik und Therapie der Fettstoffwechselstörungen. Thieme, Stuttgart 1978.

H5 Purinstoffwechsel

H. J. KRAMER

1 Physiologische und biochemische Grundlagen

Im menschlichen Serum ist die Harnsäure bei 37 °C zu 8–20% an Proteine gebunden. Normalerweise werden zwei Drittel bis drei Viertel der Harnsäure durch die Nieren ausgeschieden, ein Fünftel bis ein Drittel über den Darm. Dieser Teil wird durch die Urikase der Darmbakterien weiter in Allantoin umgewandelt. Bei zunehmender Niereninsuffizienz wird die extrarenale Urikolyse noch gesteigert. Die absolute Harnsäureausscheidung hängt von der zugeführten Menge ab und kann bis zu 2 g/Tag (12 mmol) betragen (Abb. H5-1).

In der Niere wird Harnsäure nahezu komplett glomerulär filtriert. 98% der filtrierten Menge werden im proximalen Tubulus reabsorbiert, wobei die reabsorbierte Menge direkt proportional der filtrierten Menge und damit dem Plasmaspiegel ist. Ebenfalls im proximalen Tubulus erfolgt die Uratsekretion über die organische Anionen-Pumpe. Hier können andere, ebenfalls über diesen Mechanismus sezernierte organische Substanzen, wie z.B. Laktat, die Harnsäuresekretion kompetitiv hemmen (s. Kap. C3). Es wird angenommen, daß auch distal dieser proximalen Sekretionsstelle eine erneute Reabsorption stattfindet. Sowohl Reabsorption als auch Sekretion sind aktive Prozesse und finden in Form eines sehr schnellen, nach beiden Seiten gerichteten transtubulären Fluxes statt. Eine maximale Transportkapazität ist bisher nicht nachgewiesen worden.

Das Schlüsselenzym der Purin-Biosynthese ist die Phosphoribosyl-1-pyrophosphat(PRPP)-Amidotransferase, die die Bildung von β-Phosphoribosylamin aus PRPP und Glutamin katalysiert. Sie wird durch Rückkoppelung von Guanosinmonophosphat (GMP), Inosinmonophosphat (IMP) und Adenosinmonophosphat (AMP) gehemmt.

PRPP und Glutamin sind dabei die Substrate des ersten irreversiblen Reaktionsschritts der De-novo-Synthese von Purinen. Da die Konzentration von PRPP in der Zelle unter der für die maximale Reaktionsgeschwindigkeit der PRPP-Amidotransferase notwendigen Konzentration liegt, ist die intrazelluläre PRPP-Menge der geschwindigkeitsbestimmende Schritt der Purin-Biosynthese. Die Glutaminkonzentration spielt dabei keine Rolle.

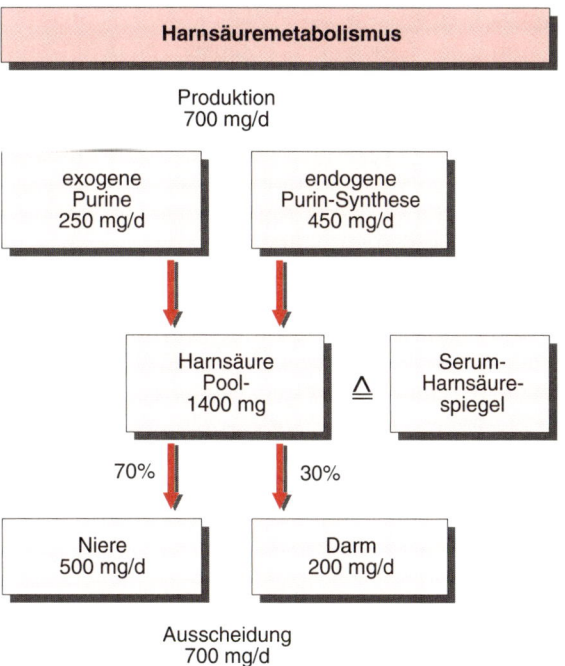

Abb. H5-1: Harnsäuremetabolismus.

Das wichtigste Zwischenprodukt der Purin-Biosynthese stellt das IMP dar, das in AMP und GMP umgewandelt werden kann und so die Ausgangssubstanz der als Kofaktoren benötigten Triphosphate darstellt. In weiterer Folge werden beim Menschen hauptsächlich Hypoxanthin und Guanin gebildet, die beide in Xanthin umgewandelt werden. Als letzter Schritt entsteht, durch die Xanthinoxidase katalysiert, die Harnsäure.

Eine Übersicht über die Bildung der Harnsäure als Endprodukt der Purin-Biosynthese zeigt Abbildung H5-2.

Zusätzlich zur De-novo-Synthese können aus Purinbasen wieder Purinnukleotide gebildet werden. Dieser *salvage pathway* („Wiedergewinnungsweg") wird durch die Hypoxanthin-Guanin(HG)-Phosphoribosyl-Transferase (PRT) unter Verbrauch von PRPP katalysiert, er beeinflußt also außer durch Rückkoppelungshemmung auch durch den PRPP-Verbrauch die Purinsynthese.

2 Pathophysiologie der Hyperurikämie

Definition und Vorkommen: Als Hyperurikämie wird eine dauernde Erhöhung des Serum-Harnsäurespiegels über 7,0 mg/100 ml (416 µmol/l) bezeichnet (Löslichkeitsgrenze bei 37 °C). Die Serum-Normalwerte liegen bei Männern im Bereich bis 6,4 mg/100 ml (375 µmol/l), bei Frauen vor der Menopause aufgrund der urikosurischen Wirkung der Östrogene um 0,5–1,0 mg/100 ml (30–60 µmol/l) niedriger. Die täglichen Schwankungen betragen etwa 0,5 mg/100 ml (30 µmol/l). Die Häufigkeit der Hyperurikämie wurde früher auf 4,5–12% mit deutlicher Bevorzugung des männlichen Geschlechts geschätzt. Neuere Untersuchungen geben eine Inzidenz bis zu 28% an. Die Manifestation einer Gicht betrifft dagegen nur 1–2% der Gesamtbevölkerung und steigt parallel zur Serum-Harnsäurekonzentration an: Unter 6 mg/100 ml (360 µmol/l) kommt es bei ca. 0,6%, über 9 mg/100 ml (540 µmol/l) bei ca. 90% der Gichtkranken zur manifesten Gicht.

Überdurchschnittlich häufig ist eine Hyperurikämie mit Adipositas, Hochdruck, koronarer Herzkrankheit und einer Hypertriglyceridämie vom Typ IV vergesellschaftet. Diabetiker weisen, bedingt durch die Ketose (s. Abschn. 2.2.2), häufig einen erhöhten Serum-Harnsäurespiegel auf. Auch beim Vorliegen einer Venopathie muß an eine Hyperurikämie gedacht werden.

2.1 Primäre Hyperurikämie

Etwa 95% aller Patienten mit Gicht haben eine primäre Hyperurikämie. Sie ist entweder durch Defekte der an der Purinsynthese beteiligte Enzyme oder durch Nierenfunktionsstörungen hervorgerufen.

2.1.1 Hyperurikämie als Folge von Harnsäureüberproduktion (bekannte Enzymdefekte)

Jede Vermehrung des PRPP führt zu einer Steigerung der Harnsäureproduktion. Dies ist einerseits möglich als Folge einer erhöhten Aktivität der PRPP-Synthetase. Zum anderen führt eine Verminderung der Ribonukleinsäuren AMP, IMP und GMP zum Wegfall der Rückkoppelungshemmung und damit zu einer erhöhten Purinsynthese. Dies ist der Fall bei Mangel an HG-PRT, der einerseits zu einer verminderten Bildung von IMP und GMP über den *salvage pathway*, andererseits zu einem vermehrten Anfall des dazu nicht mehr benötigten PRPP führt.

Das klinische Bild bei angeborenem totalen Mangel an diesem Enzym (HG-PRT) wird als **Lesch-Nyhan**[1]**-Syndrom** bezeichnet. Durch eine Mutation am Strukturgen wird dabei ein Protein gebildet, das immunologisch der HG-PRT gleicht, jedoch enzymatisch unwirksam ist. Dieses Syndrom ist meist mit Mißbildungen wie Choreoathetose und Mikrozephalie sowie mit Aggressivität, Lippenbeißen und Selbstverstümmelung vergesellschaftet.

Ebenfalls zu einer verringerten IMP-Bildung kommt es bei erhöter Aktivität der Xanthinoxidase. Dabei wird als Folge neben der Verringerung der Rückkoppelungshemmung vermehrt Harnsäure aus Hypoxanthin und Xanthin gebildet. Die Hypothese, daß eine gesteigerte Glutamin-Synthetase-Aktivität in der Leber mit vermehrter Bildung von Glutamat zu einer erhöhten Purinsynthese führt, wurde inzwischen widerlegt.

Zwischen diesen Enzymdefekten und einer verminderten Ausscheidung von Harnsäure durch die Niere ist die Hyperurikämie beim Typ I der Glykogenspeicherkrankheiten einzuordnen. Zum einen werden hier nicht abgebaute Zuckerphosphate über Ribosephosphat in PRPP umgewandelt, zum anderen wird die renale Harnsäureausscheidung durch die bei diesem Defekt auftretende Hyperlaktazidämie, Hypoglykämie und Ketonämie reduziert.

2.1.2 Hyperurikämie als Folge verminderter Harnsäureausscheidung

Während die oben beschriebenen Enzymdefekte zu einer Überproduktion von Harnsäure führen, wird diese bei Patienten mit Hyperurikämie und normaler Harnsäureproduktion über die Niere vermindert ausgeschieden. Sowohl Personen mit Harnsäureüberproduktion als auch mit normaler Harnsäurebildung resorbieren Urat fast vollkommen im proximalen Tubulus, die Störung liegt bei normaler Harnsäurebildung in einer verminderten Uratsekretion. Diese kann allerdings auch bei

---

[1] Michael Lesch (geb. 1939), Kinderarzt in Baltimore. William L. Nyhan (geb. 1926), Arzt in Miami.

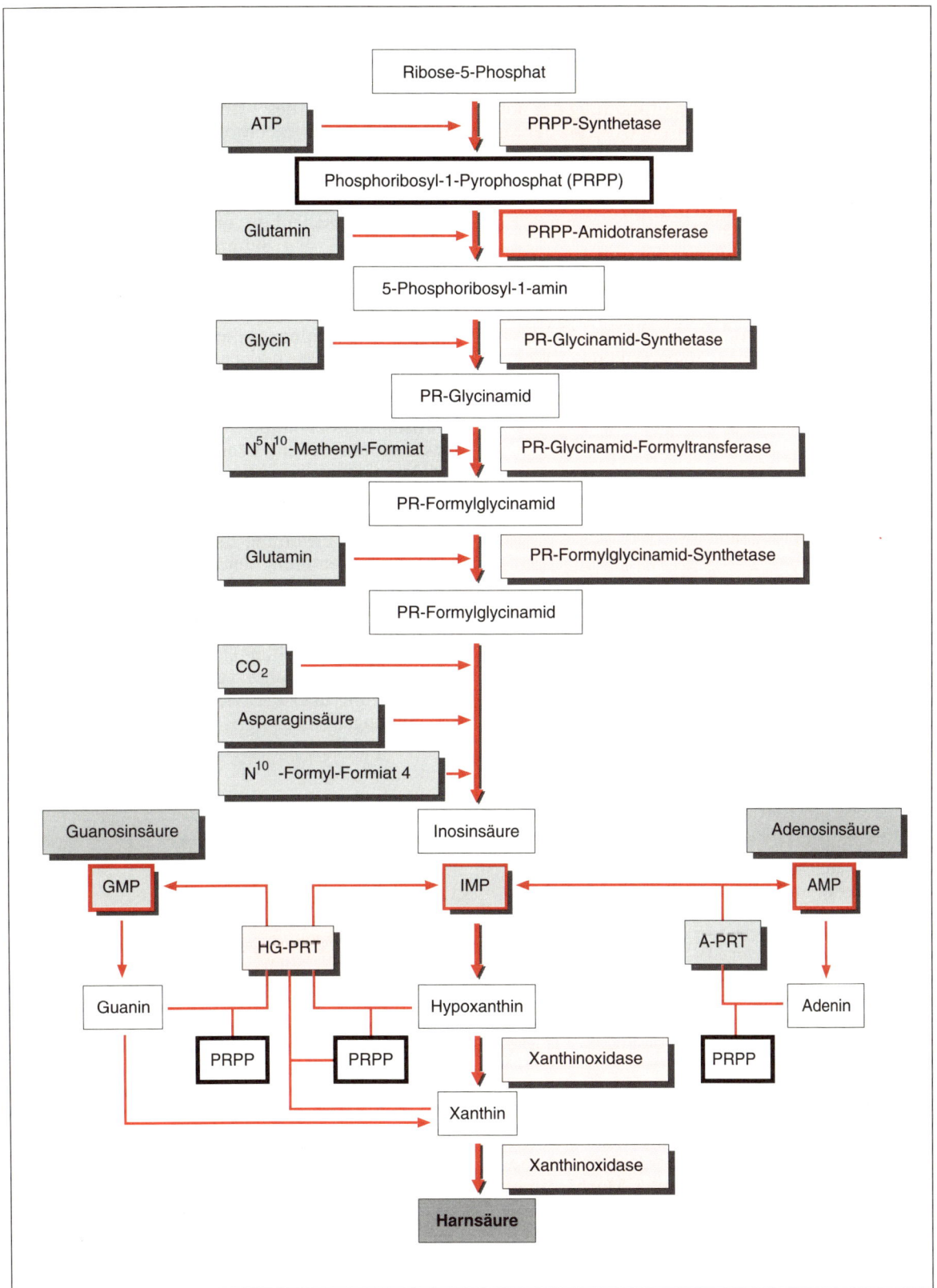

Abb. H5-2: Übersicht über die Bildung der Harnsäure als Endprodukt der Purin-Biosynthese.
A = Adenin; AMP = Adenosinmonophosphat; GMP = Guanosinmonophosphat; HG = Hypoxanthin-Guanin;
IMP = Inosinmonophosphat; PRT = Phosphoribosyltransferase; Anm.: PRPP-Amidotransferase wird i. S. eines Rück-
kopplungsmechanismus durch AMP, GMP, IMP gehemmt.

Überproduktion vorkommen. Der Ausscheidungsmechanismus scheint grundsätzlich der gleiche zu sein wie bei Gesunden, da sich die Harnsäureausscheidung gleichfalls parallel zum Serum-Harnsäurespiegel verändert. Auch eine Erhöhung der postsekretorischen Reabsorption als Ursache der verminderten Harnsäureausscheidung wird diskutiert.

2.2 Sekundäre Hyperurikämie

2.2.1 Erhöhte Harnsäureproduktion

Bei Krankheiten, die mit einem **hohen Zellumsatz** einhergehen, z.B. bei Leukämien oder bei der Psoriasis, kommt es durch den hohen Anfall von Purinkörpern zu einer Hyperurikämie. Weitere Ursachen erhöhter Harnsäureproduktion mit sekundärer Hyperurikämie sind in Tabelle H5-1 zusammengefaßt.

Tabelle H5-1 Sekundäre Hyperurikämie infolge gesteigerter Harnsäureproduktion

Erkrankungen mit vermehrtem Zelluntergang
▷ akute und chronische Myelose[1]
▷ Lymphoblastom[1]
▷ Polycythaemia vera[1]
▷ Polyglobulie
▷ perniziöse Anämie (Remission)
▷ hämolytische Anämie
▷ Paraproteinosen[1]
▷ infektiöse Anämie
Sonstige Erkrankungen
▷ Psoriasis (bei Arthritis 25%, Spondylitis 50%)
▷ schwere Infektionen
▷ Herzinfarkt
▷ Dystrophia musculorum progressiva Erb
▷ Akromegalie
▷ Glykogenspeicherkrankheiten
▷ Hyperlipoproteinämie IV
▷ Diabetes mit Hyperlipoproteinämie IV, Hypertriglyceridämie, Ketoazidose

[1] ohne oder mit Zytostatikatherapie

Unter psychischen Streßbedingungen (Arbeitslosigkeit, berufliche Herausforderung) kann es aufgrund nicht näher bekannter Mechanismen zu erhöhten Serum-Harnsäurewerten kommen. Nach Beendigung der Streßsituation normalisieren sich die Uratkonzentrationen wieder.

Als Ursache könnte neben einer erhöhten Harnsäurebildung eine, z.B. durch gesteigerte intrarenale adrenerge Aktivität, erhöhte proximal-tubuläre Resorption in Frage kommen.

2.2.2 Verminderte Harnsäureausscheidung

Bei längerer Gabe von **Diuretika,** insbesondere von Thiaziden, kommt es wahrscheinlich infolge der Kontraktion des extrazellulären Flüssigkeitsvolumens zu einer erhöhten Reabsorption von Harnsäure im proximalen Tubulus. Auch unter der Gabe von **Guanethidin** oder **niedriger Salicylatdosen** kann eine Hyperurikämie durch verminderte Harnsäureausscheidung auftreten, während hohe Salicylatdosen den Serum-Harnsäurespiegel senken (urikosurische Wirkung! s. Tab. H5-2). Unter den Bedingungen einer **Laktatazidose** oder **Ketose,** z.B. bei der Glykogenspeicherkrankheit Typ I, bei diabetischer Azidose, Alkoholintoxikation, Fasten oder einer kalorienreichen Diät, kommt es gleichfalls zu einer Störung des Gleichgewichts zwischen Harnsäurebildung und -ausscheidung (verminderte Harnsäureausscheidung), so daß sich eine Hyperurikämie entwickeln kann. Aufgrund verminderter Harnsäureausscheidung erhöhen auch **Pyrazinamid** und die Cholesterin-senkende **Nicotinsäure** den Serum-Harnsäurespiegel. Letztere bewirkt zusätzlich eine Erhöhung der Harnsäurekonzentration durch Hemmung der Darmurikase. Bei chronischen Nierenerkrankungen kommt es meist erst im Endstadium der Niereninsuffizienz durch Verminderung der Harnsäureexkretion zu einer Hyperurikämie. Weitere Ursachen der sekundären Hyperurikämie infolge verminderter Harnsäureausscheidung über die Niere sind in Tabelle H5-3 zusammengefaßt.

Tabelle H5-2 Urikosurisch wirkende Substanzen

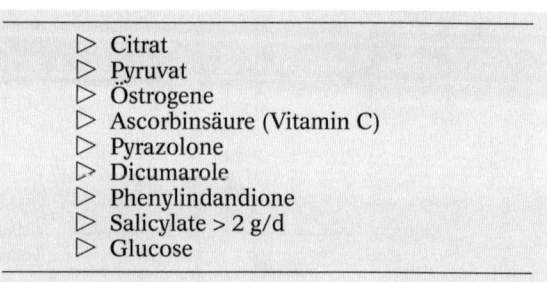

▷ Citrat
▷ Pyruvat
▷ Östrogene
▷ Ascorbinsäure (Vitamin C)
▷ Pyrazolone
▷ Dicumarole
▷ Phenylindandione
▷ Salicylate > 2 g/d
▷ Glucose

3 Organmanifestation der Hyperurikämie

3.1 Harnsäureablagerungen in der Niere (Gichtniere)

Wichtigstes Organ der Manifestation einer Hyperurikämie ist die Niere. Histologisch nachweisbare Veränderungen weisen über 98% der autopsierten Gichtpatienten auf, 82% zeigen Uratablagerungen. Zunächst führt die Hyperurikämie zu einer Glome-

Tabelle H5-3 Sekundäre Hyperurikämie infolge verminderter Harnsäureausscheidung

Erkrankungen, die zu verminderter Harnsäureausscheidung führen	Medikamente, die zu verminderter Harnsäureausscheidung führen
▷ Niereninsuffizienz	▷ Salicylate (< 2 g/d)
▷ Vergiftungen (z.B. Blei, *moonlight-Whiskey*)	▷ Penicillin
▷ Hypothyreose	▷ Ethambutol
▷ Hypo-, Hyperparathyreoidismus (Nephrokalzinose)	▷ Pyrazinamid
▷ Sarkoidose (Nephrokalzinose)	▷ Nicotinsäure
▷ Keto-, Laktazidose (β-Hydroxybutyrat)	▷ Inosin, Guanosin, Adenosin
▷ hereditäre Fruktoseintoleranz	▷ Adenin
▷ Ahornsirup-Krankheit (Ketosäuren)	▷ Diuretika
▷ Schwangerschaftstoxikose	▷ Guanethidin (?)
▷ Lebererkrankungen (Laktat)	▷ α-Methyldopa
▷ Hunger (Ketosäuren)	▷ Fruktose
▷ essentielle Hypertonie (Einfluß von Noradrenalin und Angiotensin)	▷ Xylit (Laktat)
	▷ Sorbit

rulosklerose sowie zur Degeneration und Pigmentierung der Zellen im Bereich der Henle-Schleifen. Anschließend treten glomeruläre Hyalinisierung, Gefäßläsionen sowie interstitielle Fibrose und tubuläre Atrophie im Sinne einer **abakteriellen chronischen interstitiellen sklerosierenden Nephritis** auf. 56% der Gichtpatienten und 26% der Patienten mit asymptomatischer Hyperurikämie weisen eine Einschränkung der maximalen Konzentrationsfähigkeit der Niere auf. Selten kommt es zu einer Proteinurie. Urattophi finden sich aufgrund des physiologischen Konzentrationsvorgangs vorwiegend im Bereich des Nierenmarks. Die Erkrankung schreitet langsam fort. Es entwickeln sich Papillennekrosen und ein renaler Hochdruck. Aufgrund der heutigen therapeutischen Möglichkeiten sterben jedoch nur noch 14% aller Gichtkranken an einer Niereninsuffizienz.

Eine Sonderform der Gichtniere stellt die akute **hyperurikämische Nephropathie** dar, die beispielsweise bei Patienten mit lympho- oder myeloproliferativen Erkrankungen zu Beginn der Behandlung auftreten kann (s. Tab. H5-1). Hierbei führt der plötzliche Anfall großer Harnsäuremengen in der Niere zu tubulärer Obstruktion durch Harnsäurekristalle mit der Folge eines akuten Nierenversagens.

Eine **Nephrolithiasis** findet sich bei 20% aller Patienten mit primärer und bei 42% der Patienten mit sekundärer Hyperurikämie. Die Wahrscheinlichkeit, einen Nierenstein zu entwickeln, ist bei hyperurikämischen Patienten 1000mal höher als bei der gesunden Bevölkerung. Entscheidend für die Steinbildung ist der Anteil der unlöslichen, undissoziierten Harnsäure, die einen pK-Wert von 5,75 besitzt. Mit Verschiebung des pH-Wertes des Urins in den sauren Bereich steigt der Anteil der undissoziierten Harnsäure an. Andererseits ist ab einem Urin-pH von 7,2 oder höher die Harnsäure fast 100% dissoziiert. Bei Patienten mit Hyperurikämie findet sich oft eine sog. *Säurestarre*, d.h. die zirkadiane Schwankung mit saurem Urin-pH

des Nacht- und Morgenurins und hohem pH des Tagesurins fehlt; der Urin bleibt in der Regel sauer, d.h. die Harnsäure liegt hauptsächlich in ungelöster Form vor. Die Harnsäurelöslichkeit ist außerdem von der Natriumkonzentration abhängig: mit steigender Natriumkonzentration im Urin sinkt die Löslichkeit der Harnsäure. Für das Erreichen der Sättigungsgrenze ist andererseits das Urinvolumen entscheidend. **Uratsteine** finden sich zu 51% in der Niere, zu 34% in den Ureteren und zu 10% in der Blase. Altersgipfel der Uratsteinbildung liegen in der Jugend und zwischen dem 45. und dem 60. Lebensjahr, im Gegensatz zu Oxalatstein-Bildnern, deren Altersgipfel bei knapp unter 40 Jahren liegt.

> Harnsäuresteine treten nur selten gemeinsam mit Harnwegsinfekten (hier meist alkalischer Urin-pH) auf.

D **Diagnostische Hinweise**

Erhöhte Harnsäurekonzentration im Serum; renaler Konzentrationsdefekt mit Urinosmolarität von weniger als 600 mosmol/l im Durstversuch; eingeschränkte glomeruläre Filtration (Kreatinin-Clearance pathologisch).

Röntgenologisch evtl. Nachweis von Harnsteinen.

V **Therapeutische Hinweise**

Diurese; Alkalinisieren des Urins, z.B. mit Uralyt-U®; Xanthinoxidasehemmer (Allopurinol).

3.2 Arthritis urica

Nicht alle Patienten mit Hyperurikämie leiden an einer Arthritis urica. So tritt ein akuter Gichtanfall bevorzugt bei Patienten mit primärer Gicht auf. Als Ursache wird eine verminderte Bindung der Harnsäure im Plasma an α_1- und α_2-Globulin diskutiert. Ein **akuter Gichtanfall** wird häufig nach

Diätfehlern, z.B. erhöhter Zufuhr von Purinen, Eiweiß oder niedermolekularen Kohlenhydraten, nach Kälteexposition (erhöhte Muskeltätigkeit) oder nach hohem Alkoholkonsum beobachtet. Er kann aber auch durch Operationen, durch lokale Traumata oder durch Medikamente, die die Harnsäureausscheidung vermindern (Tab. H5-3), ausgelöst werden. Am häufigsten sind (in absteigender Reihenfolge) folgende Gelenke von der akuten Gichtarthritis betroffen:

▷ Großzehen-Grundgelenke
▷ Metatarsalgelenke
▷ Ferse
▷ Sprunggelenke
▷ Knie

Dabei fällt Mononatriumurat-Monohydrat aus. Durch die Gewebsläsion kommt es zum Freisetzen von Bradykinin und Histamin; eine lokale Entzündung folgt, Schmerzen treten auf. Es folgt ein Einwandern von mononukleären und polynukleären Leukozyten, die die Kristalle phagozytieren. Der Gewebs-pH-Wert fällt durch die Laktatproduktion der zur aktiven Phagozytose fähigen Leukozyten ab. Dadurch wird eine weitere Kristallisation begünstigt; der Circulus vitiosus ist geschlossen. Dieser Vorgang ist nur in gut durchbluteten Geweben möglich. Uratkristalle in weniger durchbluteten Geweben, z.B. im Ohrknorpel, entzünden sich praktisch nie.

Von der Gichtarthritis muß die Pseudogicht unterschieden werden, bei der es zum Ausfall von Kalziumphosphat-Kristallen kommt (z.B. bei Niereninsuffizienz). Sie spricht auf Colchicin schlechter an.

D Diagnostische Hinweise

Anfallsweise auftretende Schmerzattacken, vorzugsweiser Befall einzelner Gelenke (Monarthri-tis); in der Hälfte der Fälle Befall des Großzehengrundgelenkes (Podagra), daneben gelegentlich des Sprung-, Knie- oder Handgelenkes.

Röntgenologisch lassen sich die Knochentophi nachweisen. Beweisend ist der phasenkontrastmikroskopische Nachweis von phagozytierten negativ-doppelbrechenden Mononatriumurat-Kristallen in der Synovialflüssigkeit oder im Tophusmaterial.

▼ Therapeutische Hinweise

Im Stadium einer akuten Gichtarthritis ist neben Antiphlogistika speziell **Colchicin** indiziert. Es wird selektiv in den Leukozyten angereichert und verhindert die Chemotaxis und damit die Phagozytose der Leukozyten.

Im anfallsfreien Intervall muß der Harnsäurespiegel gesenkt werden. Dies ist zum einen durch verminderte Bildung, zum anderen durch erhöhte Ausscheidung der Harnsäure möglich. In der Praxis haben sich vor allem bewährt:

▷ Der Xanthinoxidasehemmer Allopurinol. Dieser hemmt zusätzlich als Purin-Analog die PRPP-Amidotransferase im Sinne einer negativen Rückkoppelung und verbraucht außerdem bei seinem Umbau zum Purin-Analog PRPP.
▷ Das Benzbromaron, das eine Steigerung der Harnsäure-Clearance um bis zu 300% bewirkt und außerdem über eine Aktivierung der HG-PRT und der A-PRT vermehrt Nukleotide aufbaut und so die PRPP-Amidotransferase hemmt. Es blockiert zudem die PRPP-Synthetase.
▷ Das rein urikosurisch wirkende Probenecid. Unterstützend wirken eine Urin-Alkalisierung sowie eine purinarme, normokalorische Diät. Unter Einhaltung dieser Maßnahmen kann auch mit der Auflösung vorhandener Uratsteine gerechnet werden

Literatur

Mertz, D. P.: Gicht. Thieme, Stuttgart 1973.
Wyngaarden, J. B., W. N. Kelley: Gout and Hyperurice-
mia. Grune & Stratton, New York 1976.

H6 Elektrolyt- und Wasser-Haushalt

F. KRÜCK

I Wasser- und Natrium-Haushalt

1 Physiologische Grundlagen

Wasser (H_2O) gehört zu den unabdingbaren Voraussetzungen für den Ablauf vitaler Prozesse. Stofftransport und Stoffumsatz laufen vornehmlich in wäßriger Lösung ab, Elektrolyte haben in Wasser ihren höchsten Ionisierungsgrad. Für Wachstum und Erhaltung der Körpersubstanz ist Wasser nicht weniger bedeutsam als Nahrung; durch seine hohe spezifische Wärme (4,186 kJ/kg = 1,0 kcal/kg) kann es den Körper gegen starke Temperaturschwankungen schützen, seine hohe Verdunstungswärme (2448,1 kJ/kg = 585 kcal/kg) gestattet eine rasche Wärmeabgabe. Neben Kohlendioxid (CO_2) ist Wasser das mengenmäßig größte Stoffwechselprodukt.

Der Wassergehalt beträgt beim erwachsenen Mann 60% des Körpergewichts (600 ml/kg KG), bei der Frau wegen des größeren Fettanteils 50%, beim Säugling 70–83%; er geht im Alter in Korrelation zu einer Abnahme funktionierenden Protoplasmas und des Sauerstoffverbrauchs zurück.

Wasser dient als Vehikel für die Elektrolytlösungen der Körperflüssigkeiten; es verteilt sich rasch im ganzen Organismus, wird jedoch in definierten Mengen in verschiedenen Räumen konstant gehalten: Zwei Drittel (40% KG bzw. 400 ml/kg) innerhalb (**intrazelluläre Flüssigkeit,** ICF), ein Drittel (20% KG bzw. 200 ml/kg) außerhalb der Zellen (**extrazelluläre Flüssigkeit,** ECF). Die ECF ist in die **intravasale** (5% KG) und die **interstitielle Flüssigkeit** (15% KG) unterteilt (Abb. H6-1). Zur ECF werden auch Lymphe, der Wassergehalt des Knochens und des dichten Bindegewebes sowie die Sekretvolumina im Lumen des Verdauungstraktes gerechnet. Die Flüssigkeiten beider Räume haben eine gleiche Gesamtkonzentration, unterscheiden sich jedoch durch ihre Ionenzusammensetzung.

Die hauptsächlichen **extrazellulären Ionen** sind
▷ Natrium
▷ Chlorid und
▷ Bicarbonat.

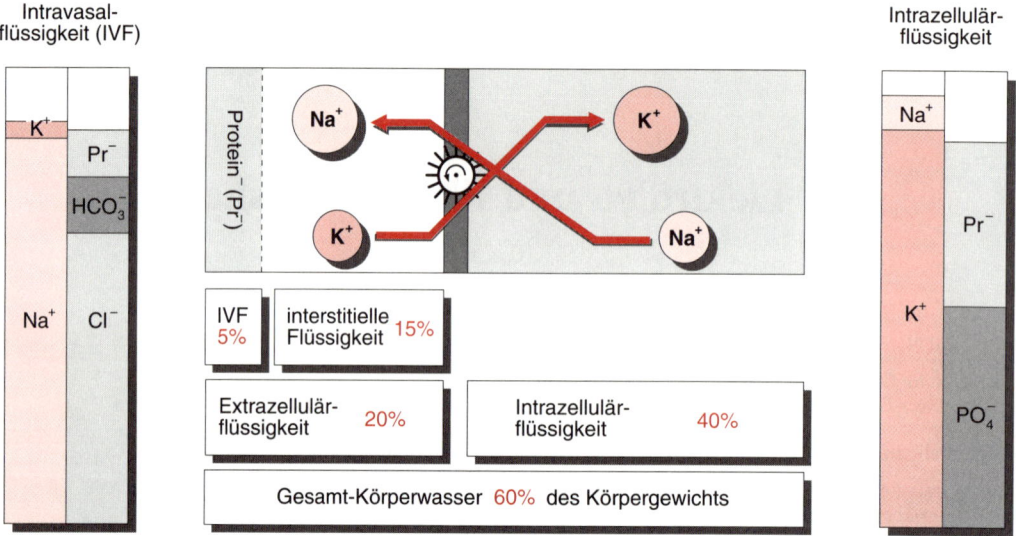

Abb. H6-1: Verteilung und Dynamik des Wassers im Organismus. ☼ = Na⁺-K⁺-ATPase

Intrazellulär überwiegen
▷ Kalium
▷ Magnesium sowie
▷ Protein und
▷ organische Phosphate.

Mittels des antidiuretischen Hormons (ADH = Arginin-Vasopressin-AVP) und der Verdünnungs- bzw. Konzentrationsfunktion der Niere wird das Verhältnis zwischen Wasser und gelösten Bestandteilen in Zelle und ECF auf eine Konzentration von 280–300 mmol/l eingestellt; sie entspricht damit der des Meerwassers zu der Zeit, in der Leben nur im Wasser möglich war (die Konzentration des Meerwassers ist heute wesentlich höher). Diese Konzentration wird in der ECF zu etwa 93% durch Natriumsalze (NaCl, NaHCO₃) repräsentiert.

Die **Wasserverteilung** folgt den Gesetzen der Osmose, einer einseitigen Diffusion von Flüssigkeit durch eine semipermeable Membran aus einer Lösung mit niedriger in eine mit höherer Konzentration. Wenn ein Konzentrationsausgleich erreicht ist, sistiert der Netto-Wasserfluß. Durch die dabei erreichten Konzentrationen, die in der ECF überwiegend durch Natrium und Kalium mit den entsprechenden Anionen repräsentiert werden (osmotische Konzentration in mosmol/l), wird eine definierte Wassermenge gebunden.

Der **Natriumgehalt** des Körpers beträgt durchschnittlich 60 mmol/kg. Davon sind 30–40% im Knochen fest fixiert, so daß für physiologische Funktionen als (rasch) austauschbares Natrium nur 40 mmol/kg (2800 mmol bei 70 kg) zur Verfügung stehen. Eine Abhängigkeit von Alter und Geschlecht besteht (fast) nicht, da Natrium mit einer Konzentration von 140 mmol/l zu 97,6% in der ECF verbleibt. Nur 2,4% befinden sich in der

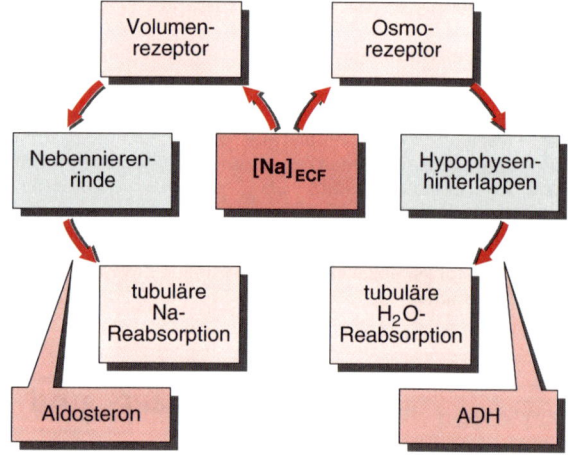

Abb. H6-2: Regulation des Natriumbestandes.

Zelle. Beim Säugling ist allerdings entsprechend dem hohen ECF-Volumen der Körper-Natriumgehalt mit 86 ± 6 mmol/kg sehr hoch.

Hauptaufgabe des Natrium ist die **Regulation des Volumens der ECF** und somit indirekt auch der ICF. Es wird durch aktive Transportmechanismen (Na⁺-K⁺-ATPase) am Eindringen in die Zelle gehindert und hält Wasser extrazellulär gebunden. Da 300 mmol NaCl 55555 mmol H₂O (Anzahl Moleküle/l Wasser) binden, werden durch 1 mmol NaCl 185 mmol Wasser retiniert. Wenn der Natriumbestand des Körpers durch erhöhte Zufuhr oder verringerte Ausscheidung zunimmt, kommt es (zunächst) nicht zum Konzentrationsanstieg, sondern zur ADH-vermittelten renalen Wasserretention (s. Abschn. 1.1 und Kap. G2) und somit bei gleichbleibender Konzentration zur Ausdehnung des ECF-Volumens; bei Abfall des Natriumbestandes tritt das Gegenteil ein (Abb. H6-2).

Durch die Kapillaren kann Natrium wie alle niedermolekularen Substanzen frei permeieren, so daß Natriumsalze im Intravasalraum osmotisch nicht wirksam werden. Das Volumen des strömenden Blutes wird demgegenüber durch die Plasmaproteine gesteuert, die wegen ihres hohen Molekulargewichtes die Gefäßwand nicht durchdringen können. Durch ihren osmotischen Effekt, entsprechend einem Druck von 25 mmHg, wird Flüssigkeit in der Gefäßbahn zurückgehalten. Bei Abfall des hydrostatischen Drucks im venösen Kapillarschenkel bewirkt dieser *Sog* einen Rückstrom von Flüssigkeit aus dem Interstitium. Da aufgrund thermodynamischer Gesetze das Produkt der Ionenpaare beiderseits einer Membran gleich ist, beträgt nach Zurückbleiben der Protein-Anionen die Kationenkonzentration der interstitiellen Flüssigkeit 95%, die der Anionen 105% der intravasalen Konzentration *(Gibbs-Donnan[1]-Gleichgewicht)*.

Die Konstanz des Zellwassergehaltes wird durch die osmotische Wirkung der intrazellulären Kationen Kalium und Magnesium sowie durch die Anionen Protein und organische Phosphate gewährleistet. Wenn auch noch nicht klar ist, ob in der Zelle alle organischen Kationen in ionisierter Form vorliegen, wie sich die osmotische Aktivität der polyvalenten Anionen verhält und ob Unterschiede in der Zusammensetzung einzelner Zellkompartimente bestehen, so läßt doch das Konzept der freien Diffusion von Wasser eine isoosmotische (d. h. eine mit der extrazellulären identische) Gesamtkonzentration der Zellflüssigkeit annehmen.

1.1 Regulation des Flüssigkeits- und Natrium-Haushaltes

Oral zugeführtes Wasser wird im Jejunum durch osmotische Wirkungen mit einer Rate bis zu 1000 ml/h aufgenommen und zunächst in der Leber gespeichert. In der Niere wird die Wasserausscheidung den Bedürfnissen des Organismus angepaßt. Solange die Bilanz ausgeglichen ist, beträgt das Urinvolumen ca. 0,7–1,0 ml/min. Bei **Flüssigkeitsmangel** (Anstieg der osmotischen Konzentration) wird antidiuretisches Hormon (ADH) freigesetzt, das eine Rückdiffusion von Wasser in das Nierenmark ermöglicht. Die gelösten Bestandteile werden in einem geringen Volumen mit einer Konzentration bis zu 1200 mosmol/l ausgeschieden. Liegt ein erheblicher Flüssigkeitsmangel vor, so kann die ADH-Sekretion auch ohne Anstieg der osmotischen Konzentration durch Angiotensin II stimuliert werden. Eine erhöhte Plasmakonzentration von ADH (AVP) ist bei chronischer Niereninsuffizienz durch Abnahme der renalen Clearance des Hormons, bei chronischer Herzinsuffizienz

durch verstärkte Biosynthese im Hypothalamus und erhöhte Freisetzung aus dem Hypophysenhinterlappen bedingt. Bei **Wasserüberschuß** (Abfall der osmotischen Konzentration) wird die ADH-Abgabe gehemmt, eine Rückdiffusion ist nicht möglich, Wasser wird eliminiert. Der Urin kann bis zu einem Fünftel der ECF-Konzentration verdünnt werden. Dieser Verdünnungsvorgang setzt

▷ einen normalen Zustrom von Tubulusflüssigkeit an das Verdünnungssegment,
▷ eine wasserunabhängige NaCl-Reabsorption im aufsteigenden Ast der Henle-Schleife und
▷ die Möglichkeit der völligen Ausschaltung der ADH-Wirkung voraus (Abb. H6-3).

Natrium wird im Jejunum aktiv resorbiert und nahezu quantitativ durch die Niere eliminiert. Bei ausgeglichener Bilanz entspricht die Natriummenge im 24-Stunden-Urin ($U_{Na}V$) der täglichen Zufuhr von 150–200 mmol. Bei **Natriummangel** wird vorwiegend im proximalen Tubulus die Reabsorption von Natrium und Wasser, z. T. auch durch direkte lokale Angiotensin-II-Wirkung intensiviert. Wenn dabei ein wesentlicher Abfall des ECF-Volumens eintritt, wird zusätzlich über eine Stimulation des Renin-Angiotensin-Aldosteron-Systems am cortikalen und innermedullaren Sammelrohr die Natriumreabsorption um weitere 1–2% der filtrierten Natriummenge erhöht (s. Abb. H6-2). Bei **Natriumüberschuß,** der meist mit einer Ausweitung des ECF-Volumens einhergeht, vermag die intakte Niere durch Filtratanstieg, durch Hemmung

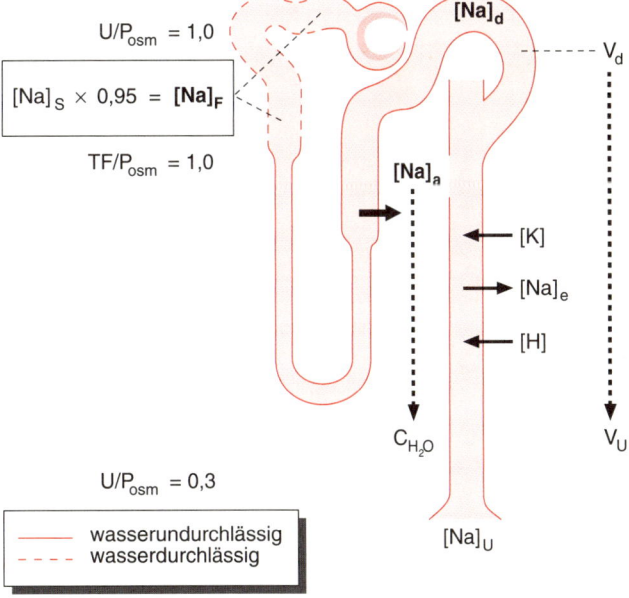

Abb. H6-3: Wasser, Natrium und osmotische Konzentration beim Durchfluß durch das Nephron. [Na] = Natriumkonzentration im Serum (S), im Filtrat (F), im distalen Tubulus (d), im Urin (U), a = aktiver Transport, e = Austausch (gegen K^+ und H^+), V = Volumen, U = Urin, P = Plasma, TF = Tubulärflüssigkeit.

---
[1] Josiah W. Gibbs (1839–1903), Physiker in New Haven/Conn. Frederick G. Donnan (1870–1956), Chemiker in London.

der tubulären Reabsorption als Folge einer Suppression der Aldosteronaktivität und/oder der Aktivierung humoraler natriuretischer Faktoren, die über eine Hemmung der Na$^+$-K$^+$-ATPase wirken, mittels vermehrter Elimination das Gleichgewicht wiederherzustellen. Bei akuter oder chronischer Expansion des ECF-Volumens wird außerdem das **atriale natriuretische Peptid** (ANP) in die Zirkulation freigesetzt. Es trägt über spezifische Rezeptoren in Niere, Nebenniere und glatter Gefäßmuskulatur durch natriuretische (Hemmung der Öffnung des Amilorid-sensitiven Natrium-Kanals im inneren medullären Sammelrohr), diuretische und gefäßerweiternde Wirkungen sowie durch Hemmung des RAA-Systems zur Aufrechterhaltung der Salz- und Wasser-Homöostase bei.

1.2 Flüssigkeitsbilanz

Trotz variierender Zufuhr bleibt beim Gesunden die Flüssigkeits- und Natriumbilanz in engen Grenzen konstant; sie unterliegt allerdings Einflüssen durch die Nahrungsaufnahme, die Kochsalzzufuhr und die Temperatur. Aufnahme und Abgabe von Wasser geschehen jeweils von der ECF aus (Tab. H6-1).

Wenn die Temperatur der Umgebung die der Körperoberfläche übersteigt oder wenn die Wärmeproduktion des Organismus zunimmt, setzt die Schweißsekretion ein. Während durch die Perspiratio insensibilis freies Wasser abgegeben wird, ist der **Schweiß** eine hypotone Elektrolytlösung, bestehend aus

▷ 99% Wasser,
▷ ca. 50 mmol/l Natrium und Chlorid,
▷ 5 mmol/l Kalium,
▷ Harnstoff,
▷ Laktat.

Tabelle H6-1 Flüssigkeitsbilanz – Zufuhr und Abgabe innerhalb von 24 Stunden.

Zufuhr/24 Stunden		Abgabe/24 Stunden	
Trinkmenge	1000–1500 ml	Urinvolumen	1000–1500 ml
Wassergehalt der Nahrung	700 ml	Perspiratio insensibilis[2]	500 ml
Oxidationswasser[1] der Nahrung	300 ml	Wasserabgabe über die Lunge	400 ml
		Wassergehalt des Stuhls	100 ml
Summe	2000–2500 ml	Summe	2000–2500 ml

[1] Oxidationswasser: Bei Umsatz von je 100 g werden Fett 107 ml, aus Protein 41 ml und aus Kohlenhydraten 60 ml Wasser freigesetzt, entsprechend einer Gesamtmenge von 300–350 ml bei gemischter Kost
[2] Perspiratio insensibilis = *unsichtbare Hautatmung*; normale Ausscheidung des bei der Atmung entstehenden Wassers durch die Haut in Form von Wasserdampf.

Diese Konzentration wird initial durch Aldosteron gesteuert; sie kann bei Adaptation an die Wärme zurückgehen, jedoch ist sie bei Nebennierenrindeninsuffizienz nahezu plasmaisoton. Bei Zunahme des Energieumsatzes steigt die Schweißproduktion überproportional an. Da chemische Reaktionen durch Temperaturanstieg beschleunigt werden, nimmt bei **Fieber** pro 1,0 °C über 37,5 °C der Umsatz um etwa 12% zu. Daraus kann ein zusätzlicher Wasserverlust von 300–400 ml/h/°C Temperaturanstieg resultieren.

Der Wasserdampf der Ausatmungsluft wird durch Feuchtigkeitsgehalt und Temperatur der eingeatmeten Luft und die Größe des Ventilationsaustausches bestimmt. Die insensible Wasserabgabe durch die Haut erfolgt durch extraglanduläre Diffusion von Wasserdampf aus den Kapillaren durch die obersten Schichten der Epidermis. Da die Verdunstungswärme des Wassers 2448,1 kJ/l bzw. 585 kcal/l beträgt, werden bei normaler Temperatur durch Lunge und Haut rund 2204 kJ bzw. 530 (585 × 0,9) kcal entsprechend 25% der produzierten Wärme abgegeben. Die Wasserabgabe in Form der **Perspiratio insensibilis** stellt einen obligaten Verlust dar.

Berechnungsbeispiel der Flüssigkeitsbilanz: Bei Einnahme von 10 g Kochsalz (340 mmol), 120 mmol Kaliumsalzen und einer Proteinzufuhr von 100 g, die zur Produktion von 30 g Harnstoff (500 mmol, Molekulargewicht 60) führt, muß die Niere in 24 Stunden 960 mosmol ausscheiden. Sollte dies in plasmaisotoner Lösung geschehen, wäre ein Volumen von 3200 ml (960:300) erforderlich. Falls nicht genügend Flüssigkeit zur Verfügung steht, kann jedoch mittels der ADH-Wirkung die Urinkonzentration bis 1200 mosmol/l erhöht werden. Dadurch läßt sich die zur Ausscheidung notwendige Urinmenge auf 800 ml (960:1200) senken; der Organismus spart auf diese Weise 2400 ml ein. Kochsalz- und Proteinbeschränkung in der Nahrung können die erforderlichen Ausscheidungsvolumina noch weiter reduzieren, da sie die osmotische Belastung senken. Die obligaten Wasserverluste lassen sich bei normaler Kost (100 g Protein, 300 g Kohlenhydrate, 100 g Fett und 10 g Kochsalz) demnach mit 800 ml durch den Urin, 900 ml als Perspiratio insensibilis und 100 ml durch den Stuhl (1800 ml/d) berechnen. Da der Wassergehalt der Nahrung mit 700 ml und das Oxidationswasser mit 350 ml anzusetzen ist, muß die Mindesttrinkmenge 750 ml (1800–1050) betragen.

2 Pathophysiologie einzelner Störungen des Wasser- und Natrium-Haushaltes

Wasser- und Natrium-Haushalt des Organismus sind durch die osmotische Regulation und durch die Nierenfunktion eng gekoppelt; sie müssen deshalb gemeinsam beurteilt werden. Der Wassergehalt läßt sich nur mit komplizierten Methoden bestimmen, jedoch kann ein Anstieg der Natriumkonzentration auf einen Verlust, eine Hyponatriämie auf einen Überschuß an Wasser hinweisen.

 Die extrazelluläre Natriumkonzentration ist kein Maß für den Natriumbestand des Organismus, sondern reflektiert lediglich den Gehalt an Natrium in bezug auf die extrazelluläre Flüssigkeit. Ein normaler Wert schließt somit Veränderungen im Wasser- und Natrium-Haushalt nicht aus.

Die möglichen Störungen lassen sich entsprechend ihren auslösenden Ursachen in primären Mangel oder Überschuß an Wasser bzw. Natrium unterteilen.

2.1 Primärer Wassermangel

Synonyma: Hypertone Dehydratation, Wasserdefizit mit Hypovolämie und Hypernatriämie.

Definition: Primärer Wassermangel bedeutet absoluten oder im Verhältnis zur osmotischen Konzentration relativen Mangel an Wasser, zunächst in der ECF, später auch in der ICF. Die extrazelluläre Natriumkonzentration ist über 150 mmol/l erhöht.

Ursachen: Er entsteht durch ein Mißverhältnis zwischen Aufnahme und Verlust von Wasser durch Lunge, Haut, Darm oder Niere aus folgenden Gründen:

▷ **Unzureichende Wasserzufuhr**
  - mangelhaftes Durstempfinden, besonders bei alten Menschen oder (selten) bei hypothalamischen Störungen
  - Unfähigkeit zur Flüssigkeitsaufnahme bei Schwäche, Koma, Schluckstörungen oder Stenosen im oberen Intestinaltrakt
  - unbegründete iatrogene Flüssigkeitsrestriktion

▷ **Extrarenale Verluste an Wasser bzw. hypotoner Elektrolytlösung**
  - pulmonal bei Fieber, hypermetabolen Zuständen oder Hyperventilation
  - exzessive Schweißsekretion; Hautläsionen bei Verbrennungen
  - intestinal bei Erbrechen, Diarrhöe, Fisteln nach außen sowie nach Aspiration der Magen- oder Duodenalsekrete

▷ **Renale Wasserverluste durch Beeinträchtigung der Konzentrationsfähigkeit**
  - renaler oder zentraler Diabetes insipidus ohne ausreichende Flüssigkeitssubstitution
  - Erkrankungen und Funktionsstörungen der Mark- und Papillenregion der Niere: Pyelonephritis, interstitielle Nephritis, Strahlennephritis, Amyloidose, Zystenniere, Sjögren-Syndrom, Paraproteinosen
  - glomeruläre und vaskuläre Nierenerkrankungen (fakultativ); chronische Niereninsuffizienz, Kaliummangel, Hyperkalziurie

  - Sichelzellerkrankung, Hb-S (Störung des intrarenalen Natriumtransportes)
  - diätetische Protein- und/oder NaCl-Restriktion
  - medikamentöse Interferenz mit dem Konzentrationsmechanismus durch Lithiumsalze, Demethylchlortetracyclin in hoher Dosierung (Einfluß auf Bildung und Wirkung von AMP), einige Sulfonylharnstoffe wie Glibenclamid, Tolazamid, Acetohexamid bei chronischer Applikation, Amphotericin B sowie Colchicin, Vinca-Alkaloide. Hemmung der ADH-Abgabe durch Oxylorphan, Äthanol, Diphenylhydantoin
  - osmotische Diurese mit obligatem Wasserverlust (Diabetes mellitus, hyperosmolales diabetisches Koma, hoher Harnstoffanfall bei eiweißreicher Sondenernährung oder bei Proteinkatabolismus durch massive Kortisonapplikation, Infusion mit hypertoner Mannitollösung)

Folgen: Der Mangel an freiem Wasser bewirkt initial einen relativen **Anstieg der ECF-Natriumkonzentration** und aktiviert dadurch (sofern möglich) Durstempfinden und ADH-Sekretion, so daß Wasser oral aufgenommen bzw. renal retiniert wird; auch die Zellen geben entsprechend dem osmotischen Gefälle Wasser an die ECF ab (s. Abb. H6-2).

Wenn diese Kompensationsvorgänge nicht mehr ausreichen oder wenn sie durch die zugrundeliegenden Krankheitsprozesse nicht wirksam werden können, steigt die ECF-Natriumkonzentration über 150 mmol/l an. Dadurch wird ein weiterer Flüssigkeitsabstrom aus der Zelle begünstigt (zusätzliche **intrazelluläre Dehydratation**). Die höchste osmotische Konzentration wird beim hyperosmolalen diabetischen Koma durch Blutzuckerwerte von 30–50 mmol/l erreicht. Infolge des Wassermangels kommt es auch zum Konzentrationsanstieg der intravaskulären Komponenten Protein und Hämoglobin sowie der Erythrozytenzahl und des Hämatokritwertes.

Vom Flüssigkeitsverlust besonders betroffen sind ECF- und Plasmavolumen, das stärker zurückgeht als das Körpergewicht. Die Viskositätssteigerung belastet das Herz, dessen Frequenz ansteigt, während Schlagvolumen, Blutdruck und Organdurchblutung abnehmen. Die mangelnde Sauerstoffversorgung der Gewebe begünstigt das Auftreten einer metabolischen Azidose, die Reduktion des Blutvolumens behindert die Wärmeabgabe, d.h. die Körpertemperatur steigt an. Durch kompensatorische Vasokonstriktion wird in der Niere die glomeruläre Filtrationsrate stärker gedrosselt, als es dem Volumenmangel entspricht. Über das Renin-Angiotensin-System wird Aldosteron aktiviert, harnpflichtige Substanzen werden retiniert. Bei extrarenalen Verlusten ist der Urin über 500 mosmol/l konzentriert, die Natriumausscheidung jedoch sehr niedrig. Der Urin ist dagegen hypoton, wenn die Schädigung von der

Niere ausgeht. Bei osmotischer Diurese werden große Volumina eines isotonen Urins ausgeschieden.

Die **zerebralen Funktionen** werden sowohl durch die Minderdurchblutung, die durch die Hämokonzentration noch verstärkt wird, als auch durch den Wasserverlust der Zellen des Gehirns mit Zunahme der intrazellulären osmotischen Konzentration beeinträchtigt; daraus resultieren Reizbarkeit, Bewußtseinstrübung, Lethargie, Krampfneigung, Hemiparese und Koma. Bei Kindern können Wachstumsretardation und bleibende zerebrale Schädigungen eintreten.

Dieser hyperosmolalen Enzephalopathie liegen pathologisch-anatomisch petechiale Hämorrhagien des Kortex und der subkortikalen weißen Substanz, thrombotische Gefäßverschlüsse sowie eine Schrumpfung des Gehirns zugrunde.

Die Schwere der Symptome ist abhängig vom Ausmaß des Wassermangels:
▷ Bei leichten Verlusten bis zu ca. 1500 ml (2% KG) entstehen Durst und Hyperventilation mit Verstärkung des Wasserverlustes.
▷ Mittelschwere Verluste von ca. 2000 ml (3% KG) führen zum Sistieren der Speichel- und Schweißsekretion (Trockenheit von Mund, Zunge und Axillen, Verlust des Hautturgors) sowie zu Tachykardie, Verwirrung und Stupor.
▷ Bei Verlust von 7000 ml Flüssigkeit (10% KG) kommt es zu Bewegungsunfähigkeit und zum Abbau der geistigen Funktionen.
▷ Halluzinationen, Delirium, Krämpfe, Hyperpyrexie und Koma treten bei akuter Dehydratation nach Verlust von 10500 ml (15% KG), bei langsamer Entwicklung nach Verlust von 14000 ml (20% KG) ein. Verluste dieser Größenordnung bedingen den Tod des Patienten.

D **Diagnostische Hinweise**

Anamnese und klinischer Befund der Dehydratation geben erste diagnostische Hinweise. Im ausgeprägten Zustand sind **Hypernatriämie, Azotämie** und (meist) **Oligurie** sowie die charakteristische zirkulatorische und zerebrale Symptomatik zur Diagnostik verwertbar. Das Ausmaß des Wassermangels läßt sich aus der Differenz zwischen aktueller und normaler Serum-Natriumkonzentration unter Berücksichtigung des normalen Wassergehaltes des Körpers annähernd festlegen.

▼ **Therapeutische Hinweise**

Zufuhr von freiem Wasser, soweit möglich per os, bzw. durch Duodenalsonde oder intravenös als iso- oder hypotone Glukose- oder Lävuloselösung mit einer Geschwindigkeit nicht über 8–10 ml/min (zur Vermeidung einer osmotischen Diurese durch renale Zuckerausscheidung mit zusätzlichem Wasserverlust), bis das Urinvolumen ansteigt und der Rückgang der osmotischen Konzentration des Urins bzw. des spezifischen Gewichtes den Ausgleich der Bilanz anzeigt.

Größere Substitutionsvolumina müssen auf 30 bis 48 Stunden verteilt werden, da zu schnelle Infusionen Krämpfe, unter Umständen auch ein tödliches Hirnödem hervorrufen können. ⚠

2.2 Primärer Wasserüberschuß

Synonyma: Verdünnungshyponatriämie, hypotone Hyperhydratation, Wasserintoxikation.
Definition: Unter primärem Wasserüberschuß versteht man einen absolut bzw. im Vergleich zur osmotischen Konzentration relativ zu hohen Gehalt an freiem Wasser. Die osmotische und die Natriumkonzentration der ECF ist unter 135 mmol/l erniedrigt.
Ursachen: Es besteht ein Mißverhältnis zwischen Aufnahme und der Möglichkeit zur Ausscheidung freien Wassers aufgrund folgender Ursachen:
▷ **Überforderung des renalen Verdünnungsmechanismus** durch zu hohe Zufuhr elektrolytfreier bzw. -armer Lösungen, z. B. bei:
  – Polydipsie aus Gewohnheit oder bei emotionalen Störungen
  – *Biertrinkersyndrom* (Natriumgehalt des Biers 2 mmol/l)
  – Intestinalspülungen mit elektrolytfreien Lösungen
  – Lävulose- oder Glukoseinfusionen in großer Menge und Geschwindigkeit
▷ **Unzureichendes Angebot** von Flüssigkeit an das Verdünnungssegment der Niere als Folge **erhöhter proximaler Reabsorption** und/oder stark **verringerter glomerulärer Filtration** bei extrazellulärer Hypovolämie sowie häufig auch volumetrisch bedingte **ADH-Steigerung**, z. B. bei
  – kardialer Stauungsinsuffizienz
  – dekompensierter Leberzirrhose
  – nephrotischem Ödem
  – akuter und chronischer Niereninsuffizienz mit Filtrationsrate unter 5 ml/min postoperativen Zuständen
  – chronischer Nebennierenrindeninsuffizienz oder Hypophysenvorderlappeninsuffizienz, Hypothyreose
▷ **Störung des NaCl-Transportes** im aufsteigenden Schenkel der Henle-Schleife bei konsumierenden Erkrankungen mit ubiquitärer Beeinträchtigung des Membrantransportes *(Sick-cell-Syndrom)*
▷ **Inadäquate,** d. h. den osmotischen Bedürfnissen nicht angepaßte (zu hohe) **ADH-Aktivität** (SIADH):
  – Paraneoplastisch infolge Produktion von ADH bzw. ADH-wirkungsgleichen Peptiden bei malignen Tumoren (Bronchial-, Pankreas- u. a. Karzinome), teilweise auch bei Leukosen.
  – Bei intrakranialen Erkrankungen (Meningitis, Enzephalitis, Hirnblutung), intermittierender akuter Porphyrie durch Beeinflussung der Produktion bzw. Sekretion von ADH.

– Bei pulmonalen Erkrankungen (Pneumonie, Tuberkulose, Mykose) möglicherweise durch Unterbrechung des afferenten Reflexbogens zum Hypothalamus mit Ausbleiben der Hemmwirkung auf die ADH-Produktion, die normalerweise bei Volumenüberfüllung im Thorax auftritt.

– Beeinträchtigung der Bildung von freiem Wasser durch Medikamente: ADH-Analoge (z. B. Oxytocin in hoher Dosierung), Steigerung der ADH-Freisetzung durch Nicotin, Morphin, Chlorpropamid, Clofibrat, Carbamazepin, Biguanide, Vincristin, Cyclophosphamid.

– Verstärkung des antidiuretischen Effektes durch Aspirin, Indometacin, Ibuprofen, Amitriptylin u. a., möglicherweise auf dem Weg über die Hemmung der Prostaglandin-Synthetase.

– Vorübergehende Steigerung der ADH-Sekretion durch **Streß, Schmerz, Emotion.**

Folgen: Bei intakter Nierenfunktion und kompletter ADH-Suppression kann der Mensch 15 ml/min freien Wassers (entsprechend einer Trinkmenge von 20 l/d) ausscheiden. Wird der Verdünnungsmechanismus überfordert bzw. eingeschränkt oder die ADH-Suppression unvollständig, dann wird freies Wasser retiniert; das Urinvolumen geht zurück. Da die retinierte Wassermenge sich gleichmäßig im Organismus verteilt, entfallen 8% auf den Intravasalraum, 25% auf das Interstitium und 67% auf die Zellen. In der ECF sinkt die osmotische und die Natriumkonzentration ab. Solange die ADH-Aktivität dadurch supprimiert ist, bleibt die renale Natriumausscheidung mit Werten unter 10 mmol/l niedrig.

Wenn ADH volumetrisch stimuliert wird (s. Abschn. „Ursachen"), kann auch eine orale Wasseraufnahme die Hormonaktivität nicht voll unterdrücken. Wasser wird retiniert, die Natriumkonzentration fällt weiter ab, die renale Natriumausscheidung wird minimal, während die osmotische Konzentration des Urins über 300 mosmol/l ansteigt.

Wenn jedoch die ADH-Abgabe inadäquat, d. h. ungeachtet fehlender osmotischer oder volumetrischer Befunde erhöht ist – Syndrom der inadäquaten ADH-Sekretion (SIADH) –, so ist definitionsgemäß die Ausscheidung freien Wassers vermindert und der Urin somit stärker konzentriert, als es der Aufnahme von Wasser und gelösten Substanzen entspricht. Trotz teilweise extremer Hyponatriämie erreicht die renale Natriumausscheidung durch Hemmung der Reabsorption (im Verdünnungssegment) als Folge der ECF-Volumenexpansion Werte bis zu 90 mmol/24 Stunden; auch die renale Elimination von Harnstoff ist vermehrt, so daß dessen Plasmakonzentration obligat unter 10 mg/dl (1,66 mmol/l) zurückgeht.

Vom Wassereinstrom werden besonders die Zellen des Zentralnervensystems betroffen. Die Gyri sind abgeflacht, die Subarachnoidalräume und die Sulci obliteriert, die Ventrikelgröße nimmt ab, die weiße Hirnsubstanz schwillt an, die Gliastrukturen werden verstärkt vakuolisiert; der Kalium- und Chloridgehalt der Hirnsubstanz ist ebenfalls erniedrigt.

Die Schwere der Symptome ist abhängig vom Ausmaß der Überwässerung. Bei einer extrazellulären Natriumkonzentration von 120 mmol/l treten Anorexie, Nausea, Erbrechen, Reizbarkeit, Persönlichkeitsveränderungen und Verwirrungszustände ein. Eine weitere Senkung unter 110 mmol/l geht mit Reflexverlust, Muskelzuckungen und -schwäche, Ataxie, Bulbärparalyse, Babinski[1]-Phänomen, Hemiparese und Konvulsionen einher. Bei akut einsetzender Hyponatriämie (Senkung der Natriumkonzentration innerhalb 24 Stunden auf 125 mmol/l) tritt bei 50% der Patienten der Tod im hyponatriämischen Koma ein. Bei langsamem, mehrere Tage dauerndem Rückgang ist die Symptomatik weniger drastisch. Das Syndrom wird gehäuft bei opportunistischen Infekten im Zuge einer erworbenen Immunschwäche (AIDS) beobachtet.

D **Diagnostische Hinweise**

Gewichtszunahme ohne faßbare Ödembildung (da sich das retinierte Wasser auf alle Flüssigkeitsräume verteilt), **Oligurie, Hyponatriämie,** niedrige Natriumausscheidung. Bei SIADH erhöhte Natriumelimination, niedrige Serum-Harnstoffkonzentration; überwiegend neuromuskuläre und zerebrale Symptomatik.

T **Therapeutische Hinweise**

Nach Möglichkeit Grundleiden beseitigen. Bei akuten pulmonalen oder zentralnervösen Infekten, die häufig nur kurzfristige Störungen bedingen, ist Flüssigkeitsrestriktion indiziert.

> In perakuten Situationen kann hypertone NaCl-Lösung zur Beseitigung der Hirnschwellung infundiert werden. Es ist jedoch auf die mögliche Entwicklung eines Lungenödems besonders zu achten.

Furosemid, intravenös, bringt bei Hyponatriämie in hypotonem Urin freies Wasser zur Ausscheidung, wobei Elektrolytverluste durch kleine Mengen 3%iger NaCl-Lösung ersetzt werden müssen. Vorsichtige Anwendung von Demethylchlortetracyclin, das mit dem ADH-Effekt interferiert.

2.3 Primärer Natriummangel

Definition: Verminderung des Natriumbestandes durch Verlust und/oder mangelhafte Zufuhr. Zunächst noch normale ECF-Natriumkonzentra-

---

[1] Joseph F. F. Babinski (1857–1932), Neurologe in Paris.

tion durch Wasserabstrom aus den Zellen und renale Wasserausscheidung infolge ADH-Hemmung **(isotone Dehydratation durch Natriummangel).** Bei Fortbestehen renaler Retention von freiem Wasser durch volumetrisch stimulierte ADH-Aktivität mit Abfall der Natriumkonzentration unter 135 mmol/l **(hypotone Dehydratation durch Natriummangel).**

Ursachen: Die Verminderung des Natriumbestandes kann aufgrund von Natriumverlusten oder ungenügender Natriumzufuhr entstehen. Die mangelhafte Zufuhr (Anorexie, kritikloser iatrogener Natriumentzug) fällt erst dann ins Gewicht, wenn zusätzlich Natriumverluste eintreten.

Die **Natriumverluste** werden unterschieden in:

▷ **Renale Verluste** durch Beeinträchtigung der tubulären Natriumreabsorption

– bei glomerulären Erkrankungen nach Absinken der GFR unter 20% infolge Überlastung der noch funktionierenden Nephrone;

– bei tubulären Erkrankungen infolge Pyelo-, Strahlen-, interstitieller Nephritis oder bei medullärer Zystenniere bereits nach minimaler Reduktion der Filtrationsrate;

– bei Typ II (proximal) der renal-tubulären Azidose zusammen mit hoher HCO_3^--Ausscheidung;

– bei maligner Hypertension durch exzessiven Druckanstieg (Drucknatriurese);

– bei Entlastung nach chronischer Obstruktion in Ureter und Nierenbecken;

– bei polyurischer Phase des akuten Nierenversagens;

– bei Nebennierenrindeninsuffizienz, Hypoaldosteronismus und Bartter-Syndrom;

– bei kritikloser Applikation von Saluretika.

▷ **Extrarenale Verluste**

– Erbrechen bzw. Aspiration von Duodenalinhalt. Fisteldrainage (Gallenblase, Pankreas);

– anhaltende starke Diarrhöe mit intestinaler Absorptionshemmung bzw. Sekretion von Natrium durch die Schleimhaut bei entzündlichen Darmerkrankungen;

– Steatorrhöe mit Natriumbindung an Fettsäuren. Mukorrhöe mit hohem Natriumgehalt des Schleims bei Papillomatose oder villösem Adenom des Kolons;

– alleinige Wassersubstitution nach exzessiven Schweißverlusten;

– Aszitespunktionen mit großen Volumina.

In der Regel ist die Natriumkonzentration mit der osmotischen Konzentration korreliert; dies wird aber durch zwei Konstellationen durchbrochen:

▷ Wenn der **Blutzucker** (normal 5,0 mmol/l) stark ansteigt, wird auf osmotischem Weg Wasser aus den Zellen in die ECF abgezogen, so daß sich die Natriummenge auf ein größeres Volumen verteilt **(Verdünnungshyponatriämie bei normaler osmotischer Gesamtkonzentration).**

▷ Bei sehr starkem Anstieg der **Lipid-** oder **Proteinkonzentrationen,** die normalerweise 7% des Plasmavolumens ausmachen, wird der Plasma-

wassergehalt, aus dem die Natriumkonzentration bestimmt wird, verringert; daraus ergibt sich bei der üblichen Messung pro Volumeneinheit ein zu niedriger Wert, obwohl er im Plasmawasser normal ist.

Folgen: Der Natriumverlust bewirkt zunächst durch kurzdauernden Abfall der extrazellulären Natrium- und osmotischen Konzentration mit Suppression der ADH-Aktivität, daß freies Wasser renal eliminiert und der Wassergehalt dem verminderten Natriumgehalt angepaßt wird; gleichzeitig strömt Wasser in die Zellen ab. Auf Kosten von ECF und Plasmavolumen bleibt die Natriumkonzentration zunächst im Normbereich **(initiale isotone Dehydratation)** (s. Abb. H6-2).

In diesem Stadium sind die Folgen des Natriumverlustes durch die Hypovolämie bedingt: Herzschlagvolumen, Koronar- und Organdurchblutung nehmen ab. Der erniedrigte Natriumgehalt der Gefäßwand verringert die Reaktion auf Pressorsubstanzen und begünstigt dadurch eine orthostatische Hypotension. Das Urinvolumen geht zurück, die Natriumausscheidung wird minimal (z.T. durch Aldosteronwirkung). Die tubuläre NH_4^+-Produktion nimmt zu, wenn keine renale oder adrenale Insuffizienz vorliegt. Die Harnstoff-Clearance wird verringert, die Kreatininkonzentration im Serum erhöht *(extrarenale Azotämie)*. Gelegentlich kann eine leichte (reninbedingte) Proteinurie auftreten.

Wenn die Hypovolämie durch anhaltende Natriumverluste weiter zunimmt, tritt starkes Durstempfinden auf **(Volumendurst).** Die ADH-Aktivität wird über Angiotensin II stimuliert, so daß Wasser nicht mehr ausgeschieden, sondern retiniert wird und den extrazellulären Natriumbestand verdünnt. Der Gewichtsverlust sistiert, die Natriumkonzentration sinkt stark ab (Abb. H6-4). Durch Abstrom des freiwerdenden Wassers in die Zellen wird der

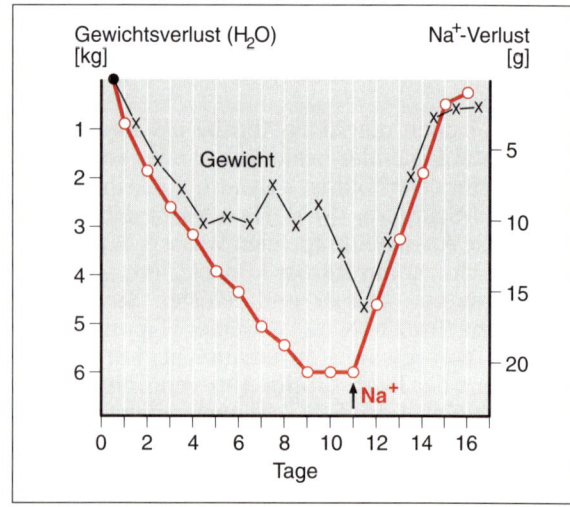

Abb. H6-4: Dissoziation von Natrium- und Flüssigkeitsverlust. Der Pfeil zeigt die Substitution mit NaCl-Lösung an.

Volumenmangel der ECF verstärkt. Die pathophysiologischen Folgen sind nun durch die **erniedrigte Natriumkonzentration** in Kombination mit dem erhöhten Zellwassergehalt bedingt. Sie sind denen der Wasserintoxikation vergleichbar, jedoch mit den Zeichen des extrazellulären Volumenverlustes kombiniert.

Die pathophysiologischen Folgen sind zum Ausmaß der Natriumverluste korreliert. Verluste von 100–150 mmol Natrium (z.B. bei starker Schweißsekretion unter tropischen Bedingungen) mit Abnahme der Natriumkonzentration auf etwa 130 mmol/l führen zu starkem Durst, Anorexie, Störung des Geschmacksempfindens, Verlust des Hautturgors, zu Muskelkrämpfen und allgemeiner Erschöpfung, bei weiterer Senkung bis 120 mmol/l zu Nausea, Erbrechen und abdominellen Krämpfen. Eine Volumenmangelsymptomatik setzt bei einem Defizit von 300–500 mmol Natrium ein. Wenn mehr als 1500 mmol verloren sind und die Natriumkonzentration weniger als 115 mmol/l beträgt, kommt es zur Schocksymptomatik sowie zu schweren neurologischen und zerebralen Störungen mit Ataxie, Krampfanfällen, Hemiparese, Papillenödem, Lethargie, Koma. Das EEG weist diffuse Abnormitäten auf. Wenn das Defizit akut einsetzt, kann der Tod bereits nach Verlust von 20% des austauschbaren Natriums (560 mmol) eintreten; bei chronischem Entstehen (z.B. bei Nebennierenrindeninsuffizienz) können bis zu 50% (1400 mmol Natrium) verlorengehen.

D **Diagnostische Hinweise**

In erster Linie sind Anamnese und klinisches Bild zu beachten. Bilanzstudien können retrospektive Informationen ermöglichen.

 Die **extrazelluläre Natriumkonzentration** ergibt einen Anhalt, erlaubt jedoch keine quantitative Aussage über den Natriummangel.

▼ **Therapeutische Hinweise**

Die erforderliche Natriumsubstitution muß als hypertone, z.B. molare (5,85%) oder **3%ige NaCl-Infusion** erfolgen und soll auf mehrere Tage ausgedehnt werden. Zur Vermeidung einer hyperchlorämischen Azidose wird ein Fünftel des Natriumbedarfs als $NaHCO_3$ verabreicht.

Infusionen mit isotoner NaCl-Lösung sind erfolglos, da ihnen der osmotische Effekt fehlt.

2.4 Primärer Natriumüberschuß

Definition: Absolute Zunahme des Natriumbestandes bei relativ unverändertem ECF-Volumen, somit **Anstieg der ECF-Natriumkonzentration.**
Ursachen: Situationen, bei denen die Natriumelimination eingeschränkt ist, Wasser jedoch ausge-

schieden bzw. nicht in isotoner Relation retiniert wird:

▷ In leichter Form (Natriumkonzentration bis 150 mmol/l) bei primärem Aldosteronismus, Hyperkortisolismus sowie hochdosierter Kortikosteroidapplikation.

▷ Starke renale Natriumreabsorption in Gegenwart einer Störung der adaptativen ADH-Sekretion und/oder des Durstempfindens bei Destruktionen im Bereich des Hypothalamus oder des Tractus supraoptico-hypophysialis durch Entzündung, Hämorrhagie, Erweichung oder Tumor.

▷ Neueinstellung der osmotischen Regulation auf ein höheres Niveau bei Hirnkontusion, jedoch mit Erhaltung der ADH-Regulation sowie der renalen Konzentrations- und Verdünnungskapazität.

▷ Renal-tubuläre Schädigung bei akutem Nierenversagen bzw. nach Nierentransplantation.

▷ Zu hohe NaCl-Zufuhr bei Diabetes insipidus centralis und renalis.

▷ Infusion großer Mengen hypertoner NaCl- oder $NaHCO_3$-Lösung; Kochsalzvergiftung kleiner Kinder durch irrtümliche Aufnahme von NaCl; Trinken von Meerwasser bei Schiffbruch.

Folgen: Eine primäre, d.h. nicht durch Wasserverlust ausgelöste Hypernatriämie stellt für die Niere eine Ausnahmesituation dar, auf deren sofortige Bewältigung ihre Funktion nicht eingerichtet ist. Da die Natriumkonzentration im Resorbat des proximalen Tubulus der in der ECF und im Ultrafiltrat entspricht, werden dabei pro Einheit Glomerulumfiltrat überhöhte Natriummengen in das Blut zurückgewonnen, so daß sich die ECF-Natriumkonzentration nicht normalisieren kann. Wohl nimmt auch die renale Natriumelimination zu, jedoch reicht dies zur Korrektur der Hypernatriämie nicht aus. Ein *escape*-Phänomen kann nur auftreten, wenn sich, wie z.B. bei Mineralokortikoideinwirkung, gleichzeitig eine Expansion der ECF einstellt; denn das Volumen der proximalen Reabsorption wird allein von der Ausdehnung der ECF gesteuert.

Wenn bei zerebralen Störungen (s. S. 544) eine Steigerung der ADH-Abgabe nicht möglich ist, erfolgt keine entsprechende Wasserrückdiffusion, so daß die Natriumkonzentration erhöht bleibt. Zufuhr von freiem Wasser kann den Urin auf hypotone Werte verdünnen, da eine Hemmung der ADH-Abgabe noch möglich ist. Die Plasma-Natriumkonzentration bleibt aber unbeeinflußt.

Bei exogener Auslösung durch exzessive Natriumzufuhr funktioniert die Wasserregulation wohl im Prinzip. Die Normalisierung erfolgt aber nur sehr langsam, so daß bereits irreversible Schädigungen eingetreten sein können, bevor der Ausgleich erreicht wird.

Die hohe osmotische Konzentration der ECF bedingt einen Wasserabstrom aus den Zellen, von dem besonders die Funktionen des Zentralnervensystems betroffen werden (s. S. 544). Die **klinische Symptomatik** ist durch Beeinträchtigung zerebraler Funktionen mit Verwirrungszuständen und Lethargie, durch Hyperreflexie, Muskelrigidität, Spastik, Fieber, Tremor bis zu epileptiformen Krämpfen gekennzeichnet. Bei schneller Entwicklung führt die plötzliche Schrumpfung der Hirnsubstanz durch Zerreißen der Duragefäße zu Hämorrhagie und subduralen Hämatomen. Vor allem bei Kindern können dadurch Dauerschäden hervorgerufen werden. Wenn die Hypernatriämie persistiert oder wenn bei exogener Zufuhr hypertoner Natriumlösungen die osmotische Konzentration 350 mosmol/l übersteigt, tritt der Tod im **hyperosmolalen Koma** ein.

D **Diagnostische Hinweise**

Bei der genannten zerebralen Symptomatik sollte immer die **Serum-Natriumkonzentration** bestimmt werden. Ist eine Hypernatriämie nachweisbar, muß differentialdiagnostisch ein primärer Wasserverlust ausgeschlossen werden.

T **Therapeutische Hinweise**

Versuch der Behandlung des Grundleidens. Wenn keine irreversiblen zerebralen Störungen vorliegen, kann eine langsame **Infusion mit freiem Wasser** zum Ausgleich führen.

 Erfolgt die Korrektur zu schnell, besteht die Gefahr der Hirnschwellung und einer Verschlechterung der zentralnervösen Funktionen.

2.5 Kombinierter Wasser- und Natriummangel

Synonyma: Isotone Dehydratation; extrazellulärer Volumenmangel.

Definition: Ein kombinierter Wasser- und Natriummangel bedeutet eine absolute Abnahme des Natrium- und Wasserbestandes in physiologischer Relation, die nahezu ausschließlich die ECF, insbesondere den Intravasalraum betrifft. Die Natriumkonzentration bleibt erhalten.

Ursachen: Folgende Verluste können zu einem kombinierten Wasser-Natriummangel führen:
▷ **Blutverluste** durch starke Hämorrhagie;
▷ **Plasmaverluste** durch geschädigte Hautpartien bei Verbrennungen, Verletzungen und Quetschungen sowie exsudativen dermatologischen Läsionen;
▷ **isotone Verluste** durch Schweiß bei Nebennierenrindeninsuffizienz;
▷ **Verluste intestinaler Flüssigkeit** durch chronisches Erbrechen, Diarrhöe in großen Mengen, Drainage oder Fisteln (auch hypotone Verluste möglich);
▷ **renale Verluste** bei polyurischer Phase des akuten Nierenversagens, renal-tubulärer Azidose, Coma diabeticum, chronischer Nebennierenrindeninsuffizienz, zu hoher Dosierung von Saluretika;
▷ **Verluste aus serösen Höhlen** bei Aszites und Pleurapunktionen mit großen Volumina.

Folgen: Da die Wasser- und Natriumverluste in physiologischer Relation erfolgen, bleibt die Natriumkonzentration unverändert, so daß keine Wasserverschiebung zwischen Zellen und Umgebung eintritt; somit entwickelt sich ein ausschließlich **extrazelluläres Volumendefizit,** von dem der Intravasalraum mit seinen Funktionen (Transport von O_2, Substraten, Hormonen und Vitaminen sowie von CO_2 und anderen zellulären Abbauprodukten, Wärmeabgabe) besonders betroffen wird. Herzschlagvolumen, Blutdruck und die Durchblutung des Splanchnikusgebietes und der Niere werden reduziert, während die zerebrale Blutversorgung noch erhalten bleibt. Die Herzfrequenz steigt an, die Körpertemperatur nimmt pro Kilogramm Flüssigkeitsverlust um 0,5°C zu. Abnahme der glomerulären Filtration und verstärkte tubuläre Reabsorption als direkte Folge des extrazellulären Volumenmangels führen zur Oligurie, harnpflichtige Substanzen werden retiniert (*extrarenale* Azotämie). Kompensatorisch wird die Aktivität des Renin-Angiotensin-Aldosteron-Systems, später volumetrisch auch die Sekretion von ADH stimuliert; das Durstempfinden nimmt zu. Bei schwerem Flüssigkeitsdefizit kommt es zur Anurie und zum Tod im Kreislaufschock.

D **Diagnostische Hinweise**

Anamnese sowie Befund mit Analyse der Funktionen von Kreislauf und Niere geben die wichtigsten Informationen. Das Ausmaß des Defizits muß aus der klinischen Situation geschätzt werden.

T **Therapeutische Hinweise**

Ziel der Behandlung ist die Wiederauffüllung des extrazellulären, insbesondere des intravasalen Volumens durch **Infusionen** von Plasma oder kolloidalen Substanzen in Kombination mit physiologischen Elektrolytlösungen. Dabei soll zunächst eine leichte Hypervolämie angestrebt werden.

2.6 Kombinierter Natrium- und Wasserüberschuß

Definition: Absolute Zunahme des Natrium- und Wasserbestandes in physiologischer Relation, die fast ausschließlich den **interstitiellen Flüssigkeitsraum** betrifft (Ödem). Die Natriumkonzentration bleibt zunächst erhalten, sie kann in fortgeschrittenen Stadien durch Verdünnung zurückgehen.

Ursachen: Da Natrium- und Wassergehalt ausschließlich renal reguliert werden und das Ausmaß der proximal-tubulären Reabsorption eine Funktion des Intravasalvolumens ist, kann ein Überschuß nur zustande kommen, wenn die Niere zur Retention veranlaßt wird. Der auslösende Faktor ist ein Volumenverlust der Gefäßbahn infolge Abströmens von Flüssigkeit aus dem Kapillarbereich in den interstitiellen Raum durch

▷ **Anstieg des hydrostatischen Drucks** im venösen Kapillarschenkel bei kardialer Insuffizienz. Der Abstrom wird allerdings durch einen erhöhten Gradienten des kolloid-osmotischen Druckes (normal im Plasma, erniedrigt in der interstitiellen Ödemflüssigkeit) verringert.

▷ **Senkung des kolloid-osmotischen Druckes** infolge Hypalbuminämie bei nephrotischem Syndrom und bei Leberzirrhose, bei diabetischer Nephropathie besonders auch des kolloid-osmotischen Druckes der interstitiellen Flüssigkeit.

▷ **Steigerung der Kapillarpermeabilität** beim sog. idiopathischen Ödem.

Folgen: Die Flüssigkeitsmenge, die auf diese Weise die Gefäßbahn verläßt, ist per se zur Bildung eines Ödems nicht ausreichend. Eine Vergrößerung des interstitiellen Volumens als Ödem wird ungeachtet der auslösenden Ursache nur durch die Niere ermöglicht, die z.T. durch Abnahme der glomerulären Filtrationsrate, immer aber durch verstärkte proximal-tubuläre Reabsorption, Natriumsalze und Wasser retiniert. Daran sind in erster Linie intrarenale hämodynamische Mechanismen, später auch eine Aktivitätssteigerung des Renin-Angiotensin-Aldosteron-Systems beteiligt. Die Elektrolytzusammensetzung der Ödemflüssigkeit entspricht der der normalen interstitiellen Flüssigkeit. Die Plasma-Natriumkonzentration bleibt (zunächst) normal. Die retinierte Natriummenge kann die des Normalwertes für das gesamte austauschbare Natrium um 20–100% überschreiten. Sie wird durch zusätzliche Natriumeinnahme (z.B. auch durch Antazida oder natriumhaltige Antibiotika) verstärkt. Bei sehr starker intravaskulärer Hypovolämie (schwere kardiale Insuffizienz, Aszites, ausgeprägtes nephrotisches Syndrom) kann durch eine volumetrisch ausgelöste ADH-Stimulation die Wasserretention überwiegen, so daß eine Verdünnungshyponatriämie eintritt.

Während der **Ödementstehung** nehmen Urinvolumen und renale Natriumausscheidung stetig ab, das Körpergewicht steigt an. Wenn die retinierte Menge etwa fünf Liter überschreitet, wird das Ödem (zunächst in den abhängigen Körperpartien) als teigige Schwellung manifest. Die Ausweitung des interstitiellen Raumes hat eine Verlängerung des Transportwegs für Nährsubstanzen, Stoffwechselabbauprodukte sowie für Sauerstoff und CO_2 mit möglicher Beeinträchtigung der Zellfunktionen zur Folge. Bei fortschreitender Retention kommt es zur **Transsudation** in die Körperhöhlen als Pleura- oder Perikarderguß bzw. als Aszites in die freie Bauchhöhle. Lebenswichtige Organe können in ihrer Funktion beeinträchtigt werden (Lunge, Gehirn).

D **Diagnostische Hinweise**

Die Erkennung eines manifesten Ödems bereitet keine Schwierigkeiten. Während der Entstehung können Oligurie und Gewichtsanstieg für die Diagnose bedeutsam sein.

▼ **Therapeutische Hinweise**

Behandlung des Grundleidens. Symptomatisch: Bettruhe, diätetische Natriumrestriktion, bei Bedarf Saluretika und/oder Aldosteronantagonisten.

II Kalium-Haushalt

1 Physiologische Grundlagen

Während Natrium im Extrazellulärraum überwiegt, ist Kalium das dominierende anorganische Kation der Zelle. Es ist für deren strukturelle und funktionelle Integrität verantwortlich und findet sich in besonders hoher Konzentration in Geweben mit reger Stoffwechselaktivität und hoher Glykolyserate (Skelettmuskel, Myokard, Nerv, Gehirn); Zellsysteme mit niedriger metabolischer Funktion weisen einen geringeren Kaliumgehalt auf.

Der Kaliumbestand eines erwachsenen Mannes (70 kg) beträgt im Mittel 3500 mmol (50 mmol/kg); er liegt bei der Frau etwas niedriger. Im Alter kommt es, parallel zur Abnahme der Zellmasse, zu einem leichten Rückgang. 75–95% des Kaliumbestandes sind als austauschbares Kalium metabolisch rasch verfügbar. 98% des gesamten Körperkaliumgehaltes sind in den Zellen lokalisiert, die eine Konzentration bis zu 150 mmol/l Zellwasser aufweisen können. Der Kaliumgehalt der nichtzellulären Komponenten des Knochens ist mit 146 mmol/l Zellwasser völlig austauschbar. Im Kaliummangelzustand retiniert das Skelettsystem Kalium über längere Zeit und in größeren Mengen. Während der Alterungsprozesse geht allerdings der Knochen-Kaliumgehalt zurück. Aufgrund elektrischer Phänomene ist anzunehmen, daß Kalium in der Zelle hauptsächlich als freies Ion vorliegt und nur zu einem geringen Teil an Glykogen oder an phosphorylierte Kohlenhydrate gebunden ist. Zellorganellen können jedoch andere Kaliumkonzentrationen aufweisen als das Zytosol. Die Extrazellulärflüssigkeit enthält mit einer Konzentration von $4,0 \pm 0,5$ mmol/l weniger als 2%, das Plasma etwa 0,4% des Kaliumbestandes (Abb. H6-5).

Die hohe Kalium- (und niedrige Natrium-)Konzentration in der Zelle wird durch einen aktiven Transportmechanismus gewährleistet, der eingedrungenes Natrium entgegen dem Konzentrations-

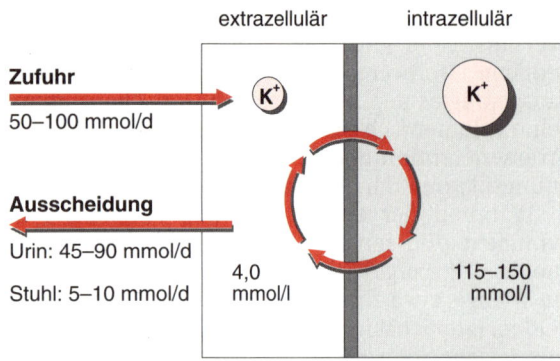

Abb. H6-5: Verteilung und Dynamik des Kaliums.

gradienten ständig aus der Zelle ausschleust und dabei den Einwärtstransport von Kalium ermöglicht. Da mehr Natrium nach außen als Kalium nach innen transportiert wird (3 Na⁺ gegen 2 K⁺), entsteht eine **elektrische Potentialdifferenz** mit Negativität im Zellinneren.

Die Energie für diesen Vorgang wird durch die Hydrolyse von Adenosintriphosphat (ATP) zu Adenosindiphosphat (ADP) und Phosphat gewonnen, die durch das in der Zellmembran lokalisierte, durch Natrium und Kalium aktivierte, magnesiumabhängige Enzym Adenosintriphosphatase (Na⁺-K⁺-ATPase) katalysiert wird. Dieses Enzym, das biochemisch die eigentliche Kationenpumpe darstellt, wird aktiviert, wenn die Kaliumkonzentration der Zelle absinkt oder die des Natriums an-

steigt; seine Aktivität wird durch eine Abnahme der extrazellulären Kaliumkonzentration herabgesetzt, durch Ouabain und Digitalisglykoside spezifisch gehemmt.

1.1 Kaliumbilanz

Bei gemischter Kost nimmt der Erwachsene mit den zellulären Bestandteilen der Nahrung (z.B. Muskelfleisch, Kartoffeln, Gemüse, Obst o.ä.) pro Tag etwa 50 bis 150 mmol Kalium zu sich. Die Kaliumabsorption erfolgt entlang einem elektrochemischen Gradienten im Jejunum und Ileum. Solange der Kaliumhaushalt ausgeglichen ist, entspricht die Ausscheidung, die beim Gesunden zu 90% durch die Niere und zu 10% durch den Darm erfolgt, mengenmäßig der Zufuhr (Abb. H6-6).

1.2 Regulation des Kalium-Haushaltes

1.2.1 Externe Kaliumbilanz

Die Feinregulation des gesamten Kaliumbestandes obliegt der Niere und erfolgt mittels einer **Sekretion durch die Tubuluszellen.** Im Gegensatz zum extrazellulären Natrium, dessen Bestand durch extrazelluläre Vorgänge wie Filtration und tubuläre Rejektion bzw. Reabsorption gesteuert wird, wird der Bestand des zellulären Kations Kalium durch zelluläre Mechanismen kontrolliert.

Das glomerulär filtrierte Kalium wird nahezu quantitativ im proximalen Tubulus und in der Henle-Schleife reabsorbiert; die im Urin enthal-

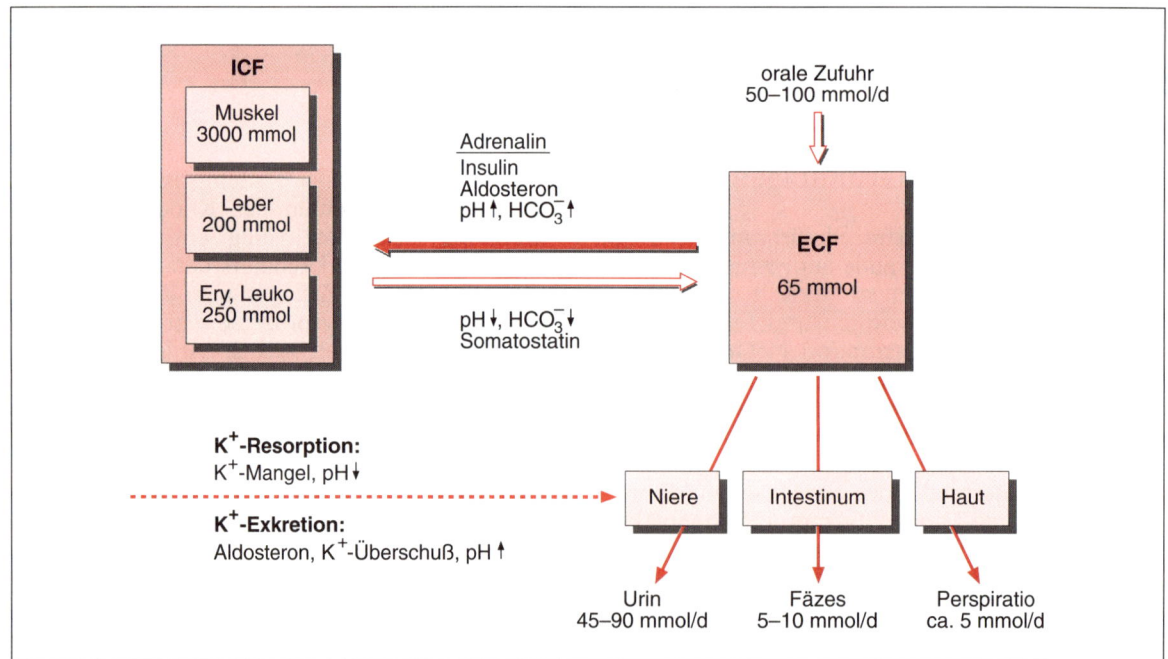

Abb. H6-6: Aufnahme, Verteilung, Dynamik und Ausscheidung von Kalium. ICF = Intrazellulärflüssigkeit, ECF = Extrazellulärflüssigkeit.

tene Kaliummenge entstammt fast ausschließlich tubulären Sekretionsvorgängen, die von der Fähigkeit der Zelle zur Natriumreabsorption abhängig sind.

Von der peritubulären Seite gelangt Kalium aus dem Blut der Kapillaren durch aktiven Transport, der durch die Höhe des Kaliumangebotes aus dem Plasma, durch die Aktivität der Mineralokortikoide, die gleichzeitig die Natriumreabsorption stimuliert und durch die peritubuläre Na^+-K^+-ATPase gefördert wird, in die Zellen des distalen Tubulus und der Sammelrohre (Abb. H6-7). Diese Kaliumaufnahme kann unter pathologischen Bedingungen auch durch einen Anstieg der extrazellulären HCO_3^--Konzentration (metabolische Alkalose) stimuliert werden. Alle diese Vorgänge steigern die zelluläre Kaliumkonzentration und somit auch die Kaliumabgabe in den Primärharn; sie können bei überschießender Aktivität zum Anlaß für renale Kaliumverluste werden (s. S. 553).

Die vorwiegend passive Kaliumabgabe aus der Tubuluszelle in das Lumen durch einen speziellen Kaliumkanal der apikalen Membran wird durch Zunahme der Strömungsgeschwindigkeit und der Natriummenge der Tubulusflüssigkeit begünstigt. Wenn die Kaliumzufuhr allerdings eingeschränkt wird oder wenn extrarenale Verluste eintreten, geht die Aldosteronaktivität zurück, so daß die renale Kaliumsekretion etwa auf die Hälfte absinkt. Bis

zum Wirksamwerden kann jedoch bereits eine negative Kaliumbilanz von 200–300 mmol entstehen. Die Ausscheidung sistiert erst vollständig, wenn der zellulär-tubuläre Kaliumgehalt auf etwa 75% abgesunken ist; dann haben weder Mineralokortikoide noch ein distales Natriumangebot oder die Na^+-K^+-ATPase-Aktivität einen sekretionsfördernden Einfluß. Nicht reabsorbierbare Anionen, z.B. Sulfat, steigern die renale Kaliumausscheidung nur, wenn die Chloridkonzentration im Urin unter 15 mmol/l liegt.

Bei sehr hoher Kaliumzufuhr, aber auch bei renaler Funktionseinschränkung, können durch die Kolonschleimhaut mittels eines im Prinzip ähnlichen Vorganges bis zu 35% des zugeführten Kaliums ausgeschieden werden. Durch diese Eliminationsvorgänge wird der Organismus gegen starke Schwankungen der zellulären Kaliumkonzentration (z.B. bei übermäßiger Zufuhr oder zu großer endogener Kaliumfreisetzung nach Zellzerfall bei Trauma, Operation, Verbrennung, Fieber o.ä.) geschützt.

1.2.2 Interne Kaliumbilanz

Der Kaliumeinstrom in die Zellen, besonders der Leber und Skelettmuskulatur, wird durch Insulin, ebenfalls über eine Na^+-K^+-ATPase sowie durch Stimulation der β-adrenergen Rezeptoren, durch

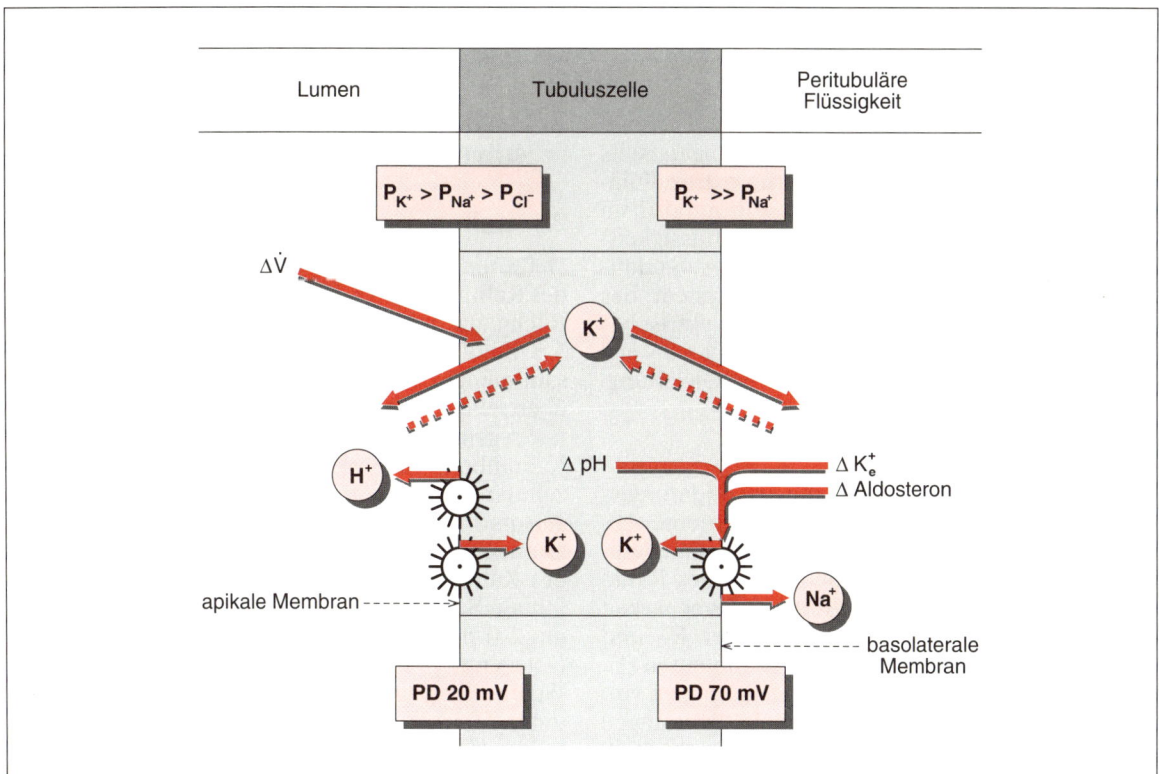

Abb. H6-7: Beeinflussung der Kaliumsekretion im distalen Tubulus. PD = Potentialdifferenz, K_e^+ = extrazelluläre Kaliumkonzentration.

Anstieg der extrazellulären HCO_3^--Konzentration und vermutlich auch durch Mineralokortikoide gefördert (Abb. H6-6). Eine Aktivitätssteigerung der α-adrenergen Rezeptoren bewirkt dagegen eine Kaliumabgabe aus der Leberzelle.

Zwischen den hauptsächlichsten intrazellulären Kationen Kalium und Magnesium besteht eine enge Beziehung. Magnesium-Mangel bewirkt Kaliumverluste aus Herz- und Skelettmuskelzellen. Ein intrazellulärer Kaliumverlust kann nur ausgeglichen werden, wenn die Mg^{++}-Konzentration normalisiert ist. Als Ursachen werden generalisierte Änderungen der Membranstruktur, gestörte Mitochondrienfunktion oder Hemmung der Na^+-K^+-ATPase bei Magnesium-Defizit diskutiert.

1.2.3 Kaliumadaptation

Wenn bereits größere Kaliummengen verabreicht sind, führt eine zusätzliche Kaliumapplikation nicht zu einer gefährlichen Hyperkaliämie, da bis zu 80% des Kaliums in diesem Stadium mit Hilfe von Insulin und Adrenalin vorübergehend in die Zellen aufgenommen werden und außerdem Kalium durch die Zellen des distalen Tubulus und des Kolons, z.T. auch durch Schweiß- und Speicheldrüsen mit Hilfe der Mineralokortikoide eliminiert werden kann.

Da umgekehrt eine Normokaliämie Voraussetzug für den vollen Mineralocorticoideffekt ist, wird bei diätetisch bedingter Hypokaliämie die renal-tubuläre Kaliumsekretion gehemmt und die Reabsorption im corticalen Sammelrohr gesteigert.

1.2.4 Funktionen des Kaliums

Die asymmetrische Kaliumverteilung beiderseits der Zellmembran, d.h. der hohe intra-extrazelluläre Kaliumkonzentrationsgradient (150 mmol/l im Zytosol; 4,0 mmol/l in der Extrazellulärflüssigkeit) erzeugt in erregbaren Strukturen (Nerv, Skelett- und glatte Muskulatur; Reizbildungssystem des Herzens und Arbeitsmyokard) ein elektrisches Kalium-Gleichgewichtspotential, das mit −85 mV ziemlich nahe an dem nach der Nernst-Gleichung

$$E_K = \frac{RT}{F} \ln \frac{[K^+]_i}{[K^+]_e}$$

errechneten Ruhepotential (E_M) liegt. Änderungen dieses Gradienten, hervorgerufen durch eine Ab- oder Zunahme der extra- oder intrazellulären Kaliumkonzentration, haben Änderungen des Ruhepotentials zur Folge. Da der Grad der Erregbarkeit einer Zelle durch den Abstand zwischen E_M und dem stets gleichbleibenden Schwellenpotential (E_T ca. −55 mV) bestimmt ist, führen Steigerungen von E_M (Hyperpolarisation) zur Abnahme, Senkungen (Hypopolarisation) zur Zunahme der Erregbarkeit.

In der Zelle ist Kalium der prinzipielle Denominator der **osmotischen Konzentration.** Da es außerdem ein wichtiger Kofaktor zahlreicher Enzymsysteme ist, sind viele intrazelluläre Stoffwechselvorgänge, z.B. die Energieproduktion aus aerober und anaerober Glykolyse, die Bildung sowie die Spaltung von energiereichen Phosphaten oder die Synthese von Glykogen und Protein u.a. von einer regulären Kaliumkonzentration in der Zelle und deren Organellen abhängig. So erfolgt z.B. die Akkumulation von 1,0 g Glykogen in einer Relation zu 0,45 mmol Kalium, die von Protein in einem Verhältnis von 3,0 mmol Kalium/g Protein-Stickstoff. Bei Kaliummangel sind somit auch Kohlenhydratutilisation und Proteinsynthese durch die Zelle eingeschränkt.

Als spezielle Zellfunktionen, die unter dem Einfluß von Kalium stehen, sind z.Zt. unter anderem die Synthese von Mineralokortikoiden und die akute Freisetzung von Insulin durch Depolarisation der Inselzellmembran mit konsekutivem Eintritt von Kalzium, das in der Zelle alle Vorgänge in Gang setzt, die zur Sekretion des Hormons führen. Auch die Freisetzung von Glukagon, von Katecholaminen, von Wasserstoffionen durch die Belegzellen der Magenschleimhaut, die Abgabe von Pankreassekret und Amylase nach Stimulation durch Cholezystokinin und Pankreozymin sowie die Fähigkeit der Niere zur Konzentrierung und zur Azidifikation des Urins sind „Kalium-abhängig". Alle diese Funktionen können durch (zellulären) Kaliummangel beeinträchtigt und durch langfristige Kaliumsubstitution, nicht aber durch rasche Normalisierung der extrazellulären Kaliumkonzentration allein wieder restituiert werden.

2 Pathophysiologie einzelner Störungen des Kalium-Haushaltes

2.1 Kaliummangel, Hypokaliämie

Definiton: Ein **Kaliummangel** bedeutet Abnahme des Kaliumgehaltes des Organismus, **Hypokaliämie** Rückgang der Serum-Kaliumkonzentration unter 3,5 mmol/l. Da Kaliumverluste fast immer die Gesamtmenge des extrazellulären Kaliumbestandes übertreffen, liegt bei **verlustbedingter Hypokaliämie** fast regelmäßig auch eine Reduktion des gesamten Kaliumbestandes vor. Wenn keine Störungen des zellulären Transportes bestehen, können aus dem Ausmaß der Senkung der extrazellulären Kaliumkonzentration grobe Rückschlüsse auf die Höhe des Kaliummangels gezogen werden. So läßt eine initiale Senkung der Plasma-Kaliumkonzentration um 1,0 mmol/l etwa einen Verlust von 100–200 (gelegentlich bis 300) mmol Kalium annehmen. Wenn allerdings die Plasma-Kaliumkonzentration unter 2,0 mmol/l abgesunken ist, geht trotz anhaltender Verluste der weitere Abfall sehr viel langsamer vor sich, so daß hieraus kaum noch Schlüsse auf das gesamte Kaliumdefizit gezogen werden können.

Eine isolierte Hypokaliämie, die meist mit einer leichten Zunahme der zellulären Kaliumkonzentration einhergeht, kommt bei der paroxysmalen familiären hypokaliämischen Lähmung (s. S. 554), bei plötzlich verstärkter Insulinwirkung (z.B. bei Therapie des Coma diabeticum, in der Initialphase einer akuten, meist respiratorischen Alkalose) sowie bei plötzlicher starker Stimulation der β-Adrenozeptoren zustande, da plötzlich größere Kaliummengen in die Zellen eindringen *(Verteilungshypokaliämie).*

Umgekehrt wird bei Azidose, bei Hypoxie und bei Hypovolämie der zelluläre Kaliumbestand durch Kaliumabstrom in den Extrazellulärraum vermindert, während extrazellulär eine normale oder erhöhte Kaliumkonzentration bestehen bleibt.

Bei **Abnahme der Zellmasse,** besonders wenn die Skelettmuskulatur betroffen ist, geht der gesamte Kaliumbestand des Organismus zurück (Verminderung der Kaliumkapazität), ohne daß die Kaliumkonzentration intrazellulär oder extrazellulär eine Änderung zu erfahren braucht.

Ursachen: Kaliummangel und/oder Hypokaliämie können auf verschiedene Weise entstehen; am häufigsten ist eine zunächst korrelierte **Abnahme von extra- und intrazellulärem Kalium** bei einfacher negativer Kaliumbilanz. Dabei kann allerdings der intra-extrazelluläre Kaliumkonzentrationsgradient von den Normwerten abweichen.

▷ **Intestinale Verluste** entstehen durch:
  – **Mangelhafte Zufuhr** bei längerem Fasten, bei Anorexie, bei parenteraler Ernährung mit kaliumfreien Infusionslösungen, vor allem in Kombination mit hoher Natriumzufuhr oder Alkalose; bei Malabsorptionssyndrom (z.B. Steatorrhöe).
  – Länger anhaltendes **Erbrechen** bzw. Daueraspiration des Magensaftes (Kaliumgehalt bis zu 20 mmol/l). Dabei werden durch Volumenverlust und Alkalose über eine verstärkte Aldosteron-Wirkung zusätzliche renale Kaliumverluste induziert.
  – Anhaltende **Diarrhöe,** chronischer **Laxanzienabusus,** exzessive **Purgationen,** intestinale **Fisteln** und Fisteldrainagen mit mangelhafter intestinaler Kaliumabsorption (Kaliumgehalt des flüssigen Stuhls 40–60 mmol/l); Diarrhöen, z.B. bei endokrinen Pankreaserkrankungen, vermittelt durch intestinale Sekretagoga (vasoaktives intestinales Peptid [VIP], gastrisches Inhibitor-Polypeptid [GIP], Sekretin o.ä.), die die Kaliumsekretion durch die Zellen des Jejunums stimulieren.
  – **Mukorrhöe** bei villösem Adenom auch ohne manifeste Diarrhöe infolge des hohen Kaliumgehaltes des Schleims bis zu 80 mmol/l, der ebenfalls durch Sekretagoga induziert wird.

Bei diesen Zuständen hält die renale Kaliumausscheidung zunächst an. Sie geht erst nach etwa acht bis 16 Tagen zurück, wenn die Kaliumkonzentration in den Tubuluszellen auf einen kritischen Wert abgesunken ist. Dabei können 200 –300 mmol Kalium (6 –7% des Kaliumbestandes) verlorengehen.

▷ **Renale Verluste** entstehen infolge Änderungen von Struktur und/oder Funktion der Niere:
  – Zellschädigung durch interstitielle Nephritis oder Pyelonephritis, interstitielle Fibrose; hyperkalzämische Nephropathie; polyurische Phase des akuten Nierenversagens; Bartter-Syndrom (Hemmung des Chloridtransports im aufsteigenden Schleifenschenkel mit vermehrtem NaCl-Angebot an die kaliumsezernierenden Zellen), Fanconi-Syndrom (teilweise).
  – Renal-tubuläre Azidose: Typ I (Kalium wird anstelle von H^+-Ionen ausgeschieden); Typ II (hohes Flüssigkeitsangebot an den distalen Tubuli und sekundärer Aldosteronismus).
  – Hohes Kaliumangebot an die Niere bei Zellzerfall oder Dehydratation, z.T. auch bei sehr starker Muskelarbeit in Hitze.
  – Metabolische und initial auch respiratorische Alkalose.
  – Exzessive Mineralokortikoidwirkung (primärer und sekundärer Aldosteronismus, Desoxycorticosteron, Corticosteron).
  – Aldosteronismus bei Hyperplasie der juxtaglomerulären Zellen, bei reninproduzierendem Tumor, bei der distalen Form der renal-tubulären Azidose.
  – Hyperkortisolismus, besonders bei Neoplasma der Nebennierenrinde oder ektoper ACTH-Produktion (paraneoplastisches Syndrom, z.B. bei Bronchialkarzinom).

▷ **Stimulierung der renalen Kaliumexkretion durch Medikamente:**
  – Hohes tubuläres Natriumangebot (NaCl-Infusionen, Na-Salze von Penicillin und p-Aminosalicylsäure) in höherer Dosierung über längere Zeit.
  – Saluretika, Carboanhydrase-Hemmstoffe.
  – Chronische Alkalizufuhr.
  – Mineralokortikoide, Glukokortikoide in hoher Dosierung.
  – Succus liquiritiae (Süßholzsaft) infolge der Mineralokortikoidwirkung des Wirkstoffes Glycerrhitinsäure (Lakritze, Carbenoxolon).
  – Digitalisglykoside bewirken durch Hemmung der Na^+-K^+-ATPase einen erhöhten Efflux von Kalium aus der Zelle, das renal ausgeschieden wird.

▷ **Isolierte Transportstörungen:**
  – **Kaliummangel ohne Hypokaliämie** infolge stärkerer zellulärer Kaliumabgabe bei Azidose (bei Hypoxie, verstärkter Wirkung der Katecholamine).
  – Extreme Hypokaliämie ohne allgemeinen Kaliummangel **(Verteilungshypokaliämie)** infolge disproportionalen Kaliumeinstroms in die

Zelle nach Insulin in hoher Dosierung, bei familiärer paroxysmaler hypokaliämischer Lähmung als Folge eines temporären Defekts der Skelettmuskelmembran mit hohem plötzlichem Kaliumeinstrom in die Zelle und nach Alkoholentzug bei beginnendem Delirium tremens.

Folgen: Ein mäßiger Kaliumverlust bis zu 350 mmol (10%) des Kaliumbestandes tritt beim Zusammentreffen einer erniedrigten Aufnahme mit gesteigerten intestinalen Verlusten, vermutlich auch nach jedem operativen Eingriff ein. Meist sind diese Zustände selbstlimitierend, solange keine zusätzliche Beeinträchtigung des Kalium-Haushaltes, z.B. durch Digitalis, Diuretika oder hochdosierte Steroidtherapie hinzukommt. Normale Nahrungsaufnahme und Nierenfunktion (Verhinderung der Sekretion, Zunahme der renalen Reabsorption von Kalium) gleichen den Kaliumhaushalt wieder aus; bei kardialen Rhythmusstörungen muß jedoch in dieser Phase Kalium bereits substituiert werden.

Schwerer Kaliummangel (bis zu 30%) ist weniger häufig. Er äußert sich in neuromuskulären, kardialen und zerebralen Störungen, in Durst, Polyurie, Aminoazidurie und Proteinurie. Bei Verlusten über 30% treten Beeinträchtigungen der Zellfunktionen ein. Es kommt zu stärkstem Krankheitsgefühl mit Bewußtseinsstörungen und zum Tod im hypokaliämischen Koma.

▷ **Neuromuskuläre Folgen:** Die Abnahme der extrazellulären Kaliumkonzentration verringert die Mg-abhängige Na^+-K^+-ATPase und dadurch den Auswärtstransport von Natrium und den Einwärtstransport von Kalium durch die Zellmembran. Daraus resultiert in der Zelle ein geringer Anstieg der Natriumkonzentration mit äquivalentem Abfall der Kaliumkonzentration. Ruhemembranpotential (RMP oder E_M) sowie Erregbarkeit von Nerv- und Muskelzellen werden durch das Verhältnis zwischen intra- und extrazellulärer Kaliumkonzentration determiniert. Da die extrazelluläre Kaliumkonzentration relativ niedrig ist, erzeugen bereits geringe Abweichungen große Variationen dieses Gradienten und somit auch des RMP. Ein Abfall der Serum-Kaliumkonzentration, z.B. von 4,0 auf 2,5 mmol/l, hat einen Anstieg des Potentials von normal etwa −85 mV um ca. 20% auf −100 mV zur Folge. Dadurch wird der Abstand zum Schwellenpotential, das mit −0,55 mV auch bei Hypokaliämie gleich bleibt, vergrößert und die Erregbarkeit herabgesetzt.

Als Folge treten bei raschem Abfall der extrazellulären Kaliumkonzentration Adynamie und Muskelschwäche auf, die meist an den unteren Extremitäten beginnen; es kommt zu Muskelkrämpfen und Parästhesien, zu Hyporeflexie und Tonusverlust, schließlich zu aufsteigenden Lähmungen, die auch das Zwerchfell, die Interkostal- und Atemauxiliarmuskulatur einbeziehen, zur Fischmaulatmung und zum Tod durch respiratorische Insuffizienz. Die Schädigung zerebraler Funktionen hat Apathie, Somnolenz und hypokaliämisches Koma zur Folge.

Wenn das Kaliumdefizit 30% übersteigt, kann das Ruhemembranpotential auf abnorm tiefe Werte abfallen; da dann die Aktivität der Kreatinphosphatkinase (CPK) ansteigt und die intrazelluläre Natriumkonzentration zunimmt, muß eine schwere Beeinträchtigung der Membranfunktion (Permeabilitätsänderung, Pumpversagen) als Ursache angenommen werden.

Auch die glatte Muskulatur reagiert auf Kaliummangel mit Tonusverlust und Lähmung; daraus resultieren Verzögerung der Magenentleerung, Distensionen der Darmwand, abdominelle Krämpfe und schließlich paralytischer Ileus. Infolge einer Atonie der Harnblase kommt es zu Urinentleerungsstörungen. Die Reaktion auf parasympathische Reize ist vermindert.

Bei langsamer Entwicklung eines Kaliummangelsyndroms werden diese Symptome nicht selten vermißt, insbesondere wenn durch relativ gleich große intra- und extrazelluläre Verluste der Kaliumkonzentrationsgradient und somit das Ruhemembranpotential gewahrt bleiben. Durch Beeinflussung von Enzymreaktionen und Beeinträchtigung energieliefernder Prozesse (Synthese von Protein, Glykogen, ATP o.ä.) sind dennoch zelluläre Funktionsstörungen möglich.

Eine **Sonderform** ist die **familiäre paroxysmale hypokaliämische Lähmung** als dominant autosomal vererbte Störung des Kaliumtransportes durch die Zellmembran bei jüngeren Menschen ab der zweiten Dekade durch plötzliches Einströmen von Kalium in die Zelle und dadurch bedingte, teilweise extreme Hypokaliämie. Manchmal tritt **vorher** ein Rückgang der renalen Kaliumausscheidung ein, während es in der Erholungsphase zur Kaliurese kommt. Trotz gleichzeitigen Wassereinstroms ist die zelluläre Kaliumkonzentration erhöht. Der primäre Defekt liegt in der Muskulatur mit völligem **Fehlen der Membranerregbarkeit** auf chemische, mechanische oder elektrische Reize im Anfallsstadium. Elektronenoptisch findet sich eine permanente Vakuolisierung der Muskulatur, auch im Intervall. Die häufig nachts auftretenden Anfälle, die durch Quadriplegie (vollständige Lähmung aller vier Extremitäten) mit Bewußtseinsverlust charakterisiert sind, werden durch vorangegangene kohlenhydratreiche Mahlzeit, durch Insulin oder durch Natriumbelastung, durch bestimmte Mineralokortikoide (nicht Aldosteron) und durch β-Rezeptorenstimulation provoziert. Die Insulinaktivität ist zu Beginn des Anfalls stark erhöht, die insulinbedingte Kaliumaufnahme in die Zelle ist meist über die Norm gesteigert. Die Attacken, die durch Kaliumgaben und durch Spironolacton beseitigt und durch kohlenhydratarme und kochsalzbeschränkte Kost verhindert werden können, gehen mit zunehmendem Alter zurück. Die quadriplegischen Anfälle können auch bei Thyreotoxikose auftreten.

▷ **Kardiale Folgen:** Am Herzen werden die Erregungsvorgänge durch eine erniedrigte extrazelluläre Kaliumkonzentration je nach Art der spezifischen Fasern unterschiedlich beeinflußt. Die Reduktion der Na$^+$-K$^+$-ATPase-Aktivität erleichtert an Myokard und Widerstandsgefäßen den Kalziumeinstrom in die Zelle. Dadurch werden Inotropie und Vasokonstriktion gefördert. Das Ruhepotential der Fasern des Arbeitsmyokards wird erhöht (Hyperpolarisation), das maximale diastolische Potential der Purkinje-Fasern dagegen weniger beeinflußt. Die Anstiegsgeschwindigkeit der diastolischen Depolarisation wird stärker, so daß auch ruhende Schrittmacherzentren und das Ventrikelmyokard zur automatischen Reizbildung befähigt werden. Die Rhythmusstörungen bei Hypokaliämie resultieren somit aus ektopen und polytopen Erregungen. Die AV-Überleitungszeit kann bei Hypokaliämie verzögert sein, so daß zu den häufig **supraventrikulären Tachykardien** eine **AV-Blockierung** hinzutritt. Durch verschiedenartige Beeinflussung der Repolarisationsphasen wird die absolute Differenz der Aktionspotentiale der verschiedenen Abschnitte größer; dadurch wird ein Wiedereintrittsphänomen *(Re-entry-Phänomen)* begünstigt, das zum Auftreten von Kammerflimmern führen kann.

Da **Digitalisglykoside** am gleichen Rezeptor (Na$^+$-K$^+$-ATPase) angreifen wie Kalium, werden bei sinkender extrazellulärer Kaliumkonzentration (<3,5 mmol/l) mehr Digitalismoleküle an den Rezeptor gebunden, so daß bereits bei kleineren Digitalisdosen Intoxikationserscheinungen auftreten, zumindest jedoch die Empfindlichkeit des Herzens gegenüber Digitalis stark zunimmt. Im toxischen Digitalisbereich dominieren elektrophysiologische Phänomene, die mit denen einer Hypokaliämie identisch sind:
– Steigerung der Fähigkeit zur Automatie,
– Bildung neuer Schrittmacherzentren und
– Verlängerung der AV-Überleitungszeit.
– Durch Reaktion mit dem phosphorylierten Intermediat hemmt Digitalis außerdem die Na$^+$-K$^+$-ATPase, so daß zusätzlich ein zellulärer Kaliumverlust eintritt, der die Depolarisation begünstigt. Durch den gleichen Prozeß wird eine Natriumanreicherung der Zelle vermittelt.

Die Auswirkungen der Hypokaliämie auf das Aktionspotential bedingen charakteristische **EKG-Veränderungen,** die zunächst die Repolarisationsphase betreffen:
– Senkung der ST-Strecke unter 0,5 mm,
– Abnahme der Amplitude oder Inversion der T-Welle,
– Zunahme der U-Wellen-Amplitude über 0,5 mm,
– später TU-Verschmelzung, die gelegentlich fälschlicherweise Anlaß zur Annahme einer QT-Verlängerung geben kann (Abb. H6-8a und b).

Eine lineare Korrelation der EKG-Veränderungen zum Ausmaß der Hypokaliämie besteht meist zwar nicht, jedoch finden sich diese Veränderungen in 78%, wenn die extrazelluläre Kaliumkonzentration unter 2,7 mmol/l liegt, in 35% bei Werten zwischen 2,7 und 3,0 mmol/l, aber nur in 10% bei einer Serum-Kaliumkonzentration von 3,0–3,5 mmol/l. Ein weiteres Absinken der extrazellulären Kaliumkonzentration resultiert in Leitungsstörungen im Ventrikelmyokard oder im peripheren Leitungssystem, die sich elektrokardiographisch in Verbreiterung (ohne Dekonfiguration) des QRS-Komplexes, in Abnahme von Amplitude und Dauer der P-Zacke sowie der Dauer des PQ-Intervalls äußern.

▷ **Renale Folgen:** Kaliummangel führt zur **Einschränkung der renalen Konzentrationsfähigkeit** mit Verlust an freiem Wasser als Polyurie und/oder Nykturie, der einen Anstieg der extrazellulären Natriumkonzentration zur Folge hat. Wenn 150–200 mmol Kalium verloren sind, ist die maximale Konzentrierung des Urins nicht mehr möglich, bei einem Verlust von 400 mmol Kalium wird der Urin plasmaisoton. Einerseits

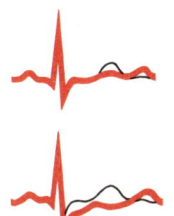 Abflachung und Negativwerden der T-Welle
Senkung der ST-Strecke
Auftreten einer U-Welle

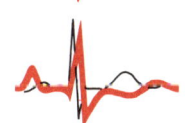 Verlängerung der QT-Zeit durch Verbreiterung der T-Welle und Verschmelzung der U-Welle mit der T-Welle

seltener:
Zunahme der Amplitude von P
Verlängerung des P-R-Intervalles
Verbreiterung von QRS

a)

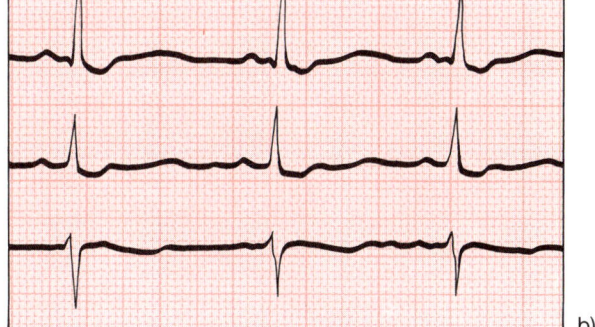
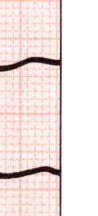

b)

Abb. H6-8:
a) Typische EKG-Veränderungen bei Hypokaliämie.
b) Original-EKG bei Hypokaliämie von 1,7 mmol/l; HCO$_3^-$ = 36 mmol/l.

ist bei Kaliummangel der Gehalt der Osmo-rezeptoren an intrazellulären osmotisch aktiven Substanzen herabgesetzt und dadurch die Schwelle des Osmostaten zur Abgabe von ADH verändert. Andererseits ist aber auch die Reaktion der Niere auf exogenes antidiuretisches Hormon verringert, da der Kaliummangel die Mitochondrienfunktion im äußeren Mark beeinträchtigt und somit die Fähigkeit der Zellen des dicken aufsteigenden Schleifenschenkels zur Gewinnung von Energie für den aktiven NaCl-Transport vermindert; dadurch kommt es zu einer Abnahme der osmotischen, besonders aber der Natriumkonzentration im Interstitium des Nierenmarks. Gleichzeitig tritt eine partielle, wenn auch reversible Schwächung des Vasopressin-abhängigen zyklischen AMP-Systems ein, die zu einer geringeren Wasserpermeabilität der Sammelrohrzellen führt. Kalium ist ein wichtiger Kofaktor dieses Systems, das auch das Parathormon-abhängige zyklische AMP-System der Nierenrinde mit einbegreift; die Verdünnungskapazität ist dagegen meist erhalten.

Ob für diese Schädigungen allein ein Abfall der extrazellulären Kaliumkonzentration verantwortlich ist oder ob ein zellulärer Kaliummangel eher eine Rolle spielt, ist nicht einfach zu entscheiden. Für eine ursächliche Beteiligung der Abnahme der zellulären Kaliumkonzentration spricht die Tatsache, daß auch bei schwerer Alkalose und dadurch bedingter Hypokaliämie von 2,5 mmol/l bei noch normalem Gesamt-Kaliumgehalt die Konzentrationsfähigkeit erhalten sein kann, während umgekehrt bei allgemeinem Kaliummangel auch eine akute Normalisierung der extrazellulären Kaliumkonzentration den Konzentrationsdefekt zunächst nicht beseitigen kann. Erst nach einer Kaliumsubstitution über einen Zeitraum von etwa einer Woche wird die reguläre Konzentrationskapazität wieder erreicht; daraus ist zu schließen, daß die Beeinträchtigung der renalen Konzentrationskapazität durch Verlust zellulären Kaliums bedingt ist.

Eine **Polydipsie** kann bei Kaliummangelzuständen schon vor der Beeinträchtigung der renalen Konzentrationskapazität einsetzen und teilweise stärker ausgeprägt sein, als es dem Konzentrationsdefekt entspricht, so daß zusätzlich auch eine Beeinflussung hypothalamischer Zentren bei Kaliummangel diskutiert werden muß. Da die (durch Durst bedingte) Wasserbelastung die Ansprechbarkeit der Niere für Vasopressin herabsetzen kann, sind neben den renalen noch zentrale Faktoren für die Einschränkung der Konzentrationskapazität verantwortlich.

Metabolische Folgen: Zwischen der Kalium- und Wasserstoffionenkonzentration der Zelle kann eine inverse Relation angenommen werden; so führt Kaliummangel durch kompensatorischen H^+-Ionen-Anstieg zu **intrazellulärer Azidose,** die in der Tubuluszelle eine vermehrte H^+-Ionen-Sekretion begünstigt. Dadurch kommt es einerseits zu einer verstärkten HCO_3^--Reabsorption mit reduzierter HCO_3^--Ausscheidung, andererseits zu einem Anstieg der H^+-Ionen-Elimination in Form von NH_4^+, zumal im Kaliummangel alle Schritte der NH_3-Synthese aktiviert sind. Das Resultat ist ein Verlust von Wasserstoffionen und eine verstärkte Rückgewinnung von Bikarbonat mit dem Endeffekt einer **metabolischen Alkalose.** Der reaktive HCO_3^--Anstieg wird durch eine Abnahme der renal-tubulären Chloridreabsorption (in allen Tubulusabschnitten) weiter verstärkt, die auch durch hohe Chloridapplikation nicht beseitigt werden kann, solange der Kaliummangel fortbesteht.

Die inverse Relation zwischen H^+ und K^+ tritt auch dann ein, wenn bei metabolischer Azidose die zelluläre H^+-Ionenkonzentration zuerst ansteigt: Kalium wird aus der Zelle getrieben **(Hyperkaliämie).**

Hypokaliämie führt zu einem vom Renin-Angiotensin-System und von Volumen-Schwankungen unabhängigen Rückgang der Aldosteronsekretion, die entweder durch Senkung der extrazellulären Kaliumkonzentration oder durch eine Abnahme des Kaliumgehaltes der Zellen der Nebennierenrinde hervorgerufen wird. Die Reninsekretion ist dagegen bei Kaliummangel gesteigert.

Wenn das Kaliumdefizit 30% überschreitet, werden wichtige Zellfunktionen geschädigt:
– Die **Insulinproduktion** wird herabgesetzt, es wird eine nur schwach aktive Pro-Insulin-Fraktion anstelle des wirksamen Insulins durch das Pankreas sezerniert.
– Die **Glykogensynthetase** wird vermindert, der Glykogenaufbau somit eingeschränkt.
– Der **Muskelglykogengehalt** fällt stark ab.

Diese Störungen führen zu einer Beeinträchtigung der Kohlenhydrattoleranz, die sich besonders bei Patienten mit bereits manifestem oder subklinischem Diabetes mellitus ungünstig auswirkt. Auch andere vom Kalium-Haushalt abhängige Zellfunktionen (z. B. der Proteinmetabolismus) können betroffen sein.

D **Diagnostische Hinweise**

Kaliummangelerscheinungen sind bei entsprechenden Befunden (Muskelschwäche, kardiale Rhythmusstörungen, Digitalisglykosidunverträglichkeit) in erster Linie aus der **Anamnese** zu erkennen. Die Diagnose wird gesichert durch mehrfache Bestimmungen der extrazellulären Kaliumkonzentration und der renalen Kaliumausscheidung.

▼ **Therapeutische Hinweise**

In erster Linie muß die auslösende Ursache beseitigt werden. Zur Substitution genügt bei geringeren Verlusten eine kaliumreiche Kost. Wenn dies nicht ausreicht, muß Kalium, meist als Kaliumchlorid, oral oder intravenös substituiert werden. Bei vorwiegend renalen Verlusten ist die Applikation von Aldosteronantagonisten oder Kalium-sparenden

Diuretika (Amilorid, Triamteren) in Erwägung zu ziehen. Eine Substitution mit Kaliumbicarbonat wird bei der (seltenen) hypokaliämischen metabolischen Azidose erforderlich.

2.2 Hyperkaliämie

Bei akuter Verabreichung von 150 mmol Kalium steigt beim gesunden Menschen die extrazelluläre Kaliumkonzentration nur etwa um 1,0 mmol/l an. Würde sich diese Menge lediglich im extrazellulären Flüssigkeitsraum (15 l) verteilen, müßte es zu einem Anstieg der Serum-Kaliumkonzentration um etwa 10,0 mmol/l kommen. Dies wird aber einerseits durch sofortige Kaliumaufnahme in die Zelle und andererseits durch eine prompt einsetzende Kaliumelimination durch die Niere (50% bereits in den ersten Stunden) und den Darm verhindert. Voraussetzung für diese physiologische Regulation der extrazellulären Kaliumkonzentration sind somit die zellulären Transportprozesse (Membranpumpen und deren Regulatoren) und die ebenfalls durch aktiven Transport stimulierte renale Elimination.

> Störungen der Regulation des aktiven Kaliumtransportes an den Membranen und am Tubulus haben einen Anstieg der extrazellulären Kaliumkonzentration, eine Hyperkaliämie zur Folge, die bei rascher und extremer Zunahme des extrazellulären Kaliums zu einer lebensbedrohlichen Situation führen kann.

Definition: Anstieg der **extrazellulären Kaliumkonzentration** über 5,5 mmol/l mit und ohne Zunahme der Kaliumkonzentration der Zelle bzw. des Gesamtkörperkaliumgehaltes.

Ursachen: Eine dauernde Hyperkaliämie kann sich nur entwickeln, wenn die **renale Funktion** beeinträchtigt bzw. die Niere durch ein zu starkes Kaliumangebot überfordert wird.

▷ **Renal:**
- Akutes oligurisches **Nierenversagen,** besonders wenn zusätzlich die renale Kaliumbelastung durch Zellzerfall (Katabolismus, Trauma, postoperative Sepsis) oder durch exogene Kaliumgaben (Medikamente, Kochsalzsubstitute, Blut- oder Thrombozytentransfusion) gesteigert ist; dabei kann die Kaliumkonzentration innerhalb weniger Stunden gefährliche Werte erreichen. Wenn diese Komplikationen fehlen, wird bei Oligurie die Hyperkaliämie in vier bis fünf Tagen manifest. Die Kaliumkonzentration nimmt bei völliger Ausscheidungsinsuffizienz ohne weitere Komplikationen täglich um 0,5 mmol/l zu.
- Eine stabile chronische **Niereninsuffizienz** führt nur dann zur Hyperkaliämie, wenn die Kaliumzufuhr nicht angepaßt ist (zu viel kaliumhaltige Nahrungsmittel, Kalium als Koch-

salzersatz) bzw. wenn antikaliuretische Diuretika verabreicht werden. Die Fähigkeit, eine Hyperkaliämie nach akuter Kaliumbelastung zu vermeiden, hängt zum großen Teil von der Kapazität der Gewebe ab, Kalium aufzunehmen, die durch die Na^+-K^+-ATPase vermittelt wird. Daran hat Insulin wesentlichen Anteil. Die Aktivität der Na^+-K^+-ATPase kann im urämischen Zustand verringert sein. Eine gemischte Applikation von Glucose und Kalium kann allerdings auch bei Urämie die Kaliumaufnahme in die Zelle vermitteln, so daß sich die extrazelluläre Kaliumkonzentration wieder normalisiert.
- Eine isolierte Beeinträchtigung der **renalen Kaliumexkretionskapazität** und der Azidifikation bei bestimmten Formen der Pyelonephritis, auch ohne Zeichen einer globalen renalen Insuffizienz, möglicherweise auch als angeborener Defekt zusammen mit Hypertension (Arnold-Heley-Syndrom).

▷ **Adrenal:** Die adrenal bedingte Hyperkaliämie entsteht durch eine Einschränkung der (die renale Kaliumausscheidung fördernden) Aktivität der Mineralokortikoide, z.B. bei chronischer Nebennierenrindeninsuffizienz, isoliertem oder hyporeninämischem Hypoaldosteronismus mit besonders raschem Anstieg der Kaliumkonzentration bei **Addison[1]-Krise.** Bei gleichzeitigem Insulinmangel (Diabetes) entfällt ein weiterer Stimulus für den Kaliumeinstrom in die Zelle, die Hyperkaliämie wird verstärkt.

▷ **Zu hohe exogene Kaliumzufuhr** (besonders bei beeinträchtigter Nierenfunktion und kochsalzarmer Ernährung):
- **diätetisch** durch Fleisch, Gemüse, Obst und Obstsäfte;
- unkritische **medikamentöse** Kaliumsubstitution;
- hohe Dosen kaliumhaltiger **Penicillinpräparate** (1,7 mmol Kalium/1 Mio. I.E.);
- **Kochsalzersatzpräparate,** bei denen Natrium meist durch Kalium ersetzt ist (z.B. Sina-Salz: 32 g Kalium = 819 mmol K^+/100 g);
- gelagerte **Blutkonserven,** die im Serum infolge kühlungsbedingter Kaliumabgabe aus den Zellen Kaliumkonzentrationen bis zu 20 mmol/l aufweisen können.

▷ **Endogene Kaliumbelastung:**
- verstärkter **Zellkatabolismus,** Gewebsuntergang durch Trauma, Verbrennung, größere Operationen, schwere Infekte, gastrointestinale Blutungen (1 kg Muskelgewebe oder Erythrozyten enthält etwa 80 mmol Kalium);
- **Hämolyse** stärkeren Ausmaßes.

▷ **Gestörte intra-extrazelluläre Kaliumverteilung:**
- **Metabolische Azidose** durch Mineralsäuren, jedoch nicht durch organische Säuren, selten bei respiratorischer Azidose;

---
[1] Thomas Addison (1793–1860), Arzt in London.

- Insulinmangel **(Diabetes);**
- sehr starke körperliche **Belastung;**
- familiäre hyperkaliämische periodische **Paralyse** (s. u.);
- **medikamentös** durch Succinylcholinchlorid (Hemmung der Membranrepolarisation), Argininmonohydrochlorid o. ä.; ketonische Aminosäuren, die unabhängig vom pH einen Kaliumaustritt aus der Zelle bewirken; Digitalis in höchsten Konzentrationen (z. B. Suizidversuch) hemmt die Na^+-K^+-ATPase mit resultierender hoher zellulärer und Absinken der extrazellulären Kaliumkonzentration. Infusion hypertoner NaCl-Lösung (2,5 oder 5%) bei chronischer Niereninsuffizienz bewirkt Anstieg der extrazellulären Kaliumkonzentration in indirekter Korrelation zur Zunahme der Plasma-Osmolalität.

Folgen: Eine akute Hyperkaliämie ist nur bei Ausfall der renalen Regulationsmechanismen zu erwarten. In den meisten Fällen kommt es zu einer sich langsam entwickelnden Hyperkaliämie. Lebensbedrohliche Folgen können bei einer Serum-Kaliumkonzentration von mehr als 7 mmol/l auftreten.

▷ **Neuromuskuläre Folgen:** Wie beim Kaliummangel kommt auch bei Hyperkaliämie der extrazellulären Kaliumkonzentration für die Erregungsvorgänge die größere fundamentale Bedeutung zu, da Änderungen der relativ geringen Kaliumkonzentration im Außenmedium sich auf das Ruhemembranpotential (RMP) stärker auswirken als größenordnungsmäßig gleich hohe Abweichungen der intrazellulären Konzentration. Bei Hyperkaliämie wird das **RMP gesenkt** (d. h. weniger negativ), die Membran wird stärker depolarisiert. Die Differenz zum Schwellenpotential E_T als Maß der Erregbarkeit wird geringer, die Erregbarkeit selbst somit zunächst stärker. Bei hyperkaliämischer Depolarisation nehmen, unabhängig von der Höhe des Membranpotentials, der Stimulation und der Größe der induzierten Depolarisation, Permeabilität und Leitfähigkeit der Membran für Natrium zu, das nun dem Gradienten folgend vermehrt in die Zelle eindringen kann. Wenn allerdings durch schwere akute Hyperkaliämie das RMP in die Nähe des Schwellenpotentials gesenkt wird, wird die Depolarisation völlig blockiert, so daß Nerv und Muskel unerregbar werden. Dadurch kommt es zu aufsteigender **Muskelschwäche** und schließlich zu **Paralysen** vom Landry[1]-Typ (Paralysis acuta ascendens) bis zur vollkommenen Quadriplegie; auch die Atmungs- und Phonationsmuskulatur kann betroffen werden. Der (seltenen) **hyperkaliämischen periodischen Paralyse** liegt sowohl ein Kaliumausstrom aus der Muskelzelle als auch eine Erhöhung der intrazellulären Natriumkonzentration mit gleichzeitiger Abnahme der Kaliumkonzentration zu-

grunde. Diese Veränderungen können auch in den Intervallen zwischen den Attacken vorhanden sein. Während der Paralyse sind die Fasern auf −30 mV depolarisiert; der Muskel ist elektrisch nicht stimulierbar. Die Leitfähigkeit für Natrium (gNa) ist aktiviert, auch das Sarkolemm ist nicht zu erregen. Die Ursachen müssen in Permeabilitätsstörungen oder einem Versagen der Natrium-Kalium-Pumpe gesucht werden. Kaliumveränderungen allein können das Zustandsbild nicht erklären, meist liegt eine Kombination mit Myotonie vor. Glukose-Insulin, kochsalzreiche Kost, Kalziumglukonat und Acetazolamid können die Anfälle kupieren.

▷ **Kardiale Folgen:** Bei Hyperkaliämie nimmt auch an allen Fasern des Herzens proportional zum logarithmischen Anstieg der Kaliumkonzentration das RMP ab und nähert sich dem Schwellenpotential, jedoch bestehen an den verschiedenen Fasersystemen quantitative Unterschiede. Die Auswirkungen sind an der Vorhofmuskulatur stärker als an der Ventrikelmuskulatur, im His-Bündel und im Sinoaurikulargewebe am geringsten. Neben einer Abnahme des RMP werden auch die Schnelligkeit der Depolarisation und das Überschußpotential der Arbeitsmuskulatur verringert. Als Folge der hohen Kaliumkonzentration nimmt die Leitfähigkeit der Membran für Kalium (gK) zu, so daß in allen Typen der kardialen Fasern die Dauer des Aktionspotentials verkürzt und in den Schrittmacherfasern die Anstiegsgeschwindigkeit der diastolischen Depolarisation gesenkt wird; dadurch kommt es (nach flüchtigem Frequenzanstieg) zur Bradykardie. Die Reizschwelle in den Ventrikeln wird bei leichtem Anstieg der Kaliumkonzentration herabgesetzt, bei starkem Anstieg jedoch erhöht.

Die atrioventrikuläre (AV) Überleitungszeit wird bei (experimenteller) Hyperkaliämie zunächst vorübergehend beschleunigt, da die Anstiegsrate der Phase 0 des Aktionspotentials zunimmt. Mit zunehmender extrazellulärer Kaliumkonzentration geht sie aber deutlich zurück. Dies betrifft vor allem die atrionodalen, die Nodal-His- und die His-Purkinje-Strecken. Dieser Umstand muß vor allem bei der Kaliumbehandlung digitalisinduzierter Arrhythmien berücksichtigt werden, da Kalium den Digitaliseffekt auf die Reizleitung potenzieren kann. Diese Potenzierung ist zu dem schnelleren Anstieg der extrazellulären Kaliumkonzentration korreliert, der dadurch zustande kommt, daß Kalium bei Digitalisintoxikation nur in geringem Maße in die Zelle einzudringen vermag.

Von den Geweben des Reizleitungssystems reagiert der AV-Knoten am empfindlichsten, das His-Bündel dagegen am wenigsten empfindlich auf die Hyperkaliämie. Die Leitung innerhalb der Ventrikelmuskulatur von Endokard und Epikard ist ebenfalls verzögert.

---

[1] Jean B. O. Landry (1826–1865), Nervenarzt in Paris.

Elektrokardiogramm (Abb. H6-9): Entsprechend den spezifischen Auswirkungen auf die elektrischen Phänomene treten bei Hyperkaliämie etwa ab einer Konzentration von 6,5 mmol/l typische Veränderungen im EKG auf. Bei ca. 7,0 mmol/l nimmt infolge einer steileren Anstiegsgeschwindigkeit der Phase 3 des Aktionspotentials die Amplitude der T-Wellen zu, die Basis dagegen ab. Aus dem gleichen Grund ist zunächst auch die QT-Zeit verkürzt. Die Amplitude der P-Wellen geht langsam zurück; bei einer Kaliumkonzentration über 9 mmol/l sind P-Wellen nicht mehr nachweisbar. Bei fortschreitender Hyperkaliämie wird infolge langsamerer ventrikulärer Depolarisation die QRS-Schwankung (basale Ventrikelerregungszeit) breiter und beträgt etwa das Doppelte der Norm, wenn die extrazelluläre Kaliumkonzentration auf das Dreifache angestiegen ist; anschließend geht sie in **biphasische Sinusschwingungen** über.

Die AV-Zeit wird zunächst beschleunigt, später deutlich verkürzt, die intraatriale Leitungszeit bei 7,7 mmol Kalium/l herabgesetzt. Infolge Akzeleration der sekundären Automatiezentren bei Verlangsamung der Aktivität des primären Schrittmachers kommt es häufig zu ektoper Reizbildung **(polytope Extrasystolen).** In 90% kommt es zum AV-Knoten-Rhythmus, seltener treten auch Rechtsschenkelblock und linksanteriorer Hemiblock auf. Hypoxie, Hyponatriämie und Hypokalzämie können die Auswirkungen einer Hyperkaliämie auf das EKG verstärken.

Bei schwerster Hyperkaliämie zeigt das EKG die Charakteristika des sterbenden Herzens; der Herzstillstand erfolgt schließlich in der Diastole.

Metabolische Folgen: Die Hyperkaliämie bedingt eine Zunahme des pH-Wertes der Zelle **(intrazelluläre Alkalose)** und geht mit einer Suppression der renalen Produktion und Exkretion von NH_3 einher, die vermutlich in der äußeren Markzone der Niere abläuft. Durch diese Reduktion der Ammoniakausscheidung wird die Menge der Protonenakzeptoren im Primärharn verringert, so daß Wasserstoffionen nicht in ausreichendem Maß ausgeschieden, sondern extrazellulär retiniert werden und die HCO_3^--Konzentration sinkt **(metabolische Azidose bei Hyperkaliämie).** Wenn die Hyperkaliämie durch Hypoaldosteronismus bedingt ist, wird diese Azidose noch verstärkt, da bei fehlender oder nicht ausreichender Mineralokortikoidaktivität die Niere nur geringere Mengen an Kalium- und Wasserstoffionen ausscheiden kann.

In allen anderen Fällen dagegen stimuliert die erhöhte extrazelluläre Kaliumkonzentration die Freisetzung von Aldosteron, Insulin, Glukagon, Wachstumshormon und von Katecholaminen, also von solchen Hormonen, die die zelluläre Kaliumaufnahme begünstigen. Bei Insulinmangel (Diabetes) fehlt dieser Stimulus, so daß die Hyperkaliämie meist stärkere Grade erreicht. Die Reninsekretion

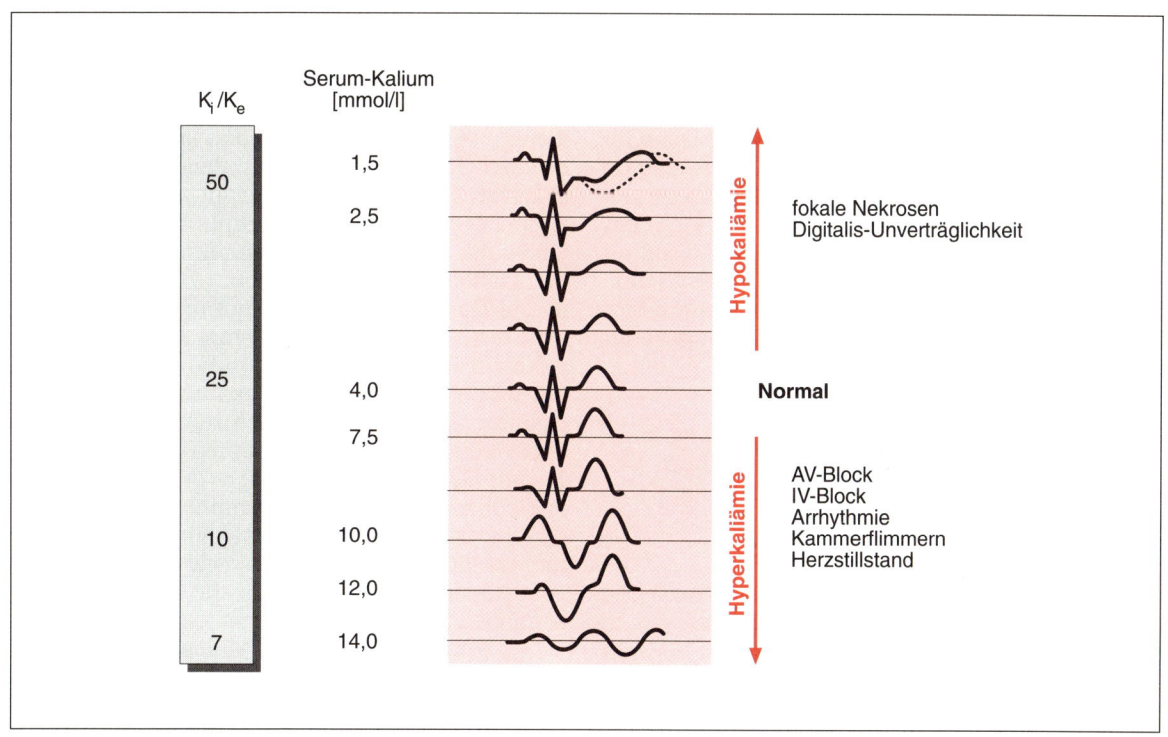

Abb. H6-9: EKG-Veränderungen bei Hypo- und Hyperkaliämie.

geht bei Anstieg der extrazellulären Kaliumkonzentration zurück.

D Diagnostische Hinweise

Eine Hyperkaliämie ist bei akuter und chronischer Niereninsuffizienz oder auch bei eingeschränkter Funktion der Nebennierenrinde dann zu vermuten, wenn **kardiale Rhythmusstörungen** auftreten und das Elektrokardiogramm die charakteristischen Hinweise erkennen läßt. Auch **neuromuskuläre Symptome** mit Schwäche, Paralysen und schließlich mit Quadriplegie müssen an eine erhöhte extrazelluläre Kaliumkonzentration denken lassen. Die Diagnose wird durch mehrfache Bestimmungen der Serum-Kaliumkonzentration gesichert.

▼ Therapeutische Hinweise

Die Therapie verfolgt das Ziel,

▷ den Kaliumeintritt in den extrazellulären Flüssigkeitsraum zu verhindern (**Unterbindung der Kaliumzufuhr,** Verringerung des Gewebeabbaus durch kohlenhydrat- und fettreiche Diät,

▷ den **Kaliumeintritt** in die Zelle durch Glukose-Insulininfusionen und/oder durch $NaHCO_3$-Infusionen, bei Nebennierenrindeninsuffizienz zusätzlich durch Injektion von Gluko- und Mineralokortikoiden zu stimulieren und

▷ die **extrarenale Kaliumausscheidung** über den Darm durch orale oder rektale Applikation von Kationenaustauschern (Resonium A®, Calcium Resonium®) zu fördern.

Die kardiotoxischen Hyperkaliämieeffekte lassen sich nicht selten durch intravenöse Injektion von **Kalziumglukonat** beherrschen; bei Versagen dieser Maßnahmen ist eine Hämodialyse indiziert.

> Die intravenöse Applikation von Kalziumglukonat ist bei digitalisierten Patienten kontraindiziert.

III Kalzium- und Phosphat-Haushalt

1 Physiologische Grundlagen

1.1 Kalzium

Mit 25000 mmol (1000 g) ist Kalzium das im Organismus am meisten vertretene Kation. Rund 99% sind zusammen mit ca. 85% des Phosphats als kristallines Mineral (Hydroxylapatit, Oktokalzium-Phosphat) in das Skelett eingebaut. An der Oberfläche der Knochenkristalle stehen 100 mmol (400 mg) Kalzium über eine Hydratschale mit der extrazellulären Flüssigkeit in Kontakt. Die Gesamtmenge des extrazellulären Kalziums beträgt 25 mmol (1000 mg), die Konzentration im Serum im Mittel 2,5 mmol/l (10 mg/dl). Ca. 40% des Serum-Kalziums sind an Proteine (vorwiegend an Albumin, zu 10–15% an Globuline), 5% an Phosphat, Citrat und Laktat gebunden und somit biologisch weitgehend inaktiv; 55% liegen in ionisierter Form vor.

> Ein pH-Anstieg steigert die Proteinbindung und senkt die Kalziumionisierung. Parathormon (PTH) senkt den pH-Wert und fördert die Kalziumionisierung.

In den Zellen (außer in der Knochensubstanz) und deren Organellen findet sich Kalzium sowohl in ionisierter Form als auch gebunden oder als Kalziumkomplex. Die Konzentration des ionisierten Kalziums im Zytosol liegt zwischen 10^{-8} und 10^{-6} mol/l, ist aber durch Zu- und Abstrom aus den Organellen und aus der Umgebung kontrollierten Fluktuationen unterworfen. Spezifische Zellfunktionen werden von Komplexen zwischen Kalzium und hochspezifischen Regulatorproteinen (d.h. Kalmodulin) wahrgenommen. Die Gesamtmenge in den Körperzellen beträgt 250 mmol (10 g), 1% des Körper-Kalziumbestandes (Abb. H6-10).

Kalziumbilanz: Von den 15–25 mmol Kalzium (600–1000 mg), die ein Erwachsener täglich mit der Nahrung aufnimmt, werden etwa 10–30% (während der Wachstumsperiode, Gravidität und Laktation allerdings mehr) vorwiegend im **Duodenum** und im **proximalen Jejunum absorbiert.** Die distalen Darmabschnitte, in denen auch Diffusionsvorgänge ablaufen, sind für die spezifischen Regulatoren der Kalziumabsorption empfindlicher. Unabhängig von der Konzentration im Lumen werden täglich 15–17,5 mmol (600–700 mg) Kalzium in den Darm sezerniert. Bei normaler Kost enthält der Stuhl ca. 22,5 mmol (900 mg) Kalzium/Tag.

Neben den eigentlichen hormonalen Regulatoren wird die intestinale Kalziumabsorption durch Alkalose, Gallensäuren, Wachstumshormon sowie durch verschiedene Aminosäuren (Arginin, Lysin, Tryptophan) und durch einige Antibiotika (z.B. Penicillin, Neomycin, Chloramphenicol) gefördert. Glukokortikoide, Schilddrüsenhormone, Fettsäuren, Oxalate und Phosphate sowie die Applikation von Alkalisubstanzen setzen die intestinale Kalziumabsorption herab.

Das ionisierte Kalzium und die anorganischen Salze werden in der Niere glomerulär filtriert, davon 55–70% (z.T. gekoppelt an den Natriumtransport) im proximalen Tubulus, 20% in der Henle-Schleife reabsorbiert. Der Hauptsitz der endgülti-

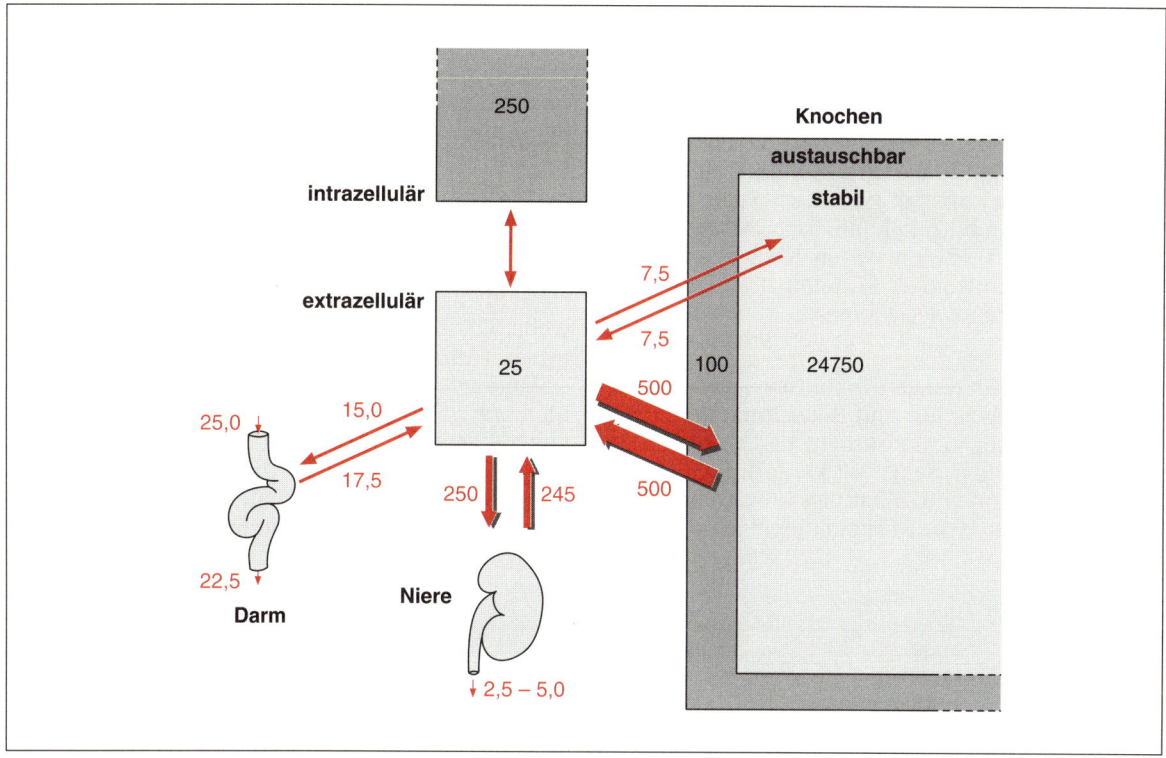

Abb. H6-10: Aufnahme, Verteilung, Dynamik und Ausscheidung von Kalzium (Mengenangaben in mmol).

gen Regulation, den noch 10–15% des filtrierten Kalziums erreichen, ist (wahrscheinlich) das granulierte Segment der kortikalen und innermedullären Sammelrohre. Hier wird die Kalziumreabsorption durch Parathormon (PTH), durch Phosphat, durch metabolische Alkalose und auch durch Thiazide (Folge der Ausschaltung der Na$^+$-Wirkung) intensiviert, durch Natrium, Phosphatverarmung, Hyperkalzämie, chronisch-metabolische und respiratorische Azidose und nach Entfernung der Nebenschilddrüsen herabgesetzt. Im Urin finden sich bei ausgeglichenem Kalziumhaushalt 2,5–5,0 mmol (100 bis 200 mg), bei Hyperkalzämie bis zu 10–15 mmol (400–600 mg) Kalzium/24 Stunden (Abb. H6-10).

1.2 Phosphor

Anorganischer Phosphor ist mit 1000 g im Organismus des Erwachsenen vertreten. 85% befinden sich im Skelett, 9% in der Muskulatur, der Rest im Weichteilgewebe oder der extrazellulären Flüssigkeit. Die Dynamik des Phosphormetabolismus unterscheidet sich nicht wesentlich von der des Kalziums. Von den täglich zugeführten 800–1200 mg werden 80% im **Jejunum absorbiert,** bei kalziumarmer Kost mehr, bei hoher Zufuhr von Kalzium oder Phosphat weniger. Zusammen mit der sezernierten Menge entspricht die Phosphorausscheidung im Stuhl 30–40% der täglichen Zufuhr.

Die Plasmakonzentration (anorganischer Phosphat-Phosphor) liegt zwischen 0,9 und 1,45 mmol/l (2,7–4,5 mg/dl), während des Wachstums bis zu 1,9 mmol/l (6 mg/dl); sie ist durch extra-intrazelluläre Phosphorbewegungen häufigen Schwankungen unterworfen, nur 12% sind proteingebunden.

In der Niere werden 80–90% des filtrierten Phosphors reabsorbiert und 10–15% im Urin ausgeschieden. Niedrige Phosphorzufuhr, Wachstumshormon und Thyroxin steigern, hohes Phosphatangebot, Natriumbelastung und ECF-Expansion senken die proximale tubuläre Phosphorreabsorption. Die Regulation der Phosphor-Homöostase unterliegt (fast) ausschließlich dem Parathormon (PTH), z.T. aber auch dem 1,25-(OH)$_2$D$_3$, der wirksamen Form des Vitamin D. Der Anstieg des PTH führt zur Senkung der Phosphorreabsorption und damit zur Zunahme der renalen Ausscheidung. Gleichzeitig wird auch die tubuläre HCO$_3^-$-Reabsorption verringert. Eine durch Reduktion des Phosphorbestandes ausgelöste Phosphor-Reabsorptionssteigerung kann allerdings durch PTH nicht durchbrochen werden.

1.3 Regulation der Kalzium- und Phosphor-Homöostase

Der Kalzium- und Phosphor-Haushalt wird vorwiegend durch Parathormon und Vitamin D bzw. dessen Metaboliten reguliert.

561

1.3.1 Parathormon (PTH)

Parathormon (84-AS-Polypeptid: MG 9500 Dalton) wird in den **Nebenschilddrüsen** gebildet und hat als einziges kalziumsensorisches Hormon die Aufgabe, die **extrazelluläre Kalziumkonzentration** konstant zu halten. Seine Sekretion wird durch Abfall (ab 0,01 mmol/l) der Konzentration des ionisierten Kalziums in der ECF innerhalb weniger Minuten stimuliert und durch Kalziumanstieg gebremst.

PTH reduziert am renalen Tubulussystem die Reabsorption von Phosphor und Bikarbonat (auch von Natrium, Kalium, Aminosäuren) und vermehrt deren Ausscheidung. Seine Wirkung auf die Phosphorreabsorption wird allerdings durch Phosphormangel unterbunden. PTH stimuliert die Synthese von 1,25-$(OH)_2D_3$ und dadurch die intestinale Absorption von Kalzium und Phosphor. Unter dem Einfluß des Vitamin-D-Metaboliten wird die tubuläre Reabsorption von Kalzium vermehrt. Um am Knochen wirksam werden zu können, muß PTH in der Leber in das N-terminale Fragment 1–34 aufgetrennt werden. Durch stimulierende Wirkung auf den Osteoklastenpool und Verkleinerung der Knochenformationsfläche (Osteoblastenpool) bewerkstelligt es den Abbau der Knochensubstanz und einen Ersatz durch fibröses Bindegewebe. Die Serum-Kalziumkonzentration steigt damit an (Abb. H6-11).

An den Zielorganen stimuliert PTH über die membrangebundene Adenylatzyklase die Aktivität von zyklischem AMP, das durch Kalziumefflux aus den Mitochondrien und durch Kalziumeinstrom aus der ECF die Konzentration ionisierten Kalziums in der Zelle ansteigen läßt.

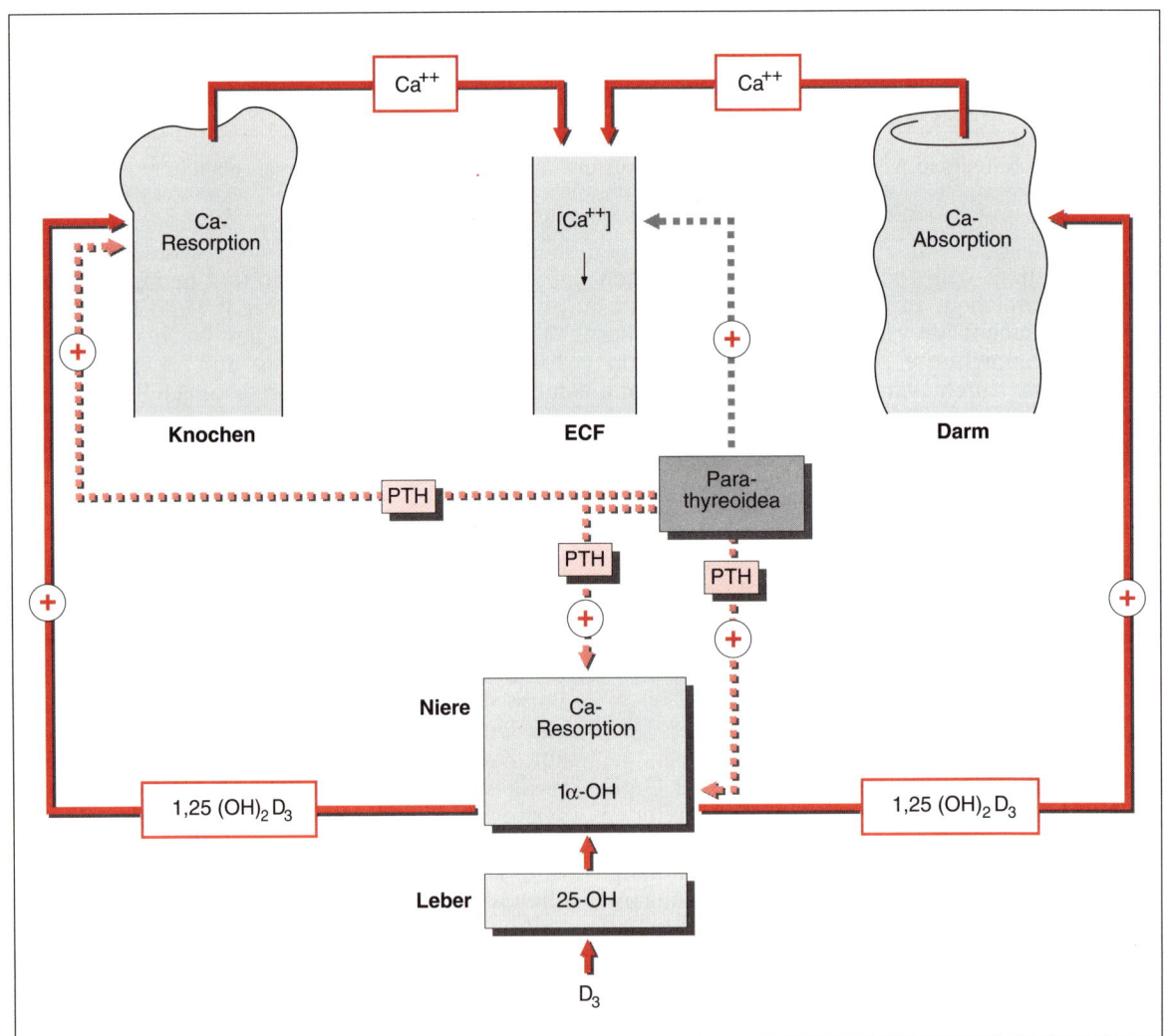

Abb. H6-11: Regulation des Kalzium-Haushaltes durch 1,25-$(OH)_2D_3$ und Parathormon (PTH); ECF = Extrazellulärflüssigkeit.

1.3.2 Vitamin D und dessen Metaboliten

Vitamin D_3 (Calciferol) wird als inaktives Prohormon in der Haut durch Photolyse unter dem Einfluß ultravioletter Strahlung aus 7-Dehydrocholesterol gebildet; es wird im endoplasmatischen Retikulum und in den Mikrosomen der Leber zu 25-(OH)D_3, der biologisch mäßig aktiven Transportform, hydroxyliert und erfährt in den Mitochondrien der Nierenrinde durch 1α-Hydroxylation seine Umwandlung zum endgültigen Hormon $1\alpha,25$-(OH)$_2D_3$, das seine Wirkung konzentrationsabhängig auf den Kalzium- und Phosphortransport am Darm sowie am Knochen und an der Niere entfaltet. Ebenfalls in der Niere wird das biologisch schwächere 24,25-(OH)$_2D_3$ gebildet, dessen Funktion noch nicht völlig geklärt ist.

Die Biogenese von 1,25-(OH)$_2D_3$ wird mittels eines Rückkopplungsmechanismus durch die Serum-Kalzium- und -Phosphorkonzentration gesteuert. Bei Kalziumabfall stimuliert PTH die 1α-Hydroxylase und somit die Sekretion von 1,25-(OH)$_2D_3$ im Verlauf einiger Stunden. Exogene Zufuhr des aktiven Hormons sowie Hyperphosphatämie hemmen die Sekretion. Haupteffekt von 1,25-(OH)$_2D_3$ ist die konzentrationsabhängige Aktivierung des Kalziumtransports im Dünndarm. Dabei ist mit Wahrscheinlichkeit ein kalziumbindendes Protein von Bedeutung. Der Auswärtstransport an der basolateralen Zellmembran ist natriumabhängig.

Auf diese Weise dient 1,25-(OH)$_2D_3$ der Aufrechterhaltung der Kalzium- und Phosphorkonzentration, die für die Mineralisation des Knochens erforderlich ist (s. Abb. H6-11). Zusammen mit PTH kann es allerdings auch eine Mobilisation von Kalzium und Phosphor aus dem Knochen (Resorption) bewerkstelligen und auch auf diese Weise an der Regulation von Kalzium und Phosphor im Serum teilnehmen; in pharmakologischen Dosen hat dies über eine Aktivitätssteigerung bereits vorhandener Osteoklasten eine Zunahme der Knochenresorption zur Folge.

Am renalen Tubulussystem kommt durch Einwirkung auf etwa 1 % der filtrierten Kalziummenge unter 1,25-(OH)$_2D_3$ eine signifikante, wenn auch geringe Zunahme der Kalziumreabsorption zustande. Bei Abnahme der glomerulären Filtrationsrate unter 50 ml/min geht die Konzentration des Hormons (bis auf 0) zurück.

1.3.3 Kalzitonin (CT)

Kalzitonin (32-AS-Polypeptid: MG 3500 Dalton, Spezies-AS-spezifisch) wird vorwiegend in den Parafollikular-(C-)Zellen der Schilddrüse, z.T. auch extrathyreoidal gebildet. Seine Aktivität wird durch Anstieg der Plasmakonzentration von Kalzium und anderer divalenter Kationen stimuliert. Trotz unbestreitbarer pharmakologischer Eigenschaften (M. Paget[1], Sudeck-Syndrom[*]) ist seine physiologische

Bedeutung noch nicht völlig geklärt. Möglicherweise spielt es für die Erhaltung der Knochenmasse auf lange Sicht eine Rolle. Bei experimenteller Niereninsuffizienz kann CT die kalzämische Reaktion auf Parathormon verringern.

In pharmakologischen Dosen führt es zur nahezu vollständigen Hemmung der osteoklastischen Knochenresorption, zur Reduktion des Kalziumeffluxes aus dem Pool des *labilen* Knochen-Kalziums durch Senkung der Kalziumkonzentration im Zytosol und dadurch zur Abnahme der Hydroxyprolinausscheidung. An der Niere setzt es die Reabsorption von Kalzium, Phosphor, Natrium, Kalium und Magnesium herab. An der Magenschleimhaut wird durch CT die Sekretion von Gastrin und Säure reduziert, am Dünndarm die von Natrium, Kalium, Chlorid und Wasser stimuliert.

Ein Fehlen von CT wird vom Organismus gut toleriert; ob die Osteoporose Ausdruck einer niedrigen CT-Aktivität ist, bleibt unklar.

1.4 Funktionen des Kalziums

Freie Kalziumionen im Zytosol, deren Konzentration um drei bis vier Größenordnungen unter der der Umgebung liegt, haben eine Schlüsselfunktion als intrazelluläre *messenger* für spezielle Funktionen der verschiedensten Zellen. Zellen, deren Aufgabe es ist, auf hormonale, neurale, chemische, elektrische oder mechanische Stimuli aktiv zu werden, unterliegen einem vorübergehenden Anstieg der Kalziumkonzentration von 10^{-8}–10^{-6} in Ruhe auf 10^{-6}–10^{-5} mol/l durch Einwanderung von Kalzium aus der Umgebung und/oder den Zellorganellen. Diese Messengerfunktion übt Kalzium jedoch nicht in ionisierter Form, sondern durch Bindung an hochspezifische Regulatorproteine aus, als deren Hauptvertreter das nahezu ubiquitär vorkommende Kalmodulin bekannt ist.

Kalmodulin (CaM) ist ein stark saures Protein von 140 Aminosäuren (MG 16 700 Dalton), das vier Bindungsstellen für Kalziumionen enthält. Es wird durch Kalzium moduliert und kann umgekehrt die zelluläre Kalziumkonzentration modulieren. Bei entsprechender externer oder interner Stimulation bildet es mit Kalzium einen aktiven Komplex (CaM · Ca^{++}), der sich mit den Apoproteinen der Zielzellen (d.h. mit den Effektorproteinen) verbindet und dadurch die physiologische zellspezifische Reaktion auslöst:

CaM + Ca^{++} = CaM · Ca^{++} + E (inaktives Enzym) = CaM · Ca^{++} · E (aktives Enzym).

Nach Abklingen der Wirkung wird der Kalmodulin-aktivierte Komplex unter Energieaufwand

---

[1] Sir James Paget (1814–1899), Chirurg in London. M. Paget (Osteodystrophia deformans); vorwiegend bei Männern ab dem 50. Lebensjahr bevorzugt vorkommende chronisch-progrediente schmerzhafte Dystrophie einzelner oder mehrerer Knochen.

[*] Sudeck-Syndrom, siehe M2.2.4.2.

(ATP-Hydrolyse) in die Speicher und vermutlich nach außen transportiert. Die Kalziumkonzentration im Zytosol geht wieder auf den Ruhewert zurück.

Zu den Kalzium-Kalmodulin-abhängigen Zellfunktionen zählen neben der Kontraktion der Muskelfaser die Freisetzung von Neurotransmittersubstanzen an chemischen Synapsen, die endokrine und exokrine Sekretion der Drüsenzellen (z. B. die durch Glukoseanstieg bedingte Abgabe von Insulin aus den B-Zellen des Pankreas, die Sekretion von Hormonen aus den Zellen des Hypophysenvorderlappens, die ACTH-induzierte Steroidgenese in der Nebennierenrinde, die Stimulation der Prostaglandinsynthese durch Aktivierung der Phospholipase A_2, die exokrine Sekretion aus den Azini des Pankreas, die Kaliumsekretion aus Tränen- und Speicheldrüsen), die Aktivierung, Umwandlung und Freisetzung von Koagulationssubstanzen aus den Thrombozyten, Zellteilung und Wachstum, die Mobilität von Fibroblasten, aber auch die Aktivierung einer Reihe von Enzymsystemen.

Andere Zellfunktionen werden dagegen durch eine **Abnahme** der CaM · Ca^{++}-Konzentration stimuliert; hierzu gehört z. B. die Vasopressinwirkung an der Niere oder die Sekretion von Renin durch die juxtaglomerulären Zellen, die bei einer Kalziumkonzentration von 10^{-8} mol/l 30mal höher ist als bei 10^{-5} mol/l. Die inhibitorische Wirkung von Kalzium auf die Reninsekretion wird ebenfalls durch einen CaM · Ca^{++}-Komplex vermittelt, der regulatorische biochemische Schritte in der Kaskade des Renin-Sekretionsprozesses hemmt.

Auch die Insulinwirkungen auf Phosphorylase, Glykogensynthetase und Pyruvatkinase sind wahrscheinlich an eine niedrige Kalziumkonzentration gebunden.

Rolle des Kalziums im Knochenstoffwechsel: Zum Zweck der Knochenneubildung werden Kalzium und Phosphor im Verhältnis 3:2 in die organische Matrix eingelagert und in Hydroxylapatit umgewandelt. Dieser Prozeß wird durch die Konzentrationen beider Elemente sowie durch die Osteozyten und Osteoblasten gesteuert. Bei der Resorption, die im Bereich der Osteoklasten stattfindet, werden Kalzium und Phosphor aus der soliden Phase in die ECF freigesetzt; die Matrix wird anschließend resorbiert. Die Resorption wird durch PTH, Prostaglandin E und Heparin, aber auch durch pH-Abfall und Chelatbildner stimuliert; an diesen Vorgängen nehmen 10% der Knochenoberfläche teil; etwa 300 mg Kalzium verlassen und betreten das Skelett während 24 Stunden.

1.5 Funktionen des Phosphors

Phosphor ist ein essentieller Bestandteil der Phospholipid-Zellmembran, der Nukleinsäuren und der Phosphoproteine, die für die Mitochondrienfunktion erforderlich sind. Der zelluläre Phosphorbestand ist in die Regulation des Intermediärstoffwechsels von Proteinen, Fett und Kohlenhydraten eingeschaltet. Er kann direkt eine Reihe bedeutsamer Enzymreaktionen regulieren (z. B. bei der Glykolyse, der Ammoniakgenese und der 1α-Hydroxylation von $25[OH]D_3$). Im Erythrozyten wird die 2,3-Diphosphoglycerat(2,3-DPG)-Synthese, die die Sauerstoff-transportierende Kapazität des Hämoglobins moduliert, durch Phosphor reguliert.

Phosphor ist weiterhin verantwortlich für die Bereitstellung von ATP, das für ein weites Spektrum von Funktionen verantwortlich ist (Muskelkontraktion, neurologische Funktionen, Elektrolyttransport und weitere biologische Reaktionen). Er ist kritischer Bestandteil anderer wichtiger intrazellulärer Komponenten, z. B. der zyklischen Adenine und Guanine, der Nukleotide und der enzymatischen Kofaktoren. Abweichungen vom normalen Phosphorstoffwechsel können daher eine Reihe von klinisch bedeutsamen Störungen zur Folge haben.

2 Pathophysiologie des Kalzium-Haushaltes

> Die Kalzium-Homöostase ist eine Funktion von PTH und Vitamin D sowie von deren Zielorganen.

Änderungen der extrazellulären Kalziumkonzentration haben gegengerichtete Änderungen der Aktivität von PTH und Vitamin D zur Folge, die über den Angriff an Knochen, Darm und Niere die Wiederherstellung der normalen Kalziumkonzentration gewährleisten; erst wenn diese Regulatoren nicht funktionieren, treten dauerhafte Abweichungen der extrazellulären Kalziumkonzentration ein (s. Kap. G 4).

2.1 Hypokalzämie

Definition: Die dauernde Senkung der extrazellulären Kalziumkonzentration unter 2 mmol/l (8,0 mg/dl) bezeichnet man als Hypokalzämie.

Ursachen: Eine Hypokalzämie kann sich (praktisch) nur dann entwickeln, wenn Störungen in der Funktion von PTH oder von Vitamin D vorliegen; lediglich bei akuter Pankreatitis kann eine vorübergehende Hypokalzämie als Folge einer starken Hypalbuminämie auftreten.

▷ **Störungen im PTH-Haushalt:** Sowohl die Produktion als auch der Metabolismus oder die Reaktionen der Zielorgane können gestört sein, so daß der kalziumsensorische Regulationsmechanismus aufgehoben wird.

  − **Hereditäre Störungen:** Ein völliges Fehlen von PTH kann geschlechtsgebunden oder autosomal rezessiv vererbt bzw. durch Dysmorphogenese bedingt sein; es ist nicht selten mit

Thymusaplasie (Di George[1]-Syndrom) oder mit multiplen endokrinen Anomalien kombiniert.

– **Erworbene Läsionen** treten durch Beeinträchtigung der Parathyreoidea nach Schilddrüsenoperationen auf, jedoch kann sich in 50% nach sechs bis 36 Monaten wieder eine Normalisierung einstellen. Seltenere Ursachen sind Zerstörungen des Organs durch Infiltration mit Eisen (Hämochromatose, Thalassämie), mit Amyloid, mit [131]Jod, bzw. Atrophie, Fibrose, Fettinfiltration oder Tumormetastasen.

– Bei **Magnesiummangel** können PTH-Synthesestörungen vorkommen. Verzögerte Reifung der Parathyreoidea oder Suppression der PTH-Aktivität im Fetalstadium durch Hyperkalzämie der Mutter bedingt einen **reversiblen Hypoparathyreoidismus.** Seltener sind Defekte der Freisetzung des 1-84-Hormons aus dem Prohormon **(pseudoidiopathischer Hypoparathyreoidismus)** oder der Umwandlung des 1-84-Hormons in das am Knochen wirksame 1-34-Fragment bei schwerer Leberschädigung.

– **Unzureichende PTH-Wirkung am Erfolgsorgan:** Da der PTH-Effekt am Knochen der Mitwirkung von Vitamin-D-Metaboliten bedarf, kommt bei deren Fehlen (z. B. bei Leberzirrhose von 25-[OH]D$_3$, bei renaler Insuffizienz von 1,25[OH]$_2$D$_3$, bei Steatorrhöe oder nach Antikonvulsiva) trotz erhöhter PTH-Konzentration keine Kalziumabgabe aus dem Skelett zustande **(sekundärer Hyperparathyreoidismus** mit Hypokalzämie).

– Bei **defekter Adenylatzyklase-Reaktion** am Zielorgan bleibt die Kalziumresorption aus den Knochen trotz normaler oder erhöhter PTH-Konzentration ebenfalls aus **(Pseudohypoparathyreoidismus** mit hypokalzämischem Hyperparathyreoidismus); dabei finden sich häufig Skelettanomalien (*short metacarpal*-Syndrom, Kleinwuchs, rundes Gesicht), Adipositas und mentale Retardation.

– **Hypomagnesiämie** hat neben der Beeinträchtigung der Sekretion von PTH (Hypoparathyreoidismus) auch eine Hemmung der Wirkung des Hormons am Zielorgan Knochen **(Pseudohypoparathyreoidismus)** zur Folge.

▷ **Störungen im Vitamin-D-Haushalt**
Nahrungsbedingter Vitamin-D-Mangel ist in der westlichen Welt praktisch unmöglich.

– **Gastrointestinal** bedingte niedrige Konzentration von Vitamin D$_3$ und 25(OH)D$_3$ kommt nach Operationen, Dünndarmerkrankungen, chronischer Pankreatitis, durch Beeinträchtigung der 25-Hydroxylase bei Lebererkran-

kungen sowie durch erhöhte fäkale Ausscheidung des Vitamin-D-Metaboliten aus dem enterohepatischen Kreislauf zustande. Malabsorption von Vitamin D entsteht bei Fehlen von Gallensäuren im Darmlumen, bei schneller Passagezeit und bei Erkrankungen der Darmschleimhaut.

– Durch die **Niere** gehen bei nephrotischem Syndrom große Mengen an Vitamin D mit dem Bindungsprotein im Urin verloren. Reduktion der Nierengewebsmasse, chronische renale Insuffizienz sowie hereditäre 1α-Hydroxylasedefekte setzen die Konzentration von 1,25-(OH)$_2$D$_3$ so stark herab, daß auch eine Aktivitätssteigerung von PTH die Hypokalzämie nicht ausgleichen kann **(sekundärer Hyperparathyreoidismus).**

– Selten ist ein **mangelhaftes Ansprechen der Zielorgane** auf eine normale Konzentration von 1,25-(OH)$_2$D$_3$. Noch nicht völlig geklärt ist der Mechanismus der **Interferenz von Antikonvulsiva** (Phenobarbital, Phenylhydantoin) mit dem Vitamin-D-Stoffwechsel.

Folgen: Die Hypokalzämie kann zu neuromuskulären, kardiovaskulären, okulären, ektodermalen und psychischen Störungen führen.

▷ **Neuromuskulär:** Extrazelluläre Kalziumkonzentrationen unter 1,75 mmol/l (7,0 mg/dl) bedingen eine instabile Depolarisation und somit eine gesteigerte Erregbarkeit der Membran der Nervenfasern (Neurilemm), zu einem geringeren Teil auch des Sarkolemms, mit kontinuierlichen spontanen Entladungen (15–20/sec) sensorischer und motorischer Fasern. Die Reizschwelle ist erniedrigt, auf singulären Stimulus können wiederholte Reaktionen auftreten. Daraus resultiert das Bild der Tetanie (unwillkürliche Spasmen, in mildester Form als Karpopedalspasmen an den distalen Extremitätenenden, aber auch generalisiert einschließlich der Atmungs- und Glottismuskulatur bis zu Konvulsionen mit Zungenbiß, Inkontinenz und Bewußtlosigkeit). Hyperventilationsbedingte respiratorische Alkalose mit Senkung der Fraktion des ionisierten Kalziums sowie mechanische Reize (Druck, Perkussion des Nerven) verstärken die Phänomene. Die Beteiligung sensorischer Fasern gibt sich als prickelnde und kribbelnde Parästhesien zirkumoral und an den Fingerspitzen zu erkennen.

▷ **Kardiovaskulär:** Nur extreme Abweichungen von der normalen extrazellulären Kalziumkonzentration haben am Herzen elektrophysiologische Störungen von klinischer Bedeutung zur Folge. Niedrige Kalziumkonzentrationen verlängern die Phase 2 des Aktionspotentials und somit auch die Refraktärperiode. Daraus resultiert eine frequenzbedingte Verkürzung der ST- bzw. QT-Strecke im EKG (Abstand zwischen Q-Zacke und beginnender T-Welle). Die Verlängerung der Refraktärzeit bei Hypokalz-

---

[1] Angelo M. di George, zeitgenössischer Kinderarzt in Philadelphia.

ämie kann supraventrikuläre und ventrikuläre Extrasystolen zum Verschwinden bringen; alle elektrophysiologischen Kalziumwirkungen sollen kaliumabhängig sein. Akute Hypokalzämie schwächt die Kontraktionsfähigkeit des Myokards, z.T. auch die Reaktion des Ventrikels auf Vorhofimpulse (2:1-Block), und begünstigt das Auftreten einer orthostatischen Hypotonie.

▷ **Okulär:** Kalziummangel beeinträchtigt den Natriumauswärtstransport aus der Augenlinse und führt über eine Zunahme des Wassergehalts zu deren Schwellung, als deren Folge Ruptur und Degeneration resultieren **(Katarakt).**

▷ **Ektodermal:** Da Kalzium für Regeneration und Wachstum der Zellen verantwortlich ist, kommt es bei Kalziummangel zu trophischen Störungen mit trockener Haut, zu vorübergehendem Stillstand des Haarwachstums, zur Brüchigkeit der Nägel, zur Störung der Zahnentwicklung und zu einem ungünstigeren Verlauf von Dermatosen.

▷ **Psychisch:** Bei länger bestehender extremer Hypokalzämie kann es zu Psychosen, Delirien, Halluzinationen, bei frühkindlicher Hypokalzämie auch zu Intelligenzdefekten kommen.

Wenn auch Kalzium für vielfältige Zell- und Organfunktionen von Bedeutung ist, scheinen andere intrazelluläre Funktionen von einer Senkung der extrazellulären Kalziumkonzentration solchen Ausmaßes, wie sie klinisch möglich ist, kaum oder wenig beeinflußt zu werden.

D Diagnostische Hinweise

Akute Hypokalzämie gibt sich durch **Tetanie-symptomatik** zu erkennen, die durch Druck (Trousseau-Phänomen), Perkussion (Chvostek-Phänomen) oder durch Hyperventilation verstärkt werden kann. Bei der chronischen Hypokalzämie treten trophische Störungen an Haut und -Anhangsgebilden sowie an der Augenlinse auf. Die Diagnose wird durch eine erniedrigte Serum-Kalziumkonzentration bestätigt. Bestimmungen von Vitamin-D-Metaboliten und von PTH tragen zur Klärung der Ursache bei.

T Therapeutische Hinweise

Akute Hypokalzämie bedarf wegen des Risikos des Befalls der Atmungs- und Glottismuskulatur der sofortigen intravenösen Gabe von Kalziumglukonat bis zum Verschwinden des Trousseau-Phänomens. Chronische Hypokalzämie bedarf einer dauernden oralen Kalziumsubstitution mit 45–50 mmol täglich; je nach Ursache und Schweregrad wird eine Vitamin-D-Behandlung erforderlich.

2.2 Hyperkalzämie

Unter physiologischen Bedingungen wird ein vermehrter Einstrom von Kalzium in die ECF sofort durch Suppression der Aktivität von PTH und von 1,25-$(OH)_2D_3$ mit vermehrter renaler Ausscheidung und verminderter intestinaler Absorption von Kalzium kompensiert. Daher kommt es selten zu einer Hyperkalzämie.

Definition: Eine Hyperkalzämie ist durch dauernde Erhöhung der extrazellulären Kalziumkonzentration über 2,75 mmol/l (11,0 mg/dl) gekennzeichnet. Sie kommt zustande, wenn der Kalziumeinstrom in die ECF die Kapazität der renalen Ausscheidung übersteigt; allerdings ist bei 0,1% der Bevölkerung eine asymptomatische Hyperkalzämie ohne erkennbare Ursachen zu beobachten.

Ursachen: Eine Hyperkalzämie kann auf fehlerhafter intestinaler Kalziumaufnahme, ossärer Kalziumabgabe oder renaler Kalziumausscheidung beruhen.

▷ **Erhöhte intestinale Kalziumabsorption:** Bei manchen Verlaufsformen der Sarkoidose und anderer **granulomatöser Erkrankungen** (Tuberkulose, Histoplasmose, Berylliosis, Coccidioidomykosis) kommt es in Folge inadäquat gesteigerter Konzentration von zirkulierendem 1,25-$(OH)_2D_3$, in Folge gestörter Regulation und/oder unzureichenden Abbaus zur Hyperkalzämie; durch Prednison läßt sich die Konzentration des Vitamin-D-Metaboliten normalisieren.

Überdosierung von Vitamin D (20000 I.E. bzw. 0,5 mg/d), von Vitamin-D-Metaboliten und Dihydrotachysterol stimuliert die intestinale Kalziumabsorption (z.T. auch die Knochenresorption).

Bei extremer **Kalziumzufuhr** (Milch, Kalziumcarbonat) in Kombination mit Alkaligaben wird durch die Alkalose die renale Kalziumausscheidung behindert und die Kalziumpräzipitation in der Niere begünstigt *(Milch-Alkali-Syndrom)*. Daraus resultieren Verlust des renalen Konzentrationsvermögens, Azotämie, Hyperkalzämie und Hyperphosphatämie.

▷ **Erhöhte Kalziumresorption aus dem Skelett:** Prototyp ist der **primäre Hyperparathyreoidismus** mit autonomer Sekretion von PTH, Hyperkalzämie, Hypophosphatämie und Anstieg der alkalischen Phosphatase (s. S. 562). Ein sog. **tertiärer** Hyperparathyreoidismus entwickelt sich durch Adenombildung auf dem Boden langdauernder funktioneller Stimulation mit Hyperplasie des Organs.

Durch ektope Bildung PTH-ähnlicher Peptide bei verschiedenen Tumoren entsteht der **Pseudohyperparathyreoidismus** als paraneoplastisches Syndrom. Auch unabhängig von PTH können bei Leukämie, Lymphomen und Plasmozytom osteolytische Substanzen (Prostaglandine, sog. Osteoklasten-aktivierender Faktor in Monozyten) zur Resorption von Kalzium aus dem Knochen führen. Die Hyperkalzämie bei osteolytischen Metastasen von Mamma-, Prostata- und Bronchialkarzinomen ist in ihren Einzelvorgängen noch nicht völlig geklärt.

Ein Substanzverlust des Knochens mit negativer Kalziumbilanz kommt auch bei längerer Immobilisation, bei Morbus Paget und bei akuter intermittierender Porphyrie aus noch nicht völlig geklärter Ursache zustande. Bei 10–20% der Hyperthyreosen kann während des gesteigerten Knochenumsatzes ohne PTH-Beteiligung der Knochenabbau überwiegen. Eine Vitamin-A-Überdosierung soll ebenfalls durch direkten Eingriff (z.T. aber auch durch Steigerung der PTH-Aktivität) zur Knochenresorption führen.

▷ **Beeinträchtigung der renalen Kalziumausscheidung:** Extrazelluläre Hypovolämie mit Minderung der glomerulären Filtrationsrate stimuliert die tubuläre Reabsorption von Wasser und Elektrolyten, somit auch von Kalzium. Thiaziddiuretika hemmen die renale Kalziumausscheidung ebenfalls durch verstärkte Reabsorption als Folge des Volumenverlustes. Eine bedeutsame Hyperkalzämie tritt bei renalen Störungen aber erst auf, wenn bereits eine erhöhte Knochenresorption vorliegt. Dadurch kann ein Hyperparathyreoidismus bzw. eine Kalziumstoffwechselstörung bei Plasmozytom oder bei Störung im Vitamin-D-Metabolismus demaskiert werden.

Ganz selten ist eine familiäre (autosomal dominant vererbte) hypokalziurische benigne Hyperkalzämie im Kindesalter ohne eindeutige PTH-Beteiligung und meist ohne sekundäre Läsion lebenswichtiger Organe zu beobachten.

Folgen: Hyperkalzämie kann die Funktionen der verschiedensten Organe beeinträchtigen. Am **Myokard** bedingt sie bei mäßiger Ausprägung Tachykardie und Verkürzung der QT-Zeit, bei größerer Konzentration ventrikuläre Tachyarrhythmien. Entsprechend der physiologischen Kalziumwirkung ist die Digitalisempfindlichkeit erhöht. Durch Zunahme der Vasokonstriktion kann sich eine **Blutdrucksteigerung** entwickeln.

An der **Niere** wird der Konzentrationsmechanismus (meist nur bis zur Isotonie) herabgesetzt; es kommt zu Polyurie, zur Verminderung des extrazellulären Volumens und zu Polydipsie. Kalzium kann im Lumen (Nephrolithiasis) und im Interstitium (Nephrokalzinose) abgelagert werden. Auch Kaliumverluste können eintreten. Eine Zunahme der renalen H^+-Sekretion begünstigt die Entwicklung einer **metabolischen Azidose** und durch Zunahme der Salzsäuresekretion im Magen das Auftreten von **peptischen Ulzerationen**. Höhere Kalziumkonzentrationen können eine **Pankreatitis** zur Folge haben. Anorexie, Nausea, Erbrechen und Obstipation sind die häufigsten subjektiven Beschwerden.

Zentralnervöse Störungen sind Adynamie, Hyporeflexie, Konfusion, Stupor bis hin zum Koma. Im Bereich des **Skeletts** können sich Gelenkbeschwerden und Hinweise auf Knochenresorption im Bereich der gelenknahen Bezirke entwickeln. Bei gleichzeitig hoher Kalzium- und Phosphatkonzentration treten Verkalkungen in verschiedenen Weichteilgeweben auf.

Je nach Ursache stehen verschiedene Symptomengruppen im Vordergrund. So finden sich bei primärem Hyperparathyreoidismus besonders gehäuft renale und intestinale Symptome einschließlich peptischer Ulzerationen (10–15%) und Pankreatitis. Weichteilverkalkungen dagegen treten bevorzugt bei Milch-Alkali-Syndrom, gelegentlich auch bei Sarkoidose auf.

Die **hyperkalzämische Krise** als Notfallsituation bei sehr starkem Kalziumanstieg, kombiniert mit akutem Nierenversagen und schwerer zerebraler Symptomatik, wird vorwiegend bei tumorbedingter, aber auch bei anderen Formen einer rasch sich entwickelnden Hyperkalzämie beobachtet.

Störungen des intrazellulären Kalziumhaushaltes: Obwohl für klinische Zwecke der Nachweis noch nicht exakt geführt werden kann, lassen experimentelle Untersuchungen daran denken, daß eine Überladung der Zelle mit Kalzium zu schweren strukturellen und funktionellen Störungen führen kann (z.B. zur Konstriktion der glatten Gefäßmuskulatur). Bei gleichzeitiger Reduktion der Synthese kommt es zu einem gesteigerten Verbrauch von ATP mit allen metabolischen Konsequenzen. Als Ursachen sind bisher experimentell bekannt geworden: Sympathikusübererregung bzw. Isoproterenol-Applikation, Vitamin-D-Intoxikation, Kalium- und Magnesiummangel, Hypoxie bzw. Anoxie des Sarkolemms sowie hereditäre Störungen.

D **Diagnostische Hinweise**

Bei Hyperkalzämie weist eine niedrige **Phosphorkonzentration** in erster Linie auf primären Hyperparathyreoidismus, eine erhöhte auf renale Insuffizienz hin. Bestimmungen von **PTH** und **Vitamin-D-Metaboliten** im Serum sowie **cAMP** im Urin können deren ursächliche Beteiligung nachweisen oder ausschließen. Untersuchungen des Skelettstatus (Röntgen, Biopsie) legen das Ausmaß einer ossären Beteiligung fest.

T **Therapeutische Hinweise**

Grundsätzlich sind verschiedene Maßnahmen möglich: **Steigerung der renalen Kalziumausscheidung** durch Expansion der Extrazellulärflüssigkeit mittels NaCl-Infusionen, forcierte renale Kalziumausscheidung durch Schleifendiuretika mit Ersatz des Salz- und Volumenverlustes, Glukokortikoide zur Minderung der intestinalen Kalziumabsorption bei Sarkoidose und Vitamin-D-Intoxikation, z.T. auch bei Lymphom und Plasmozytom, sowie Hemmung der Kalziumresorption aus dem Knochen durch Kalzitonin oder Mithramycin.

2.3 Phosphatdepletion

Definition: Phosphatdepletion (Phosphat-Verarmung) bedeutet Abfall der Konzentration des anorganischen Phosphors im Zytoplasma (normal 10 mmol/l) mit und ohne Senkung der extrazellulären Phosphorkonzentration meist unter 0,35 mmol/l (1,0 mg/dl).

Ursachen: Eine unzureichende Phosphorzufuhr ist extrem selten, da Phosphat weit verbreitet in allen Nahrungsmitteln vorkommt.

▷ **Mangelhafte Phosphorabsorption** nach Gastrektomie bei Darm- und Pankreaserkrankungen, z.T. in Kombination mit Vitamin-D-Mangel, langdauernde Einnahme von Antazida (Aluminium, Magnesium), die Phosphor im Darm binden und im Stuhl zur Ausscheidung bringen.

▷ **Renale Verluste** von Phosphor bei tubulären Funktionsstörungen (Fanconi-Syndrom, renaltubuläre Azidose, monoklonale Gammopathien), durch Schwermetall- oder Arzneimittelintoxikationen, bei nephrotischem Syndrom, Amyloidose, M. Wilson, Nephrolithiasis, Hyperkalzämie und bei Alkoholismus.

▷ **Umverteilung von Phosphor** aus dem Extrazellulärraum in die Zelle (häufig) mit Bildung von Hexose-Phosphatestern, z.B. nach Glukoseinfusion (Insulin) in der Erholungsphase der diabetischen Ketoazidose, bei akutem Anabolismus durch parenterale Hyperalimentation Hungernder oder chronischer Alkoholiker, nach Fruktoseinfusion und bei schwerer respiratorischer Alkalose mit Stimulation der Glykolyse.

Folgen: Durch die Phosphatverarmung können praktisch alle Zellfunktionen gestört werden. Im Mittelpunkt steht langfristig eine Verminderung der Konzentration von ATP und anderer organischer Phosphate. Durch Mangel an anorganischem Phosphor (Beeinträchtigung der Glyceroaldehyd-3-Phosphat-Dehydrogenase) werden Glykogenolyse und/oder Glykolyse sowie die renale Glukoneogenese gehemmt; die zelluläre Kalziumkonzentration kann ansteigen.

Bei **akuter Phosphatdepletion** resultieren daraus Myopathie (Asthenie, Schwäche, Rhabdomyolyse mit myoglobinurischem akutem Nierenversagen), negative Inotropie des Herzens bis zur kongestiven Kardiomyopathie. Die renale Azidifikation wird stark eingeschränkt, die Phosphorausscheidung im Urin geht auf Null zurück. Durch Abfall der Aktivität von 2,3-Diphosphoglycerinsäure und ATP in den Erythrozyten nimmt die O_2-Affinität des Hämoglobins (P_{50}) zu, so daß die Sauerstoffabgabe an die Gewebe erschwert wird (Gewebshypoxie). Die Funktionen der Leukozyten (Chemotaxie, Bakterizidie, Phagozytose) sowie der Thrombozyten (Verkürzung der Überlebenszeit, Thrombozytopenie) werden beeinträchtigt; Infektanfälligkeit und Blutungsneigungen nehmen zu. Bei schwerer Phosphatverarmung kann sich eine metabolische Enzephalopathie mit Desorientiertheit, Bewußtseinsstörungen, Lähmungen, Krämpfen und Koma entwickeln.

Eine **chronische Phosphatdepletion** (meist durch Antazida) hat durch Aktivierung der Osteoklastentätigkeit eine Osteopenie zur Folge, da die Phosphorspeicher des Skeletts zur Deckung des Phosphorbedarfs der Weichteile herangezogen werden. Ein verminderter Phosphoreinstrom in den Knochen beeinträchtigt die Mineralisierung, so daß eine Osteomalazie entsteht.

D Diagnostische Hinweise

▷ Hypophosphatämie und fehlende Phosphaturie bei typischer Anamnese
▷ Asthenie, Anorexie, Knochenschmerzen
▷ Normokalzämie, Hyperkalziurie

T Therapeutische Hinweise

Eine **Phosphorzufuhr,** z.B. als Magermilchpulver oder als Natrium- bzw. Kaliumphosphat sollte erfolgen.

> Bei einer nicht zu umgehenden **intravenösen Applikation** von Phosphat muß sehr vorsichtig vorgegangen werden, damit sowohl ein Abfall des ionisierten Kalziums durch Bindung an Phosphor als auch Weichteilverkalkungen vermieden werden.

IV Magnesium-Haushalt

1 Physiologische Grundlagen

Magnesium (Mg) ist mit einem Gehalt von 1000 mmol das zweithäufigste intrazelluläre und das vierthäufigste Kation des gesamten erwachsenen Organismus. Mehr als die Hälfte (45 mmol/kg) findet sich im Knochen, der Rest in den Weichteilen (besonders Leber und Muskulatur), weniger als 1% mit einer Konzentration von 0,85 (0,7–1,1) mmol/l in der extrazellulären Flüssigkeit. Die Konzentration in den Erythrozyten wird mit 2,2–3,0 mmol/l angegeben. Ca. 25% des Serum-Magnesiums sind an Protein (besonders Albumin) gebunden, über 70% liegen in ultrafiltrierbarer, diffusibler Form vor, entweder ionisiert oder an Phosphat, Citrat, Oxalat o.ä. gebunden.

Magnesium wird durch chlorophyllhaltige Nahrungsmittel, Getreide, Gemüse, Sojabohnenprodukte, auch Nüsse und Mandeln mit einer mittleren Menge von 12,5 mmol/d zugeführt. Zur Aufrechterhaltung einer positiven Bilanz sind beim Erwachsenen 0,15–0,175 mmol Mg/kg/d erforder-

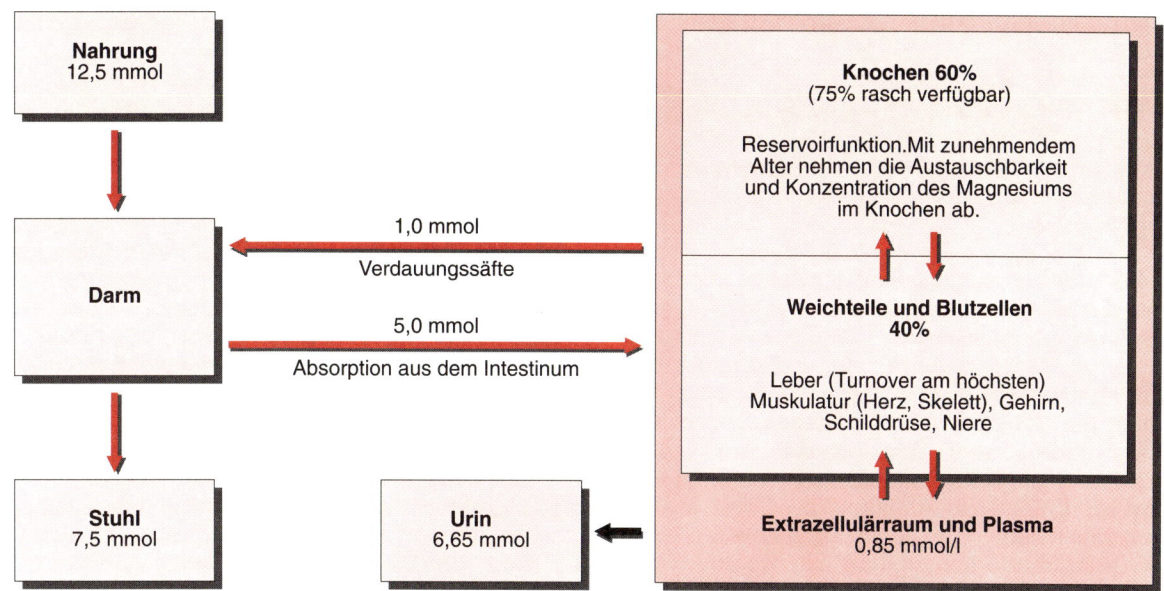

Abb. H6-12: Aufnahme, Verteilung, Dynamik und Ausscheidung von Magnesium (mmol/d).

lich. Je nach Höhe der Zufuhr (d.h. der Konzentration im Darmlumen) werden beim Erwachsenen 20–75% (im Mittel 40%) der eingenommenen Menge im Ileum und im proximalen Jejunum entlang dem elektrochemischen Gradienten mit einer Kapazität von 2 mmol/h absorbiert. Die Absorption erreicht ihr Maximum, wenn die Konzentration im Darmlumen 10 mmol Mg/l aufweist. Der Einfluß von Kalzium und Vitamin-D-Derivaten wird kontrovers diskutiert. Nur eine geringe Mg-Menge wird unter normalen Umständen in das Darmlumen sezerniert (Abb. H6-12). Zugeführtes Mg verläßt zunächst schnell, dann langsamer in vier bzw. 14 Stunden die Extrazellulärflüssigkeit und wird für etwa 24 Stunden in den Zellen der Weichteilgewebe retiniert. Der nicht eiweißgebundene Teil des extrazellulären Mg wird in der Niere glomerulär filtriert, im proximalen Tubulus zu 20–30%, in der Henle-Schleife zu 65% und im distalen Tubulus zu 2–5% reabsorbiert. Die mittlere Ausscheidung beträgt etwa 6,65 mmol/24 h (Abb. H6-13). Da die normale tubuläre Mg-Reabsorption nahe dem tubulären Transportmaximum für Mg liegt, führt bereits eine geringe Erhöhung der Mg-Konzentration im Serum zu einem starken Anstieg der Ausscheidung; umgekehrt wird bei niedriger Mg-Konzentration im Serum mehr Magnesium durch die Niere retiniert. Die Hauptspeicherorgane sind Knochen (60%) und Muskulatur (20%).

In der Zelle ist Mg nicht homogen verteilt. Eine große Fraktion ist chelatartig an energiereiche Phosphate (ATP, ADP, AMP), an Ribonukleinsäuren (RNS) und an Ribosomen, im Knochen an Apatitkristalle gebunden. Infolge dieser Bindung gehen bei Änderung der extrazellulären Mg-Konzentration Änderungen des zellulären Mg-Gehaltes nur langsam vonstatten. Zellen mit hoher Stoff-

wechselaktivität haben einen hohen Mg-Gehalt (auch Kalium- und Phosphatgehalt). Mg wirkt als Aktivator von Enzymsystemen, besonders solcher, die von ATP katalysiert werden oder die Phosphatgruppen hydrolysieren bzw. transformieren. Es stabilisiert die makromolekularen Strukturen von Desoxyribonukleinsäure (DNS) und RNS und bindet kleinere Ribonukleine zu Makromolekülen. Bei Mg-Mangel geht neben dem Mg-Gehalt der Mitochondrien auch deren Zahl sowie der Phos-

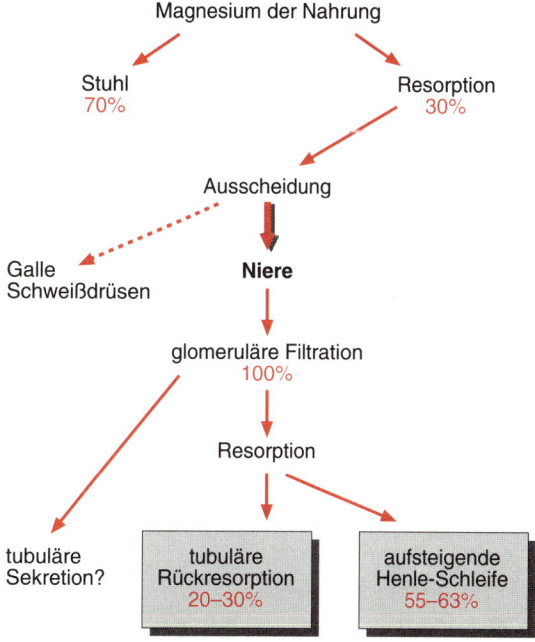

Abb. H6-13: Filtration und tubuläre Reabsorption von Magnesium in der Niere.

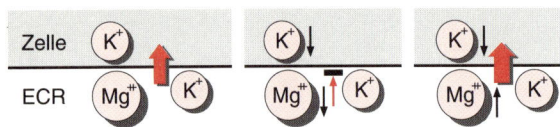

Abb. H6-14: Abhängigkeit des Kaliumtransportes in die Zelle vom Magnesiumgehalt. ECR = Extrazellulärraum.

phat- und der Kaliumgehalt der Zellen zurück. Der Mg-Einstrom in die Zelle wird durch β-adrenerge Stimulation intensiviert.

Durch kompetitiven Antagonismus reduziert Mg den Kalziumeinstrom durch die Sarkolemm-Membran an Myokard- und Gefäßmuskelzellen sowie die Bindung und Translokation von Kalzium. Durch diesen **Kalziumantagonismus** kommt es unter Mg-Einfluß zur Abnahme des Tonus der glatten Muskulatur. Für die Kalziumextrusion aus der Zelle ist es erforderlich, daß sich Mg und ATP auf der gleichen Seite der Zellmembran befinden.

Durch Einwirkung auf die **schnellen Natriumkanäle** beschleunigt Mg den Natriumeinstrom in die Zelle und somit die Initialrate der Depolarisation; an der renalen Tubuluszelle kann Mg Chloridkanäle eröffnen.

Auch die Kaliumpermeabilität der Zellmembran wird durch Mg beeinflußt: Eine normal hohe extrazelluläre Mg-Konzentration verhindert Kaliumverluste an Herz- und Skelettmuskulatur. Nur bei ausgeglichenem Mg-Haushalt kann die Zelle einen Konzentrationsgradienten für Kalium aufbauen und die (hohe) intrazelluläre Kaliumkonzentration aufrechterhalten (Abb. H6-14). Dies geschieht entweder durch Beeinflussung der Na^+-K^+-ATPase oder durch direkte Einwirkungen auf die Kaliumkanäle. Ein zellulärer Kaliummangel kann durch Kaliumsubstitution allein nicht ausgeglichen werden, wenn gleichzeitig ein Mg-Mangel besteht. Mg reduziert den Nettokaliumverlust aus Myokardzellen, der durch Digitalisglykoside ausgelöst wird.

An der motorischen Endplatte der Nerven antagonisiert Mg die kalziumstimulierbare Freisetzung von Acetylcholin und unterdrückt dadurch die Aktivität der synaptischen cholinergischen Rezeptoren. Die Erregbarkeit der neuromuskulären Endplatte ist somit umgekehrt zur interstitiellen Mg-Konzentration korreliert.

Durch alle diese Eigenschaften kann Mg in die Funktionen der neuromuskulären, myokardialen Zellen und die der Gefäßendothelzellen eingreifen.

2 Pathophysiologie des Magnesium-Haushaltes

2.1 Hypomagnesiämie

Hypomagnesiämie (Magnesiummangel) ist eine häufige Störung, wird aber nicht selten wegen der komplexen klinischen Symptomatik und insbeson-

dere der begleitenden Abweichungen im Haushalt der übrigen Elektrolyte übersehen.

Definition: Hypomagnesiämie liegt vor, wenn die Serum-Mg-Konzentration um etwa 20% auf ca. 0,65 mmol/l abgefallen ist. Die exakte Definition des Mg-Mangels ist problematisch, da wohl eine gewisse Korrelation der extrazellulären Konzentration zum Mg-Gehalt des Knochens, weniger aber zum Mg-Gehalt der Muskulatur besteht; allerdings läßt ein starker Abfall der extrazellulären Mg-Konzentration auf 0,5 mmol/l auf ein Defizit von 10 mmol Mg/kg schließen.

Ursachen: Eine Hypomagnesiämie wird vor allem durch unzureichende Magnesiumzufuhr, Malabsorption oder gastrointestinale bzw. renale Verluste verursacht.

▷ **Intestinale Ursachen:** Rein **ernährungsbedingter** Mg-Mangel ist äußerst selten. Er tritt lediglich bei Protein-Kalorien-Malnutrition (Kwashiorkor), bei Alkoholismus, bei langdauernder parenteraler Ernährung oder bei nasogastraler Absaugung (0,5 mmol Mg/l) auf, wenn keine zusätzliche Mg-Substitution erfolgt.

Bei allen Formen der **Steatorrhöe** werden große Mengen unlöslicher, nicht absorbierbarer Mg-Seifen im Stuhl ausgeschieden. Alle längerdauernden **Diarrhöen** (Enteritis regionalis, Colitis ulcerosa, strahlenbedingte Schäden oder ausgedehnte Resektionen des Dünndarms, Laxanzienabusus sowie intestinale und biliäre Fisteln) führen zum enteralen Mg-Verlust, da die Mg-Konzentration dabei bis zu 3,0 mmol/l Stuhlwasser betragen kann.

Ganz selten findet sich ein selektiver intestinaler Mg-Absorptionsdefekt bei Kindern (z.T. auch bei Erwachsenen). Bei **Leberzirrhose** wird ein zellulärer Mg-Mangel in Leber und Muskulatur beobachtet, während Knochen, Erythrozyten und Serum normale Mg-Konzentrationen aufweisen können.

▷ **Renale Ursachen:** Expansion des extrazellulären Flüssigkeitsraumes (auch durch Aldosteronismus, Mineralokortikoidsyndrome o.ä.), chronische Zunahme der glomerulären Filtrationsrate, renale Vasodilatation (Bradykinin, Acetylcholin) verstärken die renale Mg-Ausscheidung.

Glukose und andere rasch metabolisierbare Zucker hemmen die tubuläre Mg-Reabsorption. Bei **diabetischer Ketoazidose** tritt neben dem osmotischen Effekt auch eine Komplexbindung von Mg an Acetoacetat hinzu. Alkohol (30–45 g) steigert während des Anstiegs seiner Blutkonzentration die fraktionelle renale Mg-Ausscheidung um 5–10%.

Chronischer Alkoholismus gehört zu den häufigsten Ursachen des Magnesium-Mangels.

Glukokortikoide führen durch katabolen Effekt und Steigerung der Filtrationsrate, Thyroxin vermutlich durch Aktivierung der Na$^+$-K$^+$-ATPase zum renalen Mg-Verlust. Auch Parathormon, Glukagon, Wachstumshormon und Angiotensin II fördern die renale Elimination von Mg.

Osmotische Diuretika (Mannitol, Glukose, Harnstoff) hemmen die tubuläre Wasserreabsorption und verdünnen dadurch die Mg-Konzentration im Lumen, so daß renale Verluste von 30–40% der filtrierten Mg-Menge entstehen. **Schleifendiuretika** hemmen den tubulären Mg-Transport am aufsteigenden Schenkel stärker als den Natrium-Kalium-Chloridtransport und bringen dadurch große Mg-Mengen zur Ausscheidung. **Thiaziddiuretika** haben bei chronischer Gabe eine meist nur vorübergehende Mehrausscheidung von Mg zur Folge.

Digitalisglykoside bedingen einen starken Anstieg der renalen Mg-Ausscheidung. Amphotericin B, Aminoglykoside, Cisplatin und Cyclosporin interferieren mit der tubulären Reabsorption von Mg. Bei sonst normaler Nierenfunktion können auch **idiopathische renale Mg-Verluste** (selten) auftreten.

▷ **Weitere Ursachen:** Exzessive **Laktation** (1,2–1,5 mmol Mg/l Muttermilch) oder sehr stark gesteigerte **Schweißsekretion** sind seltenere Ursachen eines Mg-Mangels.

Folgen: Infolge Wegfalls der Hemmwirkung auf die cholinergischen Rezeptoren an den motorischen Endplatten kommt es bei Hypomagnesiämie zu verstärkter neuromuskulärer Erregbarkeit. Daraus resultieren Muskelzittern und -schwäche, faszikuläre Zuckungen und Krämpfe. Bei normaler Serum-Kalziumkonzentration und ausgeglichenem Säure-Basen-Haushalt entsteht die Konstellation der **Magnesium-Mangeltetanie.** Bei stärkeren Mangelzuständen entwickeln sich neurologische Symptome mit Agitationen, athetotischen Bewegungen, Lethargie, Stupor, Halluzinationen, Konfusionen und Koma. Bei Alkoholikern begünstigt Mg-Mangel die Entwicklung des Delirium tremens und des Korsakow[1]-Syndroms (örtliche und zeitliche Desorientiertheit, Konfabulationen). Durch Mg-Mangel wird auch der Tonus der glatten Muskulatur (Gefäßmuskulatur) gesteigert. Dabei entstehen Spasmen der peripheren **(Wadenkrämpfe)** und der Koronargefäße; der Blutdruck steigt an. Die Muskulatur von Larynx, Kardia, Pylorus, Sphinkter Oddi und Sphinkter ani reagiert ebenfalls mit Tonussteigerung.

Schwerer Mg-Mangel führt zu Verlust zellulären Kaliums, besonders der Skelett- und Herzmuskulatur. Dies begünstigt das Auftreten **kardialer Rhythmusstörungen,** wie Vorhoftachykardie, Vorhofflimmern, ventrikuläre Extrasystolen, *Torsade de pointes*,* Kammerflimmern und (reversible)

---

[1] Sergej S. Korsakow (1854–1900), Psychiater, Moskau.

* Torsade de pointes: hochfrequente ventrikuläre Ektopien mit periodischer Änderung der Amplitude und Richtung der Kammerkomplexe aufgrund fokaler Reizbildung und Interferenz zweier räumlich getrennter Ektopiezentren mit unterschiedlichen Reizbildungsfrequenzen.

Asystolie. Da die Digitalisglykosidbindung an das Myokard im Mg-Mangel verstärkt ist, wird das Auftreten einer Digitalisintoxikation begünstigt. Möglicherweise spielt bei beiden Zuständen ein neben dem Mg-Mangel bestehender Kaliummangel eine Rolle. Bei akutem Infarkt verliert das Myokard plötzlich große Mengen an Magnesium und an Kalium. Bei gleichzeitigem Mg-Mangel läßt sich ein zellulärer Kaliummangel durch Kaliumgabe erst normalisieren, wenn der Mg-Haushalt ausgeglichen ist (Abb. H6-14).

In der Entwicklungsphase führt ein schwerer chronischer Mg-Mangel zur Störung der Integrität des Mitochondriensystems, das für Zellstoffwechsel und zellulären Kalium-Haushalt verantwortlich ist. Es kommt zur **Wachstumsverzögerung,** zur neuromuskulären Instabilität sowie zu histologischen Veränderungen an den Gefäßen.

D Diagnostische Hinweise

Bei entsprechender Anamnese mit möglichen Magnesiumverlusten und hinweisender klinischer Symptomatik sollte die Magnesiumkonzentration im Serum geprüft werden; wenn diese um mehr als 20% erniedrigt ist, kann auch ein zellulärer Mg-Mangel angenommen werden.

V Therapeutische Hinweise

Bei Verdacht oder Nachweis eines Mg-Mangels wird bei schwerer Symptomatik (z.B. Herzrhythmusstörungen) Magnesium als Chlorid, Sulfat oder Aspartat in einer Dosis von 30–50 mmol über 24 Stunden unter Kontrolle der Serumkonzentration infundiert. Bei leichteren Zuständen (z.B. Muskel- und Gefäßspasmen) genügt die orale Medikation organischer Magnesium-Salze in niedrigerer Dosierung über längere Zeit; eine Niereninsuffizienz muß vorher ausgeschlossen werden.

2.2 Hypermagnesiämie

Definition: Hypermagnesiämie (Magnesiumüberschuß) bedeutet Anstieg der extrazellulären Mg-Konzentration über 1,2 mmol/l; bei höherer Konzentration, besonders bei renaler Insuffizienz, kann auch die Mg-Konzentration in Knochen, Myokard, Haut, Lunge und Erythrozyten gesteigert sein.

Ursachen:

▷ Zu hohe **Magnesium-Zufuhr** gehört zu den hauptsächlichen Ursachen der Hypermagnesiämie (Mg-haltige Antazida, Laxanzien, Mg-Lösungen als Einlauf oder zur intravenösen Infusion bei Eklampsiebehandlung).

▷ Störungen der **renalen Ausscheidung** bei chronischer Niereninsuffizienz bedingen erst ab einer Reduktion der glomerulären Filtrationsrate unter 30 ml/min einen leichteren Anstieg der Mg-Konzentration, der meist klinisch bedeutungslos bleibt. Er kann aber stark zunehmen, wenn zusätzlich Mg-Präparate verabreicht werden.

▷ Ein rascher Anstieg der Serum-Mg-Konzentration auf 1,3–1,9 mmol/l tritt auch ohne Mg-Zufuhr beim **akuten Nierenversagen** ein. Er kann bei gleichzeitiger Azidose und Mg-Applikation Werte bis zu 4,65 mmol/l erreichen.

▷ Bei **Hämodialyse** wird eine Hypermagnesiämie beobachtet, wenn die Dialyseflüssigkeit zu hohe Mg-Konzentrationen aufweist.

▷ **Hormonale und andere Einflüsse:** Mangel an Thyroxin (Hypothyreose), an Kortisol (Morbus Addison), Hypothermie, Hibernation (Winterschlaf), Skelettmetastasen maligner Tumoren sowie Lithiumintoxikation sind durch leichten Anstieg der Serum-Mg-Konzentration charakterisiert.

Folgen: Eine Zunahme der extrazellulären Mg-Konzentration bis zu 2,0 mmol/l hat meist keine schädigenden Auswirkungen, oft tritt nur eine leichte Diarrhöe auf. Oberhalb dieser Grenze wird durch die hohe Mg-Konzentration die präsynaptische Freisetzung von Acetylcholin unterdrückt und dadurch die Reizübertragung an der neuromuskulären Endplatte blockiert. Eine hohe Mg-Konzentration induziert die Freisetzung der Acetylcholinesterase, antagonisiert die Kalziumeffekte und vermindert die postsynaptische Reaktion; daraus resultieren zunächst Verminderung oder Ausfall der tiefen Sehnenreflexe sowie eine **Hypotonie der Muskulatur.** Bei höheren Mg-Konzentrationen von 5,0–7,5 mmol/l kommt es zu schlaffer Quadriplegie, zur Atemdepression durch Paralyse der peripheren Atemmuskulatur, die in Atemstillstand übergehen kann. Auch die Strukturen der glatten Muskulatur (Darm, Blase) werden betroffen.

Die Freisetzung von **Noradrenalin** ist **herabgesetzt,** die Wiederaufnahme des Hormons in die adrenergen Nervenendigungen und in das Nebennierenmark ist beschleunigt, so daß die Sympathikuswirkung abgeschwächt wird. Daraus resultieren Hypotension, die zunächst nur orthostatischen Charakter hat, transitorische Tachykardie und Übergang in Bradykardie. Elektrokardiographisch finden sich Zunahme des PR-Intervalls, später QT-Verlängerung, intraventrikuläre Leitungsstörungen und bei sehr hohen Mg-Konzentrationen (7,5 mmol/l) kompletter Herzblock und Herzstillstand.

Das Bewußtsein und die Schmerzreaktionen bleiben meist erhalten, solange die Blut-Hirn-Schranke intakt ist oder wenn Mg nicht direkt zerebral appliziert wird. Die bei höheren Konzentrationen auftretenden zentralnervösen Störungen (Stupor, weite Pupillen, Lethargie, Koma) sind meist Ausdruck der durch die starke Hypotension vermittelten zerebralen Hypoxie.

D Diagnostische Hinweise

Plötzliches Auftreten von **Reflexverlust** oder **Lähmungserscheinungen** in Kombination mit raschem Blutdruckabfall, insbesondere bei stark eingeschränkter Nierenfunktion und/oder exogener Magnesiumgabe, muß an eine Hypermagnesiämie denken lassen.

T Therapeutische Hinweise

Sofortiges Absetzen der Magnesium-Zufuhr. Erforderlichenfalls muß eine Peritoneal- oder Hämodialyse vorgenommen werden.

> Da Kalzium ein direkter Antagonist von Magnesium ist, kann die intravenöse Infusion von 2,5 bis 5,0 mmol Kalzium die akuten Manifestationen der Magnesium-Intoxikation beseitigen.

Literatur

Agarwal, A., A. Soni, M. Ciechanowsky, P. Chander, G. Treser: Hyponatremia in patients with acquired immunodeficiency syndrome. Nephron 53 (1989) 317–321.

Argent, N. B., L. M. Burrell, T. H. J. Goodship, R. Wilkinson, P. H. Baylis: Osmoregulation of thirst and vasopressin release in severe renal failure. Kidney Internat. 39 (1991) 295–300.

Agus, Z. S., A. Wasserstein, S. Goldfarb: Disorders of calcium and magnesium homeostasis. Am. J. Med. 72 (1982) 473–488.

Akerman, K. E. O.: Ca²⁺ transport and cell activation. Med. Biol. 60 (1982) 168–182.

Altura, B. M., F. Krück (eds.): Interactions of magnesium and potassium on cardiac and vascular smooth muscle. International Symposium. Magnesium 3 (1984) 173–360.

Ardle, N. G.: Calcium ions, drug action and platelet function. Pharmacol. and Ther. 18 (1982) 249–270.

Arieff, A., R. de Fronzo: Fluid, electrolyte and acid-base disorders. Churchill Livingstone, New York 1984.

de Bold, A. J.: Atrial natriuretic factor: a hormone produced by the heart. Science 230 (1986) 767–770.

Brunette, M. G., Maillaux, J., Lajeuneusse, D.: Calcium transport through the luminal membrane of distal tubule. I. Interrelationship with sodium. Kidney Internat. 41 (1992) 281–288.

Brunette, M. G., J. Maillaux, D. Lajeunesse: Calcium transport by the luminal membrane of distal tubule. II. Effect of pH, electrical potential and calcium channel inhibitors. Kidney Internat. 41 (1992) 289–296.

Carlisle, E. J. F., S. M. Donnelly, J. H. Ethier, S. E. Quaggin, U. B. Kaiser, S. Vasuvattakul, K. S. Kamel, M. L. Halperin: Modulation of the secretion of potassium by accompanying anions in humans. Kidney Internat. 39, (1991) 1206–1212.

Cheung, W. Y.: Calmodulin plays a bivotal role in cellular regulation. Science 207 (1980) 19–27.

Chutkow, J. C.: The neurophysiologic function of magnesium: An update. Magnesium-Bulletin 3 (1981) 115–120.

Conte, G., A. dal Canton, P. Imperatore, L. de Nicola, G. Gigliotti, N. Pisanti, B. Memoli, G. Fuiano, C. Esposito, V. E. Andreucci: Acute increase of plasma osmolality as a cause of hyperkalemia in patients with renal failure. Kidney Internat. 38, (1990) 301–307.

Corabeuf, E.: Ionic basis of electrical activity in cardiac tissue. Amer. J. Physiol. 234 (1978) H101–H116.

Ebel, H., T. Günther: Magnesium metabolism: A Review. J. clin. Chem. clin. Biochem. 18 (1980) 257–270.

Ethier, J. H., U. Honrath, A. Verres, H. Sonnenberg, M. L. Halperin: Nephron site responsible for the reduced kaliuretic response to mineralocorticoids during hypokalemia in rats. Kidney Internat. 38, (1990) 812–817.

Fischer, B., U. Fischer: Magnesium in der inneren Medizin, Pathophysiologie und Klinik. Magnesium-Bulletin 3 (1981) 249–275.

Flatman, P. W.: Magnesium transport across cell membranes. J. Membr. Biol. 80 (1984) 1–14.

Flink, E. B.: Magnesium deficiency. Etiology and clinical spectrum. Acta med. scand. 647 (1981) 125–137.

Genest, J.: The atrial natriuretic factor. Brit. Heart J. 56 (1986) 302–316.

Giebisch, G.: Renal potassium transport. In: Giebisch, G., D. C. Tosteson, H. H. Ussing (eds.): Membrane transport in Biology. Vol. IV A, pp. 215–298. Springer, Berlin–Heidelberg–New York 1978.

Goecke, I. A., S. Bonilla, E. T. Marusic, M. Alvo: Enhanced insulin sensitivity in extrarenal potassium handling in uremic rats. Kidney Internat. 39 (1991) 39–43.

Goerg, K. J., W. Rummel: Der Elektrolyt- und Wassertransport im Colon. Med. Welt 38 (1987) 290–298.

Hayslett, J. P., H. J. Binder: Mechanism of potassium adaptation. Amer. J. Physiol. 243 (1982) F103–F112.

Helfant, R. H.: Hypokalemia and arrhythmias. Amer. J. Med. 80, 4A (1986) 13–22.

Hollenberg, N. K. (ed.): Potassium, magnesium and cardiovascular morbidity. Amer. J. Med. 80, 4A (1986) 1–36.

Hommel, E., E. R. Matthiesen, K. Auckland, H.-H. Parving: Pathophysiological aspects of edema formation in diabetic nephropathy. Kidney Internat. 38 (1990) 1187–1192.

Jamison, R. L., R. E. Oliver: Disorders of urinary concentration and dilution. Amer. J. Med. 72 (1982) 308–322.

Jamison, R. L.: Potassium recycling. Kidney int. 31 (1985) 695–703.

Kaplan, N. M.: Our appropriate concern about hypokalemia. Amer. J. Med. 77 (1984) 1–4.

Kim, J. K., J.-B. Michel, F. Soubrier, J. Durr, P. Corvol, R. W. Schrier: Arginine vasopressin gene expression in chronic cardiac failure in rats. Kidney Internat. 38, (1990) 818–822.

Knochel, J. P.: Neuromuscular manifestations of electrolyte disorders. Amer. J. Med. 72 (1982) 521–535.

Kramer, H. J.: Atrial natriuretic hormones. Gen. Pharmac. 19, (1988) 747–753.

Kunar, R.: The metabolism and mechanism of action of 1,25-Dihydroxyvitamin D3. Kidney int. 30 (1986) 793–803.

Kwan, T., M. Pintea, F. G. Morino, R. R. Preston, J. Li, C. Caruso, S. D. Berlyne, G. M. Berlyne: Transcapillary oncotic pressure in the edema of congestive heart failure. Nephron 54, (1990) 21–25.

Michel, H., H. Meyer-Lehnert, A. Bäcker, H. Stelkens, H. J. Kramer: Regulation of atrial natriuretic peptide receptors in glomeruli during chronic salt loading. Kidney Internat. 38, (1990) 73–79.

Narins, R. G., E. R. Jones, M. C. Stom, M. R. Rudnick, C. P. Bastl: Diagnostic strategies in disorders of fluid, electrolyte and acid-base homeostasis. Amer. J. Med. 72 (1982) 496–520.

Park, C. S., T. W. Honeyman, E. S. Chung, J. S. Lee, D. H. Sigmon, J. C. S. Fray: Involvement of calmodulin in mediating inhibitory action of intracellular Ca^{2+} on renin secretion. Amer. J. Physiol. 251 (1986) F1055–F1062.

Quamme, G. A., J. H. Dirks: Renal magnesium transport. Rev. Physiol. Biochem. Pharmacol. 97 (1983) 69–110.

Reid, J. L., K. F. White, A. D. Struthers: Epinephrine-induced hypokalemia: The role of beta-adrenoceptors. Amer. J. Cardiol. 57 (1986) F23–F27.

Ritz, E.: Role of intracellular calcium and calmodulin in cellular metabolism: Possible implications for renal failure. Kidney int. 24, 16 (1983), pp. 161–166.

Robertson, G. L., P. Aycinena, R. L. Zerbe: Neurogenic disorders of osmoregulation. Amer. J. Med. 72 (1982) 339–353.

Rose, B. D.: New approach to disturbances in the plasma sodium concentration. Amer. J. Med. 81 (1986) 1033–1040.

Skorecki, K. L., B. M. Brenner: Body fluid homeostasis in congestive heart failure and cirrhosis with ascites. Amer. J. Med. 72 (1982) 323–338.

Stoff, J. S.: Phosphate homeostasis and Hypophosphatemia. Amer. J. Med. 72 (1982) 489–495.

Stokes, J. B.: Sodium and potassium transport by the collecting duct. Kidney Internat. 38 (1990) 679–686.

Thompson, L. P., C. A. Brunner, F. S. Lamb, C. M. King, R. C. Webb: Calcium influx and vascular reactivity in systemic hypertension. Amer. J. Cardiol. 59 (1987) 29A–34A.

Torres, A., M. Rodriguez, A. Felsenfeld, A. Martin-Malo, F. Llach: Sigmoidal relationship between calcitonin and calcium: Studies in normal, parathyreoidectomized and azotemic rats. Kidney Internat. 40, (1991) 700–704.

Turlaplaty, P. D. M. V., B. M. Altura: Magnesium deficiency produces spasms of coronary arteries: Relationship to etiology of sudden death ischemic heart disease. Science 208 (1980) 198–200.

Uribarri, J., M. S. Oh, H. J. Carroll: Salt-losing nephropathy. Amer. J. Nephrol. 3 (1983) 193–198.

de Wardener, H. E., E. M. Clarkson: The natriuretic hormone: recent developments. Clin. Sci. 63 (1982) 415–420.

Wester, P. O., T. Dyckner: The importance of the magnesium ion. Magnesium deficiency – symptomatology and occurrence. Acta med. scand. 661 (1982) 3–4.

Whyte, K. F., G. J. Addis, R. Whitesmith, J. L. Reid: Adrenergic control of plasma magnesium in man. Clin. Sci. 72 (1987) 135–138.

Wiley, J. S., K. E. McCulloch: Calcium ions, drug action and the red cell membrane. Pharmacol. and Ther. 18 (1982) 271–292.

Wright, F. S., G. Giebisch: Regulation of potassium excretion. In: Seldin, D. W., G. Giebisch (eds.): The Kidney. Physiology and Pathophysiology, pp. 1223–1249. Raven Press, New York 1985.

Yanagawa, N.: Potential role for local luminal angiotensin II in proximal tubule sodium transport. Kidney Internat. 39, Suppl. 32, S33–S36 (1991).

H7 Säure-Basen-Haushalt

F. KRÜCK

1 Physiologische Grundlagen

Die meisten Zellfunktionen, viele enzymatische Reaktionen, auch der Quellungszustand der Proteine, sind an einen eng umschriebenen Bereich der Wasserstoffionen-Konzentration der Körperflüssigkeiten gebunden, der durch ein definiertes Verhältnis zwischen Säuren und Basen gewährleistet wird.

> **Säuren** sind Moleküle, die Wasserstoffionen (Protonen) abgeben (Protonendonatoren), **Basen** solche, die Wasserstoffionen aufnehmen (Protonenakzeptoren).
>
> Säure (HA) = Base (A^-) + H^+

In wäßriger Lösung tendieren Säuren (HA) zur Dissoziation in Wasserstoffion* (H^+) und Anion (A^-).

$$HA \rightleftharpoons A^- + H^+ \qquad (1)$$

Die Stärke einer Säure ist durch den Grad der Fähigkeit, Wasserstoffionen freizusetzen, bestimmt. Sie ist das Ergebnis der Netto-Dissoziation (ausgedrückt durch die Konstante K'), die aus dem Verhältnis zwischen dem Bestreben zur Dissoziation (K_1) und dem entgegenwirkenden zur Rekomposition des Moleküls (K_2) resultiert:

$$HA = \frac{K_1}{K_2} \times H^+ \times A^-; \quad \frac{K_1}{K_2} = K' \qquad (2)$$

Die Konzentration freier Wasserstoffionen H^+ errechnet sich nach Gleichung 2 als

$$H^+ = K' \times \frac{HA}{A^-} \textbf{ (Henderson-Gleichung)} \qquad (3)$$

Sie ist im Vergleich zu anderen biologisch bedeutsamen Ionen sehr gering und beträgt in der Extrazellulärflüssigkeit (ECF) $40 \pm 4 \times 10^{-9}$ mol/l = 40 ± 4 nmol/l).

Zur besseren rechnerischen Handhabung wurde die Henderson[1]-Gleichung von Hasselbalch[2] in ihre negativ logarithmische Form überführt, bei der nach Sørensen[3] der pH-Wert *(potentia hydrogenii)* den negativen dekadischen Logarithmus der molaren Wasserstoffionen-Konzentration und der pK'-Wert den negativen Logarithmus von K' repräsentieren:

> $$pH = pK' + \log \frac{A^-}{HA}$$
>
> Henderson-Hasselbalch-Gleichung $\qquad (4)$

Der optimale Bereich für die biologischen Reaktionen ist mit einer **extrazellulären** H^+-Konzentration von 35–45 nmol/l (pH 7,45–7,35) und einer intrazellulären, z.B. Leber-, Skelettmuskel- und Herzmuskelzellen, von 100 nmol/l (pH 7,0) gegeben.

> Ein extrazellulärer pH-Wert von weniger als 7,0 führt zum Tode.

---

* Wasserstoffionen existieren in Lösung in ihrer hydrierten Form, H_3O (Hydronium-Ionen); sie werden hier aus didaktischen Gründen als H^+ bezeichnet.
[1] Lawrence J. Henderson (1878–1942), Biochemiker in Boston.
[2] Karl A. Hasselbalch (1874–1962), Biochemiker in Kopenhagen.
[3] Søren Sørensen (1868–1939), Chemiker, Carlsberg-Stiftung Kopenhagen; führte 1909 den Begriff des pH-Wertes ein.

Gemäß dem logarithmischen Maßstab ist im biologischen Bereich eine Änderung um **eine** pH-Einheit mit einer **zehnfachen** Änderung der H$^+$-Konzentration nach der entgegengesetzten Seite identisch (pH 8,0 = 10^{-8} mol H$^+$/l = 10 × 10^{-9} mol H$^+$/l = 10 nmol H$^+$/l). Verschiebungen um 0,3 pH-Einheiten (0,3 = log 2,0) drücken eine Verdoppelung bzw. eine Halbierung der H$^+$-Konzentration aus: pH-Abfall von 7,4 auf 7,1 bedeutet einen Anstieg der H$^+$-Konzentration von 40 auf 80 nmol/l; pH-Anstieg von 7,4 auf 7,7 Abfall von 40 auf 20 nmol H$^+$/l.

1.1 Physiologische Regulation der Wasserstoffionen-Konzentration

Die physiologische Wasserstoffionen-Konzentration muß gegen einen täglichen Anfall von etwa 1 mmol/kg zusätzlicher H$^+$-Ionen aufrechterhalten werden, der mit ca. 80 mmol größenordnungsmäßig dem 2×10^6fachen der extrazellulären H$^+$-Konzentration entspricht. Diese H$^+$-Ionen entstammen vorwiegend den schwefelhaltigen Nahrungsproteinen (ca. 12 mmol Cystein/Tag: 24 mmol Methionin/Tag), bei deren Oxidation pro Sulfation zwei H$^+$-Ionen freigesetzt werden, und den kationischen Aminosäuren, bei deren Umsatz HCl entsteht. Ein geringerer Teil ist auch der Hydrolyse der Phosphorsäure-Ester und organischen Säuren zuzuschreiben. Kohlenhydrate und Fette liefern dagegen bei ungestörtem Stoffwechsel keine freien H$^+$-Ionen. Unter pathologischen Umständen können sie allerdings zur Säureproduktion beitragen (Milchsäure, Ketosäuren).

Darüber hinaus entstehen bei den Oxidationsvorgängen pro Tag etwa 13 000 mmol CO$_2$, aus dem in wäßriger Lösung nach der Reaktion

$$CO_2 + H_2O \rightleftharpoons H_2CO_3 \rightleftharpoons HCO_3^- + H^+$$

pro Molekül ebenfalls die Bildung je eines H$^+$-Ion resultiert.

Die Wahrung der H$^+$-Ionen-Bilanz angesichts dieser Säurebelastung wird durch drei Mechanismen gewährleistet.
▷ Neutralisation der H$^+$-Ionen in Zelle und Extrazellulärflüssigkeit **(Pufferung)**.
▷ Elimination von CO$_2$ durch die Lunge **(respiratorische Regulation)**.
▷ Elimination von H$^+$-Ionen durch die Niere mit gleichzeitiger Reabsorption und Regeneration von HCO$_3^-$ **(renale Regulation)**.

1.1.1 Pufferung

Biologische Lösungen enthalten mehrere Säure-Basen-Paare, die je nach ihrer Eigenschaft H$^+$-Ionen (oder OH$^-$-Ionen) binden können und somit stärkere Änderungen der Konzentration freier H$^+$-Ionen verhindern. Die **Neutralisation** von H$^+$-Ionen wird von schwachen Säuren mit ihren korrespondierenden Basen bewerkstelligt. Nach dem Massenwirkungsgesetz bindet das Anion (Base) dieser Säure die zugeführten H$^+$-Ionen in Form einer undissoziierten schwachen Säure. Dadurch entsteht aus einem Millimol starker Säure ein Millimol einer schwachen, wenig dissoziierten Säure, so daß sich die Konzentration freier H$^+$-Ionen nicht ändert. Diese Reaktion wird als **Pufferung** bezeichnet.

> Die Kapazität eines Puffersystems ist am größten, wenn die Konzentration von Säure und Base gleich groß ist, d.h. wenn pK′ dem pH-Wert des Systems entspricht.

Zu den wichtigsten Puffern in der extrazellulären Flüssigkeit gehören Bicarbonat, anorganische Phosphate und Plasma-Proteine, in den Zellen Gewebsproteine einschließlich Hämoglobin sowie anorganische Phosphatverbindungen mit ihren korrespondierenden schwachen Säuren.

In der ECF kommt dem Bicarbonat-Kohlensäure-CO$_2$-Puffersystem die Hauptrolle zu. Sein pK′-Wert liegt zwar mit 6,1 (K′ = 795 × 10^{-9} mol/l) relativ weit vom physiologischen pH-Wert (7,4) entfernt, jedoch steht die HCO$_3^-$-Konzentration über H$_2$CO$_3$ dank der hohen Membranpermeabilität für CO$_2$ mit dem gelösten CO$_2$ im Blut und dem gasförmigen CO$_2$ in der Lunge im Gleichgewicht, so daß das verbrauchte HCO$_3^-$ immer rasch ersetzt werden kann. Da die (schwache) Kohlensäure sich nicht anhäuft, sondern dissoziiert und als CO$_2$ abgeatmet wird, kann sich das Puffersystem kontinuierlich regenerieren.

1.1.2 Respiratorische Regulation

Das bei den Stoffumsetzungen entstandene CO$_2$ diffundiert in die Erythrozyten und wird dort unter Einwirkung der Carboanhydrase (CAH) zum großen Teil sehr schnell zu H$_2$CO$_3$ hydratisiert, die in HCO$_3^-$ und H$^+$ dissoziiert:

$$CO_2 + H_2O \overset{CAH}{\rightleftharpoons} H_2CO_3 \rightleftharpoons HCO_3^- + H^+ \qquad (5)$$

Das freigesetzte H$^+$-Ion wird durch die basischen Imidazolgruppen des Histidins in der Peptidkette des Hämoglobins neutralisiert, das in reduziertem Zustand eine besonders gute Pufferkapazität besitzt. HCO$_3^-$ verläßt die Erythrozyten im Austausch gegen Chlorid und gestattet dadurch die erneute Aufnahme von CO$_2$ in die Zelle. Wenn in der Lunge die Oxidation des Hb einsetzt, wird CO$_2$ weniger stark gebunden **(Haldane[1]-Effekt)** und an die Außenluft abgegeben.

Etwa 20% des CO$_2$ werden als Carbamino-Hb an das Protein des Hämoglobins gebunden transportiert. Ca. 10% des CO$_2$ sind im Plasma mit einem Partialdruck (P$_{CO_2}$) von 40 ± 5 mmHg (= Torr) physikalisch gelöst, entsprechend einer Konzentration von 1,20 mmol/l, die sich aus dem Löslichkeitsfaktor von 0,0301 mol/l errechnet. Die HCO$_3^-$-Konzentration der ECF beträgt 24 mmol/l.

---

[1] John S. Haldane (1860–1936), Physiologe in Oxford.

Die Henderson-Gleichung (3) für das H_2CO_3/ HCO_3^--Puffersystem läßt sich somit bei Umrechnung von P_{CO_2} mittels des Löslichkeitsfaktors von 0,0301 auch in folgender Weise formulieren:

$$H^+ = 795 \times 10^{-9} \, mol/l \times 0{,}0301 \times \frac{P_{CO_2}}{HCO_3^-}$$

$$= \sim 24 \times \frac{40}{24}$$

$$= 40 \times 10^{-9} \, mol/l$$

$$= 40 \, nmol/l$$

Bei Zunahme der H^+-Konzentration wird die Reaktion (s. Gleichung 5) nach links verschoben: H^+ wird extrazellulär vorwiegend durch HCO_3^- neutralisiert; es entstehen H_2O und vermehrt CO_2, das zur Lunge transportiert und dort eliminiert wird. Die Wasserstoffionen-Konzentration bleibt praktisch unverändert. HCO_3^- wird zwar ständig verbraucht, aber normalerweise rasch wieder regeneriert.

1.1.3 Renale Regulation

Trotz wirksamer Pufferung in Zelle und ECF ist die endgültige Wiederherstellung des Säure-Basen-Gleichgewichtes nur durch die Elimination der eingedrungenen H^+-Ionen und die gleichzeitige Regeneration von Bicarbonat zu erzielen. Dies er-

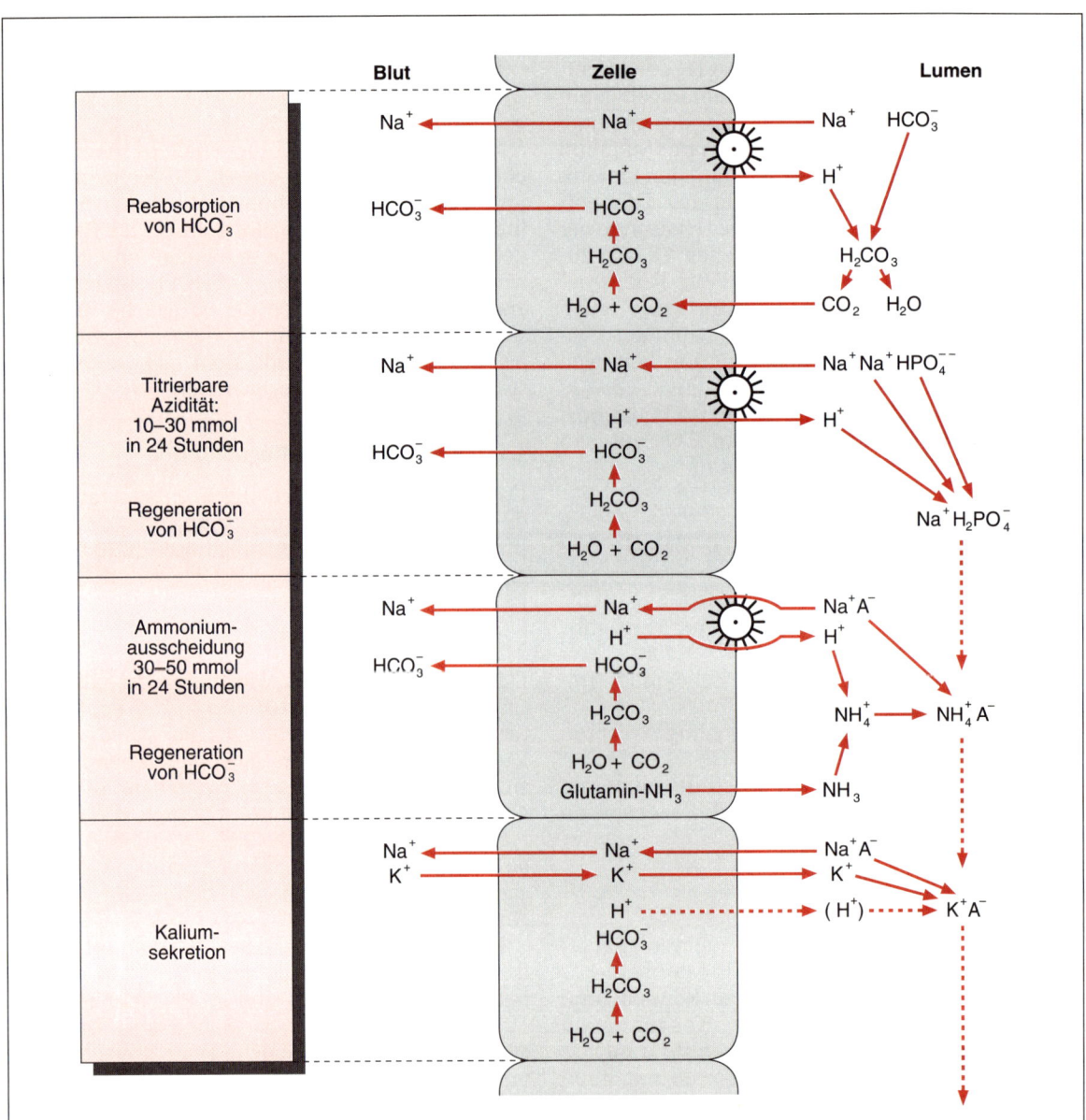

Abb. H7-1: Renale Regulation des Säure-Basen-Haushaltes: Bicarbonatreabsorption, titrierbare Azidität (TA) (proximaler Tubulus), Ammoniumausscheidung (Sammelrohr) und Kaliumsekretion. ☼ Na^+/H^+-Austauscher

folgt dort, wo H^+-Ionen von den Puffern getrennt und ausgeschieden werden, HCO_3^--Ionen jedoch dem Organismus erhalten bleiben. Hierzu ist die Niere besonders geeignet. Mit Hilfe des Enzyms Carboanhydrase (CAH) werden in der Tubuluszelle nach Gleichung 5 beide Ionen freigesetzt. Die H^+-Ionen werden aktiv im Austausch gegen das Kation des Puffers, meist Na^+, durch ein Transportprotein, den Na^+/H^+-Austauscher, aus der Zelle in das Lumen transportiert und von den dort vorhandenen Puffern aufgenommen. Für jedes sezernierte H^+-Ion wird der ECF 1 mmol HCO_3^- zugeführt. Das Kation des Puffers, meist Natrium, dringt in die Zelle ein (Abb. H7-1).

Bei der Pufferung der H^+-Ionen durch HCO_3^-, die zu 90% im Lumen des proximalen Tubulus abläuft, entsteht H_2CO_3, die in CO_2 und H_2O dissoziiert. CO_2 diffundiert in die Zelle und bildet wieder HCO_3^-, das – vermittelt durch einen an Natrium gekoppelten Prozeß – in die extrazelluläre Flüssigkeit diffundiert und zur Wiederauffüllung der durch die Säureneutralisation verbrauchten Bestände beiträgt **(Bicarbonat-Regeneration).**

Durch diese Pufferung sinkt die HCO_3^--Konzentration der Tubulusflüssigkeit am Ende des proximalen Tubulus auf 30–50%, bei metabolischer Azidose bis auf 20% der extrazellulären HCO_3^--Konzentration. Die H^+-Konzentration erreicht rund das Zehnfache der ECF (pH 6,4).

Diese HCO_3^--Reabsorption wird durch CAH-Hemmung, durch Erniedrigung des arteriellen P_{CO_2}, durch Hyperkaliämie und durch Expansion der ECF herabgesetzt, durch Hyperkapnie (Anstieg von P_{CO_2}) und Verkleinerung der ECF gesteigert.

Wenn die HCO_3^--Konzentration abgenommen hat, werden die sezernierten H^+-Ionen vorwiegend (zu 75%) von den Phosphatpuffern der proximalen Tubulusflüssigkeit (pK' = 6,8) aufgenommen:

$$Na_2HPO_4 + H^+ = NaH_2PO_4 + Na^+$$

Das korrespondierende HCO_3^--Ion bleibt zurück und wird als **regenerierter Puffer** der ECF zugeführt. NaH_2PO_4 kann nicht zurückdiffundieren, sondern wird ausgeschieden. Sein Ausmaß läßt sich durch Rücktitration zum pH des Blutes als **titrierbare Azidität** (TA) bestimmen. Sie beträgt bei normaler Kost 10–30 mmol H^+/24 h.

Zur Neutralisation der Anionen starker Säuren dient Ammonium, NH_4^+. Es wird in der proximalen Tubuluszelle gleichzeitig mit α-Ketoglutarat (α-KG^{2-}) bei der Hydrolyse von Glutamin gebildet und dort aktiv in das Lumen transportiert (Abb. H7-2). In der Henleschen Schleife wird es durch den Na^+-NH_4^+-$2Cl^-$-Transporter wieder in die Zelle aufgenommen (durch Schleifendiuretika hemmbar), im Interstitium angereichert und durch die Sammelrohrzelle, begünstigt durch den transepithelialen Gradienten, als NH_3 wieder in das Lumen abgegeben. Dort verbindet es sich mit dem

separat durch eine spezielle H^+-ATPase sezernierten H^+ zu NH_4^+ (Abb. H 7-2).

Aus dem weiteren Abbau des α-KG^{2-} entsteht pro gebildetem NH_4^+-Ion 1 mmol HCO_3^-, das der ECF zugeführt wird.

Ca. 50% der renal entstandenen NH_4^+-Ionen werden durch die Niere ausgeschieden (30 bis 50 mmol/24 Std.), der Rest wird über die Nierenvene, zusammen mit den in der proximalen Tubuluszelle gebildeten HCO_3^--Molekülen, der Leber zugeführt und dort zur Harnstoffsynthese verwendet:

$$2NH_4^+ + 2HCO_3^- \rightarrow Harnstoff + 3H_2O + CO_2$$

Dadurch wird die Säure-Basen-Bilanz gewahrt.

Bei Additionsazidose oder höherer Erfordernis zur HCO_3^--Regeneration kann die NH_4^+-Ausscheidung auf das Zehnfache gesteigert werden, bei chronischer Niereninsuffizienz dagegen stark eingeschränkt sein.

Die maximal erreichbare Konzentration freier Wasserstoffionen im Urin liegt bei 10^{-4} mol/l (0,1 mmol/l) entsprechend einem pH von 4,0. Obwohl dieser Wert 1000mal größer ist als die extrazelluläre Wasserstoffionen-Konzentration, repräsentiert er nur 1–2% der renalen H^+-Ionen-Sekretion. Die Hauptmenge der H^+-Ionen-Elimination wird durch die HCO_3^--Reabsorption bewerkstelligt, die sich aus der extrazellulären

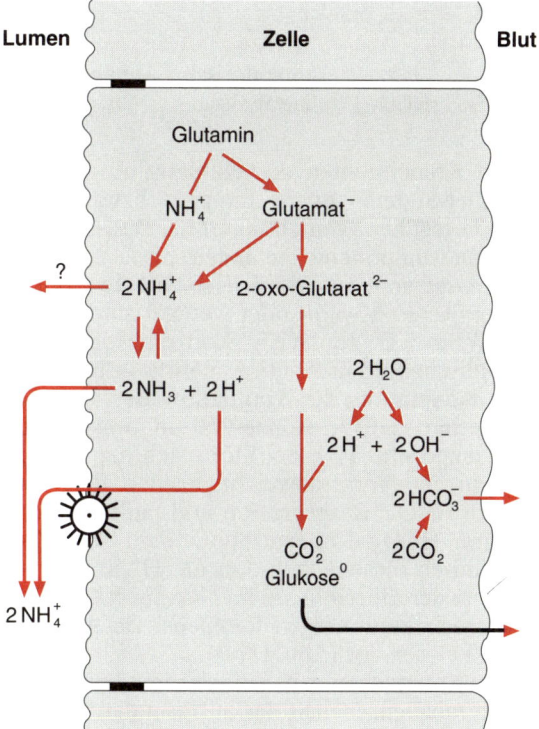

Abb. H7-2: Produktion von Ammonium in der proximalen Tubuluszelle.

HCO$_3^-$-Konzentration und der glomerulären Filtrationsrate mit über 4000 mmol/24 h errechnet. Die **Netto-H$^+$-Sekretion** entspricht der Differenz zwischen Wasserstoffionen und Bicarbonat im Urin: $(TA + NH_4^+) - HCO_3^-$.

2 Pathophysiologie der Störungen des Säure-Basen-Haushaltes

Die physiologische Konzentration freier Wasserstoffionen der ECF von 35–45 mmol/l (pH 7,45–7,35) kann zur sauren und zur alkalischen Seite hin Störungen erfahren. Die Abweichungen, die dadurch entstehen, werden als Azidosen oder Alkalosen bezeichnet.

Azidosen (Azidämien) sind durch eine Zunahme (pH-Abfall), **Alkalosen** (Alkalämien) durch eine Abnahme (pH-Anstieg) der Wasserstoffionen-Konzentration in der ECF gekennzeichnet.

Wenn diese Abweichungen durch Stoffwechseleinflüsse oder durch Anomalien der renalen Elimination hervorgerufen sind, werden sie als **metabolisch** bezeichnet. Sie führen primär zu einer Beeinflussung der HCO$_3^-$-Konzentration. Liegt ihnen dagegen eine Änderung der Ventilationsfunktion mit Auswirkungen auf die Höhe des P_{CO_2} zugrunde, so sind sie **respiratorischen** Ursprungs. HCO$_3^-$ und P_{CO_2} sind somit die Parameter zur differentialdiagnostischen Abgrenzung einer Störung des Säure-Basen-Haushaltes:

$$[H^+] = K' \times \frac{H_2CO_3}{HCO_3^-} \text{ oder}$$

$$[H^+] = 24 \times \frac{P_{CO_2}}{[HCO_3^-]} = \frac{\text{respiratorisch}}{\text{metabolisch}} = \frac{\text{Lunge}}{\text{Niere}}$$

Da die Komponenten des Kohlensäure-Bicarbonat-Puffer-Systems durch Lungen- bzw. Nierenfunktion reguliert werden, kann bei Beeinflussung der **einen** Komponente die **andere** bis zu einem gewissen Grad angepaßt werden, so daß die „Neutralität" entweder gewahrt oder weniger stark gestört wird. Wenn z.B. die HCO$_3^-$-Konzentration durch metabolische Einflüsse eine Änderung erfährt, wird durch Adaptation der Ventilation der P_{CO_2} der (geänderten) HCO$_3^-$-Konzentration angeglichen. Wenn umgekehrt P_{CO_2} bei Störungen der Respiration von der Norm abweicht, reagiert die renaltubuläre HCO$_3^-$-Reabsorption und paßt die extrazelluläre HCO$_3^-$-Konzentration dem P_{CO_2} an. Wenn durch diese Adaptation die H$^+$-Konzentration trotz der Störeinflüsse im Normbereich gehalten werden kann, liegen **kompensierte** Azidosen oder Alkalosen vor (Abb. H7-3).

Diese Kompensation ist jedoch nicht immer vollständig möglich. Neben der auslösenden Ursache müssen somit bei der Beurteilung der aktuellen Situation auch die physiologischen Adaptationsvorgänge berücksichtigt werden.

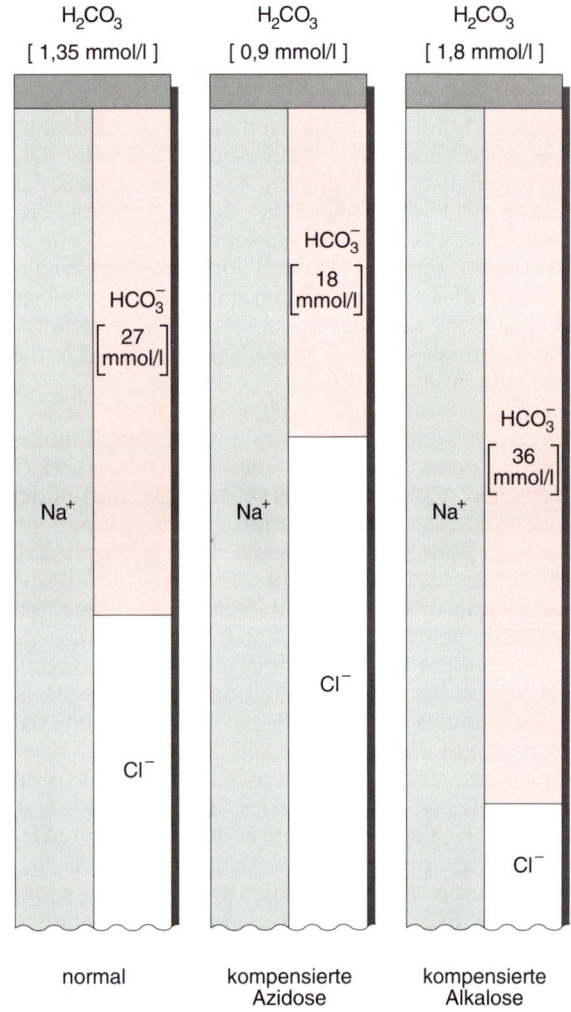

Abb. H7-3: Charakteristika der respiratorischen Kompensation metabolischer Azidosen und Alkalosen.

2.1 Metabolische Störungen des Säure-Basen-Haushaltes

2.1.1 Metabolische Azidose

Definition: Die dekompensierte metabolische Azidose ist durch Anstieg der Konzentration freier H$^+$-Ionen über 45 nmol/l (pH < 7,35) bei erniedrigter extrazellulärer HCO$_3^-$-Konzentration unter 24 mmol/l gekennzeichnet. Sie ist die **häufigste Störung** des Säure-Basen-Haushaltes.

Die erhöhte H$^+$-Konzentration in der interstitiellen Flüssigkeit des Gehirns stimuliert zur Kompensation die chemosensitiven Atemzentren, so daß mittels einer Hyperventilation der P_{CO_2} gesenkt und der erniedrigten HCO$_3^-$-Konzentration annähernd angepaßt wird. Im Idealfall entspricht eine Abnahme der HCO$_3^-$-Konzentration um je 1 mmol/l einem P_{CO_2}-Rückgang von 1 Torr. Die H$^+$-Konzentration kann dadurch im Normbereich gehalten werden. Dieser Adaptationsvorgang bleibt

Tabelle H7-1 Unterscheidung zwischen kompensierter und dekompensierter metabolischer Azidose.

	Azidose	
	kompensiert	dekompensiert
$[H^+]$	normal	↑
$[HCO_3^-]$	↓	↓
P_{CO_2}	↓	normal

jedoch bei pulmonaler oder zerebraler Schädigung nur unvollständig (Tab. H7-1).

Ursachen: Der erniedrigten HCO_3^--Konzentration bzw. der erhöhten H^+-Konzentration (dem erniedrigten pH) der metabolischen Azidose liegt eine der folgenden Ursachen zugrunde:

▷ ein gesteigerter H^+-Ionen-Anfall (Additionsazidose) oder

▷ eine reduzierte renale H^+-Ionen-Ausscheidung (renale Azidose) oder

▷ ein HCO_3^--Verlust (Subtraktionsazidose).

2.1.1.1 Additionsazidose

Endogene Säurebelastung

▷ Vermehrter Proteinkatabolismus bei Stoffwechselsteigerungen mit Überproduktion von Säuren aus S-haltigen Aminosäuren, z.B. bei Fieber, Hyperthyreose, z.T. auch bei Schwangerschaft, bei Gewebsuntergang durch Traumen und Verbrennungen, bei Verlust energieliefernder Substanzen infolge Malabsorption oder stärkerer renaler Glukosurie.

▷ Überproduktion von Acetessigsäure oder β-OH-Buttersäure (Ketoazidose) durch Aktivitätssteigerung des Acetyl-Co-Enzyms bei Diabetes mellitus, bei längerem Hungerzustand oder bei schwerem Alkoholismus.

▷ Überproduktion von Milchsäure (Laktatazidose) durch anaerobe Glykolyse bei Hypoxiezuständen (Schock, Herzstillstand, kardialem Bypass; Status asthmaticus, schwerer Anämie, starken körperlichen Belastungen) bei Beeinträchtigung der O_2-Utilisation, z.B. durch Phenformin, Isonicotinsäurehydrazid (z.B. Isozid®, tebesium®), bei mangelhafter Utilisation von Laktat, bei Alkoholintoxikation, z.T. auch bei Leukosen u.a. chronischen Erkrankungen.

▷ Überproduktion von anorganischen Säuren bei (seltenen) angeborenen Stoffwechselanomalien, z.B. bei 5-Oxoprolinämie als Folge eines angeborenen Mangels der Glutathion-Synthetase u.a.

Exogene Säurebelastung

Intoxikation mit verschiedenen Säuren hat durch Ausbildung eines Stoffwechselblocks eine Häufung

bestimmter saurer Metaboliten zur Folge: z.B. Methylalkohol (Ameisensäure), Paraldehyd (Essigsäure?), Äthylenglykol (Oxalsäure?), Salicylsäure in höherer Dosierung (Ammoniumchlorid).

2.1.1.2 Renale Azidose

Urämische Azidose bei chronischem und akutem Nierenversagen durch Beeinträchtigung der Bildung von NH_4^+ mit unzureichender H^+-Sekretion und HCO_3^--Reabsorption.

Renal-tubuläre Azidosen (RTA) als Folge angeborener oder erworbener Defekte der tubulären Azidifikation oder der HCO_3^--Reabsorption mit meist intakter Filtrationsfunktion. Zum Teil liegen immunologische Veränderungen zugrunde.

▷ **Distale hyperchlorämische Form (Typ I):** Unfähigkeit der Tubuluszelle zur Errichtung eines ausreichenden H^+-Konzentrationsgradienten, erniedrigte Titrationsazidität (TA), meist normale NH_4^+-Ausscheidung, hohe Kationenverluste (Na^+, K^+, Ca^{2+}). Als Ursache wird eine Hemmung der H^+-K^+-ATPase diskutiert. Vorkommen: Autoimmunerkrankungen, genetisch bedingte Systemerkrankungen, Leberzirrhose.
Eine „Voltage-abhängige" Form mit Hyperkaliämie, Unfähigkeit zur Senkung des Urin-pH bei normalem Plasma-Aldosteron findet sich nach Obstruktion des Harntraktes und bei Vorliegen von Hämoglobin S. Zusätzlich liegt eine Behinderung der Protonenpumpe vor.

▷ **Proximale Form (Typ II):** Herabsetzung der proximal-tubulären HCO_3^--Reabsorption und somit der H^+-Sekretion. Hoher HCO_3^--Verlust. Aktivität des Na^+/H^+-Austauschers verringert. TA- und NH_4^+-Ausscheidung wenig beeinträchtigt. Renaler Kaliumverlust durch hohes Flüssigkeits- und Na^+-Angebot an den distalen Tubulus sowie weitere Transportdefekte. Vorkommen bei proximal-tubulären Dysfunktionen und bei Systemerkrankungen. – Isolierte Form mit Reduktion der NH_4^+-, jedoch erhöhter TA-Ausscheidung ist beschrieben. Als Ursache wird eine erhöhte Alkalinität der proximalen Tubuluszelle angenommen.

▷ **Typ IV:** Reduzierte Sekretion von H^+ und K^+ im distalen Nephron mit häufig eingeschränkter NH_4^+-Bildung, vorwiegend bei Mangel an oder verminderter Ansprechbarkeit auf Aldosteron. Kochsalzzufuhr kann Säure-Basen-Bilanz normalisieren.

2.1.1.3 Subtraktionsazidose

Durch Abfall der HCO_3^--Konzentration wird aufgrund des Verlustes alkalischer Körperflüssigkeiten ebenfalls ein Anstieg der H^+-Konzentration (s. S. 574, Henderson-Gleichung) bedingt.

Intestinale Verluste

Schwere chronische Diarrhöen oder Laxanzienabusus führen zu HCO_3^--Verlusten bis zu 40 bis 60 mmol/l im flüssigen Stuhl. Absorptionsstörungen (chronisch entzündliche Darmerkrankungen, Pankreasinsuffizienz, stärkere Malabsorption, intestinale bzw. Gallen- oder Pankreasfisteln). Zum Teil auch Erbrechen von anazidem Mageninhalt oder Aspiration von Darminhalt.

Uretero-Sigmoidostomie mit HCO_3^--Sekretion in das Darmlumen im Austausch gegen eine verstärkte Resorption von Chlorid, bei gleichzeitig erhöhtem NH_4^+-Zustrom zur Leber.

Renale Verluste

Unphysiologisch hohe Chloridzufuhr als NH_4Cl, $CaCl_2$, z.T. auch NaCl mit Metabolisierung oder Ausscheidung der Kationen, verstärkter Chloridreabsorption und Verringerung der HCO_3^--Reabsorption im renalen Tubulussystem.

Hemmung der tubulären HCO_3^--Reabsorption bei proximaler renal-tubulärer Azidose, bei akutem Parathormon-Exzeß, bei medikamentöser Carboanhydrasehemmung (z.B. Diamox®).

Dilutionsazidose nach massiven und zu schnellen Kochsalzinfusionen mit Verdünnung der extrazellulären HCO_3^--Konzentration.

Folgen: Die eingedrungenen H^+-Ionen werden sofort durch Pufferung (zu über 50% in den Zellen) neutralisiert. Das als Puffer verbrauchte extrazelluläre HCO_3^- muß zur Wahrung der Elektroneutralität durch andere Anionen ausgeglichen werden. Dies geschieht bei den einzelnen Azidoseformen auf verschiedene Weise.

Bei **Additionsazidosen** und der **urämischen Azidose** steigen die Komponenten der sog. *Anionenlücke* (Phosphat, Sulfat, Proteinat u.a. organische Anionen) über den Normalwert an, der sich aus der Differenz zwischen der Natriumkonzentration und der Summe der Anionen Chlorid und Bicarbonat mit 11 ± 3 mmol/l errechnet. Die Chloridkonzentration bleibt hierbei unbeeinflußt.

Bei HCO_3^--Verlustazidosen tritt durch eine verstärkte renale Chlorid-Reabsorption eine Hyperchlorämie ein (hyperchlorämische metabolische Azidose). Der Anionentest *(Anionenlücke)*, dessen Bestimmung somit differentialdiagnostische Hinweise auf die Genese der Störung geben kann, bleibt hierbei normal (Abb. H7-4).

Der Anstieg der H^+-Konzentration in der zerebralen Interstitialflüssigkeit setzt durch Reizung der chemosensitiven Atemzentren nahezu augenblicklich eine Hyperventilation in Gang, die den P_{CO_2} der Extrazellulärflüssigkeit senkt und der erniedrigten HCO_3^--Konzentration angleicht. Klinisch ist diese Hyperventilation nur bei diabeti-

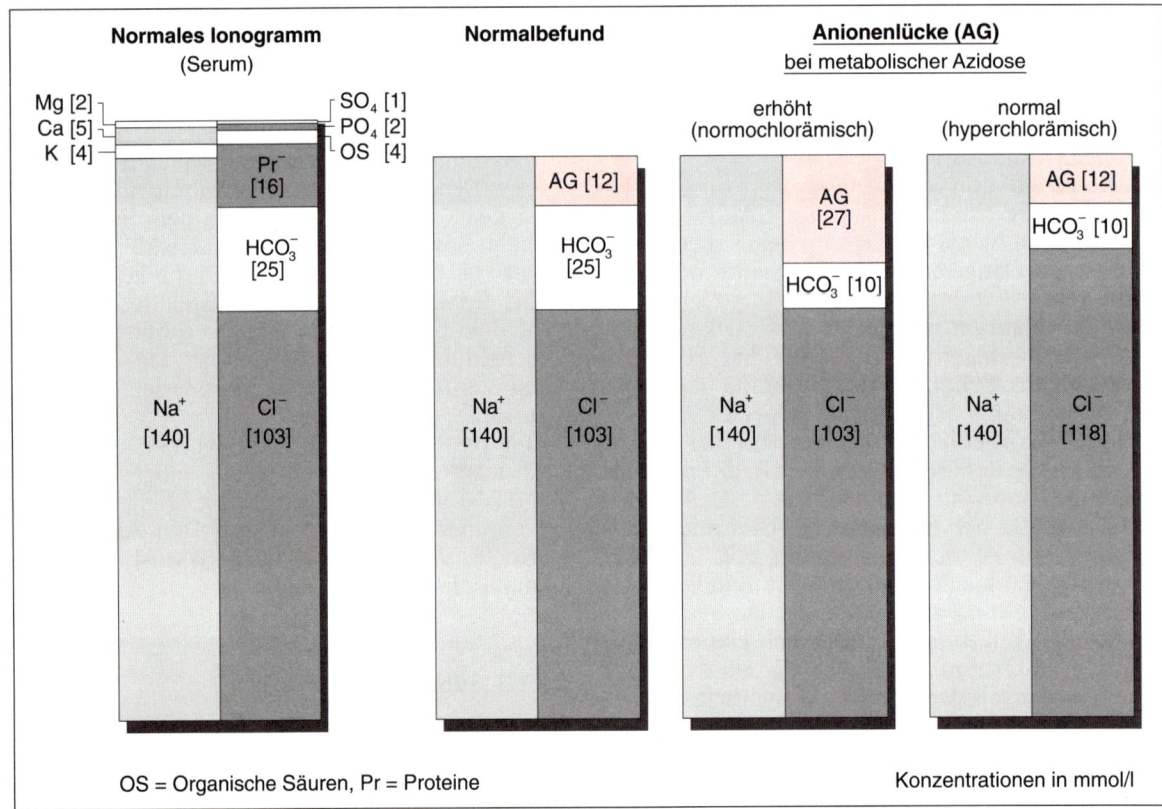

Abb. H7-4: Bedeutung der Anionenlücke *(anion gap,* AG).

scher Azidose an der großen **Kußmaul-Atmung**, bei Urämie allenfalls an einer raschen flachen Atemtätigkeit zu erkennen.

Bei normaler Nierenfunktion nimmt mit ansteigender extrazellulärer H^+-Konzentration die proximal-tubuläre HCO_3^--Reabsorption zu; die H^+-Sekretion in Form der Ausscheidung von NH_4^+ wird, wenn auch mit einer Verzögerung von 24 bis 48 Stunden, um ein Vielfaches gesteigert. Das Urin-pH geht auf minimale Werte zurück. Für den Ammoniumanstieg ist sowohl die Azidämie selbst als auch das Erfordernis zur Reabsorption der Kationen im Austausch gegen H^+-Ionen als Ursache anzusehen.

Wenn die Hyperventilation mit konsekutiver Senkung von P_{CO_2} (Hypokapnie) auch bei chronischer metabolischer Azidose fortbesteht, werden die Kompensationsvorgänge der H^+-Sekretion und HCO_3^--Reabsorption stark eingeschränkt, da ein niedriger P_{CO_2} die tubuläre HCO_3^--Reabsorption absinken läßt. Dadurch entfällt der renale Kompensationsmechanismus; die Azidose wird verstärkt.

Auch bei chronischer Niereninsuffizienz ist die renale Kompensationsmöglichkeit beeinträchtigt; infolge des Untergangs zahlreicher Nephrone kann NH_3 nur noch in reduzierter Menge gebildet werden. Dadurch ist auch die HCO_3^--Reabsorption stark vermindert. Phosphatpuffer stehen dagegen im Filtrat ausreichend zur Verfügung, so daß die Produktion von TA und die Senkung des Urin-pH wenig betroffen sind. In der Extrazellulärflüssigkeit ist die Anionenlücke meist durch Phosphat und Sulfat ausgefüllt.

▷ **Auswirkungen der metabolischen Azidose auf Stoffwechselvorgänge und Organfunktionen:** Trotz ihrer sehr niedrigen Konzentration sind die freien Wasserstoffionen außerordentlich reaktiv und können durch ihr chemisches Potential biologische Vorgänge beeinflussen. Dazu gehören u. a. die Ionisation von Molekülen, die Ladung von Proteinen, das Verhalten biologischer Membranen und deren Transportsysteme, die Ansprechbarkeit auf Hormone, die Rate metabolischer Reaktionen sowie die Verteilung und Wirkung von Arzneistoffen. Da praktisch alle Enzyme definierte pH-Optima haben, werden deren Aktivitäten ebenfalls von Änderungen der H^+-Konzentration betroffen. So wird z. B. die Phosphor-Fruktose-Phosphatase des Embden-Meyerhof-Zyklus, ein Schlüsselfaktor für die Glukogenese in Leber und Niere, durch die Azidose aktiviert. Daraus resultiert eine Zunahme der Glukoneogenese in beiden Organen, deren Glykolyse und aerobe Laktatproduktion zurückgehen. Auch der zytoplasmatische Hexose-Monophosphat-Shunt in der Nierenrinde wird bei chronischer Azidose aktiviert. Möglicherweise erklären sich daraus Hyperglykämie und relative Insulinresistenz bei Azidose.

Die **Aktivität der Leberenzyme** fällt ab, die Koagulabilität des Bluts nimmt zu, in der Nebenniere sind die Synthese und die Freisetzung von Katecholaminen sowie von Kortisol und Aldosteron bei Azidose erhöht.

Renale Natriumverluste, z. T. durch Reduktion der proximalen oder der distalen Natriumreabsorption (z. B. bei renal-tubulärer Azidose Typ I), können über eine Volumenkontraktion eine zusätzliche Steigerung der Aldosteronsekretion und somit Kaliumverlust vermitteln.

Der **Kaliumhaushalt** wird weniger durch den Grad der akuten Azidose als vielmehr durch die Natur des azidifizierenden Agens beeinflußt. Wenn organische Säuren, z. B. Milchsäure oder β-OH-Buttersäure mit ihren Wasserstoffionen in die Zelle eindringen, kommt es nicht zur Veränderung der elektrischen Ladung und somit auch nicht zum Kaliumaustritt aus der Zelle. Bei Mineralsäuren tritt das Wasserstoffion meist allein ohne Anion in die Zelle, so daß eine Kaliumbewegung aus der Zelle und somit eine Hyperkaliämie induziert wird.

Die **Konzentration des anorganischen Phosphors** im Plasma steigt dagegen bei Azidosen durch Milchsäure oder β-OH-Buttersäure progredient an. Nach Salzsäure und Ammoniumchlorid ist dieser Anstieg wesentlich geringer. Möglicherweise bewirken die organischen Säuren in der Zelle eine Dekompensation des dort vorhandenen anorganischen Phosphats und dadurch eine Steigerung von Phosphat im Extrazellulärraum und im Urin. Eine uniforme Relation zwischen der Wasserstoffionen-Konzentration im Extrazellulärraum und der extrazellulären Konzentration der beiden hauptsächlichen zellulären Elektrolyte Kalium und Phosphat besteht somit bei Azidose nicht.

Die metabolische Azidose verringert in der Niere die Reabsorption von Kalzium (Henle-Schleife, terminales Nephron). Die renalen Kalziumverluste führen zur Hypokalzämie, die die Aktivität des Parathormons stimuliert. Kalzium und Phosphat werden aus dem Knochen resorbiert. Die Beseitigung der Azidose mittels Bicarbonatinfusion stellt wieder normale tubuläre Kalzium-Reabsorptionsverhältnisse her. Daher treten bei der proximalen renal-tubulären Azidose (RTA-Typ II) wegen des hohen Gehaltes an Bicarbonat im Tubulusurin kaum Störungen des Kalzium- und Knochenstoffwechsels auf. Bei distaler renal-tubulärer Azidose (Typ I) kommt es dagegen fast regelmäßig zur Hyperkalziurie mit Nephrokalzinose und -lithiasis sowie zur Osteopathie. Ihr kann als genetischer Defekt eine absorptive Hyperkalziurie vorausgehen.

Andererseits kann die Azidose per se die Umwandlung von 25-OH-Cholekalziferol in 1,25-$(OH)_2$-Cholekalziferol und somit die intestinale Kalziumabsorption und die Knochenresorption begünstigen.

▷ **Auswirkungen der metabolischen Azidose auf Organfunktionen:** Bei (raschem) Anstieg der H⁺-Konzentration (kritischer Wert 80 nmol/l; pH 7,1) werden kardiovaskuläre Funktionen beeinträchtigt: Die Kontraktionskraft der **Herzmuskelfaser** wird z. T. durch Verringerung des Anstiegs der intrazellulären Kalziumkonzentration herabgesetzt. Die Energie-Utilisation des Herzstoffwechsels wird vermindert, die Aktivität des **Sinusknotens** geht zurück. Zwar ist die Katecholaminfreisetzung zunächst reaktiv gesteigert, jedoch setzt die Azidose den **peripheren arteriellen Gefäßwiderstand** herab, so daß Blutdruckabfall, u. U. auch Kreislaufkollaps begünstigt werden. Besonders gefährdet sind Patienten mit bereits eingeschränkter Myokardfunktion bzw. während einer β-Rezeptorenblockade. Blutverluste führen ebenfalls zu stärkerem Blutdruckabfall, wenn eine Azidose vorliegt. Auch die Reaktion der **Hirngefäße** auf adrenerge Stimuli ist bei niedrigem pH herabgesetzt. Der **Lungengefäßwiderstand** nimmt dagegen zu, gleichzeitig wird das Venensystem konstringiert, so daß eine Blutumverteilung in die arterielle und pulmonale Strombahn resultiert. Die Aktivität des **Parasympathikus** wird durch Azidose intensiviert.

Bei akuter Azidose wird durch Verschiebung der Oxyhämoglobin-Dissoziationskurve* nach rechts die Abgabe von Sauerstoff an die Gewebe begünstigt. Die Sauerstoffaufnahme in der Lunge ist jedoch herabgesetzt, so daß als Nettoeffekt eine **Hypoxie** resultiert.

Eine zu schnelle intensive Behandlung der Azidose kann den Sauerstofftransport zu den Geweben beeinträchtigen.

D **Diagnostische Hinweise**

Bei anamnestischem Verdacht können Hyperventilation, Zeichen der kardiovaskulären Insuffizienz mit Blutdruckabfall und zentralnervöse Dysfunktionen Hinweise geben. Die Diagnose wird durch Analyse des Säure-Basen-Status gestellt: HCO_3^- und pH sind erniedrigt (H⁺-Konzentration erhöht), P_{CO_2} normal, bei Kompensation erniedrigt.

T **Therapeutische Hinweise**

Anzustreben ist die Beseitigung der zugrundeliegenden Störung. Wenn dies nicht ausreicht oder nicht möglich ist, muß Bicarbonat bzw. dessen Vorstufe Citrat verabreicht werden. Eventuell zu Verlust geratene Kationen müssen bei Bedarf zusätzlich substituiert werden.

---

* Sauerstoffdissoziationskurve = Sauerstoffbindungskurve; graphische Darstellung der Beziehung zwischen Sauerstoff-Partialdruck (P_{O_2}), der Alveolarluft und Prozentanteil des Oxyhämoglobins (O_2-Hb) am Gesamthämoglobin.

2.1.2 Metabolische Alkalose

Definition: Die metabolische Alkalose ist durch Abnahme der Konzentration freier H⁺-Ionen unter 35 nmol/l (pH > 7,45) bei erhöhter extrazellulärer HCO_3^--Konzentration über 28 mmol/l gekennzeichnet. Die extrazelluläre Konzentration des Chlorids ist, abgesehen von der Alkalose bei Mineralokortikoid-Exzeß, meist erniedrigt.

Zur Kompensation kann durch Rückgang der Ventilation die P_{CO_2} bis zu einem gewissen Grad ansteigen und den H⁺-Ionen-Abfall (pH-Anstieg) in Grenzen halten (Tab. H7-2).

Ursachen: Der metabolischen Alkalose kann zugrunde liegen:
▷ eine exogene Alkali-Belastung (Additionsalkalose),
▷ ein Verlust von H⁺-Ionen (Subtraktionsalkalose),
▷ ein überproportionaler Verlust an Chlorid und Volumen (Chloridmangel- bzw. Kontraktionsalkalose).

2.1.2.1 Additionsalkalose

Die Einnahme von Bicarbonat oder dessen Präkursoren Citrat, Laktat und Acetat führt nur selten zur metabolischen Alkalose, da relativ rasch eine Zunahme der renalen HCO_3^--Ausscheidung eintritt.

Wenn allerdings die Exkretionskapazität bei Kaliummangel, bei Hypovolämie oder bei gesteigerter Mineralokortikoid-Aktivität vermindert ist oder wenn die zugeführten Alkalimengen (Infusion molarer $NaHCO_3^-$-Lösung, hohe Citratgaben bei massiven Transfusionen von Konservenblut) die Rate der endogenen Säureproduktion übersteigen, kann sich eine Additionsalkalose entwickeln.

2.1.2.2 Subtraktionsalkalose

▷ **Mit** gleichzeitig bestehendem **Volumen-** und **Chloridverlust** (Kontraktions- bzw. Chloridmangel-Alkalose):
Intestinal. Verlust von Magensäure bei langdauerndem Erbrechen bzw. Dauerabsaugung des Mageninhaltes, besonders bei Superazidität (z. B. Zollinger-Ellison-Syndrom). Seltener nach

Tabelle H7-2 Unterscheidung zwischen kompensierter und dekompensierter metabolischer Alkalose.

	Alkalose	
	kompensiert	dekompensiert
[H⁺]	↓ /normal	↓
[HCO_3^-]	↑	↑
P_{CO_2}	↑	normal

intestinalen Chloridverlusten durch villöse Adenome des Dickdarms und bei kongenitaler Chloriddiarrhöe.

Renal. Langdauernde, besonders intravenöse Saluretika-Behandlung mit Natriumchlorid-Verlusten und dadurch verstärkter tubulärer HCO_3^--Reabsorption. Kochsalzarme Ernährung bedingt eine besondere Gefährdung.

▷ **Ohne** gleichzeitigen **Volumen-(Chlorid-)Verlust:** Zellulärer Kaliummangel bei Aktivitätssteigerung von Mineralokortikoiden (Aldosteron, Desoxycorticosteron) bzw. des Elektrolyt-aktiven Kortisols und dessen Abkömmlingen; bei paraneoplastischem ektopem ACTH-Syndrom, bei adrenogenitalem Syndrom sowie bei übermäßiger exogener Applikation von Hormonen (Aldosteron, 9α-Fluorohydrocortison, Desoxycorticosteron, Hydrocortison) oder anderen Substanzen mit Mineralokortikoidwirkung (z.B. Succus liquiritiae). Bei Mangel an Parathormon mit gesteigerter tubulärer HCO_3^--Reabsorption und H^+-Sekretion.

Der endokrin bedingte Kaliummangel geht mit intrazellulärer Azidose einher, die im proximalen Tubulus die HCO_3^--Reabsorption steigert und distal zu einer Verstärkung der H^+-Sekretion und somit zum Säureverlust führt. Die Kalium- und Säureverluste durch den distalen Tubulus kommen aber nur zustande, wenn ausreichend Natrium im Lumen vorhanden ist, das die Sekretionsprozesse (Kalium, Wasserstoff) in Gang setzt. Bei Natriumentzug wird eine Mineralokortikoid-bedingte metabolische Alkalose vermißt.

Folgen: Der Abfall der H^+-Konzentration vermindert die Erregbarkeit der chemosensitiven Atemzentren und steigert durch Hypoventilation den P_{CO_2}. Diese Kompensationsmöglichkeit ist aber geringer als bei der metabolischen Azidose: Pro 1 mmol Zunahme der HCO_3^--Konzentration steigt der P_{CO_2} nur um 0,4 bis 0,7 Torr. Er erreicht nur selten Werte über 50 bis 55 Torr, da eine weitere Hypoventilation den Sauerstoffpartialdruck zu stark beeinträchtigen würde.

Exogen zugeführtes Alkali wird häufig in Form von Natriumsalzen verabreicht, so daß die ECF vergrößert wird und die vorhandene Chloridmenge sich auf ein größeres Volumen verteilt; die Chloridkonzentration sinkt ab. Der HCO_3^--Überschuß wird von der normalen Niere jedoch stark eliminiert, so daß Alkalose und Hypochlorämie verschwinden.

Nur wenn die verabreichten Alkalimengen extrem hoch sind oder wenn die renale Kapazität zur HCO_3^--Ausscheidung beeinträchtigt ist, kann die Alkalose bestehenbleiben. Auch bei Hypovolämie mit der obligat vermehrten proximalen Reabsorption von HCO_3^- und von Natrium ist eine spontane Korrektur der Alkalose erschwert. Bei starkem Kaliummangel steigen als Folge der zellulären Azidose H^+-Sekretion und HCO_3^--Reabsorption an,

so daß durch Säureverlust und Alkali-Reabsorption eine Alkalose entsteht, die erst korrigiert werden kann, wenn der zelluläre Kaliumhaushalt wieder ausgeglichen ist. Der Einfluß der Mineralokortikoide auf den Säure-Basen-Haushalt kann aber nur manifest werden, wenn der Tubulusurin genügend Natrium enthält. Ist dies, z.B. bei kochsalzarmer Ernährung nicht der Fall, so unterbleibt die zelluläre Sekretion von H^+- und Kaliumionen. Kaliumverlust und Alkalose können sich dabei nicht entwickeln.

▷ **Auswirkungen der metabolischen Alkalose auf Stoffwechselvorgänge und Organfunktionen:** Bereits im akuten Stadium steigt die renal-tubuläre Kaliumausscheidung abrupt an und bleibt über mehrere Tage beträchtlich erhöht. Dies wird einerseits durch das hohe Natriumangebot an die distalen Tubuluszellen, andererseits durch den extrazellulären H^+-Ionen-Abfall stimuliert. Wenn darüber hinaus infolge Volumenmangels und Hypochlorämie ein Anreiz zur distal-tubulären Natriumreabsorption gegeben ist, die aber wegen des Chloridmangels nur im Austausch gegen eine Sekretion von K^+ und H^+ möglich ist, muß die H^+-Sekretion zur HCO_3^--Reabsorption und somit zur Verstärkung der extrazellulären Alkalose führen. Die Fähigkeit der Niere zur Kaliumkonservierung wird somit durch den gleichen Prozeß beeinträchtigt, der die hohe HCO_3^--Reabsorption begünstigt.

Da die Hypovolämie die Aldosteronaktivität stimuliert, werden diese Vorgänge bei Volumenmangel weiter intensiviert. Zusätzliche Auslösungsmechanismen wie Erbrechen (Kaliumgehalt des Magensaftes: 10–20 mmol/l) oder die Applikation von Mineralokortikoiden können darüber hinaus extrarenale Kaliumverluste induzieren. Bereits in wenigen Tagen können dadurch 300–500 mmol Kalium und mehr verlorengehen.

Im distalen Nephron ist zwar die tubuläre Kalziumreabsorption bei akuter Alkalose vermehrt, jedoch verringert der pH-Abfall in der ECF die ionisierte Fraktion des Kalziums, so daß eine **Tetanie-Symptomatik** auftreten kann. Dies wird allerdings nur bei Wasserstoffionen-Verlusten, dagegen kaum bei Alkali-Belastung beobachtet. Auf molekularer Ebene werden durch die Alkalose Phospho-Fruktokinase und Glykolyse aktiviert. Die Umwandlung von Glukose in Laktat läuft beschleunigt ab, die Laktat-Utilisation durch die Leber kann jedoch eingeschränkt sein, so daß es als Nettoeffekt zu einem Anstieg der Laktatkonzentration kommt. Daraus kann sich eine metabolische (Laktat-Exzeß-) Azidose entwickeln. Der Umsatz der Metaboliten des Zitronensäurezyklus geht bei Alkalose infolge der Blockierung der mitochondrialen Oxidation zurück.

Die Dissoziationskurve des oxidierten Hämoglobins ist bei Alkalose nach links verschoben

(Bohr[1]-Effekt), d.h. die Affinität des Hämoglobins gegenüber Sauerstoff ist erhöht. Dies begünstigt zwar die Sauerstoffaufnahme in der Lunge, behindert aber die Sauerstoffabgabe an die Gewebe, so daß sich eine **Gewebshypoxie** entwickeln kann.

Vermutlich als Folge einer Kompetition zwischen Kalzium und Wasserstoffionen in der Myokardzelle kann die Alkalose zu einer leichten Steigerung der **Inotropie** der Herzmuskelfaser führen. Der periphere Gefäßwiderstand ist dagegen herabgesetzt.

Klinisch finden sich bei Alkalose eine **Kaliummangel-Symptomatik** (s.a. Kap. H6), gesteigerte neuromuskuläre Erregbarkeit, Angstzustände, Verwirrung und Krämpfe sowie eine Neigung zum Blutdruckabfall.

D Diagnostische Hinweise

Direkte diagnostische Hinweise können dem klinischen Bild nicht entnommen werden. Wichtig ist die anamnestische Erfassung evtl. Ursachen (s. S. 582). Nachweis einer Hypokalzämie- und/oder einer Hypokaliämie-Symptomatik sollte an eine metabolische Alkalose denken lassen.

T Therapeutische Hinweise

Additionsalkalosen lassen sich durch Absetzen der Alkalizufuhr beseitigen. Die chloridempfindlichen Subtraktionsalkalosen (intestinale Verluste, Diuretika-Applikation) erfordern eine Chloridsubstitution, die entweder durch NaCl allein oder – bei gleichzeitigem Kaliummangel – in Kombination mit KCl vorgenommen werden muß.

Die Mineralokortikoid-bedingten hypokaliämischen Alkalosen reagieren nicht auf Chloridsubstitution. Sie werden durch Natriumentzug vermieden, durch Kaliumgaben abgeschwächt, aber erst durch Ausschaltung der Mineralokortikoidwirkung beseitigt.

2.2 Respiratorische Störungen des Säure-Basen-Haushaltes

Die respiratorischen Störungen des Säure-Basen-Haushaltes sind durch primäre Änderungen der CO_2-Spannung (P_{CO_2}) im Plasma hervorgerufen. Da CO_2 als Endprodukt des Gewebsstoffwechsels den Körper durch die Lunge verläßt, muß der arterielle P_{CO_2} zur metabolischen Aktivität direkt und zur alveolären Ventilation umgekehrt korreliert sein.

$$P_{CO_2} \approx \frac{\text{Stoffwechselaktivität}}{\text{alveoläre Ventilation}}$$

Ein P_{CO_2} von 40 Torr ist normal; bei einem P_{CO_2} von 80 Torr ist die alveoläre Ventilation auf die Hälfte herabgesetzt, bei 20 Torr auf das Doppelte gesteigert.

---

[1] Christian Bohr (1855–1911), Physiologe in Kopenhagen.

2.2.1 Respiratorische Azidose

Definition: Die respiratorische Azidose ist durch Anstieg der Konzentration freier H^+-Ionen über 45 nmol/l (pH < 7,35), hervorgerufen durch eine Zunahme des P_{CO_2} über 45 Torr, als Folge einer alveolären Hypoventilation gekennzeichnet.

Die P_{CO_2}-Steigerung stimuliert die renal-tubuläre HCO_3^--Reabsorption und bewirkt somit eine (limitierte) Zunahme der extrazellulären HCO_3^--Konzentration. Eine vollständige Kompensation wird allerdings nur selten erreicht (Tab. H7-3).

Ursachen: Ein Anstieg von P_{CO_2} (Hyperkapnie; kapnos, griech. = Rauch) kommt zustande, wenn die alveoläre CO_2-Elimination hinter der CO_2-Produktion zurückbleibt. Dies kann durch Dysfunktion eines jeden Gliedes des physiologischen Regulationssystems, das die Respiration kontrolliert, bedingt sein. Die Störung kann **akut** auftreten und evtl. behebbar sein; meist handelt es sich jedoch um **chronische** Zustände.

2.2.1.1 Chronische respiratorische Azidose

▷ Chronisch obstruktive broncho-pulmonale Erkrankungen: chronische Bronchitis, Bronchiektasen, Asthma bronchiale, Lungenemphysem, Carboanhydrasehemmung mit verzögerter pulmonaler CO_2-Abgabe.

▷ Restriktive pulmonale Erkrankungen: Lungenstauung bzw. -ödem (in Kombination mit metabolischer Azidose). Fibrosen, Silikosen, Tuberkulose, Mukoviszidose, Atelektasen, prolongierte Pneumonie.

▷ Pleuraveränderungen: Erguß, Pneumothorax.

▷ Behinderung der Thoraxbeweglichkeit bei Kyphoskoliose, Arthritis, Spondylarthritis, Sklerodermie, bei Zwerchfellhochstand infolge Lähmung, Adipositas, Pickwick-Syndrom, bei neuromuskulären Störungen infolge Verletzung, Lähmung, Neuritis, Kaliummangelmyopathie, Myasthenie, Trichinose sowie bei Applikation von Muskelrelaxanzien.

▷ Verminderte Erregbarkeit des Atemzentrums (physiologisch im Schlaf) durch Intoxikation mit Morphin, Barbituraten, Anästhetika, Alkohol.

Tabelle H7-3 Unterscheidung zwischen kompensierter und dekompensierter respiratorischer Azidose.

	Azidose	
	(partiell) kompensiert	dekompensiert
$[H^+]$	↗	↑
$[HCO_3^-]$	↑	normal
P_{CO_2}	↑	↑

↗ = mäßig erhöht, ↑ = erhöht

Selten: Primär chronische Hypoventilation infolge gestörter Empfindlichkeit des Atemzentrums auf CO_2.

2.2.1.2 Akute respiratorische Azidose

▷ Fremdkörper in Trachea oder Bronchien; Bronchospasmus, Laryngospasmus, obstruktive Schlafapnoe
▷ Beeinträchtigung des Atemzentrums durch Überdosierung von Opiaten, Narkotika, Sedativa, Barbituraten u. a., Trauma mit intrakraniellem Druckanstieg, Versagen des Gastransportes bei Herzstillstand.

Folgen: Der Anstieg des arteriellen P_{CO_2} hat nach der Henderson-Hasselbalch-Gleichung (s. S. 574) eine Zunahme der H^+-Konzentration (pH-Abfall) zur Folge, der zunächst durch Neutralisation mittels Gewebepuffern, später durch renale Adaptation mittels Verstärkung der H^+-Sekretion und damit der HCO_3^--Reabsorption bzw. -Regeneration gemindert werden kann. An der Neutralisation nimmt auch das Puffersystem des Knochens teil. Das aus der Hydratation von CO_2 freigesetzte Wasserstoffion reagiert mit Kalziumcarbonat aus dem Knochen unter Bildung von HCO_3^- und Freisetzung von Kalzium nach der Gleichung

$$H^+ + CaCO_3 = HCO_3^- + Ca^{2+}$$

Dies führt zur Abnahme der Carbonatfraktion sowie zum Verlust von Kalzium und anorganischem Phosphor aus dem Knochen. Kalzium wird renal vermehrt ausgeschieden (Gefahr der **Nephrokalzinose**). Der erhöhte P_{CO_2} stimuliert das **Parathormon**, das durch Senkung der tubulären HCO_3^--Reabsorption die renale Dekompensation der respiratorischen Azidose herabsetzen kann. Bei länger bestehender respiratorischer Azidose führen beide Mechanismen (Pufferung aus dem Knochen und erhöhte PTH-Aktivität) zu **Skelettveränderungen.**

Einer akuten Hyperkapnie mit P_{CO_2}-Werten bis zu 80–90 Torr wirkt zunächst nur eine geringe initiale Zunahme der HCO_3^--Konzentration von 3–4 mmol/l entgegen. Erst nach einigen Tagen intensiviert der erhöhte P_{CO_2} den Austausch von Wasserstoffionen und Natrium im renalen Tubulussystem, d. h. die H^+-Sekretion und somit die HCO_3^--Reabsorption. Daraus resultiert für einen P_{CO_2}-Anstieg von jeweils 10 Torr eine Zunahme der HCO_3^--Konzentration um ca. je 3 mmol/l in der ECF, die jedoch fast nie eine vollständige Kompensation erzielen kann.
▷ **Auswirkungen der respiratorischen Azidose auf Stoffwechselvorgänge und Organfunktionen:**
Das Atemzentrum wird durch P_{CO_2}-Werte bis zu 55 Torr stimuliert, bei höheren Werten jedoch in seiner Aktivität unterdrückt.
Die Herzfrequenz geht zurück, die AV-Überleitung wird länger, die Kontraktionskraft der Herzmuskelfaser und somit die kardiale Auswurfleistung nehmen ab, wenn auch initial durch reaktiven Anstieg der Sympathikusaktivität vorübergehend Blutdrucksteigerung und Tachykardie auftreten können. Die Ansprechbarkeit der peripheren Arteriolen auf Pressorsubstanzen geht zurück; in Kombination mit der Abnahme des Schlagvolumens kann sich eine **Schocksituation** mit Minderdurchblutung von Niere und Leber entwickeln. Die Hypoxie kann in diesem Zustand Anlaß zu vermehrter Laktatproduktion und somit zur Entwicklung einer zusätzlichen metabolischen Azidose geben. Der pulmonale Gefäßwiderstand und der Druck in der Arteria pulmonalis nehmen dagegen zu.
Die zerebralen Gefäße werden dagegen bei P_{CO_2}-Anstieg über 60 Torr erweitert. Es entwickeln sich **Papillen- und Hirnödem** mit neurologischen und psychischen Zeichen einer Hirndrucksteigerung (Asterixis, Muskelzuckungen, Benommenheit, Somnolenz, Koma).
Ein zu schneller Anstieg von P_{CO_2} führt zur Antidiurese, die durch einen nicht-osmotisch ausgelösten Vasopressinanstieg hervorgerufen, zum Teil über renale Nerven vermittelt wird, jedoch unabhängig vom Azididätsgrad und von hämodynamischen Veränderungen ist. Diese Wasserretention hat häufig eine Verdünnungshyponatriämie zur Folge.
Besonders die akute Hyperkapnie ist mit Angstzuständen, dem Gefühl der Atembehinderung und mit zerebralen Störungen verbunden.

D **Diagnostische Hinweise**
Typisch ist das klinische Bild mit Dyspnoe und Zyanose sowie der kardialen und zerebralen Symptomatik. P_{CO_2} ist erhöht, pH erniedrigt, HCO_3^- kann zur Kompensation mäßig erhöht sein.

T **Therapeutische Hinweise**
Ziel der Behandlung ist eine Besserung der Ventilation mit Senkung des P_{CO_2}. Bei akuter Situation muß die Obstruktion beseitigt werden, bei chronischer respiratorischer Azidose steht die Behandlung komplizierender Vorgänge wie Bronchospasmus oder Infekt im Vordergrund.

Wenn der P_{CO_2} über 60 Torr ansteigt, kann eine assistierte Beatmung erforderlich werden.

2.2.2 Respiratorische Alkalose

Definition: Die respiratorische Alkalose ist durch Abnahme der Konzentration freier H^+-Ionen unter 35 nmol/l (pH > 7,45) gekennzeichnet, hervorgerufen durch eine Reduktion des P_{CO_2} unter 35 Torr als Folge einer akuten oder chronischen alveolären Hyperventilation.
Zur Kompensation nehmen in der Niere die tubuläre H^+-Sekretion und die HCO_3^--Reabsorption ab (Tab. H7-4).

Tabelle H7-4 Unterscheidung zwischen kompensierter und dekompensierter respiratorischer Alkalose.

	Alkalose	
	kompensiert	dekompensiert
$[H^+]$	normal	↓
$[HCO_3^-]$	↓	normal
P_{CO_2}	↓	↓

Ursachen: Der Hyperventilation liegt fast immer eine gesteigerte Funktion der Atmungszentren zugrunde.

▷ Funktionelle Anomalien: vegetative Übererregbarkeit, Angst, innere Spannung, Schmerz, Hysterie.

▷ Hormonelle Einflüsse: Progesteron (prämenstruell, Gravidität), Katecholamine bei Phäochromozytom.

▷ Medikamentös-toxische Einflüsse: Salizylate in mittleren Dosen, Sulfonamide, Bakterientoxine (besonders gram-negative Septikämie), toxische Metaboliten bei Leberzirrhose.

▷ Hypoxie: Überanstrengung, Fieber, Anämie, akute Höhenkrankheit. Alveoläre Diffusionsstörung (Hamman-Rich-Syndrom). Rechts-Links-Shunt bei kongenitalen Herzvitien; kardiale Insuffizienz, kardiogenes Lungenödem.

▷ Organische Erkrankungen des Zentralnervensystems: Enzephalitis, Meningitis, Hirnödem, Schädeltrauma.

▷ Mechanische Beeinflussungen: Hyperventilation durch inadäquat forcierte mechanische Beatmung.

Folgen: Bei akutem Abfall des P_{CO_2} (Hypokapnie) werden zunächst H^+-Ionen aus den Puffern freigesetzt, so daß eine zu starke Alkalämie verhindert wird. Anschließend wird durch den niedrigen P_{CO_2} die renale Kompensation mit Abnahme der tubulären H^+-Sekretion (als TA [titrierbare Azidität] und NH_4^+) und der HCO_3^--Reabsorption eingeleitet. Dadurch wird HCO_3^- renal eliminiert, der Urin-pH-Wert steigt an. Die extrazelluläre HCO_3^--Konzentration geht pro 1 Torr P_{CO_2}-Abfall um 0,5 mmol/l zurück, so daß die H^+-Konzentration wieder der Norm angenähert wird.

Da die Urinpuffer nicht (oder nur wenig) azidifiziert werden, müssen sie durch Natrium (und Kalium) neutralisiert ausgeschieden werden. Daraus resultiert eine initiale Kaliurese und eine länger anhaltende Natriurese, die jedoch bei Natriumrestriktion zunehmend von Kaliumverlusten abgelöst wird. Bei chronischer Hypokapnie bleiben tubuläre HCO_3^--Reabsorption und extrazelluläre HCO_3^--Konzentration erniedrigt.

▷ **Auswirkungen der respiratorischen Alkalose auf Stoffwechselvorgänge und Organfunktionen:** Ebenso wie die metabolische Form steigert auch die respiratorische Alkalose die glykolytischen Prozesse. Eine dadurch vermehrte Produktion von Laktat und Pyruvat führt zu weiterer Reduktion der extrazellulären HCO_3^--Konzentration, bei überschießender Reaktion sogar zu metabolischer Azidose.

Eine schwere respiratorische Alkalose bewirkt durch rasche CO_2-Elimination eine intrazelluläre Alkalose, die die Fixierung von Phosphat in der Zelle begünstigt. Daraus kann sich eine akute Phosphatdepletion entwickeln (s. S. 568f., Kap. H6).

Die Fraktion des ionisierten Kalziums nimmt bei unveränderter Gesamt-Kalzium-Konzentration ab. Daraus erklären sich verstärkte neuromuskuläre Erregbarkeit und **Tetanie-Symptomatik.**

Die initiale Kaliurese geht schnell zurück; im Gegensatz zur metabolischen Alkalose ist ein wesentlicher Kaliumverlust bereits nach 24 Stunden nicht mehr nachweisbar. Dagegen wird in den ersten Tagen Natrium vermehrt ausgeschieden.

An den Hirngefäßen bedingt die Hypokapnie eine Konstriktion mit Verminderung des Blutflusses, die zusammen mit der bei Alkalose erschwerten O_2-Abgabe des Hämoglobins (Bohr-Effekt) eine **zerebrale Hypoxie** induziert. Als Folge treten Schwindel, Leeregefühl im Kopf, Sehstörungen und Bewußtseinsverlust auf. Patienten mit kardiovaskulärer Funktionseinschränkung sind besonders betroffen. Das **EEG** zeigt langsame Wellen mit hoher Voltage als Folge dieser Hypoxie.

Bei stärkerer Senkung des P_{CO_2} tritt ein **Spasmus** der **Bronchiolen** auf, der die Atemnot und somit die Atemfrequenz weiter steigert. Hyperventilation und Hyperinflation der Lunge stimulieren die Synthese und Freisetzung von Prostaglandinen, die einen Blutdruckabfall induzieren können.

Die **Herzfrequenz** nimmt bei leichter Hypokapnie meist etwas zu, fällt aber bei weiterer Abnahme von P_{CO_2} ab. Die AV-Überleitungszeit ist verlängert, es können ventrikuläre Arrhythmien auftreten. Im **EKG** finden sich ST-Streckensenkungen; es kommt zu pektanginösen Beschwerden infolge der Hypoxie. Die kardialen Reaktionen sind jedoch meist reversibel.

D **Diagnostische Hinweise**

Den besten Hinweis gibt das typische klinische Bild mit Hyperventilation, neuromuskulärer Erregbarkeit und den beschriebenen zerebralen Symptomen. Der Beweis wird durch das Säure-Basen-Diagramm geliefert: pH > 7,45 (H^+: < 35 nmol/l), P_{CO_2} < 35 Torr, HCO_3^- zur Kompensation ebenfalls erniedrigt.

▽ **Therapeutische Hinweise**

In erster Linie sollte die Grundstörung beseitigt werden. Im akuten Zustand kann eine CO_2-Rückatmung zur schnellen Besserung führen. Dauer-

Tabelle H7-5 Kombinierte Störungen des Säure-Basen-Haushaltes.

additiv		kompensierend	
metabolische Azidose (z.B. renale Insuffizienz)	+ respiratorische Azidose (z.B. Emphysem)	metabolische Azidose	+ respiratorische Alkalose
metabolische Alkalose (z.B. Leberzirrhose)	+ respiratorische Alkalose (z.B. Hyperventilation)	metabolische Alkalose (z.B. K⁺-Mangel)	+ respiratorische Azidose (z.B. Emphysem)
		metabolische Azidose (z.B. renale Insuffizienz)	+ metabolische Alkalose (z.B. chronisches Erbrechen)

prophylaxe mit **Atemgymnastik** und **autogenem Training** ist anzuraten. Bei therapieresistenten und chronischen Zuständen ist der Versuch einer pharmakologischen Atemdepression indiziert.

2.3 Kombinierte Störungen des Säure-Basen-Haushaltes

Beim Zusammentreffen von metabolisch auf den Säure-Basen-Haushalt einwirkenden Funktionsstörungen mit respiratorischen können Azidosen oder Alkalosen entweder verstärkt (additive Auswirkung) oder abgeschwächt werden (kompensierende Wirkung). Die Möglichkeiten solcher Kombinationen sind in Tabelle H7-5 dargestellt. Einzelheiten ergeben sich aus den pathophysiologischen Gegebenheiten der verschiedenen in den Abschnitten 2.1 und 2.2 beschriebenen Anomalien.

Literatur

Battle D. C., B. S. Alisa von Riotte, W. Schlueter: Urinary sodium in the evaluation of hyperchloremic metabolic acidosis. New Engl. J. Med. 316 (1987) 140–144.

Cohen, J. J., J. P. Kassirer (eds.): Acid-Base. Little Brown & Co., Boston 1982.

Gamble, J. L. jr.: Acid-base physiology: a direct approach. Hopkins University Press, Baltimore 1982.

Good, D. W., M. A. Knepper: Ammonia transport in the mammalian kidney. Amer. J. Physiol. 248 (1985) F459–F471.

Halperin, M. L., R. L. Jungas: Metabolic production and renal disposition of hydrogen ions. Kidney Internat. 24 (1983) 709–713.

Halperin, M. L., K. S. Kamel, J. H. Ethier, P. O. Magner: What is the underlying defect in patients with isolated proximal renal tubular acidosis? Am. J. Nephrol. 9 (1989) 265–268.

Ishikawa H., M. Futjimoto, M. Imai (ed.): Proton, bicarbonate and chloride transport in the kidney. Kidney Internat. 40, Suppl. 33 (1991) 95–102.

Knepper, M. A.: NH₄⁺-transport in the kidney. Kidney Internat. 40 (1991) Suppl. 33, 95–102.

Kurtz, I., P. D. Dass, S. Cramer: The importance of renal ammonia metabolism to whole body acid-base balance: A reanalysis of the pathophysiology of renal tubular acidosis. Miner. Electrolyte Metabo. 16 (1990) 331–340.

Kurtzman, N. A.: Disorders of distal acidification. Kidney Internat. 38 (1990) 720–727.

Masoro, E. J.: An overview of hydrogen ion regulation. Arch. intern. Med. 142 (1982) 1019–1023.

O'Donovan, R., J. A. McGowan, L. Lupinacci, C. Palomino, R. J. Hoy, J. B. Puschett: Acid-base disturbance in cardiogenic pulmonary edema. Nephron 57 (1991) 416–420.

Oh, M. S., H. J. Carroll, J. Uribarri: Mechanism of normochloremic and hyperchloremic acidosis in diabetic ketoacidosis. Nephron 54 (1990) 1–6.

Overlack, A., F. Krück: Klinische Bedeutung der Anionenlücke. Dtsch. med. Wschr. 110 (1985) 687–691.

Preisig, P. A., R. J. Alpern: Basolateral membrane H/HCO transport in renal tubules. Kidney Internat. 39 (1991) 1077–1086.

Ray, S., B. Pirano, T. K. Chong, M. El-Shahawy, J. B. Puschett: Acid excretion and serum electrolyte patterns in patients with advanced chronic renal failure. Miner. Electrolyte Metabo. 16 (1990) 355–361.

Silbernagl, S., D. Scheller: Formation and excretion of NH₃⇄NH₄. New aspects of an old problem. Klin. Wschr. 64 (1986) 862–870.

Tsuru, N., J. C. M. Chan: Growth failure in children with metabolic alkalosis and with metabolic acidosis. Nephron 45 (1985) 182–185.

H8 Ernährung

M. SORGER

1 Physiologische Grundlagen

Als Nahrung bezeichnet man die Gesamtheit der Stoffe, die zum Aufbau und zur Erhaltung des Organismus notwendig sind.

Die richtige Ernährung ist ein **Bilanzproblem.** Nährstoffangebot und Nährstoffverbrauch müssen sich die Waage halten, um sowohl ein Defizit (Unterernährung) als auch ein Überangebot (Übergewicht) zu vermeiden.

Stoffe, die der Organismus verwertet, können ihrer Wirkung nach eingeteilt werden in (Tab. H8-1):
▷ **essentielle** (lebensnotwendige) und
▷ **nicht-essentielle** (ersetzbare) Nährstoffe.

Hinzu kommen noch sog. funktionsfördernde Nahrungsbestandteile (Ballast- und Aromastoffe).

1.1 Energiestoffwechsel

Zur Aufrechterhaltung seiner Funktionsfähigkeit benötigt jeder Organismus Energie. Diese Energie stammt aus dem Abbau der Nährstoffe, die mit der Nahrung zugeführt werden.

Im Körper freiwerdende Energie erscheint in Form von Wärme und wurde bisher in Wärmeeinheiten (Kalorien) angegeben. Dabei ist eine Kalorie (kcal) diejenige Energie (bzw. Wärmemenge), die benötigt wird, um 1 Liter Wasser von 14,5 auf 15,5 °C zu erwärmen.

Tabelle H8-1 Einteilung der Nahrungsbestandteile

essentielle (lebensnotwendige) Nährstoffe	nicht-essentielle (ersetzbare) Nährstoffe	funktionsfördernde Stoffe
essentielle Aminosäuren (Eiweiß-Bestandteile)	Kohlenhydrate (mit Einschränkung)	Ballaststoffe
essentielle mehrfach ungesättigte Fettsäuren (Fett-Bestandteile)	nicht-essentielle Aminosäuren, Fett- säuren, Glyzerin u. Phosphatide	Aromastoffe (Duft- und Geschmacksstoffe)
Vitamine	Citrat, Laktat Bioflavonoide	Pigmente, Enzyme, Emulgatoren, Antioxidanzien u. a.
Mineralstoffe (Mengen- und Spurenelemente)	Sterine	
Kohlenhydrate (mit Einschränkung)	Liponsäure	
Wasser	mehrwertige Alkohole Äthylalkohol u. a.	

Inzwischen wurde die Meßeinheit kcal durch Kilojoule (kJ) ersetzt **(1 kcal = 4,1855 kJ)**.

Die durch den Abbau der Nährstoffe im Organismus erhaltene Energiemenge wird als **physiologischer Brennwert** bezeichnet.

Physiologischer Brennwert nach Rubner:
Kohlenhydrate	17,2 kJ/g (4,1 kcal/g)
Fette	38,9 kJ/g (9,3 kcal/g)
Proteine	17,2 kJ/g (4,1 kcal/g)

Für stickstofffreie Substanzen wie Kohlenhydrate und Fette entspricht der physiologische Brennwert dem physikalischen Brennwert. Für Proteine trifft das nicht zu, da sie im Organismus nicht in die gleichen Endstufen übergehen wie im Kalorimeter. Für Eiweiße liegt der physikalische Brennwert bei 23 kJ/g (5,6 kcal/g).

1.1.1 Kalorisches Äquivalent

Die physiologische Verbrennung der Nährstoffe erfolgt unter Verbrauch von Sauerstoff. Die Wärmemenge (Energie), die pro Liter verbrauchtem Sauerstoff frei wird, bezeichnet man als kalorisches Äquivalent. Es läßt sich aus dem Brennwert einer Substanz und der zur Oxidation erforderlichen Sauerstoffmenge berechnen.

Für Glukose ergibt sich z.B. folgender Wert:

$$C_6H_{12}O_6 + 6\,O_2 = 6\,CO_2 + 6\,H_2O + 675\ kcal$$

$$\frac{675\ kcal}{6 \times 22,4\ l\ O_2} = 5,02\ kcal/l\ O_2$$

1.1.2 Respiratorischer Quotient

Beim Abbau der Grundnährstoffe Kohlenhydrate (KH), Fette und Proteine entstehen CO_2, Wasser und Harnstoff. Dabei wird O_2 verbraucht. Das Verhältnis von gebildetem Kohlendioxid zu aufgenommenem Sauerstoff ist der respiratorische Quotient (R.Q. = CO_2/O_2).

Beim Abbau von KH beträgt der R.Q. 1,0, da die CO_2-Abgabe gleich der O_2-Aufnahme ist.

R.Q. und kalorisches Äquivalent der Nährstoffe
	R.Q.	kcal/l O_2	(kJ/l O_2)
KH	1,0	5,05	(21,12)
Fett	0,7	4,68	(19,61)
Proteine	0,8	4,48	(18,77)

Ein Ansteigen des R.Q. über 1,0 kann bei der Umwandlung von Kohlenhydraten in Fett im Organismus beobachtet werden, da ein Mol KH mehr Sauerstoff enthält als ein Mol Fett. Umgekehrt kann der R.Q. unter 0,7 absinken bei der Umwandlung einer sauerstoffärmeren in eine sauerstoffreichere Verbindung, z.B. bei der Umwandlung von Aminosäuren in Glukose.

1.1.3 Ruheumsatz

Zur Erhaltung und Leistungsbereitschaft des Organismus ist ein ständiger Energieaufwand erforderlich. Dieser Energieumsatz wird als Ruhe- oder Grundumsatz bezeichnet. Zur Ruheumsatzbestimmung wird der Sauerstoffverbrauch am ruhenden, nüchternen Patienten bei Indifferenztemperatur gemessen. Im Ruheumsatz sind der Energieverbrauch für Atmung, Kreislauf, Körpertemperatur und der Ruhestoffwechsel der Körperzellen enthalten.

Die Grundumsatzrate gibt die Menge an Kalorien an, die unter Ruhebedingungen pro Quadratmeter Körperoberfläche in einer Stunde verbraucht werden. Sie beträgt bei erwachsenen Männern 36–41 kcal/m²/h, bei Frauen 34–36 kcal/m²/h. Der Grundumsatz wird beeinflußt von Alter, Geschlecht, Hormonhaushalt und Klima.

1.1.4 Leistungsumsatz

Jede Leistung des Organismus bedeutet einen zusätzlichen Energiebedarf. Dieser sog. Leistungszuwachs ergibt zusammen mit dem Ruheumsatz den Leistungsumsatz. Er hängt von der Art der Tätigkeit ab und ist wesentlich variabler als der Ruheumsatz.

1.1.5 Spezifisch-dynamische Wirkung

Nach der Nahrungsaufnahme entsteht eine Umsatzsteigerung über den Grundumsatz hinaus auch bei völliger Ruhe. Nach Rubner wird diese Stoffwechselsteigerung als spezifisch-dynamische Wirkung bezeichnet. Sie ist abhängig von der Art der aufgenommenen Nahrung. Kohlenhydrate und Fette haben eine spezifisch-dynamische Wirkung von etwa 5%, Proteine von ca. 20–30%. Die hohe spezifisch-dynamische Wirkung der Proteine ist durch energieverbrauchende Reaktionen im Intermediärstoffwechsel bedingt.

Für eine durchschnittliche Mischkost berechnet sich die spezifisch-dynamische Wirkung auf ca. 6%.

1.1.6 Energiebedarf

Der Energie- bzw. Kalorienbedarf beim Erwachsenen (Tab. H8-2) ist die Nahrungsmenge, die das energetische Gleichgewicht aufrechterhält. Die Aufnahme der Energie entspricht der gesamten Energieausgabe, das Körpergewicht bleibt bei der gewohnten Tätigkeit konstant. Bei negativer Energiebilanz sinkt das Körpergewicht ab; bei positiver Bilanz steigt das Körpergewicht an.

Der individuelle Kalorienbedarf errechnet sich aus dem Ruheumsatz, dem Arbeitsumsatz, der spezifisch-dynamischen Wirkung der Nährstoffe und den physiologischen Ausnutzungsverlusten im Darm.

Tabelle H8-2 Richtwerte für den Energiebedarf Normalgewichtiger (DGE*)

	kcal/Tag	
	Männer	Frauen
Jugendliche: 15–18 Jahre	3000	2400
Erwachsene: (Leichtarbeiter) 19–35 Jahre	2600	2200
36–50 Jahre	2400	2000
51–65 Jahre	2200	1800
> 65 Jahre	1900	1700
Mittelschwerarbeiter	+ 600 kcal	
Schwerarbeiter	+ 1200 kcal	
Schwerstarbeiter	+ 1600 kcal	

* DGE = Deutsche Gesellschaft für Ernährung.

1.2 Nährstoffe

Grundnährstoffe sind Wasser, Kohlenhydrate, Fette und Proteine. Hinzu kommen Vitamine und Mineralstoffe (Mengen- und Spurenelemente).

Kohlenhydrate, Fette und Proteine können sich hinsichtlich ihres Energiehaushaltes gegenseitig ersetzen *(isodynamische Vertretbarkeit)*. Für die Erhaltung der vitalen Funktionen ist jedoch die Zusammensetzung der Nahrung von Bedeutung.

1.2.1 Kohlenhydrate

Der Anteil der Kohlenhydrate (KH) in der täglichen Nahrung soll nach den Empfehlungen der Deutschen Gesellschaft für Ernährung 50–55% betragen. Hauptsächlich sind dies Zucker (Mono-, Disaccharide), Stärke (Polysaccharide) und Ballaststoffe. Kohlenhydrate sind in erster Linie Energieträger für den Organismus. Sie bilden außerdem Baustoffe für die Synthese von Mukopolysacchariden, Nukleinsäuren, Glykoproteinen und -lipiden.

Die KH bestehen aus Kohlenstoff, Wasserstoff und Sauerstoff (chemische Grundformel CH_2O).

Als **Monosaccharide** bezeichnet man die einfachen Zucker, die durch Hydrolyse nicht weiter aufgespalten werden können. Für die menschliche Ernährung sind vor allem Glukose, Fruktose und Galaktose wichtig.

Disaccharide bestehen aus zwei Monosacchariden. Die wichtigsten Zucker dieser Reihe sind:
▷ Milchzucker (Laktose): Galaktose + Glukose
▷ Malzzucker (Maltose): Glukose + Glukose
▷ Rohrzucker (Saccharose): Glukose + Fruktose
Polysaccharide sind Riesenmoleküle aus Monosacchariden. Sie dienen als Gerüst- und Reservestoffe. Die wichtigsten Polysaccharide sind Stärke, Glykogen und Zellulose.

Als **Ballaststoffe** werden unverdauliche, meist kohlenhydratreiche Substanzen pflanzlicher Herkunft (Bestandteile der Zellwand) bezeichnet wie Pektin, Zellulose, Hemizellulosen und Lignin. Sie erfüllen wichtige Funktionen bei der Verdauung. Unter anderem beeinflussen sie die Resorption der Nahrung aus dem Darm und wirken so indirekt auf den Stoffwechsel. Die empfohlene tägliche Ballaststoff-Aufnahme liegt bei mindestens 30 g.

Höhermolekulare Kohlenhydrate werden durch Amylasen und die spezifischen Disaccharidasen im Magen-Darm-Trakt gespalten.

Resorbiert werden im Magen-Darm-Trakt nur Monosaccharide.

1.2.2 Lipide

Empfohlene tägliche Nahrungszufuhr an Fett: 25–30%, davon je ein Drittel gesättigte, ein Drittel einfach ungesättigte und ein Drittel mehrfach ungesättigte Fettsäuren.

Das Nahrungsfett ist der wichtigste Energielieferant. Außerdem haben Fette ernährungsphysiologische Bedeutung als Lösungsmittel der Vitamine A, D, E und K.

Essentiell sind die hochungesättigten Fettsäuren Linol-, Linolen- und Arachidonsäure. Es ist jedoch ausreichend, wenn lediglich Linolsäure mit der Nahrung zugeführt wird. Arachidonsäure kann aus Linolsäure synthetisiert werden, als Zwischenprodukt entsteht die Linolensäure.

Arachidon- und Linolensäure sind somit nur **partiell essentiell.**

Der Bedarf an essentiellen Fettsäuren beträgt etwa 2% der Energiezufuhr. Das entspricht für Erwachsene einem Tagesbedarf von 10 g Linolsäure, für Schwangere plus 1 g, für Stillende plus 3 g. Für Säuglinge liegt der Tagesbedarf bei 2–3 g, für Kinder bis 14 Jahre bei 4–9 g.

Reich an essentiellen Fettsäuren sind Leinöl, Mohnöl, Sonnenblumen-, Sojabohnen-, Mais- und Weizenkeimöl.

Hauptenergielieferanten sind die mit der Nahrung aufgenommenen Triglyceride und Cholesterin, in geringerem Umfang die Phospholipide.

Die enzymatische Spaltung der Triglyceride zu freien Fettsäuren (FFS) und Diglyceriden erfolgt durch Speichel-, Magen- und Pankreaslipasen.

Cholesterinester werden durch pankreatische Cholinesterasen hydrolysiert. Die Spaltung der Phospholipide erfolgt durch Phospholipasen.

Vorbedingung für die Resorption aus dem Darm ist die Bildung von **Mizellen.** Das sind Molekülkomplexe mit einem inneren lipophilen und einem äußeren hydrophilen Anteil, die unter dem Einfluß von Galle entstehen (s. Kap. H4). In den Mukosazellen der Dünndarmschleimhaut werden dann zum einen Chylomikronen gebildet, mit einem Lipidanteil von 99% und 1% Apoprotein (Triglyceride aus langkettigen Nahrungsfetten 90%, Cholesterin 5%, Phospholipide 4%), die über den Ductus thoracicus in die Blutbahn gelangen. Zum anderen können kurz- und mittelkettige Fettsäuren aus der Nahrung direkt über die Vena portae in die Leber transportiert werden.

1.2.3 Proteine

Der Organismus benötigt Proteine zum Aufbau und zur Erhaltung der Körpersubstanz. Der tägliche Eiweißumsatz errechnet sich über die Stickstoffbilanz. Bei eiweißfreier, kalorisch ausgeglichener Ernährung beträgt die tägliche Stickstoff(N)-Ausscheidung durchschnittlich 2,5 g. Das entspricht einem Eiweißabbau von ca. 15 g pro Tag. Eine ausgeglichene Stickstoffbilanz wird bei einer täglichen Aufnahme von 0,5–0,6 g/kg KG biologisch hochwertiger Proteine erreicht (Bilanz- oder physiologisches Eiweißminimum). Werden jedoch die individuellen Unterschiede sowie die unterschiedliche biologische Wertigkeit (abhängig von der Aminosäuren-Zusammensetzung) der Nahrungsproteine berücksichtigt, so empfiehlt sich eine **Eiweißzufuhr von 0,8 g/kg KG pro Tag.**

Bei schwerer körperlicher Arbeit, in der Schwangerschaft (1,3 g/kg/Tag) und während der Laktation (1,2 g/kg/Tag) erhöht sich der Eiweißbedarf, ebenso bei Säuglingen und Kindern (2,0–2,5 g/kg KG/Tag).

Bausteine der Proteine sind die Aminosäuren (AS). Ein Teil der Aminosäuren kann im Organismus gebildet werden. Insgesamt neun Aminosäuren sind **essentiell,** d.h., sie müssen mit der Nahrung zugeführt werden (s. a. Kap. H3).

Für den Menschen **essentielle Aminosäuren** sind: Leucin, Isoleucin, Valin, Lysin, Methionin, Phenylalanin, Tryptophan, Threonin, Histidin (für Kinder essentiell).

Der Gehalt der Nahrungsproteine an essentiellen AS ist u.a. bestimmend für die **biologische Wertigkeit.**

Die Nahrungsproteine werden zunächst im Magen durch Pepsin zu Polypeptiden aufgespalten und durch Enzyme zu Aminosäuren abgebaut.

Resorbierbar sind nur die Aminosäuren.

1.3 Stoffwechsel der Organe

Die Nährstoffe werden bei der Verdauung zu resorbierbaren, niedermolekularen Verbindungen wie Monosacchariden (hauptsächlich Glukose), freien Fettsäuren, Aminosäuren u.a. abgebaut. Sie stehen in dieser Transportform dem Organismus als schnell verfügbare Energielieferanten zur Verfügung.

Mit der Nahrung im Überschuß zugeführte Energieträger werden als Energiereserven in Form von Glykogen, Triglyceriden oder Reserveproteinen angelegt. Die Speicherkapazität der einzelnen Organe ist unterschiedlich. Zum Teil werden die Energievorräte für den organeigenen Bedarf mobilisiert, teils anderen Organen zur Deckung des Energiebedarfs zur Verfügung gestellt.

Die **Energieübertragung** im Organismus erfolgt im wesentlichen durch energiereiche Phosphate, die durch biologische Oxidation der energieliefernden Substrate entstehen. Wichtigste Verbindung ist das Adenosintriphosphat (ATP), das beispielsweise als energiereiches Phosphat für die muskuläre Arbeit genutzt wird.

Die **energetische Wertigkeit** der Nährstoffe richtet sich somit nach ihrer ATP-Ausbeute. Dabei liefert 1 Mol Glukose 38 Mol ATP, 1 Mol Glykogen 39 Mol ATP durch aerobe Glykolyse. Beim Abbau der Fettsäuren durch β-Oxidation entsteht z.B. aus 1 Mol Palmitinsäure 129 Mol ATP.

Wichtige **Energiespeicher** sind:
▷ **Muskelzelle** (ATP, Kreatinphosphat, Glykogen, Triglyceride u.a.; Glykogenspeicher der Muskulatur: ca. 300 g)
▷ **Blut und extrazelluläre Flüssigkeit** (Glukose, FFS, Triglyceride, Laktat, Pyruvat, Ketonkörper, Aminosäuren u.a.)
▷ **Organe** (wie Leber, Fettgewebe)

Zentrales Stoffwechselorgan ist die **Leber,** die durch biologische Oxidation aus den Substraten Glukose, Fettsäuren, Ketonkörper und bei Bedarf aus Aminosäuren Energie gewinnt. Zu ihren wichtigsten Stoffwechselfunktionen gehört die Konstanthaltung der Blutzuckerkonzentration aus ihren Glykogenreserven (50–100 g) sowie die Synthese von Triglyceriden und Proteinen.

Größter Energiespeicher für den Organismus ist das **Fettgewebe** durch seinen hohen Gehalt an Triglyceriden. Sie können nach Lipolyse als freie Fettsäuren zur Verfügung gestellt werden.

Nur geringe eigene Energiereserven stehen dem **Gehirn** zur Verfügung. Es bezieht zu 90% seine Energie aus der Blutglukose. Im Bedarfsfall erfolgt seine Energiegewinnung aus den Glykogenreserven der Leber bzw. über die Glukoneogenese aus Aminosäuren, Laktat und Glyzerin in Leber und Niere.

Nach einer Anpassungsphase von einigen Tagen kann das Gehirn seinen Energiebedarf zu 60% aus Ketonkörpern decken, die aus Fettsäuren in der Leber entstehen.

Energiespeicherung und Energiebereitstellung werden überwiegend hormonell gesteuert. So stimuliert das anabol wirkende **Insulin** die Glykogen- und Proteinsynthese und hemmt die Lipolyse und Glukoneogenese.

Als Gegenspieler des Insulins wirkt das katabole Hormon **Glukagon**. Es stimuliert die Glykogenolyse, Glukoneogenese und Proteolyse in der Leber.

Die **Katecholamine** sind ebenfalls direkte Antagonisten des Insulins. Adrenalin stimuliert die Glykogenolyse und Glukoneogenese in der Leber und wirkt auf die Glykogenolyse in der Muskulatur. Außerdem stimuliert es die Lipolyse und Proteolyse. Die Katecholamine inhibieren die Insulinsekretion und hemmen im Gegensatz zum Insulin die Glukoseaufnahme in bestimmte Gewebe.

Glukokortikoide wirken blutzuckersteigernd durch überwiegende Stimulierung der Glukoneogenese. Durch synergistische Wirkungen mit lipolytischen Hormonen fördern sie die Freisetzung von Fettsäuren und Glyzerin aus dem Fettgewebe.

1.4 Mineralstoffe

Neben organischen Bestandteilen enthält der Körper anorganische Elemente, die als essentielle Nährstoffe zugeführt werden müssen. Sie werden vom Organismus u.a. als strukturbildende Bestandteile von Geweben, als Stoffwechselprodukte, Enzymaktivatoren, im Säure-Basen-Haushalt und für spezifische neuromuskuläre Funktionen benötigt.

Die Mineralstoffe werden aufgrund ihrer Konzentration im Körper und des täglichen Bedarfs in **Mengenelemente** und **Spurenelemente** eingeteilt.

Mengenelemente sind Mineralstoffe, von denen ein Erwachsener täglich 100 mg und mehr mit der Nahrung aufnehmen muß. Ihr Körperbestand liegt zwischen einigen Gramm und 1–2 kg. Zu ihnen gehören Natrium, Kalium, Kalzium, Phosphor, Magnesium, Chlorid (Tab. H8-3).

Die **Spurenelemente** kommen in wesentlich geringeren Mengen im Organismus vor; ihre Konzentration beträgt weniger als 50 mg/kg Körpermasse. Sie wirken überwiegend als Aktivatoren oder Bestandteile von Enzymen, Hormonen oder Vitaminen. Eine Grenzstellung nimmt das Eisen ein, dessen Konzentration bis zu 60 mg/kg beträgt. Aufgrund seiner Stoffwechselfunktion sowie des niedrigen täglichen Bedarfs wird es zu den Spurenelementen gerechnet.

Essentielle Spurenelemente sind: Eisen, Zink, Kupfer, Mangan, Chrom, Kobalt, Molybdän, Selen, Jod, Fluor, Zinn, Vanadium, Silizium, Nickel, Arsen (Tab. H8-4).

„Neuere" essentielle Spurenelemente sind Silizium, Vanadium, Nickel, Zinn und Arsen, deren essentielle Funktionen tierexperimentell bewiesen werden konnten (Tab. H8-5). Die biologischen Funktionen für den Menschen sind noch weitgehend unbekannt.

Über den Bedarf liegen keine gesicherten Angaben vor.

2 Pathophysiologie der Ernährungsstörungen

2.1 Unterernährung (Magersucht)

Definition: Unterernährung bedeutet **negative Energiebilanz.** Im Vergleich zum Energiebedarf ist die Energiezufuhr zu gering.

Nach einer Definition der Food and Agriculture Organisation of the United Nations (FAO, 1972) liegt eine Unterernährung vor, wenn der Mindestbedarf an Energie und/oder an essentiellen Nährstoffen nicht gedeckt ist. Der Mindestbedarf ist die kleinste Nährstoffmenge, die zugeführt werden muß, um klinisch und biochemisch zu erfassende Mangelerscheinungen zu verhüten.

Eine generelle Mangelernährung mit verminderter Nahrungszufuhr über längere Zeit führt zur Gewichtsabnahme. Bei einem Absinken des Körpergewichts auf unter 75% des Sollgewichts* spricht man von Magersucht, in extremen Fällen von Kachexie oder Marasmus.

Von der Energiemangelkrankheit (kalorisches Energiedefizit) ist ein qualitativer Nahrungsmangel an einzelnen Nahrungsmitteln bzw. Nahrungsmittelgruppen abzugrenzen, z. B. Vitamine, Spurenelemente oder Protein. Häufig liegt eine kombinierte qualitative und quantitative Mangelernährung vor (Protein-Kalorien-Malnutrition).

Ursachen: Als häufigste Ursache für eine Unter- oder Mangelernährung kommt die **verminderte Nahrungsaufnahme** in Frage. Ein echter Mangel an Nahrungsmitteln tritt gehäuft in den Entwicklungsländern auf infolge von Hungersnöten, wobei neben der negativen Energiebilanz ein Vitamin-, Eiweiß- und Spurenelementmangel besteht. Besonders betroffen sind Kinder, Schwangere und alte Menschen aufgrund ihres hohen Proteinbedarfs.

In den Industrieländern ist die Magersucht häufig Folge von Appetitstörungen, die **psychische Ursachen** haben können (Anorexia nervosa s. S. 596ff.) oder infolge von **psychiatrischen** Erkrankungen (schwere Depressionen) auftreten.

Eine gestörte Appetitregulation kann durch **zentrale Schädigung** (toxisch, traumatisch, degenerativ, tumorös) ausgelöst werden.

Bei bestimmten organischen Erkrankungen liegt der Anorexie ein **gestörter Metabolismus** von Proteinen, Kohlenhydraten und Fetten zugrunde, z. B. bei chronischen Leber- und Nierenkrankheiten und Tumoren.

Ein gestörter Nährstoffumsatz kann auch bei angeborenen und erworbenen **Enzymdefekten** vorliegen.

---

*Brocca-Formel zur Bestimmung des Normalgewichts s. S. 598.

Tabelle H8-3 Mengenelemente

	Funktionen	Körper-bestand und Verteilung	Pathophysiologie	empfohlene tägliche Zufuhr	wichtigste Lebensmittel
Natrium (Na)	– Aufrechterhaltung des osmotischen Druckes (extra-zellulär) – Bioelektrizität – Enzymaktivierung	100 g 95% extra-zellulär	**Mangel:** Hypotonie, Adynamie, zentral-nervöse Störungen **Überangebot:** u.a. Bedeutung bei Hypertension	2–3 g	Wurst, Käse, Brot
Kalium (K)	– osmotischer Druck (intrazellulär) – Bioelektrizität – Enzymaktivierung	90–150 g (Muskel-masse!) 98% intra-zellulär	**Mangel:** neuro-muskuläre Störun-gen, Adynamie, Reizleitungsstörung **Hyperkaliämie:** Parästhesien, Herzblock	3–4 g	Obst, Gemüse, Kartoffeln, Fleisch
Kalzium (Ca)	– Baustoff von Kno-chen und Zähnen – neuromuskuläre Reizleitung – Muskelkontraktion – Blutgerinnung – Zellaktivierung	1,0–1,5 kg 99% Skelett	**Mangel:** Wachstums-störung, Knochen-entkalkung, Tetanie **Hyperkalzämie:** Ca-Steine, Milch-Alkali-Syndrom	0–1 Jahr: 500 mg 1–10 Jahre: 600–800 mg 10–14 Jahre: 900–1000 mg 15–18 Jahre: 1200 mg Erwachsene: 800–900 mg Schwangere: 1200 mg	Milch, Milch-produkte, Gemüse, Obst
Phosphor (P)	– Baustoff von Knochen, Zähnen, Zellen, Zell-strukturen – Membrantransport – energiereiche Verbindungen	700 g 85% Skelett 8% Musku-latur	**Mangel:** Adynamie **Hyperphosphatämie:** pathologische Gewebeverkalkung (Nephrokalzinose)	0–3 Monate: 250 mg 3–12 Monate: 500 mg 1–10 Jahre: 800–1200 mg 10–14 Jahre: 1400–1500 mg 15–18 Jahre: 1600 mg Erwachsene: 1200–1400 mg Schwangere: 1600 mg	Milch, Milch-produkte, Fisch, Fleisch
Magnesium (Mg)	– Enzymaktivierung – neuromuskuläre Erregbarkeit – Muskelkontraktion – Bestandteil von Knochen und Zähnen	21–28 g 50% Skelett 45% intra-zellulär	**Mangel:** Muskel-krämpfe, ZNS: Krämpfe, Delirien **Hypermagnesiämie:** Muskelschwäche, Hyporeflexie, Hypo-tonie, EKG-Ver-änderungen	0–1 Jahr: 40–60 mg 1–10 Jahre: 80–170 mg 10–14 Jahre: 250–310 mg Jugendliche und Erwachsene: **(m)** 350 mg **(w)** 300 mg	Getreide-produkte, Milch-produkte, Fleisch, Fisch, Gemüse, Beerenobst
Chlorid (Cl)	– osmotischer Druck (extrazellulär) – Anion der Magen-säure	80 g 88% extra-zellulär	**Mangel:** metaboli-sche Alkalose (führt zu Hypokaliämie) Muskelschwäche	3–5 g	gesalzene Lebensmittel (z.B. Wurst, Käse)

Tabelle H8-4 Spurenelemente

	Funktionen	Körperbestand und Verteilung	Pathophysiologie	empfohlene tägliche Zufuhr	wichtigste Lebensmittel
Eisen (Fe)	– Sauerstofftransport und -speicherung – Elektronentransport in der Atmungskette	4–5 g (60 mg/kg) 73% Hämoglobin 16% Ferritin/ Hämosiderin	**Mangel:** hypochrome mikrozytäre Anämie, Haut-, Schleimhautstörungen **erhöhtes Eisen:** Hämochromatose, Hämosiderose	3–5 Monate: 6 mg 6–12 Monate: 8 mg 1–6 Jahre: 8 mg 7–9 Jahre: 10 mg 10–18 Jahre und Erwachsene: 12–18 mg > 50 Jahre: 12 mg Schwangerschaft/ Laktation: 25/22 mg	Fleisch, Leber, Gemüse, Hülsenfrüchte (Vit. C: erhöht Fe-Resorption)
Zink (Zn)	– Bestandteil von Enzymen – Enzymaktivierung – Insulinspeicherung	2–3 g (30 mg/kg)	**Mangel:** Wachstumsstörung, Hypogonadismus, Wundheilungsstörung, Geschmacks- und Geruchsstörungen, Acrodermatitis enteropathica	bis 1 Jahr: 3–5 mg 1–12 Jahre: 8–12 mg > 12 Jahre und Erwachsene: 12 mg Schwangerschaft/ Laktation: 20–25 mg	Schalentiere, Fisch, Fleisch, Innereien, Milchprodukte
Kupfer (Cu)	– Bestandteil von Enzymen (Oxidasen) – Ferroxidase I (Coeruloplasmin) – Ferroxidase II	80–100 mg (1 mg/kg) 50% Muskulatur/Skelett 25% Leber	**Mangel:** hypochrome, mikrozytäre Anämie, Leukopenie, Hypalbuminämie, Diarrhöe, Osteoporose, Menkes-Syndrom **erhöhtes Kupfer:** gastrointestinale Störungen, intravasale Hämolyse, Morbus Wilson	0–1 Jahr: 0,4–0,7 mg 1–14 Jahre: 0,7–2,5 mg Jugendliche und Erwachsene: 1,5–3 mg	Innereien, Fische, Schalentiere, Nüsse, Kakao
Mangan (Mn)	– Bestandteil von Enzymen (Pyruvatcarboxylase) – Enzymaktivierung	20 mg (0,2 mg/kg)	**Mangel:** Wachstumsstörungen, Knochen-, Knorpelmißbildung, Lipid-, Kohlenhydratstoffwechselstörung (Diabetes mellitus?)	0–1 Jahr: 0,3–1 mg 1–14 Jahre: 1–5 mg Jugendliche und Erwachsene: 2–5 mg	Getreideprodukte, Nüsse, grünes Gemüse, Tee
Chrom (Cr)	– „Glukosetoleranz-Faktor" (GTF), Insulin-Rezeptor-Wirkung	2 mg (0,02 mg/kg)	**Mangel:** Glukosetoleranzstörung, periphere Insulinresistenz, periphere Neuropathie	0,01–0,2 mg (genauer Bedarf nicht bekannt)	Leber, Vollkornprodukte, Honig, Bierhefe
Kobalt (Co)	– Bestandteil von Vitamin B_{12}	1–2 mg (0,02 mg/kg)	**Mangel (Vit. B_{12}):** perniziöse Anämie, neurologische Störungen (funikuläre Myelose)	0,008–0,6 mg	Leber, Fleisch, Getreideprodukte
Selen (Se)	– Bestandteil von Enzymen (Gluthathion-Peroxidase), Antioxidans, – Proteinsynthesesteigerung? – antikanzerogen?	10–15 mg (0,2 mg/kg)	Mangel bei Kwashiorkor, Erythrozyten- und Zellmembranschädigung, Prostaglandin-Synthesehemmung?	0,05–0,1 mg	Leber, Fisch, Getreideprodukte

Tabelle H8-4 Fortsetzung

	Funktionen	Körper-bestand und Verteilung	Pathophysiologie	empfohlene tägliche Zufuhr	wichtigste Lebensmittel
Molybdän (Mb)	Bestandteil von Enzymen (Aldehydoxidase, Xanthinoxidase)	8–10 mg (0,1 mg/kg)	Mangelzustände beim Menschen nicht bekannt. **Hyperalimentation:** gichtähnliches Syndrom	0,05–0,35 mg (geschätzte Zufuhr)	Innereien, Getreide-produkte, verschiedene Gemüse
Jod (J)	Bestandteil der Schilddrüsen-hormone	10–15 mg (0,2 mg/kg) 70–80% Schilddrüse	**Mangel:** Kropfbildung, ende-mischer Kretinismus	bis 1 Jahr: 50–80 µg 1–10 Jahre: 100–140 µg 10–14 Jahre: 180–200 µg Jugendliche und Erwachsene: 150–180 µg Schwangere: + 30 µg Stillende: +60 µg	Seefische, Eier, „Jodsalz" 15–25 µg KJ/g NaCl
Fluor (F)	Bestandteil von Knochen und Zähnen	ca. 3 g (35 mg/kg) 96% Skelett/ Zähne	**Mangel:** Zahnschmelz-defekte, Karies **Hyperalimentation:** Dentalfluorose, Osteosklerose	bis 1 Jahr: 0,25 mg 1–3 Jahre: 0,25–0,5 mg 4–10 Jahre: 0,75 mg > 10 Jahre und Erw.: 1,0 mg	Tee, See-fisch, Eier, Fleisch

Tabelle H8-5 „Neuere" essentielle Spurenelemente

	mittlerer Körperbestand	errechnete tägliche Zufuhr
Silizium (Si)	1–2 g 29 mg/kg	50–250 mg
Vanadium (V)	20 mg 0,3 mg/kg	1–2 mg
Nickel (Ni)	10 mg 0,1 mg/kg	0,3–0,8 mg
Zinn (Sn)	2 mg 0,03 mg/kg	3–4 mg
Arsen (As)	1 mg 0,01 mg/kg	1–2 mg

Krankheiten des **Gastrointestinaltraktes** mit Funktions-, Resorptions- und Verdauungsstörungen kommen als Ursache für Nahrungsmangel und Unterernährung in Frage (Stenosen, Resektionen, Pankreasinsuffizienz, Leber- und Gallenerkrankungen, Zöliakie und Sprue, Morbus Crohn, endokrine Erkrankungen wie Diabetes mellitus und Morbus Addison).

Aufgrund eines **erhöhten Energieumsatzes** kann eine Negativ-Bilanz entstehen bei schweren chronischen Infekten, konsumierenden Erkrankungen und bei der Hyperthyreose.
Folgen: Das Auftreten von Mangelsymptomen hängt von der Ausgangslage, der Restzufuhr an Kalorien und deren Zusammensetzung sowie von der körperlichen Aktivität ab. Die Fettreserven eines normalgewichtigen Menschen betragen etwa 15% seines Körpergewichts. Bei völligem Hungern reichen die Energiereserven bei körperlicher Ruhe und unter Substitution von Wasser ca. 45 bis 60 Tage.

Ein Gewichtsverlust bis 25% des Sollgewichts kann von Gesunden ohne unmittelbare Lebensgefahr toleriert werden. Größere Substanzverluste bedeuten jedoch Gefahr für den Organismus.

Eine Unterschreitung von fünfzig Prozent und mehr des Sollgewichts gilt als absolut lebensgefährlich.

Zu Beginn einer Hungerperiode nimmt das Körpergewicht rasch ab. Im weiteren Verlauf entwickeln sich Anpassungsmechanismen zur Energieeinsparung. Der Ruheumsatz kann bis auf 50% der Norm absinken, ebenso sinkt die Körpertemperatur.

Durch den Schwund der Zellmassen der aktiv am Stoffwechsel beteiligten Gewebe kommt es zu einem Energiespareffekt. Ebenso verringert sich der Energiebedarf durch eine Einschränkung der körperlichen Bewegung, die geringere Körpermasse erfordert außerdem weniger Energie für diese Bewegungen.

Da die Kohlenhydratreserven des Organismus unter Hungerbedingungen rasch erschöpft sind, das Gehirn unter normalen Bedingungen aber zu 90% auf Glukose als Energieträger angewiesen ist, kommt es zu einem weiteren Adaptationsmechanismus. Nach einigen Tagen kann das Gehirn etwa zu 60–70% seinen Energiebedarf aus Fett in Form von Ketonkörpern decken, sichtbar an einem deutlichen Anstieg von freien Fettsäuren und Ketonkörpern im Plasma. Der Blut-Glukosespiegel sinkt ab, ohne daß es jedoch zu eigentlichen Hypoglykämien kommt.

Die Aktivität des peripheren sympathischen Nervensystems wird gesenkt, als Ausdruck hierfür finden sich verminderte Noradrenalinspiegel im Plasma. Blutdruck und Pulsfrequenz sinken, das Herzminutenvolumen nimmt ab. Tonusverluste im Gastrointestinaltrakt können zu Diarrhöen und Flatulenz führen. (Das Spätstadium ist durch schwere, unbeeinflußbare Diarrhöen gekennzeichnet, die auf gastrointestinalen Schleimhaut- und Drüsenatrophien beruhen.)

Die Veränderungen des Metabolismus unter Mangelernährung werden hormonell gesteuert. Wie bereits erwähnt, sinkt der Noradrenalinspiegel ab, ebenso die Plasmaspiegel von Insulin und Trijodthyronin (T_3). Dieses *low T_3-Syndrom* ist offenbar die Folge eines veränderten T_4-Metabolismus, die T_4- und TSH-Spiegel sind unverändert. Es wird mehr biologisch inaktives reverses T_3 gebildet.

Wachstumshormon (STH) und Kortisol im Plasma steigen an. Dabei wird Kortisol sowohl vermehrt sezerniert als auch langsamer abgebaut. Die verlängerte Halbwertszeit wird auf eine eingeschränkte Leberfunktion zurückgeführt. Als Ausdruck einer hypothalamischen Dysregulation kommt es zu Verlust von Libido, Potenz und zur Amenorrhöe. Begleiterscheinungen der chronischen Mangelernährung sind weiter Mundwinkelrhagaden, Glossitis, Stomatitis mit gestörtem Geschmacksempfinden. Hungerosteopathien mit Knochenschmerzen können auftreten. Zeichen eines schweren quantitativen Nahrungsmangels sind hochgradige atrophische Hautveränderungen, atrophische, schlaffe Muskulatur und Organatrophien, z.B. hochgradige, irreversibel werdende Herzmuskelatrophie.

Die nächtliche Polyurie ist ein häufiges Symptom des drohenden Hungerödems, das sich bei Eiweißmangel bildet. Die reine Kalorienmangelernährung führt selten zu einer Verminderung von Serumeiweiß mit Hypalbuminämie. Allerdings ist der schwere, chronische Kalorienmangel meistens mit Eiweißmangel kombiniert.

Zerebrale Mangelerscheinungen können zu Persönlichkeitsveränderungen führen mit Depressionen, Antriebs- und Interesselosigkeit.

D Diagnostische Hinweise

Differentialdiagnostisch ist die Mangelernährung von der Lipodystrophie abzugrenzen, die mit einer abnormen Verteilung von Depotfett einhergeht, wie Fettgewebsschwund an Kopf, Hals, Thorax und den Armen und einer vermehrten Fetteinlagerung im Becken- und Beinbereich.

Außerdem muß zwischen organischen, psychischen und psychiatrischen Ursachen unterschieden werden.

2.2 Sonderformen

Pubertätsmagersucht (Anorexia nervosa) und Bulimie (Bulimia nervosa) sind psychische Erkrankungen. In der Mehrzahl sind Frauen betroffen; die Erkrankungen beginnen hauptsächlich bei Jugendlichen und jungen Erwachsenen. Ätiologisch werden mehrere prädisponierende Faktoren diskutiert (s. u.).

2.2.1 Anorexia nervosa

Definition: Die Anorexia nervosa ist definiert durch folgende Symptome (American Psychiatric Association; DSM III, 1980):

„Große Angst, dick zu werden, die sich auch bei Gewichtsabnahme nicht wesentlich mindert.

Körperschemastörungen (body image): sich auch bei Untergewicht noch zu dick zu fühlen.

Gewichtsverlust von mindestens 25% des früheren Gewichts.

Weigerung, das Körpergewicht auf einem Minimum des Sollgewichts zu halten.

Das Fehlen somatischer Erkrankungen, die den Gewichtsverlust verursachen könnten."

Ursachen: Für das Entstehen der psychogenen Mangelkrankheiten sind wahrscheinlich mehrere prädisponierende und auslösende Faktoren verantwortlich. Es werden genetisch/biologische, familiäre (z.B. Konfliktsituationen), individuelle und insbesondere soziokulturelle (u.a. Schlankheit als Schönheitsideal) Faktoren verantwortlich gemacht.

Die Krankheit findet sich hauptsächlich bei jungen Frauen zwischen dem 15. und 25. Lebensjahr (Frauen : Männer = 12:1).

Folgen: Das am längsten bekannte Symptom ist die **Amenorrhöe.** Sie tritt schon sehr früh zu Beginn der Erkrankung auf als Ausdruck einer hypothalamischen Dysregulation unter Mangelernährung. Mangelnde Stimulation der Hypophyse durch LHRH führt zu erniedrigten Gonadotropinkonzentrationen im peripheren Plasma. Infolgedessen werden die Gonaden nur mangelhaft stimuliert, und es kommt zum Abfall der Östrogen- und Gestagenproduktion. Unter Therapie mit Gewichtszunahme ist dieser Vorgang reversibel (metabolische Veränderungen bei Mangelernährung s. Abschn. 2.1).

Unter der extrem kalorienarmen Ernährung bei Anorexie kommt es zu starker **Gewichtsabnahme.** Der Eiweißanteil in der Kost ist jedoch relativ hoch, so daß es im Vergleich zu anderen Hungerzuständen seltener zu Hypalbuminämie mit Ödembildung kommt.

Erbrechen und Laxanzienabusus führen zur **Hypokaliämie.**

2.2.2 Bulimie

Definition: Seit einigen Jahren gilt die Bulimie als eigenständiges Krankheitsbild. Nach einer Definition der American Psychiatric Association (DSM III, 1980) sind folgende Symptome charakteristisch:

„Wiederholte Episoden von Bulimieattacken (Verschlingen größerer Nahrungsmengen in kurzer Zeit, üblicherweise in weniger als zwei Stunden).

Von den Symptomen a)–e) müssen wenigstens drei nachgewiesen werden:
a) Verzehr hochkalorischer, leicht zuzuführender Nahrung während einer Bulimieattacke,
b) wahlloses Durcheinander während einer Bulimieattacke,
c) Beendigung einer Bulimieattacke mit Bauchbeschwerden, Schlaf, durch soziale Ablenkung oder selbstinduziertes Erbrechen,
d) wiederholte Versuche einer Gewichtsabnahme durch strenge Diät, selbstinduziertes Erbrechen, Laxanzien- oder Diuretikaabusus,
e) häufige Gewichtsschwankungen um mehr als 5 kg aufgrund von Fasten bzw. vermehrtem Essen.

Das Vorliegen von Eßstörungen ist bewußt. Es besteht Angst, die Willenskontrolle über das Essen zu verlieren.

Depressive Stimmung und selbsterniedrigende Gedanken folgen nach Bulimieattacken.

Bulimieepisoden erfolgen nicht aufgrund einer bekannten somatischen Erkrankung."

Die Bulimie findet sich ebenfalls überwiegend bei jüngeren Frauen.

Die ätiologischen Faktoren entsprechen denen der Anorexie.

D Diagnostische Hinweise

Für die Abgrenzung der Anorexie von der Bulimie finden sich einige charakteristische klinische Symptome.

So zeigen die Anorexie-Patienten ein extrem kontrolliertes, gezügeltes **Eßverhalten** mit kleinen Essensmengen im Gegensatz zu den bulimischen Freßattacken. Das Körpergewicht bei der Anorexie ist extrem niedrig, bei der Bulimie nur mäßig abweichend von der Norm.

Bulimie-Patienten weisen im Gegensatz zur Anorexie einen wesentlich höheren Drogen- und Alkoholabusus auf. Sie neigen zu Diebstahlshandlungen, Suizidversuchen und Stimmungslabilität (mangelnde **Impulskontrolle**).

Abnorme Symptome wie Erbrechen und Laxanzienabusus sind bei der Bulimie wesentlich stärker ausgeprägt.

Für die klinische Diagnostik und Behandlung wichtig ist das unterschiedliche **Selbstwertgefühl** der Patienten.

Kennzeichnend für die **Anorexie** ist die vom Patienten demonstrierte Beschwerde- und Problemfreiheit. Im Gegensatz hierzu findet sich bei der **Bulimie** ein deutliches Krankheitsbewußtsein und ein ausgeprägter Leidensdruck.

Die Bulimie ist als prognostisch ungünstiger anzusehen.

▼ Therapeutische Hinweise

Die **psychogenen** Magersuchtformen bedürfen einer intensiven psychotherapeutischen Betreuung.

Der Aufbau der **Ernährung** bei Magersucht infolge Hungerzuständen beginnt langsam. Zunächst wird eine leicht resorbierbare, kohlenhydrat- und eiweißreiche Kost (1,5–2,5 g Eiweiß pro kg KG/Tag) verordnet, wobei das Energieminimum leicht überschritten werden soll (Energieminimum: Energiebedarf bei Sollgewicht).

2.3 Adipositas (Fettsucht)

Definition: Der menschliche Körper besteht zu etwa 15% seines Gewichtes aus Fett, wobei der Fettanteil bei Frauen höher liegt als bei Männern. Durch eine vermehrte Speicherung von Lipiden kann dieser Fettgewebeanteil über das normale Maß hinaus erheblich vergrößert sein. Dieser Zustand, verbunden mit einer Einschränkung des Gesundheitszustandes und einer erhöhten Mortalität, wird als Fettsucht oder **Adipositas** bezeichnet.

Der differentialdiagnostisch abzugrenzende Begriff **Übergewicht** bezeichnet dagegen eine Vermehrung der Körpermasse, die außer durch Fettansammlung durch Muskelmasse (bei Sportlern) oder Wasseransammlung (Ödeme, Aszites) bedingt sein kann.

Die direkte Messung des Fettgewebeanteils im Organismus ist nur mit aufwendigen Methoden möglich, z.B. Bestimmung des Gesamtkörperwassers mittels Isotopenverdünnung der Körperzellmasse über ^{40}K-Isotopenmessung, Bestimmung des spezifischen Gewichtes des Organismus durch Untertauchen des Körpers in Wasser bzw. Massenbestimmung in einem definierten Gasraum.

Zur indirekten Bestimmung der Körperfettmasse eignen sich Messungen der Dicke der subkutanen Fettschicht. Da die Fettschichtdicke und die Körperfettmasse eng korrelieren, kann durch Messung der Hautfaltendicke an repräsentativen Stellen der

Körperoberfläche auf die totale Fettgewebemasse des Körpers rückgeschlossen werden.

Mittels Meßzirkeln (Caliper) sowie durch Ultraschall kann die Hautfaltendicke gemessen werden. Bevorzugte Meßpunkte liegen über dem Musculus biceps, der Spitze der Scapula, dem Musculus triceps, am Oberschenkel und am Bauch oberhalb des Beckenkammes.

Für die klinische Routine sind die direkten wie die indirekten Meßverfahren zu aufwendig. Man bestimmt statt dessen leicht erfaßbare Gewichtsindizes, um eine Abweichung des Körpergewichts von der Norm zu ermitteln. Hierzu genügen einfache anthropometrische Meßgrößen wie Körperlänge und Körpergewicht. Bei Bezug des Gewichts auf die Körperlänge spricht man auch vom „relativen" Körpergewicht.

Am häufigsten wird die Formel nach BROCA bzw. der Körpermassen-Index (Body Mass Index; BMI) angewandt:

Normgewicht nach BROCA

Männer:　　　　cm Körperlänge – 100 ~ kg
Frauen:　　0,9 × (cm Körperlänge – 100) ~ kg

Body Mass Index (BMI)　　　**normaler BMI**

BMI: $\dfrac{\text{Körpergewicht (kg)}}{[\text{Körperlänge (m)}]^2}$　　Männer: 20–25
　　　　　　　　　　　　　　　　Frauen: 19–24

Diese Referenzgewichtsformeln gelten nur für Erwachsene. Für die Normgewichtsberechnung bei kleinen Menschen (<160 cm) bzw. großen (>180 cm) ist die BROCA-Formel nur eingeschränkt brauchbar.

Schwierigkeiten treten auf bei der Festlegung des **Normalgewichts.** Es wird definiert als das Gewicht, bei dem **die Lebenserwartung am höchsten** ist.

Untersuchungen amerikanischer Lebensversicherungsgesellschaften (Society of Actuaries 1959) führten zur Definition des **Idealgewichts.** Der dabei erfaßte Personenkreis war jedoch nicht repräsentativ für die Gesamtbevölkerung.

Nach neueren Untersuchungen (Build Study 1979) hat das Körpergewicht, das etwa dem Normal- bzw. Sollgewicht nach Broca entspricht, die höchste Lebenserwartung. Die Deutsche Gesellschaft für Ernährung (DGE) hat deshalb das Normgewicht nach Broca als **Referenzgewicht** propagiert.

Ähnlich wurde das Referenzgewicht vom National Institute of Health (NIH) definiert.

Als **Übergewicht** mit einer potentiellen Gesundheitsgefährdung und einem erhöhten Mortalitätsrisiko wurde vom NIH 1985 ein Gewicht von 20% über dem *wünschenswerten* Gewicht (Referenzgewicht) bzw. einem Body Mass Index von ≧ 27,8 für Männer und ≧ 27,3 für Frauen bezeichnet.

Häufigkeit: Die Adipositas ist in den Wohlstandsländern eine der häufigsten Krankheitserscheinungen. Mit der Verbesserung der sozioökonomischen Verhältnisse nimmt ihre Verbreitung zu. In der BRD sind derzeit fast 50% der Frauen und 40% der Männer übergewichtig (Deutsche Gesellschaft für Ernährung). Es bestehen außer einer Abhängigkeit vom Geschlecht regionale Unterschiede sowie Abhängigkeit vom sozialen Status und vom Lebensalter.

Folgen: Für die Entstehung der Adipositas ist eine **positive Energiebilanz** maßgebend, d.h., die Energiezufuhr mit der Nahrung ist größer als der Energieverbrauch. Dabei kann ein geringer, regelmäßiger Kalorienüberschuß, der über längere Zeit besteht, zu einer erheblichen Gewichtszunahme führen. Ein Kalorienüberschuß von nur 1% könnte beispielsweise eine Gewichtszunahme von ca. 1,5 kg pro Jahr bewirken.

Gesteigerte Nahrungsaufnahme und/oder verringerter Energiebedarf durch verminderte körperliche Aktivität sind somit z.T. Ursache einer bestehenden Adipositas. Hyperalimentation führt jedoch nicht bei allen zu Übergewicht.

Normalerweise stehen Energiezufuhr und -verbrauch in einem Gleichgewicht. Aber auch bei leichtem Nahrungsüberschuß kann der Organismus für eine Gewichtskonstanz sorgen, indem er seine Energieabgabe steigert. Dies geschieht durch Umsetzung chemischer Energie in Wärme unter ATP-Verbrauch (mahlzeiteninduzierte oder **nutritive Thermogenese**). Bei Übergewichtigen ist die nutritive Thermogenese gegenüber Normalgewichtigen geringer, meßbar durch direkte und indirekte Kalorimetrie (*gute* und *schlechte Futterverwerter?*).

Da sich dieser Defekt bei Adipösen und ehemals Adipösen nachweisen läßt, bestehen vermutlich primäre Unterschiede in der metabolischen Ökonomie, die sich unter begünstigenden exogenen Einflüssen als Fettsucht manifestieren.

Im Intermediärstoffwechsel existieren sog. **Leerlaufzyklen** *(futile cycles)*, bei denen ATP verbraucht und Wärme freigesetzt wird, ohne daß eine entsprechende Arbeitsleistung oder ein Substratgewinn resultiert. Zu diesen Prozessen gehören beispielsweise Reaktionen, die im Rahmen der Gluconeogenese ablaufen, die zyklische Umwandlung von Fruktose-6-Phosphat in Fruktosediphosphat, die Spaltung von Triglyceriden und anschließende Reveresterung von freien Fettsäuren, der Fettsäuren-Oxidations/Fettsäuren-Synthese-Zyklus. Es existiert also ein System mit hohem Energieverbrauch, das dem Organismus eine flexible Regulation des Intermediärstoffwechsels erlaubt.

Diese *luxus consumption* ist bei Adipösen vermindert.

Außerdem läßt sich sowohl bei genetisch fettsüchtigen Ratten als auch bei adipösen Menschen ein Defekt im transmembranen Natriumtransport nachweisen.

Die Na$^+$-K$^+$-ATPase dient der Aufrechterhaltung des thermodynamischen Ungleichgewichts der Ionenverteilung in der Zelle. Beim aktiven Natriumtransport von intra- nach extrazellulär (Natriumpumpe) wird Energie in Form von ATP verbraucht. Bei Adipösen findet sich in verschiedenen Geweben eine Verminderung der Na$^+$-K$^+$-ATPase-Aktivität (an der Erythrozytenmembran, im Fettgewebe und vermutlich auch im Muskel; nicht in der Leber).

Verminderte nutritive Thermogenese und geringere Aktivität von Leerlaufzyklen führen letztendlich zu einer **positiven Energiebilanz** bei Adipösen.

Allerdings ist die quantitative Bedeutung des thermoregulatorischen Defektes für die Pathogenese der Adipositas beim Menschen noch unklar.

Des weiteren wurden aufgrund psychologischer Untersuchungen Störungen der **Appetitregulation** bei Adipösen gefunden. Danach käme der Hyperphagie durch Außenreize eine wesentliche Bedeutung zu, ebenso der reaktiven Hyperphagie nach emotionellen Belastungen *(Kummerspeck)*.

Außer psychischen Faktoren, die für ein gestörtes Eßverhalten bei Adipösen verantwortlich gemacht werden, könnte eine gestörte **Hunger-Sättigungs-Regulation** vorliegen. Tierexperimentell wurden zwei funktionell unterschiedliche Kernareale im Hypothalamus gefunden, die das Freßverhalten der Tiere steuern. Im Bereich des lateralen Hypothalamus (LH) wurde ein **Hungerzentrum** lokalisiert, das von einem **Sättigungszentrum** im ventromedialen Hypothalamus (VMH) beeinflußt wird. Vom Hungerzentrum werden beispielsweise Signale an die Peripherie abgegeben, die über vagale oder neurohumorale Impulse eine Insulinstimulierung im Pankreas bewirken. Wird das Sättigungszentrum (VMH) zerstört, kommt es zu Hyperphagie und Hyperinsulinismus (fehlender Hemmeffekt?). An Zellen aus der Region des VMH konnten Insulinrezeptoren nachgewiesen werden. Allerdings ist unklar, ob **peripheres** Insulin über das Sättigungszentrum einen Hemmeffekt auf das Hungerzentrum ausüben kann oder ob ein **im ZNS** gebildetes Insulin existiert.

Weitere **endokrin-metabolische** Gesichtspunkte: Im Gastrointestinaltrakt und Pankreas lokalisierte Hormone mit appetitsteigernder Wirkung durch Stimulierung des Hungerzentrums sind die endogenen Opiate, repräsentiert durch die **Enkephaline** und das **β-Endorphin.**

Erhöhte Spiegel von zirkulierenden β-Endorphinen sowie erhöhte Konzentrationen von Enkephalinen im Gewebe wurden auch bei adipösen Menschen gefunden. Inwieweit diese endogenen Opiate eine Rolle bei der Adipositasentstehung spielen, ist noch unklar. Der appetitsteigernde Effekt dieser Peptide kann durch den spezifischen Opiatrezeptor-Antagonisten Naloxon blockiert werden und führt zu einer deutlichen Verminderung der Nahrungsaufnahme.

Bei Adipositas besteht eine gesteigerte basale und stimulierte **Insulinsekretion.** Morphologisches Korrelat ist eine Inselzell-Hyperplasie. Die Hyperinsulinämie steht in einem engen Zusammenhang mit dem relativen Körpergewicht, der Gewebefettmasse des Organismus und der Fettzellgröße.

Als **mögliche Ursachen** für den Hyperinsulinismus werden verschiedene Faktoren diskutiert:
▷ genetisch verändertes Insulin,
▷ hormonelle Regulation durch STH, Glukokortikoide, Glukagon, gastrointestinale Hormone, Adrenalin u.a.,
▷ hypothalamische Regulationen,
▷ Substratregulation bei erhöhtem Glukose-, FFS- und Aminosäuren-„Turnover".

Die Hyperinsulinämie führt zu einer Verminderung der Insulinrezeptoren *(down-regulation)* und damit zu einer peripheren **Insulinresistenz.** Zusätzlich können Störungen im innerzellulären Stoffwechsel vorliegen (Postrezeptordefekt). Aus der verminderten Insulinwirkung mit gestörter Glukose-Utilisation resultiert eine Hyperglykämie, die erneut zu einer Insulinstimulierung führt. Wegen der permanent hohen Insulinspiegel kann es nach Abschluß der Resorptionsphase teilweise zu reaktiven Hypoglykämien kommen. Eine lange bestehende Hyperinsulinämie kann bei bestehender familiärer Prädisposition zu einer Dekompensation mit manifestem Diabetes mellitus führen. Auch bei adipösen Jugendlichen kann es unter den gleichen Voraussetzungen zu einer pathologischen Glukosetoleranz kommen, die durch Gewichtsreduktion beeinflußbar ist.

Durch die verminderte Insulinwirkung im Rahmen der Adipositas können weitere **Stoffwechselstörungen** auftreten, z.B. eine erhöhte Plasma-Aminosäurenkonzentration durch gestörte Utilisation. Die Cholesterinsynthese und der Cholesterinumsatz sind gesteigert (die tägliche Cholesterinsynthese steigt von ca. 12 mg/kg KG auf etwa 20 mg/kg KG an). Hierdurch wird die Bildung von Cholesterinsteinen in der Galle begünstigt.

Außerdem findet sich eine gesteigerte Triglyceridsynthese.

Durch Stoffwechselstörungen bedingte **Begleiterkrankungen** bei Adipösen sind:
▷ der **Typ II-Diabetes** bzw. die **gestörte Glukosetoleranz,**
▷ die **Hyperlipidämie** mit überwiegender Hypertriglyceridämie und **Fettleber** bei vermehrter Depotfetteinlagerung in die Leber,
▷ **Gallenblasenerkrankungen** bei gehäufter **Cholesterin-Gallensteinbildung** infolge Hypercholesterinämie.

Außerdem wird ein gehäuftes Vorkommen der **Gicht** mit Hyperurikämie bei Adipösen beobachtet.

Kardiovaskulär-pulmonale Begleiterkrankungen: Die häufigste Begleitkrankheit der Adipositas ist die **Hypertonie.** Bei der häufigen Koexistenz von Adipositas und Hypertonie wird ein kausaler Zusammenhang vermutet. Beispielsweise könnte durch das Übergewicht eine genetische Prädisposition zur Hypertonie manifest werden. Außerdem kann die mit der Überernährung verbundene erhöhte Kochsalzzufuhr eine Rolle spielen.

Bei Patienten mit essentieller Hypertonie läßt sich ebenfalls eine gestörte Na^+-K^+-ATPase-Aktivität nachweisen, so daß auch hier ein Zusammenhang mit der Adipositas zu sehen ist.

Hinweise für eine Kausalität zwischen Adipositas und Hypertonie ergeben sich aus der Beobachtung, daß sowohl der Blutdruck als auch hypertensive Veränderungen am Auge mit der Hautfaltendicke zunehmen.

Beim **Pickwick[1]-Syndrom** (zentrales Schlafapnoe-Syndrom bei Adipositas) kommt es infolge der Adipositas zu schweren Respirationsstörungen. Die Krankheit ist gekennzeichnet durch Schlafsucht und Hyperkapnie mit überwiegend im Schlaf auftretender periodischer Atmung. Im späteren Verlauf treten Polyglobulie, pulmonale Hypertonie und Cor pulmonale auf.

▼ Therapeutische Hinweise

Ein ausgeprägtes Übergewicht stellt durch seine Begleit- und Folgekrankheiten eine potentielle Gefährdung für die Gesundheit dar.

---

[1] nach dem Roman „Die Pickwickier" von Charles Dickens benannt, in dem die Figur des dicken Dieners Joe alle Symptome des Syndroms aufweist.

Bei einem Übergewicht von mehr als 20% über dem Normgewicht nach BROCA ist eine diätetische Behandlung angezeigt.

Sie sollte jedoch auch bei einem geringeren Übergewicht erfolgen, wenn Adipositas-abhängige Risikofaktoren, in erster Linie kardiovaskuläre Erkrankungen, vorliegen (Ernährungsbericht 1984, DGE).

Ziel der Adipositastherapie ist die Gewichtsnormalisierung.

Das Prinzip der Behandlung besteht in einer Negativierung der Energiebilanz über einen längeren Zeitraum. Sie kann über verminderte Energieaufnahme, vermehrte Energieabgabe oder eine Kombination beider Maßnahmen erreicht werden. Je nach Energiedefizit (Null-Diät, modifiziertes Fasten, energiereduzierte Mischkost) erfolgt eine mehr oder weniger schnelle Gewichtsreduktion. (Ein Defizit von ca. 7000 kcal führt zu einer Gewichtsabnahme von 1 kg Fettgewebe.)

Wichtig ist eine zusätzliche Schulung hinsichtlich des künftigen Eß- und Bewegungsverhaltens und evtl. eine psychologische Betreuung. Häufig ist eine Gruppentherapie sinnvoll.

Eine medikamentöse Therapie, z.B. mit Appetitzüglern (Fenfluramin), ist unter Beachtung der Kontraindikationen **nur** als **vorübergehende, adjuvante** Behandlung geeignet.

Literatur

Cremer, H. D., D. Hötzel, J. Kühnau: Biochemie und Physiologie der Ernährung, I/1 u. I/2. Thieme, Stuttgart–New York 1980.

Ditschuneit, H., J. G. Wechsler: Ergebnisse der Adipositasforschung. Perimed, Erlangen 1984.

Ernährungsbericht 1984. Deutsche Ges. f. Ernährg., Frankfurt 1984.

Fichter, M. M.: Epidemiologie der Anorexia nervosa und Bulimia. Akt. Ernähr. 9 (1984) 8–13.

Gladtke, E., G. Heimann, I. Eckert: Spurenelemente. Thieme, Stuttgart 1979.

Gries, F. A., P. Berchtold, M. Berger: Adipositas Pathophysiologie, Klinik und Therapie. Springer, Berlin–Heidelberg–New York 1976.

Gries, F. A., M. Toeller, Th. Koschinsky: Ernährungsstörungen. In: Siegenthaler, W., W. Kaufmann, W. Hornbostel, H. D. Waller (Hrsg.): Lehrbuch der Inneren Medizin. Thieme, Stuttgart–New York 1984.

Karlson, P., W. Gerok, W. Groß: Pathobiochemie: Ernährung. Thieme, Stuttgart 1978.

Kather, H., B. Simon: Energiebilanz und Fettsucht. Akt. Endokr. Stoffw. I (1982) 18–22.

Lang, K.: Wasser, Mineralstoffe, Spurenelemente. Steinkopff, Darmstadt 1974.

Liebermeister, H.: Obesity, a disease. Akt. Endokr. Stoffw. I (1982) 1–11.

Mehnert, H.: Stoffwechselkrankheiten. Thieme, Stuttgart–New York 1985.

Pirke, K. M., J. Pahl: Somatische Befunde bei der Anorexia nervosa. Akt. Ernähr. 9 (1984) 14–19.

Russell, G. G. M.: The modern history of anorexia nervosa. Akt. Ernähr. 9 (1984) 3–7.

Wayne Callaway, C.: Ernährung. J. Amer. med. Ass. 254 (1985) 2338–2340.

Zumkley, H.: Klinik des Wasser-, Elektrolyt- und Säure-Basen-Haushalts. Thieme, Stuttgart 1977.

H9 Vitamine

M. SORGER

Vitamine sind organische Verbindungen. Sie gehören zu den **essentiellen** Nährstoffen. Da der menschliche Organismus nicht in der Lage ist, Vitamine selbst zu synthetisieren, müssen sie mit der Nahrung zugeführt werden. Sie sind in Mikro- und Milligramm-Mengen wirksam, infolgedessen ist ihr täglicher Bedarf gering. Nach ihren physikalischen Eigenschaften werden sie in fettlösliche und wasserlösliche Vitamine eingeteilt.

Fettlösliche Vitamine werden im Organismus gespeichert, so daß z.B. durch Überdosierung Schädigungen **(Hypervitaminosen)** auftreten können. Die wasserlöslichen Vitamine werden nicht über eine physiologische Konzentration hinaus im Organismus gespeichert; Überschüsse werden ausgeschieden.

1 Fettlösliche Vitamine

1.1 Vitamin A (Retinol)

Definition: Das Vitamin A ($C_{20}H_{29}OH$) ist fettlöslich. Mit der Nahrung aufgenommen werden einmal die Provitamine A (Carotinoide), zum anderen das bereits vorgebildete Vitamin A (Abb. H9-1).
Vorkommen: Die Provitamine A finden sich in pflanzlichen Nahrungsmitteln, z.B. in Karotten, Tomaten und grünen Pflanzen. Das ernährungsphysiologisch wichtigste Provitamin A ist das **β-Carotin,** das in der Darmwand oder Leber oxidativ in zwei Moleküle Vitamin A gespalten wird. α- und γ-Carotin liefern ein Molekül Vitamin A.

Direkte Vitamin A-Quellen sind Fischleberöle, Milchfett, Eigelb und Leber.
Biologische Bedeutung: Vitamin A spielt als Bestandteil des Sehpurpurs eine wichtige Rolle. Der **Sehpurpur** (Rhodopsin) enthält als prosthetische Gruppe das **Retinal**, eine Aldehydform des Retinols. Außerdem beeinflußt Vitamin A über die Proteinsynthese das Wachstum und dient dem Aufbau und Schutz epithelialer Gewebe (Haut und Schleimhäute).

Mangelerscheinungen sind selten. Sie können durch Resorptionsstörungen (gestörte Fettresorption) entstehen. Frühestes Symptom eines Vitamin-A-Mangels ist die Nachtblindheit **(Hemeralopie)**, eine verlangsamte Adaptation an das Dämmerungssehen. Durch Störungen der Differenzierung epithelialer Gewebe kommt es zu Hyper- und Parakeratosen mit Trockenheit der Haut und der Schleimhäute.

Die pathologischen Veränderungen am Auge **(Xerophthalmie)** können bis zur Keratomalazie mit Hornhautzerfall und Erblindung führen.

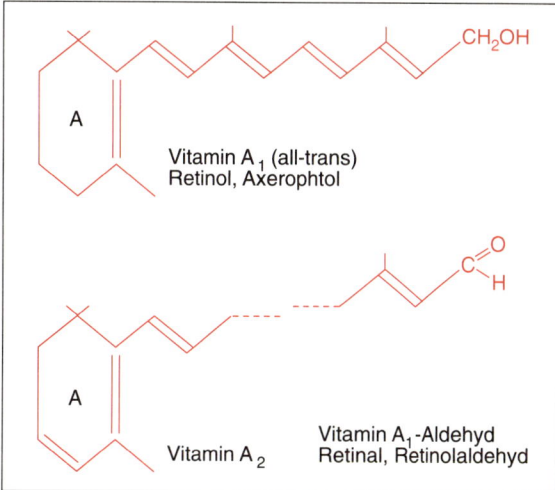

Abb. H9-1: Vitamin A (Retinol).

Bei überhöhter Zufuhr kommt es zur **Hypervitaminose.** Klinische Zeichen einer Vitamin-A-Intoxikation sind Übelkeit, Erbrechen, Kopfschmerzen. Nach chronischer Überdosierung werden zusätzlich Symptome wie Haarausfall, Schleimhautblutungen, Appetitlosigkeit, Gewichtsverlust, Durchfall, Knochen- und Muskelschmerzen sowie Hepatosplenomegalie beobachtet.

Empfohlene tägliche Nahrungszufuhr:
Säuglinge:　　　　 600 μg Retinol-Äquivalente*
Kinder bis
12. Lj.:　　　　 700–800 μg Retinol-Äquivalente
Jugendliche und
Erwachsene:　　　 900 μg Retinol-Äquivalente
Schwangere:　　 + 300 μg Retinol-Äquivalente
Stillende:　　　 + 1000 μg Retinol-Äquivalente
(* 1 μg R. Ä. = 3,33 I.E. Vitamin A)

1.2 Vitamin D (Calciferol)

Definition: Die physiologisch wichtigsten Calziferole sind D_3 ($C_{27}H_{44}O$) und D_2 ($C_{28}H_{44}O$). Sie entstehen durch photochemische Reaktion aus den Provitaminen, die zu den Sterinen gehören.

D_3-Cholecalciferol wird in der Haut unter Einwirkung von ultravioletter Strahlung gebildet. Provitamin ist das 7-Dehydrocholesterin. Cholecalciferol wird durch Hydroxylierung in die aktiven Substanzen umgewandelt. So entsteht in der Leber 25-Hydroxycholecalciferol und weiter in der Niere 1,25-Dihydroxycholecalciferol.

D_2-Ergocalciferol wird unter UV-Strahlung aus Ergosterin, das in Hefen und höheren Pilzen vorkommt, gebildet. Es wird analog zum Cholecalciferol hydroxyliert.

Vorkommen: Ergosterin ist ein Bestandteil in Hefen und höheren Pilzen. Vitamin D_3 ist vor allem in Fischleberölen enthalten, in geringen Konzentrationen auch in Milch und Butter sowie im Eigelb.

Biologische Bedeutung: Vitamin D ist ein Regulator des Kalzium- und Phosphat-Stoffwechsels. Es fördert die enterale Resorption von Kalzium und Phosphat. Es steuert die Mineralisierung des Knochens und beeinflußt die renale Ausscheidung von Kalzium und Phosphat (Vit. D stimuliert die Rückresorption in der Niere).

Vitamin D-Mangelerkrankung bei Kindern ist die Rachitis, bei Erwachsenen die Osteomalazie. Grundsätzlich handelt es sich um eine gleichartige Skelettveränderung, nämlich eine Mineralstoffwechselstörung, die eine regelrechte Ossifikation der Knochengrundsubstanz verhindert.

Durch langdauernde Zufuhr hoher Vitamin D-Dosen kann es zur **Hypervitaminose** kommen. Durch erhöhten Kalzium-Gehalt im Organismus kommt es zu pathologischen Kalkablagerungen in verschiedenen Organen wie Niere, Gefäße und Haut. Klinische Symptome einer Vitamin D-Intoxikation sind Appetitlosigkeit, Erbrechen, Durst, Polyurie.

Empfohlene tägliche Nahrungszufuhr:
Kinder/Jugendliche:　 10 μg = 400 I.E.
Erwachsene:　　　　 5 μg = 200 I.E.
Schwangere:　　　 + 5 μg
Stillende:　　　　 + 5 μg

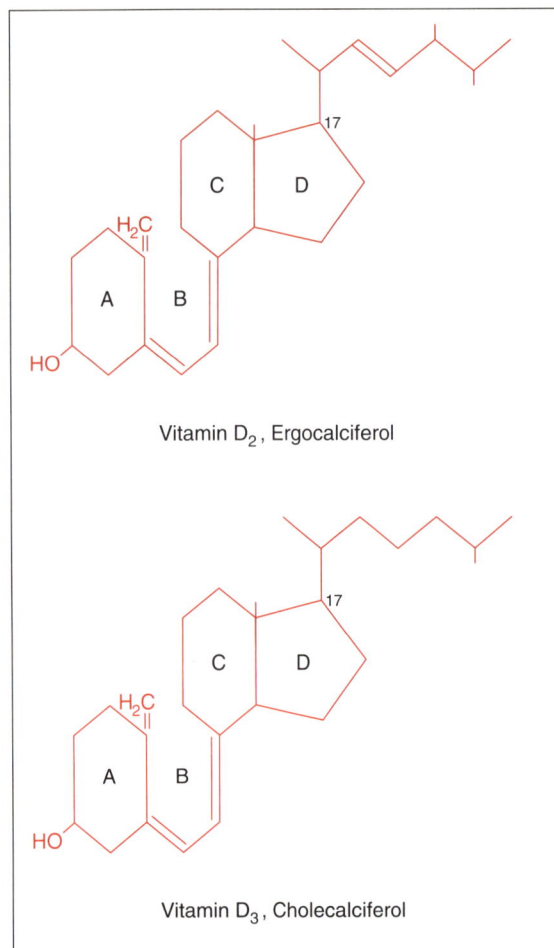

Vitamin D_2, Ergocalciferol

Vitamin D_3, Cholecalciferol

Abb. H9-2: Vitamin D (D_2, D_3).

1.3 Vitamin E (Tocopherol)

Von den Vitamin E-Faktoren α-, β-, γ- und δ-Tocopherol besitzt die α-Fraktion ($C_{29}H_{50}O_2$) die größte biologische Aktivität. Sie gilt im eigentlichen Sinne als Vitamin E.

Vorkommen: Tocopherole sind in Pflanzen, pflanzlichen Ölen (insbesondere in Sonnenblumenöl) und in geringen Konzentrationen auch in tierischen Nahrungsmitteln enthalten. Im Sonnenblumenöl liegen ca. 90% als α-Tocopherol vor.

Biologische Bedeutung: Vitamin E wirkt antioxidativ und schützt oxidationsempfindliche Substanzen (ungesättigte Fettsäuren, Vitamin A). Disku-

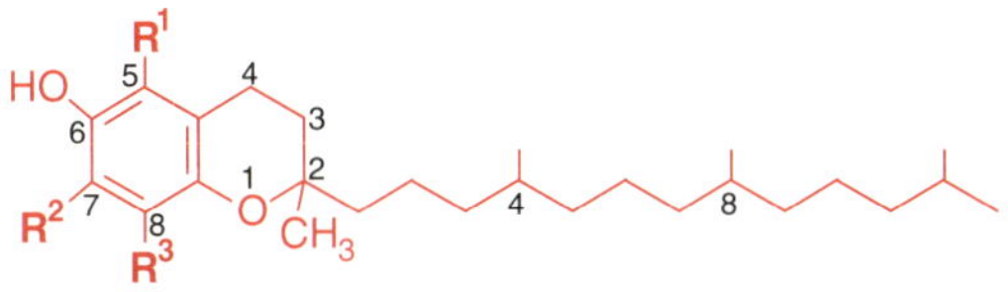

Tokopherol	-tokol	R^1	R^2	R^3
α-	5,7,8-Trimethyl-	CH_3	CH_3	CH_3
β-	5,8-Dimethyl-	CH_3	H	CH_3
γ-	7,8-Dimethyl-	H	CH_3	CH_3
δ-	8-Methyl-	H	H	CH_3

Abb. H9-3: Vitamin E (Tocopherol).

tiert wird außerdem eine Einwirkung auf verschiedene endokrine Drüsen, insbesondere Nebennieren und Hypophyse, sowie eine regulierende Funktion beim Aufbau bestimmter Hormone. Vitamin E wirkt hemmend auf strukturelle und funktionelle Bindegewebs- und Muskelschädigungen.

Vitamin-E-Mangel kann eintreten bei chronisch gestörter Fettresorption (z. B. biliärer Zirrhose, Sprue, zystischer Pankreasfibrose). Beim Menschen sind schwere klinische Zeichen eines Vitamin-E-Mangels bisher nicht sicher bekannt. Als Hinweis auf einen latenten Mangel gilt eine herabgesetzte hämolytische Resistenz der Erythrozyten. Außerdem wurden bei chronischer Malabsorption mit langfristigem Vitamin-E-Mangel, insbesondere bei Kindern, neuromuskuläre Störungen mit Areflexie und Gehstörungen beobachtet.

Manifeste Mangelerscheinungen bei Tieren zeigen sich als Muskeldystrophien, Fertilitätsstörungen, Leberveränderungen und Hämolyseneigung.

Hypervitaminosen: Vitamin E ist auch bei stark erhöhter Zufuhr nur gering toxisch. Unter Megadosen von α-Tocopherol ($>600-1000$ mg/Tag) wurden Symptome wie Kreatinurie, Hyperaminoazidurie, Muskelschwäche, Verminderung der Schilddrüsenhormone, vermehrte Ausscheidung von Sexualhormonen und Oligospermie beobachtet.

Empfohlene tägliche Zufuhr:
Säuglinge: 3–4 mg D-α-Tocopherol-Äquivalent
Kinder bis
12. Lj.:   5–10 mg D-α-Tocopherol-Äquivalent
Jugendliche/
Erwachsene: 12 mg D-α-Tocopherol-Äquivalent
Schwangere: + 2 mg D-α-Tocopherol-Äquivalent
Stillende: + 5 mg D-α-Tocopherol-Äquivalent
(1 I.E. = 1,49 mg natürlich vorkommendes
D-α-Tocopherol
1 I.E. = 1,1 mg synthetisches D-α-Tocopherol)

1.4 Vitamin K

Definition: Vitamin K kommt als K_1 (Phyllochinon, $C_{31}H_{46}O$) und als K_2 (Menachinon, $C_{41}H_{56}O_2$) in der Natur vor (Abb. H9-4).

Ein rein synthetisches Produkt ist Vitamin K_3 (Menadion). Es kann von der Darmflora zu biologisch aktivem K_1 oder K_2 umgewandelt werden.

Vorkommen: Vitamin K_1 ist Bestandteil der grünen Pflanzen; Vitamin K_2 wird von Bakterien (u. a. Dickdarmbakterien des Menschen) gebildet.

Lebensmittel: Grüngemüse (Spinat, Brennessel), Leber, Fleisch, Fisch, Milch, Milchprodukte.

Biologische Bedeutung: Vitamin K beeinflußt die Blutgerinnung. Es stimuliert die Biosynthese von vier Gerinnungsfaktoren in der Leber (F II = Prothrombin, F VII, F IX und F X). Außerdem ist es an Redoxvorgängen im Zellstoffwechsel beteiligt.

Vitamin K-Mangelsymptome zeigen sich als verstärkte Blutungsneigung mit Haut-, Schleimhaut- und Organblutungen.

Ursachen des Vitamin K-Mangels können beispielsweise in einer gestörten Fettresorption liegen. Chronische Pankreatitis und Stauungsikterus mit unzureichenden Mengen an Galle und Pankreassaft sowie Therapien mit gallensäurebindenden Medikamenten können zu Vitamin K-Mangel führen. Ebenso kann es unter Langzeittherapie mit Antibiotika zur Schädigung der Darmflora und damit zu einer verminderten bzw. fehlenden mikrobiellen Vitamin-K-Synthese im Darm kommen.

Therapeutisch werden Vitamin K-Antagonisten (Kumarin-Derivate) in der Antikoagulation eingesetzt.

Eine **K1-Hypervitaminose** ist nicht bekannt.

Genaue Angaben über den Vitamin-K-Bedarf des Menschen liegen nicht vor. In den RDA (Food and Nutrition Board) wird eine geschätzte Tageszufuhr von 1 µg/kg Körpergewicht empfohlen.

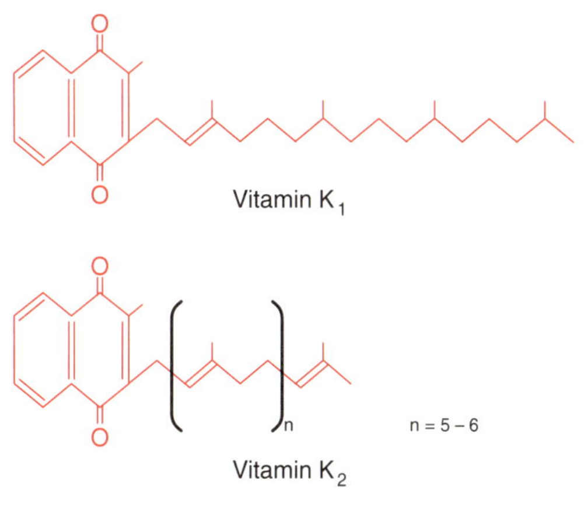

Abb. H9-4: Vitamin K.

2 Wasserlösliche Vitamine

2.1 Vitamin B

Gemeinsame Eigenschaften der B-Vitamine sind ihre Wasserlöslichkeit sowie ihre Wirkung als Coenzym bzw. Coenzymvorstufen.

2.1.1 Vitamin B_1 (Thiamin)

Definition: Aktive Formen des Thiamins ($C_{12}H_{17}ON_4S$; Abb. H9-5) im Organismus sind hauptsächlich Thiaminpyrophosphat und Thiamintriphosphat.

Vorkommen: Hefe, Reiskleie und Getreidekeimlinge enthalten große Mengen an Thiamin. Außerdem findet es sich in Kartoffeln, Hülsenfrüchten, grünen Gemüsen, Milch und Fleisch.

Biologische Bedeutung: Thiaminpyrophosphat wirkt als Coenzym bei der oxidativen Decarboxylierung von α-Oxo-Carbonsäuren zu Aldehyden und ist an wesentlichen Stoffwechselvorgängen wie Glykolyse, Pentosephosphatzyklus und Zitratzyklus beteiligt. Ebenso hat es eine funktionelle Bedeutung für die Nerventätigkeit.

B_1-Mangel: Charakteristisch ist die **Beriberi**[1]-**Krankheit,** die ihre Ursache in der hauptsächlichen Ernährung mit geschältem Reis hat.

Klinische Symptome der **exsudativen** Form sind überwiegend myokardiale Insuffizienz und ausgeprägte Ödeme, der **trockenen** Form Kachexie und Polyneuritis. Beide Verlaufsformen zeigen außerdem gastrointestinale Störungen, Muskelschwäche und Krämpfe. Die **Polioenzephalitis Wernicke**[2] beruht ebenfalls auf einem Thiaminmangel. Erste klinische Symptome sind Appetitlosigkeit, Erbrechen, Nystagmus und Augenmuskellähmungen. Später kommen Desorientiertheit und Konzentrationsschwäche hinzu.

---

[1] Beriberi (singalesisch) = große Schwäche.
[2] Karl Wernicke (1848–1905), Nervenarzt in Berlin, Breslau, Halle.

Häufigste Ursache ist eine Fehlernährung bei chronischem Alkoholismus. Des weiteren können Magen-Darm-Erkrankungen mit schweren Resorptionsstörungen sowie die perniziöse Anämie verantwortlich sein.

Der Thiaminbedarf ist von der zugeführten Kohlenhydratmenge abhängig.

> Mehr Kohlenhydrate in der Nahrung steigern den Vitamin B_1-Bedarf.

Empfohlene tägliche Zufuhr:	
Säuglinge:	0,3–0,5 mg
Kinder (1.–10. Lj.):	0,7–1,2 mg
Jugendliche und Erwachsene:	**(m):** 1,4–1,6 mg
	(w): 1,2–1,4 mg
Schwangere:	+ 0,3 mg
Stillende:	+ 0,4 mg

2.1.2 Vitamin B_2 (Riboflavin)

Definition: Das Vitamin B_2 ist ein 7,8-Dimethyl-10-(D-1′-ribityl)-isoalloxazin ($C_{17}H_{20}O_6N_4$; Abb. H9-6).

Vorkommen: Leber, Niere, Milch, Käse, Eier, Getreide, Gemüse und vor allem Hefe enthalten Riboflavin.

Biologische Bedeutung: Die Coenzymformen des Riboflavins sind Flavinmononukleotid (FMN) und Flavinadenindinukleotid (FAD). Sie wirken als prosthetische Gruppen wasserstoff- bzw. elektronenübertragender Enzyme. Diese Flavoenzyme haben eine lebenswichtige Funktion als Oxidoreduktasen beim Abbau von Pyruvat, im Fettsäuren- und Aminosäurenstoffwechsel und in der Atmungskette.

Isolierter B_2-Mangel ist selten. Manifeste Mangelsymptome zeigen sich an Haut und Schleimhäuten. Es kommt zu Mundwinkelrhagaden, Glossitis, Atrophie der Zungenpapillen und trophischen Störungen an den Fingernägeln. Frühe Zeichen

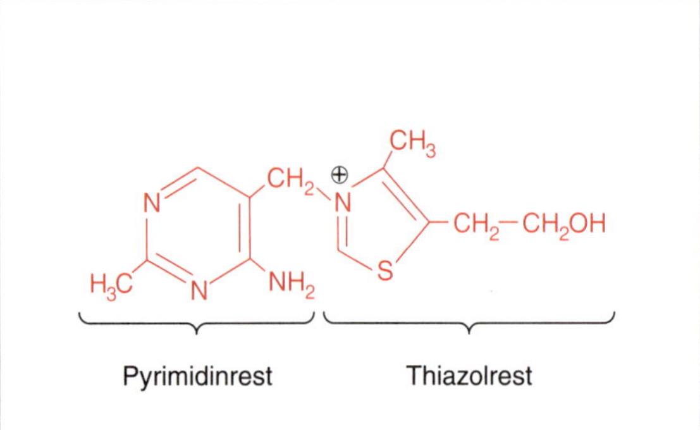

Abb. H9-5: Vitamin B_1 (Thiamin).

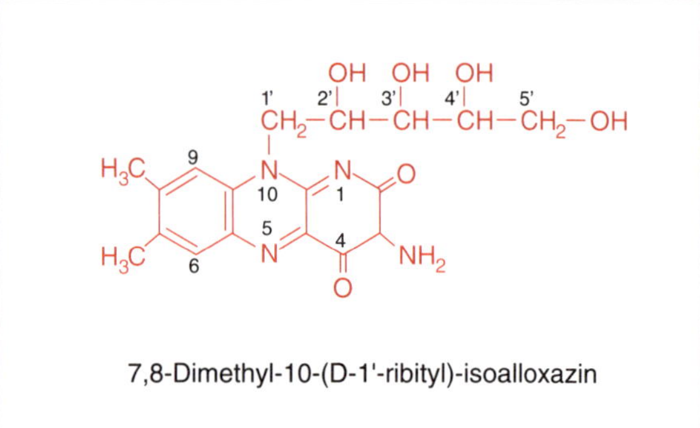

Abb. H9-6: Vitamin B_2 (Riboflavin).

sind außerdem Lichtüberempfindlichkeit und Seh-störungen aufgrund einer Keratitis.

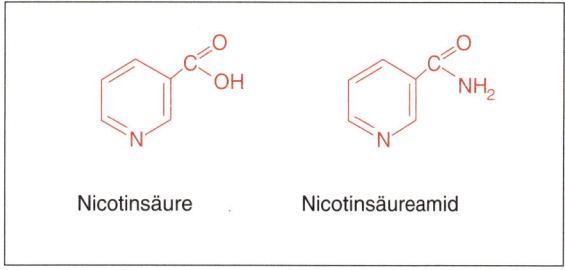

Abb. H9-7: Niacin.

2.1.3 Niacin

Definition: Nicotinsäure und/oder Nicotinsäure-amid ($C_6H_6ON_2$; Abb. H9-7).

Vorkommen: In Hefen, Fleischprodukten, Ge-treidekeimlingen, Kartoffeln, Nüssen, Milchpro-dukten.

Biologische Bedeutung: Nicotinsäure/Nico-tinsäureamid sind die Vorstufen der Coenzyme Ni-cotinamid-Adenindinukleotid (NAD) und Nico-tinamid-Adenindinukleotid-Phosphat (NADP). NAD und NADP wirken als wasserstoffübertragen-de Coenzyme zahlreicher Dehydrogenasen.

Niacin-Mangelerkrankung ist die **Pellagra**[1]. Die Erkrankung beginnt mit Appetitlosigkeit, Ge-wichtsverlust, Schwindelanfällen und Depressio-nen.

Charakteristisch ist die Symptomen-Trias Der-matitis, Diarrhöe und Demenz. Die Hautverände-rungen treten vorwiegend an den lichtexponierten Stellen auf, beginnend mit Erythemen, die in Atro-phie und Pigmentierung übergehen. Zu den Diar-rhöen kommen entzündliche Schleimhautverände-rungen des Gastrointestinaltraktes wie Glossitis und Gastritis. Spätsymptom ist die akute Enzepha-lopathie mit schwersten psychischen und neurolo-gischen Störungen (Neuritiden, Paresen der unte-ren Extremitäten).

Der Bedarf kann zum größten Teil durch **Trypto-phan** gedeckt werden; aus 60 mg L-Tryptophan ent-

steht im menschlichen Organismus ca. 1 mg Nico-tinsäureamid.

2.1.4 Pantothensäure

Definition: Pantoyl-β-alanin ($C_9H_{17}O_5N$; Abb. H9-8).

Vorkommen: Pantothensäure kommt in Hefen, grünen Gemüsen, Getreide, Erdnüssen, Fleisch-produkten, Innereien (Leber, Nieren) und Eiern vor.

Biologische Bedeutung: Sie ist ein Bestandteil des Coenzyms A, das an der Übertragung von Acyl-Gruppen beteiligt ist. Coenzym A ist sowohl an en-zymatischen Reaktionen im Kohlenhydrat- und Eiweißstoffwechsel als auch an der Synthese und am Abbau der Fettsäuren und Steroide beteiligt.

Isolierte Pantothensäure-Mangelerscheinungen beim Menschen werden nicht beschrieben.

Folgende Symptome werden einem Mangel an Pantothensäure (z. B. bei Malabsorption) zuge-schrieben: Schwäche und Krämpfe in den Bei-nen, Akroparästhesien *(burning feet syndrome)*, Ergrauen der Haare.

Der genaue tägliche Pantothensäure-Bedarf ist nicht bekannt.

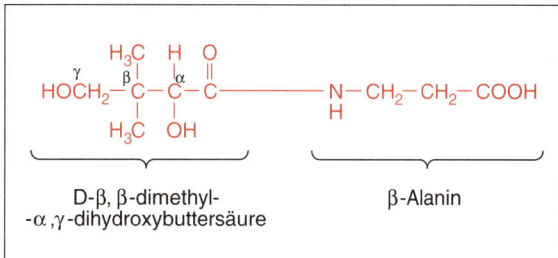

Abb. H9-8: Pantothensäure.

---

[1] ital. „Rauhe Haut". Infolge der starken Verbreitung von Mais in Norditalien und der damit verbundenen einsei-tigen Ernährung war die Erkrankung im 18. Jahrhundert dort so häufig, daß 1784 ein Spezialkrankenhaus für Pellagra-Patienten errichtet wurde.

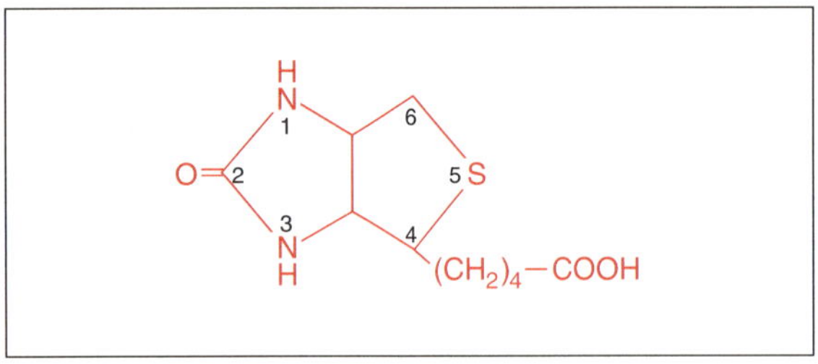

Abb. H9-9: Biotin (Vitamin H).

2.1.5 Biotin

Definition: Biotin ist identisch mit Vitamin H ($C_{10}H_{16}N_2O_3S$; Abb. H9-9).

Vorkommen: Als Nahrungsmittel enthalten Leber, Niere, Eigelb, grüne Gemüse und Hefe Biotin.

Biologische Bedeutung: Biotin kommt als prosthetische Gruppe verschiedener Carboxylasen vor, die für den Kohlenhydrat- und Fettstoffwechsel sowie für den Aminosäureabbau von Bedeutung sind.

Isolierter Biotin-Mangel wird aufgrund der hohen Speicherkapazität und seines ubiquitären Vorkommens beim Menschen nicht beobachtet.

Experimentell kann ein Biotin-Mangel durch große Mengen rohen Eiereiweißes erzeugt werden, da dieses den Biotin-Antagonisten Avidin enthält.

Mangelsymptome sind Dermatitis und Haarverlust sowie Allgemeinsymptome wie Appetitlosigkeit, Muskelschmerzen, Paraesthesien und Depressionen.

Der genaue Biotin-Bedarf ist nicht bekannt.

Geschätzter täglicher Bedarf	
(Food and Nutrition Board – RDA):	
Säuglinge:	35– 50 µg
Kinder bis 10. Lj.:	65–120 µg
Jugendliche und Erwachsene:	100–200 µg

2.1.6 Vitamin B_6 (Pyridoxin)

Definition: Die B_6-Vitamine sind unter dem Sammelbegriff Pyridoxin zusammengefaßt. Hierzu gehören Pyridoxol, Pyridoxal und Pyridoxamin (Abb. H9-10).

Vorkommen: Besonders reich an Vitamin B_6 sind Leber, Milch, Hefe, Getreideprodukte, Kartoffeln und Blattgemüse, Sojabohnen.

Biologische Bedeutung: Biologisch wirksam sind Pyridoxal- und Pyridoxamin-5'-phosphat, die als Coenzyme am Eiweißstoffwechsel beteiligt sind. Sie spielen eine Rolle bei der Transaminierung und Decarboxylierung von Aminosäuren. Pyridoxalphosphat ist Bestandteil der Glykogenphosphorylase.

Hypovitaminosen beim Säugling führen zu epileptiformen Krämpfen mit EEG-Veränderungen. Beim Erwachsenen äußert sich ein schwerer B_6-Mangel in Hautveränderungen wie seborrhoische Dermatitis im Nasen-Augen-Mund-Bereich, Glossitis, Cheilosis. Des weiteren werden schmerzhafte periphere Neuropathien, Schlaflosigkeit, erhöhte Reizbarkeit, Gewichtsverlust und erhöhte Infekt-Anfälligkeit beobachtet.

Wichtige **Ursachen** eines Pyridoxin-Mangels sind Alkohol, orale Kontrazeptiva (können zu Störungen des Tryptophanstoffwechsel führen), Medikamente (z.B. Isoniazid als Vitamin-B_6-Antagonist, inaktiviert Pyridoxal).

Der tägliche Vitamin-B_6-Bedarf ist abhängig von der Proteinzufuhr.

Empfohlene tägliche Zufuhr:	
Säuglinge:	0,3–0,6 mg
Kinder bis 10. Lj.:	0,9–1,4 mg
Jugendliche und Erwachsene:	**(m):** 1,6–2,1 mg
	(w): 1,5–1,8 mg
Schwangere:	+ 1,0 mg
Stillende:	+ 0,5 mg

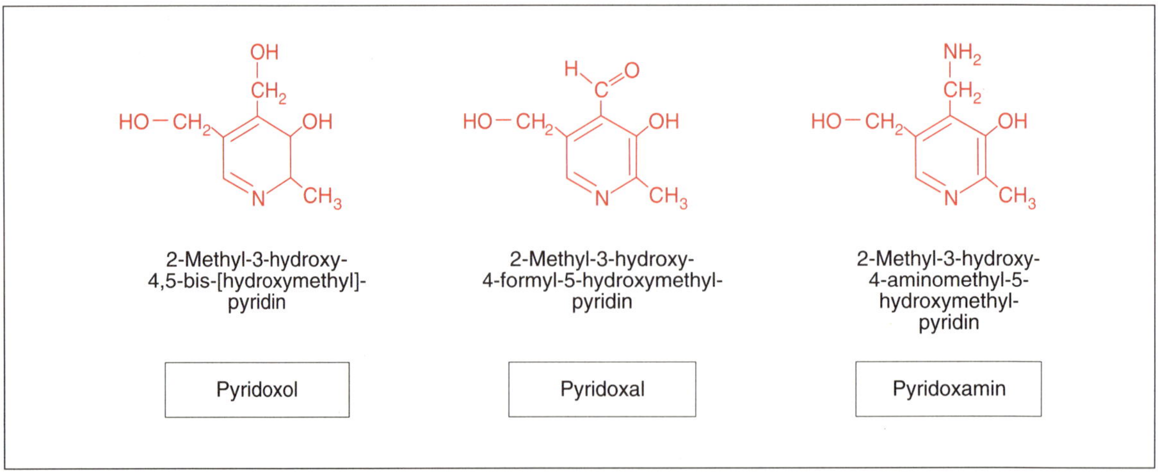

Abb. H9-10: Vitamin B_6 (Pyridoxin).

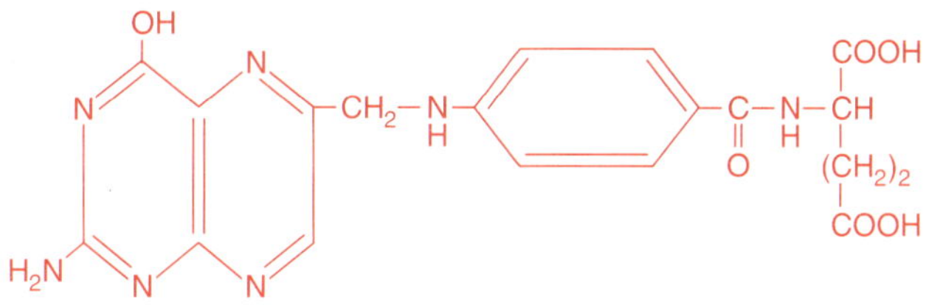

Abb. H9-11: Folsäure.

2.1.7 Folsäure

Definition: Pteroylglutaminsäure ($C_{19}H_{19}O_6N_7$, Abb. H9-11).

Vorkommen: Folsäure und ihre Derivate kommen in Hefen, Gemüsen (Blattgemüse, Tomaten, Gurken), Vollkornprodukten, Kartoffeln, Leber, Milchprodukten, Eiern, Sojabohnen vor.

Biologische Bedeutung: Von den verschiedenen Derivaten gilt die Tetrahydrofolsäure als das eigentliche Coenzym. Es ist an der Übertragung von C_1-Gruppen (Methyl-, Hydroxymethyl-, Formyl-Gruppen) beteiligt und wirkt so im Intermediärstoffwechsel von Aminosäuren, Purinen und Pyrimidinen.

Folsäure-Mangelsymptome: Megaloblastische Anämie, häufig verbunden mit Verminderung von Granulozyten, Lymphozyten und Thrombozyten. Schleimhautveränderungen (Glossitis, Cheilosis); Ulzerationen in Mund und Intestinalmukosa. Sterilität bei beiden Geschlechtern durch Folsäuremangel in den Gonaden, Mißbildungen. Ein Mangel wird bei schweren Resorptionsstörungen (Sprue, Zöliakie, Enterokolitis), bei erhöhtem Bedarf in der Schwangerschaft sowie unter Therapie mit Folsäure-Antagonisten (Zytostatika: Amethopterin; Antiepileptika: Phenytoin-Präparate) beobachtet.

Empfohlene tägliche Zufuhr:	
Säuglinge:	40 µg
Kinder bis 10. Lj.:	100–300 µg
Jugendliche und Erwachsene:	300 µg
Schwangere:	+ 300 µg
Stillende:	+ 150 µg

2.1.8 Vitamin B$_{12}$ (Cobalamin)

Definition: Vitamin B_{12} ($C_{63}H_{90}O_{14}N_{14}PCo$) besteht aus einem Corrin-Ringsystem, das Kobalt als Zentralatom enthält (Abb. H9-12). Im Plasma liegt Cobalamin an Protein gebunden vor (Transcobalamin I und II).

Vorkommen: Vitamin B_{12} ist vor allem in Leber, Fisch, Milch, Milchprodukten und Eiern enthalten.

Biologische Bedeutung: Wirksubstanzen des Cobalamins sind die Coenzyme Methyl- und Adenosylcobalamin. Methylcobalamin ist an Transmethylierungsreaktionen beteiligt, z.B. bei der Methioninbildung aus Homocystein.

Adenosylcobalamin wirkt auf den Kohlenhydrat- und Fettstoffwechsel (Umwandlung von Methylmalonyl-CoA zu Succinyl-CoA).

Vitamin B$_{12}$-Mangelerkrankung ist die **perniziöse Anämie** (makrozytäre, megaloblastische Anämie). Außerdem kommt es zu degenerativen Rückenmarksveränderungen **(funikuläre Myelose)** mit Parästhesien an den unteren Extremitäten, Ataxien, Tiefensensibilitätsstörungen und positiven Pyramidenzeichen. Am Krankheitsbeginn findet sich häufig eine Glossitis mit Rötung und Bläschenbildung (Huntersche Glossitis); später atrophisch glatte Zunge.

Ursache der Hypo- bzw. Avitaminose: Die Aufnahme von B_{12} **(Extrinsicfaktor)** im Organismus ist an den von der Magenschleimhaut gebildeten **Intrinsicfaktor** gebunden. Die Resorption erfolgt nach Wiederauflösung des Komplexes im Ileum. Ein Mangel an Intrinsicfaktor (z.B. bei Atrophie der Magenschleimhaut; nach Gastrektomie mit Verlust der Parietalzellen) oder Transportdefekte im Ileum führen zum B_{12}-Mangel.

> Ein alimentär bedingter Mangel kann bei Fischbandwurmträgern vorkommen.

Empfohlene tägliche Zufuhr:	
Säuglinge:	0,5–0,8 µg
Kinder bis 12. Lj.:	1,5–2,0 µg
Jugendliche und Erwachsene:	3,0 µg
Schwangere:	+ 0,5 µg
Stillende:	+ 1,0 µg
Gesamtkörperpool beim Gesunden:	ca. 5 mg

2.2 Vitamin C (Ascorbinsäure)

Ascorbinsäure ($C_6H_8O_6$; Abb. H9-13) kann von Primaten (einschließlich Mensch) nicht synthetisiert werden, da das Enzym Gulonolaktonoxidase fehlt. Sie zählt deshalb für den Menschen zu den **essentiellen** Nährstoffen. Die größten Ascorbin-

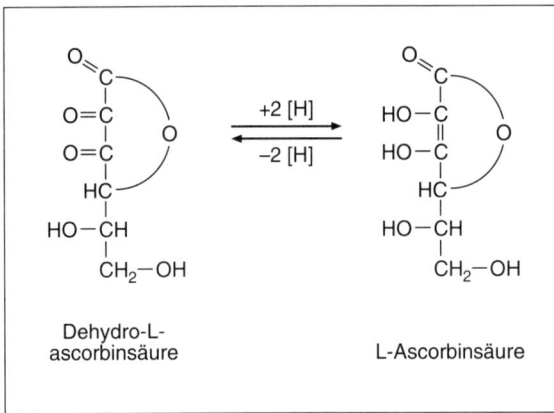

Abb. H9-12: Vitamin B$_{12}$ (Cobalamin).

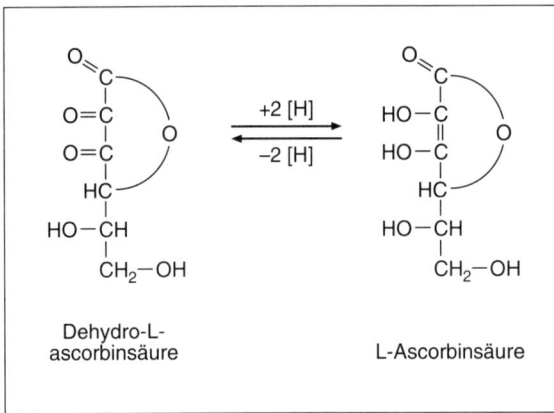

Abb. H9-13: Vitamin C (Ascorbinsäure).

Bildung von Bindegewebsgrundsubstanz und von Nebennierenrinden-Hormonen beteiligt sowie am mikrosomalen Elektronentransport und an Entgiftungsreaktionen.

Außerdem kommt ihr eine Funktion bei der Eisenresorption zu. Ein Infektionsschutz durch erhöhte Vitamin C-Zufuhr wird diskutiert.

Die Vitamin C-Resorption erfolgt im Duodenum und im oberen Jejunum. Gastrointestinale Störungen, insbesondere Magensäuremangel, hemmen die Resorption und erfordern eine höhere Zufuhr.

Mangelerkrankung ist der **Skorbut**[1] (beim Säugling als **Möller**[2]-**Barlow-Krankheit** vorkommend). Das Auftreten dieser Avitaminose mit Veränderungen an der Knochen- und Zahnsubstanz, Zahnausfall sowie Haut- und Schleimhautblutungen ist heute sehr selten.

säure-Körperreserven beim Menschen finden sich in der Leber und im Muskel.

Vorkommen: Besonders reich an Vitamin C sind Zitrusfrüchte, Hagebutten, schwarze Johannisbeeren, Kohlgemüse und Kartoffeln.

Biologische Bedeutung: Die Funktion der Ascorbinsäure für den Stoffwechsel ist noch nicht eindeutig geklärt. Sie wirkt jedoch als Kofaktor u.a. bei verschiedenen Hydroxylierungen. So stimuliert Ascorbinsäure die Kollagensynthese als Kofaktor der Protokollagen-Prolin-Hydroxylase, ist an der

Empfohlene tägliche Zufuhr:	
Säuglinge:	40–50 mg
Kinder bis 12. Lj.:	55–70 mg
Jugendliche und Erwachsene:	75 mg
Schwangere:	+ 25 mg
Stillende:	+ 35 mg

[1] lateinisiert von niederdt. „Scheurbuik" (rissiger, wunder Mund).
[2] Julius O. L. Möller (1919–1887), Chirurg in Königsberg. Sir Thomas Barlow (1845–1945), Internist in London.

Literatur

Bausch, J., D. Glatzle, D. Hornig, F. Weber: Stoffwechsel der Vitamine, Provitamine und Antivitamine. In: Cremer, H. D., D. Hötzel, J. Kühnau (Hrsg.): Biochemie und Physiologie der Ernährung, I/2. Thieme, Stuttgart–New York 1980.

DGE: Empfehlungen für die Nährstoffzufuhr. Umschau, Frankfurt 1991.

Feldheim, W.: Aktivitätsänderungen von Enzymen bei Tocopherolmangel. In: Vitamine. Editiones „Roche", Grenzach 1972.

Friedrich, W.: Vitamine und Provitamine. In: Biochemie und Physiologie der Ernährung, I/1.

Friedrich, W.: Handbuch der Vitamine. Urban & Schwarzenberg, München–Wien–Baltimore 1987.

Glatzel, H.: Ernährung, Ernährungskrankheiten, Appetitlosigkeit. Urban & Schwarzenberg, München–Wien–Baltimore 1976.

Hötzel, D.: Kleine Ernährungslehre. Schneider, Baltmannsweiler 1976.

Karlson, P., W. Gerok, W. Groß: Pathobiochemie: Ernährung, Thieme, Stuttgart 1978.

Sack, H.: Kalziumresorption und Vitamin D. In: Vitamine. Editiones „Roche", Grenzach 1972.

Welzl, E.: Biochemie der Ernährung: Vitamine. De Gruyter, Berlin–New York 1985.

I Hämatopoetisches System und Hämostasesystem

I1 Blut

G. KANZOW

Das Blut erfüllt als flüssiges Organ im wesentlichen Transportaufgaben. Diese Vehikelfunktion (z.B. für O_2, CO_2, Nährstoffe, Hormone, Abwehrstoffe) ist an bestimmte morphologische und physikochemische Beschaffenheiten gebunden. Störungen sind bei Veränderungen der Gesamtblutmenge oder quantitativen und qualitativen Veränderungen der einzelnen Blutbestandteile zu erwarten.

I Erythrozyten

1 Physiologische Grundlagen

Der **reife Erythrozyt (Normozyt)** ist in Ruhe eine bikonkave, kernlose Zelle mit einem mittleren Durchmesser von 7,4 µm, einer Randdicke von etwa 2 µm und einem **mittleren Zellvolumen (MCV)** von 82–92 fl (µm³). Das im Vergleich zur Kugelform hohe Oberflächen-Volumenverhältnis begünstigt einerseits den Gasaustausch zwischen Zellinnerem und umgebendem Blutplasma, andererseits ermöglicht es (bei fehlender Dehnbarkeit der Erythrozytenmembran) die für die Passage der Endstrombahn notwendige Flexibilität der Zellen, die Kapillaren mit einem Durchmesser bis herab zu 3 µm passieren müssen. Die zur Aufrechterhaltung der Zellform notwendige Energie ist an ATP gebunden, welches intrazellulär durch anaerobe Glykolyse bereitgestellt wird.

Die **Gesamtblutmenge,** definiert als Summe des Gesamterythrozytenvolumens und des Plasmavolumens im Gefäßsystem, beträgt beim Mann 2,8 l/m² Körperoberfläche oder 7,5% des Körpergewichtes, bei der Frau 2,4 l/m² oder 6,5% des KG. Das Gesamterythrozytenvolumen, das nach dem Indikatorverdünnungsprinzip mit in vitro- ($Na_2{}^{51}CrO_4$- oder ^{59}Fe-)markierten Testerythrozyten bestimmt werden kann, beträgt beim Mann 31–35 ml/kg KG, bei der Frau 27–31 ml/kg KG. Bei Anämien finden sich erniedrigte, bei Erythrozytosen (Polyglobulien) erhöhte Werte.

Getrennte Messungen des Gesamterythrozytenvolumens und des Gesamtplasmavolumens zeigten, daß der hieraus errechnete Hämatokrit des Gesamtkörpers (Gesamterythrozytenvolumen/Gesamtblutvolumen) beim Gesunden um etwa 9% niedriger ist als der **Hämatokrit** (Hkt) im Venenblut, der 0,46 ± 0,02 beim Mann und 0,40 ± 0,03 bei der Frau beträgt. Ursache dafür sind stark erniedrigte Hämatokritwerte in der terminalen Strombahn, die wiederum auf zwei Mechanismen zurückgeführt werden:

▷ Die im Axialstrom wandernden Erythrozyten haben wegen ihrer höheren Fließgeschwindigkeit eine gegenüber dem Blutplasma verkürzte Verweildauer in kleinen Blutgefäßen *(dynamische Hämatokriterniedrigung, Fåhraeus[1]-Effekt)*.

▷ Arteriolo-venöse Shuntgefäße sollen größere Mengen von Erythrozyten an der terminalen Strombahn vorbeileiten und dadurch zu einem relativ erhöhten kapillären Plasmafluß führen *(screening-effect)*. Bei erhöhtem Bedarf an Sauerstoff im Gewebe soll es durch Drosselung der Shuntgefäße zu einer Erhöhung des kapillären Hämatokrits und damit zu einer erhöhten Sauerstofftransportkapazität in der Endstrombahn kommen.

Die **Blutbildung** findet ab dem zweiten Embryonalmonat im Mesoderm, ab dem dritten Monat in Leber, Milz und Thymus statt. Im fünften Entwicklungsmonat setzt die medulläre Blutbildung ein, nach der Geburt werden Erythrozyten ausschließlich im Knochenmark gebildet. Beim Neugeborenen ist das gesamte Knochenmark an der Blutbildung beteiligt. Durch zunehmende Umwandlung von **rotem** Mark in **gelbes Fettmark** in den Röhrenknochen steht beim Erwachsenen etwa die Hälfte des Markraumes, entsprechend 1,5 kg Mark, für die Blutbildung zur Verfügung. Bei erhöhten Anforderungen an das hämopoetische System (Blutverluste, Hämolysen) kann sich das rote Mark auf Kosten des Fettmarks wieder ausdehnen, unter Umständen setzt auch in Leber und Milz erneut die Hämatopoese ein **(myeloische Metaplasie).** Durch Gabe von radioaktiv markiertem Eisen (^{59}Fe) können Ort und Ausmaß der Blutbildung beurteilt werden.

---

[1] Robin Fåhraeus (geb. 1888), Hämatologe in Uppsala. Der Fåhraeus-Effekt führt zu niedrigerer Viskosität und verbesserter Fließeigenschaft des Blutes in engen Gefäßen.

Früheste zelluläre Vorstufen der Blutbildung sind die **gemeinsamen Stammzellen** der Myelopoese und des lymphatischen Zellsystems *(CFU-L-M = colony forming units – lymphoid – myeloid)* (Abb. I1-1). Aus ihnen gehen durch Teilung und Differenzierung **pluripotente Stammzellen** der Myelopoese *(CFU$_s$ = colony forming units$_{spleen}$)* hervor. Die Bezeichnung weist auf die Entdeckung dieser Zellen mit Hilfe der Milzkolonietechnik hin. Hierbei lassen sich beim Versuchstier nach Ganzkörperbestrahlung und anschließender Infusion syngener Knochenmark-Zellsuspensionen in der Milz mikroskopisch Zellkolonien nachweisen, die Elemente aller myeloischen Zellreihen (Erythropoese, Granulopoese, Thrombozytopoese) enthalten. In mehreren Teilungs- und Differenzierungsschritten entstehen aus den CFU$_s$ **erythropoetisch differenzierte Stammzellen** *(ERC = erythropoetin responsive cells)*, Proerythroblasten, Erythroblasten, Normoblasten und schließlich Retikulozyten, die in der Blutbahn zu Normozyten ausreifen.

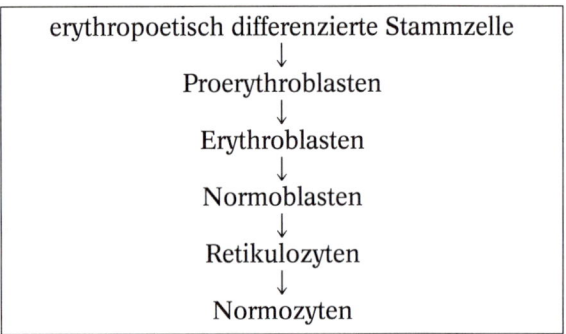

erythropoetisch differenzierte Stammzelle
↓
Proerythroblasten
↓
Erythroblasten
↓
Normoblasten
↓
Retikulozyten
↓
Normozyten

Der determinierten Stammzelle kommt bei der Erythropoese eine Verstärkerfunktion zu, die durch den Einfluß des – zu etwa 90% in der Niere und zu etwa 10% in der Leber gebildeten – **Erythropoetins** moduliert wird. Blutverluste oder eine ver-

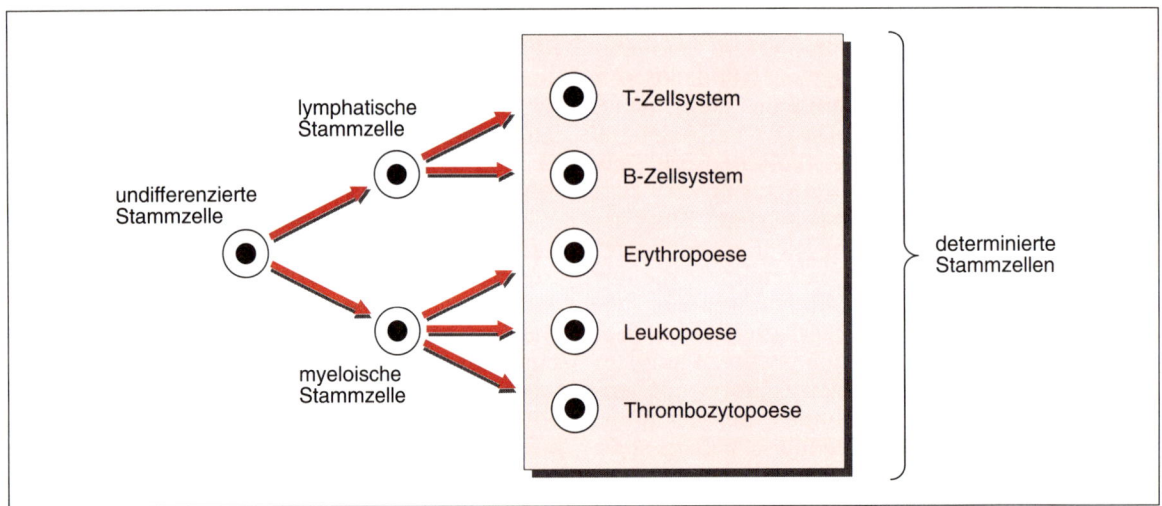

Abb. I1-1: Schematische Darstellung der Blutbildung.

minderte Aufsättigung des Blutes mit Sauerstoff in der Lunge führen über eine Hypoxie im Nierengewebe zur gesteigerten Bildung und Freisetzung dieses Glykoproteins (Molekulargewicht zwischen 34000 und 39000), welches einerseits eine erhöhte Mitoserate der ERC bewirkt, andererseits über die Synthese von Messenger-RNS die Hämoglobinbildung direkt stimuliert. In jüngster Zeit ist es gelungen, die chemische Struktur des Erythropoetins aufzuklären und die Substanz mit Hilfe gentechnologischer Methoden zu synthetisieren. Die Entwicklung vom Proerythroblasten bis zum Retikulozyten dauert etwa sieben Tage.

Beim Mann beträgt die normale **Hämoglobinkonzentration (Hb)** im Blut 14–18 g/dl (8,7 bis 11,2 mmol/l Hb [Fe]), bei der Frau 12–16 g/dl (7,5–9,9 mmol/l [Fe]). Der **Hämoglobingehalt** eines Erythrozyten (Hb_E, **MCH** = mean corpuscular hemoglobin) beträgt 28–32 pg (1,7–2,0 fmol Hb [Fe]), entsprechend 95% der Trockensubstanz. Hämoglobin ist ein Chromoproteid, das pro Molekül vier Polypeptidketten mit je einer Farbstoffgruppe (Häm) enthält. Das Molekulargewicht beträgt 64500. Die Struktur des Häms ist durch ein aus vier Pyrrolringen bestehendes Porphyrinringsystem mit einem zentral gelegenen Eisenatom gekennzeichnet. Die reversible, äquimolare Anlagerung von Sauerstoff (Oxygenation) setzt ein zweiwertiges Eisenatom voraus. Durch Oxidation des Eisens entsteht fortwährend in geringen Mengen Methämoglobin, welches nicht für den Sauerstofftransport zur Verfügung steht. Die notwendige Reduktion des dreiwertigen Hämin-Eisens wird durch das Enzym Methämoglobin-Reduktase besorgt, die dafür erforderliche Energie entstammt dem oxidativen Pentosephosphatzyklus. Letzterer stellt über die Lieferung von NADPH auch sicher, daß genügend reduziertes Glutathion zur Verfügung steht, um das Hämoglobin vor einem Abbau durch endogene Peroxidasen zu schützen.

Die **Hämsynthese** findet im Zytoplasma und in Mitochondrien von Proerythroblasten und Erythroblasten statt, sie setzt u.a. die Anwesenheit von Vitamin B_{12}, Folsäure und Pyridoxalphosphat voraus (Abb. I1-2). Der letzte Syntheseschritt ist der Einbau des Eisenatoms in das Protoporphyrin. Unter den insgesamt acht beteiligten Enzymen nimmt die δ-Aminolävulinsäure-Synthetase eine Schlüsselstellung ein, da sie durch einen Rückkopplungsmechanismus bei Anstieg der Hämkonzentration gehemmt wird (negativer Feedback). Nebenprodukte der Hämsynthese sind Uroporphyrine I und III sowie Koproporphyrine I und III, die im Urin bzw. Stuhl ausgeschieden werden.

Die Globinketten des Blutfarbstoffes werden an Polyribosomen der kernhaltigen roten Vorstufen und der Retikulozyten synthetisiert. Neben zwei obligaten α-Ketten, die aus jeweils 141 Aminosäuren bestehen, kommen in Abhängigkeit vom Lebensalter in jedem Hämoglobinmolekül zwei Nicht-α-Ketten vor, die mit den griechischen Buch-

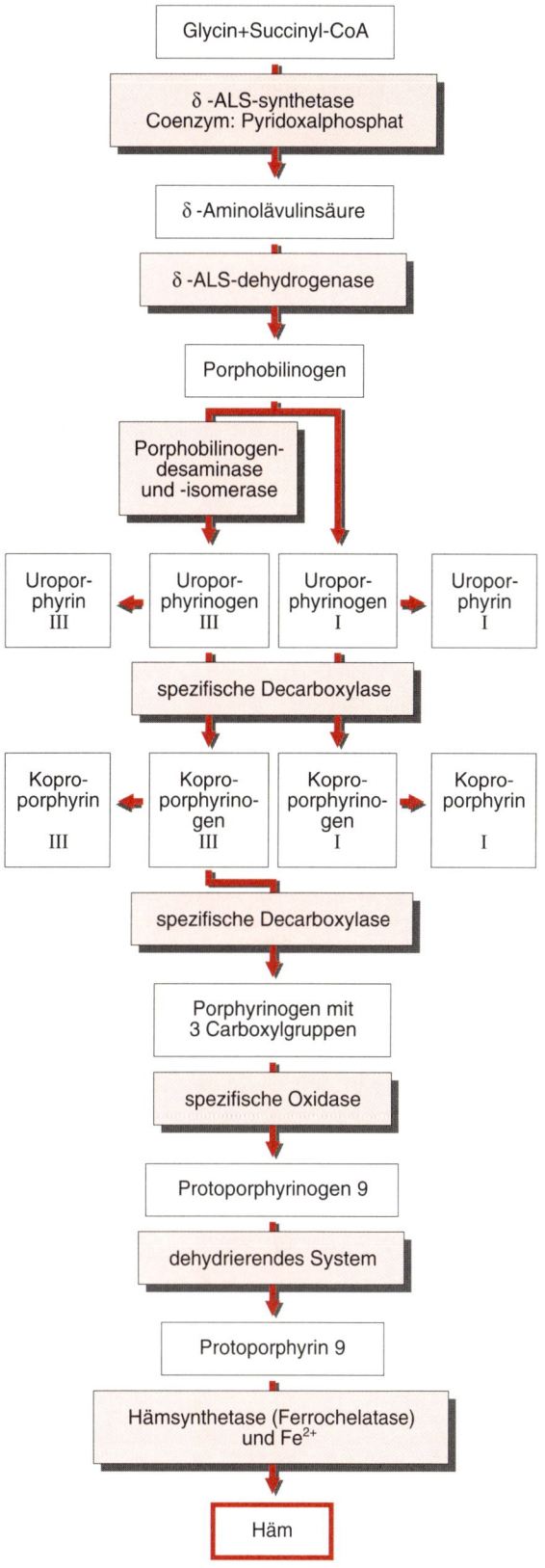

Abb. I1-2: Schematische Darstellung der Hämsynthese.

Tabelle I1-1 Vorkommen der Hämoglobine in verschiedenen Lebensaltern. HbA: adultes Hämoglobin, HbF: fetales Hämoglobin (aus: Begemann, H.: Klinische Hämatologie, 2. Aufl. Thieme, Stuttgart 1975)

Lebensalter	Vorkommen von		
	HbA_1 $(\alpha_2\beta_2)$ (%)	HbF $(\alpha_2\gamma_2)$ (%)	HbA_2 $(\alpha_2\delta_2)$ (%)
Geburt	20–40	60–80	Spur
5 Monate		3–15	
2. Lebensjahr		1,8	
3. Lebensjahr		1,0	
4. Lebensjahr		0,8	
ab 5. Lebensjahr	96–98	Spur	1–3

staben β, γ, δ und ε bezeichnet werden und jeweils 146 Aminosäuren enthalten (Tab. I1-1 und Abb. I1-3). Der Anteil der verschiedenen Hämoglobine im Blut läßt sich mit Hilfe der Hämoglobin-Elektrophorese quantifizieren.

Nach einer durchschnittlichen **Lebenszeit** von 120 Tagen, die nach Reinjektion radioaktiv (^{51}Cr) markierter Zellen gemessen werden kann, werden die roten Blutkörperchen in den Mantelplexus der roten Milzpulpa und im retikuloendothelialen System **(RES)** von Leber und Knochenmark abgebaut **(Hämolyse).** Wahrscheinlich ist die Verformbarkeit älterer Erythrozyten herabgesetzt, so daß sie leichter in den Maschen des RES hängenbleiben. Nach Phagozytose durch Retikulumzellen und Makrophagen wird das Hämoglobin herausgelöst und in seine Bestandteile zerlegt. Über mehrere Zwischenschritte entsteht als Abbauprodukt des Häms Bilirubin, das nach Konjugation in der Leber mit Glukuronsäure als wasserlösliche Substanz über die Gallenwege in den Darm gelangt. Gerät freies

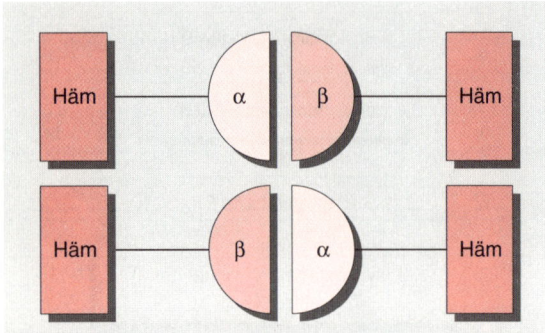

Abb. I1-3: Schema eines HbA₁-Moleküls. Das Hämoglobinmolekül ist ein kugelförmiges Molekül, das vier Hämgruppen besitzt. An den Hämgruppen sitzen die je nach dem Lebensalter unterschiedlichen Untereinheiten (α, β für das HbA₁-Molekül). Die symmetrisch angeordneten α-Ketten sind auf die ebenfalls symmetrischen β-Ketten aufgesetzt.

Hämoglobin, z.B. bei intravasaler Hämolyse, in die Blutbahn, so wird es durch ein in der Leber gebildetes, in der α_2-Globulinfraktion wanderndes Mukoprotein, das sog. Haptoglobin, gebunden und in der Leber abgebaut. Hierdurch wird eine Ausscheidung von Hämoglobin über die Niere, die zu Tubulusschäden führen kann, verhindert.

Störungen der Erythropoese äußern sich bei Erschöpfung der natürlichen Kompensationsmechanismen in **Anämien** oder **Erythrozytosen.**

Normwerte	
MCV	82–92 fl
Hkt	0,46 ± 0,02 beim Mann 0,40 ± 0,03 bei der Frau
Hb	14–18 g/dl (8,7–11,2 mmol/l Hb [Fe]) beim Mann 12–16 g/dl (7,5–9,9 mmol/l Hb [Fe]) bei der Frau
Hb$_E$ (MCH)	28–32 pg (1,7–2,0 fmol Hb [Fe])
Erythrozyten	4,8–6 Mill./µl ($\times 10^{12}$/l) beim Mann 4–5 Mill./µl ($\times 10^{12}$/l) bei der Frau

2 Pathophysiologie einzelner Krankheitsbilder

2.1 Anämien

Definition: Verminderung der Erythrozytenmasse, die sich in einem Absinken der Hämoglobinkonzentration auf Werte unter 14 g/dl (8,7 mmol/l) beim Mann bzw. unter 12 g/dl (7,5 mmol/l) bei der Frau äußert. Wichtige Ausnahme ist die Anämie durch **akuten Blutverlust,** bei der die Hämoglobinkonzentration zunächst stabil bleibt, bis dann durch Nachströmen von Gewebsflüssigkeit oder durch Infusionsbehandlung die wahre Blutverdünnung sichtbar wird. Abzugrenzen ist die **Pseudoanämie,** die durch ausschließliche Vermehrung des Plasmavolumens (Hyperhydratation) entsteht.
Ursachen: Prinzipiell können Anämien durch
▷ Verlust von Erythrozyten
▷ verminderte Erythrozytenproduktion
▷ gesteigerten Erythrozytenabbau
entstehen. Manchmal liegen kombinierte Störungen vor.
Folgen: Unabhängig von der auslösenden Ursache finden sich bei allen Anämien, in Abhängigkeit vom Schweregrad und der Entstehungsgeschwindigkeit, **unspezifische Symptome,** die auf den Mangel an Sauerstoffträgern und die Verminderung des Blutvolumens zurückzuführen sind.
▷ **Schleimhäute:** Blässe. Die Farbe der Haut ist für die Beurteilung des Schweregrades einer Anämie weniger geeignet, da zum einen durch Vasokonstriktion eine Anämie vorgetäuscht, zum an-

deren bei dunkler Pigmentierung (rassisch bedingt, Sonnenbad, Kosmetika) übersehen werden kann.

▷ **Herz-Kreislauf-System:** Erhöhtes Herzzeitvolumen (Tachykardie). Hierdurch versucht der Organismus die reduzierte Sauerstoff-Transportkapazität und den durch die Hypovolämie erniedrigten intravasalen Druck auszugleichen. Die erhöhte Strömungsgeschwindigkeit des Blutes führt bei gleichzeitig erniedrigter Viskosität an Herzklappen und Gefäßverzweigungen zu Wirbelbildungen, die sich in auskultierbaren **Strömungsgeräuschen** *(Nonnensausen)* äußern können. Bei lange andauernden, schweren Anämien kann es zur Herzinsuffizienz kommen, bei vorbestehender Koronarsklerose treten gehäuft Angina pectoris-Anfälle und Myokardinfarkte auf. Bereits geringe körperliche Belastung hat Dyspnoe zur Folge.

▷ **Zentralnervensystem:** Ungenügende Sauerstoffzufuhr verursacht Konzentrationsschwäche, Schlaflosigkeit, Kopfschmerzen, Parästhesien und Ohnmachtsneigung.

Die **spezifischen Anämiesymptome** werden bei den einzelnen Krankheitsbildern besprochen.

2.1.1 Anämien durch Verlust von Erythrozyten

2.1.1.1 Akute Blutungsanämie

Definition: Blutarmut, die innerhalb kurzer Zeit (Minuten bis wenige Tage) durch eine Extravasation von Blut entsteht.

Ursachen: Verletzungen, spontane Ruptur von Gefäßaneurysmen, Arrosion von größeren Blutgefäßen durch Entzündungen oder Tumoren, disseminierte Blutungen bei Gerinnungsstörungen.

Folgen: Rascher Blutverlust führt zu Reaktionen des Kreislaufsystems, die durch die Hypovolämie und den Mangel an Sauerstoffträgern erklärt sind. Tachykardie und Belastungsdyspnoe sind bei einem Verlust von etwa 20% des Gesamtblutvolumens (etwa ein Liter bei einem 70 kg schweren Mann), Orthostasesymptome ab 30%, Blutdruckabfall im Liegen ab 40% und Kreislaufschock ab 50% Blutverlust zu erwarten. Durch Einstrom von Gewebsflüssigkeit in den Intravasalraum kommt es spontan erst innerhalb von Stunden zu einem meßbaren Absinken von Hämatokrit, Hämoglobinkonzentration und Erythrozytenzahl. Nach schweren Blutungen erlauben diese Meßparameter unter Umständen erst nach ein bis drei Tagen eine quantitative Abschätzung des Blutverlustes. Relativ früh ist eine passagere (reaktive) Leukozytose, häufig auch eine Thrombozytose nachweisbar, offenbar als Folge der Streßsituation. Durch gesteigerte Hämatopoese im Knochenmark kommt es innerhalb weniger Tage zu einer **Retikulozytose.** Bei schweren Blutverlusten können nach längerer Zeit durch Verbrauch des Speichereisens Veränderungen wie bei chronischen Blutungsanämien entstehen.

D **Diagnostische Hinweise**
Sichtbare Blutungen bieten im allgemeinen keine diagnostischen Probleme. Die Abschätzung der verlorenen Blutmenge kann jedoch schwierig sein. Dann ist die Kenntnis der genannten Reaktionen des Kreislaufsystems unerläßlich. Unsichtbare, innere Blutungen können häufig durch bildgebende Verfahren (Sonographie, Angiographie) lokalisiert werden.

T **Therapeutische Hinweise**
Zunächst Volumenersatz mit Plasmaersatzlösungen bis Sauerstoffträger (Erythrozytenkonzentrate, Vollblutkonserven) verfügbar sind. Wenn möglich, gleichzeitig Verschluß der Blutungsquelle.

> Chemisch synthetisierte Hämoglobinersatzstoffe haben sich bisher als unzureichend wirksam erwiesen.

2.1.1.2 Chronische Blutungsanämie

Definition: Blutarmut, die durch eine länger anhaltende (Tage – Wochen – Monate) oder rezidivierende Blutung entsteht.

Ursachen: Meno- oder Metrorrhagien, Hiatushernie, Ulkuskrankheit, erosive Gastritis, blutende Dickdarmtumoren u. a. Auch durch wiederholtes Blutspenden und häufige Blutentnahmen zu diagnostischen Zwecken können Anämien entstehen.

Folgen: Der Verlust an Sauerstoffträgern kann eine Zeitlang durch eine Steigerung der Hämatopoese kompensiert werden. Mit jedem ml Erythrozyten geht dem Organismus jedoch 1 mg Eisen verloren. Nach Erschöpfung der Eisenreserven des Körpers wird die Erythrozytenproduktion unzureichend.

D **Diagnostische und therapeutische Hinweise**
siehe Abschnitt 2.1.2.1

2.1.2 Anämien durch verminderte Erythrozytenproduktion

2.1.2.1 Eisenmangelanämie

Definition: Blutarmut, die aufgrund eines unzureichenden Eisenangebotes im Knochenmark entsteht. Sie ist die häufigste Anämieform in unseren Breiten.

Ursachen: Ungenügende Eisenzufuhr, Eisenresorptionsstörung, erhöhter Eisenverlust.

Einseitige Ernährung führt nur selten zu manifestem Eisenmangel. Häufiger ist eine Diskrepanz zwischen Eisenzufuhr und Eisenbedarf im Wachstumsalter. Auch bei Schwangerschaft und Laktation entsteht aufgrund des gesteigerten Bedarfs eine negative Eisenbilanz, obwohl die Menstruationsblutung in dieser Zeit sistiert, und es daher zu keinem Blutverlust kommt.

Schädigungen der Duodenalschleimhaut (Entzündung, Atrophie) führen zu Eisenresorptionsstörungen. Dies gilt auch für die operative Ausschaltung des Duodenums aus der Darmpassage bei der Billroth II-Operation. Eine isolierte Achlorhydrie (z.B. bei der chronischen atrophischen Gastritis) hat keinen Eisenmangel zur Folge. Die Eisenresorption kann auch durch manche Medikamente (Desferrioxamin, Tetracycline) gehemmt werden.

Erhöhte Eisenverluste entstehen durch akute oder chronische Blutungen (s. Abschnitt 2.1.1).
Folgen: Die zahlreichen Funktionen des Eisens im Organismus erklären die Vielfalt der Symptome des Eisenmangels.

Der normale Eisenbestand des gesunden Erwachsenen von 3–5 g verteilt sich zu 65% auf **Hämoglobineisen,** 20% auf **Speichereisen** (Ferritin und Hämosiderin), welches im RES von Leber, Milz und Knochenmark abgelagert ist, und zu 15% auf sog. **Funktionseisen** (Myoglobin, Enzyme). Der Plasma-Eisengehalt ist dagegen mit etwa 3 mg verschwindend klein. Die täglichen Verluste von etwa 1 mg Eisen durch Desquamation von Darm- und Hautepithelien, in Urin, Galle und Schweiß sowie die Verluste bei Menstruationsblutungen von 15–45 mg/Monat werden durch Resorption von Nahrungseisen wieder ausgeglichen (Abb. I1-4). Während die Eisenausscheidung nicht gesteuert werden kann, unterliegt die Eisenresorption im Duodenum Schwankungen, die vom Eisengehalt der Nahrung (10–20 mg/d) und vom Füllungszustand der Eisenspeicher abhängen. Im Mittel werden etwa 10% des Nahrungseisens resorbiert.

> Die Resorption des Eisens wird gefördert durch O_2-Mangel, Gravidität und Alkoholgenuß.

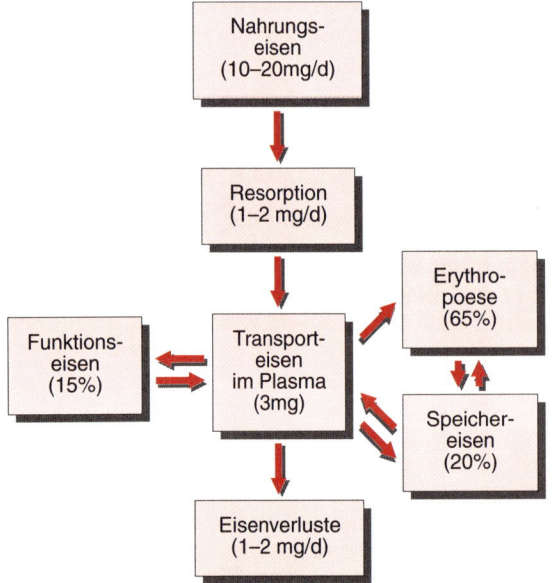

Abb. I1-4: Schematische Darstellung des Eisenstoffwechsels.

Das Nahrungseisen wird als zweiwertiges Ion von den Darmzellen aufgenommen und nach Oxidation als dreiwertiges Eisen im Plasma an **Transferrin** gebunden transportiert. Transferrin ist ein in der Leber gebildetes β_1-Globulin, welches pro Molekül je zwei Eisenatome zu den Blutbildungsstätten transportieren kann. Die Eisentransportfähigkeit wird durch die meßbare **totale Eisenbindungskapazität** (EBK) charakterisiert, die normalerweise nur zu einem Drittel mit Eisen gesättigt ist. Die Differenz zwischen totaler EBK (normal: 300 ± 60 µg/dl [55 ± 10 µmol/l]) und Plasma-Eisenkonzentration (Normalwerte beim Mann 120 ± 30 µg/dl [22 ± 5 µmol/l], bei der Frau 100 ± 30 µg/dl [18 ± 5 µmol/l]) wird als **freie EBK** bezeichnet. Die Plasma-Eisenkonzentration ist jedoch, z.B. wegen starker tageszeitlicher Schwankungen, nur ein ungenauer Parameter für den Gesamt-Eisenbestand des Körpers. Genauere Aussagen erlaubt die Messung des **Ferritins,** dessen Konzentration im Serum linear mit dem Füllungszustand der Eisenspeicher korreliert ist (1 µg/l Ferritin $\cong$ 8–10 mg Speichereisen). Ein Eisenmangel tritt nicht plötzlich auf, sondern entwickelt sich allmählich in drei klinischen Stadien:

▷ Beim **latenten Eisenmangel** kommt es zu einer Entleerung der Eisenspeicher im RES, klinische Mangelsymptome fehlen jedoch. Eisenspiegel und Ferritingehalt des Serums sind erniedrigt, die totale EBK steigt an.

▷ Beim **manifesten Eisenmangel** entsteht eine Anämie, wobei die progrediente Abnahme des mittleren Erythrozytenvolumens (Mikrozytose) und der erniedrigte Farbstoffgehalt der Blutkörperchen (Hb_E <28 pg) auf die ursächliche Hämoglobinsynthesestörung hinweisen.

▷ Ein **schwerer Eisenmangel** führt zusätzlich zu Haut- und Schleimhautschäden (Mundwinkelrhagaden, Glossitis, sideropenische Dysphagie, Koilonychie). Die hierfür verantwortlichen Pathomechanismen sind bisher nicht vollständig bekannt.

D **Diagnostische Hinweise**

Normwerte	
Plasma-Eisen	120 ± 30 µg/dl (22 ± 5 µmol/l) beim Mann 100 ± 30 µg/dl (18 ± 5 µmol/l) bei der Frau
totale Eisenbindungskapazität (EBK)	300 ± 60 µg/dl (55 ± 10 µmol/l)
freie EBK	= totale EBK – Plasma-Eisenkonzentration
Transferrin	170–400 mg/dl (1,7–4,0 g/l)
Plasma-Ferritin	60–150 µg/l

Die Diagnose wird bestätigt durch den Nachweis einer **hypochromen, mikrozytären Anämie** bei **erniedrigtem Serum-Eisen, erhöhter totaler EBK** und erniedrigtem Serum-Ferritin.

Nur in Zweifelsfällen ist die mikroskopische Beurteilung des Speichereisens im Knochenmark *(Berliner-Blau-Färbung)* erforderlich. Immer sollte versucht werden, die Ursache des Eisenmangels aufzuklären, da nur so eine kausale Therapie ermöglicht wird.

▼ **Therapeutische Hinweise**

Die symptomatische Behandlung wird meist mit oral verabreichten Fe^{++}-Verbindungen durchgeführt. Sie muß nach Rückbildung der Anämie noch etwa zwei Monate lang fortgeführt werden, um die entleerten Eisenspeicher wieder zu füllen.

Ein Ausbleiben der Retikulozytenvermehrung fünf bis neun Tage nach Therapiebeginn oder ein fehlender Hämoglobinanstieg sollten an der Diagnose oder an der Regelmäßigkeit der Medikamenteneinnahme zweifeln lassen.

2.1.2.2 Anämie durch Eisenverwertungsstörung

Eisenverwertungsstörungen führen bei Tumorerkrankungen, Infekten und chronisch entzündlichen Prozessen über eine gestörte Freisetzung von Speichereisen zur Anämie. Die Abgrenzung von den sideroblastischen Anämien (s. Abschnitt 2.1.2.3) ist unscharf. Das freie Erythrozyten-Protoporphyrin ist wie beim Eisenmangel, als Hinweis auf die Häm-Synthesestörung, erhöht. Der Eisenbestand des Körpers ist erhöht. Dies äußert sich in einem Anstieg des Serum-Ferritins und einer vermehrten Ablagerung von Siderinpigment im Knochenmark. Das Serum-Eisen ist als Folge der raschen Abwanderung in das RES erniedrigt. Die erniedrigte totale Eisenbindungskapazität wird auf eine verminderte Transferrin-Synthese in der Leber zurückgeführt. Die Anämie wird durch die meist gleichzeitig verkürzte Erythrozyten-Überlebenszeit noch verstärkt. Die Therapie zielt auf die Beseitigung der Grundkrankheit ab.

⚠ Eine Gabe von Eisenpräparaten bei Eisenverwertungsstörungen ist in der Regel nicht nur wirkungslos, sondern kann zu einer weiteren Eisenüberladung des Organismus (Siderose) führen.

2.1.2.3 Sideroblastische Anämie

Definition: Sideroblastische (sideroachrestische) Anämien sind durch gesteigerte mitochondriale Eisenpigmentablagerungen in Erythroblasten (Sidero-

blasten) gekennzeichnet. Immer liegt eine Hämoglobinsynthesestörung zugrunde, die sich in einer Störung der Eisenutilisation äußert. Es werden angeborene und erworbene Formen unterschieden.

Ursachen: Teilweise konnten Defekte von Enzymen, die an der **Hämsynthese** beteiligt sind, nachgewiesen werden (Ferrochelatase, δ-Aminolävulinsäure-Synthetase). Ein Mangel an Vitamin B_6 (Pyridoxalphosphat), der durch gestörte Biosynthese oder gesteigerte Hydrolyse des Wirkstoffs (bei schwerem Alkoholismus) entstehen kann, kann eine sideroblastische Anämie induzieren, weil Pyridoxalphosphat das Coenzym der δ-ALS-Synthetase ist. Für die Pathogenese der alkoholbedingten Anämie spielen jedoch weitere Faktoren wie Resorptionsstörung von Folsäure, Lebererkrankung und direkte toxische Einflüsse auf die Hämatopoese eine Rolle (s. Abschnitt 2.1.4). Eine direkte Hemmung der δ-ALS-Synthetase mit der Folge einer sideroblastischen Anämie kann durch Medikamente (INH, Pyrazinamid, Cycloserin) verursacht werden. Die Anämie bei Bleivergiftung wird durch eine Hemmung mehrerer an der Hämsynthese beteiligter Enzyme erklärt. Bei den Thalassämien liegt eine Störung der **Globinsynthese** vor (s. Abschnitt 2.1.3.1).

🅳 **Diagnostische Hinweise**

Die Serumspiegel von Eisen und Ferritin sind regelmäßig erhöht. Nachweis des in den Sideroblasten befindlichen Eisens durch Berliner-Blau-Färbung. Häufig finden sich sog. Ringsideroblasten, bei denen das Eisenpigment ringförmig um den Zellkern abgelagert ist. Im Urin von Patienten mit Bleiintoxikation können große Mengen an δ-ALS nachgewiesen werden, da die δ-ALS-Dehydrogenase durch Blei gehemmt wird.

▼ **Therapeutische Hinweise**

Die kausale Therapie der sideroblastischen Anämien besteht je nach Ursache in einem Weglassen der mutmaßlichen schädigenden Noxe und ggf. in einer hochdosierten Vitamin B_6-Gabe. Symptomatisch wirken Bluttransfusionen.

2.1.2.4 Megaloblastäre Anämien

Definition: Diese Anämien sind durch das Vorkommen von Megaloblasten im Knochenmark gekennzeichnet, die sich durch Zellgröße und Chromatinstruktur, aber auch zytochemisch von Zellen der normalen Erythropoese unterscheiden. Vergleichbare Veränderungen finden sich auch bei der Granulo- und Thrombopoese, daneben in anderen Organen mit raschem Zellumsatz, z.B. den Epithelien des Gastrointestinaltraktes.

Ursachen: Fehlen oder Wirkungsverlust von Vitamin B_{12}, Folsäure, selten Vitamin B_6 (Tab. I1-2).

Vitamin B_{12} (wegen des Gehalts an fest gebundenem Cobalt auch als Cobalamin bezeichnet) kommt fast ausschließlich in tierischen Nahrungs-

Tabelle I1-2 Ätiologie der megaloblastischen Anämien (nach: Wilms, K. In: Queisser, W. [Hrsg.]: Das Knochenmark, S. 415. Thieme, Stuttgart 1978)

Vitamin B$_{12}$-Mangel

▷ Mangelernährung (Vegetarier)

▷ Resorptionsstörungen

● Mangel an Intrinsicfactor (IF)
  - genuine perniziöse Anämie
  - Magenresektion
  - Magenpolypose
  - Linitis plastica
  - kongenitaler Defekt der Bildung von IF

● Störung am Resorptionsorgan
  - Ileumresektion
  - enterokolische Fistel
  - Morbus Crohn
  - Sprue, Zöliakie
  - Morbus Whipple
  - Amyloidose
  - exokrine Pankreasinsuffizienz
  - Medikamente: PAS, Neomycin, Colchizin, orale Kontrazeptiva
  - Alkohol

● Pathologische Darmbesiedlung
  - Fischbandwurm
  - Blindschlingen-Syndrom

Folsäuremangel

▷ Mangelernährung

▷ Resorptionsstörungen
  - Sprue, Zöliakie
  - Alkohol
  - Medikamente: Diphenylhydantoin, Barbiturate, orale Kontrazeptiva, Tuberkulostatika, Metformin

▷ Gesteigerter Bedarf
  - Gravidität
  - hämolytische Anämien
  - Hämoblastosen
  - maligne Lymphome

▷ Interferenz mit Medikamenten **nach** Resorption
  - Folsäureantagonisten (Methotrexat, Pyrimethamin, Triamteren, Trimethoprim)

Nicht durch Vitamin B$_{12}$- oder Folsäuremangel bedingt

▷ Zytostatische Therapie mit Antimetaboliten
  - Cytosinarabinosid
  - 5-Fluorouracil
  - 6-Mercaptopurin
  - Azathioprin
  - 6-Thioguanin

▷ Auf andere Vitamine ansprechend
  - Skorbut
  - Pyridoxin- und Thiamin-sensible megaloblastische Anämien

▷ Angeborene Enzymdefekte
  - Orotazidurie
  - Lesch-Nyhan-Syndrom

---

mitteln (Leber, Fleisch, Eier, Milchprodukte) vor, seine Zufuhr ist für den Menschen lebensnotwendig. Die mit der Nahrung täglich angebotene Menge von mindestens 1 µg Vitamin B$_{12}$ (*Extrinsicfaktor*, EF) wird nach Bindung an ein in den Parietalzellen der Magenschleimhaut gebildetes Glykoproteid (*Intrinsicfaktor*, IF) in Gegenwart von einer ausreichenden Kalziumkonzentration im unteren Ileum resorbiert, nachdem zuvor der EF-IF-Komplex wieder aufgespalten wurde. Nicht sofort benötigtes Vitamin B$_{12}$ wird in der Leber deponiert. Der 2–5 mg umfassende Speicher kann den Bedarf des Organismus für mehrere Jahre decken. Hämatologische Störungen sind erst ab einer 90%igen Entleerung der Speicher zu erwarten.

Folsäure (Leukovorin, Pteroylglutaminsäure) kommt in zahlreichen pflanzlichen Nahrungsmitteln und in der Leber in konjugierter Form vor. Nach Spaltung durch Dekonjugasen wird die täglich benötigte Menge von etwa 50 µg im Dünndarm resorbiert. Die biologisch aktive Form der Folsäure entsteht durch enzymatische Reduktion zur Dihydrofolsäure und schließlich zur Tetrahydrofolsäure (Coenzym F). Der Speicher in der Leber reicht für zwei bis vier Monate.

Der Wirkungsmechanismus von Vitamin B$_{12}$ ist eng mit dem des Coenzyms F verknüpft, beide Vitamine sind **essentielle Coenzyme** für die De-novo-Synthese von Nukleotiden und zahlreiche weitere, für die Zellreduplikation wichtige biochemische Reaktionen.

Ursachen für einen Vitamin B$_{12}$-Mangel sind:
▷ verminderte Zufuhr mit der Nahrung
▷ Störungen der Vitaminresorption

Eine verminderte Zufuhr von Vitamin B$_{12}$ wird selten (fast ausschließlich bei strengen **Vegetariern**) beobachtet. Häufiger sind Störungen der Vitaminresorption.

Bei der **genuinen perniziösen Anämie** liegt ein Mangel an Intrinsicfaktor vor. Durch Bildung von Antikörpern gegen Parietalzellen der Magenschleimhaut, aber auch gegen Intrinsicfaktor kann der für die Resorption unerläßliche IF-EF-Komplex nicht entstehen. Daneben können blockierende Antikörper (Typ I) die Bindung von Vitamin B$_{12}$ an den Intrinsicfaktor verhindern oder bindende Antikörper (Typ II) die der Resorption unmittelbar vorausgehende Spaltung des IF-EF-Komplexes vereiteln. Die Vielfalt der beobachteten Autoimmunphänomene (häufig werden auch gleichzeitig Antikörper gegen Schilddrüsengewebe gefunden) läßt eine abschließende Wertung ihrer Bedeutung für die Pathogenese der Perniziosa noch nicht zu.

Mangelzustände an aktiver Folsäure entstehen häufig durch **medikamentöse Behandlung.** Hierbei sind induzierte Resorptionsstörungen von Störungen des Metabolismus (durch sog. Folsäureantagonisten) zu unterscheiden. Letztere blockieren wegen ihrer strukturellen Verwandtschaft als Antimetabolite das Enzym Dihydrofolatreduktase und verhindern somit die Reduktion der biologisch inaktiven Dihydrofolsäure zum aktiven Coenzym F. Die (erwünschte) Medikamentenwirkung, die bei der **Tumortherapie** in einer für die Tumorzelle letalen Blockade der DNS-Synthese und bei der antimikrobiellen Chemotherapie in einer irreversiblen Schädigung der Bakterienzelle besteht, kann bei höherer Dosierung oder langfristiger Gabe zu einer megaloblastischen Anämie führen.

Der **Mangel an Vitamin B$_{12}$** führt über eine Behinderung der DNS-Synthese zu einer gestörten Zellproliferation, die sich unter anderem in einer ineffektiven Erythropoese äußert. Aufgrund von ferrokinetischen Untersuchungen ist bekannt, daß bei erheblich gesteigerter Zellneubildung, die zu dem im Ausstrichpräparat typischen **hyperzellulären, megaloblastären Mark** führt, der Eintritt der roten Vorstufen vom Proliferations- in das Reifungskompartiment behindert ist. Die während der DNS-Synthesephase im Proliferationsspeicher arretierten Zellen sterben vorzeitig ab, hierdurch erklärt sich die im Serum **erhöhte Laktatdehydrogenase.** Auch die Überlebenszeit reifer Erythrozyten, die sich durch einen erhöhten Farbstoffgehalt (Hb$_E$ > 32 pg) und ein vergrößertes Zellvolumen (MCV > 100 fl, Megalozyten) auszeichnen, ist verkürzt. Folge der gesteigerten Hämolyse ist eine verminderte Serumkonzentration an freiem, nicht mit Hämoglobin gesättigtem Haptoglobin und eine **Erhöhung** des **indirekten Bilirubins** im Serum.

Da alle rasch proliferierenden Zellsysteme von einem Vitamin B$_{12}$-Mangel betroffen sind, finden sich häufig eine Thrombozytopenie und eine Granulozytopenie. **Übersegmentierte Megakaryozyten** und **riesenstabkernige Granulozyten** weisen auf die Zellreifungsstörung im Knochenmark hin. Atrophische Schleimhautveränderungen äußern sich in **Hunter[1]-Glossitis** und Diarrhöen, Störungen der Myelinisierung von Nervenfasern in einer Polyneuropathie **(funikuläre Spinalerkrankung).**

D **Diagnostische Hinweise**

Die Diagnose eines Vitamin B$_{12}$-Mangels wird durch den Nachweis einer erniedrigten Vitamin B$_{12}$-Konzentration im Serum (normal: 200–640 pg/ml ≙ 150–470 pmol/l) wahrscheinlich gemacht. Einen indirekten Hinweis auf die verminderte Bereitstellung von Intrinsicfaktor bietet die Messung der Urin-Exkretion von oral zugeführtem, radioaktiv markiertem Extrinsicfaktor **(Schilling[2]-Test),** die bei der Perniziosa erniedrigt ist. Durch orale Gabe eines radioaktiv markierten EF-IF-Komplexes läßt

sich in einem zweiten Test ermitteln, ob eine Resorptionsstörung im Ileum Ursache des Vitaminmangels ist. Während bei einer Perniziosa nach Gabe von EF-IF-Komplex die Urinausscheidung von Extrinsicfaktor ansteigt, bleibt diese bei Vorliegen einer Störung am Resorptionsorgan erniedrigt.

Ein Folsäuremangel als Ursache einer megaloblastischen Anämie kann durch Nachweis einer erniedrigten Folsäurekonzentration im Serum oder durch Ausschluß eines Vitamin B$_{12}$-Mangels diagnostiziert werden.

Diagnostische Parameter der B$_{12}$-Mangel-Anämie

Hyperzelluläres, megaloblastäres Mark im Knochenmarkausstrich
LDH ↑
Hb$_E$ ↑
MCV ↑
indirektes Bilirubin ↑
Thrombozyten ↓
Granulozyten ↓
– übersegmentierte Megakaryozyten
– riesenstabkernige Granulozyten
Vitamin B$_{12}$ im Serum ↓
Schilling-Test: pathologisch

▼ **Therapeutische Hinweise**

Die Therapie eines Vitamin B$_{12}$-Mangels besteht in parenteralen Vitamin B$_{12}$-Gaben, worunter sich die megaloblastischen Knochenmarkveränderungen innerhalb weniger Stunden normalisieren können; typisch ist ein ausgeprägter Retikulozytenanstieg nach fünf bis acht Tagen. Das Blutbild ist in der Regel nach vier bis acht Wochen normalisiert, häufig muß ein dann manifest werdender Eisenmangel ausgeglichen werden. Ein Mangel an Folsäure wird durch orale oder parenterale Gabe des Vitamins ausgeglichen.

2.1.2.5 Aplastische Anämie

Definition: Blutarmut, die durch eine Schädigung der Knochenmarkstammzellen entsteht. Kennzeichnend ist eine Verminderung der hämopoetischen Zellen mit Ersatz durch Fettmark **(Panmyelopathie)** und eine **Panzytopenie** im peripheren Blut.

Ursachen: Störung der Proliferation bzw. Differenzierung der hämopoetischen Stammzellen (Abb. I1-5). Im Unterschied zu den durch Mangel an Bau- oder Wirkstoffen bedingten Anämien liegt der Defekt, der angeboren oder erworben sein kann, offenbar im blutbildenden Mark selbst begründet, er läßt sich daher auch nicht durch Zufuhr eines der bekannten Wirkstoffe ausgleichen.

Bei den **Panmyelopathien** sind solche mit bekannter Ursache (direkte Schädigung der hämopoetischen Stammzellen durch ionisierende Strah-

---

[1] John Hunter (1728–1793), Chirurg in London.
[2] Viktor Schilling (1883–1960), Hämatologe in Berlin, Rostock.

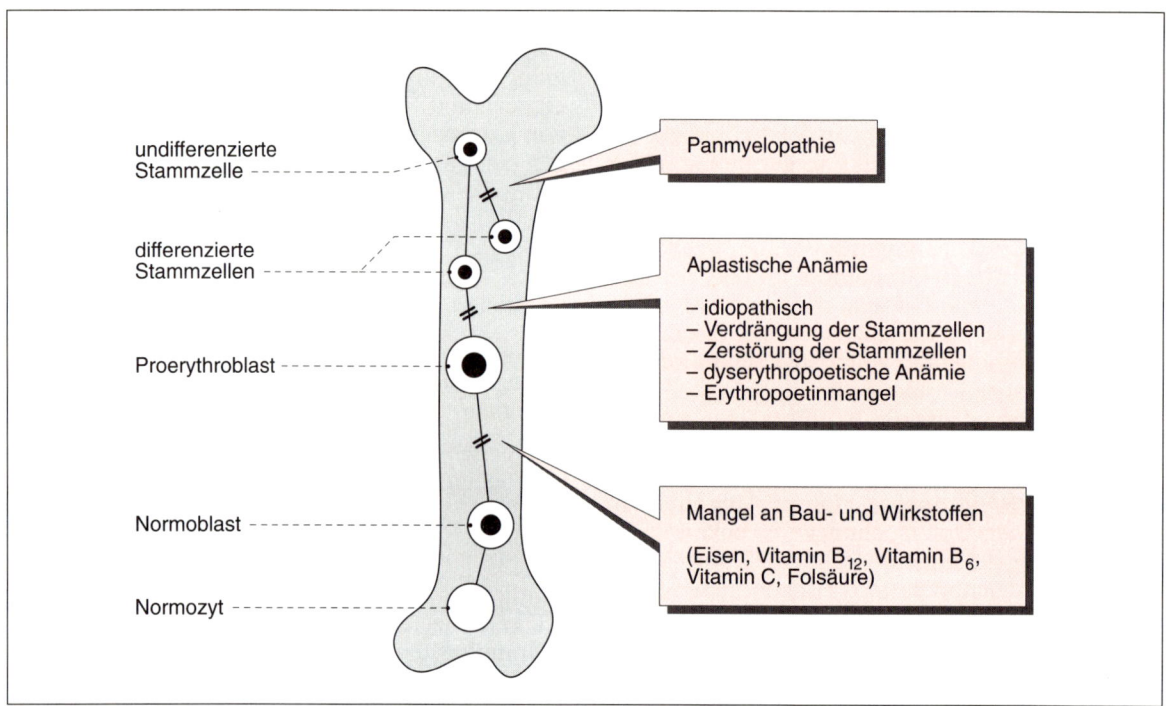

Abb I1-5: Ursachen der verminderten Erythrozytenproduktion (nach: Kanzow, G.: Ökonomische Differentialdiagnose bei Patienten mit Anämie. Dtsch. Ärztebl. 83 [1986] 3603–3606).

len, Zytostatika, Umweltgifte, „allergische" Reaktionen auf Medikamente, Virusinfektionen) von solchen mit unbekannter Ursache zu unterscheiden. Teilweise scheinen **autoimmunologische Mechanismen** eine Rolle zu spielen. Dies wird wegen des Nachweises von aktivierten T-Suppressor-Lymphozyten im Blut der Patienten, welche die Ausreifung der eigenen determinierten Stammzellen (möglicherweise über den Mediator **Interferon**) hemmen, vermutet.

Folgen: Wenn die Störung die gemeinsame, undifferenzierte (pluripotente) Stammzelle trifft, dann ist ein Ausfall aller myeloischen Zellreihen mit der Folge von Anämie, Thrombopenie und Granulozytopenie zu erwarten.

Aufgrund der unterschiedlichen Überlebenszeit von Erythrozyten (120 Tage), Thrombozyten (zehn Tage) und Granulozyten (ein Tag) treten die Ausfallserscheinungen der verschiedenen myeloischen Zellreihen mit unterschiedlichem Intervall nach Beginn der Knochenmarkschädigung auf.

Eine Anämie macht sich oft erst nach mehreren Wochen bemerkbar. Frühes Zeichen der erythropoetischen Insuffizienz ist die Verminderung der Retikulozyten im peripheren Blut. Manchmal ist nur eine Zellreihe betroffen, so bei der aplastischen Anämie im engeren Sinne *(pure red cell anemia)*. Dabei fehlt im Knochenmark die rote Entwick-

lungsreihe fast vollständig, während der übrige Markbefund unauffällig sein kann.

D **Diagnostische Hinweise**

Die Diagnose wird durch die histologische Untersuchung von Knochenmark gesichert. Beim Versuch der Knochenmarkaspiration findet sich häufig eine *Punctio sicca.*

Im Gegensatz zu Panzytopenien, die durch eine Verdrängung des normalen Knochenmarks entstehen (proliferative, infiltrative, fibrosierende Erkrankungen des Myelons), findet man bei den Panmyelopathien keine extramedulläre Blutbildung in Leber oder Milz. Abzugrenzen sind Panzytopenien, die als Folge einer Zerstörung der peripheren Blutzellen entstehen (z.B. die durch Autoantikörper bedingte Zytopenie bei Lupus erythematodes). Beim sog. **Hypersplenismus** kommt es zu einer Speicherung der Zellen in der (aus verschiedenen Gründen vergrößerten) Milz. Hierbei ist das Knochenmark stets zellreich.

T **Therapeutische Hinweise**

Bei bekannter Ursache der Panmyelopathie sollte primär die auslösende Noxe vermieden werden. Die Therapie der Formen mit unbekannter Ätiologie war bis vor kurzem wenig befriedigend. In neuerer Zeit ist es gelungen, durch die Gabe von Antithymozytenglobulin und Androgenen oder durch eine Transplantation von allogenem Knochenmark in einem hohen Prozentsatz dauerhafte Remissionen zu erzielen.

2.1.3 Anämien durch gesteigerten Erythrozyten-abbau (hämolytische Anämien)

Definition: Blutarmut, verursacht durch eine Verkürzung der Erythrozyten-Überlebenszeit.

Ursachen: Eine gesteigerte Hämolyse kann durch eine veränderte Zusammensetzung der Erythrozyten (korpuskuläre hämolytische Anämie) oder durch extrakorpuskuläre Faktoren bedingt sein. Eine Übersicht über die vielfältigen Ursachen, nach denen eine Einteilung erfolgt, gibt Tabelle I1-3.

Folgen: Da das Knochenmark die gesteigerte Hämolyse durch Erschließung von Reserveräumen (Umwandlung von Fettmark in hämopoetisches Mark) und Verkürzung der Proliferationsdauer mit einer bis zu achtfach gesteigerten Zellproduktion beantworten kann, wird selbst bei erheblich verkürzten Erythrozyten-Überlebenszeiten eine schwere Anämie häufig über längere Zeit vermißt. Ausdruck der durch Erythropoetin vermittelten Kompensationsleistung des Knochenmarks ist eine **Vermehrung der Retikulozyten** im peripheren Blut, die auf Werte von 1 Mio./µl ansteigen können. Gelegentlich werden auch **kernhaltige Erythroblasten** aus dem Knochenmark in die Blutbahn ausgeschwemmt.

Bei schweren, angeborenen hämolytischen Anämien führt die Knochenmarkshyperplasie zu typischen Knochendeformitäten *(Turmschädel*, Bürstenschädel**)*. Wenn die Hämolyse intravasal abläuft, wird gelöstes Hämoglobin frei, welches äquimolar im Verhältnis 1:1 an das im Plasma befindliche Haptoglobin gebunden und anschließend im RES abgebaut wird. Bei Überschreiten der Transportkapazität von Haptoglobin, dessen Plasmakonzentration durch unzureichende Neusynthese auf nicht meßbare Werte absinken kann, gelangt Hämoglobin in die Niere und führt zur **Hämoglobinurie**. Diese kann, besonders bei immunologisch bedingter Hämolyse oder bei niedriger glomerulärer Filtrationsrate, zu einer Tubulusschädigung führen.

Bei den meisten hämolytischen Anämien findet der Erythrozytenabbau extravasal im RES statt. Als Folge steigt das **indirekte Serum-Bilirubin** an und kann durch Ablagerung im Gewebe zu einer Gelbverfärbung **(Ikterus)** führen. Die vermehrte Bilirubinausscheidung mit der Galleflüssigkeit kann zur Bildung von Bilirubinkonkrementen Anlaß geben *(lithogene Galle)*. Der Urin ist durch die erhöhte Urobilinogenkonzentration dunkel gefärbt. Durch Freisetzung des Erythrozyteninhaltes kann das **Serum-Eisen** ebenso wie die **Laktatdehydrogenase** (Isoenzyme 1, 2, 3) ansteigen, bei schwerer Hämo-

*Turmschädel: Wachstumsanomalie des Schädels mit abnorm hoher Schädelform.
**Bürstenschädel (röntgenologische Diagnose): Schädelkalotte mit radiären, auf dem Röntgenbild stachelförmig aussehenden Verdichtungen der Diploe bei gleichzeitigem Abbau der Tabula externa und Rarefizierung der Tabula interna.

Tabelle I1-3 Einteilung der hämolytischen Anämien (nach: Nowicki, L. In: Queisser, W. [Hrsg.]: Das Knochenmark. Thieme, Stuttgart 1978)

Korpuskuläre hämolytische Anämie

Hereditär
▷ Defekt am Stroma
  • hereditäre Sphärozytose
  • hereditäre Elliptozytose
  • hereditäre Stomatozytose
  • hereditäre hämolytische Anämie bei veränderter Lipidzusammensetzung der Erythrozytenmembran
▷ Defekt am Inhalt
  • Hämoglobinopathien
    – „echte" Hämoglobinopathien (HbS)
    – Thalassämien
    – instabile Hämoglobine
  • Enzymopathien
    – Pentosephosphatzyklus (G-6-PD-Mangel, Glutathion-Reduktase-Mangel)
    – Glutathionstoffwechsel (Glutathion-Synthetase-Mangel, Glutathion-Peroxidase-Defekte)
    – Glykolyse (Hexokinase-, Glukosephosphatisomerase-, Phosphofruktokinase-, Pyruvatkinasemangel u.a.)
    – andere Enzyme (Adenylatkinase, Pyrimidin-5-Nukleotidasemangel)
  • Erythropoetische Porphyrie

Erworben
▷ paroxysmale nächtliche Hämoglobinurie (PNH)

Extrakorpuskuläre hämolytische Anämie

Hereditär
▷ hereditäre Akanthozytose
Erworben
▷ durch Antikörper bedingt
  • Isoantikörper (fetale Erythroblastose, Transfusionszwischenfälle)
  • inkomplette Autoantikörper vom Wärmetyp und Wärmehämolysine
  • Autoantikörper vom Kälteagglutinintyp
  • biphasische Kältehämolysine vom Donath-Landsteiner-Typ
  • chemisch-allergische Antikörper
▷ physikalische oder chemische Noxen (Verbrennungen, Herzklappenersatz, Marschhämoglobinurie, Schwermetalle, Industriegifte, tierische Gifte, pflanzliche Gifte u.a.)
▷ infektiöse Noxen (Haemophilus influenzae, Salmonellen, Mycobacterium tuberculosis, Bartonella bacilliformis, Clostridium Welchii, Protozoen u.a.)
▷ verschiedene Ursachen (Gravidität, Abort, Eklampsie, chronische Infekte, Tumoren u.a.)
▷ mikroangiopathisch-hämolytische Anämie

lyse ist eine **Hyperkaliämie** möglich. Die erhöhten Anforderungen an das RES durch den Erythrozytenabbau können zur Vergrößerung von Leber und Milz **(Hepatosplenomegalie)** führen, gelegentlich mit ausgeprägten Hämosiderosen dieser Organe.

D Diagnostische Hinweise

Mit Hilfe der ^{51}Chrom-Markierung kann sowohl die Erythrozyten-Überlebenszeit als auch der Hauptabbauort der roten Blutkörperchen festgestellt werden. Diese Untersuchung ist zum Beispiel dann erforderlich, wenn daraus eine unmittelbare therapeutische Konsequenz (z.B. Splenektomie) gezogen werden soll. In den meisten Fällen wird man sich mit den nachfolgenden diagnostischen Parametern begnügen.

Retikulozyten ↑
indirektes Bilirubin ↑ (→ Ikterus)
Urin dunkel gefärbt
Serum-Eisen ↑
LDH ↑
Haptoglobin ↓
Hepatosplenomegalie

2.1.3.1 Korpuskuläre hämolytische Anämien

Hereditäre Sphärozytose (Kugelzellenanämie, kongenitale Mikrosphärozytose)

Definition: Autosomal-dominant vererbte Anämie, die mit einer annähernd kugelförmigen Gestalt der Erythrozyten einhergeht. In Mitteleuropa die häufigste korpuskuläre hämolytische Anämie.
Ursache: Defekt von Strukturproteinen (Spectrin) an der Innenseite der Erythrozytenmembran.
Folgen: Durch fehlerhaftes Zusammenspiel zwischen Strukturproteinen an der Erythrozytenmembran und kontraktilen Mikrofilamenten im Inneren der Zelle kommt es (bei normalem mittlerem Zellvolumen) zu einem Verlust der Eindellung der Blutkörperchen. Da die Zellmembran nicht dehnbar ist, resultiert eine eingeschränkte Verformbarkeit der Erythrozyten. Dies wiederum führt in der Milz zu einer Behinderung des Durchtritts der Zellen durch die engen Schlitze in der Basalmembran zwischen Mantelplexus und Sinus. Die Stase in diesem an Glucose armen Raum macht die Kugelzellen nach wenigen Milzpassagen vulnerabel für den Abbau durch die in den Mantelplexus vorkommenden Retikulumzellen. Die Widerstandsfähigkeit der Erythrozyten gegenüber hypoosmolaren Lösungen ist herabgesetzt; der Nachweis der erniedrigten osmotischen Resistenz ist deshalb ein diagnostisches Kriterium der Kugelzellenanämie. Eine intravasale Hämolyse ist nicht nachzuweisen. Wie bei vielen hämolytischen Erkrankungen können auch bei der hereditären Sphärozytose hämolytische und aplastische Krisen auftreten. Die **hämolytische Krise** ist durch eine akute Verstärkung der Anämie, zuneh-

menden Ikterus und schmerzhafte Milzschwellung gekennzeichnet, die Erythrozyten-Überlebenszeit kann auf weniger als fünf Tage absinken. Die Erythropoese im Knochenmark ist maximal gesteigert, die Retikulozytenzahl im peripheren Blut ist hoch. Bei der **aplastischen Krise** findet sich im Knochenmark, oft im Zusammenhang mit viralen Infekten, für die Dauer weniger Tage ein fast vollständiger Ausfall der Erythropoese. Ursächlich wird eine in Einzelheiten nicht genau bekannte Veränderung von ortsständigen Faktoren (sog. *microenvironment*) in der Knochenmarkmatrix diskutiert. Da die hämolytische Komponente unverändert weiterbesteht, kann sich in kürzester Zeit eine lebensbedrohliche Anämie entwickeln.

D Diagnostische Hinweise

Folgende Befunde sichern die Diagnose:
▷ mikroskopischer Nachweis von Kugelzellen
▷ erniedrigte osmotische Resistenz der Erythrozyten
▷ verkürzte Erythrozyten-Überlebenszeit
▷ vergrößerte Milz

T Therapeutische Hinweise

Die Therapie der Wahl besteht in der **Milzexstirpation,** nach der die Erythrozyten bei unveränderter Kugelgestalt eine normale Lebensdauer haben. Bei hämolytischen oder aplastischen Krisen sind **Bluttransfusionen** erforderlich.

Hereditäre Elliptozytose

Die autosomal dominant vererbte hereditäre Elliptozytose (Ovalozytose) führt, auch bei ausgeprägter elliptischer Verformung der Erythrozyten, nur selten zu einer gesteigerten Hämolyse, die pathogenetisch ähnlich einzuordnen ist wie bei der hereditären Sphärozytose. Auch hier werden ursächlich Membranveränderungen angenommen.

Hereditäre Stomatozytose

Die hereditäre Stomatozytose ist im Ausstrichpräparat durch einen zentralen, nicht angefärbten Schlitz *(Stoma)* bei der Mehrzahl der Erythrozyten gekennzeichnet. Die Zellen weisen häufig bei erniedrigtem K^+-Gehalt einen bis auf das Zehnfache der Norm gesteigerten Na^+-Gehalt auf. Folge des Kationenlecks, das auch durch die bis auf das 30fache der Norm gesteigerte Aktivität der Na^+-K^+-Pumpe nicht kompensiert werden kann, ist ein erhöhter Wassergehalt der Erythrozyten, der zu einem erhöhten Zellvolumen und dadurch zu einer verminderten mechanischen Resistenz führt.

Hämolytische Anämie durch veränderte Lipidzusammensetzung der Zellmembran

Bei diesen seltenen Anämien soll ein erhöhter Lezithingehalt der Erythrozytenmembran über eine veränderte Kationenpermeabilität zu einer Resistenzminderung der Zellen führen.

Thalassämie (Mittelmeeranämie)

Definition: Anämie, die durch eine fehlerhafte Kettenzusammensetzung des Hämoglobins gekennzeichnet ist. Hauptsächliches Vorkommen in den Mittelmeerländern, Südostasien, Indien.

Ursache: Hereditäre Synthesestörung einer (oder beider) Globinketten. Da eine Eisenverwertungsstörung resultiert, kann die Thalassämie auch zu den sideroblastischen Anämien (s. Abschnitt 2.1.2.3) gezählt werden.

Folgen: Je nach fehlender Kette werden α-, β-, γ- und δ-Thalassämien unterschieden, die β-Thalassämie ist am weitesten verbreitet. Bei der letztgenannten Form werden anstelle der β-Ketten, die beim gesunden Erwachsenen Bestandteil des HbA_1 sind, γ- oder δ-Ketten gebildet, so daß ein hoher Anteil an HbA_2 ($\alpha_2\delta_2$) oder HbF ($\alpha_2\gamma_2$) resultiert. Dies führt jedoch nur zu einer teilweisen Kompensation der defekten Hämoglobinsynthese.

> Bei der Thalassämie finden sich typischerweise **farbstoffarme Erythrozyten** mit erniedrigtem Zellvolumen und großer Membranreserve, die im strömenden Blut **glockenförmig** aussehen **(Kodozyten)** und im Ausstrichpräparat je nach Lagerung als *Schießscheibenzellen* **(Targetzellen)** oder **Helmzellen** imponieren. Die osmotische Resistenz der Zellen ist erhöht.

Neben funktionsfähigem Hämoglobin entstehen in großen Mengen **unphysiologische Hämoglobinprodukte** (Polymerisate freier Globinketten), die im Erythrozyten präzipitieren und dabei Organellen (Ribosomen, Mitochondrien, Siderosomen), die mit ihrer Stoffwechselleistung die normale Zellform aufrechterhalten, schädigen. In der Milz entstehen beim Versuch, diese Präzipitate (Innenkörper) aus den Erythrozyten zu entfernen, Membranschäden und Zellfragmentierungen. Hierdurch erklärt sich das bunte morphologische Bild **(Fragmentozyten)** der Blutzellen im Ausstrichpräparat. Fragmentozyten neigen vermehrt zu osmotischer Hämolyse und zu einem frühzeitigen Abbau im RES.

Klinisch führt die **homozygote Thalassaemia major** (Cooley-Anämie) zu schweren frühkindlichen Entwicklungsstörungen, die Folge der chronischen Hypoxie und der gesteigerten Hämolyse sind (Wachstumsretardierung, Kardiomegalie mit frühzeitigem Herzversagen, Hepatosplenomegalie, Ikterus). Die Erythroblastenhyperplasie führt im Bereich der Schädelkalotte durch Verbreiterung des Markraumes und Verdünnung der Kortikalis zum sog. **Turmschädel** und radiologisch zum Bild des sog. **Bürstenschädels.** Das Erwachsenenalter wird meist nicht erreicht. Die **heterozygote Thalass-** **aemia minor** geht dagegen nur selten mit einer schweren Anämie einher, doch sind auch hier die Zellen im Ausstrichpräparat häufig in typischer Weise verändert.

D Diagnostische Hinweise

Die atypische Hämoglobinzusammensetzung wird mit Hilfe der Hämoglobin-Elektrophorese nachgewiesen. Mikrozytose, Targetzellen im Ausstrichpräparat. Röntgenologisch: Bürstenschädel.

T Therapeutische Hinweise

Eine kausale Therapie gibt es nicht. Manchmal kann durch eine **Splenektomie** die Hämolyserate vermindert werden. Bei schweren Verlaufsformen kann nur durch häufige **Transfusionen** eine ausreichende Erythrozytenmenge aufrechterhalten werden. Wegen der Gefahr der dadurch ausgelösten Eisenüberladung wird gleichzeitig eine Behandlung mit Chelatbildnern **(Desferrioxamin)** durchgeführt. In jüngster Zeit konnte die Prognose der Thalassämie durch Knochenmarktransplantation von gesunden, HLA-identischen Spendern verbessert werden.

Sichelzellanämie

Definition: Autosomal dominant vererbte Hämoglobin-Synthesestörung, die zu einer charakteristischen Formvariante der Erythrozyten **(Sichelzellen)** führt.

Ursache: Aufgrund einer Punktmutation kommt es zum Einbau einer falschen Aminosäure in die Globinketten des Hämoglobins. Inzwischen sind etwa 250 solcher Punktmutationen bekannt, wobei das Sichelzell-Hämoglobin (Einbau von Valin anstelle von Glutamin in Stellung 6 der β-Kette) am häufigsten vorkommt. Heterozygote Merkmalsträger haben einen HbS-Anteil von 20–40%, Homozygote von 100%.

Folgen: Im sauerstoffarmen Milieu der Endstrombahn verbinden sich jeweils mehrere HbS-Moleküle zu länglichen Kristallen (sog. *Taktoide*), die sich zu parallel ausgerichteten Faserbündeln zusammenschließen und dem Erythrozyten die typische Sichelform verleihen. Die starren Sichelzellen verursachen durch eine **Viskositätssteigerung** des Blutes in den Gefäßen der Endstrombahn lokale Stasen, die wiederum durch konsekutives Absinken von Gewebs-P_{O_2} und pH in einer Art Circulus vitiosus die Sichelung weiterer Erythrozyten begünstigen. Die Folge sind multiple (schmerzhafte) **Infarzierungen,** die im Falle der Milz häufig zu fibrotischer Veränderung und Schrumpfung **(Autosplenektomie)** führen. Die verkürzte Erythrozyten-Überlebenszeit ist zudem Folge eines gesteigerten Zellabbaus im RES. Aufgrund der multiplen Organinfarkte wird bei Homozygotie das Erwachsenenalter nur selten erreicht. Heterozygote Merkmalsträger haben dagegen nur bei höhergradigem Sauerstoffmangel Krankheitserscheinungen.

D Diagnostische Hinweise

Die Diagnose wird durch den Nachweis des Sichelzell-Phänomens (Sichelung der Erythrozyten unter mehrstündigem Luftabschluß) oder mit Hilfe der Hämoglobin-Elektrophorese gesichert.

T Therapeutische Hinweise

Durch Bluttransfusionen kann der relative Anteil der Sichelzellen im Organismus vermindert werden (partielle Austauschtransfusion). Dadurch kommt es zu einer Senkung der Blutviskosität und einer Verminderung von Schmerzkrisen.

Hämolytische Anämien durch instabile Hämoglobine

Es handelt sich um seltene, autosomal dominant vererbte Synthesestörungen der Globinketten, bei denen die Bindung der Hämgruppe in der sog. *Hämtasche* sehr locker ist und durch Wärmezufuhr oder oxidativ wirksame Substanzen (Sulfonamide, zahlreiche weitere Medikamente) noch weiter gelöst werden kann. Folge ist eine Präzipitation der Globinketten und Bildung von Heinz-Innenkörpern, die in ähnlicher Weise wie bei den Thalassämien zu einer gesteigerten Hämolyse führen.

Die Diagnose wird durch die Hämoglobin-Elektrophorese oder den Heinz-Körper-Test gestellt.

Die Therapie besteht im Weglassen des auslösenden Medikamentes.

Hämolytische Anämie durch Mangel an erythrozytären Enzymen

Eine angeborene verminderte Enzymausstattung der Erythrozyten (Enzymopathie) kann prinzipiell über zwei verschiedene Mechanismen zu einer verstärkten Hämolyse führen:

▷ Ein Mangel an Enzymen, die im Pentosephosphatzyklus wirken (Glukose-6-Phosphat-Dehydrogenase, 6-Phosphoglukonat-Dehydrogenase), verhindert durch ungenügende Regeneration von NADPH die Bereitstellung dieses für die Glutathion-Reduktase notwendigen Coenzyms. Reduziertes Glutathion aber (das auch bei einem Fehlen von Gamma-Glutamylcystein-Synthetase, Glutathion-Synthetase oder Glutathion-Reduktase nicht gebildet werden kann) schützt SH-Gruppen von Hämoglobin, Enzymen und Membranproteinen gegen Oxidationsprozesse. Bei fehlendem Schutz führen oxidativ wirksame Noxen (z.B. Antimalariamittel, Sulfonamide) durch Denaturierung und Ausfällung der verschiedenen Zellinhaltsstoffe zur Bildung von Innenkörpern, die in der Milz eliminiert werden. Folge der dabei entstehenden Membranschädigung sind krisenhafte Hämolysen.

Bekanntestes Beispiel für die Anämieform ist der vor allem durch Genuß von Favabohnen (Vicia fava) klinisch manifest werdende Glukose-6-Phosphat-Dehydrogenase-Mangel (**Favismus**).

▷ Ein Mangel an Enzymen, die an der Glykolyse und ATP-Spaltung beteiligt sind (z.B. Hexokinase, Pyruvatkinase, ATPase), führt offenbar über eine unzureichende Bereitstellung von Energie zu einem Versagen vitaler Erythrozytenfunktionen (Kationenpumpe, Membranverformbarkeit). Die geschädigten Zellen werden in der Milz vorzeitig abgebaut.

Die entsprechenden Enzymdefekte können mit Hilfe der **UV-Photometrie** nachgewiesen werden.

Eine wirksame Therapie ist nicht bekannt. Die Prophylaxe hämolytischer Krisen besteht im Weglassen hämolyseauslösender Lebensmittel und Medikamente.

Erythropoetische Porphyrie (Morbus Günther[1])

Bei dieser außerordentlich seltenen Erkrankung entstehen durch einen angeborenen Mangel des Enzyms Uroporphyrinogen-III-Co-Isomerase bei der Hämsynthese im Überschuß Uro- und Koproporphyrin I, die nach kristalliner Ausfällung die Erythrozytenmembran schädigen. Die alterierten Zellen werden nicht nur in der Milz hämolysiert, sondern auch im Knochenmark durch Phagozytose und Erythroblastolyse zerstört; der intramedulläre Zelluntergang führt zur sog. **Shunt-Hyperbilirubinämie.** Die Produktion der unphysiologischen Porphyrinkörper wird durch die gleichzeitig gesteigerte Aktivität der δ-Aminolävulinsäure gefördert, ihre Ablagerung in der Haut, in Stützgeweben und in der Niere führt zu schweren Organschäden.

D Diagnostische Hinweise

Diagnostische Kriterien sind die **Rotfärbung des Urins** durch Ausscheidung des Oxidationsproduktes Uroporphyrin, die Rot-Fluoreszenz von Urin, Zahnschmelz und Erythrozyten im UV-Licht und die erhöhte Konzentration von Porphyrinderivaten im Blut.

T Therapeutische Hinweise

Die Krankheitssymptome können teilweise durch **Vermeiden von Sonnenlicht** und Gabe von **β-Karotin** zurückgedrängt werden. Durch Splenektomie kann die Hämolyserate gesenkt werden, gleichzeitig geht die Porphyrinsynthese im Knochenmark zurück. Ein erfolgversprechender therapeutischer Ansatz scheint die Suppression der fehlerhaften

---

[1] Hans Günther (1884–1956), Internist in Bonn und Leipzig.

Erythropoese durch regelmäßige **Bluttransfusionen** zu sein.

Paroxysmale nächtliche Hämoglobinurie (PNH, Marchiafava[1]-Anämie)

Typisch für diese seltene Störung ist eine während des Schlafs auftretende intravasale Hämolyse mit nachfolgender Hämoglobinurie. Als Ursache wird eine Mutation der pluripotenten Stammzelle der Hämatopoese angeschuldigt, da es neben der Anämie auch zu Leukopenie und Thrombopenie kommen kann und gehäuft ein Übergang in eine akute Leukose beobachtet wird. Für die in saurem oder hypoosmolarem Milieu durch Properdin vermittelte intravasale Hämolyse soll das Fehlen des CR-1-Rezeptors verantwortlich sein, der als klassischer Immunadhärenzrezeptor die Zellen vor der lytischen Aktivität des Komplementsystems schützt. Die bei der Hämolyse freiwerdenden thrombokinaseähnlichen Substanzen sollen die bei der PNH gehäuft auftretenden Thrombosen auslösen.

D Diagnostische Hinweise

Ein pathologischer **Zuckerwasser-Test** (Auftreten einer Hämolyse in Rohrzuckerlösung) oder eine verminderte Resistenz der Zellen in leicht angesäuertem Eigenserum gelten als beweisend für das Vorliegen einer PNH.

T Therapeutische Hinweise

Die Behandlung umfaßt die Substitution von **Eisen** und bedarfsweise **Bluttransfusionen.** Androgene Hormone und Glukokortikosteroide können häufig die Hämolyserate verringern. Hämolytische Krisen machen eine wirksame Antikoagulation zur Verhinderung von Thrombosen erforderlich.

2.1.3.2 Extrakorpuskuläre hämolytische Anämien

Hereditäre Akanthozytose

Akanthozyten sind Erythrozyten mit unregelmäßig angeordneten, stachelartigen Membranausstülpungen. Ihre osmotische und mechanische Resistenz ist vermindert. Die pathogenetische Verknüpfung mit der gleichzeitig bestehenden A-β-Lipoproteinämie ist unklar.

Antikörperbedingte hämolytische Anämien

Die vielfältigen Ursachen sind in Tabelle I1-3 aufgeführt. Abhängig von den Eigenschaften der auslösenden natürlichen oder erworbenen Antikörper, die gegen Antigene auf der Erythrozytenoberfläche gerichtet sind, kommt es, häufig nach initialer Agglutination, entweder zu einer direkten intravasalen Zytolyse oder zu einem Abbau der geschädigten Zellen in den Organen des RES. Die antikörperbeladenen Erythrozyten können aber auch in Gegenwart von Komplement fest an Monozyten gebunden und intravasal oder im Knochenmark phagozytiert werden. Dieses Phänomen der **Erythrophagozytose** läßt sich gelegentlich im Ausstrichpräparat beobachten. **Wärmeautoantikörper,** die wie die Isoantikörper ihr Reaktionsoptimum bei 37 °C haben, verursachen ausschließlich die bekannten Symptome einer hämolytischen Anämie (oder hämolytischen Krise). **Kälteagglutinine** und biphasische Kältehämolysine führen darüber hinaus (in Abhängigkeit von Konzentration und thermaler Amplitude) bei Kälteexposition durch intravasale Agglutination der Erythrozyten akut zu Zeichen der gestörten Mikrozirkulation (**Akrozyanose, Raynaud[2]-Phänomen).** Eine Sonderform stellen medikamentös induzierte Immunhämolysen dar.

> Das Auftreten von Autoantikörpern ist häufig Ausdruck von entzündlichen oder malignen Grunderkrankungen des lymphatischen Systems, deshalb muß immer nach einer solchen Ursache gefahndet werden.

D Diagnostische Hinweise

Wärmeantikörper lassen sich im direkten oder indirekten Antiglobulintest nach **Coombs[3]** nachweisen, Kälteantikörper durch **In-vitro-Kältehämagglutination,** biphasische Kältehämolysine durch den **Donath[4]-Landsteiner-Versuch.**

T Therapeutische Hinweise

Die Behandlung richtet sich nach der Ursache der Erkrankung. Bei der fetalen Erythroblastose kann eine Austauschtransfusion lebensrettend sein. Bei den übrigen Formen ist das Vermeiden der Hämolyse-auslösenden Noxe (Fehltransfusion, Medikamente, Kälteexposition) entscheidend. Die Symptome können manchmal durch Immunsuppressiva gelindert werden.

Hämolytische Anämien durch physikalische Noxen und Mikroorganismen

Bei der *Marschhämoglobinurie* kommt es durch mechanische Schädigung der Erythrozyten in der Fußsohle (nach anstrengenden Märschen, Marathonläufen) zur intravasalen Hämolyse. Folge kann eine Hämoglobinausscheidung im Harn sein.

Schwere Hämolysen durch **künstliche Herzklappen** treten vor allem bei den älteren Kugelventilen (Starr-Edwards-Klappe) in Aortenposition auf. Bei neueren Prothesenmodellen (insbesondere

---

[1] Ettore Marchiafava (1847–1935), Internist in Rom.
[2] A. G. Maurice Raynaud (1834–1881), Internist in Paris.
[3] Robin Coombs (geb. 1921), Pathologe in Cambridge.
[4] Julius Donath (1870–1950), Internist in Wien, Karl Landsteiner (1868–1943), Pathologe und Serologe in Wien und New York; 1930 Nobelpreis für Medizin.

Bioprothesen) werden hämolytische Anämien nur selten beobachtet. Operationen mit **extrakorporaler Zirkulation** haben ebenfalls mechanische Hämolysen zur Folge. Direkte **thermische** Hämolysen entstehen durch Verbrennungen, aber auch durch Anwärmen von Blutkonserven (z.B. mit dem Heizkissen) auf über 50 °C. **Schlangengifte** bewirken durch Lezithinasen die Auflösung der Erythrozytenmembran. **Mikroorganismen** (Plasmodien, Bartonellen) können die Zellen direkt zerstören. Bei mikroangiopathischen Syndromen werden die Erythrozyten offenbar an intravasalen Fibrinfäden, die im Gefolge einer **Vaskulitis** entstehen, mechanisch zu bizarren Gebilden (sog. Schistozyten) fragmentiert und anschließend im RES abgebaut.

2.1.4 Anämien mit komplexer Pathogenese

2.1.4.1 Alkoholinduzierte Störung der Hämatopoese

Langdauernder, übermäßiger Alkoholkonsum kann zu einer veränderten Erythrozytenmorphologie und zu einer Hemmung der Blutbildung führen.

Makrozytose und Megaloblastose entstehen durch einen Mangel an Wirkstoffen (Folsäuremangel durch alkoholinduzierte Resorptionsstörung dieses Vitamins und durch einseitige Ernährung; Vitamin B_6-Mangel durch verstärkten enzymatischen Abbau) und durch einen direkten toxischen Einfluß des Alkohols auf das Knochenmark. Bei alkoholisch bedingter Leberschädigung finden sich häufig weitere Formveränderungen der Erythrozyten (Akanthozytose, Stomatozytose, Targetzellen). Die deformierten Zellen haben eine verkürzte Lebensdauer. Die Hämolyse wird durch eine Sequestration in der häufig gleichzeitig bestehenden portalen Stauungsmilz noch verstärkt. Solange die Leberfunktion nicht zu sehr eingeschränkt ist, sind sämtliche Blutbildveränderungen nach Alkoholentzug rasch reversibel.

2.1.4.2 Anämie bei Niereninsuffizienz

Abhängig vom Grad der renalen Insuffizienz kann eine Anämie durch folgende Faktoren ausgelöst werden:
▷ Blutverluste entstehen durch Dialysebehandlung und diagnostische Blutentnahmen sowie durch okkulte Magen-Darmblutungen (beeinträchtigtes Gerinnungssystem).
▷ Eine Verminderung der Erythropoese ist Folge des Mangels an Erythropoetin und von Störungen des Stoffwechsels von Vitamin B_{12}, Folsäure und Eisen.
▷ Eine gesteigerte Hämolyse ist Folge des urämischen Milieus (Anstieg von Serum-Harnstoff, Kreatinin, Phenolen, aromatischen Aminen, Azidose), das offenbar den erythrozytären Energiestoffwechsel beeinträchtigt.

Die Anämie verschwindet nach erfolgreicher Nierentransplantation. Neuerdings ist es gelungen, durch Gabe von Erythropoetin die Anämie zu bessern.

2.1.4.3 Anämie bei malignen Tumoren

Die meist multifaktorielle Genese umfaßt:
▷ chronische Blutungen aus dem Tumor (Gastrointestinaltrakt, weibliches Genitale)
▷ gestörte Freisetzung von Speichereisen
▷ Folsäuremangel (bei schnell wachsenden, ausgedehnten Tumoren, besonders bei Lymphomen und Hämoblastosen, wird Folsäure von den Tumorzellen zur DNS-Synthese verbraucht und dadurch der normalen Hämopoese entzogen)
▷ Verdrängung der Hämopoese durch metastatische Knochenmarkinfiltration
▷ gesteigerte Hämolyse durch Autoantikörper (maligne Lymphome)
▷ Knochenmarkschädigung durch Radio- oder Chemotherapie

2.2 Erythrozytosen

> **Definition:** Vermehrung der Erythrozytenmasse, die (unter der Voraussetzung eines normalen Plasmavolumens) zur Erhöhung des Hämatokrits über 0,48 beim Mann bzw. über 0,43 bei der Frau führt. Dies entspricht einem Anstieg der Hämoglobinkonzentration auf Werte über 18 g/dl (bzw. 16 g/dl).

Da erhöhte Hämatokrit- und Hämoglobinwerte auch Folge einer Hämokonzentration (Verminderung des Plasmavolumens nach Durchfällen, wiederholtem Erbrechen, starkem Schwitzen, Polyurie, ausgedehnten Verbrennungen) sein können (Pseudo-Erythrozytose, relative Polyglobulie), ist im Zweifel die Bestimmung des Gesamt-Erythrozytenvolumens mit radioaktiv markierten Testerythrozyten notwendig.

Folge der Hämatokriterhöhung ist eine gesteigerte Blutviskosität, die nicht nur dem Herzen eine größere Arbeitsleistung abverlangt, sondern aufgrund von Störungen der Mikrozirkulation zu Parästhesien oder Störungen des Sensoriums (Sehstörungen, Ohrensausen, Schwindel) führen kann. Die verlangsamte Blutströmung in größeren Gefäßen erhöht das Risiko für thromboembolische Komplikationen (zerebrale Gefäßverschlüsse, Myokardinfarkt, Phlebothrombose, periphere Arterienverschlüsse). Die intravasale Flüssigkeitsvermehrung kann eine Erhöhung des Blutdrucks zur Folge haben.

Die Ursachen für Erythrozytosen finden sich in Tabelle I1-4.

Tabelle I1-4 Einteilung der Erythrozytosen

> **Polycythaemia vera** (autonome Proliferation der Erythropoese)
> Sekundäre Erythrozytosen
> - physiologisch **adäquate** Erythropoetinerhöhung
>   - Höhenaufenthalt
>   - pulmonale Gasaustauschstörungen
>   - Herzfehler mit Rechts-Links-Shunt
>   - Hämoglobine mit hoher O_2-Affinität (Met-Hämoglobinämie, CO-Hämoglobin)
>   - renale Ischämie (Nierenarterienstenose)
> - physiologisch **inadäquate** Erythropoetinerhöhung
>   - paraneoplastisch (Nierentumoren, Kleinhirntumoren)
>   - rezessive familiäre Erythrozytose

2.2.1 Polycythaemia vera

Definition: Durch autonome Proliferation der Hämopoese entstehende Vermehrung der Gesamt-Erythrozytenmasse.

Zusammen mit der chronischen myeloischen Leukämie, der megakaryozytären Myelose (essentielle Thrombozythämie) und der Osteomyelofibrose wird die Polycythaemia vera zu den chronischen myeloproliferativen Syndromen gezählt.

Ursachen: Die Ätiologie ist bisher ungeklärt. Die Erkrankung beruht auf einer Störung der pluripotenten myeloischen Stammzelle. Hierdurch wird verständlich, daß sich häufig initial eine Vermehrung der Granulozyten und Thrombozyten findet.
Folgen: Durch die unphysiologische, exzessive Blutbildung wird die Erythropoetinproduktion unterdrückt. Der Volumenanteil der Fettzellen im Knochenmark geht drastisch zurück. Eine extramedulläre Blutbildung in Milz und Leber (**myeloische Metaplasie**) führt zu einer Vergrößerung dieser Organe. Die Serum-Harnsäure steigt aufgrund des erhöhten Zellumsatzes, der durch frühzeitigen Abbau von Blutzellen in der Milz noch verstärkt wird, an und kann eine **Gicht** oder eine **Urat-Nephropathie** auslösen. Die Thrombozytose begünstigt neben der Hämatokriterhöhung die Entstehung venöser und arterieller **Thrombosen**. Andererseits können durch eine Störung der Thrombozytenfunktion Blutungskomplikationen entstehen (Epistaxis, Menorrhagien, blutende Magenulzera, postoperative Blutungen). Die alkalische Leukozytenphosphatase, ein in den spezifischen Granula der neutrophilen Zellen zytochemisch darstellbares Enzym, ist aus unbekannten Gründen häufig erhöht.

D **Diagnostische Hinweise**

Die sichere Diagnose setzt den Ausschluß sämtlicher sekundärer Erythrozytosen voraus.

Diagnostische Kriterien:
> Nachweis eines vermehrten Gesamt-Erythrozytenvolumens
> Knochenmarkbiopsie mit typischen, aber keineswegs beweisenden zytologischen Veränderungen
> Nachweis eines erniedrigten Erythropoetinspiegels
> erhöhte alkalische Leukozytenphosphatase
> Leukozytose
> Thrombozytose
> Hepatosplenomegalie

T **Therapeutische Hinweise**

Therapieziel ist eine Normalisierung der Fließeigenschaften des Blutes. Dies setzt einen Hämatokritwert unter 0,5 und eine normale Thrombozytenzahl voraus. Die notwendige Zytoreduktion kann durch **Aderlässe** oder durch eine Proliferationshemmung mit radioaktivem Phosphor (^{32}**P**) oder zytostatisch wirksamen Medikamenten erreicht werden.

2.2.2 Sekundäre Erythrozytosen

Definition: Isolierte Vermehrung der Gesamt-Erythrozytenmasse durch gesteigerte Erythropoetinproduktion, die physiologisch adäquat oder inadäquat sein kann (Tab. I1-4).
Ursachen: Über eine arterielle Hypoxie führt **Sauerstoffmangel** zu vermehrter Erythropoetinfreisetzung in der Niere und konsekutiv zu einer Steigerung der Erythropoese. Auf diese Weise entstehen *Höhenpolyglobulie* (äußerer Sauerstoffmangel) und Erythrozytosen bei Ventilationsstörungen und Shuntvitien (innerer Sauerstoffmangel). Hämoglobine mit **erhöhter O_2-Affinität** (CO-Hämoglobin, Met-Hämoglobin) bewirken bei normaler arterieller Sauerstoffspannung durch eine herabgesetzte O_2-Abgabe eine Gewebshypoxie, die der Organismus mit einer Polyglobulie zu kompensieren versucht. Die Erythrozytose bei **Nierenarterienstenose** wird auf die renale Ischämie zurückgeführt, welche die Erythropoetinfreisetzung stimuliert. Nierentumoren und manche Kleinhirntumoren führen durch eine autonome **Erythropoetinproduktion** zur Erythrozytose, die gelegentlich das erste Zeichen der ernsten Grunderkrankung darstellt.

D **Diagnostische Hinweise**

Messung des Sauerstoff-Partialdruckes im Blut (bei Verdacht auf Schlaf-Apnoe-Syndrom auch nächtliche Messung), Untersuchung der Nieren, Bestimmung des Erythropoetinspiegels im Serum, gegebenenfalls Sauerstoffbindungskurve des Hämoglobins.

T **Therapeutische Hinweise**

Wenn möglich, Behandlung der auslösenden Erkrankung.

II Leukozyten

1 Physiologische Grundlagen

> Granulozyten und Monozyten entstehen durch Teilung und Differenzierung aus gemeinsamen determinierten Stammzellen (**CFU$_c$** = *colony forming units in culture*) im Knochenmark.

Die Generationszeit der aus den CFU$_c$ hervorgehenden **Myeloblasten** beträgt etwa 16 Stunden, die der Promyelozyten und Myelozyten ist mit 20 bzw. 34 Stunden etwas länger. Es gibt jedoch auch Promyelozyten, die länger in der Ruhephase zwischen zwei Zellteilungen verbleiben und erst bei Bedarf eine verstärkte mitotische Akti-

vität entfalten (sog. *Reservespeicher im Proliferationskompartiment*). Die nicht mehr teilungsfähigen reifen Myelozyten bilden zusammen mit den aus ihnen durch Zellreifung hervorgehenden Metamyelozyten, stabkernigen und segmentkernigen Granulozyten das sog. *Reifungskompartiment*. Die durch Messungen an Isotopen-markierten Zellen bestimmte Durchgangszeit durch das Reifungskompartiment beträgt etwa sechs Tage, so daß die Entwicklung von der Stufe der CFU$_c$ bis zum funktionsfähigen reifen Segmentkernigen etwa zehn Tage in Anspruch nimmt (Abb. I1-6).

Die Granulopoese unterliegt dem regulierenden Einfluß von Wachstumsfaktoren (Interleu-

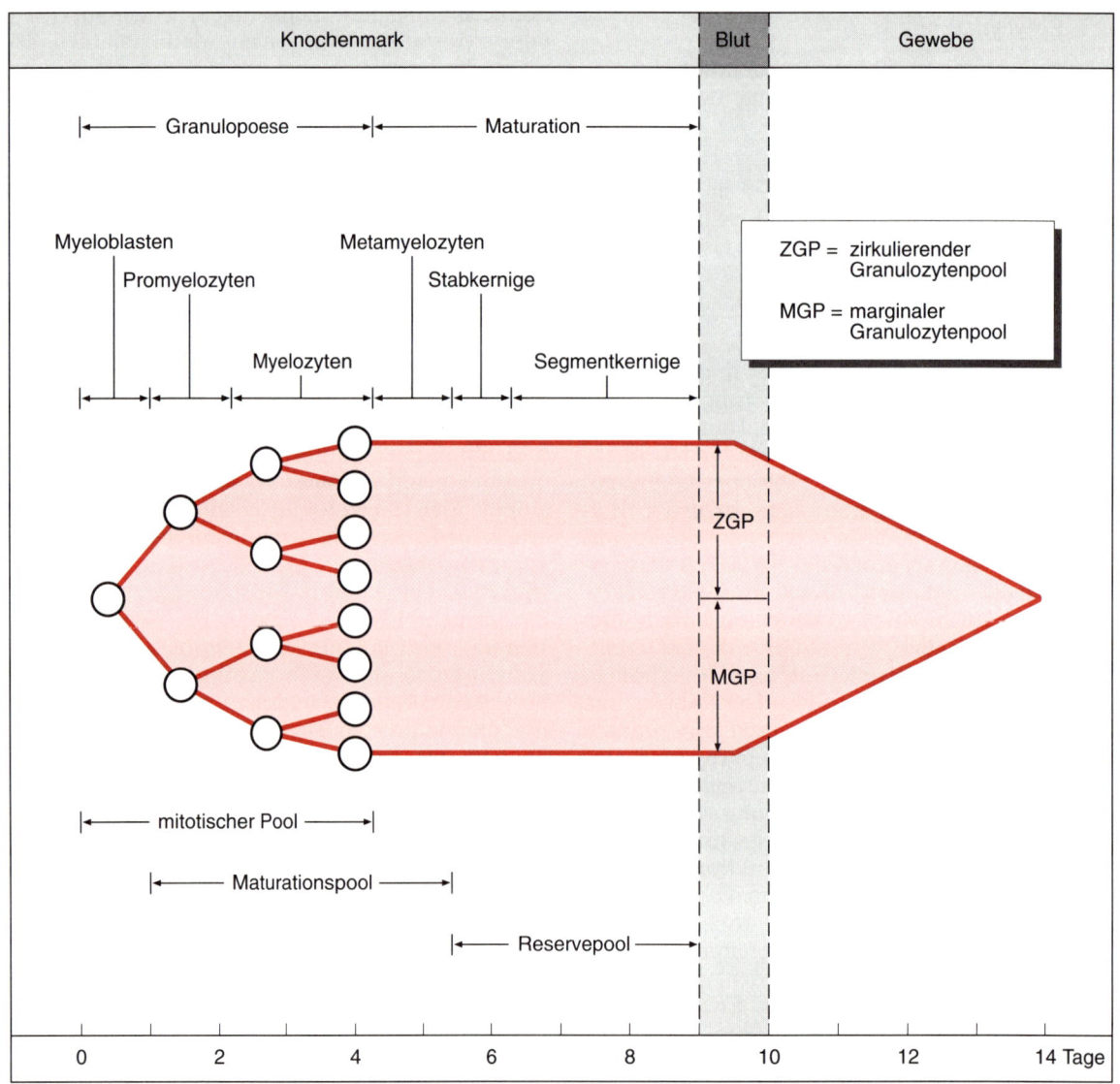

Abb. I1-6: Normale Granulozytenentwicklung (aus: Riedler, F., R. Zingg: Tabulae haematologicae. Edition Roche 1976).

kin 3, Granulozyten-Makrophagen-Kolonie-stimulierendem Faktor GM-CSF), die von T-Lymphozyten gebildet werden und die Neubildung und Ausreifung weißer Vorstufen stimulieren. Andererseits wurden aus unreifen Granulozyten Peptide isoliert, die die Proliferation der weißen Vorläuferzellen hemmen (**Chalone**). Die chemische Struktur von GM-CSF konnte in jüngster Zeit aufgeklärt werden. Es handelt sich um ein Glykoprotein, das inzwischen mit Hilfe gentechnologischer Methoden künstlich hergestellt werden kann und bei der Therapie von Granulozyten-Mangelzuständen erfolgreich eingesetzt wird.

Bei den **Monozyten** dauert die Entwicklung von der Stammzelle bis zum funktionsfähigen Makrophagen nur etwa 2,5 Tage; aufgrund der frühzeitigen Emigration aus dem Knochenmark bildet sich hierbei kein Reservespeicher aus reifen Zellen. Monozyten verlassen die Blutbahn bereits nach etwa acht Stunden. Auch die Bildung dieser Zellen unterliegt dem Einfluß von Wachstumsfaktoren (GM-CSF, M-CSF = Makrophagen-Kolonie-stimulierender Faktor). Im Gewebe können sie sich je nach Standort weiterdifferenzieren (Histiozyten, Kupffer[1]-Sternzellen, Alveolarmakrophagen, Epitheloidzellen u.a.).

Der aktuelle Bedarf an Makrophagen wird in erster Linie aus dem Speicher der Blutmonozyten und nachfolgend durch eine gesteigerte Monozytopoese im Knochenmark gedeckt. Makrophagen können jedoch offenbar auch im Gewebe proliferieren.

Die **amöboid** beweglichen **Granulozyten** verteilen sich nach Verlassen der venösen Sinusoide des Knochenmarks im Blutgefäßsystem auf einen zirkulierenden Anteil, der bei der Leukozytenzählung erfaßt wird, und einen etwa ebenso großen wandständigen Speicher *(marginaler Pool)*. Bei verschiedenen Reizen (Streß, Entzündungen) kommt es, offenbar unter dem Einfluß von Adrenalin, durch Ablösung von wandständigen Granulozyten zu einer Leukozytose, die als *Verteilungsleukozytose* von einer *Produktionsleukozytose* zu unterscheiden ist. Nach einer recht kurzen Verweildauer von zehn bis 27 Stunden emigrieren die Granulozyten durch die Endothelporen der Endstrombahn (postkapilläre Venolen) ins Gewebe. Die auf aktiver, amöboider Beweglichkeit beruhende, gezielte Auswanderung setzt die Anwesenheit von Bindungsstellen für **Mediatoren** voraus, die die Zelle chemotaktisch anlocken. Chemotaktische Mediatoren sind Peptide, die z.B. von Bakterien freigesetzt werden, aber auch körpereigene Substanzen (**Opsonine**). Wandadhäsion und Emigration können durch zahlreiche Stoffe gehemmt werden (Glukokortikoide, Antiphlogistika, Colchizin, Alkohol, Narkotika).

---

[1] Karl W. von Kupffer (1829–1902), Anatom in Kiel und München.

Die im Gewebe von den Granulozyten oder Makrophagen als fremd erkannten Partikel werden durch **Endozytose** in die Zelle aufgenommen und mit Hilfe der plasmatischen und aus spezifischen Granula freiwerdenden Enzyme verdaut (**Mikrobiolyse**). Mehr als 50 verschiedene derartige Enzyme und Abwehrsysteme sind bis jetzt in neutrophilen Granulozyten identifiziert worden. Unter physiologischen Bedingungen sind der Einstrom von Neutrophilen und die Freisetzung von Zellinhaltsstoffen streng reguliert. Nach der Zerstörung des Zielantigens können diffusiv aus dem Plasma herantransportierte oder lokal produzierte Inhibitoren (Antiproteinasen) den Entzündungsvorgang beenden. Beim Versagen dieser Regulationsmechanismen kann es hingegen zu einer Schädigung des körpereigenen Gewebes kommen. Zu den Erkrankungen, bei denen pathogenetisch eine Gewebszerstörung durch Neutrophile diskutiert wird, gehören rheumatoide Arthritis, Schocklunge, Colitis ulcerosa und idiopathische Lungenfibrose. Das Enzymmuster der Neutrophilen ist abhängig von ihrem Reifungsstadium, so daß der biochemische Enzymnachweis (z.B. Myeloperoxidase, alkalische Leukozytenphosphatase, Esterase, saure Phosphatase) zur Einordnung der Zelle benutzt werden kann. Dies spielt bei der Differenzierung unreifzelliger Leukämien eine große Rolle. Einzelne Bausteine der intrazellulär zerlegten Partikel gelangen durch **Exozytose** wieder ins Gewebe, wo sie als Antigen das Immunsystem zur Bildung spezifischer Antikörper stimulieren und gleichzeitig weitere Monozyten anlocken können.

Störungen der Leukopoese äußern sich in qualitativen und/oder quantitativen Veränderungen.

2 Pathophysiologie einzelner Krankheitsbilder

2.1 Störungen der Granulozytenfunktion

Qualitative Veränderungen umfassen angeborene oder erworbene Störungen der chemotaktisch vermittelten Zelladhäsion an der Gefäßwand, der Lokomotion, der Endozytose und der intrazellulären Mikrobiolyse.

> Folge qualitativer Granulozytenveränderungen ist eine erhöhte Anfälligkeit für bakterielle Infekte und Mykosen, aber auch für manche Malignome.

Eine Auswahl klinisch bedeutsamer Formen findet sich in Tabelle I1-5. Nur am Rande hingewiesen sei an dieser Stelle auf Erkrankungen, in deren Pathogenese Leukozyten oder deren Inhaltsstoffe trotz normaler Zellfunktion eine Schlüsselstellung einnehmen (z.B. die chronische Polyarthritis, bei der Granulozyten durch Immunkomplexe in der Ge-

Tabelle I1-5 Einteilung der Granulozytopathien

Angeborene Störungen

„Lazy-leucocyte"-Syndrom
Chediak-Higashi-Steinbrinck-Syndrom
progressive septische Granulomatose
primärer Myeloperoxidasemangel
Down-Syndrom
(u. a. m.; insgesamt sind z. Zt. etwa 15 verschiedene
Störungen bekannt)

Erworbene Störungen

Hämoblastosen
medikamentös-toxische Granulozytopathie
ionisierende Strahlen
sekundärer Myeloperoxidasemangel
Granulozytopathien bei chronischen Erkrankungen:
systemischer Erythematodes, chronische Polyarthritis, Malignome, Niereninsuffizienz, Diabetes
mellitus (u. a. m.; z. Zt. sind etwa 30 auslösende
Grundkrankheiten beschrieben)

---

lenksynovia angelockt werden und nach Phagozytose dieser „Fremdkörper" lysosomale Enzyme freisetzen, die für die Gelenkdestruktion verantwortlich sein sollen).

Die Diagnostik stützt sich auf differenzierte Laboruntersuchungen, die es gestatten, in vitro jedes
Stadium der Phagozytose zu prüfen. Die Therapie
ist symptomatisch (Infektbehandlung).

2.2 Veränderungen der Leukozytenzahl

Quantitative Veränderungen, die manchmal zusätzlich mit einer Störung der Zellfunktion einhergehen, äußern sich als Leukozytose oder Leukopenie.

Definition: Eine **Leukozytose** ist eine Vermehrung
der zirkulierenden Gesamtleukozytenzahl im Blut

über 8000/µl (8×10^9/l). Da sich die Leukozyten
aus verschiedenen Zellpopulationen rekrutieren,
muß mit Hilfe des Differentialblutbildes geklärt
werden, ob es sich dabei um eine Neutrophilie, Eosinophilie, Monozytose oder Lymphozytose handelt. Bei den akuten Leukämien wird die Leukozytose durch unreife weiße Vorstufen verursacht
(Normwerte s. Tab. I1-6).

Unter **Leukopenie** versteht man eine Verminderung der Leukozytenzahl im peripheren Blut auf
Werte < 4000/µl (4×10^9/l). Die Leukopenie ist
meistens Folge einer **Neutropenie** (Verminderung
der neutrophilen Granulozyten auf <2500/µl
[$2,5 \times 10^9$/l]).

2.2.1 Neutrophilie

Ursachen einer Neutrophilie sind:
▷ Vermehrte Bildung und Ausschwemmung aus
  dem Speicherpool im Knochenmark (reaktiv
  oder neoplastisch): *Produktionsleukozytose.*
▷ Quantitative Verschiebung vom marginalen in
  den zirkulierenden Pool (*Verteilungsleukozytose,* verursacht durch körperliche Anstrengung, Intoxikationen, Infektionen). Hierbei
  findet sich im Differentialblutbild keine Linksverschiebung!
▷ Hemmung der Auswanderung aus dem zirkulierenden in den marginalen Pool (durch Alkohol,
  Steroide, Antiphlogistika).

Bei **reaktiven Produktionsleukozytosen** übersteigt
die Leukozytenzahl selten Werte von 30000/µl
(30×10^9/l), in Ausnahmefällen können jedoch
Werte von über 50000/µl (50×10^9/l) erreicht werden (**leukämoide Reaktion**). In den meisten Fällen
findet sich eine sog. **Linksverschiebung** mit vermehrtem Auftreten von jüngeren Vorstufen im Blut
(Stabkernige, Metamyelozyten, nur ausnahmsweise noch unreifere Zellen); sie entsteht durch vorzeitige Ausschwemmung der Zellen aus dem Rei-
fungsspeicher im Knochenmark. Die Ursachen

Tabelle I1-6 Normalwerte der kernhaltigen Blutzellen und Bezeichnung ihrer Störungen (aus Boll, I.: Einteilung der Erkrankungen des granulozytären Systems. In: Queisser, W. [Hrsg.]: Das Knochenmark, S. 501. Thieme, Stuttgart 1978)

Zellen	Normalbereich Zahl/µl ($\times 10^9$/l)		Vermehrung	Verminderung
Leukozyten	4000–8000	(4,0–8,0)	Leukozytose	Leukopenie
Stabkernige	250– 750	(0,25–0,75)	Linksverschiebung	Rechtsverschiebung
Segmentkernige	2500–7500	(2,5–7,5)	Granulozytose	Granulozytopenie
Eosinophile	40– 440	(0,04–0,44)	Eosinophilie	Eosinopenie
Basophile	15– 100	(0,015–0,1)	Basophilie	Basopenie
Monozyten	200– 500	(0,2–0,5)	Monozytose	Monozytopenie
Lymphozyten	1500–3500	(1,5–3,5)	Lymphozytose	Lymphopenie

Tabelle I1-7 Ursachen der reaktiven Neutrophilie

▷ Infektionen (Bakterien, Pilze, Viren, Parasiten)
▷ Entzündungen (rheumatisches Fieber, Kollagenosen, Thrombophlebitis)
▷ Neoplasien (besonders im Gastrointestinaltrakt; Tumorzerfall)
▷ Gewebsnekrosen (Myokardinfarkt, Lungeninfarkt, Hämolyse, Verbrennungen, akute Pankreatitis)
▷ metabolische Störungen (Urämie, diabetische Azidose, Eklampsie, Gichtanfall, Hyperthyreose, Morbus Cushing)
▷ Medikamente und Chemikalien (Adrenalin, Ätiocholanolon, Endotoxin, Cortison)
▷ akute Blutverluste

sind vielfältig (Tab. I1-7), die verantwortlichen Pathomechanismen oft unklar. **Neoplastische Granulozytosen** kommen bei den myeloproliferativen Erkrankungen vor.

2.2.2 Neutropenie

Ursachen sind:
▷ Infekte (bakterielle und virale Erkrankungen z. B. Tbc, Sepsis, Masern, Röteln, Grippe). Die Pathogenese der infektbedingten Neutropenie ist unklar.
▷ Verminderte Zellbildung im Knochenmark (Schädigung der determinierten Stammzellen durch ionisierende Strahlen, Zytostatika, Knochenmarkinfiltration durch Hämoblastosen und Lymphome, medikamentös-allergische Zerstörung der Vorläuferzellen); seltene hereditäre und konstitutionelle Proliferationsstörungen (z. B. **zyklische Neutropenie**).
▷ Verschiebung vom zirkulierenden in den marginalen Pool **(Pseudoneutropenie),** z. B. bei Milztumoren; das durch den vergrößerten marginalen Speicher vermehrt freigesetzte Chalon führt zusätzlich zu einer Proliferationshemmung im Knochenmark. Erst bei einer vermehrten Zellzerstörung in der vergrößerten Milz, die durch lokale Stase und Azidose begünstigt wird, kommt es zu einer gesteigerten Zellbildung im Knochenmark (Hypersplenismus).
▷ Vermehrte Zerstörung von Granulozyten in der Peripherie (Hypersplenismus, Autoimmunerkrankungen, Medikamentenallergie). Medikamente können als Haptene wirken, zur Zytolyse kommt es unter Mitwirkung von Komplement durch Anheftung von Antigen-Antikörperkomplexen an reife Granulozyten, aber auch an unreife Vorstufen. Eine hochgradige Neutropenie **(Agranulozytose)** äußert sich in Schleimhautnekrosen und hohem Fieber. Sind auch die determinierten Stammzellen zerstört, erkennbar am Fehlen der Monozyten und eosinophilen Granulozyten, ist die Prognose besonders schlecht.

In der Diagnostik sind Anamnese (Medikamente, vorausgegangene Bestrahlung) und Knochenmarkuntersuchung entscheidend.

Therapeutisch steht – wenn möglich – die Behandlung der Grundkrankheit im Vordergrund. Die Infektabwehr kann vorübergehend durch Granulozytentransfusionen verbessert werden.

2.2.3 Eosinopenie und Eosinophilie

Bildung und Ausschüttung von Eosinophilen unterliegen dem Einfluß von mehreren Wachstumsfaktoren (GM-CSF, Interleukin 3, Interleukin 5), die in T-Lymphozyten gebildet werden.

Eosinophile Granulozyten werden chemotaktisch durch Fremdproteine (Parasiten, fleischhaltige Kost), aber auch durch körpereigene Substanzen (Histamin, Fibrinspaltprodukte, Antigen-Antikörperkomplexe) angelockt. Die in den Granula der Eosinophilen gespeicherten Proteine (Kationisches Protein, Protein X, Peroxidase, „major basic protein") werden beim Kontakt mit Fremdprotein freigesetzt. Sie haben zytotoxische Eigenschaften, können jedoch außerdem die Histaminfreisetzung von Mastzellen und Basophilen bewirken und die Bildung von Glykosaminoglykanen in Fibroblasten stimulieren. Wenn die Zellen bei der Auseinandersetzung mit dem Fremdprotein oder durch Histamin vermittelt zerfallen, können die in den Plasmamembranen vorkommenden Proteine kristallin ausfallen (Charcot-Leyden-Kristalle im Sputum von Asthma-Patienten). Die tageszeitlichen Schwankungen der Eosinophilenzahl beruhen auf Schwankungen des Kortisolspiegels. Kortisol führt, ebenso wie Adrenalin, zu einer vermehrten Emigration der Zellen ins Gewebe. **Eosinopenien** werden demzufolge bei M. Cushing, Glukokortikoidmedikation und bei Streßsituationen angetroffen. Auch manche virusbedingten Infektionskrankheiten können mit einer Eosinopenie einhergehen. Für eine reaktive **Eosinophilie,** die durch verminderten Abstrom der Zellen aus der Blutbahn ins Gewebe, aber auch durch vermehrte Bildung im Knochenmark entstehen kann, kommen zahlreiche Ursachen in Betracht (Parasitosen: Wurmbefall, Krätzemilbenbefall, Protozoonosen; allergische Erkrankungen, Malignome, Dermatosen, Kollagenosen). Auch Medikamente (z. B. Acetylsalicylsäure, Penicillin, Tuberkulostatika u. v. a. m.) können eine Eosinophilie auslösen. Häufig sind die Eosinophilen in der Heilphase von Infektionskrankheiten vermehrt *(Morgenröte der Genesung),* selten im Rahmen sog. eosinophiler Granulome. Neoplastische Eosinophilien werden bei der seltenen Eosinophilenleukämie, gelegentlich auch bei der chronischen myeloischen Leukämie beobachtet.

2.2.4 Basophilie

Basophile Granulozyten sind durch einen hohen Gehalt an groben intrazytoplasmatischen Granula gekennzeichnet, die unter anderem Heparin und Histamin enthalten. Die Freisetzung von Heparin soll zur Klärung von lipämischem Blut führen (Klärfaktor), deshalb ist eine Vermehrung der Basophilen bei Fettstoffwechselstörungen keine Seltenheit. Histamin wird bei Allergien vom Soforttyp nach entsprechendem Allergenkontakt freigesetzt. Durch die eosinophilotaktische Wirkung des Histamins und weiterer, von den basophilen Granulozyten freigesetzter Mediatoren erklärt sich die Eosinophilenvermehrung bei allergischen Erkrankungen.

Da freies Heparin und Histamin ihrerseits eine weitere Basophilen-Degranulation fördern können, ist eine sich selbst unterhaltende Kettenreaktion denkbar, die möglicherweise bei der Pathogenese des allergischen Schocks eine wichtige Rolle spielt. Neoplastische Basophilien werden bei der chronisch myeloischen Leukämie und bei der Polycythaemia vera gefunden.

2.2.5 Monozytopenie und Monozytose

Monozyten haben vielfältige Funktionen (Elimination von gealterten körpereigenen Proteinen und Fremdproteinen, Antigenpräsentation, Regulation der Granulozytopoese). **Monozytopenien,** die nie ohne gleichzeitige Granulozytopenie vorkommen, können zu einer erhöhten Infektionsanfälligkeit führen. **Benigne Monozytosen** kommen bei Infektionskrankheiten, besonders solchen mit Granulombildung (Tuberkulose, Syphilis) vor. Bei nichtinfektiösen granulomatösen Erkrankungen (Sarkoidose, Morbus Crohn) findet sich allerdings trotz des Reichtums der Granulome an Monozyten und daraus abgeleiteten Epitheloidzellen selten eine Vermehrung der Monozyten im Blut. **Maligne Monozytosen** entstehen durch neoplastische Proliferation der Stammzellen im Knochenmark (Monozytenleukämie, Präleukosen). Die bei malignen Lymphomen beobachtete Monozytose ist offenbar Ausdruck von immunologischen Reaktionen gegen den Tumor.

2.2.6 Leukämie

Es handelt sich um eine maligne Entartung der Myelopoese.

> Der Begriff Leukämie bedeutet *Weißblütigkeit* und charakterisiert strenggenommen nur solche Formen, die mit erhöhten peripheren Leukozytenzahlen einhergehen.

Klinisch werden **akute** Leukämien mit rasch progredientem Verlauf von **chronischen** myeloproliferativen Syndromen unterschieden. Schwierig abzutrennen sind maligne Erkrankungen des **lymphatischen Systems,** die sich teils wie solide Tumoren, teils wie Leukämien verhalten.

2.2.6.1 Akute Leukämie

Definition: Bösartige Erkrankung des blutbildenden Systems, die mit einer unkontrollierten, diffusen Wucherung von unreifen hämopoetischen Zellen einhergeht und unbehandelt meist innerhalb weniger Monate zum Tode führt.

Ursachen: Die Ätiologie der malignen Transformation von hämopoetischen Zellen ist bisher nur in Einzelfällen nachgewiesen worden. Während im Tierversuch genetische Einflüsse eindeutig gesichert sind, gibt es beim Menschen nur wenige indirekte Hinweise für die Bedeutung der **genetischen** Disposition für die Leukämogenese (z.B. höhere Leukämieinzidenz bei Trisomie 21). Weitere, gesicherte Ursachen sind **Strahlenexposition** und **Chemikalien** (Benzol, Thorotrast, Zytostatika). Eine **virale** Genese ist bisher nur für seltene endemische T-Zell-Leukämien bewiesen. Möglicherweise treffen im Einzelfall mehrere auslösende Faktoren zusammen.

Ursächlich wird bei allen Leukämien eine Transformation auf der Stufe der hämopoetischen Stammzelle angenommen. Proliferationskinetische Untersuchungen mit ^{3}H-Thymidin deuten darauf hin, daß sich jeweils nur ein Teil der blastär veränderten Zellen mitotisch vermehrt. Ein größerer Anteil scheint einer nicht-proliferierenden Population anzugehören, die Zellen haben jedoch die Fähigkeit, wieder in das proliferierende Kompartiment einzutreten. Dies erklärt die hohe Rezidivrate nach zytostatischer Therapie, die im wesentlichen in der Mitosephase wirkt.

Folgen: Bei Diagnosestellung beträgt die Tumormasse meist schon mehr als ein Kilogramm (entsprechend 10^{11}–10^{12} leukämische Zellen). Zellreifung und -ausschwemmung sind den physiologischen Kontrollmechanismen entzogen. Leukämische Blasten verfügen nicht über die Eigenschaften reifer Leukozyten (Chemotaxis, gezielte Lokomotion, Phagozytose, Antikörperbildung). Da jedoch die normale Hämatopoese nach kurzer Zeit mehr oder weniger vollständig ausfällt (durch „Verdrängung" im Knochenmark oder ebenfalls leukämischen Ursprung der morphologisch unauffälligen Resthämatopoese), ist der Organismus schutzlos gegenüber Infektionen (häufig **Systemmykosen**). Mangel an Thrombozyten führt zu einer hämorrhagischen Diathese.

Die sich entwickelnde **aplastische Anämie** ist durch das Fehlen von Retikulozyten im peripheren Blut gekennzeichnet.

Die zirkulierenden leukämischen Blasten führen durch ihr großes Zellvolumen (250–450 fl) zu **Störungen der Mikrozirkulation,** die durch lokale Bildung von Mikrothromben (Freisetzung gerinnungsfördernder Substanzen aus den leukämischen Zellen, besonders nach zytostatischer Therapie) noch verstärkt werden. Folge sind Ausfallserscheinungen des ZNS (Stupor, Tinnitus, Ataxie, Sehstörungen), aber auch Dyspnoe durch eine alveoläre Minderperfusion. Befall der Hirnhäute äußert sich als **Meningeosis leucaemica.** Der gesteigerte Zellumsatz bewirkt nahezu regelmäßig, ebenso wie der durch Zytostatika induzierte massive Zellzerfall, einen Anstieg der Serum-Harnsäure (Gefahr der akuten **Urat-Nephropathie**).

Manchmal geht der akuten Krankheit eine Monate bis Jahre dauernde Insuffizienz einer oder mehrerer Zellinien des Knochenmarks voraus. Bei diesen als **Präleukämie** oder **Myelodysplasie** bezeichneten Zuständen ist der neoplastische Zellklon bereits etabliert. Die Morphologie des Knochenmarks ist charakteristisch verändert (megaloblastäre rote Reihe, grobe Eisengranula in Sideroblasten, Hyposegmentierung der Granulozyten *[Pseudo-Pelger]*, Mikrokaryozyten). Funktionsstörungen der Neutrophilen äußern sich in beeinträchtigter Chemotaxis und Phagozytose, solche der Thrombozyten in einer verminderten Aggregation.

> Die sich aus einer Präleukose entwickelnde akute Leukose ist im allgemeinen besonders therapieresistent.

D Diagnostische Hinweise

Die Diagnose wird durch den Nachweis von Blasten im peripheren Blut oder im Knochenmark

(Blastenanteil größer als 40%) gestellt. Selten sind im Blut keine Blasten nachweisbar (aleukämische Verlaufsform), doch ist auch hier das Knochenmark dicht von Tumorzellen durchsetzt.

Für die Klassifizierung unreifzelliger Leukämien werden zahlreiche Untersuchungsverfahren eingesetzt, die neben der Lichtmikroskopie von Blut- und Knochenmarkausstrichen zytochemische Untersuchungen der Zellenzyme, immunologische Untersuchungen (Bestimmung von Oberflächenmarkern), Nachweis von Hormonrezeptoren, zytogenetische und zellkinetische Verfahren sowie die Elektronenmikroskopie umfassen. Derzeitige Klassifikationsschemata basieren im wesentlichen auf dem zytochemischen Nachweis des Enzymmusters der leukämischen Blasten (Myeloperoxidase, α-Naphthylacetat-Esterase) sowie auf dem Ausfall der PAS-Reaktion. Hiernach lassen sich akute myeloische Leukämien (Einteilung nach der sog. FAB-Klassifikation s. Tab. I1-8) von akuten lymphatischen Leukämien (weitere Unterteilung durch Bestimmung von Oberflächenmarkern und mit zytogenetischen Methoden) unterscheiden (Abb. I1-7).

▼ Therapeutische Hinweise

Die Behandlung der unreifzelligen Leukämie hat die komplette Eradikation des malignen Zellklons

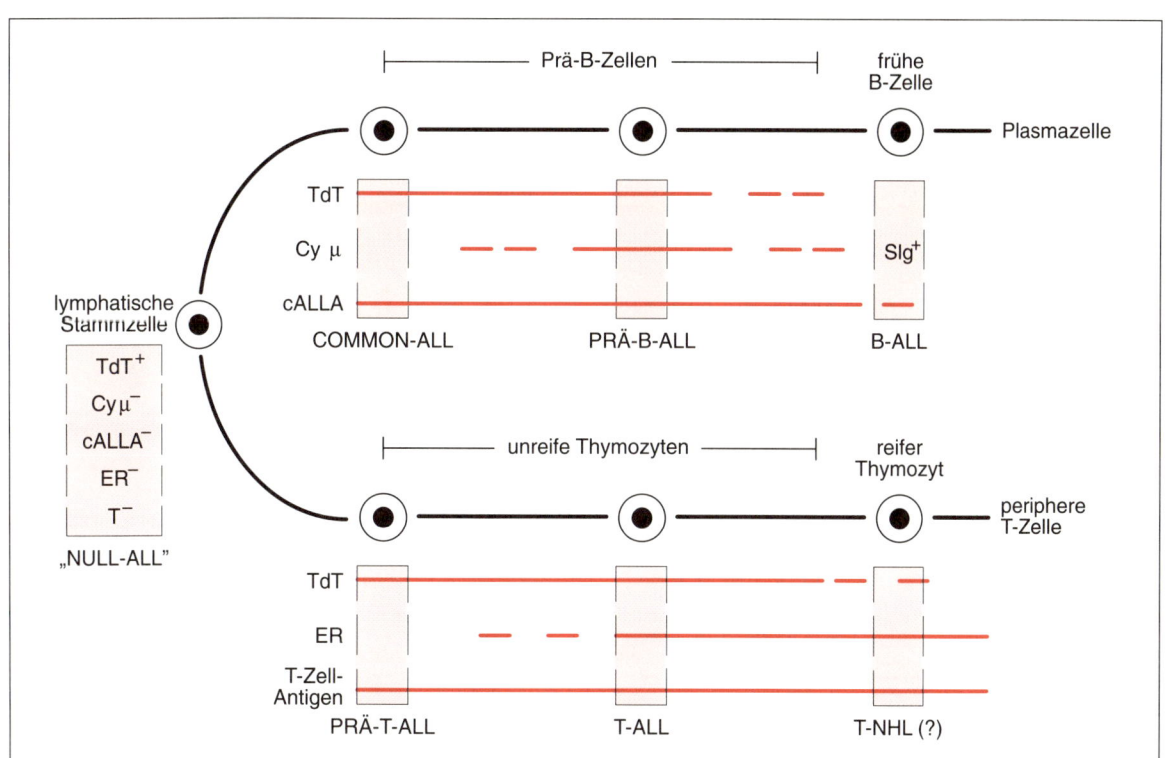

Abb. I1-7: Normale Lymphopoese und lymphatische Leukämie. Phänotypen (nach: Pees, H. W.: Rationelle Diagnostik der akuten Leukämien. Dtsch. Ärztebl. 81 [1984] 707–711).

TdT = terminale Desoxynucleotidyl-Transferase, Cy μ = zytoplasmatische μ-Ketten, ALL = akute lymphatische Leukämie, cALLA = common ALL-Antigen, ER = Rezeptor für Schafserythrozyten, T = T-Zell-Antigen, SIg = Surface-(Oberflächen-)Immunglobulin, T-NHL = Non-Hodgkin-Lymphom vom T-Zelltyp, durchgezogene Linie = das entsprechende Merkmal ist nachweisbar

Tabelle I1-8 French-American-British (FAB-)Klassifikation der akuten myeloischen Leukämien (nach: Bennett, J. M., et al.: Proposals for the classification of the acute leucemias, French-American-British [FAB] cooperative group. Brit. J. Haemat. 33 [1976] 451)

M1	>3% Peroxidase-positiv, evtl. Auerstäbchen, keine wesentliche Differenzierung
M2	myeloblastisch, mit Ausreifungstendenz
M3	promyelozytär
M4	myelomonozytär
M5	monozytär: a) monoblastisch b) differenziert
M6	Erythroleukämie

zum Ziel. Durch zytostatisch wirksame Medikamente wird mit der sog. **Induktionstherapie** die pathologische Zellmasse auf 10^9 Zellen oder weniger verringert. In der anschließenden **Konsolidierungsphase** wird versucht, die Zahl der Blasten auf etwa 10^5 zu reduzieren; ab dieser Tumormasse kann häufig die körpereigene Immunabwehr die Krankheit wirksam kontrollieren. In neuerer Zeit gibt es erfolgreiche Versuche, nach vollständiger Zerstörung des malignen Zellklons durch eine Kombination aus hochdosierter zytostatischer Chemotherapie und Ganzkörperbestrahlung und nachfolgende Infusion kompatibler myeloischer Stammzellen eines gesunden Spenders (Knochenmarktransplantation) eine Dauerheilung zu erzielen.

2.2.6.2 Chronische myeloproliferative Syndrome

> Unter dieser Bezeichnung werden Krankheiten mit meist chronischem Verlauf zusammengefaßt, bei denen es zu einer unphysiologischen Proliferation von Knochenmarkzellen kommt. Erythropoese, Granulopoese, Megakaryopoese und RHS sind in unterschiedlichem Ausmaß am Krankheitsprozeß beteiligt.

Das Knochenmark ist zu Beginn regelmäßig hyperzellulär. Durch **extramedulläre Blutbildung** in Milz und Leber kann eine exzessive Hepatosplenomegalie resultieren. Diese (neoplastische) **myeloische Metaplasie** muß von reaktiven Metaplasien bei Überforderung des Knochenmarks (z. B. bei schweren hämolytischen Anämien oder bei Knochenmarkinfiltration durch Tumorzellen) unterschieden werden. Chronische myeloproliferative Syndrome können nach längerem Verlauf mit einer progredienten **Markfibrose** einhergehen, die zu **Anämie** und/oder **Thrombopenie,** seltener auch zu **Neutropenie** führt.

> Der Übergang in einen **finalen Blastenschub** ist bei der chronischen myeloischen Leukämie die Regel, bei den anderen Formen seltener.

Eine Einteilung der verschiedenen chronischen myeloproliferativen Syndrome findet sich in Tabelle I1-9. Neben den dort aufgeführten klassischen Krankheitsbildern gibt es Formen, die sich nicht eindeutig zuordnen lassen.

Chronische myeloische Leukämie

Definition: Durch maligne Entartung von Knochenmarkstammzellen entstandenes, chronisches myeloproliferatives Syndrom, das durch eine exzessiv gesteigerte Granulopoese gekennzeichnet ist.

Ursache: Die chronische myeloische Leukämie kann durch ionisierende Strahlen hervorgerufen werden. In der Mehrzahl der Fälle bleibt jedoch die Ätiologie unklar.

Für die klonale Entwicklung (Mutation auf Stammzellebene) spricht das in etwa 85% der Fälle gefundene **Philadelphia[1]-Chromosom.** Es handelt sich um das Chromosom 22, welches durch eine erworbene Translokation zum langen Arm des Chromosoms 9 einen Teil seines langen Armes ein-

---

[1] benannt 1960 nach Patienten in Philadelphia.

Tabelle I1-9 Einteilung der chronischen myeloproliferativen Syndrome (nach: Dameshek, W. et al. In: Leukemia [2. ed.]. Grune & Stratton, New York 1964)

Krankheit	Befallene Zellsysteme				Extramedulläre Metaplasie
	Erythropoese	Granulopoese	Thrombopoese	RHS	
Polycythaemia vera	+++	++	++	+	+
chronische myeloische Leukämie	+	+++	+	±	++
chronische Erythroleukämie	+++	++	+	±	+
Thrombozythämie	±	±	+++	++	+
Osteomyelofibrose	±	+ (+)	+ (+)	+++	+++

gebüßt hat. Dieses Ph$_1$-Chromosom ist in den teilungsfähigen Vorstufen sämtlicher myeloischer Zellreihen, gelegentlich auch in Vorstufen der lymphatischen Zellen nachweisbar. Es fehlt in anderen Zellen des Körpers. Neben den Ph$_1$-positiven Zellen persistieren häufig Vorstufen der Granulopoese, die diesen Marker nicht aufweisen, ihr Anteil nimmt jedoch im Verlauf der Erkrankung ab.
Folgen: Da die Granulozyten bei der chronischen myeloischen Leukämie als relativ junge Zellen aus den Blutbildungsstätten ausgeschleust werden, sollen sie eine längere Verweildauer im Intravasalraum haben. Die hohen Leukozytenzahlen im Blut erklären sich jedoch auch dadurch, daß die Zellen nach dem Verlassen der Blutbahn wieder in das Gefäßsystem rezirkulieren können. Die Zellteilungsrate der granulopoetischen Zellen ist nicht erhöht, es findet sich jedoch eine erhebliche Ausdehnung des Stammzellkompartiments. Aus der Tatsache, daß die Leukozytenzahlen auch ohne oder bei gleichbleibender Therapie zyklisch schwanken können, wird abgeleitet, daß der maligne Zellklon zum Teil noch den normalen Regelungsmechanismen unterliegt. Die Phagozytosefähigkeit leukämischer Granulozyten ist nicht wesentlich eingeschränkt, so daß es im allgemeinen in der chronischen Phase nicht zu einer gesteigerten Infektanfälligkeit kommt.

> Regelmäßig ist, offenbar als Ausdruck der Unreife der leukämischen Zellen, die Aktivität der **alkalischen Leukozytenphosphatase** in den Granulozyten erniedrigt, manchmal fehlt dieses Enzym ganz. Dieser Befund unterscheidet die chronische myeloische Leukämie von allen anderen chronischen myeloproliferativen Syndromen.

Störungen der Mikrozirkulation sind bei Leukozytenzahlen von über 300000/µl zu erwarten, besonders wenn gleichzeitig eine Thrombozytose vorliegt. Der hohe Zellumsatz kann zur Hyperurikämie führen. Nach durchschnittlich dreijährigem Verlauf entwickelt sich bei fast allen Patienten, oft über eine Phase der Akzeleration mit Zuspitzung der bereits bestehenden Krankheitssymptome, ein terminaler Blastenschub, dessen Symptomatik der einer akuten Leukämie gleicht und der innerhalb von Wochen bis Monaten zum Tode führt. In einem Drittel der Fälle weisen die Blasten nicht myeloische, sondern lymphatische Merkmale auf (biochemischer oder immunologischer Nachweis des Enzyms Terminale Desoxynukleotidyltransferase, TdT). Diese Beobachtung stützt die Vermutung, daß die maligne Transformation bereits auf der Ebene der gemeinsamen Stammzelle von Myelopoese und lymphatischem Zellsystem stattgefunden hat.

D Diagnostische Hinweise

Eine Splenomegalie ist nahezu immer vorhanden. Die Diagnose wird aufgrund der Blutleukozytose, der Linksverschiebung im Differentialblutbild (oft bis zu Myeloblasten), der erniedrigten Aktivität der alkalischen Leukozytenphosphatase und fakultativ durch den Nachweis des Philadelphia-Chromosoms gesichert.

V Therapeutische Hinweise

Die palliative zytostatische Therapie hat in der chronischen Phase eine Beschwerdelinderung durch Reduktion der leukämischen Zellmasse zum Ziel. Neuerdings scheint es möglich zu sein, durch Knochenmarktransplantation nach vorheriger Ganzkörperbestrahlung und zytostatischer Therapie Langzeitremissionen zu erzielen. Die Behandlung des Blastenschubs ist weiterhin unbefriedigend.

Osteomyelofibrose

Definition: Chronisches myeloproliferatives Syndrom, das durch eine fibröse Transformation des Knochenmarks mit Verdrängung der Hämatopoese und eine ausgeprägte myeloische Metaplasie gekennzeichnet ist.
Ursache: Die Ätiologie ist unbekannt. Die Erkrankung kann sich selten aus anderen myeloproliferativen Syndromen entwickeln. Abzutrennen sind **sekundäre** Osteomyelofibrosen, die bei verschiedenen Grundkrankheiten (chronische Entzündungen, Knochenmarkinfiltration durch maligne Tumoren) oder nach Einwirkung spezifischer Noxen (ionisierende Strahlen, Zytostatika) auftreten können. Pathogenetisch liegt bei der **idiopathischen** Osteomyelofibrose wahrscheinlich eine Stammzellschädigung zugrunde. Es ist jedoch noch nicht entschieden, ob diese primär die primitive mesenchymale Stammzelle betrifft, aus der sich neben der Hämatopoese auch das bindegewebige Knochenmarkstroma ableitet, oder ausschließlich die pluripotente hämopoetische Stammzelle.
Folgen: Der Fibrosierungsprozeß beginnt im roten Knochenmark und verdrängt die Hämatopoese in das Fettmark. Wenn auch dort die Fibrosklerose einsetzt, weicht die Blutbildung in Milz und Leber aus, wo allerdings ebenfalls eine Fibrosierung beginnt. Manchmal werden auch Lymphknoten, Niere, Pankreas, Lunge und weitere Organe in den Blutbildungsprozeß mit einbezogen. Ursache der begleitenden progredienten Anämie ist neben der Verdrängung eine ineffektive Erythropoese und eine durch Sequestration und vorzeitigen Abbau der Zellen in der meist erheblich vergrößerten Milz stark verkürzte Erythrozytenüberlebenszeit. Die in Milz und Leber gebildeten Erythrozyten scheinen zudem einen Membrandefekt zu haben, der zu einer gesteigerten Hämolyse disponiert.

Im Endstadium können schwere Infektionen als Folge der unzureichenden Granulozytenproduktion auftreten. Aus der entstehenden Thrombozytopenie resultiert eine hämorrhagische Diathese.

D Diagnostische Hinweise

Die Diagnose wird mittels Knochenmarkhistologie (punctio sicca bei Versuch der Markaspiration) und fakultativ durch Nachweis der extramedullären Blutbildung gestellt.

T Therapeutische Hinweise

Eine kurative Therapie ist nicht bekannt. Die symptomatische Behandlung umfaßt die Substitution von Erythrozyten und die Beeinflussung des Milztumors durch eine lokale Bestrahlung oder eine vorsichtige Zytostatika-Gabe. Bei Versagen dieser Maßnahmen kann die Splenektomie notwendig sein.

2.2.7 Maligne Lymphome

Definition: Lokalisierte oder systemische Erkrankungen, die Folge einer neoplastischen Entartung lymphatischer Zellen sind.

Einteilung: Aufgrund des histologischen Bildes und aus historischen Gründen werden die Lymphome in den **Morbus Hodgkin**[1] (Lymphogranulomatose) und in die sog. **Non-Hodgkin-Lymphome** unterteilt. Der M. Hodgkin wird in mehrere histologische Typen untergliedert, die prognostische Bedeutung haben (lymphozytenreicher Typ, nodulär-sklerosierender Typ, Mischtyp, lymphozytenarmer Typ).

Auch für die Non-Hodgkin-Lymphome gibt es Klassifikationsschemata, die den Malignitätsgrad der Erkrankung und den Ursprung des malignen Zellklons berücksichtigen (Tab. I1-10, Abb. I1-8). Während der M. Hodgkin fast immer unilokulär in einem Organ des lymphatischen Systems entsteht, entwickeln sich Non-Hodgkin-Lymphome in einem Viertel bis einem Drittel der Fälle primär extralymphatisch, häufig auch multifokal.

Selten entwickelt sich bei bereits vorbestehendem Hodgkin- oder Non-Hodgkin-Lymphom ein Zweitlymphom unterschiedlicher Zytologie. Möglicherweise spielt hierfür unter anderem die Schwächung des Immunsystems durch die primär durchgeführte zytostatische Therapie oder Strahlenbehandlung eine auslösende Rolle.

Ursachen: Mit Ausnahme des afrikanischen **Burkitt**[2]**-Lymphoms,** das durch Ebstein-Barr-Viren verursacht wird, ist die Ätiologie der malignen Transformation immunkompetenter Zellen unbekannt.

Folgen: Die Ausbreitung aller Lymphome kann lymphogen, per continuitatem oder hämatogen erfolgen. Niedrigmaligne Lymphome machen unter Umständen viele Jahre lang kaum Beschwerden, dagegen zeichnen sich hochmaligne Lymphome durch eine starke proliferative Aktivität und (unbehandelt) eine schlechte Prognose aus. Die Patien-

---

[1] Thomas Hodgkin (1798–1866), Pathologe in London.
[2] Denis Burkitt, britischer Tropenarzt aus Edinburgh, beschrieb 1958 das in Zentralafrika fast nur an Kindern beobachtete lymphoblastische Sarkom.

Tabelle I1-10 Klassifikation der Non-Hodgkin-Lymphome (nach: Stansfeld, A. G. et al.: Updated Kiel classification for lymphomas. Lancet [1988] 292–293)

B	T
Niedriger Malignitätsgrad	*Niedriger Malignitätsgrad*
Lymphozytisch	Lymphozytisch
Chronisch lymphozytisch	Chronisch lymphozytisch
Prolymphozytenleukämie	Prolymphozytenleukämie
Haarzelleukämie	
	Kleinzellig, zerebriform
	Mycosis fungoides
	Sezary-Syndrom
Lymphoplasmazytisch/zytoid (LP-Immunozytom)	Lymphoepitheloid (Lennert-Lymphom)
Zentroblastisch/zentrozytisch	Angioimmunoblastisch (AILD, LgX)
– follikulär +/–diffus	T-Zonen
– diffus	
Zentrozytisch	Pleomorph, kleinzellig (HTLV-I +/–)
Hoher Malignitätsgrad	*Hoher Malignitätsgrad*
Zentroblastisch	Zentroblastisch (HTLV-I +/–)
Immunoblastisch	Immunoblastisch (HTLV-I +/–)
Großzellig anaplastisch (Ki1 +)	Großzellig anaplastisch (Ki1 +)
Burkitt-Lymphom	
Lymphoblastisch	Lymphoblastisch

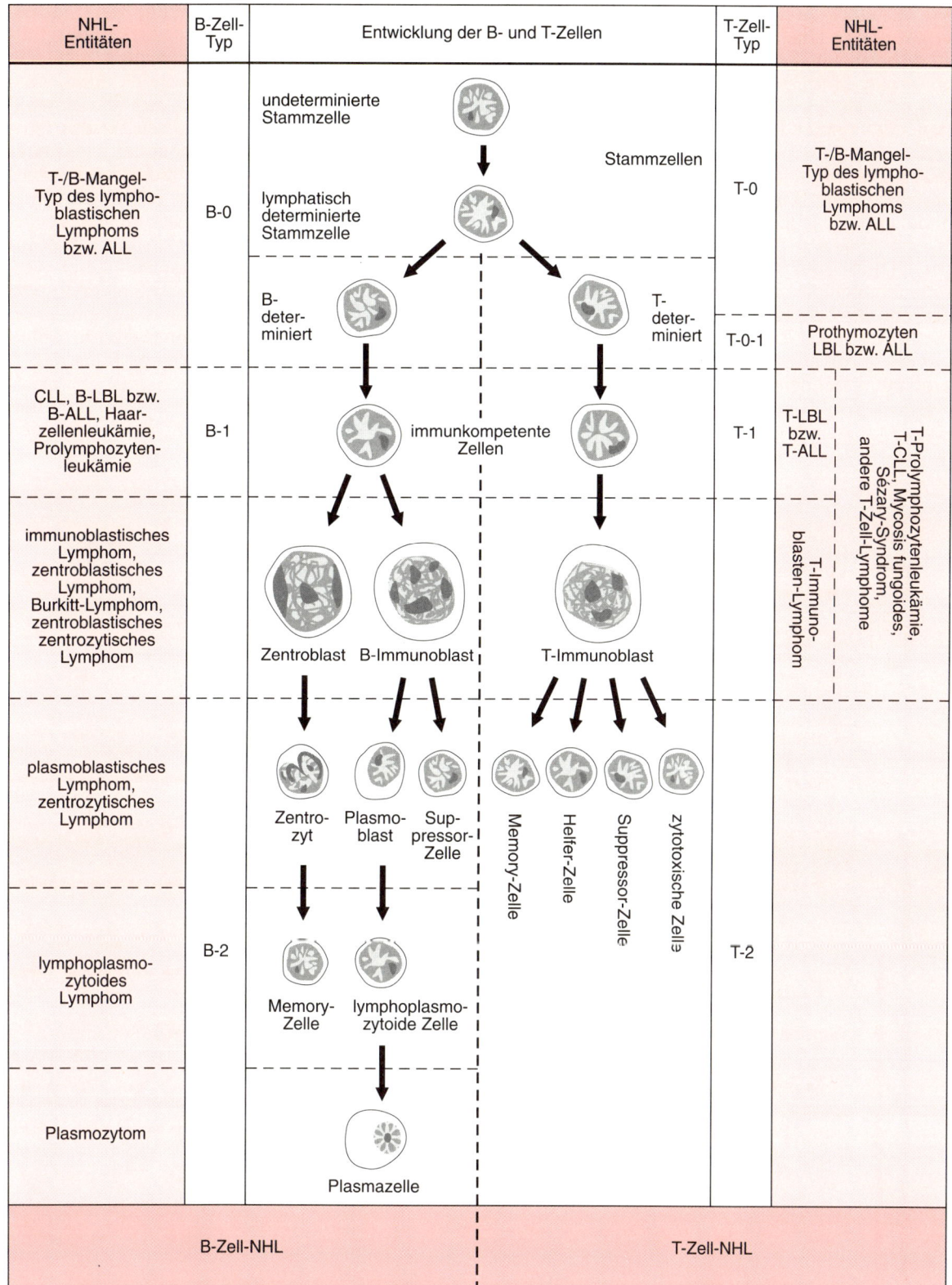

Abb. I1-8: Vermuteter Ursprung der verschiedenen Non-Hodgkin-Lymphome (NHL) aus einzelnen Entwicklungsstadien der T- und B-Zellreihe. ALL = akute lymphatische Leukämie, LBL = lymphoblastisches Lymphom, CLL = chronisch lymphatische Leukämie (nach: Bremer, K.: Ätiologie und Pathogenese der Non-Hodgkin-Lymphome. In: Schwiegk, H. [Hrsg.]: Handbuch der Inneren Medizin II/7, S. 114, II/7, 5. Aufl. Springer, Berlin–Heidelberg–New York 1982).

ten versterben an den Folgen einer Infiltration lebenswichtiger Organe (z. B. ZNS-Befall, Knochenmarksbefall mit Verdrängungsmyelopathie, Arrosion großer Blutgefäße, Ileus durch Darmwandbefall) oder an den Folgen des meist gleichzeitig bestehenden Immundefektes.

Manche Non-Hodgkin-Lymphome, die sich vom B-Zell-System ableiten, sind zur Bildung von **Paraproteinen** fähig. Eine **monoklonale Gammopathie** findet sich nahezu immer beim Plasmozytom (s. Abb. I1-9, S. 616) (am häufigsten IgG, IgA, selten IgD), in 30% der Fälle beim lymphoplasmazytoiden Immunozytom (IgM), in 20% der Fälle bei der chronischen lymphatischen Leukämie (IgG) und gelegentlich beim immunoblastischen Lymphom. In hohen Konzentrationen können Paraproteine, besonders wegen ihrer Neigung zur Po-

lymerbildung, über eine Steigerung der Plasmaviskosität zu Störungen der Mikrozirkulation führen **(Hyperviskositätssyndrom).** Isoliert gebildete Leichtketten (kappa, lambda) können durch Ausfällung in den Nierentubuli eine progrediente renale Insuffizienz verursachen. Typisch für das Plasmozytom und die chronische lymphatische Leukämie ist eine Defektimmunopathie durch Verminderung der nicht-monoklonalen Immunglobuline, die zu einer erhöhten Anfälligkeit für bakterielle, virale und mykotische Infektionen führt. Störungen der zellulären Abwehr entstehen durch Verdrängung der T-Zellen im Spätstadium der Tumorerkrankung. Die im einzelnen recht komplizierten pathogenetischen Zusammenhänge sind in Abbildung I1-9 am Beispiel des Plasmozytoms dargestellt.

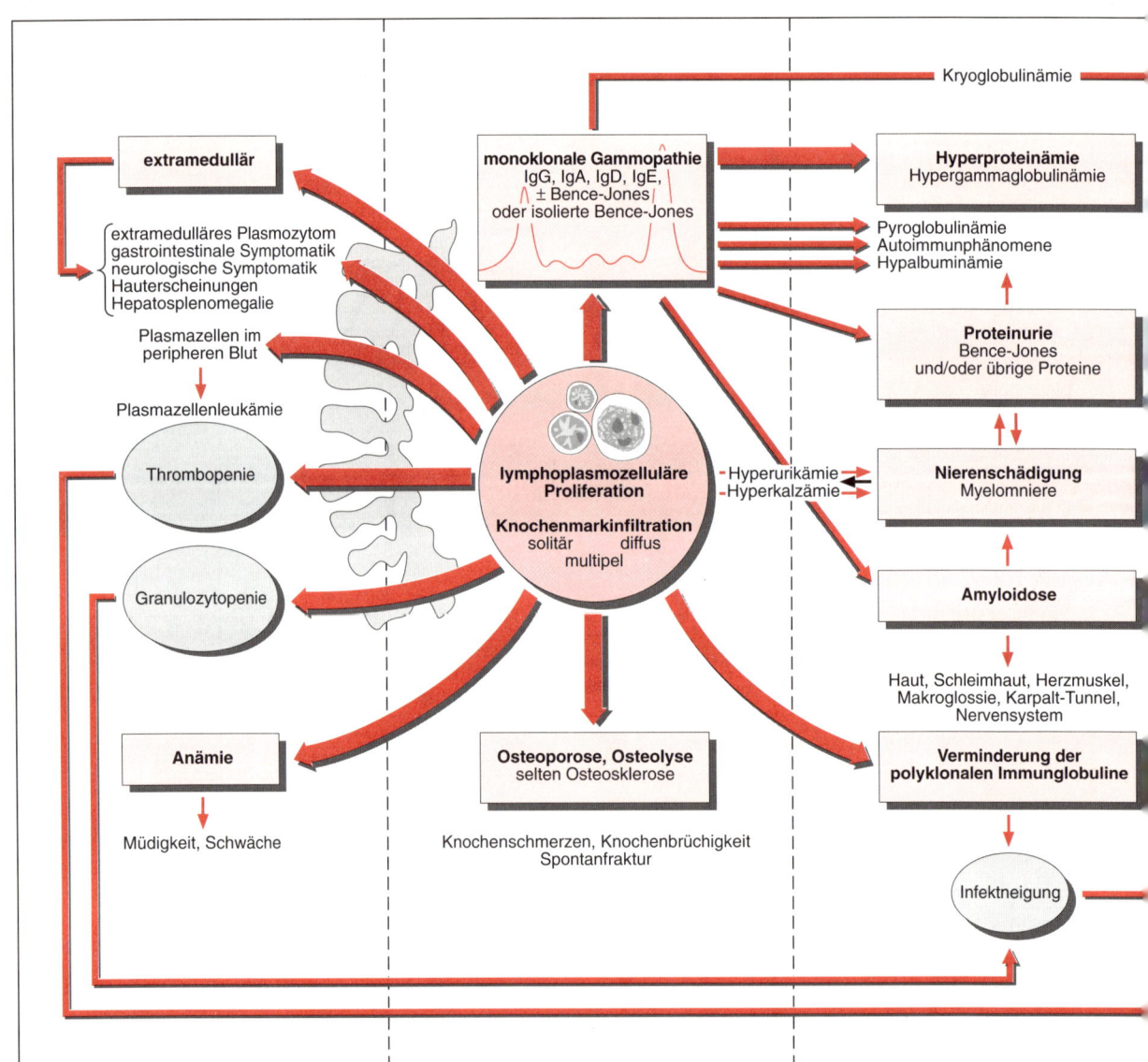

Abb. I1-9: Plasmozytom. Pathogenetische Zusammenhänge (nach: Wilmanns, W. et al.: Monoklonale Gammopathien. Dtsch. Ärztebl. 83 [1986] 2874–2878).

D Diagnostische Hinweise

Die Diagnose eines malignen Lymphoms wird histologisch oder zytologisch, gegebenenfalls unter Zuhilfenahme immunhistochemischer Verfahren gestellt.

⊽ Therapeutische Hinweise

Die Therapie orientiert sich, wie bei allen malignen Tumoren, am Ausbreitungsstadium (die Stadieneinteilung variiert je nach Lymphom-Subtyp) und an der zu erwartenden oder im Einzelfall beobachteten Malignität. Strahlentherapie und zytostatische Chemotherapie, in neuerer Zeit auch Interferon, spielen die wichtigste Rolle, während es für eine operative Behandlung nur wenige Indikationen gibt. Hochmaligne Lymphome werden aggressiver angegangen als niedrig maligne Lymphome, da bei ersteren durch eine Behandlung mit kurativem Anspruch eine Verlängerung der Überlebenszeit möglich ist. Bei disseminierten niedrig malignen Lymphomen dagegen ist der Nutzen einer aggressiven Chemotherapie quoad Lebenszeitverlängerung teilweise umstritten. Ein interessanter neuer therapeutischer Ansatz ist der Versuch, durch Infusion monoklonaler Antikörper, die gegen Oberflächenantigene der Lymphomzellen gerichtet sind, den Tumor zu vernichten.

III Thrombozyten

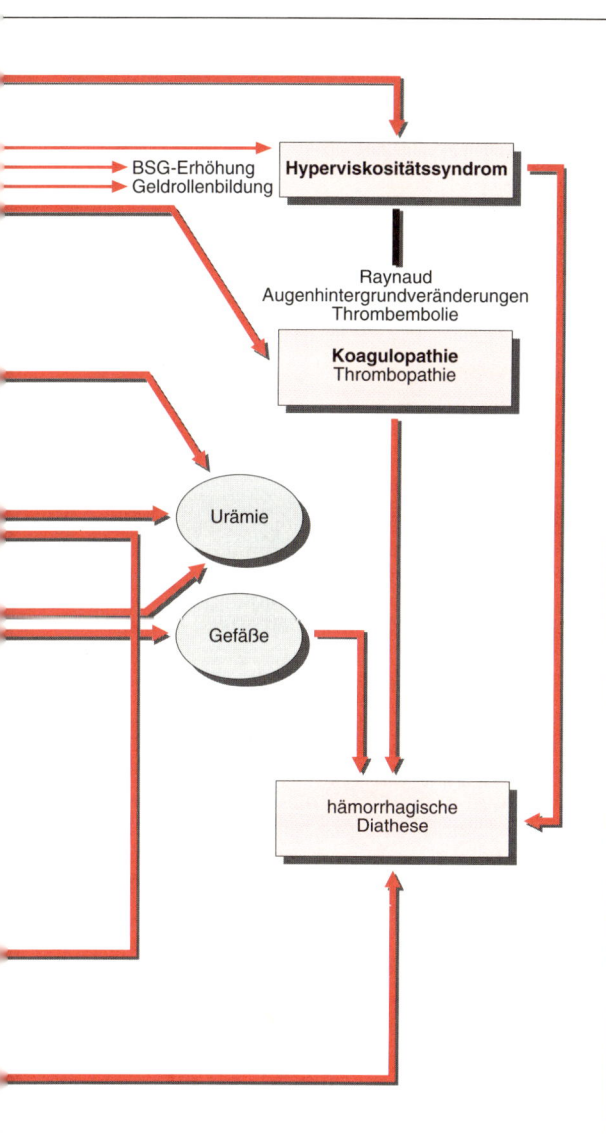

1 Physiologische Grundlagen

Thrombozyten sind scheibchenförmige, kernlose Gebilde mit einem Durchmesser von 2–3,5 μm, einer Dicke von 0,5–0,75 μm und einem mittleren Volumen von 7 μm^3. Ihre Konzentration im Blut beträgt 130000–300000/μl (130–300 × 10^9/l). Thrombozyten entstehen im Knochenmark aus Megakaryozyten durch Abschnürung von membranumhüllten Zytoplasmafragmenten, wobei neugebildete Zellen größer als ältere sind. Die Anzahl der von einem Megakaryozyten gebildeten Plättchen hängt von dem Plasmavolumen der Mutterzelle ab, sie beträgt im Mittel 50 Thrombozyten/Tag. Die Thrombopoese wird durch einen humoralen, bisher nicht isolierten Faktor (**Thrombopoetin**) reguliert, der bei Absinken der peripheren Thrombozytenzahl die (postulierte) thrombopoetische Stammzelle zu verstärkter Proliferation anregt, die Polyploidisierung des Megakaryozyten fördert und eine Zunahme seines Plasmavolumens bewirkt. Die Zeit vom Eintritt der Vorläuferzellen in die Megakaryopoese bis zum Beginn der Plättchenfreisetzung (Knochenmarksdurchgangszeit) beträgt fünf bis zehn Tage, sie kann bei Bedarf durch den Einfluß des Thrombopoetins verkürzt werden. Ein Drittel der aus dem Knochenmark ins strömende Blut entlassenen Thrombozyten wird in der Milz gespeichert; dieser Pool kann bei plötzlich erhöhtem Bedarf (Blutung) rasch mobilisiert werden. Bei Splenomegalien kann der Milzspeicher bis zu 90% der Thrombozyten enthalten und so zu einer Thrombozytopenie im zirkulierenden Blut führen. Die mittlere Lebenszeit eines Thrombozyten beträgt etwa zehn Tage, der physiologische Abbau durch Phagozytose findet im RES statt.
Thrombozyten besitzen die Fähigkeit zur Adhäsion an verletzten Gefäßwänden (besondere Affinität zu Kollagenfasern). In einer sich an die Adhäsion anschließenden Freisetzungsreaktion werden Kalziumionen, Serotonin, ATP, ADP, lysosomale En-

zyme, Prostaglandin-Endoperoxide (PGG$_2$, PGH$_2$ und Thromboxan A$_2$) sowie Thrombozytenfaktor 3 in die Umgebung entlassen. ADP, Serotonin und besonders das unter dem Einfluß des Enzyms Zyklooxygenase aus Arachidonsäure gebildete Thromboxan A$_2$ führen zu einer Aggregation weiterer Thrombozyten, so daß sich rasch ein Plättchenthrombus bildet, der die Gefäßwandläsion verschließt (**primäre Hämostase**). Die im Rahmen der sog. viskösen Metamorphose von den Thrombozyten freigesetzten Mediatoren führen zu einer lokalen Vasokonstriktion. Gegenspieler des Thromboxan A$_2$ ist das von der Gefäßwand gebildete Prostazyklin (PGI$_2$). Durch die anschließende Retraktion des Plättchenthrombus erhält dieser eine höhere Festigkeit. Auf die Wirkung des Thrombozytenfaktors 3 bei der Blutgerinnung (**sekundäre Hämostase**) wird im Kapitel I2 eingegangen.

Störungen können durch eine Verminderung oder Erhöhung der Thrombozytenzahl und durch qualitative Veränderungen der Plättchen entstehen.

2 Pathophysiologie einzelner Krankheitsbilder

2.1 Thrombozytopenie

Definition: Verminderung der Plättchenzahl auf weniger als 130000/µl (130×10^9/l).

Ursachen: Die vielfältigen Ursachen sind in Tabelle I1-11 dargestellt. Prinzipiell kann eine verminderte Produktion, eine intravaskuläre Thrombozytendestruktion oder eine Verteilungsstörung durch vermehrte Speicherung in der Milz zugrunde liegen.

Häufige Ursachen für eine verminderte Thrombozytopoese sind Bestrahlung und zytostatische Therapie, aber auch Verdrängungsmyelopathien durch Infiltration maligner Tumoren (Lymphome, Hämoblastosen). Bei normaler Thrombozytenlebensdauer kommt es nach zytostatischer Behandlung etwa am zehnten Tag zum Tiefstwert der Blutplättchen. Durch überschießende Regeneration kann anschließend eine Thrombozytose entstehen. Bei den sehr seltenen angeborenen Thrombozytopenien finden sich meist auch qualitative Veränderungen (Thrombozytopathien). Im Ausstrichpräparat fallen die Thrombozyten dabei häufig durch eine atypische Morphologie auf.

Eine intravaskuläre Thrombozytendestruktion liegt der **idiopathischen Thrombozytopenie** (ITP, M. Werlhof) zugrunde. Bei der akuten Form, die meist im Gefolge von viralen oder bakteriellen Infektionen und überwiegend im Kindesalter auftritt, werden die Thrombozyten offenbar durch Antigen-Antikörperkomplexe geschädigt, die als Folge der Auseinandersetzung mit dem Krankheitserreger gebildet werden. Die Thrombozytenzahl normalisiert sich kurze Zeit nach Überwindung der Infektionskrankheit. Ein meist chronischer oder inter-

Tabelle I1-11 Ursachen von Thrombozytopenien

Verminderte Thrombozytenbildung

Verminderte Megakaryozytenzahl
▷ Knochenmarkschädigung (Medikamente, chemische Substanzen, Alkohol, Bestrahlung, Infektion)
▷ Knochenmarkinsuffizienz (amegakaryozytäres Fanconi-Syndrom)
▷ Knochenmarkinfiltration (Leukämie, Lymphom, Karzinom, Fibrose)
Gestörte Reifung (normale oder gesteigerte Megakaryozytenzahl)
▷ Vitamin-Mangel (B$_{12}$, Folsäure)
▷ Kongenitale oder hereditäre Erkrankungen (Wiskott-Aldrich-Syndrom, May-Hegglin-Syndrom)

Gesteigerter Abbau oder Verlust von Thrombozyten

▷ Antikörper-vermittelt (chronische Immunthrombozytopenie, Morbus Werlhof, Erythematodes disseminatus, Medikamente, akute postinfektiöse Thrombozytopenie)
▷ Nicht Antikörper-vermittelt (disseminierte intravasale Gerinnung, Riesenhämangiom)
▷ Verlust (massive Blutung)
▷ Unbekannte Ätiologie (thrombotisch-thrombozytopenische Purpura, hämolytisch-urämisches Syndrom)

Gestörte Verteilung

▷ vermehrte Speicherung in der Milz (Splenomegalie verschiedener Ursachen)

Kombinationsformen

▷ Bildungsstörung mit vorzeitigem Abbau (maligne Lymphome)
▷ Bildungsstörung mit Verteilungsstörung (maligne Lymphome, myeloproliferative Syndrome, Speicherkrankheiten)

mittierender Verlauf findet sich bei der nicht-infektbedingten Form. Die aus unbekannter Ursache mit einem IgG-Antikörper beladenen Thrombozyten werden in der Milz und teilweise in der Leber sequestriert und phagozytiert. Der Antikörpernachweis gelingt nicht immer, so daß die Diagnose häufig durch Ausschluß **symptomatischer Autoimmunthrombozytopenien** (bei malignen Lymphomen, systemischem Erythematodes, medikamentös induzierten Formen) gestellt werden muß. Typischerweise ist bei der chronischen ITP kompensatorisch die Megakaryozytenzahl im Knochenmark erhöht. Die im peripheren Blut kreisenden Thrombozyten, deren Lebensdauer bis auf wenige Stunden verkürzt sein kann (Bestimmung mit ^{51}Cr-markierten Test-Thrombozyten), sind, da es sich um junge Zellen handelt, sehr groß (**Riesenthrombozyten**).

Medikamentös ausgelöste Thrombozytopenien entstehen wahrscheinlich dadurch, daß ein als Hapten wirkender Arzneistoff sich nach Bildung des Vollantigens mit dem zugehörigen Antikörper zu einem Komplex verbindet, der sich an die Thrombozytenmembran anlagert und eine Auflösung der Zelle bewirkt. Innerhalb von Stunden, manchmal von Minuten, kommt es so zu einem kritischen Thrombozytenabfall. Die Zahl der verursachenden Medikamente und Giftstoffe ist fast unübersehbar groß (u.a. Chinin, welches auch in Tonicwasser enthalten ist, Diuretika, Antiphlogistika, Sedativa, Schwermetalle, Insektizide).

Der bei **Septikämien** beobachtete Thrombozytenabfall ist zum Teil auf die direkte Interaktion von Endotoxinen mit den Thrombozyten, zum Teil auf eine diffuse Aktivierung des Gerinnungssystems (**Verbrauchskoagulopathie**) zurückzuführen. Eine Verteilungsstörung der Thrombozyten findet sich bei Milztumoren verschiedener Ätiologie durch Speicherung von bis zu 90% der vorhandenen Plättchen in dem vergrößerten Organ (**Hypersplenismus**).

Folgen: Klinisch macht sich eine Thrombozytopenie durch punktförmige Blutungen (**Petechien**) bemerkbar, die spontan oder nach kurzfristiger venöser Stauung (**Rumpel**[1]**-Leede-Test**) auftreten. Dieser Blutungstyp weist auf die gestörte gefäßabdichtende Wirkung der Blutplättchen im Bereich der Mikrozirkulation hin. Typisch sind auch verlängerte Nachblutungen nach Verletzungen oder chirurgischen Eingriffen, da die primäre Hämostase unzureichend ist.

Das Risiko von Spontanblutungen nimmt allerdings erst bei Thrombozytenzahlen unter 30000/μl deutlich zu, manchmal treten Symptome erst bei Werten unterhalb 5000 Zellen/μl auf.

D **Diagnostische Hinweise**

Eine Untersuchung des Knochenmarks gibt Auskunft, ob eine Produktionsstörung vorliegt (verringerte Megakaryozytenzahl). Eine erhöhte Zahl von Megakaryozyten (und ggf. der Nachweis von Thrombozyten-Antikörpern) deutet auf einen erhöhten Verbrauch von Plättchen hin.

In seltenen Fällen findet man eine erniedrigte Thrombozytenzahl nur dann, wenn das Blut mit **EDTA,** nicht jedoch, wenn es mit Heparin oder Citrat antikoaguliert wurde. Bei diesen Patienten lassen sich im Plasma Kälteantikörper unterschiedlicher Immunglobulinklassen nachweisen, die nur in Anwesenheit von EDTA mit den Thrombozyten reagieren und zu deren Agglutination führen. **Elektronische Zählgeräte** registrieren diese Zellaggregate nicht und messen deshalb einen fälschlich erniedrigten Thrombozytenwert (**Pseudothrombozytopenie**).

▼ Therapeutische Hinweise

Die Therapie der durch eine Verdrängungsmyelopathie verursachten Thrombozytopenie besteht im Versuch, durch eine wenig myelotoxische **zytostatische Therapie** die Tumorzellen im Knochenmark zu zerstören. Die bei einer Tumortherapie oft als Nebenwirkung auftretende Thrombozytopenie kann passager durch Gabe von **Thrombozytenkonzentraten** aufgefangen werden.

Bei der chronischen Autoimmunthrombozytopenie kann die Antikörperbildung durch Gabe von **Steroiden** unterdrückt werden. Die **Splenektomie** beseitigt den Hauptabbauort der Plättchen. Neuerdings ist es gelungen, vorübergehend durch Gabe von hochdosierten Immunglobulinen den Plättchenabbau (Blockade des antikörperbildenden RES) zu verlangsamen. Bei einem Hypersplenismus normalisiert sich die Thrombozytenzahl nach Splenektomie innerhalb weniger Tage.

2.2 Thrombozytose

Vermehrungen der Thrombozytenzahl über den oberen Normwert, der zwischen 300 000 und 450 000/μl ($300-450 \times 10^9$/l) angegeben wird, können reaktiv oder neoplastisch bedingt sein. **Reaktive** Thrombozytosen entstehen im Zusammenhang mit verschiedenen Grundkrankheiten (akute Blutung, Eisenmangel, chronische Entzündungen), sie erreichen nur ausnahmsweise Werte von über 1 Million/μl. Die Pathogenese ist noch weitgehend unklar, möglicherweise steht die vermehrte Thrombozytenproduktion im Zusammenhang mit meist gleichzeitig vorliegenden Störungen im Eisenstoffwechsel. **Postoperative** Thrombozytosen sind wahrscheinlich auf eine (durch Adrenalin vermittelte) vorübergehende Entleerung des Milzspeichers zurückzuführen. Die wenige Tage nach einer Splenektomie auftretende, passagere Thrombozytose wird dadurch erklärt, daß der mit der Operation verbundene Thrombozytenverlust die Bildung von Thrombopoetin stimuliert. **Neoplastisch** bedingte Thrombozytenvermehrungen werden als Thrombozythämien bezeichnet, sie treten in unterschiedlicher Häufigkeit bei chronischen myeloproliferativen Syndromen auf und können Werte von über 1 Million/μl erreichen. Wenn dabei die normale Fähigkeit der Plättchen zur Aggregation erhalten bleibt, sind thromboembolische Komplikationen zu erwarten. Manchmal ist die Plättchenfunktion jedoch herabgesetzt, so daß eine hämorrhagische Diathese die Folge sein kann.

2.3 Thrombozytopathie

Störungen der Thrombozytenfunktion können sich auf die Fähigkeit zur Adhäsion, Ausbreitung, Frei-

---

[1] Theodor Rumpel (1862–1923), Chirurg in Hamburg, Stockbridge. C. Leede (geb. 1882), Arzt in Seattle.

setzungsreaktion, Aggregation und Retraktion auswirken. Thrombozytopathien führen völlig unabhängig von der Plättchenzahl zu einer hämorrhagischen Diathese.

Eine Beeinträchtigung der Adhäsion findet sich z. B. beim Ehlers-Danlos-Syndrom, einer Kollagenerkrankung, und beim seltenen Bernard-Soulier-Syndrom. Bei letzterem werden aufgrund einer fehlerhaften Zusammensetzung der Membranlipoproteide **Riesenthrombozyten,** die so groß wie Lymphozyten werden können, gebildet. Riesenthrombozyten kennzeichnen auch die May-Hegglin-Anomalie, bei der eine Störung der Plättchenabschnürung aus dem Zytoplasma der Megakaryozyten vorliegt. Die Plättchenfunktion ist dabei allerdings nicht gestört, so daß trotz der meist erniedrigten Zahl nur gelegentlich eine abnorme Blutungsneigung besteht.

Adhäsion und Aggregation können behindert sein, wenn die Thrombozytenoberfläche mit unphysiologischen Makromolekülen beschichtet ist (bei Paraproteinämien oder auch nach Dextran-Infusion).

Die Freisetzungsreaktion ist bei seltenen **angeborenen Stoffwechselkrankheiten,** häufiger nach Gabe bestimmter **Medikamente** gestört. Acetylsalicylsäure und Indometacin führen zu einer irreversiblen Hemmung der Thrombozyten-Zyklooxygenase. Die Folge ist, daß die Umwandlung von Arachidonsäure in zyklische Endoperoxide, die biochemischen Vorstufen des aggregationsfördernden Thromboxan A_2, nicht stattfindet. Mit Acetylsalicylsäure kann deshalb die Bildung von Abscheidungsthromben im arteriellen Gefäßsystem wirksam verhindert werden.

Bei der autosomal-rezessiv vererbten **Thrombasthenie (Glanzmann-Naegeli**[1]) bleibt die durch ADP ausgelöste Aggregation der Plättchen aus, möglicherweise aufgrund eines Membrandefektes. Gleichzeitig wird der für den normalen Gerinnungsablauf wichtige Thrombozytenfaktor 3 nicht freigesetzt. Folge ist eine verlängerte Blutungszeit.

Zu klinisch bedeutsamen Thrombozytenfunktionsstörungen kann es bei myeloproliferativen Erkrankungen, Urämie und durch mechanische Schädigung (extrakorporale Zirkulation, künstliche Herzklappen) kommen.

Für die Diagnostik von Thrombozytenfunktionsstörungen gibt es verschiedene in vitro-Testanordnungen.

Die Therapie richtet sich, wenn möglich, nach der auslösenden Ursache. Symptomatisch wirken Thrombozytenkonzentrate. Hämostyptische Medikamente und DDAVP (Minirin®) führen gelegentlich zu einer Normalisierung der verlängerten Blutungszeit.

---

[1] Eduard Glanzmann (1887–1959), Kinderarzt in Bern. Otto Naegeli (1871–1938), Schweizer Hämatologe.

Literatur

s. Kap. I2

I2 Blutgerinnung und Fibrinolyse

G. TRÜBESTEIN

I Gerinnung

1 Physiologische Grundlagen

Das flüssige Organ Blut befindet sich unter physiologischen Bedingungen im hämostatischen Gleichgewicht. Eine Verminderung des Hämostasepotentials führt zu einer verminderten Gerinnbarkeit (**Hypokoagulabilität**) des Blutes. Eine Erhöhung bzw. Aktivierung des Hämostasepotentials führt zu einer vermehrten Gerinnbarkeit des Blutes (**Hyperkoagulabilität**). Das Erreichen eines kritischen Ausmaßes führt klinisch und pathomorphologisch je nach Hämostasepotential entweder zu einer hämorrhagischen Diathese oder zu einer Thrombose.

Für das hämostatische Gleichgewicht sind neben dem Gefäßsystem die Thrombozyten, das Gerinnungssystem und das Fibrinolysesystem entscheidend.

1.1 Thrombozyten

Die im Knochenmark gebildeten und im Blut zirkulierenden Thrombozyten sind von flacher diskoider Form und haben einen Durchmesser von 1,5–5 µm und eine Dicke von 0,5–0,75 µm sowie ein Volumen von 7,1–7,5 µm³. Ihre mittlere Lebensdauer beträgt 9–10 Tage, und ihre Anzahl liegt im Blut zwischen 150 000 und 350 000/µl. Die Thrombozyten werden im retikuloendothelialen System (RES) eliminiert. Für den Blutstillungsvorgang sind folgende Eigenschaften der Thrombozyten (s. a. Kap. I1, Abschnitt III) bedeutsam: Die Adhäsion an Kollagen und fremde Oberflächen, die Freisetzung von Serotonin, ADP und Thromboxanen, die Aggregation der Thrombozyten, die visköse Metamorphose, die Freisetzung von Thrombozytenfaktor 3 und die Retraktion des Gerinnsels durch die Verfügbarkeit von Thrombosthenin.

> Eine Verminderung der Thrombozytenzahl auf weniger als 30 000/mm³ (30×10^9/l) führt zu einer **Blutungsneigung**, eine Erhöhung der Thrombozytenzahl auf mehr als 400 000/mm³ (400×10^9/l) führt zu einer **Hyperkoagulabilität**.

1.2 Gerinnungssystem

Die plasmatische Gerinnung ist der wichtigste Teil der Hämostase; sie ist ein komplexer, enzymatisch gesteuerter Vorgang, an dem 13 plasmatische Gerinnungsfaktoren beteiligt sind.

Die wichtigsten Faktoren sind mit ihren Namen und Eigenschaften wie Molekulargewicht, elektrophoretische Beweglichkeit und Konzentration in Tabelle I2-1 dargestellt.

Art der Interaktionen: Die Gerinnungskaskade wurde als Konzept vor 20 Jahren entwickelt und hat noch weitgehend Gültigkeit. Die Theorie beinhaltet, daß jeder der Gerinnungsfaktoren, mit Ausnahme des Fibrinogens, als Proenzym zirkuliert.

Dieses Proenzym wird in ein aktives Enzym umgewandelt, welches dann das nachfolgende Proenzym in der Gerinnungskaskade aktiviert. Die aktivierte Form wird in der Nomenklatur durch ein zusätzliches „a" nach dem römisch geschriebenen Faktor gekennzeichnet.

Diese Theorie wurde modifiziert, als neue Gerinnungsfaktoren entdeckt wurden und enzymatisch aktive Formen der Faktoren V und VIII nicht gefunden werden konnten.

Die plasmatische Gerinnung kann im Prinzip über zwei biologisch unterschiedliche Reize ausgelöst werden (Abb. I2-1):
▷ Die Freisetzung von Gewebsthromboplastin bei einer Verletzung **(exogenes System)**.
▷ Die Schädigung des Gefäßendothels mit Freilegung der glatten Muskelzellen und Bindegewebsstrukturen, an denen die Thrombozyten anhaften und die zur Aktivierung der Faktoren XI und XII führen **(endogenes System)**.
Während Kollagen den Faktor XII aktiviert, bekommen die Thrombozyten nach Einwirkung von Kollagen Faktor XI-aktivierende Eigenschaften und nach Einwirkung von ADP Faktor XII-aktivierende Eigenschaften. Aktivierte Thrombozyten haben daneben auch Faktor Xa-Aktivität.

Eine Schlüsselstellung im Gerinnungsablauf kommt dem Faktor X zu. Er wird als einziger Faktor sowohl über das exogene als auch über das endogene System zum Faktor Xa aktiviert.

Beide Systeme wirken im Organismus synergistisch. Die Aktivierung beider Systeme führt über die Wechselwirkung mit weiteren Faktoren und enzymatischen Prozessen **(Gerinnungskaskade)** zur Bildung von **Thrombin,** das unter Abspaltung der Fibrinopeptide A und B Fibrinogen in **Fibrin** umwandelt. Thrombin führt auch direkt über die Freisetzung von ADP zu einer weiteren **Aggregation der Thrombozyten** und im weiteren Gefolge zur Freisetzung von Fibrinogen aus den Thrombozyten. Das hierbei freigesetzte Fibrinogen wird ebenfalls durch Thrombin in Fibrin umgewandelt.

Durch die Abspaltung der Fibrinopeptide entsteht aus dem Fibrinogen zunächst Fibrinmonomer. Fibrinmonomer besteht aus α-, β- und γ-Ketten und polymerisiert End-zu-End und Seit-zu-Seit zu Fibrin$_S$ (soluble, löslich). Das noch instabile polymerisierte Fibrin$_S$ wird unter Einwirkung des thrombinaktivierten Faktor XIII (Faktor XIIIa) und Kalzium zu einem festen unlöslichen Fibrin$_I$ (I = insoluble, unlöslich). Die Bindung der Fibrinmonomere erfolgt zuerst zwischen den γ-Ketten und später auch zwischen den α-Ketten. Mit diesem durch den Faktor XIII ausgelösten Vorgang wird das Gerinnsel stabilisiert (s. a. S. 647). Darüber hinaus hat der Faktor XIII einen günstigen Einfluß auf das Wachstum der Fibroblasten und fördert damit die Wundheilung (s. a. S. 647).

1.2.1 Regulationsmechanismen der Gerinnung

Eine Reihe regulatorischer Mechanismen verhindert, daß der Prozeß der Hämostase über das notwendige Maß hinausgeht. Thrombozyten-aggregierende Substanzen und aktivierte Gerinnungsfaktoren werden durch die Blutströmung vom Ort der Entstehung weggeschwemmt und damit verdünnt. Die Thrombozytenaggregation wird durch das in der Gefäßwand aus den Endoperoxiden gebildete Prostazyklin gehemmt.

Darüber hinaus enthält das Plasma einen Überschuß von Proteinasen-Inhibitoren. Der wichtigste Proteinasen-Inhibitor für das Gerinnungssystem ist das Antithrombin III (AT III); es blockiert nahezu alle Proteinasen innerhalb der Gerinnungskaskade. Eine besonders hohe Affinität hat das AT III zu dem Faktor Xa, dem Schlüsselenzym der Gerinnungskaskade. Durch Heparin und heparinartige Substanzen wird die Wirkung des AT III noch beschleunigt.

Der Gerinnungsprozeß setzt nur dann ein, wenn der auslösende Reiz einen bestimmten Schwellenwert überschreitet oder dauerhaft ist. Thrombin fördert durch Aktivierung der Faktoren V und VIII zunächst die Gerinnung; mit zunehmender Dauer und höherer Konzentration werden diese Faktoren jedoch inaktiviert. Desgleichen inaktiviert Faktor Xa bei längerer Einwirkung den Faktor VII. Aktivierungsprodukte, wie das Prothrombinfragment I, wirken hemmend auf die weitere Prothrombinaktivierung. Thrombin-modifiziertes Protein C inaktiviert den Faktor V.

Dem Gerinnungssystem wirkt das fibrinolytische System entgegen. So enthalten die Endothelzellen einen Fibrinolyseaktivator (Gefäßaktivator), der eine hohe Affinität zu Fibrin hat und es rasch auflösen kann. Die dabei entstehenden Fibrinspaltprodukte wirken aggregationshemmend und hemmen zusätzlich die Fibrinpolymerisation (s. Abschn. II).

Die Mechanismen des fibrinolytischen Systems tragen dazu bei, daß bei einer Aktivierung des Hämostasesystems die Reaktionen lokal beschränkt bleiben und eine generalisierte Thrombose nicht entsteht.

1.2.2 Biochemie der Gerinnungsfaktoren

1.2.2.1 Faktor I (Fibrinogen)

Fibrinogen ist ein Glykoprotein mit einem Molekulargewicht von 340 000. Fibrinogen ist ein symmetrisches Dimer, das aus je drei Paaren von Peptid-

ketten aufgebaut ist, die als Aα, Bβ und γ bezeichnet werden. Unter der Einwirkung von Thrombin kommt es zur Abspaltung von je zwei Molekülen Fibrinopeptid A (von der Aα-Kette) und Fibrinopeptid B (von der Bβ-Kette), während die γ-Kette durch Thrombin nicht angegriffen wird. Die

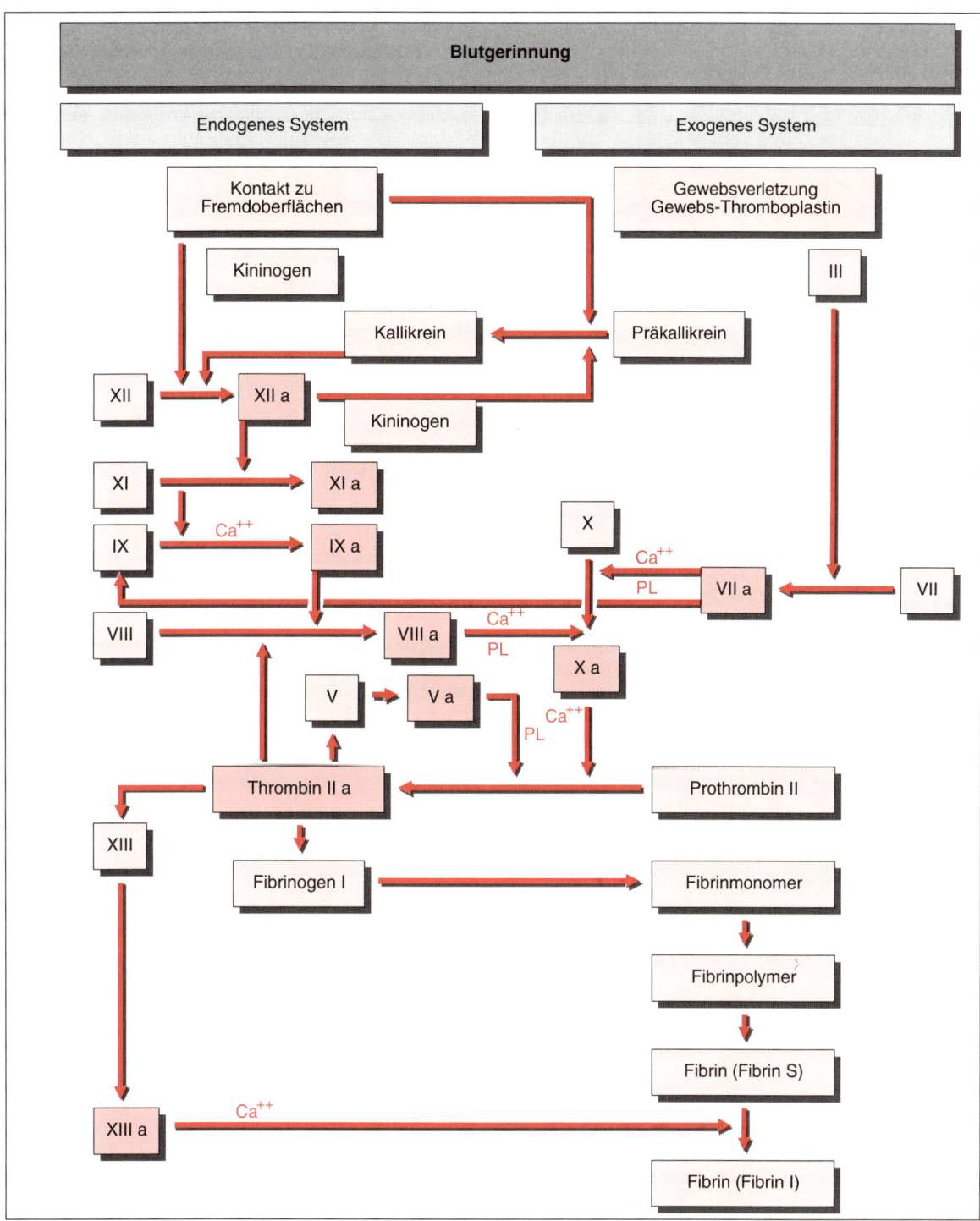

Abb. I2-1: Blutgerinnungssystem.

Abspaltung von Fibrinopeptid A erfolgt schneller als die von Fibrinopeptid B.

Durch die Abspaltung der Fibrinopeptide durch Thrombin entsteht aus dem Fibrinogen Fibrinmonomer.

Fibrinmonomer besteht aus α-, β- und γ-Ketten und polymerisiert End-zu-End und Seit-zu-Seit zu Fibrin$_S$ (soluble, löslich). Während polymerisiertes Fibrin noch instabil ist, kommt es unter der Einwirkung von Thrombin-aktiviertem Faktor XIII **(Faktor XIIIa)** und Kalzium zur Bildung von Peptidbindungen zwischen den γ-Carboxyamidgruppen von Glutamin und den ε-Aminogruppen von Lysin unter Freisetzung von Ammoniak und damit zur **Stabilisierung von Fibrin** (Fibrin$_I$, insoluble, unlöslich).

1.2.2.2 Faktor II (Prothrombin)

Prothrombin ist ein Glykoprotein mit einem Molekulargewicht von 72000. Ein biochemisches Charakteristikum des Prothrombins wie auch der anderen Vitamin K-abhängigen Gerinnungsfaktoren (Faktor II, VII, IX, X) ist der Gehalt von γ-Carboxyglutaminsäureresten. Die biologische Vorstufe des Prothrombins enthält an den entsprechenden Positionen Glutaminsäure. Durch Einwirkung einer Vitamin K-abhängigen Carboxylase erfolgt die Carboxylierung der Glutaminsäurereste, wodurch das Prothrombin seine charakteristischen biologischen Eigenschaften erhält. Die γ-Carboxyglutaminsäurereste stellen die Bindungsstelle für Kalzium dar, über die das Prothrombinmolekül an Phospholipid gebunden wird. Bei **Fehlen von Vitamin K** wird nur die Vorstufe von Prothrombin gebildet, die infolge ihrer fehlenden Kalzium-Bindungsstellen biologisch nur langsam oder überhaupt nicht aktiviert werden kann, während die antigenen Determinanten vorhanden sind.

Die physiologische Aktivierung des Prothrombins erfolgt durch den Prothrombinasekomplex (Faktor Xa, Faktor V, Phospholipid, Kalzium), wobei Faktor Xa als Enzym, Faktor V, Phospholipide und Kalzium als Cofaktoren wirken.

Als Folge mehrerer Spaltungen von Prothrombin (F II) entsteht das zweikettige Thrombin.

Thrombin besitzt ein Molekulargewicht von 39000 mit einer kleineren A-Kette (Molekulargewicht 6000) und einer größeren B-Kette (Molekulargewicht 33000); letztere enthält das aktive Zentrum. Es existieren mehrere Formen von Thrombin, die unterschiedliche Molekulargewichte und Substratspezifitäten besitzen.

Vitamin K-abhängige Gerinnungsfaktoren

▷ Faktor II (Prothrombin)

▷ Faktor VII

▷ Faktor IX

▷ Faktor X

1.2.2.3 Faktor III (Gewebsthromboplastin)

Gewebsthromboplastin ist ein großer Lipoproteinkomplex. Für die volle Wirkung im **exogenen** System ist sowohl der Lipidanteil als auch der Glykoproteinanteil erforderlich. Die Wirkung von Gewebsthromboplastin ist spezies-spezifisch, wobei der Eiweißanteil für die Spezifität verantwortlich ist. Gewebsthromboplastin ist in vielen Geweben vorhanden. Hirn, Lunge und Plazenta enthalten die größten Mengen. Substanzen mit Gewebsthromboplastinwirkung werden in Monozyten und auch in Leukämiezellen produziert und werden im Harn (Urothromboplastin) nachgewiesen.

1.2.2.4 Faktor IV (Kalzium) und Faktor VI (Akzelerin)

Postulierte Formen des aktivierten Faktors V; sie wurden in der Nomenklatur gestrichen.

1.2.2.5 Faktor V (Proakzelerin)

Faktor V ist ein hochmolekulares Protein mit einem Molekulargewicht von 300000 und wird in der Leber gebildet. Faktor V wird durch Thrombineinwirkung zunächst aktiviert und bei längerer Einwirkung schließlich inaktiviert. Der aktivierte Faktor V bildet mit Phospholipid, Kalzium und Faktor Xa einen Komplex, der Prothrombin spaltet.

Möglicherweise besteht die Rolle des Faktors V darin, die Spaltung von Prothrombin durch den Faktor Xa zu erleichtern.

1.2.2.6 Faktor VII (Prokonvertin)

Faktor VII ist ein einkettiges Glykoprotein mit einem Molekulargewicht von 45000 bis 53000, das γ-Carboxyglutaminsäurereste enthält. Im Gegensatz zu anderen Gerinnungsfaktoren weist Faktor VII nur eine geringe proteolytische Aktivität auf. Faktor VII wird durch Faktor Xa, aber auch durch Kallikrein und Faktor IXa zu Faktor VIIa aktiviert. Faktor VIIa aktiviert den Faktor X.

1.2.2.7 Faktor VIII (antihämophiles Globulin A)

> Unter dem Faktor VIII wurde früher das Plasmaprotein verstanden, das imstande ist, einen Gerinnungsdefekt bei der klassischen Hämophilie **(Hämophilie A)** zu korrigieren.

Anfang der 70er Jahre wurde entdeckt, daß das Molekül des Faktors VIII neben dieser gerinnungsfördernden Eigenschaft noch andere biologische Eigenschaften besitzt (Faktor VIII-assoziierte Aktivitäten, *factor VIII related activities)*. Nach heutiger Ansicht besteht der Faktor -VIII- Komplex aus einem kleinmolekularen Anteil, der die Gerinnungsaktivität (Faktor VIII: C) besitzt und aus die von Willebrand-Aktivität besitzt (Faktor VIII: vWF).

Der Faktor VIII (F VIII:C) ist ein Glycoprotein mit einem Molekulargewicht von etwa 250000 Dalton und wird vorwiegend in der Leber gebildet (auch in der Plazenta, Milz, Lymphknoten und Muskelzellen).

Aufgrund bisheriger Untersuchungen wird der Faktor VIII (Antihämophilie-Faktor) wie folgt beschrieben:
> Faktor VIII:C (factor VIII coagulant activity): korrigiert die verlängerte Gerinnungszeit des Plasmas eines Hämophilie-A-Patienten. Faktor VIII:C wird x chromosomal rezessiv vererbt.
> Faktor VIII:AG (factor VIII antigen): reagiert mit einem spezifischen Antikörper gegen Faktor VIII:C. Faktor VIII:C und Faktor VIII:AG korrelieren bei Normalpersonen und den meisten Faktor VIII-Mangelzuständen gut.

Faktor VIII:C bildet zusammen mit dem aktivierten Faktor IX (IXa), Phospholipid und Calcium-Ionen den Faktor-X-aktivierenden Komplex (Tenasekomplex).
> von-Willebrand-Faktor (vWF) ist ein multimeres Glycoprotein, das die Plättchenaggregation und die Plättchenadhäsion auf thrombogenen Oberflächen fördert und im Plasma den Kofaktor des Gerinnungssystems F VIII:C als Transportmolekül bindet. (Bildungsorte Megakaryozyten und Endothelzelle).

Das von Willebrand-Molekül setzt sich aus Untereinheiten von 220000 Dalton Molekulargewicht zusammen. Unter Bildung von Disulfidbrücken werden die Untereinheiten zu Dimeren von 440000 Dalton verbunden. Unter gleicher Bindungsart kommt es zu Multimeren aus 20–40 Dimeren mit Molekulargewichten von etwa 20 Mill. Dalton.
> vWF:AG (vWF related antigen) entspricht in seinem immunologischen Verhalten weitgehend dem Faktor VIII:AG (faktor VIII coagulant antigen).

Das von Willebrand-Syndrom wird sowohl autosomal dominant (Subtyp I; IIA; IIB) als auch autosomal rezessiv (Subtyp IIC; III) vererbt.

Die von Willebrand'sche Erkrankung ist daher genetisch bedingt und kommt häufiger vor als die Hämophilie A (1:5000).

Der Blutungstyp ist abhängig von den quantitativen und/oder qualitativen Anomalien.

1.2.2.8 Faktor IX (Christmas[2]-Faktor)

Faktor IX ist ein einkettiges Glykoprotein mit einem Molekulargewicht von 60000 bis 80000. Die Aktivierung von Faktor IX erfolgt durch Spaltung einer Peptidbindung, wobei zunächst ein Intermediärprodukt, dann durch Abspaltung eines Glykopeptids Faktor IXa entsteht. Die Aktivierung von Faktor IX kann auf drei Wegen erfolgen:
> durch Faktor XIa und Kalzium
> durch Faktor VII, Gewebsthromboplastin und Kalzium
> durch Leukozytensubstanzen

> Der angeborene isolierte Faktor IX-Mangel führt zur **Hämophilie B** (Christmas disease).

1.2.2.9 Faktor X (Stuart-Prower[3]-Faktor)

Faktor X ist ein Glykoprotein mit einem Molekulargewicht von 55000. Die Aktivierung von Faktor X kann im **endogenen System** durch Faktor IXa, Faktor VIII, Phospholipid und Kalzium, im **exogenen System** durch Gewebsthromboplastin und Faktor VII oder Trypsin erfolgen. Der Aktivierungsmodus scheint bei allen Aktivitäten gleich zu sein.

> Die **Stuart-Prower-Krankheit** bezeichnet die autosomal-rezessiv erbliche Blutgerinnungsstörung mit Hämophilie-ähnlichem Krankheitsbild infolge Mangels an **Faktor X.**

1.2.2.10 Faktor XI

Faktor XI ist ein Glykoprotein mit einem Molekulargewicht von 124000. Faktor XI besteht aus zwei offensichtlich identischen Polypeptidketten, die über Disulfidbrücken zusammengehalten werden. Die Aktivierung von Faktor XI erfolgt durch Faktor XIIa unter Spaltung der zwei Peptidketten, wobei je zwei schwere und zwei leichte Ketten gebildet werden. Die leichten Ketten enthalten das aktive Zentrum.

---

[1] Erik A. von Willebrand (1870–1949), Arzt in Helsingfors. von-Willebrand-Jürgens-Syndrom: autosomal dominant vererbte hämorrhagische Diathese mit verlängerter subaqualer Blutungszeit bei verminderter Aktivität des von-Willebrand-Faktors.

[2] Das Fehlen des Faktors IX (= Hämophilie B) wurde erstmals 1953 bei einem Patienten mit Vornamen Christmas nachgewiesen.

[3] Benannt nach den beiden ersten Patienten, bei denen der Nachweis des fehlenden Faktors X gelang.

1.2.2.11 Faktor XII (Hageman[1]-Faktor)

Faktor XII ist ein einkettiges Glykoprotein mit einem Molekulargewicht von annähernd 75 000. Durch Aufspaltung bilden sich zwei Enzymketten, die durch Disulfidbrücken verbunden sind. Die leichte Kette mit einem Molekulargewicht von 28 000 enthält das aktive Zentrum, während die schwere Kette die oberflächlichen Bindungsstellen enthält.

> Faktor XII und HMW-Kininogen, Präkallikrein (PKK) und Faktor XI werden an negativ geladene Oberflächen gebunden und leiten damit den **ersten Schritt** im **endogenen Gerinnungssystem** ein; Kollagen, die Basalmembran, Phospholipide und Thrombozyten stellen die potentiellen Oberflächen dar.

Danach erfolgt eine Aktivierung von Faktor XII, Faktor XI und PKK durch proteolytische Spaltung. Die Bindung an negativ geladene Oberflächen bewirkt die Autoaktivierung von Faktor XII zu Faktor XIIa. Neben der Aktivierung von Faktor XI zu Faktor XIa vermag der aktivierte Faktor XII auch Plasminogen zu Plasmin sowie das Komplementsystem zu aktivieren.

1.2.2.12 Faktor XIII

Faktor XIII läßt sich sowohl aus Plasma als auch aus Thrombozyten isolieren. Der Plasma-Faktor XIII hat ein Molekulargewicht von ca. 300 000 und besteht aus zwei Paaren von Polypeptidketten. Die α-Ketten haben ein Molekulargewicht von 75 000, die β-Ketten von 88 000. Der Thrombozyten-Faktor XIII besteht nur aus zwei α-Ketten und hat ein Molekulargewicht von 150 000 bis 160 000. Die α-Ketten von Plasma- und Thrombozyten-Faktor XIII sind identisch. Faktor XIII wird durch Thrombin aktiviert, wobei für diese Reaktionen Kalzium erforderlich ist.

> Im engeren Sinn kann Faktor XIII nicht als Gerinnungsfaktor angesehen werden, da seine Wirkung erst einsetzt, wenn die Hämostase bereits abgeschlossen ist. Seine biologische Bedeutung besteht neben der **Stabilisierung** des Gerinnsels ganz wesentlich in der **Förderung der Wundheilung.** Das Wachstum der Fibroblasten, die durch Kollagensynthese den dauerhaften Wundverschluß bewirken, wird durch Faktor XIII begünstigt.

Neben den eigentlichen Gerinnungsfaktoren spielen die Phospholipide, das HMW-Kininogen (Co-

[1] Benannt nach dem Patienten Hageman, bei dem das Fehlen des Faktors XII erstmals festgestellt wurde.

faktor im Kontaktaktivierungssystem) und das Kallikrein (Aktivierung des Faktors XII zu XIIa) eine wichtige Rolle.

1.2.3 Biosynthese von Gerinnungsfaktoren

Die meisten Proteine des Gerinnungs- und des Fibrinolysesystems werden in der **Leber** synthetisiert. Die Ausnahme bildet der großmolekulare **Faktor VIII,** der in den **Endothelzellen** gebildet wird.

> Es kann als gesichert gelten, daß die Leberzelle der Syntheseort der Vitamin K-abhängigen Faktoren II, VII, IX und X ist.

Zur Bildung der in der Gerinnung aktiven Proteine ist Vitamin K erforderlich. Dieses bewirkt die Carboxylierung von Glutaminsäureresten zu Carboxyglutaminsäureresten, die für die Kalziumbindungsfähigkeit dieser Proteine erforderlich sind. Über Kalziumbrücken werden die Proteine an Phospholipid gebunden, wodurch sie ihre spezifische Gerinnungsaktivität entfalten können.

> Die als **Antikoagulanzien** eingesetzten **Cumarine** sind kompetitive Hemmer des Vitamin K-Transportes in der Zelle; sie hemmen die Epoxyreduktase und damit den Vitamin K-abhängigen Reaktionsschritt in der Synthese der Gerinnungsfaktoren II, VII, IX und X.

Der **von Willebrand-Faktor** (RiCoF) wird in **Gefäßendothelien** synthetisiert und gespeichert. Auch Thrombozyten und Megakaryozyten enthalten vWF; wahrscheinlich wird ein Teil von vWF in den Megakaryozyten synthetisiert und gelangt so in die Thrombozyten.

Die Feinregulierung des Gerinnungsablaufs erfolgt über Verstärker- und Kontrollsysteme. So enthält das Plasma einen Überschuß von **Proteinase-Inhibitoren,** um die auf den verschiedenen Reaktionsstufen freigesetzten Proteinasen sowie zum Teil auch schon ihre Aktivierung zu kontrollieren.

Der wichtigste Proteinase-Inhibitor für das Gerinnungssystem ist das **Antithrombin III (AT III).** Es blockiert nahezu alle Proteinasen innerhalb der Gerinnungskaskade.

> Durch Heparin wird die Wirkung des Antithrombin III beschleunigt.

Eine hohe Affinität hat das AT III zu dem Faktor Xa, dem Schlüsselenzym der Enzymkaskade. Hierdurch ist eine wirksame Kontrolle beider Aktivierungswege gewährleistet. Es kommt nur dann zur Gerinnung, wenn der auslösende Reiz einen bestimmten Schwellenwert überschreitet oder dauerhaft ist. Dies trägt dazu bei, daß die Fibrin-abscheidung weitgehend lokalisiert bleibt und keine generalisierte Thrombose entsteht.

2 Pathophysiologie der Blutgerinnung – quantitative und qualitative Störungen der Gerinnungsfaktoren

Ein angeborener oder erworbener Mangel einzelner Gerinnungsfaktoren hat eine Blutungsneigung zur Folge (Tab. I2-1). Die in ihrer Konzentration erniedrigten Faktoren können heute in der Therapie dieser Gerinnungsstörungen ersetzt werden.

> Bei Hämophilie A-Patienten kann die laufende Substitution von Faktor VIII-Konzentraten allerdings infolge Bildung von Antikörpern zu einer **Hemmkörper-Hämophilie** führen.

2.1 Hypo- und Afibrinogenämie

Definition: Unter einer **Hypofibrinogenämie** verstehen wir eine Erniedrigung des Fibrinogenspiegels im Plasma, unter der **Afibrinogenämie** ein Fehlen des Fibrinogens im Plasma, d. h. Fibrinogen ist mit den konventionellen Methoden nicht nachweisbar.

Tabelle I2-1 Gerinnungsfaktoren

Faktor	Synonym	Molekular-gewicht	elektro-phoretische Beweglichkeit	Plasma-konzentration (mg/dl)	quantitativ immunologisch bestimmbar
		Plasmatische Gerinnungsfaktoren			
F I	Fibrinogen	341 000	β-Globulin	200–450	+
F II	Prothrombin	72 000	α_1-Globulin	5–10	+
F III	Gewebsthromboplastin				–
F V	Proakzelerin	300 000	β-Globulin		+
F VII	Prokonvertin	ca. 45 000	α-Globulin	ca. 0,1	+
F VIII	antihämophiles Globulin A	ca. 275 000	β-Globulin	ca. 0,5–1	+
F IX	antihämophiles Globulin B, Christmas-Faktor	72 000	α_1-Globulin	0,5–0,7	+
F X	Stuart-Prower-Faktor	55 000	α_1-Globulin		+
F XI	Plasma-Thromboplastin-Antecedent	124 000	γ-Globulin	ca. 0,6	+
F XII	Hageman-Faktor	ca. 75 000	β-Globulin	1,5–4,7	+
F XIII	fibrinstabilisierender Faktor, Plasmatransglutaminase, Fibrinase	ca. 300 000	β-Globulin	1,0–4,0	+
		Plättchenfaktoren			
PF 3	partielles Thromboplastin, Phospholipid		Nachweis in der Membran des nicht aktivierten Thrombozyten		
PF 4	Antiheparin	ca. 28 000	β-Globulin	$7,5 \times 10^{-4}$	+
	Plättchen-Faktor XIII	ca. 160 000	β-Globulin	$18,5 \times 10^{-4}$	+
		Antithrombine			
Antithrombin II und III, Heparin-Kofaktor, progressiv Antithrombin		65 000	β-Globulin	22–39	+
		Spaltprodukte			
Antithrombin VI		X ca. 240 000			
Fibrinogen/Fibrin-Spaltprodukte		Y ca. 150 000	β-Globulin		

Wir kennen angeborene und erworbene Hypo- und Afibrinogenämien.

Ursachen: Die **kongenitalen** Formen sind sehr selten. Bisher wurden 30 Patienten mit kongenitaler Hypofibrinogenämie beschrieben und 130 Patienten mit kongenitaler Afibrinogenämie.

Bei den **erworbenen** Fibrinogenmangelzuständen findet sich meistens nur eine Hypofibrinogenämie, eine Afibrinogenämie wird nur bei schwerer Hyperfibrinolyse beobachtet. Erworbene Fibrinogenmangelzustände können durch intravaskuläre Proteolyse von Fibrinogen durch Thrombin (Verbrauchskoagulopathie), durch natürliche oder synthetische Schlangengifte (Ancrod [Arwin®] und Batroxobin [Defibrase®]) oder durch Plasmin (Streptokinase, Urokinase, rt-PA) entstehen. Hypofibrinogenämien treten auch durch Verlust von Fibrinogen in den extravaskulären Raum, etwa bei schweren Verbrennungen, Schock und Aszites, ein.

Folgen: Während Patienten mit kongenitalen Hypofibrinogenämien meist keine Blutungsneigung zeigen, manifestiert sich die Afibrinogenämie klinisch bereits in den ersten Lebenstagen; oftmals kommt es zu einer **Nabelschnurblutung**, einer gastrointestinalen oder zerebralen Blutung. Charakteristisch für die Afibrinogenämie ist die lange Nachblutung nach Venenpunktionen. Bei fünfundzwanzig Prozent der Patienten besteht eine milde Thrombozytopenie.

Patienten mit erworbenen Hypofibrinogenämien zeigen bei sonst intaktem Gerinnungssystem keine Blutungsneigung; kommt es durch eine Hyperplasminämie (Streptokinase, Urokinase, rt-PA) zu einer schweren Hypofibrinogenämie bei hoher Spaltproduktkonzentration, so besteht Blutungsgefahr.

Relativ geringe Blutungsgefahr besteht auch bei niedrigen Fibrinogenspiegeln infolge einer Therapie mit defibrinogenierenden Substanzen (Ancrod, Batroxobin) sowie bei Fibrinogenverminderung infolge diffuser intravasaler Gerinnung ohne ausgeprägte sekundäre Hyperfibrinolyse.

D **Diagnostische Hinweise**

Bei Durchführung der globalen Gerinnungstests wie partielle Thromboplastinzeit (PTT), Prothrombinzeit, Thrombinzeit und Reptilasezeit ist bei Afibrinogenämie das Blut bzw. das Plasma ungerinnbar. Bei akuten oder chronischen Lebererkrankungen kommt es als Folge der verminderten Syntheseleistung der Leber auch zu einer Hypofibrinogenämie, wobei eine gute Übereinstimmung der üblichen Fibrinogenbestimmungsmethoden besteht. Bei Hyperfibrinolyse (primäre Hyperfibrinolyse, Streptokinase-, Urokinase-, rt-PA-Therapie) kommt es als Folge der Proteolyse durch Plasmin zu einer Hypofibrinogenämie, wobei durch die Anwesenheit großer Mengen von Spaltprodukten mit der Methode nach Clauss zu niedrige, mit der Hitzemethode und der Ammonsulfatmethode zu hohe

Werte gemessen werden. Bei diffuser intravasaler Gerinnung ohne ausgeprägte sekundäre Hyperfibrinolyse kommt es als Folge der intravasalen Spaltung von Fibrinogen durch Thrombin zu einer Hypofibrinogenämie, wobei eine gute Übereinstimmung bei Verwendung der üblichen Fibrinogenbestimmungsmethoden besteht.

V **Therapeutische Hinweise**

Bei ausgeprägter Hypofibrinogenämie ggf. Fibrinogen-Konzentrat, Plasmaersatz; bei ausgeprägter Hypofibrinogenämie infolge einer durch Streptokinase oder Urokinase induzierten Hyperfibrinogenolyse ggf. Plasmininhibitoren/Enzyminhibitoren (Aprotinin) und/oder Änderung des Therapieschemas.

2.2 Dysfibrinogenämie

Definition: Unter einer Dysfibrinogenämie verstehen wir eine qualitative Veränderung des in normaler Konzentration vorhandenen Plasmafibrinogens, die in einer gestörten Freisetzung der Fibrinopeptide und/oder einer gestörten Aggregation der Fibrinmonomere besteht.

Ursachen: Die **kongenitalen** Formen sind selten. Die Vererbung ist bei den meisten bisher bekannten Fällen autosomal rezessiv; bei zwei Fällen (Detroit und Metz) ist eine autosomal dominante Vererbung beschrieben worden.

Die **erworbenen** Formen werden bei schwerer Hepatitis, bei Leberzirrhose und bei primären Hepatomen beschrieben.

Folgen: Die meisten Patienten mit Dysfibrinogenämie zeigen klinisch keine Symptome, meist wird die Störung durch Zufall entdeckt. Auffälligerweise wurden bei einer Reihe von Dysfibrinogenämien (Baltimore, Paris II/III, Marburg, Wien III) Thrombosen beobachtet; die Pathogenese ist nicht geklärt.

D **Diagnostische Hinweise**

Eine verlängerte Prothrombinzeit bei normaler Aktivität der Faktoren II, V, VII und X sowie eine verlängerte Thrombinzeit und Reptilasezeit bei Verminderung des Fibrinogens (Methode nach **Clauss**) sprechen für das Vorliegen einer Dysfibrinogenämie. Für die definitive Diagnose einer Dysfibrinogenämie ist der Nachweis einer verlängerten Thrombinzeit des gereinigten Patienten-Fibrinogens erforderlich.

V **Therapeutische Hinweise**

Eine Therapie ist nicht erforderlich, da die meisten Patienten mit einer Dysfibrinogenämie klinisch asymptomatisch sind.

2.3 Hyperfibrinogenämie

Eine kongenitale Hyperfibrinogenämie ist nicht bekannt. Vorübergehende Hyperfibrinogenämien finden sich nach Traumen, Operationen, Streptokinase-Therapien und bei akut entzündlichen Erkrankungen sowie in der Schwangerschaft.

2.4 Faktor II-(Prothrombin-)Mangel

Definition: Der Faktor II-Mangel ist durch eine herabgesetzte Faktor II-Aktivität, die meist erworben, selten angeboren ist (qualitative Störung), oder durch eine reduzierte Synthese des Faktors charakterisiert.

Ursachen: Der **kongenitale** isolierte Faktor II-Mangel ist sehr selten. Einerseits handelt es sich um eine echte Synthesestörung des Faktor II-Moleküls, andererseits um einen funktionell abnormalen Faktor II.

Ein echter **erworbener** Faktor II-Mangel zusammen mit einem Mangel anderer in der Leber gebildeter Faktoren findet sich bei schweren **Leberfunktionsstörungen.** Der Faktor II ist, wie auch die Faktoren VII, IX und X, bei Vitamin K-Mangel erniedrigt. Phenprocoumone (Marcumar®, Sintrom®) führen als kompetitive Hemmer des Vitamin K-Transports in der Zelle und der Epoxyreduktase zu einem funktionell nicht vollwertigen Faktor II, dem die Kalziumbindungsstelle fehlt. Ein isolierter erworbener Faktor II-Mangel wird gelegentlich bei Patienten mit Lupus erythematodes gefunden.

Faktor II-Mangel
- bei Leberfunktionsstörungen
- bei Vitamin K-Mangel
- bei Lupus erythematodes

Folgen: In Abhängigkeit vom Ausmaß der Faktor II-Verminderung bzw. der Höhe des durch Phenprocoumon funktionell nicht vollwertig gebildeten Faktors II kommt es zu Schleimhautblutungen, gastrointestinalen und anderweitigen Spontanblutungen.

D **Diagnostische Hinweise**
Globale Tests (Quickwert, PTT) und Bestimmung der Menge an funktionsfähigem Faktor II.

T **Therapeutische Hinweise**
PPSB-Konzentrat (Prothrombin, Prokonvertin, Stuart-Prower-Faktor, Hämophilie B-Faktor), ebenfalls bei Erniedrigung der übrigen Vitamin K-abhängigen Faktoren VII, IX und X (s. S. 647).

2.5 Faktor V-(Proakzelerin-)Mangel

Der Faktor V-Mangel ist durch eine herabgesetzte Faktor V-Aktivität charakterisiert, die angeboren oder erworben sein kann. Er ist insgesamt selten.

Der **kongenitale** Faktor V-Mangel wird als **Parahämophilie** bezeichnet (Owren 1974); die Erkrankung betrifft beide Geschlechter in gleicher Weise und wird autosomal rezessiv vererbt.

Der **erworbene** Faktor V-Mangel findet sich bei Synthesestörung in der Leber (akute und chronische **Lebererkrankungen**), bei akuter **Verbrauchskoagulopathie** und bei Hyperfibrinolyse sowie bei spontaner Antikörperbildung (**Immunkoagulopathie**).

Es können Schleimhautblutungen sowie Blutungen nach leichter Traumatisierung auftreten. Die quantitative Bestimmung des Faktors V sichert die Diagnose. Bei Bedarf wird Frischblut zugeführt.

2.6 Faktor VII-(Prokonvertin-)Mangel

Der Faktor VII-Mangel ist durch eine herabgesetzte Faktor VII-Aktivität charakterisiert, die angeboren oder erworben sein kann.

Der **kongenitale** Faktor VII-Mangel ist sehr selten (1:500 000). Die Vererbung ist autosomal rezessiv.

Am häufigsten findet sich eine Verminderung von Faktor VII bei **Lebererkrankungen** und bei **Vitamin K-Mangel,** zusammen mit der Verminderung anderer Vitamin K-abhängiger Gerinnungsfaktoren. Der erworbene, isolierte Faktor VII-Mangel findet sich gelegentlich bei Patienten mit **Dubin-Johnson[1]-Syndrom.**

Die klinischen Symptome hängen von der Schwere des Defektes ab. Es finden sich Nabelschnurblutungen, Nasen-Schleimhautblutungen und gastro-intestinale Blutungen und bei Frauen Menorrhagien.

Die Diagnose des Faktor VII-Mangels ergibt sich aus einer mehr oder weniger verlängerten Prothrombinzeit und der quantitativen Bestimmung des Faktors VII. Es kann PPSB-Konzentrat gegeben werden (s. o.).

Erhöhung der Faktor VII-Aktivität

Die Faktor VII-Aktivität ist in der **Schwangerschaft** und bei akuten **Beinvenenthrombosen** erhoht. Nach Einnahme von **Ovulationshemmern** findet sich ab dem dritten Monat eine Erhöhung der Faktor VII-Aktivität. Nach neueren Untersuchungen dürfte eine erhöhte Faktor VII-Aktivität ein **Risikofaktor** für die koronare Herzkrankheit sein.

2.7 Faktor VIII-(antihämophiles Globulin A-) Mangel

2.7.1 Faktor VIII:C

Definition: Der Faktor VIII-Mangel ist durch eine herabgesetzte Faktor VIII:C-Aktivität charakterisiert, die meist **angeboren** ist und dann als **Hämophilie A** (klassische Hämophilie) bezeichnet wird.

---

[1] Isadore N. Dubin (geb. 1913), Pathologe in Washington; Frank B. Johnson (geb. 1919), amerikanischer Pathologe

Dem **erworbenen,** meist vorübergehenden Faktor VIII-Mangel können unterschiedliche Ursachen zugrunde liegen, die auch zu Veränderungen anderer Faktoren führen können (Proteolyse durch Plasmin infolge hyperfibrinolytischer Zustände).

Ursachen: Der angeborene Faktor VIII-Mangel, die Hämophilie A ist eine nahezu ausschließlich bei **Männern** auftretende angeborene Verminderung der Faktor VIII-Aktivität bei normaler bzw. verminderter Quantität des Faktor VIII-Antigens. In Europa und Nordamerika wird die Häufigkeit mit 1:10 000 angegeben, wobei alle Schweregrade der Hämophilie berücksichtigt sind. Es wird angenommen, daß die Verminderung von Faktor VIII auf einer verminderten oder fehlenden Synthese beruht.

Der vWF bzw. sein entsprechendes Antigen werden dagegen normal gebildet. Ursache der mangelnden Bildung von Faktor VIII ist ein **Defekt im X-Chromosom,** das die Bildung von Faktor VIII reguliert.

Die Vererbung der Hämophilie A ist somit geschlechtsgebunden und rezessiv. Es erkranken ausschließlich Männer. Die Erkrankung wird durch Frauen **(Konduktorinnen)** übertragen, die selbst klinisch keine oder nur eine geringe Blutungsneigung zeigen. Rund 30% der Hämophilie A-Patienten haben eine negative Familienanamnese **(sporadische Hämophilie).** An einem Teil dieser Patienten konnte gezeigt werden, daß die Mütter Überträgerinnen sind. Die genetische Beratung der Hämophilie-Patienten ist unerläßlich. Die Erkennung von Konduktorinnen der Hämophilie A erfolgt durch die Analyse des Stammbaums allein oder in Kombination mit dem Ergebnis der Labordaten.

Der **erworbene** Faktor VIII-Mangel kann auf eine Inaktivierung von Faktor VIII durch einen spezifischen Inhibitor (Immunkoagulopathie), auf Proteolyse durch Plasmin (Hyperfibrinolyse) oder auf einen massiven Blutverlust zurückgehen, wenn große Mengen von Faktor VIII-armen (alten) Blutkonserven verabreicht werden. Eine leichte Faktor VIII-Verminderung findet sich auch bei Hypothyreose.

Folgen: Der Faktor VIII-Mangel führt verstärkt zur Blutungsneigung und zu Blutungen. Die Hämophilie A kann nach der Aktivität von Faktor VIII in **vier Schweregrade** eingeteilt werden:

▷ schwere Hämophilie A (Faktor VIII < 1%)
▷ mittelschwere Hämophilie A (Faktor VIII 1–5%)
▷ leichte Hämophilie A (Faktor 5–15%)
▷ die Subhämophilie A (Faktor VIII 15–60%)

Der Schweregrad der Hämophilie ist bei den betroffenen Mitgliedern einer Familie konstant. Das klinische Bild korreliert im allgemeinen gut mit der Faktor VIII-Aktivität.

Bei der schweren Hämophilie A treten die ersten klinischen Symptome einer verstärkten Blutungsneigung bereits im frühen Kindesalter auf. Charakteristische Blutungslokalisationen sind Blutungen in die Gelenke, in die Muskulatur oder eine Makrohämaturie. Weitere Blutungsmanifestationen sind gastrointestinale Blutungen, Schleimhautblutungen und subkutane Hämatome. Zerebrale Blutungen sind selten, stellen jedoch die häufigste Todesursache bei Blutungen dar. Chirurgische Eingriffe führen ohne entsprechende Substitutionen zu langanhaltenden Blutungen, wobei eine Latenzzeit von einigen Stunden zwischen Eingriff und Blutung charakteristisch ist.

Spontanblutungen in die Gelenke und Muskeln kommen, wenn auch seltener, bei mittelschwerer Hämophilie vor. Bei der leichten Hämophilie und der Subhämophilie sind Spontanblutungen selten. Blutungen werden nach chirurgischen und zahnärztlichen Eingriffen sowie bei Verletzungen beobachtet. Häufig wird die Erkrankung erst im Erwachsenenalter entdeckt.

D **Diagnostische Hinweise**

Die Diagnose Hämophilie A beruht auf dem Nachweis einer verminderten Aktivität von Faktor VIII:C bei normaler Aktivität von Faktor VIII: AG und Faktor VIII:RiCoF sowie normaler Blutungszeit und Thrombozytenretention.

> Eine typische Befundkonstellation der laborchemischen Diagnose Hämophilie A ist eine **verlängerte PTT** bei **normaler Prothrombinzeit** und **Thrombinzeit,** wobei das Ausmaß der PTT-Verlängerung von der Schwere der Hämophilie abhängt. Bei schwerer Hämophilie A ist die PTT um das Zwei- bis Dreifache verlängert.

Die **pränatale Diagnose** der Hämophilie A ist ab der 20. Schwangerschaftswoche durch Bestimmung von Faktor VIII und Faktor VIII: AG in durch Fetoskopie gewonnenen Blutproben möglich. Bei normalen Feten ist der Faktor VIII-Spiegel im Mittel 43,3% (25–89%).

▼ **Therapeutische Hinweise**

Kryopräzipitat, Substitutionstherapie durch Hepatitis B-sicheres Faktor VIII-Konzentrat.

> Bei ca. 5–10% aller Patienten mit Hämophilie A und bei ca. 10–15% der Patienten mit schwerer Hämophilie A entsteht als Folge der Substitutionstherapie ein Antikörper gegen Faktor VIII. Dieser kann bereits nach wenigen Behandlungen, manchmal aber auch erst nach langdauernder Behandlung auftreten. Die Wirkung des **Inhibitors** besteht in einer **irreversiblen** Inaktivierung von Faktor VIII. Das Ausmaß der Inaktivierung von Faktor VIII ist von der Konzentration des Inhibitors abhängig. Klinisch führt das Auftreten eines Inhibitors zu einer vermehrten Blutungsneigung, wobei im Falle einer Blutung die Substitutionstherapie in üblicher Dosierung nicht zu einer ausreichenden Blutstillung führt.

Bei niedrigen Hemmkörper-Titern Erhöhung der Dosis von Faktor VIII oder IX, bei hohen Hemmkörper-Titern Gabe von aktiviertem Prothrombinkomplex-Konzentrat.

Erhöhung der Faktor VIII-Aktivität

Eine Erhöhung der Faktor VIII-Aktivität findet sich physiologischerweise in der Schwangerschaft und bei körperlicher Anstrengung sowie bei entzündlichen und neoplastischen Erkrankungen oder bei langdauernder Behandlung mit Östrogenpräparaten.

2.7.2 von Willebrand-Syndrom

Definition: Unter dem von Willebrand-Syndrom verstehen wir einen **angeborenen** Mangel oder einen qualitativen Defekt des großmolekularen Anteils von Faktor VIII (Faktor VIII:AG), der für die Adhäsion der Thrombozyten am Subendothel verantwortlich ist.

Ein **erworbener** Mangel des von Willebrand-Faktors wird bei Patienten mit **Autoimmunerkrankungen** und **Paraproteinämien** beschrieben.

Ursachen: Es handelt sich um einen angeborenen Mangel oder einen qualitativen Defekt von Faktor VIII:AG, der autosomal dominant vererbt wird. Die Angaben über die Häufigkeit sind unterschiedlich und schwanken zwischen 20 und 50%, bezogen auf die Häufigkeit der Hämophilie A. Wir unterscheiden vier Typen (I–IV), wobei es sich bei Typ I um eine quantitative Verminderung des Faktor VIII:AG handelt, bei den Typen II–IV um strukturelle Abnormalitäten des Faktor VIII:AG. Am häufigsten ist Typ I.

Folgen: Als Folge des Mangels oder des qualitativen Defektes von Faktor VIII:AG kommt es gelegentlich zu Schleimhautblutungen, Menorrhagien, seltener auch zu gastrointestinalen Blutungen. Nach Traumen und Operationen kann es zu stärkeren Blutungen kommen. Hämarthrosen kommen im Gegensatz zur Hämophilie A nur selten vor.

D Diagnostische Hinweise

Die Diagnose des klassischen von Willebrand-Syndroms (Typ I) ergibt sich aus dem gleichzeitigen Nachweis einer verlängerten Blutungszeit, einer verminderten Thrombozytenretention und einer proportionalen Verminderung von Faktor VIII:C, Faktor VIII C:AG, Faktor VIII:AG und Faktor VIII:RiCoF.

T Therapeutische Hinweise

Antihämophiles Kryopräzipitat, Vollblut, Plasma.

2.8 Faktor IX-(Christmas-Faktor-)Mangel

Definition: Der Faktor IX-Mangel ist durch eine herabgesetzte Faktor IX-Aktivität charakterisiert,

die angeboren oder erworben sein kann. Der kongenitale Faktor IX-Mangel wird als Hämophilie B bezeichnet.

Ursachen: Die Hämophilie B ist angeboren und ist durch eine verminderte Aktivität des Faktor IX charakterisiert. Wie die Hämophilie A wird sie geschlechtsgebunden rezessiv vererbt, wobei meist die Männer erkranken und die Frauen die Überträgerinnen (**Konduktorinnen**) der Erkrankung sind. Die Häufigkeit beträgt etwa 1:100 000, d.h. die Hämophilie A ist ca. sieben- bis zehnmal häufiger als die Hämophilie B. Wie bei der Hämophilie A kann die Hämophilie B in 4 Schweregrade eingeteilt werden:

▷ schwere Hämophilie B (Faktor IX:C < 1%)
▷ mittelschwere Hämophilie B (Faktor IX:C 1–5%)
▷ leichte Hämophilie B (Faktor IX:C 5–15%)
▷ die Subhämophilie B (Faktor IX:C 15–50%)

Nach der Menge an vorhandenem Faktor IX:AG werden vier Hämophilie B-Varianten unterschieden: HB^-, HB^R, HB^+ und HB_M.

Ein erworbener Faktor IX-Mangel tritt bei **Vitamin K-Mangel** auf. Bei Phenprocoumon-behandelten Patienten findet sich charakteristischerweise eine Diskrepanz zwischen Faktor IX-Aktivität und Faktor IX-Antigen. Bei akuten oder chronischen **Lebererkrankungen** kommt es aufgrund einer mangelhaften Synthese zu einer Verminderung des funktionell normalen Faktor IX-Moleküls. Faktor IX-Aktivität und Faktor IX-Antigen sind hierbei in etwa gleichem Maße vermindert.

Ein erworbener Faktor IX-Mangel findet sich auch infolge von **Faktor IX-Antikörpern**.

Folgen: Die klinischen Symptome entsprechen denen der Hämophilie A. Die beiden Formen der Hämophilie sind klinisch nicht zu unterscheiden. Es kommt zu Schleimhautblutungen, gastrointestinalen Blutungen, Blutungen in seröse Höhlen und Hämarthrosen.

D Diagnostische Hinweise

Leitsymptom ist wie bei der Hämophilie A eine verlängerte PTT bei normaler Prothrombinzeit (bei Verwendung von humanem Thromboplastin); die PTT kann jedoch bei Subhämophilie B auch normal sein. Außerdem ist die quantitative Bestimmung der Faktor IX-Aktivität diagnoseweisend.

T Therapeutische Hinweise

Gabe von PPSB-Konzentrat (Faktoren II, VII, IX, X, Hepatitis-sicher).

Etwa 10% der Patienten mit schwerer Hämophilie B entwickeln als Folge der Therapie einen **Inhibitor** gegen Faktor IX. Die biologische Wirkung dieses Inhibitors besteht in einer irreversiblen Inaktivierung der Faktor IX-Aktivität, wobei die Inaktivierung sehr schnell erfolgt.

2.9 Faktor X-(Stuart-Prower-Faktor-) Mangel

Definition: Bei dem Faktor X-Mangel handelt es sich um einen angeborenen oder erworbenen Mangel an Faktor X-Aktivität. Der angeborene Faktor X-Mangel wurde 1956 in der Familie Prower und 1957 in der Familie Stuart entdeckt.

Ursachen: Der angeborene Faktor X-Mangel wird autosomal rezessiv vererbt, die homozygote Form ist extrem selten (1:500000), die heterozygote Form häufig (1:500). Ein isolierter Faktor X-Mangel wurde bei Patienten mit **primärer Amyloidose** beschrieben. Faktor X ist zusammen mit anderen Vitamin K-abhängigen Faktoren bei **Vitamin K-Mangel** und schweren **Lebererkrankungen** vermindert.

Folgen: Bei der klassischen Form des angeborenen Faktor X- (Stuart-Prower-Faktor-)Mangels haben Homozygote eine schwere Blutungsneigung. Die erste klinische Manifestation des angeborenen Faktor X-Mangels kann eine **Nabelschnurblutung** sein. Später werden Schleimhautblutungen, gastrointestinale Blutungen und bei Frauen Menorrhagien häufiger beobachtet. Zerebrale Blutungen, Hämarthrosen können auftreten. Geringe Heparin-Toleranz.

D Diagnostische Hinweise

Je nach Art des Defektes am Faktor X-Molekül variieren die Laborbefunde. Bei klassischem schwerem Faktor X-Mangel (Stuart-Prower-Defekt) ist der Faktor X nicht aktivierbar, dementsprechend sind die PTT und die Prothrombinzeit stark verlängert, desgleichen die Gerinnungszeit und die Reaktionszeit im Thrombelastogramm. Im spezifischen Faktor X-Test ist die Aktivität stark vermindert.

T Therapeutische Hinweise

Prothrombinkonzentrat (II, VII, IX, X, Hepatitissicher), Kryopräzipitat.

Erhöhung der Faktor X-Aktivität
Langdauernde Behandlung mit bestimmten Östrogenpräparaten führt zu einem Anstieg von Faktor X und damit zur Thrombophilie (s. a. S. 644, 647).

2.10 Faktor XI-(Plasmathromboplastin-Antecedent-)Mangel

Der Faktor XI-Mangel (Rosenthal[1]-Syndrom) ist durch eine herabgesetzte Faktor XI-Aktivität charakterisiert, die angeboren oder erworben sein kann.

Der **angeborene** Faktor XI-Mangel wird autosomal rezessiv vererbt und kommt hauptsächlich bei Juden vor. Homozygote haben eine Aktivität zwischen 1 und 10%. Der erworbene Faktor XI-Man-

gel findet sich bei schwerer Leberzellschädigung, wobei sowohl die Faktor XI-Aktivität als auch das Faktor XI-Antigen vermindert sind, jedoch weniger stark als die Faktoren II, V, VII, IX und X. Ein erworbener Faktor XI-Mangel findet sich auch als Folge eines spontanen Faktor XI-Inhibitors.

Patienten mit leichtem oder auch schwerem Faktor XI-Mangel zeigen eine nur gering ausgeprägte Blutungstendenz; gelegentlich besteht Neigung zu Epistaxis, Hämatomen und bei Frauen zu Menorrhagien. Stärkere Blutungen werden nur nach Traumen und Operationen beobachtet. Die PTT ist verlängert, Prothrombinzeit und Thrombinzeit sind normal. Die Diagnose wird durch die quantitative Bestimmung des Faktors XI gestellt.

Gabe von Vollblut oder Plasma bei Traumen oder bei mit stärkeren Blutungen einhergehenden Operationen ist die Therapie der Wahl.

2.11 Faktor XII-(Hageman-Faktor-)Mangel

Der Faktor XII-Mangel ist durch eine herabgesetzte Faktor XII-Aktivität charakterisiert, die angeboren oder erworben sein kann.

Der angeborene Faktor XII-Mangel wird autosomal rezessiv vererbt. Eine erworbene, meist nur mäßige Verminderung von Faktor XII-Aktivität und -Antigen findet sich bei Patienten mit schweren **Lebererkrankungen,** bei **disseminierter intravasaler Gerinnung** und beim **septischen Schock.**

Eine erhöhte Blutungsneigung besteht nicht, so daß Patienten mit Faktor XII-Mangel gewöhnlich nur durch Zufall entdeckt werden.

Bei diesen Patienten besteht offenbar eine erhöhte Thromboseneigung. Hageman, bei dem der Defekt erstmals entdeckt und beschrieben wurde, starb an einer massiven Lungenembolie.

Die üblichen Suchtests verhalten sich ähnlich wie bei Faktor XI-Mangel. Die PTT ist bei schwerem Faktor XII-Mangel deutlich verlängert. Die Faktor XII-Aktivität kann in einem Einstufentest im PTT-System bestimmt werden, wobei Faktor XII-Antigen proportional zur Aktivität vermindert ist.

2.12 Faktor XIII-Mangel

Der Faktor XIII-Mangel ist durch eine herabgesetzte Faktor XIII-Aktivität charakterisiert, die angeboren oder erworben sein kann.

Der angeborene Mangel an Faktor XIII wird autosomal rezessiv vererbt, wobei Homozygote einen Faktor XIII-Spiegel unter 1% haben. Ein erworbener, meist mäßiggradiger Faktor XIII-Mangel findet sich postoperativ, bei akuter Leukämie, bei Lebererkrankungen, bei disseminierter intravaskulärer Gerinnung und thrombotischen Erkrankungen. Ein erworbener schwerer Faktor XIII-Mangel infolge eines **Inhibitors** gegen Faktor XIII wurde bei Patienten mit **Autoimmunerkrankungen** und auch nach **Isoniazid-Therapie** beschrieben.

---

[1] Robert L. Rosenthal, zeitgenössischer amerikanischer Arzt.

Der angeborene schwere Faktor XIII-Mangel kann sich bereits in den ersten Lebenstagen in Form einer Nabelschnurblutung zeigen. Patienten mit Faktor XIII-Mangel neigen zu Hämatomen, zu verstärkten Nachblutungen nach Traumen und Operationen sowie zu Wundheilungsstörungen. Auch intrazerebrale Blutungen sind beschrieben worden.

> Frauen mit einem schweren Faktor XIII-Mangel können eine Schwangerschaft nur austragen, wenn eine Substitutionstherapie durchgeführt wird.

Die üblichen Suchtests, die Prothrombinzeit, PTT, Thrombinzeit und Blutungszeit sind normal. Geeignet ist der **Harnstofflöslichkeitstest** bei schwerem Faktor XIII-Mangel; das Gerinnsel ist bei schwerem Faktor XIII-Mangel (< 1%) im Gegensatz zu einem normalen Gerinnsel in fünf Mol Harnstoff löslich. Der Faktor XIII kann immunologisch bestimmt werden.

2.13 Fletcher-Faktor-(Präkallikrein-)Mangel

Beim Fletcher-Faktor-Mangel handelt es sich um einen angeborenen oder erworbenen Mangel an Präkallikrein.

Der angeborene Mangel an Fletcher-Faktor wird autosomal rezessiv vererbt. Ein erworbener Mangel an Fletcher-Faktor findet sich bei schwerem **Leberschaden,** bei **septischem Schock** und **disseminierter intravasaler Gerinnung.**

Patienten mit einem Fletcher-Faktor-Mangel sind klinisch **asymptomatisch.**

Die üblichen Suchtests verhalten sich ähnlich wie bei Faktor XI- und XII-Mangel. Die PTT ist jedoch auch bei ausgeprägtem Mangel nur mäßig verlängert. Die Diagnose erfolgt durch Bestimmung des Fletcher-Faktors.

Bei dem Fletcher-Faktor-Mangel ist keine spezifische Therapie erforderlich.

2.14 Hereditärer HMW-Kininogen-Mangel (Fitzgerald-Trait)

Patienten mit diesem Defekt sind klinisch asymptomatisch. Die üblichen Suchtests verhalten sich ähnlich wie beim Faktor XII-Mangel. Eine spezifische Therapie ist nicht erforderlich.

2.15 Antithrombin III-Mangel

> Antithrombin III ist der **wichtigste** Proteinase-Inhibitor im Gerinnungssystem. Ein **geringer** Mangel an Antithrombin III kann zu einer verstärkten Aktivierung des Gerinnungssystems führen, insbesondere des Faktors Xa und des Thrombins, und damit zu einer erhöhten Gerinnungsaktivierung mit möglichen nachfolgenden thromboembolischen Komplikationen.

Unter einem Antithrombin III-Mangel verstehen wir einen angeborenen oder erworbenen Mangel an Antithrombin III.

Der angeborene Antithrombin III-Mangel wird autosomal dominant vererbt und tritt bei Männern und Frauen in gleicher Häufigkeit auf. Die Häufigkeit des Antithrombin III-Mangels in der Bevölkerung wird auf 1:5000 geschätzt.

Ein erworbener Antithrombin III-Mangel findet sich bei Patienten mit **nephrotischem Syndrom,** da im Harn neben anderen Plasmaproteinen auch Antithrombin III ausgeschieden wird. Erniedrigte Antithrombin III-Spiegel finden sich bei **akutem Leberversagen** und **dekompensierter Leberzirrhose,** bei schwerer **Vergiftung, Verbrauchskoagulopathie,** während und nach größeren **Operationen** und **Traumen** sowie bei schweren **Verbrennungen.**

Verminderte Antithrombin III-Spiegel finden sich auch bei Patientinnen, die **östrogenhaltige Kontrazeptiva** einnehmen; die Antithrombin III-Spiegel liegen hierbei im Durchschnitt etwa 15% niedriger.

Patienten mit einem Antithrombin III-Mangel haben ein erhöhtes Risiko für **venöse Thrombosen** und **Lungenembolien.**

> Etwa 85% der beschriebenen Patienten mit einem Antithrombin III-Mangel hatten im Alter von 50 Jahren bereits eine **Thrombose** gehabt, wobei die erste Manifestation einer Thrombose bei zwei Drittel der Patienten zwischem dem zehnten und 35. Lebensjahr aufgetreten war.

Oberflächliche Thrombophlebitiden sind selten. Das Risiko für arterielle Thrombosen scheint nicht erhöht zu sein.

Bestimmung der Antithrombin III-Konzentration im Plasma ist diagnostisch richtungweisend.

Therapeutisch ist die Gabe von Antithrombin III-Konzentrat bei deutlich erniedrigtem Antithrombin III-Spiegel im Plasma sowie die Antikoagulation mit Vitamin K-Antagonisten (Phenprocoumon) indiziert.

> **Zunahme der Antithrombin III-Aktivität**
>
> Die Behandlung mit **Kortikosteroiden** führt zu einer Zunahme der Antithrombin III-Aktivität. Desgleichen kann die Behandlung mit oralen Antikoagulanzien (Phenprocoumon) zu einem Anstieg der Antithrombin III-Aktivität führen, wobei das Antithrombin III-Antigen normal bleibt; nach Absetzen des Phenprocoumons geht die erhöhte Antithrombin III-Aktivität innerhalb von vier bis sechs Wochen wieder in den Normbereich zurück.

3 Disseminierte intravaskuläre Gerinnung

Begriff und Definition: Die disseminierte intravaskuläre Gerinnung (DIG) ist kein eigenes Krankheitsbild, sondern ein Zustand, der bei verschiedenen Erkrankungen auftreten kann.

> Charakterisiert ist die disseminierte intravaskuläre Gerinnung durch einen erhöhten Umsatz von Gerinnungsfaktoren und Thrombozyten, der durch Thrombineinwirkung infolge einer intravasalen Gerinnungsaktivierung entsteht.

Der erhöhte Umsatz von Gerinnungsfaktoren und Thrombozyten kann durch eine erhöhte Syntheserate bis zu einem gewissen Grad kompensiert werden; wir sprechen dann von einer **kompensierten** disseminierten intravaskulären Gerinnung. Reicht die Syntheserate der Gerinnungsfaktoren zur Kompensation nicht aus, handelt es sich um eine **dekompensierte** disseminierte intravaskuläre Gerinnung.

Die Nomenklatur der intravaskulären Gerinnung ist nicht einheitlich. Häufig gebrauchte Synonyma sind disseminierte intravasale Gerinnung und Verbrauchskoagulopathie. Der Begriff „disseminierte intravasale oder intravaskuläre Gerinnung" *(disseminated intravascular coagulation, DIC)* stellt die Mikrothrombosierung in den Vordergrund.

Der Begriff „Verbrauchskoagulopathie" *(consumption coagulopathy)* stellt den Verbrauch der Gerinnungsfaktoren und Thrombozyten in den Vordergrund.

Ursachen: Die intravasale Aktivierung der Gerinnung tritt auf, wenn große Mengen eines starken Prokoagulans in die Zirkulation gelangen oder wenn ein schwächeres Prokoagulans über längere Zeit in die Zirkulation gelangt und gleichzeitig die Abräummechanismen gestört sind (Hemmung der Fibrinolyse, Blockade des RES).

Das stark koagulatorisch wirkende Thrombin führt intravasal zu einer Proteolyse des Fibrinogens und anderer Gerinnungsfaktoren (V, VIII, XIII) sowie zu einer Thrombozytenaggregation. Reicht die Syntheserate der Faktoren nicht aus, um den Verbrauch zu kompensieren, so kommt es zu einer Konzentrations- und Aktivitätsabnahme der Gerinnungsfaktoren; zugleich tritt bei anhaltender generalisierter Gerinnung ein Abfall der Thrombozyten im Blut auf. Die unter Einwirkung von Thrombin aus Fibrinogen entstehenden Fibrinmonomere polymerisieren unter bestimmten Bedingungen in der Endstrombahn zu Fibrin und bilden Fibringerinnsel, die organbezogen zu Funktionsstörungen oder generalisiert zu einer allgemeinen Zirkulationsstörung (Schock) führen können.

Die Aktivierung des **exogenen** Systems kann durch Thromboplastin oder thromboplastinartige Substanzen erfolgen. Die Einschwemmung von Thromboplastin spielt bei geburtshilflichen Komplikationen, bei Operationen, Traumen und Verbrennungen eine Rolle. Thromboplastinartige Substanzen können aus Granulozyten und Monozyten durch Einwirkung von Endotoxin freigesetzt werden. Größere Mengen können auch aus den Promyelozyten, etwa bei einer Promyeolozytenleukämie, freigesetzt werden.

Die Aktivierung des **endogenen** Systems erfolgt nach Endothelschädigung, insbesondere bei immunologischen Erkrankungen und Vaskulitiden. Durch die Endothelschädigung wird Kollagen freigelegt und der Faktor XII aktiviert.

Eine massive intravaskuläre Hämolyse führt zur Freisetzung von thromboplastinartigen Substanzen aus den Erythrozyten. Bei gleichzeitigem Vorkommen von Antigen-Antikörperkomplexen wie bei inkompatiblen Bluttransfusionen kann eine schwere Hämolyse zu einer disseminierten intravaskulären Gerinnung führen.

Die intravasale Aktivierung der Gerinnung wird durch eine Verminderung von Antithrombin III oder durch eine funktionelle Beeinträchtigung des RES mit verminderter Elimination der aktivierten Gerinnungsfaktoren begünstigt.

Mit der Aktivierung der Gerinnung kommt es regelmäßig zu einer Aktivierung der Fibrinolyse, die bis zu einer massiven Fibrin(ogen)olyse reichen kann.

Neben der intravasalen Aktivierung der Gerinnung ist auch die Gegenwart von Faktoren, welche die Polymerisation des löslichen Fibrins (Fibrin$_S$) begünstigen sowie eine Hemmung der Fibrinolyse verursachen, bedeutsam.

Folgen: Als Folge der intravasalen Aktivierung des Gerinnungs- und reaktiv auch des Fibrinolysesystems kommt es einerseits zu einer **Mikrothrombosierung** der peripheren Strombahn mit lokalisierten oder generalisierten Mikrozirkulationsstörungen (funktionelle Organstörungen, Entwicklung eines refraktären Schocks), andererseits zu einem zunehmenden Verbrauch des Hämostasepotentials mit nachfolgender **hämorrhagischer Diathese.**

▷ **Thrombin-induzierte Veränderungen:** Die Einwirkung von Thrombin auf Fibrinogen führt zu einer Abspaltung von Fibrinopeptid A, wobei das des-A-Fibrinmonomer entsteht. Durch weitere Thrombineinwirkung entstehen aus dem des-A-Fibrinmonomer Fibrinopeptid B und das des-A-B-Fibrinmonomer. Fibrinmonomere können entweder zu Fibrin polymerisieren oder in gelöster Form im Blut zirkulieren (Fibrin$_S$). Bei entsprechend starker Thrombineinwirkung und einer zur Kompensation nicht ausreichenden Syntheserate kommt es zu einem Abfall des Fibrinogenspiegels.

Laborchemische Methoden: Der Nachweis einer Fibrinogenverminderung kann mit allen üblichen Fibrinogenbestimmungsmethoden erfolgen, mit Ausnahme der Hitzefibrinmethode und der immunologischen Methode, die beide auch die Spaltprodukte erfassen. Für die Schnelldiagnostik ist die Verdünnungsmethode nach **Clauss** geeignet. Die Fibrinopeptide A und B können mit aufwendigeren radioimmunologischen Methoden bestimmt werden, haben jedoch klinisch keine Bedeutung. Die Erhöhung der Konzentration von löslichem Fibrin (Fibrin$_S$) läßt sich einfach mit dem Gel-Test (Äthanoltest) oder mit Hilfe der Parakoagulation (Protaminsulfattest) nachweisen. Die Empfindlichkeit und Spezifität dieser Tests ist nicht sehr groß. Die genaue Bestimmung der Konzentration von löslichem Fibrin (Fibrin$_S$) mit aufwendigeren Methoden ist möglich, hat klinisch jedoch keine Bedeutung.

Bei der Einwirkung von Thrombin auf die Gerinnungsfaktoren (V, VIII, XIII) kommt es anfangs zu einer Aktivitätszunahme.

Die Freisetzung von ADP durch Thrombin führt zur Aggregation der Thrombozyten und im weiteren Verlauf zu einer mehr oder weniger stark ausgeprägten **Thrombozytopenie.**

Die Inaktivierung von Thrombin und anderen Serinproteasen durch Antithrombin III führt zu einem Verbrauch von Antithrombin III, der einen Abfall des Antithrombin III-Spiegels verursacht.

▷ **Plasmininduzierte Veränderungen:** Die Einwirkung von Plasmin auf Fibrinogen führt zu einer Spaltung des Fibrinogens in charakteristische Bruchstücke (X, Y, D, E). Dieser Vorgang bringt einen Abfall des Fibrinogenspiegels und eine erhöhte Konzentration von Fibrinogen- und Fibrin-Spaltprodukten mit sich. Die Bestimmung der Spaltprodukte kann mit dem Hämagglutinationshemmtest, dem Staphylokokken-Clumping-Test oder auch immunologisch erfolgen. Plasmin führt auch zu einer Proteolyse von Faktor V und Faktor VIII, so daß bei einer starken Fibrinolyse diese Faktoren vermindert sein können.

Da Plasmin durch Antiplasmin (α_2-Antiplasmin) und durch α_2-Makroglobulin inaktiviert wird, kommt es bei entsprechender Intensität der Plasminwirkung zu einer Verminderung von α_2-Antiplasmin und α_2-Makroglobulin im Blut.

D **Diagnostische Hinweise**

Vorrangig ist das Erkennen der zugrundeliegenden Erkrankung.

Bei lokaler Mikrozirkulationsstörung zeigen sich funktionelle Störungen einzelner Organe (akutes Nierenversagen, akutes Cor pulmonale, akutes Leberversagen). Bei generalisierter Mikrozirkulationsstörung kommt es zur Entwicklung eines Schocks. Ein Aufbrauch des Hämostasepotentials führt zu latenter hämorrhagischer Diathese, seltener zu schwerer Blutungsneigung (petechiale Haut- und Schleimhautblutungen, Sugillationen, Blutungen aus dem Operationsgebiet).

Laborchemische Befunde: Verminderung des Fibrinogens auf Werte <1,5 g/l oder deutlicher Abfall des Fibrinogens bei mehrfach aufeinanderfolgenden Kontrollen. Thrombozytopenie oder deutlicher Abfall der Thrombozyten bei mehrfach aufeinanderfolgenden Kontrollen. Deutlich erhöhte Konzentration von löslichem Fibrin (Fibrin$_S$), positiver Äthanoltest oder positiver Protaminsulfattest. Erhöhung der Fibrinogen-Fibrin-Spaltprodukte.

▼ **Therapeutische Hinweise**

Es gibt folgende therapeutische Maßnahmen:
▷ Behandlung der Grunderkrankung und/oder des auslösenden Mechanismus
▷ Unterbrechung der Umsatzsteigerung durch Antikoagulation mit Heparin (600 bis 1200 IE Heparin/h)
▷ Rekompensation des Hämostasepotentials durch Substitution mit gerinnungsaktiven Komponenten
▷ Behebung der gestörten Hämodynamik und der Hypozirkulation
▷ Behebung der Mikrozirkulationsstörungen durch Fibrinolyseaktivierung (Urokinase), wenn keine Kontraindikationen bestehen

II Fibrinolytisches System

1 Physiologische Grundlagen

1.1 Regulationsmechanismen der Fibrinolyse

Ähnlich wie bei dem Gerinnungssystem können wir bei dem fibrinolytischen System ein endogenes von einem exogenen System unterscheiden (Abb. I2-2).

Während das **endogene** System über Plasmafaktoren läuft und u.a. durch Faktor XII und Kallikrein gestartet und katalysiert wird, läuft das **exogene** System über einen Gewebeaktivator. Beide Systeme führen durch Spaltung einer Arginin-Valin-Bindung zu einer Aktivierung von Plasminogen, wobei Plasmin entsteht. Durch die Einwirkung von Plasmin entsteht aus Glutamin-Plasminogen Lysin-Plasminogen und Aktivierungspeptid, die ihrerseits wiederum die Aktivierung von Plasminogen fördern (positiver Feedback-Mechanismus). Plasmin spaltet Fibrinogen. Die wichtigsten Faktoren und Inhibitoren sind mit ihren Namen und Eigenschaften wie Molekulargewicht, Konzentration im Serum, Menge und Anteil an der Gesamtinhibitorkapazität in Tabelle I2-2 dargestellt.

1.2 Biochemie von Plasminogen und Plasmin

Plasminogen ist ein Glykoprotein mit einem Molekulargewicht von 91 000. Die N-terminale Aminosäure im nativen Molekül ist Glutaminsäure (Glu-Plasminogen). Nach Einwirkung von Plasmin hat Plasminogen infolge limitierter Proteolyse als N-terminale Aminosäure Lysin (Lys-Plasminogen). Lys-Plasminogen hat eine höhere Affinität zu Fibrin, ist leichter aktivierbar und hat eine kürzere biologische Halbwertzeit. Plasminogen wird in der Leber, den Eosinophilen des Knochenmarks und in der Niere gebildet. Die Synthese erfolgt schnell. Die biologische Halbwertzeit von Glu-Plasminogen beträgt 2,0 bis 2,5 Tage.

Plasmin besteht aus zwei Aminosäureketten, wobei Disulfidbrücken eine H- und eine L-Kette verbin-

den. Die H-Kette besitzt ein Molekulargewicht von 65 000; sie besitzt die Lysin-Bindungsstelle, mit der sich Plasmin an Fibrin und α_2-Antiplasmin bindet. Die L-Kette besitzt ein Molekulargewicht von 25 000; sie enthält das aktive Zentrum. Plasmin ist eine Serinprotease und spaltet neben Fibrinogen Prothrombin, Faktor V und Faktor VIII. Plasmin aktiviert Faktor XII, Faktor VII sowie Komponenten des Komplementsystems und führt zur Thrombozytenaggregation.

1.3 Aktivierung von Plasminogen

Plasminogenaktivatoren lassen sich im Plasma, in verschiedenen Körperzellen und Körperflüssigkeiten nachweisen und werden auch von Mikroorganismen (Streptokokken) erzeugt. Alle Plasminogenaktivatoren spalten eine Arginin-Valin-Bindung.

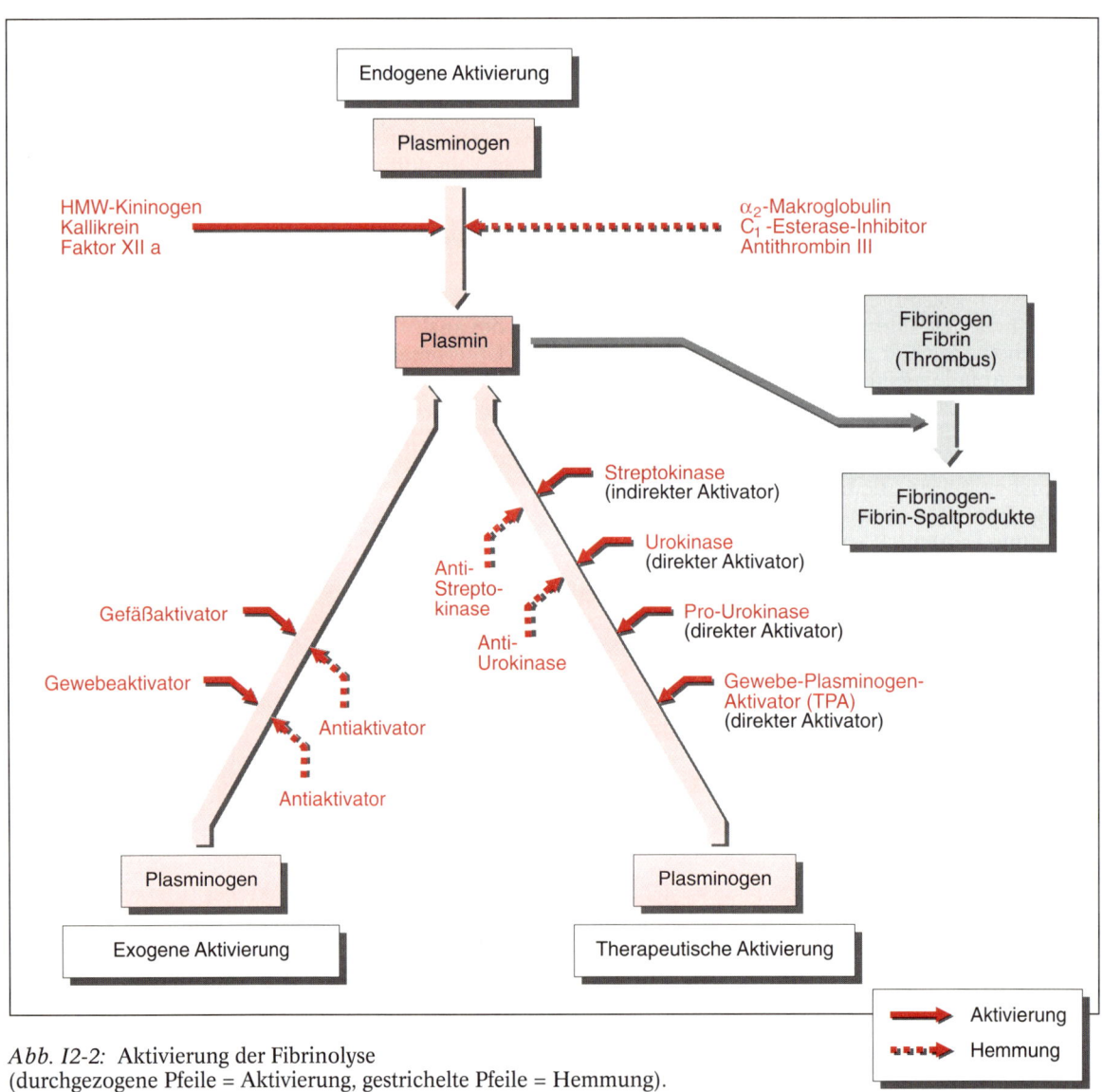

Abb. I2-2: Aktivierung der Fibrinolyse
(durchgezogene Pfeile = Aktivierung, gestrichelte Pfeile = Hemmung).

Tabelle I2-2 Fibrinolysefaktoren und Fibrinolyseinhibitoren

Protein	Molekular-gewicht	Konzentration im Serum (mg/dl)	(µmol/l)	quantitativ immunologisch bestimmbar
Fibrinolysefaktoren				
Plasminogen Gewebsaktivator Plasmaaktivator	93 300	10–20	1,8	+
Plasmin-Inhibitoren				
Sofort-Inhibitoren*				
α_2-Makroglobulin	725 000	285	3,9	+
C_1-Inaktivator	104 000	25	2,4	+
α_1-Antiplasmin	65 000–70 000			
α_2-Antiplasmin	63 000–67 000	5–7	0,9	+
Progressiv-Inhibitoren**				
α_1-Antitrypsin	54 000	190	35,0	+
Antithrombin III	65 000	30	4,6	+
Inhibitoren der Plasminogen-Aktivierung				
α_2-Antiaktivator	75 000			

* Anteil an der Gesamtinhibitorkapazität = 15,3% ** Anteil an der Gesamtinhibitorkapazität = 84,7%

1.3.1 Gewebs-Plasminogen-Aktivator

Aktivatoren der Fibrinolyse können aus Lunge, Herz, Niere, Milz, Darm, Prostata und Uterus extrahiert werden und sind immunologisch identisch. Es wird angenommen, daß der Gewebs-Plasminogen-Aktivator für die Lyse von extravasalem Fibrin und damit für die Wundheilung bedeutsam ist. Leukozyten produzieren ebenfalls einen Plasminogen-Aktivator. Der aus Zellkulturen gewonnene Gewebs-Plasminogen-Aktivator *(recombinant tissue plasminogen activator)* wurde bereits erfolgreich in der Behandlung thromboembolischer Erkrankungen, insbesondere des akuten Myokardinfarktes, eingesetzt. Heute wird der Gewebs-Plasminogen-Aktivator gentechnologisch hergestellt.

1.3.2 Gefäßaktivator

Ein Gefäßaktivator ist aus Gefäßendothel isoliert worden und hat ein Molekulargewicht von 56 000 bis 80 000. Endothelzellen vor allem der kleineren Venen enthalten einen potenten Gefäßaktivator, der spontan oder auf verschiedene Reize (O_2-Mangel sowie Thrombin und auch körperliche Belastung) freigesetzt wird. Er ist wahrscheinlich für die geringe spontane fibrinolytische Aktivität im Blut verantwortlich.

1.3.3 Urokinase

Urokinase wird von den Nierentubuluszellen gebildet und im Harn ausgeschieden. Urokinase liegt in einer hochmolekularen Form (Molekulargewicht 54 700) und in einer niedermolekularen Form (Molekulargewicht 33 000) vor. Urokinase ist weder mit dem Gewebs-Plasminogen-Aktivator noch mit dem Endothelaktivator identisch. Urokinase wird zu therapeutischen Zwecken aus menschlichem Urin oder aus Nierenzellkulturen gewonnen. Für die Herstellung der Urokinase sind große Mengen Urin notwendig.

Pro-Urokinase *(single chain urokinase)* ist ebenfalls ein Plasminogen-Aktivator, der durch eine hohe Fibrinaffinität ausgezeichnet ist.

Erste positive Erfahrungen mit Pro-Urokinase in der Behandlung des akuten Myokardinfarktes liegen vor.

Pro-Urokinase wird aus Zellkulturen oder heute auch gentechnologisch gewonnen.

1.3.4 Endogener Aktivator (Faktor XII-abhängig)

Fibrinolytische Aktivität kann auch allein aus zirkulierenden Proteinen im Blut entstehen (endogenes fibrinolytisches System).

1.3.5 Andere Plasminogen-Aktivatoren

Plasminogen-Aktivator wird auch durch die neutrophilen Leukozyten produziert und ist im Blut, in der Tränenflüssigkeit und im Speichel nachweisbar.

Streptokinase ist ein Stoffwechselprodukt der β-hämolysierenden Streptokokken der Lancefield-Gruppe C mit einem Molekulargewicht von 47 000. Streptokinase wird aus Kulturfiltraten gewonnen.

Im Gegensatz zu dem Wirkungsmechanismus der körpereigenen Aktivatoren des fibrinolytischen Systems vollzieht sich der Aktivierungsvorgang mit Streptokinase nicht durch eine direkte Umwandlung von Plasminogen in Plasmin, sondern indirekt über eine Zweiphasenreaktion. Durch Anlagerung von Streptokinase an Human-Plasminogen entsteht als äquimolarer Komplex der Plasminogen-Aktivator. Dieser Streptokinase-Plasminogen-Aktivator katalysiert in einer Sekundärreaktion über eine limitierte Proteolyse die Umwandlung von Plasminogen in Plasmin.

> Streptokinase wird therapeutisch bei thromboembolischen Erkrankungen, bei arterieller Verschlußkrankheit und beim akuten Myokardinfarkt eingesetzt.

1.4 Abbau von Fibrinogen und Fibrin durch Plasmin

Einwirkung von Plasmin auf Fibrinogen

Für den Abbau von Fibrinogen und Fibrin durch Plasmin ist der Ablauf der Spaltung in mehreren Stufen charakteristisch. Die Bruchstücke, die bei Plasmineinwirkung auf Fibrinogen sowie nichtvernetztes und vernetztes Fibrin entstehen, sind z. T. identisch.

Einwirkung von Plasmin auf nicht-vernetztes Fibrin

Die aus nicht-vernetztem Fibrin entstehenden Spaltprodukte sind nahezu identisch mit denen des Fibrinogens, mit der Ausnahme, daß das Fragment E kein Fibrinopeptid A enthält.

Einwirkung von Plasmin auf vernetztes Fibrin

Durch die Quervernetzung der γ-Ketten und der α-Ketten wird das Fibrinmolekül gegenüber der Einwirkung von Plasmin resistenter. Als charakteristisches Endprodukt der Plasminfragmentierung des quervernetzten Fibrins entsteht das γ-γ-Dimer, das jedoch sehr schwierig zu bestimmen ist, sowie Fragment D und E.

1.5 Inhibitoren der Fibrinolyse

Inhibitoren der Fibrinolyse können gegen die Aktivierung von Plasminogen (**Anti-Aktivator**) oder gegen Plasmin (**Antiplasmin**) gerichtet sein.

Gewebs-Plasminogen-Aktivator und Urokinase haben drei Inhibitoren (PAI): PAI-1 im Endothel und in Thrombozyten, PAI-2 in der Plazenta und in Monozyten und PAI-3, der mit dem Protein-C-Inhibitor identisch ist.

Die Antiplasmine wirken nicht allein gegen Plasmin, sondern auch gegen andere Proteasen. Die nachfolgend aufgeführten Antiplasmine konnten näher charakterisiert werden.

α_2-**Antiplasmin** ist der wichtigste Inhibitor von Plasmin; es wird in der Leber gebildet. α_2-Antiplasmin reagiert sehr rasch mit freiem Plasmin, während ein Fibrin-absorbiertes Plasmin mit α_2-Antiplasmin nur gering reagiert.

α_2-**Makroglobulin** reagiert rasch mit Plasmin, indem es einen Komplex bildet. α_2-Makroglobulin-Protease-Komplexe werden rasch durch das RES eliminiert; die biologische Halbwertszeit beträgt zehn bis 20 Minuten.

Die Antiplasminwirkung von **Antithrombin III** ist gering. Nur 0,4% des Antithrombin III werden als Komplex mit Plasmin gefunden.

Die Antiplasminwirkung des C_1-**Esterase-Inhibitors** ist sehr gering; er hemmt jedoch den endogenen Fibrinolyseaktivator.

Die Reaktion von α_1-**Antitrypsin** mit Plasmin verläuft sehr langsam (Progressiv-Inhibitor) und spielt physiologisch kaum eine Rolle.

Die Antiplasminwirkung des **Inter-α-Trypsin-Inhibitors** ist ebenfalls sehr gering.

2 Pathophysiologie des fibrinolytischen Systems

2.1 Veränderungen der fibrinolytischen Aktivität

Die spontane fibrinolytische Aktivität im Blut schwankt erheblich. Eine starke Zunahme findet sich nach schwerer körperlicher Belastung, psychischem Streß und O_2-Mangel. Eine Zunahme der fibrinolytischen Aktivität erfolgt auch bei Operationen, insbesondere bei Herz-Lungen-Operationen oder Prostata-Operationen. Im Gefolge einer **disseminierten intravaskulären Gerinnung** tritt regelmäßig eine **Hyperfibrinolyse** auf (sekundäre oder reaktive Fibrinolyse).

Streptokinase (SK) und **Urokinase** (UK) führen in therapeutischen Dosen (100 000 IE SK/h oder 80 000–100 000 IE UK/h) durch die Plasminogen-Aktivierung zu einer ausgeprägten Hyperfibrinolyse.

Eine verminderte fibrinolytische Aktivität wurde bei Patienten mit koronarer Herzkrankheit und idiopathischer tiefer Venenthrombose gefunden.

2.2 Veränderungen in der Aktivität einzelner Faktoren des fibrinolytischen Systems

Der angeborene, sehr seltene **Plasminogen-Mangel** führt zu keinen klinischen Erscheinungen, insbesondere nicht zu gehäuften Thrombosen. Ein abnormes Plasminogen, das schlechter aktivierbar ist, wurde beschrieben. Eine Plasminogenzunahme findet sich bei östrogenhaltigen Präparaten wie Kontrazeptiva.

Mehrere Familien mit angeborenem α_2-**Antiplasmin-Mangel** wurden beschrieben. Der ausgeprägte α_2-Antiplasmin-Mangel führt zu einer Blutungsneigung, wobei auch Hämarthrosen auftreten können. Eine erworbene Verminderung von α_2-Antiplasmin findet sich bei Lebererkrankungen und allen Zuständen, die mit einer Hyperfibrinolyse einhergehen.

Ein angeborener α_2-**Makroglobulin-Mangel** wurde von Berquist und Nilsson 1979 beschrieben; der Patient hatte keine klinischen Symptome. Unter der Therapie mit Streptokinase oder mit Urokinase ist α_2-Makroglobulin vermindert.

Eine Erhöhung des α_1-**Antitrypsins** findet sich bei Patienten mit malignen Erkrankungen, Infektionen, Nierenerkrankungen, Diabetes mellitus und in der Schwangerschaft. α_1-Antitrypsin ist bei Streptokinase- und Urokinase-Therapie gewöhnlich nicht vermindert.

Folgen: Die Veränderungen der Aktivität einzelner Faktoren des fibrinolytischen Systems und ihre möglichen Folgen wurden bereits beschrieben. Eine ausgeprägte, durch Streptokinase oder Urokinase induzierte Hyperfibrinolyse infolge einer starken Plasminämie geht mit einer erhöhten Blutungsgefahr für den Patienten einher.

D Diagnostische Hinweise

Ausdruck der erhöhten fibrinolytischen Aktivität sind eine Verminderung von Plasminogen, von α_2-Antiplasmin, von Fibrinogen sowie eine Erhöhung der Fibrin- und Fibrinogen-Spaltprodukte. Bei den rasch und einfach durchzuführenden laborchemischen Untersuchungen zeigt das Fibrinogen eine deutliche Erniedrigung im Plasma sowie die Reptilasezeit, ein Parameter der Fibrin- und Fibrinogen-Spaltprodukte, eine deutliche Verlängerung.

T Therapeutische Hinweise

Streptokinase und **Urokinase** werden in der Behandlung des akuten Myokardinfarktes, der tiefen Venenthrombose, der Lungenembolie und der arteriellen Verschlußkrankheit eingesetzt, rt-PA in der Behandlung des akuten Myokardinfarkts und der Lungenembolie.

Bei einer therapeutisch induzierten Fibrinogenolyse und Fibrinolyse mit Streptokinase oder Urokinase ist im Falle eines erhöhten Blutungsrisikos die Dosis des Fibrinolytikums zu ändern und bei einer Blutung abzusetzen. Als Enzyminhibitor empfiehlt sich **Aprotinin,** als antifibrinolytisch wirkende Substanzen **Tranexamsäure** oder **Aminocapronsäure.**

Literatur zu I1 und I2

Begemann, H., H.-G. Harwerth: Praktische Hämatologie, 9. Aufl. Thieme, Stuttgart 1989.

Begemann, H., J. Rastetter: Klinische Hämatologie, 4. Aufl. Thieme, Stuttgart 1993.

Belluci, S., G. Tobelem, J. P. Caen: Inherited platelet disorders. Progress in hematology 13 (1983) 223.

Bennett, J. M., D. Catovsky, M. T. Daniel, G. Flandrian, D. A. G. Galton, C. Sultan: Proposals for the classification of the acute leucemias. French-American-British (FAB) co-operative group. Brit. J. Hematol. 33 (1976) 451.

Bennett, J. M., D. Catovsky, M. T. Daniel, D. A. G. Galton, H. R. Gralnick, C. Sultan: The French-American-British (FAB) co-operative group proposals for the classification of myelodysplastic syndromes. Brit. J. Hematol. 51 (1982) 189.

Bloom, A. L., D. P. Thomas (eds.): Haemostasis and Thrombosis. Churchill Livingstone, London 1981.

Bremer, K.: Ätiologie und Pathogenese der Non-Hodgkin-Lymphome. In: Schwiegk, H. (Hrsg.): Handbuch der Inneren Medizin II/7, 5. Aufl. Springer, Berlin–Heidelberg–New York 1982.

Brittinger, G., H. Bartels, H. Common et al.: Clinical and prognostic relevance of the Kiel classification of Non-Hodgkin-Lymphomas, results of a prospective multi-center study by the Kiel lymphoma study group. Hematol. Oncol. 2 (1984) 296.

Burkhardt, R., R. Bartl, K. Jäger, B. Frisch, G. Kettner, G. Mahl, M. Sund: Working classification of chronic myeloproliferative disorders based on histological, hematological, and clinical findings. J. Clin. Pathol. 39 (1986) 237.

Gross, R., C. G. Schmidt (Hrsg.): Klinische Onkologie. Thieme, Stuttgart 1985.

Gross, R., P. Schölmerich, W. Gerok (Hrsg.): Die Innere Medizin, 8. Aufl., Schattauer, Stuttgart 1994.

Lechner, K. (Hrsg.): Blutgerinnungsstörungen. Springer, Berlin 1982. Neuauflage in Vorbereitung.

Ogston, D., B. Bennett (eds.): Haemostasis, Biochemistry, Physiology, Pathology. Wiley, London 1987.

Queisser, W. (Hrsg.): Das Knochenmark. Thieme, Stuttgart 1978.

Späth, R., H.J. Wrede (Hrsg.): Hämostase Teil A: Physiologie, Pathophysiologie, Diagnostik, Therapie. Baxter Deutschland GmbH, 1992.

Trübestein, G.: Periphere und zerebrale arterielle Durchblutungsstörungen. Perimed, Erlangen, 1988.

Wintrobe, M. M.: Clinical Hematology, 8. Aufl. Lea & Febiger, Philadelphia 1981.

Witt, I. (Hrsg.): Biochemie der Blutgerinnung und Fibrinolyse. Chemie, Weinheim 1982.

K Immunologie

D. KLINGMÜLLER und R. E. SCHMIDT

1 Physiologische Grundlagen

Der menschliche Organismus schützt sich vor körperfremden Stoffen durch angeborene unspezifische Abwehrmechanismen wie Phagozytose und Entzündung sowie durch spezifische Leistungen des Immunsystems.

1.1 Immunsystem

> Das Immunsystem ist eine biologische Funktionseinheit, die auf exogene Reize mit der Bildung spezifischer Antikörper (humorale Immunität) oder spezifisch reagierender Lymphozyten (zelluläre Immunität) antwortet.

1.1.1 T-Zell-System

Verantwortlich für die zelluläre Immunantwort sind die T-Zellen. Sie entwickeln sich aus hämatopoetischen Stammzellen, die im Thymus möglicherweise unter dem Einfluß eines Thymushormons zu immunologisch kompetenten T-Lymphozyten reifen (Abb. K-1). Diese siedeln sich in den thymusabhängigen Bereichen der Lymphknoten (parakortikale Region) und der Milz (periarterioläre Lymphozytenscheide) an. Jede T-Zelle trägt auf ihrer Oberfläche Rezeptoren für ein spezifisches Antigen. Diese Rezeptoren bestehen zu 95% aus TCR2 (α- und β-Kette) und zu ca. 2–5% aus TCR1 (γ- und δ-Kette), jede mit einem variablen und einem konstanten Teil.

Trifft ein Antigen auf einen Lymphozyten mit *seinem* Rezeptor, so beginnt sich der Lymphozyt zu transformieren und in zahlreiche Tochterzellen (Zellklon s. Abschn. 1.1.2) zu teilen. Diese differenzieren sich zu langlebigen **Gedächtniszellen** und zu **Effektorzellen.** Letztere können fremde Zellen, die das spezifische Antigen tragen, durch direkten Kontakt abtöten. Dabei wird die Permeabilität der Plasmamembran der geschädigten Zelle so gesteigert, daß es zu einer osmotischen Lyse kommt (Beispiel: Zytotoxizität bei der Transplantatabstoßung). Eine weitere Funktion der stimulierten T-Zelle ist die Bildung einer Vielzahl von **Mediatoren,** sog. Lymphokine, NK-Zellen, die Makrophagen, Lymphozyten und Granulozyten unspezifisch anlocken und aktivieren, um beispielsweise Bakterien zu phagozytieren und abzutöten (vgl. Abschn. 2.3.4).

Subpopulationen von T-Zellen wirken darüber hinaus regulierend auf die humorale Antikörper-Synthese: T-Helferzellen veranlassen B-Zellen bei bestimmten Antigenen zur Produktion von Antikörpern, während suppressorische T-Zellen die Synthese nach einem bislang noch ungeklärten Mechanismus unterdrücken.

1.1.2 B-Zell-System

Für die Ausbildung und Erhaltung der humoralen Abwehr sind die B-Lymphozyten (bursaabhängige Lymphozyten) verantwortlich. Wie die T-Zellen entwickeln sie sich aus hämatopoetischen Stammzellen zu immunkompetenten Zellen, und zwar bei den Vögeln in der Bursa Fabricii, bei Säugern im bursaäquivalenten Organ – wahrscheinlich handelt es sich dabei um die Peyer[1]-Plaques (Abb. K-1).

Die ausgereiften B-Lymphozyten finden sich vorwiegend in den Follikeln bzw. Keimzentren der Lymphknoten, in der roten Milzpulpa und auch im Blut. Sie tragen auf ihrer Oberfläche IgM- und IgG-Moleküle als Rezeptoren.

Wie die T-Zelle hat jede B-Zelle nur eine Antigenspezifität. Wird ein Antigen (Immunogen) an die Rezeptoren gebunden, so kann der Lymphozyt transformieren. Durch Differenzierung und Proliferation entstehen dann antikörperproduzierende Plasmazellen oder identische Tochterzellen, die als Gedächtniszellen lange überleben. Man bezeichnet diese erbgleiche Nachkommenschaft einer Zelle auch als Zell-Familie oder Zell-Klon.

Bei einer ersten Antigeninjektion können im Serum nach einer Latenzphase von etwa zwei

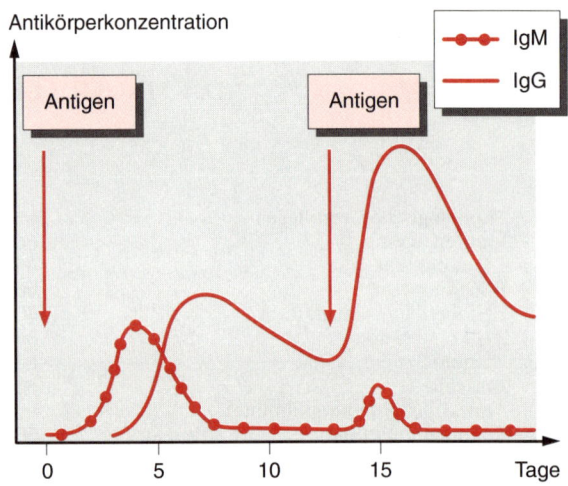

Abb. K-2: Primär- und Sekundärantwort.

Tagen Antikörper gegen dieses Antigen nachgewiesen werden. Dabei erscheinen zunächst vorwiegend IgM-Antikörper, vom vierten Tag an auch IgG-Antikörper (Abb. K-2). Dies ist Ausdruck dafür, daß die Plasmazellen zuerst Antikörper vom IgM-Typ produzieren und dann auf die Bildung von IgG umschalten. Die Antikörperkonzentration steigt stark an (exponentielle Phase). Anschließend sinkt die Konzentration der Antikörper vom IgM-Typ schnell, die derjenigen vom IgG-Typ dagegen sehr langsam ab (stationäre Phase).

Da bei dieser als Primärreaktion bezeichneten Immunantwort Gedächtniszellen geprägt werden, bewirkt ein erneuter Antigen-Kontakt eine raschere und höhere Produktion von vornehmlich IgG (Sekundärreaktion).

1.1.3 Zelloberflächenstrukturen

Lymphozyten haben charakteristische immunogene Oberflächenstrukturen, anhand derer die T-Zellen und ihre Subpopulationen differenziert werden können: **CD3-Antigene** finden sich in Assoziation mit dem T-Zell-Rezeptor auf allen **T-Zellen,** die **CD4-Antigene** auf den **Helferzellen,** und **CD8-Antigene** sind auf den **zytotoxischen** oder **Suppressorzellen** exprimiert.

Solche Zelloberflächenstrukturen sind inzwischen auch für andere Lymphozyten, wie B- und NK-Zellen, aber ebenso für Granulozyten, Makrophagen, Blutplättchen usw. mit Hilfe verschiedenster monoklonaler Antikörper definiert worden. Diese Antigene spielen eine wichtige Rolle für die Diagnostik im Hinblick auf die Zusammensetzung der Zellsubpopulationen des Immunsystems sowie für die Feststellung einer Defektexpression für bestimmte Oberflächenstrukturen. Im Hinblick auf die Bedeutung dieser Zelloberflächenantigene – es han-

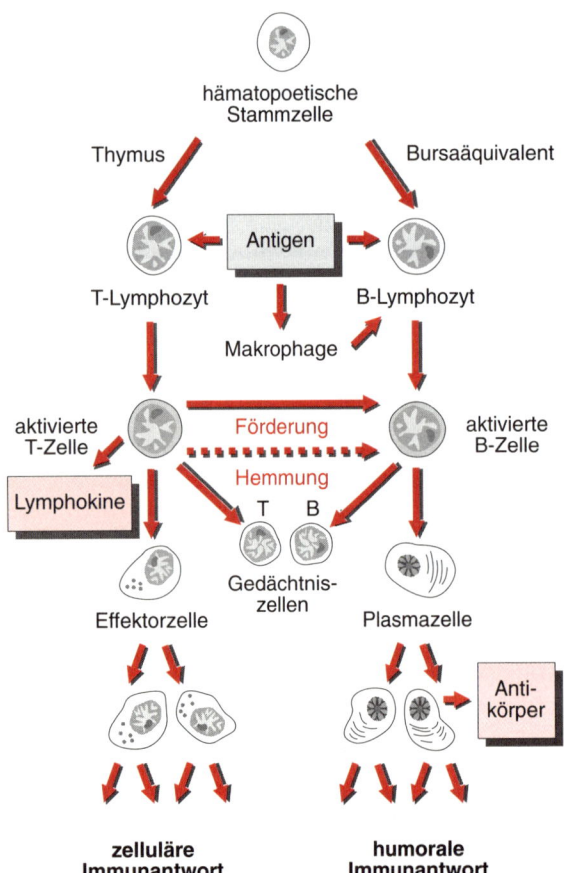

Abb. K-1: Schema zur Entwicklung der T- und B-Lymphozyten.

---

[1] Johann K. Peyer (1653–1712), Anatom in Schaffhausen.

Tabelle K-1 Auswahl menschlicher CD-Antigene

CD-Bezeichnung	Wichtigste zelluläre Reaktivitäten	Erkannte Membranstruktur
CD2	T	CD58(LFA-3)-Rezeptor, gp50
CD3	T	CD3-Komplex (5 Ketten), gp/p 26, 20, 16
CD4	T-Subpopulation	Klasse-II/HIV-Rezeptor, gp59
CD6	T, B-Subpopulation	gp100
CD7	T	gp40
CD8	T-Subpopulation	Klasse-I-Rezeptor, gp 32, γ/δ- oder α/β-Dimer
CD10	Lymph. Prog., cALL, Keimzentrum-B, G	Neutrale Endopeptidase, gp100, CALLA
CD11a	Leukozyten, breit	LFA-1, gp180/95
CD11b	M, G, NK	C3bi-Rezeptor, gp 155/95
CD11c	M, G, NK, B-Subpopulation	gp 150/95
CD13	M, G	Aminopeptidase N, gp150
CD14	M, (G), LHC	gp55
CD15	G, (M)	3-FAL, X-Hapten
CD16	NK, G, Makrophagen	FcγRIII, gp50–65
CD18	Leukozyten, breit	β-Kette für CD11a, b, c
CD19	B	gp95
CD20	B	p37/32, Ionenkanal?
CD21	B-Subpopulation	C3d/EBV-Rezeptor (CR2), p140
CD22	zytoplasm. B/Oberfläche von B-Subpopulation	gp135, Homologie zu myelinassoziiertem gp (MAG)
CD23	B-Subpopulation, akt. M, Eosinophile	FcγRII, gp45–50
CD25	akt. T, B, M	IL-2R α-Kette, gp55
CD26	akt. T	Dipeptidylpeptidase IV, gp120
CD29	breit	VLA β-, Integrin β1-Kette, Thr GPIIa
CD31	Thr, M, G, B, (T)	gp140, Thr GPIIa
CD32	M, G, B	FcγRII, gp40
CD33	M, Prog., AML	gp67
CD34	Prog.	gp105–120
CD35	G, M, B	CR1
CD38	Lymph. Prog., PC, akt. T	p45
CD39	B-Subpopulation, (M)	gp 70–100
CD40	B, Karzinome	gp50, Homologie für NGF-Rezeptor
CD41	Thr	Thr GPIIb/IIIa-Komplex und GPIIb
CD43	T, G, Gehirn	Leukosialin, gp95
CD44	T, G, Gehirn, RBC	Pgp-1, gp80–95
CD45	Leukozyten	LCA, T200
CD45RA	T-Subpopulation, B, G, M	restring. T200, gp220
CD45RB	T-Subpopulation, B, G, M	restring. T200
CD45R0	T-Subpopulation, B, G, M	restring. T200, gp180
CD48	Leukozyten	gp41, PI-gebunden
CD49b	Thr, kultivierte T	VLA-α2-Kette, Thr GPIa
CD49d	M, T, B, (LHC), Thy	VLA-α4-Kette, gp150
CD49f	Thr (T)	VLA-α6-Kette, Thr GPIc
CD50	Leukozyten, breit	gp180/108, PI-gebunden
CD52	Leukozyten	Campath-1, gp21–28
CD53	Leukozyten	gp32–40, PI-gebunden
CD54	breit, akt.	ICAM-1
CD55	breit	DAF (decay accelerating factor), PI-gebunden
CD56	NK, akt. Lymphozyten	gp 220/135, NKH1, Isoform von N-CAM
CD57	NK, T, B-Subpopulation, Gehirn	gp110, HNK1
CD58	Leukozyten, Epithel	LFA-3, gp40–65
CD59	breit	gp18–20
CD61	Thr	Integrin β3-, VNR β-Kette, Thr GPIIIa
CD62	Thr akt.	GMP-140 (PADGEM), gp140
CD63	Thr akt., M, (G, T, B)	gp53
CD64	M	FcγRI, gp75
CD67	G	p100, PI-gebunden
CD68	Makrophagen	gp110
CD71	prolif. Zellen, Makrophagen	Transferrinrezeptor
CD73	B-Subpopulation, T-Subpopulation	ecto-5´-Nukleotidase, p69

Abkürzungen: Thy, Thymozyten; DC, dendritische Zellen; B, B-Zellen; T, T-Zellen; M, Monozyten; G, Granulozyten; Thr, Thrombozyten; Prog., Vorläuferzellen; NK, NK-Zellen; Mac, Makrophagen; zytoplasm., zytoplasmatisch; LHC, epidermale Langerhans-Zellen; PI, Phosphatidylinositol; gp, Glykoprotein

delt sich bei ihnen in der Regel um Leukozytendifferenzierungsantigene – wurde für die Strukturen, die mit Hilfe von monoklonalen Antikörpern als einheitlich in ihrer Struktur und Funktion erkannt werden konnten, ein Cluster of Differentiation (CD) mit entsprechender Nummer festgelegt (Tab. K-1).

1.1.4 Zellkooperation

Für die Auslösung der humoralen Antikörperbildung scheint es bedeutsam zu sein, daß an der Oberfläche der B-Lymphozyten eine hohe lokale Antigenkonzentration erreicht wird und so gleichzeitig mehrere Rezeptoren stimuliert werden. Dabei ist meist die Hilfe von T-Lymphozyten bzw. von Antigen-präsentierenden Zellen, vorwiegend Makrophagen, notwendig. Vereinfacht kooperieren Makrophagen, T- und B-Zellen bei der Bildung humoraler Antikörper folgendermaßen: Makrophagen nehmen zunächst Antigen auf, verarbeiten es und präsentieren es auf ihrer Zelloberfläche unter gleichzeitiger Produktion von aktivierenden Zytokinen (z.B. IL-1) den Helferzellen. Die T-Helferzellen können das Antigen nur erkennen, wenn es ihnen von Antigen-präsentierenden Zellen in Assoziation mit dem Haupthistokompatibilitäts-Protein (s. Abschn. 2.2.2) dieser Zelle

dargeboten wird. Die T-Helferzellen setzen daraufhin wiederum andere Zytokine, z.B. Interleukin-2, frei, die die B-Zellen zur Differenzierung, Proliferation und schließlich zur Antikörperbildung stimulieren.

Die meisten Antigene benötigen zur Induktion der Antikörperbildung T- und B-Lymphozyten. Sie sind T-Zell-abhängig. Antigene mit vielen antigenen Determinanten derselben Spezifität sind dagegen T-Zell-unabhängig. Sie können die B-Lymphozyten ebenso wie Antigen in hoher Dosierung direkt zur Antikörper-Bildung stimulieren.

1.1.5 Zytokine

Die Zellen des Immunsystems produzieren nach Stimulation Substanzen, die wiederum andere Zellen differenzieren und in ihren Aktivitäten fördern. Solche Faktoren wurden früher mit den verschiedensten Namen, wie z.B. Lymphokine, Interleukine, Monokine usw., bezeichnet. Wegen ihrer allgemeinen Bedeutung und Produktion durch die verschiedensten Zellen sollen sie hier als Zytokine bezeichnet werden (Tab. K-2). Sie stellen als Proteine mit einem Molekulargewicht zwischen 20000 und 80000 µ die wesentlichen Faktoren für

Tabelle K-2 Wichtigste Zytokine des Immunsystems

Name*	Hauptquelle	induzierte Aktivitäten
IL-1	Monozyten, Makrophagen, dendritische Zellen, NK-Zellen	Proliferation oder Differenzierung von B-Zellen, Aktivierung von T-Zellen und NK-Zellen, Chemotaxis von Makrophagen, Neutrophilen und Lymphozyten
IL-2	aktivierte T-Lymphozyten	Aktivierung von T-Zellen und NK-Zellen, Proliferation und Differenzierung von B-Zellen
IL-3	T-Lymphozyten	Wachstum und Differenzierung multipotenter Stammzellen, Monozyten, Granulozyten, Wachstum von Mastzellen
IL-4	aktivierte T-Lymphozyten, Mastzellen	Proliferation von B-Zellen, Wachstum von T- und NK-Zellen, Aktivierung von hämatopoetischen Vorläuferzellen
IL-5	T-Lymphozyten	Proliferation von B-Zellen, Differenzierung von Eosinophilen
IL-6	T-Lymphozyten, Monozyten, Makrophagen	Aktivierung von B-Zellen, Wachstum von Plasmozytomen, Produktion von Akut-Phase-Proteinen
IL-8	Granulozyten	Aktivierung von Granulozyten und Chemotaxis
IFN-γ	NK-Zellen, T-Lymphozyten	verminderte Virusreplikation in Zellen, Expression von Klasse-II- und Fc γ-Rezeptoren auf Makrophagen, erhöhte NK-Zellaktivität, Aktivierung von Makrophagen
TNF	Makrophagen, NK-Zellen	Aktivierung von NK-Zellen, erhöhte Klasse-I-Expression auf Endothelzellen
G-CSF	Endothelzellen, Makrophagen, T-Zellen	Wachstum, Differenzierung und Aktivierung von Granulozyten
GM-CSF	Endothelzellen, Makrophagen, T- und NK-Zellen	Wachstum und Differenzierung von Granulozyten und Monozyten/Makrophagen

* Abkürzungen: IL = Interleukin, IFN = Interferon, TNF = Tumornekrosefaktor, G-CSF = Granulozyten-Kolonie-stimulierender Faktor, GM-CSF = Granulozyten-Monozyten-Kolonie-stimulierender Faktor

die Kommunikation des Immunsystems dar und wurden in zunehmender Zahl in den letzten Jahren identifiziert, isoliert und molekular charakterisiert. Die wichtigsten Produzenten für solche Zytokine stellen die T-Zellen, hier insbesondere die CD4[+]-Helferzellen, und die Makrophagen dar. Aber auch NK-Zellen, Fibroblasten und Endothelzellen sind zur Produktion solcher Zytokine befähigt. Sie stellen eine sehr heterogene Gruppe von interzellulären Botenstoffen dar, werden in geringen Mengen sezerniert und sind in sehr niedrigen Konzentrationen wirksam. Sie wirken ausschließlich über Rezeptoren und verstärken so die Immunantwort.

1.2 Antigene

> Als Antigene bezeichnet man Substanzen mit chemisch charakteristischen Gruppierungen (antigene Determinanten), die zum einen im Organismus eine Immunantwort auslösen (Immunogenität) und zum anderen mit dem Produkt dieser Antwort, dem Antikörper, spezifisch reagieren.

Die Stärke der Immunogenität hängt im wesentlichen von der chemischen Zusammensetzung und Größe der Antigene ab. So sind Proteine besonders starke Immunogene. Aber auch Kohlenhydrate, Lipide und Nukleotide können eine Antikörperbil-

dung bewirken. Ein Antigen muß eine bestimmte Mindestgröße besitzen. Das kleinste natürliche Antigen ist Glukagon mit einem Molekulargewicht von 3500. Kleinere Proteine sind nicht mehr immunogen. Erst nach Kopplung an einen Träger (**Carrier**) können sie eine Immunantwort auslösen. Mit dem Antikörper können sie jedoch isoliert reagieren. Man bezeichnet solche niedermolekularen Substanzen als **Haptene** oder Halbantigene im Gegensatz zu den Vollantigenen.

Unter physiologischen Bedingungen werden Antikörper nur gegen körperfremde Antigene, bei den sog. Autoimmunkrankheiten auch gegen körpereigene gebildet. Generell sind fremde Antigene einer anderen Spezies stärker immunogen als Antigene der eigenen Spezies. Eine Einteilung der Antigene nach ihrer Herkunft erscheint daher sinnvoll (Tab. K-3).

1.3 Antikörper (Immunglobuline)

Antikörper sind Glykoproteine mit einem Molekulargewicht zwischen 150000 und 320000 (Ausnahme: IgM 950000). Die Grundeinheit der Immunglobuline besteht aus zwei identischen H- (schweren) und zwei identischen L- (leichten) Ketten, die durch Disulfidbrücken miteinander verbunden sind (Abb. K-3). Aminosäurensequenzstudien zeigen, daß H- und L-Ketten aus einem konstanten (C) und einem variablen (V) Teil bestehen,

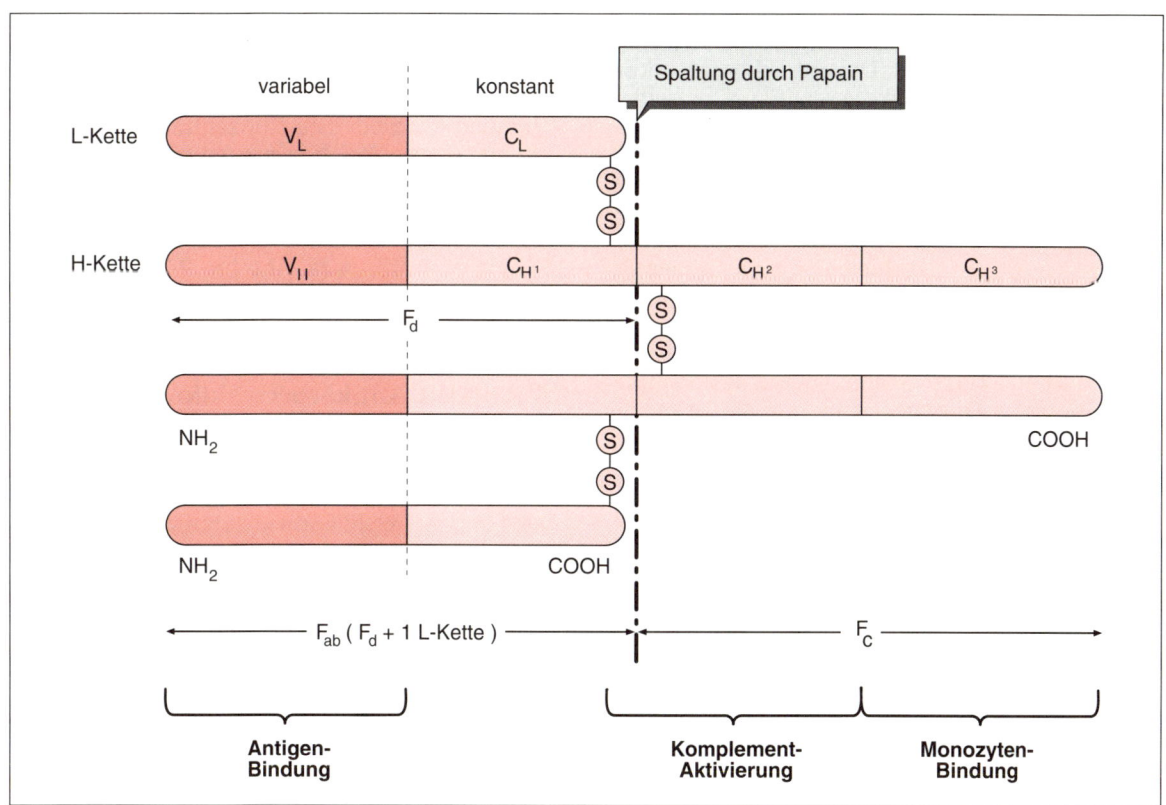

Abb. K-3: Immunglobulinstruktur (IgG).

Tabelle K-3 Einteilung der Antigene

Bezeichnung des Antigens	Herkunft des Antigens
Autoantigen	eigener Organismus
Isoantigen	genetisch identisches Individuum
Alloantigen	genetisch differentes Individuum gleicher Spezies
Xenoantigen	Individuum fremder Spezies

der sich jeweils in Homologieregionen unterteilen läßt.

Aufgrund unterschiedlicher C-Teile lassen sich fünf verschiedene H-Ketten-Typen, die γ-, α-, μ-, δ- und ε-Ketten, und fünf verschiedene Immunglobulinklassen (IgG, IgA, IgM, IgD und IgE) unterscheiden.

Die V-Teile variieren dagegen bei den verschiedenen Antikörpern sehr stark. Sie bestimmen die Antikörperspezifität.

> Antikörper werden von Plasmazellen synthetisiert. Ihre Bildung wird durch das Antigen veranlaßt, gegen das sie spezifisch gerichtet sind.

Zur Strukturanalyse wurden Antikörper enzymatisch mit Papain verdaut. Dabei wird das Antikörpermolekül in drei Stücke gespalten. Die beiden Fab-Fragmente *(antigen binding fragment)* enthalten die V-Teile der H- und L-Ketten. Diese bilden die Antigenbindungsstelle und bestimmen damit, welches Antigen spezifisch gebunden wird. Der kristallisierbare Fc-Teil *(fragment crystallizable)* ist dagegen Träger verschiedener biologischer Eigenschaften, die an bestimmte Homologieregionen und Immunglobulinklassen gebunden sind. So aktiviert nach Antigenbindung die zweite Homologieregion (C_H2) der γ- und μ-Kette das Komplement; die dritte Homologieregion (C_H3) ist für die Bindung an Fc-Rezeptoren, z.B. auf Monozyten, Granulozyten und NK-Zellen verantwortlich.

1.4 Immunglobulinklassen

Gewöhnlich werden nach Immunisierung mit einem Antigen vorwiegend Antikörper der Klasse IgG, daneben aber auch – je nach Art des antigenen Reizes – andere Immunglobulinklassen gebildet. Die Antikörper der einzelnen Klassen haben neben der gemeinsamen Funktion der Antigenbindung unterschiedliche Eigenschaften und Aufgaben:

> **IgM** ist das bei der Primärantwort, Phylo- und Ontogenese zuerst erscheinende Immunglobulin. Es kommt vornehmlich intravaskulär vor und besteht aus fünf Immunglobulineinheiten, (Pentamer). Daher hat es zahlreiche Valenzen, d.h. Antikörperbindungsstellen, und wirkt besonders stark präzipitierend, agglutinierend und komplementaktivierend.

> **IgG** löst bei der Primärantwort nach ca. einer Woche die IgM-Antikörper ab (Abb. K-2). Es kommt in hohen Konzentrationen im Serum (8–17 mg/ml) und in den Geweben vor.
Im Gegensatz zu IgM ist IgG, da es nur zwei Fab-Stücke besitzt, bivalent; d.h. ein IgG-Molekül kann maximal nur zwei Antigenmoleküle binden.
IgG vermag lösliche bakterielle Toxine, z.B. von Corynebacterium diphtheriae, zu neutralisieren, Komplement zu aktivieren (s. Abschn. 1.7) und – an Bakterien gebunden – als Opsonin die Phagozytose zu erleichtern (s. Abschn. 2.3.3).
Beim Menschen ist IgG das einzige Immunglobulin, das plazentagängig ist und daher den Feten vor Infektionen schützt.

> **IgA** bildet den Hauptanteil in den Sekreten exokriner Drüsen und schützt so insbesondere die Schleimhäute. Es kommt dort als Dimer vor, das durch die sog. J-Kette zusammengehalten wird. Ein weiteres Protein des sekretorischen IgA, die Sekretkomponente, bewirkt die Sekretion von IgA durch das Mukosaepithel in das Drüsenlumen und schützt es in den Sekreten vor Proteolyse.

> **IgD** bildet neben IgM auf B-Lymphozyten die Antigenrezeptoren. Im Serum ist IgD nur in sehr geringer Konzentration vorhanden.

> **IgE** hat im Vergleich zu den übrigen Immunglobulinen die niedrigste Konzentration im Serum (2,50 μg/ml). Bei bestimmten allergischen Erkrankungen (s. Abschn. 2.3.2) und bei Infektionen mit Parasiten, insbesondere mit Würmern, ist es erhöht. Zellständiges IgE kann eine Anaphylaxie auslösen (s. Abschn. 2.3.2). Seine genaue physiologische Funktion ist noch unbekannt.

1.5 Antigen-Antikörperreaktionen

Antigen und Antikörper verbinden sich spezifisch. Sie passen wie *Schlüssel und Schloß* zueinander. Diese Bindung erhält ihre Festigkeit durch hydrophobe und hydrophile sowie durch van der Waals[1]- und Coulomb[2]-Kräfte. Je nach Stärke der Bindung

---

[1] Johannes D. van der Waals (1837–1923), Physiker in Amsterdam; 1910 Nobelpreisträger für Physik.
van der Waals-Kräfte: nicht kovalente, nur über kurze Strecken wirksame Anziehungskräfte zwischen Molekülen.
[2] Charles A. de Coulomb (1736–1806), Ingenieur und Physiker in Paris. **Coulomb-Kräfte:** die Kraft, die zwischen zwei punktförmigen Elektrizitätsmengen herrscht, ist proportional deren Ladung und umgekehrt proportional dem Quadrat ihrer Abstände.

spricht man von hoher bzw. geringer Affinität des Antikörpers zu seinem Antigen.

Da sowohl Antikörper als auch Antigen polyvalent sind, d. h. mehrere Bindungsstellen haben, können sie bei äquivalenten Mischungsverhältnissen Netzwerke bilden.

So kann die Interaktion löslichen Antigens mit Antikörpern einen unlöslichen Niederschlag (Präzipitat), der mit bloßem Auge erkennbar ist, ergeben. Man benutzt diese Reaktion daher zum Nachweis von Antigen-Antikörper-Reaktionen. Bei bekanntem Antigen kann auf den Antikörper, bei bekanntem Antikörper auf das Antigen geschlossen werden.

Die wichtigsten Nachweismethoden sind die Doppeldiffusion nach Ouchterlony, die Immunelektrophorese und die quantitative Radialdiffusion nach Mancini. Die radiale Immundiffusion wird mehr und mehr durch die Lasernephelometrie ersetzt. Damit mißt man den Grad der Trübung, die durch die aus Antigen und Antikörper gebildeten Aggregate verursacht wird.

Wenn partikuläre Antigene mit Antikörpern reagieren, spricht man von **Agglutination.** Auch Agglutinate sind meist mit bloßem Auge erkennbar. So lassen sich Zelloberflächenantigene mit bekanntem Antikörper leicht charakterisieren (z.B. in der Blutgruppenserologie).

Gelegentlich kommt es zu **Kreuzreaktionen,** d.h. zu Reaktionen zwischen einem Antigen und einem Antikörper, dessen Bildung nicht durch ein Antigen gleicher Struktur, sondern ein andersartiges Antigen ausgelöst wurde. Dies ist möglich

▷ bei Makromolekülen, die neben unterschiedlichen auch identische antigene Determinanten tragen, und
▷ bei Antigenen mit einander ähnlichen Determinanten.

1.6 Regulation der Immunantwort

Neben genetischen Faktoren (s. Abschn. 2.2.2) ist die Antigenkonzentration ein wesentlicher Regulationsfaktor der Immunantwort. Die durch das Antigen aktivierten Zellen vermitteln die Aktivierung weiterer Zellen des Immunsystems durch Zytokine, insbesondere IL-1 und IL-2. In hohen Konzentrationen stimuliert Antigen die Immunantwort. Sobald es aber durch Katabolismus oder durch das Immunsystem eliminiert ist, hört diese stimulierende Wirkung auf, so daß sich die Antikörpersynthese verringert.

Ein eigenes System der Immunregulation bilden die Helfer- und Suppressor-T-Zellen (s. Abschn. 1.1.1). T-Helferzellen verstärken humorale und zellvermittelte Immunantwort wiederum durch Zytokine. Andererseits können sie auch die T-Suppressorzellen aktivieren, durch die sie dann in negativer Rückkopplung supprimiert werden.

Ein weiterer Regulationsmechanismus wird in der Netzwerktheorie von Jerne postuliert: Jeder Antikörper hat auf seinem variablen Teil (s. Abschn. 1.3) für ihn typische, idiotypische Determinanten, gegen die jeweils anti-idiotypische Antikörper gerichtet sind. Diese anti-idiotypischen Antikörper tragen ihrerseits idiotypische Determinanten, so daß ein Netz gegeneinandergerichteter Antikörper entsteht. Dieses Gleichgewichtssystem wird durch exogenes Antigen gestört. Nach Antigenkontakt werden Antikörper synthetisiert, deren Bildung dann durch die gegen sie gerichteten anti-idiotypischen Antikörper blockiert wird. Zahlreiche Befunde sprechen dafür, daß durch diesen Mechanismus die Immunantwort kontrolliert wird.

1.7 Immuntoleranz

Unter bestimmten Voraussetzungen führt der Kontakt mit einem Antigen nicht zu einer Immunantwort, sondern zur Toleranz, d.h., der Organismus reagiert auf ein Antigen nicht mit einer Antikörperbildung. Sowohl B- als auch T-Zellen können tolerant werden. Bei der Ausbildung einer Toleranz spielen die Eigenschaften des Antigens und der Zustand des Immunsystems eine wichtige Rolle.

Lösliche Antigene sind stärker tolerogen als partikuläre, intravenös applizierte stärker als intrakutan verabreichte Antigene. Entscheidend ist auch die Dosis des Antigens.

> Wiederholte Injektionen von großen Antigenmengen führen zur *high zone tolerance,* von kleinen Mengen zur *low zone tolerance.*

Eine schwache Immunkompetenz, also eine schwache immunologische Reaktionsfähigkeit des Organismus begünstigt ebenfalls eine Toleranzinduktion. Vor Ausreifung des Immunsystems bzw. bei Verminderung der Immunkompetenz durch Bestrahlung oder Medikamente kommt es eher zur Duldung von fremden Antigenen (z.B. von Transplantaten) als zu einer Immunantwort.

Als Ursachen für die Toleranzentwicklung werden im wesentlichen zwei Möglichkeiten diskutiert:
▷ Der Zellklon (s. Abschn. 1.1.2) der antigensensitiven Zellen, die das spezifische Antigen erkennen, ist zerstört *(forbidden clones* nach Burnet, s. Abschn. 2.1.2). Diese Form der Immuntoleranz ist irreversibel.
▷ Der Zellklon der antigensensitiven Zellen wird z.B. durch Suppressor-T-Zellen blockiert (s. Abschn. 1.1.1). Entsprechend kann diese Toleranzform durch Suppressorzellen auf andere Organismen transferiert werden.

1.8 Komplementsystem

> Das Komplementsystem ist ein Schutzsystem des Organismus. Es aktiviert die Zellen des Immunsystems, verstärkt die Phagozytose (Opsonisierung) und führt zur Lyse von Zielzellen.

Es besteht aus insgesamt 19 verschiedenen Serumproteinen. Diese normalerweise inerten Proteine werden durch eine in fester Reihenfolge ablaufende Reaktion aktiviert (Abb. K-4):

Ein IgM- oder mindestens zwei IgG-Moleküle (Ausnahme IgG_4) können nach Komplexbildung mit einem Zelloberflächenantigen über ihren Fc-Teil die erste Komplement-Komponente (C_1) fixieren (s. Abb. K-3). Gebundenes C_1 aktiviert mehrere Moleküle der nächsten Komponente der Sequenz. Jedes von diesen wirkt dann auf die folgenden Komplementfaktoren usw.

Die Komplementkomponenten werden in der Reihenfolge C1, 4, 2, 3, 5, 6, 7, 8 und 9 aktiviert. Diese Kettenreaktion wird von zahlreichen Inhibitoren kontrolliert. An gewissen Stufen der Kaskade werden pharmakologisch aktive Fragmente wie Anaphylatoxin und chemotaktische Faktoren von den Molekülen der Komponenten abgespalten. Diese lösen eine Entzündungsreaktion aus und mobilisieren Leukozyten. Am Schluß der Kettenreaktion werden Faktoren stimuliert, die die Membranen von Zellen schädigen und zur Zytolyse führen.

Neben diesem klassischen Reaktionsweg der Komplementaktivierung, an dessen Anfang die spezifische Antigen-Antikörper-Reaktion steht, gibt es einen alternativen Weg. Unabhängig von Antikörpern können bestimmte Antigene, etwa bakterielle Polysaccharide wie Endotoxin, direkt auf C3 einwirken und unter Umgehung der ersten Faktoren das Komplementsystem auf dem sog. alternativen Weg aktivieren.

2 Pathophysiologie immunologischer Störungen

2.1 Autoimmunerkrankungen

Definition: Bei Autoimmunerkrankungen kommt es zu humoralen oder zellulären Immunreaktionen gegen körpereigenes Material. Sind diese Autoim-

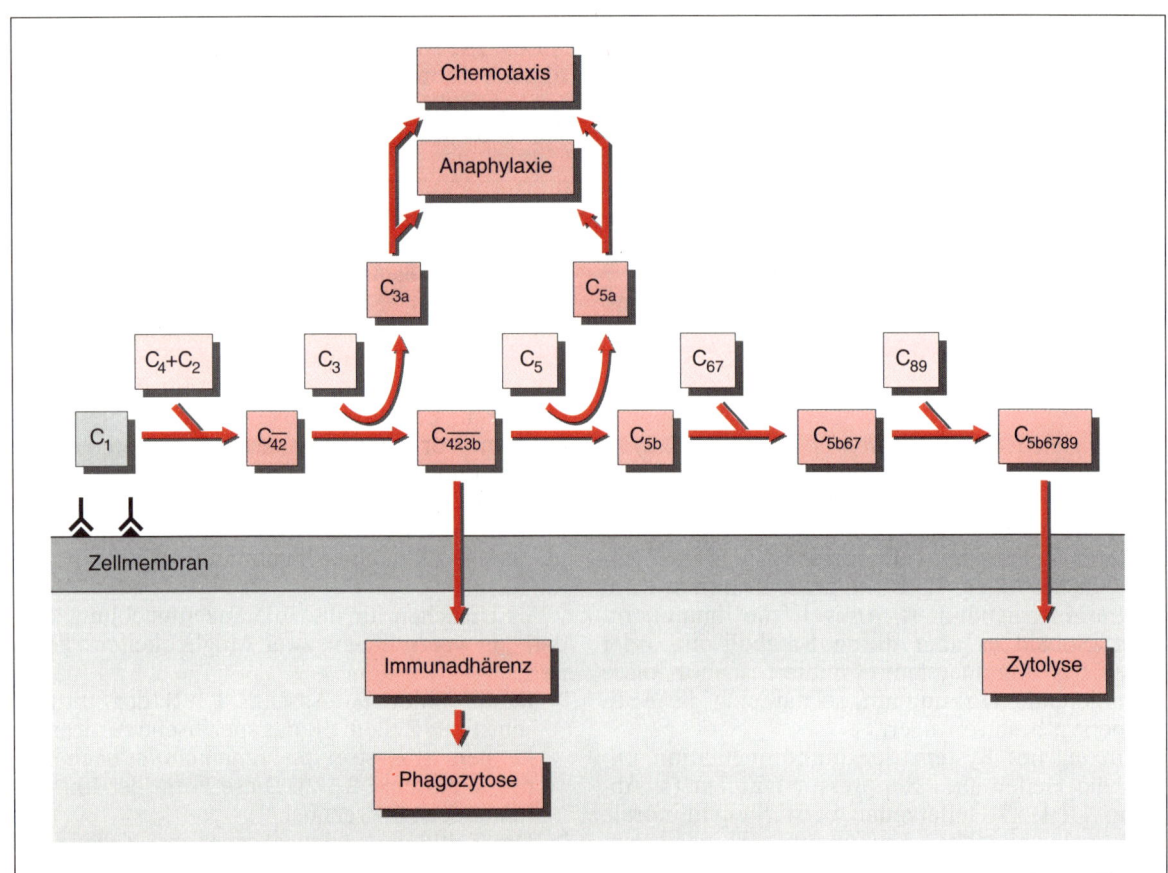

Abb. K-4: Komplementsystem, Sequenz der Komplement-Aktivierung und die biologische Wirkung der einzelnen Komponenten. Auch wenn das Antigen (▲) nicht Teil einer Zellwand ist, sind, abgesehen von der Zell-Lyse, die biologischen Wirkungen dieselben.

munphänomene primär pathogen, spricht man auch von Autoaggressionskrankheiten.

Ursachen: Nur unter bestimmten Bedingungen wird die Toleranz gegenüber körpereigenen Substanzen aufgehoben und die Bildung von Autoantikörpern induziert. Als Beispiele seien angeführt:

▷ Körpereigene Antigene, die normalerweise von den immunkompetenten Zellen durch Barrieren wie z. B. Membranen getrennt sind und gegen die daher keine Immuntoleranz besteht, können als fremd erkannt werden und eine Autoimmunreaktion auslösen, wenn die Schranke zwischen ihnen und den antigenerkennenden Zellen wegfällt (Beispiel: Mumpsorchitis nach Schädigung der Basalmembran der Samenkanälchen).

▷ Die Immuntoleranz kann durch körpereigene modifizierte (z. B. infolge einer Entzündung) oder durch kreuzreagierende exogene Antigene durchbrochen werden. Chemische oder physikalische Einflüsse können die Struktur der antigenen Determinanten verändern. Diese erscheinen dann als fremd und führen zu einer Immunantwort (z. B. Autoantikörper nach Verbrennungen). Die gebildeten Antikörper können häufig auch mit dem unveränderten Antigen kreuzreagieren (s. Abschn. 1.5). Weiterhin zeigen gewisse exogene Antigene teilweise molekulare Identitäten zu körpereigenen, sogenannten molekularen Mimikry.

Bei einem Streptokokkeninfekt beispielsweise können Antikörper gebildet werden, die mit der Streptokokkenmembran und auch mit subsarkolemmalen Bestandteilen der Herzmuskelfasern wegen serologischer Verwandtschaft kreuzreagieren (klinische Manifestation: Rheumatische Karditis).

▷ Autoimmunerkrankungen können auch bei primär erworbenen oder genetisch determinierten Veränderungen des Immunsystems auftreten. So kommt es bei lymphoproliferativen Erkrankungen und Infektionen mit bestimmten Erregern relativ häufig zu Autoimmunphänomenen. Vermutlich mutieren die immunkompetenten Zellen, so daß sie *verbotene Zellklone* bilden (s. Abschn. 1.6). Schließlich kann auch eine Insuffizienz der Suppressor-T-Zellen zur Produktion von Autoantikörpern führen. Bei bestimmten HLA-Konstellationen besteht möglicherweise über eine erhöhte Defektanfälligkeit des Immunsystems eine erhöhte Bereitschaft zur Autosensibilisierung. Dies ist ein Hinweis dafür, daß der Histokompatibilitätskomplex auf Chromosom 6 mit den Immunresponsegenen verbunden ist (s. Abschn. 2.2.2).

Folgen: Die Autoimmunreaktionen führen zur Überempfindlichkeit, die nach Coombs (vgl. 2.3) klassifiziert werden kann:

▷ Zytotoxische Reaktionen (Typ 2) werden ausgelöst durch IgG- oder IgM-Autoantikörper (Beispiele: hämolytische Anämien, induziert durch Pharmaka oder Infektionserreger).

▷ Toxische Immunkomplexe (Typ 3) aus Antikörpern und Gewebsantigenen können beispielsweise Glomerulonephritiden verursachen.

▷ Zelluläre Reaktionen (Typ 4) spielen eine zentrale Rolle bei der allergischen Thyreoiditis und allergischen Enzephalomyelitis.

Die folgenden diagnostischen und therapeutischen Hinweise gelten für alle in Abschnitt 2.1 beschriebenen Autoimmunerkrankungen.

D Diagnostische Hinweise

Zum Nachweis humoraler Antikörper werden unfixierte Gewebe wie Magenschleimhaut, Schilddrüse, Muskulatur etc. mit Serum inkubiert und anschließend mit fluoreszenzmarkierten Antiantikörpern getestet. Quantitative Bestimmungen lassen sich mit sogenannten Enzyme-linked Immunoassays (ELISA) oder radioaktiv markierten Antikörpern durchführen, wobei für diese Assays heute schon vielfach rekombinante Antigene verwendet werden. Daneben können Agglutinationstests hilfreich sein (s. Abschn. 1.5), z. B. beim Nachweis des Rheumafaktors durch Agglutination von Latexpartikeln, die mit menschlichem IgG beladen sind (Latexfixationstest). Nachweis zellgebundener Sensibilisierung siehe unter Abschnitt 2.3.4.

V Therapeutische Hinweise

Evtl. **Immunsuppression** (s. Abschn. 2.2.4): Steroide und Mitose-hemmende Substanzen wie Azathioprin, Cyclophosphamid oder Methotrexat beim Lupus erythematodes allein oder in Kombination mit einem Plasmaaustausch zur Entfernung zirkulierender Antikörper und Immunkomplexe (Plasmapherese).

Symptomatische Maßnahmen (z. B. Antiphlogistika oder Physiotherapie bei chronischer Polyarthritis).

Substitutionstherapie (z. B. Vitamin B_{12} bei perniziöser Anämie).

2.1.1 Autoimmunhämolytische Anämien

Beim Menschen unterscheidet man nach dem Temperaturverhalten Wärme-Antikörper, monothermische und bithermische Kälte-Antikörper (Tab. K-4). Diese Antikörper können einmal über Komplementaktivierung zur Hämolyse führen. Andererseits verändern sie die Zellmembran der Erythrozyten so, daß diese von den Zellen des retikulohistiozytären Systems verstärkt abgebaut werden.

Wärme-Antikörper reagieren optimal bei 37°C mit Erythrozyten. Sie sind inkomplett, d. h., sie wirken aus unbekannten Gründen monovalent. Erst durch Zusatz von Antiglobulinserum lassen sich daher mit Wärme-Antikörpern beladene Erythrozyten direkt agglutinieren (**direkter Coombs-Test**). Diese Autoantikörper kommen bei idiopathischen oder symptomatischen immunhämolytischen Anämien – besonders bei chronischer lymphatischer Leukämie oder Viruskrankheiten – vor. Klinisch

Tabelle K-4 Autoimmunhämolytische Anämien

Antikörpertyp	Klinische Verlaufsformen
Wärme-Autoantikörper	chronisch – idiopathisch – symptomatisch akut (postinfektiös)
monothermische Kälte-Autoantikörper	chronisch – idiopathisch – symptomatisch akut passager, post-infektiös
bithermische Kälte-Autoantikörper	chronisch – syphilitisch – nicht-syphilitisch akut nicht-syphilitisch

zeigt sich eine schleichende, meist hyperchrome Anämie mit Mikrosphärozytose und Herabsetzung der osmolytischen Resistenz der Erythrozyten. **Monothermische Kälteagglutinine** mit einem Temperaturoptimum bis 4°C kommen beim Menschen physiologischerweise in kleinen Mengen (Titer 1:8) vor. Vermehrte Bildung dieser Antikörper mit verbreiterter Wärmeamplitude (0–34°C) führt zur Kälteagglutininkrankheit. Immunchemisch handelt es sich bei den symptomatischen (postinfektiösen) Kälteagglutininen um polyklonale, bei den idiopathischen oft um monoklonale IgM-Globuline. Bei der akuten Form steht die Hämolyse im Vordergrund, bei der chronischen die periphere Akrozyanose.

Die **bithermischen Kältehämolysine** (Donath-Landsteiner-Typ) werden unterhalb von 15°C an Erythrozytenantigen gebunden. Bei Erwärmung auf mehr als 25°C tritt unter Beteiligung des Komplements eine Hämolyse ein. Für den schubweisen Verlauf dieser paroxysmalen Kältehämoglobinurie sind wahrscheinlich unterschiedliche Antikörpertiter und Wärmeamplituden verantwortlich. Charakteristisch ist eine leichte hämolytische Anämie und die kälteinduzierte Hämoglobinurie ohne Raynaud-artige Phänomene. Es gibt drei Verlaufsformen: die chronisch syphilitische und nicht-syphilitische sowie die akut nicht-syphilitische Kältehämoglobinurie.

2.1.2 Hashimoto[1]-Thyreoiditis

> Die Hashimoto-Thyreoiditis ist eine chronische Entzündung der Schilddrüse mit plasmazellulärer und lymphozytärer Infiltration.

Sie gilt als wichtigstes Beispiel einer Autoimmunkrankheit. Bei Patienten mit dieser Form der Thy-

reoiditis sind pathologische humorale und zelluläre Immunreaktionen nachweisbar. Neben Antikörpern gegen Thyreoglobulin und zytotoxischen Faktoren gegen Schilddrüsenzellen lassen sich Immunkomplexablagerungen an der Basalmembran von Schilddrüsenfollikeln nachweisen. Ob diese Autoantikörper eine pathogene Bedeutung haben, erscheint fraglich, da Neugeborene von Müttern mit Thyreoiditis keine wesentlichen Schädigungen zeigen, obgleich die Antikörper die Plazenta passieren. Vielmehr konnte in Tierexperimenten die wichtige Rolle der zellgebundenen Immunantwort demonstriert werden: eine Thyreoiditis kann durch Transfer spezifisch sensibilisierter Lymphozyten auf gesunde Zweittiere übertragen werden.

2.1.3 Myasthenia gravis pseudoparalytica

> Die Myasthenia gravis pseudoparalytica ist durch eine krankhaft gesteigerte Ermüdbarkeit der Skelettmuskulatur gekennzeichnet. Sie wird durch eine Störung der neuromuskulären Reizübertragung verursacht.

Es wird ein prä-, intra- und postsynaptischer Block der Reizleitung diskutiert. Neuere Arbeiten sprechen eher für einen postsynaptischen Block: neben morphologischen Veränderungen der Endplatte ist die Zahl der Acetylcholinrezeptoren deutlich vermindert. Bei einem Großteil der Patienten wurden Antikörper gegen den Acetylcholinrezeptor gefunden. Tierexperimentell läßt sich das Bild der Myasthenie durch Immunisierung mit dem Rezeptormolekül erzeugen.

Der Nachweis von Antikörpern gegen Skelettmuskelquerstreifen, Zellkerne und Schilddrüsenantigen ist als allgemeine immunologische Entgleisung anzusehen. Bemerkenswert ist, daß Thymome bzw. Thymushyperplasien mit ausgedehnten Keimzentren als Ausdruck eines immunologischen Reizzustandes bei der Myasthenie gehäuft auftreten.

2.1.4 Perniziöse Anämie

Die perniziöse Anämie beruht auf einem Mangel an Intrinsicfaktor. Ursache sind chronisch atrophische Gastritiden, die zur Freisetzung von antigenen Determinanten des Intrinsicfaktors mit anschließender Autoantikörperbildung führen können. Diese Antikörper blockieren die Bindung von Vitamin B_{12} (Extrinsicfaktor) an den Intrinsicfaktor, so daß es nicht aus der Nahrung aufgenommen werden kann. Es kommt im Knochenmark zu einer Reifestörung, insbesondere der Erythrozyten.

2.1.5 Glomerulonephritis

Glomerulonephritiden sind primär am Glomerulum ablaufende Nierenentzündungen. Alle doppelseitigen Glomerulonephritiden werden in der

---

[1] Hakaru Hashimoto (1881–1934), japanischer Pathologe.

Regel durch immunpathologische Prozesse ausgelöst. Man kennt zwei unterschiedliche Pathomechanismen:

▷ Im Blut zirkulierende Immunkomplexe aus Antigen und Antikörpern, die zunächst nichts mit der Niere zu tun haben (s. Abschn. 2.3.4), lagern sich an den Glomerulumkapillarwänden ab (ca. 90% der Glomerulonephritiden). Durch Komplementaktivierung entsteht eine Entzündungsreaktion im Glomerulum.

▷ Antikörper reagieren spezifisch mit der Basalmembran der Glomerulumkapillaren (ca. 5% der GN). Diese Autoantikörper werden beispielsweise durch Bakterien induziert (Abschn. 2.1). Sie durchdringen die Poren der Endothelzellen und werden innerhalb der Basalmembran gebunden. Danach können sie wie bei der Immunkomplexnephritis das Komplementsystem auf dem klassischen Weg aktivieren (s. Abschn. 1.7). Es werden chemotaktisch wirksame Spaltprodukte gebildet, die Leukozyten anlocken. Diese setzen gewebsschädigende Enzyme wie Kollagenase, Elastase und Kathepsin frei. Die Basalmembran wird im Rahmen dieser Entzündung zerstört.

Erwähnenswert ist weiterhin das **Goodpasture[1]-Syndrom.** Vor der Nierensymptomatik treten hierbei Lungenblutungen auf. Bisher unbekannte Stoffe (evtl. Benzin) sollen die Basalmembran der Lungenalveolen so schädigen, daß antigene Determinanten freigelegt und als fremd empfunden werden. Es kommt zur Bildung von Autoantikörpern, die mit der Basalmembran von Lunge und auch der Niere reagieren können.

2.1.6 Lupus erythematodes

> Der Lupus erythematodes ist eine akut oder chronisch verlaufende entzündliche Erkrankung der Haut und des Gefäßbindegewebes. Es handelt sich um eine **Immunvaskulitis** vorwiegend der kleinen Arterien und Arteriolen, für die eine Fibrinoidablagerung charakteristisch ist *(Zwiebelschalenarteriitis).*

Zahlreiche Organe sind von diesem Gefäßprozeß betroffen. Die Ursache des Lupus erythematodes ist ungeklärt. Man nimmt an, daß bei genetisch prädisponierten Individuen Viren oder bestimmte Medikamente Lymphozyten und Monozyten so schädigen, daß es zur Zell-Lyse kommt. Dabei werden Zellsubstanzen freigesetzt, gegen die Autoantikörper gebildet werden können (z.B. antinukleäre Antikörper, insbesondere gegen native Doppelstrang-DNA). Antigene und Antikörper bilden Immunkomplexe, die sich in den Wandungen kleinerer Blutgefäße und an der Glomerulummembran

ablagern. Einlagerungen von komplementbindenden Immunkomplexen führen zu Entzündungsreaktionen in bis dahin nicht befallenen Organen. Charakteristisch für den Lupus erythematodes ist, daß Komplexe aus Kernmaterial und korrespondierenden Antikörpern von neutrophilen Granulozyten phagozytiert werden. Diese Leukozyten enthalten dann einen runden, homogenen Einschluß, so daß ihr eigener Kern an die Zellwand gedrückt wird. Man nennt sie **LE-Zellen.**

Wegen einer allgemein gesteigerten Sensibilisierbarkeit und dem Bruch der Immuntoleranz gegenüber körpereigenen Antigenen können beim Lupus erythematodes eine Vielfalt von Antikörpern auftreten. Neben antinukleären und antizytoplasmatischen findet man organspezifische Antikörper, die teils pathogene Bedeutung haben: Antikörper gegen Erythrozyten (Hämolyse), Lymphozyten (Lymphopenie), Thrombozyten (Thrombopenie), Thyreoglobulin (Thyreoiditis) und Prothrombin (Gerinnungshemmung) sind häufig nachweisbar.

Der systemische Lupus erythematodes kann je nach Beteiligung entsprechender Organe somit in den verschiedensten Bildern auftreten. Die Diagnose kann bei Vorliegen von vier der elf anerkannten ARA-Kriterien für den SLE gestellt werden. Eine wichtige Subgruppe des SLE stellt heute das Cardiolipin-Syndrom dar, bei dem die Patienten typischerweise an gehäuften Thrombosen, Thrombopenien und Aborten leiden. Typisches serologisches Kennzeichen ist hier das Vorliegen eines Anticardiolipin-Antikörpers.

2.1.7 Sklerodermie

Die Sklerodermie ist eine multisystemische Erkrankung, die durch eine Fibrosierung der Haut, der Blutgefäße und der inneren Organe charakterisiert ist. Es gibt im wesentlichen zwei Formen: die zirkumskripte und die generalisierte Sklerodermie.

Die Ursache der Sklerodermie ist unbekannt. Die Schädigung des Gefäßendothels scheint eine wichtige Rolle bei der Pathogenese zu spielen. Kollagenstoffwechsel und Immunaktivität sind gesteigert.

Die Klinik ist gekennzeichnet durch eine symmetrische Sklerodermie proximal der Metakarpo- oder Metatarsophalangeal-Gelenke. Daneben können Sklerodaktylie, Fingerkuppennarben oder eine bilaterale basale Lungenfibrose auftreten. Die Diagnose ist nicht schwer, wenn diese Symptome mit einem Raynaud Phänomen, ein häufiges Erstsymptom, auftreten. Laborchemisch sind eine geringe Hypergammaglobulinämie und hochtitrige antinukleäre Antikörper (bei 30–100% der Patienten) von Bedeutung. Die Therapie der Sklerodermie ist symptomatisch: Durchblutungsfördernde Maßnahmen, Entzündungshemmung, Immunsuppression, Hemmung der Kollagensynthese (D-Penicillamin).

---

[1] Ernest W. Goodpasture (1886–1960), Pathologe in Boston.

2.1.8 Dermatomyositis

Die Dermatomyositis ist eine chronisch, manchmal schubweise verlaufende Entzündung von Muskulatur und Haut. Typisch ist die im Schultergürtel beginnende Muskelschwäche. Zwerchfell und Rachenmuskulatur können auch befallen sein. Es bestehen ödematöse und violette Hautveränderungen, insbesondere im Bereich der Augenlider.

Die Ursache ist ungeklärt. Möglicherweise spielen Kreuzreaktionen von bakteriellen oder viralen Antigenen mit körpereigenen Strukturen eine wichtige Rolle. Die Diagnose wird meist aufgrund der Klinik gestellt. Antinukleäre Antikörper werden bei bis zu 60% der Patienten nachgewiesen. Typisch ist der Anti-Jo-1-Antikörper.

2.1.9 Mischkollagenosen

Die Mischkollagenose ist eine Erkrankung, die durch eine Kombination der Symptome von Lupus erythematodes, Sklerodermie, Polymyositis und Rheumatoider Arthritis gekennzeichnet ist. Wie bei diesen Krankheiten ist die Ätiologie unbekannt. Bei fast allen Patienten sind die antinukleären Antikörper insbesondere gegen Ribonukleoprotein (RNP) stark erhöht.

2.1.10 Rheumatoide Arthritis

Die auslösende Ursache der rheumatoiden Arthritis ist bisher nicht geklärt.

> Kennzeichnend für die rheumatoide Arthritis ist der **Rheumafaktor.**

Er kommt bei fast allen Patienten mit rheumatoider Arthritis, aber unter anderem auch beim Lupus erythematodes vor. Es handelt sich dabei um ein Immunglobulin meist der IgM-, seltener der IgG- oder der IgA-Klasse, das mit dem Fc-Teil des körpereigenen IgG reagiert. Er entsteht wahrscheinlich dadurch, daß die Konfiguration von normalem Immunglobulin durch Antigenbindung so verändert wird, daß bislang verborgene Strukturen aufgedeckt werden. Der Antikörper wird damit selbst zum Antigen und stimuliert die Bildung von Antikörpern. Der Rheumafaktor ist also ein Antiantikörper.

Es werden komplementbindende Immunkomplexe gebildet, die sich in die Synovialis einlagern. Chemotaktisch angelockte Lymphozyten phagozytieren die Komplexe und werden so zu den sog. **Ragozyten,** d. h. Phagozytosezellen, die neben dem Immunglobulin Komponenten des Komplementsystems enthalten. Bei der Phagozytose werden lysosomale Enzyme freigesetzt, die die Entzündungsreaktion im Bereich der Synovia einleiten.

2.1.11 Wegener Granulomatose

Die Wegener Granulomatose zeichnet sich durch das gemeinsame Auftreten von Granulomen und Vaskulitis des Respirationstraktes und eine Glomerulonephritis aus. Bakterielle und virale Infektionen können Exazerbationen provozieren. Die Assoziation zu bestimmten HL-Antigenen, etwa B8 und DR2, lassen eine genetische Disposition vermuten. Diagnostisch ist der Nachweis von cytoplasmatischen anti-Neutrophilen-Antikörpern (cANCA) von Bedeutung. Diesen Autoantikörpern mit Spezifität für die Proteinase 3 wird auch eine pathogenetische Bedeutung zugeschrieben.

2.2 Transplantationsimmunologie

2.2.1 Transplantation

> Unter Transplantation versteht man die Verpflanzung von lebendem Gewebe.

Bei einer Verpflanzung innerhalb desselben Organismus kommt es zu keiner Abstoßungsreaktion. Wird dagegen ein Organ in ein anderes genetisch differentes Individuum übertragen, löst es eine Immunantwort im Empfänger aus und wird abgestoßen. Verantwortlich dafür sind Gewebsantigene, die für ihren Träger spezifisch sind. Sie werden Transplantationsantigene oder Histokompatibilitätsantigene genannt. Nach den genetischen Unterschieden zwischen Spender und Empfänger unterscheidet man Auto-, Iso-, Allo- und Xenotransplantate (s. Tab. K-3).

2.2.2 Transplantationsantigene

> Die Transplantationsantigene oder Histokompatibilitätsantigene sind Glykoproteine in den Zellmembranen, die in unterschiedlicher Dichte wahrscheinlich auf allen Körperzellen vorhanden sind. Man unterscheidet aufgrund ihrer Struktur zwei Klassen.

Die Histokompatibilitätsantigene sind genetisch determiniert. Sie werden von vier Genorten gesteuert, die auf dem autosomalen Chromosom 6 liegen. Drei der Genorte, nämlich HLA*(human leukocyte antigen)*-A, -B und -C, kontrollieren Antigene (Klasse-I-Proteine), die in fremden Individuen eine humorale Immunantwort auslösen und somit serologisch nachweisbar sind. Ein Genort, nämlich HLA-D, steuert Antigene (Klasse-II-Proteine), die nur eine zelluläre Immunantwort stimulieren. Diese Antigene sind durch die Transformation von Lymphozyten in gemischten Lymphozytenkulturen (MLC – *mixed lymphocyte culture)* nachweisbar.

Seit kurzem kann man allerdings auch Antigene der HLA-D-Region mit serologischen Methoden bestimmen. Man bezeichnet diese Antigene als HLA-DR *(D-related)*. Bisher sind für jeden Genort bis zu neunundvierzig Allele bekannt. Daraus resultiert der extreme Polymorphismus des HLA-Systems.

Im HLA-Chromosomenbereich liegen wahrscheinlich auch die *Immunresponse*-(Ir-)Gene, die die humorale und zelluläre Immunantwort steuern. Das gehäufte Auftreten bestimmter Erkrankungen bei bestimmten HL-Antigenen (zum Beispiel Morbus Bechterew bei HLA-B 27) kann mit der genetischen Kopplung von Ir- und HLA-Genen erklärt werden.

2.2.3 Transplantatabstoßung

Transplantate, die nicht HLA-kompatibel sind, werden vom Empfänger innerhalb von zehn bis 14 Tagen abgestoßen *(first set reaction)*. Nach einem erneuten Kontakt mit einem Transplantat desselben Spenders tritt die Abstoßung wegen der inzwischen erfolgten Sensibilisierung bereits nach sechs bis acht Tagen ein *(second set reaction)*. Die entscheidende Rolle bei der Transplantatabstoßung spielen immunkompetente T-Lymphozyten. Sie töten in direktem Kontakt die Zielzellen. Darüber hinaus sezernieren sie Mediatoren, die Phagozyten und Lymphozyten zur Zerstörung des Transplantates aktivieren. Die Transplantationsimmunität kann nur durch spezifisch sensibilisierte T-Zellen, nicht durch humorale Antikörper transferiert werden. Allerdings können Antikörper über Komplementaktivierung zur Zerstörung eines Transplantates beitragen.

Unter Umständen verzögern humorale Antikörper die Abstoßung eines Transplantates, indem sie die antigenen Determinanten des Transplantates blockieren und so vor den immunkompetenten T-Zellen schutzen *(immunologisches Enhancement)*.

2.2.4 Verhinderung der Transplantatabstoßung

Die Überlebenszeit eines Transplantates ist um so länger, je größer die Übereinstimmung der HL-Antigene von Spender und Empfänger ist (Abb. K-5). Voraussetzung für eine erfolgreiche Transplantation ist daher eine HLA-Typisierung und eine entsprechende Auswahl des Spenders.

Da eine vollständige Übereinstimmung in den HL-Antigenen wegen des großen Polymorphismus kaum möglich ist, muß die Immunreaktivität des Empfängers unterdrückt werden. Ideal wäre eine **spezifische Immunsuppression.** Sie ist zur Zeit jedoch noch im Versuchsstadium. In der Klinik wird daher die Immunreaktivität unspezifisch mit Zytostatika, Kortikosteroiden und Röntgenbestrahlung supprimiert. Dabei wird aber auch die Infektabwehr beeinträchtigt und die Entstehung von Tumo-

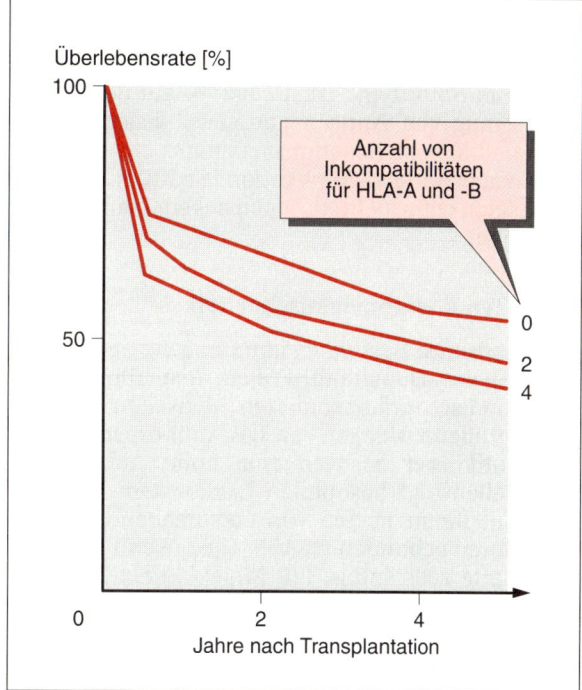

Abb. K-5: Überlebensrate von Nierentransplantaten in Abhängigkeit der HLA-A- und -B-Inkompatibilität.

ren begünstigt (Störung der immunologischen Überwachung, s. Abschn. 2.5). Diese Gefahren versucht man durch die Anwendung von Antilymphozytenserum und Einsatz von monoklonalen Antikörpern gegen T-Zellen zu umgehen. Dies unterdrückt vorwiegend die zelluläre, kaum dagegen die humorale Immunantwort.

Seit einigen Jahren wird **Ciclosporin,** ein Polypeptid, zur Immunsuppression insbesondere bei der Transplantation von Niere, Leber und Knochenmark erfolgreich eingesetzt. Es unterdrückt über die T-Helferzellen reversibel die humorale und zellvermittelte Immunität. Der Hauptwirkungsmechanismus des Ciclosporins scheint in der Inhibition der Transkription von Zytokinen, insbesondere von Interleukin-2, in den T-Helferzellen zu bestehen.

2.3 Überempfindlichkeitsreaktionen

Kommt ein mit einem bestimmten Antigen sensibilisiertes Individuum erneut mit diesem Antigen in Kontakt, kann dies nicht nur zur Verstärkung der Immunantwort (Sekundärreaktion, s. Abschn. 1.1.2), sondern auch zu gewebsschädigenden Reaktionen führen. In diesem Fall spricht man von Überempfindlichkeit oder **Allergie.**

Nach Coombs und Gell werden vier Typen der Überempfindlichkeit unterschieden (Abbildung

K-6). Die Typen I, II und III werden durch humorale Antikörper vermittelt und treten in der Regel sofort nach Applikation des Antigens auf (Reaktionen vom Soforttyp). Typ IV beruht auf der Wechselwirkung von Antigen und sensibilisierten Zellen. Er hat sein Reaktionsmaximum ein bis zwei Tage nach Antigen-Applikation (Spättyp). Es können gleichzeitig mehrere Typen nebeneinander vorkommen.

2.3.1 Typ I, anaphylaktischer Typ

Mechanismus: Bestimmte immunogene Stoffe (Allergene) wie Hausstaub, Pollen, Penicillin führen bei genetisch prädisponierten Menschen zur Bildung größerer Mengen von **IgE-Antikörpern.** Diese IgE-Antikörper besitzen eine hohe Affinität zu Mastzellen und basophilen Leukozyten. Sie werden mit ihrem Fc-Teil von entsprechenden Zellrezeptoren gebunden (s. Abb. K-6). Wenn zwei benachbarte zellständige IgE-Moleküle ein Antigenmolekül binden und so überbrückt werden *(bridging-Phänomen)*, kommt es zu Membranverän-

derungen, die zur Freisetzung von Histamin und anderen vasoaktiven Aminen aus den Mastzellen führen. Diese freigesetzten Substanzen bewirken eine Dilatation und Permeabilitätssteigerung der Kapillaren sowie eine Kontraktion der glatten Muskulatur.

Klinische Hinweise: Nach lokaler Einwirkung der pharmakologisch aktiven Substanzen tritt durch die gesteigerte Gefäßpermeabilität ein subepidermales Ödem auf, das als **Quaddel** erscheint **(Urtikaria),** oder es kommt durch die Konstriktion der glatten Muskulatur zu einem Bronchiospasmus **(Asthma bronchiale).** Bei der generalisierten Anaphylaxie kann sich vornehmlich aufgrund der Gefäßdilatation und des zunehmenden Blutdruckabfalls ein Schock entwickeln.

D Diagnostische Hinweise

Die **Anamnese** gibt erste Hinweise. Der Nachweis der Typ-I-Überempfindlichkeit ist durch Allergentestung sensibilisierter Allergiker **(Intrakutantest)** oder passiv sensibilisierter normaler Individuen (Prausnitz-Küstner-Test) möglich. In

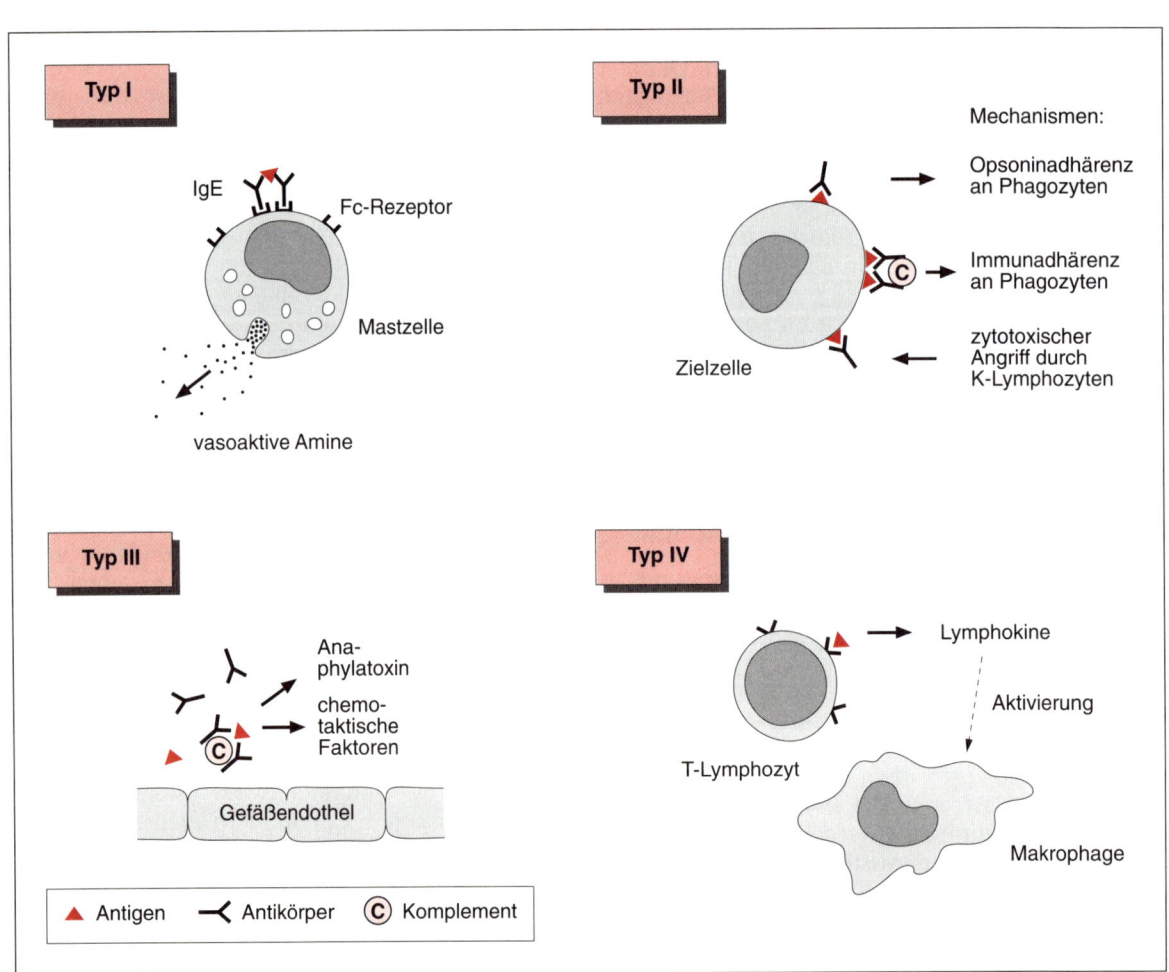

Abb. K-6: Typen der Überempfindlichkeit.

vitro sind der Radioimmunosorbent-Test (RIST) und der Radioallergosorbent-Test (RAST) gebräuchlich.

▼ Therapeutische Hinweise

▷ Allergenkarenz
▷ Antihistaminika
▷ Dinatriumcromoglycinum (Verhinderung der Freisetzung der vasoaktiven Amine)
▷ Kortikoide
▷ Desensibilisierung: d. h. durch wiederholte Allergenapplikation Stimulierung der Produktion sog. blockierender Antikörper der IgG-Klasse, die das Antigen binden, so daß es nicht mit dem IgE reagieren kann.

2.3.2 Typ II, zytotoxischer Typ

Mechanismus: Überempfindlichkeitsreaktionen vom Typ II werden ausgelöst durch Antikörper, die gegen Zelloberflächenantigene gerichtet sind und zum Untergang der Zelle führen. Drei verschiedene Mechanismen werden dabei wirksam (s. Abb. K-6):
▷ **Erleichterte Phagozytose:** mit Antikörpern oder Komplement (partielle Komplementaktivierung bis zu C3) beladene Zellen werden über Fc- bzw. C3-Rezeptoren verstärkt an Phagozyten gebunden (Opsonin- bzw. Immunadhärenz) und leichter phagozytiert.
▷ Aktivierung des **Komplementsystems** bis zur Komponente C9 mit folgender Zytolyse.
▷ Antikörperabhängige zelluläre **Zytotoxizität:** mit Antikörpern der IgG-Klasse beladene Zielzellen werden von nicht-sensibilisierten Lymphozyten, sog. *K(Killer)-Lymphozyten* bzw. Makrophagen, die Rezeptoren für den Fc-Teil des IgG-Moleküls tragen, zerstört. Das Komplementsystem wird dabei nicht aktiviert.

Klinische Hinweise: Folgende Reaktionen bzw. Krankheitsbilder entsprechen der Typ-II-Überempfindlichkeitsreaktion:
▷ **Isoimmune Reaktionen**
  – **Transfusionsreaktion:** Jedes Individuum hat in der Regel Antikörper (sog. Isoagglutinine der IgM-Klasse) gegen die Antigene, die nicht auf seinen eigenen Erythrozyten vorhanden sind. So haben Menschen der Blutgruppe A Anti-B-Antikörper. Werden daher Patienten mit der Blutgruppe A B-Erythrozyten transfundiert, treten schwere Hämolysen auf.
  – **Rhesusinkompatibilität:** Rhesusnegative Mütter können bei der Geburt rhesuspositiver Kinder sensibilisiert werden. Die dabei gebildeten Antikörper (meist der Klasse IgG) können die Plazenta passieren und bei späteren Kindern dann zum Morbus haemolyticus neonatorum führen.
▷ **Autoimmune Reaktionen**
  – **Autoimmunhämolytische Anämien** (s. Abschn. 2.1.1).

  – **Arzneimittelschäden:** Medikamente können sich als Hapten an Körperproteine anlagern und dadurch immunogen werden und die Bildung von zytotoxischen Antikörpern hervorrufen (z. B. hämolytische Anämien nach Chinidin- oder Phenacetin-Einnahme).
  – Thyreoiditis Hashimoto (s. Abschn. 2.1.2).
  – Goodpasture-Syndrom (s. Abschn. 2.1.5).

D Diagnostische Hinweise

An Zellen gebundene Antikörper lassen sich mit markierten Anti-Antikörpern nachweisen. Jedoch ist ihr Vorhandensein noch kein Beweis für Zytotoxizität. Für letztere spricht der gleichzeitige Nachweis von Komplementbindung bzw. -aktivierung. Diese läßt sich direkt nur in Systemen mit Einzelzellen zeigen, etwa durch antikörperabhängige Hämolyse von Erythrozyten.

2.3.3 Typ III, Immunkomplex-Typ

Mechanismus: Komplexe aus Antigen und Antikörper fallen im Organismus ständig an. Normalerweise werden sie schnell und ohne Schaden entfernt. Unter bestimmten Bedingungen können sie Gewebe jedoch zerstören. Für die Pathogenität der Immunkomplexe ist das mengenmäßige Verhältnis von Antigen und Antikörper wesentlich. Beispiele:
▷ Nach intravenöser Injektion von artfremdem Eiweiß, z. B. gegen Tetanus, entstehen anfangs bei großem Antigenüberschuß kleine Komplexe, die kein Komplement aktivieren können (s. Abschn. 1.7). Sie sind apathogen.
▷ Bei mäßigem Antigenüberschuß werden größere Immunkomplexe gebildet. Sie werden besonders in den physiologischen Filtern abgefangen und verursachen über die Aktivierung des Komplementsystems Vaskulitiden.
▷ Im Antikörperüberschuß finden sich Immunkomplexe, die mit vielen Antikörpern beladen sind. Sie verfügen daher über viele Fc-Teile, mit denen sie stark an Makrophagen gebunden werden, so daß sie gut phagozytiert werden können. Diese Komplexe werden daher apathogen eliminiert.

Klinische Beispiele: Beim Immunkomplex-Typ der Überempfindlichkeitsreaktionen werden Immunkomplexe jeweils mit Antigen- bzw. Antikörperüberschuß unterschieden:
▷ **Reaktionen vom Serumkrankheitstyp** (Immunkomplexbildung im Antigenüberschuß).
  Nach intravenöser Injektion von artfremdem Protein nimmt dessen Konzentration im Serum zunächst nur langsam ab. Nach etwa acht Tagen erfolgt ein schneller Abfall. Es sind humorale Antikörper gebildet worden, die mit dem Eiweiß Komplexe bilden (Stadium des mäßigen Antigenüberschusses). Diese Immunkomplexe werden in die Wandungen kleiner Blutgefäße fixiert. Zum Vollbild dieser generalisierten Serumkrankheit gehören Temperaturerhöhungen, Lymphknotenschwellungen, Albuminurie, urti-

karielle Exantheme und Gelenkschwellungen. Nach 14 Tagen klingen diese Symptome schnell wieder ab.

Klinische Beispiele für den Serumkrankheitstyp:
- diffuse postinfektiöse Streptokokken-Glomerulonephritis (s. Abschn. 2.1.5),
- Vaskulitiden bei generalisiertem Lupus erythematodes (s. Abschn. 2.1.6),
- Purpura Schönlein-Henoch,
- rheumatoide Arthritis (s. Abschn. 2.1.10).
▷ **Reaktionen vom Arthus[1]-Typ** (Immunkomplexbildung im Antikörperüberschuß).

Intradermale Injektion von löslichem Antigen führt in hyperimmunisierten Individuen zur Reaktion vom Arthus-Typ: Lokal bildet sich ein Erythem und Ödem, das sein Maximum nach drei bis acht Stunden erreicht. Diese Entzündungsreaktion, die durch die Komplementaktivierung eingeleitet wird, wird durch chemotaktisch angelockte Granulozyten verstärkt. Diese Zellen phagozytieren die Immunkomplexe, zerfallen später und setzen so lysosomale Enzyme frei. Durch Zerstörung von Komplement bzw. Granulozyten kann die Arthusreaktion entsprechend blockiert werden.

Klinische Beispiele für die Reaktion vom Arthus-Typ sind:
▷ Die sog. **Farmerlunge:** Nach Inhalation von schimmeligem Heustaub treten bei sensibilisierten Menschen asthmatoide Atemstörungen auf (Antigen: Thermoactinomyces vulgaris).
▷ Die **Taubenzüchterkrankheit,** die mit ähnlichen Atemstörungen einhergeht (Antigen: Serumprotein aus getrocknetem Taubenkot).

D Diagnostische Hinweise

Nachweis von Immunkomplex- und Komplementablagerungen durch Immunfluoreszenz.

Nachweis von zirkulierenden Komplexen im Serum, z.B. nephelometrisch (Immunkomplexe führen zu einer vermehrten Lichtstreuung) oder über die Komplement-Bindung von markiertem C_1 an die Komplexe.

V Therapeutische Hinweise

▷ Antigenkarenz
▷ Antibakterielle Behandlung und Fokussanierung
▷ Kortikoide
▷ Antiphlogistika

2.3.4 Typ IV, zellvermittelte Überempfindlichkeit

Mechanismen: Die Typ-IV-Reaktion wird durch spezifisch sensibilisierte T-Zellen vermittelt. Als Antigen kommen Infektionserreger oder kleinmolekulare Substanzen in Frage. Letztere müssen sich jedoch an körpereigene Proteine anlagern, um immunogen zu werden (Haptene, s. Abschn. 1.2). Die

T-Zellen können mit Rezeptoren das Antigen binden. Daraufhin setzen sie Zytokine frei. **Zytokine** dirigieren die Makrophagen zum Reaktionsort, halten sie dort fest und aktivieren sie zur Zytotoxizität (s. Abschn. 1.1.1). Die Auslösung der Makrophagenaktivierung ist immunologisch spezifisch (Interaktion zwischen T-Lymphozyt und Antigen), während die Makrophagen unspezifisch Zellen und Infektionserreger abtöten.

Klinische Hinweise: Die zellvermittelte Überempfindlichkeit entwickelt sich häufig bei viralen (Herpes simplex, Windpocken, Mumps) und bakteriellen (Tuberkulose, Brucellose, tuberkuloide Lepra) Infektionen sowie bei Mykosen (Candidamykose) und Protozoenerkrankungen (Schistosomiasis und Leishmaniasen).

Das klassische Beispiel der Überempfindlichkeit vom verzögerten Typ ist die **Tuberkulinreaktion.** Nach intrakutaner Applikation von Tuberkulin entwickelt sich in sensibilisierten Individuen ein Erythem und eine Induration der Haut. Histologisch zeigt sich ein perivaskuläres Infiltrat aus vorwiegend Lymphozyten und Makrophagen. Das Maximum der Reaktion ist nach 24 bis 48 Stunden erreicht. Bei hohem Sensibilisierungsgrad kann es zu Nekrosen kommen.

Der Pathomechanismus der **Kontaktdermatitis,** des Kontaktekzems, ist ebenfalls die Typ-IV-Reaktion.

Patienten, die wiederholt mit Substanzen wie Nickelsalzen (Strumpfhalter), Chromat oder Penicillin in Berührung kommen, zeigen gelegentlich an der Kontaktstelle mit dem Allergen urtikarielle Erytheme mit Vesikelbildungen.

D Diagnostische Hinweise

▷ Hauttestung mit Allergenen (Beispiel: Tuberkulinreaktion).
▷ Als In-vitro-Test zum Nachweis zellulärer Immunreaktionen dient die Hemmung der Makrophagenauswanderung: Mit Peritonealmakrophagen gefüllte Kapillaren werden in Gewebekulturflüssigkeit inkubiert. Dabei wandern die Makrophagen gewöhnlich aus der Kapillare aus. Eine Mischung aus sensibilisierten Lymphozyten und Antigen hemmt diese Auswanderung, da die Lymphozyten Makrophagen-Migrations-Inhibitions-Faktor (MIF) freisetzen. Die Intensität der verzögerten Überempfindlichkeit korreliert mit dem Grad der Hemmung der Auswanderung.

Als weiterer In-vitro-Test wird die Transformation von Lymphozyten zu Lymphoblasten durch Kontakt mit Antigen benutzt.

2.4 Immunologische Defektzustände

Immunologische Defektzustände können angeboren (primär) oder erworben (sekundär) sein. Sie beruhen auf Störungen des B- oder/und T-Zellsystems, des Komplementsystems oder der Phagozytose.

---

[1] Maurice Arthus (1862–1945), Physiologe in Lausanne.

2.4.1 Angeborene immunologische Defektzustände

2.4.1.1 Defekte der B-Zellreihe

Die zuerst entdeckte Immundefektkrankheit ist die 1952 von Bruton beschriebene **kongenitale Agammaglobulinämie.** Sie wird X-chromosomal rezessiv vererbt und tritt nur bei Jungen auf. Die IgG-Konzentration im Serum beträgt etwa 1 mg/ml, während IgA und IgM fehlen. Vermutlich ist die Differenzierung der lymphatischen Stammzelle zum immunkompetenten B-Lymphozyten blockiert, da bei diesen Patienten alle Entwicklungsstadien der B-Lymphozyten bis hin zur Plasmazelle fehlen. Folge des Ausfalls der humoralen Immunantwort ist eine erhöhte Anfälligkeit gegenüber bakteriellen Infekten, vor allem des Respirations- und Intestinaltraktes.

Selektiver Immunglobulinmangel: Es gibt zahlreiche isolierte Defekte einzelner Immunglobulinklassen (z. B.: IgA oder: IgA und IgM oder: IgG und IgA). Am häufigsten (0,2% der Bevölkerung) ist der selektive IgA-Mangel (Serumkonzentration <5 mg/100 ml) verbreitet. Bei dieser Erkrankung sind die Antikörperkonzentrationen der übrigen Immunglobulinklassen und die zelluläre Immunität normal, so daß der Defekt weitgehend kompensiert wird.

Bei Patienten mit selektivem IgA-Mangel sind B-Lymphozyten mit IgA auf der Oberfläche vorhanden. Daher scheint die IgA-Synthese intakt, die Sekretion von IgA aber gestört zu sein.

2.4.1.2 Defekte der T-Zellreihe

Bei der **kongenitalen Thymusaplasie** (DiGeorge-Syndrom) besteht eine Entwicklungshemmung der 3. und 4. Kiemenbogentasche, die zu einer Hypoplasie von Thymus und Nebenschilddrüse führt. Neben der Neugeborenentetanie treten daher gehäuft Virusinfekte und Mykosen auf. Die zellulären Immunreaktionen sind blockiert, während Antikörper weitgehend normal produziert werden.

Die **Alymphozytose** (Nezelof-Syndrom) wird autosomal oder X-chromosomal rezessiv vererbt. Plasmazellen und Immunglobuline sind regelrecht vorhanden. Der Thymus ist nur unvollständig entwickelt. Offenbar sind die lymphoblastischen Stammzellen, die Vorläufer der T-Lymphozyten, während der Embryogenese nicht in den Thymus gewandert.

2.4.1.3 Kombinierte Defekte der B- und T-Zellreihe

Bei der sog. lymphopenischen Form der **Agammaglobulinämie (Schweizer Typ)** besteht ein humoraler und zellulärer hereditärer Defekt, der durch Fehlen von humoralen Antikörpern und eine hochgradige Verminderung der Lymphozyten gekennzeichnet ist. Als Ursache wird eine Schädigung der lymphoblastischen Stammzelle angenommen. Dies erscheint wahrscheinlicher als eine gleichzeitige Störung von B- und T-Zellsystem. Klinisch imponieren schwere rezidivierende Infektionen, denen die Kinder in der Regel im ersten Lebensjahr erliegen.

Neben der Schweizer-Agammaglobulinämie gibt es einige weitere kombinierte Immundefektsyndrome, die sich durch zusätzliche Störungen auszeichnen, so etwa das Wiskott-Aldrich-Syndrom (Immunmangel mit Thrombozytopenie und Ekzem). Je nach Ausmaß des Immunmangels besteht eine mehr oder weniger starke Infektanfälligkeit.

Hinsichtlich der Pathogenese der einzelnen Erkrankungen bestehen noch Unklarheiten.

Mit der fortschreitenden Kenntnis der Zelloberflächenantigene werden als Ursache von Immundefekten auch zunehmend Expressionsdefekte für diese Strukturen festgestellt. Als ein wichtiges Beispiel ist hier das **Bare-Lymphocyte-Syndrome** zu nennen, bei dem die Patienten nicht zur Expression von HLA-Klasse-I- oder -II-Antigenen in der Lage sind. Dieser schwerwiegende Defekt verhindert prinzipiell den Aufbau einer spezifischen Immunantwort und ist daher nicht mit dem Leben vereinbar.

2.4.1.4 Immundefekte infolge gestörter Phagozytenfunktion

Es gibt mehrere seltene Erkrankungen, bei denen die Funktion der Phagozyten gestört ist. Erwähnt sei die **progressive septische Granulomatose** (CGD = chronic granulomatosis disease). Sie zeichnet sich dadurch aus, daß pathogene Keime von den Phagozyten aufgenommen, intrazellulär aber nicht abgetötet werden. Die Synthese von Wasserstoffsuperoxid ist gestört. Die Anfälligkeit für bakterielle und mykotische Infektionen kann daher sehr gesteigert sein.

Als ein weiterer Defekt ist hier der **Leukozytenfunktionsantigen-Expressionsdefekt** zu nennen. Bei den Leukozytenfunktionsantigenen handelt es sich um eine Familie von Adhäsionsproteinen, die alle eine gemeinsame β-Kette haben. Fehlt diese β-Kette, so können diese Adhäsionsproteine gar nicht oder nur inkomplett ausgebildet werden, und damit ist insgesamt die Zell-Zell-Interaktion, insbesondere aber die Phagozytose von Granulozyten eingeschränkt.

2.4.2 Erworbene immunologische Defektzustände

2.4.2.1 Common variabler Immundefekt

Unter der Bezeichnung des Common variablen Immundefektes (CVID) wird eine Gruppe von meist im Alter zwischen 15 und 30 Jahren erworbenen Immundefekten zusammengefaßt, denen die verschiedensten Ursachen zugrunde liegen können. Zum einen kann es zum Fehlen von T- oder

B-Zellen, durch die Entwicklung von Autoantikörpern, kommen. Andererseits kann aber auch die Funktion der T-Zellen und ihrer Subpopulationen oder der B-Zellen gestört sein, ohne daß zahlenmäßige Veränderungen evident wären. Zunehmend werden bei den CVID-Erkrankungen auch Defekte in der Zytokinproduktion (z.B. IL-2 oder Interferon) als Ursache für die Abwehrschwäche erkannt.

Die klinische Manifestation macht sich meist als gehäuftes Auftreten von Infektionen bemerkbar, wobei sich dann ein ausgeprägter Antikörpermangel oder/und zusätzlich eine gestörte T-Zellfunktion in Form des negativen Testausfalls des intrakutanen Mérieux-Testes ergibt.

Die Therapie dieser Patienten besteht in der regelmäßigen intravenösen Verabreichung von Immunglobulinen, so daß ein wirksamer Antikörperspiegel von >6 g/l IgG erhalten bleibt.

2.4.2.2 Erworbenes Immundefektsyndrom (AIDS)

Das bekannteste und spektakulärste Beispiel eines erworbenen Immundefektes stellt die **AIDS** (acquired immunodeficiency syndrome)-Erkrankung dar. Sie wird nach heutiger Erkenntnis entweder durch HIV-1 (human immunodeficiency virus) oder HIV-2 verursacht. Das Virus befällt vorwiegend die CD4$^+$-T-Helferzellen, wobei es das CD4-Antigen als Rezeptor für den Eintritt in die Zelle benutzt, sowie die Makrophagen. Der Befall und die nachfolgende Zerstörung dieser für die Regulationsfunktion des Immunsystems zentralen Zellen führt sowohl zur Schwächung der zellulären als auch der humoralen Immunität. Die Patienten entwickeln im Verlauf der Infektion eine schwere Lymphopenie mit vorwiegender Verminderung der CD4-Helferzellen. Unter 400 Helferzellen/cml Blut sind sie in der Regel extrem gefährdet für opportunistische Infektionen. Unter zunehmender Symptomatik von Fieber, Gewichtsverlust, Durchfällen und Lymphknotenschwellungen treten bei den Patienten Infektionen mit Pneumocystis carinii, Cytomegalievirus, Tuberkulose- und anderen atypischen Mykobakterien, Toxoplasmose und verschiedenste Mykosen auf. Es handelt sich in der Regel um Infektionen mit Keimen, die latent im Organismus vorhanden sind und bei Zusammenbruch des Immunsystems nicht mehr unter Kontrolle gehalten werden. In ähnlicher Weise wird auch ein gehäuftes Auftreten von Tumoren, insbesondere des Kaposi-Sarkoms, und verschiedene Lymphomen beobachtet. Nach heutiger Kenntnis scheinen nahezu alle Patienten, die mit HIV infiziert werden, auch später an dem Vollbild von AIDS zu erkranken. Es gibt derzeit erste Ansätze für erfolgreiche Impfungen gegen das Virus; dies gestaltet sich jedoch außerordentlich schwierig wegen der strukturellen Heterogenität des Virus. Eine kausale Therapie wird derzeit mit Virostatika in Form von Hemmern der reversen Transkriptase (Retrovir) versucht. An-

sonsten bleiben für die Prophylaxe und Therapie nur die chemotherapeutischen Ansätze gegen die verschiedensten opportunistischen Infektionen.

2.4.3 Immunkompromittierte Patienten unter Immunsuppression und bei Tumoren

Bei vielen Erkrankungen des hämatopoetischen Systems, insbesondere bei Lymphomen wird auch eine Insuffizienz des Immunsystems beobachtet.

Beim **Morbus Hodgkin**[1] besteht häufig eine Insuffizienz des T-Zellsystems. Die Zahl der Lymphozyten ist vermindert. Ihre Funktion ist eingeschränkt. Bei der chronisch lymphatischen Leukämie sind dagegen das T- und B-Zellsystem betroffen. Neben der zellulären Immunabwehr ist auch die Antikörpersynthese bei 40–50% der Patienten stark vermindert.

Beim **Plasmozytom** und beim **Morbus Waldenström**[2] ist die humorale Immunität beeinträchtigt. Als Ursache werden unter anderem die Verdrängung der immunkompetenten Zellen und ein Defekt des Feedback-Mechanismus, der die Synthese der Antikörper reguliert, diskutiert. Ein Mangel an Immunglobulinen kann auch beim Eiweißverlustsyndrom auftreten: z.B. bei schwerem nephrotischen Syndrom oder exsudativer Enteropathie. Viele therapeutische Maßnahmen wie Zytostatika, Kortikosteroide und Röntgenstrahlen können besonders nach Langzeitbehandlung zu sekundären Immundefekten führen.

Zunehmend haben wir es in der täglichen Praxis auch mit Patienten zu tun, bei denen iatrogen eine Störung des Immunsystems hervorgerufen wurde, sei es entweder im Rahmen der Immunsuppression nach den verschiedenen Transplantationen oder von Autoimmunopathien oder bei der zytostatischen Therapie von Tumoren. Diese Patienten werden in der Regel mit Zytostatika, Corticosteroiden und Röntgenstrahlen langzeitbehandelt. Wir können daher heute auch bei ihnen viele der oben erwähnten opportunistischen Infektionen, wie wir sie von den AIDS-Patienten kennen, finden. Neben einer möglichst geringen Immunsuppression zur Prophylaxe solcher Infektionen sind ansonsten dieselben therapeutischen Maßnahmen indiziert, wie oben erwähnt.

2.5 Tumorimmunologie

Eine wesentliche Funktion des Immunsystems ist es, die Entstehung von Tumoren zu vermeiden.

Pro Tag finden im menschlichen Körper etwa 100 000 Mutationen statt. Der Großteil der entarteten Zellen ist nicht lebensfähig und stirbt ab. Ein

---

[1] Thomas Hodgkin (1798–1866), Pathologie in London.
[2] Jan G. Waldenström (geb. 1906), Internist in Lund.

Teil jedoch überlebt und kann sich zu Tumoren entwickeln. Diese Zellen können vom Immunsystem erkannt und eliminiert werden (Theorie der Immunüberwachung nach Burnet).

2.5.1 Tumorantigene

Die Theorie der Immunüberwachung setzt voraus, daß sich Tumorzellen von normalen Zellen in ihrer Antigenstruktur unterscheiden. Tatsächlich kann es bei entarteten Zellen zu einem Verlust von Blutgruppen- und Transplantationsantigenen oder zu einem Neuauftreten von Tumorantigenen kommen. Man unterscheidet onkofetale und echte Tumorneoantigene. Die **onkofetalen Antigene** treten normalerweise nur in der Fetalperiode auf. Hierzu gehören beispielsweise das α_1-**Fetoprotein,** das sich insbesondere bei Leberzellkarzinomen und Teratomen, und das **karzinoembryonale Antigen (CEA),** das sich vor allem beim Kolonkarzinom findet. Echte Tumor-Neoantigene können durch Viren, Karzinogene und Strahlen induziert werden. Virusinduzierte Tumoren tragen virusspezifische Antigene, während chemisch oder physikalisch induzierte Tumoren von Tumor zu Tumor unterschiedliche Antigene aufweisen, die nicht typisch für das jeweilige Karzinogen sind.

2.5.2 Immunreaktionen gegen Tumoren

Das Immunsystem kann Tumorwachstum unterdrücken. Bei eingeschränkter Funktion des Immunsystems ist die Tumorgefährdung daher besonders hoch: so bei Defekten der Immunabwehr, insbesondere des T-Zellsystems, nach immunsuppressiver Therapie sowie bei jungen Individuen mit noch nicht ausgereiftem Immunsystem. Schließlich werden Tumoren mit starker Immunogenität eher abgestoßen als solche, die nur schwach immunogen sind.

Das T-Zellsystem spielt bei der Immunüberwachung die entscheidende Rolle. Tumorspezifisch sensibilisierte T-Lymphozyten können zytotoxisch auf Tumorzellen wirken und sie vernichten.

Humorale komplementbindende Antikörper können ebenfalls Tumorwachstum hemmen. Es sind jedoch Fälle beschrieben, bei denen Antikörper einen gegenteiligen Effekt zeigten und eine Steigerung des Tumorwachstums herbeiführten *(enhancement).* Dieses Phänomen kann wahrscheinlich dadurch erklärt werden, daß die Tumorantigene durch Antikörper maskiert und nicht mehr von den Immunzellen erkannt werden.

Da bislang nur in sehr seltenen Fällen eine spezifische humorale oder zelluläre Immunität gegen Tumorantigene nachgewiesen werden konnte, kommt den sogenannten natürlichen Killer(NK)-Zellen eine zunehmend wichtigere Funktion in der Immunüberwachung zu. Diese zytotoxischen Lymphozyten aus der frühen Onto- und Phylogenese sind in der Lage, spontan und ohne vorherige Immunisierung Tumorzellen oder virusinfizierte Zellen abzutöten. Ihre Aktivität kann durch Zytokine wie Interleukin-2 und Interferon erheblich gesteigert werden. Die so aktivierten Zellen werden heute vielfach auch als lymphokinaktivierte Killer(LAK)-Zellen bezeichnet. Die NK-Zellen können entweder durch In-vivo-Applikation von Zytokinen aktiviert werden oder aber nach In-vitro-Aktivierung in Form einer zusätzlichen Therapie den Patienten verabreicht werden.

2.5.3 Hinweise zur Immuntherapie von Tumoren

Die spezifische immunologische Tumortherapie steht noch im Anfangsstadium. Weder hat sich eine aktive Immuntherapie mit *Tumorvakzine* noch eine passive mit Tumorantiseren oder sensibilisierten Lymphozyten als anwendbar erwiesen. Die therapeutischen Möglichkeiten beschränken sich daher zur Zeit auf:
▷ eine Reduzierung des Antigen-Materials (Operation, Zytostatika, Bestrahlung), um zu verhindern, daß die großen Antigenmengen die Immunantwort hemmen.
▷ eine unspezifische Stimulation des T-zellabhängigen Immunsystems. Gebräuchlich ist die Applikation von Bazillus Calmette-Guérin (BCG) oder Corynebacterium parvum.

2.6 Gammopathien

Definition: Gammopathien sind Erkrankungen, bei denen sich abnormes Protein, das im Elektropherogramm meist in der Gammafraktion wandert, im Blut ansammelt.
Ätiologie: B-Lymphozyten transformieren maligne aufgrund einer spontanen oder einer durch ständige antigene Stimulation bedingten Mutation. Sie proliferieren und bilden vermehrt Immunglobuline. Ein entarteter Zellklon synthetisiert monoklonale, mehrere Klone polyklonale Globuline.

Beim Plasmozytom und Morbus Waldenström werden monoklonale Immunglobuline normaler Struktur gebildet; bei den seltenen Schwerkettenkrankheiten werden dagegen H-Ketten mit einem defekten Fd-Fragment (s. Abb. K-3) synthetisiert, die daher keine L-Ketten binden können.
Einteilung: Bei chronischen Entzündungen und bösartigen Tumoren kann es zur polyklonalen Immunglobulinvermehrung kommen. Zu den **primären monoklonalen Gammopathien** zählen:
▷ Plasmozytom
▷ Morbus Waldenström
▷ Bence-Jones-Myelom (Leichtkettenkrankheit)
▷ Schwerkettenkrankheit.
Sekundäre monoklonale Gammopathien können z.B. bei malignen Lymphomen und einigen Hautkrankheiten (Lichen myxoedematosus) auftreten. Erwähnt seien noch die **benignen monoklonalen**

Gammopathien. Ob es sich dabei um harmlose Proteinanomalien oder um Vorstufen einer **malignen Gammopathie** handelt, können nur Verlaufskontrollen zeigen.

Klinische Hinweise: Die klinisch am häufigsten vorkommenden Gammopathien sind das Plasmozytom und der Morbus Waldenström.

▷ Das **Plasmozytom** ist der häufigste maligne generalisierte Knochentumor. Ein einzelner Plasmazellklon ist entartet und produziert im Exzeß Eiweißkörper. Hauptsymptome des Plasmozytoms sind:
  - Vermehrung monoklonalen Immunglobulins (IgG, IgA, IgD bzw. IgE) im Serum,
  - Vermehrung der Plasmazellen im Knochenmark,
  - Osteolysen.

▷ **Morbus Waldenström.** Monoklonales IgM-Immunglobulin ist bei der Makroglobulinämie stark vermehrt. Osteolysen treten fast nie auf.

Lymphknotenschwellungen sowie Leber- und Milzvergrößerungen sind häufig. Die Viskositätssteigerung des Blutes und Blutungen führen zum Fundus paraproteinaemicus.

D Diagnostische Hinweise

Meist Hyperproteinämie mit starker BSG-Beschleunigung. Im Elektropherogramm des Serums bzw. Urins schmalbasige Vermehrung meist der γ-Globulinfraktion bei monoklonaler, breitbasige bei polyklonaler Gammopathie.

T Therapeutische Hinweise

Bei ausgeprägter klinischer Symptomatik oder bei schneller Krankheitsprogredienz ist bei den primären monoklonalen Gammopathien eine Therapie mit **Zytostatika** sowie **Kortikosteroiden** indiziert. Zusätzliche symptomatische Maßnahmen: **Infektbekämpfung** und **Plasmapherese.**

Literatur

Gemsa, D., K. Resch, J. R. Kalden: Immunologie. Thieme, Stuttgart 1991.

Klein, J.: Immunologie. (Dt. Ausgabe, Schmidt, R. E. [Hrsg.]) VCH, Weinheim 1991.

Peter, H. H.: Klinische Immunologie. Urban & Schwarzenberg, München–Wien–Baltimore 1991.

Roitt, I. M.: Leitfaden der Immunologie. Steinkopff, Darmstadt 1984.

Roitt, I. M., J. Brostoff, D. Male: Kurzes Lehrbuch der Immunologie. Thieme, Stuttgart 1990.

L Neoplasie

N. NIEDERLE

1 Definition und Einteilung

In einem ausgewachsenen Körper halten sich Zellbildung und Zelluntergang in etwa die Waage: es besteht ein Fließgleichgewicht. Dieses für die üblichen Funktionen des Organismus notwendige Gleichgewicht wird durch die ungestörten Interaktionen von zahlreichen das Zellwachstum und die Zelldifferenzierung negativ oder positiv beeinflussenden Faktoren gesichert. Jede Entkopplung als Folge unterschiedlichster Veränderungen kann zu einem unkontrollierten Zellwachstum und damit unter Umständen schließlich auch zu einem klinisch manifesten Tumorleiden führen.

Über die **Dignität** eines Tumors, also Gut- oder Bösartigkeit, entscheidet die Verhaltensweise der ihrer Wachstumskontrolle entglittenen Zellen.

Kennzeichen der **Malignität** sind:

- unbegrenzte Zellteilung
- autochthones Wachstumsverhalten
- Heterogenität des zellulären Phänotyps
- Möglichkeit der schrankenlosen Penetration in Nachbargewebe **(infiltratives Wachstum)**
- Absiedlung von Tochtergeschwülsten **(Metastasen),** durch die in der Regel erst die Vernichtung des Wirtsorganismus erfolgt.

Semimaligne Tumoren weisen zwar eine Penetration in Nachbargewebe, nur selten jedoch eine Fernmetastasierung auf. **Präkanzerosen** sind morphologische oder funktionelle Abweichungen von der Norm, die später mit hoher Wahrscheinlichkeit ein bösartiges Wachstum bedingen.

Bestimmung und Klassifikation der Malignität erfolgen in der Regel zunächst morphologisch anhand feingeweblicher, also histologischer und/oder zytologischer Untersuchungen. Dabei basiert die Namensgebung auf dem Prinzip der Histogenese, d. h. die Tumoren werden nach dem Zelltyp ihrer Ausgangsgewebe klassifiziert.

Die speziellere Nomenklatur richtet sich vorzugsweise nach zellulären oder geweblichen Eigenschaften, manchmal werden Tumoren aber auch noch mit Eigennamen gekennzeichnet (siehe Tabelle L-1).

Die **soliden Tumoren** werden in zwei Hauptgruppen – wobei Mischtumoren sowie die Neoplasien des Nervensystems außer acht gelassen werden sollen – unterteilt:

- **Karzinome,** Neoplasien epithelialer Herkunft, d. h. aus dem Ekto- und Endoderm (rund 85% aller bösartigen Erkrankungen – in Westeuropa vorzugsweise: Lunge [♂], Mamma, Colon, Magen, Prostata, Harnblase und Niere, Uterus, Ovar, Haut)
- **Sarkome,** Geschwülste bindegewebiger Herkunft, d. h. aus dem Mesoderm (rund 6–8% aller bösartigen Erkrankungen)

Die malignen Systemerkrankungen der blutbildenden Gewebe (akute und chronische Leukämien) sowie des lymphatischen Systems (M. Hodgkin und Non-Hodgkin-Lymphome) werden in dem Kapitel Blut (s. Kap. I1) besprochen.

Die histologische Zuordnung einer Geschwulst wird erst ab einer bestimmten Differenzierung ihrer Gewebeformationen möglich. Bei Entdifferenzierung kann die Diagnostik so schwierig werden, daß sich nicht einmal Sarkome und Karzinome mit endgültiger Sicherheit unterscheiden lassen. Der Differenzierungsgrad repräsentiert dabei häufig recht gut das klinische Verhalten eines Tumors, also seine Malignität. Entdifferenzierte Neoplasmen gelten als besonders bösartig, da sie in der Re-

Tabelle L-1 Zum Prinzip der Nomenklatur maligner Tumoren (nach v. Albertini und Roulet 1974).

Maligne epitheliale Geschwülste (Karzinome)	Maligne nicht-epitheliale Geschwülste (Sarkome)
1. Zellulär undifferenzierte Formen (bezeichnet nach der Grundstruktur) a) Carcinoma solidum { scirrhosum / simplex / medullare b) Carcinoma adenomatosum c) Carcinoma papilliferum d) Carcinoma dissolutum	**1. Bezeichnung nach erkennbaren Zellformen** a) Nicht bestimmt charakterisierte Zellformen Spindelzellen Rundzellen Riesenzellen Polymorphzelliges Sarkom b) Bestimmt charakterisierte Zellformen Lymphosarkom Myelosarkom Liposarkom Retikulosarkom
2. Zellulär differenzierende Formen (bezeichnet nach der erkennbaren Zellform) Pflasterzellkarzinom, Zylinderzellkarzinom	**2. Formen mit bestimmter geweblicher Differenzierung** Fibroblastisches Sarkom Osteoblastisches Sarkom Chondroblastisches Sarkom Angioblastisches Sarkom
3. Adjektivische Eigenschaften Verhornung – verhornend Schleimbildung – colloides-mucinosum Zystenbildung – cysticum Psammomkörperchenbildung – psammosum usw.	**3. Adjektivische Eigenschaften** Sarcoma lipomatodes Sarcoma xanthomatodes Sarcoma teleangiectaticum Sarcoma melanoticum
4. Nach dem Ausgangsorgan Leber: primäres Leberkarzinom – Hepatom Thymus: primäre Thymusgeschwulst – Thymom	**4. Nach dem Ausgangsorgan** Knochen: osteogenes Sarkom Muskel: myogenes Sarkom
5. Sonderformen Wuchernde Struma Langhans Basaliom Hypernephrom Grawitz-Tumor Seminom Oat-cell-Karzinom usw.	**5. Sonderformen** Synovialom Meningeom Ewing-Sarkom usw.

gel zu einer schnellen Proliferation und frühen Metastasierung neigen. Gerade sie scheinen aber auch zumindest primär eine bessere Sensibilität für ionisierende Strahlen und/oder zytostatische Substanzen zu besitzen. Der pathologischen Klassifizierung einzelner Organtumoren nach vorwiegend drei Differenzierungsstufen *(grading)* kommt somit zunehmende Bedeutung zu.

2 Ätiologie und Pathogenese

Die **molekulare Biologie** des malignen Wachstums ist noch weitgehend ungeklärt, obwohl Tumorzellen zahlreiche phänotypische (morphologische und biochemische) Merkmale sowie genotypische Veränderungen (Aneuploidie) aufweisen und bei Tieren maligne Geschwülste experimentell erzeugt werden können. Für einige maligne Erkrankungen konnte allerdings annäherungsweise gezeigt werden, daß Störungen der Autoregulation von Wachstums- und Differenzierungsfaktoren eine zentrale Bedeutung zu haben scheinen. Allerdings dürfte der gesamte Prozeß der Karzinogenese vielfachen Einflüssen unterliegen (Mehrstufenentste-

hung des Krebses), einen relativ langen Zeitraum in Anspruch nehmen und auf verschiedenen Stufen regulierbar und sogar revertierbar sein.

2.1 Initiation

Zunächst scheint nur eine Zelle transformiert zu werden. Bei diesem ersten Schritt zur Malignität **(Initiation)** ist die Desoxyribonukleinsäure (DNS) der Einzelzelle Zielstruktur unterschiedlicher kanzerogener Noxen, die zu Veränderungen (Mutationen: z. B. Punktmutation, Amplifikation, Insertion oder Translokalisation – Tab. L-2) generell vorhandener wachstumsregulierender Gene (Proto-Onkogene, Suppressorgene) führen können. So dürften Proto-Onkogene durch chemische und physikalische Einwirkungen zu Onkogenen aktiviert oder Onkogene selbst als Bestandteile von Viren (z. B. Retroviren) in das Genom von normalen Zellen eingebaut werden. Diese Onkogene können ihrerseits unterschiedliche Proteine, die pathologischen Einfluß auf die Zellproliferation und Zelldifferenzierung nehmen, kodieren (Tab. L-2). Andererseits scheint ein unphysiologischer Aktivierungsmechanismus aber häufig erst dann zur malignen Trans-

Tabelle L-2 Auswahl genetischer Mechanismen, die an der Tumorgenese beteiligt sein könnten.

1. Mutationen mit der Folge eines **abnormen Genprodukts** (Oncoproteins), das positiv-dominante Eigenschaften aufweist (z.B. *ras*)

2. Mutationen mit der Folge einer **Überproduktion eines Oncoproteins** (z.B. Ig-*myc* Translokation in Burkitt-Tumoren; BCR/ABL bei CML)

3. Mutationen mit der Folge eines **Funktionsverlustes** (z.B. Tumorsuppressorgene: Rb[13q14], p53 [17p13])

4. Mutationen durch **Akquisition neuen genetischen Materials** (z.B. SV40, Adeno-Virus 5, Papilloma-Virus 16)

5. Genetische **Prädisposition** (z.B. seltene *ras*-Allele)

6. Reduzierte **DNS-Reparatur**-Kapazität (?)

formation zu führen, wenn die üblicherweise vorhandenen proliferationshemmenden zellulären Überwachungsmechanismen – Anti-Onkogene oder besser Tumor-Suppressorgene – abgeschaltet werden. Dies erfolgt nach heutigem Wissen vorzugsweise durch Verlust spezifischer Chromosomenregionen (Alleldeletionen z.B. beim kleinzelligen Bronchialkarzinom: Chromosom 3 p, 17 p; bei der chronischen myeloischen Leukämie: 9 q, beim Retinoblastom: 13 q).

Zu den **initialen Kanzerogenen** zählen in erster Linie
– ionisierende Strahlen
– chemische Substanzen
– Viren
– evtl. (Geschlechts-)Hormone

Beispiele für **Strahleneinflüsse** lieferten die Häufung von Malignomen bei Röntgenärzten (Hautkarzinome und Leukämien), Arbeitern im Uranbergbau (Lunge), Patienten nach Thorotrastapplikation (Leber) und bei den Strahlenexponierten der Atombombenexplosionen in Japan sowie der Atomtests (Leukämien). Bei zu häufiger und intensiver Sonnenexposition (UV-Licht) entstehen vermehrt Malignome der Haut.

Als kanzerogene **chemische Substanzen** gelten vorzugsweise Teer (Skrotalkrebs der Schornsteinfeger) sowie insgesamt polyzyklische Kohlenwasserstoffe, Vinylchlorid (Leber), Anilin (Blase), Arsen (Haut), Blei, Cadmium (Lunge und Prostata), Chromat und Asbest (Lunge). Auch ein Zusammenhang zwischen Zigarettenkonsum und der Entwicklung von Bronchialkarzinomen ist zumindest statistisch gesichert. Daneben scheinen einige zytostatisch wirksame Substanzen (insbesondere Alkylanzien wie Cyclophosphamid und Melphalan,

aber auch Chlorambucil, Busulfan und Semustin) selbst kanzerogene Aktivitäten zu besitzen, wie aus einer Reihe gut dokumentierter klinischer Beobachtungen deutlich wurde.

Viren können bei Tieren unter anderem Sarkome, Mammakarzinome und Leukämien induzieren. Sie werden in zwei Hauptklassen unterteilt: DNS- und RNS-Viren. DNS-Viren verlieren die Fähigkeit zur Replikation und damit ihre Infektiosität, wenn Teile ihrer viralen DNS in die Zell-DNS (Genom) integriert werden. RNS-Viren behalten dagegen die Fähigkeit zur Vermehrung trotz der (malignen) Transformation der infizierten Körperzelle. Dazu bedarf es aber, da eine Transformation nur durch die Integration von DNS in das Genom der Wirtszelle erreicht werden kann, der Bildung einer DNS-Kopie der viralen Ribonukleinsäure (RNS). Diese Synthese von DNS an einer RNS-Matrix wird von dem im RNS-Virus vorhandenen Enzym reverse Transkriptase vermittelt.

Ein ursächlicher Zusammenhang zwischen Virusinfektionen und menschlichen Neoplasien konnte bisher noch nicht sicher nachgewiesen werden. Epidemiologische und virologische Untersuchungen lassen jedoch einen Zusammenhang zwischen einigen DNS-Viren und bestimmten malignen Erkrankungen möglich erscheinen. So findet sich das Epstein-Barr-Virus praktisch immer bei den am „afrikanischen Typ" des Burkitt-Lymphoms Erkrankten, häufig auch bei Patienten mit nasopharyngealem Karzinom. Darüber hinaus scheinen auch Zusammenhänge zwischen den humanen Papillomaviren Typ 16, 18 und Zervixkarzinomen, Hepatitis B-Virusinfektionen und primärem Leberzellkarzinom sowie HTLV-1-Kontakten und adulter T-Zell-Leukämie möglich. Weiterhin sind im Zytoplasma zahlreicher Leukämien und maligner Lymphome virusähnliche Partikel – RNS des Sedimentationskoeffizienten 70s – nachweisbar. In Verbindung mit dem gleichfalls vorhandenen Enzym reverse Transkriptase könnte dies für eine RNS-Virusgenese sprechen.

2.2 Promotion und Progression

Die oben genannten Veränderungen des molekularen Steuerungsmechanismus sind zunächst nicht zwangsläufig irreversibel. Durch Reparaturmechanismen können Mutationen in der Regel irrtumsfrei behoben, die ursprünglichen DNS-Strukturen also völlig wiederhergestellt werden. Ist allerdings eine Orientierung der *Repair*-Enzyme am intakten DNS-Komplementärstrang, z.B. wegen proliferativer Aktivität, nicht möglich, können Mutationen im Genom der Tochterzellen irreversibel etabliert werden.

Dabei wird die weitere Entwicklung transformierter Zellen bis hin zum klinisch faßbaren heterogenen Karzinom, ein Monate bis viele Jahre dauernder Vorgang **(Latenzphase),** von zahlreichen selbst nicht krebserzeugenden, aber die Entstehung eines bösartigen Tumors begünstigenden endogenen und exogenen Faktoren (**Promotoren**) beeinflußt. Zu den **exogenen** Faktoren werden vorwiegend chemische Substanzen gerechnet. Aber auch der Ernährung scheint eine wichtige Rolle in der Pathogenese des Krebses zuzukommen. So soll ballastarme und fettreiche Nahrung die Entwicklung von Dickdarmkrebs begünstigen. Im Tierversuch läßt sich die Induktion von Haut-, Leber-, Lungen- und Blasenkarzinomen durch die Gabe von Vitamin A hemmen.

Die exogenen Faktoren können ihre Wirkungen direkt oder über die Beeinflussung endogener Faktoren entfalten. Zu diesen **endogenen** Faktoren werden vorzugsweise Alter, Geschlecht sowie Hormon- und Immunstatus gerechnet. Auch der **genetischen Prädisposition** dürfte eine große Bedeutung zukommen. So sind einige autosomal dominant oder rezessiv vererbbare Erkrankungen gehäuft mit Neoplasmen vergesellschaftet oder bedingen eindeutig bestimmte Geschwülste (Tab. L-3).

Es gibt Hinweise auf **immunologische Abwehrleistungen** des Organismus gegen das Tumorwachstum. Als klinische Beispiele gelten die selten beschriebenen Spontanremissionen maligner Tumoranteile, vorzugsweise von Metastasen, nach operativer Entfernung des Primärtumors, sowie die gehäufte Manifestation von Malignomen bei angeborenen oder erworbenen Immundefekt-Syndromen. Eindeutige Beweise für die immunologische Überwachung (*Immune-Surveillance*-Theorie) des Tumorwachstums sind allerdings schwer zu erbringen. Dies ergibt sich schon aus der Vorstellung, daß sich die entscheidenden Wechselbeziehungen in der Frühphase und nicht erst der Spätphase des Krebswachstums, wenn der Tumornachweis bereits klinisch möglich ist, abzuspielen scheinen.

Eine etwaige Kontrollfunktion des Immunsystems könnte durch Makrophagen und die verschiedenen Subpopulationen der Lymphozyten (B-,T-,K-, NK-Zellen) ausgeübt werden. Lymphozyten besitzen zahlreiche genetisch festgelegte Paratope (spezifische Oberflächenstrukturen), die mit jedem denkbaren Epitop (komplementäre Fremdstruktur) über komplexe zelluläre und in der Regel Makrophagen-vermittelte Interaktionen reagieren können. Der Effekt dürfte durch entstehende Zytokine (Interleukin 1, Interleukin 2, γ-Interferon) verstärkt werden.

Die immunologische Überwachung des Wachstums von Tumoren als Fremdgewebe setzt allerdings die Existenz spezifischer Tumorantigene voraus, die als Epitope wirken und damit körpereigene humorale und besonders zelluläre Abwehrmechanismen induzieren. Schon seit einigen Jahren sind sog. tumorspezifische Transplantationsantigene bei den willkürlich induzierten Tiermalignomen bekannt. Unter *tumorspezifischen Antigenen* werden die häufig bei Tieren nachweisbaren, aber unspezifischen onkofetalen Antigene wie α-Fetopro-

Tabelle L-3 Gehäuft mit Malignomen vergesellschaftete autosomal dominant oder rezessiv vererbbare Erkrankungen.

Autosomal dominante Erkrankungen
(mit vorzugsweise multiplen primären Neoplasien)

- familiäre Polyposis coli
- Gardner-Syndrom (Osteome, kutane Zysten und Tumoren, Polyposis intestini)
- hereditäre Exostosis
- hereditäres Basalzellnävus-Syndrom
- Wermer-Syndrom (multiple endokrine Neoplasien von Hypophyse, Nebenschilddrüse, Inselzellen des Pankreas – MEA I)
- Sipple-Syndrom (C-Zell-Karzinom der Schilddrüse, Phäochromozytom – MEA II)
  (MEA IIa: plus Mitbeteiligung der Nebenschilddrüse,
  MEA IIb: plus multiple muköse Neurome)
- Peutz-Jeghers-Syndrom (gastrointestinale Polyposis mit mukokutaner Pigmentation)
- intraokuläre Melanome
- Tylosis (mit Ösophaguskarzinom)
- Neurofibromatosis generalisata (von Recklinghausen)
- Retinoblastom (zumindest ein Teil der Erkrankten)
- von-Hippel-Lindau-Erkrankung (Kleinhirnzysten, Angiomatosis retinae)
- tuberöse Sklerose (Bourneville-Pringle)

Autosomal rezessive Erkrankungen
(häufig mit Defekten des DNS-Metabolismus und der Chromosomenstruktur)

- Xeroderma pigmentosum
- Bloom-Syndrom
- Fanconi-Anämie (konstitutionelle infantile Panmyelopathie)
- Chediak-Higashi-Syndrom (verminderte Pigmentation, Photophobie, Nystagmus, leukozytäre Zytoplasmaeinschlüsse)
- Louis-Bar-Syndrom (Ataxia teleangiectatica)
- Werner-Syndrom (Progeria adultorum)
- Down-Syndrom.

---

tein oder karzinoembryonales Antigen verstanden. Bei den menschlichen Neoplasien sind sie dagegen, mit wenigen Ausnahmen, noch nicht sicher nachgewiesen worden. Für das Versagen einer postulierten immunologischen Überwachung der Krebsentwicklung kommen damit zumindest drei Ursachen in Frage:

▷ Zahlreiche Spontanmalignome des Menschen scheinen keine oder nur sehr wenige tumorspezifische Antigene aufzuweisen.

▷ Im Serum der Erkrankten befinden sich ‚blockierende Faktoren'. Bei ihnen könnte es sich um zunächst an die Tumorzelloberfläche angelagerte und später abgestoßene Antigen-Antikörper-Komplexe handeln.

▷ Es besteht temporär oder kontinuierlich eine verminderte immunologische Reaktionsbereitschaft, deren Ursachen – abgesehen von angeborenen oder erworbenen Defekten – im einzelnen noch nicht faßbar sind.

Hat der Tumor erst eine kritische Grenze von 10^4 bis 10^6 Zellen erreicht, ist er der immunologischen Kontrolle wahrscheinlich ,entwachsen'.

3 Wachstum und Ausbreitung

In der DNS-Doppelhelix des Zellkerns ist die genetische Information durch die Folge der Purinbasen Adenin und Guanin sowie der Pyrimidinbasen Cytosin und Thymin festgelegt. Im Verlauf der Zellteilung trennen sich beide Stränge, und unter dem Einfluß von DNS-Polymerase wird jeweils ein neuer Komplementärstrang synthetisiert, wobei das Gesetz der Basenpaarung gewahrt bleibt. Außerdem dienen die DNS-Stränge als Matrize *(Transkription)* für die komplementär aufgebaute messenger-Ribonukleinsäure (m-RNS), die aus dem Zellkern austritt, sich an die Ribosomen anlagert und dort über die transfer-RNS (t-RNS) die Proteinsynthese *(Translation)* steuert.

Diese prinzipiellen Reduplikations- und Synthesevorgänge wiederholen sich während jedes Zellzyklus – sei die proliferierende Zelle nun normal oder maligne entartet.

Während eines solchen Generationszyklus werden vier Phasen durchlaufen (Abb. L-1):
▷ Die **G_1**- oder postmitotische Ruhephase, in der die Synthese von RNS, Proteinen und Enzymen stattfindet,
▷ die S(-Synthese)-Phase, in der vor allem die DNS verdoppelt wird,
▷ die **G_2**- oder prämitotische Ruhephase, die vorzugsweise der Synthese der Spindelproteine dient, und
▷ die M(-Mitose)-Phase in der während Pro-, Meta-, Ana- und Telophase die Kernteilung erfolgt.

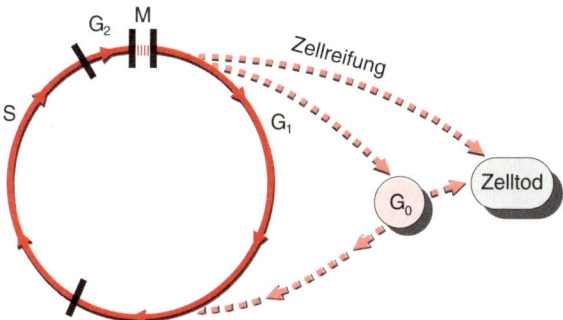

Abb. L-1: Die Phasen des Generationszyklus – die unterbrochene Linie ($G_0 \rightarrow G_1$) deutet die Möglichkeit des „recruitment" an (nähere Angaben im Text).

Aber nicht alle Zellen maligner Tumoren proliferieren ständig, sondern ein wechselnd großer Teil befindet sich in der Ruhephase (G_0-Phase). Diese Zellen haben den normalen Zellzyklus zwar verlassen, können aber nach spezifischer Stimulation jederzeit wieder in ihn eingeschleust werden *(recruitment)*. Darüber hinaus gibt es differenzierte und nicht mehr teilungsfähige sowie sterbende Zellen (Zelldetritus). Dieses sog. absterbende Kompartiment findet sich meist im Zentrum großer nekrotischer Tumoren (Abb. L-2).

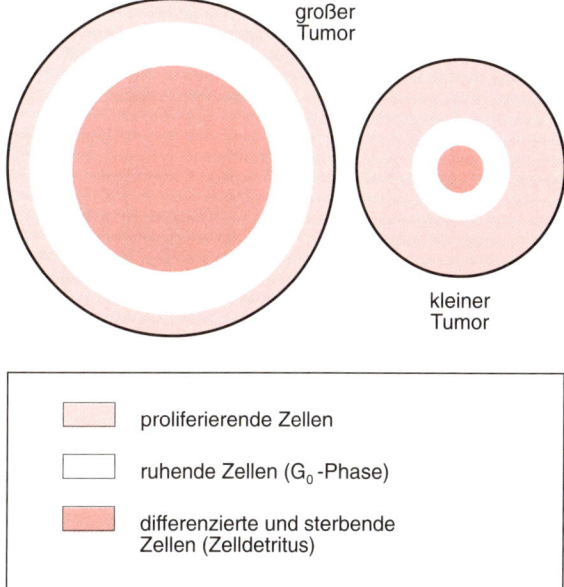

	proliferierende Zellen
	ruhende Zellen (G_0-Phase)
	differenzierte und sterbende Zellen (Zelldetritus)

Abb. L-2: Verteilung der verschiedenen Tumorzellfraktionen in Abhängigkeit von der Tumorgröße.

3.1 Wachstumsrate und Tumorgröße

Erfahrungsgemäß folgt das Wachstum der meisten soliden Tumoren einer gewissen Gesetzmäßigkeit und läßt sich durch die sog. Gompertzsche Wachstumskurve (Abb. L-3) annähernd beschreiben. Dabei wird versucht, die Beziehungen der biologischen Größen Volumen, Wachstumfraktion (Anteil an proliferierenden Zellen) und Wachstumsrate darzustellen. Das Wachstum (Volumenzunahme pro Zeiteinheit) nimmt bei steigender Zellzahl zunächst exponentiell bis zu einem Maximum zu, verlangsamt sich dann und geht schließlich symptotisch in ein Plateau über. Nach diesem Modell ist die größte Wachstumsrate beim Wendepunkt der S-förmigen Wachstumsfunktion, also etwa einer mittleren Tumorgröße, erreicht. Danach nimmt vornehmlich die G_0-Fraktion zu. Weitere Ursachen für das in der Regel langsamere Wachstum und die längere **Tumorverdopplungszeit** der größeren Malignome sind:

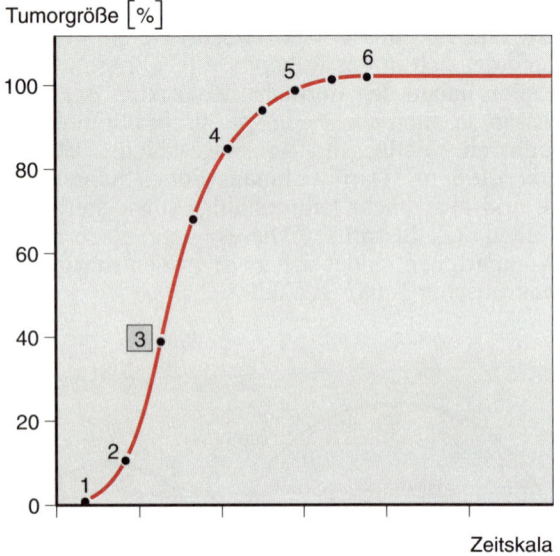

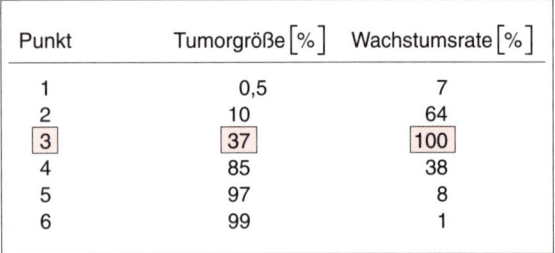

Punkt	Tumorgröße [%]	Wachstumsrate [%]
1	0,5	7
2	10	64
3	37	100
4	85	38
5	97	8
6	99	1

Abb. L-3: Gompertz-Wachstumskurve eines soliden Tumors. Das maximale Tumorwachstum liegt bei Punkt 3.

▷ die Zunahme der Generationszeit (Zeit von einer Zellteilung bis zur nächsten) vorwiegend durch Verlängerung der G_1-Phase
▷ der Zellverlust durch vermehrtes Absterben alternder Zellen, besonders im Bereich der schlechten Gefäß- und damit Sauerstoffversorgung des Tumorzentrums.

Allgemein beträgt die Verdopplungszeit menschlicher Malignome 50 bis 150 (200) Tage, bei sehr schnell wachsenden Geschwülsten liegt sie sogar nur zwischen zehn und 50 Tagen.

In den ersten Monaten und Jahren des schnellen Wachstums ist ein Malignom mit den heute zur Verfügung stehenden diagnostischen Methoden nicht nachzuweisen. Klinisch faßbar wird es erst, wenn eine Zellzahl von etwa 10^9 überschritten ist, was ungefähr einem Kubikzentimeter oder einem Gramm Tumormasse entspricht. Der Tod tritt etwa bei 10^{12} bis 10^{13} Zellen, also einem Tumorgewicht von 1 bis 10 kg, ein (Abb. L-4). Die Mehrzahl der Malignome kann somit erst in einem relativ späten Stadium der Tumorentwicklung diagnostiziert werden. Dann bestehen häufig schon Mikrometastasen, die in der Regel das weitere Schicksal des Erkrankten bestimmen.

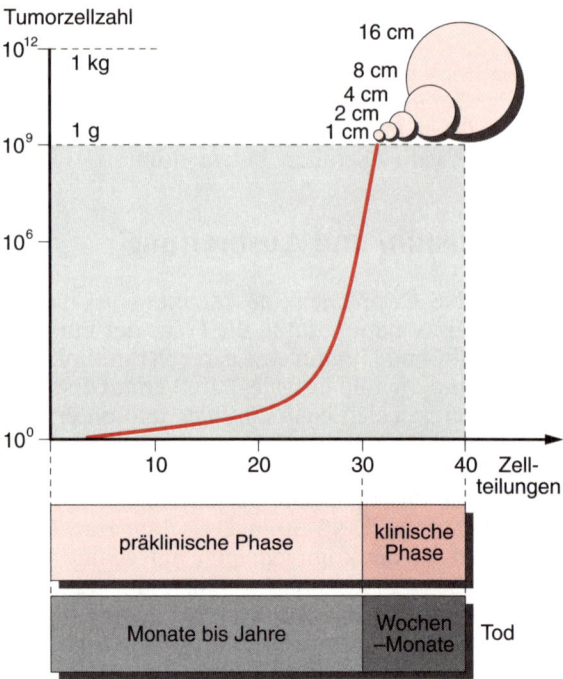

Abb. L-4: Die Entwicklung maligner Tumoren in Abhängigkeit von der Zeit (nach Laird 1964).

3.2 Infiltration und Metastasierung

Die pathologische Ausbreitung bösartiger Tumoren ist durch invasives lokales Wachstum und Fernmetastasierung möglich. Es gibt Neoplasmen, die bevorzugt lokal infiltrierend und zerstörend wachsen und erst spät oder gar nicht metastasieren (Basaliome, Glioblastome, differenzierte Liposarkome), sowie andere, die besonders schnell zur Absiedlung von Fernmetastasen neigen (Prostata- und Bronchialkarzinome, Osteosarkome, Melanome, Retinoblastome).

Die Ursachen der **lokalen Tumorpenetration** sind noch nicht eindeutig geklärt. Einmal wird die hohe Motilität der karzinomatösen Zellverbände in Verbindung mit biochemischen Veränderungen (Proteolyse, Typ-IV-Kollagenase, pH-Abnahme durch Glykolyse) angeschuldigt, zum anderen glaubt man, in dem Verlust der Kontakthemmung – sie führt bei normalen Zellverbänden zu einer gegenseitigen Wachstums- und Bewegungseinschränkung der Zellen – eine Erklärung zu finden.

Eine **Fernmetastasierung** kann über verschiedene Wege erfolgen:
▷ durch Implantation
▷ lymphogen
▷ hämatogen.
Die **Implantation** findet sich fast ausschließlich bei Karzinomen des Gastrointestinaltraktes oder der Ovarien. Wahrscheinlich werden rein physikalisch maligne Zellen von einer Seite der Peritonealhöhle auf das gegenüberliegende Peritoneum übertragen *(Abklatschmetastasen).*

Das **Lymphsystem** stellt häufig den primären Metastasierungsweg besonders der Karzinome dar (Ausnahme: follikuläres Schilddrüsenkarzinom, Nierenzellkarzinom, Hepatom). Der Tumor wächst, wenn er eine bestimmte Größe überschritten hat, in die Lymphkapillaren ein und erhält erst sekundär über die regionalen Lymphknoten Anschluß an das venöse Gefäßsystem.

Die primär **hämatogene** Metastasierung durch einen lokalen Tumoreinbruch in Blutkapillaren ist typisch für schnell und destruierend wachsende Malignome, vorzugsweise Sarkome und undifferenzierte Karzinome. Aber nur wenige (ca. 0,01%) der im Blutstrom mitgeführten malignen Zellen besitzen die Fähigkeit zur Absiedlung und Metastasenbildung. Nach Fidler läßt sich der Ablauf der Fernmetastasierung in fünf Stufen unterteilen:
▷ Invasion des umgebenden Gewebes
▷ Einbruch in die Zirkulation
▷ Arretierung von Tumoremboli im Kapillarbett
▷ Penetration von Gefäßwand und Organinvasion
▷ Proliferation und Neovaskularisation.
Fähigkeit zur und Ablauf der Metastasierung sind darüber hinaus durch körpereigene Faktoren wie das Immun- und das Gerinnungssystem beeinflußbar.

Am häufigsten finden sich Fernmetastasen in Lunge und Leber, auffallend selten in Thymus und Milz. Für einige Tumoren sind **Organ-Prädispositionen** der Metastasierung bekannt:
▷ Beim Bronchialkarzinom finden sich bevorzugt Metastasen in Leber, Gehirn, retroperitonealen Lymphknoten, Nebennieren und Skelettsystem,
▷ bei Lungen-, Prostata-, Mamma-, Magen-, Schilddrüsen- und hypernephroiden Karzinomen besonders häufig Knochenmetastasen,
▷ tiefsitzende Rektumkarzinome metastasieren bevorzugt über die V. cava in die Lungen, höhersitzende über die Pfortader in die Leber.
Nach neueren Erkenntnissen dürfte über die Organotropie der Metastasierung durch intrinsische Faktoren der Tumorzellen entschieden werden. Dabei könnte es sich z. B., wie von einigen Arbeitsgruppen gezeigt, um eine Lektin-Kohlenhydratrezeptor-Interaktion handeln.

4 Tumor-Wirt-Beziehung und paraneoplastische Syndrome

Lokalisierte Neoplasien unterschiedlichster Histologie können auf den Wirtsorganismus **unspezifische Fernwirkungen** ausüben, die durch das örtliche Tumorwachstum nicht oder nur teilweise erklärbar sind. Diese qualitativen oder auch quantitativen Veränderungen entstehen wahrscheinlich durch spezifische und unspezifische Stoffwechselleistungen der Geschwulstzellen. Häufig besitzen sie, als sog. **paraneoplastische Syndrome,** den Rang einer zweiten Krankheit. Sie können der klinischen Nachweisbarkeit eines Malignoms lange

vorausgehen und zur Tumorsuche erst Anlaß geben, sie können aber auch, obwohl der Primärtumor schon nachweisbar wäre, von der Diagnose ablenken. Ihre Unterteilung erfolgt, in Abhängigkeit von klinischer Manifestation und laborchemischen Befunden, vorzugsweise in allgemeine, hämatologische, dermatologische, ossäre, immunologische, endokrine und neurologische Formen.

4.1 Allgemeine Symptome

Im Verlauf einer fortschreitenden Tumorerkrankung entwickelt sich das Syndrom der **Kachexie.** Es ist durch Schwäche, Anorexie, Eiweiß- und Fettverlust, Störungen im Wasser- und Elektrolythaushalt sowie die kontinuierliche Abnahme vitaler Funktionen gekennzeichnet. Ursachen dieser Veränderungen sind komplexe und z. T. interferierende Vorgänge:
▷ Der Tumorzellmetabolismus entzieht dem Wirtsorganismus wichtige Substanzen (Glukose, Aminosäuren).
▷ Wachsende Neoplasien bilden vermehrt Milchsäure, die unter zunehmendem Energieverlust vom Wirt wieder in Glukose umgebaut werden muß (Glukoneogenese).
▷ Enzyme des Intermediärstoffwechsels scheinen durch niedermolekulare Tumorprodukte (Peptide, Nukleoside) aktiviert oder inaktiviert zu werden – so dürfte eine Senkung der Katalaseaktivität der Leber durch sog. *Toxohormone* hervorgerufen werden.
Temperaturerhöhungen **(Fieber)** nichtinfektiöser Genese finden sich vorzugsweise bei malignen Systemerkrankungen (Leukämien, malignen Lymphomen), aber auch bei soliden (metastasierenden?) Tumoren, besonders dem Hypernephrom, seltener Knochen- und Leberneoplasien. Soweit bisher untersucht, scheint diesen intermittierenden Fieberschüben, die nach Tumorentfernung wieder verschwinden, keine prognostische Signifikanz zuzukommen. Als Ursachen werden nicht näher bestimmbare Tumorzellbestandteile, Störungen im Steroidmetabolismus der Leber, Hormonmetaboliten (z. B. Ätiocholanolon) oder durch immunologische Reaktionen aus Granulozyten freigesetzte und über den Hypothalamus wirkende pyrogene Substanzen angenommen.

4.2 Hämatologische Begleiterscheinungen

Im Verlauf von Tumorerkrankungen können sich reaktive korpuskuläre und humorale Veränderungen des Blutes unterschiedlichen Ausmaßes entwickeln: Anämie, Polyglobulie, Eosinophilie, Leukozytose, Thrombozytose und Thrombozytopenie, Gerinnungsstörungen, Dysproteinämie, Paraproteinämie, Hyperkalzämie und das Auftreten onkofetaler Proteine wie das **karzinoembryonale Antigen** (CEA) und α_1-**Fetoprotein** (AFP).

Eine **Anämie** tritt fast regelmäßig bei fortgeschrittenen Tumorerkrankungen auf (Tab. L-4). Die Tumoranämie im engeren Sinne ist durch eine verminderte Erythrozytenproduktion (Protein- und Eisenmangel) sowie eine mäßig verkürzte Erythrozytenüberlebenszeit gekennzeichnet. Serumeisenspiegel und Eisenbindungskapazität sind vermindert, im retikuloendothelialen System (RES) wird dagegen Eisen vermehrt und irreversibel gespeichert.

Polyglobulien sind viel seltener als Anämien. Sie finden sich als Folge einer vermehrten Erythropoietinbildung vorwiegend bei bös-, aber auch gutartigen Nierentumoren sowie ektop bei Hämangioblastomen, Leberkarzinomen und Sarkomen des Uterus. Auch die Vermehrung anderer Blutzellkompartimente (**Leukozytose** bis über 100 000/µl, **Eosinophilie, Thrombozytose**) soll am ehesten durch stimulierende Serumfaktoren (hämopoetische Wachstumsfaktoren) hervorgerufen werden. Eine **leukämoide Reaktion** (Leukozytose mit – bei der mikroskopischen Untersuchung – unreifen Formen der Granulo- und Erythrozytopoese = leukoerythroblastisches Blutbild) ist dagegen Folge einer Knochenmarkkarzinose mit häufig extramedullärer Blutbildung.

Die Freisetzung gerinnungsaktiver Substanzen aus Tumorzellen und/oder den befallenen Organen kann in Verbindung mit einer vermehrten Produktion von Fibrinogen und der Gerinnungsfaktoren V und VII zu einer besonders bei Karzinomen des Pankreas, des Magens und der Bronchien zu findenden **Thrombophlebitis migrans (saltans)** führen.

Dysproteinämien (Hypalbuminämie, α_2-Globulin-Erhöhung) sind bei malignen Neubildungen häufig anzutreffen. **Paraproteinämien** treten dagegen vorzugsweise im Rahmen der verschiedenen malignen Lymphome und nur zu 10–30% bei Karzinomen als sog. Begleitparaproteinämie auf.

Hyperkalzämien des Erwachsenen sind meistens Zeichen einer Tumorerkrankung. Dabei ist der überwiegende Teil der Kalziumerhöhungen im Serum Folge einer Skelettmetastasierung, während eine reaktive, paraneoplastische Hyperkalzämie nur bei 10–20% aller Patienten vorliegt. Sie muß immer dann angenommen werden, wenn weder Skelettmetastasen noch ein primärer Hyperparathyreoidismus nachweisbar sind und die Hyperkalzämie sich nach radikaler Tumorentfernung wieder zurückbildet. Als Pathomechanismen werden diskutiert:

▷ die ektope Produktion von Parathormon oder Peptiden mit parathormonähnlicher Immunoreaktivität,
▷ die Bildung von Vitamin-D-ähnlichen Sterolen oder Prostaglandinen.

Onkofetale Antigene sind nicht, wie zunächst geglaubt, für einen bestimmten Tumortyp pathognomonisch (z. B. CEA für gastrointestinale Karzinome, AFP für Leberkarzinome), sondern werden in unterschiedlicher Häufigkeit auch bei einer Reihe anderer Tumorlokalisationen (Lunge, Pankreas, Mamma, Hoden) nachgewiesen. Da sich häufiger falsch-negative, selten auch falsch-positive Serumspiegel finden, scheinen sie als Suchtests für die Krebsfrüherkennung kaum geeignet. Sie stellen aber, einmal nachgewiesen, einen oft guten Parameter zur Therapiekontrolle und möglichst frühzeitigen Erfassung eines Tumorrezidivs dar.

4.3 Paraneoplastische Dermatosen

Die Haut ist ein ausgezeichneter Spiegel für sich im Körper abspielende Veränderungen. So treten auch im Rahmen maligner Tumoren einige mehr oder weniger charakteristische Hautveränderungen auf. Sie werden wahrscheinlich durch toxische, allergisierende oder autoimmunologisch wirkende Tumorsubstanzen hervorgerufen. Fast ausschließlich bei malignen Erkrankungen finden sich das Erythema gyratum repens, die Acanthosis nigricans (Magenkarzinom) und das Bazex-Syndrom (bei Karzinomen des oberen Respirations- und Gastrointestinaltraktes). Auch den folgenden Veränderungen kommt, obwohl sie ebenfalls idiopathisch oder bei benignen Erkrankungen auftreten können, eine besondere diagnostische Bedeutung zu: Flush (beim Karzinoid), Erythema anulare centrifugum, Tylosis, Hypertrichosis lanuginosa, Pemphigoid, Sklerodermie und Dermatomyositis.

4.4 Endokrinologische Veränderungen

In eigentlich allen endokrin aktiven Organen können maligne Neubildungen entstehen. Von ihnen werden häufig die schon physiologischerweise vorkommenden Hormone im Überschuß und ohne *Feedback-Kontrolle* durch ein übergeordnetes

Tabelle L-4 Mögliche Ursachen einer im Verlauf von malignen Erkrankungen auftretenden Anämie.

Störungen der Erythrozytenproduktion
▷ Baustoffmanel
– Eisen
– Eiweiß
▷ Wirkstoffmangel
– Vitamin B_{12}
– Folsäure
▷ Raummangel
– Knochenmarkmetastasierung
▷ Hypoplasie des Knochenmarks
– Antikörper gegen Stammzellen (Thymustumoren: pure red cell aplasia)
– Erythropoietinhemmung
Erythrozytenverluste
▷ Blutungen
▷ Hämolyse
– Autoantikörper
– unspezifische Antikörper
– peripherer Verbrauch (z. B. Hypersplenismus)

Zentrum produziert. In diesen Fällen entstehen schon länger bekannte Krankheitsbilder wie Akromegalie (vgl. Kap. G1), Cushing-Syndrom, Conn-Syndrom (G5), Hyperparathyreoidismus (G4), Hyperthyreoidismus (G3), paroxysmale Hypoglykämie (G6) und Polyglobulie (I1). Aber auch durch die **ektope** Produktion von Hormonen und Stoffwechselprodukten können ähnliche klinische Bilder, jetzt als paraneoplastische Syndrome, hervorgerufen werden. „Ektop" bezeichnet die Synthese und Sekretion eines Hormons durch Tumorzellen, die einem Gewebe entstammen, das üblicherweise die betreffende Substanz nicht bilden kann. Es werden vorzugsweise Polypeptidhormone und biologisch aktive Amine, dagegen kaum Steroid- und Schilddrüsenhormone, produziert (Tab. L-5). Die meistens großmolekularen Hormonformen, sog. *big hormones* oder Prohormone, besitzen allerdings trotz ihrer oft hohen Serum- und besonders Gewebespiegel eine nur geringe Bioaktivität, so daß manifeste klinische Symptome relativ selten (bis etwa 10%) zu beobachten sind.

4.5 Neurologische paraneoplastische Syndrome

Die heute übliche Einteilung der neuromuskulären paraneoplastischen Reaktionen orientiert sich an den anatomischen Regionen des Nervensystems (Tab. L-6). Da mehrere anatomische Regionen gleichzeitig betroffen sein können, ist die eindeutige klinische Zuordnung nicht immer möglich.

Die häufigsten Syndrome sind jedoch relativ klar definiert.

Neuromuskuläre Störungen werden bei 2–7% aller Tumorträger gefunden. Die weitaus häufigste maligne Grunderkrankung ist dabei das Bronchial-

Tabelle L-6 Klassifikation der neurologischen paraneoplastischen Syndrome (nach Norris 1972).

Enzephalopathie
▷ Multifokale progressive Leukenzephalopathie
▷ Diffuse Poly-Enzephalitis
   – limbische Enzephalitis
   – subakute Kleinhirnrindendegeneration
   – Hirnstammenzephalitis

Myelopathie
▷ Amyotrophische Lateralsklerose
▷ Subakute nekrotisierende Myelopathie
▷ Chronische Myelopathie

Neuropathie
▷ Sensorische Neuropathie
▷ Sensomotorische Neuropathie

Myopathie
▷ Neuromuskuläre Störungen
   – Myasthenia gravis
   – Myastheniformes Syndrom (Lambert-Eaton)
▷ Polymyopathie
▷ Polymyositis
▷ Dermatomyositis

Tabelle L-5 Auswahl der wichtigsten bisher bekannten „ektop" produzierten Hormone und ihre möglichen Bildungsstätten.

Hormon	Mögliche Bildungsstätte	Hormon	Mögliche Bildungsstätte
ACTH	Bronchialkarzinom, Leberkarzinom, Nierenkarzinom, Thymom	Gastrin	Pankreaskarzinom (Zollinger-Ellison-Syndrom), Dünndarmkarzinom, MEA I
FSH/MSH	Bronchialkarzinom	VIP (vasoaktives intestinales Peptid)	Pankreaskarzinom, extrapankreatische Ganglioneuroblastome (Verner-Morrison-Syndrom)
TSH	Bronchialkarzinom, Hodenkarzinom, Chorionkarzinom		
Prolaktin	Hypernephrom, Mammakarzinom		
ADH	Bronchialkarzinom (kleinzellig), Pankreaskarzinom, Prostatakarzinom	Parathormon	Bronchialkarzinom (Plattenepithel), Hypernephrom
HCG	Bronchialkarzinom, Mammakarzinom, NNR-Karzinom, Hepatom, Hodenkarzinom	Kalzitonin	Bronchialkarzinom, Schilddrüsenkarzinom, Mammakarzinom
		Serotonin	Karzinoid, Bronchialkarzinom, Ovarialkarzinom
Insulin (Somatomedin)	große mesenchymale Neoplasmen des Abdomens, Leberkarzinom, Pankreaskarzinom, Magenkarzinom, Dünndarmkarzinom, NNR-Karzinom	Prostaglandine	Bronchialkarzinom, Schilddrüsenkarzinom, Phäochromozytom, Hypernephrom
Glukagon	Pankreaskarzinom, Dünndarm-, Nierenkarzinom	Erythropoietin	Hypernephrom, Hämangioblastom, Hepatom, Bronchialkarzinom, Uterussarkom

karzinom (50–60%), dem in großem Abstand Mamma-, Magen- und Ovarialkarzinom folgen. Die wahrscheinlich multifaktorielle Genese der neuromuskulären paraneoplastischen Syndrome ist noch nicht endgültig geklärt. Während toxische und metabolische Veränderungen nur eine untergeordnete Rolle spielen dürften, wird eine zunehmend größere Bedeutung Störungen des Immunsystems zugemessen. So sollen

▷ tumorbedingte zelluläre Immundefekte die bei der multifokalen progressiven Leukenzephalopathie nachgewiesenen Papova-Virusinfektionen begünstigen und

▷ Autoimmunreaktionen zumindest bei einigen Syndromen eine wichtige Rolle spielen.

5 Klinische Stadieneinteilung und Allgemeinzustand

Neben der histologischen Klassifikation eines Tumors kommt der exakten **klinischen Stadieneinteilung** *(staging)* eine entscheidende Bedeutung zu. Erst die möglichst genaue Kenntnis vom Ausmaß der Tumorausbreitung gestattet eine fundierte Aussage über die Prognose des Erkrankten. Darüber hinaus ermöglicht sie eine für die Behandlung des Einzelpatienten notwendige vergleichende Wertung unterschiedlicher Therapiemodalitäten.

In den letzten Jahrzehnten wurden für zahlreiche maligne Tumoren (z. B. Mamma-, Bronchial-, Ovarial- und Kolonkarzinom) klinische Stadieneinteilungen vorgeschlagen. Obwohl sich einige als gut anwendbar und klinisch relevant erwiesen haben, wurden sie in der Regel nur regional begrenzt gebraucht, so daß schlüssige Therapievergleiche zwischen den einzelnen Untersuchern nicht möglich waren. Diese Schwierigkeiten sollten durch eine für alle Malignome einheitliche Grundklassifikation überwunden werden. Sie ist in der *Union Internationale Contre le Cancer* (UICC) für viele Tumoren ausgearbeitet und inzwischen als **TNM-System** weltweit akzeptiert worden:

Das TNM-System zur Tumorklassifikation:

T repräsentiert den **primären Tumor.** Zusätzliche Zahlen von 0–4 (z. B. T_1) beschreiben die Zunahme der **Tumorgröße** und/oder eine **Infiltration** in umgebende Gewebestrukturen.

N soll den möglichen **regionalen Lymphknotenbefall** charakterisieren (N = *nodes*). Die gebräuchlichen Suffixe bedeuten: N_X: unbekannt, N_0: kein Befall, N1–3: zunehmender Befall.

M steht für **Fern-Metastasen.** M_0: keine Metastasen nachweisbar, M_1: Metastasen vorhanden, die befallenen Organe können zusätzlich angegeben werden.

Zahlreiche Kombinationen unterschiedlicher T-, N- und M-Stufen sind möglich. Erst bei wenigen Organtumoren wurden sie zu prognostischen Stadien, in der Regel jeweils drei oder vier, zusammengefaßt (z. B. Bronchialkarzinom: Stadium I: T_1N_0, T_2N_0; II: T_1N_1, T_2N_1; IIIA: T_3N_{0-1}, $T_{1-3}N_2$; IIIB: T_4N_{0-3}, $T_{1-4}N_3$; IV: $T_{1-4}N_{0-3}M_1$).

Zur klinischen (c), chirurgischen und/oder postchirurgischen (p) Klassifikation nach dem TNM-System müssen, in Abhängigkeit von der Lokalisation des Primärtumors, mehrere oder alle folgenden Untersuchungen durchgeführt werden: Anamnese, klinische Untersuchung (Lymphknotenstatus), Laborwerte (Blutbild, DBB, Leberenzyme, Bilirubin, Kreatinin, Harnsäure, Elektrolyte, Leber- und Nierenfunktionstests), Harnanalyse, Röntgenstatus (Thorax in zwei Ebenen, Skelett, Lymphographie), (Immun-)Szintigraphie (Leber, Skelettsystem), Sonographie, Computertomographie, Kernspintomographie, Knochenmarkbiopsie (nach Jamshidi – möglichst beidseits), Lungenfunktion, endoskopische und chirurgische Eingriffe.

Auch der **Allgemeinzustand** des Erkrankten zum Zeitpunkt der Diagnosestellung ist von großer prognostischer Bedeutung. Seine Klassifikation erfolgt in Deutschland überwiegend nach der **Karnofsky-Skala.** Nach ihr wird die normale, beschwerdefreie Lebensführung mit 100%, der moribunde Status mit 10% bewertet. Der dazwischenliegende Leistungsbereich ist in Stufen von 10% unterteilt (Tabelle L-7). Alternativ kommt die **WHO- oder Zubrod-Skala** zunehmend häufiger zur Anwendung. Sie ist ähnlich aufgebaut, differenziert aber nur fünf Stufen. Damit ist die vergleichende Bewertung eines biologischen Zustandes weniger genau, aber reproduzierbarer möglich.

6 Grundlagen der zytostatischen Chemotherapie

Die Behandlung solider Tumoren läßt sich in lokale **(Chirurgie, Radiotherapie)** sowie systemische Maßnahmen unterteilen. Noch vor wenigen Jahren war nur in den selteneren noch lokalisierten Krankheitsstadien eine Aussicht auf Heilung gegeben, und zwar allein durch Operation und/oder Bestrahlung (s. Lehrbücher der Chirurgie und Radiologie). In zunehmendem Maße werden in den letzten 30 Jahren aber auch Versuche einer systemischen Beeinflussung des Tumorwachstums unternommen. Dafür stehen dem internistischen Onkologen drei Behandlungsmodalitäten zur Verfügung: **zytostatische Chemotherapie, Hormontherapie** und **Immuntherapie.**

Dabei stehen heute für eine wirksame Hormontherapie zahlreiche Substanzen mit unterschiedlichen Wirkmechanismen zur Verfügung (Tabelle L-8). Allerdings weisen nur wenige Malignome (Mamma-, Prostata-, Uteruskarzinome) eine therapeutisch bedeutsame Hormonabhängigkeit auf.

Tabelle L-7 Beurteilung der Leistungsfähigkeit nach dem Karnofsky-Index bzw. der Zubrod(WHO)-Skala

Index	Zubrod-Skala (WHO, SAKK)	Index	Karnofsky-Skala
0	Normale körperliche Aktivität, keine besondere Pflege erforderlich	100	Normale Aktivität, keine Beschwerden, kein Hinweis für Tumorleiden
1	Mäßig eingeschränkte körperliche Aktivität und Arbeitsfähigkeit, nicht bettlägerig, fähig zu leichterer Arbeit	90	Geringfügig verminderte Aktivität und Belastbarkeit
		80	Normale Aktivität nur mit Anstrengung, einige Krankheitszeichen oder Symptome
2	Arbeitsunfähig, selbständige Lebensführung, wachsendes Ausmaß an Pflege und Unterstützung notwendig, weniger als 50% bettlägerig	70	Unfähig zu normaler Aktivität, versorgt sich selbständig
		60	gelegentlich Hilfe notwendig, aber versorgt sich noch weitgehend selbst
3	Unfähig, sich selbst zu versorgen, kontinuierliche Pflege oder auch Hospitalisierung notwendig, mehr als 50% bettlägerig	50	Beträchtliche Unterstützung und Pflege notwendig, häufige ärztliche Hilfe erforderlich
		40	Überwiegend bettlägerig, spezielle Hilfe erforderlich
4	100% krankheitsbedingt bettlägerig	30	Dauernd bettlägerig, geschulte Pflegekraft notwendig
		20	Schwerkrank, Hospitalisierung, aktive supportive Therapie
		10	Moribund

Tabelle L-8 Für die systemische Tumortherapie wichtige hormonelle Substanzen.

Tamoxifen	Nolvadex® Kessar®
Medroxyprosteronacetat	Cinovir® Farlutal®
Megestrolacetat	Megestat®
Cyproteronacetat	Androcur®
Flutamid	Fugerel®
Aminoglutethimid	Orimeten®
GnRH-Analoga	
– Buserelin	Suprefact®
– Leuprorelin	Enantone®
– Goserelin	Zoladex®
– Triptorelin	Decapeptyl®

Tabelle L-9 Biologisch aktive Zytokine (BRM-Substanzen).

Interferone (IFN)	
– IFN alpha-2a, b, c	(Intron A®, Roferon A®)
– IFN beta	(Fiblaferon®)
– IFN gamma	(Polyferon®)
Tumornekrosefaktor (TNF)	
– TNF alpha	
– TNF beta	
Interleukine (IL)	
– IL 1–12	(IL 2: Proleukin®)
Wachstumsfaktoren (CSF = colony stimulating factors)	
– G-CSF	(Neupogen®)
– GM-CSF	(Leukomax®)
– M-CSF	
– Erythropoietin	(Recormon®, Erypo®)
– SCF = Stammzellfaktor (Kit-Ligand)	

Die Gabe von natürlichen oder rekombinanten (gentechnologisch hergestellten) Zytokinen oder BRM-Substanzen (*Biological Response Modifiers* – Tabelle L-9) hat zwar bei einigen Erkrankungen (Haarzellenleukämie, essentielle Thrombozythämie, chronische myeloische Leukämie) zu günstigen Ergebnissen geführt, ihr Stellenwert im systemischen Therapiekonzept kann aber, ebenso wie für monoklonale Antikörper oder Hemmstoffe des Purin-Metabolismus wie 2'-Deoxycoformycin, 2-Chlorodeoxyadenosin oder Fludarabin, noch nicht sicher bewertet werden. Sowohl der unspezifischen als auch der spezifischen Stimulation des Immunsystems kommt weiterhin ein mehr theoretisch-experimenteller Charakter zu.

Im Gegensatz dazu sind in den letzten Jahren die Indikationen für eine häufig langfristige zytostatische Chemotherapie ständig erweitert worden. Zu dieser Entwicklung haben beigetragen:

▷ eine Zunahme zytostatisch wirksamer Medikamente durch die Entdeckung neuer Substanzen und die Entwicklung von Analoga bereits bekannter Zytostatika (Abb. L-5),

▷ die konsequente Weiterentwicklung von Zytostatikakombinationen als Folge neuer monotherapeutischer Daten, therapeutischer Synergismen und toxikologischer Untersuchungen,

▷ weitere Anwendungsformen schon erprobter Zytostatika(kombinationen) wie z.B. die postoperative *adjuvante* und präoperative *neoadju-*

vante Chemotherapie oder die lokale (intraarterielle, intraperitoneale) Zytostatikaapplikation.

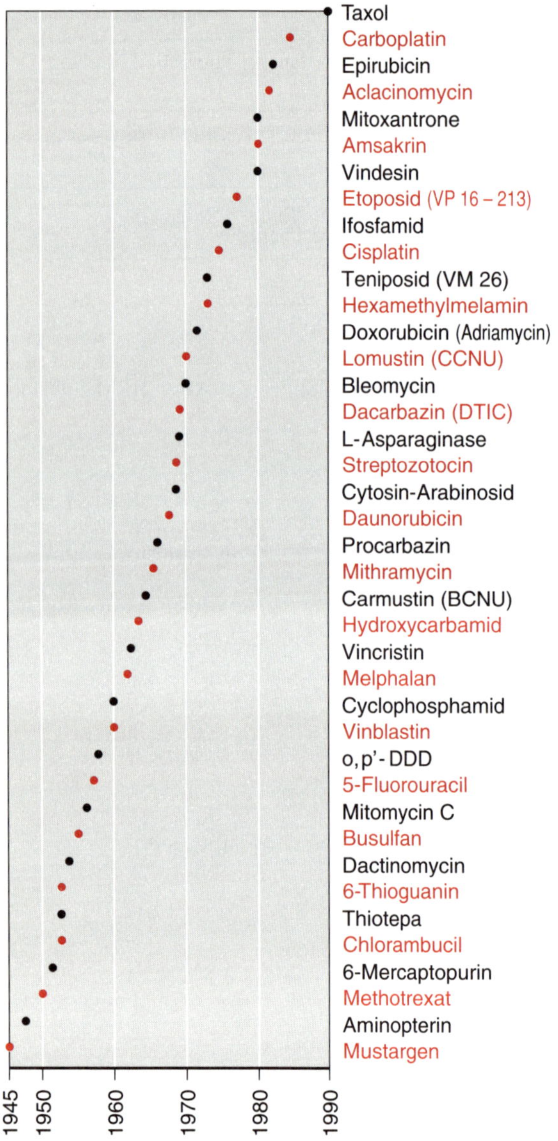

6.1 Wirkung und Nebenwirkung einzelner Zytostatika

Die Einteilung der wichtigsten zytostatischen Substanzen erfolgt, entsprechend ihren chemischen Eigenschaften, in fünf Gruppen (Tab. L-10). Die spezifische Wirkung einzelner Zytostatika ist in Abbildung L-6 dargestellt. Allgemein läßt sich sagen, daß zytostatische Substanzen die Synthese und Replikation von DNS und/oder RNS beeinflussen und damit für die Zellteilung notwendige Stoffwechselvorgänge stören. Bei zahlreichen Zytostatika steht jedoch die Beantwortung der Frage noch aus, ob die experimentell belegten biochemischen Ansätze mit der Wirksamkeit in vivo korrelieren. Diese könnten nämlich durch pharmakokinetische und -dynamische Faktoren wie Applikation, intravasaler Transport, Verteilung, Biotransformation, Aktivierung und Exkretion entscheidend modifiziert werden.

Zytostatika beeinflussen aber nicht nur das Tumorwachstum, sondern auch alle anderen Körpergewebe, besonders solche mit hoher Proliferationsintensität. So ist eine der gefährlichsten **Nebenwirkungen** die mit Anämie, Leuko- und Thrombozytopenie einhergehende Knochenmarksdepression, die von allen Zytostatika, außer Bleomycin und mit Einschränkungen Vincristin, hervorgerufen wird. Weiter können Schleimhautveränderungen des Magen-Darm-Traktes mit Erbrechen und Durchfällen, Schädigungen der Keimepithelien und totaler Haarausfall auftreten. Darüber hinaus besitzen einige Medikamente organspezifische Nebenwirkungen. Besonderer Erwähnung bedürfen die Kardiotoxizität der Anthrazykline, die Schädigungen peripherer und, viel seltener, zentraler Nerven durch die Pflanzenalkaloide sowie in geringerem Maße durch Cisplatin, die Hepatotoxizität von Methotrexat, die Nephrotoxizität von Cisplatin und die Gefahren der Induktion einer hämorrhagischen Zystitis durch Cyclophosphamid und besonders Ifosfamid oder einer Lungenfibrose durch Bleomycin und Busulfan. Wegen dieser gefährlichen Begleitreaktionen muß die Indikation zur zytostatischen Chemotherapie sorgfältig gestellt werden. Sie ist nur dann angezeigt, wenn

▷ die Diagnose histologisch gesichert ist

▷ das klinische Stadium so exakt wie möglich bestimmt worden ist und es sich dabei zeigt, daß eine lokale Behandlungsmaßnahme nicht mehr möglich oder sinnvoll ist

▷ eine entscheidende Verlängerung der Lebenserwartung oder eine Verbesserung der Lebensqualität nicht möglich erscheint

▷ die Funktionen von Knochenmark, Leber und Nieren nicht gravierend eingeschränkt sind.

Abb. L-5: Entwicklung und klinische Einführung neuer Zytostatika oder Analoga schon bekannter Substanzen zwischen 1945 und 1992.

Tabelle L-10 Verschiedene Zytostatika.

Substanz-gruppe	INN-Bezeichnung	Handelsname
Alkylierende Substanzen	Stickstofflost	Mustargen®
	Cyclophosphamid	Endoxan®
	Ifosfamid	Holoxan®
	Chlorambucil	Leukeran®
	Melphalan	Alkeran®
	Busulfan	Myleran®
	Dibrommannitol	Myelobromol®
	Nitrosoharnstoffe	
	– Carmustin, BCNU	Carmubris®
	– Lomustin, CCNU	CeCenu®
	– Nimustin, ACNU	ACNU50®
	– Streptozotocin	Zanosar®
Antimeta-boliten	Amethopterin	Methotrexat®
	6-Mercaptopurin	Puri-Nethol®
	6-Thioguanin	Thioguanin-Wellcome®
	5-Fluorouracil	Fluoro-uracil®
	Cytosin-Arabinosid	Alexan®, Udicil®
	Azathioprin	Imurek®
Pflanzen-alkaloide	Vincristin	Vincristin®
	Vinblastin	Velbe®
	Vindesin	Eldisine®
Antibiotika	Doxorubicin (Adriamycin)	Adriblastin®
	Epirubicin	Farmorubicin®
	Daunorubicin	Daunoblastin®
	Bleomycin	Bleomycinum Mack
	Actinomycin D	Lyovac-Cosmegen®
	Mithramycin	Mithramycin „Pfizer"®
	Mitoxantrone	Novantron®
	Idarubicin	Zavedos®
Andere	Cisplatin	Platinex®
	Carboplatin	Carboplat®
	Procarbazin	Natulan®
	Dacarbazin	DTIC®
	o,p-DDD	Lysodren®
	Etoposid	Vepesid®
	Teniposid	VM 26-Bristol®
	Altretamin	Hexamethyl-melamin®
	Hydroxycarbamid	Litalir®
Enzyme	Asparaginase	Crasnitin®

6.2 Zytostatische Kombinations-Chemo-therapie

Theoretische Überlegungen sowie experimentelle und klinisch-empirische Befunde führten zur Entwicklung der Kombinations-Chemotherapie. Dabei werden Substanzen unterschiedlicher Struktur und Toxizität sowie mit differenten Angriffspunkten im Zellstoffwechsel und differierender Zellzyklusphasenspezifität zu einem Behandlungsschema zusammengefaßt. Eine Optimierung der Zytostatikawahl sollte von den Ergebnissen präklinischer Sensibilitäts- oder Resistenztestungen (Tumorstammzellassay, Nacktmausmodell) erwartet werden. Allerdings ist die Befunderhebung einerseits mit so großen Fehlermöglichkeiten behaftet, andererseits so arbeits- und zeitintensiv, daß eine routinemäßige klinische Anwendung bisher noch nicht möglich ist.

Zur möglichst objektiven Beurteilung des Therapieerfolges sind folgende **Remissionskriterien** definiert worden:

Komplette Remission (CR) — vollständige Rückbildung sämtlicher meßbarer Tumormanifestationen und ihrer Symptome

Partielle Remission (PR) — mehr als 50%ige Reduktion des Summenprodukts der längsten perpendikulären Tumordurchmesser ohne Tumorprogression an anderer Stelle

„No change" (NC) (stationärer Zustand) — keine Größenänderung oder weniger als 50% Rückbildung von meßbaren Tumoren

Progression (PD) — über 25%ige Zunahme der Summe der Produkte der längsten perpendikulären Tumordurchmesser oder Zunahme von sicher tumorbedingten subjektiven Symptomen

---

Ziel jeder antineoplastischen Therapie ist die selektive Vernichtung aller Krebszellen bei Schonung der normalen Körperzellen. Da aber Pharmaka mit alleiniger Tumorspezifität nicht vorhanden sind, werden bei der Applikation der heute üblichen Zytostatika die Tumorzellen nur präferentiell geschädigt, weil sie einen beschleunigten Metabolismus und, besonders entscheidend, eine gegenüber Normalzellen herabgesetzte Wachstumsgeschwindigkeit aufweisen. Legt man das von Skipper und Schabel anhand einer Mäuse-Leukämie entwickelte Modell der **fraktionierten Tumorzellabtötung** (pro definierter Zytostatikadosis erfolgt die Abtötung von etwa 99% der Tumorzellen unabhängig

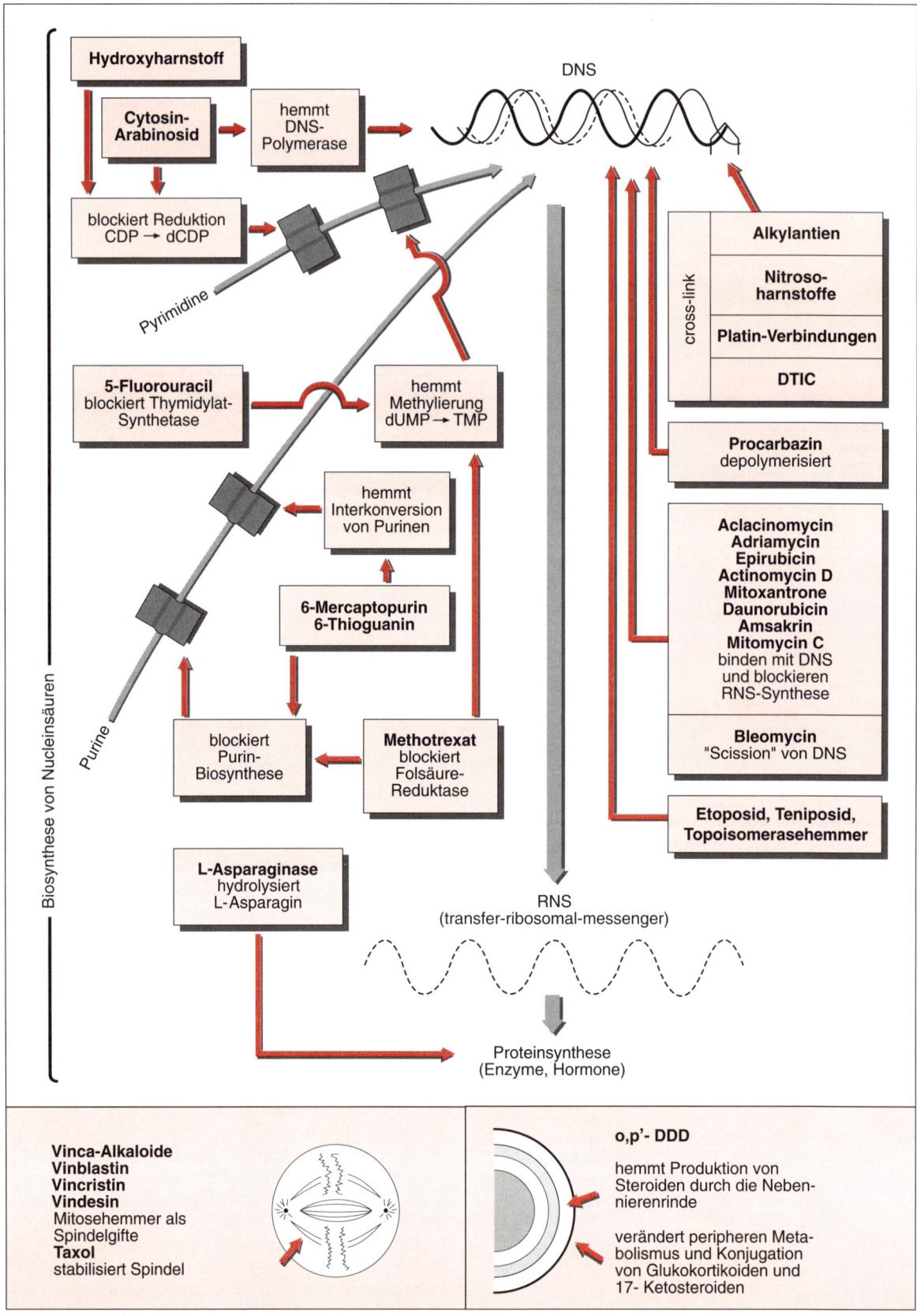

Abb. L-6: Übersicht über die Angriffspunkte der wichtigsten Zytostatika im Zellstoffwechsel (modifiziert nach Seeber und Schmidt 1977).

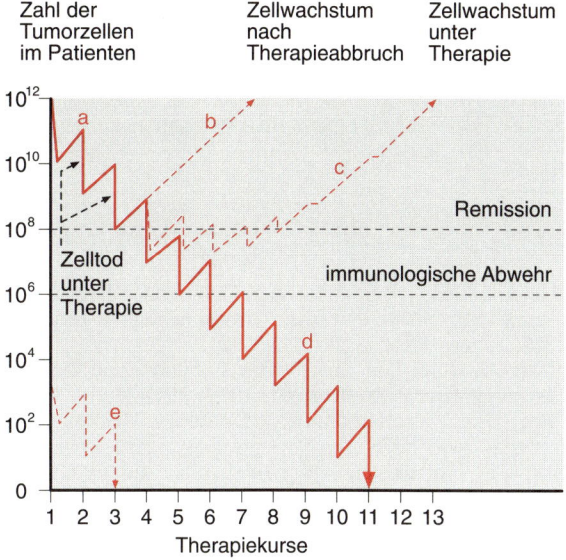

Zahl der Tumorzellen im Patienten | Zellwachstum nach Therapieabbruch | Zellwachstum unter Therapie

a Remissionsinduktion durch 3 Therapiekurse

b Progression nach Therapieabbruch

c Progression unter Therapie bei zunehmender Tumorresistenz

d theoretisches Modell der Remissionserhaltung und Heilung

e adjuvante Chemotherapie

Abb. L-7: Modell zur fraktionierten Tumorzellabtötung bei intermittierender zytostatischer Therapie (vgl. Text) (nach Skipper und Schabel 1973).

von der Ausgangszahl, z. B. $10^8 \rightarrow 10^6$, $10^6 \rightarrow 10^4$) auch der Therapie menschlicher Tumoren mit der notwendigen Einschränkung zugrunde, so ergeben sich die in Abbildung L-7 dargestellten Möglichkeiten: Im Idealfall vernichtet jeder Chemotherapiezyklus eine konstante Fraktion der vorhandenen Tumorzellen. Trotz erneuten Tumorwachstums in den therapiefreien Intervallen hat sich die Tumorzellzahl nach drei Chemotherapiekursen (a) von 10^{12} auf 10^8 verringert. Es besteht jetzt, da der Tumor klinisch nicht mehr nachweisbar ist, eine komplette Remission bei einer Resttumormasse von $\sim 10^8$ Zellen. Heilung (d) kann nur durch die konsequente Fortführung dieser oder später auch alternativer (möglichst nicht kreuzresistenter) Kombinations-Chemotherapien erreicht werden, wobei unterhalb einer Zellzahl von 10^6 körpereigene (immunologische?) Abwehrfunktionen zusätzlich wirksam werden könnten. Meistens entwickeln sich jedoch selbst im Verlauf einer intensiven Therapie Resistenzmechanismen der Tumorzellen, die zu einer erneuten Wachstumsprogredienz mit schließlich letalem Ausgang führen (c). Ursachen für die Entwicklung solcher Resistenzmechanismen können unter anderem sein: Änderungen

von Konzentration und Struktur intrazellulärer Enzyme und Rezeptorproteine, die Erschließung alternativer metabolischer Reaktionswege, Störungen der zellulären Inkorporation, Aktivierung und Retention von Zytostatika oder Veränderungen der Zellkinetik. Nach zu frühem Therapieabbruch (b) muß ein weiteres Tumorwachstum immer und schnell erwartet werden. Ideale Therapievoraussetzungen bestehen dagegen theoretisch bei der sog. **adjuvanten Chemotherapie** (e), da nach vorausgegangenen lokalen Therapiemaßnahmen nur noch ein kleines, klinisch nicht mehr faßbares Tumorvolumen vernichtet werden muß.

Dieses Prinzip der hochdosierten Intervalltherapie mit konzentrierter kombinierter Zytostatikaappli-

Tabelle L-11 Maligne Erkrankungen, die durch Chemotherapie geheilt werden können. (Die Prozentzahlspannen weisen auf die Abhängigkeit der Ergebnisse von der primären Tumorausdehnung bzw. dem klinischen Stadium hin) (modifiziert nach Krakoff 1991)

	Heilungsraten	
	1955	1986
manifest:		
Chorionkarzinom	0	60–90%
Akute lymphatische Leukämie (Kinder)	0	75%
Akute lymphatische Leukämie (Erwachsene)	0	45%
Akute myeloische Leukämie	0	15%
M. Hodgkin	0	50–80%
Non-Hodgkin-Lymphome (hohe Malignität)	0	40–60%
Hodenkarzinom	0	50–95%
adjuvant:		
Wilms-Tumor		65%
Osteogenes Sarkom (Ewing-Sarkom)		65%
Embryonales Rhabdomyosarkom		70%

Tabelle L-12 Tumorerkrankungen, bei denen chemotherapeutisch induzierbare Remissionen mit Verlängerung der Überlebenszeit möglich sind.

Bronchialkarzinom (kleinzellig)
Mammakarzinom
Non-Hodgkin-Lymphome (niedrige Malignität)
Plasmozytom
Chronische Myeloische Leukämie
HNO-Karzinome
Ovarialkarzinom
Endometriumkarzinom
Weichteilsarkome
Magenkarzinom
Pankreaskarzinom
Prostatakarzinom

kation im Abstand von jeweils zwei bis drei Wochen hat zu den bisher günstigsten Behandlungsergebnissen geführt. Ein kuratives Behandlungskonzept (definitive Beseitigung) der Erkrankung ist dabei allerdings nur bei einem kleinen Teil der Erkrank-

ten möglich (Tab. L-11). Bei der weitaus überwiegenden Zahl der Patienten (Tab. L-12) steht dagegen die Palliation (Verlängerung der Lebenserwartung, Milderung von Symptomen, Verbesserung der Lebensqualität) ganz im Vordergrund.

Literatur

Albertini, v. A., F. C. Roulet: Histologische Geschwulstdiagnostik, 2. Aufl. Thieme, Stuttgart–New York 1974.

Balis, E. M., J. S. Holcenberg, W. A. Bleyer: Clinical pharmacokinetics of commonly used anticancer drugs. Clin. Pharmacokinet. 8 (1983) 202–232.

DeVita, V. T. jr.: The relationship between tumor mass and resistance to chemotherapy. Cancer (Philad.) 51 (1983) 1209–1220.

DeVita, V. T. jr., R. C. Young, G. P. Canellos: Combination versus single agent chemotherapy: a review of the basis for selection of drug treatment of cancer. Cancer (Philad.) 35 (1975) 98–110.

Gross, R., C. G. Schmidt (Hrsg.): Klinische Onkologie. Thieme, Stuttgart–New York, 1985.

International Union Against Cancer: TNM-Klassifikation der malignen Tumoren, 4. Aufl. Springer, Berlin–Heidelberg–New York 1987.

Karnofsky, D. A., W. H. Abelmann, L. F. Craver, J. H. Burchenal: The use of the nitrogen mustards in the palliative treatment of carcinoma. With particular reference to bronchogenic carcinoma. Cancer (Philad.) 1 (1948) 634–656.

Krakoff, J. H.: Cancer Chemotherapeutic and Biologic Agents. CA 41 (1991) 264–278.

Laird, A. K.: Dynamics of tumor growth. Brit. J. Cancer 18 (1964) 490–502.

Noltenius, H.: Systematik der Onkologie. Klassifizierung, Morphologie, Klinik. Urban & Schwarzenberg, München–Wien–Baltimore 1981.

Norris, F. H. jr.: The remote effects of cancer on the nervous system. Z. Neurol 201 (1972) 201–210.

Pitot, H. C.: Fundamentals of Oncology. Dekker, New York–Basel 1978.

Sachs, L.: Normal regulators, oncogenes and the reversibility of malignancy. Cancer Surv. 3 (1984) 219–228.

Schimke, R. T.: Gene amplification, drug resistance, and cancer. Cancer Res. 44 (1984) 1735–1742.

Schmähl, D., M. Habs, M. Lorenz, I. Wagner: Occurrence of second tumors in man after anticancer drug treatment. Cancer Treatm. Rev. 9 (1982) 167–194.

Schnipper, L. E.: Clinical implications of tumor-cell heterogeneity. N. Engl. J. Med. 314 (1986) 1423–1431.

Seeber, S., C. G. Schmidt: Was ist gesichert in der Chemotherapie solider Tumoren? Internist 18 (1977) 631–641.

Skipper, H. E., F. M. Schabel jr.: Quantitative and cytokinetic studies in experimental tumor models. In: Holland. J. F., E. Frei III (eds.): Cancer Medicine, pp. 629–650. Lea & Febiger, Philadelphia 1973.

Waldenström, J. G.: Paraneoplasia. Biological signals in the diagnosis of cancer. Wiley, New York–Chichester–Brisbane–Toronto 1978.

M Bewegungsapparat

M1 Bindegewebe

H. MATTERN

1 Physiologische Grundlagen

1.1 Vorkommen des Bindegewebes

Das Bindegewebe ist am Aufbau aller Organe beteiligt. Es setzt sich aus Zellen und Interzellularsubstanzen zusammen, die aus Fasern und Grundsubstanzen bestehen. Der faserige Bestandteil macht 25–30% des gesamten Proteinstickstoffes aus. Von dem üblichen Organbegriff unterscheidet es sich durch seine den ganzen Organismus durchziehende Anordnung sowie durch Zellarmut, Faserreichtum und amorphe Grundsubstanzen. Das Bindegewebe entstammt dem mittleren Keimblatt und ergießt sich als Mesenchym während der frühen Embryonalentwicklung zwischen die drei Keimblätter. Es dient dem Stoffwechsel, dem Wasserhaushalt und der Abwehr. Aus dem Bindegewebe entstehen Knorpel und Knochen als Stützgewebe. Die zahlreichen Formen und Aufgaben des Bindegewebes umfassen Leistungen der Zellen, wie Bildung von Tropokollagen, Proteoglykanen und Phagozytose. Charakteristisch ist, daß sich das Bindegewebe örtlichen Bedingungen anpassen kann. Es ist einerseits ein **bradytrophes** Gewebe mit langsamem Stoffwechselumsatz und zeichnet sich andererseits durch vielfältige Reaktionen wie Beteiligung bei Entzündung und Wundheilung aus.

Die allgemeine Verbreitung des Bindegewebes im Körper erklärt, daß Krankheiten wie rheumatisches Fieber, chronische Polyarthritis, Kollagenosen und Marfan-Syndrom zu mannigfaltigen Symptomen führen können. Es können befallen werden:

Sehnen, Faszien, Synovia, Schleimbeutel, Bänder, Knorpel, Knochen, Basalmembranen, parenchymatöse Organe, perikapilläres und adventitielles Bindegewebe der endokrinen Drüsen, Unterhautbindegewebe, Hohlraumorgane, Konjunktiven, Skleren, Iris, Kornea, Glaskörper, Bandscheiben, Herzklappen, Perikard, Pleura, Sarkolemm und Perineurium. Das Bindegewebe zeichnet sich durch Anpassungsfähigkeit aus. Je nach Sitz und Zusammensetzung des Bindegewebes kommt es dadurch zu unterschiedlichen Reifungs- und Alterungserscheinungen und zu verschiedenen Anfälligkeiten gegenüber Krankheitserregern.

1.2 Aufbau und Stoffwechsel des Bindegewebes

Die Grundbestandteile des Bindegewebes bestehen aus **Zellen, Fibrillen** (kollagene, elastische und retikuläre Fasern) und den aus Verbindungen von Proteoglykanen und Glykoproteinen bestehenden **Grundsubstanzen.** Diese können Fasern miteinander verbinden (Kittsubstanz) oder im Maschenwerk von Fibrillen liegend als Wasser- und Ionenspeicher wirken (Abb. M1-1).

Bei den fixen Zellen handelt es sich um Fibroblasten (Fibrozyten), die Fibrillen bilden. Außerdem sind als mobile Zellen die Histiozyten (Gewebsmonozyten) und die Gewebemastzellen zu nennen. Die Granula der Mastzellen enthalten Heparin, Histamin sowie andere Enzyme.

Zwei Fibrillenarten sind im Bindegewebe vorhanden, die **kollagenen** und die **elastischen Fibrillen;** die **retikulären** Fasern sind den kollagenen sehr ähnlich. Die einzelnen Faserarten der verschiedenen Bindegewebstypen verhalten sich sowohl hinsichtlich ihrer funktionellen Beanspruchbarkeit als auch ihres histologisch-färberischen Verhaltens sehr unterschiedlich, wie beispielsweise der Unterschied zwischen Gallertgewebe in der Nabelschnur und dem festen Bindegewebe einer Sehne zeigt. Jede im histologischen Bild sichtbare Faser besteht elektronenmikroskopisch aus zwei Komponenten, nämlich aus Fibrillen mit einer periodischen Querstreifung und einer Matrix, der Kittsubstanz.

Die **kollagenen Fasern** bestehen aus Tropokollagen, das aus drei Polypeptidketten mit Glycin, Prolin und Hydroxyprolin besteht, wobei der Gehalt an Hydroxyprolin sehr hoch ist. Es gibt bis zu fünf Kollagenarten. Aufgrund der Kettenkomposition des Kollagenmoleküls werden derzeit mindestens sieben strukturell verschiedene Kollagenpolypeptidketten unterschieden. In Haut, Sehnen und Knochen ist vorwiegend Kollagen I, in Knorpel Kollagen II, im fetalen Gewebe und in Gefäßwänden und Tumoren Kollagen III vorhanden. Das Kollagen IV der Basalmembranen hat keinen fibrillären Aufbau.

Die **retikulären Fasern** haben einen den kollagenen Fasern ähnlichen Aufbau. Ihr Gehalt an Glycin und Prolin ist sehr hoch, dagegen der an Hydroxyprolin und sauren sowie basischen Aminosäuren gering.

Die **elastischen Fasern** setzen sich aus Polypeptidketten mit hohem Gehalt an Glycin, Alanin und Prolin und niedrigem Gehalt an Hydroxyprolin zusammen. Spezifisch für Elastin ist die Anwesenheit von Desmosin und Isodesmosin. Zusätzlich kommen noch Oxytalanfasern vor.

Die **Grundsubstanzen** (Kittsubstanz, Zementsubstanz) sind weit verbreitet in den Binde- und Stützgeweben. Sie dienen dem Stoffaustausch zwischen Blutgefäßen und dem Parenchym, wirken bei der Bildung von Bindegewebsfasern mit, können Wasser binden (Wasserhaushalt) und haben mechanische Aufgaben. Die Grundsubstanzen enthalten im wesentlichen:

▷ **Glykosaminoglykane (saure Mukopolysaccharide).**

Das sind anionische, verzweigte Polymere aus Disaccharideinheiten, die wiederum aus einem N-acetylierten Aminozucker und einer Uronsäure bestehen. Als Beispiele sind zu erwähnen: Hyaluronsäure, Chondroitinsulfat, Keratansulfat, Heparansulfat und Dermatansulfat. Die Glykosaminoglykane verbinden sich im Gewebe mit bindegewebsspezifischen Eiweißen **(Proteoglykane).** Die Proteoglykane verleihen der interstitiellen Flüssigkeit visköse bis feste Eigenschaften. Dadurch werden die Bindegewebsstrukturen elastisch verformbar oder elastisch formkonstant. Im Auge erzeugen sie Durchsichtigkeit. Die visköse Beschaffenheit der Synovialflüssigkeit der Gelenke geht auf Proteoglykane

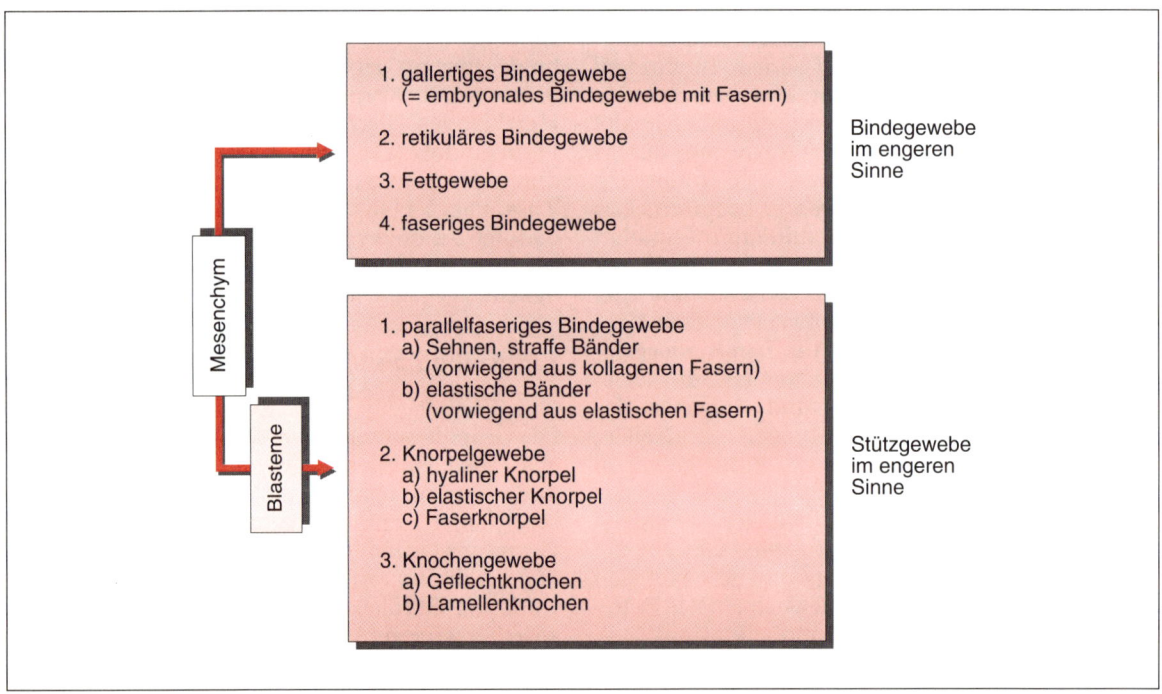

Abb. M1-1: Bestandteile des Bindegewebes (modif. nach K. Zeiger 1948).

zurück. Der Anteil der Proteoglykane an der Bindegewebsgrundsubstanz ist organspezifisch und ändert sich mit dem Alter.

▷ **Glykoproteine (neutrale Mukopolysaccharide).** Sie können aus dem Blutplasma stammen oder von den Bindegewebszellen gebildet werden. Sie bestehen aus Polypeptidketten mit Oligosaccharid-Seitenketten. Ihre Kohlenhydrate sind N-Acetyl-Hexosamin, D-Glukose, D-Galaktose, D-Mannose, L-Fruktose und Neuraminsäure (Sialinsäure). Für den Einbau in das Protein müssen Neuraminsäure durch Cytidin-Triphosphat (CTP), Mannose und Fruktose durch Guanosin-Triphosphat (GTP) aktiviert werden. Der Proteinanteil ist bindegewebsspezifisch und entstammt weder dem Serumprotein noch dem Kollagen. Die Glykoproteine haben mechanische Aufgaben, bilden eine Stofftransportschranke und dienen der Stoffverteilung zwischen interstitiellem Raum und anliegenden Zellen.

Die Einlagerung von Mineralsalzen (Kalzium, Phosphat, Carbonat) in kollagene Fasern führt zu Knochen- und Zahnbildungen. Einlagerungen von Lipiden in die Bindegewebszellen führen zu Fettgewebe.

Stoffwechsel des Bindegewebes: Die Fasern des Bindegewebes und die Komponenten der Grundsubstanz unterliegen einem ständigen Auf- und Abbau. Die bindegewebigen Organe beziehen als bradytrophes Gewebe ihren Energiebedarf zu 50 % aus der Glykolyse. Es gelangen durch Diffusion niedermolekulare Bausteine in die Zellen, die eine hohe Stoffwechselaktivität zeigen. Die Bindegewebszellen besitzen alle für den Auf- und Abbau benötigten Enzyme. Das Skleroproteinkollagen enthält als wichtigsten Grundstoff das Hydroxyprolin. Angegriffen werden die Kollagenfibrillen durch das hochspezifische Enzym Kollagenase. Das Hauptprotein der elastischen Fasern, Elastin, hat einen hohen Anteil an den Aminosäuren Desmosin und Isodesmosin, an deren Synthese Lysin beteiligt ist. Außer diesen Faserproteinen bilden die Bindegewebszellen in größeren Mengen Glykosaminoglykane.

Auf- und Abbau von Fasern und Grundsubstanz müssen mit gleicher Geschwindigkeit ablaufen, damit die Konzentration im Gewebe erhalten bleibt. Proteasen, Peptidasen, Glykosidasen und Sulfatasen sind abbauende Enzyme. Die Funktion der Proteoglykane ist die Bildung einer Permeabilitätsbarriere für Fremdionen als sog. Kittsubstanzen. Zusätzlich sorgen sie für Speicherung von Wasser und Ionen.

1.3 Hormoneller Einfluß

Hormone beeinflussen Synthese und Abbau von Kollagen, Elastin, Proteoglykanen und strukturellen Glykoproteinen.

Glukokortikoide (Cortison, Cortisol sowie deren Abkömmlinge) führen in kleineren Dosen zu einer Steigerung des Bindegewebsstoffwechsels. Größere Dosen bewirken eine Hemmung der Bildung von Proteoglykanen (Grundsubstanz) und Kollagen, beispielsweise bei Morbus Cushing. Durch den Eiweißkatabolismus wird die Synthese der Faserproteine des Bindegewebes negativ beeinflußt.

Mineralokortikoide (Aldosteron, Desoxykortikosteron) führen zu einer Stimulierung der Bildung von Granulationsgewebe.

Somatotropin (STH) führt zur Stimulierung des Bindegewebes. Die Synthese von Kollagen, Elastin und Glykosaminoglykanen wird gefördert. Bei der Akromegalie ist daher die Haut verdickt, die Gefäßwände werden stärker, die Hautpapillen erscheinen plump. Es können Fibrome und nach Verletzungen Keloide entstehen.

Mangel an **Thyroxin** (Hypothyreose) hemmt den Abbau der Hyaluronsäure. Durch eine erhöhte Einlagerung der Glykosaminoglykane, begleitet von Wasser, kommt es zur Ausbildung eines Myxödems.

Von den **Geschlechtshormonen** hat vor allem das **Testosteron** den größten Einfluß. Testosteron erhöht die Synthese von Hyaluronsäure und führt aufgrund seiner anabolen Wirkung zur vermehrten Kollagenbildung. Es kommt zum präpubertären Wachstum, in höheren Konzentrationen zum Epiphysenschluß. Die **Östrogene** setzen den Hyaluronsäuregehalt des Bindegewebes herauf und führen zur vermehrten Wasserbindung. Es besteht eine proteinanabole Wirkung (Kollagensynthese ist erhöht). **Gestagene** sind dagegen proteinkatabol.

Durch **Insulinspiegel** kommt es zu einer mangelhaften Glykosaminoglykansynthese. Hohe Insulinkonzentrationen bewirken eine Stimulation der DNS-, RNS- und Proteinsynthese und des ^{35}S-Sulfateinbaus in die Proteoglykane des Knorpels. Der stimulatorische Effekt des Insulins auf das Knorpelgewebe ist an die Anwesenheit aller essentiellen Aminosäuren gebunden.

1.4 Wirkung von Vitaminen auf das Bindegewebe

Durch **Vitamin A** werden Proteinsynthese, Zelldifferenzierung und Mitoserate gefördert. Auch an der Bildung schleimsezernierender Zellen ist das Vitamin beteiligt. Bei einer Vitamin-A-Vergiftung kommt es zur Hemmung des Knochenwachstums, zur Periostverdickung und frühzeitigem Epiphysenschluß. Bei Vitamin-A-Mangel findet sich eine Keratinisierung von Haut und Schleimhaut. Die Bildung von Mukoproteinen und Glykosaminoglykanen ist deutlich reduziert. **Vitamin-C-Mangel** verhindert die Umwandlung von Glukosamin in Galaktosamin. Es gibt keine Chondroitinsulfatsynthese. Durch das Absinken der Konzentration an Glykosaminoglykanen und damit an Kittsubstanz wird das Kollagen negativ beeinflußt. Folge ist somit eine Lockerung und Schwellung des Bindegewebes. Es kommt zu einer mangelhaften Gefäßabdichtung mit daraus entstehenden Blutungen und einer Erweichung des Knochen- und des Kollagengewebes (Skorbut). **Vitamin-D-Überdosierung** mobilisiert Skelettkalzium, das in Niere und Gefäßen abgelagert werden kann (Niereninsuffizienz). Mangel an Vitamin D hat eine Proliferation der Knorpelzellen und eine Störung der Kalzifikation der Knorpelmatrix zur Folge.

1.5 Mechanik

Das Bindegewebe ähnelt in seiner Materialeigenschaft einerseits natürlichen Hochpolymeren, wie Zellulosen, Kautschuk, Chitin, Stärke usw., andererseits künstlichen Hochpolymeren wie Nylon oder ähnlichen Kunststoffen. Deswegen können diese auch als Ersatz von Geweben, Knochen, Gelenken, Gefäßen, Sehnen und als Nahtmaterial dienen. Zu den wichtigsten mechanischen Eigenschaften des Bindegewebes gehören Zugfestigkeit, Elastizität auf Zug, Druck und Scherung, Verformbarkeit, Quellvermögen, Schrumpfung bei Hitze (40–60°C) und durch Säure. Diese Eigenschaften werden durch Relation der einzelnen Komponenten der Grundsubstanz und der Fasertypen und durch Dicke, Streckung, Parallelanordnung bzw. Vernetzung der kollagenen Fasern bestimmt.

Bei Sehnen, Bändern, Faszien und Kapseln haben die kollagenen Fasern, die parallel angeordnet sind, eine hohe Elastizität. Sie halten hohen Druck- und Zugbeanspruchungen stand. Es kommt zu keiner Verformung dieser Gewebe. Besonders entscheidend ist die Anordnung der Kollagenfibrillen in den Gelenken: So sind die Fibrillen in den Gelenkkapseln – entsprechend dem Aufbau in Herzklappen und Sklera – in einem bestimmten Winkel zueinander angeordnet.

Diese Anordnung besteht auch im Anulus fibrosus und ist dort besonders wichtig, denn beim Drehen, Beugen und Scheren der Wirbelsäule dürfen die Wirbelkörper sich nicht aus ihrer axialen Beziehung bewegen. Eine Rolle spielt dabei das eingelagerte Wasser. Bei Wasserverlust werden diese Gewebe spröde und brüchig und verlieren ihre elastischen Eigenschaften. Diesem festen, durch Gehalt an Kollagen bestimmten Bindegewebe stehen die lockeren Bindegewebe von Haut, Lungen und Gefäßen gegenüber. Die Fibrillen sind geschlängelt, gekräuselt oder spiralenförmig angeordnet oder liegen in allen drei Formen vor.

In dem Netzwerk ist eine sol- bzw. gelartige Masse der Grundsubstanzen enthalten. Bei Druck oder Zug kommt es zur Streckung der Fasern, die sich dann parallel anordnen. Je weniger locker gelagerte und geschlängelte Fibrillen eines Bindegewebes in viel viskose Grundsubstanzen, wie z.B. Glaskörper, Nucleus pulposus, Nabelschnur, Unterhautbindegewebe, eingebettet sind, desto kleiner ist der Elastizitätsmodul. Diese Gewebe besitzen eine große Hysterese und eine geringe Verformbarkeit. Eine Steigerung der Verformbarkeit tritt durch Zu-

nahme der elastischen Fasern ein, wie in der Lunge und den Gefäßen des Magen-Darm-Kanals, der Blase und dem Ligamentum nuchae. Elastizität (elastische Fasern), Festigkeit (Kollagen) und Viskosität (Grundsubstanz) wirken in dieser Bindegewebsstruktur zusammen. Mit sinkender Temperatur steigt die Viskosität. Besonders deutlich tritt dieses Phänomen an den kleinen Gelenken nachts bei niedrigen Temperaturen auf. Die Makromoleküle der Synovia bilden ein Netz, das bei Bewegung wieder gelöst werden kann. Dieses Phänomen wird als **Thixotropie** bezeichnet.

Eine besondere Rolle spielen Systeme, in denen Fasern und Grundsubstanzen voneinander getrennt sind:

Sklera – Glaskörper, Anulus fibrosus – Nucleus pulposus und Gelenkkapseln – Synovia. Störungen in Aufbau, Stoffwechsel und Mechanik des Bindegewebes führen hier zu verschiedenen, oft schweren Krankheitsbildern.

2 Klinische Pathophysiologie

Aufgrund des komplexen Aufbaus sowie seiner Verteilung in allen Organen ist das Bindegewebe an zahlreichen Erkrankungen mitbeteiligt. Finden sich Defekte eines Strukturproteins oder eines Enzyms, kommt es zu angeborenen Störungen. Des weiteren ist das Bindegewebe hauptsächlich an vielen atrophisierenden und fibrosierenden Prozessen beteiligt. Das Bindegewebe hat eine antigene Bedeutung bei vielen Autoimmunerkrankungen, außerdem beteiligt es sich am invasiven Wachstum und an der Metastasierung von Tumoren.

Basalmembranzone

Die Basalmembran spielt nicht nur für die Differenzierung der Zellen eine große Rolle, sondern bestimmt auch das Verhalten von spezialisierten Zellen. Das Gerüst der Basalmembran wird durch das Typ-IV-Kollagen gebildet, darin sind Laminin und Nidogen enthalten. Das Glykoprotein Laminin ist für das Anhaften von Zellen verantwortlich, kann Chemotaxis auslösen oder das Wachstum von Zellen veranlassen. Ein weiterer Bestandteil der Basalmembran ist das Heparansulfatproteoglykan, das die Filtriereigenschaft der Basalmembran beeinflußt. In der Basalmembran können weitere Proteine vorkommen, wie z.B. das Goodpasture-Antigen oder das bullöse Pemphigoidantigen.

Pannusgewebe

Das Pannusgewebe führt zu progredienten Gelenkzerstörungen. Dieses Gewebe entwickelt sich aus den parossären Gelenktaschen und setzt sich vor allem aus fibroblastären Zellelementen zusammen. Diese Zellelemente zeichnen sich durch eine hohe enzymatische Aktivität durch Produktion von Kollagenasen und anderen proteolytischen Enzymen aus. Dadurch werden die Proteoglykane und auch die kollagenen Fasern des Knorpels abgebaut. Die Adhärenz des Pannusgewebes im Knorpel wird dadurch begünstigt. Des weiteren finden sich im Pannus Makrophagen, Granulozyten und Mastzellen. Das Pannusgewebe zerstört den Knorpel und dringt schließlich zur Knochensubstanz vor. Eine vermehrte Ausscheidung von Glykosaminoglykanen im Urin zeigt die vermehrte Knorpelzerstörung an.

Sklerose

Bei der Sklerose kommt es zur Homogenisierung der kollagenen Fasern mit Vermehrung der Kollagenfibrillen. Die Sklerose ist Endzustand einer pathologischen Veränderung des Bindegewebes mit Vermehrung von kollagenen Fasern, Mukopolysacchariden und Fibroblasten.

Elastose

Bei der Elastose kommt es zur Rarefizierung und zum Untergang des elastischen Bindegewebes mit Verminderung von Elastizität und ausgeprägter Faltenbildung.

Pathologische Veränderungen des Bindegewebes

a) genetisch bedingte Störungen der Synthese von Proteoglykanen (Mukopolysaccharidosen)
Aufgrund von Enzymdefekten kommt es bei den Glykogenspeicherkrankheiten zur Speicherung von Glykosaminoglykanen im mesenchymalen Gewebe, im Nervengewebe und in inneren Organen. Der Abbau ist gestört, dagegen sind Synthese und Sekretion intakt. Es besteht eine Korrelation zwischen der Speichersubstanz und neuronalen bzw. mesenchymalen Defekten. Die Speicherung von Heparansulfat ist verantwortlich für neuronale Ausfälle und Speicherung von Dermatansulfat geht mit mesenchymalen Defekten einher.

b) genetisch bedingte Störungen der Synthese und des Abbaus von Kollagenen
Die Biosynthese der verschiedenen Kollagentypen ist von der Produktion der genetisch determinierten Alpha-Ketten abhängig. Besteht ein Defekt in der Synthese des Typ-III-Kollagens, das vorwiegend in der Haut und im Gefäßbindegewebe vorkommt, ist eine erhöhte Fragilität des Bindegewebes vorhanden. Außerdem ist Typ-III-Kollagen ein wichtiger Indikator der Thrombozytenaggregation, so daß eine erhöhte Blutungsneigung bei Patienten mit Ehlers-Danlos-Syndrom IV zu beobachten ist. Beim Ehlers-Danlos-Syndrom VI kommt es durch den Defekt in der Hydrolisierung der Lysinreste zu einer Beeinträchtigung der stabilen Quervernetzung des Kollagens, was sich in

einer Überdehnbarkeit der Haut und der Gelenke bemerkbar macht. Die Fibroblasten zeigen in Kultur bei normaler Prolylhydroxylaseaktivität nur eine sehr geringe Lysylhydroxylaseaktivität. Beim Ehlers-Danlos-Syndrom V besteht eine verminderte Aktivität der Lysyloxidase. Beim Ehlers-Danlos-Syndrom VIII fehlt die Prokollagenpeptidase, welche das N-terminale Telopeptid des Prokollagens abspaltet. Dieses N-terminale Prokollagenpeptid verhindert eine geordnete Aggregation der Kollagenmoleküle, so daß eine mechanische Instabilität besteht. Fibroblasten bei diesem Krankheitsbild zeigen eine stark reduzierte Protokollagenpeptidaseaktivität.
Beim Marfan-Syndrom ist die Synthese von TypI-zu-TypIII-Kollagen verschoben. Außerdem sind Veränderungen der Proteoglykan- und Glykoproteinzusammensetzung für die veränderte mechanische Eigenschaft des Bindegewebes mitverantwortlich.
Die Osteogenesis imperfecta congenita zeigt einen Defekt in einer abnormalen Persistenz der Typ-III-Kollagensynthese nach der fetalen und postnatalen Entwicklungsperiode auf. Zusätzlich finden sich am Kollagen dieser Patienten Störungen der posttranslatorischen Modifikation wie erhöhter Hydroxylysin- und Hydroxylysinglykosid-Gehalt.

c) genetisch bedingte Störungen der Synthese und des Abbaus von Elastin
Veränderungen des elastischen Gewebes lassen sich in eine histochemisch nachweisbare Zunahme oder Abnahme an elastischen Fasern unterteilen. Die Zunahme der elastischen Fasern kann absolut oder relativ in Verbindung mit einer Abnahme anderer Bindegewebskomponenten auftreten. Bei der **Hyperelastosis cutis** besteht eine Überproduktion von normalem elastischen Gewebe als Folge gesteigerter Inhibitorkonzentration der Elastase im Serum. Bei der Verminderung von elastischen Fasern ist ein genetischer Defekt noch unbekannt. Häufig findet sich eine Abnahme durch entzündliche Erkrankungen, physikalische Einflüsse, immunologische und degenerative Erkrankungen.

Erworbene Veränderungen des Bindegewebes

Normaler Gelenkknorpel enthält den Kollagen-II-Typ. Im arthrotischen Knorpel finden sich neben Alpha-1-(II)-Ketten auch Alpha-2-Ketten, so daß ein Gemisch von Typ-I- und Typ-II-Kollagen besteht. Es wird allgemein akzeptiert, daß degenerative Veränderungen des Gelenkknorpels mit einer Abnahme des Gesamtglykosaminoglykangehaltes verbunden sind. Unter anderem ist der Hyalurongehalt deutlich herabgesetzt. Die molekulare Struktur der Proteoglykane ist verändert, insbesondere durch den Schwund der chondroitinsulfatreichen Region im arthrotischen Knorpel. Durch die Veränderung der Proteoglykane wird die Penetration proteolytischer Enzyme und damit der weitere Abbau der Proteoglykane gefördert; somit sind auch die Kollagenfasern der Wirkung von Kollagenasen schutzlos ausgesetzt.

Entzündliche Gelenkprozesse spielen sich zunächst in der Synovialmembran und Synovialflüssigkeit ab und greifen später auf den Gelenkknorpel über. Es besteht eine Hyperplasie der Synovialdeckzellen und eine entzündliche Zellinfiltration. Das Bindegewebe sowie das Immunsystem werden aktiviert. Das Immunsystem, insbesondere das Komplementsystem, aktiviert den Stoffwechsel des Bindegewebes. Die anaphylatoxischen Spaltprodukte von C3a und C5a setzen Histamin aus den Mastzellen frei, das den Einstrom von Blutbestandteilen in das Synovialgewebe und in die Synovialflüssigkeit ermöglicht. Es kommt zu einer Vermehrung von polymorphkernigen Granulozyten und Makrophagen und somit zur Freisetzung lysosomaler Enzyme. Durch die lysosomalen Enzyme kommt es zur Knorpeldestruktion durch Proteoglykanabbau, Kollagenabbau und Veränderungen des Chondrozytenstoffwechsels. Es entsteht eine entzündliche zelluläre Proliferation des Synovialgewebes (Pannus).

2.1 Genetisch bedingte Störungen

2.1.1 Marfan[1]-Syndrom (Arachnodaktylie)

Definition: Eine Erbkrankheit des Bindegewebes mit autosomal dominantem Erbgang, die mit Anomalien der Augen, des Skeletts und des kardiovaskulären Systems verbunden ist.

Ursachen: Beim Marfan-Syndrom findet sich ein Mangel an reifem Kollagen und ein erhöhter Keratansulfatgehalt im Knorpel. Die elastischen Fasern weisen einen Schwund auf. Neuere Untersuchungen haben Verschiebungen im Syntheseverhältnis von Typ I- zu Typ III-Kollagen im erkrankten Gewebe erkennen lassen, die auf eine gesteigerte Synthese von Typ III bei gleichzeitig verminderter Synthese von Typ I-Kollagen zurückzuführen sind. Im Urin werden vermehrt hydroxyprolinhaltige Peptide und Glykosaminoglykane ausgeschieden (Hyaluronsäure und Chondroitinsulfat).

Folgen: Kennzeichen des Marfan-Syndroms: Arachnodaktylie, Überstreckbarkeit der Gelenke, schlaffe Bänder, Faszien und Sehnen, Skelettdeformitäten, Hernien, Linsenluxation, Kolobom, Katarakt und in 30–60% der Fälle kardiovaskuläre Anomalien (Aortenbogenaneurysma, Mitralklappenprolaps, Veränderungen am Anulus fibrosus und am interstitiellen Bindegewebe der Herzmuskulatur). Das Schicksal dieser Patienten mit Marfan-Syndrom wird wesentlich durch die kardiovaskuläre Komponente bestimmt.

D **Diagnostische Hinweise**

Es gibt keine spezifische biochemische oder histologische Nachweismethode. Das klinische Bild entscheidet.

T **Therapeutische Hinweise**

Als prophylaktische Maßnahme wird die Anwendung von β-Rezeptorenblockern empfohlen, die bei stärkerer Herzmuskeltätigkeit die Kraftentwicklung des Herzmuskels verhindern.

2.1.2 Ehlers[2]-Danlos-Syndrom (Hyperelastosis cutis)

Definition: Eine erbliche Bindegewebskrankheit mit artikulärer Hypermotilität, dermaler Hyperelastizität und verbreiteter Gewebsbrüchigkeit.

Ursachen: Dieses Syndrom ist eine autosomal dominant vererbte generalisierte Bindegewebserkrankung. Die gleichzeitig bestehende Verdickung der elastischen Fasern wird auf eine Überproduktion von Elastin infolge Erhöhung des Elastase-Inhibitors zurückgeführt. Die Dehnbarkeit überwiegt bei diesem Syndrom, dagegen sind Festigkeit und Formkonstanz vermindert. Das Ehlers-Danlos-Syndrom ist kein einheitliches Syndrom. Es werden mehrere Typen unterteilt:

▷ Typ I–III   (Ungeklärter molekularer Defekt)
▷ Typ IV   (Defekt in der Kollagen Typ III-Synthese)
▷ Typ V   (Lysyloxidase-Defizienz)
▷ Typ VI   (Lysylhydroxylase-Defizienz)
▷ Typ VII   (Prokollagenpeptidase-Defizienz)
▷ Typ VIII   (ungeklärter molekularer Defekt)
▷ Typ IX   (Kupferstoffwechselstörung)

Beim Typ I, II und III wird ein Defekt in der Struktur des Typ-I-Kollagens vermutet. Der Typ IV ist durch ein Fehlen oder Reduktion des Typ-III-Kollagens ausgezeichnet. Als Ursache für den Typ V wird eine Lysyloxidase-Defizienz vermutet. Ursache für den Typ VI ist ein Defekt des Enzyms Lysylhydroxylase, so daß durch die fehlende Hydroxylierung der Lysylreste, die sich in den Kollagenmolekülen befinden, die Ausbildung einer stabilen Quervernetzung verhindert wird. Beim Typ VII ist die Protease, die das Aminopropeptid abspaltet, nicht aktiv und die spezifische Spaltstelle des Enzyms so verändert, das es wirkungslos bleibt. Somit kann das N-terminale Prokollagenpeptid nicht abgespalten werden. Dadurch bleibt das Propeptid sperrig, und es kommt nicht zu geordneten Fibrillenzusammenlagerungen. Beim Typ VIII finden sich zusätzliche Zahnveränderungen. Der Typ IX zeigt einen gestörten Kupferstoffwechsel auf. Da Lysyloxidase Kupfer als Kofaktor benötigt, ist die Aktivität dieses Enzyms vermindert, und es stellt sich eine gestörte Quervernetzung des Kollagens ein.

---

[1] Bernard J. A. Marfan (1858–1941), Internist in Paris.
[2] Edward Ehlers (1863–1937), dän. Dermatologe. Henri A. Danlos (1844–1912), französischer Arzt.

Folgen: Das Ehlers-Danlos-Syndrom ist gekennzeichnet durch Überelastizität der Haut, Überstreckbarkeit der Gelenke, Zerreißbarkeit von Haut und Gefäßen, Aneurysma dissecans, Hernien, Divertikel und Ektasien.

Die klinische Symptomatik und biochemische Untersuchungen sind für die Diagnosestellung ausschlaggebend.

Es gibt keine spezifische Therapie.

2.1.3 Pseudoxanthoma elasticum

Definition: Generalisierte erbliche Bindegewebserkrankung mit vorzeitigem Altern der Haut, hämorrhagischen arteriellen Degenerationen und Augenfundusveränderungen. Sie tritt häufiger bei Frauen auf.

Ursachen: Die Ursache wird im Kollagen oder im elastischen Gewebe im Sinne einer dystrophischen Elastose gesehen.

Folgen: Beim Pseudoxanthoma elasticum **(Groenblad-Strandberg[1]-Syndrom)** ist die Haut am Hals, in den Achsel- und Inguinalfalten, im Ellenbogen- und Nabelbereich kreppartig mit Neigung zu Verkalkungen verdickt.

An der Retina werden gefäßähnliche Streifen (Angoid streaks) beobachtet. Des weiteren sind bei dieser Erkrankung Hämorrhagien im Gastrointestinaltrakt, Gefäßverkalkungen und Gefäßdurchblutungsstörungen bekannt.

Die klinische Symptomatik ist diagnoseweisend. Eventuell kann eine Arteriographie zum Nachweis der Gefäßverkalkung indiziert sein. Die Therapie ist symptomatisch.

2.1.4 Osteogenesis imperfecta congenita

Definition: Eine abnorme Brüchigkeit des Knochens bei Neugeborenen.

Ursachen: Eine Reifestörung der Kollagenfibrillen, vor allem im Knochen, liegt bei der Osteogenesis imperfecta vor. Höchstwahrscheinlich beruht der Defekt auf einer anomalen Persistenz der Typ III-Kollagen-Synthese nach der fetalen und postnatalen Entwicklungsperiode. Zusätzlich manifestieren sich am Kollagen Störungen der posttranslatorischen Modifikation wie erhöhter Hydroxylysin- und Hydroxylysinglykosid-Gehalt. Diese Veränderungen führen zu einer anomalen Architektur der Kollagenbündel und Verdünnung der Fasern (s.a. Kap. M2, Abschn. 2.1.1.4).

Folgen: Diese Störungen in der Vernetzung der Fibrillen lassen die **Skleren blau** erscheinen. Es kommt zu vermehrter Knochenbrüchigkeit, Schlottergelenken, dünner Haut und Neigung zu Hernien.

Die klinische Symptomatik und evtl. radiologische Untersuchungen sind diagnoseweisend.

Die Therapie ist symptomatisch.

2.1.5 Erbbedingte Mukopolysaccharidosen

Definition: Genetisch bedingte Erkrankungen mit variablen systemischen Manifestationen bei erhöhter Ausscheidung von Mukopolysacchariden im Harn und lysosomaler Speicherung von Mukopolysacchariden.

Ursachen: Die Mukopolysaccharidosen werden in sechs Typen, vor allem aufgrund ihres biochemischen Verhaltens, unterteilt. Wegen der Enzymdefekte kommt es bei den Mukopolysaccharidosen zur Speicherung von Glykosaminoglykanen, besonders im mesenchymalen Gewebe, im Nervensystem und den inneren Organen. Da die Mukopolysaccharide wesentlich am Knochenwachstum beteiligt sind, gehen die Störungen des Stoffwechsels meist mit Dysostosen einher. Jedoch sind viele andere Gewebe mitbeteiligt, vor allem Gehirn und Leber. Es kommt zu krankhaften Ablagerungen von Mukopolysacchariden und einem Glykolipid sowie zur vermehrten Ausscheidung von Mukopolysacchariden im Urin (siehe Tabelle M3-2, Kapitel M3).

2.1.5.1 Typ I (Gargoylismus)

Beim **Gargoylismus[2] (von Pfaundler-Hurler-Krankheit)** werden wie beim Typ II vermehrt Heparansulfat und Dermatansulfat ausgeschieden. Es besteht ein Enzymdefekt der α-L-Iduronidase. In Leber und Milz und Knochen werden Dermatan- sowie Heparansulfat gespeichert. Es kommt zu Minderwuchs, Störung der Gelenkbeweglichkeit, großem und plumpem, mißgestaltetem Gesicht, Korneatrübung, Hepatosplenomegalie und Geistesschwäche. Der Erbgang ist autosomal rezessiv.

2.1.5.2 Typ II (Morbus Hunter)

Bei dieser rezessiv X-gebundenen vererbten Form sind die Knochenveränderungen leichter. Es findet sich keine Korneatrübung. Es besteht eine anomale Ausscheidung von Dermatansulfat und Heparansulfat im Urin. Es liegt ein Enzymmangel von L-Iduronsulfat-Sulfatase vor.

2.1.5.3 Typ III (Polydystrophische Oligophrenie Sanfilippo)

Hier findet sich eine fortschreitende schwere Geistesschwäche bei geringem Organbefund. Im Urin findet sich vermehrt Heparansulfat. Der Erbgang ist autosomal rezessiv. Es liegt ein Enzymmangel von Heparansulfat-Sulfatase bzw. N-Acetyl-L-D-Glukosaminidase vor.

---

[1] Ester E. Groenblad (geb. 1898), Augenärztin in Stockholm. James V. Strandberg (geb. 1883), norwegischer Hautarzt.
[2] Gargoylismus = Wasserspeiergesicht bzw. Fratzengesicht.

2.1.5.4 Typ IV (Morquio-Syndrom)

Dieses Syndrom geht mit schweren Knochenveränderungen einher. Im Urin finden sich Keratansulfat-Chondroitin-Sulfatpeptide. Das Leiden wird autosomal rezessiv vererbt. Es besteht ein Enzymmangel von N-Acetyl-Hexosaminidase-6-SO_4-Sulfatase.

2.1.5.5 Typ V (Spät-Hurler- oder Ullrich-Scheie-Krankheit)

Diese wird autosomal rezessiv vererbt. Im Urin wird Chondroitinsulfat vermehrt ausgeschieden. Es finden sich Gelenkversteifungen und Korneatrübungen. Ein Enzymmangel von Alpha-L-Iduronidase wurde nachgewiesen.

2.1.5.6 Typ VI (Polydystrophischer Zwergwuchs, Maroteaux-Lamy, Pyknodysostose)

Es findet sich ein deutlicher Kleinwuchs, die Schädelnähte bleiben lange offen. Im Urin werden Dermatansulfat und Chondroitin-VI-Sulfat ausgeschieden. Es besteht ein Enzymmangel von Arylsulfatase B.

2.1.6 Farber[1]-Syndrom

Dieses Syndrom wird von periartikulären Schwellungen, Gelenkversteifungen in Beugestellung und respiratorischer Insuffizienz begleitet. Die Fibroblasten speichern Dermatansulfat, das auch im Urin erscheint.

2.1.7 Fibroelastose

Bei der angeborenen Fibroelastose ist das Endokard des linken Ventrikels durch Massen von Fasern verdickt.

2.1.8 Panchondritis rheumatica (von Meyenburg-Altherr-Uehlinger[2]-Syndrom)

Diese Erkrankung zeichnet sich durch schubweises Auftreten von Knorpelerweichungen an Ohren, Nase und Gelenken, verbunden mit Skleritis aus. Es findet sich eine Störung im Bereich des Chondroitinsulfat-Stoffwechsels. Enzymbestimmungen und radiologische Untersuchungen sind diagnoseweisend. Die Therapie ist symptomatisch.

2.2 Krankheiten des rheumatischen Formenkreises

Gemeinsame Merkmale der rheumatischen Krankheiten sind Verquellung der Bindegewebe, Exsudation und Granulationsbildung sowie Auftreten einer Vaskulitis. Ätiologie und Pathogenese der rheumatischen Erkrankungen sind noch nicht schlüssig geklärt.

2.2.1 Streptokokken-Rheumatismus (Rheumatisches Fieber)

Definition: Das rheumatische Fieber wird als eine akut mit Temperaturerhöhung einhergehende flüchtige Polyarthritis im Anschluß an eine Streptokokken-Infektion definiert.

Ursachen: Dem rheumatischen Fieber gehen fast stets ein oder mehrere Infekte mit β-hämolysierenden Streptokokken der Gruppe A voraus. Pathogenetisch liegt dem rheumatischen Fieber eine komplexe Immunreaktion zugrunde, die auch für die Symptomatik an anderen Organen wie Herz, Gefäßen oder zentralem Nervensystem maßgebend ist. Gemeinsam mit der akuten Glomerulonephritis und dem Erythema nodosum wird das rheumatische Fieber zu den Streptokokken-Folgekrankheiten gezählt. Im Plasma der Patienten läßt sich ein erhöhter Titer an Antikörpern gegen das Streptokokken-Toxin Streptolysin nachweisen.

Folgen: Die hauptsächliche Folgeerscheinung ist die Karditis als Ursache von Herzklappenfehlern (Trias: Fieber, Polyarthritis, Karditis). Diese Herzerkrankung beruht auf einer Kreuzreaktion der Antikörper gegen diese Streptokokken und Herzmuskelfasern. Bei der Herzbeteiligung ist am häufigsten das Endokard betroffen, besonders die Herzklappen. Typische Gewebeveränderungen beim rheumatischen Fieber sind Nekrobiosen von Herzmuskelfasern, die Aschoff-Geipel-Knötchen, die aus einer Ansammlung großer histiozytärer Zellen bestehen, sowie fibrinoide Verquellungen und Exsudation von Plasma und Zellen in das lockere Bindegewebe. Eine zusätzliche Wirkung kommt noch der Hyaluronidase als invasionsförderndem Faktor auf die Interzellularsubstanz sowie der Streptokinase zu. Beim rheumatischen Fieber sind im Gegensatz zur chronischen Polyarthritis die großen Gelenke zuerst befallen. Durch Dickenabnahme der Kollagenfasern und eine Depolymerisierung der Glykosaminoglykane kommt es zur Schädigung der Synovia, die durch körperliche Beanspruchung zur Gelenkzerstörung führt. Arteriitiden als Ausdruck einer generalisierten Bindegewebserkrankung finden sich an den Koronar-, Lungen- und Nierengefäßen. An der Haut kommt das Erythema anulare sive marginatum, seltener das Erythema nodosum vor. Der Befall des Nervensystems kann sich als Chorea minor manifestieren. Im Urin ist eine erhöhte Ausscheidung von Mukopolysacchariden und Hydroxyprolin nachweisbar.

D **Diagnostische Hinweise**
Jones-Kriterien, Antistreptolysin-O-Antikörpertiter erhöht, BSG-Erhöhung, CRP positiv, Leukozy-

---

[1] Sidney Farber, zeitgenössischer Kinderarzt in Boston/Mass.
[2] Hans von Meyenburg (geb. 1887), Pathologe in Zürich. Franz Altherr, zeitgenössischer Schweizer Pathologe. Erwin Uehlinger (geb. 1899), Arzt in Zürich.

tose, positiver Nachweis von Streptokokken der Gruppe A.

⚑ **Therapeutische Hinweise**

Durch frühzeitig einsetzende Penicillin-Therapie des initialen Streptokokkeninfektes wird die Antikörperbildung verzögert. Die gleichzeitige Gabe von Kortikosteroiden kann das Ausmaß der Herzbeteiligung beschränken. Rezidivprophylaxen sind notwendig.

2.2.2 Chronische Polyarthritis (rheumatoide Arthritis)

Definition: Die chronische Polyarthritis (cP) geht mit Entzündungen einzelner oder zahlreicher Gelenke, Sehnenscheiden und Bursen unter schubweisem Verlauf einher und führt zu bleibenden Schäden an den Gelenken.

Die Prognose ist ungünstig, es kommt zu Destruktion und Ankylosierungen der Gelenke mit Beteiligung anderer Organe. Die chronische Polyarthritis ist keine Gelenkerkrankung, sondern eine Allgemeinerkrankung, die sich vorwiegend an Gelenken, aber auch an Gefäßwänden und kollagenen Strukturen manifestiert. Es bestehen zahlreiche Sonderformen.

Ursachen: Über die Ätiologie ist bis heute nichts bekannt. Zur besseren Übersicht der pathogenetischen Vorgänge erscheint eine Einteilung in drei verschiedene Stadien mit fließenden Übergängen und gleichzeitigem Ablauf sinnvoll (Abb. M1-2):
▷ Primäre Aktivierung des Bindegewebes durch unbekannte Mechanismen, die zur Ausbildung einer Synovitis führen.
▷ Immunologische Reaktionen, die den entzündlichen Prozeß unterhalten und verstärken.
▷ Destruktion des Bindegewebes durch vorwiegend enzymatischen Abbau (lysosomale Enzyme) der Interzellularsubstanz.

Eine mikrobielle Infektion als Ursache der chronischen Polyarthritis ist nicht nachweisbar. Eine ätiologische Bedeutung von Bakterien und Mykoplasmen ist zweifelhaft. Auch der Nachweis von viral codiertem genetischen Material in rheumatoiden Synovialfibroblasten ist bisher nicht gelungen.

Höchstwahrscheinlich spielt auch eine Kombination aus **genetischer Disposition** (deutliche Assoziation mit dem HLA-Dw4 und DRw4), **Klimafaktoren** und **psychologischen Faktoren** eine entscheidende Rolle.

> Im Vordergrund steht bei der chronischen Polyarthritis ein Anti-Antikörper der Immunglobulin-M-Klasse (Rheumafaktor).

Es gibt eine **seropositive** chronische Polyarthritis mit Nachweis eines Rheumafaktors sowie eine **seronegative** chronische Polyarthritis ohne Rheumafaktor-Nachweis. Komplementfaktoren, z. B. C3

und C4, sind im Serum erhöht. Auch Faktoren des Gerinnungssystems werden vermehrt nachgewiesen, das gilt insbesondere für das Kallikreinsystem. Kollagenantikörper sind bei der chronischen Polyarthritis in erhöhtem Prozentsatz zu finden. Bei der Entstehung solcher Antikörper spielt die Einwirkung lysosomaler Proteasen eine induzierende Rolle. Die Entstehung der chronischen Polyarthritis wird folgendermaßen erklärt (nach H. Warnatz) (s. Abb. M2-2): Ein Antigen, das zur Induktion der Immunantwort bei chronischer Polyarthritis führt, ist bislang unbekannt. Es wird angenommen, daß das unbekannte Antigen von Makrophagen an die T-Zellen weitergereicht wird. Es kommt zur Aktivierung der T-Helferzellen. Das Verhältnis von T-Helferzellen zu T-Suppressorzellen in der Synovialis bei chronischer Polyarthritis ist deutlich zugunsten der T-Helferzellen verschoben. Dies erklärt, daß die Immunreaktion nicht durch die Suppressorzellen kontrolliert werden kann. Entsprechend dieser unkontrollierten Helferzellaktivität kommt es zur vermehrten B-Zellaktivierung und überschießenden Antikörperbildung. Die Antikörper, z. B. der Rheumafaktor, bilden mit nicht entfernbaren Antigenen, z. B. aggregiertem IgG, Immunkomplexe. Diese führen unter Komplementaktivierung auf dem Weg der Typ III-Reaktion mit Einbeziehung der segmentkernigen Leukozyten, der Produktion von Entzündungsstoffen wie Prostaglandinen und Leukotrienen sowie Freisetzung von lysosomalen Enzymen (Proteasen, Kollagenasen etc.) zur Gewebszerstörung. Als Ausdruck der Entzündung sind die Komplementfaktoren C3 und C4 im Serum erhöht. Bei der Gewebszerstörung kommt den Interleukinen eine wesentliche Bedeutung zu. Durch den unkontrollierten Immunprozeß wird von den T-Helferzellen vermehrt Interleukin 2 gebildet. Interleukin 2 induziert die Entwicklung und Vermehrung von B-Zellen und T-Effektorzellen. Andererseits aktiviert und vermehrt es die Makrophagen, die sich vermehrt in den subintimalen Schichten der Synovialis finden. Sie nehmen aktiv an der Gewebszerstörung teil. Sie haben eine direkte osteoklastische Wirkung in den Resorptionshöhlen des von Pannus angegriffenen Knochens und produzieren Interleukin 1. Interleukin 1 vermag durch Aktivierung der Osteoklastenaktivität Knochendestruktion zu veranlassen. Außerdem aktiviert wiederum Interleukin 1 die T- und B-Zellen, und es besitzt eine chemotaktische Aktivität für Granulozyten. Die Fibrozyten zeigen vermehrte Mitoseraten und eine gesteigerte Biosynthese von Matrixsubstanzen. Andererseits sind die katabolen Effekte vermehrt durch Produktion von PGE$_2$, Kollagenase und Plasminogenaktivatoren. Prostaglandine beeinflussen wiederum negativ den Chondrozytenstoffwechsel. Werden große Mengen von Prostaglandinen durch Zellschäden freigesetzt, können Ischämien und entzündliche Veränderungen auftreten. Des weiteren sind die Leukotriene zu nennen, die in den Leukozyten nachzuweisen sind.

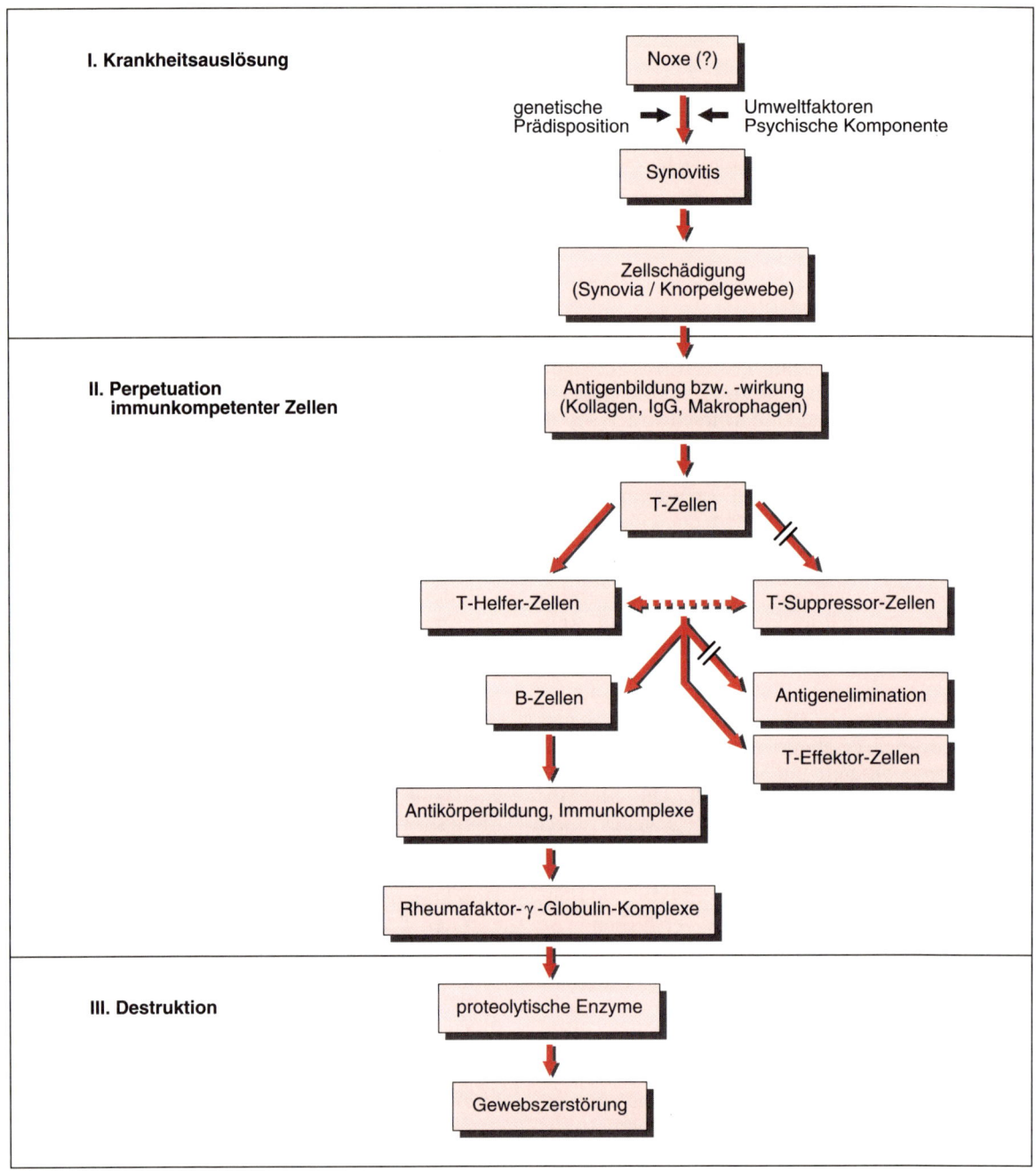

I. Krankheitsauslösung

Noxe (?)

genetische Prädisposition → ← Umweltfaktoren Psychische Komponente

Synovitis

Zellschädigung (Synovia / Knorpelgewebe)

II. Perpetuation immunkompetenter Zellen

Antigenbildung bzw. -wirkung (Kollagen, IgG, Makrophagen)

T-Zellen

T-Helfer-Zellen ⇠⇢ T-Suppressor-Zellen

B-Zellen

Antigenelimination

T-Effektor-Zellen

Antikörperbildung, Immunkomplexe

Rheumafaktor-γ-Globulin-Komplexe

III. Destruktion

proteolytische Enzyme

Gewebszerstörung

Abb. M1-2: Pathogenese der chronischen Polyarthritis (modif. nach Miehlke 1976 und Warnatz 1983).

Durch die Leukotriene kommt es zur Steigerung der Gefäßpermeabilität und zur Erweiterung der Kapillaren und Venolen. Dadurch kommt es zusätzlich zu vaskulären Entzündungssymptomen. Es kommt zur Zerstörung von Knorpel- und Knochengewebe durch das entzündlich veränderte Synovialgewebe, das als Pannus bezeichnet wird. Zusammenfassend entsteht folgender Vorgang: Eine Noxe trifft ein Gelenk. Es kommt zu einer Entzündung mit Stimulation lysosomaler Proteasen und Anreicherung von Leukozyten in der Synovialflüssigkeit (Synovitis). Hier setzt eine eigene, noch unbekannte Entwicklung ein. Diese chronisch-fibrosierende Entzündung (Pannus) greift auf die Gelenkflächen über, ebenfalls wird periartikuläres Gewebe in den Entzündungsprozeß einbezogen. Durch die Knorpelschädigung kommt es zu Auto-Antigenen, die die Plasmazellen der Synovialis zur Antikörperproduktion anregen. (Eine Synovektomie sollte in diesem Stadium erfolgen.)

Die Antigen-Antikörper-Komplexe wirken ihrerseits wieder als Antigen und regen Plasmazellen zur

Bildung von Makroglobulinen vom IgM-Typ bzw. IgG-Typ an, die als Rheumafaktoren nachgewiesen werden können. Die Rheumafaktoren bilden Komplexe, die wiederum auf chemotaktischem Wege Leukozyten aus der Synovialis in die Gelenkflüssigkeit ziehen. Es entstehen dadurch charakteristische Zellformationen (RA-Zellen, Rhagozyten, Hollander-Zellen). Durch den Phagozytosevorgang der RA-Zellen werden deren Lysosomen stimuliert, und es kommt zur vermehrten Freisetzung von lytischen Enzymen. Hier können Basismedikamente eingreifen. Es kommt zur Destruktion oberflächlicher und tiefer Gelenkstrukturen mit begleitender Entzündung. Ist diese autoallergische Reaktion in Gang gekommen, kommt es zum Fortschreiten des Krankheitsprozesses. Autoaggressive Immunvorgänge sind es, welche den chronischen Krankheitsverlauf bewirken. Darauf basiert auch die Therapie mit den Immunsuppressiva. Rheumaknoten treten bei 20% der Patienten mit chronischer Polyarthritis auf. Histopathologisch ist der Rheumaknoten durch die zentrale fibrinoide Nekrose gekennzeichnet und von Epitheloidzellen, Fibrozyten, Lymphozyten und Plasmazellen umgeben.

Folgen: Von der chronischen Polyarthritis werden $3\times$ mehr Frauen als Männer befallen. Zwischen dem 30. und 50. Lebensjahr ist der häufigste Beginn, die Krankheit kann aber in jedem Alter anfangen. Vieldeutige uncharakteristische Prodromalsymptome können der cP Monate bis Jahre vorausgehen. Dazu zählen u.a. Parästhesien, Schweißneigung, Ermüdbarkeit, Appetitlosigkeit, Morgensteifigkeit und Druckempfindlichkeit der Fingergelenke. Das Befallmuster der Hand zeigt eine Bevorzugung der Metakarpophalangealgelenke (MCP), der proximalen Interphalangealgelenke (PIP), der Sprunggelenke und der Metatarsophalangealgelenke. Durch die Gelenkzerstörung kommt es zu Bewegungsschmerzen, abnormer Beweglichkeit, Kontrakturen sowie Fehlstellungen. Die Entzündung befällt nicht nur die Gelenksynovialis, sondern auch die anderen synovialen Strukturen wie Schleimbeutel und Sehnenscheiden. Weitere Manifestationen sind u.a. Pleuritis, Pericarditis, Myositis, Vaskulitis, Lungenfibrosen etc.

D **Diagnostische Hinweise**

Die Diagnose wird gesichert durch die ARA-Kriterien (Amerikanische Rheumagesellschaft), Röntgenuntersuchungen (Gelenkspaltverschmälerungen, gelenknahe Osteoporose, Zysten, Usuren) sowie Labordiagnostik: BSG-Erhöhung, CRP-Erhöhung, hypochrome Anämie, positive Rheumafaktoren, zirkulierende Immunkomplexe, Veränderung des Komplementsystems, Untersuchungen der Synovialflüssigkeit.

V **Therapeutische Hinweise**

Antirheumatika, Basismedikamente (Chloroquin, Sulfasalazin, Goldsalze, D-Penicillamin, Immunsuppressiva, Zytostatika und Immunmodulatoren). Konsequente physikalische Therapie.

Im späteren Zeitraum operative rekonstruktive Maßnahmen.

Sonderformen der chronischen Polyarthritis: Zu den Sonderformen wird das **Felty[1]-Syndrom** mit Leber-, Milz- und Lymphknotenvergrößerungen gerechnet. Der mit Fieber einhergehende **Morbus Still[2] (systemische juvenile chronische Arthritis)** bei Kindern zeigt neben der Gelenkbeteiligung zahlreiche Organmanifestationen wie Leber-, Milz- und Lymphknotenvergrößerungen, Karditis und Blutbildveränderungen. Die juvenile chronische Arthritis wird nach der Erscheinungsform der Krankheit bei Krankheitsbeginn folgendermaßen unterteilt:
▷ systemische Form mit Fieber und Exanthem, wobei später häufig eine Polyarthritis auftritt
▷ polyarthritische Form ohne systemische Manifestation
▷ mono- oder oligoartikuläre Form, oft mit chronischer Iridozyklitis
Beim **Caplan[3]-Syndrom** besteht gleichzeitig eine Lungensilikose.

2.2.3 Seronegative Spondarthritiden

Definition: Die seronegativen Arthritiden sind definiert durch negativen Rheumafaktortest, Fehlen von Rheumaknoten, durch entzündliche Beteiligung des Achsenskeletts (Sacroiliitis/Spondylitis) mit häufigem Vorkommen des Histokompatibilitätsantigens HLA-B27 (Abb. M1-3).
Ursachen: Die Krankheitsempfänglichkeit für die verschiedenen HLA-B27-assoziierten Arthropathien wird entscheidend durch genetische Faktoren wie HLA-B27, das männliche Geschlecht und Erbfaktoren bestimmt. Aufgrund des Vorhandenseins von HLA-B27 können Mikroorganismen, die partiell dem HLA-B27-Antigen ähneln, bei Befall des betreffenden Individuums zu einer Autoimmunreaktion oder partieller Immuntoleranz führen **(Kreuztoleranz-Hypothese).** Bei der Rezeptor-Hypothese wird vermutet, daß das B27-Molekül Mikroorganismen oder mikrobielle Produkte binden und dadurch krankheitsbegünstigend wirken kann.

2.2.3.1 Arthritis psoriatica

Definition: Die **Psoriasis-Arthritis** (Osteoarthropathia psoriatica) ist eine Systemerkrankung mit meist gleichzeitig bestehender Psoriasis vulgaris und seronegativer Polyarthritis, die große, aber auch kleine Extremitätengelenke, vor allem Fingergelenke befällt.
Ursachen: Das Antigenmuster der Arthritis psoriatica – HLA-B13, Bw16, Bw17 und bei axialer Betei-

---

[1] August R. Felty (geb. 1895), Arzt in Connecticut.
[2] George F. Still (1868–1941), Kinderarzt in London.
[3] Anthony Caplan, zeitgenössischer Arzt in Cardiff.

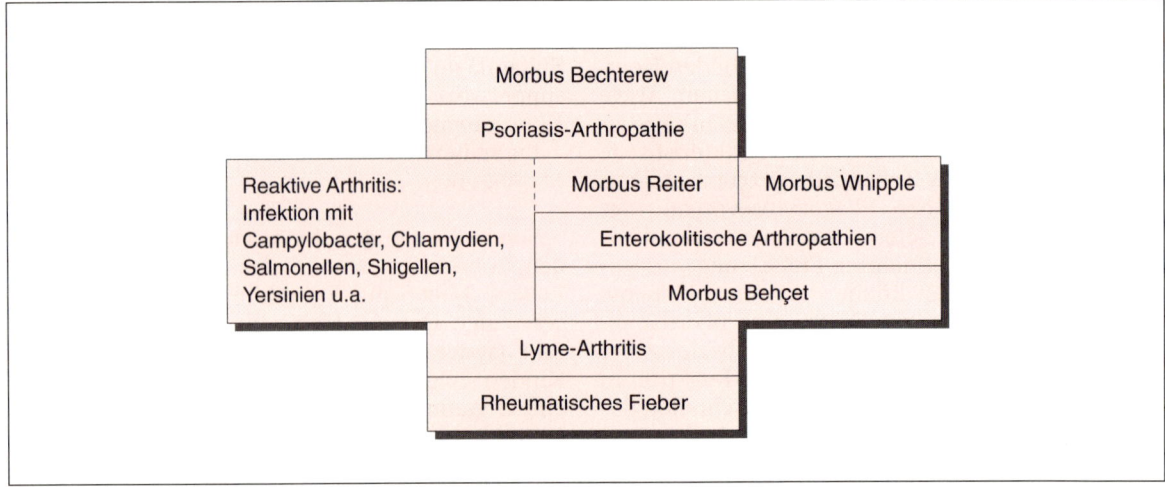

Abb. M1-3: Seronegative, HLA-B27-assoziierte Arthropathien.

ligung HLA-B27 – ist ein Hinweis auf eine genetische Disposition. Gelenkdestruktionen, Osteolyse und Knochenabbau werden durch zwei verschiedene Vorgänge verursacht: Ein synovialitischer Prozeß, exsudativ beginnend, führt zu geringer nachfolgender Proliferation, aber starker Neubildung kollagener Fasern. Ein osteolytisch-mutilierender Prozeß, nicht entzündlich, verursacht eine mantelförmige Periostproliferation, die den Knochen schubweise abbaut. Die Synovitis zeigt eine geringgradige Fibrinexsudation und eine mäßiggradige Reaktion des Stratum synoviale. Der extraartikuläre Prozeß ist durch vermehrten Knochenab- und -anbau gekennzeichnet. Lakunen und Osteoklasten, die subperiostal den Knochen annagen, zerstören die Kortikalis, die gezackt und durchbrochen erscheint. An der veränderten Kortikalis erkennt man dicke Bündel von sogenannten Sharpey-Fasern, die in die Tiefe des periostalen Gewebes dringen. Zwischen diesen Fasern sind Osteoblastenketten angeordnet.

Folgen: Die Psoriasis-Arthritis wird in sechs Gruppen unterteilt, nicht immer ist das HLA-B27 nachweisbar. Tritt die Arthritis vor der Hautmanifestation auf, wird sie als Arthritis psoriatica sine psoriase bezeichnet. Sind vorwiegend die Wirbelsäule und die Iliosakralgelenke betroffen, handelt es sich um eine Psoriasis-Spondylitis. Es besteht ein typischer Gelenkbefall in den distalen und proximalen Interphalangealgelenken sowie sog. Ölflecken an den Nägeln.

D Diagnostische Hinweise

Psoriasis-vulgaris-Herde, HLA-Antigen-Muster, radiologische Kriterien sowie klinische Symptomatik.

▼ Therapeutische Hinweise

Antirheumatika. Bei Fehlen einer generalisierten Psoriasis und bei peripherem Gelenkbefall: Gold-

salze und Sulfasalazin. In schweren Fällen Methotrexat.

2.2.3.2 Spondylitis ankylosans (Morbus Bechterew[1])

Definition: Der Morbus Bechterew ist ein chronisch entzündliches, teils destruktives, teils metaplastisch produktives Systemleiden, das vorwiegend die Wirbelsäule und die Sakroiliakalgelenke befällt (Ankylosierung der Iliosakralfugen, Bambusstab der Wirbelsäule).

Ursachen: Bei der Entstehung des Morbus Bechterew wird eine Kreuztoleranz diskutiert. Es kann bei Vorhandensein von mikrobiellen Antigenen zu einer speziellen Reaktionsweise des Bindegewebes bei bestehender, genetisch determinierter Disposition des Organismus kommen. Am Beginn der Erkrankung entstehen an den Wirbel- und Iliosakralgelenken entzündliche Veränderungen. Das führt schließlich zu einer Bindegewebsproliferation mit chondroider Umwandlung des Kollagens und anschließender enchondraler Ossifikation des neu gebildeten Knorpels. Bevorzugte Stellen dieser Bindegewebsneubildung sind die subligamentäre Schicht des perivertebralen Bindegewebes und der Anulus fibrosus sowie die kleinen Wirbel-, Kostovertebral- und die Iliosakralgelenke. Schließlich kommt es zur Verknöcherung der bindegewebigen Verbindungen. Der destruierende, entzündliche Prozeß greift auf die Wirbelkörperoberfläche bzw. den Discus intervertebralis über. Die Folgen sind Spondylitis und Disziitis.

Das Geschlechtsverhältnis liegt bei 4:1 (Männer:Frauen). Das HLA-B27 ist nahezu in 95% der Fälle nachweisbar. Es findet sich eine Häufigkeit

---

[1] Wladimir M. v. Bechterew (1857–1927), Neurologe in Leningrad.

der peripheren Arthritis von 35–50% im Laufe der gesamten Erkrankung. Die auftretenden Fersenschmerzen sind Ausdruck einer Enthesiopathie.

Folgen: Leitsymptom ist am Beginn der Erkrankung der nächtlich auftretende tiefsitzende Kreuzschmerz. Im fortgeschrittenen Stadium setzt die Bewegungseinschränkung der Wirbelsäule *(Bambusstab)* ein, und es kommt zur Ankylosierung der Iliosakralfugen. Durch Veränderungen der Brustwirbelsäule ist die Atemexkursion eingeschränkt (restriktive Ventilationsstörungen). Fernerhin finden sich ein passagerer Gelenkbefall sowie typische Fersenschmerzen. Viszerale Symptome können bei der Erkrankung zu jeder Zeit auftreten.

D Diagnostische Hinweise

Bestimmung des HLA-B27, Röntgenbefunde, besonders der Iliosakralfugen, Knochenszintigraphie, allgemeine Entzündungszeichen.

T Therapeutische Hinweise

Physikalische Therapie, Antirheumatika. Eventuell Behandlung mit Thorium X.

Bei peripherem Gelenkbefall: Goldsalze, D-Penicillamin, Chloroquin und Sulfasalazin.

2.2.3.3 Reaktive Arthritis

Definition: Die reaktive Arthritis wird als eine abakterielle Mono- oder Oligoarthritis definiert, die nach einer enteralen, urogenitalen oder Nasen-Rachenraum-Infektion mit bestimmten Erregern entstehen kann.

Ursachen: Als wesentlicher Umweltfaktor für die Krankheitsentstehung gelten bestimmte **Mikroorganismen,** die als Trigger der Erkrankung fungieren.

Verschiedene Erreger dieses Spektrums können bei einem Individuum mit der entsprechenden genetisch determinierten Erkrankungsbereitschaft dasselbe Reaktionsmuster auslösen.

Als Ursache einer postenteritischen reaktiven Arthritis gelten vor allem Yersinia enterocolitica, Yersinia pseudotuberculosis, verschiedene Salmonellenstämme, Shigellen und Campylobacter fetus subspecies jejuni. Bei den nach urogenitalen Infektionen vorkommenden Arthritiden handelt es sich bei dem Erreger um Chlamydia trachomatis, der als wichtigster Auslöser des Reiter-Syndroms gilt. Umstritten ist noch die pathologische Bedeutung von Ureaplasma urealyticum und Gonokokken.

Morbus Reiter[1]

Definition: Das Reiter-Syndrom zeichnet sich durch die Trias Arthritis, Konjunktivitis und Urethritis aus. Diarrhöe ist ein weiteres Symptom. Das

HLA-B27 kommt gehäuft (60–80%) bei diesem Syndrom vor. Eine infektiöse Ätiologie ist nahezu sicher (Chlamydien, Shigellen usw.). Die morphologischen Veränderungen gleichen denen bei der chronischen Polyarthritis. Bei Beginn der Erkrankung besteht eine stärkere synoviale Infiltration mit neutrophilen Granulozyten, im chronischen Stadium herrschen lymphozytäre Infiltrate vor. Ablagerungen von IgM und C3 können vorkommen.

Folgen: Das klinische Bild ist geprägt durch eine von Fieber begleitete asymmetrische, oft migratorische Oligoarthritis mit bevorzugtem Befall der unteren Extremitäten. Extraartikuläre Symptome wie Urethritis, Balanitis, Konjunktivitis, Iritis, Stomatitis und Kardiomyopathie kommen vor allem bei HLA-B27-positiven Menschen vor. Ein Charakteristikum ist die Enthesiopathie.

D Diagnostische Hinweise

Klinisches Bild, direkter oder indirekter Erregernachweis, HLA-Antigene.

T Therapeutische Hinweise

Antirheumatika, Antibiotika, Sulfasalazin.

Yersinia-Arthritis

Die Yersinia-Arthritis ist heute die häufigste akute Arthritis, die durch Infektion mit Yersinia enterocolitica ausgelöst wird. In 80% der Fälle ist HLA-B27 nachweisbar. Bei der Yersinia-Arthritis kann eine lymphoplasmazelluläre Infiltration der Synovialmembran nachgewiesen werden.

2.2.3.4 Morbus Whipple[2]

Definition: Der Morbus Whipple zeigt ein vielgestaltiges Erscheinungsbild mit seronegativer wandernder Arthritis, Steatorrhöe, Anämie, Hypotonie, Polyserositis und Befall des zentralen Nervensystems.

Ursachen: Beim Morbus Whipple besteht höchstwahrscheinlich ein Immundefekt. Es wird eine Assoziation des Morbus Whipple mit HLA-B27 vermutet. Durch den vermuteten Immundefekt sind unterschiedliche Bakterien aus den Dünndarmzellen (sickle particle containing cells, SPC-Zellen) gewonnen worden, die darauf hinweisen, daß es sich um eine Invasion von Bakterien bei einer gestörten Immunität handelt. Da der Darm und die mesenterialen Lymphknoten am häufigsten befallen sind, ist anzunehmen, daß die Invasion vom Darm her erfolgt und sich lymphogen und vaskulär ausbreitet.

Folgen: Typisch für die Whipple-Erkrankung sind ein bräunlich-fahles Hautkolorit, Gewichtsabnahme und Diarrhöen. Bei 70–90% der Patienten besteht eine migratorische Arthritis ohne Destruktion. Die Dünndarmschleimhaut weist eine Reduktion der Zottenhöhe mit einem kammartigen Relief auf. Histologisch findet man neben der Zottenver-

---

[1] Hans Reiter (1881–1969), Hygieniker in Rostock, Berlin und Kassel.
[2] George H. Whipple (1878–1976), amerikanischer Pathologe.

plumpung große schaumige Makrophagen in der Lamina propria mucosae, die sich bei der PAS-Färbung rot darstellen. Es handelt sich um die im Dünndarm pathognomonischen SPC-Zellen. Neben der Dünndarmschleimhaut sind oft die mesenterialen Lymphknoten angeschwollen. Andere Symptome sind Polyserositis, Bronchitis, Pneumonie, Endo- und Perikarditis sowie zentralnervöse Störungen (Nystagmus, Ataxie, Myoklonus).

D **Diagnostische Hinweise**

Dünndarmbiopsie, Nachweis von PAS-positiven Makrophagen.

T **Therapeutische Hinweise**

Liquorgängige Antibiotika (z.B. Minocyclin, Cotrimoxazol).

2.2.3.5 Morbus Behçet[1]

Definition: Das Behçet-Syndrom ist durch schubweises Auftreten oraler und genitaler Aphthen (bipolare Aphthosen), entzündliche Augenveränderungen, Gelenkschmerzen und Thrombophlebitiden charakterisiert.
Ursachen: Es wird vermutet, daß zunächst durch ein exogenes Agens eine lokale Schleimhautentzündung ausgelöst wird, von der bei genetischer Disposition Antigen-Antikörper-Komplexe in die Zirkulation freigesetzt werden. Es kommt zu einer Immunkomplexvaskulitis, die eine generalisierte Erkrankung hervorruft. Die wechselnde Krankheitsaktivität ist möglicherweise auf unterschiedliche Immunglobulinklassen der zirkulierenden Immunkomplexe in verschiedenen Krankheitsphasen zurückzuführen. Neben der entzündlichen Gefäßschädigung kommt es durch Störungen der thrombozytären und plasmatischen Gerinnung zu einer gesteigerten Thrombozytenadhäsivität und Erhöhung der Fibrinogen- und Faktor-VIII-Konzentration und somit zur Thromboseneigung. Bestimmte Antigene des B- und D-Locus im HLA-System prägen die klinischen Verlaufsformen (z.B. HLA-B5 = okuläre Verlaufsform; HLA-B27 = arthritische und HLA-DR7 = neurologische Verlaufsform).
Folgen: Folgende Veränderungen werden beim Behçet-Syndrom erfaßt: Rezidivierende orale Aphthen, Hautveränderungen, entzündliche Augenveränderungen, Arthralgien/Arthritis, gastrointestinale Störungen, Epididymitis, vaskuläre und zentralnervöse Störungen.

D **Diagnostische Hinweise**

Entzündungsparameter, HLA-Typisierung, Komplementkonzentration erhöht, Fibrinogen und Faktor VIII erhöht, fibrinolytische Aktivität erniedrigt. Pathergie-Test positiv.

T **Therapeutische Hinweise**

Glukokortikoide; immunsuppressive Therapie. Colchicin. Immunmodulatoren, Strepto- oder Urokinase bei Thrombose. Antikoagulanzien.

2.2.3.6 Enterokolitische Arthropathie

Die Ursache der enteropathischen Arthritis bei Erkrankung des Darmtraktes ist unbekannt. Am ehesten muß an allergische Mechanismen gedacht werden. Oftmals wird das Erythema nodosum beobachtet. Das Achsenskelett ist häufig befallen. Ein gehäuftes Vorkommen ist bei der Colitis ulcerosa und beim Morbus Crohn (5–14%) zu beobachten. Des weiteren finden sich Arthritiden bei der **Colitis collagenosa** und bei intestinalen Anastomosen **(Bypass-Arthritiden).** Die Pathogenese ist nicht eindeutig, evtl. sind Immunkomplexe daran beteiligt.

D **Diagnostische Hinweise**

Koloskopie mit Biopsie, HLA-Antigene.

2.2.3.7 Lyme[2]-Arthritis

Definition: Die Lyme-Krankheit ist eine systemische Infektionskrankheit, die durch das isolierte, aufeinanderfolgende oder gleichzeitige Auftreten von Manifestationen an der Haut, den Gelenken, dem Herzen und dem Nervensystem gekennzeichnet ist.
Ursachen: Der Erreger der Lyme-Krankheit ist eine Spirochäte aus der Schildzecke (Borrelia burgdorferi). Überträger dieser Spirochäte sind Zecken der Gattung Ixodes.
Folgen: Zu den dermatologischen Erscheinungsformen gehört das Erythema chronicum migrans, die Akrodermatitis und Lymphadenosis cutis benigna (30%). Die Arthritis (50%) erfaßt bei etwa 70% der Patienten nur ein Gelenk. Meist sind die Kniegelenke betroffen. Bei der Lyme-Karditis (5–10%) treten überwiegend Störungen des Reizleitungssystems auf. Bei den neurologischen Symptomen (20%) handelt es sich um eine Meningopolyneuritis Garin-Bujadoux-Bannwarth.

D **Diagnostische Hinweise**

Serologische Diagnostik (indirekter Immunfluoreszenztest zum Nachweis von Antikörpern gegen Borrelia burgdorferi). Liquoruntersuchungen.

T **Therapeutische Hinweise**

Antibiotika (z.B. Tetracyclin), evtl. Penicillin.

2.2.4 Begleitarthritiden

Definition: Kurzdauernde oder anhaltende Funktionsbeeinträchtigungen von Gelenken in Begleitung verschiedener Grunderkrankungen.
Ursachen: Den Gelenkaffektionen liegen verschiedene pathologische Prozesse zugrunde. Bei der

---

[1] Hulushi Behçet (1889–1948), Dermatologe in Istanbul.
[2] benannt nach der Ortschaft Lyme (USA), wo die Krankheit 1976 erstmals beschrieben wurde.

Gaucherschen Zerebrosidlipoidose oder bei der Sichelzellanämie wird die Arthropathie durch eine ischämische Osteonekrose infolge einer lokalen Zirkulationsstörung hervorgerufen. Die hämophile Arthropathie entsteht durch Gelenkblutung und die paraneoplastische Osteoarthropathie infolge einer periostalen Hyperplasie. Die Mitbeteiligung der Gelenke bei den verschiedenen Erkrankungen ist durch die besondere anatomische Beschaffenheit der Gelenkinnenhaut begründet. Das Stratum synoviale weist keine Basalmembranen auf und besitzt somit keinen entsprechenden Abschluß. Dadurch kann eine Transsudat- und Exsudatbildung leichter vonstatten gehen, da hier das Kapillarnetz der Gelenkhöhlen unmittelbar benachbart ist. Des weiteren finden sich proliferative Veränderungen verschiedener Art in der Synovialis. Schließlich können Keime oder kristalline Stoffwechselprodukte in Gelenken zu einer Entzündung führen (z. B. Gelenkaffektionen bei Infektionskrankheiten, Sarkoidose, Lipoiddermatoarthritis, Gelenkbeteiligung bei Leukämie, paraneoplastische Gelenkaffektionen).

2.2.5 Kollagenosen

Als Kollagenkrankheiten im engeren Sinne werden der Lupus erythematodes, die progressive Systemsklerose, die Dermatomyositis und die Panarteriitis nodosa bezeichnet. Sie haben als gemeinsame morphologische Merkmale das Auftreten von fibrinoiden Degenerationen und Nekrosen sowie Neigung zu entzündlichen Gefäßprozessen. Es findet sich eine Dysproteinämie mit Vermehrung der γ-Globuline. Manche Autoren rechnen auch die **Wegener-Granulomatose,** die **Riesenzellarteriitis** (Morbus Horten), die **thrombotisch-thrombopenische Purpura,** die **Endocarditis fibroplastica (Löffler),** die Pannikulitis, das **Takayasu-Syndrom** und andere Erkrankungen zu diesem Formenkreis.

2.2.5.1 Lupus erythematodes systemicus

Definition: Der systemische Lupus erythematodes (SLE) ist eine in Schüben verlaufende entzündlich-rheumatische Allgemeinerkrankung des Bindegewebes multipler Organe, wobei die immunpathologischen Reaktionen zu einer Immunvaskulitis führen.
Ursachen: Die Ursache der Entstehung von Autoantikörpern gegen Doppelstrang-DNS (dsDNS) und andere Zellbestandteile bei entsprechend genetisch bzw. hereditär disponierten Menschen ist noch unbekannt. Die auftretenden Autoantikörper können mit körpereigenen Antigenen, insbesondere der dsDNS, Immunkomplexe bilden. Diese Immunkomplexe können sich unter anderem an der Basalmembran der Nierenglomerula, des Endokards sowie der Haut, aber auch an der Intima der Gefäße ablagern. Daneben kann es auch zu einer direkten Bindung der Autoantikörper an körper-

eigene Zellen kommen. Der SLE ist somit eine Immunkomplexkrankheit, wobei die Immunkomplexe im Gewebe und im Blut auftreten. Diese Aberration ist bedingt durch eine globale Hyperaktivität der immunglobulinproduzierenden Zellen, welche vorwiegend durch T-Lymphozytendefekt, insbesondere Defekt der T-Suppressorzellen bedingt ist. Wenn sich nun Antikörper gegen die T-Zellen richten, gegen die Suppressorzellen, haben die B-Zellen mit ihrer Antikörperproduktion sozusagen freie Bahn. Es wird aber auch ein Defekt der B-Zellen selbst diskutiert, d. h., möglicherweise können die B-Zellen auch ohne T-Zell-Stimulation Antikörper produzieren.

Es können während der Krankheit andere Autoantikörper entstehen, so beispielsweise gegen Erythrozyten, wobei diese dann zu einer hämolytischen Anämie führen. Zahlreiche Antikörper lassen sich im Serum von Patienten mit SLE nachweisen, wie etwa Antikörper gegen Kernmaterial (antinukleäre Antikörper, 90–100%), gegen Doppelstrang-DNS (50–70%), gegen Nukleohiston (30–80%), Sm-Antigen (15–30%), Ro- und La-Antigen (30–40%), Kardiolipin-Antikörper, antileukozytäre und Antithrombin-Antikörper. Der LE-Zellfaktor ist ein Antikörper der IgG-Fraktion, der mit Nukleoproteinen reagiert. Dabei handelt es sich um Granulozyten, deren Kern durch eine homogene, meist kreisrunde Einschlußmasse an den Rand verdrängt ist. Die Einschlüsse stammen von Leukozytenkernen, die unter dem LE-Zellfaktor homogenisiert und von anderen Leukozyten phagozytiert werden (sog. *Rosettenphänomen*).

Genetische Faktoren sind beim SLE bedeutsam, wie z. B. das gehäufte Vorkommen der Histokompatibilitätsantigene **HLA-B8** sowie DRw2 und DRw3 (Abb. M1-4).

Vor allen Dingen durch die auftretende Immunvaskulitis kommt es zu entzündlichen Schädigungen verschiedener Organe (Gehirn, Gelenke, Herz, Lunge und Niere). Besonders charakteristisch sind die **Hämatoxylinkörperchen,** die aus abgebautem Kernmaterial entstehen und am häufigsten in der Niere und im Endokard gefunden werden. An den Nierenglomerula treten herdförmige Verdickungen auf (Drahtschlingen-, *wire-loop-Kapillaren*). Bei dem SLE gibt es verschiedene Formen der Glomerulonephritis. In allen Fällen sind Immunkomplexe in den Nierenkörperchen nachweisbar (Tab. M1-1).
Folgen: Der SLE befällt ungefähr 7- bis 9mal häufiger Frauen als Männer. Das Häufigkeitsmaximum der Erkrankung liegt zwischen 15 und 45 Jahren. Häufig besteht eine schleichende oligosymptomatische Verlaufsform. Meist bestehen anfangs uncharakteristische Allgemeinsymptome. Ein besonderes Leitsymptom ist das unklare Fieber. Die amerikanische Gesellschaft für Rheumatologie hat 1982 Kriterien zur Klassifizierung des SLE herausgebracht (ARA-Kriterien). Zumeist besteht eine normozytäre normochrome Anämie. In 10% findet sich eine autoimmun bedingte hämolytische Anämie. Cha-

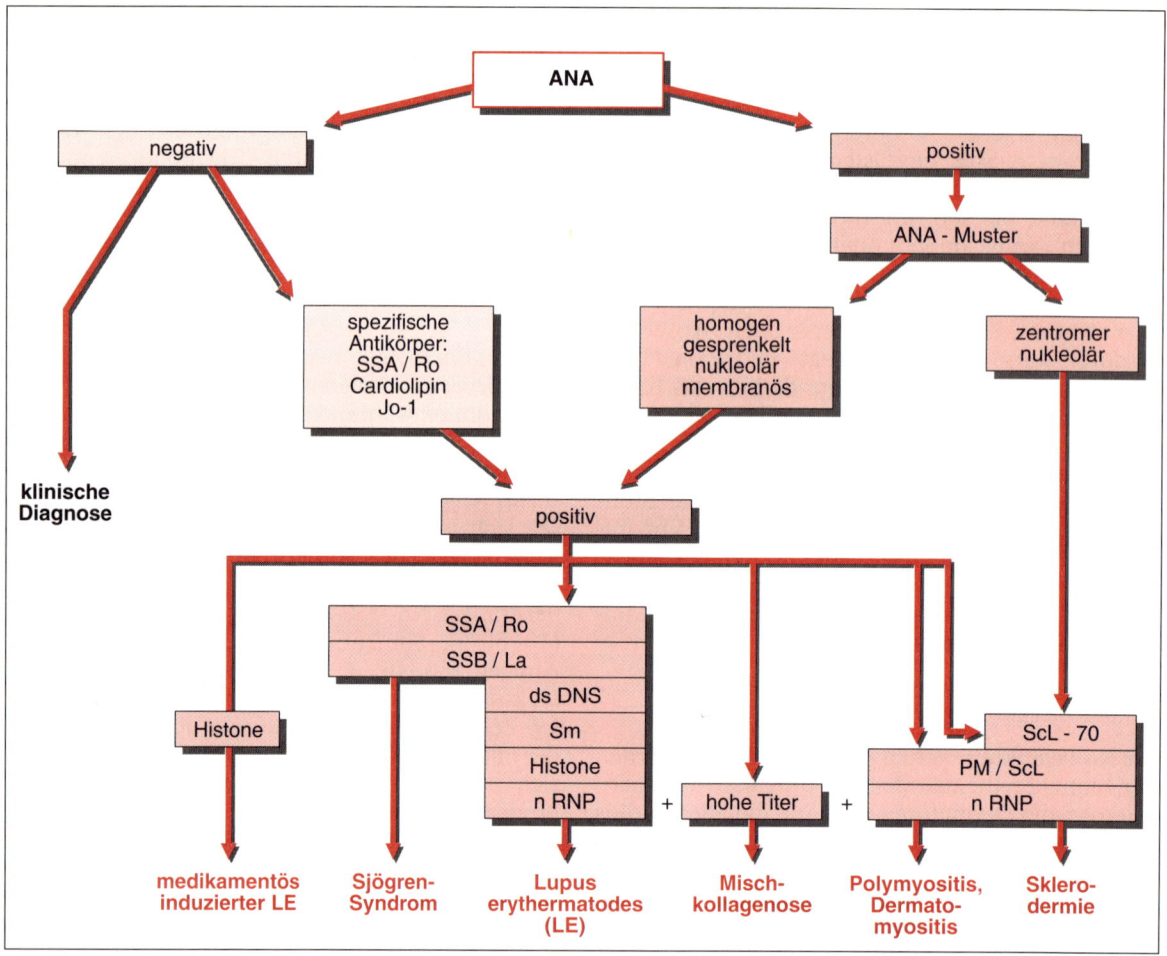

Abb. M1-4: Antikörper-Diagnostik bei Kollagenosen. ANA = antinukleäre Antikörper; SSA, SSB = Sjögren-Syndrom-Antikörper; dsDNS = Doppelstrang-DNS; Sm = Smith-Antikörper; ScL-70 = Sklerodermie-Antikörper; PM = Polymyositis-Antikörper; nRNP = nukleäres Ribonukleoprotien.

Tabelle M1-1 WHO – Klassifizierung der glomerulären Veränderungen bei systemischem Lupus erythematodes

---

1. Normalbefund (LM, EM, IF)
2. Mesangiale Glomerulonephritis
   (Tubuli, Interstitium, Gefäße: normal)
   a) Minimalveränderungen
   b) Mesangiale GN mit mäßiggradiger
      Proliferation
3. Fokal-segmental proliferative und nekrotisierende GN
4. Diffus-proliferative und nekrotisierende Glomeru lonephritis
5. Epi(peri)membranöse Glomerulonephritis

LM = lichtmikroskopisch; EM = elektronenmikroskopisch;
IF = Immunfluoreszenz; GN = Glomerulonephritis.

rakteristisch sind eine Leukopenie und eine Thrombopenie. Der Organbefall kann vielfältig sein. Zu 90% besteht ein Gelenkbefall mit Arthralgien und/

oder Polyarthritis, verbunden mit Myalgien. Rund 50% der Patienten entwickeln eine exsudative Pleuritis. Zeitweise bestehen pneumonische Infiltrate. Bei schwerem Verlauf kann es zu pulmonalen Hämorrhagien kommen. Die Häufigkeit kardialer Manifestationen im Bereich des Myokards, der Koronararterien und des Endokards wird mit einem Prozentsatz von 50–60% angegeben. Später können sich schwere pulmonale Hypertonien entwickeln. Ein Nierenbefall, der bei rund 50% der Patienten auftritt, ist prognostisch meist ungünstig. Als wichtigste Form der Lupusnephritis gilt die diffus proliferative Glomerulonephritis (Typ IV der WHO). Der SLE kann vielfältige neurologische Syndrome nachahmen, wie z.B. periphere Neuropathien (Polyneuritiden). Charakteristisch sind psychische und psychoorganische Störungen, Epilepsie, Gedächtnisstörungen und migräneartige Kopfschmerzen. In 25% besteht ein Raynaud-Syndrom.

Ein medikamentös induzierter LE wird durch mehrere Medikamente, insbesondere durch Procainamid und Hydralazin, hervorgerufen. Die klinischen Symptome verschwinden bei Absetzen der Medikamente. Neben den positiven Kernantikörpern sollen sich zu 90% Nukleohistone (Anti-Histone) nachweisen lassen.

In 1 bis 5% existiert auch ein ANA-negativer Lupus erythematodes, der eine milde Verlaufsform aufweist.

D **Diagnostische Hinweise**

ARA-Kriterien, normochrome Anämie, Thrombopenie, Leukopenie, Antikörpernachweise positiv (ANA, dsDNS, Ro- und La-Antigene, Sm-Antigen), positiver Kardiolipintest, Bestimmung des HLA-Systems. Echokardiographie, Sonographie, Muskelbiopsie mit immunhistologischer Aufarbeitung.

V **Therapeutische Hinweise**

Chloroquin, Glukokortikoide, Azathioprin, Cyclophosphamid, Cyclosporin. Eventuell Plasmapherese.

2.2.5.2 Pseudo-Lupus erythematodes

Das Pseudo-LE-Syndrom zeichnet sich durch einen hohen Titer von antimitochondrialen Antikörpern (AMA) aus und wird durch Phenopyrazon induziert. Seit Phenopyrazon nicht mehr verwendet wurde, traten Neuerkrankungen nicht mehr auf. Beim Pseudo-Lupus erythematodes fehlt fast immer die Nephritis.

2.2.5.3 Progressive systemische Sklerodermie

Definition: Die progressive systemische Sklerodermie (Systemsklerose) ist durch eine fortschreitende Induration der Haut und des Unterhautbindegewebes gekennzeichnet. Die Erkrankung kann auf die inneren Organe übergreifen.
Ursachen: Der Verlauf der Erkrankung in der Haut ist durch eine frühe zelluläre Infiltration (Lymphozyten, Makrophagen), Aktivierung von Fibroblasten und fortschreitende Fibrosierung gekennzeichnet. Neben zellvermittelten Immunreaktionen kommt dem veränderten Stoffwechsel der Fibroblasten eine wesentliche pathogenetische Bedeutung zu. Der Verlust der Regulation der Kollagenbiosynthese führt zu einer Gesamtzunahme dieses Faserproteins im Gewebe und zu einer Verschiebung des Verteilungsmusters der Kollagentypen I und III. Im zellulären Stadium der Erkrankung wird vermehrt Typ-III-Kollagen synthetisiert, das im fibrösen Stadium von großen Typ-I-Kollagenfasern weitgehend ersetzt wird.

In der Immunfluoreszenz sind Antikörper gegen Kerne oft positiv. Das Muster kann fein oder gesprenkelt sein. Aber nur die nukleoläre Reaktion hat diagnostische Relevanz. Ebenfalls finden sich Anti-Scl-70-Antikörper und Anti-Zentromer-Antikörper, diese letzteren scheinen besonders häufig beim CREST-Syndrom (Calcinose, Raynaud, Ösophagusbefall, Sklerodermie, Teleangiektasien) aufzutreten. Über eine signifikante Assoziation von

Sklerodermie mit den Histokompatibilitätsantigenen HLA-DR5 und HLA-DR1 wird diskutiert.

Zwei eigenständige Krankheitsbilder können voneinander abgegrenzt werden: Die progressive systemische Sklerodermie (PSS) und die zirkumskripte Sklerodermie (ZS). Bei der ZS variiert die Häufigkeit von antinukleären Antikörpern.
Folgen: Klinisch entwickelt sich häufig zunächst ein Raynaud-Syndrom als Ausdruck einer arteriellen Durchblutungsstörung. Die Haut wird atrophisch, und es besteht eine deutliche Schrumpfungsneigung. Die Finger werden spitz, und die Gelenke sind in der Beugung und Streckung massiv behindert. Das Gesicht wird maskenartig starr, der Mund wird kleiner. Durch Beteiligung des Bindegewebes innerer Organe kommt es zu Schluckbeschwerden, Lungenfibrosen und zu Fibrosklerose, die bei Befall der Nieren zur Urämie führt. Es kann zu herdförmigen Ablagerungen von Kalzium und Lipiden kommen (Thibierge-Weissenbach-Syndrom). Zusätzlich können eine Herzinsuffizienz und Überleitungsstörungen am Herzen bis zum totalen AV-Block auftreten.

D **Diagnostische Hinweise**

Hypergammaglobulinämie, positive antinukleäre Faktoren, Scl-70-Antikörper, Rheumafaktoren zu 30% positiv, Muskelbiopsie.

V **Therapeutische Hinweise**

Physikalische Therapie, Vasodilatanzien. Sogenannte Basis-Therapeutika zeigen keinen gesicherten Effekt.

2.2.5.4 Eosinophile Fasziitis

Definition: Die eosinophile Fasziitis (Shulman) ist eine entzündliche Bindegewebskrankheit mit fibrinöser Entwicklung, die die Faszien und das darüberliegende subkutane Gewebe befällt. Mitbeteiligt sind das Perimysium, die an der Faszie liegenden Muskelschichten und die Haut.
Ursachen: Anfangs ist die Faszie mit Lymphozyten, Plasmazellen, Histiozyten, Mastzellen und Eosinophilen infiltriert. Später geht das Entzündungsinfiltrat zurück, die Kollagenanhäufung und die Fibrose nehmen zu, und die Faszie und das subkutane Gewebe verdichten sich. Bei der Sklerodermie dagegen fibrosiert vor allem das Korium, teilweise die Epidermis und das subkutane Gewebe. Die Ätiopathogenese ist unbekannt.
Folgen: Die Krankheit beginnt mit Schmerzen und Schwellungen der Extremitäten. Es stellen sich Tendopathien, Parästhesien, Karpaltunnelsyndrom und eine leichte Polyarthritis ein. Später kommt es zu sklerodermieähnlichen Hauterscheinungen mit Hyperpigmentationen.

D **Diagnostische Hinweise**

Eosinophilie im Serum, Gamma-Globulin-Vermehrung, Hydroxyprolinurie.

T **Therapie**

Kortikosteroide, Griseofulvin.

2.2.5.5 Dermatomyositis und Polymyositis

Definition: Die Polymyositis ist eine entzündlich-degenerative Erkrankung der Skelettmuskulatur, die wahrscheinlich auf pathologischen Immunprozessen beruht. Vorzugsweise werden die proximalen Gliederabschnitte befallen.

Besteht gleichzeitig eine Hautbeteiligung in Form eines Erythems, spricht diese Konstellation für eine Dermatomyositis.

Ursachen: Die Dermatomyositis und Polymyositis ist eine seltene, ätiologisch und pathogenetisch ungeklärte Erkrankung. Es wird eine virale Infektion bzw. eine Autoimmunerkrankung diskutiert. Die Epidermis ist atrophisch und die Subkutis ödematös verdickt. Die Hauptveränderungen im Muskelgewebe bestehen aus entzündlichen Zellinfiltraten und ausgedehnten Zerstörungen von Muskelfasern mit reaktiver Phagozytose. Perivaskuläre entzündliche Zellinfiltrate sind charakteristisch. Es kommt in der akuten Phase zur Erhöhung der Transaminasen, der Kreatinin-Phosphokinase und Laktatdehydrogenase. Aufgrund der Vermehrung der Grundsubstanz in Bindegeweben kommt es zur erhöhten Ausscheidung von Mukopolysacchariden. Bei 15 bis 20% der Erkrankten besteht ein maligner Tumor.

Bei der Polymyositis können präzipitierende Antikörper gegen Thymus-Extrakt beobachtet werden: Anti-PM-1; Jo-1; Mi-1.

In der Muskelbiopsie lassen sich lymphohistiozytäre Infiltrate im perimysialen und perivaskulären Gewebe nachweisen, neben Faseruntergängen und einer Atrophie. Ultramikroskopisch weist diese Krankheit Endothelzellenschwellungen mit Verdoppelung der Basalmembran auf.

Folgen: Leitsymptom aller Polymyositiden ist die in der Regel symmetrisch auftretende Muskelschwäche. Der symmetrische Muskelbefall betrifft vorwiegend die proximale Skelettmuskulatur, dann die des Hüftgürtels, des Nackens und des Pharynx. Des weiteren tritt eine teigige Hautschwellung auf. Lila-ähnliche Verfärbungen und Ödeme finden sich bei der Dermatomyositis, Arthralgien sind in bis zu 30% möglich. Häufig findet sich ein Zusammentreffen von Polymyositis mit einer Myasthenie bzw. einem Thymom sowie mit Malignomen. Polymyositische Symptome finden sich auch bei Polyarthritis und anderen Kollagenosen.

Fünf Formen können unterschieden werden:
▷ Typ I (Polymyositis des Erwachsenen)
▷ Typ II (Dermatomyositis)
▷ Typ III (Myositis mit Malignität)
▷ Typ IV (Polymyositis des Kindesalters)
▷ Typ V (Polymyositis mit Überlappungssyndrom)

D **Diagnostische Hinweise**

Hautveränderungen, Muskelschwäche, erhöhte Muskelenzyme, EMG-Abnormitäten, positive Muskelbiopsie. Antikörpernachweise (Anti-PM-1; Jo-1; Mi-1).

T **Therapeutische Hinweise**

Kortikosteroide; Immunsuppressiva.

2.2.5.6 Panarteriitis nodosa

Definition: Entzündliche Erkrankung der mittelgroßen Arterien, wobei mehrere Organe betroffen sind. Die Panarteriitis gehört zu den primären Vaskulopathien.

Ursachen: Die Panarteriitis nodosa ist eine primäre Gefäßerkrankung. Sie kann in generalisierter oder in einer lokalisierten Form auftreten. In der Pathogenese sollen allergisch-hyperergische Vorgänge eine entscheidende Rolle spielen. Neuerdings wird als pathogenetischer Faktor das Hepatitis-B-Surface-Antigen (HBsAg) diskutiert, das sich in Form von Immunkomplexen in Gefäßläsionen der nekrotisierenden Arteriitis zeigt. Es besteht eine Arteriitis der mittleren Arterien, die knotig verdickt sind. Im Mediabereich sind fibrinoide Degenerationen vorhanden. Später kommt es zur Infiltration der Media und Adventitia mit Granulozyten, Eosinophilen und Lymphozyten sowie einer Intimaverdickung.

Folgen: Die Folgen sind multiple Gefäßverschlüsse, Aneurysmen und Gefäßrupturen. Somit entsteht ein multipler Organbefall mit Myokardinfarkten, Lungeninfarkten etc.

D **Diagnostische Hinweise**

BSG-Erhöhung, Leukozytose, Proteinurie, Australia-Antigen positiv, EMG-Veränderungen, positive Muskelbiopsien, Arteriographie.

T **Therapeutische Hinweise**

Kortikosteroide, evtl. Zytostatika.

2.2.5.7 Mischkollagenose

Definition: Die Mischkollagenose (MCTD, Mixed Connective-Tissue-Disease) zeigt mit Ausnahme der nicht vorhandenen Nierenbeteiligung alle Charakteristika der Kollagenkrankheit. Die Mischkollagenose wird auch als **Sharp-Syndrom** bezeichnet. Das Syndrom ist charakterisiert durch hochtitrige antinukleäre Antikörper gegen Ribonukleoprotein (RNP). Frauen werden etwa viermal häufiger als Männer befallen. Das Erkrankungsalter liegt meist zwischen dem 40. und 50. Lebensjahr.

Folgen: Häufig beginnt die Erkrankung mit einer Polyarthritis ohne massive Gelenkzerstörung. Des weiteren treten hinzu: Raynaud-Phänomen, Muskelschwäche (meist rumpfnah) sowie Schluckstörungen. Ein Drittel der Patienten klagt über Fieber, Lymphknotenschwellungen, Hautausschläge und sklerodermieartige Hautverdickungen, Lungen- und Herzbeteiligung sind nicht selten. An Blutveränderungen finden sich eine hämolytische Anämie sowie eine vergrößerte Milz. Als neurologische Erscheinungen können in seltenen Fällen gefunden werden: Trigeminusschmerzen, Psychosen und Krämpfe. Von der Mischkollagenose sollte das **Overlap-Syndrom** abgegrenzt werden, das ebenfalls typische klinische Merkmale des systemischen Lupus erythematodes, der Dermato- oder Polymyositis, der Sklerodermie und der chronischen Polyarthritis aufweist. Hohe extrahierbare nukleäre Antikörper sind jedoch dabei nicht nachweisbar.

D Diagnostische Hinweise

Hochtitrige Kernantikörper (ANA), Nachweis extrahierbarer nukleärer Antikörper (ENA: RNP).

T Therapeutische Hinweise

Kortikosteroide, Immunsuppressiva.

2.2.5.8 Wegener[1]-Granulomatose

Definition: Eine nekrotisierende granulomatöse Gefäßentzündung, die hauptsächlich den Respirationstrakt befällt, kleine und kleinste Gefäße aller Organe betreffen kann und meist mit einer nekrotisierenden herdförmigen Glomerulonephritis einhergeht.

Ursachen: Die Ätiologie ist unbekannt. Es werden immunologische Reaktionen angenommen. Histologisch findet sich eine nekrotisierende Vaskulitis kleiner Arterien und Venolen. Diese Vaskulitis ist gekennzeichnet durch fibrinoide Gefäßwandnekrosen, zellige Infiltrationen und Granulome, die meist viele Riesenzellen enthalten. An den befallenen Nieren bietet der histologische Befund segmental-fokale Nekrosen.

Folgen: Erstsymptom ist bei 70% der Patienten eine chronische, borkige, blutende Rhinitis. Seltener können Konjunktivitiden, Arthralgien, Schwerhörigkeit und Hautausschläge auftreten. Im fortgeschrittenen Stadium sind fast immer Lunge und Niere betroffen. Im oberen Respirationstrakt führen die Granulome zu schweren Destruktionen von Knorpel und Knochen. Die Lungen zeigen multiple noduläre Infiltrationen, Lungenparenchymblutungen und massive Hämoptoen. Die ersten Zeichen der Nierenbeteiligung sind Mikrohämaturien.

D Diagnostische Hinweise

Lungenbiopsie, Nierenbiopsie, Rö-Befunde der Lungen, antizytoplasmatische Autoantikörper (ACPA).

T Therapeutische Hinweise

Cyclophosphamid und Prednisolon (Fauci-Schema). Eventuell gepulste Methylprednisolon-Therapie. Plasmapherese.

2.2.5.9 Sjögren-Syndrom

Definition: Das Sjögren-Syndrom, das auch als Sicca-Syndrom bezeichnet wird, ist eine Autoimmunerkrankung mit Befall von exokrinen Drüsen und Auftreten verschiedener Antikörper.

Ursachen: Anfangs kommt es zum Auftreten von Lymphozyten und Plasmazellen um die interlobulären Duktuli, in der Folge zur Proliferation dieser Duktuli mit Einengung bzw. vollständigem Verschluß des Lumens. Aus diesen hyperplastischen Duktuli können kompakte Zellinseln werden, die als epimyoepitheliale Inseln bezeichnet werden. Lymphozyten und Plasmazellen können Knötchen mit Keimzentren bilden.

Das Sjögren-Syndrom wird unterteilt in:
a) primäres Sjögren-Syndrom
b) sekundäres Sjögren-Syndrom

Das sekundäre Sjögren-Syndrom besteht aus dem Sicca-Komplex, verbunden mit einer rheumatischen Erkrankung, z.B. mit der chronischen Polyarthritis oder mit anderen Autoimmunerkrankungen. Das Sjögren-Syndrom kommt gehäuft bei Frauen, besonders in und nach den Wechseljahren vor.

Folgen: Folgende Symptome werden beobachtet: Trockene Augen (Xerophthalmie), trockener Mund (Xerostomie), Trockenheit der Nase und des Bronchialsystems, Verminderung der Magensäure, Hauttrockenheit und Vaginitis sicca, chronische Pankreatitis.

Beim Sjögren-Syndrom lassen sich zu 80% Kernantikörper (ANA) nachweisen. SSA-Antikörper kommen mehr beim primären Sjögren-Syndrom sowie beim Lupus erythematodes vor. SSB-Antikörper finden sich gehäuft beim primären sowie SSC-Antikörper beim sekundären Sjögren-Syndrom, verbunden mit der chronischen Polyarthritis. Beim Sjögren-Syndrom findet sich ein gehäuftes Vorkommen von HLA-B8 und HLA-DW3, beim sekundären Sjögren-Syndrom HLA-DW4.

D Diagnostische Hinweise

Antikörpernachweise (ANA, SSA-, SSB-, SSC-Antikörper), Schirmer-Test, Szintigraphie, Speichelflußmessung, Biopsie der Lippenspeicheldrüse, Sialographie.

T Therapeutische Hinweise

Symptomatische Therapie, bei schweren Verläufen Kortikosteroide und Immunsuppressiva.

2.2.6 Degenerative Veränderungen

2.2.6.1 Alterung

Der Alterungsprozeß (s. a. Kap. O) ist durch Änderungen im Verteilungsmuster der Proteoglykane

---

[1] Friedrich Wegener (geb. 1907), Pathologe in Berlin, Breslau und Lübeck.

und der Faserproteine gekennzeichnet. Es kommt zu einer Zunahme von Wasserstoff- und Esterbindungen zwischen den Tropokollagenmolekülen. Die Dicke der Fibrillen nimmt zu, dagegen nehmen die Kittsubstanz und der Wassergehalt ab, die Festigkeit steigt. An den kollagenen Fasern kann eine erhöhte Wärmeschrumpfung nachgewiesen werden. Die Reißfestigkeit der kollagenen Fasern nimmt durch intensivere Vernetzung der Fasern zu. Die elastischen Fasern der Haut verringern sich bei älteren Menschen. Im Knorpel und in der Grundsubstanz der Zwischenwirbelscheiben nimmt der Gehalt an Keratansulfat und Chondroitinsulfat zu. Durch den im Alter erfolgenden Wasserentzug und die Änderung der Ionen-bindenden Glykosaminoglykane nehmen sowohl Viskosität als auch Diffusionsmöglichkeiten ab.

Das biologische Alter ist nicht mit dem kalendarischen Alter identisch. Das biologische Alter verläuft zeitabhängig, aber für die verschiedenen Zellen, Interzellularsubstanzen, Gewebe und Organe nicht synchron. Alterstheorien (Reparatur-, Fehler-, Organ-, Radikaltheorien sowie die Theorie des globalen Versagens) wurden entwickelt, haben jedoch zu keiner weiteren Erklärung der Biologie des Alterns beigetragen. Exogene und endogene Faktoren haben einen Einfluß auf die genetische Vorprogrammierung des biologischen Alterns. In fast allen Geweben und Organen sind im Alter Synthese-, Abbau- und Umsatzraten herabgesetzt. Mit zunehmendem Lebensalter wird die Kluft zwischen Regenerationsvermögen und degenerativen Prozessen immer größer, so daß die Adaptation eingeschränkt ist.

Es kommt zur Einschränkung der Frequenzregulationsfähigkeit und der maximalen Sauerstoffaufnahme, zu vermindertem Herzminuten- und Schlagvolumen sowie zum Anstieg der Belastungsblutdruckwerte und des totalen peripheren Widerstandes. Die Regulation der Atmung und des Säurebasengleichgewichtes ist durch die Verminderung der Elastizität des Lungengewebes und durch die Atemgaskonzentration verändert (Altersemphysem). Die Blutzuckerregulation ist durch die Unempfindlichkeit der Inselzellen gegenüber Zucker empfindlich gestört. Die Folge ist der Altersdiabetes oder die Unfähigkeit, Zucker aus dem Blut in die Zellen zu transportieren.

Bei der Pharmakotherapie müssen beim älteren Patienten einige Besonderheiten beachtet werden. Beim älteren Menschen sind die Oberfläche, die Durchblutung sowie die Motilität des Magen-Darm-Traktes reduziert. Wichtige Konsequenzen auf das Verteilungsvolumen der Pharmaka ergeben sich aus der Abnahme des Körpergewichtes bzw. des Körperwassers und einer relativen Umverteilung der Proportionen zugunsten des Fettgewebes. Daher erhöht sich das Verteilungsvolumen für lipophile Medikamente. Die Bioverfügbarkeit wird verringert. Für hydrophile Pharmaka ergibt sich ein umgekehrter Effekt. Eine im Alter häufig anzutref-

fende Albuminerniedrigung verringert die Gesamtbindungskapazität sowie den Anteil des eiweißgebundenen Medikamentes, die Bioverfügbarkeit wird erhöht.

2.2.6.2 Arthrose

Definition: Chronischer degenerativer Prozeß, der primär den hyalinen Knorpel, dann die Synovialis und sekundär den Knochen und das periartikuläre Gewebe betrifft.

Ursachen: Die Arthrosis deformans (Abb. M1-5) ist primär eine destruierende Erkrankung des Gelenkknorpels, die mit einer Abnahme des Gesamtgly-

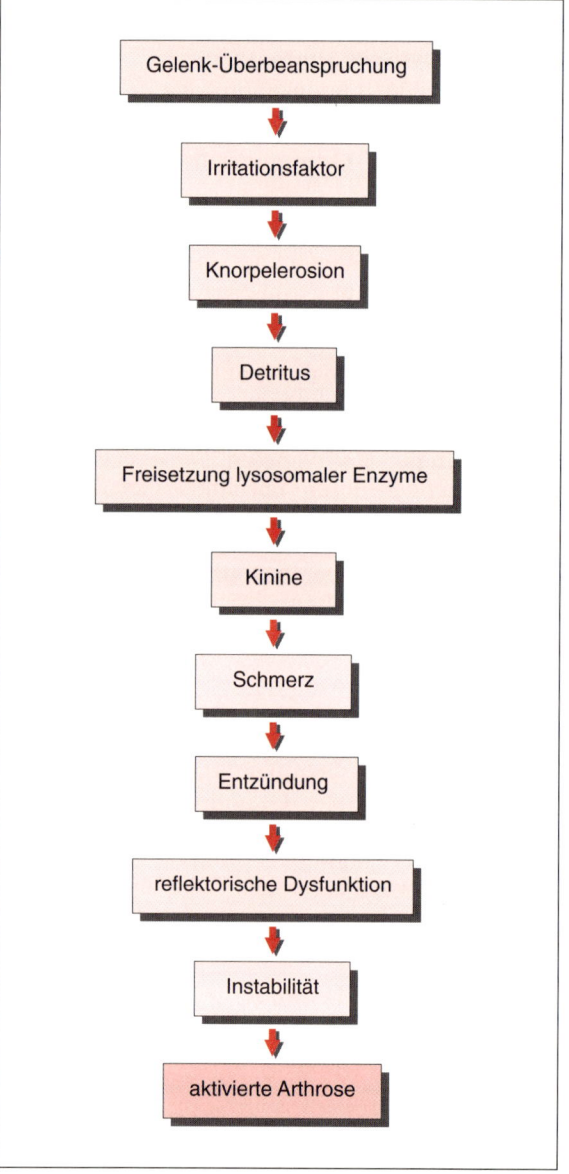

Abb. M1-5: Pathogenese der Arthrose (modif. nach Otte 1974).

kosaminoglykangehaltes verbunden ist. Bereits mit dem 35. Lebensjahr weisen etwa 50% aller Menschen degenerative Gelenkveränderungen auf, die meist stumm verlaufen. Neben der Knorpeldegeneration kommen bei der aktiven Form der Arthrose Gelenküberbeanspruchungen (Übergewicht, Fehlhaltungen, mechanische Überbelastung) und andere Zusatzfaktoren (Diabetes mellitus, Hämophilie, Alkaptonurie, Gicht, Xanthomatosen) hinzu. Es entwickeln sich Knorpel-Erosionen, die durch die Gelenkbewegung verstärkt werden. Der dadurch entstehende Knorpeldetritus dringt in die Gelenkflüssigkeit ein. Von dem Detritus ist anzunehmen, daß er Partikel unterschiedlicher Größe, teils native, teils enzymatisch denaturierte Bestandteile der Matrix, Zelltrümmer und kalkhaltige Kristalle enthält. In Gelenkruhe kommt es zur Sedimentation des Detritus, der wie ein Fremdkörper wirkt und bei erneuter Bewegung den Schmerz des Arthrotikers auslöst. Bei längerer Bewegung wird der Detritus aufgewirbelt und verursacht keine Schmerzen.

Leukozyten wandern aus dem Synovialisstroma ein und phagozytieren die entsprechenden Detrituspartikel. Autolytisch wirksame lysosomale Enzyme und Kinine werden freigesetzt und lösen starke Schmerzen aus. Die Synovialiszellen haben die Eigenschaft, durch Endozytose unter anderem von polyanionischen Molekülen wie Proteoglykanen zur Produktion und Sekretion einer Kollagenase und einer neutralen Proteinase stimuliert zu werden. Letztere mobilisiert durch Plasminaktivierung eine Reihe von Entzündungsmediatoren. Daraus kann sich eine entzündliche Synovitis entwickeln, die einen Erguß entstehen läßt. Das Ergebnis ist ein entzündliches arthrotisches Reizgelenk mit schmerzhaften Bewegungseinschränkungen. Die Ursachen arthrotischer Gelenkveränderungen sind Störungen des Stoffwechselgleichgewichtes in der Grundsubstanz des Gelenkknorpels. Änderungen in Konzentration, Verteilung und Qualität des Mukopolysaccharid-Protein-Komplexes beeinflussen das Wasserbindungsvermögen und damit die Quellbarkeit und Elastizität des Knorpels. Die Knorpeloberfläche zeigt sich makroskopisch matt, rauh und rissig. Die Fasern sind ungeordnet gelagert, verquollen und schollig zerfallen. Durch die Schmerzreizung kommt es zusätzlich zu Alterationen der Mikrozirkulation.

D **Diagnostische Hinweise**
Radiologische Diagnostik, Synovialanalyse.

V **Therapeutische Hinweise**
Physikalische Therapie, Antirheumatika, Chondroprotektiva, physikalische Maßnahmen, operatives Vorgehen.

Eine Sonderstellung nimmt die Arthrose der Fingergelenke **(Heberden[1]-Bouchard-Arthrose)** ein. Bei dieser Form der Arthrose spielen genetische

und hormonale Faktoren eine entscheidende Rolle. Eine weitere Sonderstellung nimmt die Arthrose des Hüftgelenkes **(Koxarthrose)** ein, da sie sehr zur Progredienz neigt. An der Wirbelsäule werden degenerative Veränderungen der Gelenke als **Spondylarthrose,** jene der Wirbelkörper als **Spondylosen** und jene der Zwischenwirbelscheiben als **Osteochondrosen** bezeichnet.

2.2.6.3 Muskelrheumatismus

Definition: Unter dem Begriff *extraartikulärer Rheumatismus* versteht man schmerzhafte Zustände des gelenknahen oder dem Gelenkapparat funktionell zugehörigen Weichteilgewebes (s. a. Kap. M3).
Ursachen: Sie können entzündlich oder degenerativ bedingt sein. Die Myositis zeichnet sich durch einen primär am Muskel entzündlichen Krankheitsprozeß aus. Bei den Begleit-Myositiden kann es sich um neoplastische Erkrankungen oder um Infektionskrankheiten handeln. Die **Polymyalgia arteriitica (rheumatica)** zeichnet sich durch schwere Myalgien, die mit deutlichen humoralen Entzündungen einhergehen, aus. Die **Tendomyose (Myogelose)** beruht auf degenerativen Veränderungen. Sie ist durch starke Schmerzen begleitet und durch Steifheitsgefühl charakterisiert.

2.3 Ablagerungen von Fremdstoffen im Bindegewebe

2.3.1 Arteriosklerose

Definition: Folge entzündlich degenerativer Veränderungen der Gefäßwand aufgrund vielfältiger Ursachen, wie z.B. altersbedingte Abnutzung, Blutdrucksteigerungen, Entzündung der Gefäße, allgemeine Stoffwechselstörungen, Genußgifte, fehlgeleitete nervös-vegetative Impulse.
Ursachen: Risikofaktoren (atherogener bzw. sklerogener Faktor) bewirken eine Änderung des Stoffwechsels der Gefäßwandzellen. Es kommt somit zu einer unspezifischen Mesenchymreaktion der Arterienwandzellen, wobei die Proteoglykan-Synthese in der Arterienwand gesteigert ist. Die Endothelzellen proliferieren schnell. Ihre Zellgrenzen zeigen Zotten und Lücken. Die Zellen weisen vermehrt Vakuolen auf. Die Mediazellen proliferieren ebenfalls schneller, die Kern-Plasma-Relation wird kleiner. Produktion und Ablagerung von extrazellulären Substanzen (Proteoglykane, Kollagene und Glykoproteine) sind erhöht. Dadurch kommt es zu Funktionsänderungen der Arterienwandzellen. Die Strukturveränderung der Endothelzellen verändert die Wandpermeabilität, so daß der Austausch zwischen Blut und Gewebe fehlerhaft wird.

---

[1] William Heberden (1710–1801), Arzt in London. Charles J. Bouchard (1837–1915), Pathologe in Paris.

Die Diffusion von hochmolekularen Substanzen wie Lipoproteinen und Fibrinogen wird behindert. Es entwickelt sich ein subendotheliales Ödem, in das Lipoproteine, Fibrinogene und Kalzium einsikkern. Durch die gestörte Permeabilität strömen weitere Plasmafraktionen, z.B. LDL und Hormone, in die Wand ein und werden zu sekundären sklerogenen Faktoren. Die Änderung der Grundsubstanz des Arterienwandgewebes setzt die Kalziumbindung, die Aktivierung der Lipoproteinlipase und die Gerinnungsregulation herab. Das geschädigte Endothel läßt fehlerhaften Kontakt zwischen der Arterienwand und dem strömenden Blut zu, was Adhäsion, Aggregation und Thrombozytolyse und damit intravasale Thrombosen zur Folge hat. Somit sind Verkalkungen, Lipidablagerungen, Fibrinausfällungen und Thromben für die vielgestaltigen Bilder der Arteriosklerose verantwortlich (Abb. M1-6).

D **Diagnostische Hinweise**

Risikofaktoren, Lipidelektrophorese, Doppler-Sonographie, B-Scan der Halsgefäße, Arteriographie.

V **Therapeutische Hinweise**

Bekämpfung der Risikofaktoren. Keine Kausaltherapie bekannt.

2.3.2 Amyloidosen

Definition: Amyloid ist definiert durch seine Affinität zu Kongorot, die grüne Doppelbrechung im polarisierten Licht, seine Fibrillenstruktur und seine β-Faltblatt-Konformation.

Ursachen: Das Amyloid ist ein Glykoprotein, das von mesenchymalen Zellen gebildet und interzellulär in den Bindegeweben abgelagert wird. Die immunhistochemische Typisierung der Amyloidosen erlaubt eine Einteilung in AA-Typen und AL-Typen. Das Amyloid A (AA-Protein) wird aus Serum-Eiweiß-Bestandteilen und das Amyloid Lλ und Lϰ (AL-Protein) aus Teilen der leichten Ketten der Immunglobuline gebildet. AA-Proteine weisen im Gegensatz zu AL-Proteinen keine Homologie zu Immunglobulinmolekülen auf. Dieses Protein findet sich vorzugsweise im Amyloid von Patienten mit sekundärer Amyloidose, beispielsweise bei Tuberkulose, Osteomyelitis, chronischer Polyarthritis, Kollagenosen, Vaskulitis und anderen mit periodischem Fieber einhergehenden Syndromen. AL-Proteine finden sich bei Patienten mit primärer oder mit Myelom-assoziierter Amyloidose, wie z.B. beim Plasmozytom, Morbus Waldenström, multiplem Myelom. Außer den AA- und AL-Proteinen existieren weitere Amyloid-Proteine: AF-, AE- und AS-Proteine.

Folgen: Je nach Lage des Amyloids unterscheidet man die periretikuläre und die perikollagene Form, d.h., bei der periretikulären Amyloidose erfolgt die Ablagerung entlang der retikulären Fasern oder der Retikulin enthaltenden Basalmembranen, und bei der perikollagenen Form entlang der kollagenen Fasern sowie dem Sarkolemm und Neurolemm. Beide Formen der Amyloidose können generali-

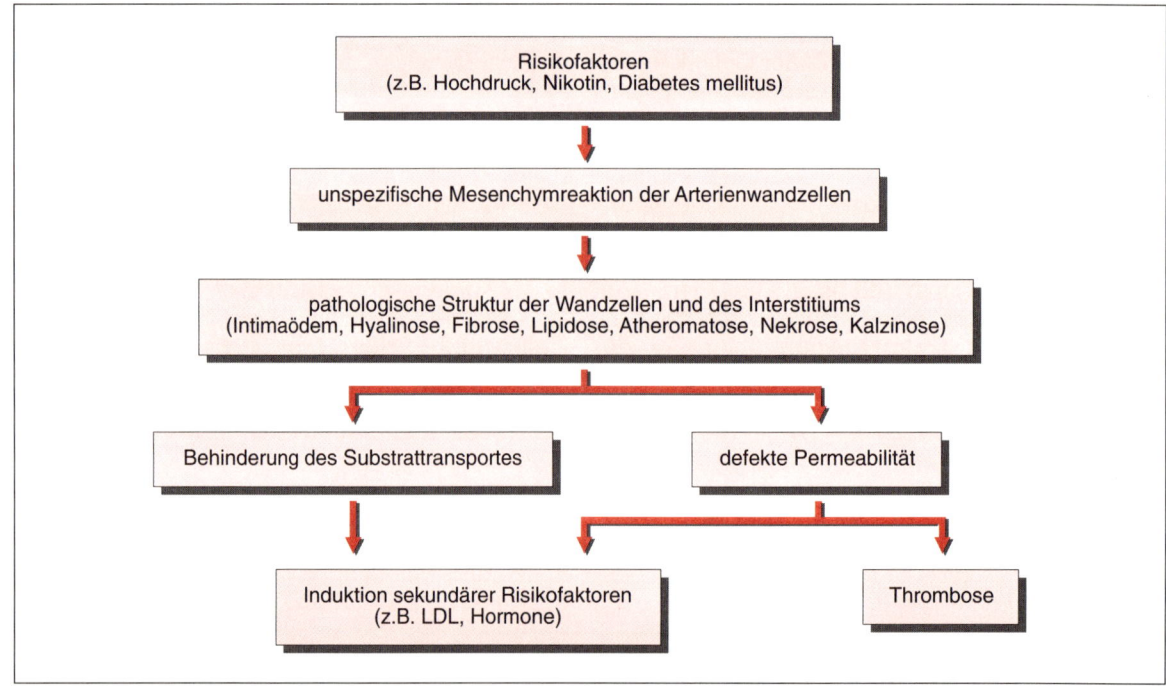

Abb. M1-6: Schematische Darstellung der Sklerogenese-Theorie (nach Hauss und Grünwald 1985).

siert als erworbene, erbbedingte oder idiopathische Krankheiten auftreten. Bei den generalisierten periretikulären Amyloidosen bestehen hauptsächlich Nierenveränderungen. Hier führt das Amyloid zu einer Proteinurie, die später eine Niereninsuffizienz nach sich zieht. Bei den generalisierten perikollagenen Amyloidosen steht durch Amyloidablagerungen im Herz die Herzinsuffizienz im Vordergrund. Beide Amyloidosen befallen regelmäßig den Darm und können somit durch eine Rektumbiopsie nachgewiesen werden. Lokalisierte Ablagerungen sind bei alten Menschen vor allem im Herzen, in der Aorta, im Gehirn und im Pankreas nachweisbar. Beim Morbus Alzheimer sind Amyloid-(Beta-A-4-Protein-)ablagerungen in allen Bereichen der grauen Substanz, Bandganglien und im Kleinhirn nachweisbar.

D **Diagnostische Hinweise**
Biopsie.

V **Therapeutische Hinweise**
Bei AA-Amyloidose Therapie der Grundkrankheit, evtl. Cyclophosphamid und Prednison bei der chronischen Polyarthritis oder Dimethylsulfoxidgaben. Beim familiären Mittelmeerfieber Gaben von Colchicin. Die Therapie der AL-Amyloidosen ist kaum gesichert.

2.4 Reparation und Proliferation

Die Glykosaminoglykane scheinen für die Wundheilung von großer Bedeutung zu sein, da sie den Fibroblasten und den Fibrillen den Weg bereiten. Auch hormonelle Einflüsse sind daran beteiligt. Glukokortikoide hemmen das Wachstum der Fibroblasten, die Entwicklung der Fibrillen und die Wirkung der Hyaluronidase. Testosteron stimuliert die Synthese von Kollagen und Östrogen vermehrt die Hyaluronsäure und somit die Wasserbindung. Den Abschluß der reparativen Phase der Wundheilung stellt das Narbengewebe dar. Dieses besteht hauptsächlich aus kollagenen Fasern, die polymerisieren und vernetzen. Durch zusätzlichen Wasserentzug kommt es zu einer weiteren Verfestigung.

3 Meßparameter

Als Anhaltspunkte können morphologische Untersuchungen durch Gewebsbiopsien dienen. An chemischen Untersuchungen können die Bestimmung von Hydroxyprolin im Urin und Messungen der Ausscheidung von Mukopolysacchariden im Harn herangezogen werden. Enzymatische Bestimmungen sind notwendig. Des weiteren stehen physikalische Untersuchungen des Bindegewebes unter anderem auf Härte, Festigkeit, Verformung, Elastizität und Viskosität zur Verfügung. Des weiteren sind immunologische Methoden heranzuziehen.

Literatur

Bock, H. E., W. Kaufmann, E. W. Löhr: Pathophysiologie, Thieme, Stuttgart 1980.
Faßbender, H. G.: Pathologie rheumatischer Krankheiten, Springer, Heidelberg 1975.
Fehr, K., W. Miehle, M. Schattenkirchner, K. Tillmann: Rheumatologie, Thieme, Stuttgart 1989.
Greiling, H., A. Gressner, K. Kleesiek: Pathobiochemie und Pathophysiologie des Bindegewebes. In: Mathies, H.: Rheumatologie – Handbuch der Inneren Medizin, Band 6/2a, Springer, Heidelberg 1983.

Hierholzer, K., R. F. Schmidt: Pathophysiologie des Menschen, Ed. Medizin, VCH, Weinheim 1991.
Lang, E.: Praktische Geriatrie, Enke, Stuttgart 1988.
Mathies, H.: Rheumatologie, Handbuch der Inneren Medizin, Springer, Heidelberg 1983.
Siegenthaler, W.: Klinische Pathophysiologie, Thieme, Stuttgart 1987.

M2 Knochen

H. MATTERN

1 Physiologische Grundlagen

1.1 Struktur, Aufbau und Abbau des Knochens

Der Knochen ist ein außerordentlich stabiles Gewebe, das einem empfindlichen Stoffwechsel unterworfen ist. Im gesunden Knochengewebe des Erwachsenen halten sich ständig Abbau und Aufbau die Waage (Abb. M2-1). Eine Störung des Gleichgewichtes führt zu Erkrankungen des Knochengewebes. Die Störung tritt zuerst an solchen Stellen in Erscheinung, an denen der größte Umsatz zu verzeichnen ist (Wirbelsäule > Becken > Rippen > Extremitäten > Schädel).

Der Knochen besteht zu 50% aus Mineralien, zu 25% aus Wasser und zu 25% aus organischem Material. Dieses setzt sich zu 90% aus Kollagen vom Typ I und zu 10% aus nicht kollagenen Proteinen zusammen, von denen bisher 14, wie z.B. der *bone chemotactic factor*, das Fibronektin, das Laminin, das Osteonektin und das Osteokalzin, isoliert werden konnten.

Kollagen Typ II findet sich im hyalinen Knorpel, während es sich beim Kollagen Typ III um ein fötales Kollagen handelt, das nicht im Erwachsenen-Knochen vorkommt.

Die Knochenmatrix besteht vorwiegend aus Kollagen, das von der Grundsubstanz umgeben ist. Dem Stoffwechsel unterworfen sind sowohl die Grundsubstanz, die vor allem aus sauren Mukopolysacchariden und Proteinen besteht, als auch die kristallinen Verbindungen aus Kalzium und Phosphat (Hydroxylapatit). Der Aufbau des Knochens

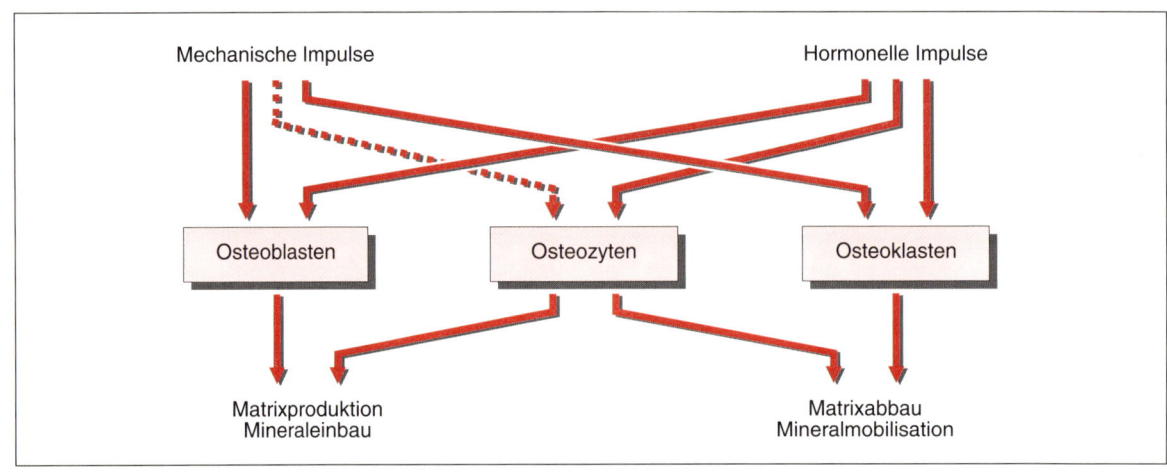

Abb. M2-1: Reaktionsmuster des Knochengewebes (nach Olah 1976).

erfolgt durch **Osteoblasten,** die aus Mukopolysac-chariden und Kollagenfasern die Knochengrund-substanz, das sog. Osteoid bilden. Die Osteoblasten sind ein- oder mehrkernige Zellen, die von der inneren Wand der Knorpelschicht aus wuchern und nach Bildung der Grundsubstanz sich zu Osteo-zyten umwandeln. Osteoblasten haben eine hohe Aktivität an alkalischer Phosphatase. Sie sind an der Mineralisation des Knochens beteiligt.

Der Abbau geschieht durch **Osteoklasten.** Diese sind große, vielkernige Zellen, die den Knochen enzymatisch abbauen. Aufbau und Abbau des Kno-chens können entweder durch Störung des Stoff-wechsels der Matrix oder durch Störungen des Einbaus von Kalzium verändert werden. Der Kal-zium- und Phosphatgehalt stehen in enger Be-ziehung mit dem Kalzium- und Phosphatgehalt im Blutplasma.

1.2 Kalzium-Phosphat-Stoffwechsel

Die beiden Mineralien Kalzium und Phosphat bil-den im Stoffwechsel eine Einheit. Die wichtigen Faktoren in diesem Teil des gesamten Mineralstoff-wechselgeschehens sind der Darmkanal als Ab-sorptionsorgan, das Blut als Transportorgan, das Skelett als Speicherstätte, die Epithelkörperchen und das Vitamin D als wichtigste humorale Regula-toren und die Niere als hauptsächliches Exkre-tionsorgan. Über 99% des Körperkalziums sind im Knochen eingelagert. Eine Mobilisierung von Kal-zium aus dem Knochen kann über lange Zeit eine verminderte Aufnahme durch den Darm bzw. eine gesteigerte renale Ausscheidung ausgleichen. Im Plasma liegt Kalzium nur zur Hälfte frei vor, der Rest ist an Proteine (40%), Citrat, Phosphat und Bicarbonat gebunden. Phosphat ist ebenfalls ein Hauptbestandteil des Knochens. Ungefähr 80% des gesamten Körperphosphates findet sich in Knochen und in den Zähnen. Während die Kal-ziumkonzentration im Serum von Kindern, Er-wachsenen und alten Menschen gleich ist, ändert sich die Phosphatkonzentration im Blut mit dem Alter.

1.2.1 Kalziumstoffwechsel

Die Absorption des Kalziums ist von dem Kalzium-gehalt in der Nahrung, vom Grad der Ionisation des Kalziums und von der Wasserstoffionenkonzentra-tion im oberen Dünndarm abhängig. Sie verhält sich zu dem pH des Dünndarminhaltes ungefähr re-ziprok. Sie ist um so besser, je saurer das Milieu ist. Sie erfolgt fast ausschließlich im Duodenum, ehe Galle und Pankreassaft den Chymus alkalisch ge-macht haben. Das Kalzium wird unter enzymati-scher Energie in die Mitochondrien der Mukosazel-len des Duodenums eingeschleust und hier fixiert. Danach wird es durch Vitamin D und Parathormon aus den Mitochondrien heraus ins Zytoplasma überführt und gelangt von dort in die Zirkulation.

1.2.2 Phosphatstoffwechsel

Phosphat kann im Ileum nur in anorganischer Form absorbiert werden. Nur ein kleiner Teil des organisch gebundenen Phosphats wird durch die Salzsäure des Magens hydrolysiert und kommt be-reits als anorganisches Phosphat in den Darm. Dort bildet es wenig lösliche Kalzium- und Magnesium-Phosphate. Auch hier steigert das Vitamin D den Durchtritt von Phosphat durch die Mitochondrien der Darmmukosa und den Phosphateinbau in die Phosphatide der Darmschleimhaut.

1.2.3 Gestörter Kalzium-Phosphat-Stoffwechsel

Folgende Faktoren können auf die Kalzium- und Phosphatabsorption einen Einfluß ausüben:
▷ Kontaktfläche und Kontaktzeit während der Magen-Darm-Passage
▷ Morphologie des Dünndarms
▷ Reduzierte oder fehlende Salzsäure
▷ Vitamin D- und Parathormon-Mangel
▷ Kalziumarme Ernährung und Milchintoleranz
▷ Malabsorption
▷ Pathogene bakterielle Besiedlung des proxima-len Darmabschnittes

Bei der Beeinträchtigung der intestinalen Kalzium-absorption wird zunächst die mobile Kalziumreser-ve des Skeletts zum Ausgleich herangezogen. Spä-ter wird auch das fest in das Skelett eingeführte Kalzium zur Korrektur der Serumkonzentration benutzt. Diese Mobilisation des Kalziums erfolgt durch das Parathormon. Die dauernde Mehrbela-stung der Nebenschilddrüse äußert sich in einer Hyperplasie der kleinen Hauptzellen **(regulativer Hyperparathyreoidismus).** Aufgrund dieses Regula-tionsmechanismus bleibt lange Zeit die Serum-Kal-ziumkonzentration im Normbereich. Bei der Er-schöpfung dieses Regulationsmechanismus sinkt sie ab. Die Auswirkung des langfristigen Kalzium-mangels äußert sich in einer Osteoporose und in einer Osteomalazie.

1.2.4 Regulation des Kalzium-Phosphat-Haushaltes

Für die Regulation des Kalzium-Phosphatstoff-wechsels kommt dem Vitamin D, Parathormon und Calcitonin eine besondere Bedeutung zu.

Das Parathormon hat einen stimulierenden Ef-fekt auf die Knochenformation. Das Calcitonin kann den Resorptionsprozeß des Knochens verzö-gern. Das Vitamin D_3 ist für die Mineralisation ver-antwortlich. Neben diesen sog. kalziumregulieren-den Hormonen gibt es weitere Hormone, die einen Einfluß auf die Knochenumbauvorgänge haben.

1.2.4.1 Vitamin D_3 (Cholecalciferol)

Vitamin D wird unter UV-Bestrahlung im Organis-mus selbst gebildet und in Leber und Niere zu

1,25-Dihydroxycholecalciferol hydroxyliert. Es bewirkt eine gesteigerte Absorption von Kalzium und Phosphat im Darm sowie eine gesteigerte Kalziumrückresorption durch die Niere. Am Knochen führt es zu einer gesteigerten Mineralisation der Knochengrundsubstanz. Bei hoher Vitamin-D-Konzentration ist mit einer Förderung des Knochenabbaus zu rechnen. Bei Störungen im Vitamin D-Haushalt durch Mangelernährung, Malabsorption, Leber- und Niereninsuffizienz kommt es zur negativen Kalziumbilanz mit Hypokalzämie (Rachitis und Osteomalazie).

1.2.4.2 Parathormon

Das Parathormon (Parathyrin) wird in den Nebenschilddrüsen gebildet. Zielorgane des Parathormones sind das Skelett, der Dünndarm und der Tubulusapparat der Niere. Bei Erniedrigung des ionisierten Kalziums wird das Parathormon in das Plasma sezerniert. Es steigert die Plasma-Kalziumkonzentration. Im Knochen hemmt es die Bildung von Grundsubstanz, aktiviert sekundär die Osteoklastentätigkeit und führt auf diese Weise zu einer Freisetzung von Kalziumphosphat.

1.2.4.3 Calcitonin

Das Calcitonin, ein Hormon aus den C-Zellen der Schilddrüse, spielt unter physiologischen Bedingungen für die Regulation der Kalziumhomöostase nur eine untergeordnete Rolle. Die Hauptwirkungen bestehen in einer Hemmung der osteoklastären Resorption und der renalen tubulären Phosphatrückresorption. Auch die Hormone Glukagon und Gastrin steigern die Calcitonin-Freisetzung. Calcitonin vermindert die Aktivität der Osteoklasten und führt zur Vermehrung der Osteoblastentätigkeit. Seine physiologische Rolle ist noch nicht völlig geklärt.

1.2.4.4 Thyroxin, Somatotropin, Kortikoide

Unter dem Einfluß von **Thyroxin** nimmt der Knochenumbau zu, bei Hypothyreose ist er vermindert.
Somatotropin (STH) stimuliert die Osteoblastenaktivität. **Glukokortikoide** hemmen die Bildung der Knochengrundsubstanz. **Östrogene** und **Androgene** hemmen die Aktivität der Osteoklasten. Während der Wachstumsphase führen beide Hormone zum Schluß der Epiphysen und damit zur Beendigung des Wachstums. Eine **Azidose** begünstigt die Resorption von Kalziumphosphat aus dem Knochen. **Fluor** stimuliert die Aktivität der Osteoblasten und führt dadurch zu einer gesteigerten Bildung von Knochengrundsubstanz. **Prostaglandine,** besonders die der E-Reihe, sind in der Lage, die Knochenresorption zu stimulieren. Das gleiche gilt auch für den Osteoklasten aktivierenden Faktor.

2 Pathophysiologie des Knochenstoffwechsels

Der Knochen ist einem dauernden Umbau unterworfen, er verfügt über ein selbständiges Wachstumsorgan, die Epiphysenfugen. Störungen können deshalb an den Epiphysenfugen wie auch beim Umbau des fertig gebildeten Knochens entstehen. Da an den einzelnen Skeletteilen der Knochenumbau mit verschiedener Geschwindigkeit abläuft, ist es nicht verwunderlich, daß Störungen zuerst an bestimmten Teilen des Skelettes auftreten. Mit absteigender Intensität umfaßt der Umbau die Wirbelsäule, das Becken, die Rippen, die unteren Extremitäten, den Schultergürtel und die oberen Extremitäten und schließlich den Schädel. Daher werden generalisierte Skeletterkrankungen zuerst an der Wirbelsäule erkannt. Störungen des Knochenstoffwechsels können generalisiert oder auch lokal auftreten.

> **Osteopathien** sind generalisierte Skeletterkrankungen unterschiedlicher Genese mit variabel ausgeprägter diffuser Verminderung oder (seltener) Vermehrung der Knochendichte.

2.1 Störungen der Skelettbilanz

Das menschliche Skelett unterliegt in Abhängigkeit vom Lebensalter einem ständigen Umbau. Bis zum 40. Lebensjahr steigt die Knochensubstanz ständig an, bis im Rahmen der physiologischen Involution eine Abnahme der Knochenmasse eintritt, die bei Frauen etwa zehn Jahre früher beginnt und ausgeprägter verläuft als bei Männern. Der Knochenabbau kann in zwei Phasen unterteilt werden. Die langsame Phase zeichnet sich durch erniedrigte Osteoblastentätigkeit aus und kommt bei beiden Geschlechtern altersabhängig gleich häufig vor. Die vorübergehende schnelle Phase wird bei Frauen nach der Menopause beobachtet, wobei die Osteoblastentätigkeit erhöht und die Osteoklastentätigkeit maximal gesteigert ist.
Der Knochen kann in zwei Typen von Knochensubstanz unterteilt werden: Die **Substantia corticalis** kommt vor allem in langen Röhrenknochen vor, die **Substantia spongiosa** vor allem in den Wirbelkörpern, im Becken und an den Enden der Röhrenknochen. Die **Trabekula-Knochen** haben größeren Anteil am Metabolismus als der **Kortikalisknochen,** so daß die Substantia spongiosa zehn Jahre früher als die Substantia corticalis abgebaut wird.

> Bei Eintritt der **Menopause** ist mehr Substantia spongiosa abgebaut als Substantia corticalis. Somit besteht eine erhöhte Frakturneigung der Wirbelkörper, des distalen Radius usw. nach der Menopause.

Bei Knochen mit gleicher Verteilung von Substantia spongiosa und Substantia compacta steigt die Frakturneigung mit zunehmendem Alter langsam an.

2.1.1 Osteoporose

Definition: Die Osteoporose wird als Zustand definiert, bei dem die Knochenmasse bzw. das absolute Knochenvolumen gegenüber der alters- und geschlechtsentsprechenden Norm vermindert ist.
Ursachen: Für alle Osteoporoseformen wird als pathogenetischer Mechanismus eine pathologisch negative Skelettbilanz angenommen, da auf keinem anderen Weg eine Verminderung der Knochenmasse gegenüber der alters- und geschlechtsentsprechenden Norm denkbar ist.

> Die Osteoporose ist durch Mangel an Knochenmatrix und dadurch bedingte Rarefizierung des Knochengewebes gekennzeichnet.

Zusätzlich scheint eine verminderte Mineralisation vorzuliegen. Bei der **primären** Osteoporose werden seit Jahren verschiedene Hypothesen diskutiert:
▷ Osteoblasten-Insuffizienz
▷ Eiweiß-(Matrix-)Mangel
▷ Kalzium-Mangel
▷ Östrogen-Mangel
▷ Erhöhte Parathormon-Konzentration
▷ Heparin-Wirkung
▷ Gefäß- und/oder Durchblutungsfaktoren
▷ Folge eines früheren Osteoporose-Schubes

Die **Ätiologie** der Osteoporose ist noch nicht geklärt und wahrscheinlich multifaktoriell. Die Osteoporose läßt sich in generalisierte und lokale Formen unterteilen. Es gibt die sog. **Primär-Osteoporose** unbekannter Ätiologie sowie die **sekundäre Osteoporose,** die auf verschiedenen Grunderkrankungen beruht.

Die sog. juvenilen, postmenopausischen, präsenilen und senilen Osteoporosen zählen zur generalisierten primären Form. Die generalisierten sekundären Osteoporosen können durch endokrine, gastrointestinale, alimentäre, metabolische, renale, genetische und iatrogene Erkrankungen und durch Immobilisation hervorgerufen werden. Sekundäre lokalisierte Osteoporosen entstehen durch Immobilisation, entzündlichen Rheumatismus, Knochenmarkerkrankungen, osteoklastische Skelettmetastasen und beim Sudeck-Syndrom infolge trophischer Störungen mit Knochenatrophie als Auswirkungen von Zirkulationsstörungen (Tab. M2-1).
Folgen: Am Anfang verläuft das Krankheitsbild praktisch symptomlos. Später beginnen die Symptome mit Schmerzen im unteren Rückenbereich, und die Wirbelkörper können frakturieren – üblicherweise im mittleren Anteil der Brustwirbelsäule oder im Bereich des Überganges von Brust- zur Lendenwirbelsäule. Frakturen des Schenkel-

Tabelle M2-1 Klinische Einteilung der Osteoporose nach Lokalisation und Ätiologie (nach Kuhlencordt und Kruse, 1974)

I Generalisierte Osteoporose

A *Primär*

B *Sekundär*
1 endokrin
2 gastrointestinal
3 alimentär
4 metabolisch
5 renal
6 genetisch
7 iatrogen
8 Immobilisation

II Lokalisierte Osteoporose

A *Primär*

B *Sekundär*
1 Immobilisation
2 Sudeck-Syndrom
3 Entzündlicher Rheumatismus
4 Knochenmarkerkrankungen
5 Osteoklastische Skelettmetastasen

halses sind keine Seltenheit. Die Osteoporose verläuft nicht unbedingt gleichmäßig, sondern häufig in Schüben. Während eines aktiven Schubes *(high-turnover-Osteoporose)* ist der Knochenabbau gegenüber dem meist erhöhten Knochenaufbau gesteigert. Es besteht ein erhöhter Osteoklastenindex und laborchemisch neben einer evtl. erhöhten Serumphosphatase eine vermehrte Hydroxyprolinausscheidung. Bei der inaktiven Osteoporose *(low-turnover-Osteoporose)* findet sich dagegen bei normalem Knochenabbau ein verminderter Knochenaufbau. Laborchemisch ist diese Form unauffällig (Abb. M2-2).

Knochen-Mineralgehalt (BMC)

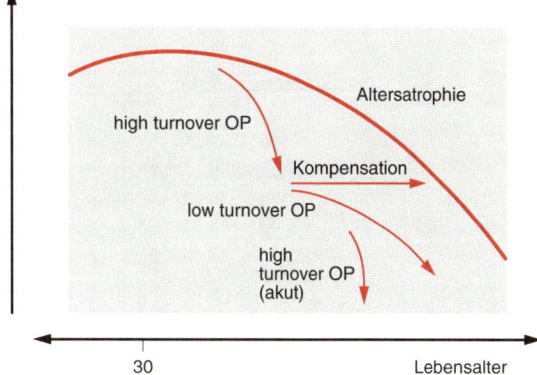

Abb. M2-2: Phasenhafter Verlauf der Osteoporose (OP); BMC = bone mineral content (nach Dambacher 1977).

725

D Diagnostische Hinweise

Der Nachweis der Osteoporose kann in leichten Fällen nur röntgenologisch oder durch die Knochenmineralgehaltsbestimmung mittels densitometrischer Verfahren erbracht werden. Eine exakte Quantifizierung des Knochenumsatzes ermöglicht die Messung der Knochenneubildung und des Knochenverlustes aus bioptischem Material. Weitere ergänzende Untersuchungen sind die Bestimmung der Serumelektrolyte, der alkalischen Phosphatase und des Parathormones, der Vitamin D-Metaboliten, der harnpflichtigen Substanzen; außerdem Elektrophorese, 24-Stunden-Urinanalyse auf Kalzium und Hydroxyprolin.

T Therapeutische Hinweise

Drosselung des Knochenabbaus und Stimulation des Knochenanbaus wird erreicht durch Medikamente, wie z.B. Natriumfluorid + Kalzium und Vitamin D_3. Die Hemmung der Knochenresorption erfolgt durch Gabe von Östrogenen, Calcitonin und Biphosphonaten. Beim ADFR-Schema wird durch Parathormon der Knochenumbau **aktiviert,** dann erfolgt eine Unterdrückung **(Depression)** der Osteoklastentätigkeit, und die aktivierten Osteoblasten bauen den Knochen für einen bestimmten Zeitraum auf **(Formation).** Danach muß dieses Schema wiederholt werden **(Repetition).** Des weiteren sind notwendig: kalziumreiche Kost, körperliche Aktivität (Mobilisation), evtl. Östrogentherapie. Bei sekundären Osteoporosen ist eine gleichzeitige Behandlung der Grunderkrankung notwendig.

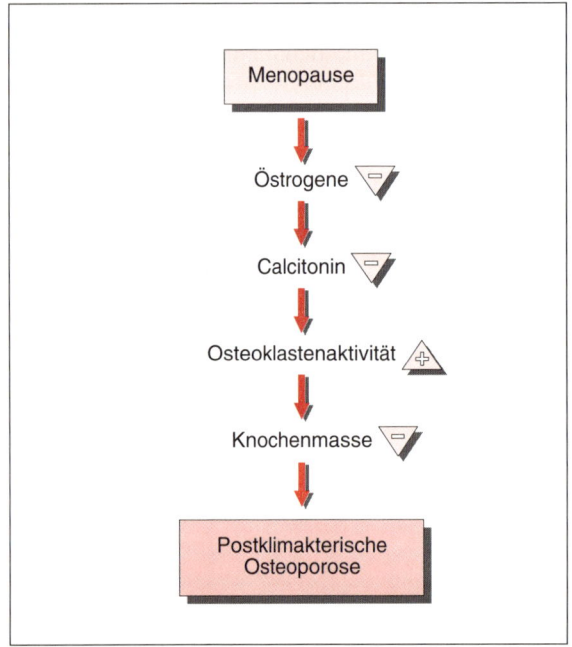

Abb. M2-3: Hypothese zur Pathogenese der Osteoporose nach der Menopause (nach Stevenson 1981).

2.1.1.1 Postklimakterische Osteoporose

Definition: Die postklimakterische Osteoporose, Typ I-Osteoporose *(Postmenopausen-Osteoporose)* wird wegen ihrer letztlich noch ungeklärten Ätiologie weiterhin mit den juvenilen und senilen Formen unter dem Begriff primäre Osteoporose zusammengefaßt. Sie stellt den Hauptteil der primären sowie auch aller Osteoporosen dar. Die Häufigkeit der postklimakterischen Osteoporose bei Frauen jenseits des 50. Lebensjahres wird mit 20–30% angegeben.

Ursachen: Es besteht ein Zusammenhang zwischen Osteoporosemanifestation und Nachlassen der endokrinen Ovarialfunktion der Frau. Studien zeigen, daß durch langzeitige Östrogensubstitution gleich nach Einsetzen der Menopause die Skelettatrophie verzögert werden kann (Abb. M2-3). Jedoch entwickelt nicht jede Frau eine Osteoporose, so daß der Östrogenmangel nicht der einzige Faktor für die Osteoporosemanifestation ist. Eine entscheidende Rolle spielt hierbei die Ausgangsmasse an Skelettsubstanz, die in der vierten Lebensdekade erreicht wird, sowie andere begünstigende Faktoren, wie z.B. vorzeitiger Östrogenmangel, kalziumarme Nahrung, geringe körperliche Aktivität, genetische Disposition, starkes Rauchen, relative Schlankheit, passagere Einwirkung auf das Skelett im Sinne sekundärer Osteoporosen.

Die erhöhte Empfindlichkeit des Skelettes gegen Parathormon – das die Osteoklastentätigkeit u.a. aktiviert – ist womöglich Folge einer Östrogenabhängig verminderten Calcitoninsekretion der parafollikulären Zellen der Schilddrüse. Die Serum-Calcitoninspiegel liegen bei Frauen signifikant niedriger als bei den Männern und fallen mit der Menopause noch deutlicher ab. Jedoch können durch eine gesteigerte Knochenresorption erhöhte Serumkalziumspiegel vorkommen, die zur Folge relativ hohe Calcitoninspiegel haben.

Mit zunehmendem Alter nimmt die intestinale Kalziumresorption ab.

> Nach den WHO-Richtlinien sollten ältere Menschen 1200–1500 mg Kalzium pro Tag zu sich nehmen.

Die durchschnittliche Kalziumaufnahme mit der Nahrung liegt bei dieser Altersgruppe jedoch bei 600–700 mg pro Tag. Der Nachweis des Zusammenhanges zwischen dem Grad der Kalziumeinnahme und dem Grad der Osteoporose steht noch aus. Zu den weiteren Risikofaktoren zählen eine **geringe körperliche Aktivität** und vor allem **Immobilität.** Starkes **Rauchen** führt zu einem Mineralverlust des Skelettes (Vasokonstriktion).

> Die meisten Patienten mit Osteoporose sind schlank und mager. Adipöse Patienten erleiden kaum eine Osteoporose, wahrscheinlich durch die vermehrte Konversion von Androgenen in Östrogene in den Adipozyten.

2.1.1.2 Senile Osteoporose

Ursachen: Die Ursache für die senile Osteoporose, Typ II-Osteoporose, ist eine erniedrigte Osteoblastenfunktion und erniedrigte Synthese von Vitamin D_2, das wiederum zu einer Kalzium-Absorptionserniedrigung und somit Serum-Kalziumkonzentrationsverminderung führt. Dabei wird die Parathormonaktivität erhöht. Bei beiden Geschlechtern ist das Vorkommen der Typ II-Osteoporose gleichmäßig verteilt, wobei bei Frauen eine Summation von Typ I und Typ II vorkommt und diese somit eher zu Frakturen infolge der Osteoporose neigen (Tab. M2-2).

Tabelle M2-2 Unterscheidungskriterien für die sogenannte Typ-I-und Typ-II-Osteoporose (n. Ringe 1989)

Parameter	Osteoporoseform	
	Typ I	Typ II
Alter	50 – 70	70 – 100
Geschlecht (W/M)	8/1	3/1
Art des Knochenverlustes	trabekulär > kortikal	trabekulär = kortikal
Hauptfrakturtyp	Wirbelkörper, dist. Radius	Wirbelkörper, prox. Femur Humerus u. a.
Wichtige ätiologische Faktoren	Östrogenmangel (u. a. Risikofaktoren)	Altern (Involution, Immobilität)

2.1.1.3 Ostitis fibrosa cystica

Ursachen: Die Ostitis fibrosa cystica zeichnet sich vorwiegend durch eine gesteigerte osteoklastische Knochenresorption aus, wobei zusätzlich eine Proliferation von Bindegewebe im Knochen angetroffen wird. Bei dieser Knochenerkrankung ist die mineralisierte Knochensubstanz vermindert. Dieser Erkrankung liegt ein Hyperparathyreoidismus zugrunde. Der Serum-Kalziumspiegel ist erhöht und die Serum-Phosphatkonzentration vermindert.

2.1.1.4 Osteopenien im Kindesalter

Die Osteopenien im Kindesalter sind eine kleine Gruppe von Krankheitsbildern. Zu ihnen gehören die Osteogenesis imperfecta mit vier Subtypen, die juvenile idiopathische (primäre) Osteoporose, die Osteoporose mit Pseudogliom, zahlreiche, bisher nicht klassifizierbare Osteopenien und die **Hypophosphatasiämie.** Bei der Hypophosphatasie bilden die Osteoblasten zu wenig alkalische Phosphatase. Im Urin werden große Mengen von Phosphorylätholamin ausgeschieden.

Osteogenesis imperfecta

Definition: Sie ist eine generalisierte Störung des Binde- und Stützgewebes. Sie hat ihre Ursache in einer Störung der Kollagensynthese und Insuffizienz der Osteoblasten mit minderwertiger Osteoid- und Knochenbildung.
Ursachen: Die Ursachen sind unbekannt. Die Osteoblasten besitzen geschwollene Mitochondrien, der Golgi-Apparat ist vergrößert. Das Osteoid ist verschmälert, die Mineralisation ist reduziert. Die Kollagenfibrillen des Knochengewebes sind vielfach pathologisch verändert (s. Kap. M1, 2.1.4).
Folgen: Die Patienten zeichnen sich durch eine abnorme Knochenbrüchigkeit und Vorkommen von blauen Skleren aus. Zusätzlich können Verbiegungen der langen Röhrenknochen, Wirbelsäulenverkürzungen und Schwerhörigkeit vorkommen.

Idiopathische juvenile Osteoporose

Ursachen: Unbekannt.
Histologisch sind die Chondrozyten herdförmig vermindert, die Wachstumszone ist unregelmäßig aufgebaut. Die Knorpelgrundsubstanz ist inhomogen. Sie besteht aus stark veränderten Kollagenfibrillen. Die Mineralisation ist vor allem im Bereich der primären Spongiosa reduziert. Das breite Osteoid besteht aus dichten Kollagenfibrillenbündeln. Die Mitochondrien sind geschwollen. Sie tritt um das sechste bis 15. Lebensjahr sporadisch auf.
Folgen: Klinisch findet sich eine progrediente Osteopenie mit Knochenschmerzen, Verbiegung der Röhrenknochen und vermehrter Knochenbrüchigkeit mit Auftreten lumbodorsaler Kyphoskoliose.

Nicht-klassifizierbare Osteopenien

Sie stellt eine Sammelgruppe all der Störungen dar, die den bisher definierten primären Osteopenien nicht zugeordnet werden konnten.
Die Störungen können im Kollagenstoffwechsel, im Proteoglykanstoffwechsel, im Mineralstoffwechsel und Proteinstoffwechsel liegen.

2.1.1.5 Maligne primäre Osteoporose

Definition: Extremer Schweregrad der Osteoporose mit ungünstigem Verlauf bei jüngeren Männern mit extremer Zusammensinterung der Wirbelsäule und peripheren Spontanfrakturen.
Ursachen: Unbekannt.
Folgen: Schwerste sekundäre Organstörungen sind die Folge der Thoraxdeformierungen. Auffallend sind die relativ geringen subjektiven Skelettbeschwerden.

2.1.2 Hyperostosen

Definition: Bei Hyperostosen (Osteosklerosen) enthält das Skelett mehr Gewebe als normal durch eine zeitweilig oder dauernd positive Skelettbilanz.

Die Hohlräume verschwinden, das Knochenmark wird allmählich verdrängt. Zu diesen Erkrankungen zählt die Osteopetrose **Albers-Schönberg**[1]. Dabei handelt es sich um ein kongenitales Leiden, das schwere bis leichte Verlaufsformen aufweist. Wahrscheinlich liegt ein primäres Versagen der Osteoklasten vor, die auf Parathormon unempfindlich zu sein scheinen. Auch die renale Osteosklerose führt zur positiven Skelettbilanz.

2.2 Störung im Aufbau der Knochengrundsubstanz

2.2.1 Störung der Mukopolysaccharide (Mukopolysaccharidosen)

Definition: Genetisch bedingte Erkrankungen mit variablen systemischen Manifestationen bei erhöhter Ausscheidung von Mukopolysacchariden im Harn (s.a. Kap. M1).
Ursachen: Die sauren Mukopolysaccharide des Osteoids sind aus Hexosaminen, Uronsäure, Sulfat und Essigsäureresten aufgebaut. Klinisch sind in erster Linie die Chondroitinsulfate von Bedeutung. Bei der **von Pfaundler-Hurler-Krankheit** besteht eine Störung des Mukopolysaccharidstoffwechsels. Charakteristisch ist ein entstelltes Gesicht mit breiten Lippen, Sattelnase, Exophthalmus bei großem Kopf. Die **Morquio-Ullrich-Krankheit** ist eine erbliche polytope metaepiphysäre enchondrale Dysostose mit Minderwuchs.

Diagnostische und therapeutische Hinweise siehe Kapitel M1.

2.2.2 Störung des Kollagenaufbaus

Definition: Erblich bedingte Erkrankungen des Bindegewebes (s.a. Kap. M1) oder Vitaminmangelsyndrome können zur Störung des Kollagenaufbaues führen. Zu den hereditären Erkrankungen zählen: **Osteogenesis imperfecta**, das **Marfan-** und **Ehlers-Danlos-Syndrom.**

Die Osteogenesis imperfecta ist das beste Beispiel für eine kongenitale Osteoporose. Die betroffenen Patienten erleiden bei der geringsten Belastung Frakturen, die erst nach Abschluß des Wachstums seltener werden. Nach heutiger Auffassung liegt die Osteoblastentätigkeit nicht darnieder, sondern es wird ein minderwertiges Osteoid gebildet.

Durch **Vitamin C-Mangel (Skorbut)** kommt es über eine Störung der Kollagensynthese zur Knochenatrophie. Die **Vitamin A-Intoxikation** führt neben anderen Symptomen zu einer Knochenbrüchigkeit.

2.2.3 Mineralisationsstörungen

Eine Störung der Mineralisation hat zur Folge, daß zwar Knochengrundsubstanz (Osteoid) gebildet wird, dieses aber wegen einer Störung im Kalzium-Phosphat-Haushalt nicht mineralisiert wird. Der Knochenumsatz ist verringert, die Serumkalziumkonzentration niedrig, so daß ein sekundärer Hyperparathyreoidismus entsteht.

2.2.3.1 Osteomalazie

Definition: Bei der Osteomalazie ist die Mineralisation der neugebildeten Knochenmatrix gestört.
Ursachen: Die Osteomalazie entsteht durch ein Mißverhältnis von Bedarf und Angebot an Vitamin D. Im Gegensatz zur Osteoporose ist das Eiweißgrundgerüst erhalten, dagegen liegt eine Störung der Mineraleinlagerung in die vorgebildete organische Grundsubstanz vor, so daß das Verhältnis von Knochensalz zu Matrix im Vergleich zu normalen oder osteoporotischen Knochen niedriger ist. Die Störung der Mineraleinlagerung ist eine Folge der gestörten Kalzium-Phosphat-Relation im Serum. Die nichtmineralisierte Knochenmatrix wird als Osteoid bezeichnet und liegt bei der Osteomalazie im Überschuß vor. Die Osteomalazie entspricht im Prinzip der Rachitis der Kinder. Der wichtigste biochemische Befund bei der Osteomalazie ist eine Erhöhung der alkalischen Serumphosphatase bei normaler oder gering verminderter Kalzium- und verringerter Phosphatkonzentration im Serum. Die Ursachen dieser generalisierten metabolischen Osteopathie sind sehr heterogen und lassen sich nach verschiedenen Gesichtspunkten einteilen (Tab. M2-3).
Folgen: In der Folge nimmt das osteoide Gewebe im Verhältnis zum mineralisierten Knochen zu und erzeugt dadurch die Knochenerweichung. Die häufigste Ursache ist ein Mangel an Vitamin D. Deshalb können Alkoholiker und andere Patienten mit hepatozellulärer oder obstruktiver Lebererkrankung sowie Patienten mit Pankreasinsuffizienz oder chronischer Niereninsuffizienz eine Knochenerweichung entwickeln. Dasselbe geschieht auch bei Patienten nach Gastrektomie. Bei fast allen Patienten mit Osteomalazie ist der Serum-Kalziumspiegel erniedrigt oder an der unteren Grenze der Norm. Die Kalzium-Ausscheidung im Urin ist ebenfalls erniedrigt. Als Gegenregulation sezerniert die Nebenschilddrüse Parathormon, das im Knochen gespeichertes Kalzium freisetzt. Der Serum-Phosphat-Spiegel wird gesenkt, da das Parathormon die Phosphatrückresorption in den Nierentubuli blockiert. Bei der Osteomalazie erkennt man in geringem Prozentsatz Pseudofrakturen oder sog. Looser-Umbauzonen. Es handelt

---

[1] Heinrich E. Albers-Schönberg (1865–1921), Radiologe in Hamburg.

Tabelle M2-3 Einteilung der Osteomalazie

Vitamin D-Mangel
▷ nahrungsbedingt bei fehlender UV-Bestrahlung
▷ Malabsorptionssyndrom
▷ Phenylhydantointherapie

Verminderte Vitamin D-Empfindlichkeit
▷ renal-tubuläre Funktionsstörungen
  – Phosphatdiabetes (Vitamin D-resistente Hypo-
    phosphatämie)
  – Phosphatdiabetes mit Hyperaminoazidurie
  – glukosurische Osteopathie (renale Glukosurie,
    relative Hyperphosphaturie, Hyperaminoazid-
    urie, evtl. renale Anazidogenese)
▷ chronische Niereninsuffizienz (glomerulotubulär)

Renale tubuläre Azidose (Lightwood-Albright-
Syndrom)

Hypophosphatämie

Fibrogenesis imperfecta ossium
Passagere Osteomalazie
▷ nach erfolgreicher Nebenschilddrüsenoperation
  eines primären Hyperparathyreoidismus
▷ unter Fluor-Therapie der Osteoporose

---

sich dabei um kleine Zonen von lokalem Salzverlust aus dem Knochen. Bei den meisten Patienten
lassen sich die Zeichen der Osteomalazie röntgenologisch jedoch nicht von denen der Osteoporose
abgrenzen.

D Diagnostische Hinweise
Bestimmung der Serumelektrolyte, der harnpflichtigen Substanzen, der alkalischen Phosphatase, Serumelektrolyte im Urin, Röntgen, Knochenbiopsie.

T Therapeutische Hinweise
Korrektur der Mineralisationsstörung unter Behandlung der zugrundeliegenden Störung.

2.2.3.2 Osteoporomalazie

Häufig finden sich Kombinationsformen zwischen
beiden Skeletterkrankungen. Man kann von einer
Osteoporose mit malazischer Komponente, von
einer Osteoporomalazie sprechen.

2.2.3.3 Osteomalazie bei renalen tubulären Funktionsstörungen

Eine Osteomalazie mit primärem Tubulusdefekt
findet sich beim **Fanconi-Syndrom** und bei der ren-
altubulären Azidose (**Lightwood-Albright**). Diesen
Formen gemeinsam sind Phosphaturie, die ausgeprägte Hypophosphatämie und eine erhöhte
Schwelle gegenüber Vitamin D (sog. Phosphatdiabetes).

Phosphatdiabetes

Definition: Beim Phosphatdiabetes liegt eine
Störung der proximalen Nierentubuli vor, die zu einer verminderten Phosphatrückresorption bzw. zu
einer erhöhten Phosphat-Clearance führt.
Ursachen: Ursachen der Tubulusstörung werden in
Enzym- und Membrandefekten der Tubuluszellen
vermutet. Bei der genetisch bedingten Form findet
sich am häufigsten ein X-chromosomal dominanter
Erbgang.
Folgen: Beim familiären Phosphatdiabetes kommt
es bei Manifestation im Kindesalter zu einem Minderwuchs. Es besteht eine Osteomalazie.

D Diagnostische Hinweise
Phosphaturie, Hypophosphatämie, Blutgasanalyse.

T Therapeutische Hinweise
Keine kausale Therapie bekannt.

2.2.3.4 Renale Osteodystrophien

Definition: Kombinierte Mineralstoffwechselstö-
rungen können im Gefolge chronisch langdauernder Niereninsuffizienzen auftreten, die vorwiegend
glomerulärer Natur sind.
Ursachen: Die Knochenveränderungen sind vorwiegend auf den sekundären Hyperparathyreoidismus, den Mangel an $1,25\text{-}(OH)_2D_3$ und ein erhöhtes Kalziumphosphatprodukt zurückzuführen.
Als direkte Folge des Nierenparenchymverlustes
kommt es zu einer gestörten Hydroxylierung des
$25\,(OH)\,D_3$ und damit zu einer verminderten Konzentration des $1,25\text{-}(OH)_2D_3$ sowie zur Erhöhung
der anorganischen Serumphosphatkonzentration.
Dadurch entsteht eine Hypokalzämie, die wiederum einen sekundären Hyperparathyreoidismus
hervorruft.
Folgen: Als Skelettveränderungen treten extraossä-
re Verkalkungen in den Weichteilen auf. In fortgeschrittenen Stadien kommt es zu Kalkablagerungen in verschiedenen Organen. Myopathische
Beschwerden sind Folge der Kalziumphosphat-
stoffwechselstörungen.

D Diagnostische Hinweise
Röntgenaufnahme, Bestimmung der harnpflichtigen Substanzen, Serumelektrolyte, Elektrolyte im
Urin, Schilddrüsensonogramm, Parathormonbe-
stimmung.

T Therapeutische Hinweise
Regulation des Serumphosphats, Regulation der
Kalziumzufuhr, Vitamin D-Hormon-Therapie, sub-
totale Parathyreoidektomie.

2.2.3.5 Osteosklerose

Eine überschießende Mineralisation führt zur
Osteosklerose. Sie findet sich bei der **Fluorose,** der
Akromegalie sowie bei Tumormetastasen.

2.2.4 Lokale Skelettläsionen

2.2.4.1 Morbus Paget[1]

Definition: Die Osteodystrophia deformans (Paget) ist eine Skelettaffektion, die vom osteopoetischen System des Knochenmarks ihren Ausgang nimmt und durch eine herdförmige exzessive Steigerung der Osteoklasie und Osteoplasie die zugehörigen Knochenbezirke strukturell verändert bzw. dystrophisch deformiert.

Ursachen: Die Ursache der Erkrankung ist unbekannt, doch erscheint es aufgrund der klinischen Pathologie denkbar, daß sie in einem kontagiösen Prozeß gelegen sein könnte. In der Mehrzahl der Fälle beschränkt sich die Veränderung auf einen Knochen oder auf einen Skelettbereich. Sie kann aber auch mehrere oder viele Knochen befallen. Anatomisch findet sich ein gesteigerter Knochenumsatz durch Osteoblasten und vielkernige Osteoklasten. Die Folgen sind eine Osteoidvermehrung, Geflechtknochenbildung, Mosaikstruktur und Fibrosierung der Markräume. Die Knochenstrukturen können aufgelockert oder verdichtet sein.

Folgen: Das Beschwerdebild zeichnet sich durch intermittierende oder dauernde Schmerzen in den betroffenen Skelettzonen aus. Befallen können alle Skelettabschnitte werden, unter anderem Becken, Ober- und Unterschenkel, Schädelkalotte und Wirbelsäule. Zu den Komplikationen gehören Frakturen, neurologische Befunde infolge von Druck auf die Nerven bzw. auf das Rückenmark und ein erhöhtes Herzminutenvolumen infolge arteriovenöser Shunts bei ausgeprägtem Befallmuster. In seltenen Fällen kann es zu einer malignen Entartung kommen.

D **Diagnostische Hinweise**

Erhöhte alkalische Phosphatase. Typische Rö-Aufnahmen, Knochenszintigramm, Knochenbiopsie, Hydroxyprolinausscheidung erhöht.

T **Therapeutische Hinweise**

Calcitonin, Diphosphonate, Mithramycin.

2.2.4.2 Sudeck[2]-Syndrom (Algodystrophie)

Definition: Schmerzhafte, an einem oder mehreren Gliedern lokalisierte Erkrankung, die durch vasomotorische und trophische Störungen charakterisiert ist.

Ursachen: Ein komplexes Geschehen liegt beim Sudeck-Syndrom vor. Es betrifft nicht nur lokalisiert den Knochen, sondern zeigt sich auch an der Haut und ihren Anhangsgebilden. Die Ursache liegt höchstwahrscheinlich in einer Vasoneurose als Folge von lokalisierten Überbelastungen oder auch infolge isolierter Ruhigstellung. Dem Sudeck-Syndrom nahe verwandt ist auch die diabetische

Osteopathie, bei der ebenfalls Zirkulationsstörungen vorhanden sind.

Folgen: Es kommt zu einer schmerzhaften Schwellung des betroffenen Gebietes, verbunden mit fleckiger Osteoporose.

> Bei der Sudeck-Dystrophie stehen charakteristischerweise die starken Schmerzen in keinem Verhältnis zu den klinischen Befunden.

Im Röntgenbild findet man anfangs eine fleckige **Aufhellung der Spongiosa,** in späteren Stadien ist die Aufhellung der Spongiosa diffus ausgebreitet und verschwommen. Die **Kortikalis** weist eine **streifige Entschattung** auf.

D **Diagnostische Hinweise**

Charakteristischer Röntgenbefund.

T **Therapeutische Hinweise**

Die Therapie der Dystrophie ist umstritten und anerkannt schwierig. Eventuell helfen physikalische Behandlungen, zur örtlich-medikamentösen Therapie werden empfohlen: Periartikuläre Infiltrationen mit Xylocain, Novocain-Blockaden des Periosts, Interferenzstrom, Calcitonin.

2.2.5 Knochentumoren

Bei den Knochentumoren ist zwischen lokalisierten primären und generalisierten sekundären metastatischen Knochentumoren zu unterscheiden. Die primären Knochentumoren gehören generell zu den seltenen Tumoren, wenn man einmal die myelogenen Tumoren wie z.B. das Plasmozytom oder die malignen Lymphome außer acht läßt. Häufiger sind die malignen sekundären Knochentumoren, d.h. Metastasen von neoplastischen Prozessen anderer Organsysteme.

Bei den generalisierten metastatischen Knochengeschwülsten stehen als Primärtumoren das Mamma-, Prostata-, Schilddrüsen-, Nieren- und das Bronchialkarzinom an erster Stelle.

Ebenfalls können Dickdarmtumoren und Magentumoren Knochenmetastasen verursachen. Andere Malignome machen jeweils weniger als 1% der im Skelettsystem vorkommenden Metastasen aus. Die Aussaat erfolgt über die Zirkulation, die bekanntlich am Knochen sehr langsam ist.

Die primären Knochentumoren lassen sich je nach Genese unterteilen. Zu den chondrogenen Tumoren gehören **Osteochondrom, Enchondrom, Chondrosarkom.**

Zu den ostogenen Tumoren zählen das **Osteom, Osteoid-Osteom** und das **Osteosarkom.**

Zu den myelogenen Tumoren gehören das **Plasmozytom (Morbus Kahler, multiples Myelom), Ewing-Sarkom, malignes Lymphom** und **Lipo-Sarkom. Fibro-Sarkome** gehören zu den selteneren Knochentumoren. **Riesenzell-Tumoren** sind Tumoren unbekannten Ursprungs.

---

[1] Sir James Paget (1814–1899), Chirurg in London.
[2] Paul H. M. Sudeck (1866–1945), Chirurg in Hamburg.

3 Meßparameter von Kalzium-Stoffwechselstörungen und Knochenerkrankungen

Es gibt vier Säulen der Diagnostik von Knochenerkrankungen:

▷ Klinische Chemie (Serumbestimmung von Kalzium, Phosphat, alkalischer und saurer Phosphatase). Zusätzlich Bestimmung von Kalzium und Phosphat im Urin.

▷ Hormonbestimmung (Parathormon, Calcitonin, Vitamin D-Metaboliten).

▷ Strahlendiagnostik (Röntgenszintigraphie, Densitometrie).

▷ Knochenhistologie (Morphometrie und Ultrastruktur).

Literatur

Avioli, L. V., M. A. Dambacher: Calcitonin: Das therapeutische Potential bei Osteoporose. Schattauer, Stuttgart 1984.

Dambacher, M. A.: Praktische Osteologie, Thieme, Stuttgart 1982.

Kleerekoper, M., Krane, S. M.: Clinical disorders of bone and mineral metabolism., Liebert, New York 1989.

Kruse, H. P: Die primäre Osteoporose und ihre Pathogenese. Springer, Heidelberg 1978.

Kruse, H. P., F. Kuhlencordt: Grundzüge der Osteologie. Springer, Heidelberg 1984.

Siegenthaler, W.: Klinische Pathophysiologie. Thieme, Stuttgart 1987.

Woolf, A. D., Dixon, A. S. T. J.: Osteoporosis, A clinical guide, Dunitz, London 1988.

M3 Muskulatur

H. MATTERN

1 Physiologische Grundlagen

Muskeln als hochspezialisierte Bewegungsorgane kennzeichnen die tierischen Organismen. Die freie Beweglichkeit ist die Voraussetzung ihrer Entwicklung und Verbreitung. Die quergestreifte Skelettmuskulatur ist das größte parenchymatöse Organ des menschlichen Körpers, beträgt sie doch zwischen 25 und 40% des Körpergewichtes. Erkrankungen des Muskels manifestieren sich in Tonusverminderung, schlaffer Parese, Atrophie und u. U. in Kontrakturen. Die Sehnenreflexe sind in der Regel vermindert oder erloschen. Wenn sich die Muskeln kontrahieren, setzen sie Wärme frei und können je nach den mechanischen Bedingungen Spannung entwickeln oder Lasten heben.

1.1 Aufbau der Muskulatur

In den vielzelligen Organismen haben die Muskeln die wichtigsten Bewegungsfunktionen übernommen. Die Muskeln werden je nach Zellform unterteilt in: **glatte Muskelfasern** mit spindelförmigen Zellen und **quergestreifte Muskelfasern** mit zylindrischen Fasern und Querstreifung.

▷ **Glatte** Muskelfasern finden sich im Bereich des Gastrointestinal-, Urogenital- und Bronchialsystems sowie in den Blutgefäßen. Alle glatten Muskeln haben eine geringe Kontraktions- und Erschlaffungsgeschwindigkeit. Im Vordergrund ihrer Funktion steht die langsame Entwicklung und Aufrechterhaltung von Spannung.

▷ Zu anatomischen und funktionellen Einheiten sind die **quergestreiften** Muskelfasern in Skelett- und Herzmuskulatur zusammengefaßt. Teils führen sie schnelle Bewegungen von großer Amplitude aus, wie die Muskeln der Extremitäten; teils erfüllen sie vorwiegend Haltefunktionen, wie die Rückenmuskulatur. Die quergestreifte Muskulatur des Herzens kontrahiert sich meist langsamer als die Skelettmuskulatur und entwickelt kleinere Kräfte. Sie ist auf eine Dauerleistung spezialisiert, während die Skelettmuskulatur kurzfristig sehr hohe Arbeitsvorgänge verrichten kann.

▷ Aufgrund histochemischer Methoden werden die Muskelfasern eingeteilt in „rote" Muskelfasern, Typ I, die vorwiegend aerob arbeiten, und „weiße" Muskelfasern, Typ II, die vorwiegend anaerob arbeiten.

Die quergestreifte Muskulatur setzt sich aus verschiedenen Fasertypen zusammen (n. Hasselbach):
▷ Fasern mit hoher Kontraktions- und Erschlaffungsgeschwindigkeit: **Schnelle Zuckungsfasern.**
▷ Fasern mit langsameren Kontraktions- und Erschlaffungsabläufen: **Langsame Zuckungsfasern.** Beide Fasertypen sind in den Bewegungs- und Haltemuskeln vorhanden, wobei die Bewegungsmuskeln überwiegend die schnellen, und die Haltemuskeln die langsamen Zuckungsfasern enthalten.
▷ Fasern, deren Kontraktions- und Erschlaffungsgeschwindigkeit und deren Spannungsentwicklung kleiner sind als bei den langsamen Zuckungsfasern: **Herzmuskelfasern.**
Sie enthalten viel Myoglobin und Zytochrom.
▷ Ein besonders langsam sich kontrahierender und erschlaffender Fasertyp sind die **Tonusfasern,** die nur in den Muskelspindeln und in den äußeren Augenmuskeln vorkommen.
Der Aufbau eines Muskels setzt sich aus Fasern zusammen, die wiederum aus Fibrillen bestehen. Die Fibrillen bauen sich aus Filamenten auf. Die Muskelfasern sind von Bindegewebsfasern umgeben.
Die Zellen der glatten Muskulatur haben einen Durchmesser von 2–8 μm und eine Länge von 20–200 μm. Die Größe der Zellen wechselt mit dem Funktionszustand der Organe. Die Fasern der Skelettmuskulatur haben einen Durchmesser von etwa 20–100 μm. Die Länge der Fasern variiert zwischen wenigen Millimetern und mehreren Zentimetern. Die quergestreiften Fasern der Herzmuskulatur sind dünner. Sie sind zu einem Synzytium verschmolzen. Im Abstand von wenigen Mikrometern verlaufen quer zur Faserrichtung Membranen, die **Glanzstreifen.**
Die quergestreifte Muskulatur erhält ihre Querstreifung durch die Struktur der Myofibrillen, die aus verschiedenen Banden (A-Banden und I-Banden) bestehen. Im I-Band ist zusätzlich ein Z-Streifen erkennbar. Myofibrillenabschnitte zwischen zwei Z-Streifen heißen Sarkomer.

> Die kleinste kontraktile Einheit ist das **Myomer** oder **Sarkomer,** das Myosin (A-Filamente) sowie Aktin- und Tropomyosin (I-Filamente) enthält.

1.2 Neuromuskuläre Synapsen der Muskeln

An allen Stellen, an denen die Nervenfasern die glatten Muskelfasern berühren, fehlt die **Schwann-Scheide.** Es besteht ein enger Spalt zwischen marklosen Nerven- und Muskelmembranen. Im Plasma der Nervenenden liegen zahlreiche Mitochondrien und kleine Bläschen; diese Bläschen enthalten Acetylcholin (parasympathische Nerven) und Noradrenalin (sympathische Nervenfasern).

Diese Stoffe werden bei Erregung des Nervs freigesetzt und übertragen die Erregung auf die Muskelzellen.
Bei der quergestreiften Muskulatur finden sich folgende Merkmale: Die Endverzweigungen der motorischen Nerven sind von Schwann-Scheiden bedeckt und verlaufen in den Falten der Plasmamembranen. Neben Mitochondrien finden sich zahlreiche Acetylcholin-haltige Bläschen. Die den Nervenfasern unmittelbar gegenüberliegenden Abschnitte der muskulären Plasmamembranen werden als subsynaptische, und die angrenzenden Membranbereiche als postsynaptische Bezirke bezeichnet. Mit Ausnahme sehr langer Muskelfasern besitzt jede Faser eine einzige neuromuskuläre Synapse, die **Endplatte.** Anders als bei den Zuckungsfasern fehlen bei den Tonusfasern die typischen Endplatten.

1.3 Muskelstoffwechsel

Der Stoffwechsel des ruhenden Muskels ist niedrig und wird nahezu vollständig durch den **aeroben Abbau** der Kohlenhydrate gedeckt. Der Natrium-, Kalium- und Kalziumtransport in den Zellmembranen, der das ionale Milieu im Muskel aufrechterhält, verbraucht einen erheblichen Anteil der vom Ruhestoffwechsel gelieferten Energie. Auf Syntheseleistung entfällt nur ein kleiner Anteil des Ruhestoffwechsels. Die gesamte, vom ruhenden Muskel umgesetzte Energie wird als Wärme abgegeben. Der Anteil des Ruheumsatzes der Muskulatur am Grundumsatz des Menschen beträgt 30–40%. Das Ruhepotential der Zuckungsfasern ist fast allein bestimmt durch die Verteilung der Kalium- und Chloridionen zwischen Myoplasma und extrazellulärer Flüssigkeit. Es ist eine Besonderheit der Zuckungsmuskeln, daß ihre Membranen für Kaliumionen von innen nach außen weniger permeabel sind als in umgekehrter Richtung. Außer für die Natrium- und Kaliumionen halten die Membranen einen hohen Konzentrationsgradienten für ionisiertes Kalzium aufrecht. Das Ruhepotential der Zellen der glatten Muskulatur und der tonischen Muskelfasern ist deutlich niedriger als das der Zuckungsfasern. Das Aktionspotential des Herzmuskels ist ein gemischtes Potential. Dem schnellen Natriumioneneinstrom folgt ein langsamer Einstrom von Kalziumionen.
Die Energie für den Kontraktionsprozeß wird aus dem Abbau von unveresterten Fettsäuren und Glukose, die aus dem Blut aufgenommen werden, sowie von dem im Muskel gespeicherten Glykogen gewonnen. Die durch die **Glykolyse** und den oxidativen Substratabbau freiwerdende Energie wird in energiereiche Phosphatverbindungen in Form von Adenosin-Triphosphat (ATP) und mit Hilfe der aktiven Kreatin-Phosphokinase (CPK) in Form von Kreatinphosphat gespeichert und bei Bedarf wieder freigesetzt. Den Kalziumionen, die bei der Depolarisation der Membranen aus den Vesikeln des sar-

koplasmatischen Retikulums ausgeschüttet werden, kommt eine entscheidende Rolle bei der Aktivierung der Energiefreisetzung zu.

Während längerer anaerober Tätigkeit des Muskels häuft sich **Milchsäure** im Myoplasma an. Sie ist des Endprodukt des anaeroben Glykogen-Abbaus, der Glykolyse.

Die anfallende Milchsäure hemmt die Glykolyse. Diese ist vollständig blockiert, wenn der pH-Wert im Myoplasma auf 6,4 abgesunken ist. Wird der Muskel wieder mit Sauerstoff versorgt, so wird ein Teil der Milchsäure verbrannt, der Muskel erholt sich.

Ist die aerobe und anaerobe Energiegewinnung unterbrochen, entnimmt der Muskel die zur Kontraktion benötigte Energie allein seinem Kreatinphosphatvorrat, der vollständig aufgebraucht wird. Anorganisches Phosphat und Kreatin – die Spaltprodukte des Kreatinphosphats – häufen sich im Muskel an. Der ATP-Vorrat dagegen bleibt nahezu konstant. Er wird erst angebrochen, wenn die Kreatinphosphatreserve vollständig erschöpft ist.

Selbst bei schwerer Arbeit – und damit entsprechend hohem ATP-Verbrauch – nimmt der ATP-Spiegel nicht meßbar ab. Das entsprechende ADP wird sehr schnell aus dem Kreatinphosphat-Vorrat rephosphoryliert. Wenn das entstehende ADP nicht schnell genug rephosphoryliert wird, dismutiert die Muskel-Adenylatkinase das ADP zu ATP und Adenosin-Monophosphat (AMP).

Eine mangelhafte Versorgung des Muskels mit Nahrungsstoffen ist nur in extremen Zuständen die Ursache für eine unzureichende ATP-Synthese. Bei starker Muskelbeanspruchung unter Sauerstoffmangel wird die Energiereserve des Kreatin-Phosphats genutzt und Glykogen und Glukose zu Milchsäure anaerob abgebaut und in der Muskelzelle angehäuft. Unter diesen Bedingungen ist die Leistungskapazität des Muskels begrenzt.

2 Allgemeine Pathophysiologie

Der Zustand der Muskelmasse ist von vielfältigen Faktoren abhängig (Ernährung, hormonellen Einflüssen, Durchblutung, Innervation und Muskelaktivität). Ein Muskelschwund findet sich bei Kachexie und Muskelatrophie, z.B. bei der Simmond-Erkrankung.

Je nach Betätigung des Muskels kann es zu einer Inaktivitätsatrophie (Traumen, chronische Polyarthritis) oder Arbeitshypertrophie (Sportler) kommen. Bei Durchblutungsstörungen oder beschädigter Innervation treten Atrophie und ischämische Muskelkontrakturen auf.

Hypoplasie: Die Hypoplasie ist durch normal strukturierte Muskeln mit schmalen Fasern gekennzeichnet. Es bestehen Schwäche, herabgesetzter Tonus und verminderte Reflexerregbarkeit (z.B. Amyotonia congenita Oppenheim, Morbus Down).

Atrophie: Ein umschriebener Muskelschwund wird als Atrophie bezeichnet. Es kommt zu einer Volumenabnahme der Sarkoplasma-Masse (Inaktivitätsatrophie). Struktur und Organellen der Muskelzellen gehen zugrunde.

Hypertrophie: Bei Volumenvergrößerung des Sarkoplasmas findet sich eine Hypertrophie mit oder ohne Vermehrung der Fibrillen.

Hyperplasie: Als Hyperplasie ist eine numerische Vermehrung der Muskelzellen zu verstehen.

Kontraktur: Ursachen der Kontraktur des Muskels sind Fibrosierungen der denervierten Muskelfasern, Versteifung der Gelenke, Schädigung der kontraktilen Substanzen und erhöhter Tonus.

3 Spezielle Pathophysiologie (Funktionsstörungen des Skelettmuskels)

Hinsichtlich der Pathogenese von Muskelerkrankungen kommen vielfältige Faktoren in Betracht, welche jeden der verschiedenen Bestandteile des Sarkoplasmas betreffen, wie z.B. ein bestimmtes Enzym, ein wichtiges Substrat, filamentäre Proteine, Mitochondrien oder das Sarkolemm selbst. Eine gestörte Blutversorgung sowie Ischämie im Rahmen von Gefäßverschlüssen kommen als weitere Erkrankungsmechanismen in Frage. Da die Regenerationsfähigkeit des Muskelgewebes begrenzt ist, kann unter Umständen die Regeneration mit dem Erkrankungsprozeß nicht immer Schritt halten, so daß laufend Muskelfasern zerstört werden (Tab. M3-1).

Tabelle M3-1 Klassifizierung der Muskelerkrankungen

▷ Muskeldystrophien
▷ metabolische Myopathien
▷ funktionelle Myopathien
▷ Myopathien bei nicht-entzündlichen mesenchymalen Krankheiten
▷ entzündliche Muskelerkrankungen
▷ Begleitmyopathien
▷ endokrin-bedingte Myopathien
▷ toxisch-bedingte Myopathien
▷ spinale Muskelatrophien
▷ neurale Muskelatrophien
▷ Muskeltumoren

3.1 Muskeldystrophien (Störung der Muskelzellen)

Definition: Unter dieser Bezeichnung sind Muskelleiden zu verstehen, die nach Merkmalen der Vererbung und des klinischen Verlaufes heterogener Ätiologie sind (Tab. M3-2). Ihre gemeinsamen Merkmale sind ein progressiver Verlauf, die Erblichkeit und ein rein degenerativer, nicht-entzündlicher Verfallsprozeß der Skelettmuskulatur ohne

Tabelle M3-2 Progressive Muskeldystrophien

Typ	Erbmodus	Erkrankungsalter	Manifestation
Duchenne (maligne)	X-chromosomal rezessiv	0–3	Beckengürtel, aufsteigend zum Schultergürtel; Pseudohypertrophie
Becker-Kiener (benigne)	X-chromosomal rezessiv	6–19	Beckengürtel, aufsteigend zum Schultergürtel
Emery-Dreifuss	X-chromosomal rezessiv	4–10	Bizeps u. Triceps brachii; Unterschenkel; Fußmuskeln, Kontrakturen, Herzbeteiligung
Leyden-Möbius (benigne)	autosomal-rezessiv	10–50	Gliedertyp
De Lange (maligne)	autosomal-rezessiv	kongenital	Becken-/Schultergürtel; generalisierte Schwäche und Hypotonie
Landouzy-Déjerine	autosomal-dominant	10–20	Schultergürtel, Gesicht, Oberarme
Fazioskapulo humeraler Typ			
Okuläre Muskeldystrophien a) Kiloh-Nevin	autosomal-dominant	jedes Alter	Augenlider u. äußere Augenmuskeln
b) Barbeau	autosomal-dominant	20–40	Augen- u. Pharynxmuskulatur
Wielander	autosomal-dominant	40–60	distale Extremitätenabschnitte

ersichtliche Zeichen einer Störung im Nervensystem.

Ursachen: Es werden bezüglich der Ätiologie mehrere Hypothesen diskutiert: Die **neurale Hypothese** nimmt als Grundlage einen Defekt des Vorderhorn-Motoneurons an. Die **vaskuläre Hypothese** postuliert eine unzureichende Blutversorgung. Wahrscheinlicher ist ein genetischer Defekt, der eine strukturelle oder enzymatisch-metabolische Störung in der Muskelfaser verursacht. Es wird angenommen, daß der entscheidende Defekt in der Muskelzelle selbst lokalisiert ist, und zwar in einem Struktur- und Funktionsdefekt der Membran **(Membrantheorie)**. Verschiedene Formen der Muskeldystrophien sind bekannt. Das Leiden wird zumeist erst im Laufe des Lebens bemerkbar. Eine Muskelschwäche wird erst dann als krankhaft erkennbar, wenn etwa 50% der Muskelfasern ausgefallen sind. In der Mehrzahl beginnt die Muskelschwäche im Beckengürtel- und Oberschenkelbereich. Die Therapie ist symptomatisch.

D **Diagnostische Hinweise**

Erhöhung der Muskelenzyme. Myopathisches Elektromyogramm. Muskelbiopsie.

V **Therapeutische Hinweise bei progressiven Muskeldystrophien**

Bisher gibt es keinerlei medikamentöse oder sonstige Therapie, die zu einer Heilung oder zu einem Stillstand des Leidens führt. Konsequent durchge-

führte Krankengymnastik kann jedoch das Siechtum für längere Zeit aufhalten. Der Nutzen von Stützapparaten wird verschieden beurteilt.

3.1.1 X-chromosomal vererbte Formen

3.1.1.1 Pseudohypertrophische Muskeldystrophie Typ Duchenne[1]

Definition: Der infantile, rasch progrediente Typ Duchenne wird X-chromosomal rezessiv vererbt. Charakteristische Merkmale sind die Beschränkung der Krankheit auf das männliche Geschlecht, die Früherkrankung in der relativ malignen Form und starke Aktivitätserhöhung von Kreatin-Phosphokinase sowie Aldolase und Transaminasen. Sie ist durch eine progrediente Muskelatrophie charakterisiert und geht mit einem Verlust von Muskelproteinen einher.

Ursachen: Bei dem Typ Duchenne wird eine herdförmige Anreicherung von Kalziumionen vermutet, die eine Aktivierung kalziumaktivierter neutraler Proteasen verursachen und das Initialstadium des Muskelfaseruntergangs triggern könnte. Lysosomale Kathepsine vervollständigen den Muskelproteinuntergang.

Folgen: Meist zeigen sich die ersten Symptome zwischen dem ersten und fünften Lebensjahr. Die Kinder haben Mühe beim Treppensteigen, nehmen

---

[1] Guillaume Duchenne (1806–1875), Nervenarzt in Paris.

Hockstellung ein, fallen häufig um, zeigen wegen früh einsetzender Achillessehnenkontraktur die Tendenz, auf Zehenspitzen und Fußballen zu gehen. Danach kommt es zu einem watschelnden Gang, weil die Glutealmuskulatur den Stamm nicht mehr fixieren kann. Später müssen die Kinder am Oberschenkel selbst hochklettern und leiden unter Lähmungen in der Schultergürtel- und Nackenmuskulatur. Charakteristisch ist die durch Fetteinlagerung bedingte **Pseudohypertrophie.**

Infolge Schwäche des Musculus erector trunci entwickelt sich eine starke Lordose der Lendenwirbelsäule. Die meisten Patienten sterben an interkurrenten Infekten der Atemwege. Tod infolge Herzversagens kommt vor, zumal der Herzmuskel an dem dystrophischen Prozeß teilnimmt. Leichter Schwachsinn wird in einem Drittel der Fälle angetroffen.

D Diagnostische Hinweise
Erhöhung der Muskelenzyme und der Transaminasen. Pathologisches Elektromyogramm. Die Muskelbiopsie zeigt Nekrosen, Regeneration sowie hyperreaktive oder hyaline Muskelfasern. Im späteren Stadium Degeneration aktiver Muskelfasern.

V Therapeutische Hinweise
Die Therapie ist symptomatisch. Proteaseinhibitoren.

3.1.1.2 Juveniler, langsam progredienter Typ (Becker-Kiener[1])

Definition: X-chromosomal rezessiv erbliche Muskeldystrophie mit einem späteren Beginn und wesentlich gutartigerem Verlauf.
Folgen: Die gutartige Form der pseudo-hypertrophischen Muskelatrophie beginnt ebenfalls im Kindesalter. Bei dem Typ Becker tritt Gehunfähigkeit selten vor dem 25. Lebensjahr ein, der Tod selten vor dem 35. Lebensjahr. Hypogenitalismus und Schwachsinn gehören nicht zum Krankheitsbild. Die Serumaktivitäten von CPK und anderen Muskelenzymen sind in den Anfangsstadien meist erhöht und können der Duchenne-Form gleichen. Die Therapie ist symptomatisch.

D Diagnostische Hinweise
Muskelenzymerhöhung, elektromyographische Veränderungen, pathologische Muskelbiopsien.

3.1.2 Autosomal rezessiv vererbte Formen

3.1.2.1 Beckengürtel-Gliedergürteltyp

Definition: Beginn der Muskeldystrophie im Beckengürtel mit Manifestationen im höheren Lebensalter.
Folgen: Von den rezessiv vererbten Formen haben die X-chromosomal gebundenen durchschnittlich höhere Enzym-Aktivitäten im Serum, besonders präklinisch, häufiger Myokardosen und eine stärkere Beteiligung des Binde-, Fett- und Knochengewebes am Krankheitsprozeß mit entsprechend hervortretenden Kontrakturen und Pseudohypertrophien. Betroffen sind beide Geschlechter. Die klinischen Merkmale entsprechen einer Rumpf- und Gliedergürtelmyopathie, während der Verlauf als sehr variabel und wenig charakteristisch bezeichnet werden muß. Zumeist treten die Muskelschwächen zuerst im Beckengürtel auf und greifen später auf Rumpf und Schultergürtel über. In der überwiegenden Zahl der Fälle wird das Leiden in der zweiten Lebensdekade manifest. Bei den meisten Patienten dauert es zwei bis drei Jahrzehnte, bis sie gehunfähig werden. Aktivitätserhöhungen der Serumenzyme liegen, statistisch gesehen, wesentlich unter denjenigen des Duchenne-Typs.

3.1.2.2 Kongenitale Muskeldystrophien

Definition: Bereits bei der Geburt klinisch manifeste progressive Muskeldystrophie.
Folgen: Unterschieden wird zwischen malignen Formen (Typ de Lange) und gutartigen Verläufen (Typ Batten-Turner). Bei der ersten Form bestehen neben hochgradiger Muskelschwäche und Hypotonie der Verlust der Mimik sowie Saug- und Atemschwäche. Selten erreichen diese Kinder mehrere Lebensjahre. Bei der benignen Form sind die Neugeborenen auffallend klein und die Glieder schlaff. Unter verzögerter motorischer Entwicklung werden sie entweder nur stehfähig oder erst sehr verspätet gehfähig. Watschelgang und Schultergürtelschwäche ähneln den Symptomen anderer Muskeldystrophien, lassen jedoch keine weitere Progredienz mehr erkennen.

3.1.3 Autosomal dominant vererbte Formen

Definition: Die dominant vererbten Formen zeigen kaum eine Enzymaktivitätserhöhung im Serum. Sie variieren besonders stark in dem Ausprägungsgrad der Myoparesen sowie der Dystrophie anderer Organsysteme. Kennzeichen sind Asymmetrie, langsame Progression, keine Kontrakturen, keine Pseudohypertrophien, oft Degeneration anderer Organe. Besonders oft ist die myotone Dystrophie verbunden mit frühzeitiger Katarakt, EKG-Veränderungen, Endokrinopathien, Anomalien des Schädelskelettes, der glatten Muskulatur, des Nervensystems, der Sinnesorgane und des Serumeiweißspektrums.

---

[1] 1955 von Peter E. Becker (geb. 1908), Humangenetiker in Göttingen, und F. Kiener, Arzt in Berlin, beschriebene Muskeldystrophie.

3.1.3.1 Fazio-scapulo-humeraler Typ (Landouzy-Déjerine[1])

Definition: Dystrophie mit Schwäche der mimischen Muskulatur und der Schultergürtelmuskulatur.

Folgen: Beginn der Erkrankung liegt zwischen dem zehnten und 20. Lebensjahr. Es bestehen Paresen und Atrophien im Schulter-Muskelbereich, der Patient hat Schwierigkeiten, die Arme über die Horizontale zu heben. Die Augenlider werden im Schlaf nicht voll geschlossen. Es findet sich eine Hypertrophie des Musculus orbicularis oris *(Tapirmund)*. Der zunehmende Muskelschwund im Schultergürtelbereich läßt die Schulterblätter abstehen. Langsam kommt es zu einer absteigenden Ausbreitung des Muskelschwundes über den Rumpf *(Wespentaille)* auf Beckengürtel und Oberschenkel und später auch zu einer Ausdehnung auf die Arme. Spezifische Kardiomyopathien sind bekannt.

D Diagnostische Hinweise
Serumenzyme normal bis leicht erhöht. Myopathisches Elektromyogramm. Muskelbiopsien zeigen nekrotisierende Myopathien.

3.1.3.2 Okuläre Muskeldystrophien

Definition: Isolierte Dystrophie der äußeren Augenmuskulatur.

Folgen: Die okulären Myopathien sind nicht selten frühzeitig von gefährlichen Herzrhythmusstörungen, retinaler Degeneration und degenerativen Störungen des zentralen Nervensystems mit Bevorzugung des Kleinhirns begleitet **(Kearns-Syndrom).** Fast immer ist eine schleichende Ptosis der Lider das erste Symptom. Langsam folgt eine allgemeine Einschränkung der Augenmotilität, bis es nach Jah-

---

[1] Louis Th. J. Landouzy (1845 –1917), Arzt in Paris. Joseph J. Déjerine (1849 –1917), Nervenarzt in Paris.

ren zu deren völligem Verlust kommt. Der Beginn ist zwischen dem zehnten und 75. Lebensjahr zu verzeichnen. Ein Übergreifen des dystrophischen Prozesses auf Muskeln des Halses, der Schultern und des Beckengürtels zeigt sich klinisch bei etwa einem Fünftel der Fälle.

D Diagnostische Hinweise
Serumenzyme normal bis leicht erhöht. Pathologisches EKG. Myopathisches Elektromyogramm. Die Muskelbiopsie zeigt eine Anhäufung pathologisch strukturierter Mitochondrien.

V Therapeutische Hinweise
Operative Behandlung der Ptosis.

3.2 Myotonien (Membrandefekte)

Definition: Es handelt sich um Krankheiten, die durch abnorm langsame Erschlaffung nach Kontraktion willkürlicher Muskeln gekennzeichnet sind (Tab. M3-3). Im Anschluß an eine willkürlich induzierte Aktivität kommt es zu einer persistierenden Kontraktion des Muskels.

Ursachen: Die generalisierte Störung der Funktion der Plasmamembranen ist wahrscheinlich die Ursache des sog. myotonischen Syndroms, das eine große Gruppe von Krankheiten umfaßt. Allgemeines Kennzeichen der myotonischen Erkrankungen ist eine verzögerte und unvollständige Erschlaffung der Muskulatur nach einer Willkürbewegung. Charakteristisch ist weiter, daß sich die Erschlaffung normalisiert, wenn die gleiche Bewegung mehrmals wiederholt wird, und daß das myotonische Verhalten durch Kälte verstärkt oder gar erst ausgelöst wird. Häufig ist die Serum-Kaliumkonzentration erhöht. Es ist ein fehlerhafter Elektrolytaustausch der Muskelzellen zu diskutieren. Die Kaliumwerte im Serum liegen oft im oberen Normbereich oder sind leicht erhöht, in den Muskeln dagegen im unteren Normbereich. Die Kaliumzufuhr verstärkt

Tabelle M3-3 Einteilung der Myotonien (Membrandefekte)

Typ	Erbmodus	Erkrankungsalter	Manifestation	Begleitsymptome
Myotonia congenita (Thomsen)	autosomal dominant	1– 3	Extremitäten, Kaumuskeln, Zunge	Hypertrophie der Rumpf- u. Wadenmuskulatur
Myotonia congenita (Becker)	autosomal rezessiv	5–11	Extremitäten, Kaumuskeln, Zunge	Hypertrophie der Oberschenkel, Waden, des Schultergürtels
Paramyotonia congenita (Eulenburg)	autosomal dominant	von Geburt	Hände, Mimik, Lider, Zunge	Myotonia paradoxa
Dystrophia myotonica (Curschmann-Steinert)	autosomal dominant	20–40	Lider, Thenar, Mimik, Zunge	Atrophie der Mm. sternocleidomastoidei und distaler Extremitäten, Gonadenatrophie, Katarakt

die myotonische Reaktion oder löst sie erst aus. Es besteht eine abnorme Durchlässigkeit der Muskelmembranen für Kalium. Auch Veränderungen des Fettsäuremusters der Muskelphosphatide bei Patienten mit Myotonia congenita lassen einen Strukturdefekt der Membranen vermuten. Andere Untersuchungen weisen dagegen auf einen humoralen Faktor hin.

D Diagnostische Hinweise

Serumelektrolyte, pathologisches Elektromyogramm, Muskelbiopsien, Kernspinuntersuchungen.

T Therapeutische Hinweise

Procainamid bzw. Diphenylhydantoin. Mexiletin (die Moleküle von Mexiletin lagern sich in die äußeren und inneren Membranen der Muskelzelle ein).

3.2.1 Myotonia congenita (Thomsen)

Definition: Dominant vererbte Krankheit mit Myotonie und geringgradig ausgeprägter Muskelhypertrophie ohne extramuskuläre Manifestationen.

Folgen: Bei der Myotonia congenita, der reinsten Form, ist die Symptomatik hier am ausgeprägtesten. Nach Willkürbewegungen tritt eine verzögerte Erschlaffung der Muskulatur auf. Erst wenn die gegebenen Widerstände durch weitere Aktivität überwunden werden, löst sich die motorische Starre. Die Ausprägung des Symptoms wird auch durch äußere Einwirkungen beeinflußt, wie z.B. durch Kälte. Mechanische Reize, wie das Beklopfen der Zunge oder des Daumenballens, können tetanische Muskelnachkontraktionen auslösen, sog. myotonische Reaktionen. Der histopathologische Befund einschließlich Histochemie ist unauffällig bis auf das gelegentliche Vorkommen von Muskelfasern mit ungewöhnlich großem Querschnittskaliber oder leicht vermehrter Zahl von Muskelkernen, das als Ausdruck einer Arbeitshypertrophie gewertet werden muß. Durch **Kaliumentzug** (Saluretika) verschwindet parallel zum Kaliumkonzentrationsspiegel die myotone Bewegungshemmung. Andere bekannte Medikamente haben nur eine symptomatische Wirkung. Eine Progredienz des autosomal dominant vererbten Leidens besteht nicht.

D Diagnostische Hinweise

Pathologisches Elektromyogramm, Serumenzyme, Muskelbiopsie.

T Therapeutische Hinweise

Symptomatisch evtl. Procainamid oder Diphenylhydantoin.

3.2.2 Paramyotonia congenita

Definition: Dominant vererbte Störung mit Myotonie und periodischen Anfällen von Muskelschwäche, welche durch Kälte hervorgerufen werden.

Ursachen: Es besteht eine Funktionsstörung der Natriumkanäle des Sarkolemms. Die Symptome der Paramyotonie beruhen auf einer anomalen Inaktivation der Natriumkanäle in der Kälte.

Folgen: Die der Thomsen-Krankheit ähnliche *Kältemyotonie* wurde von Eulenberg beschrieben. Es besteht bei diesem Krankheitsbild eine ausgeprägte Abhängigkeit der myotonischen Starre von der Kälte. Jede Art von Abkühlung bewirkt eine tonische Steifheit, vor allem der mimischen Muskeln des Gesichtes, des Kauapparates und der Hände. Die Beine sind seltener oder weniger beteiligt. Ein weiterer Unterschied besteht darin, daß die Starre oder Steifheit unter wiederholter aktiver Muskelkontraktion eher zunimmt, länger anhält und bei Nachlassen in eine mehr oder weniger deutliche Lähmung übergeht (Myotonia paradoxa). Sobald die Patienten in der Wärme sind, verschwinden die Symptome in der Regel. Ein weiteres Krankheitsbild (Paralysis periodica paramyotonica) ist dadurch gekennzeichnet, daß anfallsweise paramyotonische Kontraktionen und Lähmungzustände ohne Kälteprovokation auftreten. Diagnostik und Therapie entsprechen denen der Myotonia congenita (Thomsen).

3.2.3 Dystrophia myotonica Curschmann-Steinert[1]

Definition: Dominant vererbte Erkrankung, welche durch Myotonie und Muskelschwäche mit charakteristischem Verteilungsmuster, Katarakt, Hodenatrophie und kardialen Abnormitäten gekennzeichnet ist.

Folgen: Bei diesem Krankheitsbild tritt die Myotonie zusammen mit einem fortschreitenden degenerativ dystrophischen Zerfallsprozeß der Skelettmuskulatur auf, was schließlich zu Siechtum führt. Mehrheitlich wird die Krankheit erst zwischen dem 20. und 40. Lebensjahr manifest.

Das Krankheitsbild entwickelt sich langsam mit Einsetzen von Muskelschwäche, wobei vor allem die Muskeln des Gesichtes und des Halses betroffen sind. Der Zustand der gesamten mimischen Muskulatur verleiht dem Patienten einen müden Ausdruck (Facies myopathica). Befall der Muskulatur des Pharynx und Larynx führt zu einer verwaschenen Sprache. Es kommt zu einem Übergreifen auf die Gliedmaßen, insbesondere auf die Extensoren der Unterarme und Füße. Überwiegend werden Muskeln atrophisch. Oft ist der Herzmuskel beteiligt; daraus resultieren eine Bradykardie und andere Rhythmusstörungen. Insbesondere ist das Erregungsleitungssystem betroffen. Neben der Herzbeteiligung kommt es zur Kataraktbildung. Fernerhin finden sich endokrine Störungen, wie Hodenatrophien oder Menstruationsstörungen. Auch werden Hirnveränderungen beobachtet.

---

[1] Hans Curschmann (1875–1950), Internist in Rostock. Hans Steinert, Arzt in Leipzig.

Histopathologisch finden sich diffus verteilte Faserdegenerationen und ein Mischbild atrophischer und z.T. ungewöhnlich stark vergrößerter Muskelfasern sowie Ringbinden und sarkoplasmatische Massen. Die Diagnostik entspricht der der Myotonia congenita. Eine spezifische Therapie ist unbekannt. Eventuell kann Procainamid symptomatisch eingesetzt werden.

3.2.4 Myotonie-ähnliche Erkrankungen

Muskelschwäche bzw. Muskelatrophien können sich auch bei der Chondrodystrophie einstellen. Paramyotonie-ähnliche Kontraktionsphänomene der Muskulatur können beim Myxödem auftreten. Bei dem **Stiffman-Syndrom** findet sich eine Myotonie-ähnliche Muskelstarre mit Verkrampfungen der axialen Muskulatur (Rücken, Nacken).

3.3 Metabolische Myopathien

Definition: Bei diesen Krankheitsbildern ist die spezifische Ursache ein Enzymdefekt oder ein Mangel an einem biochemischen Substrat. Die Vererbung ist autosomal rezessiv mit Ausnahme des Typs IX.

D **Diagnostische Hinweise**

Nachweis des Enzymmangels bzw. Mangels eines biochemischen Substrats durch Muskelbiopsie.

T **Therapeutische Hinweise**

Spezifische Ernährungstherapie.

3.3.1 Glykogenspeicherkrankheiten

Definition: Es besteht ein Enzymdefekt, der zu einer abnormen Anreicherung und Depotbildung von Glykogen in der Muskulatur führt.
Ursachen: Das Fehlen oder die mangelhafte Aktivität eines der den Abbau des Glykogens katalysierenden Enzyme führt zu einer abnormen Anreicherung und Dcpotbildung von Glykogen in der Muskulatur (Tab. M3-4). Normalerweise ist

das Glykogen am meisten in der Leber und im Muskel angereichert. Speicherkrankheiten manifestieren sich deshalb am ausgeprägtesten in diesen Organen. Die verschiedenen Formen der Glykogenosen werden als Typ I–VIII klassifiziert. Die Vererbung ist autosomal rezessiv mit Ausnahme des Typs IX.

3.3.1.1 McArdle[1]-Myopathie (Typ V)

Ursachen: Die McArdle-Krankheit beruht auf einem Fehlen der Muskelphosphorylase im Skelettmuskel und im Herzmuskel. Der Defekt im Herzmuskel kann durch ein Isoenzym H kompensiert werden. Bei Typ VII handelt es sich um ein Fehlen der Muskelphosphofruktokinase.
Folgen: Beginnen kann die Erkrankung bereits mit drei Monaten als tödliche infantile Form oder auch im siebten bis achten Lebensjahrzehnt als Spätmyopathie. Anamnestisch besteht eine verzögerte motorische Entwicklung. Es finden sich Schmerzen und krampfartige Versteifungen, z.T. auch Schwäche der Muskulatur, die sich nur unter Belastung äußert. Die Ursache für das Entstehen der Krämpfe wird gedeutet als eine mangelnde Fähigkeit des sarkoplasmatischen Retikulums, Kalziumionen zu reakkumulieren und damit die Muskelrelaxation in die Wege zu leiten. Kreatinkinase und Aldolasen sind in Ruhe normal, nach Belastung deutlich erhöht. Laborchemisch ist ein Ausbleiben des Anstiegs von Laktat und Pyruvat unter Belastung charakteristisch.

D **Diagnostische Hinweise**

Elektromyogramm myopathisch, vereinzelte EKG-Veränderungen. Kreatin-, LDH- und Aldolase-Bestimmungen unter Belastung. Die Biopsie zeigt histochemisch eine mäßige Glykogenspeicherung im Muskel mit subsarkolemmaler Vakuolisierung. Rhabdomyolysen. Positiver Ischämietest.

---

[1] B. McArdle, zeitgenössischer Kinderarzt in London.

Tabelle M3-4 Leitsymptome und Enzymdefekte der Glykogenosen

Glykogenosen X-chromosomal	Leitsymptom	Defektes Enzym
Typ I (v. Gierke)	Hepatomegalie	Glucose-6-Phosphatase
Typ II (Pompe)	Kardiomegalie	α-Glucosidase
Typ III (Cori)	Hepatomegalie	Amylo-1,6-Glucosidase
Typ IV (Andersen)	Hepatomegalie, Zirrhose	Brancher-Enzym, Amylo-1,4–1,6-Transglucosidase
Typ V (McArdle)	Muskelkrämpfe	Muskelphosphorylase
Typ VI (Hers)	Hepatomegalie	Leberphosphorylase
Typ VII	Muskelkrämpfe	Phosphofructokinase

T Therapeutische Hinweise

Hilfe für den Patienten, der lernen muß, mit dieser Erkrankung zu leben.

3.3.1.2 Amylo-1,4-Glucosidase-Mangel (Typ II, Pompe-Krankheit)

Ursachen: Es besteht eine fehlende Aktivität der lysosomalen sauren α-Glucosidase in Skelettmuskel, Herzmuskel, Leber, Leukozyten und Hautfibroblasten. Ein Mangel dieses Enzyms (auch als saure Maltase bezeichnet) ist auch Ursache von muskeldystrophieähnlichen Myopathien im juvenilen und Erwachsenenalter. Die Glykogenspeicherung im Muskel ist bis auf das 5fache erhöht.
Folgen: Diese Krankheit des Kindesalters äußert sich klinisch vorwiegend in einer meist schweren Kardiopathie. Zusätzlich bestehen eine ausgeprägte Muskelhypotonie, oberflächliche Atmung und Makroglossie.

D Diagnostische Hinweise

Muskelenzyme erhöht. Elektromyogramm myopathisch. EKG-Veränderungen. Die Biopsie zeigt eine vakuoläre Myopathie mit PAS-positivem, Diastasepositivem Material. Exzessive Glykogenspeicherung. Saure Phosphatase positiv. Enzymmangelnachweis.

T Therapeutische Hinweise

Bisher spezifische Therapie nicht bekannt. Beim juvenilen Typ evtl. hohe Proteinzufuhr.

3.3.1.3 Amylo-1,6-Glucosidase-Mangel (Typ III)

Ursachen: Er beruht auf dem Mangel bzw. Fehlen von Amylo-1,6-Glucosidase (debranching enzyme), wodurch nur noch die Außenketten des Glykogens abgebaut werden können. Der Mangel findet sich in Skelettmuskel, Leber, Herzmuskel, Leukozyten, und Hautfibroblasten.
Folgen: Bei erkrankten Kindern steht hier die Hepatomegalie mit nicht obligatorischen Muskelschwächen im Vordergrund. Zusätzlich ist eine Herzbeteiligung mit Hypertrophie vorhanden. Bei Belastung fehlt der Laktatanstieg. Die Prognose ist insgesamt günstig.

D Diagnostische Hinweise

Elektromyogramm normal bis myopathisch. Ischämietest normal. Die Biopsie zeigt eine PAS-positive vakuoläre Myopathie, Glykogengranula frei im Zytoplasma. Gelegentlich Muskelfaseratrophien. Muskelenzyme normal bis leicht erhöht. Nachweis des Muskelenzymdefektes.

T Therapeutischer Hinweis

Häufige, kleine kohlenhydrathaltige Mahlzeiten.

3.3.1.4 Von-Gierke[1]-Krankheit (Typ I)

Weitere Formen der Glykogenosen sind bekannt. Unter anderem gehört dazu die von-Gierke-Krankheit, wobei ein Mangel bzw. Fehlen der Glukose-VI-Phosphatase zu verzeichnen ist.

3.3.1.5 Myopathien bei abnormer Glykolyse

Ursachen: Bei diesen Krankheiten kann der Muskel kurzfristig aus Glykogen kein ATP bilden.
Folgen: Es treten bei Muskelarbeit sofort heftige Schmerzen und Krämpfe auf, später Rhabdomyolysen mit Myoglobinurie, weil der Muskel wegen des Energiemangels nicht erschlaffen kann. Folgende Krankheitsbilder werden dazugeordnet:

▷ Phosphofruktokinase-Mangel
▷ Phosphoglyceratkinase-Mangel
▷ Phosphoglyceratmutase-Mangel
▷ Laktatdehydrogenase-Mangel

Eine Therapie dieser Erkrankungen ist bisher nicht bekannt.

D Diagnostische Hinweise

Kreatinkinase-, Aldolase-Bestimmung, Myoglobinurie, LDH-Auftrennung, Muskelbiopsien.

3.3.2 Lipidspeicher- und Carnitinmangel-Myopathien

Definition: Muskuläre Lipidstoffwechselstörung, durch Carnitin-Palmityl-Transferase-Mangel bzw. Carnitin-Mangel hervorgerufen.
Ursachen: Langkettige Fettsäuren wurden durch Carnitinpalmityltransferase I an Carnitin gekoppelt und durch die Mitochondrienmembran geschleust. Dort werden sie durch die Carnitinpalmityltransferase II wieder abgekoppelt und durch die β-Oxidase verbrannt. Fehlt eines der beiden Enzyme oder Carnitin, gelangen langkettige Fettsäuren nicht in die Mitochondrien, sondern werden im Zytoplasma ungenügend abgebaut und schließlich als Lipide abgelagert.
Folgen: Beim Carnitin-Palmityl-Transferase-Mangel bestehen Muskelschmerzen und Muskelkrämpfe. Beim muskulären Carnitin-Mangel kommt es zu zunehmender Schwäche der proximalen Muskeln mit Muskelatrophie. Wenn ein systemischer Carnitin-Mangel vorliegt, kommt es zu nicht-ketotischen Hypoglykämien, Leberfunktionsstörungen, Enzephalopathien.

D Diagnostische Hinweise

Ischämietest, Kreatinkinase-, Aldolase- und Transaminasenbestimmungen. Carnitinspiegelmessung. Pathologisches Elektromyogramm. Muskelbiopsien.

---

[1] Edgar O. C. von Gierke (1877–1945), Pathologe in Karlsruhe.

▼ Therapeutische Hinweise

Bei CPT-Mangel: mittelkettige Triglyceride. Bei Carnitin-Mangel: Prednison, mittelkettige Triglyceride, Carnitin 1–6 g/d.

3.3.3 Mitochondriale Myopathien

Definition: Es handelt sich um eine Krankheitsgruppe mit primärer Dysfunktion der Muskulatur infolge einer Störung des oxidativen Metabolismus in den Mitochondrien.

Ursachen: Die Defekte des mitochondrialen Stoffwechsels können im einzelnen betreffen: Den spezifischen mitochondrialen Substrattransport, den Substratumsatz, die Atmungskette, die Energieerhaltung und den Energietransfer. Histologisch sind mitochondriale Myopathien in der Regel durch Anhäufung von Mitochondrien an der Muskelfaserperipherie und/oder abnorme Mitochondrien (Größenabweichungen, Strukturabweichungen, parakristalline Einschlüsse) charakterisiert.

Folgen: Das klinische Bild ist sehr variabel. Mehrheitlich sind die myopathischen Symptome nicht sehr ausgeprägt. Sichtbare Atrophien fehlen in der Regel. Klinische Verdachtsmomente sind gegeben bei starker Neigung zu Schwitzen und Erbrechen, evtl. auch zu Muskelkrämpfen oder Atemnot. Bei mitochondrialen Myopathien werden Veränderungen der Muskulatur bezüglich Trophik, Tonus und grober Kraft gefunden. Die Muskeleigenreflexe können herabgesetzt sein. Bei allen genannten Krankheiten bildet sich die Parese nach einer Ruhepause rasch zurück. Ein Parenchymschaden entsteht nur, wenn die Arbeit trotz Schmerzen und Kontrakturen weiter fortgeführt wird. Er zeigt sich dann in einem steilen Anstieg myoplasmatischer Enzyme im Serum und einer Dunkelfärbung des Urins durch Myoglobin.

D Diagnostische Hinweise

Muskelbiopsie. Bestimmung von Laktat und Pyruvat. Pathologisches Elektromyogramm. Myoglobinbestimmung.

3.3.4 Maligne Hyperthermie

Definition: Seltene, lebensbedrohliche Narkosekomplikation mit rasch ansteigender Körpertemperatur; zugrunde liegt eine Störung der Skelettmuskelfunktion. Die Veranlagung zur malignen Hyperthermie wird autosomal-dominant vererbt.

Ursachen: Betroffen ist das auf dem Chromosom 19q-12-13.2 lokalisierte Gen des Ryanoclinrezeptors, welches an der Regulation der Kalziumfreisetzung beteiligt ist.

Folgen: Bei Einwirkung von Narkotika, insbesondere mit Halothan und Succinylcholin, kommt es zu einer anomalen Steigerung der Kalziumionenkonzentration. Dadurch entsteht an allen Skelettmuskeln eine langdauernde Muskelaktivierung. Diese wirkt sich in Muskelverspannung und vor

allem in hohem Energieumsatz mit der dazugehörigen Wärmeentwicklung aus. Durch die Muskelanspannung kommt es zur Kompression der Blutgefäße, die schnell zu Hypoxie der Muskulatur und metabolischer Azidose führt. Die Muskelfasern gehen zugrunde, es kommt zur Freisetzung von Kalium und Kreatinkinase im Serum und zur Myoglobinurie mit gelegentlichem Nierenversagen. Somit kann eine Narkose tödlich verlaufen (Tab. M3-5).

Tabelle M3-5 Maligne Hyperpyrexie (mod. nach Gjengstö et al. 1971)

Tödlicher Verlauf ist möglich bei einer **Allgemeinnarkose** mit
▷ Succinylcholin
▷ Halothan
▷ Diäthyläther
▷ Dichloräthylen
▷ Methoxyfluran (?)
▷ Cyclopropan (?)
▷ Chloroform (?)
▷ Suxamethonium
▷ Dekamethonium
▷ Curare-Analoga

Symptome und Befunde
▷ **Klinisch:** auffallende Muskelrigidität, Tachykardie, Tachypnoe, Hypertonie, Hyperpyrexie, Zyanose, intravaskuläre Gerinnung, Azidose, Hyperkaliämie, akutes Nierenversagen; in 65% tödlicher Ausgang.
▷ **Serumenzyme:** extremer CK-Anstieg (vorher CK-Erhöhung, familiäre Myopathie)
▷ **Kreatinurie:** in Einzelbeobachtungen erhöht
▷ **Myoglobinurie:** +++
▷ **EMG:** variable „myopathische" Veränderungen bei den Überlebenden und bei gefährdeten Verwandten
▷ **Muskelbiopsie:** Nekrose, interzelluläres Ödem

▼ Therapeutische Hinweise

Dantrolen, eine Hemmsubstanz für die Kalziumfreisetzung.

3.4 Myopathien bei nicht-entzündlichen mesenchymalen Krankheiten

3.4.1 Myositis ossificans progressiva

Definition: Dieses Krankheitsbild zeichnet sich dadurch aus, daß sich langsam ohne Zwischenstadien im Muskelgewebe Knochen bildet.

Ursachen: Die Ursache ist unbekannt. Nähere Kenntnisse, welche strukturellen, biochemischen oder enzymatischen Fehlvorgänge im Bindegewebe, speziell dem des Muskels, den Prozeß verursachen, fehlen bisher.

Folgen: Dieses Leiden beginnt meist schon in der Kindheit und tritt schubweise auf. Die verknöcherten Einlagerungen im Muskel verbinden sich mit der Zeit zu Spangen oder zu geweihartigen Gebilden. Mehrheitlich beginnt der Prozeß mit dem Muskel, ausgehend vom Bindegewebe des Perimysiums. Eine primäre Beteiligung des Muskelgewebes liegt nicht vor. Es handelt sich auch nicht um einen entzündlichen Prozeß. Die Muskulatur wird nur sekundär durch Strangulation infolge des Umsichgreifens der bindegewebigen Prozesse geschädigt. Bei der leichteren Form bilden sich nur vereinzelte Ossifikationen; schwere Bewegungsbehinderungen entstehen durch komplexe knöcherne Fixierungen im Bereich der Schulter und des Bekkens. Der in der Regel in Schüben sich abspielende Prozeß kommt im dritten Lebensjahrzehnt meist zum Stillstand, zu dieser Zeit besteht jedoch infolge starrer Thoraxbewegungen eine Ateminsuffizienz und somit bildet sich eine Cor pulmonale aus.

D **Diagnostische Hinweise**

Abnorme Laborbefunde liegen nicht vor.

T **Therapeutische Hinweise**

Die einzige Therapie ist eine Röntgen-Bestrahlung, wenn sie vor dem Stadium der Ossifikation vorgenommen wird.

3.4.2 Marfan- und Ehlers-Danlos-Syndrom

Diese Krankheitsbilder sind aus differentialdiagnostischen Gründen zu nennen, da die Symptomatik mit einer ausgesprochenen Hypotonie der Muskel einhergeht und der Aspekt der Patienten den Verdacht auf eine Myopathie erweckt (s.a. Kap. M1). Es finden sich beim Marfan-Syndrom Hypoplasien der Rumpf- und Extremitätenmuskulatur. Der histologische Muskelbefund ist jedoch normal. Das Ehlers-Danlos-Syndrom ist eine angeborene Dysplasie des Mesenchyms mit einer Cutis hyperelastica und extremer Schlaffheit sowie Hyperflexibilität der Gelenke. An Muskelsymptomen besteht eine Hypotonie, die häufige Entstehung schwerer Skoliosen deutet jedoch auf echte Muskelschwäche hin.

3.4.3 Werner[1]-Syndrom

Definition: Sklerodermieartige Hautatrophie mit Minderwuchs, Hypogonadismus, endokrinen Störungen und vorzeitigem Altern.
Ursachen: An den Muskeln zeigt sich eine generelle Faseratrophie, ansonsten liegen keine dystrophischen oder entzündlichen Parenchymschädigungen vor. Sicheres ist zur Pathogenese nicht bekannt.
Folgen: Es bestehen Hautatrophien an den Akren und im Gesicht. An den unteren Extremitäten kommt es zu fleckigen Hautpigmentierungen und

fortschreitender Skleropoikilodermie, Hyperkeratosen der Fußsohlen. Schwund der Haare, Katarakt, Hypogonadismus, frühzeitige Arteriosklerose und Vergreisung sind weitere Kennzeichen. Muskelschwund und Muskelschwäche manifestieren sich vor allem an den unteren Extremitäten. Eine Muskelbiopsie ist diagnoseweisend. Es gibt keine spezielle Therapie.

3.5 Paroxysmale dyskaliämische Lähmungen

Definition: Unter dieser Bezeichnung versteht man Myopathien mit passageren Störungen des Elektrolytaustausches in der Muskelzelle und den damit verbundenen „paroxysmalen" Lähmungszuständen. Bei den periodischen Lähmungen werden drei hereditäre Typen unterschieden:
▷ Erniedrigung der Serum-Kaliumkonzentration
▷ Erhöhte Kaliumkonzentration
▷ Normale Kaliumkonzentration
Ursachen: Allen ist ein autosomaler dominanter Erbgang gemeinsam. Bei allen Formen der periodischen Lähmung ist der Ionentransport durch die Muskelfasermembran gestört, so daß diese im Anfall unerregbar werden.

D **Diagnostische Hinweise**

Bestimmung der Serum-Kaliumwerte, pathologisches Elektromyogramm, Muskelbiopsien.

3.5.1 Familiäre hypokaliämische periodische Lähmung

Ursachen und Folgen: In größeren zeitlichen Abständen besteht anfallsweise eine schlaffe Lähmung. Typisch ist das Einsetzen dieser Lähmung in den frühen Morgenstunden. Der Patient ist bewegungsunfähig, kann aber atmen, sprechen und schlucken. Auch tagsüber kann diese Lähmung auftreten, wobei vor allem die proximalen Gliederabschnitte, zuerst der unteren, dann der oberen Extremitäten und später Rumpf und Nacken befallen werden. Der Anfall kann Stunden, aber auch mehrere Tage dauern. Bei schweren Anfällen können der Herzmuskel sowie die glatte Muskulatur mitbetroffen sein. Histopathologisch werden bei Muskelbiopsien im Anfall und bei anfallsweisem Zustand chronischer Myopathien ausgeprägte vakuoläre Flüssigkeitsansammlungen in der Muskulatur gesehen. Die Vakuolenbildung beruht auf einer Salz- und Wasserretention. Es wird diskutiert, daß die Hypokaliämie des Anfalls mit einer Minderausscheidung von Kalium im Urin und einer Ansammlung von Kalium im Muskelparenchym einhergeht. Die Zufuhr von Glukose führt zu einer Senkung des Kaliumspiegels und provoziert den Anfall. Eine Verschiebung von Kalium aus dem extra- in den intrazellulären Raum wird ebenfalls diskutiert. Auch dem zellulären Natriumaustausch wird eine vorrangige Bedeutung zugeschrieben.

---

[1] Otto Werner (geb. 1874), Arzt in Kiel.

D Diagnostische Hinweise

Erniedrigte Serum-Kaliumkonzentration, periodische Lähmung.

V Therapeutische Hinweise

Die orale Verabreichung von Kaliumchlorid ist die Behandlung der Wahl im akuten Anfall; Acetazolamid.

3.5.2 Hyperkaliämische periodische Lähmung

Ursachen und Folgen: Bei der hyperkaliämischen Form sinkt das Membranpotential durch ansteigenden extrazellulären und niedrigen intrazellulären Kaliumionen-Gehalt ab. Dabei durchläuft die Muskulatur ein Stadium der Übererregbarkeit mit salvenartigen Spontanentladungen. Die Funktionsstörung ist charakterisiert durch ein Versagen der Kaliumpumpe und eine Behinderung des Rücktransportes von Kaliumionen in die Muskelzellen. Die Kranken sind gegenüber Kaliumgaben außerordentlich empfindlich. Im Unterschied zur hypokaliämischen Form treten die Anfälle meistens am Tage auf, sind meist symmetrisch, beginnen in den unteren Extremitäten und greifen auf Rumpf und Arme über. Eine akute Anfallsbehandlung ist wegen der meist kürzeren Dauer der Lähmungen selten indiziert.

D Diagnostische Hinweise

Anstieg der Serum-Kaliumkonzentration.

V Therapeutische Hinweise

Therapie selten nötig, evtl. Kalzium-Injektionen oder orale Glukosezufuhr. Bei hoher Anfallsfrequenz Diamox oder Chlorotiazid.

3.5.3 Normokaliämische periodische Lähmung

Bei dieser Form der periodischen Lähmung findet sich ein normaler Kaliumwert. Fraglich ist, ob es sich hierbei um ein eigenständiges Krankheitsbild handelt.

3.5.4 Symptomatische Formen paroxysmaler Lähmungen

Die hypokaliämische Lähmung findet sich auch bei der Thyreotoxikose, eine hyperkaliämische periodische Lähmung beim Morbus Addison sowie bei der Niereninsuffizienz.

3.6 Myasthenisches Syndrom (Funktionsstörungen der motorischen Endplatten)

Definition: Hierbei handelt es sich um eine Funktionsstörung des neuromuskulären Übertragungsapparates, die durch leichte Ermüdbarkeit, Muskelschwäche und Lähmungserscheinungen gekennzeichnet ist. Leitsymptom der Myasthenie ist die abnorme Erschöpfbarkeit der Muskulatur. Kopf, Hals, Schultergürtel und Atemmuskeln sind bevorzugt betroffen. Ein wichtiges Merkmal ist die partielle Erholung in Ruhe sowie nach Gabe eines Cholinesterasehemmers.

Ursachen: Der Pathomechanismus wurde in den letzten Jahren weitgehend geklärt. Die Acetylcholin-Rezeptoren an der postsynaptischen Membran sind stark vermindert, oder es besteht eine anomale Rezeptorfunktion der postsynaptischen Membranen. Ferner wird vermutet, daß eine kompetitive Verdrängung der Acetylcholin-Wirkung auf die Rezeptoren der postsynaptischen Membranen durch Bildung abnormer Substanzen eine Rolle spielt. Bei 85% der Patienten können zirkulierende Antikörper gegen menschliche Acetylcholin-Rezeptoren nachgewiesen werden. Diese Antikörper verbinden sich mit dem Rezeptor auf der postsynaptischen Membran an neuromuskulären Übergängen. Die-ser Rezeptor-Antikörper-Komplex bindet Komplement, wobei die Degeneration der postsynaptischen Membran und ihrer Acetylcholinrezeptoren zunimmt. Dieser Immunprozeß schreitet kontinuierlich oder in Schüben fort. Ein Ausgleich mit Cholinesterasehemmern ist nur für eine gewisse Zeit und auch nur begrenzt möglich. Die Thymusdrüse spielt eine bisher ungeklärte Rolle in der Pathogenese.

3.6.1 Myasthenia gravis pseudoparalytica

Definition: Die Myasthenia gravis ist eine Autoimmunkrankheit, die sich an der motorischen Endplatte manifestiert. Charakteristisch ist die Schwäche einzelner oder zahlreicher Muskelgruppen, die in der Regel unter Beanspruchung mehr oder weniger deutlich zunimmt.

Ursachen: Die Myasthenia gravis ist eine neuro-immunologische Erkrankung, bei der das Immunsystem den Acetylcholinrezeptor der motorischen Endplatte als Autoantigen attackiert. Die Antikörper blockieren nicht direkt die Bindungsstellen am Acetylcholinrezeptor, sondern beschleunigen den Abbau der Acetylcholinrezeptoren. Bei der Antikörperproduktion werden wahrscheinlich die acetylcholinspezifischen B-Zellen von Helfer-T-Zellen stimuliert. Häufig kommt die Myasthenia gravis gemeinsam mit anderen Autoimmunerkrankungen vor.

Folgen: Bei dieser Erkrankung kann jede beliebige Muskelgruppe oder die gesamte Skelettmuskulatur betroffen sein, am häufigsten findet sich der Befall der äußeren Augenmuskeln, wobei fast gleich häufig Ptosis oder Doppelbilder auftreten. Weiter können die Sprech-, Kau- und Schluckmuskulatur, Gliedmaßen- und Rumpfmuskulatur befallen werden. Ein Charakteristikum ist die allgemeine Variabilität der Muskelkraft, die von Tag zu Tag verschieden ausfallen kann. Hinsichtlich des Verlaufes besteht am Anfang eine geringe Symptomatik, die sich jedoch im Laufe der Jahre verschlechtert.

Weiterhin kennt man alle Grade der Manifestationsprogredienz bis zu den Akutformen, bei welchen sich innerhalb von Wochen schwerste Lähmungszustände (myasthenische Krise) mit akuter Gefährdung der Atmung entwickeln können. Bei der Myasthenia gravis finden sich zu 25% Thymus-Tumoren. Bei diesen Myasthenien mit Thymomen finden sich gehäuft zirkulierende Antikörper gegen Skelettmuskulatur. Im Serum können bei 70–90% der Erkrankten Acetylcholinrezeptor-Antikörper nachgewiesen werden. HLA-B1, HLA-B8 und HLA-Dr3 kommen gehäuft vor.

D Diagnostische Hinweise

Elektromyographie. Tensilontest. Bestimmung der Acetylcholinrezeptor-Antikörper, Muskelbiopsien, Computertomogramm des Mediastinums.

T Therapeutische Hinweise

Die medikamentöse Beeinflussung der neuromuskulären Reizübertragungsstörung basiert auf der Anwendung verschiedener Cholinesterasehemmer (Neostigmin, Pyridostigminbromid). Zusätzlich sollte eine Thymektomie durchgeführt werden. Langfristige Cortison- und Azathioprin-Therapie ist durchzuführen. Eventuell wird eine Plasmapherese notwendig.

3.6.2 Paraneoplastisches myasthenisches Syndrom

Außer bei Myasthenia gravis wird das myasthenische Syndrom als Symptom beim Bronchial-Karzinom **(Eaton-Lambert),** bei Polymyositis, Polyneuritis, Hyperthyreose, Intoxikation und Myotonien beobachtet. Beim Eaton-Lambert-Syndrom kann sich die Muskulatur im Gegensatz zur Myasthenia gravis durch Muskeltraining bessern.

3.7 Entzündliche Muskelerkrankungen

3.7.1 Infektiöse Myositiden

Definition: Durch bakterielle bzw. virale Entzündungen hervorgerufene Muskelerkrankungen.
Ursachen: Die erregerbedingten Muskelerkrankungen werden durch Bakterien, Viren, Protozoen und Parasiten hervorgerufen. Bei den nicht-erregerbedingten sog. immunogenen Myositiden kann es sich handeln um eine:
▷ rein interstitielle Myositis,
▷ noduläre Herdmyositis und
▷ Polymyositis
Folgen: Die Skelettmuskulatur ist für virale und bakterielle Erreger weniger anfällig. Bei trophischen Erkrankungen kommen jedoch gehäufter generalisierte Polymyositiden vor. Eine Beteiligung der Muskulatur des Zwerchfells findet sich bei der **Bornholm-Sommerepidemie[1].**

---
[1] vor allem in Nordeuropa und USA aufgetreten.

Beim **Gasbrand** kommt es durch lokale Enzyme zu Auflösungen des Muskelparenchyms.

Beim **Botulismus** besteht eine toxische Muskellähmung infolge Blockierung cholinergischer Nervenenden.

Bei der **Trichinose** findet sich eine Verquellung und Auflösung der Muskelfasern.

Auch die **Toxoplasmose** geht mit Herdmyositiden einher.

3.7.2 Polymyositis und Dermatomyositis

Definition: Die Polymyositis ist eine entzündlich-degenerative Erkrankung der Skelettmuskulatur, die wahrscheinlich auf pathologischen Immunprozessen beruht. Vorzugsweise werden die proximalen Gliederabschnitte befallen. Bei der Dermatomyositis ist die Entzündung des Muskels von einer Entzündung der Haut begleitet (s.a. Kap. M1, Abschn. 2.2.5.4).
Ursachen: Die Ursache der Erkrankung ist weitgehend unbekannt. Es wird eine virale Infektion bzw. eine Autoimmunerkrankung diskutiert. Die Hauptveränderungen im Muskelgewebe bestehen aus entzündlichen Zellinfiltraten und ausgedehnten Zerstörungen von Muskelfasern mit reaktiver Phagozytose. Perivaskuläre entzündliche Zellinfiltrate sind charakteristisch.
Folgen: Häufig bestehen Muskelschmerzen. Bei der Dermatomyositis findet sich ein lilafarbenes schmetterlingsförmiges Erythem. Diese Hauterscheinungen sind vorwiegend Frühsymptome des Leidens.

Leitsymptom aller Polymyositiden ist die in der Regel symmetrisch auftretende Muskelschwäche.

Später kommen neben der Muskelschwäche auch Gelenkbeschwerden hinzu. Bei diesem Krankheitsbild wird eine Überempfindlichkeitsreaktion diskutiert. Häufig findet sich ein Zusammentreffen von Polymyositis mit einer Myasthenie bzw. einem Thymom sowie Malignomen. Polymyositische Symptome finden sich auch bei Polyarthritis und Kollagenosen.

D Diagnostische Hinweise

Muskelenzyme erhöht. γ-Globulinvermehrung. Elektromyogramm pathologisch, Antikörpernachweis (Anti-PM-1; JO-1; Mi-1).

T Therapeutische Hinweise

Kortikosteroide, evtl. Immunsuppressiva.

3.7.3 Begleitmyositiden bei Bindegewebserkrankungen

Begleitmyositiden finden sich bei der **Sarkoidose.** Bei 16% aller Sarkoidosen sind Entzündungsherde im Muskel gefunden worden. Beim **Lupus erythematodes** sind die durch Myositis hervorgerufenen Muskelschmerzen ein führendes Symptom. Meist treten zugleich auch arthritische Beschwerden auf. Neben den interstitiellen Veränderungen sind leichtere Parenchymschäden des Muskels auszumachen (s. a. Kap. M1).

Vakuoläre Auflösungserscheinungen an Einzelfasern gelten für den LE als besonders typisch. Auch bei der **Panarteriitis nodosa** finden sich fokale Muskelfaserdegenerationen.

3.7.4 Myositis bei rheumatischen Krankheiten

Der Streptokokken-Rheumatismus (rheumatisches Fieber) zeichnet sich durch pathologische Erscheinungen an den Gelenken, dem Myo-, Endo- und Perikard aus, jedoch finden sich auch an der Skelettmuskulatur Infiltrate, ähnlich wie am Herzmuskel. Bei der chronischen Polyarthritis sind Muskelschwund und Muskelschwäche eine häufige Erscheinung (Tab. M3-6; s. a. Kap. M1).

Tabelle M3-6 Einteilung der Myositiden unklarer Ätiologie

Myosititis mit unbekannter Ätiologie

a) Polymyositis
  1. Reine Polymyositis
  2. Dermatomyositis und Polymyositis bei anderen Kollagenkrankheiten
  3. Polymyositis bei Neoplasien
  4. Neuromyositis

b) Noduläre interstitielle Myositis bei Kollagen- und Immunkrankheiten
  1. Rheumatisches Fieber
  2. Chronische Polyarthritis
  3. Sjögren-Syndrom
  4. Neuromyositis

c) Myositis bei entzündlichen Gefäßprozessen
  1. Polyarteriitis nodosa
  2. Polymyalgia rheumatica

d) Vakuoläre Myopathie bei Lupus erythematodes
e) Fibromyositis
f) Sarkoidosis des Muskels
g) Okuläre Myositis

3.7.5 Weichteilrheumatismus (Fibrositis)

Definition: Unter dem Begriff Weichteilrheumatismus, auch als *extraartikulärer Rheumatismus* bezeichnet, sind schmerzhafte Zustände an Sehnen, Bändern, Schleimhäuten, Muskulatur und Unterhautfettgewebe zusammengefaßt.
Ursachen: Beim Weichteilrheumatismus sind eine deutliche Veränderung der Mitochondrien und

mottenfraßähnliche Auflösungen von Muskelfilamenten bis zu Muskelzellnekrosen mit starken Glykogenanhäufungen zu diskutieren. Dieser Prozeß beruht auf einer hypoxischen Schädigung, hervorgerufen durch einen Dauertonus, dessen Ursache auf nervalen Reizen basiert. Der Weichteilrheumatismus wird unterteilt in Pannikulose, Muskelrheumatismus, Tendopathien, Tendosynovitiden, Bursitiden, Myogelosen und Periarthropathien (Tab. M3-7).

Tabelle M3-7 Histologische Veränderungen beim nichtentzündlichen Muskelrheumatismus

Muskelrheumatismus	
Stadium I:	Mitochondrien geschwollen, Zerstörung der Myofilamente im Bereich der I-Bande.
Stadium II:	Myofilamentuntergang im Bereich der A-Bande. Größere Areale mit aufgehobener Struktur der Sarkomere
Stadium III:	Isolierte Kondensation von Myofilamenten und großflächige Verklumpung der kontraktilen Substanzen.
Stadium IV:	Kontraktile Substanzen vor allem in Sarkolemmnähe völlig aufgelöst.

3.7.5.1 Fibromyalgesiesyndrom (generalisierte Tendomyopathie)

Definition: Diffuse, multilokalisierte Schmerzen an Muskeln, Sehnenansätzen und Knochenvorsprüngen, einhergehend mit psychischen Beschwerden.
Ursachen: Psychogene Faktoren sollen die körperliche Schmerzsymptomatik auslösen. Die Schmerzempfindungen sind infolge quantitativ veränderter physiologischer Mechanismen erhöht. Auch emotionale Faktoren sind für die Beschwerdesymptomatik mitverantwortlich. Die Fibromyalgie kann sowohl primär ohne Grunderkrankung als auch sekundär bei anderen Grunderkrankungen auftreten.
Folgen: Es bestehen reproduzierbare Schmerzpunkte (Triggerpunkte), vor allem im Bereich des Musculus trapezius, am Oberrand der 2. kosto-sternalen Syndesmose, Ansatz des Musculus suboccipitalis und supraspinatus, am Rand des Schulterblattes, an der medialen und lateralen Seite des Ellenbogengelenkes, am hinteren Darmbeinkamm, an Iliosacralgelenken, medialer Seite des Kniegelenkes sowie im Bereich der Wirbelsäule. An weiteren Beschwerden sind zu verzeichnen: Kopfschmerzen, Ermüdbarkeit, nicht erquicklicher Schlaf mit EEG-Veränderungen, Wetterfühligkeit, Morgensteifigkeit, dyspeptische und dysurische Beschwerden. Der Patient hat das Gefühl, das alles schmerze.

⑦ **Therapeutische Hinweise**

Analgetika, physikalische Maßnahmen, Psychopharmaka.

3.7.5.2 Pannikulosen (Pfeifer-Weber-Christian[1]-Krankheit)

Definition: Die Pfeifer-Weber-Christian-Pannikulitis ist eine entzündliche Erkrankung des Fettgewebes mit charakteristischer klinischer Symptomatik. Typisch ist das schubweise Auftreten schmerzhafter Knoten im Unterhautfettgewebe.

Ursachen: Der häufige Nachweis vermehrter zirkulierender Immunkomplexe und herabgesetzter Serum-Komplementkonzentration sowie hypererigische Reaktion auf körpereigene oder körperfremde Antigene lassen auf eine schwere Autoimmunkrankheit des Fettgewebsanteils schließen. Es wird auch die Ansicht vertreten, daß primäre Gewebsveränderungen weniger durch eine Schädigung des Fettgewebes, sondern vielmehr durch eine Vaskulitis der versorgenden Arteriolen ausgelöst werden. Damit wird die Erkrankung in das Gebiet der Immunkomplexkrankheiten gerückt. Bei der Pfeifer-Weber-Christian-Erkrankung scheinen zusätzlich Beziehungen zum hereditären α_1-Antitrypsinmangel zu bestehen.

Folgen: Die Erkrankung kommt bei Frauen häufiger vor. Das Hauptmanifestationsalter besteht im vierten bis fünften Lebensjahrzehnt. Das klinische Bild zeigt ein schubweises Auftreten von schmerzhaften Knoten im subkutanen Fettgewebe, wobei der Bereich der Oberschenkel bevorzugt ist. Ein Teil der Herde kann einschmelzen, ulzerieren und eine serös-hämorrhagische Flüssigkeit absondern. Die Veränderungen heilen narbig ab. Mit den Hautveränderungen treten Allgemeinsymptome auf: Fieberschübe, Arthralgien, Myalgien und Leibschmerzen. Histologisch zeigen die untersuchten Knoten granulozytäre Infiltrationen (Lymphozyten, Makrophagen, mehrkernige Riesenzellen). An den Arteriolen des Fettgewebes zeigen sich fibrinoide Gefäßwandnekrosen und Thromben. Schließlich wird das Fettgewebe durch eine lobuläre Fibrose ersetzt. Es bestehen zwei Verlaufsformen:

▷ Die prognostisch günstige Pfeifer-Weber-Christian-Pannikulitis, die auf das subkutane Fettgewebe beschränkt ist.

▷ Die systemische Pfeifer-Weber-Christian-Erkrankung, wobei das viszerale Fettgewebe mit einbezogen ist.

Als **Rothmann-Makai-Syndrom** wird ein afebril verlaufendes Krankheitsbild bei Kindern bezeichnet, das durch multiple subkutane Knoten mit geringer Einschmelzungstendenz gekennzeichnet ist.

---

[1] Victor Pfeifer (1846–1921), deutscher Arzt. Frederick P. Weber (1863–1962), Arzt in London. Henry A. Christian (1876–1951), Arzt in Boston.
[2] Guillaume Dupuytren (1777–1835), Chirurg in Paris.

Ⓓ **Diagnostische Hinweise**

Erhöhte BSG, Anämie, Leukozytose, Leukopenie, Komplementerniedrigung von C3 und C4, vermehrte zirkulierende Immunkomplexe.

⑦ **Therapeutische Hinweise**

Antirheumatika, Hydroxychloroquin. In schweren Fällen Azathioprin, Methotrexat oder Cyclophosphamid.

3.7.5.3 Insertionstendopathien

Als Ursache der Sehnendegenerationen wird eine chronische funktionelle Überbelastung angenommen, die zu einer ödematösen Verquellung der Grundsubstanz und als Folge davon zu einer Lockerung der Sehnenbündel führt. Mit Fortschreiten des degenerativen Prozesses kommt es zur Aufsplitterung der Sehnenbündel und zu Sehnenfaseruntergängen. Mitunter gehen die Veränderungen an den Sehnen mit einer Verkalkungstendenz einher. Die Tendovaginitis stenosans ist ebenfalls eine nicht-entzündliche Erkrankung der Vagina fibrosa der Sehnenscheiden. Ursache sind Überbeanspruchungen und Traumen, die zu einer gesteigerten Proliferation von Blutgefäßen und zur Bildung eines fibrösen Gewebes führen. Es resultiert daraus eine Einengung des Sehnenscheidenkanals.

3.7.5.4 Ganglien

Ganglien sind zystische Schwellungen des Sehnenscheidengewebes, die besonders im Bereich des dorsalen Handgelenks lokalisiert sind. Sie zeichnen sich durch eine fibröse Wandung und zystische Hohlräume, ausgefüllt mit Hyaluronsäure, aus.

3.7.5.5 Morbus Dupuytren[2]

Die Dupuytren-Kontraktur ist eine knotige Verdickung der Palmaraponeurose. Im Krankheitsverlauf nimmt der Gehalt an kollagenen Fasern zu, so daß es zu einer Kontraktion der Palmaraponeurose kommt. Im Residualstadium liegt dann ein fibröser, zellarmer, sehnenartiger Strang vor.

3.7.6 Polymyalgia rheumatica (arteriitica)

Definition: Entzündliche Allgemeinerkrankung des älteren Menschen mit schmerzhafter Schwäche und Steifigkeit im Schulter- und Beckengürtelbereich.

Ursachen: Die Pathogenese ist weitgehend ungeklärt. In ca. 30–50% der Fälle geht die Erkrankung mit der Riesenzellarteriitis (Arteriitis temporalis) einher. Bei der Riesenzellarteriitis sind mehrere Wandschichten der Gefäße betroffen, vorzugsweise die Tunica media und die Intima. Die Lamina elastica interna zeigt Fragmentierungen und strekkenweise eine Auflösung. Mononukleäre Infiltrate reichern sich zu Granulomen an, und die massive Proliferation der Intima führt zum Verschluß des Arterienlumens.

Lichtoptische Untersuchungen der Skelettmuskulatur zeigen bei der Polymyalgia rheumatica keinerlei Hinweise auf die Ursache der muskulären Schmerzsymptomatik. Mit Hilfe der Elektronenmikroskopie sind bestimmte Veränderungen bei der Polymyalgia rheumatica nachweisbar: Filamentuntergänge, vermehrtes Auftreten von Glykogen und Lipid, Degeneration der Mitochondrien. Obwohl die einzelnen Merkmale nicht für die Polymyalgia rheumatica spezifisch sind, gibt die Kombination der Merkmale dem ultrastrukturellen Bild der Skelettmuskulatur bei Polymyalgia ein charakteristisches Profil. Da diese Veränderungen auch bei neurogenen Myopathien gefunden werden, muß man annehmen, daß auch bei der Polymyalgia rheumatica neurogene Mechanismen eine Rolle spielen.

Folgen: Das Leiden tritt fast ausschließlich erst nach dem 50. Lebensjahr auf. Frauen sind fast dreimal häufiger betroffen als Männer. Es besteht eine meist symmetrische, schmerzhafte Schwäche und Steife des Schulter- und/oder des Beckengürtels. An Allgemeinsymptomen werden beobachtet: Morgensteifigkeit, subfebrile Temperaturen, Gewichtsverlust, Kopfschmerzen und Depressionen. Selten bestehen leichte Synovitiden. Das Leiden kann sich über Monate bis zwei Jahre hinziehen. Regelmäßig finden sich eine stark beschleunigte Blutsenkungsgeschwindigkeit und Zeichen einer Anämie. Bei dem Krankheitsbild ist eine Arteriitis temporalis (Morbus Horten) durch Biopsie der Temporalarterie auszuschließen.

D Diagnostische Hinweise

BSG massiv erhöht. Entzündliche Anämie. EMG evtl. leicht pathologisch verändert. Biopsie der Temporalarterie. Ophthalmologische Untersuchungen. Therapie: Kortikosteroide.

3.8 Endokrine Myopathien

Definition: Chronische progrediente Muskelschwäche, welche vorwiegend die Gliedergürtelmuskulatur betrifft und durch endokrine Erkrankungen hervorgerufen wird.
Ursachen und Folgen: Die endokrinen Myopathien sind behandelbare Muskelkrankheiten. Die häufigste Kombination myopathischer Symptome mit endokrinen Störungen findet sich bei Schilddrüsendysfunktionen. Die Myopathie bei **Hyperthyreose** zeichnet sich durch lebhafte Reflexe bei teilweise beträchtlichen Myatrophien und Paresen aus. Sowohl die Muskelkontraktion als auch die Erschlaffung verläuft schneller als normal. Vorwiegend sind Becken- und Schultergürtel betroffen.

Histologisch findet sich eine allgemeine Muskelatrophie mit vorwiegender Verschmächtigung der Typ II-Fasern, wobei ebenfalls in diesem Fasertyp degenerative Veränderungen abgrenzbar werden. Besonders gefährlich ist die akute **thyreotoxische Myopathie** mit rasch einsetzenden progredienten, oft die bulbäre Muskulatur befallenden Zuständen genereller schlaffer Lähmungen. Die Atmung ist bedroht, die Reflexe sind erloschen. Beschrieben wird eine Kombination von Hyperthyreose mit episodischer hypokaliämischer Lähmung. Weiterhin ist häufig eine Schilddrüsenüberfunktion vom Typ des Morbus Basedow mit einer Myasthenia gravis vergesellschaftet. Auch bei der **Hypothyreose** ist die Muskelkraft deutlich reduziert. Die Reflexzeit ist verlangsamt (Hoffmann-Syndrom). Häufig sind heftige und lästige myotone Muskelkrämpfe.

Müdigkeit und Muskelschwäche sind ein weiteres Symptom beim **Hyperparathyreoidismus.** Die Reflexe sind abgeschwächt. Beim **Hyperaldosteronismus (Conn-Syndrom)** kommt es zu periodischen Schwäche- und Lähmungszuständen infolge eines Kaliummangelsyndroms. Die Muskelschwäche manifestiert sich hauptsächlich im Bereich der unteren Extremitäten. Die hypokaliämische Alkalose bedingt zusätzlich distal diffuse Parästhesien.

Auch der **Morbus Addison** geht häufig mit Krämpfen und Muskelschwäche im Rahmen des Natriummangels einher. Beim zentralen wie auch beim adrenalen **Cushing-Syndrom** sind häufig erhebliche Myatrophien im Beckengürtelbereich zu finden. Morphologisch findet sich eine ausgeprägte Atrophie der sog. Typ II-Fasern, d.h. der weißen Muskelfasern. Wohl aufgrund begleitender Elektrolytverschiebungen drohen zahlreiche vakuoläre Degenerationen.

Das eosinophile Adenom des Hypophysenvorderlappens (HVL) **(Akromegalie)** kann im Anfangsstadium mit Muskelhypertrophie und Leistungssteigerung einhergehen, im späteren Stadium kommt es zu nutritiven Störungen mit Ausbildung von Myopathien mit sichtbaren Muskelatrophien, die histopathologisch durch eingestreute Herdveränderungen degenerativer Art belegt sind.

3.9 Toxisch-bedingte Myopathien

Arzneimittel und andere chemische Substanzen können auf allen Ebenen des neuromuskulären Systems die dort ablaufenden physiologischen Prozesse beeinflussen. Der **Alkolismus** ist als vorrangige Ursache der toxischen Myopathien zu nennen. Die bekannteste medikamentös verursachte Muskelschädigung ist die **Cortison-Myopathie.** Sowohl klinisch als auch weitgehend im histopathologischen Befund imitiert die Cortison-Myopathie das Bild der progressiven Muskeldystrophie mit proximaler Gliederschwäche, besonders im Bereich des Beckengürtels und der Oberschenkel. Es finden sich zahlreiche Vakuolen sowie degenerierende Fasern. Durch **D-Penicillamin** – auch durch Chloroquin und Trimethadion – können myasthenische Reaktionen hervorgerufen werden. **Aminoglykosid-Antibiotika** sind durch ihre Beziehungen zu Acetylcholinrezeptoren ebenfalls in der Lage, reversible myasthenische Reaktionen auszulösen. Auch **Vincristin** und **Colchicin** können zu Neuromyopathien führen. Es gibt noch weitere chemische Substanzen, die zu einer Myotonie besonders bei Kranken mit Niereninsuffizienz führen können. Ein selten beobachtetes Vorkommnis ist örtlicher Muskelschwund nach wiederholten Insulin-Injektionen.

3.10 Tumoren

In der Skelettmuskulatur vorkommende echte Geschwülste sind in der überwiegenden Zahl Fibrome, Lipome, Häm- oder Lymphangiome. Sie gehen nicht vom Muskelgewebe selbst aus. Ihre Ansiedlung ist rein zufällig. Aus Muskelzellen aufgebaute Tumoren sind selten. Dazu gehören die als Myxoblastome aufgefaßten Geschwülste, die zumeist an der Zunge vorkommen. Das gutartige Rhabdomyom kommt vorwiegend als Tumor im Herzmuskel vor.

Literatur

Beckmann, R.: Myopathien, Genetik, Biochemie, Pathologie, Klinik und Therapie unter besonderer Berücksichtigung des Kindesalters. Thieme, Stuttgart 1965.

Diehrsen, U., W. Kirsch, E. E. Ohnhaus: Diagnostik der Weber-Christianschen Erkrankung. Dtsch. med. Wschr. 110 (1985) 1777–1779.

Fanconi, G., A. Wallgren: Lehrbuch der Pädiatrie. Schwabe u. Co Verlag, Basel 1972.

Hasselbach, W., K. Kramer: Muskel. Urban & Schwarzenberg, München–Wien–Baltimore 1975.

Heyck, H.: Muskelkrankheiten. Springer, Heidelberg 1978.

Hierholzer, K., Schmidt R. F.: Pathophysiologie des Menschen, Edition Medizin, Weinheim 1991.

Jerusalem, F.: Muskelerkrankungen. Thieme, Stuttgart 1979.

Kuhn, E.: Progressive Muskeldystrophie, Myotonie, Myasthenie. Springer, Berlin 1966.

Mathies, H.: Weichteilrheumatismus. Colloquia rheumatologica, Geigy 1981.

Mortier, W., Pothmann R., Kunze, K.: Aktuelle Aspekte neuromuskulärer Erkrankungen. Thieme, Stuttgart 1988.

Schaub, J.: Metabolische Myopathien im Kindesalter. Mschr. Kinderheilkd. 132 (1984) 565–573.

Scheid, W.: Lehrbuch der Neurologie. Thieme, Stuttgart 1968.

Siemes, H.: Mitochondriale Myopathien und Encephalopathien. Mschr. Kinderheilkd. 133 (1985) 798–805.

Toika, K. V.: Klinische Neuroimmunologie, Edition Medizin, Weinheim 1987.

Walton, J. N.: Diseases of voluntary muscle. Livingstone, Edinburgh 1988.

N Schmerz

K. KRAFT

Der Schmerz als besondere Sinnesqualität kann unter physiologischen Bedingungen, d.h. im akuten Fall, als **Schadenfrühwarnsystem** des Organismus gelten, bei chronischem Auftreten jedoch zum dominanten Handlungsantrieb werden und zu massiven Persönlichkeitsveränderungen führen. In dem Augenblick, in dem der Schmerz nicht mehr als Symptom einer Störung der körperlichen Integrität auftritt, sondern seine Warnfunktion verliert und somit vom Symptom einer Krankheit zur eigenständigen Erkrankung wird, ist es gerechtfertigt, den zuvor physiologischen Ablauf als nunmehr pathophysiologische Erscheinung zu verstehen. Die Forschung der letzten Jahre hat einen Einblick in die neurobiologischen Grundlagen dieser Vorgänge ermöglicht.

1 Physiologische Grundlagen

Die meisten Erkenntnisse über den Schmerz sind im Tierversuch durch experimentell erzeugten akuten Schmerz gewonnen worden. Der Prozeß, der durch Schmerzreize in Gang gesetzt wird, wird **Nozizeption** genannt. Nozizeption darf mit dem Schmerz als Indikator pathophysiologischer Vorgänge nicht gleichgesetzt werden, da sie nicht in jedem Fall auch zur Schmerzwahrnehmung führt. Sie ist aber für die Aufklärung der neuronalen Vorgänge von großem Nutzen.

Die Wahrnehmung von Schmerzintensität und -qualität ist das Ergebnis des Zusammenspiels eines komplexen Regelkreises, der aus Rezeptoren, afferenten Nervenfasern, zentral modulierenden Neuronen und efferenten Nervenfasern mit ebenfalls modulatorischem Einfluß besteht. Dem variablen Zusammenspiel dieser einzelnen Elemente ist es zuzuschreiben, daß der gleiche Schmerzreiz bei verschiedenen Individuen unterschiedliche Schmerzempfindungen hervorruft und daß sogar bei ein und demselben Individuum der gleiche Schmerzreiz situationsbedingt in unterschiedlicher Intensität und Qualität wahrgenommen wird. Es ist eine logische Konsequenz, daß damit auch die Schmerzbekämpfung prinzipiell der individuellen Situation angepaßt werden sollte.

1.1 Afferente Nozizeption

Das afferente nozizeptive System läßt sich in einen peripheren Anteil, bestehend aus Nozizeptoren und afferenten Fasern, und einen zentralnervösen Anteil, bestehend aus den im Rückenmark aszendierenden Bahnen und den intrazerebralen Verschaltungen, untergliedern.

1.1.1 Peripherer Anteil

1.1.1.1 Nozizeptoren

Mechanische und thermische Reize oberhalb der Reizschwelle des Nozizeptors, d.h. des peripheren, als Schmerzrezeptor strukturierten Nervenendes, lösen Impulse aus, die in der zugehörigen Nervenfaser nach zentral weitergeleitet werden. Viele Nozizeptoren sind **polymodal**, d.h. sowohl durch thermische als auch durch mechanische oder chemische Reize erregbar. Ein weiteres Kennzeichen der Nozizeptoren ist die nach Überschreiten der Reizschwelle einsetzende wiederholte Entladung, deren Frequenz dem Zentralnervensystem (ZNS)

Informationen über die Reizintensität liefert. Im Gegensatz zu anderen sensorischen Rezeptoren, die bei wiederholter Stimulation schließlich unerregbar werden, wird die Aktivität der polymodalen Nozizeptoren gesteigert. Auch die Reizschwelle wird herabgesetzt. Durch Aktivierung mehrerer Nozizeptoren zugleich kommt es zur räumlichen und zeitlichen Summation von Nervenerregungen, die für die Wahrnehmung des Schmerzes im ZNS, d. h. zur Beurteilung von Qualität und Intensität sowie Lokalisation und Dauer, die Grundvoraussetzung ist. Die nähere Umgebung des Nozizeptors (Blutkapillaren, glatte Muskulatur, efferente Nervenfasern) kann mechanisch oder über die Abgabe bestimmter Substanzen die Nozizeption modulieren. Zu diesen körpereigenen sog. **algetischen Substanzen** gehören Serotonin, Bradykinin, Prostaglandin E_2 und H^+-Ionen. In unterschwelligen, d. h. für die Erregung der Nozizeptoren nicht ausreichenden Dosierungen können diese Substanzen die Reizschwelle für andere Reizformen, z. B. Hitze, herabsetzen. Die Kombination von algetischen Substanzen wirkt im Sinne einer **Schmerzschwellensenkung.**

1.1.1.2 Afferente Fasern des peripheren Nervensystems

Die Erregung eines Nozizeptors wird über das primäre afferente Neuron zum Hinterhorn des Rückenmarks weitergeleitet.

> Die afferenten Fasern sind entweder **myelinhaltig** (Aδ-Fasern) oder **unmyelinisiert** (C-Fasern). Die **Aδ-Fasern** vermitteln den scharfen, stechenden, gut lokalisierbaren Schmerz, die **C-Fasern** den dumpfen, brennenden, schlecht lokalisierbaren Schmerz.

Die C-Fasern leiten auch Temperaturinformationen und Informationen über mechanische Reize weiter, soweit sie von polymodalen Nervenendigungen ausgehen. Als Neurotransmitter der polymodalen Nozizeptoren wird **Substanz P,** ein Peptid aus elf Aminosäuren, diskutiert. Sie findet sich in Nervenfasern von geringem Durchmesser, die in den oberflächlichen Schichten des Hinterhorns enden. Jede Schädigung, die die C-Fasern aktiviert, wie z. B. Druck, Zerrung, chemische und physikalische Schädigung sowie O_2-Mangel, setzt zunächst Kalium aus den lädierten Zellen und Histamin aus den Mastzellen frei. Kallikrein wird aktiviert, so daß sich Bradykinin bildet. Diese Stoffe, insbesondere Bradykinin, stimulieren wiederum die Schmerzfasern. Sie veranlassen auch die Freisetzung von Prostaglandinen, die ihrerseits die Wirkung des Bradykinins um das bis zu 50fache steigern können. Die dünnen Schmerzfasern leiten die Schmerzimpulse ins Rückenmark und setzen die Substanz P frei. Gleichzeitig tritt auch an den peripheren Nervenendigungen Substanz P aus, wodurch Rötungen und evtl. Schwellungen entstehen können. Ein Spezifikum der Schmerzleitung ist das nur langsame Abklingen der Entladung nach Beendigung des Schmerzreizes. Es ist zu vermuten, daß die Substanz P durch ihre langsame Kinetik für dieses subjektiv als Nachschmerz empfundene Phänomen verantwortlich ist.

1.1.2 Zentralnervöser Anteil

Die Rolle des ZNS bei Schmerzwahrnehmung und Schmerzverhalten ist viel komplexer als die des peripheren Nervensystems. Die in den Nozizeptoren begründete Spezifität der peripheren Schmerzwahrnehmung ist im ZNS aufgehoben. Es gibt kein Schmerzsystem, das den räumlich angeordneten Projektionen anderer Sinnessysteme auf die Hirnrinde vergleichbar wäre. Vielmehr projizieren die schmerzleitenden Fasern in die verschiedensten Hirnsysteme, wodurch die Vielfalt der Erscheinungsformen des Schmerzes verständlich wird. Ganz allgemein betrachtet kann die von den Nozizeptoren aufgenommene Information auf den verschiedenen Ebenen des ZNS vielfach moduliert werden.

1.1.2.1 Aszendierende Bahnen

Im Rückenmark befindet sich in den Laminae I und II des Hinterhorns die erste synaptische Umschaltstation der nozizeptiven Afferenz. Von dort wird die Information über drei Systeme weitergeleitet: Motorische Reflexbahnen, Sympathikusreflexbahnen und aufsteigende Bahnen. Die bedeutendste aufsteigende Bahn ist der **Tractus spinothalamicus,** der seine Fasern aus den Synapsen des kontralateralen dorsalen Horns erhält (Abb. N-1). Dieser Tractus teilt sich in die neospinothalamische und die paläospinothalamische Bahn auf. In der **neospinothalamischen** Bahn wird die diskriminative Komponente der Schmerzempfindung, d. h. der gut identifizierbare und lokalisierbare Schmerz weitergeleitet. Diese Bahn endet im ventrobasalen und posterioren Thalamus. Die **paläospinothalamische** Bahn vermittelt die emotional-affektive Schmerzkomponente sowie den dumpf brennenden, schlecht lokalisierbaren Schmerz und endet in den intralaminären Kernen. Ein Teil dieses Systems verläuft im Tractus spinoreticularis.

1.1.2.2 Intrazerebrale Vorgänge

Bisher ist nicht bekannt, in welchem Hirngebiet die nozizeptive Information in die bewußte Schmerzwahrnehmung transformiert wird. Die intralaminären thalamischen Kerne projizieren diffus in große Kortexbereiche, wahrscheinlich über andere Hirnstrukturen, während der ventrobasale Komplex und der parvozelluläre ventrale kaudale Kern (von Hassler) direkt mit dem primären somatosensorischen Kortex verbunden ist. Weder im Tierversuch noch bei der Untersuchung von gesunden Probanden oder Hirnverletzten ergaben sich bei Messungen der lokalen Durchblutung während definierter Schmerzreize oder bei direkten Stimulationsversuchen Hinweise auf ein spezifisches kortikales Schmerzempfindungssystem. Allerdings können mit diesen Methoden Aktivitäten tiefer gelegener Zentren nicht ausgeschlossen werden.

1.2 Efferente Inhibition der Nozizeption

Die Erregung eines oder mehrerer Nozizeptoren ist notwendig, wenn auch nicht hinreichend, um eine

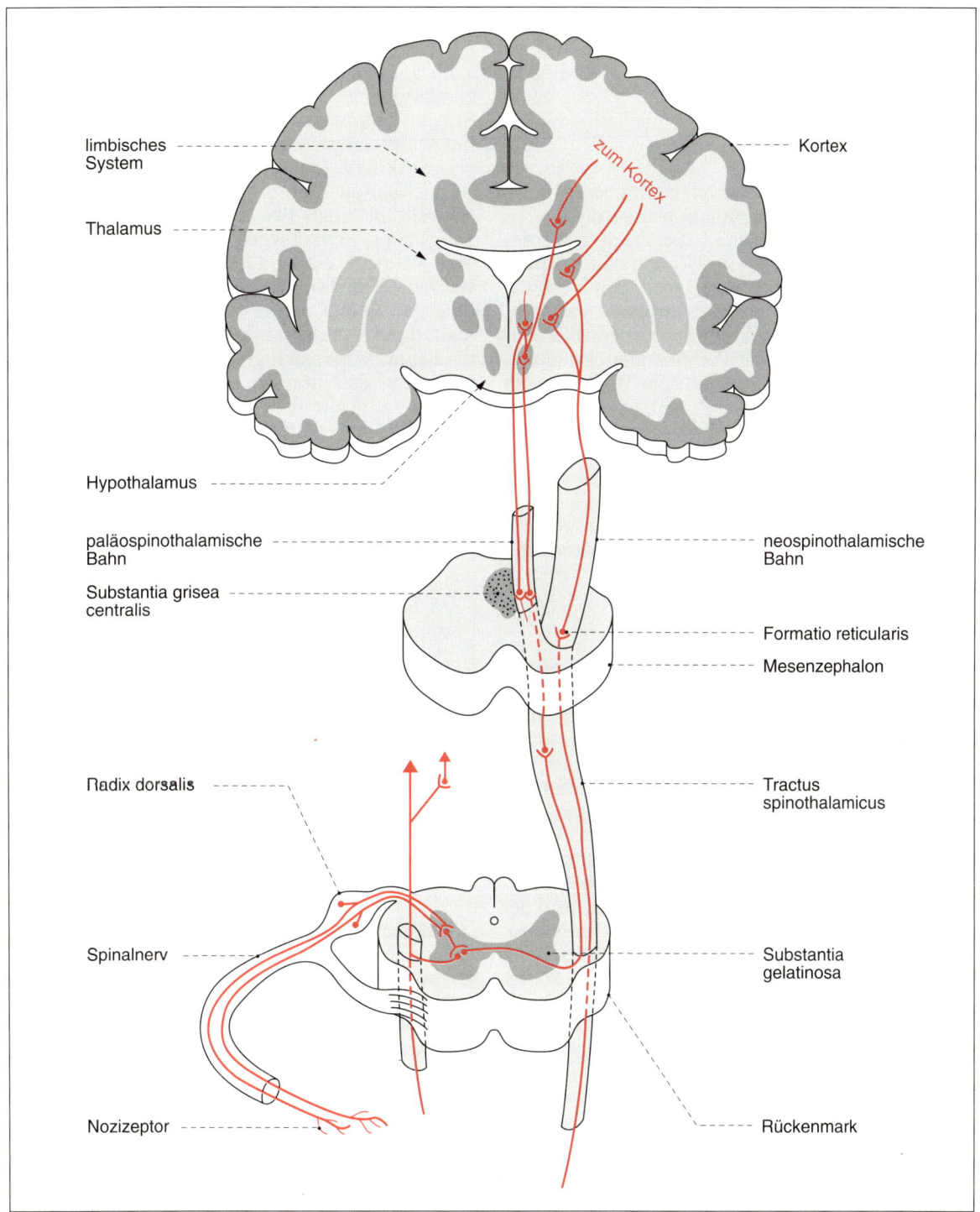

Abb. N-1: Schema der aszendierenden nozizeptiven Bahnen.

Schmerzempfindung auszulösen. Es ist bekannt, daß das Schmerzempfinden in Streßsituationen (Krieg, Wettkampfsport) stark reduziert sein kann. Zur Erklärung dieses Phänomens entwickelten Melzack und Wall 1968 die sog. *gate control Theorie*. Sie postulierten, daß eine erhöhte Aktivität der myelinhaltigen Fasern durch den Schluß eines *spinalen Tors* die Aktivierung der schmerzweiterleitenden Bahnen inhibiert, wogegen eine eine bestimmte Schwelle überschreitende Stimulation der C-Fasern das spinale Tor öffnet. Diese Theorie bedarf inzwischen der Erweiterung und Ergänzung.

1.2.1 Inhibition auf spinaler Ebene

Bereits im Hinterhornneuron modifizieren hemmende Einflüsse die Informationsübertragung. Es konnte gezeigt werden, daß die Freisetzung der Substanz P durch lokale Einwirkung von **Morphin** und **Enkephalinen** – körpereigenen Peptiden, die morphinartige Wirkungen hervorrufen – gehemmt werden kann. Die in den inhibitorischen Interneuronen des Rückenmarks vorhandenen Enkephaline können so durch präsynaptische Inhibition der Freisetzung von Substanz P analgetisch wirken. Auch der Neurotransmitter γ-**Aminobuttersäure** (GABA), der ebenfalls aus den Interneuronen freigesetzt wird, sowie **Noradrenalin,** das aus sympathischen Nervenendigungen, wahrscheinlich aber auch aus der lateralen Formatio reticularis mesencephali stammt, hemmen die Impulstransmission im dorsalen Horn.

1.2.2 Deszendierende Bahnen

Die Aktivierung der inhibitorischen Interneurone des Rückenmarks erfolgt vermutlich über absteigende Bahnen aus dem Hirnstamm und dem Mesenzephalon. Elektrostimulation der Substantia grisea centralis (SGC) führt zur Abnahme der Antwortgröße auf eine über der Reizschwelle liegenden Stimulation der sensitiven Zellen im dorsalen Horn **(dynamische Inhibition).** Die Erregung der mesenzephalen lateralen Formatio reticularis führt hingegen zum Anstieg der Reizschwelle **(tonische Inhibition).** Weitere schmerzhemmende Zentren sind der Locus coeruleus und die Raphekerne. Der Neurotransmitter des von der SGC deszendierenden Hemmsystems ist vermutlich das **Serotonin.** Dieses System wird zentral durch Opiate oder durch die endogenen Opioide aktiviert, deren bekanntester Vertreter, das **β-Endorphin,** im Nucleus arcuatus des Hypothalamus synthetisiert wird. Das im Hypophysenvorderlappen aus einem hochmolekularen Precursor zusammen mit ACTH freigesetzte β-Endorphin ist vermutlich an der zentralen Modulation der Nozizeption nicht beteiligt. Der Neurotransmitter des deszendierenden Systems, das von der lateralen Formatio reticularis im dorsalen Funiculus absteigt, ist noch nicht bekannt. Zentrale

opioide Mechanismen sind an diesem System jedenfalls nicht beteiligt.

Für die Aktivierung des opioidvermittelten analgetischen Systems bedarf es einer länger (mindestens zehn Minuten) andauernden schmerzhaften peripheren Stimulation. Ein nicht-opioidabhängiges System kann bereits durch eine kurzdauernde Stimulation der aus den niederschwelligen Mechanorezeptoren kommenden Aβ-Fasern aktiviert werden; eine Verstärkung tritt bei zusätzlicher Reizung der Aδ-Fasern ein. Beide Systeme sprechen auch auf Streßreize an. Diese allein reichen aber zur Aktivierung nicht aus. Bei dem serotoninergen System kommt es nach kurzer Zeit zur Entwicklung einer Toleranz gegenüber Schmerzreizen.

Die Aktivität des endogenen opioiden Systems ist offenbar auch an der Einstellung der Schmerzschwelle beteiligt. Bei Personen mit einer hohen natürlichen Reizschwelle kann diese durch Gabe von **Naloxon,** einem Opiatantagonisten, gesenkt werden. Eine primär niedrige Reizschwelle wird hingegen von Naloxon nicht beeinflußt. Ebenso kann durch Naloxon nur bei stärkeren Schmerzen die Schmerzintensität gesteigert werden. Dies läßt vermuten, daß nur bei einer hohen natürlichen Schmerzschwelle bzw. relativ hohen Schmerzintensität das opioidabhängige Schmerzinhibierungssystem aktiviert worden ist.

Aus den vorliegenden Daten läßt sich ein allerdings stark vereinfachtes hypothetisches **Modell der endogenen Analgesie** konstruieren:

> Deszendierende serotoninerge Axone aktivieren Interneurone in der Substantia gelatinosa, die ihrerseits Enkephaline freisetzen. Die **Enkephaline** inhibieren präsynaptisch die Freisetzung von **Substanz P** aus den primären nozizeptiven Afferenzen, so daß eine verringerte Erregung der Neurone der in den Thalamus projizierenden Bahnen resultiert.

In diesem Modell ist die nicht-serotoninerge deszendierende inhibitorische Bahn nicht berücksichtigt.

2 Allgemeine Pathophysiologie

Definition: Schmerz kann im Gegensatz zum Sehen, das eine spezifische Sinnesleistung ist, als Empfindung definiert werden, die im Sinne eines **psycho-physischen Erlebnisses** verstanden werden muß. Der Schmerz signalisiert eine Schädigung und zeigt die Lokalisation derselben an. Daneben können Schmerzintensität und Schmerzqualität unter Umständen Auskunft über die Art und den Grad der Schädigung geben.

Ursachen: Aufgabe des Arztes ist es, die Ursache des Schmerzes zu finden und eine entsprechende, möglichst kausale Therapie einzuleiten. Während dies bei Akutschmerzen für gewöhnlich möglich ist, findet bei chronischen Schmerzen wegen therapieresistenter oder nicht diagnostizierbarer Grunderkrankungen eher eine symptomatische Therapie Anwendung.

2.1 Periphere Schmerzsyndrome

Der akute Nozizeptorschmerz, der durch eine akute Erregung von Schmerzrezeptoren ausgelöst wird, ist von der Pathogenese her am einfachsten zu verstehen. Es handelt sich, wie schon erwähnt, um eine akute Reizung eines peripheren Nozizeptors, die zu repetitiven Aktionspotentialen führt. Diese werden über die afferente Faser zum Zentralnervensystem geleitet. Mit zunehmender Reizstärke wird die Entladungsfrequenz höher. Komplexer ist die Situation bei länger anhaltenden schädigenden Reizen, die bei den betroffenen Geweben und Organen zu Änderungen des Zellmetabolismus führen. Die Folgen sind eine vermehrte Produktion von metabolisch hochwirksamen Substanzen, eine Veränderung von Rezeptorzahl und -eigenschaften und eine Beeinflussung der Funktion reizleitender Systeme.

2.2 Entzündungsschmerz

Ein wesentliches Kennzeichen einer Entzündung ist die spontane Schmerzhaftigkeit, die durch Berührungsreize noch verstärkt wird. Im entzündeten Gewebe werden vermehrt vasoaktive und die Nozizeptoren erregende Substanzen gebildet, wie z.B. Prostaglandine, Histamin und Bradykinin. Für Bradykinin und Prostaglandin E_2 konnte gezeigt werden, daß sie die Reizschwelle der Nozizeptoren herabsetzen. Zusätzlich reagieren die gewöhnlich nur auf Berührungsreize ansprechenden und sich schnell adaptierenden Mechanorezeptoren bei Dauerkontakt mit diesen Substanzen mit einem Anstieg der Entladungsfrequenz. Der **Ischämieschmerz** der mit Sauerstoff unterversorgt arbeitenden Skelett- und Herzmuskulatur soll ebenfalls z.T. auf der Freisetzung von algetischen Substanzen beruhen. Auch bei der **Arthritis** sind körpereigene algetische Stoffe beteiligt, wie z.B. Prostaglandine und Leukotriene.

2.3 Schmerzen durch gestörte Motorik

Bei zu starkem Tonus der Skelettmuskulatur durch Fehler in der nervösen Steuerung werden Muskel- und Sehnennozizeptoren erregt. Das Ergebnis sind Muskelschmerzen, wie sie z.B. bei körperlichen Fehlhaltungen auftreten. Die Bedingungen, die zur pathophysiologischen Entgleisung von normalerweise sinnvollen Reflexen führen, sind bisher wenig bekannt. Man weiß, daß intramuskulär injiziertes Bradykinin oder Prostaglandin E_2 über die Muskelnozizeptoren die γ-Motoneurone sowohl der Extensor- als auch der Flexormuskeln aktivieren

kann. Auch eine Kombination unterschwelliger Dosierungen von Bradykinin mit Serotonin oder Prostaglandin E_2 kann eine gesteigerte Erregung von Muskeleigenrezeptoren auslösen. Dies bewirkt reflektorisch einen überhöhten Muskeltonus, der im Sinne eines Circulus vitiosus wieder Muskelschmerzen hervorruft (Hartspann, Myogelose, Insertionstendopathie). Der klinisch bedeutsame Spannungskopfschmerz dürfte ebenfalls Ausdruck dieses pathophysiologischen Regelkreises sein.

2.4 Schmerzen im regenerierenden Nerven

Die Durchtrennung oder Quetschung eines peripheren Nerven führt zur Waller-Degeneration seines peripheren Abschnittes. Wenn der Zellkörper intakt geblieben ist, kommt es zur allmählichen Regeneration des Axons. Bildet sich durch eine Behinderung des Aussprossens ein **Neurom,** kann dieses Regenerat Ausgangspunkt für quälende Dauerschmerzen sein. In den aussprossenden Aδ- und C-Fasern entstehen entweder spontan oder bei taktilen Reizen Impulse, die als Schmerz registriert werden. Adrenalin und Noradrenalin spielen bei diesem Phänomen eine bedeutende Rolle. Die lokale Injektion kleiner Mengen dieser Substanzen verursacht eine erhöhte Aktivität der afferenten Fasern des Neurons. Dieser Effekt kann auch durch die Stimulation der efferenten sympathischen Fasern erreicht werden. Es wird postuliert, daß beim Neurom eine vermehrte afferente Aktivität im Sinne eines Circulus vitiosus zu einem Anstieg der sympathischen Aktivität führt, d.h. die chronische Störung selbst verändert das sympathische Reflexmuster. Es konnte aber auch gezeigt werden, daß sich bei Tieren mit experimentell induzierten Neuromen eine erhöhte Anzahl α-adrenerger Rezeptoren auf den spontanaktiven dünnen Fasern findet. Die genaueren Mechanismen sind aber noch unbekannt.

Die Fehlsteuerung des Sympathikus spielt auch bei den **sympathischen Algodystrophien** eine Rolle, so z.B. beim Morbus Raynaud, beim Sudeck-Syndrom oder bei der Kausalgie. Bei Patienten mit **Kausalgie** steigert kutan appliziertes Noradrenalin den Schmerz. Eine sympathische Hyperaktivität allein kann aber diese Zustände nicht erklären, denn es gibt Erkrankungen mit erhöhtem Sympathikotonus (z.B. Hyperthyreose, Hyperhidrosis), bei denen die Schmerzschwelle nicht erniedrigt ist. Andererseits konnte durch Entleerung der postganglionären sympathischen Efferenzen mittels Guanethidin die katecholaminbedingt gesteigerte Aktivität verletzter C-Fasern inhibiert werden. Wegen der direkten Katecholaminwirkung auf die Nozizeptoren spielt mit Sicherheit auch eine katecholaminbedingte Vasokonstriktion, die eine lokale Minderdurchblutung bewirkt und damit zur Freisetzung von algetischen Substanzen führt, eine Rolle. Die ischämisch bedingte Vasodilatation erhöht dann die Filtration aus den Kapillaren in das umliegende Gewebe. Dadurch kommt es zu Veränderungen des die Nozizeptoren umgebenden Gewebes und zur Senkung der Reizschwelle.

2.5 Reaktive Schmerzen

Nicht nur bei Nervenverletzungen, sondern auch bei anderen klinischen Syndromen, wie z. B. der Sudeck-Atrophie, einer sympathischen Algodystrophie, ist eine schmerzverstärkende Wirkung des Sympathikus nachweisbar. Grundlegend scheint hier eine durch **Sympathikusfehlsteuerung** unangepaßte lokale Durchblutung zu sein, so daß entweder eine zu starke Vasokonstriktion entsteht, die eine lokale Ischämie bewirkt, oder im Gegenteil eine Vasodilatation mit erhöhter Kapillarfiltration und Beeinträchtigung des normalen Milieus der Nozizeptoren. Wenn Erregungen in Nozizeptoren zu sympathischen Reflexen führen, die ihrerseits wieder erregungsfördernd auf diese Nozizeptoren zurückwirken, kommt es zur sympathischen Reflexdystrophie.

2.6 Mechanismen von neuropathischen Schmerzen

Gewöhnlich reagieren periphere Nerven wegen der verhältnismäßig hohen Reizschwelle der Aβ-Fasern nur in extremen Fällen auf eine mechanische Reizung mit der Weiterleitung eines Schmerzimpulses. Durch langandauernde mechanische Irritation eines Nerven, wie sie bei Einklemmungsneuropathien wie **Karpaltunnelsyndrom** oder **Diskusprolaps** vorkommt, werden die funktionellen Eigenschaften der Nervenfaser so verändert, daß auch diskrete mechanische Reize, wie sie beim gewöhnlichen Bewegungsablauf entstehen, ausreichen, um zu langandauernden Impulsentladungen zu führen. Die Nervenfasern selbst werden so zu Nozizeptoren, können aber auch sensorische Funktionen wie die Wahrnehmung mechanischer Reize übernehmen mit dem Ergebnis von Berührungsparästhesien. Bei lang andauernder Kompression kann es dann zu einem Leitungsblock kommen, der zunächst die Berührungsfasern trifft. Nach Ausfall der Aβ-Fasern wird die weiterbestehende Dauererregung der nozizeptiven Afferenzen als besonders unangenehmer Schmerz empfunden.

Stoffwechselstörungen, wie z. B. Diabetes mellitus, oder **Neurotoxine**, wie z. B. Vinca-Alkaloide, können zur abnormen Erregung von Nervenfasern führen. Da charakteristischerweise nicht nur das Ausbreitungsgebiet eines einzigen Nervs betroffen ist, spricht man von einer **Polyneuropathie**. Zusätzlich zum Schmerz kommt es, da auch die Afferenzen aus niederschwelligen Mechanorezeptoren betroffen werden, häufiger auch zu **Berührungsparästhesien**, wie z. B. Kribbeln. Wegen der typischen Lokalisation in den distalen Körperanteilen wie Händen und Füßen wird vermutet, daß der axonale Stofftransport durch verschiedene Toxine beein-

trächtigt wird, wodurch die Versorgung des distalen Nervenendes mit im Zellkern synthetisierten Substanzen verschlechtert wird.

2.7 Zentrale Schmerzsyndrome

Es gibt Schmerzen, die nicht durch die Stimulation von Nozizeptoren oder afferenten Nerven entstehen. Ein Beispiel sind die Schmerzen, die durch Ausriß von Spinalwurzeln, z. B. bei Motorradunfällen, entstehen. Es handelt sich dabei um sog. *Phantomschmerzen*, die betroffene Körperregion ist zumeist anästhetisch **(Anaesthesia dolorosa)**. Als Ursache wird die irreversible Degeneration der durch Wurzelausriß vom Soma im Spinalganglion getrennten präsynaptischen afferenten Fasern angenommen. Durch die im Rückenmarkgefüge entstehenden trophischen Veränderungen scheint es zur Übererregbarkeit der Rückenmarkneuronen zu kommen, so daß einer aktuellen Hypothese zufolge dort spontane Erregungen ohne Nervenimpulse aus der Peripherie entstehen können. Diese werden dann über aufsteigende Bahnen ins Gehirn weitergeleitet und als Phantomschmerz registriert. Ähnliche Mechanismen sind vermutlich bei der postherpetischen Neuralgie, beim Phantomschmerz nach Amputation und möglicherweise auch bei der Polyneuropathie von Bedeutung.

Ein weiteres zentrales Schmerzsyndrom ist das sog. **Thalamussyndrom,** das nach Ausfällen im Thalamusbereich entsteht. Auch hier scheinen trophische Störungen zu einer Übererregbarkeit des verbliebenen Gewebes zu führen. Dieses theoretische Konzept wird durch das Ansprechen der Schmerzen auf eine Therapie mit Antikonvulsiva unterstützt.

Chronische Schmerzen scheinen ihrerseits die Funktion der endogenen schmerzverarbeitenden Systeme zu verändern.

Kürzlich wurde bei arthritischen Tieren festgestellt, daß die Neurone, die durch Schmerzreize im ZNS aktiviert werden, andere physiologische Eigenschaften haben als die gleichen Neurone bei gesunden Tieren und daß bestimmte Hirnareale, die zuvor auf Schmerzreize kaum ansprachen, bei arthritischen Tieren plötzlich aktiviert wurden. Aber nicht nur chronische Schmerzen selbst, sondern auch deren Therapie führen offenbar zu Veränderungen im Zellstoffwechsel des ZNS. Physiologischerweise werden die intrazellulären Opiateffekte auf die Adenylatzyklase durch eine hochaffine GTPase vermittelt. Bei opiattoleranten und -abhängigen Tieren kommt es zur Hyperaktivität der Adenylatzyklase, vermutlich als Ergebnis einer verminderten GTP-Hydrolyse. Bei akuter Opiatgabe scheint genau der umgekehrte Effekt einzutreten. Sollte sich die Vorstellung als richtig erweisen, daß chronische Schmerzen wie auch deren Bekämpfung durch exogene Therapeutika zu einer Veränderung des endogenen Schmerzwahrnehmungs- und -dämpfungssystems führen, ist hier wohl die Erklärung für einige klinisch sehr bedeutsame, bisher nicht verstandene Schmerzsyndrome zu suchen.

Folgen akuter Schmerzen: Der akute Schmerz dient als **Warnsignal** und führt, wie an dem durch ein Trauma hervorgerufenen Schmerz deutlich wird, sofort zu einer Schutzreaktion, wie z. B. zur Einschränkung der körperlichen Aktivität. Charakteristisch für eine Anzahl von Schmerzzuständen ist die Einnahme sog. **Schonhaltungen,** die oft wertvolle diagnostische Hinweise geben. Durch die Schonhaltung kommt es bei dem Patienten zur subjektiven Schmerzreduktion, da weitere taktile oder Bewegungsreize, die zur Schmerzverstärkung durch Stimulation der Mechano- und Nozizeptoren in der Haut oder in Gelenken, Sehnen, Muskeln und anderen Strukturen führen, vermieden werden. Eine weitere Folge akuter Schmerzen ist oft eine **reflektorische Muskelanspannung** in dem betroffenen Gebiet bzw., bedingt durch die Verschaltung der afferenten sensiblen Fasern im Rückenmark, eine Übertragung über viszerokutane oder viszeromotorische Reflexe auf aus dem gleichen Rückenmarksegment versorgte Hautareale und Muskelgruppen. Dieses erstmals von Head 1893 beschriebene Phänomen ist besonders bei Verletzung oder Funktionsstörung innerer Organe von Bedeutung (Abb. N-2). So findet sich z. B. bei peritonealen Reizungen eine reflektorische Span-

nung der Bauchdeckenmuskulatur. Bei stärkeren oder länger anhaltenden Schmerzen tritt zusätzlich das Bedürfnis nach einer symptomatischen und/oder kausalen Therapie auf, dies kann zum Hintanstellen anderer Bedürfnisse wie Nahrungsaufnahme oder Schlaf führen und behindert dann auch die sozialen Funktionen des Betroffenen.

Folgen chronischer Schmerzen: Während der akute Schmerz als Warnfunktion selbstlimitiert ist, trifft dies auf den chronischen Schmerz nicht zu. Chronische Schmerzen lassen keinen biologischen Sinn mehr erkennen. Wie sich besonders bei rheumatischen Erkrankungen demonstrieren läßt, führt die zugrundeliegende chronische Entzündung nicht nur zu Schmerzen, sondern auch zur chronischen reflektorisch bedingten Muskelverspannung in den betroffenen Gebieten. Beide Komponenten resultieren in einer zunächst funktionellen, später aber organisch fixierten Bewegungseinschränkung, die bis zum völligen Funktionsverlust reichen kann. Neben der lokalen Beeinträchtigung wird durch chronische Schmerzen und die daraus resultierende Einschränkung der Aktivität der gesamte Organismus in Mitleidenschaft gezogen. Schlaf und Appetit werden beeinträchtigt, Schmerzen und Schwächegefühl führen zur Vernachlässigung der Körperpflege, die Bewegungseinschränkung kann z. B. in chronischer Obstipation resultieren. Der Patient kann oft seine bisherigen sozialen Funktionen nicht mehr wahrnehmen und wird schließlich von den Hilfeleistungen anderer Personen abhängig. Die Gedanken kreisen ständig um den

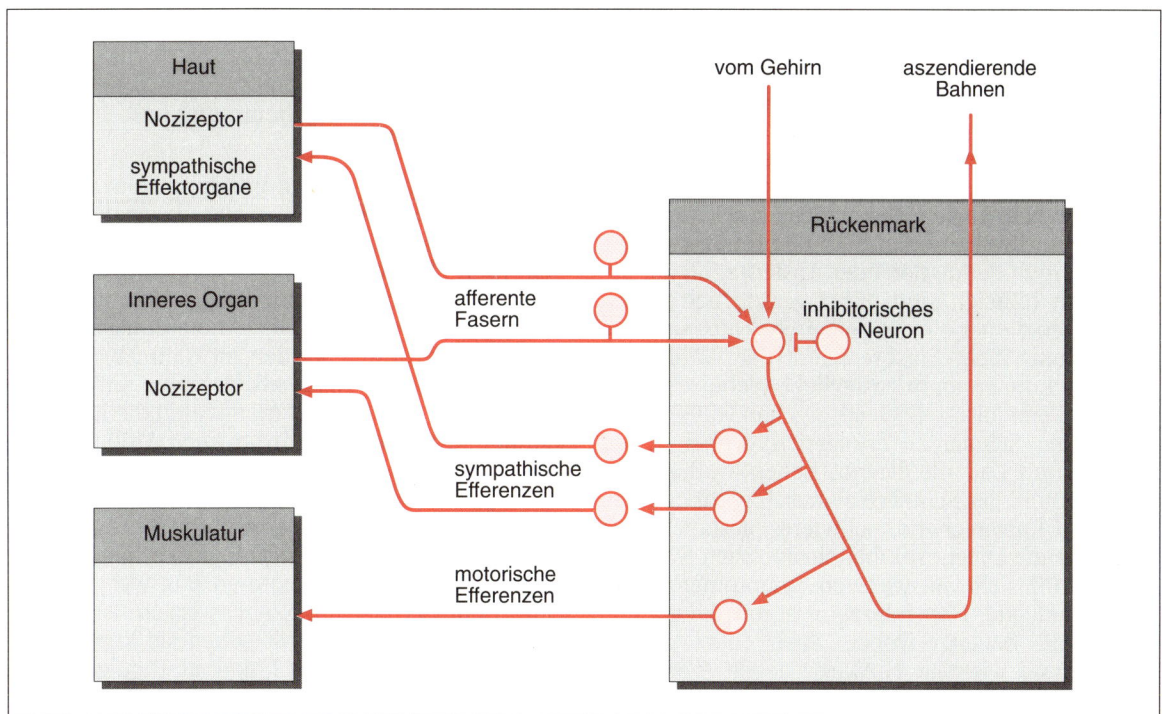

Abb. N-2: Funktionelle Verschaltung im Rückenmark (schematisiert).

Schmerz. Dies führt zu Anspannung und Depressionen, die ihrerseits das Schmerzempfinden verstärken und so zu einem Circulus vitiosus führen. Organische wie psychische Veränderungen ziehen oft weitreichende soziale Konsequenzen wie Verlust des Arbeitsplatzes oder Rückzug von Bezugspersonen nach sich. Eine effiziente **Schmerztherapie** ist daher für das betroffene Individuum wie auch für die Gesellschaft von großer Bedeutung.

D Diagnostische Hinweise

Schmerzen sind dasjenige Symptom, das den Patienten mit am häufigsten zur Konsultation eines Arztes führt. Nicht immer können dabei die Ursachen so leicht festgestellt werden wie bei einer traumatischen Schädigung. Die Bedeutung einer rationellen Diagnostik und Differentialdiagnostik wird zu Unrecht oft unterschätzt. Eine ganz wesentliche Rolle spielt die ausführliche **Anamnese,** in der nach Schmerzqualität, auslösenden Faktoren und zeitlichem Verlauf der Schmerzen gefragt werden sollte. Auch das soziale Umfeld sollte erfaßt werden.

Bei der **körperlichen Untersuchung** ist der Arzt im Gegensatz zu vielen anderen Krankheitsbildern auf die aktive Mitarbeit des Patienten angewiesen. Die Einnahme einer bevorzugten Körperhaltung **(Schonhaltung),** Störungen von spontanen Bewegungsabläufen, Veränderungen der Mimik bei bestimmten Bewegungen, Verletzungen, Schwellungen, Verfärbungen sowie spontane Schmerzäußerungen geben bereits bei der **Inspektion** wichtige Hinweise. Bei der dann folgenden **Palpation** empfiehlt es sich, zunächst nicht schmerzhafte Körperpartien zu untersuchen, um einen Eindruck von der allgemeinen Reagibilität des Patienten zu gewinnen. Dann werden die vom Patienten als schmerzhaft bezeichneten Regionen – offene Verletzungen ausgenommen – vorsichtig palpiert, um Temperaturabweichungen, Konsistenzänderungen des Bindegewebes, muskuläre Verspannungen, fehlende Pulse, Organvergrößerungen, Resistenzen sowie Dislokationen und Krepitationen bei Frakturen festzustellen. Während **Perkussion** oder **Auskultation** nur gelegentlich hilfreich sind, führt gerade bei akuten Schmerzen die gezielte **neurologische Untersuchung** öfters zum Ziel. Entsprechend der Verdachtsdiagnose können dann zusätzliche technische Untersuchungen folgen. Dieses Vorgehen ist vor allem bei akuten Schmerzen erfolgreich, wobei betont werden muß, daß alle diagnostischen Maßnahmen das Symptom des Schmerzes an sich nicht erfassen können. Entsprechend schwierig gestaltet sich daher oft die Diagnostik bei chronischen Schmerzen, die oft nicht mit weiteren Symptomen vergesellschaftet sind. Hier hilft zumeist nur die gezielte Anamnese weiter, wobei auch der **psychische Befund** wichtige Hinweise geben kann. Bei einigen Schmerzsyndromen ist auch eine Diagnose *ex juvantibus* möglich. So läßt sich durch die gezielte Injektion eines **Lokalanästhetikums**

an typische Schmerzpunkte eine kurzfristige Schmerzfreiheit erzielen, die die Verdachtsdiagnose bestätigen kann. Oft bleiben aber alle Bemühungen, kausale Zusammenhänge bei chronischen Schmerzen, z.B. im Kopf- oder Muskelbereich, aufzuspüren, frustran. Dies führt gelegentlich zu Zweifeln an der Glaubwürdigkeit des Patienten und zur Belastung der Arzt-Patient-Beziehung. Auf die Problematik gutachterlicher Stellungnahmen kann hier nur hingewiesen werden.

3 Physiologie der Schmerzbekämpfung

T Allgemeine therapeutische Hinweise

Methoden der Schmerzbekämpfung, die auf Beobachtung und Erfahrung beruhen, sind so alt wie die Menschheit selbst. Kein Krankheitssymptom ruft schließlich stärkere Unlustgefühle hervor als chronische Schmerzzustände. Die in letzter Zeit gewonnenen Erkenntnisse über physiologische Zusammenhänge ermöglichen eine zunehmend rationalere Therapie.

3.1 Peripheres Nervensystem

Auf der Ebene der primär afferenten nozizeptiven Neurone gibt es mehrere Interventionsmöglichkeiten: Elimination der pathologischen Läsionen, die Schmerzen verursachen (Angriffspunkt der ersten Wahl), Elimination von Mediatoren, die die Nozizeptoren aktivieren, und schließlich Dämpfung der Impulsweiterleitung zu nachgeschalteten Neuronen.

3.1.1 Mediatorbildungshemmung und -elimination

Die Hemmung der Mediatorbildung kann physikalisch durch **Kälteanwendung** und pharmakologisch durch **nicht-steroidale Antiphlogistika** erreicht werden. Man glaubt, daß diese sehr heterogen aufgebauten Verbindungen durch die Hemmung der Prostaglandinsynthese aus Arachidonsäure wirken. Prostaglandine werden im Rahmen der Entzündungsreaktion lokal als Antwort auf schädigende Reize gebildet und modulieren die Erregbarkeit der Nozizeptoren. Warum auch **Anilinderivate** und **Pyrazolone** wirksam sind, die sich nicht wie Salicylsäurederivate aufgrund ihres pH-Wertes in entzündlichen Geweben anreichern, konnte bisher nicht geklärt werden. Antiphlogistika hemmen die Impulsbildung in Nozizeptoren nur, wenn sie vor dem Schmerzreiz appliziert werden. Auf eine gesteigerte Nervenaktivität haben sie keinen Einfluß, da sie ungleich den Lokalanästhetika die Erregbarkeit eines Neurons nicht beeinflussen können. Wahrscheinlich ist deshalb bei Erkrankungen wie der rheumatoiden Arthritis der kontinuierliche

Gebrauch von nicht-steroidalen Antiphlogistika effektiver als die bedarfsorientierte Gabe.

3.1.2 Dämpfung der Impulsweiterleitung

Zur Dämpfung der Impulsweiterleitung werden Lokalanästhetika eingesetzt. Die (ggf. mehrfach wiederholte) Leitungsblockade des peripheren Nerven oder des betreffenden Sympathikusganglions kann, als therapeutische Lokalanästhesie eingesetzt, durch Unterbrechung eines inadäquaten skeletomotorischen bzw. sympathischen Erregungskreises zu einer lang andauernden Schmerzbefreiung führen.

3.2 Zentrales Nervensystem

3.2.1 Aufsteigende Bahnen

Auf der Ebene der aufsteigenden Bahnen beschränken sich die therapeutischen Interventionsmöglichkeiten auf die **chirurgische Läsion.** Obwohl die Durchtrennung der spinothalamischen und spinoretikulären Bahnen durch anterolaterale Chordotomie initial zur Schmerzlinderung bei 80–85% der Patienten führt, treten in den folgenden Monaten bei vielen Patienten wieder Schmerzen oder Dysästhesien auf. Dies läßt vermuten, daß es aszendierende Schmerzbahnen gibt, die nicht im anterolateralen Quadranten aufsteigen.

3.2.2 Aktivierung der zentralen antinozizeptiven Systeme

In der Volksmedizin haben weltweit Maßnahmen wie Akupunktur, Senfpflaster, Massagen, Bienengift oder Moxa in der Schmerzbekämpfung stets eine große Bedeutung gehabt. Vom zugrundeliegenden Wirkungsprinzip her verwandt ist die **transkutane, elektrische Nervenstimulation.** Allen gemeinsam ist die Aktivierung peripherer Rezeptoren. Durch Berührungsreize werden die sehr niederschwelligen Aβ-Fasern über die Mechanorezeptoren, und bei stärkeren Reizen zusätzlich die Aδ-Fasern über die Nozizeptoren erregt. Die Rezeptoren der C-Fasern haben eine viel höhere Reizschwelle. Daß durch die Applikation eines lokalen, mehr oder weniger schmerzhaften Reizes eine Schmerzlinderung erreicht wird, wird erklärt durch die Annahme der Aktivierung der deszendierenden inhibitorischen Systeme, und zwar sowohl der opioid- wie der nicht-opioidabhängigen. Ein besonderes Charakteristikum der Schmerzlinderung, die durch die obengenannten Verfahren erreicht wird, ist der erst einige Zeit **nach Therapiebeginn einsetzende Effekt,** der dafür allerdings nach Beendigung der Therapie noch länger anhält. Die Stimulationspunkte variieren vom schmerzhaften Dermatom selbst bis hin zu der bisher theoretisch unbegründbaren Punktekonstellation der klassischen chinesischen Akupunktur. Es scheint, daß die Stimulation eines Dermatoms die nicht-opioidabhängigen, die **chinesische Akupunktur** hingegen die opioidabhängigen Systeme aktiviert. Neben der Lokalisation ist auch die Art des Reizes von Bedeutung. Bei der transkutanen elektrischen Nervenstimulation kann nur die durch niederfrequente und hochintensive Stimuli erzeugte Analgesie durch Naloxon aufgehoben werden, nicht aber die, die durch hochfrequente Reize von niederer Intensität erreicht wird. Um maximale Effekte zu erzielen, müssen sowohl Reizstromtherapie als auch Akupunktur schmerzhaft sein. Daß mit beiden Methoden wechselnde klinische Resultate erreicht werden, liegt vermutlich an der individuell unterschiedlichen Beteiligung opioider und nicht-opioider Systeme sowie an der aszendierenden Verschaltung. Da die **transkutane elektrische Nervenstimulation** kaum Nebenwirkungen hat, wird sie in Zukunft vermutlich nicht nur bei akuten, zeitlich begrenzten Schmerzen (postoperativ, posttraumatisch, postpartal), sondern auch bei anderen Schmerzsyndromen als eigenständige oder adjuvante Therapie Anwendung finden und bei Patienten, bei denen eine nicht-steroidale oder Opiatanalgesie kontraindiziert ist, vermehrt eingesetzt werden. Besonders erfolgreich ist diese Therapie bei Patienten, deren chronische Schmerzen durch periphere Nervenverletzungen bedingt sind.

> Die Therapie mit transkutaner elektrischer Nervenstimulation ist am effektivsten, wenn die stimulierenden Elektroden proximal der Läsion angebracht werden.

3.2.3 Opiat- und opioidvermittelte Analgesie

Opiate induzieren die Analgesie durch ihre Wirkung als Agonisten der sog. Opiatrezeptoren im ZNS. Mittlerweile sind drei verschiedene Rezeptortypen, die μ-, δ- und ϰ- Rezeptoren bekannt, die durch verschiedene endogene Opioide wie β-Endorphin, Enkephaline und Dynorphin stimuliert werden. Weitere Rezeptortypen werden diskutiert, desgleichen weitere endogene analgetisch wirksame Opioidpeptide. Speziell die μ-Rezeptoren dürften eine wesentliche Rolle bei der Entwicklung von Toleranz und Abhängigkeit gegenüber Morphin spielen. Opiatrezeptoren finden sich auf den nicht-opioidhaltigen deszendierenden Neuronen, die mit Neuronen des Rückenmarks verbunden sind. Einige dieser spinalen Neurone besitzen ihrerseits ebenfalls Opiatrezeptoren. Seitdem dies bekannt ist, werden Opiate zur **Subarachnoidal-** und **Epiduralanästhesie** verwendet. Die Vorteile sind eine sofortige Analgesie, lange Anästhesiedauer, niedrige Dosierung und geringeres Auftreten von Nebeneffekten, die Nachteile Juckreiz, nichtspezifische Deafferenzierung und die Gefahr der Atemdepression. Da die chirurgische Durchtrennung der deszendierenden antinozizeptiven Bahnen im dorsolateralen Funiculus die Fähigkeit von systemisch verabreichten Opiaten, Analgesie zu erzeugen, beträchtlich abschwächt, ist auch eine supraspinale Wirkung oral oder parenteral verabreichter Opiate anzunehmen.

Es ist möglich, daß die Entdeckung der verschiedenen Opiatrezeptoren von klinischer Bedeutung bei Patienten ist, die gegenüber der analgetischen Wirkung von Morphin, einem μ-Rezeptoragonisten, tolerant sind. Immerhin reagieren Tiere, die gegenüber Morphin tolerant sind, noch mit Analgesie auf δ-Rezeptoragonisten. Vielleicht ergibt sich aus der Verschiedenheit der Rezeptoren ein Ansatz zur Entwicklung von Agonisten mit einem geringeren Toleranz- und Abhängigkeitspotential.

3.2.4 Placebo-vermittelte Analgesie

Daß Schmerzen durch Gabe von Placebo gelindert werden können, ist eine seit langer Zeit bekannte und häufig genutzte Tatsache. In der Schmerztherapie hat ein Placebo keinen intrinsischen physiologischen Effekt auf den zugrundeliegenden pathologischen Prozeß oder die Reizleitungs- bzw. -übertragungssysteme. Bei verschiedenen Stimuli wurde eine Schmerzlinderung nach Placebogabe bei ca. 35% der Probanden erreicht. Dieser Effekt konnte mit Naloxon aufgehoben werden. Bei der Analyse der Relation zwischen Schmerzintensität und Placebowirkung stellte sich heraus, daß das Placebo bei mittleren und starken Schmerzen wirksamer war als bei geringen Schmerzen. Offenbar ist also für die Wirkung eines Placebos eine bestimmte Schmerzintensität erforderlich; an der Wirkung scheinen opioide antinozizeptive Systeme beteiligt zu sein. Es erscheint zunächst paradox, daß Naloxon in niedriger Dosierung effektiver analgetisch wirksam ist als ein Placebo. Vermutlich hebt aber die niedrige Dosis Naloxon den Schmerz über die Schwelle an, die notwendig ist, das endogene opioidvermittelte Analgesiesystem zu aktivieren.

> Die durch **Placebo** eintretende Analgesie kann im Sinne einer **klassischen Konditionierung** verstanden werden, wobei das Placebo der konditionierte und die vorherige Behandlung der unkonditionierte Stimulus ist.

3.2.5 Analgesie durch elektrische Stimulation bzw. Läsion

Durch die Stimulation der Ausgangspunkte der deszendierenden antinozizeptiven Systeme – kaudales Dienzephalon oder SGC des Mittelhirns – durch Elektroden können auch die unerträglichsten Schmerzen bekämpft werden. Die therapeutische Indikation ist aber wegen der bisher nur geringen Fallzahl noch unklar. Ebenso problematisch sind chirurgische Läsionen. Chronische Schmer-

zen erhalten ihren subjektiv quälenden Charakter durch Aktivierung von mehr medial lokalisierten Gebieten (Nuclei intralaminares und Nucleus limitans). Es ist möglich, die unangenehme Schmerzkomponente durch eine chirurgische Läsion dieser Kerngruppen zu beseitigen, ohne die Wahrnehmung von schmerzhaften Umgebungsreizen zu beeinträchtigen.

3.2.6 Analgesie durch Serotoninantagonisten

In letzter Zeit finden Serotoninantagonisten bei bestimmten Schmerzformen eine vermehrte Anwendung. Sie interagieren vermutlich bei Synapsen des endogenen, opioidvermittelten Analgesiesystems. Als Substanzen werden **trizyklische Antidepressiva**, die die neuronale Wiederaufnahme von Serotonin und Noradrenalin hemmen, sowie **Mutterkornalkaloide** verwendet. Sie kommen insbesondere bei der Therapie der Migräne und der postherpetischen Neuralgie zum Einsatz. Eine Nutzung von Katecholaminagonisten ist zur Zeit nur von theoretischem Interesse, denn keine der bisher verfügbaren Substanzen reichert sich lokal nur im Hinterhorn des Rückenmarks an, wo Noradrenalin stark wirksam ist.

3.2.7 Krebsschmerz und Therapie mit Opiaten

Bekanntlich sind bei Karzinompatienten zur Schmerzbekämpfung oft sehr hohe Opiatdosierungen erforderlich. Nebenwirkungen, wie sie bei gesunden Personen bei diesen Dosierungen beobachtet werden – schwere Übelkeit, Atemdepression und starke Sedierung – werden bei Karzinompatienten nicht gesehen. Ebenso wie beim ansonsten gesunden Opiatabhängigen führt aber der Opiatentzug zu einem Entzugssyndrom. Nimmt die Schmerzintensität beim Krebsschmerz durch irgendeine Maßnahme, wie z.B. einen entlastenden operativen Eingriff ab, muß auch die Opiatdosis reduziert werden, damit die opiattypischen Nebenwirkungen vermieden werden.

Zur Erklärung dieser Phänomene müssen aus den schon vorgenannten Gründen hauptsächlich Ergebnisse aus Tierversuchen herangezogen werden. Starke Schmerzen aktivieren die endogenen antinozizeptiven, insbesondere die opioidabhängigen Systeme. Die vermehrte Freisetzung von Opioiden führt zum Anstieg ihrer Konzentration in den benachbarten Geweben und Körperflüssigkeiten und damit zur vermehrten Besetzung von Opiatrezeptoren. Es konnte gezeigt werden, daß vagale Mechanismen u.a. auch durch endogene Opioide moduliert werden. Nach kurzer Zeit entwickelt sich eine Toleranz, d.h., es stellt sich ein neues Gleichgewicht im intrazellulären Stoffwechsel ein. Nach außen hin laufen nun die vagalen Reflexe in gleicher Weise wie vor der Opiatexposition ab. Möglicherweise reicht bei sehr starken Schmerzen die Kapazität der endogenen antinozizeptiven

Systeme nicht aus, außerdem sind auch **Toleranz-phänomene** denkbar. Werden nun exogene Opiate verabreicht, treffen diese auf bereits adaptierte Systeme. Deshalb werden hohe Dosierungen benötigt und auch ohne Nebenwirkungen vertragen. Diese Hypothese wird unterstützt durch die Beobachtung, daß bei Patienten mit chronischen starken Schmerzen die beim Gesunden zu beobachtende euphorisierende Opiatwirkung ausbleibt. Durch exogene Opiate werden alle endogenen opioidabhängigen, nicht nur die antinozeptiven Systeme aktiviert. Vermutlich bleiben aber Restaktivitäten der endogenen Systeme erhalten, schon wegen der unterschiedlichen Affinität der applizierten Substanzen zu den verschiedenen Opiatrezeptoren. Eine Veränderung der Intensität der Nozizeptorstimulation, d.h. ein Nachlassen des Schmerzes, dürfte deshalb durchaus registriert werden und zu Veränderungen im Zellstoffwechsel, beispielsweise zur Toleranzreduktion führen. Ein plötzlicher Entzug von exogenen Opiaten bedingt einen akuten Zusammenbruch im Stoffwechselgleichgewicht der opiattoleranten Nervenzelle. Bis ausreichend endogene Opioide zur Verfügung stehen, um die freigewordenen Rezeptoren zu besetzen, vergeht einige Zeit. Zunächst muß die Synthese der Opioidpräkursoren aktiviert werden, deren Abbau dann enzymatisch gesteuert abläuft und endlich die physiologisch wirksamen Substanzen entstehen läßt. Es ist daher bei chronischen Schmerzzuständen erforderlich, Opiate regelmäßig zu applizieren, um Schmerzfreiheit zu gewährleisten. Auch werden dadurch Entzugssymptome weitgehend vermieden.

3.2.8 Analgetika-induzierter Dauerschmerz

Eine Beteiligung des endogenen opioidabhängigen antinozeptiven Systems wird auch beim analgetika-induzierten Dauerschmerz, speziell beim **Dauerkopfschmerz,** vermutet.

> Bei Patienten, bei denen ursprünglich eine typische Migräne, ein posttraumatisch bedingter oder ein intermittierender vasomotorischer Kopfschmerz bestand, entwickelt sich nach längerer Zeit einer regelmäßigen Einnahme von Analgetika vom Mischtyp (Ergotaminderivate, Antiphlogistika in Kombination mit Coffein und/oder Barbituraten) ein Dauerkopfschmerz.

Gründe für die häufige Applikation sind eine vermutlich primär niedrige Schmerztoleranz, Schmerzerwartungsängste und das Wissen um die Tatsache, daß ergotaminhaltige Präparate im allgemeinen nur zu Beginn einer Migräneattacke wirksam sind. Dies verführt zur prophylaktischen Gabe. Die dann in gesteigerter Frequenz auftretenden Kopfschmerzen und Migräneattacken bewirken im Sinne eines Circulus vitiosus eine Steige-

rung der Tabletteneinnahmefrequenz. Zum Beschwerdebild können Übelkeit, Erbrechen, Diarrhöen und krampfartige Bauchschmerzen sowie kalte Extremitäten (als Ausdruck eines beginnenden Ergotismus) hinzutreten. Hat sich eine Abhängigkeit entwickelt, so folgt der Reduktion oder dem Abbruch der Medikation ein typisches Entzugssyndrom mit bis zu zwei Tagen anhaltender massiver Verstärkung der Kopfschmerzen, Übelkeit, Erbrechen, Tachykardie, Schwitzen, Schlaflosigkeit und Unruhe. Wird diese Phase durchstanden, treten dann gewöhnlich die Migräneattacken wieder in geringerer Anzahl und Intensität auf.

Ein zusätzliches Abhängigkeitspotential der Analgetika vom Mischtyp ist durch den analgetisch-euphorisierenden Effekt der meisten Präparate gegeben. Dadurch werden diese Medikamente dann auch zur Überwindung des Morgentiefs und von Belastungsängsten eingesetzt, ohne daß der Wandel des Zielsymptoms vom Patienten wahrgenommen wird. Analgetika mit psychotroper Komponente sollten deshalb bei der Therapie von chronischen Schmerzen nicht verwendet werden.

Der pathophysiologische Hintergrund dieser Phänomene ist noch nicht geklärt. Man vermutet, daß der **Entzugskopfschmerz** nach regelmäßiger Einnahme von Ergotamin durch überschießende Gefäßerweiterung bei fehlendem vasokonstriktorischem Effekt der Mutterkornalkaloide bedingt sein könnte. Außerdem aber dürfte der auslösende Schmerz selbst zu einer veränderten Reagibilität auf weitere Schmerzreize führen, wobei neben physischen Komponenten auch psychische, wie z.B. Erwartungsängste, über Großhirnrinde und limbisches System modulierende Einflüsse ausüben dürften. Zu dieser veränderten und gegenüber schmerzauslösenden Momenten sensibilisierten Ausgangssituation kommt dann noch die prophylaktische Applikation von Analgetika hinzu, wodurch zumindest die opioidabhängigen antinozeptiven Systeme in ihrer Funktionsbreite erheblich eingeschränkt werden. So treten dann beim Abklingen der Analgetikawirkung erneute Schmerzen auf, die in ein Entzugssyndrom übergehen können.

3.3 Weitere therapeutische Möglichkeiten

3.3.1 Physikalische Therapie

In Anbetracht der Häufigkeit der Verordnung und damit auch der dadurch verursachten Kosten soll der physikalischen Therapie, insbesondere von Muskelschmerzen, ein eigenes Kapitel gewidmet werden. Obwohl Methoden wie Thermotherapie oder Massagebehandlung wahrscheinlich zu den frühesten intuitiv erfaßten und empirisch weiterentwickelten Verfahren gehören, ist das Wissen um die neurobiologischen Vorgänge noch sehr lückenhaft. Wie bereits erwähnt, sind die Ischämie und die Freisetzung von schmerzauslösenden Substanzen zwei sehr wichtige, aber vermutlich nicht die einzigen Schritte in der Pathogenese des hypertonen Muskelschmerzes. Die Diskussion möglicher Wirkprinzipien bei der **Wärmeapplikation** wird durch die Tatsache erschwert, daß die Folgen einer Erwärmung lebenden Gewebes komplexer Natur sind. Es kommt u.a. zur Stoffwechselsteigerung, zur Dilatation der Arteriolen, zur Muskelentspannung und zur Verstärkung der Phagozytose. Dabei wird die Reaktion des Gewebes auf die Wärmeanwendung durch Faktoren wie Höhe der Temperatur, die Erwärmungsdauer, die Schnelligkeit des Temperaturanstiegs und die Größe des erwärmten Areals bestimmt. Die Hauptmechanismen für die Schmerzstillung sind vermutlich die Beseitigung einer Ischämie, die Herabsetzung eines pathologisch erhöhten Tonus sowie die Ausschwemmung schmerzauslösender Substanzen. Wie die Muskulatur durch die Wärme detonisiert wird, ist allerdings ungeklärt, es werden lokale, bei umfangreichen Wärmeanwendungen auch zentrale Effekte vermutet. Zu berücksichtigen ist auch, daß es nur bei einem Teil der Wärmeanwendungen, wie z.B. bei der Hochfrequenztherapie, überhaupt zu einem Temperaturanstieg im Muskel kommt. Thermotherapeutisch mild dosierte Applikationen, wie z.B. warme Bäder, beeinflussen die Muskeltemperatur nicht. Hier sind offenbar unbekannte reflektorische Vorgänge verantwortlich. Hingegen ist mittlerweile bekannt, wie es zur Schmerzverstärkung durch Wärmeanwendung bei Entzündungsprozessen in der Muskulatur kommen könnte. Durch die Temperaturerhöhung wird nämlich die Schwelle polymodaler Rezeptoren für Bradykinin gesenkt, somit können selbst unterschwellige Wärmereize den Schmerz verstärken.

Die Behandlung von Muskelschmerzen durch **Massage** ist gleichfalls ein Verfahren von großer praktischer Bedeutung, dessen theoretische Hintergründe noch weitgehend unbekannt sind. Der therapeutische Effekt wird mit vorsichtigen Dehnungen und Vibrationen, bei der Unterwassermassage durch eine Kombination aus Dehnungen und gröberen Vibrationen erreicht.

> Man glaubt, daß durch Massage dem muskelinternen Regelsystem über die entsprechenden Rezeptoren eine Spannungserhöhung vorgetäuscht wird, wodurch ausgleichende Regelvorgänge und damit eine Entspannung induziert werden.

Daß der Langzeiteffekt serieller Massagen die Akuteffekte um ein Vielfaches überdauert, mag dadurch begründet sein, daß sich selbst unterhaltende Prozesse mit den einzelnen Massagen wirksam unterbrochen werden, so daß der algodysregulatorische Reflexkreis langfristig außer Kraft gesetzt werden kann. Für eine effektive physikalische Therapie, zu der auch die **Krankengymnastik** sowie die

schon erwähnte **Elektrotherapie** gehören, bedarf es erfahrener und motivierter Masseure. Der Arzt hat die Aufgabe, die Indikation zur Physiotherapie zu stellen. Leider wird dieses Gebiet in der ärztlichen Ausbildung oft nur sehr kurz abgehandelt.

3.3.2 Psychologische Therapie

Selbst bei bekannter physiologischer Ursache, wie z.B. Krebsschmerzen, kann das Ausmaß des subjektiv erlebten Schmerzes und/oder das Schmerzverhalten in den seltensten Fällen aus den organischen Veränderungen allein vorhergesagt werden. Bei chronischen Schmerzzuständen mit wenig definierter Genese wie Kopf-, Rücken- oder Gesichtsschmerzen scheinen Verhaltensfaktoren sogar eine überragende Rolle zu spielen. Dies wird dadurch deutlich, daß sowohl Medikation als auch Zuwendung oder das Aufsuchen medizinischen Personals bei diesen Patienten einen schmerzsteigernden Effekt haben. Der psychotherapeutische Ansatz bei diesen Patienten orientiert sich daran, daß die psychologischen Aspekte des Schmerzes, also das Ausmaß, in dem der Schmerz als bedrohlich und störend erlebt wird, vermutlich durch instrumentelle, operante Faktoren bestimmt werden, während die sensorisch-diskriminative Komponente eher auf physiologische Faktoren zurückzuführen ist. Gerade beim chronischen Schmerz steht aber die Behandlung der psychologischen Aspekte im Vordergrund. Durch die **operante Schmerztherapie** sollen Schmerzverhaltensweisen modifiziert werden. Ziele sind der Anstieg des allgemeinen Aktivitätsniveaus, die Reduktion der schmerzbedingten Inanspruchnahme von medizinischem Personal und der Einnahme von schmerzlindernden Medikamenten, der Aufbau gesunden Verhaltens und die Modifikation der Verstärkungskontingenzen in der unmittelbaren sozialen Umgebung des Patienten.

Ein weiteres psychologisches Verfahren ist die **Biofeedback-Therapie**. Bei dieser Methode kann der Patient über ein Elektromyogramm die Anspannung in der betroffenen Muskelgruppe verfolgen und den Erfolg seiner Entspannungsversuche direkt beobachten. In neueren Untersuchungen konnte nämlich gezeigt werden, daß Patienten mit Spannungskopfschmerzen in persönlich belastenden Situationen mit einer massiven Erhöhung der Anspannung der im Schmerz involvierten Muskelgruppen reagieren. Insgesamt ist aber das Spannungs- und Erregungsniveau bei diesen Patienten nicht erhöht. Auch das Ausgangserregungsniveau wird nach Belastung in den betroffenen Muskelgruppen erst wieder relativ langsam erreicht. Hier wurden Erfolge mit der Biofeedbackmethode erreicht, wenn die Spannungsreduktion in den betroffenen Muskeln auch in Gegenwart des persönlich belastenden Ereignisses erfolgte. Es muß festgehalten werden, daß beide genannten Verfahren nur bei denjenigen Patienten erfolgreich waren, bei denen zuvor eine extensive **Verhaltensanalyse** erfolgte, deren Ergebnis die Grundlage zur Zuweisung zu den einzelnen Therapieformen bildete. In Anbetracht der noch kleinen publizierten Fallzahlen sind psychologische Therapieansätze allerdings noch als experimentell zu betrachten.

Schlußbemerkung

Trotz großer Erfolge bei der Aufklärung physiologischer Vorgänge bei Nozizeption und Analgesie bleiben noch manche Vorgänge unklar. Dies betrifft detaillierte Untersuchungen der Funktion von **Substanz P,** die Klärung der Frage, wie **Nozizeption** zum subjektiv empfundenen Schmerz wird und welche **zentralnervösen Systeme** daran beteiligt sind. Auch Aufbau und Funktion der **antinozizeptiven Bahnen** werden bisher nur unvollständig verstanden. Von besonderer Bedeutung ist auch die intensive Erforschung der **Opioidpeptide** und die Entwicklung von **synthetischen Agonisten** und **Antagonisten** gegenüber diesen Substanzen, aber auch gegenüber Substanz P. Klinisch läßt sich eine Reihe von neugewonnenen Erkenntnissen bereits nutzbringend anwenden. Die diversen **physikalischen Verfahren,** durch die die pharmakologische Analgesie rational ergänzt bzw. gelegentlich sogar abgelöst werden kann, werden zunehmend eingesetzt. Die Anwendung von **Analgetika** ist rationaler geworden, seitdem die Angriffspunkte genauer bekannt sind. Das zumindest theoretisch überzeugendste Konzept aber, die Bekämpfung des Schmerzes an seiner jeweiligen Entstehungsstelle, wird sich wohl noch für längere Zeit nicht für alle Schmerzformen verwirklichen lassen.

Literatur

Bergens, M., C. E. Herzmann (Hrsg.): Das Schmerzsyndrom – eine interdisziplinäre Aufgabe. VCH Verlagsgesellschaft, Weinheim 1987.

Dichgans, J., H. C. Diener, W. D. Gerber, E. J. Verspohl, H. Kukiolka, M. Kluck: Analgetika-induzierter Dauerkopfschmerz. Dtsch. med. Wschr. 109 (1984) 369–373.

Hackenthal, E., R. Wörz (Hrsg.): Medikamentöse Schmerzbehandlung in der Praxis. Fischer, Stuttgart 1985.

Levine, J.: Pain and analgesia: The outlook for more rational treatment. Ann. intern. Med. 100 (1984) 269–276.

Watkins, L. R., D. J. Mayer: Organization of endogenous opiate and nonopiate pain control systems. Science 216 (1982) 1185–1192.

Zimmermann, M., H. O. Handwerker (Hrsg.): Schmerz-Konzepte und ärztliches Handeln. Springer, Berlin–Heidelberg–New York–Tokyo 1984.

O Alterungsvorgänge

M. MARTIN

1 Molekulare Ebene

Bekanntlich findet sich die genetische Information auf einer Doppelhelix im Zellkern, die aus zwei DNS-Strängen besteht. Unter DNS versteht man eine Sequenz aus Nukleotiden.

Nukleotide besitzen die Struktur: Organische Base + Zucker + Phosphorsäure.

Es stehen vier organische Basen, nämlich zwei Purinbasen A (Adenin) und G (Guanin) sowie zwei Pyrimidinbasen C (Cytosin) und T (Thymin) zur Verfügung.

Der genetische Code wird durch die organischen Basen in den Nukleotiden charakterisiert, die mit den vier *Buchstaben* A, G, C und T dargestellt sind.

Ein *Wort* aus jeweils drei Buchstaben (**Codogen**) bezeichnet jeweils eine der Aminosäuren, welche die Zellen zu gegebener Zeit synthetisieren und mit anderen Aminosäuren zu einem Eiweißmolekül verbinden kann. So bedeutet beispielsweise die Sequenz CGA/TGG/CCT die Information: Arginin-Tryptophan-Prolin.

Die beiden Stränge der Doppelhelix bilden einen Informationsstrang und einen Komplementärstrang. Die genetische Buchstabenfolge auf diesen beiden Strängen ist komplementär angeordnet. Jeder genetische Buchstabe auf dem Informationsstrang gehört zu einem Komplementärbuchstaben, der wie ein Schlüssel zum Schloß nur auf diesen einen Buchstaben paßt. Unter den Bedingungen der Zellteilung kommt es auch zur Teilung der Doppelhelix, wobei sich eine – der Öffnung eines Reißverschlusses ähnelnde – Trennung von Informations- und Komplementärstrang ergibt. Beide Einzelstränge ergänzen sich in der Folge, indem jede Nukleotidbase die ihr zukommende Komplementärbase anlagert. Die genetische In-

formationsübermittlung erfolgt durch die **Transkription.** Die aus den drei Buchstaben bestehenden Worte der **m-RNS** werden als **Tripletts** oder **Codons** bezeichnet. Die m-RNS gelangt aus dem Zellkern in das Zytoplasma. Dort erfolgt die **Translation.** Im Zytoplasma sind ebenfalls RNS-Moleküle **(t-RNS)** vorhanden, die sich entsprechend ihrer komplementären Struktur als **Anticodons** anlagern. Jedes Anticodon „schleppt" eine spezifische Aminosäure zur Eiweißsynthese mit sich (s. a. Kap. H3).

Fehlerhafte Veränderungen, die mit dem Altern in Zusammenhang gebracht werden können, spielen sich auf den Stufen Replikation der DNS, Transkription, Translation oder Proteinsynthese ab.

Fehler durch Veränderungen am DNS-Strang werden als *primary error* bezeichnet und können u. a. durch folgende Störungen ausgelöst werden:
▷ Deformation der Buchstaben (Theorie der freien Radikale)
▷ Quervernetzung von DNS (Theorie des Crosslinkage)
▷ Frakturen des DNS-Informationsstrangs mit Unterbrechung des genetischen Codes

Die oben angesprochenen Veränderungen führen zu einem fehlerhaften genetischen Informationsgehalt **(Mutation).** Experimentell lassen sich Mutationen durch Röntgenstrahlung auslösen. Tiere, die mit ionisierenden Strahlen behandelt werden, haben eine geringere Lebenserwartung als Kontrolltiere. Werden antioxidierende Verbindungen vor der Bestrahlung appliziert, so läßt sich die Verkürzung der Lebensspanne vermeiden. Unter der Bestrahlung kommt es wahrscheinlich zum Auftreten freier Radikale mit nachfolgender Oxidierung an den Nukleotidketten, wobei Code-Buchstaben zerstört und Replikationsfehler induziert werden.

Geht man von dem modifizierten Schema (Abb. O-1) von Knodel und Kull (1978) aus, so wird klar,

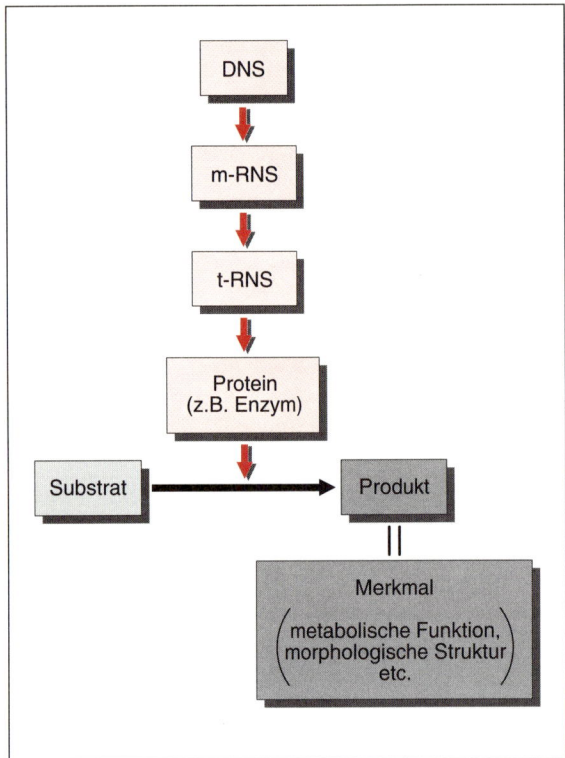

Abb. O-1: Störungen können auf allen dargestellten Ebenen des genetischen Übertragungsweges entstehen und zu Funktions- bzw. Strukturfehlern des Organismus führen (modifiziert nach Knodel und Kull 1978).

daß Störungen auf den verschiedenen Ebenen des genetischen Übertragungsmechanismus zu minderwertigen Funktionen oder Strukturen führen können, mit nachfolgender Schwächung des Gesamtorganismus.

Error catastrophe: Bestimmte Enzyme, die selbst am Weiterleiten des genetischen Codes beteiligt sind, können durch Mutation einen fehlerhaften Aufbau erhalten (t-RNS-Synthetase, RNS-Polymerase, DNS-Polymerase). Veränderungen derartiger für die Weitergabe des genetischen Codes wichtiger Enzyme werden in kumulativer Form zu entscheidenden Störungen und letztlich zu einem Absterben der betroffenen Zellen führen.

Repairmechanismen: Es besteht eine erstaunliche Korrelation zwischen dem Logarithmus der maximalen artspezifischen Lebenserwartung und der Fähigkeit, beschädigte DNS in den Genen zu reparieren.

Möglicherweise ist die Fähigkeit einer Zelle, *repairs* in ausreichendem Maße durchzuführen, für Altersvorgänge eines der wichtigsten Regulative.

2 Zelluläre Ebene

Die Zellen des menschlichen und tierischen Organismus vermehren sich unter Durchlaufen verschiedener Phasen. Es wird ein Kreislauf, beginnend mit der Mitose (M) über eine G_1-, S- und G_2-Phase zur nächsten Mitose hin, durchlaufen (Gruppe 1). Ein bestimmter Zellanteil kann den Zyklus verlassen und stirbt ab (Gruppe 2). Eine dritte Gruppe geht unmittelbar nach der Mitose in den sog. G_0-Status über, in dem keine DNS-Synthese und keine Zellteilung stattfindet. Auf bestimmte Reize hin können sich solche ruhenden Zellen aber wieder in den Zellzyklus einschleusen und an einer erneuten Vermehrung teilnehmen (siehe auch Kap. L Neoplasie). Zellen der Krypten des Dünndarms gehören zur ersten, verhornende Epithelzellen zur zweiten und Hepatozyten zur dritten Gruppe.

Insgesamt nimmt die Zeit bis zur Vollendung eines Zellzyklus mit dem Alter zu. So beträgt sie für das Darmkryptenepithel zehn Stunden bei 55 Tage alten Mäusen, und 15,7 Stunden bei 1050 Tage alten Tieren. Von dieser Verlängerung sind insbesondere die Phasen G_1 und S (DNS-Replikation) betroffen, während M (Mitosephase) und G_2 keine Altersabhängigkeit bezüglich des Zeitablaufes erkennen lassen. Obgleich die Mitosedauer selbst nicht durch das Alter beeinflußt wird, sprechen die mit dem Alter zunehmenden **chromosomalen Aberrationen** für eine altersabhängige Störung dieses Abschnittes. Auch die Zeit, in der Zellen auf dem G_0-Niveau verharren, ist altersabhängig. Alte Leberzellen verharren nach partieller Hepatektomie länger in der präreplikativen Phase als jüngere.

Von großer theoretischer und praktischer Wichtigkeit ist die Frage, ob einzelne Zelltypen oder vielleicht sogar alle Zellen des Organismus eine definierte Überlebenszeit bzw. ein erschöpfbares Replikationspotential besitzen. An Lungenfibroblasten in Gewebekulturen konnte gezeigt werden, daß die gezüchteten Zellen potentiell eine konstante Zahl von Verdopplungen (um 50) durchmachen und dann absterben.

Die Zahl möglicher Vermehrungen hängt vom Alter des Organismus, dem das Gewebe für die Kultur entnommen wurde, von der höchstmöglichen Lebenserwartung sowie vom Zelltyp ab. Menschliche embryonale Lungenfibroblasten machen z.B. durchschnittlich eine 48fache Verdopplung im Laufe der Beobachtungszeit durch. Wurden die Zellen jedoch von Erwachsenen entnommen, so war die Zahl der Verdopplungen entsprechend dem Lebensalter herabgesetzt. Es wurde errechnet, daß mit jedem Jahr, um das der Spender älter wird, mit einer Abnahme der Verdopplungsrate um den Faktor 0,2 zu rechnen ist.

Die Bedeutung der höchstmöglichen Lebenserwartung für die Zahl der Zellverdopplungen in einer Kultur geht aus folgender Aufstellung hervor:

Die Zahl von Zellverdopplungen beträgt bei der Schildkröte mit einer maximalen Lebenserwartung von 175 Jahren 90–125,
beim Menschen mit einer maximalen Lebenserwartung von 110 Jahren 40–60,
beim Hund mit einer maximalen Lebenserwartung von 30 Jahren 15–35,
bei der Maus mit einer maximalen Lebenserwartung von 3,5 Jahren 14–28.

In diesem Zusammenhang ist die Beobachtung wichtig, daß sowohl beim Werner[1]-Syndrom wie auch bei der Progerie (Progeria adultorum = Hutchinson[2]-Gilford-Syndrom) eine herabgesetzte Blastenverdopplung beobachtet wurde.

Das **Werner-Syndrom** ist eine autosomal-rezessive Erkrankung (Gawkrodger et al., 1985), in der etwa ab dem 20. Lebensjahr eine vorzeitige Altersveränderung einsetzt. Im Vordergrund stehen dabei Haarwuchsstörung, Hautfalten, Hypogonadismus, Osteoporose, Arteriosklerose, Katarakt, Diabetes, Neoplasie und Arthrose.

Die **Progerie** wird wahrscheinlich durch eine sporadische, autosomal-dominante Mutation ausgelöst (Badame 1989). Sie tritt am Ende des ersten Lebensjahres in Erscheinung und führt progressiv zu einer stark ausgeprägten Vergreisung. Im Gegensatz zum Werner-Syndrom werden Katarakt, Diabetes, Neoplasie und Arthrose vermißt, es kommen aber Kleinwuchs und Akroosteolysen zur Beobachtung. Die Lebenserwartung beträgt 13,4 Jahre, Todesursache ist in den meisten Fällen eine koronare Herzkrankheit.

Unbestritten ist dagegen, daß bestimmte Einzeller, wie Amöben, unbegrenzt zur Vermehrung durch Teilung fähig sind. Das gleiche gilt für Bakterien. Drosophilalarven besitzen epidermale eingefaltete Gewebsbezirke, die als *imaginal disks* bezeichnet werden. Es handelt sich um Zellkomplexe, die bereits bezüglich ihrer späteren Morphologie und Funktion an ausgewachsenen Tieren für Auge, Flügel, Beine etc. determiniert sind, die aber, sofern sie dem ausgewachsenen Insekt in das Abdomen transplantiert werden, in undifferenzierter Form weiterwachsen und erneut transplantiert werden können. Derartige Imaginal-disk-Transplantate wachsen offenbar unbegrenzt über viele Generationen und können als potentiell unsterblich angesehen werden.

Weitere oft benutzte Modelle stellen Knochenmark, antikörperbildende Zellen sowie die Brustdrüse der Maus dar. In allen Fällen wurde hier aber stets ein Nachlassen der Replikationsfähigkeit im Laufe der Transplantationsreihen festgestellt. Im Falle von Knochenmarkzellen fand sich nach vier bis fünf Passagen auf röntgenbestrahlten Tieren ein Verlust der Fähigkeit, Kolonien zu bilden. Auch antikörperbildende Zellen besitzen keine unbegrenzte Überlebenszeit.

Nach dem heutigen Stand des Wissens gilt daher:
▷ In der Regel sind somatische Zellen nicht beliebig verdopplungsfähig.
▷ Die Zahl möglicher Verdopplungen von Organzellen nimmt mit zunehmendem Lebensalter ab.
▷ Die Zahl möglicher Verdopplungen korreliert mit der maximalen Lebenserwartung.
▷ Eine unbegrenzte Teilungsfähigkeit besitzen wahrscheinlich nur Zellen, die Transformationen in Richtung Neoplasie durchgemacht haben.
▷ Die Potenz der Zellteilung ist beim individuellen Tod noch nicht erschöpft. Verschiedene Gewebe zeigen eine Replikationsfähigkeit über mehrere Transplantationsgenerationen. Der individuelle Tod ist deshalb mit großer Wahrscheinlichkeit nicht durch Eintritt des Zelltods bedingt.
▷ Für den Tod eines Organismus müssen übergeordnete Mechanismen angenommen werden.

3 Organebene

Altersbedingte Veränderungen infolge Degeneration und anderer Ursachen.

3.1 Lunge

Die Alveolen der Lunge nehmen von 24 Millionen zur Zeit der Geburt auf 300 Millionen bei Erreichen des achten Lebensjahres zu. Diese Zahl bleibt konstant. Auf der anderen Seite sinkt die innere Oberfläche der Lunge von 70–80 m^2 eines 20jährigen pro Jahr um etwa 0,27 m^2 ab. Da die Alveolenzahl bei Abnahme der inneren Oberfläche konstant bleibt, muß die innere Oberfläche der Einzelalveole abnehmen. Dies kann nur über eine Destruktion der Septen erfolgen. Derartige Destruktionen sind das mikroskopisch-anatomische Substrat des Altersemphysems.

Die totale Lungenkapazität, bezogen auf die Körpergröße, bleibt bis in das hohe Alter hinein konstant. Demgegenüber besteht eine direkte Korrelation zwischen Lebensalter und Vitalkapazität, während gleichzeitig das Residualvolumen ansteigt.

Maximaler exspiratorischer Flow sowie das forcierte exspiratorische Volumen (FEV) nehmen im Alter ab. Ferner wird über eine mit dem Alter zunehmende Sauerstoffverteilungsstörung – möglicherweise über den Mechanismus eines mit der Zeit zunehmenden *airway closure* bei Exspiration – berichtet. Dieses Phänomen könnte die kontinuierliche Abnahme der arteriellen Sauerstoffkonzentration mit zunehmendem Alter erklären.

[1] Otto Werner, Arzt in Kiel, geb. 1874.
[2] Hastings Gilford, Chirurg in London, geb. 1861.
Sir Jonathan Hutchinson, Chirurg in London, geb. 1828.

3.2 Leber

Das Lebergewicht nimmt in höherem Alter ab. Parallel dazu geht auch die Blutversorgung zurück. Für einzelne Substanzen besteht eine herabgesetzte Fähigkeit zur Metabolisierung. So ließ sich der Nachweis einer abnehmenden hepatischen Clearance für Propranolol, Diazepam sowie Antipyrin führen. Nicht gestört sind selbst in höherem Alter der Bromsulphaleintest sowie die Clearance von Cumarinen, Chinidin und Phenylbutazon.

3.3 Niere

Die Niere nimmt in höherem Lebensalter ebenfalls deutlich an Gewicht ab. Das durchschnittliche Gewicht beträgt 270 g für die dritte und vierte Dekade und fällt auf 185 g in der 9. Dekade ab. Parallel hierzu sinkt die Zahl der Glomerula, die im Alter zwischen ein und 40 Jahren auf 800000 bis 1000000 geschätzt wird und in der siebten Lebensdekade auf ein Drittel bis die Hälfte reduziert ist. Entsprechend der Glomerulumzahl nimmt die Gesamtfilterfläche ab. Neben der zahlenmäßigen Reduktion ist auch eine Zunahme abnormer Glomerula zu finden. Weiterhin wird mit zunehmendem Lebensalter eine Verdickung der Basalmembranen an Glomerula und Tubuli beobachtet. Dementsprechend fallen auch alle bekannten Nierenfunktionsparameter im Laufe des Lebens ab. So erniedrigt sich die Kreatinin-Clearance von 140 ml/Minute/1,73 m^2 bei 17 bis 24 Jahre alten Probanden auf 96,9 ml/min bei 75- bis 84jährigen. Gleichsinnig verhält sich der renale Plasmafluß: die Diodrast-Clearance sinkt von 649 ml/Minute/1,73 m^2 in der vierten Lebensdekade auf 289 ml/Minute/1,73 m^2 in der neunten Lebensdekade.

Trotz Abnahme der Kreatinin-Clearance muß die Serum-Kreatininkonzentration im Alter zunächst nicht ansteigen. Dies hängt einerseits mit einer altersabhängigen Abnahme der Kreatininproduktion (erniedrigte Muskelmasse) zusammen, deutet aber andererseits auf die Funktionsreserve der Niere hin. Schwere Störungen des Herz-Kreislauf-Systems (Blutdruckabfall, Herzinsuffizienz) können allerdings rasch zu einer Dekompensation im Sinne einer reversiblen Kreatininerhöhung führen.

Die Tatsache einer Einschränkung der Nierenfunktion bei älteren Menschen hat klinische Bedeutung. Verschiedene Medikamente, die durch die Niere ausgeschieden werden, bedürfen bei dieser Patientengruppe einer besonders sorgfältigen Dosierung. Hierzu gehören Penicillin, Aminoglykoside, Tetracycline und Digoxin.

3.4 Ovarien

Das Ovarium verarmt mit zunehmendem Alter an Oozyten. Ein besonders starker Abfall wird nach dem 38. Lebensjahr gefunden. Bei Geburt beträgt die Oozytenzahl etwa 700000/Ovar, in der Altersgruppe 39 bis 45 Jahre nur noch etwa 10000. Über die Genese des Oozytenschwunds gibt es z.Z. keine plausible Erklärung. Ovulation scheidet wegen der nur geringen Verlustrate aus. Parallel zum Rückgang der Oozytenzahl nimmt auch die Zahl der Graaf-Follikel ab. Nach Einsetzen der Menopause sprechen Ovarien kaum noch auf Gonadotropine an. Der im Alter erniedrigte Östrogenspiegel erklärt sich durch die nur noch geringe Zahl an Graaf-Follikeln. Infolge der negativen Rückkopplung zwischen Östrogen und der hypophysären Gonadotropinausscheidung findet sich mit zunehmendem Alter der Frau eine deutliche Erhöhung von FSH und LH im Serum.

3.5 Testes

Der Gehalt an Spermien in den Hodenkanälchen sinkt mit zunehmendem Alter. Während bei 20- bis 39jährigen Männern 90% der untersuchten Hodenkanälchen Spermien aufwiesen, finden sich zwischen 40 und 70 Jahren noch 50% und im Alter über 80 Jahre noch 10% spermienhaltige Kanälchen. Trotzdem ist die Spermienproduktion bis ins hohe Alter möglich. So fanden sich im Ejakulat von 60- bis 70jährigen Patienten in 69%, von 70- bis 80jährigen in 60% und von 80- bis 90jährigen in 48% der Fälle Spermatozoen. Grundsätzlich ist eine Reproduktion bis ins hohe Alter möglich. 1935 wurde über die Vaterschaft eines 94jährigen Mannes berichtet.

Plasma-Testosteron fällt mit fortschreitendem Lebensalter ab. Während bei 20- bis 50jährigen Probanden eine mittlere Konzentration von 633 ng/100 ml gefunden wurde, sank sie auf 373 ng/100 ml für die Altersgruppe der 70- bis 80jährigen ab. Ob die absolute Zahl der für die Androgenproduktion verantwortlichen Leydig-Zellen zurückgeht, ist noch umstritten. Möglicherweise liegt eine verminderte Ansprechbarkeit vor. Wie bei der Frau im Hinblick auf Östrogen besteht auch beim Mann im Hinblick auf Testosteron eine negative Rückkopplung zu FSH bzw. LH, wobei mit zunehmendem Alter eine Erhöhung der beiden Gonadotropine vorhanden ist. Diese Beziehung ist allerdings weniger ausgeprägt als beim weiblichen Organismus.

3.6 Immunologisches System

Morphologische Veränderungen: Das Thymusorgan atrophiert während des Lebens kontinuierlich und besitzt jenseits des 40. Lebensjahres nur noch ein minimales Volumen. T-Lymphozyten reifen im Thymus zur vollen Funktionsfähigkeit, so daß theoretisch eine Atrophie dieses Organs mit einer altersbedingten Funktionsschwäche der Zellen einhergehen könnte. Ein Beweis für den Zusammenhang von Thymusatrophie und immunologischer Funktionseinbuße liegt allerdings bis jetzt noch nicht vor.

Quantitative Veränderungen: Die Lymphozytenzahl sinkt von $5000/mm^3$ in der frühen Kindheit auf $2000/mm^3$ am Ende der Pubertät. Ein weiteres Absinken mit zunehmendem Lebensalter wurde jedoch nicht sicher beobachtet (Kishimoto et al. 1978). Lymphatische Organe wie Tonsillen und Appendix nehmen mit zunehmendem Alter an Volumen ab. Auf der anderen Seite steigt die Gamma-Globulin-Konzentration im Serum während des gesamten Lebens an.

Biochemische Veränderungen: Mit zunehmendem Alter nimmt die Inzidenz des antinukleären Faktors (gegen Granulozytenkerne) in der Bevölkerung kontinuierlich zu. Gleichzeitig sinkt die Antikörperproduktion im Einzelindividuum bei Konfrontation mit bestimmten Antigenen (Rowley et al. 1968).

Klinische Veränderungen: Ältere Kranke entwickeln unter den Bedingungen einer schweren bakteriellen Infektion einen signifikanten Lymphozytenabfall, der bei jüngeren infizierten Patienten nicht beobachtet wird (Proust et al. 1985). Hierbei verstärkt sich mit zunehmendem Alter die Inhibition der Lymphozytenproliferation durch Prostaglandin E_2 (Goodwin und Messmer 1979).

3.7 Harnblase

Neben der mechanischen Behinderung durch Prostataadenom und vermehrte Irritabilität bei Harnwegsinfekten spielen in fortgeschrittenem Lebensalter in erster Linie neurogene Blasenstörungen eine Rolle. Einem Einteilungsschema von Brucklehurst (1978) folgend, können hier verschiedene neurogene Störungen unterschieden werden:
▷ autonome Blase,
▷ Reflexblase,
▷ atonische Blase,
▷ nicht-inhibierte Blase.
Die nicht-inhibierte neurogene Blase ist bei geriatrischen Patienten am häufigsten anzutreffen. Normalerweise erhält das Großhirn (Lobus paracentralis) über die Hinterstränge Informationen über den Füllungszustand der Blase. Über efferente, in der grauen Substanz der Seitenhörner verlaufende Rückenmarkfasern kann der Entleerungsreflex, der über das spinale Blasenzentrum verläuft, gehemmt werden. Im fortgeschrittenen Lebensalter degeneriert diese Bahn, so daß die gefüllte Blase bewußt wahrgenommen wird, die Möglichkeit zur Hemmung des Entleerungsreflexes jedoch nicht gegeben ist. Ein solcher Patient muß unmittelbar nach Wahrnehmung der gefüllten Blase diese entleeren. Ist dies aus Gründen seiner Immobilität oder anderen Gründen nicht möglich, so kommt es zum Einnässen.

3.8 Herz

Statistische Daten: Die globale Herzinsuffizienz ist die häufigste Herzerkrankung geriatrischer Patienten. So fand sich bei 14% aller akuten geriatrischen Einweisungen eine Herzinsuffizienz. Aus einer anderen Übersicht ergab sich, daß 20% der älteren Patienten, die nicht mehr ohne Hilfe allein zu Hause leben konnten, eine Herzinsuffizienz aufwiesen. Während in den jüngeren Jahren Unfälle und Karzinome an der Spitze der Todesursachen stehen, wird vom 65. Lebensjahr an diese Stelle durch Herzkrankheiten eingenommen.

Myokardveränderungen: Ischämische Veränderungen sind für die globale Herzinsuffizienz *(chronic heart failure)* in erster Linie verantwortlich. In einer großen englischen geriatrischen Klinik fand sich bei Patienten, die an Herzinsuffizienz starben, zu 50% eine ischämische Ursache. Als auffälligster pathologisch-anatomischer Befund waren Nekrosen und Narbenfelder sichtbar. Kleinere, häufiger anzutreffende fibrotische Herde im Myokard korrelierten weniger gut mit einer koronaren Verschlußkrankheit.

Auffallend war die leere Anamnese trotz ausgedehnter Infarktbezirke. In geringerem Ausmaß wurde bei geriatrischen Autopsien auch eine kardiale Amyloidose (kleinere, meist im Vorhof lokalisierte Ablagerungen) gefunden. Andere Formen der Myokarderkrankung, wie Kardiomyopathie und Myokarditis, sind im geriatrischen Patientenkollektiv selten.

Veränderungen am Klappenapparat: Eine degenerative Aortenstenose findet sich in 4–6% der älteren Patienten. Die Ätiologie ist meist eine Kalzifikation des Klappenapparates. Eine besonders für das geriatrische Krankengut wichtige Veränderung betrifft die mukoide Degeneration der Mitralklappen. Unter 73 Patienten mit systolischem Geräusch fand sich in 27% eine derartige Veränderung. Teilweise werden die Chordae tendineae mit einbezogen und rupturiert.

Eine weitere, den Geriater interessierende Klappenveränderung betrifft die bakterielle Endokarditis. Häufigster Keim ist Streptococcus viridans, gefolgt von verschiedenen Staphylokokken und Enterokokken. Mitral- und Aortenklappen sind die häufigsten Lokalisationen.

Funktionelle Veränderungen: Das Herzminutenvolumen in Ruhe und liegender Position sinkt pro Lebensjahr um etwa 1% ab. In stehender Position findet sich hingegen keine Altersabhängigkeit.

Die prozentuale Zunahme des Herzminutenvolumens und der Sauerstoffaufnahme unter ansteigender Belastung ist bei jüngeren und älteren Versuchspersonen im Liegen und Sitzen etwa gleich. Pro definierter Sauerstoffaufnahme liegt das Herzminutenvolumen bei älteren Probanden allerdings deutlich niedriger als bei jüngeren. Da ältere Probanden unter ansteigender Belastung früher als jüngere an die Grenze der möglichen Sauerstoffaufnahme kommen, ist das maximal erreichbare Herzminutenvolumen unter Maximalbelastung bei älteren Menschen erniedrigt.

Die Herzfrequenz in Ruhe und unter submaximaler Belastung ist nicht altersabhängig. Die maximal erreichbare Herzfrequenz unter Maximalbelastung sinkt demgegenüber mit zunehmendem Alter ab. Als Ursache wird die verminderte Ansprechbarkeit des Herzens auf Sympathikusstimulation postuliert. Hierfür spricht die relativ geringe Änderung der maximalen Herzfrequenz nach Propranololgabe im Vergleich zu jüngeren Kollektiven.

3.9 Knochen

Eine generelle altersbedingte Knochenveränderung ist die **Osteoporose.** Osteoporose bedeutet Abnahme von Knochenmasse. Sie erreicht ihren Maximalwert zwischen jugendlichem Erwachsenenalter und dem 40. Lebensjahr. Danach nimmt sie kontinuierlich ab (0,3 bis 0,5%/Jahr). Bei Frauen findet sich ein zusätzlicher jährlicher Knochenschwund von 2–3%. Dieser beginnt mit Einsetzen des Klimakteriums und ist über die folgenden 8 bis 10 Jahre nachzuweisen. Der postmenopausale Knochenschwund ist Folge einer verstärkten Osteoklastentätigkeit (Osteoporose Typ I). Der Männer und Frauen gleichermaßen betreffende Knochenabbau ist Folge einer verminderten Osteoblastentätigkeit (Osteoporose Typ II). Die Osteoporose per se verläuft unbemerkt. Eine klinische Relevanz ergibt sich erst beim Auftreten von Knochenbrüchen, die mit fortschreitendem Lebensalter zunehmen.

3.10 Chronische Arteriopathie

Statistik und Pathophysiologie der chronisch-arteriellen Verschlußkrankheit: Der chronisch-arterielle Gliedmaßenarterienverschluß nimmt an Schweregrad und Häufigkeit mit dem Alter zu. Er besitzt bei 45- bis 54jährigen Männern eine Fünf-Jahres-Inzidenz von etwa 3%, die bei 55- bis 65jährigen Probanden auf 6% ansteigt. Bei Frauen ist dieser Verlauf weniger steil und setzt später ein. Männer sind etwa viermal häufiger von einer chronischen arteriellen Verschlußkrankheit betroffen als Frauen.

Nach Krautwald und Völpel gliedert sich die Häufigkeit der Verschlüsse der unteren Körperhälfte wie folgt:

Beckenarterien	12,5%
Oberschenkelarterien	41,3%
Unterschenkelarterien	16,8%
Unterschenkel- und Oberschenkelarterien	20,0%
Becken- und Oberschenkelarterien	8,4%

Die Verschlüsse der Aortenbogenäste (inkl. intrazerebrale Abschnitte) hatten folgende Verteilung (Hass et al. 1968):

Truncus brachiocephalicus	0,6%
A. subclavia	3,3%
A. vertebralis	9,7%
A. carotis communis	5,4%
A. carotis interna	34,3%
Intrazerebrale Äste	47,0%

Tabelle O-1 Beziehung zwischen peripherer arterieller Verschlußkrankheit (PAVK) und Alter in einem gemischten geriatrischen Krankengut

Altersgruppe (Jahre)	PAVK absolute Häufigkeit	PAVK relative Häufigkeit (%)
31–40	0/ 9	0,0
41–50	1/ 7	14,3
51–60	2/ 17	11,8
61–70	13/126	10,3
71–80	49/207	23,7
81–90	21/54	38,9

Bei Korrelation von Alter und Verschlußhäufigkeit in einem nicht primär wegen einer peripheren arteriellen Verschlußkrankheit eingewiesenen Kollektiv ergab sich eine lineare Abhängigkeit zwischen diesen beiden Variablen ab dem 60. Lebensjahr. In der Gruppe 81 bis 90 Jahre fand sich der höchste Anteil der Verschlußkrankheit mit fast 40% (Tab. O-1).

Bis zu einem Lebensalter von 70 Jahren dominierte die Femoralisverschlußhäufigkeit. Zwischen 70 und 80 Jahren hielten sich Femoralisverschluß und Unterschenkelarterienverschluß die Waage, und ab 81 Jahren fand sich der Unterschenkelarterienverschluß als häufigste Lokalisation (Tab. O-2).

> Die tägliche Erfahrung lehrt, daß Hochbetagte nur noch recht selten einen tastbaren Arteriatibialis-posterior-Puls aufweisen.

In der Bundesrepublik besteht seit Anfang der siebziger Jahre eine etwa konstante Häufigkeit für Todesfälle durch Hirngefäßerkrankungen. Während 1968 von 100 000 Deutschen 179 an Krankheiten des zerebrovaskulären Systems starben, waren es 1981 169 Menschen (Tab. O-3). Diese Konstanz steht in deutlichem Widerspruch zu den Vereinigten Staaten mit einer kontinuierlichen Verringerung der Schlaganfallsterblichkeit. Die Ursache für diese positive Entwicklung in den USA, die parallel mit einer Abnahme der kardiovaskulären Inzidenzrate verläuft und eine Zunahme der Lebenserwartung erbracht hat, wird vielfach durch eine gesündere Lebensweise mit besserer Hochdruckbehandlung erklärt.

Die Hirngefäßerkrankung ist ein typisches Altersleiden bei kontinuierlicher Häufigkeitszunahme mit ansteigendem Lebensalter (Tab. O-4). Wird eine Aufschlüsselung der Ursachen des Schlaganfalls vorgenommen, so zeigt sich, daß thromboembolische Verschlüsse intra- oder extrakranieller Arterien in 80% der Fälle anzuschuldigen sind. Subarachnoidale Blutungen kommen in 10% und intrazerebrale Blutungen in 5% vor. Unter den

Tabelle O-2 Beziehung zwischen Verschlußlokalisation und Patientenalter

Alter (Jahre)	Arm-arterien n (%)	A. iliaca n (%)	A. femorals n (%)	A. tibialis posterior n (%)	N
31–40	1 (50)	–	–	1 (50)	2
41–50	1 (10)	3 (30)	4 (40)	2 (20)	10
51–60	–	4 (27)	11 (73)	–	15
61–70	2 (5)	5 (13)	24 (61,5)	8 (20,5)	39
71–80	–	6 (8)	38 (51)	30 (41)	74
81–90	–	1 (4)	10 (38)	15 (58)	26
N	4	19	87	56	166

thromboembolischen Verschlüssen finden sich 65% Thrombosen und 15% Embolien.

Das Verhältnis der Letalität in bezug auf das Geschlechterverhältnis bei Hirngefäßerkrankungen betrug 1981 62% bei Frauen zu 38% bei Männern.

Einer der wichtigsten Risikofaktoren ist das Alter. Die Inzidenz des Schlaganfalls verdoppelt sich mit jedem Lebensjahrzehnt. **Hypertonie** ist ein weiterer klassischer Risikofaktor für das Schlaganfallleiden. Nach Ergebnissen der Framingham-Studie ist das Risiko, innerhalb von fünf Jahren einen akuten zerebralen Infarkt zu erleiden, bei Hypertonikern 7mal größer als bei Normotonikern. Hierbei ist besonders wichtig festzuhalten, daß ältere und hochbetagte Menschen in gleicher Weise gefährdet sind wie jüngere, und daß sowohl die systolischen wie auch die diastolischen Werte als Risikofaktoren zu gelten haben.

Prophylaktisch ist die Normalisierung eines vorher erhöhten Blutdrucks bzw. die systematische Blutdruckkontrolle anzustreben. Es gilt heute als gesichert, daß die Hypertoniebehandlung kausal eine Senkung der tödlichen und nicht-tödlichen Apoplexien nach sich zieht (Veterans Administration Cooperative Study 1970, Australian Therapeutic Trial 1980, Hypertension Detection and Follow-up Cooperative Group 1979).

Neben der Hypertonie ist der manifeste **Diabetes mellitus** ebenfalls ein potenter Risikofaktor.

Über die einzelnen Schritte bei der Ausbildung chronisch-arterieller Verschlüsse liegen zahlreiche, z.T. widersprüchliche Befunde vor. Erschwerend ist, daß möglicherweise in verschiedenen Gefäßprovinzen (Karotis-, Koronar-, Extremitätenarterien) unterschiedliche Mechanismen zum Tragen kommen. Aus diesem Grund seien nur wenige, in letzter Zeit besonders diskutierte Einzelbefunde zur **Genese chronisch-arterieller Verschlüsse** erwähnt.

Zahlreiche Noxen besitzen eine schädigende Wirkung auf das Arterienendothel. Hierzu gehört **Rauchen** (möglicherweise ist die Kohlenmonoxid-Komponente entscheidend), **Homocystineinwirkung,** Homocystinurie sowie **Hypertonie.**

Entstandene Endothelschäden werden von Thrombozyten abgedeckt. Diese sondern ein spezifisches Protein ab, das eine Proliferation glatter Muskelzellen in der Intima induziert. Die vermehrt in die Intima einwandernden glatten Muskelzellen zeigen eine Lipideinlagerung und Umwandlung in sog. Schaumzellen. Zur Zeit ist noch nicht geklärt, ob die Lipidvakuolen in den Schaumzellen durch Aufnahme von außen (vermehrte lipidhaltige Plasmaperfusion durch undicht gewordene Epithelzellen) oder durch intrazelluläre Bildung zustande

Tabelle O-3 Häufigkeit von Sterbefällen durch Gehirngefäßerkrankungen in der Bundesrepublik zwischen 1968 und 1981 pro 100 000 Einwohner (Statistische Jahrbücher für die Bundesrepublik Deutschland)

Jahr	Gesamt	Männer	Frauen
1968	179	160	196
1974	168	143	192
1979	168	137	194
1981	169	136	199

Tabelle O-4 Häufigkeit von Sterbefällen durch Gehirngefäßerkrankungen in der Bundesrepublik 1974 pro 100 000 Einwohner, gegliedert nach dem Lebensalter (Statist. Jahrbuch für die Bundesrepublik)

Lebensalter (Jahre)	Gesamt	Männer	Frauen
alle Altersgruppen	168	143	192
55–65	108	144	84
65–75	507	631	423
75–85	1859	1988	1795
>85	4577	4621	4557

kommen. Neuere Befunde machen es aber wahrscheinlich, daß das *Low-density-Lipoprotein* (LDL) mit seinem hohen Cholesteringehalt über bestimmte Rezeptoren relativ leicht in die glatten Muskelzellen eindringen kann und dort bei gleichzeitig vorliegendem Mangel an *High-density-Lipoprotein* (HDL vermag intrazelluläres Cholesterin aufzunehmen und abzutransportieren) in den zu Schaumzellen umgewandelten Muskelzellen liegenbleibt. Nach Zugrundegehen der Schaumzellen findet sich kristallines Cholesterin im Interzellularraum, und es kommt zu groben Gewebsläsionen, Leukozyteninfiltrationen, Ulzera, Narbenbildung und sekundär zur Gerinnselablagerung.

Bereits in den Anfängen der **Arterioskleroseforschung** bestand Einigkeit darüber, daß die Blutgerinnselbildung ein wichtiger Teilfaktor für die Entstehung chronischer Gefäßverschlüsse ist. Vorübergehend wurde die arterielle Thrombusbildung sogar als ausschließliches pathogenetisches Prinzip bei der Entstehung chronischer Verschlußprozesse angesehen. Gerinnungsvorgänge sind an einem chronischen Arterienverschluß schon deshalb immer beteiligt, weil es nach vollständigem Verschluß einer Arterie zur Stagnationsthrombose kommt, die von der Verschlußstelle bis zum nächsten Astabgang reicht.

Die Tatsache, daß Thrombusbildung eine wichtige Teilursache für chronisch-arterielle Verschlüsse darstellt, ist für das therapeutische Vorgehen wichtig, da es gelingt, arterielle Obstruktionen, die im Rahmen einer chronischen Arteriopathie entstanden sind, durch **Streptokinaseinfusionen** zu beseitigen (Abb. O-2a und b).

Risikofaktor Hypertonie: Nach Längsschnittuntersuchungen kommt es bei Männern zwischen dem 36. und 76. Lebensjahr zu einer proportionalen Zunahme des systolischen Blutdrucks von etwa 125 auf 150 mmHg. Der diastolische Blutdruck bleibt während des gleichen Zeitraums meist unverändert. Insgesamt ist eine Zunahme der Blutdruckamplitude von 45 auf 70 mmHg zu verzeichnen. Frauen zeigen ähnliche Resultate (Abb. O-3a und b).

Risikofaktor Diabetes mellitus: Diabetes mellitus ist ein klassischer Risikofaktor für die arterielle Verschlußkrankheit. So besteht für 70jährige Männer mit pathologischer Glukosetoleranz eine 1,6- bis 2,8fach höhere Wahrscheinlichkeit, an Claudicatio zu erkranken, als dies für Nicht-Diabetiker der Fall ist. Ähnliche Zahlen gelten für die Entwicklung einer Apoplexie. Die Inzidenz für kardiovaskuläre Erkrankungen liegt für Diabetiker doppelt so hoch und für Diabetikerinnen dreimal so hoch wie für Nicht-Diabetiker.

Die B-Zellen-Sensibilität auf Glukosereiz sinkt mit dem Alter ab. Wird durch fortlaufende Infusion im steady state eine definierte Glukosekonzentration erzeugt und die Insulinkonzentration über zwei Stunden gemessen, so zeigen ältere Individuen geringere Insulinkonzentrationsanstiege als jüngere *(sog. Glucose-clamp-Technik).* Dementsprechend

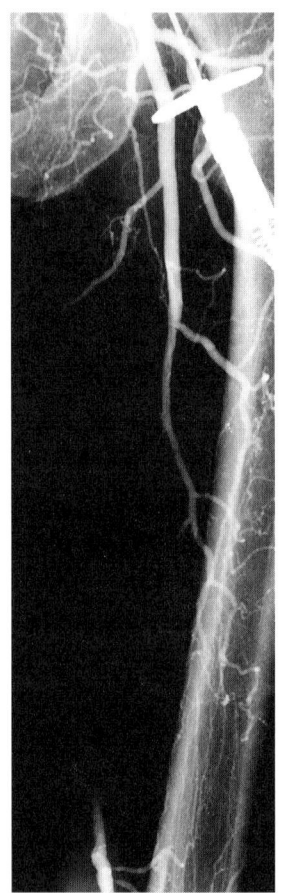
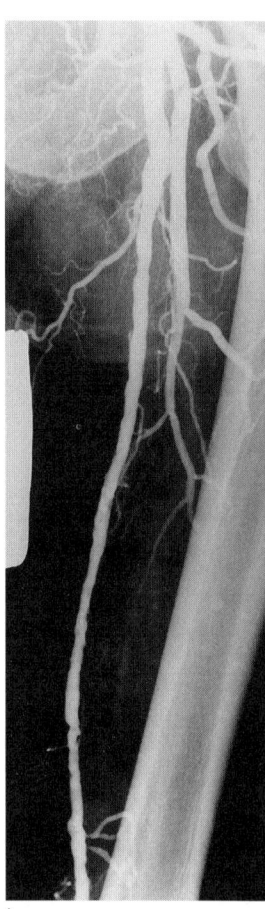

a   b

Abb. O-2: Chronischer Femoralisverschluß.
a) Vor fibrinolytischer Behandlung.
b) Nach fibrinolytischer Streptokinasetherapie hat sich die Arterie wieder eröffnet. Es sind einige nichtfibrinhaltige (wahrscheinlich bindegewebige) Stenosen verblieben, die möglicherweise Ausgangspunkt des Verschlusses waren. Die resultierende Verschlußlänge ist hier durch die nächsten Kollateralabgänge bzw. Einmündungen bedingt.

findet sich im oralen **Glukosetoleranztest** (OGTT) bei älteren Menschen ein verzögertes Absinken des Blutzuckers verglichen mit den Werten jüngerer Probanden. 20–29 Jahre alte Versuchspersonen wiesen nach oraler Zufuhr von 122 g Glukose/70 kg Körpergewicht einen 1-Stunden-Wert von 144 mg% (7,99 mmol/l) und einen 2-Stunden-Wert von 113 mg% (6,27 mmol/l) auf. In einem Kollektiv von 70- bis 79jährigen waren die entsprechenden Werte 174 mg% (9,66 mmol/l) und 145 mg% (8,05 mmol/l).

Die Sensitivität auf Insulin ändert sich mit zunehmendem Alter nicht, d.h., der Blutzuckerabfall unter definierter Insulinzufuhr bleibt im Schnitt in allen Altersgruppen konstant. Auch die Insulin-Clearance ist altersunabhängig. Der Nüchternblutzuckerwert steigt mit zunehmendem Alter an. Das Statistische Bundesamt wies für die Jahre

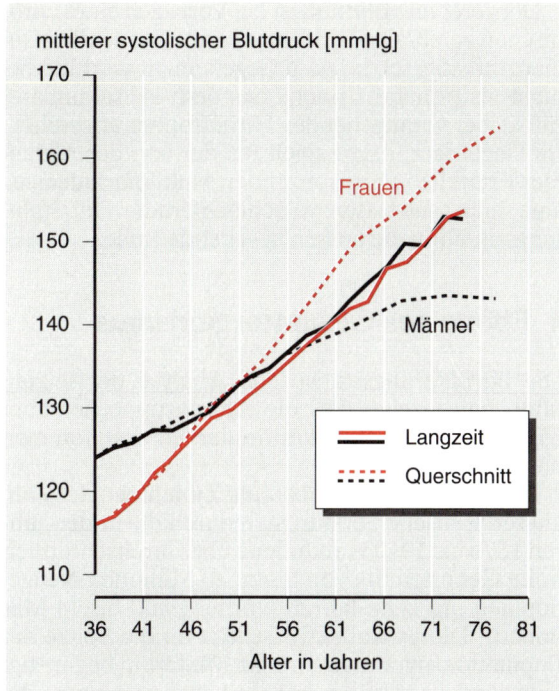

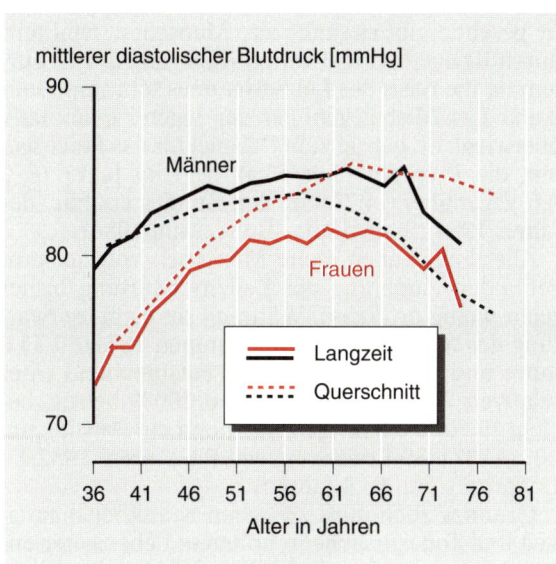

Abb. O-3:
a) Mittlerer systolischer Blutdruck in Abhängigkeit vom Lebensalter, Daten der Framingham-Studie in Anlehnung an Kannel 1976.
b) Mittlerer diastolischer Blutdruck in Abhängigkeit vom Lebensalter. Daten der Framingham-Studie in Anlehnung an Kannel 1976.

1972/1974 eine Diabetesmorbidität in der Bundesrepublik von 0,8% bei Männern und 1,1% bei Frauen aus. Mit zunehmendem Lebensalter steigt die Inzidenz deutlich an, mit einem Gipfel in der Altersgruppe über 65 Jahre. In diesem Alterskollektiv findet sich für Männer eine Morbiditätsrate von 2,6% und für Frauen von 4,0%.

Risikofaktor Cholesterin: Cholesterin ist zum größten Teil an LDL *(low density lipoprotein)* gebunden, zu einem kleineren Teil auch an HDL *(high density lipoprotein)*. Das LDL wandert mit den β-Globulinen, das HDL mit den α-Globulinen. Der Gehalt des Serums an Gesamtcholesterin steigt mit zunehmendem Alter an. Während 20- bis 30jährige Männer einen mittleren Spiegel von 227 mg% (5,9 mmol/l) zeigten, betrug er bei den 70- bis 80jährigen Probanden 258 mg% (6,7 mmol/l). Für Frauen gelten ähnliche Zahlen. Im Gegensatz zu jüngeren Menschen ist das Gesamtcholesterin per se jedoch in der fortgeschrittenen Altersgruppe 49 bis 82 Jahre nicht als Risikofaktor für die Entwicklung einer koronaren Herzkrankheit oder einer Apoplexie und nur in geringem Ausmaß für die Inzidenz einer Claudicatio anzusehen. In diesem Altersbereich spielt dagegen das **HDL-Cholesterin** als inverser Risikofaktor **(Schutzfaktor)** eine bedeutende Rolle.

Je höher der Spiegel von HDL-Cholesterin, desto geringer die Inzidenz einer koronaren Herzkrankheit.

HDL-Cholesterin findet sich bei Frauen in höherer Konzentration als bei Männern, es besteht aber keine wesentliche Alterskorrelation. Zwischen HDL-Cholesterin und Körpergewicht und Triglyceridspiegel sowie etwas weniger ausgeprägt auch zwischen HDL-Cholesterin und Glukoseintoleranz bzw. Blutdruck findet sich eine deutliche inverse Korrelation.

Risikofaktor Triglyceride: Für die mit den VLDL *(very low density lipoprotein)* im Prä-β-Bereich transportierten Triglyceride gilt eine leichte Konzentration-Lebensalter-Abhängigkeit. Während 140 mg% (1,61 mmol/l) als Höchstgrenze für unter 30jährige anzusehen ist, erhöht sich diese Grenze auf 190 mg% (2,19 mmol/l) für die über 50jährigen Probanden. In der Altersgruppe 50 bis 82 Jahre sind Triglyceride nur bei Frauen als relativ schwacher Risikofaktor für eine koronare Herzkrankheit zu betrachten.

3.11 Zerebrum

Etwa 12% aller Menschen über 75 Jahre lassen Zeichen einer chronischen zerebralen Störung erkennen. Über 50% von Pflegeheimpatienten leiden an derartigen Veränderungen.

Als chronisches zerebrales Syndrom (*chronic brain failure, chronic brain syndrome*, **Morbus Alzheimer**[1]) wird ein in höherem Alter gehäuft auftretendes organisches Psychosyndrom mit übermäßiger Vergeßlichkeit sowie Verkennung von Raum, Zeit und Personen bezeichnet.

[1] Alois Alzheimer (1864–1915), Neurologe in München und Breslau.

Das **Neugedächtnis** ist stark beeinträchtigt. Es können **Wahnvorstellungen** auftreten. Der Verlauf ist progredient und mündet in die **senile Demenz** ein. Von diesem deletären Verlauf werden symptomatische Verwirrtheitszustände differentialdiagnostisch unterschieden, die im Gefolge schwerer Erkrankungen oder psychischer Streßsituationen entstehen und reversibel sind.

Als Pathomechanismus der Alzheimer-Krankheit wurde neben einem progredienten Untergang zerebraler Ganglien *(neuronal outfall)* auch eine verminderte Bereitstellung von Cholinacetyl-Transferase mit nachfolgender Verarmung an Acetylcholin als Überträgersubstanz angenommen.

In den Gehirnen senil-dementer Patienten finden sich regelmäßig sog. **senile Plaques** sowie **Alzheimer-Fibrillenveränderungen** *(neurofibrillary tangles)*. Senile Plaques bestehen aus einem extrazellulären, von neuronalen und glialen Fibrillen umgebenen homogenen Kern, in dem auch anorganisches **Aluminiumsilikat** nachgewiesen wurde. Besonders betroffen ist die graue Substanz und hier wiederum das Hippokampusareal. Die Alzheimer-Fibrillenveränderungen (*twisted filaments* = *paired helical filaments;* PHF) entsprechen 10 µm breiten, paarig-spiralig angeordneten, intrazellulär liegenden, argyrophilen Strähnen. Inzwischen ist die chemische Zusammensetzung sowohl der intrazellulären Alzheimer-Fibrillenbündel als auch der extrazellulären senilen Plaques weiter erhellt worden. In beiden Fällen hndelt es sich um ein Amyloid-ähnliches Polypeptid mit einem Molekulargewicht um 4000. Diese Verbindung erhielt die Bezeichnung „A4". Die Vorstufe der A4-Verbindung entspricht wahrscheinlich einem glykosylierten Membranrezeptor.

Im Zusammenhang mit dieser biochemischen Strukturanalyse ist in letzter Zeit ein vollkommen neues pathogenetisches Konzept der Alzheimer-Krankheit in den Vordergrund getreten, das sich auf **genetische Befunde** stützt. Seit langem ist bekannt, daß sich bei Vorliegen einer Down-Krankheit (Mongolismus, Trisomie 21) spätestens bis zum 60. Lebensjahr strukturelle Gehirnveränderungen entwickeln, die denen bei Alzheimer-Kranken gleichen. Die Produktion der A4-Vorstufe wird durch ein spezifisches, auf dem Autosom 21 gelegenes Gen gesteuert. Die fortschreitenden Gehirnveränderungen im Rahmen des Down-Syndroms können somit durch ein Überwiegen dieser genetischen Aktivität von drei statt zwei Autosomen 21 erklärt werden. Im Gegensatz zum Mongolismus dürfte bei Alzheimer-Patienten entweder eine verstärkte Genaktivität mit übermäßiger Produktion der A4-Vorstufe oder ein verminderter Katabolismus mit Zurückbleiben der A4-Verbindung als funktionsloser bzw. schädlicher Metabolit vorliegen. Unter den geschilderten Bedingungen wird der Vererbung im Rahmen der senilen Demenz eine größere Beachtung als bisher zu schenken sein.

Der zerebrale Blutfluß ist bei Vorliegen eines chronischen zerebralen Syndroms bzw. einer senilen Demenz herabgesetzt. Diese Gegebenheit wird hierbei nicht als primäre Ursache, sondern als sekundärer Effekt bei vorangehender Hirnatrophie angesehen. Im Gegensatz hierzu spielt bei der von der Alzheimer-Krankheit abzugrenzenden **Multiinfarktdemenz** eine sich sukzessiv verschlechternde Durchblutungssituation die ausschlaggebende Rolle.

4 Ebene des Gesamtorganismus

Die bevölkerungsstatistische Analyse der letzten Jahre hat gezeigt, daß die Altersgruppe der über 65jährigen Menschen kontinuierlich zugenommen hat.

Die Ursache für das absolute Zunehmen der Zahl älterer Menschen erklärt sich durch die in den Jahren 1870 bis 1910 vorhandene überdurchschnittlich hohe Geburtenrate von bis zu 20 Millionen Neugeborenen pro zehn Jahren (vorher zwölf bis 14 Millionen). Dieses Kollektiv ist jetzt an die Spitze der Populationspyramide gerückt. Weiterhin begünstigt eine gegenüber früher **höhere Lebenserwartung** die zahlenmäßige Besetzung dieser Altersgruppe. Relativ gesehen gibt es mehr alte Menschen, weil teils durch Kriege und teils durch Rückgang der Geburtenrate die Basis des Lebensbaumes schrumpft und damit das Alter gegenüber der Jugend quantitativ überwiegt. So betrug zum Beispiel für das Reichsgebiet die Rate der über 65jährigen im Jahre 1871 4,6 gegenüber 14,7% in der Bundesrepublik des Jahres 1984 (Statistisches Bundesamt 1986).

Allerdings haben ältere Menschen von der prozentualen Zunahme der Lebenserwartung bisher recht wenig profiziert. Während die Lebenserwartung des männlichen Neugeborenen 1871/80 35,6 Jahre und 1982/84 70,8 Jahre entsprechend einer relativen Zunahme von nahezu 100% betrug, besteht für den 65jährigen nur noch ein Anstieg um 40% (1871/80 Erwartung von 9,6 Jahren, 1982/84 Erwartung von 13,4 Jahren).

Grundsätzlich muß zwischen Krankheitshäufigkeit und Todesursache in höherem Lebensalter unterschieden werden. Bezüglich der Verteilung von **Krankheiten** in einem Kollektiv Hochbetagter waren in der Geriatrischen Klinik Duisburg die ersten drei häufigsten Diagnosen (reguläre Einweisungen, keine Notfälle):
▷ Arterielle Verschlußkrankheit,
▷ Diabetes mellitus und
▷ Herzinsuffizienz.
Die Statistik der Todesursachen variiert mit dem Alter. Nach einer WHO-Statistik aus dem Jahre 1974 lautet die Reihenfolge der Todesursachen bei über 65jährigen Patienten (beginnend mit dem häufigsten Vorkommen): Herzinfarkt, Apoplexie, bösartige Neubildungen, Pneumonie, chronische Erkrankungen der Atemwege. Bei den 15- bis 44jährigen Untersuchten stehen dagegen Unfälle an erster Stel-

le, wobei dann bösartige Neubildungen, Herzerkrankungen, Selbstmord und Apoplexie folgen.

So wichtig die Kenntnis der durchschnittlichen Lebenserwartung von einem allgemein-theoretischen Standpunkt ist, so wenig sagt sie über die noch verbleibende Lebensspanne des Einzelindividuums aus.

Palmore berichtete 1969 über das Ergebnis einer Longitudinalstudie von 13 Jahren Dauer. Es stellte sich heraus, daß vier Faktoren für die Langlebigkeit von besonders großer Bedeutung waren:

▷ statistische Lebenserwartung
▷ ein allgemeiner Gesundheitsindex (*physical functioning rating* = Punktesystem aus Anamnese, klinischem Befund, EKG, EEG, Röntgen usw.)

▷ Freude an der Arbeit (*work satisfaction*)
▷ Intelligenz (*Wechsler adult intelligence scale*).

> Als Ergebnis zeigte sich, daß für 60- bis 69jährige Männer die **Freude an der Arbeit** als bester Indikator für Langlebigkeit (noch vor der statistischen Lebenserwartung) zu gelten hat.

Für gleichaltrige Frauen war der allgemeine Gesundheitsindex die wichtigste Voraussetzung für ein langes Leben. Männer und Frauen über 70 Jahre waren in erster Linie durch die statistische Lebenserwartung und in geringerem Maße durch die Intelligenz hinsichtlich ihrer individuellen Lebensspanne determiniert.

Literatur

Andres, R., J. D. Tobin: Endocrine systems, 357–378. In: C. E. Finch, L. Hayflick: Handbook of the Biology of Aging. Van Nostrand Reinhold, New York 1977.

Badame, A. J.: Progeria. Arch. Dermatol. 125: 540–544 (1989).

Brucklehurst, J. C.: The bladder. In: Brucklehurst, J. C.: Textbook of Geriatric Medicine and Gerontology, pp. 306–325. Churchill Livingstone, Edinburgh–London–New York 1978.

Davis, D. F., N. W. Shock: Age changes in glomerula filtration rate, effective renal plasma flow, and tubular excretory capacity in adult males. J. clin. Invest. 29 (1950) 496–506.

Dawber, T. R.: The Framingham study. The epidemiology of atherosclerotic disease. Harvard University Press, Cambridge-London 1980.

Duguid, J. B.: Thrombosis as a factor in the pathogenesis of aortic atherosclerosis. J. Path. Bact. 60 (1948) 57–61.

Garraway, W. M., J. P. Whisnant, A. J. Furlan, L. A. Phillips, L. T. Kurland, W. M. O'Fallon: The declining incidence of stroke. New Engl. J. Med. 300 (1979) 449–452.

Gawkrodger, D. J., G. C. Priestley, V. Jayalaxmi, J. A. Ross, P. Narcisi, J. A. Hunter: Werner's Syndrome. Biochemical and cytogenetic Studies. Arch. Dermatol. 221: 636–641 (1985).

Goodwin, J. S., S. Bromberg, C. Staszak: Effect of physical stress on sensitivity of lymphocytes to inhibition by prostaglandin E_2. J. Immun. 127: 518–522 (1981).

Goodwin, J. S., R. P. Messmer: Sensitivity of lymphocytes to prostaglandin E_2 increases in subjects over age 70. J. clin. Invest. 64: 434–439 (1979).

Gordon, T., W. P. Gastelli, C. H. Marthana, W. P. Kannel, T. R. Dawber: High density lipoprotein as a protective factor against coronary heart disease. The Framingham Study. Amer. J. Med. 62 (1977) 707–714.

Hadorn, E.: Proliferation and dynamics of cell heredity in blastema cultures of Drosophila. In: Dave, C. J., J. C. Harshbager: National Cancer Institute Monograph. Neoplasms and Related Disorders of Invertebrates and Lower Vertebrate Animals, pp. 351–364. National Cancer Institute, Bethesda 1969.

Hart, R. W.: Role of DNA repair in aging. In: Smith, K. C. Aging, Carcinogenesis and Radiation Biology. Plenum Press, New York 1976.

Hass, W. K., W. S. Fields, R. R. North, I. I. Kricheff, N. E. Chase, R. B. Bauer: Joint study of extracranial arterial occlusion. II. Arteriography, techniques, sites, and complication. J. Amer. med. Ass. 20 (1968) 159–166.

Hayflick, L.: The cellular basis for biological aging. In: Finsh, C. E., L. Hayflick: Handbook of the Biology of Aging, pp. 159–186. Van Norstrand Reinhold, New York 1977.

Hayflick, L., P. S. Moorehead: The serial cultivation of human diploid cell strains. Exp. Cell Res. 25 (1961) 585–621.

Hollmann, W.: Höchst- und Dauerleistung des Sportlers. Barth, München 1963.

Kannel, W. B.: Blood pressure and the development of cardiovascular disease in the aged. In: Caird, F. I., J. L. C. Dall, R. D. Kennedy: Cardiology in Old Age, pp. 143–175. Plenum Press, New York–London 1976.

Kannel, W. B., T. J. Thom: Declining cardiovascular mortality. Circulation 70 (1984) 331–336.

Kay, D. W. K., P. Beamish, M. Roth: Old age mental disorders in Newcastle upon Tyne. Part. I. A study of prevalence. Brit. J. Psychiat. 110 (1964) 146.

Kishimoto, S., S. Tomino, K. Inomata, S. Kotegawa, T. Saito, M. Kuroki, H. Mitsuya, S. Hisamitsu: Age-related changes in the subsets and functions of human T-lymphocytes. J. Immun: 121, 1773–1780 (1978).

Klang, J., H. G. Lemaire, A. Unterbeck, J. M. Salbaum, C. L. Masters, K. H. Grzeschik, G. Multhaup, K. Beyreuther, B. Müller-Hill: The precursor of Alzheimer's disease amyloid A4 protein resembles a cell-surface receptor. Nature 325 (1987) 733–736.

Knodel, H., V. Kull: Genetik und Molekularbiologie. Metzlersche Verlagsbuchhandlung, Stuttgart 1978.

Krautwald, A., W. Völpel: Häufigkeit arterieller Durchblutungsstörungen der unteren Extremität in Beziehung zu Lebensalter und zur Lokalisation der Gefäßobliteration. Dtsch. med. Wschr. 85 (1960) 1513–1536.

Krupp, M. A., N. J. Sweet, E. Jawetz, E. G. Bigliery, R. L. Roe: Physician's Handbook, Lange Medical Publications, Los Alamos 1976.

Kurtzke, J. F.: Epidemiology of cerebral vascular disease. Springer, Berlin 1969.

Leblanc, P., F. Ruff, J. Millic-Emili: Effects of age and body position on „airway closure" in man. J. appl. Physiol. 28 (1970) 451–488.

Moore, R. A.: Total number of glomeruli in the normal human kidney. Anat. Rec. 48 (1931) 153–168.

Orgel, L.: Aging of clones of mammalian cells. Nature 243 (1973) 441–445.

Palmore, E. B.: Physical, mental and social factors in predicting longevity. Gerontologist 9 (1969) 103–108.

Platt, D.: Biologie des Alterns. UTB Quelle und Meyer, Heidelberg 1976.

Pomerance, A.: Pathology of the Myocardium and valves. In: Caird, F. I., J. L. C. Dall, R. D. Kennedy (eds.): Cardiology in Old Age. Plenum Press, New York–London 1976.

Proust, J., P. Rosenzweig, C. Debouzy, R. Moulias: Lymphopenia induced by acute bacterial infections in the elderly: A sign of age-related immune dysfunction of major prognostic significance. Gerontology 31: 178–185 (1985).

Roessle, R., F. Roulet: Maß und Zahl in der Pathologie. Springer, Berlin 1932.

Rowe, J. W., R. Andres, J. D. Tobin, A. H. Norris, N. Shock: The effect of age on creatinine clearance in man: A cross sectional and longitudinal study. J. Geront. 31 (1976) 155–163.

Rowley, J. J., H. Buchanan, I. R. Mackay: Reciprocal change with age in antibody to extrinsic and intrinsic antigens. Lancet 2: 24–26 (1968).

Siminovitch, L., J. E. Till, E. A. McCulloch: Decline in colony-forming ability of marrow cells subjected to serial transplantation into radiated mice. J. Cell. Physiol. 64 (1964) 23–32.

Vermeulen, A., R. Rubens, L. Verdonck: Testerone secretion and metabolism in male senescence. J. clin. Endocr. 34 (1972) 730–735.

Veterans Administration Cooperative Study Group on Antihypertensive Agents: Effects of treatment on morbidity in Hypertension, I and II. J. Amer. med. Ass. 222 (1970) 116, 213.

Weibel, E. R.: Morphometrics of the lung. In: Fenn, W. O., H. Rahn (eds.): Handbook of Physiology, Respiration, Sect. 3, 1 (1964) 285–306. American Physiological Society.

Widmer, L. K.: Der chronische Verschluß von Gliedmaßenarterien. Häufigkeit, Ätiologie, Bedeutung. In: Widmer, L. K., P. Waibel: Arterielle Durchblutungsstörungen in der Praxis, S. 10–14. Huber, Bern–Stuttgart–Wien 1972.

Wolf, P. A., T. R. Dawber, H. E. Thomas: Epidemiologic assessment of chronic arterial fibrillation and risk of stroke. The Framingham Study. Neurology 28 (1978) 973.

P Infektion

U. JUERGENS

1 Physiologische Grundlagen

Infektion wird definiert als das Eindringen von Erregern und deren Vermehrung in einem Wirtsorganismus. Davon abzugrenzen ist die **Entzündung** als die Reaktion des Organismus auf eine Schädigung z.B. infolge Ansiedlung eines infektiösen Erregers. Die Entzündungsreaktion dient der Infektabwehr und somit dem Schutz des Organismus zur Bewahrung der individuellen und funktionellen Integrität. Voraussetzungen einer effektiven Infektabwehr sind die Erkennung von Fremdpartikeln (Antigene, Ag) und eine adäquate Aktivierung unspezifischer Abwehrmechanismen (Phagozytose) und spezifischer Abwehrmechanismen (Antikörper, Ak) zu deren Neutralisierung.

Antigen (**Anti**soma**togen**, Ag) ist die Bezeichnung einer Substanz, die aufgrund besonderer chemischer Determinanten vom Organismus als fremd erkannt wird und eine Immunantwort auslöst. Nach ihrem Molekulargewicht werden lösliche hochmolekulare Antigene mit Befähigung zur Ak-Bildung (Voll-Ag) und niedermolekulare Antigene (Hapten) unterschieden, die erst nach Bindung an ein sog. Carrier-Molekül immunogen wirksam sind.

Antikörper (Ak) sind Moleküle, die als Reaktion auf den Kontakt mit einem Antigen gebildet werden und an dieses spezifisch binden können.

1.1 Erreger und Wirtsbeziehungen

Nach Eindringen des Erregers (Bakterien, Viren, Pilze, Parasiten) in einen Organismus wird der Verlauf der Infektion durch eine wirtspezifische Disposition (Geschlecht, Alter, Ernährungs- und Allgemeinzustand, Begleiterkrankungen) und die Auswahl des adäquaten Immunmechanismus durch erregerspezifische Faktoren entscheidend beeinflußt. Stammspezifische Virulenzfaktoren von Mikroorganismen wie die Fähigkeit zur Penetration, Vermehrung und Toxinbindung mit Schädigung des Wirtsorganismus bestimmen den Grad der Pathogenität und die Infektionskraft des Erregers. Spezielle Rezeptoren für die Bindung des Erregers an Wirtszellen können einen erregerspezifischen Organbefall verursachen (ableitende Harnwege: E. coli; Urogenitaltrakt: Neisseria gonorrhoeae; Darm: Vibrio cholerae).

1.1.1 Infektion mit Bakterien

Bakterien sind kleinste, einzellige Mikroorganismen, die sich durch Spaltung vermehren und nach ihrer äußeren Form in kugelige, stäbchenförmige (Kokken) oder schraubige (Spirillen) Bakterien unterschieden werden. Je nach Energiegewinnung werden sie weiter unterteilt in aerobe Bakterien (Aerobier), die Sauerstoff zu ihrer Vermehrung benötigen (Pseudomonas, Legionella, Neisseria, Actinobacter, Brucella, Bordetella u.a.), Anaerobier (z.B. Bacteroides, Fusobacterium, Leptotrichia) und fakultative Anaerobier (Escherichia, Shigella, Klebsiella, Enterobacter, Salmonella, Proteus, Yersinia, Vibrio, Haemophilus u.a.).

Säurefeste Bakterien (z.B. Mykobakterien) enthalten im Ektoplasma wachsartige Substanzen, die nur mit Carbolfuchsin anfärbbar sind, das sie auch nach Säure- (oder Alkohol-)Behandlung nicht mehr abgeben. Nach dem Aufbau der Zellwand und der Färbbarkeit der Lipiddoppelschicht nach Gram[1] werden grampositive und gramnegative Bakterien, Mykobakterien (aerob, säurefest, grampositiv) und Spirochäten (Umhüllung mit Fibrillen, Lipoprotein) unterschieden. Die Gramfärbung mit Carbol-Gentianaviolett- und Lugol-Lösung färbt grampositive Bakterien blau, während Spülung mit Alkohol den blauen Farbstoff aus gramnegativen Bakterien entfernt. Nach Gegenfärbung mit Carbolfuchsin nehmen gramnegative Bakterien eine rote Farbe an.

Hämophile Bakterien benötigen für das Wachstum Blut als Zusatz zum Kulturmedium.

Lysogene Bakterien haben die Fähigkeit, genetisches Material von Bakteriophagen an ihr

---

[1] Hans Chr. J. Gram, (1853–1938), Arzt und Pharmakologe, Kopenhagen, Klassifizierung von Bakterien, 1884.

Genom zu binden und nach Eigenauflösung freizusetzen.

Bakterien vermehren sich im Unterschied zu Viren hauptsächlich extrazellulär. Nach Eindringen von Bakterien in einen Organismus wird durch antigenwirksame Lipopolysaccharide in der Zellmembran von Erregern das humorale Abwehrsystem aktiviert und die Antikörperbildung gegen Zellwandproteine (Murein) induziert (antibakterielle Immunität). Die Abtötung des Bakteriums erfolgt entweder direkt über eine Antikörper-induzierte Bakteriolyse oder den Vorgang der Opsonisierung, d. h. nach Anlagerung des Bakteriums an spezifische Antikörper (IgG1, IgG3, Komplement C3), wodurch die Bindung an Phagozyten und die anschließende Phagozytose wesentlich beschleunigt werden (erworbene Immunität).

Opsonine sind Stoffe der körpereigenen Abwehr, die durch Anlagerung an Erreger, Fremdkörper und Immunkomplexe die Phagozytose begünstigen.

Phagozyten können auch zu einem gewissen Maße Bakterien direkt binden. Wird die Bindung durch Antikörper vermittelt, wird das Bakterium an den sog. Fab-Anteil des Antikörpers gebunden (Fab = fragment antigen binding, Antigenbindungsstellen). Dieser Komplex aus Bakterium und Antikörper bindet dann mit dem sog. Fc-Anteil (Fc = fragment crystalline) an den entsprechenden Fc-Rezeptor des Phagozyten. Auf diese Weise gelangt ein Bakterium oder Fremdkörper in die Nähe phagozytierender Zellen, und die Phagozytose erfolgt schließlich nach Bindung des Erreger-Ak-Komplexes an den Fc-Rezeptor auf der Phagozyten-Zellmembran. Dieser Mechanismus der Abwehrfunktion kann noch zusätzlich verstärkt werden, indem Komplementfaktoren und Antikörper gemeinsam den Erreger opsonisieren. Das Komplementsystem ist ein Kaskadensystem, bestehend aus Enzymen, regulatorischen Proteinasen und Proteinen, die zur Zell-Lyse fähig sind.

Endotoxin-neutralisierende Antikörper inaktivieren verschiedene bakterielle Toxine (Tetanus, Diphtherie u. a.) und helfen, Schäden des Wirtsorganismus durch Ak-Bindung zu begrenzen. Andere Antikörper neutralisieren epitheliale Oberflächenrezeptoren von darmpathogenen Keimen und Streptokokken (Gruppe A), so daß die Erreger nicht mehr an Epithelzellen des Wirts binden können. Diese Vorgänge sind vermutlich auch wichtig für die natürliche Resistenzentwicklung, d. h. die Besiedlung von Schleimhäuten und anderen Körperoberflächen durch apathogene Erreger.

Typische, zur Phagozytose von Mikroorganismen befähigte Zellen sind periphere mononukleäre Phagozyten, die im Unterschied zu polymorphnukleären Granulozyten nach Verlassen der Blutbahn in verschiedene Gewebe eindringen und nach Differenzierung (Alveolarmakrophagen, Kupffersche Sternzellen, lymphatisches Gewebe) spezielle Abwehr- und immunregulatorische Funktionen erfüllen.

1.1.2 Infektion mit Viren

Viren sind Krankheitserreger, die sich nur in lebenden Zellen vermehren können. Sie enthalten als genetische Matrix entweder nur DNS (**DNS-Viren**) oder RNS (**RNS-Viren**), die z. T. von einer Proteinhülle (Kapsid) umgeben ist. Viren verfügen nicht über Stoffwechselenzyme und vermehren sich nicht durch Teilung, sondern durch Reproduktion ihrer Nukleinsäuren.

Viren, die eine doppelstrangige DNS als genetisches Material haben, sind u. a. Parvoviren, Adenoviren, Herpesviren und Hepatitis-B- und -C-Viren. Beispiele für Viren, die eine einstrangige RNS als genetisches Material haben, sind u. a. Hepatitis-A-Virus, Rotavirus, Rubivirus, Masernvirus, Mumpsvirus sowie Enteroviren und Influenzaviren. **Retroviren** sind eine Untergruppe der Familie der RNS-Viren, zu denen Tumorviren (HTLV I und II) und AIDS-Viren gehören.

Nach Infektion mit einem Virus (Eindringen durch epitheliale Oberflächen, Virämie) bindet sich das Virus an Virusrezeptoren der Wirtszelle (Adsorption), dringt durch Pinozytose in die Wirtszelle ein (Penetration), verliert seine Hülle (Uncoating) und vermehrt sich intrazellulär (Replikation). Die Replikation von Nukleinsäuren erfolgt entweder durch Einbau in das Genom der Wirtszelle oder, bei virulenter Infektion mit Ausschaltung der Regulationsmechanismen der Wirtszelle, durch Umstellung des gesamten Stoffwechsels in den Dienst der Virusvermehrung. Das Virus wird entweder durch Ausschleusung aus der lebenden Zelle oder durch Zytolyse der Wirtszelle freigesetzt. An der Oberfläche der infizierten Wirtszelle, werden virale Antigene exprimiert, die zytotoxische T-Lymphozyten aktivieren und infizierte Zellen lysieren können (zelluläre Infektabwehr, Abb. P-1). Extrazelluläre Viren haben nur einen geringgradigen Einfluß auf die Antikörperbildung (humorale Infektabwehr). Die Virusinfektion kann abortiv (z. B. defektes Virus) verlaufen oder in der Wirtszelle persistieren (spätere Reaktivierung möglich) und bei Einbau von genetischem Virusmaterial in das Genom des Wirts (Virusreproduzierung durch Wirt) Neoplasien erzeugen.

Wichtige Oberflächenantigene des Influenzavirus sind Neuroaminidase und Hämagglutinin. Antikörper gegen Hämagglutinin sind protektiv, indem sie die Adsorptionsphase beeinflussen. Das Influenzavirus kann durch Strukturveränderungen des Hämagglutinin-Antigens seine Oberflächenantigenität verändern (Antigen-Shift) mit der Folge, daß eine frühere Immunität des Wirts gegen Influenzaviren verloren wird. Derartige Mechanismen könnten für schwer beherrschbare Virusepidemien verantwortlich sein.

Acquired Immune Deficiency Syndrome (AIDS)

Das erworbene Immundefektsyndrom manifestiert sich als Störung des zellulären Immunsystems bei

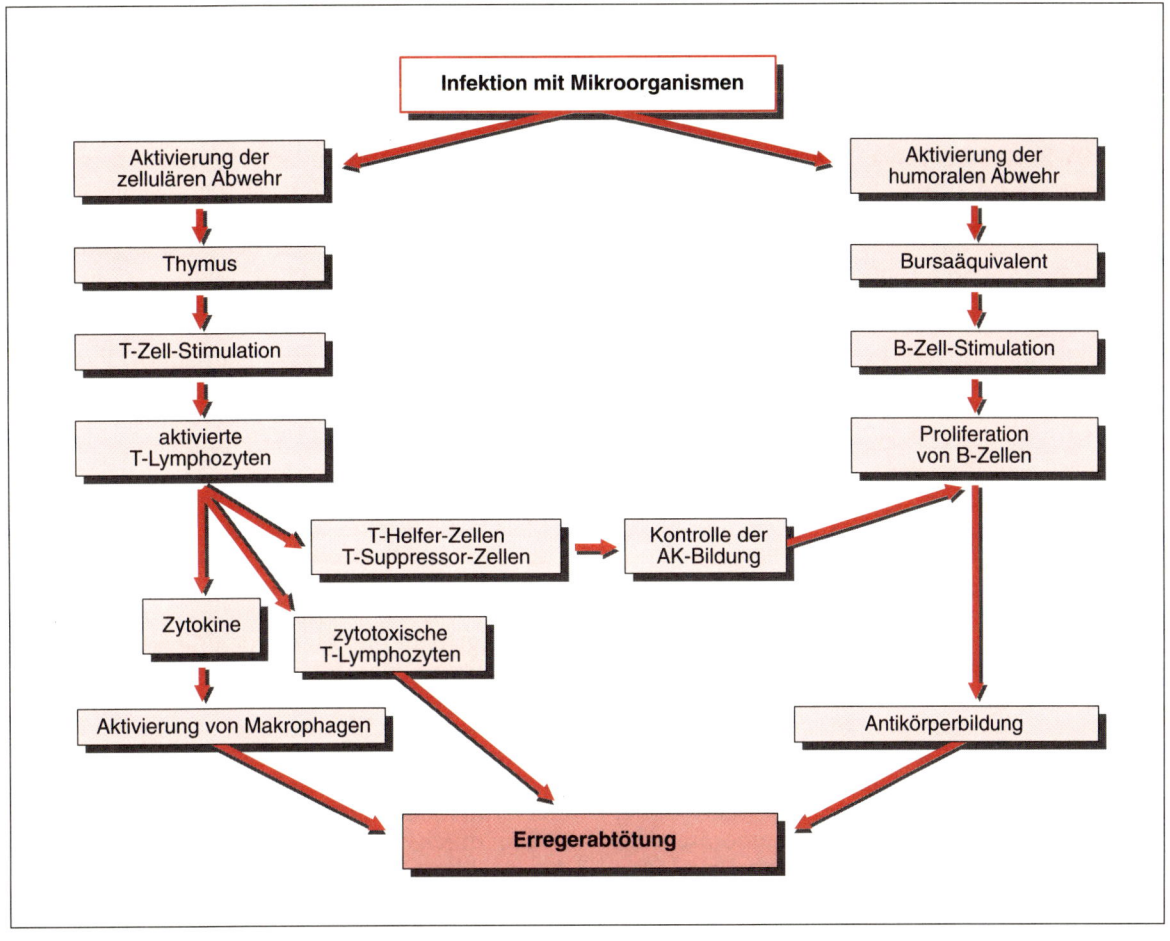

Abb. P-1: Aktivierung des Immunsystems bei Infektionen.

Verminderung oder Fehlen von T-Helferzellen, wodurch rezidivierende oder persistierende Erkrankungen verursacht werden. Der AIDS-Erreger gehört in die Gruppe der Retroviren und wurde früher in der Literatur als Lymphadenopathie-assoziiertes Virus (LAV, Erstbeschreibung durch Montagnier et al.) oder humanes T-Zell-Leukämie-Virus III (HTLV III, Gallo et al.) bezeichnet. Die jetzt gültige internationale Bezeichnung für den AIDS-Erreger ist Human Immunodeficiency Virus (HIV). Das Virus wird durch Haut- und Schleimhautverletzungen, Blut und Blutprodukte übertragen und nach erfolgter Infektion über Körpersekrete ausgeschieden (Speichel, Ejakulat, Scheidensekret und Muttermilch). Das HIV-Virus ist lymphotrop, d. h. es befällt primär T-Helfer-(T4)-Zellen und führt über eine Verminderung von T-Helfer-Zellen auch zu einer Reduktion der T4/T8-Ratio (T8 = Suppressor-, zytotoxische T-Zellen). Die Zelltropie des HIV-Virus wird determiniert durch CD4-Marker auf der Zelloberfläche (T-Helfer-Zellen, Makrophagen, Langerhans-Zellen u.a.). Durch Zerstörung von immunkompetenten Zellen kommt es zu einem Versagen der Immunabwehr und zur Permissivität für opportunistische Infek-

tionen, die schließlich den Krankheitsverlauf bestimmen. Viele Infektionen mit normalerweise nicht pathogenen Erregern, wie z.B. Pneumocystis carinii, Toxoplasmen, Zytomegalieviren und Pilzinfektionen werden für Patienten mit Immundefektsyndrom lebensgefährlich.

▼ Therapeutische Hinweise

Eine passive Immunisierung ist gegen verschiedene Virusinfektionen möglich (Masern, Varizellen, Hepatitis A und B u.a.). Die Möglichkeiten einer antiviralen Chemotherapie sind jedoch begrenzt. Probleme bei der Suche nach antiviral wirksamen Substanzen entstehen dadurch, daß der Wirt durch toxische Effekte antiviraler Chemotherapeutika geschädigt werden kann, da viele Stoffwechselvorgänge der Wirtszelle als Dienstleistung von Viren genutzt werden. Man hat daher Strategien entwickelt, die virusspezifischen Vermehrungsschritte möglichst gezielt anzugreifen, ohne die Wirtszelle zu schädigen. Das Grundprinzip der antiviralen Therapie ist die Hemmung des Nukleinsäure-Stoffwechsels durch sog. Nukleosid-Analoga. Die geringere Toxizität von Aciclovir (Zovirax®) im Unterschied zu früher gebräuchlichen Substanzen

(Adeninarabinosid, Ganciclovir, Idoxuridin, Triflu-
ridin) beruht darauf, daß Aciclovir von einer
virusspezifischen Nukleotidkinase in die antiviral
wirksame Substanz umgewandelt wird. Aciclovir
ist wirksam gegen Herpes-simplex-Viren (HSV 1
und HSV 2) und das Varicella-Zoster-Virus. Azidothymidin (AZT, Retrovir®) wird in ähnlicher Weise
nur von HIV-infizierten Zellen durch eine virusspezifische Thymidylatkinase in die eigentliche
Wirksubstanz (AZT-Triphosphat) umgewandelt.
Azidothymidin hemmt die reverse Transcriptase,
die die Virus-Genom-RNS in DNS umschreibt.

Amantadin inhibiert in niedrigen Konzentrationen die Vermehrung von Influenza-A-Viren und
ist in hoher Konzentration wirksam gegen die meisten RNS-Viren. Als Wirkmechanismus von Amantadin wird eine Blockade auf der Stufe des Uncoating vermutet.

Als Reaktion auf eine Virusinfektion werden sog.
Interferone von der infizierten Zelle gebildet, die
nach Freisetzung die Synthese antiviraler Proteine
in noch nicht infizierten Zellen induzieren.

Interferone sind niedermolekulare Glykoproteine mit zellregulatorischen Eigenschaften, die als
Antwort auf eine Virusinfektion, auf Endotoxin,
auf antigene und mitogene Stimuli in verschiedenen Zellen gebildet werden. Interferone hemmen
die intrazelluläre Virusreplikation durch Inhibition
der viralen Nukleinsäuresynthese und unterdrücken das Zellwachstum (antitumoröse Aktivität). Interferone (IFN) werden eingeteilt in IFN-α,
IFN-β (aus Leukozyten und Fibroblasten) und
IFN-γ (Makrophagen).

1.1.3 Infektion mit Parasiten

Infektionen mit Parasiten sind gekennzeichnet
durch eine Wechselbeziehung zwischen Gast und
Wirt, eine genetisch determinierte Resistenz des
Wirts und eine meist chronische Entzündungsreaktion, bei der verschiedene Parasiten einen phasen-
artigen Entwicklungszyklus durchlaufen. Dadurch
werden humorale (Antikörperbildung vom IgG-
und IgE-Typ) und zelluläre Abwehrmechanismen
aktiviert. Nach Bindung von Antikörpern an Mastzellen und basophile Granulozyten kommt es zur
Degranulation mit Freisetzung vasoaktiver Amine
und verschiedener chemotaktischer Faktoren für
eosinophile und polymorphnukleäre Granulozyten,
die zur supportiven Erregerbekämpfung an den In-
fektionsort gelangen.

2 Allgemeine Pathophysiologie

2.1 Pathogenese der Infektion

2.1.1 Infektionsschutz an der Eintrittspforte

Verschiedene physiologische Barrieren verhindern
die lokale Ansiedlung pathogener Erreger und
deren Penetration in einen Wirtsorganismus. Eine

wichtige unspezifische Abwehrfunktion hat die
Haut, die durch Bildung toxischer Fettsäuren einen
Schutzwall gegen Mikroorganismen darstellt.

Kommensale Keime leben in Gemeinschaft mit
einem Wirtsorganismus, von dem sie nur Abfall-
stoffe oder Substanzen beanspruchen, deren Entzug den Wirt nicht schädigt (Paraphage). Kommensale Keime (z. B. Propionibacterium) besiedeln
ökologische Nischen und verdrängen pathogene
Keime (z. B. Staphylococcus aureus, Streptococcus
pyogenes) durch Produktion antibakterieller Lipide. Anaerobier in der Gallenblase schützen den
Wirt in gleicher Weise vor einer Salmonellen- oder
Shigelleninfektion. Dagegen ist eine Störung des
Gleichgewichts protektiver und pathogener Keime
(z. B. durch Antibiotika) prädisponierend für Sal-
monellosen.

Durch Anaerobier dekonjugierte Gallensäuren
wirken antibakteriell auf Clostridium perfringens,
Enterokokken, Laktobakterien u. a. Nach Magenresektion oder bei Achlorhydrie treten Infektionen
mit Salmonellen, Vibrio cholerae oder Giardia
lamblia gehäuft auf. Durch den Gehalt von Lysozym (Muraminidase) haben verschiedene Drüsen-
sekrete (Speichel, Tränenflüssigkeit, Nasensekret)
bakteriostatische Eigenschaften. Dadurch sind Infektionen der Augen und der Mundhöhle bei Patienten mit Sjögren Syndrom relativ häufig. Weitere
unspezifische Mechanismen sind die Erregerelimi-
nation durch Desquamation epithelialer Zellen,
Ausscheidung durch Fäzes und Urin sowie durch
gesteigerte mukoziliare Clearance der Atemwege.

2.1.2 Mechanismen der Adhäsion und Invasion
von Erregern

Über spezielle **Bindungsstellen** binden Mikroorganismen an Oberflächenrezeptoren von Epithelzellen. Bindungsstellen auf Epithelzellen bestehen aus
einer lectinähnlichen Struktur, die durch L-Fruktose, D-Galaktose und D-Mannose blockiert werden kann und so eine Störung der Bindung von
Bakterien an Epitheloberflächen verursacht. Es
wurde ein Glykolipid nachgewiesen, über das
E. coli an das Urothel bindet und Harnwegsinfektionen verursacht. Zusätzlich spielen Fimbrien bei
der Anlagerung von Erregern an eine Wirtszelle
eine Rolle, wie z. B. der bevorzugte Befall des Uro-
genitaltrakts durch Gonokokken, die durch Fimbrien dem Urothel anhaften und dem Urinstrahl
widerstehen. Andere begeißelte Mikroorganismen,
wie z. B. darmpathogene Erreger (Salmonellen, V.
cholerae), besiedeln das Intestinum und persistieren bei Diarrhö. Die Fähigkeit zur Bindung an
Epitheloberflächen ist daher eine wichtige Determinante für die Virulenz des Erregers. Nach der
Bindung an der Zelloberfläche penetriert der Erreger (Protozoen, Pilze, Spirochäten, Neisseria
gonorrhoeae) in die Wirtszelle (Endozytose) und
widersteht aufgrund seiner intrazellulären Lokalisation dem Angriff durch Antikörper und Antibio-

tika (z. B. Tuberkelbakterien in alveolären Makrophagen). Zur Aufrechterhaltung der mukosalen Immunität des Wirtsorganismus sind verschiedene unspezifische (pH, Fibronektin, mikrobielle Flora) und spezifische (sekretorisches IgA) Abwehrmechanismen bekannt. Fibronektin, ein Glykoprotein ohne Fähigkeit zur Opsonisierung, wird von Epithelzellen gebildet und fördert die Adhärenz verschiedener kommensaler Keime des oberen Respirationstrakts. Mit Abfall des Fibronektinspiegels in Bronchialsekret und Speichel bei abwehrgeschwächten Patienten treten Lücken in der normalen Flora der Atemwege auf, die eine Besiedlung mit Pseudomonas aeruginosa und anderen pathogenen Keimen erlauben. Die Erregerinvasion induziert die Bildung von spezifisch wirksamem, sekretorischem IgA (sIgA) in Plasmazellen an der Schleimhautoberfläche. Die wichtigste Funktion von sIgA ist die Hemmung der Adhäsion von Bakterien und Viren an Schleimhautoberflächen. Andere sIgA-Funktionen sind die Neutralisierung von Antigenen und Viren sowie ein bakteriostatischer Effekt durch Potenzierung der Eisenbindung an Lactoferrin, wodurch Bakterien intrazellulär gebundenes Eisen entzogen wird. Verschiedene Bakterien (Streptococcus pneumoniae, Streptococcus sanguis, Streptococcus mitior, Haemophilus influenzae, Neisseria gonorrhoeae, Neisseria meningitidis) sind in der Lage, eine Protease zur Spaltung und Inaktivierung von sIgA zu bilden.

2.1.3 Humorale und zelluläre Abwehrmechanismen (s. auch Kap. K-1)

Wenn Mikroorganismen das Netz der körpereigenen Abwehr durchbrochen haben, werden die Erreger durch Zusammenwirken des humoralen und zellulären Abwehrsystems bekämpft. Wichtige Komponenten der humoralen und zellulären Abwehr sind in Tabelle P-1 dargestellt. Diese Abwehrsysteme üben in der Frühphase (12 Stunden nach Infektion) in Abhängigkeit von der Art des Antigens und der Reaktionsbereitschaft des Immunsystems die Abwehrfunktion zunächst isoliert und schließlich gemeinsam meist bei Dominanz

eines dieser Systeme aus (s. Abb. P-1). Die Antigenspezifische Abwehr unterscheidet sich von der Antigen-unspezifischen Abwehr durch eine hohe Sensitivität bei relativ geringer Zytotoxizität. Das Antigen-spezifische Abwehrsystem hat folgende Funktionen:

▷ Spezifische Antigenerkennung
▷ Aktivierung und Steuerung von Abwehrmechanismen (Ak-Bildung)
▷ Gedächtnis für Antigene nach überstandener Infektion (Immunität).

Nach Erkennung eines Antigens steht die Aktivierung des Immunsystems zur Antikörperbildung im Vordergrund der körpereigenen Abwehrmaßnahmen. Mit der Bindung von Antigenen an Antikörper werden bakterielle Toxine und verschiedene Viren unschädlich gemacht. Die eigentliche Funktion von Ag-Ak-Komplexen unter besonderer Mitwirkung der Antikörper IgM, IgG 1 und IgG 3 ist die Aktivierung der Komplementkaskade. Das **Komplementsystem** besteht aus unterschiedlichen Serumproteinen mit Aufgaben in der Zellaktivierung des Wirts, Opsonisierung von Antigenen und der Lyse von Zellwänden schädlicher Erreger.

Komplementfaktoren sind thermolabile, der Abwehr dienende Blutplasmaproteine, die von Makrophagen, Epithelzellen und Endothelzellen gebildet werden und nach der Reihenfolge der Beschreibung mit C1 bis C9 bezeichnet werden. Nach Aktivierung durch Ag-Ak-Komplexe (klassischer Weg) werden kaskadenartig aktivierte Komplementfragmente (Zusatz a oder b für aktivierte Fragmente) gebildet, die zur Lyse von Fremdzellen, Membranaktivierung und Freisetzung potenter **Entzündungsmediatoren** (z. B. **Leukotriene** des Arachidonsäuremetabolismus, s. u.) befähigt sind. Wenn IgM- und IgG-Antikörper nicht alleine zur Opsonisierung ausreichen, wird die Komplementkaskade aktiviert und nach Opsonisierung von C3 in Erreger-C3-Komplexen an C3-Rezeptoren auf Phagozyten gebunden. In Gegenwart spezifischer Antikörper können verschiedene Erreger (Neisseria meningitidis, Neisseria gonorrhoeae, Haemophilus influenzae, Salmonellen, Shigellen und Vibrio cholerae) auch direkt nach Bindung mit

Tabelle P-1 Einteilung immunologischer Abwehrmechanismen

	Antigenspezifisch	Antigenunspezifisch
humorale Abwehr	Antikörperbildung (IgG, IgA, IgM, IgD, IgE)	Komplementsystem Lysozym Virusinaktivierung Zytokine

zelluläre Abwehr	T-Lymphozyten:
	    T-Helfer
	    T-Suppressor
	    zytotoxische T-Lymphozyten
	Mastzellen
		mononukleäre Phagozyten:
		    PMN-Granulozyten
		    Neutrophile
		    Makrophagen Gewebsmakrophagen
		    natürliche Killerzellen

Komplement lysiert werden (klassische Komplement-vermittelte Bakteriolyse). Endotoxine von gramnegativen Bakterien können schließlich auch Komplement ohne Vermittlung durch Antikörper aktivieren (alternativer Komplementweg).

Die Steuerung der Antikörper-Bildung unterliegt einem feinsinnigen Regelkreis, bei dem sog. **T-Helfer-Zellen** und **B-Zellen** nach Präsentation eines Antigens stimuliert werden. T-Helfer-Zellen stimulieren B-Zellen zur Antikörperbildung, während **T-Suppressor-Zellen** nach Ag-Stimulierung die Ak-Bildung hemmen. Sog. zytotoxische T-Zellen besitzen eine unmittelbare Effektorfunktion und greifen den eingedrungenen Erreger direkt an. Mit zunehmender Ak-Bildung werden Antigene in Immunkomplexen gebunden und unschädlich gemacht. Mit Abnahme des freien Bestands von Antigenen wird durch einen Feedback-Mechanismus die Ak-Bildung gedrosselt, und der Aktivitätszustand des Immunsystems nimmt ab.

Eine wichtige Rolle humoraler Abwehrfaktoren bei systemischen Infektionen ist die Unterstützung des Phagozytose-Systems zur Erkennung und Eliminierung von körperfremdem Material (humorale unspezifische Abwehr). Wesentliche Mechanismen des humoralen unspezifischen Abwehrsystems sind die **Chemotaxis** und **Opsonisierung.**

Leukotriene sind aus Arachidonsäure mittels 5-Lipoxygenaseaktivierung vor allem in Leukozyten durch De-novo-Synthese entstehende, biologisch aktive Substanzen mit kurzer Halbwertszeit und vornehmlich lokaler Wirkung, die bereits in kleinsten Mengen als **Mediatoren der Entzündung** wirken. Wegen ihres Vorkommens in Leukozyten und dem Nachweis drei alternierender Doppelbindungen wurden sie Leukotriene genannt (Samuelsson, 1979). Nach der Nomenklatur werden Leukotriene bei Abstammung von Arachidonsäure (vier alternierende Doppelbindungen) mit dem Index 4 versehen, und die Metaboliten nach der Reihenfolge der Entstehung alphabetisch bezeichnet. Leukotrien B_4 (LTB_4) ist ein starker chemotaktischer Faktor für polymorphnukleäre Leukozyten, die Leukotriene C_4, D_4 und E_4 sind potente Konstriktoren glatter Muskelzellen (z. B. Bronchial- und Gefäßsystem).

Durch chemotaktische Faktoren (LTB_4, C_{5a}) und die Eigenschaft von LTB_4, die Kapillarschranke für Plasma (Ödembildung) und andere Blutzellen (Lymphozyten, Plättchen, eosinophile Granulozyten u. a.) durchlässig zu machen, gelangen mononukleäre Phagozyten und polymorphnukleäre Granulozyten in ein Entzündungsgebiet und eliminieren Mikroorganismen durch **Phagozytose.** Diese Vorgänge können durch die sog. Opsonisierung verstärkt werden. Opsonisierung setzt die Bildung spezifischer Antikörper (IgG 1, IgG 3) voraus, die eine Brücke zwischen der Polysaccharidwand von Bakterien und den Oberflächenrezeptoren auf Phagozyten bilden. Dadurch werden Erreger an Phagozyten gebunden und können eliminiert werden.

2.1.4 Phagozytäres Effektorsystem: Chemotaxis und Effektorfunktionen von Makrophagen und Granulozyten

Das phagozytäre Effektorsystem besteht aus polymorphnukleären Leukozyten und den Makrophagen (Antigen-unspezifische zelluläre Abwehr). Bei diesen Zellen handelt es sich um ausgesprochene Phagozyten mit der Befähigung zur Erkennung von Partikeln und löslichen Liganden, die nach Bindung an Oberflächenrezeptoren ingestiert und durch lysosomale Enzyme intrazellulär abgebaut werden. Polymorphnukleäre Leukozyten (Neutrophile, Eosinophile, Basophile) und Makrophagen zirkulieren normalerweise in der Blutbahn und emigrieren, um einen Entzündungsort in der Peripherie zu erreichen. Mononukleäre Phagozyten (periphere Blutmonozyten/Gewebsmakrophagen) unterscheiden sich von polymorphnukleären Leukozyten dadurch, daß sie nach Verlassen der Blutbahn als residente Makrophagen langfristig überleben und sich nach weiterer Differenzierung zum Gewebsmakrophagen in verschiedenen Organen ansiedeln und umfangreiche Synthesefunktionen übernehmen (Tab. P-2). Von Aschoff wurden Phagozyten und verschiedene lymphatische Gewebe zuerst als „Retikuloendotheliales System" (RES) beschrieben. Mit Bekanntwerden weiterer phagozytierender Zellen wurden später auch Fibroblasten und Endothelzellen hinzugezählt.

Wichtige Funktionen von Makrophagen sind

▷ Phagozytose von Mikroorganismen und Tumorzellen
▷ Steuerung von Wundheilungsprozessen
▷ Phagozytose von Stoffwechselprodukten (Lipoproteine)
▷ Steuerung der Hämatopoese (Erythropoetin, Kolonie-stimulierende Faktoren).

Das Einwandern von Phagozyten in Entzündungsherde wird auf lokaler Ebene durch unterschiedlich potente, zumeist kurzlebige, chemotaktische Faktoren gesteuert, die aus aktivierten Effektorzellen am Entzündungsort freigesetzt werden. Der stärkste bekannte chemotaktische Faktor für neutrophile Granulozyten ist **Leukotrien B_4** (Leukotaxin), das aus dem Arachidonsäurestoffwechsel in Membranen von neutrophilen Granulozyten und Makrophagen durch Aktivierung von Phospholipasen entsteht. Leukotrien B_4 ist der Hauptmetabolit des 5-Lipoxygenase-Stoffwechsels von Phagozyten. Durch Freisetzung von Leukotrien B_4 werden weitere mediatorsezernierende Effektorzellen bei Entzündungen aktiviert, um eingedrungene Mikroorganismen zu phagozytieren. Diese Vorgänge dienen der supportiven Erregerabwehr. Der eosinophile chemotaktische Faktor (ECF) wird aus Mastzellen und Basophilen freigesetzt und gilt als wichtigster chemotaktischer Faktor für eosinophile Granulozyten. Auf diese Weise gelangen verschie-

Tabelle *P*-2 Übersicht wichtiger Sekretionsprodukte aus Makrophagen (nach Stites et al., in Basic & Clinical Immunol., 1987)

Enzyme	neutrale Proteinasen:
	    Plasminogenaktivator
	    Kollagenasen (Typ I–V)
	    zytolytische Proteinasen
	Arginase
	Lysozyme
	Lipoprotein-Lipase
	Angiotensin-converting enzyme (ACE)
	saure Hydrolasen:
	    Proteinasen, Peptidasen
	    Glykosidasen
	    Phosphatasen
	    Lipasen

Plasma-
proteine
	α_2-Makroglobulin
	α_1-Proteinase-Inhibitor
	Fibronektin
	Transcobalamin II
	Apolipoprotein E
	Gerinnungsfaktoren:
	    Gewebsthromboplastin
	    Faktor V, VII, IX, X
	Komplement-Faktoren:
	    C1, C2, C3, C4, C5
	    Properdin u. a.

Sauerstoff- Metaboliten	Sauerstoffradikale Wasserstoffperoxid

Arachidon-
säure-
metaboliten
	Cyclooxygenase-Produkte:
	    Prostaglandine
	    Thromboxan B_2
	5-Lipoxygenase-Produkte
	    Leukotrien B_4, C_4, D_4, E_4
	    Hydroxyeicosa-Tetraensäuren

Nucleotide	cyclo-AMP/GMP Thymidin Uracil u. a.

Faktoren
zur Zcll-
regulation
	Interleukin 1 (endogenes Pyrogen)
	Interferone
	angiogenetischer Faktor
	Wachstumsfaktoren für:
	    Fibroblasten
	    Endothelzellen
	    T- und B-Zellen
	    Knochenmarkzellen (GM-CSF)
	Tumor-Nekrose-Faktor
	Erythropoetin

denartige Effektorzellen mit unterschiedlichen Mediatorprofilen an den Entzündungsort. Bei der Degranulation von Eosinophilen zur Abwehr von Wurminfektionen und verschiedener Mikroorganismen wird ein toxisches Protein freigesetzt (major basic protein), wodurch Erreger nicht nur abgetötet werden, sondern auch ein beträchtlicher Gewebeschaden entstehen kann. Diese Schäden werden als mögliche Ursache für chronische Ent-

zündungsprozesse diskutiert. **Histamin** wird aus sensibilisierten Mastzellen und basophilen Granulozyten (Opsonisierung durch IgE-Antikörper) nach Überbrückung benachbarter IgE-Antikörper durch ein Antigen freigesetzt. Eine wichtige Histaminwirkung ist die akute **Vasodilatation** mit Erhöhung der Gefäßpermeabilität, die die Diapedese von Phagozyten aus Kapillaren unterstützt (Frühphase). Die Spätphase der Entzündung wird durch eine Histamin-abhängige Produktion und Freisetzung chemotaktischer Faktoren (Neutrophiler und Eosinophiler Chemotaktischer Faktor, Leukotrien B_4) eingeleitet und verursacht eine zunehmende Infiltration des Entzündungsgebiets mit mediatorsezernierenden Effektorzellen. Bei akuten Entzündungen (Fieber, Sepsis) besteht ein erhöhter Umsatz von Monozyten/Makrophagen, die sich schließlich in jedem Gewebe anreichern können. Die örtliche Vermehrung der Makrophagen – zum Teil durch erhöhten Influx (alveoläre Makrophagen) und/oder durch Mitose – wird durch sog. **Kolonie-stimulierende Faktoren** (CSF) aus Fibroblasten und Lymphozyten gesteuert.

Nach Präsentierung eines Antigens an T-Zellen werden Lymphokine (γIFN) freigesetzt, die Makrophagen aktivieren. Aktivierte Makrophagen exprimieren vermehrt Oberflächenrezeptoren (Fc- und Fab-Rezeptoren) und unterscheiden sich von nicht-aktivierten Makrophagen durch eine spezifisch gesteigerte Bereitschaft zur Phagozytose. Sie besitzen dadurch eine erhöhte antimikrobielle und tumorizide Aktivität. Die mikrobizide Aktivität wird vermittelt durch Bildung von Sauerstoffradikalen sowie über die Freisetzung von Myeloperoxidase, Glucuronidase, Lysozym und kationischen Proteinen und dient der Inaktivierung und Lyse von Erregern. Die tumorizide Funktion von Makrophagen wird durch Produktion u. a. von Proteasen, Arginase, Komplement C3 und Tumor-Nekrose-Faktor gesteigert. Verschiedene Mediatoren (PGE_2 IL-1) spielen eine Rolle bei der Fieberentstehung. Andere Faktoren aus aktivierten Makrophagen dienen der Geweberegeneration (u. a. Kollagenase, Elastase, Fibroblasten-stimulierender Faktor). Die wichtigsten Produkte von Makrophagen sind in Tabelle P-2 zusammengefaßt.

D **Diagnostische Hinweise**

Verschiedene In-vivo- und In-vitro-Untersuchungsverfahren dienen dem Nachweis und/oder der Funktionsüberprüfung immunkompetenter Zellen und verschiedener humoraler Faktoren (Komplement, Ag-Ak-Komplexe, Zytokine). Viele dieser Untersuchungsverfahren befinden sich jedoch derzeit noch in einem experimentellen Stadium und können nur von spezialisierten Laboratorien durchgeführt werden. Die Indikation für eine weitere Abklärung ist der Verdacht auf eine Immunschwäche, z. B. bei rezidivierenden unklaren fieberhaften Infekten (primäre und sekundäre Defektimmunopathien).

Als In-vivo-Untersuchungen sind Hauttests mit sog. Recall-Antigen geeignet, d.h. die intrakutane Applikation eines Antigens (z.B. Tuberkulin, Streptokinase, Candida), zu dem früher schon ein Kontakt bestanden hatte. Dadurch wird an der Injektionsstelle eine Rötung mit Quaddelbildung (Arthus-Reaktion) verursacht – falls eine frühere Exposition stattgefunden hatte – und erlaubt Hinweise auf die Antigenerkennung und den Funktionszustand von Entzündungszellen. Die Phagozytose-Aktivität wird in vivo nach lokaler Entfernung der Epidermis durch die Migration und Adhärenz von Leukozyten an ein Deckglas bestimmt, das über dem Hautdefekt liegt.

In-vitro-Methoden dienen insbesondere der Quantifizierung von T-Zell-Subpopulationen und der Funktionsprüfung von Phagozyten. Untersuchungen von Lymphozytenpopulationen werden mittels monoklonaler Antikörper durchgeführt, die an Subklassen spezifischer Antigene auf Zelloberflächen binden (CD, clusters of differentiation), wodurch entweder alle reifen T-Zellen (CD3) erkannt werden oder nur die entsprechende Untergruppen, wie T-Helfer-Zellen (CD4), T-Suppressor/Zytotoxische Zellen (CD8), B-Zellen (CD19–22) oder z.B. periphere Monozyten (CD14). Das Verhältnis von T-Helfer/T-Suppressor-Zellen (CD4/CD8) beträgt beim Normalkollektiv $2,4 \pm 0,5$. Ein CD4/CD8-Verhältnis unter 1 wird als erniedrigt angesehen. Bei erkrankten HIV-Patienten ist z.B. die CD4-Population vermindert und die CD8-Population normal oder nur gering vermindert.

Die In-vitro-Granulozyten-Funktionsprüfung dient der Beurteilung der Chemotaxis (gerichtete Spontanbeweglichkeit) und der Fähigkeit zur Phagozytose und Bakterienabtötung bei erhöhter Infektanfälligkeit. Die Chemotaxis von Bakterien wird in der sog. Boyden-Kammer bestimmt, die durch einen Filter in zwei Kompartimente geteilt

ist. Als chemotaktischer Stimulus dient z.B. aktiviertes Komplement (C5a), das sich in einem der Kompartimente der Kammer befindet. Im anderen Teil der Kammer befinden sich Bakterien. Mikroskopisch wird die Fähigkeit zur Chemotaxis durch die Anzahl der Bakterien im Filter bestimmt. Die Bereitschaft zur Phagozytose von Bakterien wird in vitro durch Inkubation von Granulozyten mit radioaktiv markierten Bakterien bestimmt. Die Abtötung von phagozytierten Bakterien wird nach Zerstörung der Granulozyten durch Koloniezählung bestimmt.

▼ Therapeutische Hinweise

Eine gezielte Therapie von Infektionen setzt die Kenntnis des Erregers und seiner Resistenz gegen Chemotherapeutika voraus. Dazu ist vor Einleitung der Therapie die Gewinnung von Körperflüssigkeiten (z.B. venöse und arterielle Blutkulturen, Wundsekret, Urin, Stuhlproben oder broncho-alveoläre Lavageflüssigkeit) zum Erregernachweis und zur Resistenzbestimmung erforderlich. Als Verlaufsparameter und Therapiekontrolle sind Entzündungsparameter wie z.B. Blutsenkungsgeschwindigkeit, C-reaktives Protein (CRP, Akute-Phase-Proteine), Leukozytenzählung und mikroskopische Differenzierung, Serum-Eiweiß-Elektrophorese sowie spezifische Ak-Titer im Serum von Bedeutung.

Noch in der Erprobung befindliche Therapiekonzepte sehen den Einsatz von Zytokinen zur Stärkung der Immunabwehr bei Infektionen und Tumoren vor. Dabei könnten Interleukin 1 zur T- und B-Zellaktivierung, zur Induktion von Fieber und zur Bildung der Akute-Phase-Proteine geeignet sein, Interleukin 2 für die Aktivierung von T-Suppressor/Zytotoxischen Zellen, für die Differenzierung von B-Zellen in Antikörper-produzierende Plasmazellen sowie der Einsatz von Interferonen zur Aktivierung der Funktion von Makrophagen/Monozyten und zur Mediatorfreisetzung.

Literatur

Babior, B. M., R. S. Kippnes, J. T. Curnutte: Biological defence mechanism. The production by leukocytes of superoxide, a potent bactericidal agent. J Clin Invest 52 (1973) 741–744.

Elsbach, P.: Degradation of microorganisms by phagocytic cells. Rev Infect Dis 4 (1982) 124–131.

Goldstein, I. M.: Complement in Infectious Diseases, Current Concepts. Upjohn, 1980.

Hofman, V. F.: Infektiologie: Diagnostik, Therapie, Prophylaxe; Handbuch und Atlas für Klinik und Praxis. ecomed, Landsberg/Lech 1991.

Lewis, R. A., K. F. Austen: The biologically active leukotrienes: Biosynthesis, metabolism, receptors, functions, and pharmacology. J Clin Invest 73 (1984) 889–897.

O'Grady, F., H. Smith: Microbial Pertubation of Host Defenses. Academic Press, 1981.

Ratzkan, K. R.: The role of surface factors in the pathogenesis of infection. Chap. 5., in: Seminars in Infectious Disease. Vol 2. Weinstein, L., Fields, B. N., (editors). Stratton, 1979.

Roitt, I. M., J. Brostoff, D. Male: Kurzes Lehrbuch der Immunologie. Thieme, Stuttgart 1987.

Rosen, F. S., C. A. Janeway: The gammaglobulins. 3. The antibody deficiency syndromes. N Engl J Med 275 (1966) 709–715.

Schlessinger, D.: The macrophage in host defence. Microbiology, American Society for Microbiology, 1982.

Stites, D. P., J. D. Stobo, J. Vivian Wells: Basic & Clinical Immunology. Sixth Edition, Appleton & Lange, Norwalk, Connecticut/Los Altos, California 1987.

Stossel, T. P., R. K. Root, M. Vaughan: Phagocytosis in chronic granulomatous disease and the Chediak-Higashi syndrome. N Engl J Med 286 (1972) 120–123.

Q Nervensystem

F. JERUSALEM

1 Anatomische und physiologische Grundlagen der Hirnfunktion

1.1 Die Nervenzelle

Das Grundelement des Nervensystems ist die Nervenzelle. Sie dient sowohl dem Gehirn für seine sehr komplexen Funktionen wie z. B. Lernen, Denken, Bewußtsein als auch dem Rückenmark und dem peripheren Nervensystem für einfachere Auf-

gaben (Leitungsfunktionen). Die Nervenzelle (das Neuron) ist **elektrisch** und **chemisch erregbar** und leitet ihre Informationen als elektrische Signale über das Axon zu anderen Neuronen, mit denen sie über eine Synapse in Kontakt steht (Abb. Q-1). Funktion und Membraneigenschaften des Neurons lassen vier Bereiche unterscheiden:

▷ In den Dendriten und im Soma werden impulsauslösende Potentiale, das Generatorpotential, aufgebaut.

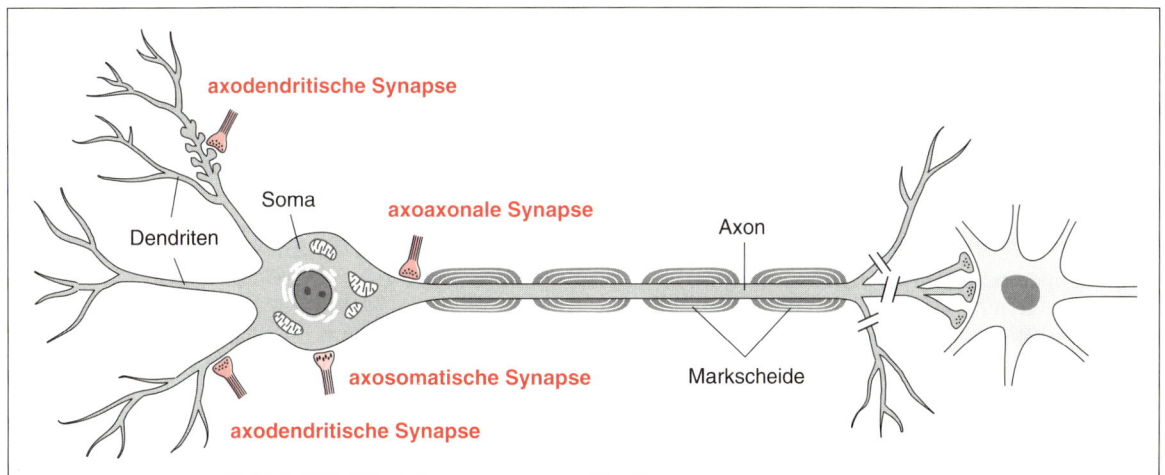

Abb. Q-1: Schema eines Neurons (Nervenzelle) mit dem Soma, dem Axon (oder mehreren), dem Axonkegel und den Dendriten. Andere Nervenzellen senden über ihre Axone exzitatorische oder inhibitorische Signale an das Neuron; die entsprechenden Kontaktstellen bilden axodendritische, axosomatische und axoaxonale Synapsen.

▷ Im Axonkegel (Transducer) werden die aus verschiedenen Eingängen ankommenden Informationen untereinander abgestimmt.

▷ Über das Axon werden die Signale fortgeleitet.

▷ Die Synapse dient der Übertragung des Signals auf eine nachfolgende Zelle.

Bau und Funktion der Nervenzellen, die elektrische Erregung, die Impulsleitung und die synaptische Signalübertragung sind zum Teil bis in den molekularen Bereich bekannt und objektiv zu untersuchen. Dadurch sind physiologische Funktionen bis in weitgehende Details und Funktionsstörungen mit großer Genauigkeit nachweisbar und Grundlage sowohl für das Verständnis des Nervensystems als auch für die Diagnostik seiner Störungen.

Das menschliche Gehirn verbraucht 20% des gesamten Energieumsatzes, ca. 15% davon werden für die Erhaltung der Struktur, der Rest für die Signalverarbeitung, besonders für die Aufrechterhaltung der Membranpotentiale benötigt. Störungen kognitiver Leistungen, des Bewußtseins und anderer Funktionen werden klinisch sowohl bei gestörter Energieversorgung und intakter Hirnstruktur als auch bei Parenchymschäden beobachtet. Eine apoplektiforme Halbseitenlähmung infolge einer Durchblutungsstörung, aber ohne zerebrale Strukturläsion, ist voll reversibel, dagegen ist dieselbe Symptomatik infolge einer Läsion der Hirnstruktur irreversibel oder nur partiell kompensierbar.

Die Hirnforschung, die klinische Neurologie und Psychiatrie bestätigen zwar, daß die physiologischen Funktionen des menschlichen Gehirns notwendige Voraussetzungen für das Empfinden, das Handeln, das Denken und das Bewußtsein sind, aber das Verstehen dieser komplexen Leistungen des menschlichen Gehirns ist an sich noch nicht gelungen. Insbesondere ist die Frage nach der Beziehung zwischen Geist und Materie, zwischen Seele und Leib trotz jahrhundertelangem Bemühen ungelöst. Für die Monisten sind alle geistigen und seelischen Vorgänge auf die Hirnfunktion zu beziehen, dagegen sprechen die Dualisten dem Geist-Seele-Komplex eine gewisse Eigenständigkeit zu. Für sie besteht keine vollständige Isomorphie von Gehirn und Geist, von Gehirn und Seele.

1.2 Elektrische Erregung – Aktionspotential

Die **semipermeable Nervenzellmembran** teilt den Extrazellulärraum vom Intrazellularraum. Sie enthalten diffusionsfähige und nicht-diffusionsfähige Ionen in unterschiedlichen Konzentrationen. Durch einen aktiven energetischen Prozeß wird ein **Konzentrationsgradient für Na$^+$-Ionen** aufrechterhalten, die aktiv aus dem Intrazellularraum heraustransportiert werden. In Ruhe überwiegen positive Ionen an der Membran-Außenseite und negative an der Innenseite. Daraus ergibt sich ein an der Innenseite **negatives Ruhepotential** von ca. –70 mV

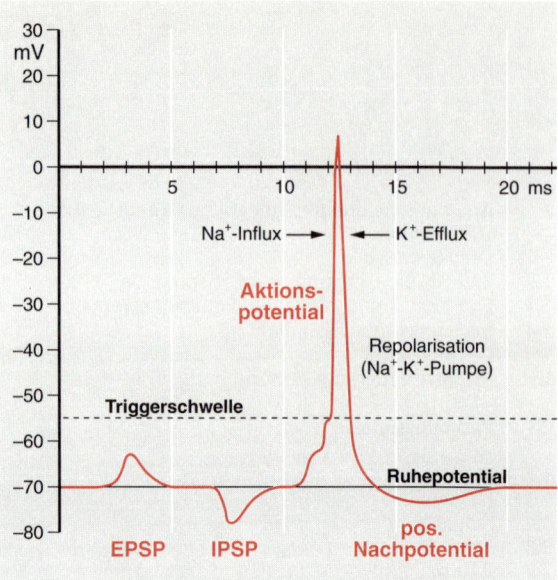

Abb. Q-2: Aktionspotential ausgehend von einem Ruhepotential von –70 mV. Dargestellt sind ferner ein EPSP (exzitatorisches postsynaptisches Potential) und ein IPSP (inhibitorisches postsynaptisches Potential) sowie die Triggerschwelle für das Aktionspotential.

(Abb. Q-2). Das Ruhepotential stellt einen jederzeit verfügbaren Energiespeicher dar und ist eine Voraussetzung für die Signalbildung. Unter Einwirkung erregender Nervenimpulse, d.h. exzitatorischer Transmitter, wie z.B. Glutamat, Aspartat oder Acetylcholin, wird an den Synapsen die Permeabilität für Na$^+$-Ionen erhöht, sie dringen in die Zelle ein und vermindern dadurch das Ruhemembranpotential, d.h. sie wirken hypopolarisierend = exzitatorisch (EPSP). Wird das Ruhemembranpotential um einen bestimmten Betrag von ca. 15 mV, d.h. bis zum Schwellenwert depolarisiert, so kommt es durch eine weitere plötzliche Steigerung der Na$^+$-Permeabilität zu einer positiven Potentialbildung, dem **Aktionspotential** (Abb. Q-2). Durch eine Änderung der K$^+$-Permeabilität mit Efflux von K$^+$-Ionen erfolgt die **Repolarisation** und Wiederherstellung des Ruhepotentials. Das Aktionspotential ist also zunächst ein Na$^+$-Potential. Erst verzögert trägt das K$^+$ nach Inaktivierung des Na$^+$-Systems zur Repolarisation und Wiederherstellung des Ruhepotentials bei. Die Repolarisation ist überschießend und zeigt deshalb ein positives Nachpotential (Abb. Q-2). Während der Inaktivierung des Na$^+$-Systems (ca. 1 msec) ist das Neuron **refraktär**, d.h. unerregbar. Hemmende nervale Signale, d.h. inhibitorische Transmitter, wie z.B. γ-Aminobuttersäure (GABA) und Glycin, steigern die Permeabilität für Cl$^-$-Ionen; deren Eindringen in das Zellinnere resultiert in einer erhöhten Negativierung des Membranpotentials, d.h. es entsteht eine Hyperpolarisation, dies entspricht einer inhibitorischen Wirkung (IPSP).

Der **Ionenaustausch** erfolgt durch spezielle in die Membran eingelagerte Proteine, die Ionenkanäle, die eine Spezifität für die verschiedenen Ionen besitzen. Die Öffnung und Schließung der Kanäle erfolgt in Abhängigkeit von Änderungen des Membranpotentials oder durch Transmittermoleküle (spannungsgesteuerte oder chemisch gesteuerte Ionenkanäle). Die Kinetik dieser Kanäle ist mit der Patch-clamp-Technik meßbar.

Mit den erregungsspezifischen Ionen Na^+, K^+, Cl^- treten bei einer überschwelligen Erregung auch Ca^{2+}-Ionen in die Nervenzelle ein; sie lösen komplexe biochemische Signale aus, verändern das interne Zellmilieu und damit auch die Erregbarkeit der Nervenzelle. Die Erregung hinterläßt also auch Spuren, die Nervenzelle hat ein „Gedächtnis".

In bestimmten Hirnarealen, z.B. im Hippocampus, läßt sich durch eine starke Erregung eine über viele Stunden anhaltende **Schwellenerniedrigung** für neue Erregungen hervorrufen („Langzeitpotenzierung"). Dies könnte einen Bestandteil der mentalen Gedächtnisleistungen darstellen.

Zusätzlich zu den Transmittersubstanzen, die spezifisch bestimmte Ionenkanäle öffnen, enthalten verschiedene Nervenzellen weitere Substanzen wie Monoamine, Serotonin und verschiedene Neuropeptide, die additive exzitatorische oder inhibitorische Wirkungen induzieren, die nervale Erregbarkeit modulieren und Einflüsse auf die lokale Hirndurchblutung ausüben. Ein wichtiges Beispiel dafür ist die Abnahme von Dopamin in nigrostriären Neuronen bei der Parkinsonschen Krankheit, deren Symptome durch die orale Substitution von Dopamin bzw. der Vorstufe DOPA zu bessern sind.

Die Neurone und ihre dargestellten Eigenschaften sind ein unentbehrliches neurophysiologisches Grundelement für die Funktion des Nervensystems. Ein Verständnis der Hirnfunktion kann aber nur erreicht werden, wenn das komplexe Zusammenspiel verschiedener neuronaler Funktionsgruppen oder Funktionseinheiten beachtet wird.

1.3 Der Kortex und neuronale Funktionsgruppen

In bestimmten Funktionsarealen des Zentralnervensystems, z.B. im Kortex, im Thalamus und im Cerebellum sind die topische Gruppierung und die Verschaltungsmuster der Nervenzellen relativ uniform. Im Gegensatz zu dem phylogenetisch älteren Allokortex finden sich im Neokortex der Säuger und des Menschen sechs Schichten mit unterschiedlichen Nervenzelltypen und Nervenfaser-Verlaufsrichtungen. Die Abgrenzung dieser sechs Schichten basiert auf der unterschiedlichen Form, der unterschiedlichen Anordnung und den unterschiedlichen histochemischen Reaktionen der Nervenfasern bzw. Nervenzellen sowie auf den unterschiedlichen Gliazellen und der unterschiedlichen Anordnung der Blutgefäße. Innerhalb dieser relativ

homogenen Kortexstruktur lassen sich Einheiten lokaler Nervennetze abgrenzen, die sich immer wiederholen und moduläre Grundbausteine des Nervensystems darstellen. Sie sind den Chips in der Computertechnik ähnlich. Jedoch ist diese moduläre Organisation des Kortex und anderer Hirnareale dadurch ausgezeichnet, daß die Module nicht streng voneinander abgegrenzte Funktionselemente sind, sondern miteinander in vielfältiger Verbindung stehen. Für das Verständnis der individuellen Entwicklung und der Prägung der Hirnleistung ist es bedeutsam, daß die neokortikale Struktur nicht nur nach einem genetischen Bauplan angelegt ist, sondern daß sie durch **epigenetische Faktoren** der Umwelt, z.B. die Erziehung (Training), und durch Eigentümlichkeiten des eigenen Körpers geprägt wird. Diese epigenetische Plastizität ist zwar in der postnatalen Phase, in der Kindheit und bis in die Pubertät am ausgeprägtesten, jedoch ist sie in beschränktem Ausmaß auch im adulten und senilen Gehirn möglich, so daß die Voraussetzungen für Lernen und Gedächtnis und für die Überwindung von krankheits- oder operationsbedingten Läsionen ihr Optimum zwar in der Kindheit und Jugend haben, aber partiell bis ins Alter gegeben sind. In den primären afferenten und efferenten Systemen (Sensorik und Motorik) mit relativ dominanter synaptischer Konnektivität ist die Plastizität mehr auf die frühere Lebensperiode limitiert. Dagegen scheint im assoziativen Kortex mit kognitiven Funktionen eine zeitlebens anhaltende Diversifikation synaptischer Beziehungen vorzuherrschen. Dies ist die Grundlage der Lernfähigkeit auch des adulten und senilen Gehirns.

Eine weitere Besonderheit stellt die sogenannte **kolumnäre Organisation** der Hirnrinde dar. Sie ist dadurch charakterisiert, daß **vertikal** übereinander liegende Zellen spezifische funktionelle Eigenschaften haben. Diese Eigenschaften sind durch kolumnäre Bündelung von Afferenzen gleicher Provenienz bedingt. So enden z.B. die Afferenzen der einzelnen Schnurrhaare der Maus in derartigen vertikal angeordneten Zellsäulen und erlauben dem Gehirn eine exakte topische Zuordnung von Reizen der Körperoberfläche. Die kolumnäre Organisation ist auch für das visuelle System detailliert belegt. Dabei sind mindestens drei voneinander unabhängige Funktionsgruppen für die Wahrnehmung von Form und Kontur, Farbe und Bewegung zu unterscheiden.

Neben dem vertikalen Organisationsprinzip gibt es auch **horizontale, laminäre** Strukturen mit morphologischen Unterschieden in den einzelnen Kortexschichten und Neuronen, die durch unterschiedliche Transmitter bzw. Modulatoren charakterisiert sind. Die Funktion dieses laminären Organisationsprinzips ist im Detail noch nicht bekannt. Es könnte sowohl inhibitorische Umgebungswirkungen auslösen, um eine fokale Reizprägnanz zu verbessern, als auch der Kooperation von Funktionseinheiten dienen.

1.4 Erregungs- und Signalleitung

Führt die Summation von exzitatorischen post-synaptischen Potentialen (EPSP) zur Depolarisation bis zur Triggerschwelle des Axonkegels, so verursacht der Na^+-Einstrom eine Potentialumkehr mit Stromfluß ins Axon und Aktivierung spannungsabhängiger Na^+-Kanäle. Dadurch wird das Aktionspotential fortwährend erneuert und wandert im Axon orthodrom. Da der Membranwiderstand im Bereich der **Ranvier-Schnürringe** (Nodien) geringer als im stark myelinisierten Internodium ist, kommt es bei der Fortleitung eines Aktionspotentials nur am Schnürring zu einem zur Depolarisation ausreichenden Stromaustritt, d.h. das Aktionspotential wird im Ranvier-Ring nach Art eines Zwischenverstärkers neu generiert, die Signalleitung wird dadurch saltatorisch, und es wird ein Absinken des Potentials unter die Triggerschwelle verhindert (Abb. Q-3). Die Membran der Ranvier-Schnürringe enthält eine besonders hohe Dichte an regulierbaren Na^+-Ionenkanälen, so daß hier eine starke und schnelle Depolarisation durch eine nach innen gerichtete Na^+-Strömung möglich ist. Größere Internodalabstände bei dickeren Nervenfasern resultieren in einer schnelleren Leitung, Demyelinisierungen ohne Axonschädigung verlangsamen die Nervenleitgeschwindigkeit, während die axonalen Läsionen eine Leitungsunterbrechung verursachen.

In **marklosen** Nervenfasern erfolgt die Ausbreitung der Erregung kontinuierlich und **wesentlich langsamer** als in markhaltigen. Da ein Aktionspotential trotz der Isolierung des Axons auch außen gemessen werden kann, ist eine Impulseinwirkung auf benachbarte Nervenfasern möglich und für marklose Nervenfasern auch nachgewiesen. Dieser Vorgang könnte eine Synchronisation des Erregungsablaufs in benachbarten Fasern bedingen, die von wesentlicher Bedeutung für höhere neuronale Vorgänge im Zentralnervensystem ist. Während dies für das intakte Nervensystem nicht bewiesen ist, sind bei Schäden der Myelinscheide solche Impulssprünge von Faser zu Faser gesichert und werden Ephapsen oder pathologische Synapsen genannt.

Neben der Impulsleitung leisten die Axone auch den Transport der im Soma synthetisierten Enzyme, von Transmittervorstufen und von Zellorganellen. Auch trophische Substanzen werden transportiert und haben Einfluß auf die postsynaptische Zelle. Es ist auch sehr wahrscheinlich, daß manche Viren, z.B. Polio- und Herpes-Viren, durch retrograden Transport über das Axon zum Soma gelangen. Der orthograde Transport erfolgt mit unterschiedlichen Geschwindigkeiten (400 mm pro Tag bzw. 3 mm pro Tag), der retrograde Transport erfolgt mit etwa 200 mm pro Tag. Wahrscheinlich sind die axonalen Filamente und Mikrotubuli an den im einzelnen nicht geklärten Transportvorgängen beteiligt.

1.5 Die Gliazellen

Die Nervenzellen sind eingebettet in ein Netz von Gliazellen. Zu unterscheiden sind die **Oligodendrogliazellen,** die die Myelinbildung leisten, die **astrozytäre Glia,** die trophische und exkretorische Funktionen hat und der Regulation der Ionenverteilung im Interzellularraum und an der Blut-Hirn-Schranke dient, und schließlich die **Mikroglia,** die phagozytären Histiozyten entspricht. Die Entartung der Gliazellen führt zu verschiedenen Formen der malignen und semibenignen Gliome.

1.6 Signalverarbeitung, Synapsen und Transmitter

Da die synaptischen Kontakte und Übertragungen nahe am Soma erfolgen, ist anzunehmen, daß die

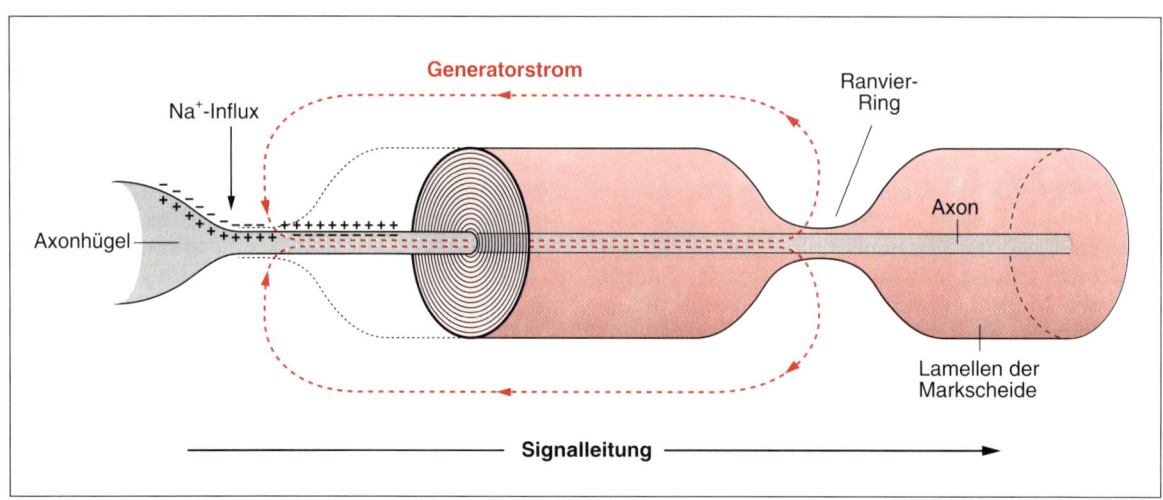

Abb. Q-3: Stromverlauf und Erregungsleitung im markhaltigen Axon.

graue **Substanz** der Ort der Signalverarbeitung ist. Für die Signalverarbeitung sind genetische Mechanismen und die individuelle Vorgeschichte des Lebewesens bzw. des Gehirns mit den auf der Plastizität beruhenden Speicher- und Gedächtnisleistungen, aber auch krankheitsbedingte Veränderungen maßgebend. Das System basiert u. a. auf exzitatorischen, depolarisierenden und inhibitorischen, hyperpolarisierenden Synapsen. Axonale präsynaptische Synapsen können durch eine Vermehrung oder Verminderung des Ca^{2+}-Einstroms die Transmitterfreisetzung modifizieren. Neben den bekannten Transmittern Acetylcholin, GABA, Glycin, Glutaminsäure und Katecholaminen ist eine große Zahl von Peptiden mit Transmitterfunktionen bekannt geworden. Die chemische Signalverarbeitung hat dadurch eine sehr große Komplexität erreicht, die auf niederen Stufen der Evolution, wo das Prinzip der elektrischen Erregungsübertragung vorherrscht, nicht gegeben war. Da ein und dasselbe Neuron verschiedene Peptide enthält, kann dieses Neuron je nach Art der postsynaptischen Rezeptoren verschiedene Zellen hemmend oder erregend beeinflussen. Die neuronale Peptidsynthese selbst wird wiederum durch präsynaptische Neurone spezifisch angeregt, d. h. die Syntheserate für koexistierende Peptide ist nicht konstant, so daß die Übertragungseigenschaften des Neurons laufend modifiziert werden können. Darüber hinaus ist zu beachten, daß manche dieser Neurone, insbesondere im Bereich des Hypothalamus, nicht nur neuronale, sondern auch humorale Ausgänge haben und selbst sowohl neuronal als auch humoral beeinflußbar sind. Unter physiologischen Bedingungen ist die Bilanz zwischen der exzitatorischen und inhibitorischen Erregung ausgeglichen. Bei Störungen dieser Erregungsbilanz können dramatische zerebrale Funktionsstörungen resultieren (z. B. epileptischer Anfall, Psychose etc.). Eine diffuse Modifizierung des neuronalen Systems kommt zusätzlich durch Monoamine und Serotonin zustande, die über ein diffuses Nervensystem vom Hirnstamm aus freigesetzt werden. In der Hirnrinde selbst enthalten ca. 30–40% der Neurone GABA als Transmitter, das eine inhibitorische Wirkung auf die ihnen nachgeschalteten Zellen ausübt.

2 Pathophysiologie

Funktionsstörungen und Läsionen des Nervensystems äußern sich in Symptomen, die zu der Regel eine **topische Zuordnung** des Defekts zu einem bestimmten Funktionsbereich bzw. zu einem anatomischen Gebiet des Nervensystems ermöglichen. Es ist deshalb bei der diagnostischen Aufarbeitung und Interpretation der zugrundeliegenden Pathophysiologie immer sinnvoll, zunächst eine topische Zuordnung zu versuchen, erst dann wird die Klärung der Pathophysiologie und Ätiologie der Störung möglich.

2.1 Bewußtsein und Vigilanz

Die klinische Medizin geht mit dem Begriff **Bewußtsein** und dessen Störungen sehr vereinfachend und pragmatisch um. Sie unterscheidet nicht scharf zwischen Bewußtseinsinhalt und Bewußtseinszustand, Wachheit und Vigilanz und kategorisiert die zugehörigen Störungen in: Bewußtseinstrübung, Somnolenz, Sopor und Koma. Es ist evident, daß volles Bewußtsein, ungestörte Perzeption und Aufmerksamkeit sowie intakte Vigilanz an eine **intakte Rinden-** und **Hirnstammfunktion,** besonders der Formatio reticularis und des aszendierenden retikulären Aktivierungssystems (ARAS) sowie dienzephaler und medialer frontobasaler Strukturen gebunden sind (Abb. Q-4). Durchblutungsstörungen, Tumoren, entzündliche Prozesse, Epilepsien, aber auch Hypoglykämie, Elektrolytverschiebungen, hormonelle Dysregulationen, Urämie, zahlreiche weitere endo- und exogene Intoxikationen induzieren durch Funktionsstörungen oder Parenchymzerstörung der entsprechenden Regionen persistierende oder passagere Störungen des Bewußtseins und der Vigilanz. Die akute und kurzzeitige Bewußtlosigkeit mit retrograder Amnesie bei der Commotio cerebri (Gehirnerschütterung) wird auf eine vorübergehende mechanische Störung der Hirnstammfunktion zurückgeführt.

Die kleinsten fokalen Läsionen, die zu Störungen des Bewußtseins und der Vigilanz führen, liegen in der Formatio reticularis der oralen Mittelhirnhaube und im anschließenden dienzephalen Übergangsgebiet. Bei derartigen Prozessen oberhalb des Pons bzw. oberhalb des Nucleus pontis re-

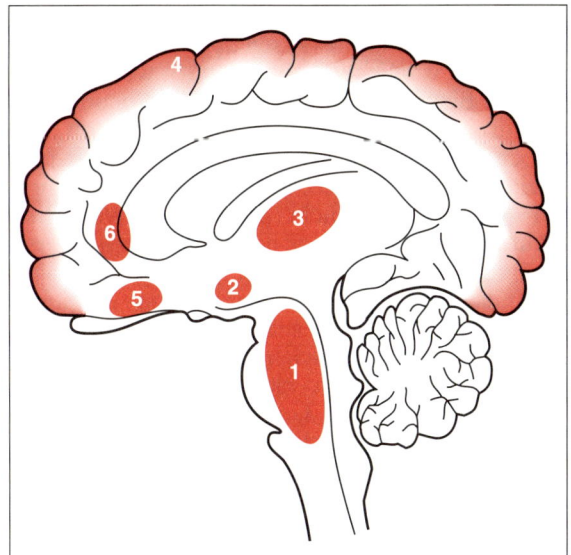

Abb. Q-4: Topik von Krankheitsprozessen, die mit Bewußtseinsstörungen (Bewußtseinsinhalte und Bewußtseinszustand) einhergehen. 1 = Formatio reticularis, 2 = Diencephalon, 3 = Thalamus, 4 = Hirnrinde, 5 = mediobasaler Frontallappen, 6 = vordere zinguläre Region.

ticularis oralis weist das EEG eine Synchronisation mit langsamen Wellen auf (cerveau isolé), während Läsionen des mittleren Pons mit einem unveränderten Wach-EEG einhergehen. Bilaterale mesenzephalo-dienzephale Läsionen führen zum akinetischen Mutismus; bei intakten Augenmuskelkernen können die Augen geöffnet sein und bewegt werden, so daß der falsche Eindruck der Wachheit entsteht (Coma vigile). Klinisch ähnliche Zustände infolge eines totalen Antriebsverlusts (Arousaldefekt) sind bei bilateralen Läsionen des mediobasalen Frontallappens, des Thalamus und der vorderen zingulären Region zu beobachten.

Die klinische Phänomenologie und die Neurophysiologie sprechen dafür, daß bei Läsionen neokortikaler Strukturen, insbesondere bei bilateralen diffusen Hirnrindenalterationen, wie z.B. beim Morbus Alzheimer, besonders Bewußtseinsinhalte und höhere komplexe Leistungen der Kognition und des Gedächtnisses gestört sind, während bei Funktionsstörungen der Formatio reticularis Veränderungen der Vigilanz, der Aufmerksamkeit bzw. des Bewußtseinszustands resultieren.

Wenn auch die ärztliche Erfahrung zunächst keine Schwierigkeiten hat, das Bewußtsein und bewußte Erfahrung mit einer intakten Funktion des Gehirns bzw. den oben bezeichneten Strukturen in Verbindung zu setzen, so darf nicht übersehen werden, daß damit die Frage nach Gehirn und Geist noch nicht beantwortet ist. Das menschliche Bewußtsein geht weit über die physikalische Unmittelbarkeit der Wirklichkeit hinaus, indem es Gedächtnis, Erinnern des Vergangenen und eine Konzeption für die Zukunft sowie ein Wissen über Vergänglichkeit und den persönlichen Tod besitzt. In welcher Weise diese Bewußtseinsinhalte aus einem neuronalen elektrischen Erregungsmuster oder aus einem physikochemischen Prozeß bewußt erlebt und reproduziert werden können, ist mit den oben skizzierten Ausführungen nicht geklärt. Wir verstehen nicht einmal, warum wir bei neuronaler Aktivität im Okzipitallappen sehen, im Parietallappen Sensibilitätsempfindungen haben und im Temporallappen hören. Es ist deshalb nicht überraschend, daß namhafte Hirnforscher und Philosophen eine dualistische Deutung versuchen und dem Selbstbewußtsein und dem Geist oder der Seele eine ontologische Sonderstellung zuschreiben.

2.2 Gedächtnis

Die zerebrale Informationsspeicherung und die Fähigkeit, gespeicherte Information abzurufen und wiederzugeben (Ekphorie, Retrieval), sind Grundlagen der Plastizität und Lernfähigkeit des Gehirns, ohne die die Evolution und Kultur sowie die individuelle Entwicklung des Menschen nicht möglich

wären. Das **Kurzzeitgedächtnis** speichert alle von den Sinnesorganen einlaufenden Informationen für ca. 6–25 Sekunden und ist wesentlicher Teil unseres Bewußtseins. Der Kurzzeitspeicher kann pro Sekunde nur 16 von den insgesamt ca. 10^{11} bits an Informationen aufnehmen, die über unsere Sinnesorgane einlaufen. Die Kapazität des Kurzzeitgedächtnisses beträgt etwa 100–400 bit. Das mittelfristige Gedächtnis übernimmt nur ca. 0,3–1 bit/sec und speichert für Minuten bis ca. 24 Stunden. Das **Langzeitgedächtnis** erstreckt sich auf Tage und Monate und für einige Inhalte auf die gesamte Lebenszeit. Die Informationsspeicherung des Gedächtnisses ist nach heutiger Vorstellung auf **selektive Synapsenveränderungen** mit verbesserter Übertragung nach repetitiven identischen Signaldurchgängen und auf eine Stimulation der DNS in bestimmten Nervenzellen mit anschließender Synthese von „Gedächtnissubstanzen" (Proteine) zurückzuführen.

Gedächtnisinhalte sind in Form von **Engrammen** strukturell in bestimmten Hirnarealen lokalisiert. Lernen ist also mit verschiedenen biochemischen und morphologischen Veränderungen verbunden. Unter anderem spricht auch die klinische Erfahrung dafür, daß das Gedächtnis stark von der Funktion beider Hippocampusformationen in den mediobasalen Temporallappen-Abschnitten abhängig ist. Jedenfalls führen kurzzeitige Funktionsstörungen dieser Region, die von Ästen der A. basilaris versorgt wird, zu einer sogenannten **transienten globalen Amnesie** (TGA) oder amnestischen Episode. Das Kurzzeitgedächtnis ist während der Amnesie noch funktionsfähig, während das Langzeitgedächtnis antero- und retrograd ausgefallen ist. Die Patienten können sich aktuell geordnet verhalten, wissen aber wenige Sekunden später nicht mehr über das unmittelbar Vorausgegangene Bescheid. Ihr Lernvermögen ist aufgehoben, dagegen bleiben alte Gedächtnisinhalte partiell erhalten. Nach diesen Beobachtungen scheinen die mediobasalen Temporallappenstrukturen bei der Überführung aktueller Information in den Langzeitspeicher, also beim Lernen, mitzuwirken. Da die medialen Temporallappenareale über das limbische System an der Steuerung der Affektivität beteiligt sind, wird verständlich, weshalb Lernen stark von der Motivation und affektiven Stimulierung beeinflußt wird und auch entsprechend gestört werden kann. Es ist noch nicht geklärt, ob die TGA auf Durchblutungsstörungen beruht oder ob diese nur ein Epiphänomen einer neuronalen Funktionsstörung sind.

Bei einem epileptischen Anfall oder einer Commotio cerebri wird der Vorgang der Speicherung kurzzeitig unterbrochen, es resultiert eine retrograde Amnesie, d.h. die Erlebnisse unmittelbar vor dem Trauma bzw. dem Anfall werden nicht erinnert. Nach Hirnkontusionen können sich retrograde Amnesien auf Inhalte, die Jahre zurückliegen, beziehen. Da diese Amnesien während der Rekonvaleszenz langsam schrumpfen, ist anzunehmen, daß nicht die Signalspeicherung, sondern die Ekphorie gestört ist. Lernen und Gedächtnis sind nicht nur Leistungen der Temporallappen. Offensichtlich wird das Gedächtnis ganz unabhängig von der Lokalisation der Hirnschädigung von der Masse des ausgefallenen Hirnparenchyms bestimmt, dies ist jedenfalls klinisch bei zunehmender Altersatrophie des Gehirns oder nach multiplen Hirninfarkten (Multiinfarkt-Demenz) zu beobachten und entspricht auch den Ergebnissen der Ablationsexperimente. Die klinische Pharmakologie versucht zwar mit verschiedenen Medikamenten die Gedächtnisleistung zu verbessern, was jedoch nur sehr marginal und nicht auf Dauer gelingt.

2.3 Demenz

Die Demenz besteht in einer progredienten Verschlechterung zuvor erworbener kognitiver Fähigkeiten (Wahrnehmung, Erkennen, Denken, Vorstellen, Erinnern, Urteilen). Sie beeinträchtigt das betroffene Individuum so stark, daß die täglichen Aktivitäten, die seinem Alter und Bildungsniveau adäquat sind, nicht mehr geleistet werden können. Die klinische Medizin und Neuropathologie lassen erkennen, daß der Verlust der kognitiven Funktionen bei generalisierten Erkrankungen der Großhirnhemisphären, speziell des zerebralen Kortex (Neokortex; kortikale Demenz) und des Hippocampus (Paläokortex), und auch bei bilateralen Thalamusdefekten sowie Stammganglienläsionen auftreten (subkortikale Demenz). In frühen Demenzstadien können nur einzelne Funktionen der komplexen Kognition, z.B. die räumliche Orientierung oder die Sprache, gestört sein. Von den progredienten und irreversiblen Demenzen unterscheidet man reversible und behandelbare Formen. Krankheiten, die mit Demenz einhergehen können, sind in Tab. Q-1 aufgelistet.

Bei der **Demenz vom Alzheimer-Typ,** die 50–60% aller Demenzen ausmacht, wird die Störung der kognitiven Leistung auf den Verlust der Nervenzellen des Kortex und auf die Abnahme cholinerger Neurone zurückgeführt. Ferner findet sich auch eine positive Korrelation zwischen dem Ausmaß der kognitiven Defekte und den morphologischen Veränderungen, einschließlich dem Vorkommen von **Alzheimer-Fibrillen** und **senilen Plaques.** Entsprechend den diffusen neuronalen Ausfällen und Funktionsstörungen registriert das EEG eine diffuse Verlangsamung der Grundaktivität. Durchblutungsmessungen weisen eine diffuse, in der Initialphase der Erkrankung z.T. biparietale Akzentuierung einer Durchblutungsstörung auf. PET-Untersuchungen (= Positronenemissionstomographie) in sehr frühen Phasen können normal sein, später finden sich Hinweise auf biparietale oder diffuse metabolische Störungen. Computertomographisch und kernspintomographisch ist eine **diffuse Hirnatrophie** darzustellen.

Tabelle Q-1 Beispiele von primären und sekundären Demenzen

„kortikal"	senile und präsenile Demenz vom Alzheimer-Typ (zumindest z.T. autosomal dominant) Morbus Pick (z.T. autosomal dominant) Demenz bei Morbus Down (Trisomie 21)
„subkortikal"	Morbus Parkinson Morbus Wilson (autosomal rezessiv) Steele-Richardson-Olzewski-Syndrom (progressive supranukleäre Paralyse) Chorea Huntington (autosomal dominant) Normaldruckhydrozephalus
metabolisch	Hyponatriämie chronische Niereninsuffizienz Dialyse-Enzephalopathie (Aluminium?) chronische Leberinsuffizienz (portokavale Enzephalopathie; Ammoniak)
hypoxisch	chronische pulmonale Insuffizienz chronische Herzinsuffizienz (z.B. auch Vitien) chronische Anämie Polyzythaemia vera
Mangelleiden	Vitamin B12, Thiamin, Nikotinsäure, Folsäure
endokrin	Hyperparathyreoidismus Hyper-/Hypothyreose Hyperinsulinismus mit Hypoglykämie
toxisch	Vitamine: A und D; Schwermetalle: Pb, As, Hg; org. Lösungsmittel: Ethanol (!), Toluol, Trichlorethylen; Kohlenmonoxid, Kohlendisulfid
traumatisch	schwere Hirnkontusion; rezidivierende Hirnkontusionen, z.B. Boxer-enzephalopathie
epileptisch	Status epilepticus; über lange Zeit häufige Grand-mal- und bes. psychomotorische Anfälle
immunogen	Lupus, Panarteriitis; Multiple Sklerose
raumfordernd	Neoplasien Hydrozephalus (kommunizierend, nichtkommunizierend) chronisch subdurales Hämatom Tuberkulom, Gumma intrakranielles Lymphom
vaskulär	Multiinfarkt-Demenz zerebrale Arteriitis rezidivierende Hirnembolien Morbus Binswanger (hypertensive, subkortikale Enzephalopathie)

Von den zahlreichen Hypothesen zur Ursache der Alzheimerschen Krankheit findet heute die **Amyloid-Hypothese** viel Beachtung. Sie basiert auf dem Nachweis von Proteinablagerungen (Amyloid A4, Amyloid-β-Protein) in den Nervenzellen (Alzheimer-Fibrillen), extrazellulär (senile Plaques) und in den zerebralen Blutgefäßen. Diese zunächst nicht bekannten Proteintypen stammen von Vorläuferproteinen, deren Gen auf dem Chromosom 21 liegt (PAD-Gen: precursor of amyloid of Alzheimer disease). In diesem Zusammenhang ist bemerkenswert, daß bei der Trisomie 21 (Mongolismus) bereits vor dem 40. bis 50. Lebensjahr fast regelmäßig eine Demenz entsteht. Bei der seltenen familiären Form der Alzheimerschen Krankheit (ca. 5% der Fälle) ist tatsächlich auf dem Chromosom 21 der Gendefekt identifiziert worden, der aber nicht mit dem PAD-Gen identisch ist.

Ein wichtiger Befund ist ferner die deutliche Abnahme der Konzentration verschiedener Transmitter mit intakten postsynaptischen Rezeptoren im zerebralen Kortex und im Hippocampus. Besonders betroffen sind das Acetylcholin-synthetisierende Enzym Cholinacetyltransferase (ChAT) und das Somatostatin, ferner sind in unterschiedlicher Intensität das Noradrenalin, Serotonin und die Substanz P beteiligt. Bis auf die letztere sind dies Transmitter neuronaler Systeme, die in tiefen Kerngebieten liegen (Nucleus basalis Meynert, Septumkerne, Locus coeruleus, Raphekerne) und zum Kortex und zum Hippocampus projizieren. Nur das Somatostatin ist primär in kortikalen Neuronen lokalisiert. Auf diesen Beobachtungen basiert die Hypothese, daß die Alzheimersche Krankheit durch eine Alteration des aszendierenden retikulären aktivierenden Systems (ARAS) und anderer vom Hirnstamm diffus zum Kortex projizierender Systeme verursacht ist. Es ist aber bekannt, daß es im Kortex und im Hippocampus auch zu primären Nervenzellausfällen kommt. Trotzdem könnte die Alteration der diffusen Projektionssysteme von primärer pathogenetischer Bedeutung sein und die nicht-fokale Symptomatologie erklären.

Die zellulären Theorien gehen von krankheitsanfälligen Neuronentypen (at-risk neurons), wie sie auch bei der Parkinsonschen Krankheit und der amyotrophen Lateralsklerose angenommen werden, aus. Bei der Alzheimerschen Krankheit wären dies die genannten cholinergen Zellen des aszendierenden retikulären Systems sowie die vom Hirnstamm aszendierenden adrenergen und serotinergen Systeme. Da kognitive Leistungen durch Anticholinergika verschlechtert und durch Cholinergika verbessert werden können, hat die „cholinerge Hypothese" eine Stütze gefunden. Entsprechende Therapieversuche bei der Alzheimerschen Krankheit haben aber keine klinisch relevanten Besserungen der Kognition erzielen können.

> Ob bei der Demenz primär genetische Aspekte, Proteinstoffwechselstörungen, exotoxische Substanzen, eine Slow-Virus-Infektion oder immunologische Faktoren eine wesentliche Bedeutung haben, ist bis heute ungeklärt.

Bei der zweithäufigsten Demenzform, der **Multiinfarkt-Demenz,** besteht kein Zusammenhang mit dem Schweregrad der Arteriosklerose, sondern mit dem Verlust von zerebralem Hemisphärenvolumen durch die Infarkte. Bei Ausfall von 100 g Hemisphärenparenchym zeigen alle Patienten eine Demenz. Die Lokalisation der Infarkte ist dabei weitgehend irrelevant, allerdings finden sich bei den großen Insulten in der dominanten Hemisphäre sowie bei bilateralen Thalamus- und bilateralen Hippocampus-Infarkten häufiger kognitive Störungen.

▼ Therapeutische Hinweise

Während für die Alzheimersche Krankheit noch keine relevanten Therapiemöglichkeiten gefunden wurden, sind die übrigen Demenzformen (s. Tab. Q-1) entsprechend ihrem Grundleiden zu behandeln. Im Gegensatz zu einer weitverbreiteten Meinung gibt es zweifellos behandelbare Demenzsyndrome. Da bei Demenzen aufgrund zerebraler Durchblutungsstörungen eine Störung der zellulären Kalziumhomöostase besteht und die Kalziumüberladung der Neurone eine Kaskade von unerwünschten Reaktionen (u.a. Lipolyse, Membranschäden, Proteinphosphorylierung, Störungen der mitochondrialen Oxidationsprozesse) auslöst, werden **Kalziumantagonisten** (z.B. Nimodipin) zur Behandlung eingesetzt.

2.4 Schlaf

Schlaf ist als ein Teil des zirkadianen Aktivitäts-Ruhe-Rhythmus für die Gesundheit des Menschen unentbehrlich. Polygraphische Schlafableitungen (Elektroenzephalographie, Elektromyographie, Elektrookulographie) zeigen eine progressive Verlangsamung der EEG-Potentiale **(Non-REM-Schlaf)** in vier Stadien (Theta- und Deltawellen, K-Komplexe, Schlafspindeln) und zusätzlich zyklisch auftretende **REM-Phasen** (Rapid-eye-movement-Phasen), die durch rasche Augenbewegungen und rasche Wellen ähnlich wie beim Wach-EEG charakterisiert sind (Abb. Q-5 u. Q-6). Traumwahrnehmungen erfolgen überwiegend, aber nicht ausschließlich in der REM-Phase. Eine Non-REM/REM-Periode dauert ca. 100 Minuten. In der REM-Phase ist die Aktivität von cholinergen Neuronen der pontinen Haube gesteigert und die von aminergen Neuronen des Locus coeruleus verringert. Cholinomimetika wie Carbachol und Physostigmin induzieren REM-Schlaf. Gesteigerte aminerge Aktivität kann mit Insomnie, geminderte aminerge Aktivität mit Hypersomnie einhergehen. Für die Steuerung des Schlafzyklus haben ferner

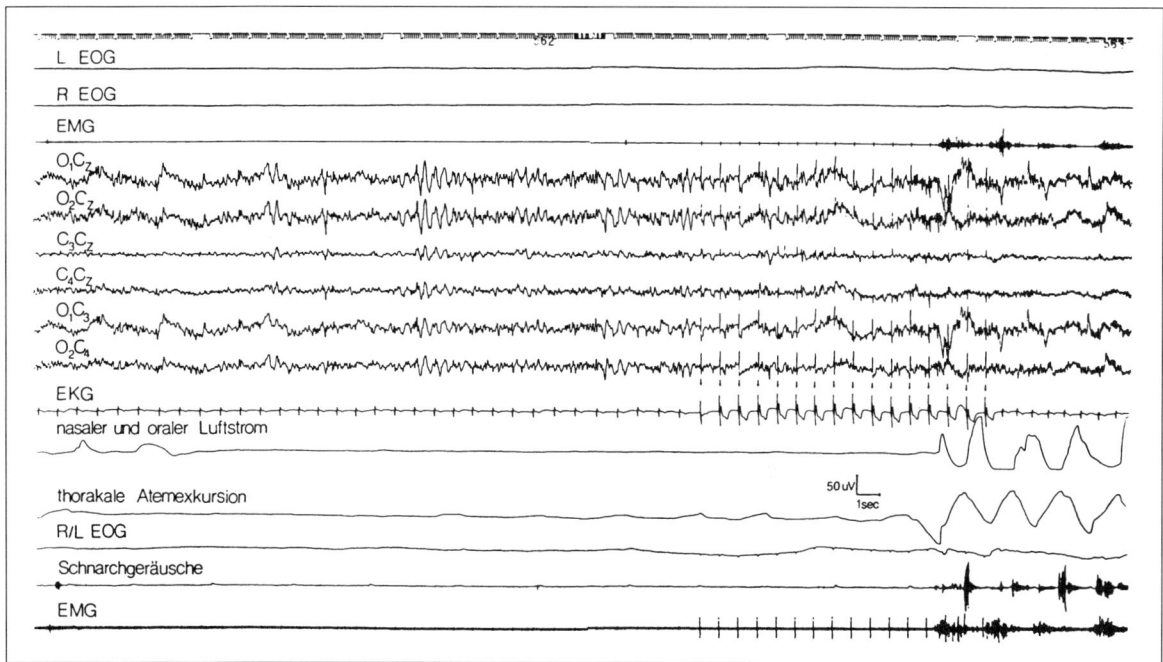

L EOG
R EOG
EMG
O_1C_z
O_2C_z
C_3C_z
C_4C_z
O_1C_3
O_2C_4
EKG
nasaler und oraler Luftstrom
thorakale Atemexkursion
R/L EOG
Schnarchgeräusche
EMG

50 uV
1sec

Abb. Q-5a: Registrierbeispiel einer rund 40 Sekunden andauernden gemischten Apnoe. Dargestellt sind die Augenbewegungen (EOG links, rechts), das submentale Elektromyogramm (EMG), EEG, EKG, der durch einen Thermistor erfaßte Luftstrom aus Mund und Nase, die induktionsplethysmographisch gemessenen Thoraxbewegungen und die Schnarchgeräusche. Das Fehlen jeglicher Thoraxexkursion zu Beginn der Apnoe kennzeichnet den zentralen, die folgende geringe Aktivität der Atemmuskulatur ohne Luftfluß den obstruktiven Anteil dieser gemischten Apnoe. Die Herzfrequenz sinkt allmählich bis auf 60 Schläge pro Minute, dann setzen die Impulse des Herzschrittmachers ein. Deutlich ist die „Arousal"-Reaktion in der EEG- und EMG-Registrierung.

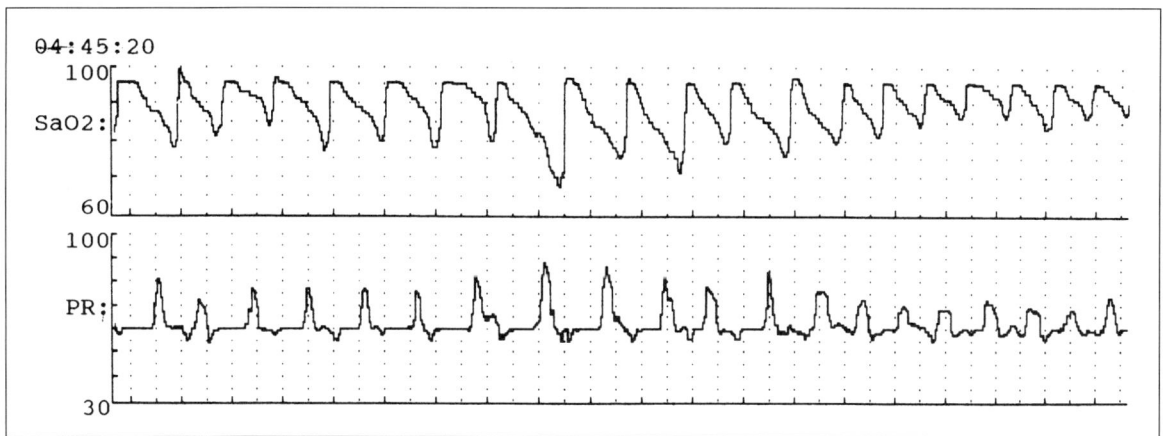

04:45:20
100
SaO2:
60
100
PR:
30

Abb. Q-5b: Pulsoxymetrisch erfaßte Sauerstoffsättigung (SaO_2) und Herzfrequenz (PR) über 20 Minuten. Deutlich ist die für das Schlafapnoe-Syndrom typische Sinusarrhythmie. Die Konstanz der Herzfrequenz bei 60 Schlägen pro Minute beruht auf den dann einsetzenden Impulsen des Herzschrittmachers.

serotoninerge Neurone der Raphe-Kerne im Hirnstamm Bedeutung, im Tierexperiment führt ihre Zerstörung zu Insomnie.

Schlafstörungen, die auf funktionellen oder strukturellen Anomalien der oben skizzierten schlafregulierenden Zentren und Systeme beruhen, können in vier Kategorien gruppiert werden:
▷ Insomnie und Hyposomnie,
▷ Hypersomnien,
▷ Störungen der Schlaf-Wach-Regulation,
▷ Parasomnien (Tab. Q-2).
Bei allen diesen Dyssomnien können organische, pathophysiologische oder ausschließlich psychogen-funktionelle Faktoren ursächliche Bedeutung haben; die diagnostische Trennung dieser beiden Ursachengruppen ist nicht immer möglich.

Schlafstörungen können durch eine **Dysregulation zirkadianer Rhythmen,** z.B. bei Krankheiten,

791

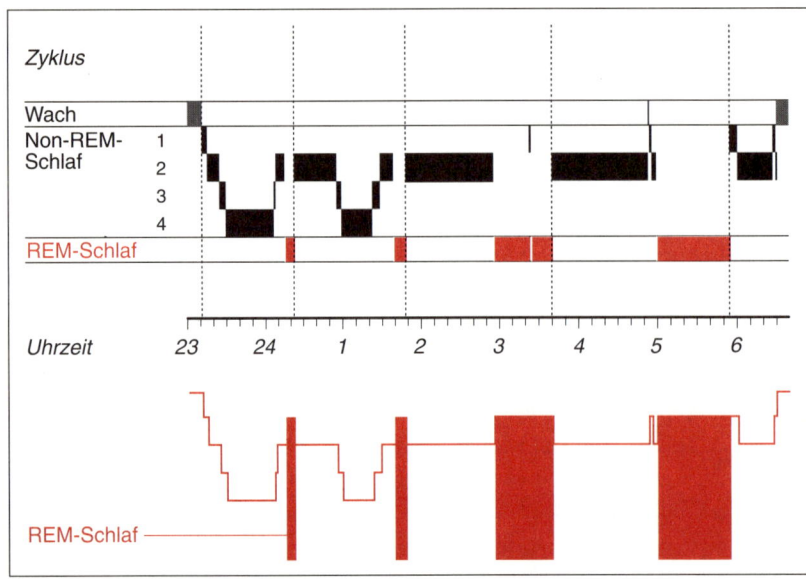

Abb. Q-6: Das Schlafprofil einer ganzen Nacht. Einschlafzeit: 23.10 Uhr, Aufwachzeit: 6.30 Uhr. Zuunterst ist die „Schlaftreppe" dargestellt. Darüber das Schlafprofil, wie es gewöhnlich aufgezeichnet wird. Vier vollständige Non-REM/REM-Schlafzyklen sind durch senkrechte Striche abgegrenzt. Tiefschlaf (Stadium 3 und 4) tritt nur in den ersten zwei Zyklen auf. REM-Schlaf-Episoden werden in der zweiten Hälfte der Nacht typischerweise länger.

Tabelle Q-2 Wichtige Ursachen von Schlafstörungen. Die Angaben basieren auf Angaben von 11 Schlafkliniken in den USA (nach Coleman et al. 1982)

Hypo- oder Insomnien	
(DIMS: Disorders of Initiating and Maintaining Sleep)	
bei psychiatrischen Erkrankungen	34,9%
psychophysiologisch	15,4%
bei Medikamenten- und Alkoholmißbrauch	12,4%
bei schlafabhängigen Atemstörungen	12,2%
Hypersomnien	
(DOES: Disorders of Excessive Somnolence)	
bei schlafabhängigen Atemstörungen	43,2%
Narkolepsie	25,0%
idiopathische (ZNS) Hypersomnolenz	8,8%
Störungen der Schlaf-Wach-Regulation	
zu spätes Einschlafen	
(„delayed sleep phase syndrome")	39,1%
zu frühes Einschlafen	
(„advanced sleep phase syndrome")	8,7%
unregelmäßiges Schlaf-Wach-Muster	27,8%
nicht spezifiziert	11,3%
Parasomnien	
schlafabhängige epileptische Anfälle	11,0%
schlafabhängiger gastro-ösophagealer Reflux	8,5%
asymptomatische polysomnographische Befunde	19,4%
Parasomniebeschwerden ohne typischen Befund im Schlaflabor	29,0%

die den Hypothalamus betreffen, bei extremen „Abend-" und „Morgentypen" mit sehr spätem oder frühem Einschlafen (delayed oder advanced sleep syndrome), bei **Demenz-Syndromen** sowie bei **Schichtarbeit** und bei **Zeitzonenflügen** (Jet-lag-Syndrom) Hverursacht werden. **Insomnie** und **Hypersomnie** können durch das Restless-legs-Syndrom und nächtliche Myoklonien mit häufigen Aufwachreaktionen erklärt werden. Bei beiden Prozessen können dopaminerge Unterfunktionen bestehen, und eine L-Dopa-Therapie kann zu einer Schlafverbesserung führen. Respiratorische Funktionsstörungen bei Asthma bronchiale, obstruktiven Lungenprozessen, Adipositas, Apnoesyndrom (Abb. Q-5), die die häufigste Ursache der Hypersomnie darstellen, epileptische Anfälle, diverse neurologische, psychiatrische und internistische Erkrankungen und Schmerzen können Dyssomnien verursachen. **Chronischer Alkoholkonsum** vermindert die Tiefschlaf- und REM-Schlaf-Zeit und führt zu einer Schlaffragmentierung. Die akute **Einnahme von Benzodiazepinen** (z.B. Valium®) steigert den Anteil von Schlafstadium II bei gleichzeitiger Reduzierung der übrigen Non-REM-Stadien und der Menge an REM-Schlaf. Ferner wird die REM-Dichte vermindert und die REM-Latenz verlängert. Die Schlafeffizienz nimmt zu. Allerdings kann bei Substanzen mit kurzer Halbwertszeit in der zweiten Nachthälfte eine gesteigerte Schlaffragmentierung beobachtet werden. Bei chronischer Einnahme von Benzodiazepinen werden viele Patienten in kurzer Zeit refraktär, woraus sehr leicht eine Dosissteigerung und schließlich eine unerwünschte Abhängigkeit entstehen kann. Beim abrupten Absetzen dieser Präparate können über mehrere Wochen schwere Schlafstörungen, die sogenannte **Rebound-Insomnie** auftreten. Der Schlafanstoßende Effekt der Benzodiazepine kommt über den GABA-Benzodiazepin-Rezeptor zustande. Die Insomnie beim Entzug erklärt sich durch die Suppression der Synthese endogener Liganden des GABA-Benzodiazepin-Rezeptors, die durch die chronische Einnahme des Medikamentes zustande kommt.

▼ Therapeutische Hinweise

Die Therapie der Dyssomnien erfordert eine sehr weit gefächerte **diagnostische Abklärung,** die oft auch eine polygraphische Ableitung im Schlaflabor einschließen muß. Die effiziente Behandlung zielt auf die Therapie des organischen oder psychischen Grundleidens bzw. auf die Elimination äußerlicher Störfaktoren. Auch können Cholinomimetika schlafverbessernd wirken. Beim Restless-legs-Syndrom und bei nächtlichen Myoklonien, die Schlafstörungen verursachen können, werden u.a. L-Dopa-Präparate erfolgreich eingesetzt. Der Einsatz von Hypnotika, also Schlafmitteln im engeren Sinne, sollte wegen Gewöhnung, Sucht und paradoxen Effekten nur kurzzeitig erfolgen. Leider ist es bis heute nicht möglich, für jeden Schlafgestörten eine geeignete Therapie zu finden. Das Apnoesyndrom und seine Symptome werden durch Gewichtsreduzierung, Theophyllin, nasale kontinuierliche Überdruckbeatmung (nCPAP) und operative Verfahren behandelt.

2.5 Motorik

Voraussetzung der Willkürmotorik ist die **Projektion** einer räumlich und zeitlich geordneten **Signalfolge** von den Pyramidenzellen des motorischen Kortex (MC, Area 4) über den Tractus corticospinalis (TCS), die Vorderhornzelle (VHZ), den peripheren Nerven und die Endplatten zum Muskel (Abb. Q-7). Die Bewegungsprogramme werden von dem prämotorischen Kortex (PMC, laterale Area 6) und der supplementärmotorischen Area (SMA, mediale Area 6) auf den MC projiziert. In der SMA finden sich Neurone, die schon bei der Vorstellung einer Bewegungssequenz aktiviert werden. Etwa 700 msec vor einer Bewegung lassen sich ferner über der frontalen und parietalen Rinde ein Bereitschaftspotential und eine Steigerung der regionalen Durchblutung erkennen.

An der Vorbereitung von Bewegungen sind aber auch der parietale Kortex durch Übermittlung sensorischer Informationen und der präfrontale Kortex vermutlich durch Einbringung von Erfahrungen

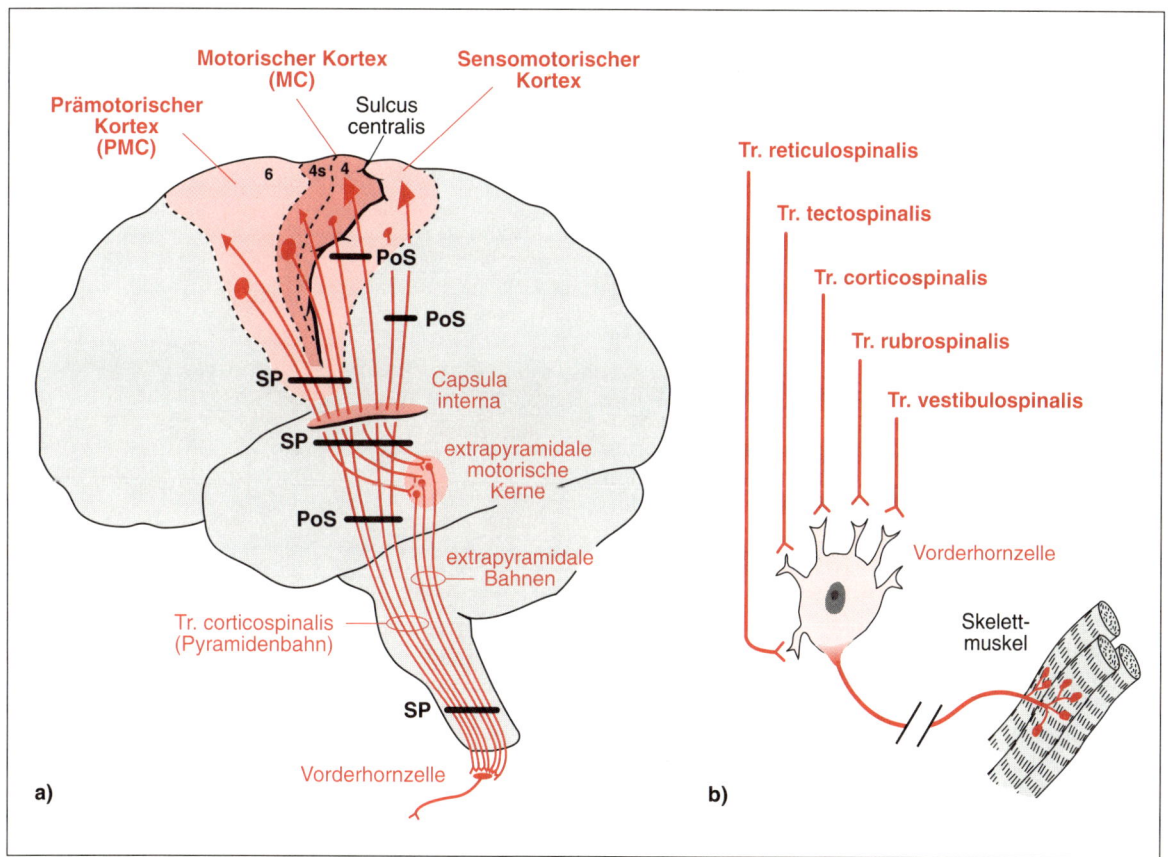

Abb. Q-7: (a) Schema der pyramidalen (Tr. corticospinalis) und extrapyramidalen Projektionen vom motorischen (MC, blau) und sensomotorischen sowie vom prämotorischen Kortex (PMC, grau). Die Pyramidenzellen sind als Dreiecke, die extrapyramidalen Neurone als Kreise dargestellt; ihre Größe deutet die relative Zahl der Zellen in den verschiedenen kortikalen Regionen an. Läsionen des PMC und seiner Efferenzen verursachen spastische Paresen (SP), weil durch die Läsion inhibitorische Einflüsse auf die extrapyramidalen Kerne und Bahnen (b), die ihrerseits exzitatorisch auf die Vorderhornzellen wirken, entfallen. Paresen ohne Spastik (PoS) entstehen bei Läsionen des MC und des sensomotorischen Kortex sowie deren Efferenzen.

beteiligt. Dadurch kann auch die motorische Ausgangslage, aus der die Bewegung erfolgen soll, berücksichtigt werden. Alle motorischen Kortexareale projizieren auch in die Basalganglien und über die pontinen Kerne zum Kleinhirn und erhalten von dort über den Thalamus Rückmeldungen, die für einen normalen Bewegungsablauf unentbehrlich sind (s. Abb. Q-9 u. Q-10).

Dem sehr komplexen Steuermechanismus der Motorik entsprechen sehr hohe Freiheitsgrade und die unvorstellbar differenzierten motorischen Leistungen des Menschen, z. B. in der Kunst und beim Sport. Dagegen besteht die spinale Motorik auf der Grundlage von mono- und polysynaptischen Reflexen aus einfachen Automatismen. Der sehr komplexen Anatomie und Physiologie des motorischen Systems entspricht auch eine Vielzahl möglicher Schädigungen mit charakteristischen Symptomen und Syndromen (Abb. Q-8 u. Tab. Q-3).

Das häufigste Störungsmuster, die **akute Halbseitenlähmung,** ist durch einen Hirninfarkt mit Zerstörung der Capsula interna verursacht; sie ist durch eine Parese bzw. Plegie der kontralateralen Extremitäten, eine zentrale Fazialislähmung, einen erhöhten Muskeltonus (Spastik), gesteigerte Eigenreflexe und enthemmte Reflexsynergien (Babinskizeichen) charakterisiert. Die Bezeichnung „Pyramidenbahnsyndrom" ist üblich, aber unzutreffend, da die isolierte Unterbrechung der Pyramidenbahn bzw. der Pyramiden in der Medulla oblongata nach Abgang der kortikoretikulären Projektionen zwar eine Parese, aber keine Spastik verursacht. Die Bezeichnung **„supranukleäre Parese"** (oberhalb der Vorderhornzellen) oder **„spastische Parese"** ist deshalb zutreffender. Einzelheiten der verschiedenen supranukleären Lähmungen sind in Tabelle Q-3 zusammengefaßt.

Die fehlende oder geringe Spastik bei Läsionen des motorischen Kortex (MC) und die starke Spastik bei Schädigungen des prämotorischen Kortex (PMC) bzw. der Capsula interna werden durch den Ausfall der Inhibition, die der PMC auf die mediane Formatio reticularis und andere extrapyramidale Systeme ausübt, erklärt (Abb. Q-7). Die gelegentlich zu beobachtenden synergistischen Mitbewegungen in paretischen Gliedern bei Bewegungen der gesunden Seite sind durch eine ungenügende Hemmung phylogenetisch alter Bewegungsautomatismen verursacht.

Die Spastik bei spinalen Prozessen wird durch eine Denervations-Hypersensitivität und durch die Übernahme der nach Degeneration der deszendierenden Verbindungen freiwerdenden Synapsenplätze an den Vorderhornzellen durch segmentale spinale Interneurone, die überwiegend exzitatorisch wirken, erklärt. Da nach einer akuten spinalen Querschnittslähmung die Deafferenzierung und die neue Synapsenbildung wenige Wochen in Anspruch nehmen, ist erklärt, warum zuerst schlaffe Paresen und eine Areflexie bestehen (spinaler Schock) und die Spastik mit den gesteigerten Ei-

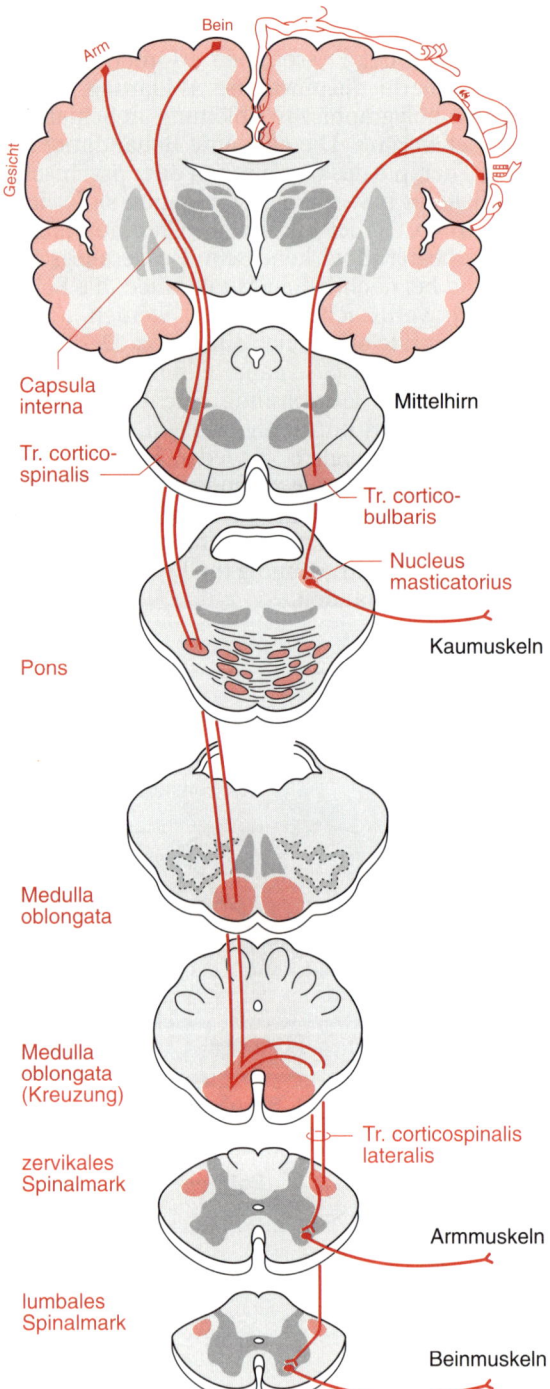

Abb. Q-8: Repräsentationsfelder von Körperabschnitten im motorischen Kortex und der Verlauf des Tractus corticospinalis bis zu den Vorderhornzellen im Rückenmark. Die verschiedenen klinischen Syndrome supranukleärer Lähmungen bei den topisch verschiedenen Läsionen des motorischen Systems sind in Tab. Q-3 dargestellt.

genreflexen erst später einsetzt. Dieses Phänomen findet sich nicht bei langsam progredienten Spinalprozessen. Ob eine Änderung der mechanischen

Tabelle Q-3 Diverse Lokalisationen und Einzelheiten supranukleärer Schädigungen des motorischen Systems. ER = Eigenreflexe

Lokalisation der Schädigung	Symptome
motorischer Kortex	kontralaterale Monoparese, leichte Betonung der ER, Babinski. Bei Mitbetroffensein des prämotorischen Kortex gesteigerte ER und Spastik
prämotorischer Kortex	kontralaterale Tonussteigerung und gesteigerte ER sowie Schwäche, besonders der proximalen Muskeln, mit Störung von zeitlichen Bewegungsabfolgen bei komplexen Bewegungen korrespondierender Muskelgruppen beider Seiten; paraspastische Lähmung z. B. bei parasagittalen Tumoren
supplementär-motorische Area	kontralaterale Verminderung der motorischen Aktivität (Hypo-/Akinese) inklusive der Sprache und des emotionalen Ausdrucks; bilaterale Läsionen: persistierende Akinese und Mutismus
Capsula interna	kontralaterale, distal betonte Lähmung; Steigerung der ER, Spastik, Babinski; Wernicke-Mann-Haltung durch Überwiegen der Spastik an den Armen, in den Beugern und an den Beinen in den Extensoren (gebeugter Arm, gestrecktes Bein)
Mittelhirnschenkel	kontralaterale spastische Hemiparese, homolaterale Okulomotoriuslähmung
Pons, Nuclei pontis	spastische Tetraplegie, gesteigerte ER, Babinski, Anarthrie: Locked-in-Syndrom
Medulla oblongata (Pyramiden)	kontralaterale Hemiparese, Babinski, keine Spastik, keine Steigerung der ER
Rückenmark	Mono-, Para-, Tetra- oder Halbseitenparese mit starker Spastik, Steigerung der ER, Babinski und Enthemmung der Beugereflexe

Eigenschaften der Muskelfasern selbst als Teilursache der Tonuserhöhung in Betracht kommt, wird heute diskutiert. Durch die Unterbrechung der retikulospinalen Kontakte bei spinalen Läsionen werden spinale Flexorenreflexe enthemmt und durch somatische und vegetative Stimulation von der Haut oder der Blase ausgelöst. Dies begünstigt unangenehme Flexionsspasmen der Beine und Flexionskontrakturen bei Querschnittsgelähmten.

Während die **Eigenreflexe** bei supranukleären Läsionen **gesteigert** sind, sind **Fremdreflexe** (Bauchhautreflexe, Kremasterreflex, Korneaireflex) **vermindert** oder **erloschen.** Neben dem dargestellten kortikospinalen, lateralen motorischen System, das vorwiegend distale Extremitätenmuskeln für die Feinmotorik innerviert, besteht noch ein mediales motorisches System, das vom motorischen und prämotorischen Kortex zur Formatio reticularis und von dort zu den Vorderhornzellen projiziert und die axialen sowie proximalen Extremitätenmuskeln versorgt. Heute kann durch die nichtinvasive transkranielle Magnetstimulation des motorischen Kortex die Funktion der kortikospinalen motorischen Bahnen geprüft werden; Läsionen bzw. Leitungsstörungen werden aufgrund verlängerter Latenzzeiten sowie Veränderungen der Form und Amplitude der elektromyographisch registrierten Muskelantwort erfaßt.

▼ Therapeutische Hinweise

Supraspinale Paresen und Spastik erfordern eine intensive **krankengymnastische Behandlung.** Die

Spastik ist durch verschiedene Medikamente (z. B. Baclofen, Memantin, Dantrolen, Tetrazepam) zu bessern. Bei einigen spastisch gelähmten Patienten darf die Tonuserhöhung nicht oder nur gering gemindert werden, weil sonst die restliche Stand- und Gangfunktion ausfällt.

2.6 Extrapyramidale Motorik und Basalganglien

Zum extrapyramidal-motorischen System zählen: Corpus striatum (Nucleus caudatus und Putamen), Globus pallidus, Nucleus subthalamicus, Substantia nigra sowie nachgeschaltete Systeme des Thalamus und deszendierende Verbindungen zum Tektum und zur Formatio reticularis. Den Haupteingang bilden Axone zum Corpus striatum aus der gesamten Rinde, wobei das Putamen vorwiegend von den motorischen und postzentralen sensomotorischen Arealen und das Caudatum aus dem assoziativen Kortex versorgt werden. Vom Striatum bestehen Verbindungen über das Pallidum zu den ventrolateralen und retikulären Kernen des Thalamus. Die ventrolateralen Kerne des Thalamus bilden den Hauptausgang des Systems und projizieren zur supplementär-motorischen Area und zum primären motorischen Kortex. Diese große Basalganglienschleife (Kortex – Striatum – Pallidum – Thalamus – Kortex) wird über mehrere systeminterne Schleifen kontrolliert (Substantia nigra – Striatum – Substantia nigra, Striatum – Pallidum – retikulärer Thalamus – Striatum, Pallidum – Nucleus subthalamicus – Pallidum u.a.). Zusätzlich zu diesem klassischen extrapyramidalen System sind limbische Strukturen (Amygdala und Hippocampus) über das ventrale Striatum (Nucleus accumbens), das ventrale Pallidum (Substantia innominata) und den dorsomedialen Nucleus des Thalamus mit Projektionen in die zinguläre Rinde in ähnlicher Weise verschaltet.

Die kortikostriären Bahnen sind exzitatorisch und glutaminerg, die nigrostriären Verbindungen sind dopaminerg und wirken inhibitorisch, die strionigralen und striopallidären sowie pallidothalamischen Verbindungen sind inhibitorisch und GABAerg. Daneben bestehen enkephalinerge striopallidäre und strionigrale Substanz-P-Projektionen (Abb. Q-9 u. Q-10). Obwohl das hier kurz

skizzierte System vereinfacht dargestellt wurde, wird ersichtlich, daß die **Basalganglien** das **bestinformierte Kernsystem** des Nervensystems sind, das iso- und allokortikale Informationen aus der gesamten Rinde erhält und wieder in die Rinde zurückprojiziert. Die motorischen Ausgänge der Basalganglien sind über die supplementär-motorische Area und den prämotorischen Kortex dem motorischen Kortex vorgeschaltet und scheinen die Schablone des gesamten motorischen Systems für die Ruhe und die Bewegung bereitzustellen. Es ist deshalb verständlich, daß Defekte der Basalganglien Veränderungen der Körper- und Extremitätenstellung, der Bewegungsinitiation und -schnelligkeit, des Tonus sowie auch in Ruhe auftretende Dyskinesien verursachen. Trotz der

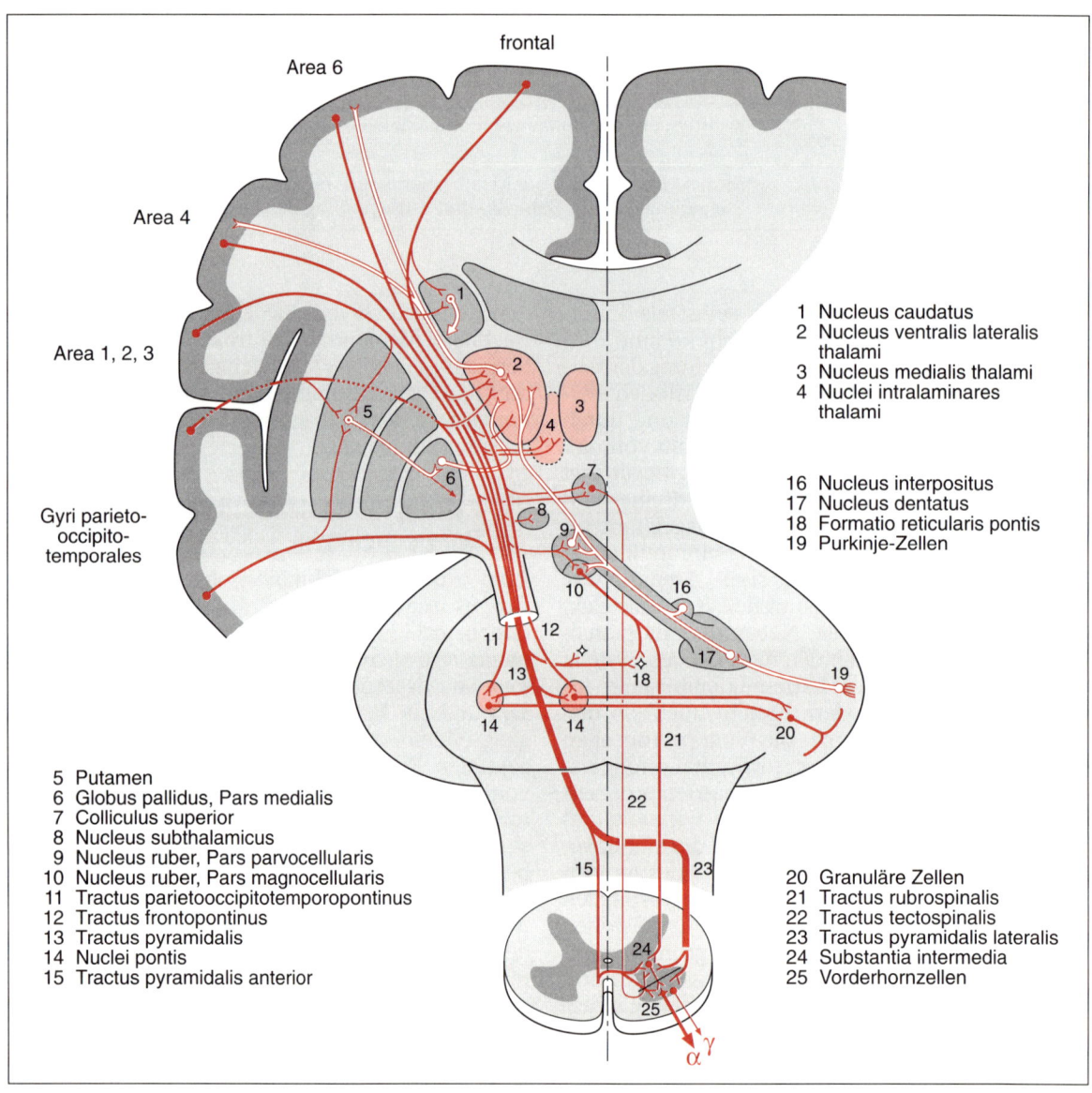

1 Nucleus caudatus
2 Nucleus ventralis lateralis thalami
3 Nucleus medialis thalami
4 Nuclei intralaminares thalami

16 Nucleus interpositus
17 Nucleus dentatus
18 Formatio reticularis pontis
19 Purkinje-Zellen

5 Putamen
6 Globus pallidus, Pars medialis
7 Colliculus superior
8 Nucleus subthalamicus
9 Nucleus ruber, Pars parvocellularis
10 Nucleus ruber, Pars magnocellularis
11 Tractus parietooccipitotemporopontinus
12 Tractus frontopontinus
13 Tractus pyramidalis
14 Nuclei pontis
15 Tractus pyramidalis anterior

20 Granuläre Zellen
21 Tractus rubrospinalis
22 Tractus tectospinalis
23 Tractus pyramidalis lateralis
24 Substantia intermedia
25 Vorderhornzellen

Abb. Q-9: Neuronale Verbindungen des pyramidalen Systems mit den Stammganglien und dem Kleinhirn. Thalamus blau getönt.

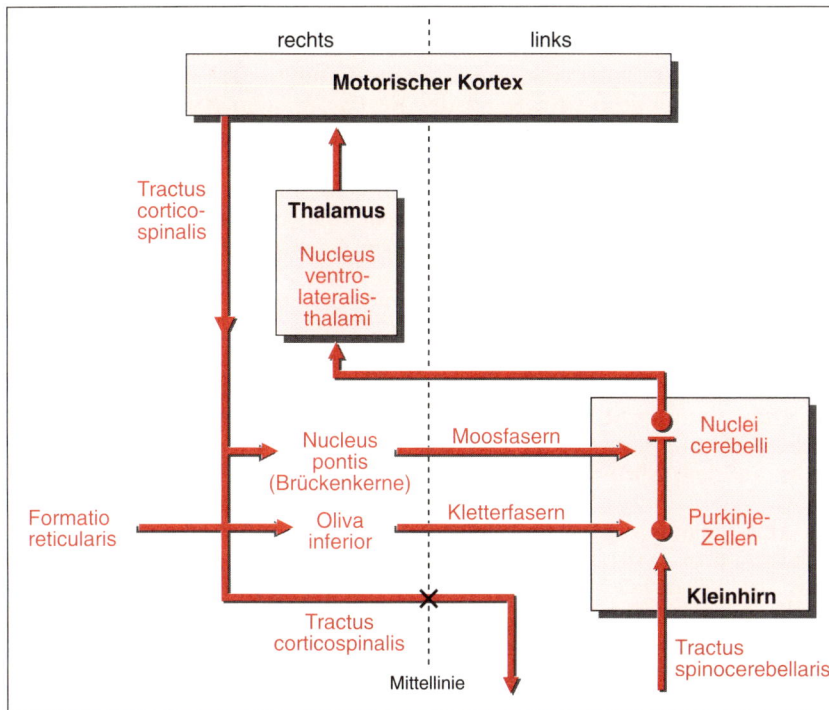

rechts links

Motorischer Kortex

Tractus cortico-spinalis

Thalamus

Nucleus ventro-lateralis-thalami

Formatio reticularis

Nucleus pontis (Brückenkerne)

Moosfasern

Nuclei cerebelli

Oliva inferior

Kletterfasern

Purkinje-Zellen

Kleinhirn

Tractus corticospinalis

Tractus spinocerebellaris

Mittellinie

Abb. Q-10: Ein- und Ausgänge des Cerebellum. Deutlich wird, daß Läsionen z. B. der linken Kleinhirnhemisphäre zum rechtsseitigen motorischen Kortex projizieren. Dieser gibt seine Signale über den Tractus corticospinalis und seine Kreuzung (X) in der unteren Medulla oblongata an die linksseitigen Extremitäten weiter.

großen anatomischen, physiologischen und neurochemischen Kenntnisse ist die Interpretation der Stammganglienfunktion und Pathophysiologie immer noch spekulativ. Dopamin und dessen Interaktion im Striatum mit cholinergen und GABAergen Neuronen scheinen jedoch eine Schlüsselrolle für die motorischen Störungen, insbesondere für die Parkinsonsche Krankheit, zu spielen.

Läsionen im Basalganglienbereich können sowohl Hyperkinesen wie auch Akinesen auslösen. Zu den Hyperkinesen gehören Athetosen, dystone und choreatische Bewegungen, Ballismus, Tremor und Rigor. Der Basalganglientremor basiert auf einer periodischen spontanen Aktivierung von Synergisten und Antagonisten. Es handelt sich um einen **Ruhetremor,** der im Schlaf verschwindet. Er wird durch Intentionsbewegungen im Gegensatz zum cerebellären und essentiellen Tumor vermindert. **Myoklonien,** d. h. unkontrollierte blitzartige Zuckungen einzelner Muskeln oder Muskelgruppen, werden bei Basalganglienläsionen ebenfalls beobachtet, kommen aber auch bei anderen Läsionen im Kortex, im Kleinhirn und im Mittelhirn vor. Die Tonuserhöhung bei Basalganglienschädigung wird als **Rigor** bezeichnet. Sie paßt sich plastisch jeder Bewegung an und ist im Gegensatz zur Spastik durch starke Dehnung nicht zu unterbrechen. Beim Rigor spürt man häufig einen ruckartig wechselnden Widerstand **(Zahnradphänomen),** was auf eine Synchronisierung der Vorderhornzellenaktivität durch eine latente Tremortendenz erklärt wird. Die **Hypokinese** und **Akinese** sind durch eine allgemeine Bewegungsverarmung sowohl der Willkür- als auch der Affektmotorik ohne Paresen cha-

rakterisiert. Alle Basalgangliensymptome werden emotional gebahnt.

Die **Parkinsonsche Krankheit** ist Folge einer **Degeneration** der von der Substantia nigra (Pars compacta) ausgehenden **nigrostriären Bahnen,** die zu einer Dopaminverarmung im Striatum führt. Nachdem sich gezeigt hat, daß Verunreinigungen in synthetischem Heroin mit MPTP (Methyl-Phenyl-Tetrahydropyridin) in kurzer Zeit durch eine Degeneration der dopaminergen Neurone der Substantia nigra zum Vollbild eines Morbus Parkinson führen, ist davon auszugehen, daß alle Kardinalsymptome der Parkinsonschen Krankheit (Hypokinese, Rigor, Ruhetremor und Pulsionen) auf den skizzierten Dopamindefekt zurückzuführen sind. Während in der Mehrzahl der Fälle die Parkinsonsche Krankheit als idiopathisch klassifiziert wird, gibt es Einzelfälle, bei denen die nigrostriäre Degeneration durch Trauma, Entzündung, Durchblutungsstörung oder exogene Intoxikationen zustande kommt. Bei Entleerungen des präsynaptischen Dopaminspeichers durch Reserpin oder bei Blockierung der postsynaptischen Dopaminrezeptoren durch Butyrophenon und Phenothiazin kommt es ebenfalls zu einem Parkinson-Syndrom.

Bei der striären Verarmung an Dopamin entsteht ein **Übergewicht** des Transmitters **Acetylcholin** im striären System. Den Effekt der therapeutisch eingesetzten Anticholinergika erklärt man dadurch, daß der Wegfall der striären Hemmung durch die dopaminergen Neurone zu einer vermehrten Aktivität der cholinergen Interneurone führt, die durch Anticholinergika vermindert wird.

Bei der **Chorea Huntington** zeigen sich neuronale Untergänge besonders im Striatum, aber auch im Globus pallidus und im Kortex. Es findet sich eine Abnahme sowohl von GABA als auch von Acetylcholin, Substanz P, Enkephalin und Cholezystokinin. Die Dopaminkonzentrationen sind dagegen normal oder erhöht. Im Gegensatz zum Morbus Parkinson nimmt man bei der Chorea einen relativen **Überschuß dopaminerger Neurone** der Substantia nigra an. Tatsächlich läßt sich zeigen, daß Patienten mit Chorea Huntington durch L-Dopa eine Verschlechterung der choreatischen Bewegungsstörungen erleiden, andererseits weisen Parkinson-Patienten, die eine zu hohe Gabe von L-Dopa erhalten, choreatische und athetotische Bewegungsstörungen auf. Die Chorea Huntington wird dominant vererbt, das Gen ist auf dem Chromosom 4 lokalisiert.

Der **Ballismus** kommt durch eine Läsion des Nucleus subthalamicus oder seiner proximalen Projektion zum Globus pallidus mit vermehrter Exzitation prämotorischer Rindenfelder zustande.

Die Pathophysiologie der **Dystonien** (Blepharospasmus, Tortikollis, Schreibkrampf, segmentale, axiale und generalisierte Dystonie) ist noch nicht geklärt, jedoch lassen sich bei einigen Formen durch eine Blockierung der neuromuskulären Übertragung mit Botulinustoxin gute Erfolge erzielen. Bei der erblichen Dystonie mit Erhöhung der Plasma-Dopaminhydroxylase-Aktivität ist die L-Dopa-Therapie erfolgreich.

▼ Therapeutische Hinweise

Die Behandlung der Parkinsonschen Krankheit basiert auf folgenden Möglichkeiten:

▷ Verbesserung des striären Dopaminmangels durch Gabe von Dopa in Kombination mit einem Decarboxylasehemmer oder durch die Gabe von Dopaminagonisten (z. B. Bromocriptin und Lisurid).

▷ Hemmung des Überwiegens von Acetylcholin durch Anticholinergika.

▷ Hemmung des Dopamin-abbauenden Enzyms MAO-B durch Selegilin.

▷ Verbesserung der Dopaminausschüttung und postsynaptischen Erregbarkeit durch Amantadin.

In extremen Fällen lassen sich Rigor, Tremor und auch andere Hyperkinesen wie z. B. Ballismus durch stereotaktische Läsionen im ventrolateralen Thalamus bessern. Heute wird versucht, durch Implantation von autologem Nebennierenmark oder fetalem mesenzephalen Gewebe in das Hirnparenchym die Dopaminsynthese zu verbessern.

2.7 Kleinhirn und Störungen der cerebellären Bewegungskoordination

Das Kleinhirn wird anatomisch und phylogenetisch in drei Regionen eingeteilt, die sich in der sagittalen Ebene abgrenzen lassen.

Das mittelständige **Archicerebellum** mit Kleinhirnwurm und Nucleus fastigius ist an der Regulation der Körperstellung, der Rumpfbewegung sowie an der Regulation von Kopf-, Augen- und Extremitätenbewegungen beteiligt. Der vestibulo-okuläre Reflex basiert auf einer Interaktion von Flocculus, Nodulus und den vestibulären Kernen.

Das **Paläocerebellum,** der intermediäre Teil des Kleinhirns mit dem Nucleus interpositus, ist vor allem am Positionskontrollsystem zur Regulierung der Extremitätenbewegungen beteiligt und erhält im Bereich des Lobus anterior u. a. spinale Afferenzen und projiziert über die Nuclei emboliformis und globosus und die ventrolateralen Thalamuskerne zum Kortex und über den Nucleus ruber zum Rückenmark.

Das **Neocerebellum,** die lateralen Kleinhirnhemisphären mit dem Nucleus dentatus sind regulierende Bestandteile der Initiierung, Programmierung und Haltungsregulation von Bewegungen der Extremitäten. Es wird über die Ponskerne und Moosfasern von den kontralateralen präfrontalen und parietalen Assoziationsarealen versorgt und projiziert über den Nucleus dentatus und die ventrolateralen Thalamuskerne zum prämotorischen Kortex (Abb. Q-10). Dies ist ein weiterer, für die Motorik sehr wichtiger Regelkreis. Da die Kleinhirnhemisphären afferent und efferent mit der kontralateralen Großhirnhemisphäre verbunden sind, wirken sich einseitige Kleinhirnläsionen stets homolateral aus.

Das Kleinhirn hat zwei afferente Eingänge: die **Moosfasern** von den Ponskernen und dem Tractus spinocerebellaris und die **Kletterfasern** aus der unteren Olive. Die efferenten Ausgänge des Kleinhirns bilden die Projektionen der Kleinhirnkerne (Nuclei dentatus, globosus, emboliformis und fastigii).

Die topische Diagnostik von Kleinhirnläsionen gelingt in der Klinik in der Regel nicht so exakt, wie die oben skizzierten neuroanatomischen Daten vermuten lassen. Man unterscheidet in der Regel lediglich ein **laterales Kleinhirn-Hemisphären-Syndrom** und ein **medianes Syndrom.** Das Kleinhirn-Hemisphären-Syndrom ist durch folgende Symptome charakterisiert: Dysdiadochokinese, Bradydiadochokinese, Dysmetrie, ataktische Zeigeversuche, Intentionstremor, Rebound-Phänomen, Dysarthrie, Dysprosodie und Schreibstörung. Das mediane Kleinhirn-Syndrom zeigt besonders eine Gang- und Standataxie sowie Blickrichtungsnystagmus, Rebound-Nystagmus, okuläre Dysmetrie und einen gestörten optokinetischen Nystagmus. Die Rumpfataxie ist gelegentlich schon in sitzender Position zu beobachten. Symptome bei Kleinhirnläsionen sind weniger in Ruhe, sondern mehr bei Bewegungen bemerkbar. Das Kleinhirn verfügt über eine besonders starke Plastizität; deshalb können langsam wachsende Tumoren oder ausgedehnte operative Eingriffe häufig gut kompensiert werden.

2.8 Gesteigerte Krampfbereitschaft – Epilepsie

Der epileptische Anfall kommt durch eine **paroxysmale Funktionsstörung** der Signalverarbeitung in der grauen Substanz des Gehirns zustande. Während normalerweise die exzitatorischen und inhibitorischen Synapsenaktivitäten das neuronale System in einem Gleichgewicht halten, herrscht bei der Epilepsie eine ungeordnete Erregungsausbreitung vor. Alle Faktoren, die dieses Gleichgewicht verändern und dabei das Membranpotential vermindern (Hypopolarisation) und eine unphysiologische Erregungsausbreitung begünstigen, sind krampffördernd.

Während des Anfalls registriert das EEG aufgrund einer hochsynchronen Aktivität der Nervenzellen steile negative Potentialschwankungen mit **hoher Amplitude** (Feldpotentiale; Abb. Q-11). Bei intrazellulären Einzelableitungen beim Tier und während operativer Eingriffe beim Menschen zeigt sich initial eine steile Depolarisation und anschließend eine Serie hochfrequenter Aktionspotentiale (500–800/sec). Dieses auch als „paroxysmaler Depolarisations-Shift" (PDS) bezeichnete Phänomen ist vermutlich das pathophysiologische zelluläre Korrelat der Epilepsie. Es wird auf synaptische Dysfunktionen, Veränderungen der neuralen

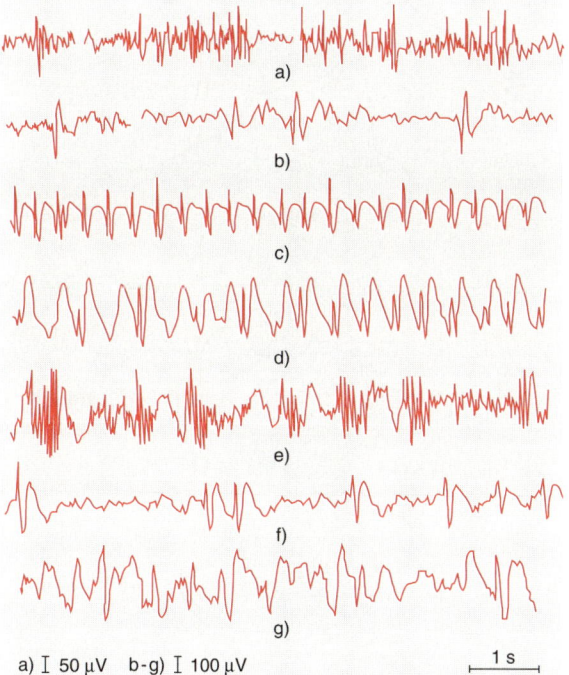

a) I 50 µV   b-g) I 100 µV   1 s

Abb. Q-11: Paroxysmale EEG-Veränderungen bei gesteigerter Krampfbereitschaft des Gehirns. (a) Spitzen (spikes) <80 msec; (b) steile oder scharfe Wellen 80–200 msec; (c) Spitze-Wellen-Komplexe (spikes and waves); (d) langsame Spitze-Wellen-Komplexe; (e) multiple Spitze-Wellen-Komplexe; (f) steile und langsame Wellen-Komplexe; (g) Hypsarrhythmie.

Membraneigenschaften und Verlagerungen von Kalziumionen in den Intrazellulärraum zurückgeführt. Vom epileptisch aktiven Einzelneuron geht die hohe Potentialfrequenz auf Nachbarneurone über. Durch eine Hemmung (Hyperpolarisation) in umliegenden Neuronen kann der aktive Fokus begrenzt werden und klinisch nicht in Erscheinung treten. Eine nicht im Detail bekannte Erschöpfung der Hemmechanismen, bei denen eine Minderung der GABAergen Inhibition und eine Aktivierung des exzitatorischen Transmitters Glutamat sowie Ionenverschiebungen auftreten, führt zu einer Ausbreitung epileptischer Aktivität und kann klinisch einen Anfall verursachen. Das Anfallsende wird durch eine metabolische Erschöpfung der superaktiven Neurone und durch andere neuronale Mechanismen erklärt.

Die während der Anfälle oder im anfallsfreien Intervall im EEG registrierten negativen Feldpotentiale hoher Amplitude sind neben der klinischen Anfallsphänomenologie der wichtigste Baustein für die diagnostische Klassifizierung. Nicht jeder Epileptiker zeigt im EEG eine pathologische bioelektrische Aktivität, andererseits muß eine „Krampfaktivität" im EEG nicht immer mit klinisch apparenten Anfällen einhergehen.

Wenn die epileptische Erregungsausbreitung klinisch oder elektroenzephalographisch (EEG) sofort diffus über beide Hemisphären verteilt ist, spricht man von **primär generalisierten Anfällen.** Die fokale Störung der Erregungsausbreitung führt zum **fokalen Anfall** (z. B. fokaler motorischer und sensibler Anfall, komplex-partielle Anfälle). Das relativ große kortikale Repräsentationsgebiet des Gesichts und der Hand und die z. T. monosynaptische kortikale Kontrolle der Motoneurone dieser Körperregionen erklären das häufige Auftreten fokaler Anfälle in diesen Bereichen. Fokale Anfälle können nach Erschöpfung der begrenzenden Hemmechanismen **sekundär generalisieren.** Ein lebensbedrohlicher Zustand entsteht, wenn generalisierte Anfälle kurzzeitig hintereinander folgen und der Patient zwischenzeitlich bewußtlos bzw. bewußtseinsgetrübt bleibt: **Status epilepticus.**

Als **Anfallsursache** beobachtet man klinisch besonders Tumoren, Hirnkontusionen, perinatale Hirnschäden, Durchblutungsstörungen, Enzephalitiden, metabolische sowie endogene und exogene Intoxikationen. Ferner kommen genetisch determinierte Epilepsien vor. Etwa 5% der Bevölkerung haben ein einziges Mal einen epileptischen Anfall („Gelegenheitsanfall"), 1% leidet an wiederholten Anfällen.

▼ Therapeutische Hinweise

Für die Behandlung stehen Medikamente bereit, die die kortikale Ausbreitung der Erregung hemmen: Phenobarbital, Carbamazepin, Phenytoin, Valproinsäure, Diazepam, Ethosuximid u. a. Großes Interesse richtet sich derzeit auf den Einsatz von Kalziumkanalblockern. Beim Ausbleiben medikamentöser Effekte können einige Patienten mit fokalen Epilepsien durch operative Entfernung des Fokus anfallsfrei werden.

2.9 Somatoviszerales sensorisches System

Die Sensibilität wird unterteilt in

▷ die **Oberflächensensibilität,** die sich auf verschiedene Empfindungsqualitäten der Haut bezieht,

▷ die **Tiefensensibilität** (Propriozeption), die über Rezeptoren in den Gelenken, den Muskeln, Sehnen und der Haut über die Stellung und Bewegung unserer Glieder und des Körpers informiert, und

▷ die **Viszerozeption,** die den Wahrnehmungen aus dem Körperinneren, wie z.B. Dyspnoe oder gastrointestinale Schmerzen, dient.

Nur ein kleiner Teil des afferenten somatoviszeralen Informationsflusses erreicht die bewußte Wahrnehmung. Der weitaus größere Teil bleibt unbewußt und dient motorischen und autonomen Kontrollsystemen.

Von den **Rezeptoren** der Oberflächen- und Tiefensensibilität (Meissner Körperchen, Merkel Tastscheiben, Ruffini Körperchen, Pacini-Körperchen, Haarfollikelsensoren und freie Nervenendigungen) gelangen die Impulse über **markhaltige Nervenfasern,** deren Somata in den Spinalganglien liegen, zu den **Kernen des Hinterhorns** (Abb. Q-12; Oberflächensensibilität) und über die **Hinterstränge** in die **Medulla oblongata** (Abb. Q-13; Tiefensensibilität). Für die topische Diagnostik bei Rückenmarksläsionen ist die spezielle Anatomie dieser beiden großen afferenten Bahnen bedeutend; die afferenten Nerven der Oberflächensensibilität für Schmerz- und Temperaturempfindungen kreuzen segmental und gelangen über den Tractus spinothalamicus und den Nucleus ventralis posterior des Thalamus zum Gyrus postcentralis. Die komplette Kreuzung des Tractus spinothalamicus besteht erst fünf Segmente über der Eintrittszone ins Rückenmark. Inkomplette Querschnittsläsionen liegen deshalb oft ca. 3–5 Segmente höher als das klinisch nachgewiesene sensible Niveau. Die Afferenzen der Tiefensensibilität laufen dagegen homolateral in den Hintersträngen des Rückenmarks zu den Nuclei gracilis und cuneatus in der dorsolateralen Medulla oblongata, kreuzen dann zur Gegenseite und gelangen über den Lemniscus medialis und den Thalamus zum Kortex (Gyrus postcentralis). Die Signale für die Vibrationsempfindung werden teilweise über die Hinterstränge, daneben aber auch in den Seitensträngen geleitet. Dies erklärt die häufige isolierte Beteiligung der Vibrationsempfindung bei spinalen Läsionen und Paraspastik.

Die **peripheren Nerven** setzen sich aus myelinisierten und nichtmyelinisierten Fasern mit verschiedenen Querschnittsgrößen und Leitgeschwindigkeiten zusammen. Man unterscheidet die folgenden Typen: Aα-, Aβ- und Aγ-Fasern, Aδ-Fasern,

B- und C-Fasern. IA-Fasern stammen von den primären Endigungen der Muskelspindel, die IB-Fasern von den Golgi-Sehnenorganen. Aδ- und die marklosen C-Fasern leiten Schmerzafferenzen (s. auch Kap. N), B-Fasern sind sympathische präganglionäre Fasern.

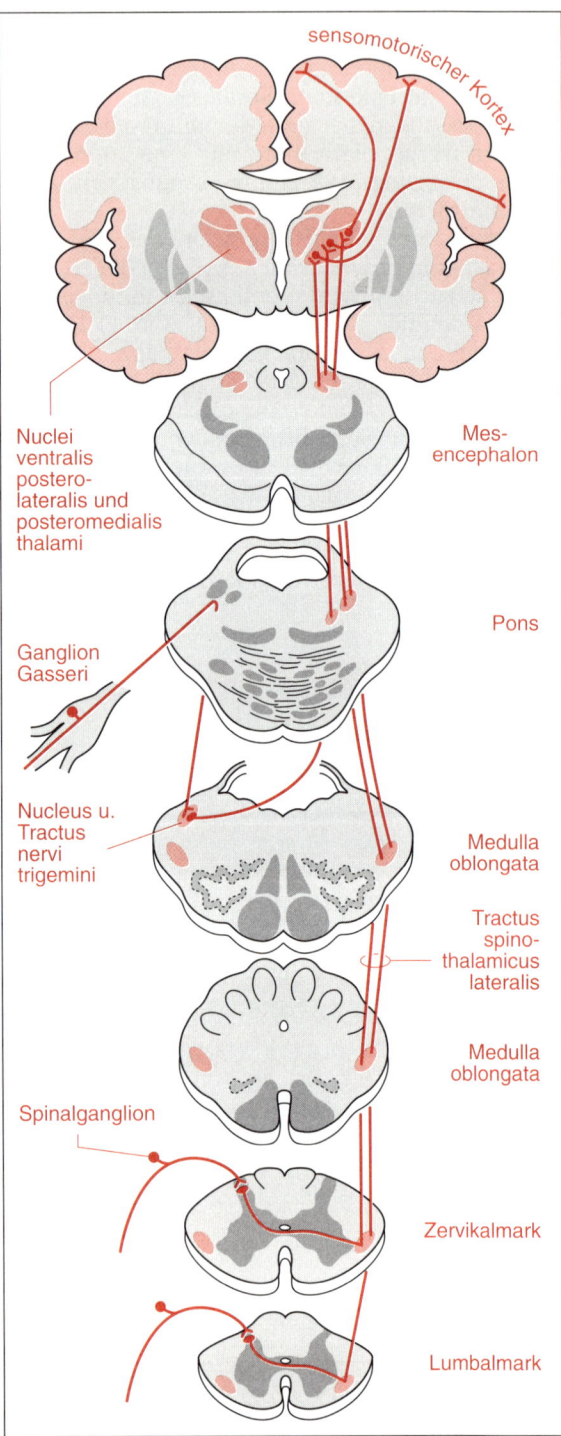

Abb. Q-12: Tractus spinothalamicus und Trigeminusafferenzen. Sie leiten die Empfindungen der Oberflächensensibilität.

Neben dem dargestellten somatosensiblen oder **lemniskalen System** gibt es das phylogenetisch ältere polysynaptische **spino-retikulothalamische System,** das nur eine geringe Orts- und Modalitätsspezifität hat und vor allem der **Schmerzperzeption** (Nozizeption) dient. Die Impulse werden über den

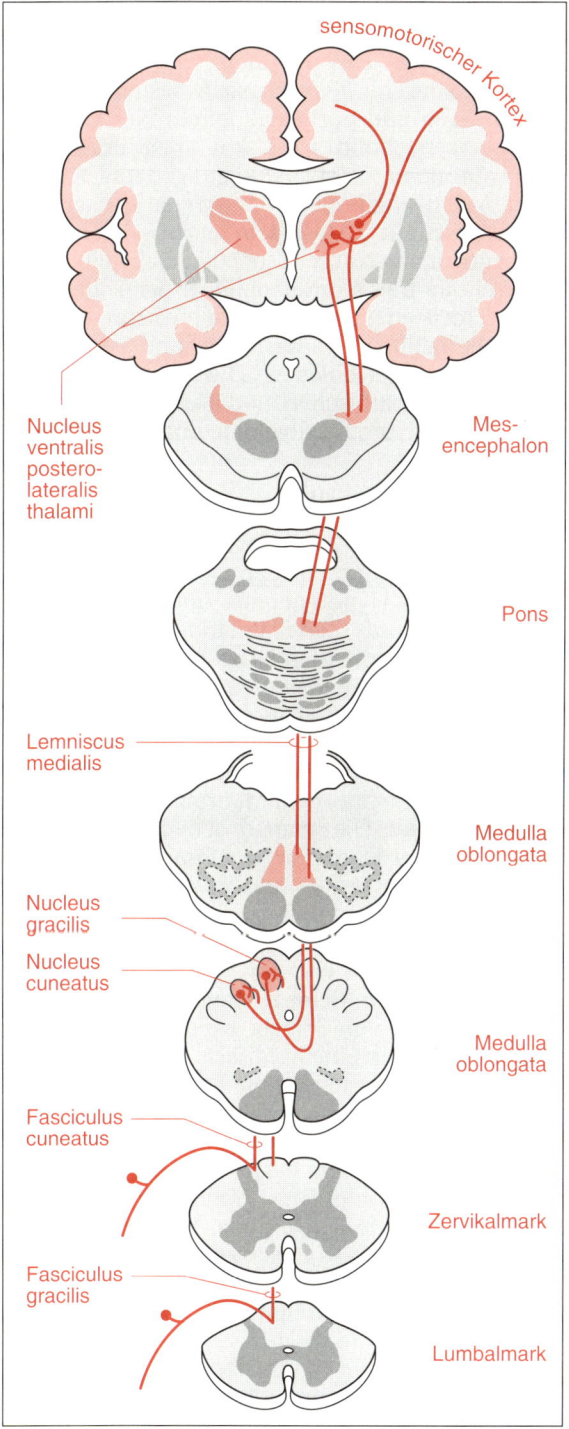

sensomotorischer Kortex

Nucleus
ventralis
postero-
lateralis
thalami

Mes-
encephalon

Pons

Lemniscus
medialis

Medulla
oblongata

Nucleus
gracilis

Nucleus
cuneatus

Medulla
oblongata

Fasciculus
cuneatus

Zervikalmark

Fasciculus
gracilis

Lumbalmark

Abb. Q-13: Hinterstrangafferenzen, Tractus cuneatus und gracilis. Sie leiten die Empfindungen der Tiefensensibilität.

Tractus spinoreticularis oder paleospinothalamicus zusammen mit somatoviszeralen Signalen in die retikulären thalamischen Kerne sowie in das limbische System projiziert.

Krankheitsprozesse können das periphere Nervensystem im Bereich der Rückenmarkswurzeln (**Mono-** bzw. **Polyradikulopathie**), des Plexus brachialis bzw. lumbosacralis und der peripheren Nerven (**Mono-** oder **Polyneuropathie**) betreffen. Oft sind sowohl efferente motorische als auch afferente sensible Nervenfasern alteriert. Dann kommt es zu sensomotorischen Störungen. Seltener sind ausschließlich die sensiblen oder die motorischen Nervenfasern betroffen und entsprechend nur Störungen der Sensibilität oder der Motorik vorhanden (sensible oder motorische Polyneuropathie). Bei Erkrankungen der **motorischen Vorderhornzellen** (z. B. der spinalen Muskelatrophie, Poliomyelitis) und der Endplatte (z. B. Myasthenie, Botulismus) finden sich verständlicherweise nur motorische Ausfälle.

Bei **Polyneuropathien** sind die Ausfälle in der Regel bilateral und distal betont. **Mononeuropathien** beschränken sich auf ein peripheres Nervengebiet (z. B. Peroneuslähmung). Die **Monoradikulopathie** zeigt den typischen segmentalen Ausfall, z. B. erloschener Achillessehnenreflex, Schwäche des M. triceps surae und Sensibilitätsstörungen im Segment S1 bei Diskusprolaps mit Kompression der Wurzel S1). Zum Nachweis einer segmentalen Sensibilitätsstörung eignet sich besonders die Prüfung der Schmerzempfindung, weil diese scharfe segmentale Begrenzungen hat, während andere sensible Qualitäten segmental überlappen. Es ist auch zu berücksichtigen, daß bei den peripheren Nervenerkrankungen oft nur bestimmte Faserpopulationen betroffen sind (z. B. Vibrationsempfindung in der Frühphase der diabetischen Polyneuropathie). Die erhöhte mechanische Empfindlichkeit dicker Fasern erklärt den gelegentlichen isolierten Reflexausfall bei **radikulären Kompressionssyndromen** (Bandscheibenvorfall) durch die isolierte Schädigung der dicken und schnellen IA-Afferenzen von den Muskelspindeln zum Vorderhorn. Ferner ist zu berücksichtigen, daß nicht nur Ausfälle sensomotorischer Funktionen (Minussymptome), sondern auch eine Übererregbarkeit (Plussymptome) vorliegen können. Plussymptome kommen z. B. in Form von Schmerzen und Parästhesien bei mechanischen Wurzel- und Nervenläsionen häufig vor (z. B. Diskusprolaps, Karpaltunnelsyndrom). Motorische „Plussymptome" sind auch Faszikulieren, Myokymien, Neuromyotonie, Crampi und „moving toes".

Bei **inkompletten Rückenmarksläsionen** mit isolierter Schädigung des Tractus spinothalamicus entstehen **dissoziierte Sensibilitätsstörungen** mit normalen Hinterstrangfunktionen, aber gestörter Schmerz- und Temperaturwahrnehmung. Eine halbseitige Rückenmarksschädigung verursacht wegen der unterschiedlichen Kreuzungsebenen der sensiblen Afferenzen ipsilaterale Lage- und Vibrationsempfindungsstörungen sowie eine ipsilaterale supranukleäre Parese und auf der kontralateral zur Läsion gelegenen Körperseite Temperatur- und Schmerzsinnstörungen. Diese besonders bei raumfordernden Prozessen, die von lateral das Rückenmark komprimieren, vorkommenden charakteristischen Ausfälle werden nach dem Erstbeschreiber **Brown-Séquard-Syndrom** genannt. Sehr häufig kommt ein Brown-Séquard-Syndrom durch einen gutartigen Tumor zustande (Meningeom, Neurinom), der operativ gut zu entfernen ist. Die sorgfältige Prüfung auf ein Brown-Séquard-Syndrom ist deshalb in einer entsprechenden Situation sehr wichtig. Bei umschriebenen Läsionen im Zentrum des Rückenmarks können ausschließlich Funktionsstörungen des kreuzenden Tractus spinothalamicus bestehen. Dissoziierte Empfindungsstörungen mit Schmerz- und Temperaturausfällen im Gesicht und auf der gegenüberliegenden Körperseite zeigen eine Läsion des Tractus spinothalamicus und der absteigenden Fasern des N. trigeminus für den Nucleus spinalis trigemini in der Medulla oblongata bzw. im oberen Zervikalmark an. Thalamusläsionen können einen kompletten Ausfall aller Sensibilitätsqualitäten der gegenüberliegenden Körperseite verursachen.

Bei Schädigungen der **sensomotorischen Kortexareale** sind Lagesinnstörungen, die Verminderung der Zwei-Punkt-Diskrimination und der Reizlokalisation oft besonders ausgeprägt, die Schmerzwahrnehmung dagegen noch erhalten. Bei Entmarkungsherden und anderen Großhirnprozessen kann es durch zentrale Leitungsstörungen zu subjektiven Empfindungsstörungen kommen, die sich bei der Sensibilitätsprüfung nicht bestätigen. Es ist anzunehmen, daß diese Fehlleistung durch eine Leitungsverlangsamung und Veränderung des zentralen Erregungsmusters zustande kommt, die aber bei der klinischen Prüfung der einzelnen Sensibilitätsqualitäten nicht ins Gewicht fällt. Bei einigen kortikalen, subkortikalen oder Hirnstammläsionen (häufiger in der nichtdominanten als in der dominanten Hemisphäre) findet man bei unilateraler Sensibilitätsprüfung keine Empfindungsstörung, bei simultaner Prüfung dagegen einen Ausfall der kontralateral zur Läsion gelegenen Seite. Dieses Phänomen wird als **Neglect** bezeichnet. Neben dem sensiblen gibt es auch einen motorischen und visuellen Neglect.

2.10 Vegetatives Nervensystem

Während das somatische Nervensystem der afferenten und efferenten Kommunikation mit der Umwelt dient und zum Teil dem Bewußtsein und der willkürlichen Kontrolle unterliegt, ist das vegetative oder autonome Nervensystem auf die **neuronale Kontrolle des inneren Milieus** gerichtet und der willkürlichen Steuerung weitgehend entzogen. In der Peripherie sind das autonome und somatische Nervensystem morphologisch und funktionell deutlich voneinander getrennt, dagegen finden sich zentral, besonders im oberen Hirnstamm, im Hypothalamus und im Kortex starke Überlappungen und Konvergenzen von Struktur und Funktion. Der **Sympathikus** entspringt im Brustmark, den unteren Zervikalsegmenten (C8) und den zwei oberen Segmenten des Lendenmarks. Der **Parasympathikus** geht vom Hirnstamm und dem Sakralmark aus. Das periphere sympathische und parasympathische Nervensystem besteht aus präganglionären und postganglionären Nerven (Abb. Q-14). Acetylcholin wird von allen präganglionären autonomen Nervenendigungen und von den meisten postganglionären parasympathischen Nerven ausgeschüttet. Außerdem setzen sympathische postganglionäre Neurone an den Schweißdrüsen Acetylcholin frei. Noradrenalin ist der Transmitter in den meisten sympathischen postganglionären Nervenendigungen. Es werden α- und β-adrenerge Rezeptoren unterschieden. Die Effekte bei Erregung des sympathischen und parasympathischen Nervensystems sind weitgehend antagonistisch.

2.10.1 Pupillomotorik

Die **Dilatation der Pupillen** wird über den N. sympatheticus gesteuert, dessen zentrale Fasern (1. Neuron) vom Hypothalamus über die lateralen Hirnstamm- und Zervikalmarkanteile bis zum Nucleus intermediolateralis in Höhe C8–Th2 absteigen (Abb. Q-15). Von dort erreicht das 2. Neuron das Ganglion cervicale superius. Die postganglionären Fasern (3. Neuron) laufen mit der Arteria carotis interna in den Schädel und gelangen zum M. dilatator pupillae, dem M. orbitalis und dem M. tarsalis superior. Die sympathische Innervation resultiert in einer Dilatation der Pupille (Mydriasis), Hervortreten des Auges und Erweiterung der Lidspalte. Ausfall der sympathischen Innervation führt zum **Horner-Syndrom:** Miosis, Enophthalmus, enge Lidspalte und Hypohidrose der homolateralen Gesichtshälfte. Beim zentralen Horner bewirkt das Einbringen von 3%iger Kokainlösung in den Konjunktivalsack eine Mydriasis. Ist das 2. oder 3. Neuron betroffen, fehlt diese Reaktion. Auf diese Weise ist in einem gewissen Rahmen eine topische Diagnose möglich. Horner-Syndrome findet man klinisch unter anderem bei Infarkten der dorsolateralen Medulla oblongata (Wallenberg-Syndrom), Hirnstammtumoren, Multipler Sklerose, Diskusprolaps bei C7/Th1, Pancoast-Tumoren, Aortenaneurysmen, Dissektion der Karotis, Raeder-Syndrom, Nasopharynxtumoren, Fissura-orbitalis-Syndrom, Orbitaprozessen.

Ausfall der Licht- und erhaltene Konvergenz-Reaktion, die sogenannte „**Robertson Pupille**", bei intaktem Visus entsteht durch Unterbrechung retinaler Lichtafferenzen in der mesenzephalen Prätektalregion, z.B. bei Tabes dorsalis oder Multipler Sklerose. Durch die Läsion erreichen die Lichtsi-

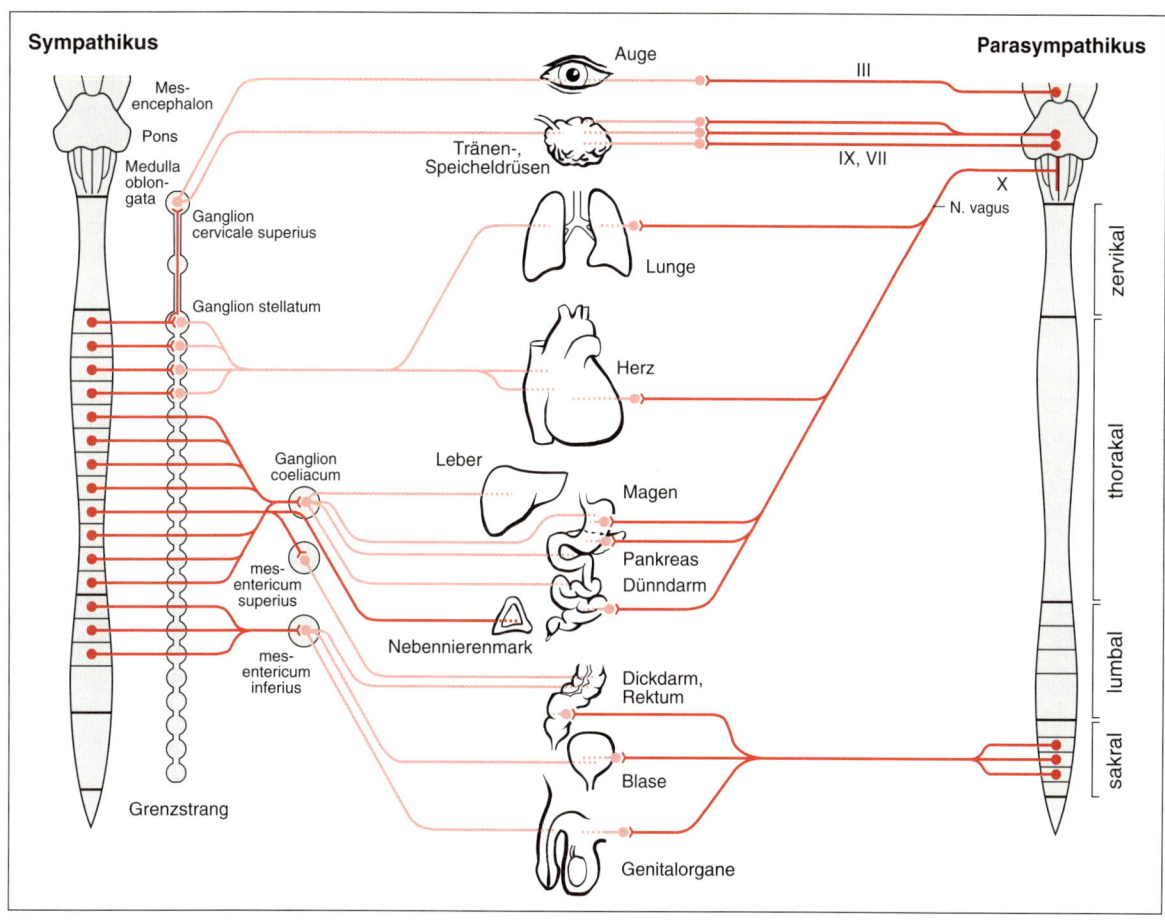

Abb. Q-14: Aufbau des peripheren vegetativen Nervensystems. Durchgezogene Linien: präganglionäre Axone; am Ende gepunktete Linien: postganglionäre Axone. Die sympathische Innervation von Gefäßen, Schweißdrüsen und Mm. errectores pilorum ist nicht aufgeführt. [Modifiziert nach Jänig. In: Physiologie des Menschen, Ed. R. F. Schmidt und G. Thews].

gnale nicht mehr die Pupillokonstriktoren (Nucleus Edinger-Westphal, Parasympathikus). Sie werden jedoch im Rahmen der Konvergenzsynergie noch aktiviert, bei der eine synergistische Innervation beider Mm. recti interni, der Mm. ciliares zur Erhöhung der Brechkraft der Linse und des M. sphincter pupillae zur Verbesserung der Tiefenschärfe erfolgt.

Durch **Druckläsionen** der parasympathischen pupillomotorischen Bahn im N. oculomotorius kommt es bei einseitigen Hemisphärenprozessen mit Hirndruck (z. B. Subduralhämatom, Tumor) zu einer ipsilateralen Mydriasis.

Die träge Lichtreaktion einer einseitig erweiterten Pupille bezeichnet man als **Pupillotonie** (selten beidseitig); im Zusammenhang mit einer Areflexie spricht man von einem Adie-Syndrom, und wenn zusätzlich eine segmentale Anhidrose besteht, von einem Ross-Syndrom. Nach einer Ganglionitis ciliaris kann eine Pupillotonie persistieren. Aufgrund einer Denervierungshypersensitivität reagiert die erweiterte Pupille bei der Pupillotonie und der Ganglionitis auf 0,1% Pilocarpin (in den Konjunktivalsack) mit einer Pupillenverengung, bei

anderen Ursachen einer Mydriasis und bei Gesunden ist das nicht zu erwarten.

2.10.2 Schweißsekretion

Die Schweißsekretion hat **thermoregulatorische Aufgaben** und wird cholinergisch über das sympathische System gesteuert, dessen zentrale Neurone im Zwischenhirn wahrscheinlich nach sofortiger Kreuzung auf den Nucleus intermedius lateralis der Segmente C8–L2 projizieren. Nach Umschaltung erreichen sympathische Fasern über die Vorderwurzeln des Rückenmarks das periphere Neuron in den Grenzstrangganglien und über die Rami communicantes grisei die peripheren Nerven. Wenn bei Läsionen des peripheren Nerven auch die sympathischen Fasern unterbrochen bzw. degeneriert sind, kommt es zu einer **Anhidrose** in dem nachgeschalteten Versorgungsbereich. Diese Störung der Schweißsekretion ist auch pharmakologisch nicht zu überwinden. Zentrale Läsionen vom Zwischenhirn bis ins Rückenmark führen zu einer thermoregulatorischen Anhidrose. Hierbei

803

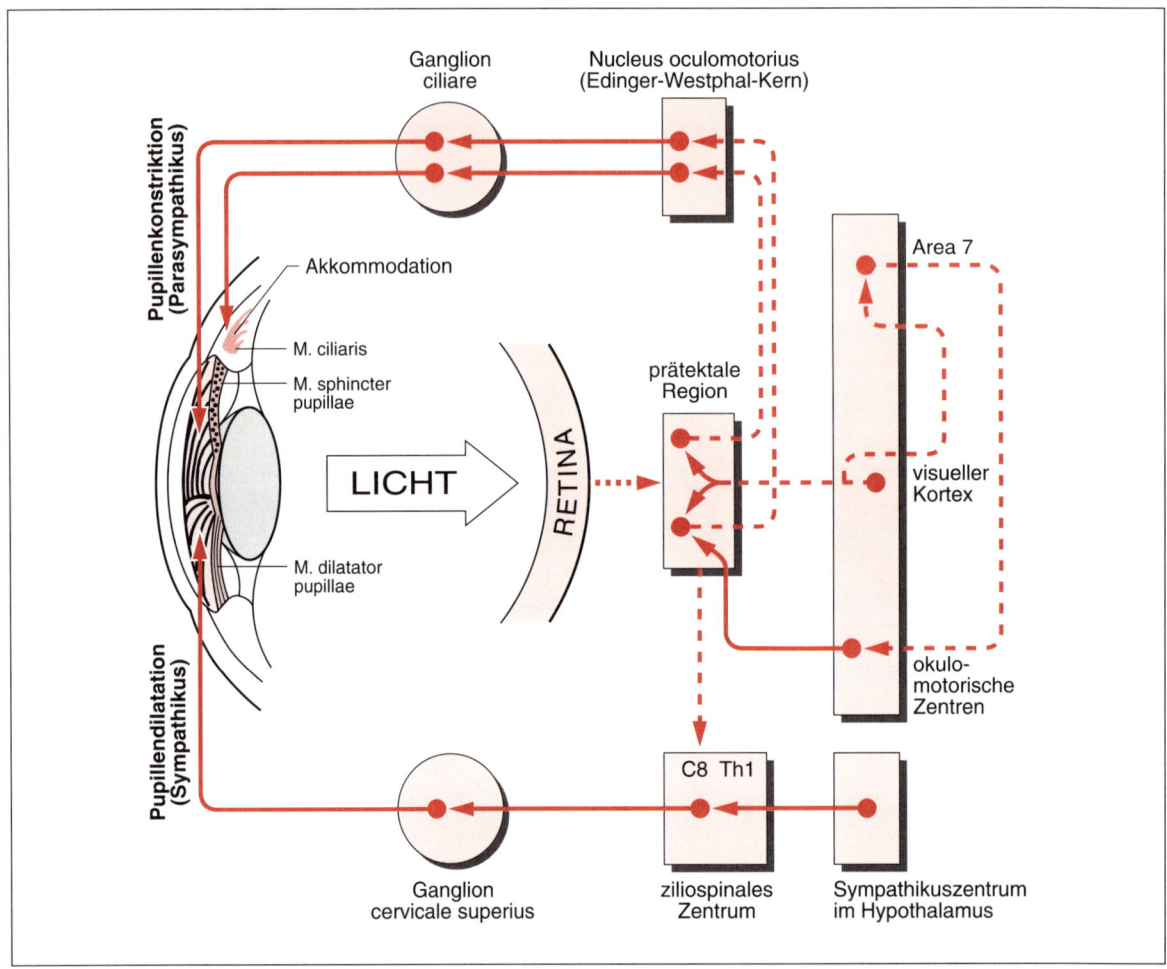

Abb. Q-15: Innervation der Irismuskulatur und die wichtigsten neuronalen Verbindungen, durch die die Lichtreaktion der Pupille und die Konvergenzreaktion gesteuert werden. Bei einer Funktionsstörung des Parasympathikus besteht durch die Parese des M. ciliaris eine Akkommodationsstörung und durch das Überwiegen des Sympathikus eine Mydriasis. Bei einer Störung des Sympathikus entstehen durch Ausfall des M. dilatator pupillae, des M. tarsalis und des M. orbitalis eine Miosis, enge Lidspalte und Enophthalmus (Horner-Syndrom).

läßt sich die Schweißsekretion pharmakologisch auslösen (z. B. Pilocarpin 0,01 g subkutan). Bei monosegmentalen Wurzelläsionen finden sich in der Regel keine Störungen der Schweißsekretion, da die vegetative Innervation stark überlappend angeordnet ist. Außerdem führen die klinisch am häufigsten betroffenen Wurzeln (C5–C7 und L4–S1) keine sympathischen Fasern. Dies wird zur **Differentialdiagnose** von Plexus- und Nerven- versus Wurzelläsionen ausgenutzt. Klinisch findet man eine Hemianhidrose bei Läsionen der zentralen Sympathikusbahn, eine Schweißstörung einer Gesichtshälfte bei Läsionen des Plexus caroticus externus, eine obere Quadrantenanhidrose bei Grenzstrangläsionen in Höhe von Th4–Th5, eine Anhidrose der unteren Körperhälfte bei Rückenmarksläsionen in Höhe Th3–L2 und eine Anhidrose am Unterschenkel und Fuß bei Grenzstrangläsionen in Höhe L2. Der Ninhydrintest eignet sich zum Nachweis einer Anhidrose.

Die kleinen Pilomotorenmuskeln sind ebenfalls sympathisch innerviert. Ihre Kontraktion bei Kältereizen führt zu einer Gänsehaut. Die Pilomotorenreaktion kann durch Kitzeln oder Kneifen ausgelöst werden. Bei gestörter Sympathikusinnervation fehlt die Pilomotorenreaktion, d.h. es entwickelt sich keine Gänsehaut. Auch durch diese Untersuchung lassen sich periphere Nervenläsionen bzw. Plexusschäden von Wurzelschäden unterscheiden.

2.10.3 Harnblase

Die Harnblase selbst und die Sphinkteren unterstehen sowohl der Kontrolle durch das sympathische und parasympathische Nervensystem als auch der Willkürmotorik. Die kortikale Repräsentation der Blase findet sich im Lobus paracentralis, dessen Reizung eine Blasenkontraktion auslöst. Dieses System spielt bei der willkürlichen Einleitung und

Beendigung der Miktion eine wichtige Rolle. Andere an der supraspinalen Steuerung der Blase beteiligte Zentren liegen vermutlich im Gyrus orbitalis, Hypothalamus und Nucleus amygdalae. Sympathische Fasern laufen über die Vorderwurzeln von Th11–L2 als Rami grisei zu den sympathischen Grenzstrangganglien und von dort zum Plexus hypogastricus, wo teilweise die Umschaltung auf postganglionäre Fasern erfolgt, durch die der M. sphincter vesicae internus innerviert wird.

Efferente parasympathische Fasern stammen von S2–S4 und ziehen als präganglionäre Fasern zum Plexus pudendalis, wo die Umschaltung auf postganglionäre Fasern (Nn. pelvici) für die Innervation des M. detrusor vesicae erfolgt. Diese Fasern führen zu einer Kontraktion des M. detrusor vesicae und hemmen den M. sphincter vesicae internus.

Bei starker Blasenfüllung werden Rezeptoren in der Blasenwand gereizt, die über Fasern in den Nn. pelvici und pudendales zum Sakralmark ziehen. Dort werden die parasympathischen Zentren aktiviert, die zu einer Kontraktion des M. detrusor vesicae führen. Über Kollateralen werden die Blasenfüllung und der Harndrang zum Kortex gemeldet. Der willkürlich kontrollierte M. sphincter externus wird durch Äste des N. pudendus innerviert, die aus den Segmenten S2–S4 stammen.

Werden die afferenten Nerven der Blase oder die sakralen Blasenzentren zerstört (z. B. Tabes dorsalis, Kauda- oder Konusläsion), so wird die Blase hypoton überdehnt. Bei größeren Füllungsgraden kommt es zu einer Aktivierung der intramuralen Ganglien mit meist unvollständiger Kontraktion des M. detrusor und partieller Entleerung. Man spricht von einer **autonomen Blase.** Akute Querschnittsverletzungen führen im Rahmen des spinalen Schocks zu einer völligen Blasenatonie. Bei zunehmender Füllung kommt es zu einer passiven Öffnung des Blasenausgangs. Man bezeichnet dies als **Überlaufblase.** Bei Läsionen oberhalb des Lumbalmarks wird die Blase nach Tagen bis Wochen hyperton mit häufiger reflektorischer Entleerung – **Reflexblase** – mit evtl. Entwicklung zu einer **Schrumpfblase** mit Pollakisurie. Die Entleerung einer Reflexblase kann durch sensible Reize im Bereich der Beine und des Unterbauchs eingeleitet werden, was im Rahmen der Rehabilitation eingeübt werden muß. Die partielle Unterbrechung der zentralen Blasenkontrolle führt zum imperativen Harndrang. Die sehr komplexen Miktionsstörungen bedürfen immer einer urologischen und neurologischen Analyse. Die Therapie gestaltet sich entsprechend den vielen möglichen Störungsformen sehr unterschiedlich.

2.10.4 Defäkation

Die Defäkation wird willkürlich bei Stuhldrang durch die Kontraktion der Bauchmuskulatur (Th6–Th12) und die Erschlaffung des M. sphincter ani externus eingeleitet. Die afferenten Fasern von Rektum und Analbereich laufen zu den Segmenten S3–S5 des Rückenmarks. Der adäquate Reiz für die Defäkation ist die Dehnung der Rektumwand. Der M. sphincter ani externus steht unter willkürlicher Kontrolle. Das kortikale Zentrum liegt im Lobus paracentralis. Läsionen der suprasakralen Zentren führen zu einer Retentio alvi. Im Laufe der Zeit entwickelt sich bei den meisten Querschnittsgelähmten ein Mastdarmautomatismus, der der reflektorischen Blasenentleerung vergleichbar ist. Läsionen der Segmente S3–S5 führen zu einer Mastdarminkontinenz mit Sphinkterlähmung und aufgehobenem Analreflex. Durch gleichzeitige Anästhesie oder Hypästhesie der Analregion (Reithosenanästhesie) wird der Stuhlgang nicht bemerkt (z. B. bei Konusläsion oder Tabes dorsalis).

2.11 Sprache und Neuropsychologie

2.11.1 Hemisphärendichotomie

Nach der makroskopischen Betrachtung war man zunächst von einer morphologischen und funktionellen Symmetrie der beiden Großhirnhemisphären ausgegangen. Dies ließ sich nicht mehr aufrechterhalten, als man feststellte, daß die Sprache und andere Funktionen **einer** Hemisphäre zuzuordnen sind. Zwar sind die sensomotorischen Funktionen bis auf die feinmotorische Dominanz der linken Hemisphäre (Rechtshänder) rechts und links gleichmäßig verteilt, aber bei über 90% aller Personen und bei ca. 55% aller Linkshänder und Ambidexter sind die Sprachfunktionen in der linken Hemisphäre lokalisiert. Entsprechend finden sich auch **mikroskopische Asymmetrien,** z. B. eine Vergrößerung des linken Planum temporale als Sitz des sensorischen Sprachzentrums. Danach gehört es heute zu den gesicherten biologischen Fakten, daß im Gegensatz zum Tier das menschliche Gehirn eine **interhemisphärische Dichotomie** besitzt und dadurch eine enorme Leistungssteigerung erzielt hat.

Weitere Funktionen der **linken dominanten Hemisphäre** sind Rechnen, Lesen, Schreiben, Merkmal-Erkennen, insgesamt **analytische Fähigkeiten,** während die **rechte nichtdominante Hemisphäre** mehr **synthetischen Funktionen** dient; dazu gehören 1. komplexe, nichtlinguistische perzeptive Aufgaben, z. B. Physiognomie- und Musik-Erkennen; 2. die Aufmerksamkeitssteuerung bzw. Ausrichtung; 3. emotionales Verhalten; 4. nichtlinguistische Kommunikationen. Im klinischen Alltag wird die Funktion der rechten nichtdominanten Hemisphäre mit Hilfe der Leistungen des Raumsinns und der konstruktiven Praxie überprüft.

2.11.2 Sprache

Neben dem Bewußtsein ist die Sprache mit den ihr zugehörenden Funktionen eine in der Phylogenese einzigartige Leistung des menschlichen Gehirns. Bemerkenswert ist, daß Sprache nicht nur in der Kindheit gelernt und trainiert werden muß, sondern daß auch noch im Senium Sprachen erworben werden können. Dies veranschaulicht die anhaltende Plastizität nicht nur einfacher, sondern auch äußerst komplexer kortikaler Funktionen im Alter, die vermutlich auf der variablen Diversifikation der synaptischen Interaktionen basiert. Für das Sprachverständnis gibt es keinen spezifischen Rezeptor wie beim Sehen und Riechen. Symbolisation, Sprache und Sprachverständnis setzen eine multimodale afferente und assoziative Konvergenz, Integration und Gedächtnisleistungen für die Objektzuordnung und Begriffsbildung voraus. Im Gegensatz zur Motorik und Sensorik mit ihren lokalisatorisch relativ konzentrierten kortikalen Arealen ist die Lokalisation einer so komplexen Funktion wie Sprechen und Verstehen wegen der notwendigen Integration großer distribuierter Neuronenpopulationen weniger exakt möglich.

Bei Läsionen im **basalen Frontallappen (Broca-Region)** der sprachdominanten, meistens linken Hemisphäre ist die expressive Sprachfunktion **(motorische Aphasie)** betroffen; erhalten sind dabei die kortikobulbären und peripheren Innervationen der Sprachmuskulatur, ihre und extrapyramidale Störungen führen zur Dysarthrie bzw. Anarthrie.

Bei **temporalen Läsionen (Wernicke-Region)** ist die Rezeption, d.h. das Sprachverständnis gestört **(sensorische Aphasie).** Die akustischen Afferenzen sind dabei intakt.

Bei **temporoparietalen Prozessen,** z.T. aber auch bei diffuseren kortikalen Störungen, zeigt sich eine **isolierte amnestische Aphasie.**

Störungen des Nachsprechens werden als **Leitungsaphasie** bezeichnet. Sie basiert auf einer Unterbrechung zwischen dem rezeptiven und expressiven Sprachzentrum.

Bei allen Aphasien kann auch das Schreiben gestört sein **(Agraphie).**

2.11.3 Apraxie, Agnosie und Neglect

Apraxie ist eine Störung der Durchführung erlernter Bewegungen, deren Ursache nicht auf Paresen, Koordinations- und Sensibilitätsstörungen oder Nichtbeachten des Kommandos beruht. Unilaterale Läsionen in der Temporoparietallappen-Region der sprachdominanten Hemisphäre, des motorischen Assoziationskortex (MAC) und der Verbindungen von diesen zum primären motorischen Kortex sowie über den Balken zum MAC der Gegenseite können eine meist beidseitige **ideomotorische Apraxie** auslösen, die nicht nur die Arme, sondern auch die Beine betreffen kann. Dabei sind einfache Bewegungsfolgen, z.B. Drohen mit dem Finger oder Winken, nicht möglich. Eine häufige Form der ideomotorischen Apraxie ist die Gesichtsapraxie bei Läsionen der dominanten Hemisphäre. Herdförmige Läsionen des Temporoparietallap-

pens und auch generalisierte Hirnprozesse können eine **ideatorische Apraxie,** d.h. einen Ausfall von komplexen motorischen Handlungen (z.B. Pfeife stopfen und anzünden, Ankleiden) verursachen. Sie wird auf eine Beeinträchtigung der assoziativen Verarbeitung verschiedener sensorischer Afferenzen und motorischer Programme zurückgeführt. Rechtsseitige und seltener auch linksseitige Schädigungen der Parietalregion können eine **konstruktive Apraxie** und räumliche Orientierungsstörungen auslösen. Das Zeichnen und Abzeichnen einfacher Figuren (Würfel, Fahrrad etc.) und die Vorstellung räumlicher Zusammenhänge gelingen dann nicht. Schädigungen der sekundären und tertiären optischen Areale im Okzipitallappen können zu einer **visuellen Agnosie,** d.h. einer Störung des visuellen Erkennens bei intakter taktiler und akustischer Zuordnung führen. Läsionen des vorderen Parietallappens können bei intakter Oberflächen- und Tiefensensibilität eine **kontralaterale Stereoagnosie** verursachen. Dabei können Gegenstände durch Betasten nicht erkannt werden. Areale um den Gyrus angularis des Parietallappens der dominanten Hemisphäre können bei Funktionsstörungen zu **Akalkulie** und **Alexie** (Rechen- und Lesestörung), evtl. auch zu Fingeragnosie und auditiver Agnosie führen.

Hemianopsien kortikaler Genese können subjektiv unbemerkt bleiben, diese **Anosognosie** ist besonders bei rechtsseitigen parieto-okzipitalen Defekten zu beobachten. Biparieto-okzipitale Läsionen resultieren in einer kompletten **kortikalen Blindheit,** die gelegentlich von den Betroffenen nicht bemerkt wird (Anton-Syndrom). Selten zeigen sich bei Okzipitallappen-Läsionen (Tumoren, Infarkte etc.) visuelle Perseverationen (Palinopsie), d.h. eine Persistenz oder ein repetitives Wiedersehen nach Entfernung des visuellen Stimulus; außerdem kommen Metamorphopsien (Verformungen) vor.

Die skizzierten Dysfunktionen höherer verbaler, praktischer und gnostischer Leistungen können relativ umschriebenen Kortexarealen zugeordnet werden. Sie müssen abgegrenzt werden von diffusen und weit ausgedehnten kortikalen Dysfunktionen, die neben den geschilderten Syndromen durch eine Bewußtseinsstörung oder intellektuelle Leistungsminderung sowie Persönlichkeitsveränderungen u.a. ausgezeichnet sind.

Beim **sensiblen Neglect** handelt es sich um die Vernachlässigung somästhetischer Reize. Bei simultan-bilateralen sensiblen Reizen wird auf einer Körperseite keine Empfindung angegeben. Bei gezielter Aufmerksamkeit und einseitiger Reizung ist dagegen eine adäquate Empfindung vorhanden. Ursächlich ist eine leichte Beeinträchtigung der sensiblen Afferenz (z.B. im Thalamus) bzw. der Reizverarbeitung im parietalen Assoziationskortex in Betracht zu ziehen. Ähnlich sind **visuelle Neglecte** eines Gesichtsfelds und **motorische Neglecte** zu interpretieren. Diese Neglecte beruhen meistens auf Störungen des Parietallappens der nichtdominanten Hemisphäre; nur selten werden sie durch solche der sprachdominanten Seite verursacht.

2.12 Hirnnerven (Abb. Q-16)

2.12.1 Geruch und Geschmack

Die Rezeptoren des **N. olfactorius (I. Hirnnerv)** liegen bilateral in einem ca. 5 cm² großen, gelblich gefärbten Areal der Nasenschleimhaut (Regio olfactoria) im oberen Anteil der Nase (Abb. Q-17). Die olfaktorischen Rezeptoren sind bipolare Neurone, deren ziliäre Fortsätze in den Schleim der Nasenschleimhaut eingelagert und dem Luftstrom mit den Duftstoffen ausgesetzt sind. In den Membranen der ziliären Fortsätze werden die Rezeptorproteine vermutet. Die Axone dieser unmyelinisierten olfaktorischen Neurone gelangen durch die Lamina cribriformis des Os ethmoidale zum Bulbus olfactorius an der frontalen Schädelbasis, wo sie im Verhältnis von ca. 1000:1 auf die apikalen Dendriten des myelinisierten zweiten Neurons umgeschaltet werden (Synapse) und über den Tractus olfactorius lateralis zu den primären Riechzentren (Tuberculum olfactorium, Lobus piriformis, Hippocampus) gelangen. Über tertiäre Neurone laufen die olfaktorischen Informationen dann über den Thalamus zum Neokortex. Im Bulbus olfactorius können inhibitorische Neurone die Geruchsperzeption modulieren. Verbindungen des olfaktorischen Nervensystems mit dem limbischen System und Hypothalamus machen die engen Beziehungen zwischen Geruch, vegetativen Reaktionen und affektivem Verhalten verständlich.

Den Weg des N. olfactorius aus der Nasenhöhle zur Schädelbasis können Infektionskeime als Eintrittspforte benutzen und eine Meningitis oder Enzephalitis verursachen.

Anosmien (= Aufhebung der Geruchswahrnehmung) und **Hyposmien** (= verminderte Geruchswahrnehmung) kommen besonders nach Kopf-

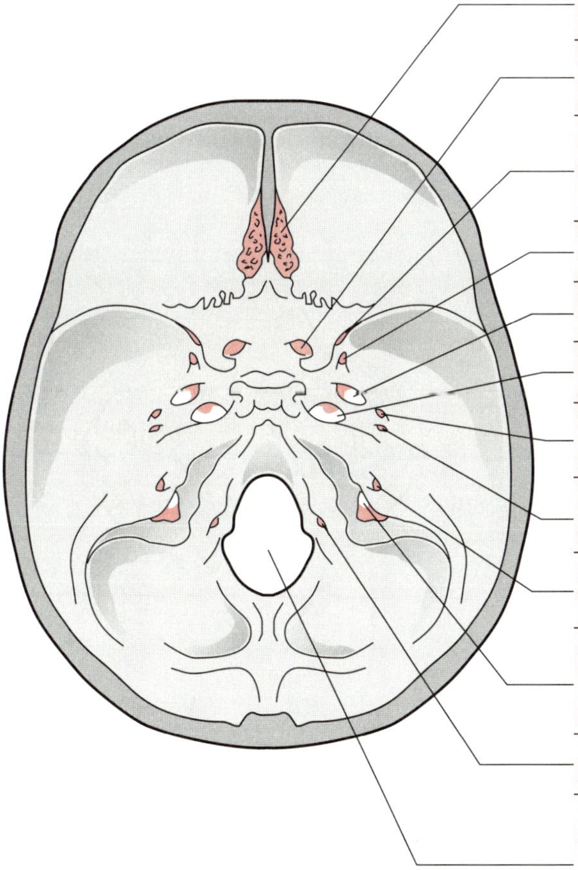

Foramina	Strukturen
Lamina cribrosa (Os ethmoidale)	Fila olfactoria Nn. olfactorii
Canalis opticus	N. opticus A. ophthalmica
Fissura orbitalis superior	N. oculomotorius, N. trochlearis, N. abducens, N. ophthalmicus nervi V
Foramen rotundum	N. maxillaris nervi V
Foramen ovale	N. mandibularis nervi V
Foramen lacerum	Sympathikus
Foramen spinosum	A. meningea media, V. meningea media
Hiatus canalis n. petrosi minoris	N. petrosus superficialis minor
Meatus acusticus internus	N. facialis u. N. vestibulocochlearis, A. labyrinthi
Foramen jugulare	N. glossopharyngeus, N. vagus, N. accessorius spinalis, Sinus transversus
Canalis hypoglossi	N. hypoglossus
Foramen magnum	Medulla u. Meningen, N. accessorius spinalis, Aa. vertebrales, A. spinalis anterior, A. spinalis posterior

Abb. Q-16: Schädelbasis mit den wichtigsten Foramina und durchziehenden Strukturen.

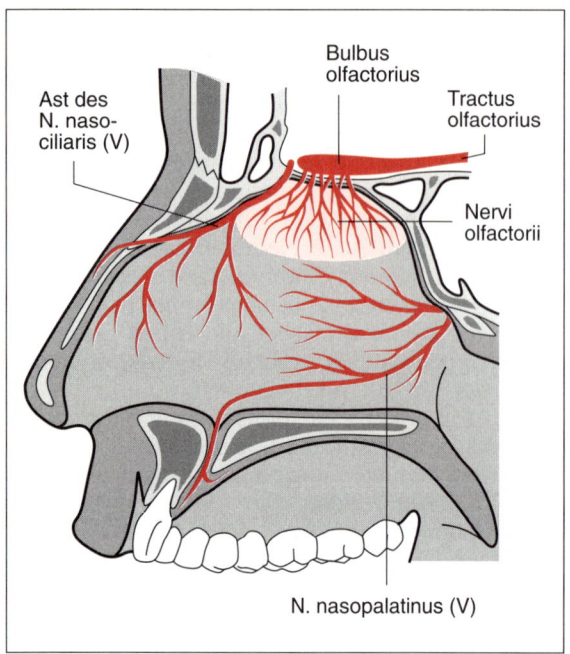

Abb. Q-17: Nasenhöhle mit Nervus olfactorius, Riechschleimhaut (markiert) und Schleimhautarealen, die von Ästen des N. trigeminus (V) versorgt werden. Von der Riechschleimhaut gelangen die Riechnerven durch die Lamina cribrosa zum intrakraniell liegenden Bulbus olfactorius.

prellungen durch Abriß der Fila olfactoria oder durch Kontusion des Bulbus olfactorius zustande. Ferner finden sich derartige Geruchsstörungen bei Rhinitis, basaler Meningitis, Tumordruck an der frontalen Schädelbasis, als Nebenwirkung bei bestimmten Medikamenten und auch kongenital. Fehlregenerate, z.B. nach traumatischer Anosmie, können Parosmien, d.h. eine falsche Geruchswahrnehmung, induzieren; dieses wird auch bei Psychosen und Neurosen beobachtet. **Hyperosmie** bezeichnet eine gesteigerte Geruchswahrnehmung, z.B. bei Kokainsüchtigen oder hysterischen Reaktionen. **Kakosmie,** d.h. widerliche Gerüche bei Exspiration, werden auf degenerative neuronale Veränderungen im Senium und auf zerfallendes, nekrotisches Gewebe zurückgeführt. Olfaktorische Halluzinationen werden bei komplex-partiellen Anfällen (olfaktorische Aura) und Psychosen beobachtet.

Die **Geruchsprüfung** erfolgt für jede Nasenöffnung getrennt mit diversen aromatischen Geruchsstoffen (z.B. Vanille, Nelkenöl, Kaffee). Ammoniak und Essig sind Trigeminusreizstoffe und helfen bei der Differenzierung von olfaktorischen Prozessen und diffusen Schleimhautprozessen (z.B. Rhinitis).

Die **Geschmackssinneszellen** liegen zusammen mit Stützzellen in ca. 2000 Geschmacksknospen in der Schleimhaut der Zungenoberfläche. Diese Zahl reduziert sich im Senium. Die Geschmacksafferenzen aus den vorderen zwei Dritteln der Zun-

ge gelangen über den N. lingualis und die Chorda tympani sowie den N. facialis zum Nucleus tractus solitarii; die Afferenzen aus den hinteren Zungenanteilen und dem Pharynx werden über den N. glossopharyngeus und N. vagus geleitet. Über den Lemniscus medialis und den Thalamus erreichen diese Afferenzen den parietalen Kortex.

Geschmacksstörungen basieren meistens auf Schädigungen der afferenten peripheren Nervenbahnen durch Trauma, auch Operationstrauma, Entzündung oder Tumordruck. Auf eine Aplasie der Geschmacksrezeptoren wird die **Ageusie** (= Aufhebung des Geschmackssinns) bei der rezessiv erblichen familiären Dysautonomie (Riley-Day-Syndrom) zurückgeführt. Auch Patienten mit einer Mukoviszidose und Turner-Syndrom sowie nach Röntgenbestrahlung der Rachenregion können unter einer **Hypogeusie** (= verminderter Geschmackssinn) leiden. Vermutlich durch Membranveränderungen bzw. Einfluß auf Ionenkanäle können verschiedene Medikamente **Hypo-** und **Dysgeusien** auslösen (z.B. Penicillin, Streptomycin, Oxyfedrin, L-Dopa, Methylthiouracil). Gelegentlich führen auch Erkrankungen des Hirnstamms (Tumoren, Multiple Sklerose) mit Alterationen des Nucleus tractus solitarii oder kortikale Läsionen zu Hypo- und Dysgeusien.

Die **Prüfung** der **Geschmacksempfindungen** süß, sauer, salzig und bitter erfolgt für jede Zungenhälfte getrennt mit entsprechenden Reizstoffen (Abb. Q-18). Die Therapie der Geruchs- und Geschmacksstörungen richtet sich nach dem Grundleiden.

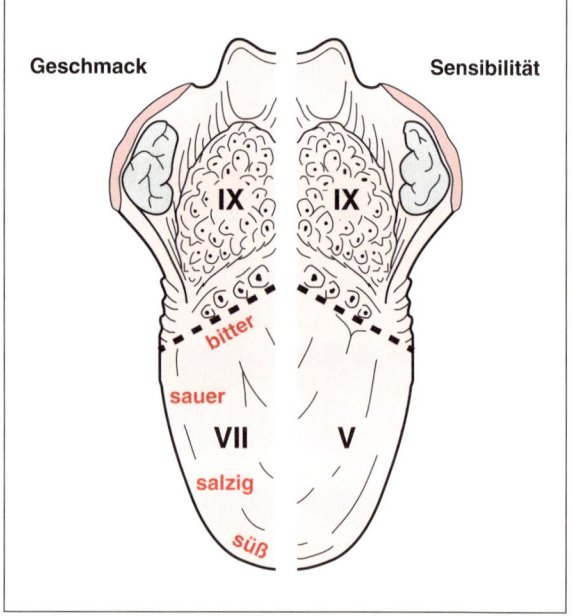

Abb. Q-18: Sensible Innervation der Zunge (N. trigeminus und N. glossopharyngeus); Geschmack (N. facialis und N. glossopharyngeus).

2.12.2 Sehen

Die **optischen Wahrnehmungen** hell, dunkel, Farben, plastisches Sehen und Bewegungssehen sind eine der wesentlichsten Grundlagen für das Bild und das Verständnis, das sich der Mensch von der Welt und dem Leben macht. Ca. 10% aller afferenten Nervenfasern des menschlichen Gehirns stammen aus dem Sehnerven (N. opticus; II), der mit seinen retinalen Ganglienzellen kein Nerv, sondern ein exponierter Hirnteil, also eine **Hirnbahn** ist. Licht, d.h. elektromagnetische Strahlen mit einer Wellenlänge von 400–750 nm, erregt die retinalen Photorezeptoren, die in **Zapfen** für Tageslicht (photopisches Sehen) und Farbensehen und in **Stäbchen** für Dunkel- oder Dämmerungssehen (skotopisches Sehen) unterteilt werden. Von den ca. 130 Millionen Photorezeptoren konvergiert die Erregung auf ca. 1 Million Ganglienzellen, deren Axone über den N. und Tractus opticus zum Corpus geniculatum laterale gelangen und nach dortiger Umschaltung (Synapse) über die Radiatio optica die okzipitale Sehrinde (Area 17; primäres Sehzentrum) erreichen. Ein kleines Faserbündel gelangt über den Tractus geniculotectalis zum Prätektum sowie zu den Colliculi superiores des Mittelhirns (Abb. Q-19). Vom Prätektum wird das Lichtsignal zu den parasympathischen Edinger-Westphal-Kernen und von dort mit dem N. oculomotorius (III) und über das Ganglion ciliare zum M. sphincter pupillae (Steuerung der Lichtreaktion der Pupille) geführt.

Vielfältige **Störungsmöglichkeiten des Visus** ergeben sich auf dem Weg zwischen Retina und dem parieto-okzipitalen Kortex. Die Netzhaut selbst ist bei der rezessiv erblichen **Retinopathia pigmentosa** betroffen und zeigt Nachtblindheit, Skotome oder ein Röhrengesichtsfeld. Ferner kommen **Netzhautschäden** u.a. bei diabetischer Mikroangiopathie, Arteriosklerose, Strahlenschäden, Nierenerkrankungen und toxisch durch Phenothiazine und Chloroquin vor. Die Stäbchen für das skotopische Sehen enthalten Rhodopsin, ein Vitamin-A-abhängiges Pigment; bei Vitamin-A-Mangel entsteht eine **Nachtblindheit.** Fehlen oder fehlerhafte Bildung eines oder mehrerer der drei Zapfenpigmente für das photopische Sehen verursacht **hereditäre Farbsehschwächen** für Rot, Grün oder Blau. Flüchtige Durchblutungsstörungen im Versorgungsgebiet der A. ophthalmica verursachen durch Ischämie der Netzhaut und des Sehnerven eine passagere monokuläre Blindheit, die sogenannte **Amaurosis fugax.** Sie ist oft Folge von Mikroembolien, die von ulzerierenden, arteriosklerotischen Plaques bei Koronarstenose ausgehen oder hämodynamisch bedingt sind. Persistierende monokuläre Amaurosen können durch Tumordruck, entzündlich-demyelinisierende sowie toxische Prozesse oder Arteriitis bedingt sein. Im N. opticus liegen die zahlreichen Nervenfasern der Fovea überwiegend, aber nicht ausschließlich, zentral. Läsionen, insbeson-

dere Demyelinisierungen im Sehnerv, aber auch Druckeinwirkungen von außen auf den Sehnerv führen deshalb zu **zentralen Skotomen** mit entsprechender Minderung der zentralen Sehschärfe und des Farbsehens; sie werden als dunkle Flecken wahrgenommen: positives Skotom. Die seltenen kortikalen Skotome werden subjektiv als Leerstellen im Gesichtsfeld bemerkt: negative Skotome. Akute sowie remittierende **Markscheidenerkrankungen des Sehnerven** bei der Multiplen Sklerose verursachen persistierende Verlangsamungen der Leitgeschwindigkeiten und lassen sich als verlängerte Latenz der visuell evozierten Potentiale (VEP) über der Sehrinde nachweisen. Im Gegensatz zur **Optikusneuritis** und **Papillitis** bei Entmar-

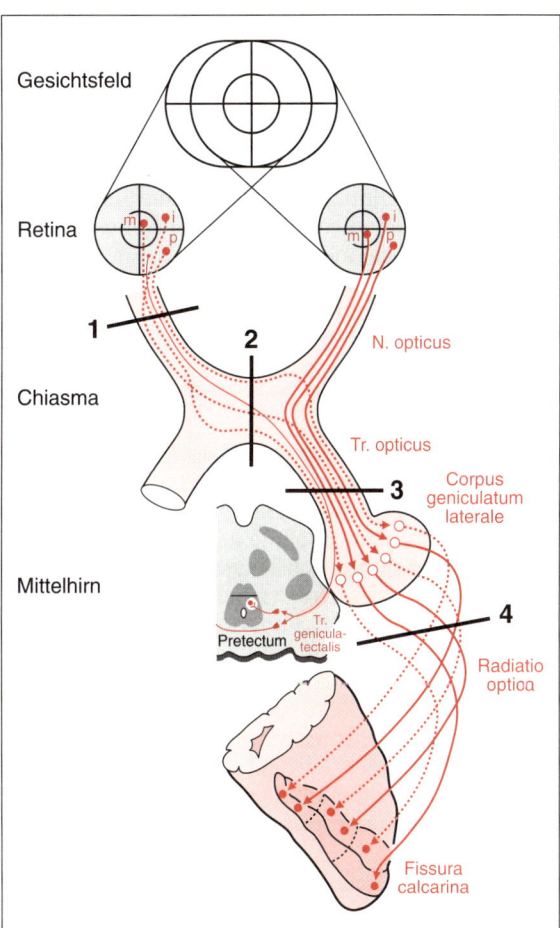

Abb. Q-19: Sehbahn mit makulärem (m), intermediärem (i) und peripherem Gesichtsfeldbereich. Vom Corpus geniculatum laterale ist der Tractus geniculotectalis für die Lichtreaktion der Pupille eingezeichnet; nach Umschaltung in der Prätektalregion erreichen die Informationen den Edinger-Westphal-Kern und weiter über den N. oculomotorius den M. sphincter pupillae. Gesichtsfeldausfälle bei verschiedenen Läsionslokalisationen: 1 = ipsilaterale Amaurose oder Zentralskotom; 2 = bitemporale Hemianopsie; 3 = kontralaterale homonyme Hemianopsie; 4 = kontralaterale homonyme Quadranten-Anopsie oder Hemianopsie.

kungskrankheiten sind Visusstörungen bei der Stauungspapille zunächst nicht oder nur gering vorhanden, allerdings zeigt sich bei der **Stauungspapille** infolge einer Stauung und Vergrößerung des Papillenquerschnitts eine Vergrößerung des blinden Flecks. Flüchtige Sehstörungen bei der Stauungspapille wie auch beim Glaukom sind vermutlich durch Hypoxie verursacht.

Das Chiasma opticum kann durch selläre und paraselläre Tumoren geschädigt werden. Es resultiert eine **bitemporale Hemianopsie.** Schädigungen des Tractus opticus zeigen eine oft inkongruente kontralaterale **Hemianopsie,** da die Fasern hier noch nicht streng geordnet sind. Dagegen führen Läsionen der Radiatio optica zwischen Ganglion geniculatum laterale und Sehrinde zu kongruenten Hemianopsien (Abb. Q-19). Bei Alterationen des unteren Teils der Radiatio optica kommt es zu einer oberen **Quadrantenanopsie,** bei einer solchen der oberen Teile zu einer unteren Quadrantenanopsie. Da die Fovea bilateral repräsentiert ist, bleiben das zentrale Sehen und auch das Farbsehen bei retrochiasmatischen Läsionen intakt. Einseitige okzipitale Läsionen führen zu kontralateralen Hemianopsien mit erhaltenem zentralen Sehen. Bilaterale kortikale Läsionen resultieren in einer kortikalen Blindheit. Bei Schädigung der prästriären visuellen Areale (Area 18, 19) entstehen optische Erkennungsstörungen **(visuelle Agnosie). Photismen** und **Flimmerskotome** bei Migräne sind vermutlich durch neuronale Übererregbarkeit bei Minderperfusion und Hypoxie verursacht. Die langsame Vergrößerung des flimmernden Skotomrands und der Sehverlust im Skotom selbst werden durch eine „spreading depression" erklärt, d.h. ein kortikaler Reiz induziert zunächst eine nervale Übererregbarkeit (Flimmern), die sich langsam kreisförmig ausbreitet und eine Unerregbarkeit (Skotom) zurückläßt. Durch kortikale Funktionsstörungen unterschiedlicher Ursachen, z.B. nach Drogen oder beim Alkoholdelir, können visuelle oder multimodale szenische Halluzinationen ausgelöst werden. Die visuelle Nichtbeachtung oder Vernachlässigung – der visuelle Neglect – einer Gesichtsfeldhälfte wird besonders bei parietalen (Area 7) und thalamischen Krankheitsprozessen beobachtet.

2.12.3 Okulomotorik

2.12.3.1 Nukleäre und infranukleäre Augenmuskellähmungen

Zahlreiche Krankheitsprozesse mit Läsionen der Kerngebiete des N. oculomotorius, N. trochlearis und N. abducens (III., IV. und VI. Hirnnerv), ihrer Axone und Endplatten sowie der Augenmuskeln selbst (Myopathien) führen zu **Augenmuskelparesen** (Ophthalmoplegie) und durch Störung der bilateralen Netzhautkorrespondenz zu **Doppelbildern.** Bei den meisten Krankheitsprozessen ist nur ein Auge partiell betroffen. Endplattenstörungen,

z.B. die Myasthenie, und mitochondriale Myopathien sowie andere Muskelerkrankungen manifestieren sich oft bilateral. Der subjektiv empfundene Abstand der Doppelbilder nimmt bei Blick in die Zugrichtung des gelähmten Muskels und mit der Entfernung des fixierten Gegenstands zu. Abbildung Q-20 zeigt die Zugrichtung der Augenmuskeln. Durch Änderung der Kopfhaltung kann der Patient teilweise eine Diplopie vermeiden. Der Untersucher hat dies zu beachten. Bei **Okulomotorius-Paresen** (III) kann durch die Parese des quergestreiften M. levator palpebrae eine Lidheberparese, eine partielle oder komplette **Ptose** entstehen. Eine Schwäche des Oberlids mit einer Verengung der Fissura palpebrae findet sich auch bei Läsionen des N. sympatheticus durch Parese des glatten M. tarsalis superior; durch Willkürbewegung kann dies korrigiert werden: „Pseudoptose". Die Okulomotorius-Parese wird als „äußere" bezeichnet, wenn nur die zugehörigen Muskeln betroffen sind; von einer „inneren" Okulomotorius-Parese spricht man, wenn durch Alteration der parasympathischen Okulomotoriusfasern eine Mydriasis entstanden ist. Letzteres findet sich besonders bei Hirndruck, der die im Okulomotorius-Querschnitt außen gelagerten parasympathischen Fasern besonders leicht alteriert, und bei Krankheitsprozessen im Ganglion ciliare, in dem die parasympathischen Fasern umgeschaltet werden. Bei bilateraler Ptose können die Pupillen durch die Lider verdeckt sein, manche Patienten ermöglichen dann durch Reklination des Kopfs und Kontraktion der Mm. frontales das Sehen.

Leichte, einseitige Lidspaltenverengungen sind bei ca. $\frac{1}{3}$ der Normalbevölkerung zu beobachten. Ohne Bedeutung kann auch eine episodische leichte Ptose bei Ermüdung sein. Uni- oder bilaterale Abduktionsparesen mit Ptose und Bulbusretraktion bei Adduktion charakterisieren das Duane-Syndrom, das auf einer Aplasie des Abduzenskerns und einer Fehlinnervation durch Okulomotoriusfasern basiert. Eine Erweiterung der Lidspalte und ein seltener Lidschlag zeigen sich bei der Parkinsonschen Krankheit und der Hyperthyreose. Bei letzterer wird das Zurückbleiben des Oberlids bei Blicksenkung Graefe Zeichen genannt.

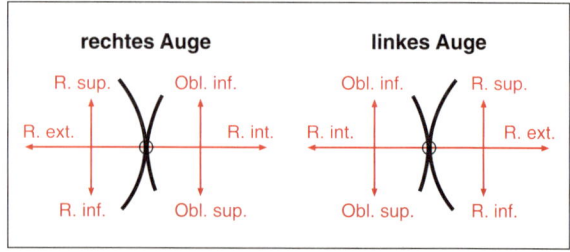

Abb. Q-20: Zugrichtung der Augenmuskeln. In Mittelstellung wirken bei der Hebung die Mm. rectus superior und obliquus inferior, bei der Senkung die Mm. rectus inferior und obliquus superior zusammen.

Bei langsam progredienten Krankheitsprozessen, bei solchen, die in früher Kindheit aufgetreten sind, und bei einigen Augenmuskelerkrankungen besteht subjektiv durch eine zentrale Unterdrückung (Exklusion) keine Diplopie. Bei kongenitalem oder frühkindlichem **Strabismus** (Schielen) findet sich eine „Schielamblyopie",d. h. Schwachsichtigkeit **eines** Auges durch zentralnervöse Unterdrückung des störenden Doppelbilds, da keine normale zentrale neuronale Etablierung des visuellen Systems erfolgt ist. Bei Neugeborenen funktioniert die Blickkoordination beider Augen noch nicht; erst mit sechs Monaten ist die binokuläre Fixation etabliert.

2.12.3.2 Supranukleäre Blicklähmungen

Blicklähmungen sind Störungen der koordinierten **binokulären Augenbewegungen.** Sie verursachen bis auf seltene Ausnahmen **keine** Doppelbilder. Supranukleäre Blicklähmungen sind mittels des vestibulo-okulären Reflexes von Augenmuskelparesen zu unterscheiden; bei letzteren bleibt die Reaktion aus, bei ersteren bewegen sich die Augen bei passiven Kopfbewegungen in Gegenrichtung.

Ipsilaterale, horizontale Blickparesen werden bei Läsionen der parapontinen Formatio reticularis (PPFR), die ventral des Abduzenskerns im Pons liegt, ausgelöst. Kontralaterale Blickparesen zeigen sich bei Frontalhirnläsionen. Letztere gehen mit einer Blickdeviation zur Herdseite einher **(Déviation conjuguée).** Die Impulse für die vertikalen Blickbewegungen werden wahrscheinlich auch über die PPFR geleitet und von dort zur mesenzephalen Formatio reticularis projiziert. Das vertikale Blickzentrum liegt im rostralen, interstitiellen Kern des hinteren Längsbündels (Fasciculus medialis longitudinalis). Vertikale Blickparesen treten nur nach bilateralen, horizontale auch nach unilateralen Läsionen auf.

Bei der **internukleären Ophthalmoplegie** (INO) bleibt beim Blick zur Seite das adduzierende Auge zurück; dies deutet auf eine Läsion der Verbindung zwischen der PPFR über das hintere Längsbündel zum M. rectus internus der Adduktionsseite hin. Die INO kommt häufiger beidseitig als einseitig vor und ist meistens durch einen Entmarkungsherd im hinteren Längsbündel verursacht. Die Konvergenzbewegungen bleiben über tektale Verbindungen dabei erhalten. Eine schwache Form der INO äußert sich in einem dissoziierten Horizontalnystagmus. Dabei besteht ein frequenter Blickrichtungsnystagmus des abduzierenden und ein grobschlägiger langsamer des adduzierenden Auges. Das „one and a half"-Syndrom zeigt eine horizontale Blickparese zur Seite der Läsion (PPFR) und eine monokuläre Adduktionsparese beim Blick in die andere Richtung (Läsion des hinteren Längsbündels).

Bei der Hertwig-Magendie-Schielstellung aufgrund einer Läsion der kreuzenden Nn. trochleares im Mesenzephalon steht ein Auge tiefer und das andere Auge höher als normal, was wie die INO zu Doppelbildern führen kann.

Die **Augenbewegungen** unterscheiden sich in Sakkaden und Folgebewegungen.

Sakkaden sind rasche willkürliche schnelle Blicksprünge, die im wesentlichen visuell aufgrund einer Verrechnung des Abstands des retinalen Blickziels von der Fovea gesteuert werden. Impulse für sakkadische Bewegungen werden von frontalen und anderen Kortexarealen und vom Colliculus superior des Mesenzephalon generiert und in der PPFR organisiert. Klinisch sind Störungen der Blicksakkaden daher bei Läsionen verschiedener Hirnregionen möglich. Eine grobe Blickdysmetrie findet sich z. B. bei cerebellären Läsionen.

Folgebewegungen der Augen werden durch Verbindungen der Retina, die retinale Bildverschiebungen registriert, zum okzipitalen Kortex und von dort zur mesenzephalen Prätektalregion gesteuert. Von da aus gelangen sie über die Vestibulariskerne und den Flocculus des Kleinhirns zur Okulomotorik. Läsionen des okzipitalen Kortex und seiner Verbindungen zum Mesenzephalon führen zu einer Störung des optokinetischen Nystagmus nach kontralateral. Läsionen von Hirnstammstrukturen und des Cerebellums induzieren optokinetische Störungen nach ipsilateral.

2.12.4 Nervus trigeminus

Der V. Hirnnerv besitzt **sensible, motorische** und **autonome** Fasern. Sein Hauptkerngebiet liegt im Pons. Entsprechend der großen Bedeutung der perioralen Sensibilität und der Vibrissen („Tasthaare") bei Tieren zeigt sich in der Phylogenese eine enorme Differenzierung und eine große kortikale Repräsentation des N. trigeminus. Seine Funktion ist beim Menschen eine wichtige Grundlage für Sprache sowie Schutz von Augen, Gesicht, Nase und Mundhöhle.

Der **sensorische Teil** des N. trigeminus hat seinen Kern im Ganglion Gasseri auf der Felsenbeinspitze. Die bipolaren Nervenzellen leiten die sensiblen Afferenzen vom Gesicht und den frontalen Kopfpartien bis zum Vertex, von den vorderen $2/3$ der Zunge (s. Abb. Q-18), der Mund-, Augen- und Nasenhöhle (nicht der Area olfactoria), des harten und weichen Gaumens, der paranasalen Sinus und großer Teile der Dura mater zu den sensorischen Kernen des Hirnstamms. Von dort gelangen die Impulse über den Thalamus zum sensomotorischen Kortex (Abb. Q-21 u. Q-22). Der Hauptkern des N. trigeminus, der Nucleus terminalis principalis im dorsolateralen Pons, ist die Schaltstation für die **Berührungsafferenzen.** Die Afferenz für Schmerz und Temperatur sowie grobe Berührung werden im Tractus und Nucleus spinalis umgeschaltet. Sie erstrecken sich bis zum 4. Zervikalsegment. Bei Prozessen im oberen Halsmark und der Medulla oblongata kann durch ihre Alteration eine

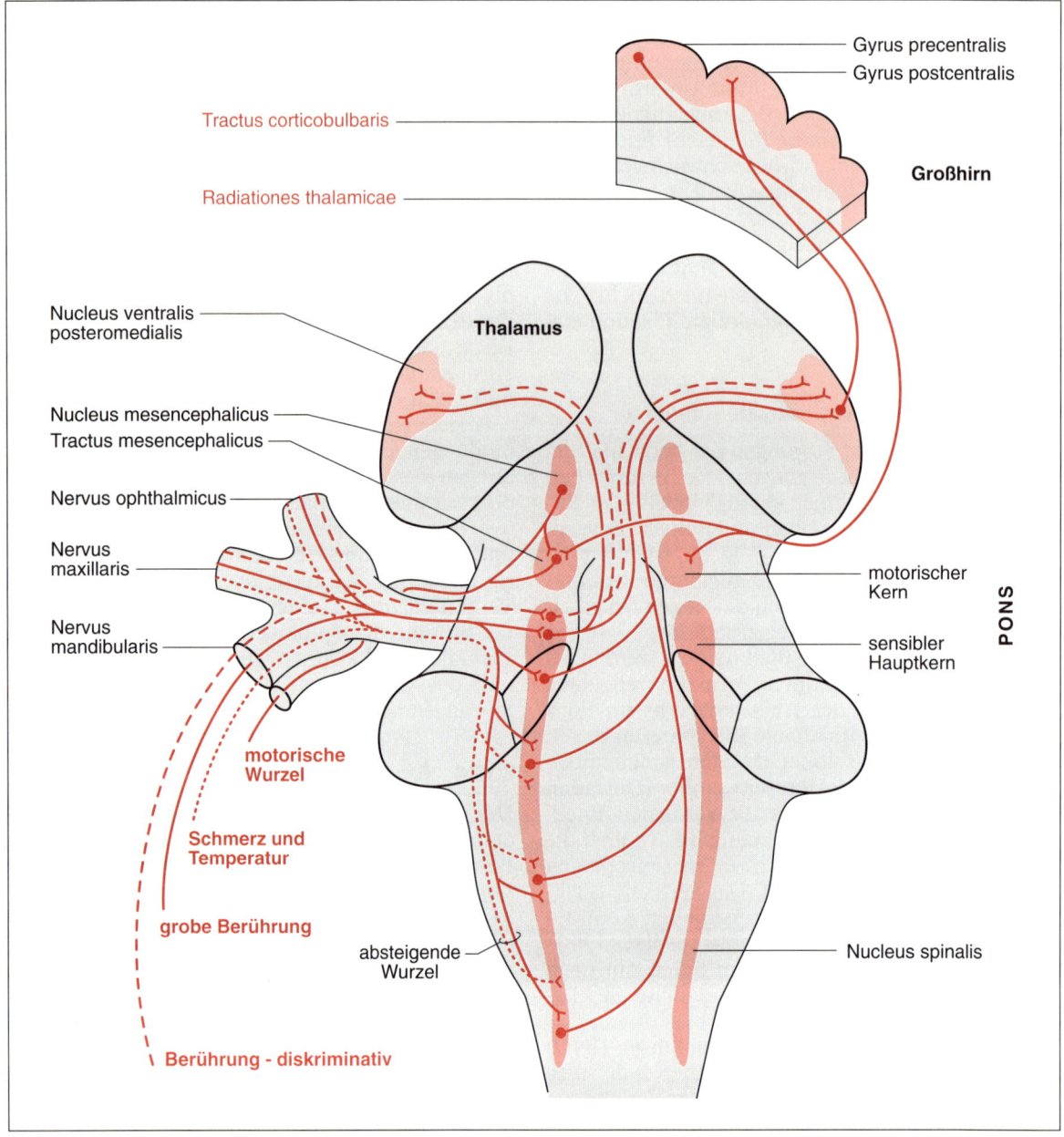

Abb. Q-21: Der N. trigeminus und seine zentralen Verbindungen. Dargestellt sind u. a. die anatomischen Grundlagen zum Verständnis der dissoziierten Sensibilitätsstörung im Gesicht (siehe Text).

dissoziierte Sensibilitätsstörung im Gesicht entstehen. Dabei sind Schmerz- und Temperaturempfinden gestört, die diskriminative Berührungsempfindung jedoch erhalten (z. B. Wallenberg-Syndrom). Der Tractus und Nucleus mesencephalicus dienen propriozeptiven Afferenzen als Schaltstelle. Läsionen des peripheren Trigeminusnerven und seiner Äste verursachen die Sensibilitätsstörungen in den Arealen des N. ophthalmicus, maxillaris und mandibularis. Dagegen deuten zwiebelschalenförmige Sensibilitätsstörungen auf eine Läsion des Tractus und Nucleus spinalis. Schädigungen im oberen Traktusbereich lokalisieren die Störung um den

Mund und die Nase, weiter kaudal gelegene Störungen verursachen schalenförmige Ausfälle, die vom Kinn zur Stirn laufen (Söldersche Linien).

Der **Nucleus masticatorius** im lateralen Pons ist der **motorische Kern** des N. trigeminus (Abb. Q-21). Seine Neurone verlassen die Schädelbasis durch das Foramen ovale und innervieren u. a. die Mm. masseter, temporales und pterygoidei. Bei Ausfall sind Kauen, Öffnen und Schließen sowie Vorwärts- und Seitwärtsbewegungen des Munds bzw. des Unterkiefers gestört. Bei einseitigem Ausfall weicht der Unterkiefer beim Mundöffnen zur kranken Seite ab. Der Nucleus masticatorius erhält bilaterale

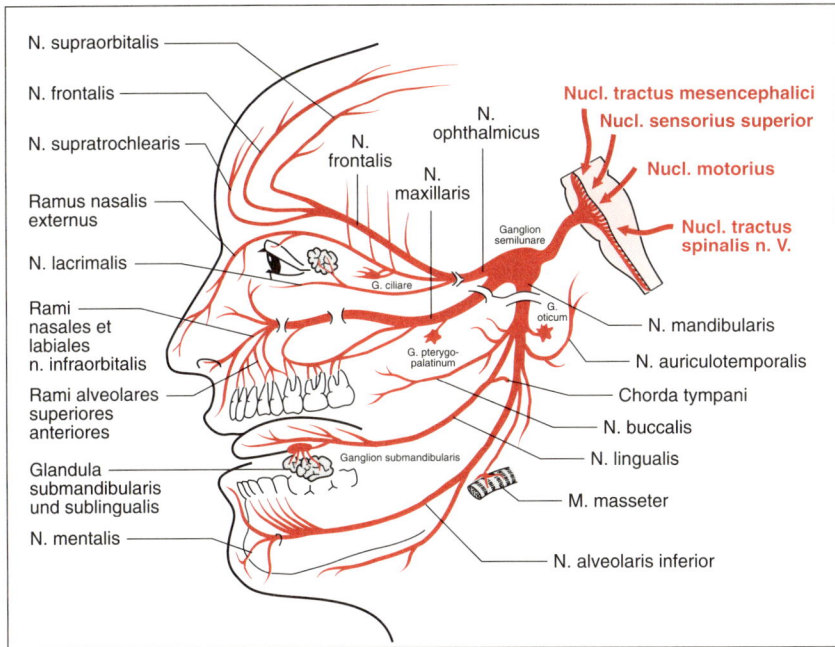

N. supraorbitalis
N. frontalis
N. supratrochlearis
Ramus nasalis externus
N. lacrimalis
Rami nasales et labiales n. infraorbitalis
Rami alveolares superiores anteriores
Glandula submandibularis und sublingualis
N. mentalis

N. frontalis
N. ophthalmicus
N. maxillaris
Ganglion semilunare
G. ciliare
G. oticum
G. pterygo-palatinum
Ganglion submandibularis

Nucl. tractus mesencephalici
Nucl. sensorius superior
Nucl. motorius
Nucl. tractus spinalis n. V.

N. mandibularis
N. auriculotemporalis
Chorda tympani
N. buccalis
N. lingualis
M. masseter
N. alveolaris inferior

Abb. Q-22: Der N. trigeminus und seine Äste.

kortikale Afferenzen vom Tractus corticobulbaris sowie weitere supranukleäre, extrapyramidale Innervationen vom prämotorischen Kortex und den Basalganglien. Auf dieser anatomischen Grundlage sind unter pathologischen Verhältnissen spastische Tonuserhöhungen, Reflexsteigerung und Tremor, z. B. bei der amyotrophen Lateralsklerose und der Parkinsonschen Krankheit, verständlich.

Parasympathische Fasern des N. facialis und N. glossopharyngeus aus dem Nucleus salivarius superior laufen streckenweise mit den Ästen des N. trigeminus, so daß bei dessen Störung Sekretionsanomalien der Tränen- und Speicheldrüsen auftreten können.

Die Prüfung des **Kornealreflexes** ist für die Beurteilung der Funktion des N. trigeminus sehr wichtig. Sein Ausfall kann das erste Zeichen einer Schädigung sein. Nach Reiz der Kornea mit dem Wattebausch läuft der afferente Impuls über den N. ophthalmicus zum Pons. Die Reflexantwort wird über den N. facialis beidseits zu den Mm. orbicularis oculi geleitet. Die Reflexantwort ist also beidseitig zu beobachten, was bei einer einseitigen Fazialisparese von diagnostischer Bedeutung ist. Da der Reflexbogen auch einen kortikalen Schenkel hat, ist verständlich, daß auch bei Großhirnhemisphären-Prozessen kontralaterale Reflexausfälle vorkommen können.

Die **Trigeminusneuralgie,** die häufigste Hirnvenneuralgie überhaupt, zeigt entsprechend der Neuralgiedefinition zwar äußerst schmerzhafte Schmerzparoxysmen und Triggerphänomene, jedoch keine neurologischen Ausfälle. Letztere kennzeichnen die Trigeminusneuropathie. Die Pathophysiologie der Trigeminusneuralgie ist nicht in allen Einzelheiten geklärt. Permanente und pulsatile Druckeinwirkungen auf die Trigeminuswurzel (z. B. durch Gefäße) am Eintritt in den Pons haben im Sinne einer ektopischen Schmerzgeneration Bedeutung. Getriggerte Schmerzphänomene können durch eine ephaptische Übertragung von Berührungs- oder Bewegungsimpulsen auf die Schmerzfasern erklärt werden. Inwieweit elektronenmikroskopisch nachgewiesene Vakuolisierungen der Ganglienzellen (Gasseri), segmentale Demyelinisationen, Quellungen der Achsenzylinder und Mikroneurome im Einzelfall eine pathogenetische Bedeutung haben, ist ungeklärt.

Noch zahlreiche andere Krankheitsprozesse können den peripheren oder zentralen Anteil des Trigeminus affizieren und seine Funktionen stören: Zahnerkrankungen, Sinusitis, Glaukom, Neuritis (z. B. infektiös, Vitamin-Mangel, Trichlorethylen), Herpes zoster, Kollagenosen, Tumor, Metastasen, Aneurysma, Trauma, Meningoenzephalitis, Multiple Sklerose, Gefäßprozesse, Insulte, Syringobulbie.

▼ Therapeutische Hinweise

Bei der Trigeminusneuralgie sind Carbamazepin oder Diphenylhydantoin oft hilfreich. Wenn kein medikamentöser Effekt zu erzielen ist, bringt die Operation nach Janetta mit Dekomprimierung der Trigeminuswurzel oft Schmerzfreiheit. Mit Hilfe einer stereotaktischen Operation lassen sich im Ganglion Gasseri die Schmerzafferenzen ausschalten (Thermorhizotomie).

2.12.5 Fazialisnerv

Der N. facialis (VII. Hirnnerv) ist ein **motorischer Nerv,** der mit Ausnahme der Kau- und Zungenmuskulatur die gesamte mimische und Kopf-schwartenmuskulatur sowie das Platysma versorgt. Außerdem führt er **parasympathische Fasern** (N. intermedius) für die Speichel- und Tränendrüse und sensible Fasern für den Geschmack der vorderen 2/3 der Zunge (s. Abb. Q-18) und die Sensibilität der Ohrregion. Das motorische Kerngebiet liegt im Pons (Abb. Q-23); die zunächst dorsomedial verlaufende intrapontine Fazialisnervenwurzel schlingt sich um den N. abducens und die parapontine Formatio reticularis (PPFR; Fazialisknie) und verläßt seitlich in nächster Nähe zum Abduzens-, Trigeminus-, Cochlearis- und Vestibularisnerven im sogenannten Kleinhirnbrückenwinkel den Hirnstamm (Abb. Q-23). Durch den Meatus acusticus internus und den Fazialiskanal im Felsenbein, das er durch das Foramen stylomastoideum wieder verläßt, gelangt der Fazialisnerv durch die Glandula parotis und über seine Endverzweigungen zur Gesichtsmuskulatur. Von kortikalen Zentren der Gesichtsmotorik im unteren Drittel des Gyrus precentralis gelangen die supranukleären Nervenfasern über die innere Kapsel zum Pons, wo die Fasern für die untere Gesichtshälfte, u.a. für die periorale Muskulatur, kreuzen, während die Stirn- und die periokuläre Muskulatur durch eine bilaterale, supranukleäre Innervation versorgt werden. Dies macht verständlich, warum bei supranukleärer Läsion, insbesondere bei Kapselprozessen (Capsula interna), lediglich eine kontralaterale Fazialismundast-Schwäche besteht, während nukleäre und infranukleäre Krankheitsprozesse die gesamte ipsilaterale Gesichtsmuskulatur paralysieren. Die Fazialiskerne erhalten auch eine bilaterale Innervation von den Basalganglien und dem Hypothalamus, durch die emotionale und automatische Bewegungen und der Muskeltonus gesteuert werden. Bei hier lokalisierten Krankheits-

prozessen kann die automatische und emotionale Mimik gestört sein, während Willkürbewegungen der Gesichtsmuskulatur intakt sind. Die Parese des M. stapedius im Mittelohr steigert die Spannung der kleinen Gehörknöchelchen und kann eine Hyperakusis verursachen. Dies ist gelegentlich bei peripheren Fazialisparesen zu beobachten.

Im Ganglion geniculi im Felsenbein liegen die sensorischen Zellen. Die präganglionären parasympathischen Fasern aus dem Nucleus salivarius werden hier auf die postganglionären Nervenfasern umgeschaltet und gelangen zu den Tränen- und Speicheldrüsen. Geschmacksafferenzen von den vorderen 2/3 der Zunge laufen über den N. lingualis und die Chorda tympani und sensible Informationen aus der Ohrmuschel und dem äußeren Gehörgang sowie der Parotis zum Nucleus tractus solitarii. Herpes-zoster-Infektionen im Ganglion geniculi können zu einer kompletten Fazialislähmung mit Hyperakusis, Ageusie in den vorderen 2/3 der Zunge, Hyposalivation, gemindertem Tränenfluß und neuralgischen intensiven Ohrenschmerzen führen (Hunt-Syndrom).

Verschiedene Krankheitsprozesse können die **Reflexaktivität** des Fazialis verändern. Beim Schlag mit dem Perkussionshammer auf die Glabella zwischen den Augenbrauen kommt es durch eine Dehnung des M. orbicularis oculi zu einer Kontraktion des Augenringmuskels. Bei nukleären und infranukleären Fazialisläsionen ist dieser physiologische Eigenreflex abgeschwächt oder erloschen. Bei supranukleären und extrapyramidalen Erkrankungen, z.B. bei der Parkinsonschen Krankheit, kann er gesteigert und unerschöpflich sein, d.h. nicht die physiologische Habituation zeigen. Bei einer neuromuskulären Übererregbarkeit, wie z.B. der Tetanie, läßt sich das Fazialisphänomen oder **Chvostek Zeichen** auslösen: Beim Beklopfen des

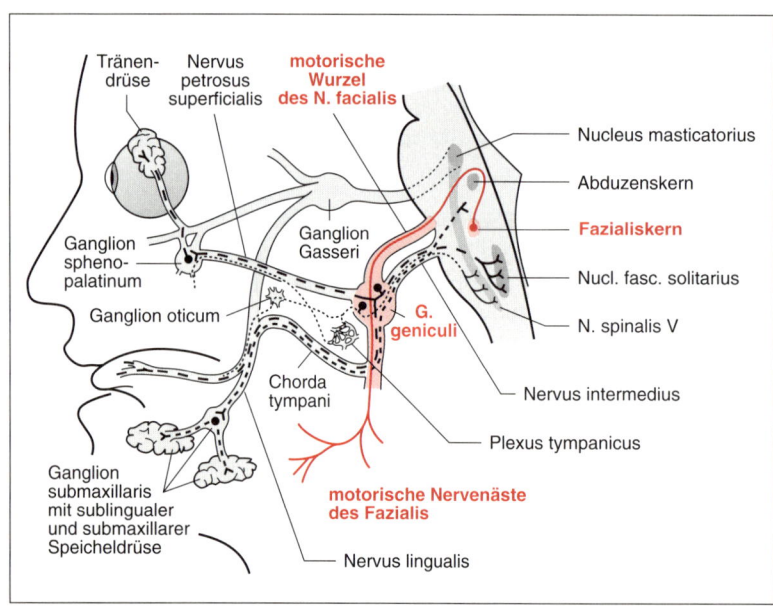

Abb. Q-23: Der N. facialis und seine zentralen Verbindungen.

Fazialisnerven vor dem unteren Ohransatz zeigt sich dann eine kurze Muskelkontraktion; sie ist besonders in der ipsilateralen perioralen Muskulatur zu beobachten.

Periphere Fazialislähmungen haben bei einer jährlichen Inzidenz von 23 pro 100000 Einwohnern eine große klinische Bedeutung. Bei über ²/₃ der Kranken bleibt die Ursache der Nervenschädigung unbekannt. Vermutet werden immunologische Vorgänge, mikrozirkulatorische Alterationen und/oder Virusinfekte. Inspektion bei Operationen und autoptische Beobachtungen belegen vor allen Dingen Störungen der Mikrozirkulation mit nervaler Ischämie und Hämorrhagie. Bei ca. 14% der Patienten ist eine infektiöse und bei ca. 6% eine traumatische Genese evident. Durch eine Mitschädigung der sensiblen Nervenanteile klagen ca. 50% der Kranken über periaurikuläre Schmerzen oder Parästhesien. Anomalien der Tränen- und Speichelsekretion sowie des Geschmacks und eine Hyperakusis sind wesentlich seltener. Es ist ein Irrtum zu glauben, man könne aus dem Vorhanden- oder Nichtvorhandensein dieser Symptome auf die Schädigungslokalisation im Nervenverlauf schließen. Es ist zwar richtig, daß eine Hyperakusis die Läsion am oder oberhalb des Abgangs des N. stapedius lokalisiert, aber auch eine rein motorische Schädigung kann hier liegen, ohne alle Nervenfunktionen zu alterieren. Während früher bei der idiopathischen Fazialislähmung eine Schädigung im Canalis Fallopi angenommen wurde, haben intraoperative Reizversuche gezeigt, daß die Läsion in der Regel im labyrinthären Anteil des Fazialiskanals, also weiter proximal liegt.

Durch **elektromyographische** Untersuchungen läßt sich feststellen, ob die Lähmung lediglich auf einer neuralen Funktionsstörung (**Neurapraxie**, ca. 50% der Fälle) beruht, oder ob eine nervale Degeneration vorliegt. Immer ist eine inkomplette Lähmung prognostisch günstiger als eine komplette. 3–4 Tage nach der Lähmung läßt sich durch perkutane elektrische Reizung des Fazialisnerven am Kieferwinkel der **Schwellenwert** des Nerven bestimmen und mit der gesunden Seite vergleichen. Bei Neurapraxie bleibt der Wert seitengleich. Durch maximale Elektrostimulation ab dem 10. Tag der Lähmung sind durch Seitenvergleich weitere prognostische Daten zu erheben. 2–3 Wochen nach Krankheitsbeginn sprechen elektromyographisch registrierte Fibrillationspotentiale für eine Denervation, gleichzeitig und bei späteren Kontrollen sind die Innervationsverhältnisse und auch Reinnervationshinweise zu beurteilen und prognostisch aussagefähig. Glücklicherweise kommt es bei der überwiegenden Zahl der Fälle zu guten Heilungsresultaten. Durch ausbleibende oder inkomplette Reinnervation, fehlgeleitete Regenerate und ephaptische Übertragungen können persistierende Paresen, Kontrakturen und pathologische Mitbewegungen erklärt werden. Bei letzteren kommt es z.B. bei Willkürinnervation der perioralen Musku-

latur zur Kontraktion des Augenschließmuskels. Diese Phänomene und auch Kontrakturen können operativ gebessert werden.

Irritative motorische Phänomene (**klonische Zuckungen**) können durch epileptische Foci im kortikalen motorischen Repräsentationsareal des Fazialis bei sehr verschiedenen Krankheitsprozessen ausgelöst werden. Faziale Dyskinesien und Blepharospasmus kommen bei Chorea, Athetose, Dystonie und als Nebenwirkung von verschiedenen Medikamenten (z.B. L-Dopa, Neuroleptika) vor und werden auch idiopathisch im Rahmen des Meige-Syndroms beobachtet. Der Spasmus facialis, eine tonische, sekunden- oder minutenlang anhaltende Kontraktion einer Gesichtsseite, geht vermutlich auf eine arterielle Druckeinwirkung auf den Nerven zurück. Heute werden Behandlungsversuche mit der Injektion von Botulinustoxin in der Endplattenregion durchgeführt. Durch Fehlanschlüsse von parasympathischen Fasern der Speichelsekretion an solche für die Tränensekretion können Tränen bei Geschmacksempfindungen ausgelöst werden (sogenannte Krokodilstränen).

▼ Therapeutische Hinweise

Die bei der idiopathischen Fazialisparese früher übliche operative Dekomprimierung des Canalis Fallopi ist deshalb verlassen worden. In der Frühphase der Lähmung gibt man heute über 4 Tage 60 mg Prednison, das dann um tägl. 5 mg ausgeschlichen wird. Da bei der peripheren Fazialislähmung ein Lagophthalmus mit seltenem oder fehlendem Lidschlag besteht, muß die Kornea vor Fremdkörpern geschützt werden, damit nicht eine Keratitis mit Erblindung entsteht. Bewährt haben sich Liquifilm-Augentropfen, Panthenol-Augensalbe und ggf. eine Schutzbrille.

2.12.6 Vestibuläres System und Nystagmus

Die Beschleunigungsrezeptoren des vestibulären Systems liegen in den Bogengängen des Labyrinths (Kupulaorgane), die Rezeptoren für die Linearbeschleunigung und die Schwerkraft im Utrikulus und Sakkulus (Otolithenmembran). Der N. vestibularis leitet die Signale zu den Vestibulariskernen in der dorsolateralen Medulla oblongata; dort werden sie auf das 2. Neuron umgeschaltet, das u.a. über das hintere Längsbündel Verbindungen zu den Augenmuskelkernen, zur Formatio reticularis und zum Kleinhirn aufnimmt. Das vestibuläre System dient u.a. der Stabilisierung des Umweltbilds auf der Retina bei Kopf- und Körperbewegungen. Diese Aufgabe leisten u.a. der optokinetische und vestibuläre Nystagmus, d.h. langsame Augenbewegungen und repetierende entgegengesetzte Sakkaden bei Eigen- und Fremdbewegung. Läsionen des Labyrinths oder des N. vestibularis (peripheres vestibuläres System) sowie des Hirnstamms und des Kleinhirns (zentral-vestibuläres System) lösen einen pathologischen vestibulären **Spon-**

tannystagmus aus. Da die vestibulären Kerne von den Vestibularisnerven permanent tonisch erregt werden, resultiert bei einem **einseitigen Labyrinthausfall** oder einer Läsion des N. vestibularis (z. B. Morbus Menière oder Trauma) eine **Erregungsasymmetrie,** die eine langsame Augenabweichung in Richtung der peripheren Läsion und eine rasche Korrekturbewegung in die Gegenrichtung, d. h. zur gesunden Seite, verursacht (Abb. Q-24). Vereinbarungsgemäß wird die Richtung des Nystagmus nach der schnellen Bewegungskomponente bezeichnet. Ein akuter Labyrinthausfall rechts löst also typischerweise einen horizontalen Spontannystagmus nach links aus. Auf der dabei auftretenden Verschiebung des Netzhautbilds basieren

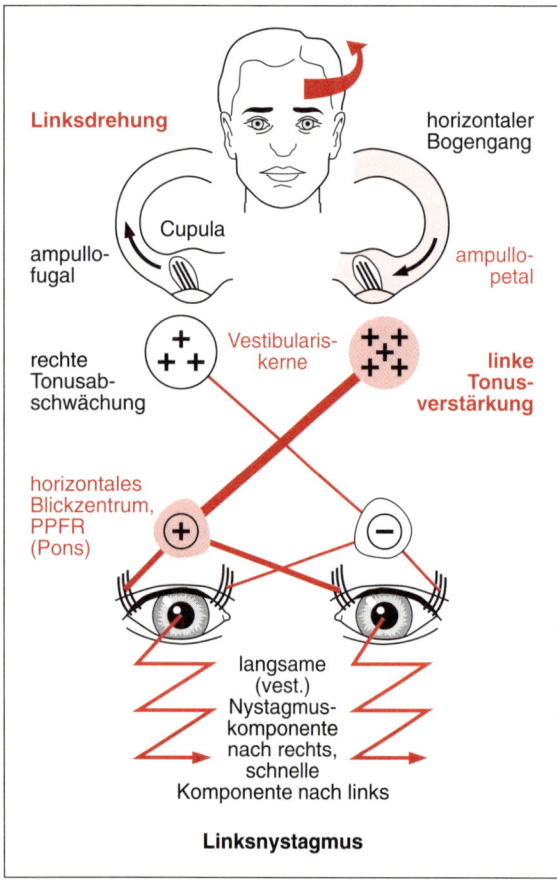

Abb. Q-24: Nystagmusentstehung bei Drehung des Kopfs nach links. Die Reizung des linken horizontalen Bogengangs führt zu einer Vestibularisaktivierung links und zu einer Exzitation des horizontalen Blickzentrums (parapontine Formatio reticularis, PPFR) rechts; von dort wird der rechtsseitige N. abducens und über das hintere Längsbündel der linke M. rectus medialis aktiviert, es resultiert eine langsame, konjugierte Blickabweichung nach rechts und eine schnelle Korrektur nach links = horizontaler Nystagmus nach links. Bei einer rechtsseitigen Läsion, z. B. einer traumatischen Vestibularisschädigung rechts, ist in gleicher Weise der Linksnystagmus zu erklären. Entscheidend ist die Tonusdifferenz zwischen rechts (–) und links (+).

ein starker subjektiver Drehschwindel (vestibulärer Schwindel) und eine Falltendenz zur Läsionsseite. Durch eine zentrale neuronale Kompensation wird das vestibuläre Ungleichgewicht meistens im Laufe von 2–3 Wochen ausgeglichen, Nystagmus und Schwindel bilden sich zurück und verschwinden. Vestibuläre Schwindelanfälle sind häufig: Neuronitis vestibularis, gutartiger paroxysmaler Lagerungsschwindel, Trauma, Morbus Menière, vertebrobasiläre Insuffizienz u. a. mehr. Bei langsam progredienten vestibulären Läsionen (z. B. Akustikusneurinom) läuft die zentrale Kompensation parallel mit der peripheren Schädigung ab, so daß keine oder nur eine geringe subjektive Schwindelsymptomatik entsteht.

Läsionen des Vestibulariskerngebiets können **Nystagmus in allen Richtungen,** auch einen rotatorischen Spontannystagmus verursachen. Oft besteht ein Horizontalnystagmus zur Gegenseite mit Gangabweichung und Falltendenz nach ipsilateral. Subjektiv wird kein oder nur ein geringer Schwankschwindel, selten Drehschwindel empfunden. Beim horizontalen Spontannystagmus ist zur Differenzierung einer peripheren von einer zentralen Nystagmusursache eine **kalorische Untersuchung** nötig. Kaltes Wasser löst einen Nystagmus zur Gegenseite, warmes Wasser zur gereizten Seite aus. Ausfall oder Minderung der kalorischen Erregbarkeit zeigt eine periphere Läsion an. Eine Verminderung des Nystagmus nur in einer Richtung bei Spülung beider Ohren zeigt eine zentrale Läsion an. Nicht alle peripher-vestibulären Funktionsstörungen sind durch eine kalorische Untersuchung nachzuweisen. Die häufig geübte Praxis, bei einer normalen Kalorisation eine periphere Nystagmusursache und einen peripheren Schwindel auszuschließen, ist falsch.

Vertikale und rotatorische Spontannystagmen sowie der dissoziierte Nystagmus (Nystagmusamplitude am abduzierenden Auge größer als am adduzierenden) – wichtiger Hinweis auf eine Läsion des hinteren Längsbündels – sind immer zentral bedingt. Auch kongenitale Nystagmen (z. B. Pendelnystagmus), die bei Fixation zunehmen, und der monokuläre Fixationsnystagmus zur Seite des fixierenden Auges (latenter Fixationsnystagmus) sind zentral verursacht.

Stimmen vestibuläre, propriozeptive und visuelle Information nicht überein, so kommt es zu einem **sensorischen Konflikt,** z. B. Höhenschwindel, und über die Erregungsausbreitung in vegetative Zentren zur Kinetose (z. B. Seekrankheit bei visuell stabilen Eindrücken aus der Schiffskabine und vestibulär instabilen Informationen durch das schwankende Schiff).

Der pathologische vestibuläre Nystagmus wird durch visuelle Fixation stark gebremst. Nystagmus muß deshalb ggf. im Dunkeln mit der **Frenzel-Brille** oder bei geschlossenen Augen mit Hilfe der Elektronystagmographie registriert werden. Da das Auge ein Dipol ist (Retina negativ gegen die positive Kornea), können Potentialschwankungen bei Augenbewegungen registriert werden und somit der Nystagmus in Ruhe und nach Rotationsbewegungen quantitativ analysiert werden.

2.12.7 Nervus cochlearis und Gehör

Der Hörbereich des Menschen reicht von ca. 16–16 000 Hertz, ein ausreichendes Hörvermögen ist bei Frequenzen zwischen 500 und 2000 Hertz gegeben. Die Frequenz der Schallwellen bestimmt die Tonhöhe, die Schwingungsamplitude die Lautstärke. Bei Defekten des Gehörgangs und des Mittelohrs ist die Hörminderung mechanisch bedingt – mechanische Schalleitungsstörung. Sie betrifft den ganzen Frequenzbereich, ist häufiger in den hohen Tönen, seltener in den tiefen Frequenzen betont (Abb. Q-25). Da dabei der Rezeptor und der

Gehörnerv sowie die Knochenleitung ungestört sind, ist die Luftleitung gegenüber der Knochenleitung verkürzt oder aufgehoben (Rinne-Versuch). Beim Weber-Versuch wird in diesem Fall zum kranken Ohr lateralisiert. Defekte des kochleären Sinnesepithels und des N. cochlearis zeigen eine Veränderung der Knochenleitung, die Luftleitung ist in diesem Fall besser. Bei Läsionen des Sinnesepithels (z. B. Morbus Menière) findet sich ein positives Recruitment. Trotz einer Schwellenerhöhung in einem Frequenzbereich (Schwerhörigkeit) nimmt die subjektive Lautheit bei langsamer Geräuschzunahme oberhalb der Hörschwelle im kranken Ohr schneller zu als auf der gesunden Seite.

Einseitige Hörstörungen sind immer auf Läsionen, die peripher der Kochleariskerne im Hirnstamm liegen, zurückzuführen, da im Hirnstamm die Gehörafferenzen mehrfach kreuzen und da-

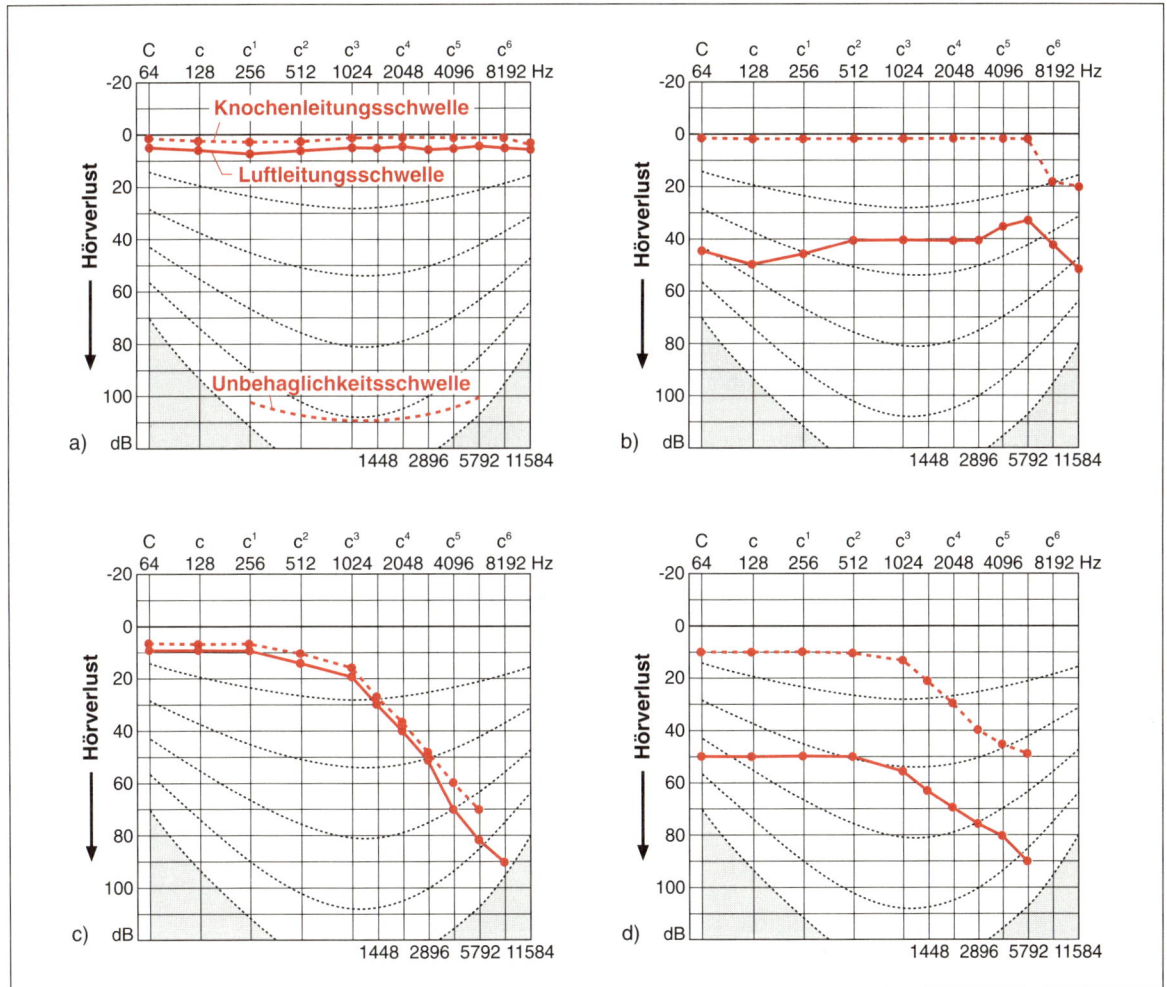

Abb. Q-25: Tonaudiogramm. (a) normales Gehör; (b) für die Luftleitung wird eine höhere Lautstärke (Dezibel) benötigt als für die Knochenleitung = Schalleitungsschwerhörigkeit; (c) keine Schwellendifferenz zwischen Luft- und Knochenleitung = Schallempfindungsschwerhörigkeit (z. B. Altersschwerhörigkeit und Akzentuierung in den hohen Frequenzen über 1000 Hz); (d) kombinierte Schalleitungs- und Schallempfindungsschwerhörigkeit mit der typischen Knochenleitungs-Luftleitungs-Differenz als Ausdruck der Schalleitungskomponente und ein Abfall im hohen Tonbereich als Ausdruck der Schallempfindungskomponente.

durch einseitige zentrale Läsionen der Hörbahnen kompensiert werden. Selten wurden bei bilateralen Ausfällen der kortikalen Hörregionen (Heschl-Gyrus im Temporallappen) kortikale Ertaubungen beschrieben. Vorübergehend können einmal einseitige kortikale Läsionen bilaterale oder kontralaterale Hörstörungen verursachen. Bei Läsionen der temporoparietalen Region der sprachdominanten Hemisphäre stehen aber in der Regel die Sprachverständnisstörungen ganz im Vordergrund (sensorische Aphasie). In der Neurologie basieren Hörstörungen meistens auf Traumen, Meningitis, Tumoren im Kleinhirnbrückenwinkel, Zirkulationsstörungen, Morbus Menière und ototoxischen Medikamenten. Der häufig zu beobachtende Tinnitus basiert wahrscheinlich auf degenerativen Veränderungen, möglicherweise auf mikrozirkulatorischen Störungen des Sinnesepithels, exakt ist seine Ursache aber nicht geklärt.

2.12.8 Nervus glossopharyngeus, Nervus vagus und Schluckstörungen

Die sensiblen Fasern des N. glossopharyngeus (Hirnnerv IX) versorgen den Pharynx, den weichen Gaumen, den Rachen, die Tonsillen, die Tuba Eustachii, die Paukenhöhle und die Geschmacksrezeptoren im hinteren Drittel der Zunge (s. Abb. Q-18). Die sensiblen Afferenzen gelangen über das Ganglion petrosum und jugulare zum Tractus und Nucleus solitarius. Die präganglionären parasympathischen Fasern vom Nucleus salivarius gelangen über den N. petrosus superficialis minor und den Plexus tympanicus zum Ganglion oticum. Von dort wird über postganglionäre Fasern die Parotis versorgt.

Neben den entsprechenden Sensibilitätsstörungen und Ageusie im hinteren Drittel der Zunge führen Glossopharyngeus-Schäden zum **Ausfall des Würgreflexes,** leichten Schluckstörungen, Abweichen der Uvula zur gesunden Seite und selten zu Tachykardie. Die zugehörigen Läsionen sind in der dorsolateralen Medulla oblongata (z.B. beim Wallenberg-Syndrom), im intrakraniellen extrazerebralen Verlauf des Nerven, im Bereich des Foramen jugulare und im peripheren extrakraniellen Nervenverlauf zu suchen. Krankheitsprozesse, die vermutlich denen bei der Trigeminus-Neuralgie entsprechen, aber ebenso unbekannt sind, verursachen die Glossopharyngeus-Neuralgie mit Schmerzmaximum in Pharynx und Zungengrund, z.T. werden sie durch Husten und Schlucken getriggert.

Das parasympathische und sensible Kerngebiet des **N. vagus (X. Hirnnerv)** liegen in der dorsalen Medulla oblongata (Nucleus dorsalis n. vagi, Nucleus und Tractus solitarius). Zugeordnet sind das Ganglion jugulare und nodosum. Durch das Foramen jugulare verlassen die Fasern die Schädelhöhle und gelangen zwischen A. carotis interna und V. jugularis abwärts und erreichen schließlich durch das Zwerchfell den Bauchraum. Versorgt werden sämtliche Eingeweide der Brust- und Bauchhöhle. Durch Druck auf den Gefäßnervenstrang am Hals läßt sich die Reaktion des Parasympathikus prüfen, es resultieren eine Bradykardie und Blutdrucksenkung. Die motorischen Fasern aus dem Nucleus ambiguus versorgen den weichen Gaumen, die Pharynx- und sämtliche Larynxmuskeln. Bei Ausfall bestehen Dysphonie bzw. Aphonie, Dysphagie, Ausfall des Würgreflexes, Gaumensegel- und Pharynxparese (Kulissenphänomen zur gesunden Seite). Ausfälle des N. vagus entstehen durch Hirnstammprozesse (z.B. Blutungen, Tumoren, Entmarkungsherde, amyotrophe Lateralsklerose, Syringobulbie); bei Krankheitsprozessen der Schädelbasis (z.B. Meningitis, Aneurysma, leukämische Infiltrate, Tumoren) und bei Nervenläsionen im extrakraniellen Verlauf (im Rahmen einer Polyneuropathie oder Mononeuropathie bzw. durch fokale Schädigungen anderer Art).

2.12.9 Nervus accessorius

Die beiden Wurzeln (Radix cranialis und spinalis) des N. accessorius (XI. Hirnnerv) verlassen den Schädel zusammen mit dem IX. und X. Hirnnerven durch das Foramen jugulare (Abb. Q-26). Der Ursprungskern des Ramus cranialis ist der Nucleus ambiguus, die Fasern verlaufen mit dem N. vagus bzw. N. laryngealis recurrens und versorgen die Larynxmuskulatur. Der Ramus externus stammt aus 5 oder 6 Zervikalsegmenten. Die Fasern gelangen

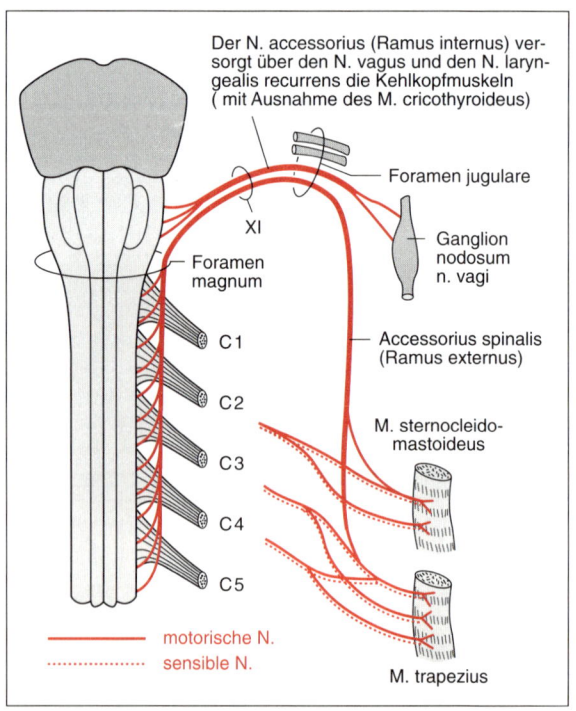

Abb. Q-26: Der Hauptanteil des N. accessorius entspringt in den zervikalen Segmenten C1 bis C5 und versorgt die Mm. sternocleidomastoideus und trapezius.

durch das Foramen magnum in den Schädelraum und verlassen ihn durch das Foramen jugulare. Der Tractus corticospinalis stellt den supranukleären Teil der Willkürmotorik dar, Haltungsinformationen stammen aus extrapyramidalen Bahnen. Ferner bestehen Verbindungen zum Tractus vestibulospinalis, tectospinalis und zu intra- und intersegmentalen Neuronen. Entsprechend dem langstreckigen Verlauf ist der Nerv durch entzündliche und tumoröse Prozesse sowie Traumen einschließlich operativer Eingriffe am Hals relativ oft betroffen; dies ist an einer **Parese des M. trape**zius und des **M. sternocleidomastoideus** leicht zu erkennen. Im Rahmen der amyotrophen Lateralsklerose kommen nukleäre Akzessoriusparesen vor. Supranukleäre extrapyramidale Systeme sind beim Tortikollis beteiligt, der heute durch lokale Injektionen von Botulinustoxin gut zu bessern ist.

2.12.10 Nervus hypoglossus

Das Kerngebiet des N. hypoglossus (XII. Hirnnerv) liegt paramedian in der dorsomedialen Medulla oblongata (Abb. Q-27). Seine Degeneration resul-

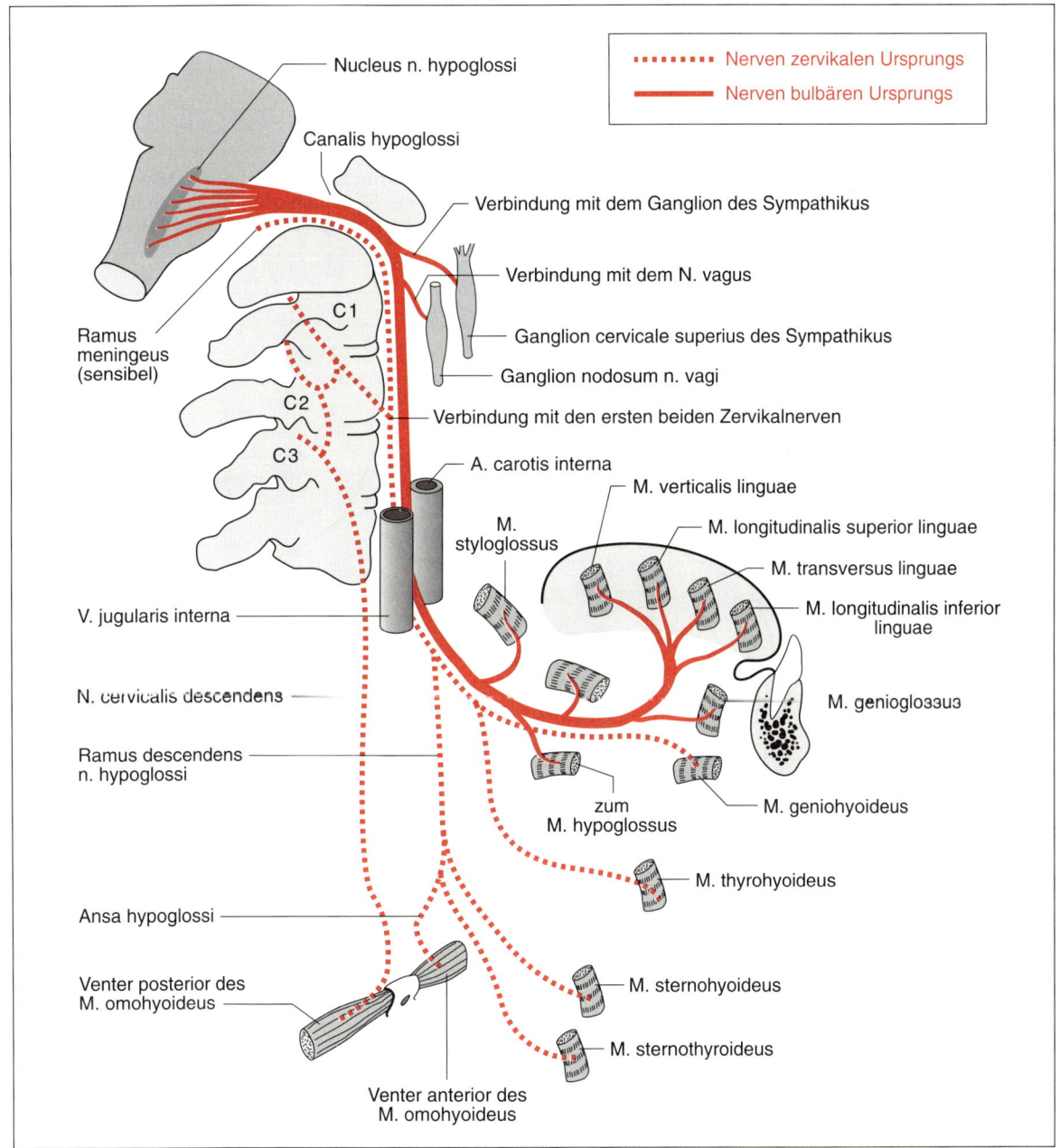

Abb. Q-27: Der N. hypoglossus hat sein Kerngebiet in der dorsomedialen Medulla oblongata. Er versorgt die Zungenmuskulatur und zusammen mit Nerven zervikalen Ursprungs zahlreiche weitere Muskeln.

tiert in **Atrophie und Parese der Zunge,** z.B. im Rahmen der Bulbärparalyse und amyotrophen Lateralsklerose. Supranukleäre Lähmungen bei erhaltener Zungentrophik finden sich u.a. bei der Pseudobulbärparalyse. Periphere Nervenschädigungen treten bei Schädelbasisfrakturen, besonders solchen, die den Canalis hypoglossi betreffen, bei entzündlichen Basisprozessen, Tumoren und auch im Rahmen von Polyneuropathien oder Mononeuropathien bei Blei-, Alkohol-, Arsen- und anderen Vergiftungen auf.

Die Hirnnerven III und IV haben ihre Kerngebiete im Mittelhirn (Abb. Q-28), die Hirnnerven V, VI und VII im Pons (Abb. Q-29) und die Hirnnerven VIII bis XII in der Medulla oblongata (Abb. Q-30). Bei unilateralen Läsionen in den genannten Gebieten zeigen sich klinisch ipsilaterale Hirnnervenausfälle und, wegen der Kreuzung der kortikospinalen Efferenzen der Motorik und spinokortikalen Afferenzen der Sensibilität, kontralaterale Ausfälle der Motorik und Sensibilität: „gekreuzte Hirnnervensyndrome".

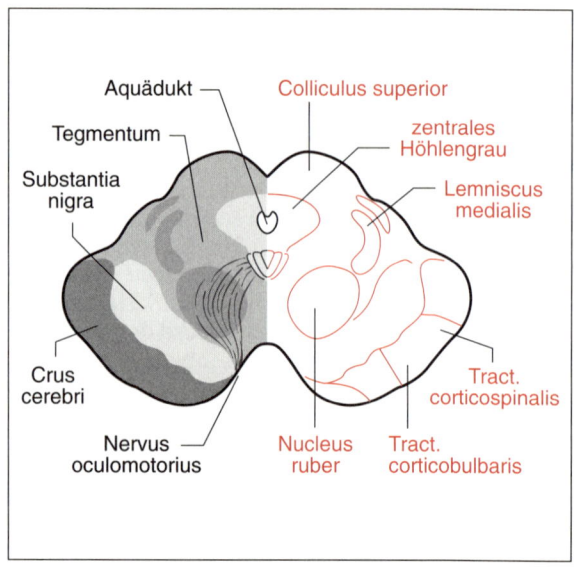

Abb. Q-28: Mittelhirnquerschnitt. Dargestellt ist das Kerngebiet des N. oculomotorius. Eine Schicht tiefer befindet sich das Kerngebiet des N. trochlearis.

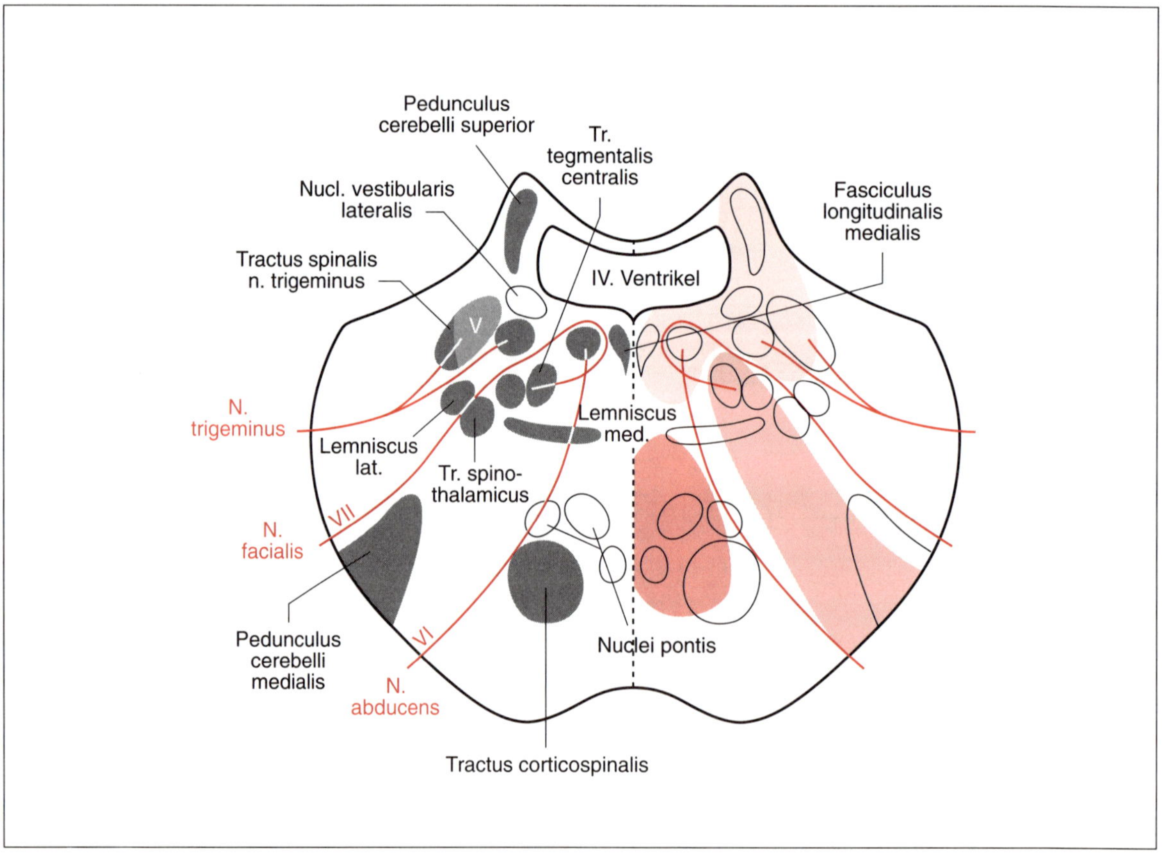

Abb. Q-29: Querschnitt durch den Pons. Häufigere Ausfallsgebiete sind gekennzeichnet (paramedianes, laterales und dorsolaterales Ponssyndrom) (modifiziert nach Hassler und Scheidt).

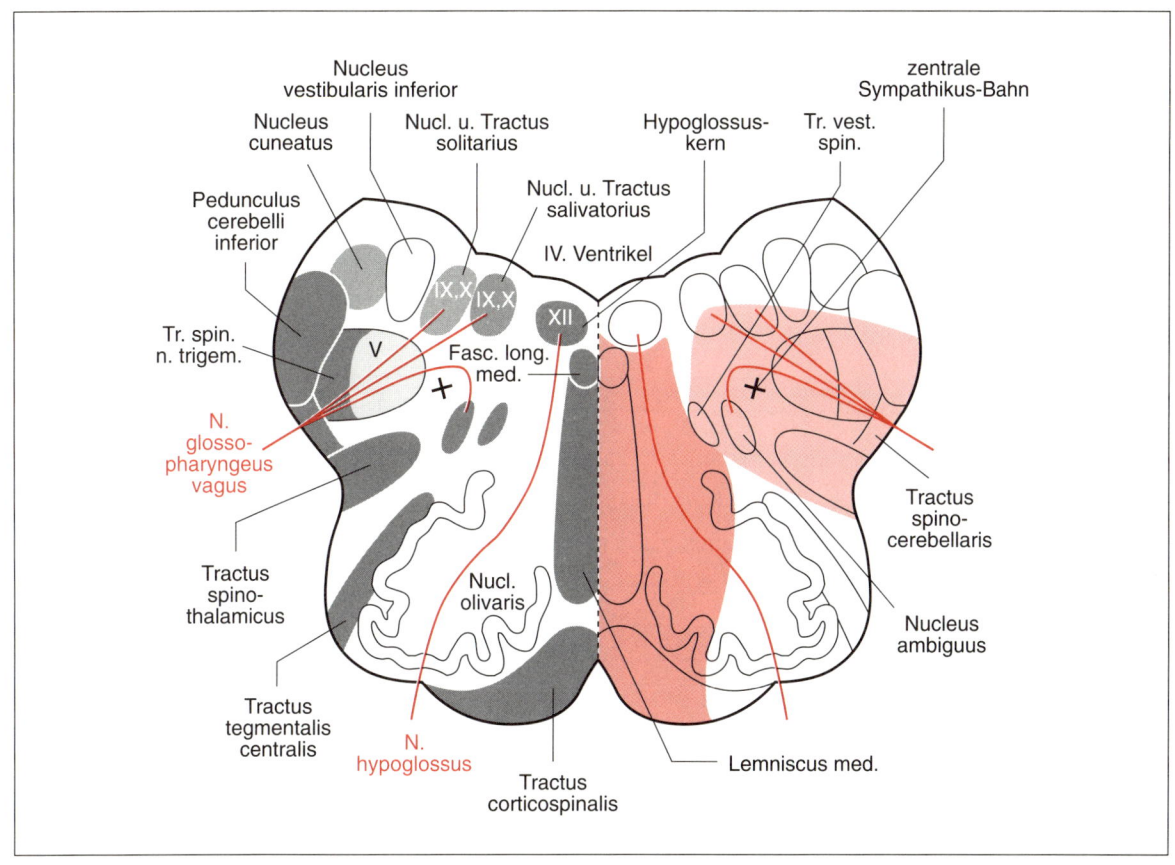

Abb. Q-30: Querschnitt durch die Medulla oblongata. Das dorsolaterale (Wallenberg-Syndrom) und paramediane Medullasyndrom sind gekennzeichnet (modifiziert nach Hassler und Scheidt).

Literatur

Barker, R. A.: Neuroscience, an illustrated guide. Ellis Horwood, New York 1991.

Baumgartner, G.: Funktion und Symptomatik einzelner Hirnregionen. In: Neurologie in Praxis und Klinik, Bd. I. Thieme, Stuttgart–New York 1983.

Brandt, Th.: Vertigo: Its multisensory syndromes. Springer, London 1991.

Brodal, A.: Neurological anatomy in relation to clinical medicine, 3rd ed. Oxford University Press, New York 1981.

Creutzfeldt, O. D.: Cortex cerebri. Leistung, strukturelle und funktionelle Organisation der Hirnrinde. Springer, Berlin–Heidelberg–New York 1983.

Borbély, A.: Das Geheimnis des Schlafes. Deutsche Verlags-Anstalt, Stuttgart 1984.

DeJong, R. N.: The neurologic examination. 4th ed. Harper & Row, Publishers, Hagerstown 1979.

Dengler, R.: The motor unit. Physiology, Diseases, Regeneration. Urban & Schwarzenberg, München–Wien–Baltimore 1989.

Haymaker, W.: Bing's local diagnosis in neurological diseases. The C. V. Mosby Company, Saint Louis 1969.

Hierholzer, K., R. F. Schmidt: Pathophysiologie des Menschen. VCH Verlagsgesellschaft mbH, Weinheim 1991.

Jerusalem, F., St. Zierz: Muskelerkrankungen. Klinik – Therapie – Pathologie. 2. Aufl. Thieme, Stuttgart–New York 1991.

Meier-Ewert, K.: Tagesschläfrigkeit. Ursachen, Differentialdiagnose, Therapie. VCH Verlagsgesellschaft mbH, Weinheim 1989.

Mesulam, M. M.: Principles of behavioral neurology. F. A. Davis Company, Philadelphia 1985.

Nieuwenhuys, R., J. Voogd Chr. van Huijzen: Das Zentralnervensystem des Menschen. Ein Atlas mit Begleittext. 2. Aufl. Springer, Berlin–Heidelberg– New York 1991.

Poeck, K.: Klinische Neuropsychologie. 2. Aufl. Thieme, Stuttgart–New York 1989.

Schmidt, R. F., G. Thews: Physiologie des Menschen. 24. Aufl. Springer, Berlin–Heidelberg–New York 1990.

Sieb, J. P., P. Bülau, A. Frömming: Herzschrittmacher-Implantation bei nicht-erkanntem obstruktivem Schlafapnoe-Syndrom. Dtsch. med. Wschr. 115 (1990) 1624–1627.

Shepherd, G. M.: The synaptic organization of the brain. 3rd ed. Oxford University Press, New York 1990.

Sachverzeichnis

Die Zahlenangaben beziehen sich auf die Seitenzahlen; fette Ziffern zeigen die Hauptfundstellen.

Basalganglien 795–796
- Läsionen 797
Basalmembran, Nieren 186–187
Basalmembranzone, Bindegewebe 702
Basaltemperaturkurve 399
- Menstruationszyklus 401
Basedow-Syndrom, HLA-System 444
Basen 574
Basophile, Normalwerte 630
Basophilie 631
Bassen-Kornzweig-Syndrom 498, 529
Batroxobin 650
Bauchspeichel s. Pankreassekret
Bauchspeicheldrüse s. Pankreas
Bayliss-Effekt 102
Becherzellen 231
Bechterew-Krankheit 34, 181, **710**
- Aorteninsuffizienz 34
- HLA-System 444
Beckenvenenthrombose 107
Becker-Kiener-Dystrophie 735–736
Becker-Myotonie 737
Begleitamyloidose 503
Begleitarthritiden 712
Behaarungstyp, Östrogenspiegel 358
Behçet-Syndrom 712
- HLA-System 444
Beinvenenthrombose 107
- Faktor-VII-Aktivität 651
Belastungsinsuffizienz 16
Belegzellen 221
Belüftung, alveolare 148
Bence-Jones-Proteine 500
Benzbromaron, Gichtarthritis 538
Benzodiazepine, Schlafphasen 792
Benzpyrene, Magenkarzinom 229
Berger-Syndrom 200
Beriberi 604
- Herzinsuffizienz 18
- Herzzeitvolumen 36
Berliner-Blau-Färbung 617
Bernheim-Syndrom 48
Bernoulli-Gleichung 15
Bernstein-Säurereperfusionstest 219
Berührungsafferenzen, N. trigeminus 811
Berührungsparästhesien 754
Beta-Blocker 20
Beta-Zellen, Wachstumshormon 313
Bettruhe, Phlebothrombose 107
Beuren-Williams-Syndrom 56
Bewegungsapparat 6799
Bewegungskoordination, cerebelläre 798
Bewegungsstörungen, Wolman-Erkrankung 274
Bewußtsein 787
Bewußtseinsstörung, Topik 787
Bewußtseinstrübung 787
B-Gastritis 226
Bienengift, Schmerzbekämpfung 757
Biermer-Syndrom, HCl-Sekretion 225
Biertrinkersyndrom, Wasserüberschuß 544
Biguanide, Malassimilation 244
Bikarbonat 575
- Bauchspeichel 297
- Magen 221
Bikarbonationen 230
Bikarbonat-Kohlensäure-CO_2-Puffersystem 575
Bikarbonatreabsorption, Regulation, renale 576
Bikarbonatregeneration 577
Bikarbonatresorption, proximal-tubuläre 190
Bikarbonatsekretion
- Dickdarm 249
- Ileum 249
- Magen 223
Bilharziose, Hypertension, portale 266
Bilirubin 614
- Anämie, hämolytische 621
- Hyperbilirubinämie 268
- Strukturformel 269

Bilirubindiglukuronid, Strukturformel 269
Bilirubin-Enzephalopathie 268
Bilirubinstoffwechsel 267–269
- Störungen 268
-- genetisch bedingte 268
Bilirubintransport 268
Bilirubin-UDP-Glukuronyltransferase 268–269
Biliverdin, Strukturformel 269
Billroth-I-Magen, Magenkarzinom 229
Billroth-I-Resektion 222, 225
Billroth-II-Magen, Magenkarzinom 229
Billroth-II-Resektion 222, 225
Bindegewebe 699
- Ablagerungen von Fremdstoffen 719
- Alterung 717
- Aufbau 699
- Bestandteile 700
- degenerative Veränderungen 717
- erworbene Veränderungen 703
- hormoneller Einfluß 701
- Mechanik 702
- Meßparameter 721
- pathologische Veränderungen 703
- Proliferation 721
- Reparation 721
- Stoffwechsel 699, 701
- Vitamine 701
- Vorkommen 699
Bindegewebserkrankungen, Begleitmyositis 744
Binnenraumszintigraphie
- Herzdiagnostik 14
- Vorhofseptumdefekte 51
Biofeedback-Therapie 760
biological response modifiers (BRM) 693
Biophysik, intravasale Strömung 92
Bioprothesen, Aorteninsuffizienz 46
Biot Atmung 171
Biotin
- Mangel 606
- Strukturformel 606
- täglicher Bedarf 606
Blähungen, Kohlenhydratresorptions-
störungen 484
Blässe, Aortenstenose 44
Blalock-Taussig-Anastomose 58
- Fallot-Tetralogie 59
Blase, autonome 805
Blasten, leukämische 633
Blastenschub, Leukämie, chronische myeloische 634
Blausucht, paroxysmale, Fallot-Tetralogie 58
Blei, Hypertonie, essentielle 137
Blickdeviation 811
Blickdysmetrie 811
Blicklähmung, supranukleäre 811
Blindheit, kortikale 806
Blind-loop-Syndrom 230
Block
- bifaszikulärer 89
- trifaszikulärer 89
Bloom-Syndrom 454
Blut 611
- Funktionen 111
- Lipidstoffwechsel 523
- Viskosität 111
Blutbildung 612
- extramedulläre 634
- Hypothyreose 341
Blutdruck 122
- Angiotensin II 127
- arterieller 92, 123
- Arterienverschluß 99
- Ausscheidungskurve, renale 128, 130
- Barorezeptoren 124
- Chemorezeptoren 125
- Dehnungsrezeptoren, in der Pulmonal-
arterie 125
-- im Vorhof 125

Blutdruck
- diastolischer, Normgrenzen 130
- Druckdiurese 127
- Herzzeitvolumen 129
- Kallikrein-Kinin-Prostaglandin-System 127
- Kontrollen, hormonale 126
- Kontrollmechanismen 123
- Lagewechsel 125
- Laktat 126
- Langzeitkontrolle 128–129
- Langzeitregulation 127
- mittlerer arterieller (MAP) 123
- Natriumdiurese 127–128
- Nervensystem 129
- Niederdruckrezeptoren 125
- Nierenfunktion 129
- Noradrenalin-Adrenalin-Vasokonstrik-
tormechanismus 126
- Physiologie 122
- Reflexkontrollmechanismen, nervöse 129
- Regulation 123
- Renin-Angiotensin(-Aldosteron)-System 127, 129
- Renin-Angiotensin-Vasokonstriktions-
mechanismus 124
- Schock 111
-- kardiogener 117
- systolischer, Normgrenzen 130
- Vasomotorzentrum 124
-- bei vermindertem zerebralen Blutfluß 126
- Vasopressin 127
- venöses System 126
- Wasserdiurese 128
Blutdruckabfall 125
Blutdruckanstieg 125
Blutdruckdifferenz, ISTA 55
Blutdruckerhöhung
- ISTA 55
- Koarktation der Aorta 56
Blutdruckmessung, Herzdiagnostik 14
Blutdruck-Puffersystem 125
Blutdruckschwelle, kritische 102
Blutdrucksteigerung, Hyperkalzämie 567
Blutgasanalyse 158
- Lungenemphysem 178
Blutgaswerte, Asthma bronchiale 175
Blutgerinnung 643
- Faktor-XII-Mangel 654
- Folgen 656
- intravaskuläre, disseminierte (DIC) 656
--- Antithrombin-III-Mangel 655
--- Fletcher-Faktor-Mangel 655
--- plasmainduzierte Veränderungen 657
- laborchemische Methoden 656
- Pathophysiologie 649
- thrombininduzierte Veränderungen 656
- Ursachen 656
Blutgerinnungsfaktoren 623, 644, 646–647, 649
- Biochemie 645
- Biosynthese 648
- plasmatische 649
- Störungen 649
- Vitamin K 603, 646
Blutgerinnungskaskade 644
Blutgerinnungsstörungen
- Phlebothrombose 107
- Urämiesyndrom 208
Blutgerinnungssystem **644**
- endogenes 644
- exogenes 644
- Kallikrein 419
- Regulationsmechanismen 644
- Schema 645
Blutglukosekonzentration, Wachstums-
hormon 313

Rhodopsin 601
Riboflavin 604
– Strukturformel 604
Ribonukleinsäure, Wachstumshormon 312
Ribose 232
ribosomale RNS 449
Ribosomen 434, 447, 456
– Aminosäuren, Verknüpfung 458
– Funktion 458
– Pathobiochemie 459
– pharmakologische Angriffspunkte 459
– Zusammensetzung 456
RiCoF (ristocetin-cofactor-activity) 648
Riedel-Thyreoiditis 343
Riesenthrombozyten 640, 642
Riesenwuchs, hypophysärer 323
Riesenzellarteriitis 713, 746
Riesenzell-Tumoren, Knochentumoren, myelogene 730
Rigor
– Basalganglien 797
– Myokardischämie 72
– Parkinson-Krankheit 797
Riley-Day-Syndrom 808
Rinne-Versuch 817
Rippenusuren, Koarktation der Aorta 56
Rippenwachstum, Akromegalie 324
RIST (Radioimmunosorbent-Test) 677
Ritanserin 432
RMP (Ruhemembranpotential), Hyper-kaliämie 558
snRNP (small nuclear ribonucleinprotein) 450
Met-tRNS 458
hnRNS (heterogene nukleare RNS) 449
m-RNS (messenger-RNS) 449, 763
r-RNS (ribosomale RNS) 449
t-RNS (transfer-RNS) 449, 763
t-RNS-Synthetase 763
RNS-Polymerase 764
RNS-Viren 776
Robertson Pupille 802
Röntgenbild
– Aorteninsuffizienz 45
– DAB 55
– Eisenmenger-Syndrom 59
– Fallot-Tetralogie 58
– Koarktation der Aorta 56
– Mitralinsuffizienz 42
– Mitralstenose 39
– Pulmonalatresie 57
– Pulmonalstenose, kongenitale 57
– „Single"-Ventrikel 60
– TGA 60
– – korrigierte 62
– Truncus arteriosus communis 62
– Vorhofseptumdefekte 51
Röntgentechniken, Herzdiagnostik 16
Röteln, Myokarditis 26
Rötelnembryopathie
– DAB 53
– Herzfehler, angeborene 49
Rohrzucker-Verbrauch, hoher, Karies 489
Rosettenphänomen, SLE 713
Roskamm-Reindell-Einteilung, Myokard-infarkt 22
Ross-Syndrom 803
Rota-Viren, Dünndarm 243
Rothmann-Makai-Syndrom 745
Rotor-Syndrom 271
– Differentialdiagnose 271
RQ (respiratorischer Quotient) 158
RTA (renal-tubuläre Azidose) 204
rt-PA (recombinant tissue plasminogen activator) 659
Rückenmark
– Afferenz, nozizeptive 750
– funktionelle Verschaltung 755
Rückenmarkläsion, inkomplette 801
Ruheatmung 163
Ruhe-EKG 30

Ruheinsuffizienz 16
Ruhe(membran)potential (RMP) 784
– Herzmuskel 3
– Hyperkaliämie 558
Ruhetremor
– Basalganglien 797
– Parkinson-Krankheit 797
Ruheumsatz, respiratorischer 589
Rumpel-Leede-Test 641
RV (Residualvolumen) 166

S

SA-Block (sinuatrialer Block) 86
– EKG 87
– partieller, EKG 87
– totaler 87
– – mit Kammerautomatie, EKG 87
Saccharasemangel 237
Saccharose-Isomaltose-Intoleranz 237
Saccharose-Isomaltose-Malabsorption **485**
Sättigungszentrum 599
Säure-Basen-Haushalt 574
– Regulation 190–191
– – physiologische 575
– – renale 575
– – Schock, septischer 118
– Störungen 578
– – kombinierte 587
– – metabolische 578
– – respiratorische 584
Säurebelastung
– endogene 579
– exogene 579
Säuren 574
– Dissoziation im Wasserstoffion 574
– Stärke 574
Säureperfusionstest nach Bernstein 219
Säuresekretion, Histamin 430
Sakkaden 811
Salicylate, Harnsäure, Reabsorption 536
Salla 469
Salmonella paratyphi 243
– typhi 243
Salmonellen, reaktive Arthritis 711
Salzhaushalt, Herzinsuffizienz 21
Salzretention, Herzinsuffizienz, chronische 18
Salzverlustnephropathie 365
Salzverlustsyndrom
– 18-Hydroxylierungsdefekt 366
– renales 204
Sammelrohr 186–187
Sandhoff-Syndrom 531
Sanfilippo-Syndrom 469, 706
Saralasin, Hypertonie 139–140
Sarkoidose 177, 181
– Begleitmyositis 744
– Herzinsuffizienz 34
– Hypopituitarismus 318
– Myokarditis 27
Sarkolemm 2
Sarkome 683
Sarkomer 2, 733
– elastisches Element 12
– Funktion 2
– kontraktiles Element 12
– parallelelastisches Element 12
– Struktur 1–2
sarkoplasmatisches Retikulum 2, 464
sarkotubuläres Netzwerk 2
Sauerstoff (O₂)
– Lungendurchblutung 156
– Schock, kardiogener 117
Sauerstoffangebot, Koronarzirkulation 67
Sauerstoffbeatmung, Ventrikelseptumde-fekte 53
Sauerstoffbedarf
– myokardialer, Determinanten 66
– – Druck-Frequenz-Produkt 66

Sauerstoff-Hämoglobin-Dissoziationskurve
Herzinsuffizienz 19
Sauerstoffpartialdruck, Koronarblut 66
Sauerstoffverbrauch
– myokardialer 8, 10–11
– – Herzinsuffizienz 18
– – Schilddrüsenhormone 338
Sauerstoffversorgung, myokardiale, Deter-minanten 66
saure Prostataphosphatase (PAP) 502
Saurer-Phosphatase-Mangel 469
SCC (squamous-cell carcinoma) 502
Schädelbasis, Foramina 819
Schädel-Hirn-Trauma, Schock, neurogener 120
Schädeltraumen, Hypopituitarismus 318
Schalleitung, Gehör 817
Schambehaarungstyp, Androgenhyperse-kretion 363
Scharlach-Frühnephritis 202
Scharlach-Glomerulonephritis 202
Schatzky-Ring 215
Schaumzellen 468
Scheidenmilieu 396
Scheie-Krankheit 469
Schenkelblock
– inkompletter 89
– kompletter 89
Schielamblyopie 811
Schielen 811
Schilddrüse 333
– Adenome 340, 348
– – autonome 345
– Anatomie 334
– Aplasie 333
– Calcitonin 563
– Embryologie 333
– Feinnadelpunktion 341
– Maligne 348
– Neoplasien 348
– Orbita-CT 341
– Pathophysiologie 342
– Sonographie 340
– Strumabildung 342
– Szintigramm 340
Schilddrüsenantikörper 340
Schilddrüsenautonomie 343–344
– disseminiert 343
– multinodulär 343
– uninodulär 343
Schilddrüsendiagnostik 338–339
– bildgebende Verfahren 340
– Laborparameter 338
– TRH-Test 339
– TSH-Bestimmung 338
Schilddrüsenerkrankungen
– bildgebende Verfahren (in vivo) 340
– Diagnostik 338–339
– Hyperlipoproteinämie 524
– Labordiagnostik (in vitro) 338
Schilddrüsenfunktion
– Parameter 338
– Physiologie 336
– Regulation 335
Schilddrüsenhormone 334–335
– Herz-Kreislauf-System 341
– Metabolismus 337
– nephrotisches Syndrom 198
– Pathophysiologie 341
– Sekretion 334–335
– Serumkonzentration 336
– Stoffwechsel 337
– Stoffwechselparameter 336
– Struktur 337
– Synthese 334–335
– Synthesedefekt, Produktsupplementa-tion 474
– Transport im Serum 336
– Überproduktion 341
– Unterproduktion 341, 346
– Wirkungsmechanismus 338

Waldenström-Krankheit 500
- IgM, monoklonale 682
- Immunglobulinmangel 680
Wallenberg-Syndrom 802, 812, 820
Waller-Degeneration 753
Wasser 539
- Absorption 235
-- Dickdarm 247–248
- Bauchspeichel 297
- Verteilung 540
- Zufuhr, unzureichende 542
Wasserausscheidung, renale, Faktoren, nicht-osmolare 329
Wasserdefizit
- Hypernatriämie 542
- Hypovolämie 542
Wasserdiurese 126
- Blutdruck 128
Wassergehalt, Körper 539
Wasserhaushalt 539
- Herzinsuffizienz 21
- Störungen 542–543
Wasserintoxikation 332, 544
Wassermangel
- ECF-Natriumkonzentration 542
- kombinierter, mit Natriummangel 548
- primärer 542
- Symptome 544
Wasserretention
- Herzinsuffizienz, chronische 18
- Mineralokortikoide 360
- Therapie 23
Wasserstoffionen 574
Wasserstoffionen-Konzentration
- Pufferung 575
- Regulation, physiologische 575
-- renale 576
-- respiratorische 575
- Urin 577
Wasserüberschuß
- ADH-Sekretion 541
- und Natriumüberschuß, kombinierter 548
- primärer 544
Wasserverluste
- extrarenale, Wassermangel 542
- renale, Wassermangel 542
- Schock 114
Weber-Versuch 817
Wegener Granulomatose 200, 674, 713, **717**
- Angina pectoris 34
- Nierendurchblutungsstörung 209
Weichteilrheumatismus 745
Weichteilverkalkungen, PTH-Überproduktion 353
Werlhof-Syndrom 640
Wermer-Syndrom 225
Werner-Syndrom 742
- Blastenverdoppelung, herabgesetzte 765
Wernicke-Region 806
Wespentaille, Landouzy-Déjerine-Dystrophie 737
Whipple-Krankheit 240, 711
WHO-Klassifizierung, Lupus erythematodes 714
WHO-Skala, Allgemeinzustand, Tumorpatienten 692–693
Widerstand
- kapazitiver, Lungenkreislauf 151
- kollateraler 100
- peripherer, Arterienverschluß 100
- renaler, Hypertonie, essentielle 131
Wielander-Dystrophie 735
Wiggers-Diagramm, Herzzyklus 5
von Willebrand-Faktor 647–648
von Willebrand-Syndrom 653
Williams-Erkrankung 419
Wilms-Tumor
- Chemotherapie 697
- Chromosom 8 454
- Tumor-Suppressorgene 456

Wilson-Krankheit
- Coeruloplasmin 497
- Stoffwechselproduktentfernung 475
- Tubulopathien, sekundäre 205
Windpocken, Perikarditis 31
Wirkung, spezifisch-dynamische 589
Wirkungsgrad
- Herzkontraktion 66
- Herzmuskel 12
Wiskott-Aldrich-Syndrom 640
Wismut, kolloidales 230
Wochenbett, Oxytocinsekretion 329
Wolff-Chaikow-Effekt 334
Wolff-Gänge 386, **408–409**, 410
Wolff-Parkinson-White-Syndrom 89–90
Wolman-Krankheit 274, 469
WPW-Syndrom 89–90
Würgereflex 818
Wundheilung
- Faktor XIII 648, 655
- Glykosaminoglykane 722
Wurmfortsatz, Lymphfollikelssystem 246
Wurminfektion, Eosinophilie 781

X

X0-Syndrom 454
Xanthinoxidase 534
Xanthomatose
- zerebrotendinöse, Peroxisomen 470
-- Produktsupplementation 474
Xanthome 275
- eruptive, Hyperlipoproteinämie 524
- Glukose-6-Phosphatase-Mangel 486
Xenoantigen 668
Xerophthalmie
- Sjögren-Syndrom 717
- Vitamin-A-Mangel 601
Xerostomie, Sjögren-Syndrom 717
x-Tal, Herzzyklus 4
XX-Mann-Syndrom **411**, 412
- Befunde 412
Xylose 478
Xylose-Resorptions-Test 245
Xylulose 489

Y

Y-Chromosom 408
Yersinia enterocolitica 243
Yersinia-Arthritis 711
Yersinien, reaktive Arthritis 711
y-Tal, Herzzyklus 5

Z

Zahnbildung, Pseudohypoparathyreoidismus 355
Zahnkaries 489
- Prophylaxe 490
Zapfen, Sehen 809
Zelle
- azidophile 308
- basophile 308
- chromophobe 308
- Funktionen 435
- juxtaglomeruläre 187
- Kompartimente 435
- parafollikuläre 334
Zelleib 434
Zellfamilie 664
Zellfunktionen, Kalzium-Kalmodulin-abhängige 564
Zellkatabolismus, Hyperkaliämie 557
Zellkern 434, 447
- DNS-Reparatur 447–448
- Funktionen 435, 447
- Morphologie 447

Zellkern
- Pathobiochemie 452
- Replikation 447
- Signalübertragung 451
- Transkription 448–449
- Translation 449
Zellklon 664, 669
- verbotener 671
Zellkörperchen 434
Zellkooperation, Antikörperbildung 664
Zell-Lyse 680, 776
Zellmembran 443
- Adenyl(at)zyklase-Defekt 445
- äußere 442
- antigene Reversion 447
- Antigenität 443, 445
-- Veränderungen 447
- Aufbau 442–443
- Carrier-Defekt 445
- CEA 447
- Desmosomen 444
- Diffusion 442
- Endozytose 442
- α-Fetoprotein 447
- Fluidität 444
- Fluiditätsstörungen 446–447
- fluid-mosaic-Modell 442
- Funktionen 442
- HLA-Antigene 443
- interkalare 3
- Kalziumbrücken 444
- Kontaktinhibition 444
- Negativierung 444
- Oberflächeneigenschaften 443
- Oberflächenladung 444–445
- Pathobiochemie 445
- Pathophysiologie 445
- Permeabilitätsbarriere 442
- Permeabilitätsstörungen 447
- Phagozytose 442
- pharmakologische Angriffspunkte 444
- Rezeptoren, Pharmaka 444
- Rezeptorfunktion, Anomalien, angeborene 445
-- Störungen 445
- Signalrezeptor 443
- Transport, aktiver 442
-- passiver 442
-- Störungen, angeborene 445–446
--- erworbene 444
Zelloberflächenstruktur, Lymphozyten 664
Zellorganellen 435
- Funktion 442
- Pathobiochemie 442
- Pathophysiologie 442
- Struktur 442
Zellrinde 470
Zellskelett **470**
- Pathobiochemie 471
- pharmakologische Angriffspunkte 471
Zellstoffwechsel 433
- allosterische Hemmung 438
-- Kooperativität 438
- ATP, Verfügbarkeit 436
- Biochemie 435
- Carrier-Systeme 436
- energetische Kopplung 436
- Enzymaktivierung 439
- Enzyminduktion 439
- Enzymkinetik 437–438
- Enzymsynthese 439
- Interkonversion von Enzymen 439
- Kompartimentierung 435
  kompetitive Hemmung 437–438
- Lokalisation, intrazelluläre 435
- Metabolite 436
- Michaelis-Konstante 437–438
- Multienzymkomplexe 435
- Physiologie 435
- Proteolyse, begrenzte 439
- Repression 439